CAMBRIDGE LIBRARY COLLECTION

Books of enduring scholarly value

Classics

From the Renaissance to the nineteenth century, Latin and Greek were compulsory subjects in almost all European universities, and most early modern scholars published their research and conducted international correspondence in Latin. Latin had continued in use in Western Europe long after the fall of the Roman empire as the lingua franca of the educated classes and of law, diplomacy, religion and university teaching. The flight of Greek scholars to the West after the fall of Constantinople in 1453 gave impetus to the study of ancient Greek literature and the Greek New Testament. Eventually, just as nineteenth-century reforms of university curricula were beginning to erode this ascendancy, developments in textual criticism and linguistic analysis, and new ways of studying ancient societies, especially archaeology, led to renewed enthusiasm for the Classics. This collection offers works of criticism, interpretation and synthesis by the outstanding scholars of the nineteenth century.

Claudii Galeni Opera Omnia

Galen (Claudius Galenus, 129–c. 199 CE) is the most famous physician of the Greco-Roman world whose writings have survived. A Greek from a wealthy family, raised and educated in the Greek city of Pergamon, he acquired his medical education by travelling widely in the Roman world, visiting the famous medical centres and studying with leading doctors. His career took him to Rome, where he was appointed by the emperor Marcus Aurelius as his personal physician; he also served succeeding emperors in this role. A huge corpus of writings on medicine which bear Galen's name has survived. The task of editing and publishing such a corpus, and of identifying the authentic Galenic texts within it, is a hugely challenging one, and the 22-volume edition reissued here, edited by Karl Gottlob Kühn (1754–1840) and published in Leipzig between 1821 and 1833, has never yet been equalled.

Cambridge University Press has long been a pioneer in the reissuing of out-of-print titles from its own backlist, producing digital reprints of books that are still sought after by scholars and students but could not be reprinted economically using traditional technology. The Cambridge Library Collection extends this activity to a wider range of books which are still of importance to researchers and professionals, either for the source material they contain, or as landmarks in the history of their academic discipline.

Drawing from the world-renowned collections in the Cambridge University Library, and guided by the advice of experts in each subject area, Cambridge University Press is using state-of-the-art scanning machines in its own Printing House to capture the content of each book selected for inclusion. The files are processed to give a consistently clear, crisp image, and the books finished to the high quality standard for which the Press is recognised around the world. The latest print-on-demand technology ensures that the books will remain available indefinitely, and that orders for single or multiple copies can quickly be supplied.

The Cambridge Library Collection will bring back to life books of enduring scholarly value (including out-of-copyright works originally issued by other publishers) across a wide range of disciplines in the humanities and social sciences and in science and technology.

Claudii Galeni Opera Omnia

VOLUME 18

PART 2

EDITED BY KARL GOTTLOB KÜHN

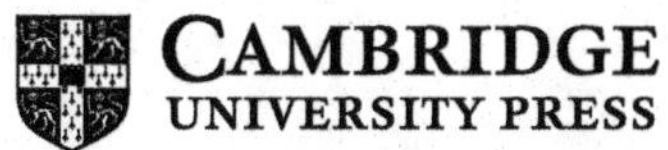

CAMBRIDGE UNIVERSITY PRESS

Cambridge, New York, Melbourne, Madrid, Cape Town,
Singapore, São Paolo, Delhi, Tokyo, Mexico City

Published in the United States of America by Cambridge University Press, New York

www.cambridge.org
Information on this title: www.cambridge.org/9781108028462

© in this compilation Cambridge University Press 2011

This edition first published 1821-3
This digitally printed version 2011

ISBN 978-1-108-02846-2 Paperback

This book reproduces the text of the original edition. The content and language reflect the beliefs, practices and terminology of their time, and have not been updated.

Cambridge University Press wishes to make clear that the book, unless originally published by Cambridge, is not being republished by, in association or collaboration with, or with the endorsement or approval of, the original publisher or its successors in title.

MEDICORVM GRAECORVM
OPERA
QVAE EXSTANT.

EDITIONEM CVRAVIT

D. CAROLVS GOTTLOB KÜHN

PROFESSOR PHYSIOLOGIAE ET PATHOLOGIAE IN LITERARVM VNIVERSITATE LIPSIENSI PVBLICVS ORDINARIVS ETC.

VOL. XVIII. PARS II.

CONTINENS

CLAVDII GALENI T. XVIII.

LIPSIAE

PROSTAT IN OFFICINA LIBRARIA CAR. CNOBLOCHII

1830.

ΚΛΑΥΔΙΟΥ ΓΑΛΗΝΟΥ

ΑΠΑΝΤΑ.

CLAVDII GALENI

OPERA OMNIA.

EDITIONEM CVRAVIT

D. CAROLVS GOTTLOB KÜHN

PROFESSOR PHYSIOLOGIAE ET PATHOLOGIAE IN LITERARVM VNIVERSITATE LIPSIENSI PVBLICVS ORDINARIVS ETC.

TOM. XVIII. PARS II.

LIPSIAE

PROSTAT IN OFFICINA LIBRARIA CAR. CNOBLOCHII

1830.

CONTENTA VOLUMINIS XVIII. PARTIS II.

ΙΠΠΟΚΡΑΤΟΥΣ ΠΡΟΓΝΩΣΤΙΚΟΝ ΚΑΙ ΓΑΛΗΝΟΥ ΕΙΣ ΤΑΥΤΟ ΥΠΟΜΝΗΜΑ Α.

Ed. Chart. VIII. [583.] Ed. Baf. V. (117.)

α'.

[583] *Τὸν ἰητρὸν δοκέει μοι ἄριστον εἶναι πρόνοιαν ἐπιτηδεύειν.*

Ὅτι μὲν οὖν ἀντὶ τῆς προγνώσεως εἴρηκε τὴν πρόνοιαν ἄντικρυς δῆλον· ἐπιφέρων γοῦν φησι, προγινώσκων γὰρ καὶ προλέγων παρὰ τοῖσι νοσέουσιν. ἐδέησε δὲ αὐτῷ τοῦ προοιμίου κατὰ τοῦτο τὸ σύγγραμμα, καίτοι γε οὐ πάνυ τι προοι-

HIPPOCRATIS PROGNOSTICON ET GALENI IN EUM LIBRUM COMMENTARIUS I.

I.

Medicum providentiae ſtudio incumbere optimum eſſe mihi videtur.

Pro praenotione dixiſſe providentiam perſpicuum eſt. Subjungit namque, *praenoſcens enim et praedicens apud aegros.* At huic operi praeſationem praetexuit neceſſariam, quamquam non admodum utatur praeſationibus, ob

μίοις χρωμένῳ, διά τινας ὡς εἰκὸς ἰατροὺς τῶν κατ' αὐτὸν οἷοι καὶ νῦν εἰσι τῶν μεθοδικοὺς ἑαυτοὺς ὀνομαζόντων, ἰατροῦ μὲν ἔργον εἶναι φάσκοντες ἤτοι φυλάττειν τὴν οὖσαν ὑγείαν, ὡς ἐπὶ τῶν ὑγιαινόντων ἢ ἀναλαμβάνειν τὴν διεφθαρμένην, ὡς ἐπὶ τῶν νοσούντων. μάντεως δὲ τὸ προλέγειν τὸ γενησόμενον. ἐπιδείκνυσιν οὖν ὁ Ἱπποκράτης διὰ τοῦ προοιμίου χρήσιμον ἰατρῷ τὸ προγινώσκειν ὑπάρχειν, εἰς τρία κεφάλαια (118) τὸν λόγον ἀνάγων, ἓν μὲν, ὅτι τοὺς νοσοῦντας εὐπειθεστέρους ἕξει τοῖς ὑφ' ἑαυτοῦ προσταττομένοις, δεύτερον δὲ ὅτι προειδὼς τὰ συμβησόμενα τοῖς κάμνουσιν, ἐκ πολλοῦ πρὸς αὐτὰ παρασκευάσεται [584] καὶ τρίτον, ὅτι θανάτου τῶν νοσούντων αὐτὸς ἀναίτιος ὑπολειφθήσεται. βούλεται δ' οὐδὲν ἧττον ὑπάρχειν αὐτῷ τοῦτο, τὸ καὶ τῆς ὑγείας αἴτιον νομίζεσθαι. προσχῶμεν οὖν ἤδη ταῖς ῥήσεσιν, ἐξ ὧν ἕκαστον τῶν εἰρημένων κεφαλαίων κατασκευάζει.

---

quosdam ut par eſt medicos, qui illius ſaeculo extiterunt, quales et nunc ſunt qui ſeſe methodicos nominant, aſſeruntque medici officium eſſe aut praeſentem tueri ſanitatem ut bene valentibus aut ut aegrotantibus deperditam reſtituere, vatis vero praedicere futura. Itaque Hippocrates hac praefatione demonſtrat perutilem medico praenotionem eſſe ad tres praecipuas cauſas oratione deducta: prima quod aegrotos mandatis ſuis magis obſequentes habiturus ſit: ſecunda, quod qui praeviderit aegrotantibus eventura, multo ſe ante tempore adverſus ea apparaverit: tertia, quod mortis aegrotantium auctor ipſe non aeſtimatus fuerit. Vult autem haud id minus ipſi eſſe ac ſanitatis cauſam aeſtimari. Jam itaque verbis mentem adhibeamus, quibus praecipuas illis cauſas adſtruit.

β'.

Προγινώσκων γὰρ καὶ προλέγων παρὰ τοῖσι νοσέουσι τά τε παρεόντα καὶ τὰ προγεγονότα καὶ τὰ μέλλοντα ἔσεσθαι, ὁκόσα τε παραλείπουσιν οἱ ἀσθενέοντες ἐκδιηγεύμενος, πιστεύοιτ' ἂν μᾶλλον γινώσκειν τὰ τῶν νοσεόντων πρήγματα· ὥστε τολμᾷν ἐπιτρέπειν τοὺς ἀνθρώπους σφέας ὠυτοὺς τῷ ἰητρῷ.

Τὸ πρῶτον τῶν κεφαλαίων ἐν τούτῳ τῷ λόγῳ κατασκευάζει, τολμᾷν φάσκων τοὺς ἀνθρώπους ἐπιτρέπειν ἑαυτοὺς τῷ ἰατρῷ, διὰ τὴν τῆς προῤῥήσεως ἐπιτυχίαν. ἕπεται γὰρ ταύτῃ τὸ πιστεύεσθαι γινώσκειν τὸν ἰατρὸν ἀκριβῶς ἅπαντα τῶν νοσούντων τὰ πράγματα, τουτέστιν ὁποία τίς ποτε τούτοις ἡ κατασκευὴ τοῦ νοσήματος ὑπάρχει, ὥστ' εἶναι τὸ συνεχὲς τῆς ἀποδείξεως ὧδέ πως περαινόμενον. ὁ ἰατρὸς ἐξ ὧν προλέγει πιστεύεται γινώσκειν τὴν φύσιν τοῦ νοσήματος. ὁ πιστευόμενος γινώσκειν τὴν φύσιν τοῦ νοσήματος εὐπειθεστέρους ἔχει τοὺς κάμνοντας. ὁ τοὺς κάμνοντας εὐπειθεστέρους ἔχων μᾶλλον ἰᾶται τὰς νόσους. ὁκόσα τε παραλείπουσιν οἱ ἀσθενέοντες ἐκδιηγεύμενος. παραλεί-

II.

Praenoſcens enim ac praedicens apud aegrotos et praeſentia et praeterita et futura, quaeque aegri praetermittunt exponens, res utique aegrotantium magis agnoſcere credetur, adeo ut ſeſe homines medico committere audeant.

Primam rationem hoc loco conſtituit dicens, *audere magis homines ſeſe medico credere propter praedicendi certitudinem.* Ob eam namque medicus certo putatur res omnes aegrotantium ad unguem noſſe, hoc eſt qualiſnam ſit morbi quo tenentur conſtitutio. Eſt autem demonſtrationis ſtructura ejusmodi. Medicus ex his quae praedicit hanc ſibi fidem conciliat, ut morbi naturam noviſſe videatur. Ille de quo concepta talis opinio eſt, aegros magis obſequentes habet. Cui magis aegri parent, is facilius morbos curat. *Et quae illi praetermittunt exponit.* Prae-

πουσιν οἱ ἀσθενοῦντες οὐχ ἃ μηδ' ὅλως ἐπίστανται, καθάπερ ἔνιοι τῶν ἐξηγητῶν γράφουσι, τοὺς ἐν τῷ βάθει τοῦ σώματος τόπους πεπονθότας ἢ τὰς αἰτίας τε καὶ διαθέσεις αὐτῶν· ἀλλὰ τῶν μὲν αἰτίων τὰ προκαταρκτικὰ λεγόμενα μόνα, τῶν δὲ περὶ τὸ σῶμα συμπτωμάτων τὰ φαινόμενα, οἷον ἐρυθρὰ τὰ μῆλα τοῖς περιπνευμονικοῖς, ἔνια γὰρ τῶν τοιούτων παραλείπουσι· τούτων μὲν οὖν ὅσα κατὰ τὴν διήγησιν οἱ κάμνοντες οὐκ εἶπον, ἐὰν ἀκούσωσι παρὰ τῶν ἰατρῶν, εὐλόγως αὐτοὺς θαυμάζουσι. τίνι δὲ μεθόδῳ χρώμενοι τοῦτο πράξωμεν ἐπιδείξω τοῦ λόγου προϊόντος.

γ'.

Τὴν δὲ θεραπείην ἄριστ' ἂν ποιέοιτο, προειδὼς τὰ ἐσόμενα ἐκ τῶν παρεόντων παθημάτων. ὑγιέας μὲν γὰρ ποιέειν ἅπαντας τοὺς ἀσθενέοντας ἀδύνατον. τοῦτο γὰρ τοῦ προγινώσκειν τὰ μέλλοντα ἀποβήσεσθαι κρέσσον ἂν ἦν.

termittunt aegri non ea quidem quae prorſus ignorant, ut interpretum quorundam ſententia eſt, nempe locos imo in corpore affectos aut earum cauſas et diſpoſitiones, ſed potius ex cauſis quidem antecedentes tantum, quas προκαταρκτικὰς appellant, e corporis autem ſymptomatis ea quae conſpicua ſunt; veluti genae rubrae in peripneumonicis; horum enim quaedam praetermittunt. Quorum aliqua a medicis recenſeri ſi aegri audierint, quae ipſi inter narrandum omiſerant, eos merito admirantur. Quod qua ratione fieri poſſit progreſſu ſermonis explicabo.

III.

Curationem autem optime inſtituet qui ex praeſentibus affectibus futuros praeviderit; ſanos etenim omnes aegrotos efficere nemo poteſt. Id enim foret praeſtantius quam futura praenoſcere.

Τὴν δευτέραν χρείαν ἐνταῦθα διεξέρχεται τῆς προγνώσεως. ἐκ γὰρ τοῦ γινώσκειν ἀκριβῶς τὴν διάθεσιν τοῦ κάμνοντος ἔνια μὲν κωλύσει τῶν εἰωθότων αὐτῇ παθημάτων ἀκολουθεῖν, ἐνίων δὲ κωλύσει τὸ μέγεθος. ἅπασι δὲ κοινῇ καλῶς ἀντιτάξεται προπαρασκευαζόμενος, ὡς ἀγαθὸς κυβερνήτης, μέλλοντος ἔσεσθαι χειμῶνος.

δ'.

[585] Ἐπειδὴ δὲ οἱ ἄνθρωποι ἀποθνήσκουσιν οἱ μὲν πρὶν ἢ καλέσαι τὸν ἰητρὸν, ὑπὸ ἰσχύος τῆς νούσου κατεχόμενοι, οἱ δὲ καὶ ἐσκαλεσάμενοι παραχρῆμα ἐτελεύτησαν, οἱ μὲν ἡμέρην μίην ζήσαντες, οἱ δὲ ὀλίγῳ πλέονα χρόνον, πρὶν ἢ τὸν ἰητρὸν τῇ τέχνῃ πρὸς ἕκαστον νούσημα ἀνταγωνίσασθαι· γνόντα οὖν χρὴ τῶν παθέων τῶν τοιουτέων τὰς φύσιας, ὁκόσον ὑπὲρ τὴν δύναμίν εἰσι τῶν σωμάτων· ἅμα δὲ καὶ εἴ τι θεῖον ἔνεστιν ἐν τῇσι νούσοισι καὶ τουτέου τὴν πρόνοιαν ἐκμανθάνειν. χρὴ δὲ τὰς διαφορὰς τῶν νουσημάτων ἀεὶ τῶν ἐπιδημούντων τα-

Usum praecognitionis secundum hoc loco explicat: nam explorato diligenter aegrotantis affectu, alios quidem affectus isti succedere solitos vetabit, aliorum vero magnitudinem imminuet. Breviter omnibus strenue adversabitur, multo jam ante instructus, perinde ac bonus gubernator imminente tempestate.

IV.

Quum vero homines intereant, alii quidem vi morbi prius quam medicum arcessant detenti, alii vero etiam vocato medico repente, hi intra primum diem, illi post plures aliquot dies moriuntur, prius quam medicus adversus singulos morbos arte resistat, debet utique medicus morborum ejusmodi naturas cognoscere, quantum corporis vires exsuperent, simulque et si quid in morbis divinum insit, hujus providentiam ediscere. Debet autem differentias morborum assidue in vulgus grassantium

χέως ἐνθυμέεσθαι καὶ μὴ λανθάνειν τῆς ὥρης τὴν κατάστασιν. οὕτω γὰρ ἂν θαυμάζοιτό τε δικαίως καὶ ἰητρὸς ἀγαθὸς ἂν εἴη. καὶ γὰρ οὓς οἷόν τε περιγίνεσθαι, τούτους ἔτι μᾶλλον δύναιτ' ἂν ὀρθῶς διαφυλάσσειν ἐκ πλείονος χρόνου προβουλευόμενος πρὸς ἕκαστα καὶ τοὺς ἀποθανουμένους τε καὶ σωθησομένους προγινώσκων τε καὶ προαγορεύων, ἀναίτιος ἂν εἴη.

Ἐν τούτῳ τῷ λόγῳ τὰ προειρημένα δύο κεφάλαια τῆς κατὰ τὴν πρόγνωσιν χρείας ἔτι κατασκευάζει. τὸ δὲ τρίτον αὐτοῖς προσέθηκεν, ἀναίτιον εἶναι λέγων τὸν ἰατρὸν, ἐὰν τοὺς σωθησομένους τε καὶ τεθνηξομένους προλέγῃ· νεανίσκον γοῦν τις ἰατρὸς ἔναγχος ἀρξάμενον νοτίζεσθαι συγκοπτικῶς ἀγνοήσας εἰς βαλανεῖον εἰσήγαγεν, εἶθ' ἱδρώτων πολλῶν γενομένων ἐγεγήθη μὲν ὡς ἐστοχασμένος ἀκριβῶς τοῦ καιροῦ, μικρὸν δὲ ὕστερον ἀποθανόντος πρὸς τῶν οἰκείων ὡς αὐτὸς ἀποκτείνας ἐνεκαλεῖτο. ἄχρι μὲν οὖν

cito animadvertere nec temporis ſtatum ignorare. Sic enim eum omnes merito admirabuntur et medicus optimus cenſebitur. Namque et eos qui ſervari poſſunt multo etiam melius ſervare poterit, longe ante ſingulorum curationem praemeditatus et eos qui tum obituri mortem, tum evaſuri ſint ſi praeviderit, praedixeritque, omni prorſus culpa vacabit.

Hac oratione duos, quos ante explicavimus praecognitionis uſus, denuo confirmat: atque tertium inſuper adjecit, medico neminem vitio daturum, ſi eos qui mortem evaſuri ſunt et obituri praedixerit. Nuper enim ex medicis quidam adoleſcentem cui jam madores, quales in animi deliquiis fiunt, toto corpore prodire coeperant, ignarus in balneum intromiſit. Deinde quum ſudor copioſus proveniſſet, ipſe ſibi vehementer gratulatus eſt, quaſi lavandi opportunum tempus optime conjectaſſet. Verum juvenis ipſe non multo poſt obiit, ejusque affi-

τοῦδε τὴν διήγησιν ἐποιησάμην τοῦ προοιμίου, πλὴν τοῦ κατὰ τὸ θεῖον σημαινομένου, διὰ βραχυτάτων, ὅπερ εἶδος ἐξηγήσεως λόγων ἁρμόττει τοῖς πεπαιδευμένοις μὲν τὰ πρῶτα, σπεύδουσι δὲ ἐπὶ τὸ χρήσιμον τοῦ βιβλίου. τοῖς δέ γε ἤτοι λέξεως Ἑλληνικῆς ἀήθεσιν ἢ καὶ τοῖς τῆς ἐν λόγοις ἀκολουθίας ἀμαθέσιν ἢ τῶν μὲν χρησιμωτάτων μὲν ἀμελοῦσι, διατρίβουσι δὲ καὶ νῦν ἑκόντες ἐν τοῖς σοφιστικωτέροις τῶν λόγων, ἕτερος ἰδιαίτερος ἐξηγήσεώς ἐστι τρόπος, ὁ διὰ μακροτέρων περαινόμενος, ὃν ὑπερβαίνειν ὅλον ἔξεστι τοῖς ἐπὶ τὸ χρήσιμον σπεύδουσιν ἐπιλείψασι τὸ μεταξὺ τοῦ βιβλίου, μέχρι περ ἂν ἐπ' ἐκείνην ἀφίκωνται τὴν ῥῆσιν, ἧς ἡ ἀρχή· σκέπτεσθαι δὲ ὧδε χρὴ ἐν τοῖσι ὀξέσι νουσήμασι. τὸν ἰητρὸν δοκέει ἄριστον εἶναι πρόνοιαν ἐπιτηδεύειν. οὐ κατὰ τὸ κοινὸν ἔθος τῶν Ἑλλήνων ὁ Ἱπποκράτης δοκεῖ κεχρῆσθαι τῷ τῆς προνοίας ὀνόματι. τὴν γάρ τοι φροντίδα καὶ τὴν ἐπιμέλειαν οὕτως ὀνομάζουσιν, ὥσπερ ἀμέλει καὶ ὁ Εὐριπίδης ἐδήλωσεν εἰπών·

nes medicum de caede poſtea accuſarunt. Hactenus praefationem excepta tantum divini ſignificatione breviſſime interpretati ſumus; quod quidem interpretandi genus iis convenit, qui prima jam callent voluntque ſtatim ex libro fructum capere. At qui linguae Graecae ignari ſunt vel orationis conſequentiam non intelligunt vel optima quidem negligunt, in ſophiſticis autem etiam nunc avide verſantur, alius magis convenit interpretationis modus, qui longioribus verbis abſolvitur, quem tamen totum illis licet qui compendio utilitatem quaerunt praetermittere, ſi quae in hujus libelli medio ſcripta ſunt praetereant uſque ad haec verba. *Sunt autem haec in acutis morbis conſideranda. Medico providentiae ſtudium, ut mihi quidem videtur, optimum eſt.* Non videtur Hippocrates communi Graecorum more uſus eſſe providentiae vocabulo. Hoc enim nomine curam et ſollicitudinem ſignificant, quomodo etiam videtur hoc verſu Euripides uſurpaſſe:

ἡ δὲ καὶ θνήσκουσ᾽ ὅμως
πολλὴν πρόνοιαν εἶχεν εὐσχήμως πεσεῖν.

καὶ μὲν δὴ καὶ τὸ προνοεῖσθαι ῥῆμα κατὰ πάσας τὰς ἐγκλίσεις ἄπειρον τῷ πλήθει παρὰ τοῖς Ἕλλησίν ἐστιν ἐπὶ τοῦ φροντίζειν τινὸς ἢ προπαρασκευάζειν ἀεὶ τὸ συμφέρον λεγόμενον· ἀλλὰ καὶ τὸ προνοίᾳ τὸν κόσμον διοικεῖσθαι, τοῦτο δὴ τὸ πολυθρύλητον πρόβλημα, ταὐτὸν ἐνδείκνυται σημαινόμενον. ὁ δέ γε Ἱππο- [586] κράτης οὐχ οὕτως, ἀλλά γε ἀντὶ τῆς προγνώσεως εἶπε τὴν πρόνοιαν, ἐμοὶ δοκεῖν οὐχ ἁπλῶς, ἀλλ᾽ ἀπό τινος κοινοῦ σημαινομένου κατ᾽ ἀμφοτέρας τὰς προσηγορίας. ἀπὸ γάρ τοι τοῦ νοῆσαι τὰ πράγματα πρὶν ἔσεσθαι τό τε προνοῆσαι ῥῆμα παρ᾽ Ὁμήρῳ καὶ τὸ τῆς προνοίας ὄνομα γέγονε παρὰ τούτῳ, ἀπ᾽ αὐτοῦ δὲ τούτου καὶ τὸ προγνῶναι καὶ ἡ (119) πρόγνωσις. ὅσα μὲν οὖν αἰσθητά εἰσι φύσει, τῷ λογισμῷ δ᾽ αὐτὰ θηρεύομεν πρὸ τοῦ θεάσασθαι, προνοεῖν ταῦτα δεόντως ἂν

At illi jam moriens tamen
Sollicita multum eſt condecenter ut cadat.

Quin etiam providere verbum ſecundum omnes modos infinitas habet apud Graecos ſignificationes. Significat enim et curam habere et quod utile ſit ante praeparare. Sed et vulgatum illud problema, mundum *προνοίᾳ*, *providentia*, gubernari, eandem ſignificationem habet. Verum Hippocrates non hoc modo, ſed *τὴν πρόνοιαν* pro praecognitione uſurpavit, nec id quidem uti mihi videtur ſimpliciter, ſed ex ſignificato quodam, quod communiter utrique appellationi ineſt. Siquidem verbum *προνοεῖσθαι* atque item *τῆς προνοίας*, hoc eſt providentiae, nomen ab Homero inventa ſunt, *ἀπὸ τοῦ νοῆσαι τὰ πράγματα πρὶν ἔσεσθαι*, hoc eſt quod res ante quam fiant videamus. Eandem vero originem habent *τὸ προγνῶναι καὶ ἡ πρόγνωσις*, hoc eſt praecognoſcere et praecognitio. Quaecunque igitur natura quidem ſub ſenſum cadunt, prius autem quam ipſa oculis intueamur, ratione inquirimus, haec me-

εἴποιμεν, ἐνδεικνύμενοι διὰ τοῦ ῥήματος τὸ πρὶν ἔσεσθαι νοεῖν. διὰ τοῦτο καὶ τῶν πραγμάτων τὰ μὲν ἐξαίφνης ἀκούσια καὶ ἀπρονόητα, τὰ δὲ ἐκ τοῦ βουλεύεσθαι μετὰ προνοίας λέγουσι πεπρᾶχθαι. τοιοῦτον γοῦν ἐστι καὶ τὸ παρὰ τῷ Σόλωνι· δικάζειν δὲ τὴν βουλὴν τὴν ἐν Ἀρείῳ πάγῳ φόνου καὶ τραύματος καὶ πυρκαϊᾶς ἐκ προνοίας καὶ φάρμακον ἐάν τις ἀποκτείνῃ δούς. καὶ μέντοι καὶ παρὰ τοῖς ῥήτορσι τοῖς παλαιοῖς παμπόλλη χρῆσίς ἐστι τῶν τοιούτων ὀνομάτων τε καὶ ῥημάτων ἐν οἷς τὰ κατὰ πρόνοιαν ἀντιδιαιροῦνται τοῖς ἄνευ τοῦ προβουλεύεσθαι γιγνομένοις, οἷον ἄκων εἴ τις ἐπήρωσεν ἢ εἰ θυμωθεὶς ἐπάταξεν, οὐ γὰρ ἐκ προνοίας γεγονέναι ταῦτά φασιν. εἰ δὲ προβουλευσάμενος ἐκ πολλοῦ καὶ προδιασκεψάμενος ὅπως πραχθείη τοὔργον ἐποίησεν, ἐκ προνοίας ἤδη τοῦτο πεπρᾶχθαι λέγουσι. κοινὸν οὖν τοῦτο ἤδη σημαίνεται παρὰ τοῖς Ἕλλησιν ἐκ τοῦ τῆς προνοίας ὀνόματος ἀγαθῶν τε καὶ κα-

rito *προνοεῖν*, hoc eſt praevidere, dicimus, verbo ipſo indicantes *τὸ πρὶν ἔσεσθαι νοεῖν*, id eſt quod ea ante quam ſint videamus. Quocirca et res eas, quae derepente fiunt, *ἀκούσια καὶ ἀπρονόητα*, id eſt invito et improviſo, quae autem conſulto *ἐκ προνοίας* factas eſſe dicunt. In eadem porro ſignificatione ſumptum eſt quod a Solone dicitur, judices autem Areopagitae cognoſcant de caede, vulnere, incendio *ἐκ προνοίας*, hoc eſt providentia conſultoque perpetratis, deque eo, qui exhibito medicamento homicidium fecerit. Sed antiquos etiam rhetoras videas nominibus verbisque iſtiusmodi frequentiſſime uſos, apud quos quae *ἐκ προνοίας* facta ſunt, illis quae nullo ante inito conſilio provenere opponuntur. Veluti ſi quis nolens aliquem mutilaverit aut iratus percuſſerit. Haec enim non *ἐκ προνοίας*, hoc eſt providentia conſultoque facta eſſe dicunt. Si autem aliquis multo ante meditatus rationem ſecum inierit, qua facinus auderet, admiſeritque *ἐκ προνοίας*, jam factum id fuiſſe loquuntur. Eſt igitur *τῆς προνοίας* nomen apud Graecos commune rebus bene maleque

κῶν ἔργων, οὐχ ὡς ἔνιοι νομίζουσιν, ἐπὶ τῶν ἀγαθῶν μόνων εἴωθε λέγεσθαι. καὶ γὰρ καὶ αὐτὸ τοῦτο τὸ πρόβλημα, πότερον τύχῃ τινὶ τὰ κατὰ τὸν κόσμον διοικεῖται ἢ προνοίᾳ, κατὰ τὸ κοινὸν εἴρηται σημαινόμενον, ὡς δῆλον ἐκ τῆς πρὸς τὴν τύχην ἀντιθέσεως. ἔνιοι δ' οὐ τύχην, ἀλλὰ τὸ αὐτόματον ἀντιδιαιροῦνται τῇ προνοίᾳ, ταὐτὸν σημαίνοντες ἑκατέρᾳ τῇ προσηγορίᾳ. καὶ μέντοι καὶ λέγεται πολλάκις ὑπὸ τῶν φιλοσόφων ὁ κόσμος διοικεῖσθαι τῇ τοῦ βελτίστου προνοίᾳ, προστιθέντων αὐτῶν τῇ τοῦ βελτίστου, διότι τὸ τῆς προνοίας ὄνομα κοινὸν ἐπίστανται, χείρονός τε καὶ βελτίονος. εἴπερ οὖν ἡ πρόνοια κατὰ τοῦτο τὸ κοινὸν εἴρηται, δῆλον ὡς ἀπὸ τοῦ πρὶν ἔσεσθαι νοεῖν ὠνόμασται. τὴν αὐτὴν δὲ καὶ τὸ τῆς προγνώσεως ὄνομα γένεσιν ἔσχηκεν. ὅσα γὰρ αἰσθητὰ κατὰ τὴν ἑαυτῶν ὑπάρχοντα φύσιν ἔκ τινων σημείων ἂν εὑρίσκωμεν, εἰκότως ταῦτα προνοεῖν φαμεν, ὡς εἰ καὶ πρὸ τοῦ θεάσασθαι νοεῖν ἔφαμεν. καί μοι δοκεῖ ἡ ἀντιθέτως λεγομένη τῇ τύχῃ, πρόνοια μὴ εἰρῆ-

geftis nec, ut aliqui putant, in bonis tantum folet ufurpari. Nam hoc ipfum problema quo quaeritur mundusne fortuna gubernetur, an ἐκ προνοίας, hoc eft providentia fecundum communem fignificationem dictum eft, id quod ex fortunae oppofitione patet. Quamquam funt qui non fortunam, fed cafum τῇ προνοίᾳ adverfum ftatuant, idem plane utroque nomine fignificantes. Praeterea faepe dicitur a philofophis mundum τῇ τοῦ βελτίστου προνοίᾳ gubernari. Addunt autem τοῦ βελτίστου, id eft optimi, propterea quod providentiae nomen boni malique commune effe intelligunt. Itaque fi τῆς προνοίας nomen hoc modo commune fit, perfpicuum eft ἀπὸ τοῦ πρὶν ἔσεσθαι νοεῖν inditum illi nomen fuiffe. Eft vero τῆς προγνώσεως, hoc eft praecognitionis, origo eadem. Nam quae cum fenfibus apprehendere poffimus, fignis tamen quibusdam inveftigamus, merito talia προνοεῖν, hoc eft praevidere dicimus, perinde ac fi diceremus ea nos videre animoque concipere prius quam oculis fubjiciantur et fpectentur. Mihi vero videtur eam πρόνοιαν, quae fortunae ex adverfo opponi-

σθαι κατὰ τὸ κοινὸν σημαινόμενον. ἡ γὰρ οὕτως λεγομένη πρόνοια τῶν ἀγαθῶν λέγεται μόνων. ἡ γὰρ τοῦ παντὸς πρόνοια οὐκ ἔστι κακῶν ἔργων καὶ διὰ τοῦτο τῶν κατὰ τοὺς τρεῖς χρόνους ἡ πρόγνωσίς ἐστιν, οὐ μόνον τῶν κατὰ τὸν μέλλοντα. μάντις δ' οὐδὲν ἧττόν ἐστι θαυμαστὸς, ὃς ὡς ὄντα τὰ γεγονότα λέγοι, μὴ θεασάμενος, τοῦ τὰ μέλλοντα γενήσεσθαι λέγοντος, οὕτω δὲ καὶ ὁ τὰ νῦν πραττόμενα πρὶν θεάσασθαι λέγων οὐδὲν ἧττον ἐκείνων ἀγαθός ἐστι μάντις. τοῦτο οὖν καὶ αὐτὸς ὁ Ἱπποκράτης ἐνεδείξατο λέγων. προγινώσκων γὰρ καὶ προλέγων, παρὰ τοῖσι νοσέουσι τά τε παρεόντα καὶ τὰ προγεγονότα καὶ τὰ μέλλοντα ἔσεσθαι. τῆς αὐτῆς γοῦν τέχνης ἐστὶ καὶ τὰ προγεγονότα μὴ θεασάμενον εἰπεῖν ὡς ἐγένετο καὶ τὰ παρόντα καὶ τὰ μέλλοντα ἔσεσθαι. τῇ χρείᾳ δ' ἀλλήλων πάμπολυ διαφέρει. τῶν μὲν γὰρ ἔσεσθαι μελλόντων ἡ πρόγνωσις χρησιμωτάτη. τῶν δ' ἤδη γεγονότων ἄχρηστος μὲν εἰς τὰ ἄλλα· μόνῳ δὲ τῷ [587] δεῖξαι βουλομένῳ τὴν ἑαυτοῦ τέχνην ἰατρῷ χρησίμη τετύχηκεν οὖσα. ταῦτα μὲν οὖν εἰ καὶ μὴ τῆς ἰα-

tur, non habere communem illam fignificationem. Talis enim *πρόνοια* bonorum tantum eft, quando univerfi *πρόνοια* malum opus effe non poteft. Eft igitur rerum fecundum tria tempora, non tantum futuri praecognitio. Nec vero minus laudis meretur vates, qui praeterita quae non viderit perinde ac fi nunc effent recenfet, quam qui futura praedicit. Sed et qui ea dicit, quae nunc fiunt, prius quam viderit, nulla in re illis inferior vates eft. Id quod ipfe Hippocrates his verbis indicavit: *nam qui praecognofcit et aegris praedicit, quae praefentia funt, quae praeceffere quaeque futura funt.* Itaque ejusdem artis eft praeterita, quae nunquam videris dicere, quemadmodum facta fint et praefentia futuraque exponere. Ufu tamen permultum inter fe differunt. Eft enim futurorum praecognitio utiliffima, praeteritorum autem cum ad alias quidem res inutilis fit, illi modo, qui artem fuam oftentare cupit, utilis effe poteft. Caeterum quae hactenus a me dicta funt etfi minime ad artem medicam pertinent,

τρικῆς τέχνης ἐστὶν ἴδια, τῆς γοῦν ἐξηγήσεώς ἐστιν οἰκεῖα, τὰ σημαινόμενα τῶν ἐν τοῖς συγγράμμασιν ὀνομάτων ἐξαπλούσης. ἐκ περιττοῦ δ᾽ ὡς πρὸς τὴν ἐξήγησιν καὶ πρὸς ἄλλο τι χρήσιμά ἐστιν, ὅσα λέγουσιν ἔνιοι τῶν ἐξηγητῶν, εἰς τὸ τοῦ συγγραφέως ἦθος, ὥσπερ κἀνταῦθα τὸ μέτριον ἐπαινοῦντες ἐν τῷ φάναι, δοκέει μοι ἄριστον εἶναι. δυνατὸν γὰρ αὐτῷ φασιν εἰρηκέναι τὸν ἰητρὸν ἄριστόν ἐστι πρόνοιαν ἐπιτηδεύειν. ὁ δὲ κἀνταῦθα τὸ δοκέει μοι προσέθηκε, καίτοι μέλλων ἀποδείξεις γράφειν τῆς ἀποφάσεως. ἃ δ᾽ οἱ περὶ τὸν Ἡρόφιλον εἰρήκασι διορίζοντες τὴν πρόγνωσιν τῆς προῤῥήσεως, οὐ μόνον ἄχρηστά ἐστιν ἢ ἀνοίκεια τὰ σημαινόμενα, ἀλλὰ καὶ σοφιστικὰ καὶ ψευδῆ. καίτοι δοκοῦσί γε διαφορὰς πραγμάτων διδάσκειν, οὐ σημαινόμενα νομοθετεῖν, ἁμαρτάνοντες ἐν αὐτῷ τούτῳ πρῶτον, ὅτι ἀγνοοῦσι περὶ σημαινομένων ποιούμενοι τὸν λόγον, οὐ περὶ πραγμάτων φύσεως ἰατρικῇ χρησίμων· ἡ γάρ τοι γνῶσις ἡ κατὰ τὸ τῆς προγνώσεως ὄνομα περιεχομένη λέγεται μὲν ὡς τὰ πολλὰ κατὰ τὸ βέβαιον, ἔστι δ᾽ ὅτε μὴν, εἰ καὶ

non ſunt tamen ab enarratione aliena, quae nominum ſignificationes exponit. At vero illa quae interpretum plerique de auctoris moribus prodidere, ut aliqua in re utilia ſint, enarrationis modum excedunt, veluti quum hoc loco ejus modeſtiam commendant, quod dixerit ſibi videri optimum eſſe. Ajunt enim eum ſic dicere potuiſſe. Medico providentiae ſtudium optimum eſt. Ipſe tamen addidit ſibi videri, quamvis id ipſum poſtea demonſtraturus eſſet. Verum quae Herophilus de diſcrimine praecognitionis et praedictionis diſſeruit, non modo nihil utilitatis habent et improprie dicta ſunt, ſed etiam ſophiſtica ſunt atque falſa. Atqui ipſe rerum differentias ſe tradere, non novas ſignificationes comminiſci arbitratur. Qua in re hoc primum ille quidem peccat, quod ignoret ſe de nominum ſignificatione, non de natura rerum quae ad medicinam conferunt diſſerere. Siquidem cognitio quae in praecognitionis nomine continetur, ut plurimum in re certa ſtabilique ſolet uſurpari, quae tamen ſi quid etiam

λείπει τι πρὸς τὸ βεβαιότατον αὐτῇ, καὶ τόθ' ὡσαύτως ὀνομάζεται. διόπερ ἐνίοτε καὶ μετὰ προσθήκης λέγουσιν οἱ διηγούμενοι τὰ κατ' αὐτὴν, ἔστιν ὅτε μὲν ἀκριβῆ γνῶσιν, ἐνίοτε δὲ ἀσφαλῆ, καί ποτε βεβαίαν ἢ καὶ διηνεκῆ προσαγορεύοντες, ἐξ αὐτῆς τῆς προσθήκης ἐνδεικνύμενοι τὸ μὴ σημαίνεσθαι τὸ βέβαιον ἀεὶ πρὸς τοῦ τῆς γνώσεως ὀνόματος. οὕτως οὖν καὶ ἡ πρόγνωσίς ἐστι διττή· βεβαία μὲν, ὅτι μετὰ τὸν χειμῶνα γενήσεται τὸ ἔαρ, εἶθ' ἑξῆς θέρος, εἶτα φθινόπωρον, οὐ βεβαία δὲ ἐν οἷς ὁ Ἄρατος ἔγραψεν ἐπὶ τῆς σελήνης·

Εἰ δέ κέν οἱ κεράων τὸ μετήορον εὖ ἐπινεύοι,
Δεῖ δέχθαι βορέω, ὅτε δ' ὕπτιά εἰσι, νότοιο.

ὡς τὸ πολὺ μὲν γὰρ οὕτως ἀποβαίνειν τετήρηται, γίνεταί γε μὴν ἔσθ' ὅτε καὶ οὐχ οὕτως. οἱ δὲ περὶ τὸν Ἡρόφιλον ἡγοῦνται τὴν μὲν πρόγνωσιν τὸ βέβαιον ἔχειν, τὴν πρόῤῥησιν δὲ οὐκέτι. πολλὰ γὰρ τῶν προῤῥηθέντων οὐ γίνεσθαί φασιν, ὥσπερ δυναμένου τινὸς προειπεῖν ἄνευ τοῦ προγνῶ-

aliquando illi deeſt, quo minus certiſſima ſit, ne tum quidem nomen amittit. Itaque qui eam exponunt, aliquando cum adjuncto vel exactam vel certam vel firmam vel etiam perpetuam cognitionem appellant; ex adjuncto ipſo indicantes non ſemper certam rem cognitionis nomine deſignari. Eſt igitur et praecognitio gemina certa quidem, ut poſt hiemem ſuturum ver deinde aeſtatem, poſtea auctumnum, non certa autem eorum, quae de luna ſcripſit Aratus:

Si bene promineant ſublimia cornua,
Vim Boreae exſpectes, auſtrum reſupina ciebunt.

Sic enim ut plurimum evenire obſervatum eſt, ſed tamen aliter nonnunquam accidit. Exiſtimat autem Herophilus praecognitionem quidem certam eſſe, praedictionem vero non item. Dicit enim multa praedici, quae non eveniunt. Quaſi vero praedicere aliquis ea poſſit, quae non ante

ναι ἢ ἄλλο τι τὸ διὰ τῆς φωνῆς ἑρμηνευόμενον, ὅ τι μὴ τὸ κατὰ τὴν ψυχὴν γινωσκόμενον. εἰ δ' οὐ γινωσκόμενον ἐθέλοιεν ὀνομάζειν αὐτὸ, πάντως γε δοξαζόμενον ἐροῦσιν, ὡς προηγήσασθαι κατὰ τὴν ψυχὴν τοῦ προλέγοντος, εἰ καὶ μὴ πρόγνωσιν, ἀλλὰ προδόξασιν. οὐ μὴν ὀνομάζουσί γε προδόξασιν οἱ Ἕλληνες, ὥσπερ οὐδ' οἱ περὶ τὸν Ἡρόφιλον αὐτοὶ, καίτοι πλεῖστα βαρβαρίζοντες. ἢ νομοθετήτωσαν οὖν λέγεσθαί τι προδόξασιν ἕτερόν τι τῆς προγνώσεως ἅμα τῷ καὶ τοὺς ἀνθρώπους πεῖσαι παραδέξασθαι τὴν νομοθεσίαν αὐτῶν, ἢ τοῦτο πρᾶξαι μὴ δυνάμενοι τὰ σημαινόμενα τῶν ὀνομάτων ὡς εἴθισται νοείτωσαν. εἴθισται δὲ καὶ τὴν ὡς τὸ πολὺ περὶ τῶν μελλόντων ἔσεσθαι ἐλπίδα καὶ τὴν ἀσφαλῆ καλεῖσθαι πρόγνωσιν. ἀγαθῶν δὲ ἰατρῶν ἐστιν ἔργον οὐ τὰ τοιαῦτα ζητεῖν, ἀλλ' ὅπως ἂν ὁ προλέγων τὰ συμβησόμενα τοῖς κάμνουσι πλειστάκις μὲν ἐπιτυγχάνει, ὀλιγάκις δὲ ἀποτυγχάνει. φωνὴ μὲν γὰρ μία ἐστὶν ἡ ὡς ἐπὶ τὸ πολὺ, παμπόλλη δὲ τοῖς πράγμασιν ὑπάρχει διαφορὰ κατὰ

cognoverit aut aliquid voce enunciare, quod animo prius non perceperit. Quod ſi nolint cognitum appellare, utique *δοξαζόμενον*, id eſt exiſtimatum vocabunt, ita tamen ut primum in animo extiterit praedicentis, atque ſi non praecognitionem, at certe *προδόξασιν*, hoc eſt ſi dicere liceat, praeexiſtimationem, quo tamen nomine ut Graeci nunquam uſi videntur, ſic nec ipſe Herophilus, etiamſi plurimum barbare loquatur. Itaque vel nomen iſtud *προδοξάσεως* imponat, quod aliquid a praecognitione diverſum ſignificet ſimulque hominibus perſuadeat, ut novum hoc nomen recipiant vel ſi efficere id non poteſt, ſignificationes nominum intelligat et longo jam uſu receptas admittat. Uſitatum vero receptumque eſt ſpem quae de futuris ut plurimum habetur et eam quidem certam vocari praecognitionem. Verum non decet praeſtantem medicum diſquirendis ejusmodi rebus diſtineri, ſed rationem potius inire, qua praedicens aegris futura, ſaepe vera dicere et raro aberrare poſſit. Haec quidem vox una eſt, qua dicitur

τὸ μᾶλλόν τε καὶ ἧττον. εἰ γοῦν τις ἐν εἴκοσι προῤῥήσεσιν ἅπαξ ἀποτύχῃ, τοῦ μὲν διηνεκοῦς ἀφήμαρτεν, ἀμείνων δέ ἐστι τοῦ δὶς ἀποτυχόντος κἀκεῖνος τοῦ τρὶς, ὥσπερ γε πάλιν ἐκεῖνος τοῦ τετράκις, καίτοι γε πάντες κοινὸν ἐσχήκασι τὸ τυχεῖν ὡς τὸ πολύ. τὰς μὲν δὴ τοιαύτας διδασκαλίας ἐξ ὧν ἄν τις ὁρμώμενος ἑτέρου μᾶλλον ἐπιτυγχάνει προσίεσθαι δεῖ, τὰς δ᾽ ἐν τοῖς σημαινομένοις περιεργίας ἀποτρέπεσθαί τε καὶ φεύγειν, ἃς Πρόδικος, ὁ τηλικοῦτος σοφιστὴς ἀσπαζόμενος, ἐπαχθεὶς τοῖς πεπαιδευμένοις ἐγίνετο καὶ ἐσκώπτετο συνεχῶς ὑπὸ τοῦ παρὰ τῷ Πλάτωνι Σωκράτους, καίτοι γε τἄλλα ἐπαινούμενος· ἴσως δὲ κακῶς ἐποίησα τὴν ἀρχὴν μνημονεύσας τῶν περὶ τὸν Ἡρόφιλον, ἄμεινον γάρ ἐστι δηλοῦν τἀληθῆ ὅτι τάχιστα τοῖς σπεύδουσιν ἐπὶ τὰ τῆς τέχνης ἔργα καὶ μὴ κατατρίβειν αὐτοὺς (120) διττῶς, ἑνὶ μὲν χρόνῳ διδάσκοντα τοὺς λήρους τῶν σοφιστῶν, ἑτέρῳ δ᾽ [588] ἐξελέγχοντα. κάλλιον οὖν μοι δοκεῖ

ut plurimum, fed quae res plurimas magis minusque differentes et multiplices comprehendat. Si quis enim ex viginti praedictionibus unam modo falfam proferat, verum quidem perpetuo non dixit, attamen illi praeftat, qui bis aberravit atque ifte illi, qui ter, ut et is rurfus illo qui quater male praedixit longe verior eft. Inter fe tamen omnes conveniunt, fic rem ut plurimum cecidiffe, quomodo praedixerant. Itaque praecepta ejusmodi ex quibus verius altero praedicere quis poteft, amplecti et tractare convenit, inutile autem fupervacaneumque illud de nominum fignificationibus ftudium averfari et fugere, quod Prodicus ille tantus fophifta quia plus aequo amplexatus eft, doctorum omnium odium in fe concitavit, atque apud Platonem fcommatis a Socrate faepiffime laceffitur, vir alioqui multum celebris et laudatus. Sed ego fortaffe reprehenfione dignus fim, qui ftatim ab initio Herophili mentionem fecerim. Siquidem his qui ad artis operam feftinant, veritatem quam celerrime exponere praeftat nec ipfos decet fophiftarum nugas partim exponendo, partim

Ed. Chart. VIII. [588.] Ed. Baf. V. (120.)

διὰ τῶνδε τῶν ὑπομνημάτων αὐτὰ τὰ χρήσιμα μόνα διελθεῖν, ἐξετάσαι δὲ αὖθις ἐπὶ σχολῆς πλείονος ἐν ἑτέρᾳ πραγματείᾳ καὶ διασκέψασθαι περὶ τῶν ὑπὸ Ἡροφίλου πρὸς τὸ προγνωστικὸν Ἱπποκράτους ἀντειρημένων. ὁκόσα τε παραλείπουσιν οἱ ἀσθενέοντες ἐκδιηγεύμενος πιστεύοιτ' ἂν μᾶλλον γινώσκειν τὰ τῶν νοσεόντων πρήγματα. ἔδει τοὺς ἐξηγεῖσθαί τι τῶν τοιούτων ἐπιχειροῦντας ἔργῳ πρότερον ἐπιδειξαμένους αὐτοὺς τολμᾷν οὕτω γράφειν. ἕτοιμον γὰρ ὃ βούλεταί τις γράψαι, δύσκολον δὲ δεῖξαι τοιαύτην θεωρίαν, ἐξ ἧς ἐπιτεύξεται, πολλὰ παρὰ τοῖς κάμνουσι λέγων, οὐ τῶν μελλόντων ἔσεσθαι μόνον, ἀλλὰ καὶ τῶν προγεγονότων, οἷς αὐτὸς οὐ παρεγένετο, καὶ τῶν νῦν ὄντων περὶ τοὺς κάμνοντας, ἃ μήτε ἤκουσε παρ' αὐτῶν μηδέπω μήτ' οἶδεν αὐτὸς, ὥσπερ καὶ ἡμεῖς ἐν οἷς ἐροῦμεν, εἰκότως ἂν εἴημεν πιστοὶ τοῖς ἔργοις αὐτοῖς προαποδεδειγμένοι τὸ τῆς θεωρίας ἀληθές. ὅπως δὲ μὴ δὶς ἀναγκαζοίμην περὶ τῶν αὐτῶν γράφειν ἔν τε τῇ τοῦ προοιμίου νῦν ἐξηγήσει καὶ

etiam refellendo remorari. Itaque commodiffime facturus videor, fi his commentariis utilia tantum perfequar, poftea vero alio opere, quum plus erit otii, quae Herophilus contra Hippocratis prognofticum confcripfit examinem atque explorem. *Et quae illi praetermittunt exponit, creditur aegrotantium res rectiffime intelligere.* Qui aliquid ejusmodi explicare conantur, eos non prius decet animum ad fcribendum appellere quam opere id ipfum demonftrarint. Eft enim facile cuivis quod voles fcribere, fed difficile admodum eft rationem viamque ejusmodi explicare, ut qui aegrotantibus non modo praedicit futura, verum etiam praeterita refert, quibus dum fierent non intererat, atque illa fimiliter quae nunc aegro accidere, quae nec ab illo intellexit nec ipfe vidit magna ex parte verax fit. Sed fcriptis quidem noftris fides haud temere adhiberi poteft, ut qui re ipfa quam vera fit haec contemplatio ante comprobaverimus. Verum ne quae fcripta funt a nobis in hujus praefationis expofitione, poftea quum

μετὰ ταῦτα ἐν τῇ τῶν κατὰ μέρος ἄμεινον εἶναί μοι δοκεῖ φυλάττειν ἅπαντα τὰ τοιαῦτα ταῖς μελλούσαις ἡμῖν γενήσεσθαι τῶν κατὰ τόδε τὸ βιβλίον ἰατρικῶν ῥήσεων ἐξηγήσεσι, καὶ μάλισθ' ὅτι μηδ' ἐποίησέ τις αὐτὸ τῶν ἐξηγησαμένων τὸ βιβλίον ἀναγκαιότατον ὑπάρχον. ὃ γὰρ ἀξιοῖ τὸν ἰατρὸν ἀσκεῖν ὁ Ἱπποκράτης, ὅσον ἐπὶ τούτοις παραλέλοιπε μὴ δείξας ὅπως ἐχρῆν τῶν προγεγονότων ἢ παρόντων μὲν, οὐκ ἐγνωσμένων δὲ δι' αἰσθήσεων ἡμῖν τὴν πρόγνωσιν ποιεῖσθαι. ἅμα δὲ καὶ εἴ τι θεῖον ἔνεστιν ἐν τῇσι νούσοισι, καὶ τούτου τὴν πρόνοιαν ἐκμανθάνειν, τί ποτ' ἐστὶ τὸ θεῖον, οὗ κελεύων ποιεῖσθαι τὴν πρόγνωσιν διαπεφώνηται τοῖς ἐξηγησαμένοις τὸ βιβλίον. ἔνιοι μὲν γὰρ οἴονται διὰ θεῶν τινα ὀργὴν γίγνεσθαι τοῖς ἀνθρώποις νοσήματα καὶ λέγουσί γε μαρτυρίαν τῆς δόξης ταύτης παρὰ τῶν γραψάντων τὰς καλουμένας ἱστορίας ἄνευ λόγων, μηκέτ' ἐπιδεικνύντες, εἰ τῆς δόξης ταύτης μετεῖχεν ὁ Ἱπποκράτης, ὅπερ ἦν ἔργον ἀγαθῶν ἐξηγητῶν. οὐ γὰρ ἁπλῶς πρόκειται λέγειν ἐν ταῖς ἐξηγήσεσιν ὅ τι περ ἂν ἡμῖν ἀλη-

particulatim ſingulas ſententias interpretabimur denuo ſcribere compellamur, optime facturus videor, ſi de his omnibus dicere ſuperſedeam donec medica vocabula quae hoc in libro paſſim habentur enarrem, eoque potiſſimum quod quum apprime neceſſarium id ſit nemo ex interpretibus praeſtitit. Quid enim ſit in quo Hippocrates medicum exerceri cupit, hoc quidem loco praetermiſit nec oſtendit quoque praeterita aut praeſentia quidem, ſed quae nullo ſenſu agnoverimus, praecognoſcere oporteat. *Simulque praevidere ſi quid in morbis divinum inſit.* Quidnam divinum hoc ſit quod Hippocrates vult praevideri, non convenit inter hujus libri interpretes. Sunt enim qui arbitrentur ira aliqua deorum homines morbo corripi, cujus rei faciunt quidem ex hiſtoriis fidem, ſed nullam rationem adducunt, nec probant eam mentem Hippocrati fuiſſe, quod tamen bonus interpres facere debuiſſet. Neque enim interpreti protinus dicendum eſt quicquid ipſi verum eſſe

θὲς εἶναι δοκῇ, ἀλλὰ τὸ κατὰ τὴν τοῦ συγγραφέως γνώμην, κἂν ψευδὲς ᾖ. φαίνεται γοῦν ὁ Ἱπποκράτης οὐδὲ καθ' ἓν τῶν ἑαυτοῦ συγγραμμάτων εἰς θεούς ποτε ἀναφέρων αἰτίαν νοσήματος, ὅς γε καὶ τοὺς βλητοὺς καλουμένους, οὓς ἀπό τινος ὁρμηθέντες οὕτως ὠνόμασαν οἱ παλαιοὶ, διῆλθεν ἐν τῷ περὶ διαίτης ὀξέων. τοῦτο μὲν οὖν τὸ σύγγραμμα τῶν ὁμολογουμένων γνησίων ἐστίν· ἐν δὲ τῷ περὶ ἱερῆς νόσου καὶ πλείω γέγραπται πρὸς ἔλεγχον τῶν οἰομένων ὑπὸ θεῶν γίνεσθαι τὰ νοσήματα. μήτ' οὖν οἰόμεθα τὴν ἐπιληψίαν θεῖον εἶναι νόσημα μηδὲ τὸν ἔρωτα· καὶ γὰρ καὶ τοῦτόν τινες ὑπολαμβάνοντες ἀληθῆ μὲν ἔγραψαν ἱστορίαν, ὡς Ἐρασίστρατος ἐφώρασε, δι' ἔρωτα τὸν τοῦ βασιλέως ἀῤῥωστοῦντα υἱὸν, θεῖον δ' οὐκ ἐδίδαξαν οὔθ' ὑπὸ Ἐρασιστράτου καλούμενον οὔθ' ὑπὸ Ἱπποκράτους οὔθ' ὑπ' ἄλλου τινὸς ἰατροῦ τὸν ἔρωτα· τοὺς δ' ἤτοι καταλεπτυνομένους ἢ ἀχροοῦντας ἢ ἀγρυπνοῦντας ἢ καὶ πυρέξαντας ἐπὶ προφάσεσιν ἐρωτικαῖς ἐν ἐκείνῳ τοῦ λόγου τῷ κεφαλαίῳ περιλαμβάνουσιν οἱ παλαιοὶ, καθὸ περὶ τῶν προκαταρχόντων

videtur, fed quod cum auctoris fententia congruat, etiam fi fortaffe falfum eft, dicere oportet. Atqui Hippocrates nullo prorfus in libro vifus eft morbi caufam ad Deos retuliffe, quippe qui tum libro de victu in morbis acutis, de quo certe nullus dubitat, quin germanus fit, cur quos Graeci vocant βλητοὺς, id eft numine percuffos, veteres fic appellarint expofuerit, tum libello quem de facro morbo fcripfit, plura contra eos dixerit qui morbos a diis immitti arbitrantur. Quamobrem nec epilepfiam nec amorem facros effe divinosque morbos putamus. Nam hi quidem quibus amorem ejusmodi effe vifum eft, veram quidem hiftoriam recitant regis filium prae amore aegrotaffe, idque ab Erafiftrato deprehenfum fuiffe. Non tamen oftendunt Erafiftratum aut Hippocratem aut alium quemvis medicum amorem divinum nuncupaffe. Verum eos qui prae amore vel emaciati funt vel pallent vel vigilant vel etiam febricitant fub eo libri capite veteres comprehendunt, quo de antecedentibus caufis tractatur. Quae quum

αἰτίων διεξέρχεται. πλεόνων γὰρ ὄντων ἐν τούτοις γενῶν, ἕν ἐξ αὐτῶν ἐστι καὶ ἡ λύπη. λυποῦνται δὲ οἱ μὲν ἀποθανόντων τέκνων ἢ οἰκείων ἢ συγγενῶν ἢ φίλων, οἱ δὲ προσδοκῶντες ἑαυτοὺς ἢ μόνους παθεῖν ἢ καὶ τὴν πατρίδα πᾶσαν ἀνάστατον ἔσεσθαι, λυποῦνται δὲ καὶ οἱ φιλοχρήματοι χρημάτων στερούμενοι καὶ οἱ φιλότιμοι τιμῆς καὶ τῶν ἄλλων ὡς ἕκαστος. ἐκ τούτων οὖν εἰσι καὶ οἱ δι' ἔρωτα λυπούμενοι θεῖον οὐδὲν πεπονθότες, ἀλλ' ἀνθρώπινον πάθος, εἰ μὴ ἄρα τις οὕτω πείθεται τοῖς μυθολογουμένοις, ὡς νομίζειν ὑπὸ δαίμονός τινος μικροῦ καὶ νεογενοῦς λαμπάδας ἔχοντος καιομένας εἰς τοῦτο ἄγεσθαι τὸ πάθος ἐνίους τῶν ἀνθρώπων. ὁ δὲ τὸ τῶν κρισίμων γένος ἡμερῶν εἰπὼν εἶναι θεῖον ἑαυτοῦ τι πάθος ὡμολόγησεν, οὐ μὴν Ἱπποκράτους γε τὴν γνώμην ἔδειξεν, οὔτε γὰρ ἁπλῶς ὅσα ἀγνώστους ἢ παραλόγους ἔχει τὰς αἰτίας, θεῖα προσαγορεύομεν, ἀλλ' εἴπερ ἄρα θαυμαστὰ μόνον. [589] οὔθ' Ἱπποκράτης ἠγνόει τὰς αἰτίας τῶν κρινουσῶν ἡμερῶν, ὡς ἐν τοῖς περὶ

genere plures ſint, inter eas moeror annumeratur. Moeſti autem ſunt alii ob mortem liberorum, familiarium, cognatorum aut amicorum, alii quod ſe ſolos malo affectum iri aut totius etiam patriae everſionem metuant. Moeror quoque pecuniarum cupidos corripit ſi pecuniam perdant, ſimiliter ambitioſos ſi honorem, atque alios eodem modo. Sunt autem et qui propter amorem moerore afficiuntur, nihil quidem divini perpeſſi, ſed humanitus affecti. Niſi forte quis fidem adhibeat fabulis et credat a parvo quodam et recens nato daemone ardentes faces geſtanti homines aliquos in hunc affectum trahi. Qui autem dies decretorios divinum illud eſſe aſſeruit, animum quidem ſuum explicavit, mentem tamen Hippocratis non expoſuit. Non enim quaecunque incognitas aut ab omnium opinione multum diverſas habent cauſas, ſimpliciter divina nuncupamus, ſed forſitan admiranda dumtaxat recte dici poſſunt. Neque vero Hippocrates dierum decretoriorum cauſas ignoravit, ſicut a nobis in libris quos de ipſis edidi-

κρισίμων ἡμερῶν ὑφ᾽ ἡμῶν ἐπιδέδεικται. ὅπερ οὖν εἶπον ἔμπροσθεν ὡς οὐ χρὴ μνημονεύειν ἐν τοῖσδε τοῖς ὑπομνήμασι τῶν μοχθηρῶς εἰρημένων ἁπάντων, ἀλλ᾽ ὅσα πιθανοῦ τινος ἔχεται· διὸ καὶ τὰ κακῶς ὑπὸ Ἡροφίλου γεγραμμένα πρὸς τὰς Ἱπποκράτους προγνώσεις ἀνεβαλλόμην ἐπισκέψασθαι· τοῦτο καὶ νῦν καὶ καθ᾽ ὅλον τὸν ἐφεξῆς λόγον αὐτός τε ποιήσω καὶ τοὺς ἐντυγχάνοντας ἀξιώσω πράττειν, ὡς μὴ μέμφεσθαί μοι παραλιπόντι πολλὰ τῶν τοῖς ἐξηγηταῖς εἰρημένων μοχθηρῶς. εἰ δ᾽ ἐπιμελῶς ἀναγνώσονται τὰ πρὸς ἡμῶν εἰρημένα, δυνήσονται καὶ καθ᾽ ἑαυτοὺς ἐκεῖνα δοκιμάζειν. ἐάσαντες οὖν ἤδη τοὺς ληρήσαντας ὑπὲρ τοῦ θείου πειραθῶμεν αὐτοὶ κατὰ τὴν Ἱπποκράτους γνώμην εὑρεῖν τὸ λεγόμενον. ὅτι μὲν οὖν ἕν τι τῶν κατὰ τὴν ἰατρικὴν τέχνην εἶναι χρὴ τὸ θεῖον τοῦτο καὶ μὴ μόνον ἐπῃνῆσθαι τὴν γνῶσιν αὐτοῦ πρὸς Ἱπποκράτους, ἀλλὰ καὶ δεδεῖχθαι, πρόδηλον παντί. ληρώδης γὰρ ἂν εἴη συγγραφεὺς ἐπαινῶν πράγματος γνῶσιν, ὃ μηδ᾽ ὅλως ἐδίδαξεν, ὥστε τῶν ὑφ᾽ Ἱπποκράτους γεγραμμένων ἕν τι καὶ τὴν τοῦ θείου πρόγνωσιν

mus, demonftratum eft. Caeterum quod ante dixi non effe his commentariis omnia quae perperam dicta funt inferenda, fed quae aliquam habent cum vero fimilitudinem, qua ego de caufa adductus ea quae Herophilus in Hippocratis prognofticum falfo objecit, difcutere impraefentiarum nolui, id ipfum nunc quoque et toto hoc libro praeftabo, aliosque qui in haec inciderint idem ut agant rogabo, ne mihi fuccenfeant, quod multa ab interpretibus perperam dicta praetermittam. Quod fi diligenter fcripta noftra legant, de illis ipfi per fe ftatuere et judicare poterunt. Quamobrem omiffis illis qui de divino nugantur demus operam ut quid Hippocrates fenferit reperiamus. Quod igitur divinum illud prorfus ad medicam artem pertineat nec cognitionem ipfius ab Hippocrate probatam modo effe, verum etiam proditam omnibus manifeftum eft. Ineptus enim fit omnino auctor ille oportet, qui rei alicujus cognitionem commendat, quam penitus non docuerit. Itaque fcriptam effe ab Hippocrate divini ipfius

Ed. Chart. VIII. [589.] Ed. Baf. V. (120.)

εἶναι χρή. λέγωμεν οὖν ἤδη θαῤῥοῦντες οὐκ ἄλλο τι τοῦτ' εἶναι παρὰ τὴν τοῦ περιέχοντος ἡμᾶς ἀέρος κατάστασιν, ὑπὲρ ἧς ἐν ἀφορισμοῖς οὕτως ἔγραψεν· ἢν μὲν ὁ χειμὼν αὐχμηρὸς τε καὶ βόρειος γένηται, τὸ δ' ἔαρ ἔπομβρον καὶ νότιον, ἀνάγκη τοῦ θέρεος τοὺς πυρετοὺς ὀξεῖς καὶ ὀφθαλμίας καὶ δυσεντερίας γίνεσθαι, μάλιστα τῇσι γυναιξὶ καὶ τοῖσιν ὑγρὰς ἔχουσι τὰς φύσιας. ταῦτα καὶ τὰ τούτοις ἐφεξῆς γεγραμμένα προγνώσεις εἰσὶ τῶν ἐκ τῆς τοῦ περιέχοντος αἰτίας ἐν ἡμῖν γινομένων, ὑπὲρ ὧν ἐν μὲν τοῖς ἀφορισμοῖς ἐν κεφαλαίοις βραχέσιν ἐδίδαξεν, ἐν δὲ τοῖς τῶν ἐπιδημιῶν βιβλίοις ἐπὶ πλεῖστον διῆλθεν, ἐν μέντοι τῷ προγνωστικῷ τῷδε παρέλιπε, καίτοι ταύτης τῆς θεωρίας ὄντα. βέλτιον οὖν ἦν ἐζητηκέναι τὴν αἰτίαν τοῦ παραλιπεῖν τὸ περὶ θεῖον λέγειν τοῦ ψευδῶς ἐξηγεῖσθαι. δοκεῖ δέ μοι διὰ μέγεθος τῆς πραγματείας μὴ προσθεῖναι τῷδε τῷ βιβλίῳ τὴν περὶ τῶν ἐπιδημίων νοσημάτων διδασκαλίαν. συντελέσας οὖν αὐτὸ κατὰ τὴν τελευτὴν ἔγραψε ταυτὶ, χρὴ δὲ καὶ τὰς φορὰς τῶν νοσημάτων ἀεὶ τῶν ἐπιδημεόν-

praecognitionem neceſſe eſt. Audeamus igitur dicere id non eſſe aliud quam ambientis nos aëris conſtitutionem, de qua ſcripſit hunc in modum in aphoriſmis *ſi hiems ſicca ſeptentrionales ventos habuit, ver autem auſtros et pluvias exhibet, neceſſe eſt aeſtate acutas febres, ophthalmias et dyſenterias excitari maximeque in mulieribus et humidioribus natura corporibus.* Haec et quae poſtea ſcribuntur praecognitiones ſunt eorum quae in nobis circumfuſus aër ſuſcitat, de quibus breviſſime quidem in aphoriſmis, multo autem copioſius in libris epidemion diſſeruit. Quae tamen in hoc ipſo prognoſtico prorſus omiſit, quamvis ad praeſentem ſpeculationem pertinerent. Praeſtitiſſet igitur cauſam inquirere cur nihil de divino dixerit quam male interpretari. Sed mihi quidem videtur propter inſtituti operis magnitudinem huic libro morborum vulgarium diſciplinam non inſeruiſſe; namque iſto jam abſoluto haec ad extremum ſubjunxit: *oportet autem perpetuo adventantes populares morbos protinus agnoſcere*

των ταχέως ἐνθυμέεσθαι καὶ μὴ λανθάνειν τῆς ὥρης τὴν κατάστασιν. ὅτι μὲν οὖν χρὴ γινώσκειν τὸν ἰατρὸν, εἴπερ τι καὶ ἄλλο τῶν εἰς τὰς προγνώσεις διαφερόντων, οὕτω καὶ τὸ περὶ τῆς τῶν ἐπιδημίων νοσημάτων γενέσεως ἐδήλωσεν, ἰδίαν δ' αὐτοῖς ἀνέθηκε διδασκαλίαν, ἐν ἀφορισμοῖς μὲν, ὡς εἴρηται, διὰ βραχέων κεφαλαίων διδάξας, ἐν δὲ τοῖς τῶν ἐπιδημιῶν ἐπὶ πλέον ἐξεργασάμενος, ὅθεν εἰκότως ἔνιοι τῶν ἐξηγητῶν ἐφεξῆς τῷδε τῷ βιβλίῳ τὰ τῶν ἐπιδημιῶν ἐξηγήσαντο καὶ ἡμεῖς οὕτω ποιήσομεν.

ε'.

Σκέπτεσθαι δὲ χρὴ ὧδε ἐν τοῖσιν ὀξέσι νοσήμασι· πρῶτον μὲν τὸ πρόσωπον τοῦ νοσέον (121) τος, εἰ ὅμοιόν ἐστι τοῖσι τῶν ὑγιαινόντων, μάλιστα δὲ εἰ αὐτῷ ἑωυτῷ, οὕτω γὰρ ἂν εἴη ἄριστον. τὸ δὲ ἐναντιώτατον τοῦ ὁμοίου δεινότατον.

nec ignorare temporis anni conſtitutionem. Quibus verbis oſtendit medico, ut alia omnia quae ad praecognitionem maxime conducunt, ſic morborum populariter vagantium generationem cognitam eſſe debere. Eam autem ipſe ſeorſum docuit in aphoriſmis quidem compendioſe, quemadmodum diximus, fuſius autem multo in libris epidemion, eamque ob rem interpretum plerique merito poſt librum hunc epidemion libros enarrarunt, quos certe hac in re etiam imitabimur.

V.

Sunt autem haec in acutis morbis conſideranda: primum quidem an ejus qui aegrotat facies ſimilis ſit bene valentium, ſed maxime an ſibi ipſi; talis namque optima eſt. Peſſima autem ea quae ſimili prorſus contraria eſt.

Ed. Chart. VIII. [590.] Ed. Baſ. V. (121.)

[590] Ὅτι μὲν οὖν ὁ λόγος αὐτῷ περὶ τῶν ὀξέων νοσημάτων ἐν τούτῳ τῷ βιβλίῳ γεγένηται σαφῶς ἐδήλωσεν ἄρχεται δὲ τῆς διδασκαλίας ἀπὸ τῶν κατὰ τὸ πρόσωπον σημείων, ὡς ἂν πρώτων τε φαινομένων καὶ μεγάλην ἐχόντων δύναμιν. ὅτι μὲν οὖν πρῶτα φαίνεται ταῦτα πρόδηλον παντί· ὅτι δὲ καὶ μεγάλην ἔχει δύναμιν εἰς πρόγνωσιν ἐφεξῆς μαθήσῃ. πρῶτον δ᾽ ἀναμνήσθητί μοι τοῦ κοινοῦ τῆς τέχνης ὅλης αὐτοῦ προοιμίου γραφέντος ἐν τῷ κατ᾽ ἰητρεῖον ἢ ὅμοια ἢ ἀνόμοια ἐξ ἀρχῆς ἀπὸ τῶν μεγίστων, εἶτα ἀπὸ τῶν ῥηΐστων, ἀπὸ τῶν πάντη πάντως προερχομένων, ἃ καὶ ἰδεῖν τῇ ὄψει καὶ τῇ ἁφῇ καὶ τῇ ἀκοῇ καὶ τῇ γλώσσῃ καὶ τῇ γνώμῃ ἐστὶν αἰσθέσθαι, οὐ γὰρ ἡ πρόγνωσις μόνον, ἀλλὰ καὶ ἡ τῶν ποιητέων ἔνδειξις ἀπὸ τουτέων ἄρχεται. περὶ οὖν τῶν ποιητέων ἐν τοῖς τῆς θεραπευτικῆς εἴρηται μεθόδου γράμμασι· περὶ δὲ τῶν προγνώσεων ἐνταυθοῖ σκόπει πάλιν ἀναμνησθεὶς ὡς οὐ τὰ μέλλοντα μόνον, ἀλλὰ καὶ τὰ προγεγονότα καὶ τὰ νῦν ὄντα κατὰ τὸ σῶμα διά τινων σημείων εὑρίσκειν ἐκ τοῦ προγνωστικοῦ

Dicturum ſe hoc libro de morbis acutis oſtendit evidentiſſime; incipit autem a ſignis quae in facie conſpiciuntur, quod ea tum cernantur primum tum vires magnas habeant. Ea quidem prima videri omnibus perſpicuum eſt, quantum autem ad praeſagiendum conferant, ex ſequentibus intelliges. At primum in memoriam velim revoces ipſius praefationem univerſae arti communem, quae ſcripta eſt in libro cui titulus eſt *κατ᾽ ἰητρεῖον*. An ſimilia an diſſimilia primum a maximis, deinde a facillimis ab iis quae ex toto et uſquequaque accedunt et quae contueri licet viſu, tactu, auditu, lingua et animo uſurpare. Siquidem non modo praecognitio, ſed etiam agendorum indicatio ab illis initium deſumit. Ac de his quidem quae agere convenit dictum eſt in libris methodi medendi. De praecognitione autem hoc ipſo libro videto, iſtud rurſus memoria tenens, non futura modo, ſed quae etiam praeceſſere, quaeque nunc in corpore ſunt ſignis quibusdam inveſtigare ad partem medicinae prognoſticam

Ed. Chart. VIII. [590.] Ed. Baſ. V. (121.)

μέρους τῆς τέχνης ἐστίν. ἀλλὰ τὴν γε τῶν ἐνεστώτων γνῶσιν ἰδίᾳ προσηγορίᾳ καλεῖν εἰθίσμεθα διάγνωσιν. ἐπισκέπτεσθαι δὲ κελεύει τὸ πρόσωπον τοῦ νοσέοντος ἐξ ἀρχῆς εἰ ὅμοιον ἢ ἀνόμοιόν ἐστι τῷ τῶν ὑγιαινόντων, ἔτι δὲ μᾶλλον εἰ αὐτὸ ἑωυτῷ. καὶ γὰρ καὶ τοῦτο τὸ σημεῖον τῶν Ἱπποκράτους δογμάτων ἐστὶν, ὡς μὴ μόνον ἀπὸ τῆς κοινῆς φύσεως ἁπάντων, ἀλλὰ καὶ τῆς ἰδίας ἑκάστου σκέπτεσθαι πάντα κατὰ τὴν τέχνην. καὶ γὰρ ὁπότε παραβάλλειν ἠξίου τὰ πεπονθότα μόρια τοῖς ὑγιαίνουσι, συνεβούλευε μὴ τὰ ἀλλότρια καθορᾷν, ἀλλὰ τοῦ πεπονθότος αὐτοῦ. ἄριστον μὲν οὖν ἐστι πρόσωπον ἀνθρώπου κάμνοντος ὅταν ὁμοιότατον ἑαυτῷ διαμένῃ, χαλεπώτατον δὲ ὅταν ἐναντιώτατον γένηται. τὰ δὲ ἐν τῷ μεταξὺ τοῦ ἀρίστου τε καὶ χειρίστου οἷα σὸν ἔργον ἤδη σκοπεῖσθαι καὶ ἄκρων ἀφωρισμένων. τὰ μὲν γὰρ καὶ ἐγγυτέρω τοῦ ἀρίστου βελτίω, τὰ δ᾽ ἐγγυτέρω τοῦ χειρίστου χείρω. μέσα δ᾽ ἀμφοῖν ἐστι τὰ μηδετέρου πλέον ἀφιστάμενα. τὸ μὲν οὖν ἄριστον πρόσωπον ἑνὶ κεφαλαίῳ περιλαβὼν ἐδήλωσε. τὸ γὰρ ὁμοιότατον τῷ

pertinere. Verumtamen praeſentium rerum cognitionem proprio nomine *διάγνωσιν*, hoc eſt dignotionem, appellare conſuevimus. Caeterum jubet Hippocrates aegri faciem primum conſiderandam eſſe ſimilisne ſit an diſſimilis ab ea quam ſani gerunt, praeſertim vero an ſibi ipſi. Hoc enim ex placitis Hippocratis eſt, omnia non ſolum ex natura quae communis eſt, ſed etiam ea quae cuique eſt peculiaris ſecundum artem expendenda eſſe. Namque ubi praecepit affectas partes cum ſanis comparare, non conſuluit aliorum inſpiciendas eſſe, ſed ejus ipſius qui morbo correptus eſt. Itaque illius facies optima eſt quae ſibi ipſi quam ſimillima perſeverat, peſſima vero quae ab ea longiſſime diſtat; quae vero in medio optimi peſſimique ſunt, tibi jam incumbit definitis extremis qualesnam ſint indicare. Nam quae ad optimam magis accedunt meliores ſunt, quae vero ad peſſimam pejores. Sunt autem inter utramque mediae, quae ab una magis quam altera non recedunt. Quare optimam faciem breviter complexus eſt

κατὰ φύσιν ἄριστον, τὸ δ' ἐναντιώτατον ὡς ἂν οὐδὲ σύντροφον ἡμῖν ὑπάρχον. τὸ δὲ προγινωσκόμενον αὐτὸς ἐκ τῶν κατὰ μέρος ἐδίδαξε γνωρισμάτων, ὧν ἕκαστον ἰδίᾳ προχειριοῦμαι διὰ τῶν ἐφεξῆς γεγραμμένων.

στ'.

Εἴη δ' ἂν τὸ τοιόνδε ῥὶς ὀξεῖα.

Τῶν κακῶν σημείων ἕν τι τοῦτο πρῶτον ἔγραψε τὴν ὀξεῖαν ῥῖνα, χρὴ δ' ὡς πρὸς τὴν κατὰ φύσιν ἑκάστου παραβάλλοντα, καθότι προείρηται, σκοπεῖσθαι. τοῦ τε γὰρ σιμοῦ φύσει φανεῖται πάντως ἡ ῥὶς ἑαυτῆς ὀξυτέρα, καθάπερ καὶ τοῦ γρυποῦ καὶ δηλονότι καὶ τοῦ τὴν εὐθεῖαν ἔχοντος. ἀλλὰ χρή σε μεμνημένον εἰς ὅσον ἀποκεχώρηκε τῆς κατὰ φύσιν ἰδέας, εἰς τοσοῦτον μοχθηρὰν αὐτὴν εἶναι νομίζειν. ὀξυνομένη δὲ ἡ ῥὶς ἐναργῶς ὁρᾶται καὶ τοῖς ἐν χρονίᾳ νόσῳ καταλεπτυνθεῖσι καὶ τοῖς ὑπὸ καμάτου τεταλαιπωρημέ-

et defignavit: quae enim naturali quam fimillima eft optima cenfetur: peffima vero quae maxime contraria eft, ut quae nobis non fit congenita. Quae vero ex his praefagia habeantur, ipfe ex particularibus notis oftendit, de quarum fingulis feorfum poftea edifferam.

VI.

Fuerit autem ejusmodi nafus acutus.

Inter figna mala hoc unum primum, acutum nafum, commemoravit. Sed illum cum eo qui cuique fecundum naturam eft, quemadmodum ante diximus, conferre oportet. Nam et qui natura fimus eft et qui aquilinus et qui rectum etiam habet, illi prorfus nafus acutior videbitur. Hoc autem perpetuo tenendum eft, ut quantum ipfe a naturali forma receflerit, tanto deterior exiftimetur. Apparet autem manifefto nafus acutior iis, qui ex diuturno morbo maciem contraxerunt, item nimio labore accifis

νοις ἢ ὁπωσοῦν ἐκλυομένοις ἢ λειποψυχοῦσι καὶ δὴ καὶ τοῖς τεθνεῶσιν ἅπασιν, ὥστ' εἰκότως ἄν τις ἐπιλογίσαιτο τῷ κοινῷ πάντων ἀνθρώπων χρώμενος λόγῳ, [591] μοχθηρὸν εἶναι τὸ σημεῖον ἐν κακῇ διαθέσει γινόμενον. ἥτις δέ ἐστιν ἡ διάθεσις αὕτη, καθ' ἣν ἡ ῥὶς ὀξύνεται, δογματικῆς ἤδη θεωρίας ἔργον ἀναλογισμῷ μόνῳ φωραθῆναι δυναμένης. ἀναλογισμὸς δ' ἐστὶ λόγος ἐκ τοῦ φαινομένου ὁρμώμενος καὶ τοῦ ἀδήλου κατάληψιν ποιούμενος· ἐπιλογισμὸς δὲ ὁ κοινὸς καὶ συμφωνούμενος παρὰ πάντων λόγος. ἀλλὰ πρῶτον ἐπιλογιστικῶς τῶν εἰρημένων σημείων σκεψώμεθα ὑπὲρ ἑκάστου. πολὺ γὰρ ἄμεινόν ἐστι διὰ συμφωνουμένου καὶ κοινοῦ πάντων ἀνθρώπων λόγου ποιήσασθαι τὴν πρώτην διδασκαλίαν ἤπερ εὐθέως ἐπὶ τὸν ἀναλογισμὸν ἔρχεσθαι.

ζ'.

Ὀφθαλμοὶ κοῖλοι, κρόταφοι συμπεπτωκότες, ὦτα ψυχρὰ καὶ συνεσταλμένα καὶ οἱ λοβοὶ τῶν ὤτων ἀπεστραμμένοι καὶ τὸ δέρμα τὸ περὶ τὸ μέτωπον σκληρόν τε καὶ περιτετα-

aut alio quovis modo exfolutis aut animo deficientibus atque adeo mortuis omnibus. Ex quo non abfurde poffit aliquis communi omnium hominum ratione ufus epilogifmo concludere malum hoc fignum effe, quoties in maligno aliquo affectu acciderit. Quaenam autem illa affectio fit, in qua nafus acuitur, jam ad dogmaticam fpeculationem attinet, tantumque analogifmo deprehendi poteft. Analogifmus vero ratio eft, quae ab evidentia aufpicatur rei obfcurae faciens cognitionem. Epilogifmus vero communis ratio eft et omnium affenfu confpecta. Sed primum epilogiftice de fingulis confideremus indiciis; rectius enim eft ex confeffa communique omnium hominum ratione facere principium doctrinae, quam ftatim inter initia ad analogifmum venire.

VII.

Oculi concavi, tempora collapfa, aures frigidae et contractae et imis partibus inverfae. Ad haec cutis circa

μένον καὶ καρφαλέον ἐὸν καὶ τὸ χρῶμα τοῦ ξύμπαντος προσώπου χλωρόν τε ἢ καὶ μέλαν ἐὸν καὶ πέλιον ἢ μολυβδῶδες.

Καὶ ταῦτα πάντα τὰ σημεῖα περὶ τὸ πρόσωπον γίνεται, κατά τε τὰς χρονίας νόσους καὶ τοὺς καμάτους καὶ τὰς λειποψυχίας καὶ πολὺ μᾶλλον ἔτι κατὰ τοὺς θανάτους. εὐεπιλόγιστον οὖν ἐστι τὰ ἀνόμοια τοῖς κατὰ φύσιν κακοῦ τινος εἶναι δηλωτικὰ, κειμένου γε τοῦ κατ' ἀρχὰς εὐθέως ὁμολογουμένου, ὡς τὰ μὲν ἐναντιώτατα τοῖς κατὰ φύσιν ὀλέθρια, τὰ δὲ ὅμοια σωτήριά ἐστι σημεῖα. ταῦτα μὲν οὖν ἐπιλογιστικῶς ἡμῖν ὑπὲρ αὐτῶν εἰρήσθω. σκεψώμεθα δ' ἀκριβῶς ὑπὲρ ὅλης αὐτῶν τῆς φύσεως. γίνονται τοίνυν αἱ τοιαῦται διαθέσεις ἤτοι διά τινα αἰτίαν συντήκουσάν τε καὶ διαφθείρουσαν τὰ σαρκώδη μόρια τῶν ζώων ἢ δι' ἀῤῥωστίαν τῆς ἐμφύτου θερμασίας μηκέτ' ἀποτείνεσθαι δυναμένης αὐτῆς ἐπὶ τὰ πέρατα τοῦ σώματος, ἀλλ' ἐν τοῖς σπλάγχνοις μόνοις ὀλίγης διασωζομένης. ἀκολουθεῖ δὲ τούτῳ

frontem dura, intenta et arida, colorque totius faciei niger aut etiam pallidus et lividus aut plumbeus.

Et omnia quidem ſigna haec in diuturnis morbis et laboribus et animi deliquiis et morte potiſſimum apparent in facie. Licet autem facile epilogiſmo colligere, quae a naturalibus diſſimilia ſunt, aliquid mali deſignare poſito eo, quod ſtatim ab initio nemo non poteſt non fateri, nimirum letalia eſſe quaecunque naturalibus adverſiſſima ſunt, ſimilia autem ſalutaria. Haec ergo de illis epilogiſtice dicta ſint a nobis. Jam vero univerſam eorum naturam diligenter expendamus. Proveniunt quidem ii affectus aut ab aliquo, quod exedit et carnoſas animalium partes abſumit, aut imbecillitate caloris nativi, qui ad extremas uſque corporis partes proferre ſe et exſerere non poteſt, ſed ſolis in viſceribus exiguus remanet. Quo ſit

δηλονότι καὶ τὸ μήθ' αἵματος ἔτι μήτε πνεύματος ἐπιῤῥεῖν τοῖς ἄκροις τοῦ σώματος, ὅσον ἔμπροσθεν ἐπέῤῥει κατὰ φύσιν ἐχόντων. διὰ τοῦτ' οὖν ἐν τῷ προσώπῳ φαίνεται μεγίστη σαφῶς ἡ τοῦ κατὰ φύσιν ἐξαλλαγή. παρακειμένων γὰρ ἀλλήλοις τῶν τε ὀστεΐνων μορίων καὶ τῶν ὑγροτέρων τε καὶ σαρκωδῶν, εἶτα τῶν μὲν ὀστεΐνων διὰ τὸ γεῶδες τῆς οὐσίας ὁμοίων διαμενόντων, τῶν δὲ ὑγροτέρων καὶ σαρκωδῶν συντήκεσθαί τε ῥᾳδίως δυναμένων καὶ συμπίπτειν εἰς ἑαυτά, διά τε τὴν ἔνδειαν τοῦ πνεύματος καὶ τοῦ αἵματος εὐφορωτάτη ἡ διάθεσις γίνεται. τῆς μὲν γὰρ ῥινὸς κατὰ τὰ καλούμενα πτερύγια μόνα σαρκοειδής ἐστιν ἡ οὐσία, τὸ δ' ἄλλο πᾶν ὀστῶδες. εἰκότως οὖν ὅταν ἤτοι τετηκὸς ᾖ τὸ σαρκῶδες ἢ κενωθὲν συνιζήσῃ, τὸ πέρας αὐτῆς φαίνεται λεπτόν· οὕτω δὲ κᾂν ψυχθῇ σφοδρῶς, ὃ δὴ τοῖς ἀποθνήσκουσιν ἤδη συμβαίνει. πιλουμένης γὰρ ἐν τῇ ψύξει τῆς οὐσίας τῶν σαρκωδῶν μορίων ἰσχνὴ κατ' ἄκρας ἑαυτῆς εἰκότως γίνεται. καὶ μὴν οὐκ ἄλλην τινὰ ὀξεῖαν ὀνομάζομεν ῥῖνα πλὴν τῆς κατὰ τὸ πέρας ἰσχνῆς. οὕτως μὲν οὖν ἡ

ut tantum ſanguinis ſpiritusque in extremas corporis partes amplius non influat, quantum antea quum ſecundum naturam ſe habebant, influebat. Eam igitur ob cauſam facies a naturali permultum immutata manifeſto cernitur. Quum etiam partes tum oſſeae tum humidiores tum carnoſae ſibi mutuo adjaceant ac oſſeae quidem quod terrena earum ſubſtantia ſit, ſibi ſimiles perpetuo exiſtant, humidiores autem atque carnoſae abſumi facillime poſſint et ſpiritus atque ſanguinis inopia in ſe ipſas concidere, affectus evidentiſſimus eſt. Siquidem naſus tantum qua alas habet carnoſus eſt, reliquis autem omnibus partibus oſſeus. Quare quum vel carnoſa ejus portio contabuerit vel vacuata conciderit, extrema ſui parte non ſine cauſa tenuis apparet. Ad eundem quoque modum, ſi ſit vehementer etiam refrigeratus, ſicut illis accidit qui vita functi ſunt. Namque carnoſae partes frigore denſatae, haud immerito ſummis partibus extenuantur. Nec vero alium acutum naſum dicimus quam qui extrema parte tenuis

Ed. Chart. VIII. [591. 592.] Ed. Baſ. V. (121. 122.)

ῥὶς ὀξεῖα φαίνεται, κοῖλοι δὲ ὀφθαλμοὶ διὰ τὰς αὐτὰς αἰτίας. ἀλλ' ὅσῳ τῆς ἄκρας ῥινός εἰσιν ὑγρότεροί τε καὶ μαλακώτεροι, τοσούτῳ θᾶττον κοιλαίνονται. [592] ἀλλὰ καὶ πνεύματος ψυχικοῦ παμπόλλου μετέχουσι καὶ θερμασίας οὐκ ὀλίγης, ὧν ἀπολειπόντων αὐτοὺς εἰκότως συστέλλονται. τοῦτο δέ ἐστιν ὀφθαλμῶν κοιλότης. οὕτω δὲ καὶ οἱ κρόταφοι συμπίπτουσιν, ὅτι μόνοι τῆς ὅλης κεφαλῆς ἔχουσι μῦς, οὓς ὀνομάζουσι κροταφί- (122) τας. ἡ δ' ὅλη πᾶσα κεφαλὴ παντάπασιν ἄσαρκός ἐστιν, ὦτα δὲ ψυχρὰ καὶ συνεσταλμένα, διότι χονδρώδη καὶ ἄσαρκα καὶ ὀλίγαιμά ἐστι. τάχιστα οὖν καταψύχεται παρεσκευασμένα πρὸς τὸ πάθος ὑπὸ τῆς οἰκείας φύσεως. διὰ τίνα δὲ αἰτίαν ἀποστρέφεσθαι συμβαίνει τοὺς λοβοὺς αὐτῶν; ἢ ὅτι μαλακωτέραν ἔχουσι τὴν οὐσίαν, οὐχ ὥσπερ τὸ ἄλλο σύμπαν, ὅπερ ἀκριβῶς λεπτὸς χόνδρος ἐστὶ, λεπτῷ δέρματι σκεπόμενος, ὥσθ' ὑπὸ τῶν εἰρημένων ἔμπροσθεν αἰτίων οἱ λοβοὶ λεπτύνονταί τε καὶ συστρέφονται καὶ ξηραίνονται καὶ πήγνυνται. ταῦτα

eſt; hae quidem ſunt acuti naſi cauſae. Oculi porro ab iisdem cauſis excavantur, ſed tanto magis, quanto ſunt extremo naſo humidiores atque molliores. Quin et illi plurimum animalis ſpiritus et calorem non exiguum continent, quibus ſi quando deſtituantur, non praeter rationem contrahuntur. Id autem eſt oculorum cavitas. Ad eundem vero modum etiam tempora collabuntur, muſculos enim ex univerſo capite ſola habent, quos *κροταφίτας*, hoc eſt temporales appellant, quum reliquum omne caput carne prorſus careat. Aures porro frigent et contrahuntur, quod cartilagineae et ſine carne ſint, parumque ſanguinis habeant. Itaque ociſſime refrigerantur, ad affectum ſua natura propenſae. Verum quid cauſae eſt cur imae earum partes invertantur? An quod mollior ſit illarum ſubſtantia quam reliquarum partium, quae non aliud ſunt, quam tenuiſſima cartilago tenui cute obducta? Ob has quidem praedictas cauſas infimae aurium partes extenuantur, invertuntur, ſicciores denſioresque evadunt.

δὲ πάσχοντες ὀπίσω τείνονται μᾶλλον ἐπὶ τὰς ἀρχὰς τῶν τὴν αἴσθησιν αὐτοῖς παρεχόντων νεύρων. τὸ μὲν γὰρ σπᾶσθαι τοῖς ἱμαντώδεσιν ἅπασι ξηραινομένοις κοινόν. ἴδιον δ' ἑκάστῳ τῶν ἐν τῷ σώματι μορίων ἐπ' ἐκεῖνο τὸ μέρος διαστρέφεσθαί τε καὶ περισπᾶσθαι μᾶλλον, ἔνθα τῶν ἐμφυομένων αὐτῷ νεύρων ἐστὶν ἡ ἀρχή. θεάσασθαι γοῦν ἐστιν ἐναργῶς τοῦτο καὶ κατὰ τοὺς δακτύλους. ἐὰν μὲν ὁ ἔνδον τένων ὑπό τινος αἰτίου παθῇ, καμπτομένους τοὺς δακτύλους σαφῶς ἐστιν ἰδεῖν, ἐὰν δὲ ὁ ἔξωθεν, ἐκτεινομένους. διὰ δὲ τήνδε τὴν αὐτὴν ξηρότητά τε καὶ πῆξιν ὅλον τὸ δέρμα τὸ περὶ τὸ πρόσωπον πᾶν σκληρόν τε φαίνεται καὶ περιτεταμένον, ἐναργέστερον δὲ ὁρᾶται τὸ πάθος αὐτοῦ κατὰ τὸ μέτωπον, ὅτι σαρκοειδὴς οὐσία λεπτὴ κατὰ τοῦτο τὸ μέρος ὑποβέβληται τῷ δέρματι. πάσχει δὲ ὑπὸ τῶν εἰρημένων αἰτίων ἡ σαρκώδης μᾶλλον φύσις τῆς δερματώδους. ἡ δὲ τῆς χροιᾶς μεταβολὴ μοχθηροτάτη μέν ἐστιν, ἡ ἐπὶ τὸ μέλαν, ὡς ἂν ἀποψυχομένου τοῦ αἵματος, ὥσπερ ὅταν ἐκτὸς ἐκχυθὲν θρομβωθῇ, μετριωτέρα δὲ ἡ ἐπὶ τὸ χλωρόν, εἰώ-

Deinde retrahuntur et quam maxime poſſunt ad originem nervorum recurrunt, a quibus ſenſum accepere. Convelli namque coriaceis omnibus exſiccatis commune eſt, ad partem autem illam reflecti potius et reverti. Unde nervi qui in ipſam inſeruntur originem ducunt, proprium eſt ſingularum corporis partium. Hoc namque etiam in digitis apertiſſime poteſt videri. Nam ſi tendo internus aliqua de cauſa male affectus fuerit, videas aperte digitos inflecti, ſi vero externus, diſtendi. Eſt autem illa ipſa ſiccitas adſtrictioque cauſa cur tota cutis faciei dura tenſaque ſit. Quod tamen in fronte multo cernitur evidentius, quoniam illic caro admodum tenuis cuti ſubjecta eſt. Afficitur vero a praedictis cauſis multo facilius caro quam cutis. At vero coloris mutatio in nigrum quidem omnium peſſima eſt, ut quae ſanguine refrigerato proveniat. non aliter quam quum extra vaſa eſfuſus in grumos concrevit. Quae vero ad eum ſit colorem, quem Graeci χλωρὸν

Ed. Chart. VIII. [592.] Ed. Baf. V. (122.)
θασι δὲ οὕτως ὀνομάζειν οἱ παλαιοὶ ποτὲ μὲν τὸ ὠχρὸν, ἐνίοτε δὲ ὡς οἱ πολλοὶ κράμβας τε καὶ θριδακίνας καλοῦσι χλωρὰς, ὅπερ χρῶμα μελάντερόν ἐστιν ἐρυθροῦ καὶ οἷον ἀρχή τις τοῦ μελαίνεσθαί τε καὶ πελιδνοῦσθαι ψύξεως ἐργαζομένης αὐτὸ, καθάπερ καὶ τὸ μέλαν, ὥστ᾽ εἰκότως καὶ τὸ πρόσωπον, ἐν ᾧ πάντ᾽ ἐστὶ τὰ προειρημένα, προσαγορεύεται νεκρῶδες. καὶ τοῦτο ἐν μὲν τοῖς κεχρονισμένοις νοσήμασι πολλάκις ὁρᾶται γιγνόμενον, ὀλιγάκις δ᾽ ἐν ἀρχῇ. διὸ καὶ κινδυνωδέστατόν ἐστιν, ὡς ἂν μηδὲ τὴν ἀπὸ τοῦ χρόνου πρόφασιν ἔχον. ἐπὶ μακρῷ μὲν γὰρ χρόνῳ συντακῆναί τε τὸ σῶμα καὶ ψύχεσθαι τῶν ἀκρωτηρίων τινὰ θαυμαστὸν οὐδέν. ἐν ἀρχῇ δὲ καὶ μάλιστ᾽ ἐν ὀξεῖ νοσήματι πάντως ὀλέθριον, εἰ μὴ διά τινα αἰτίαν ἑτέραν ᾖ τοῦτο γεγονὸς, ὁποῖαι δ᾽ εἰσὶν αἱ τοῦτο ποιεῖν δυνάμεναι κατὰ τὴν ἑξῆς ῥῆσιν αὐτὸς ἐδίδαξε. νυνὶ δὲ ὃ χρὴ προσθεῖναί με παραλελεῖφθαι δοκοῦν ὑπ᾽ αὐτοῦ πρότερον ἄκουσον. ὥσπερ γὰρ ἐν τοῖς χρονίοις νοσήμασι τοιοῦτον γίνεσθαι πρόσωπον οὐκ

vocant, mitior multo eſt. Sic autem veteres vocare conſueverunt alias pallidum, alias viride, quomodo multi braſſicam et lactucam virides appellant, qui certe color nigrior eſt quam ruber et veluti initium quoddam nigritiei et livoris, a frigiditate ſumit et color niger proveniens. Quamobrem haud temere facies his omnibus, quae dictae ſunt foedata notis, letalis cenſetur. Atque in longis quidem morbis ſaepenumero per initia autem morborum raro talis evadit, eamque ob cauſam periculoſiſſima eſt, ut quae temporis longitudini accepta referri non poſſit. Namque mora temporis longiore et corpus contabeſcere et extremas aliquot corporis partes refrigerari, non debet cuiquam mirum videri. In recenti vero morbo maximeque acuto omnino exitiale eſt, niſi forte talis aliam quandam ob cauſam evaſerit; quae autem id efficere poſſint, ipſe poſtea dicturus eſt. Nunc autem quod ab eo praetermiſſum videtur quodque adjiciendum a me eſt, prius auſculta. Nam quemadmodum per longos mor-

ἂν εἴη μεγάλως ὀλέθριον, οὕτως οὐδ᾽ ἐν ψυχρῷ χωρίῳ καὶ χειμῶνι καὶ καταστάσει ψυχρᾷ καὶ γεροντικῇ, καθάπερ ἐμάθομεν ἐν ἀφορισμοῖς, ὡς ἐν τῇσι νούσοισιν ἧσσον κινδυνεύουσιν οἷσιν ἂν οἰκείη τῆς φύσιος καὶ τῆς ἡλικίης καὶ τῆς ἕξιος καὶ τῆς ὥρης ἡ νοῦσος ᾖ μᾶλλον ἢ οἷσιν ἂν μὴ οἰκείη κατά τι τουτέων ᾖ.

η΄.

[593] Ἢν μὲν οὖν ἐν ἀρχῇ τῆς νούσου τὸ πρόσωπον τοιοῦτον ᾖ καὶ μήπω οἷόν τε ᾖ τοῖσιν ἄλλοισι σημείοισι ξυντεκμαίρεσθαι, ἐπανερέσθαι χρὴ, μὴ ἠγρύπνηκεν ὁ ἄνθρωπος ἢ τὰ τῆς κοιλίης ἐξυγρασμένα εἴη ἰσχυρῶς ἢ λιμῶδές τι ἔχῃ αὐτόν. καὶ ἢν μέν τι τουτέων ὁμολογέῃ, ἧσσον νομίζειν δεινὸν εἶναι. κρίνεται δὲ τὰ τοιαῦτα ἐν ἡμέρῃ τε καὶ νυκτὶ, ἢν διὰ ταύτας τὰς προφάσιας τὸ πρόσωπον τοιοῦτον ᾖ. ἢν δὲ μηδὲν τουτέων φησὶν εἶναι μηδ᾽ ἐν τῷ χρόνῳ τῷ προειρημένῳ καταστῇ, εἰδέναι χρὴ τοῦτο τὸ σημεῖον θανατῶδες ἐόν.

bos faciem talem evadere non eſt admodum pernicioſum, ita nec in regione frigida et hieme et frigido caeli ſtatu et ſenili aetate, ſicut in aphoriſmis didicimus, in morbis minus periculi eſſe, qui naturae, aetati, habitui, temporique anni magis congruunt, quam qui nulla in re cum iſtis conveniunt.

VIII.

Itaque ſi principio morbi facies talis eſt et nondum poteſt aliis ex notis ulla haberi conjectura, interrogare oportet, an vigilia praeceſſerit, an ventris reſolutio, an inedia. Ac ſi eorum aliquid fateatur, minus periculi ſubeſſe arbitrandum eſt. An vero eas ob cauſas facies talis evaſerit, una die nocteque judicatur. Sin autem negat quicquam horum praeceſſiſſe nec intra tempus praedictum deſinit, ſignum hoc mortiferum eſſe dubitandum non eſt.

Ed. Chart. VIII. [593.] Ed. Baf. V. (122.)

Ὀλέθριον μὲν ἐσχάτως ἐστὶ καὶ ἀνίατον νόσημα, καθ᾽ ὃ νεκρῶδες εὐθὺς ἐν ἀρχῇ τὸ πρόσωπον ἐγίνετο χωρὶς τῆς ἔξωθεν αἰτίας. τούτου δ᾽ ἧττόν ἐστι κινδυνῶδες, εἰ διά τινα αἰτίαν προφανῆ, καθάπερ εἰ τύχοι διὰ σφοδρὰν ἀγρυπνίαν ἢ ἔνδειαν τροφῆς ἢ ῥεῦμα γαστρός. ἄμεινον μὲν γὰρ μηδ᾽ ὑπὸ τῶν τοιούτων αἰτίων ἐσχάτως καταλύεσθαι τὴν δύναμιν ἐν ἀρχῇ τοῦ νοσήματος. ἧττον δέ ἐστι κινδυνῶδες, εἰ διά τι τούτων εἴη γεγονὸς, ἀλλ᾽ οὐ διὰ τὴν τοῦ νοσήματος κακοήθειαν. ἥτις δέ ἐστιν ἡ διάθεσις τοῦ σώματος, ἐν ᾗ τοιοῦτον ἀποτελεῖται τὸ πρόσωπον, εὐθὺς ἐν ταῖς πρώταις ἡμέραις ἤδη σοι φράσω σαφῶς διὰ βραχέων. ὁπόταν ἀῤῥωστία τῆς καθεκτικῆς τοῦ ζώου δυνάμεως εἰς ταὐτὸν ἀφίκηται λεπτότητι χυμῶν ἅμα θερμῷ πυρετῷ, διὰ μὲν τὴν ἀῤῥωστίαν ἀποκρίνεταί τι συνεχῶς ἀόρατον ὑπὸ σμικρότητος ἔξω τοῦ δέρματος ὡσανεὶ λεπτομερῶν ἀποῤῥεόντων χυμῶν, ὁ δὲ πυρετὸς ἔτι δὴ καὶ μᾶλλον ἐκδαπανᾷ μὲν τοὺς λεπτοτάτους χυμοὺς, ἐπιλεπτύνει δὲ τοὺς ἧττον τοιούτους, ὡς μὴ διαλείπειν τὴν κένωσιν, ἀλλ᾽ ἐοικέναι συνεχέσιν

Periculofiffimus morbus eft et prorfus incurabilis, in quo ftatim a principio facies letalis nullam externam ob caufam evafit. Si vero evidens aliqua caufa, ut immoderata vigilia aut inedia aut alvi profluvium anteceſſerit, minus ineft periculi. Nam praeftaret quidem nec ab his caufis vires per initia morborum tantopere exfolutas effe, at multo minus periculi fuerit ab aliqua ejusmodi caufa quam a morbi malignitate exfolutas fuiffe. Quae autem corporis affectio fit, quae primis diebus faciem tam deformem reddit, jam tibi aperte breviterque exponam. Quum retentrix, quae in animali eft, facultas imbecilla extiterit, fimulque humores tenues cum febre calida femper quidem aliquid, quod propter pravitatem oculis cerni non poteft, effluentibus nimirum tenuibus humoribus extra cutem vacuatur, febris vero tenuiffimos quidem humores etiam magis abfumit, craffiores autem extenuat, adeo ut mora nulla vacuationi interponatur nec multum differat ab affiduis vomitibus aut profluviis alvi aut im-

ἐμέτοις ἢ διαῤῥοίαις γαστρὸς ἢ τῇ δι᾽ οὔρων ἀμέτρῳ κενώσει. πλὴν ἐκεῖναι μὲν αἱ κενώσεις αἰσθηταὶ καὶ ταύτῃ διαφέρουσιν. ἣν δὲ νῦν ἐγὼ διηγησάμην διὰ λεπτότητα τῶν κενουμένων ἀόρατός ἐστιν. οὔκουν οὐδὲ συνέστη ποτὲ τὸ τοιοῦτον πρόσωπον ἐπὶ φλεγματώδει νοσήματι, καθάπερ οὐδ᾽ ἐπὶ πληθωρικῷ διὰ πλεονεξίαν αἵματος, ἀλλ᾽ ἔνδειάν τε μᾶλλον εἶναι δεῖ κατὰ τὸ σῶμα καὶ κόπους τινὰς προηγεῖσθαι καὶ φροντίδας. ἐπὶ τοιούτῳ γὰρ ἀθροίζεται χυμὸς πικρόχολος. εἰ δὲ καὶ τὸ χωρίον εἴη θερμὸν καὶ ἡ ὥρα τοῦ ἔτους θερινὴ καὶ ἡ κατάστασις θερμὴ καὶ ξηρὰ, τότε δὴ καὶ μᾶλλον ἕτοιμον ἁλῶναι τοιαύτῃ διαθέσει, καὶ πολὺ μᾶλλον, εἰ χολωδέστερος ὁ ἄνθρωπος εἴη φύσει. καὶ μὴν καὶ ῥᾳδίως ἔνιοι διαφοροῦνταί τε καὶ διαπνέονται καὶ οἱ τὸ στόμα τῆς γαστρὸς ἔχοντες ἀσθενές. ἅπερ εἰ καὶ αὐτὰ συνέλθοι τοῖς προειρημένοις ἑτοιμότατον, ἁλῶναι τὸ τοιοῦτον σῶμα τῇ τὸ νεκρῶδες πρόσωπον ἐργαζομένῃ διαθέσει. τοῦτ᾽ οὖν γινώσκων τις οὐκ εἰς πρόγνωσιν μόνον, ἀλλὰ καὶ εἰς θεραπείας εὕρεσιν ὁδηγήσεται σκοπὸν ἔχων στηρίζειν

moderata per urinas vacuatione, nisi quod hae sensu deprehendi possunt, et in hoc quidem posita est eorum differentia, illa autem de qua modo dixi propter eorum quae vacuantur tenuitatem visum fugit. Nunquam ergo facies talis contigit in morbo pituitoso, ubi nec in plethorico, propter sanguinis redundantiam. Indigentiam potius in corpore esse et labores curasque praecessisse oportet. Sic enim aliquis plurimum biliosi humoris accumulat. Si vero regio praeterea calida est et tempus anni aestivum caelique status calidus et siccus, tunc certe etiam facilius est affectu isto prehendi, et multo adhuc magis si homo sua natura ad bilem propensior est. Sunt autem et quorum corpora resolvuntur atque dissantur persacile, sunt etiam qui ventriculi os imbecillum habent, quae si cum superioribus concurrerint, eo affectu corripi facillimum est, a quo letalis hic vultus nascitur. Itaque qui ista noverit, non modo momentum magnum ad praecognoscendum, verum etiam ad curandam erit consequutus; scopum hunc

τὴν δύναμιν εὐστομάχοις τροφαῖς. ἀλλὰ τοῦτο μὲν ὡς ὁδοῦ τι πάρεργον οὐ σμικρὸν εἰρήσθω. περὶ δὲ τῶν ἔξωθεν αἰτίων ἐπισκεπτέον ἀκριβέστερον. ἔστι δὲ ὧν μὲν αὐτὸς ὀνομαστὶ ἐμνημόνευσε, λιμὸς, ἀγρυπνία καὶ διάῤῥοια. προσθεῖναι δ' ἔξεστί σοι καὶ τὰ τούτοις ὅμοια, κένωσιν ἄμετρον αἵματος ἐκ ῥινῶν ἢ μήτρας ἢ αἱμοῤῥοΐδος ἢ τραύματος ἢ ὁπωσοῦν ἑτέρως. [594] ἔτι τε λύπην σφοδρὰν, ἐφ' αἷς τισιν αἰτίαις συστῇ. τάχα δ' εὔλογον ταύτην ὑπολαμβάνειν εἰρῆσθαι δυνάμει πρὸς Ἱπποκράτους ἐν τῷ τῆς ἀγρυπνίας λόγῳ. γίνεται μὲν γὰρ καὶ δι' ἄλλας αἰτίας ἀγρυπνία, γίνεται μὲν δὴ καὶ διὰ λύπην, ὡς ἐπὶ πλέον ἥκειν λύπης ἀγρυπνίαν καὶ διὰ τοῦτο περιέχειν αὐτὴν εἰκότως λεχθήσεται. οὕτω δὲ καὶ ἡ γαστὴρ ἰσχυρῶς ὑπελθοῦσα παράδειγμά σοι πάσης ἀμέτρου κενώσεως ἔστω. τῷ γε μὴν ἐπιμελῶς τοῖς (123) ἔργοις τῆς τέχνης ὡμιληκότι καὶ τρίβωνι τῆς ἑκάστου τῶν πραγμάτων ἰδέας ἐμφαίνεται πολλάκις ἡ ποιήσασα τὸ πρόσωπον τοιοῦτον αἰτία. δύσρητα δ' αὐτῶν ἐστι τὰ γνωρίσματα καὶ διὰ τοῦτο διδάσκειν αὐτὰ λόγῳ, κἂν

habens cibis ventriculo optimis, *εὐστομάχους* Graeci vocant, vires confirmare. Verum iſta quaſi viae haud breve diverticulum dicta ſint. Jam vero de externis cauſis accuratius diſſerendum. Sunt autem illae quas ego nominatim recenſui, inedia, vigilia et alvi reſolutio. Quibus addes, ſi libet, alia ipſis ſimilia, ut immodicam ſanguinis e naribus aut utero aut haemorrhoidibus aut vulnere aut alio quovis modo vacuationem. Praeterea triſtitiam magnam quaecunque eam occaſio invexerit. Sed hanc forte ſub vigiliis ab Hippocrate comprehenſam non abſurde exiſtimari poſſit. Namque ut alias ob cauſas, ſic ſolent etiam et multo quidem frequentius a triſtitia excitari. Quamobrem illam ſub vigilia contineri recte dici poteſt. Sic et alvus plurimum profluens omnis immoderatae vacuationis exemplum eſt. Ac ille quidem qui diligenter in artis operibus verſatus eſt et in ſingularum rerum forma multum tritus exercitatusque, cauſam ſaepenumero agnoſcit quae faciem ejusmodi induxerit, earum tamen notas

εἰδῶσιν οἱ πολλοὶ τῶν ἰατρῶν ἀφίστανται. πρὸς ἡμῶν δ' εἴρηται πάντα κατὰ τὰς οἰκείας πραγματείας, ὥστε καὶ σὺ μαθὼν αὐτὰ δυνήσῃ ποτὲ καὶ αὐτὸς εἰσελθὼν πρὸς ἄῤῥωστον ἀποφήνασθαι περὶ τῆς τὸ τοιοῦτον πρόσωπον ἐργασαμένης αἰτίας, καὶ μᾶλλον εἰ καὶ προηγησαμένην ἅπασαν δίαιταν εἰδείης τοῦ κάμνοντος, ἐπεσκεμμένος δ' ἔτι περὶ τῆς κράσεως εἴης αὐτοῦ, καὶ πολὺ μᾶλλον, εἰ καὶ τῆς τῶν ἀρτηριῶν κινήσεως ἐμπειρίαν ἔχοις, ἔτι τε τῆς τοῦ πυρετοῦ ποιότητος. ὑποκείσθω γάρ τις ἕνεκα παραδείγματος ὥρᾳ θέρους ἐν καταστάσει θερμῇ καὶ ξηρᾷ χολώδης φύσει νεανίσκος ἐκ ταλαιπωρίας τε καὶ ἐνδείας καὶ λύπης ἠργμένος νοσεῖν. ἔστω δὲ αὐτοῦ καὶ ἡ θερμασία δάκνουσα σφοδρῶς τὴν ἁφὴν ἡμῶν, τὸ δ' οὖρον χολῶδες, ὅ τε σφυγμὸς ἀῤῥωστίαν δυνάμεως ἐνδεικνύμενος, ὑπόπτευσον τὸν τοιοῦτον ἐν τῇ προκειμένῃ κατὰ τὸν λόγον τόνδε γενήσεσθαι καταστάσει, δι' ἣν τὸ πρόσωπον νεκρῶδες ἐν τάχει ἕξει, μὴ φθάνον γε προσηκόντως τρέφεσθαι. μὴ τοίνυν ἔστω ταῦτα περὶ τὸν κάμνοντα μήτε προγεγονότα μήτε κατὰ τὴν πρώ-

verbis explicare difficile eft, ob idque ex medicis permulti quamvis noffent, fcripto tamen docere defliterunt. Nos autem omnes propriis locis, ubi eas tractari oportuit, explicavimus. Quas tu quoque fi nofti, poteris aliquando ad aegrum accedens caufas illi aperire, a quibus facies ejusmodi profecta eft, maxime fi nota tibi fit victus omnis ratio quam tenuit, atque infuper attenderis qualenam fit ipfius temperamentum et multo etiam facilius, fi arteriarum motum et febris qualitatem habueris exploratam. Efto enim, exempli gratia, qui aeftate calido ficcoque caeli ftatu, aetate juvenis et natura biliofus ex labore et inedia et moerore coeperit aegrotare. Efto praeterea calor ejusmodi qui tactum noftrum vehementer mordicet, urina biliofa, pulfus denique virium imbecillitatem prae fe ferat, eum quidem fic affectum iri quemadmodum hic dicitur, faciemque mortiferam brevi habiturum exiftima, nifi prius opportune alatur. Age vero ifta nec praeceflerint in ae-

την καὶ δευτέραν ἡμέραν πεφηνότα. τῇ τρίτῃ δ' ἀφικομένῳ σοι φαινέσθω τὸ πρόσωπον, οἷον εἴρηται νῦν ὑφ' Ἱπποκράτους. ἴσθι τοῦτον ἐπί τινι τῶν ἔξωθεν αἰτίων οὕτω πεπονθέναι. διάσκεψαι οὖν παρὰ σαυτῷ τί ποτε μᾶλλον αὐτῷ ἐνδέχεται γεγονέναι, πότερον ἔκκρισίν τινα πολλὴν ἢ ἀγρυπνίαν. ἐπ' ἐνδείᾳ μὲν γὰρ οὐδ' ἂν ἐγένετο τοιοῦτον ἀθρόως, ἄνευ τοῦ τά τε προηγησάμενα τῆς νόσου τοιαῦτα ὑπάρχειν, οἷα λέλεκται, καὶ τὴν φύσιν εἶναι τοιοῦτον οἷος εἴρηται. εἰ μὲν οὖν κατὰ τὴν προτεραίαν αὐτὸς ἑωρακὼς εἴης αὐτὸν, οὐδ' ἂν ἔλαθέ σε μέλλουσα γενήσεσθαι πολλή τις ἔκκρισις αὐτομάτη. βεβαιότατα γὰρ αὐτῆς ἐστι τὰ γνωρίσματα καὶ λέλεκται πρὸς ἡμῶν ἔν τε τοῖς περὶ κρίσεων ὑπομνήμασι καὶ τῆς διὰ τῶν σφυγμῶν προγνώσεως, ὥστε ἔξεστί σοι παραχρῆμα θεασαμένῳ τὸν ἄνθρωπον ἀποφήνασθαι σφοδρὰν ἀγρυπνίαν γεγονέναι. καὶ γὰρ δὴ καὶ τοὺς ὀφθαλμοὺς αὐτοῦ θεάσῃ ξηροὺς ἱκανῶς ἐπὶ ταῖς ἀμέτροις αἰσθηταῖς κενώσεσιν οὐ γινομένους τοιούτους ὥσπερ ἐπ' ἀγρυπνίᾳ. ὄψει δὲ καὶ τὰ βλέφαρα δυσχερῶς ἀνατεινόμενα

gro nec primo et ſecundo die apparuerint, ſed tertio ubi ad eum acceſſeris, facies qualem nunc Hippocrates deſcripſit videatur. Scito hunc externam aliquam ob cauſam ſic affectum fuiſſe. Tecum igitur expende quid potius illi accidere potuerit, magnane aliqua vacuatio an vigilia. Namque ex inedia talis derepente non evaſerit, nullo ejusmodi morbum praecedente quale recenſuimus nec ea quam deſcripſi natura praeditus. Ac ſi quidem eum pri die videras, latere te non potuit magna ſponte ſua vacuatio ventura, quippe certiſſimae ſunt ipſius notae et a nobis traditae libris de criſibus, atque aliis in quibus docetur, quae ſit ex pulſibus praecognitio. Itaque quum primum videris hominem, conſtanter aſſeverare potes eum maxime pervigilem fuiſſe. Siquidem oculos ejus permultum ſiccos intueberis, quod ab immodicis vacuationibus quae ſenſibus uſurpari poſſunt, ſicut a vigilia provenire non ſolet. Ad haec videbis palpebras vix attolli poſſe,

καὶ τοιαύτην ἔχοντα τὴν ἰδέαν ἐν τῷ καταφέρεσθαι καὶ ἀστήρικτα ὑπάρχειν, οἷα τοῖς κωματώδεσι γίγνεται. καὶ μὲν δὴ καὶ πρῶτόν σοι τότε φαινομένου τοῦ κάμνοντος, ἔμπροσθεν δὲ οὐδ᾽ ὅλως ἑωραμένου, τά τε τοιαῦτα γνωρίσματα καὶ τὰ τῶν σφυγμῶν ἐνδείξεταί τινα διάκρισιν. ἐπὶ μὲν ἀμέτροις ἐκκρίσεσι σώζοντός τι κἂν ὀλίγον ἐστὶ γνώρισμα τῆς ἰδέας τοῦ δηλοῦντος αὐτὰς, ἐπὶ δὲ ταῖς ἀγρυπνίαις χορδῆς τεταμένης ἔμφασιν ἔχοντος. τῷ δ᾽ ἐξ ἐνδείας μόνης εἰς τὴν εἰρημένην τοῦ προσώπου διάθεσιν ἀφικομένῳ, τῶν εἰρημένων γνωρισμάτων οὐδέτερα πάρεστιν, οὔτε τὰ τῆς ἐκκρίσεως οὔτε τὰ τῆς ἀγρυπνίας, ὥστε ἐκ συμβεβηκότων μᾶλ- [595] λον ἤπερ ἐξ οἰκείων σημείων ἐπ᾽ ἐκείνων ἡ πρόγνωσις ἔσται σοι τοῦ δι᾽ ἔνδειαν τροφῆς εἰς τοιαύτην αὐτὸν ἧχθαι διάθεσιν. ἔτι δὲ μᾶλλον ἐὰν ὁ πυρετὸς τὴν ἰδιότητα τῆς διαφορητικῆς θερμασίας ἀκριβῶς ἐπισκεπτομένῳ σοι μὴ προσβάλλῃ, ὡς ἐάν γε φαίνηται τοιαύτη, δι᾽ ἐκείνην μᾶλλον ἤ τι τῶν ἔξωθεν ὑποπτεύειν ἰσχνὸν οὕτω γεγονέναι τὸ πρόσωπον. χρονίζειν δὲ προσῆκεν ἁπτόμενον

fed demitti et immotas manere, non aliter quam in vigili fopore, qui κῶμα a Graecis nuncupatur. Ac quamvis tunc primum et nunquam ante aegrum videris, tamen et ex notis ejusmodi atque etiam pulfibus poteris judicare. Si namque hanc faciem vacuatio immodica conciliavit, fupererit procul dubio, etiamfi parvum id fignum eft, in pulfu aliquid quod ipfam prodat. Sin autem vigiliae talem invexerunt, intentae chordae fpeciem feret. Cui vero ex inedia fola facies talis evafit, nulla ex praedictis figna adfunt, quae vel vacuationem vel vigiliam teftari folent. Quare ex iis potius, quae accidere, quam ex propriis notis eorum quibus cibi abftinentia faciem hunc in modum affecit petenda praecognitio eft, maxime fi diligenter confiderandi tibi caloris in halitum digerentis proprietatem febris non vehemens effe videatur. Nam fi talis apparet, ab ea potius quam alia ulla externa caufa faciem tam gracilem factam effe exiftimandum eft. Decet

Ed. Chart. VIII. [595.] Ed. Baf. V. (123.)

ὅλην τὴν χεῖρα περιβάλλοντα μὴ τῷ καρπῷ μόνῳ τοῦ κάμνοντος, ἀλλὰ καὶ τοῖς ἀνωτέρω μορίοις ἀκριβῶς προσέχοντα τὸν νοῦν, εἰ μὴ δριμεῖα μόνον ἐστὶν, ἀλλὰ συναναφέρει πολλὴν οὐσίαν ἅμα ἑαυτῇ σωματοειδῆ, καθάπερ τινὰ φλόγα διεξερχομένην, τό τε δέρμα τῆς σῆς χειρὸς ᾗ ψαύεις τοῦ κάμνοντος δέρματος, ἐγκαταβαίνουσάν τε σαφῶς τῷ βάθει. τοιοῦτοι γάρ εἰσιν οἱ τὸ προειρημένον πρόσωπον ἐργαζόμενοι πυρετοί. ταῦτα δ', ὡς ἔφην, δίσρητα μέν ἐστιν, οὐ μὴν ἄῤῥητά γε παντάπασιν οὐδὲ δυσδιάγνωστα τοῖς γυμνασθεῖσιν ἀμφ' αὐτά. καὶ πολλάκις ὑπ' ἐμοῦ τεθεαμένοις τὰ τοιαῦτα προλεγόμενα πάντα πολύ τε μᾶλλον ἀσκοῦσι γνωρίζειν ἐπὶ τῶν ἔργων ἃ διὰ τῶν προγνωστικῶν ἐδιδάχθησαν πραγματειῶν. ἐκ μὲν τοῦ θεάσασθαι τὰ προλεγόμενα τὸ δυνατὸν αὐτῶν ἔργῳ μεμαθηκότες, οὐ προαπογινώσκοντες δὲ ἃ ἐν ἀρχῇ φαίνεται δυσδιάγνωστα. διδύμους γὰρ ἀδελφοὺς ὁμοιοτάτους ἅπαξ ἢ δὶς θεασάμενος οὐ διαγινώσκει τις, τῶν δ' οἰκείων οὐδεὶς ἀγνοεῖ. ταῦτα μὲν οὖν εἰ-

autem tangentem diutius immorari, totaque manu aegri non modo brachiale, fed fuperiores etiam partes apprehendere, atque animum diligenter advertere, an non folum acris fit, verum etiam copiofam fecum fubftantiam corpoream inftar flammae evehat, quae et manus tuae, qua aegrum tangis, cutem pervadat et in imam quoque manum manifefto fubeat et penetret. Febres enim a quibus praedicta facies inducitur ejusmodi funt. Haec autem quemadmodum dicebam, doceri quidem difficulter poffunt, non tamen nullo prorfus modo explicari aut ab exercitatis cognofci, atque ab illis etiam qui faepius ea me praefagientem viderunt, ac potiffimum quibus curae fuit ea, quae ex prognofticorum commentariis didicerunt facto explorare. Qui fane quum vident ea eveniffe quae praedicebantur, re ipfa intelligunt fieri illa poffe nec animum interdum defpondent, quin haec aliquando cognituri fint, quorum cognitio principio perdifficilis videbatur. Nemo enim geminos inter fe fimillimos fratres femel tantum atque iterum vifos difcernere poteft, quos tamen nemo

ῥήσθω μοι προτροπῆς ἕνεκα τῶν νέων καὶ μᾶλλον ὅσοι μὴ τεθέανται προλεγόμενα τὰ τοιαῦτα πάνθ᾿ ὑφ᾿ ἡμῶν. οὐ γὰρ μόνον ἀγρυπνίαν ἔχουσιν εἰπεῖν, ἀλλὰ καὶ ὅτι διὰ λύπην ἐπὶ τῷδέ τινι γεγενημένην. οὐδὲ γὰρ ὁ Ἐρασίστρατος ἰδὼν κορώνας πετομένας ἢ κόρακας ἐφώρασε τὸν ἔρωτα τοῦ νεανίσκου, οὐ μὴν οὐδ᾿, ὥς τινες ἔγραψαν, ἐρωτικὸν σφυζουσῶν ᾔσθετο τῶν ἀρτηριῶν τοῦ νεανίσκου. οὐδεὶς γάρ ἐστι σφυγμὸς ἴδιος ἔρωτος ἐξαίρετος, ἀλλ᾿ ὥσπερ κἀμοί ποτε ἐφάνη τῷ καρπῷ μὲν ἐπιβεβληκότι τοῦ νοσοῦντος τὴν χεῖρα, γυναικὸς δέ τινος ὀφθείσης τῶν κατὰ τὴν οἰκίαν, αὐτίκα μέντοι ἀνώμαλός τε καὶ ἄτακτος γινόμενος, ὀλίγῳ δὲ ὕστερον εἰς τὸ κατὰ φύσιν ἐπανελθὼν ἅμα τῷ διαχωρῆσαι τὴν ὀφθεῖσαν. ὁ γὰρ οὕτω τρεπόμενος σφυγμὸς κοινὸν ἐνδείκνυται ταραχῶδές τι πάθος ἐν τῇ τοῦ κάμνοντος γεγονέναι ψυχῇ. τὸ δὲ ταραχῶδες τοῦτο διακρίνειν προσήκει, διὰ τῶν ἅμα τούτῳ λεγομένων ἢ ὁρωμένων. καὶ γὰρ αὖ καὶ λεγομένων τινῶν εἰς ἀνωμαλίαν οἱ σφυγμοὶ τρέπονται,

domefticorum non dignofcit. Ifta quidem a me dicta funt, quo juvenes adhorter eos praefertim, qui me talia praedicentem non fpectarunt. Nam non folum ad vigilias caufam referre poffunt, fed etiam ad triftitiam hac vel ifta de caufa contractam. Erafiftratus enim non propterea juvenem amore captum deprehendit, quod cornices aut corvos volantes vidiffet nec quod juvenis arterias, ut plerique fcripfere, fenfiffet amatorium quiddam pulfantes, nullus enim pulfus eft amori proprius et peculiaris, fed quemadmodum ego quoque aliquando comperi, pofteaquam manum brachiali laborantis admoviffem et ipfe mulierem quandam inter alias domi vidiffet. Nam confeftim inaequalis et inordinatus pulfus evafit, paulo autem pofteaquam illa difceffit, in ftatum rediit naturalem. Pulfus namque hoc modo immutatus, affectu aliquo in univerfum aegri animum perturbatum effe teftatur. Quis vero ille fit, ex his quae cum ipfo partim dicuntur partim videntur inveftigare convenit. Nam dictis etiam quibusdam

τῶν ἀῤῥώστων ταραττομένων ἐφ' οἷς ἤκουσαν. ἀλλὰ περὶ μὲν τούτων ἰδίᾳ μοι γέγραπται κατὰ μίαν πραγματείαν, ἣ περὶ τοῦ προγινώσκειν ἐπιγέγραπται, νυνὶ δὲ ἐπὶ τὸ προκείμενον ἐπανίωμεν. ἦν δὲ τὸ προκείμενον ὅτι πολλὰ τῶν προγεγονότων τε καὶ παρόντων ἰατρὸς δύναται παρὰ τοῖς κάμνουσι λέγων θαυμάζεσθαι, καθάπερ καὶ τὰ νῦν προκείμενα κατὰ τὸν νῦν λόγον, ἀγρυπνίαν, διάῤῥοιαν, λιμόν. ἐνίοτε δὲ τὸ μὲν ἓν ἐξ αὐτῶν ἀφωρισμένως εἰπεῖν δύσκολον γίνεται. ὅτι δὲ ἐκ τῶν δυοῖν θάτερον ἢ ἐκ τῶν τριῶν γε πάντως ἕν τι δυνατὸν ἔσται βεβαίως προγνῶναι. φέρει δὲ καὶ τοῦτο παρὰ τοῖς ἀκούσασιν ἔπαινον, ἐν ἐπερωτήσει τῆς προγνώσεως γινομένης ᾧδέ πως. ἆρά γε δι' ἀγρυπνίαν σφοδρὰν ἢ ἔνδειαν τροφῆς οὕτω λελέπτυνται; πολλάκις μὲν γὰρ ὁμολογοῦσιν ἀμφότερα καὶ θαυμάζουσι διττῶς τὸν ἰατρὸν, ἐνίοτε δὲ τὸ ἕτερον αὐτῶν ἀποκρίνονται θαυμάζοντες ἔτι καὶ οὕτω. [596] τοῦτ' οὖν ἐστι τὸ πρὸς Ἱπποκράτους εἰρημένον. ἐπανέρεσθαι δὲ μὴ ἠγρύπνησεν ὁ ἄνθρωπος ἢ πολλὰ διεχώρησεν ἢ λιμώττει. εἶτα τί φησι; καὶ ἢν μὲν

pulſus inaequales fiunt, aegris ob ea quae audierint perturbatis. Sed de his quidem alio libro particulatim a me dictum eſt, qui de praecognoſcendo inſcribitur. Nunc ad inſtitutum redeamus. Erat autem ejusmodi, medicum laudem magnam poſſe apud aegros conſequi ſi multa quae ante facta ſunt, quaeque adhuc fiunt exponat, ſicut ea de quibus nunc dicebamus, vigiliam, alvi profluvium et famem. Sed eorum quidem unum determinate dicere difficile interdum eſt. Duorum vero alterum aut ex tribus omnino unum eſſe facile praeſciri poteſt. Nam et ab audientibus laudatur is, qui praecognoſcendi cauſa interrogat hunc in modum. Nonne quod nimium vigilaverit aut diutius cibo abſtinuerit ſic extenuatus eſt? Et ſaepe quidem utrumque annuunt et medicum duas ob cauſas admirantur. Nonnunquam vero alterum tantum reſpondent et in hoc etiam admirantur. Hoc igitur eſt quod ab Hippocrate dicitur interrogandum eſſe in vigilia, an ventris magna reſolutio an inedia praeceſſerit. Deinde

τι τουτέων ὁμολογέῃ, ἧσσον δεινὸν εἶναι νομίζειν δεόντως. βέλτιον μὲν γὰρ ἦν οὕτως ἰσχυρὰν εἶναι τὴν δύναμιν, ὡς ὑπὸ μηδενὸς τῶν ἔξωθεν αἰτίων νικᾶσθαι. ἧττον (124) μέντοι δεινὸν, εἰ διά τι τούτων καὶ μὴ διὰ τὴν τοῦ νοσήματος κακοήθειαν ἡ τοσαύτη γίνεται σύντηξις. ἀλλ' ἐπειδὴ δυνατόν ἐστιν ἄμφω συνελθεῖν, αἰτίαν τέ τινα τῶν ἔξωθεν, ὡς εἴρηται, λυποῦσαν τὸ σῶμα καὶ πυρετὸν συντηκτικὸν, ὁ διορισμός σοι γινέσθω διὰ τῆς ἐπιούσης ἡμέρας τε καὶ νυκτός. εἰ μὲν γὰρ ἀπὸ μόνης τῆς ἔξωθεν αἰτίας εἴη γεγονὸς οἷον εἴρηται τὸ πρόσωπον, ἐπανορθώσεως ἐν ἡμέρᾳ καὶ νυκτὶ τεύξεται· εἰ δὲ ἀπὸ τῆς ἐν τῷ σώματι διαθέσεως, ἤτοι μενεῖ τοιοῦτον ἢ καὶ χεῖρον ἔσται. ταυτὶ μὲν οὖν ἅπαντα φαίνεται δεόντως εἰρῆσθαι τῷ Ἱπποκράτει. διὰ τί δὲ εἶπεν, ἢν μὲν οὖν ἐν ἀρχῇ τῆς νόσου τοιοῦτον τὸ πρόσωπον ᾖ καὶ μή πω οἷόν τε τοῖσιν ἄλλοισι σημείοισι συντεκμαίρεσθαι, ἐφεξῆς σκεψώμεθα. δυοῖν γὰρ θάτερον, ἢ ὡς οὐ γινομένων αὐτῶν ἐν ἀρχαῖς ἢ ὡς οὐδὲν βέβαιον δηλούντων, οὐχ οἷόν τέ ἐστι χρῆσθαι τοῖς τοιούτοις σημείοις εἰς τοὺς

quid ait? Ac ſi eorum aliquid fateatur, minus periculi ſubeſſe arbitrandum eſt Praeſtaret enim vires tam validas eſſe, ut nulla externa cauſa dejici poſſint. Minus tamen mali fuerit ab aliqua earum, quam morbi malignitate faciem in tantum contabuiſſe. Quum vero et externa aliqua cauſa, ut dictum eſt, corpori infeſta et febris quoque colliquans ſimul eſſe et concurrere poſſint, die nocteque ſequentibus id ipſum diſcernito. Nam ſi ab externa dumtaxat cauſa facies qualem deſcripſimus provenerit, diei noctiſque unius ſpatio emendari poteſt: ſi vero eam corporis affectus excitarit, vel ſimilis perſeverabit aut deterior etiam evadet. Iſta quidem omnia rectiſſime videtur dixiſſe Hippocrates. Cur vero dixerit: *itaque ſi principio morbi facies talis eſt et nondum poteſt aliis ex notis ulla haberi conjectura*, deinceps expendamus. Duorum enim alterum conſequi neceſſe eſt, ſignis ejusmodi non poſſe res dubias explicari, vel quod non exiſtant ab initio vel

τῶν ἀμφιβόλων διορισμοῖς. ἐγὼ τοίνυν φημὶ μήτε γίγνεσθαι διὰ παντὸς ταῦτα μήτ᾽ εἰ γίγνοιτο βέβαιον δηλοῦν. ὅ τι δὲ τοῦτο οὕτως ἔχει κατὰ τὴν ἐξήγησιν αὐτῶν διδάξω διὰ τῆς ἐχομένης ῥήσεως ταύτης.

θ'.

Ἢν δὲ καὶ παλαιοτέρου ἐόντος τοῦ νουσήματος ἢ τριταίου ἢ τεταρταίου τὸ πρόσωπον τοιοῦτον ᾖ, περὶ τουτέων ἐπανερέσθαι περὶ ὧν καὶ πρότερον ἐκέλευσα, καὶ τἄλλα σημεῖα σκέπτεσθαι, τά τε ἐν τῷ ξύμπαντι προσώπῳ καὶ τὰ ἐν τῷ σώματι καὶ τὰ ἐν τοῖσιν ὀφθαλμοῖσιν.

Τὸ τῆς ἀρχῆς ὄνομα δηλοῖ μὲν καὶ τὴν πρώτην εἰσβολὴν τοῦ νοσήματος οὐδὲν οὔπω πλάτος ἔχουσαν, δηλοῖ δὲ καὶ τὴν εἴς τινα χρόνον ἐκτεταμένην οὐ πολὺν τοῦτον, ἔτι τε πρὸς τούτοις τὸν πρῶτον καιρὸν τοῦ νοσήματος, ἐφ᾽ ᾧ καὶ δεύτερον ἀριθμοῦσι τὸν τῆς ἀναβάσεως καὶ τρίτον τὸν τῆς ἀκμῆς καὶ τέταρτον τὸν τῆς παρακμῆς. εἰπὼν οὖν

quod nihil certi denotent. Et mihi quidem videntur illa nec fieri perpetuo nec ſi fiant certo aliquid prodere. Quod ita ſe habere in horum quae ſequuntur verborum interpretatione docebo.

IX.

Si vero morbo jam vetuſtiore quam triduo aut quatriduo facies talis eſt, tum ea quae praecepi quaerere conveniet, tum ſigna etiam alia conſiderare, quae et in tota facie et in corpore et in oculis.

Principii nomen tum primam illam morbi acceſſionem ſignificat, quae nullam prorſus habet latitudinem, tum eam etiam quae ad aliquod temporis ſpatium, non tamen multum producta eſt. Praeterea primum illud morbi tempus, a quo ſecundum numerant incrementum, tertium ſummum vigorem et quartum declinationem. Quare quum

ὁ Ἱπποκράτης ὀλίγον ἔμπροσθεν· ἢν μὲν οὖν ἐν ἀρχῇ τῆς νόσου τὸ πρόσωπον τοιοῦτον ᾖ, κατ' ἐκείνην μὲν αὐτὴν λέξιν οὐκ ἐδήλωσε, τίνος τῶν εἰρημένων τριῶν ἀρχῶν μνημονεύει. νυνὶ δὲ γράψας, ἢν δὲ καὶ παλαιοτέρου ἐόντος τοῦ νοσήματος ἢ τριταίου ἢ τεταρταίου τὸ πρόσωπον τοιοῦτον ᾖ, δῆλος ἐγένετο περὶ τῆς κατὰ πλάτος ἀρχῆς προειρηκώς· αὕτη γὰρ μέχρι τῆς τρίτης ἡμέρας ἐκτείνεται. τηνικαῦτ' οὖν οἷς εἶπεν ἔμπροσθεν, προστιθέναι ἀξιοῖ τὸν ἀπὸ τῶν ἄλλων σημείων διορισμόν, ὑπὲρ ὧν εἰρήκει καὶ μή πω οἷόν τε τοῖσιν ἄλλοισι σημείοισι συντεκμαίρεσθαι. καταλέγει δὲ ἐφεξῆς αὐτὰ διὰ τῶν ἐχομένων ῥήσεων τούτων.

ι'.

[597] Ἢν γὰρ τὴν αὐγὴν φεύγωσιν ἢ δακρύωσιν ἀπροαιρέτως ἢ διαστρέφωνται ἢ θάτερος θατέρου ἐλάσσων γίνηται ἢ τὰ λευκὰ ἐρυθρὰ ἴσχωσιν ἢ πέλια ἢ μέλανα φλεβία ἐν αὐτέοισιν ἔχωσιν ἢ λῆμαι ἐόντες φαίνωνται περὶ τὰς ὄψιας ἢ καὶ ἐναιωρεύμενοι ἢ ἐξίσχοντες ἢ ἔγκοιλοι ἰσχυρῶς γι-

paulo ante Hippocrates dixiſſet: *itaque ſi principio morbi facies talis eſt*, illic quidem non oſtendit, quodnam ex tribus illis principiis intelligat. Nunc autem quum ſcripſerit: *ſi vero in morbo vetere jam plus quam triduo aut quatriduo facies talis eſt*, manifeſto indicavit verba ſe prius de illo feciſſe quod habet latitudinem; hoc enim ad tertium uſque diem producitur. Tunc autem notis illis quarum antea fecit mentionem, vult alias quoque ab univerſo corpore adjungi, de quibus dixerat, et nondum poteſt aliis ex notis ulla haberi conjectura. Eas autem deinceps enumerat ſcribens hunc in modum.

X.

Si namque lumen refugiant aut ſine voluntate illacryment aut pervertantur aut unus altero minor ſit aut quae in his alba eſſe debent rubeſcant atque in iisdem venulae lividae vel nigrae ſint aut ſordes circum oculos appareant aut facti ſublimiores ſint vel promineant

νόμενοι ἢ αἱ βλεφαρίδες καμπύλαι ἢ ἰσχυραὶ αἴολαι ἢ αἱ ὄψιες αὐχμῶσαι καὶ ἀλαμπεῖς ἱστάμεναι καὶ τὸ πρόσωπον πέλιον καὶ φοβερὸν ἰδεῖν· καὶ οἱ ὀδόντες πέλιοι γίνονται· ἢ τὸ χρῶμα τοῦ ξύμπαντος προσώπου ἠλλοιωμένον ᾖ, ταῦτα πάντα κακὰ νομίζειν καὶ ὀλέθρια εἶναι.

Τὰ εἰρημένα συμπτώματα κοινὸν μὲν ἔχει τὸ παρὰ φύσιν εἶναι. διαφέρει δ' ἀλλήλων τῷ τὰ μὲν ἁπλῶς ἐναντία τοῖς κατὰ φύσιν ὑπάρχειν, ἔνια δ', ὡς αὐτὸς ἔμπροσθεν εἶπεν, ἐναντιώτατα. διὸ καὶ κατὰ τὸν κοινὸν ἐπιλογισμὸν ἅπαντα μὲν ὀλέθρια νομισθήσονται, κατὰ δὲ τὴν ποσότητα τῆς ἐναντιώσεως, ἧττόν τε καὶ μᾶλλον ἕξει τοῦτο. τάς γε μὴν διαθέσεις ἐφ' αἷς γίνεται κατὰ τὴν ἀκολουθίαν τῶν ἀφ' Ἱπποκράτους δογμάτων ἄμεινόν ἐστιν ἐπισκέψασθαι· τὸ τοίνυν φεύγειν τὴν αὐγὴν, ὅπερ ἐστὶν ἀποστρέφεσθαι, δι' ἀσθένειαν γίνεται τῆς ὀπτικῆς δυνάμεως, ἐνίοτε μὲν ἐπὶ τῇ τῶν ὀργάνων διαθέσει καμνούσης, ὥσπερ ἐν ταῖς ὀφθαλ-

vel vehementer ſubſederint aut ſupercilia curva aut rigida maculoſa aut viſus ſqualidus et ſine ſplendore et vultus lividus et adſpectu terribilis et dentes lividi fiant aut calor totius faciei immutatus ſit, haec omnia mala eſſe et pernicioſa exiſtimandum eſt.

Quae recenſuit ſymptomata commune quidem hoc habent quod praeter naturam ſint. Differunt autem ab invicem quod alia iis quae ſecundum naturam ſunt adverſa tantum ſint, alia vero quemadmodum ipſe prius dixit adverſiſſima. Quamobrem per communem epilogiſmum omnia quidem pernicioſa eſſe putare oportet, prout vero magis minusve adverſa fuerint, etiam magis minusve pernicioſa eſſe. At vero affectus a quibus haec oriuntur expendere praeſtiterit, a placitis Hippocratis non recedentes. Itaque lumen refugere hoc eſt averſari ab imbecillitate facultatis videndi provenit, interdum quidem ob inſtrumentorum affectionem laborantis, quemadmodum in in-

μίαις, ἐνίοτε δ᾽ αὐτῆς καθ᾽ αὑτὴν, ἡνίκα ὀλέθριόν ἐστι τὸ σημεῖον. οὕτω δὲ καὶ τὸ δακρύειν, ἐὰν μὲν ἤτοι δι᾽ ὀφθαλμίαν ἢ διά τι ῥεῦμα καταφερόμενον ἐκ τῆς κεφαλῆς γίνηται, παρὰ φύσιν μέν ἐστιν, οὐ μὴν θάνατόν γε σημαίνει πάντως, ἐὰν δὲ δι᾽ ἀῤῥωστίαν τῆς καθεκτικῆς δυνάμεως, ὀλέθριόν τέ ἐστι καὶ θανατῶδες. αἵ γε μὴν διαστροφαὶ τῶν ὀφθαλμῶν σπωμένων γίνονται τῶν κινούντων αὐτοὺς μυῶν, ὅπερ ἐὰν μὲν αὐτῶν ᾖ μόνον ἐκείνων πάθος, οὐδὲν ἄτοπον, ἐὰν δὲ τῆς ἀρχῆς τῶν νεύρων, ὅπερ ἐστὶν ἐγκέφαλος, ἐσχάτως ὀλέθριον. αἰσθάνονται γὰρ τῶν κατὰ τὴν ἀρχὴν παθημάτων οἱ πλησιάζοντες μύες πρότεροι τῶν ἄλλων, ἐνίοτε μὲν οἱ κατὰ τοὺς ὀφθαλμοὺς ὑπὲρ, ὧν νῦν λέγει, ποτὲ δὲ καὶ οἱ κροταφῖται καλούμενοι, περὶ ὧν ἐν τῷ περὶ ἄρθρων ἐδίδαξε· καὶ μὴν τὸ γενέσθαι τινὰ τῶν ὀφθαλμῶν τοῦ κατὰ φύσιν ἐλάττω ὀλέθριον σύμπτωμα. νεκροῦσθαι γὰρ δηλοῖ τὴν διοικοῦσαν αὐτὸν δύναμιν. τὸ δὲ τὰ λευκὰ τῶν ὀφθαλμῶν ἐρυθρὰ φαίνεσθαι, καθάπερ ἐν ὀφθαλμίαις τέ τισι καὶ τῶν μεθυσθέντων ἐνίοις, ἐνδεικτικόν ἐστι

flammationibus oculorum, interdum vero, et tunc quidem exitiale ſignum eſt, per ſe ipſam affectae. Similiter et lacrymae ſi inflammatis oculis decidunt aut ex fluxione aliqua e capite oriuntur, contra naturam quidem eſt, non tamen prorſus mortiferum. Si vero ab imbecillitate retentricis ſacultatis, perniciosſum atque letale eſt. Porro oculi pervertuntur convulſis a quibus moventur muſculis, qui affectus ſi illorum tantum eſt, ſuſque deque habendum, ſi vero principii nervorum, id eſt cerebri, extremam perniciem ſignificat. Siquidem principii paſſiones proximi nervi ante alios ſentiunt, modo quidem illi qui in oculis ſiti ſunt, de quibus nunc loquitur, modo vero temporales, qui a Graecis κροταφῖται dicuntur, de quibus libro de articulis tractavit. Quin etiam alterum oculum minorem eſſe quam natura factus ſit, ſymptoma mortiferum eſt, ut quod indicet eam qua regebatur facultatem periiſſe. Oculorum vero alba rubeſcere, quemadmodum per eorum inflammationes et pleriſque temulentis accidit, magnam ce-

τοῦτο τοῦ κατὰ τὸν ἐγκέφαλον καὶ μήνιγγας πλήθους. ἔστι δ' ὅτε καὶ φλεγμονῆς ἐν αὐτοῖς γεγενημένης, ἑκατέρως γὰρ ἀποθλίβεται τὸ αἷμα πρὸς τὰς ἐν τοῖς ὀφθαλμοῖς φλέβας. διὸ ἐρυθρὸν φαίνεται τὸ λευκὸν ἐν αὐτοῖς μέρος, ὅπερ ἐστὶ τὸ πέριξ τῆς στεφάνης ὀνομαζομένης, ἣν ἐμάθομεν ἐν ταῖς ἀνατομαῖς ἁπάντων τῶν κατὰ τὸν ὀφθαλμὸν ὑμένων τε καὶ χιτώνων σύνδεσμόν τινα οὖσαν. ἐμάθομεν δὲ ὡς τὸ τοῦ περικρανίου πέρας ἐπὶ ταύτην ἐξήκει, μετὰ τῶν ἐν αὐτῷ φλεβῶν. ὅτι δὲ διὰ ταῦτα ἔφη τὸ λευκὸν ἐρυθρὸν γίνεσθαι, σαφῶς ἐδήλωσε διὰ τῶν [598] ἐπιφερομένων εἰπών· ἢν πέλια ἢ μέλανα φλεβία ἐν αὐτοῖς ἔχωσιν, ἔστι δὲ τοῦτο πάντως ὀλέθριον. ἐρυθρὰ μὲν γὰρ φαίνεται τὰ φλεβία καὶ διὰ πλῆθος, ὡς ἔφην, ἤ τινα φλεγμονὴν τῶν κατὰ τὸν ἐγκέφαλον. μελαίνεται δὲ καὶ πελιδνοῦται ψυχόμενα, ψύχεται δὲ νεκρούμενα καὶ διὰ τοῦτο ὀλέθρια δὴ τὰ τοιαῦτα χρώματα διὰ παντός ἐστιν. αἵ γε μὴν λῆμαι γίνονται μὲν, ὡς ἴσμεν, καὶ διὰ τὸ τῶν ὀργάνων πάθος, ὡς ἐν ὀφθαλμίαις τε καὶ ἄλλως οὐδένα κίνδυνον δηλοῦσαι. γίνονται δὲ καὶ

rebri atque meningum plenitudinem prodit, ac nonnunquam etiam in illis excitatam inflammationem. Siquidem utroque in affectu fanguis ad oculorum venas truditur et proinde quae in illis alba effe debent rubra videntur. Eft autem album oculorum pars ea quae vocatam coronam ambit, cui fcimus ex anatome omnes oculi membranas tunicafque conjunctas effe. Scimus vero et in eam membranae extremum quae calvariam ambit una cum venis quas continet excurrere. Quod autem ab his quoque candidum oculorum rubere intellexeris, ex iis quae fubjunxit indicavit apertiffime, atque fi in iisdem venulae lividae vel nigrae fint, id quod omnium perniciofiffimum eft. Siquidem venae illae rubent vel a copia, ficut dicebam, vel cerebri inflammatione. Nigrae vero lividaeque fiunt quia refrigerantur. Refrigerantur autem quod in propinquo mors fit. Quare colores ejusmodi nunquam non exitiales funt. At vero fordes circum oculos tum inftrumentis ipfis affectis, et nunc quidem nihil habent periculi,

διὰ ἀῤῥωστίαν τῆς διοικούσης τὰ κατὰ τὸν ὀφθαλμὸν δυνάμεως φυσικῆς, ἀδυνατούσης ἐκπέπτειν τὴν τροφὴν τῶν ὀφθαλμῶν. ἐδείχθη γὰρ ἡμιπέπτου τροφῆς ἡ λήμη περίττωμα. κατὰ μὲν οὖν τὰς ὀφθαλμίας διά τε τὸ πλῆθος τῆς παρὰ φύσιν ὑγρότητος καὶ διὰ τὸ πάθος τῶν ὀργάνων εἰκός ἐστι μὴ πέπτεσθαι καλῶς τὴν τροφὴν αὐτῶν. ἔνθα δ' ἔνδεια σαφής ἐστι δηλουμένη διὰ τῆς κοιλότητος, ἡ μὲν ἀπὸ (125) τοῦ πλήθους αἰτία παντάπασιν οἴχεται, καταλείπεται δὲ ἡ τῆς δυνάμεως ἀσθένεια μόνη. καὶ οὐδ' ἡ τυχοῦσά τις αὕτη γε, ἀλλ' ἰσχυρὰ πάνυ, μηδὲ τὴν ὀλιγίστην τροφὴν τῶν ὀφθαλμῶν ἱκανῶς πέπτειν ἰσχύουσα. οἵ γε μὴν ἐναιωρούμενοι, τουτέστιν ἀστήρικτοι καὶ κινούμενοι διὰ παντὸς ὀφθαλμοὶ, γνώρισμά εἰσιν ἢ παραφροσύνης ἢ τρόμου τῶν περὶ αὐτοὺς μυῶν, ὧν ἑκάτερον ἐπὶ τῆς προκειμένης διαθέσεως ὀλέθριόν ἐστιν. αἵ τε γὰρ μετ' ἐνδείας παραφροσύναι χαλεπώταται καὶ οἱ διὰ ξηρότητα τῶν ὀργάνων τρόμοι παντάπασιν ἀνίατοι. καὶ μὴν καὶ τοὺς ἐξί-

ut inflammatis oculis aut alio morbi genere laborantibus tum ab imbecillitate naturalis quae oculum moderatur facultatis eorum alimentum concoquere non valentis excitari fcimus. Oftenfum enim eft eas femicocti nutrimenti excrementum effe. Atqui inflammatis oculis tam propter humoris qui praeter naturam eft copiam quam organa ipfa male affecta, eorum alimentum recte concoqui non poffe haud abfurdum videtur. Quum vero penuria quam cavitas prodit manifefta eft, tunc ad copiam caufa referri nullo modo poteft, fola autem fupereft facultatis imbecillitas et ea quidem non levis, fed prorfus maxima, ut quae vel modicum oculorum nutrimentum concoquere non poffit. Caeterum oculi fublimes qui hoc loco *ἐναιωρούμενοι* ab Hippocrate dicuntur, hoc eft inftabiles et perpetuo motu agitati, delirium vel mufculorum oculi tremorem defignant, quorum utrumque in propofito affectu mortale eft. Deliria namque graviffima funt quae ob defectum proveniunt. Tremores item qui ab inftrumentorum ficcitate oriuntur prorfus funt incurabiles. Praeterea promi-

σχοντας ὀφθαλμοὺς ἢ κοίλους ἰσχυρῶς γινομένους μέμφεται. τὸ μὲν οὖν τῶν ἐξισχόντων σύμπτωμα καὶ κατὰ τὴν ἀρχὴν τοῦ νοσήματος γίνεται καὶ μάλιστα τοῖς ἐμέσασιν ἐπὶ πολυφαγίᾳ τε καὶ πολυποσίᾳ. τὸ δὲ τῶν ἰσχυρῶς ἐγκοίλων οὐ γίνεται, διόπερ οὐδετέρου κατ' ἀρχὰς ἐμνημόνευσεν, ἡνίκα ἔλεγε· ῥὶς ὀξεῖα, ὀφθαλμοὶ κοῖλοι. τοῦτο μὲν ὅτι μηδ' ὅλως ἐν τῷ νεκρώδει προσώπῳ φαίνεται ἐν ἀρχῇ. πῶς γὰρ ἂν ἅμα κοῖλοί τε καὶ ἐξίσχοντες εἶεν οἱ ὀφθαλμοί; τοῦτο δὲ ὅτι μηδ' ὅλως γίνεται τηνικαῦτα καὶ δόξει γε τὸ κατὰ τοὺς ἐξίσχοντας ὀφθαλμοὺς μάχεσθαι τοῖς προειρημένοις. εἰρηκὼς γὰρ ἐπὶ τοῦ νεκρώδους προσώπου ῥῖνα ὀξεῖαν, ὀφθαλμοὺς κοίλους, εἶτα ἐπιδιοριζόμενος αὐτὰ τοῖς μετὰ τὴν τρίτην ὁρωμένοις οὐκ ὀρθῶς προσέθηκε τοὺς ἐξίσχοντας. ὃ δέ μοι δοκεῖ γεγονέναι κατὰ τόνδε τὸν λόγον ὑπ' αὐτοῦ καὶ δὴ φράσω μεταβαλὼν ὅλην τὴν ῥῆσιν αὐτοῦ εἰς τοιάνδε λέξιν· ἢν δὲ καὶ παλαιοτέρου ἐόντος τοῦ νοσήματος ἢ τριταίου τὸ πρόσωπον τοιοῦτον ᾖ, περί τε τουτέων ἐπανερέσθαι, περὶ ὧν καὶ πρόσθεν ἐκέλευσα, καὶ τἄλλα σημεῖα σκέπτεσθαι, τά

nentes oculos vel qui vehementer fubfederunt cavique funt damnat. Prominent autem aliquando etiam principio morbi iis praefertim, qui poft ciborum potusque ingluviem evomuerunt. Non tamen hanc ob caufam multum fubfidere folent. Quo factum eft ut neque id neque illud initio adfcripferit, quum dixit: *nafus acutus, oculi concavi.* Illud enim nunquam in letali vultu principio apparet, nam qui fieri poteft oculos fimul cavos effe et prominere? hoc vero tunc nullo modo effici poteft. Sed forte quod de prominentibus oculis dixit, cum praecedentibus pugnare videbitur. Quum enim de letali vultu dixerit: *nafum acutum et oculos concavos*, deinde illa certius dijudicet et difcernat iis quae tertium poft diem apparent, non recte prominentes adjecit. Verum quid his verbis fenfiffe Hippocrates videatur, id jam ego immutatis hunc in modum ipfius verbis explicabo. *Si vero morbo vetere jam plus quam triduo facies talis eft tum ea quae praecepi quaerere conveniet tum figna etiam alia confide-*

τε ἐν τῷ σύμπαντι σώματι καὶ τὰ ἐν τοῖς ὀφθαλμοῖς. ἔστι δὲ τὰ γινόμενα σημεῖα ἐν τοῖς ὀφθαλμοῖς ὀλέθρια μετὰ τὴν τρίτην ἡμέραν τοιάδε. φεύγειν τὴν αὐγὴν, δακρύειν, διαστρέφεσθαι, τὸν ἕτερον ὀφθαλμὸν ἐλάττονα γίνεσθαι θατέρου. τὰ λευκὰ μόρια κατ' αὐτοὺς ἐρυθρὰ φαίνεσθαι, φλέβας ἔχειν ἤτοι μελαίνας ἢ πελιδνὰς ἢ λήμας εἶναι ἐναιωρεῖσθαί τε ἢ ἐξίσχειν ἢ κοίλους ἰσχυρῶς εἶναι, τοῦ τε προσώπου παντὸς ἠλλοιοῦσθαι τὸ χρῶμα. πάντα γὰρ ταῦτά ἐστιν ὀλέθρια καὶ ὅ τι περ ἂν αὐτῶν ἐπὶ τῷ προειρημένῳ γένηται προσώπῳ, τεκμήριον οὐ σμικρόν ἐστι τοῦ μέλλοντος ἔσεσθαι θανάτου. κατ' αὐτὴν οὖν τὴν διάνοιαν δοκεῖ μοι συγκαταριθμεῖσθαι τοῖς ἄλλοις σημείοις, ὅσα τῷ νεκρώδει προσώπῳ δύνανται συνυπάρχειν καὶ τοὺς ἐξίσχοντας ὀφθαλμοὺς καὶ μὴ δυναμένους συνυπάρχειν, ὅτι μὴ μόνον προκείμενον ἦν αὐτῷ τὰ τῷ νεκρώδει σώματι [599] συνυπάρχοντα λέγειν, ἀλλὰ καὶ τῶν ὀλεθρίων σημείων ὅσα κατὰ τὸ πρόσωπον φαίνονται ποιήσασθαι κατάλογον. ὥστ' εἰ μὴ μόνον ἓν, ἀλλὰ καὶ πλείω τῶν εἰρημένων δυνατὸν ἦν μὴ συνυπάρ-

rare, quae in reliquo corpore et in oculis apparent. Sunt autem haec in oculis ſigna poſt tertium diem letalia, lucem refugere, illacrymari, perverti, unum altero minorem eſſe, eorum alba videri rubra, venas habere vel nigras vel lividas, ſordibus ſcatere, ſublimes eſſe aut prominentes vel vehementer ſubſediſſe, atque immutatum eſſe totius faciei colorem. Haec enim omnia mortifera ſunt, quorum ſi aliquod in deſcripta facie emerſerit, non parvum praebet ſuturae mortis argumentum. Iſto quidem ſenſu etiam prominentes oculos una cum aliis ſignis, quae in letali vultu ſimul concurrere poſſunt, videtur mihi annumeraſſe, etiam ſi una cum aliis nequeant exiſtere propterea quod non ſolum de iis, quae ſimul in letali vultu concurrere poſſunt, dicere inſtituerit, verum alia etiam omnia mortalia quae in facie cernuntur ſigna recenſere. Quare ſi non modo unum, ſed etiam plura eorum quae enumeravit, non poſſunt ſimul in mortifero

Ed. Chart. VIII. [599.] Ed. Baf. V. (125.)

ξαι τῷ νεκρώδει προσώπῳ, μηδεμίαν εἶναι μάχην ἐπὶ τὴν διδασκαλίαν αὐτοῦ τῶν μοχθηρῶν ἁπάντων μεταβεβηκότος. ὅτι δ', ὡς ἔφην, ὀρθῶς εἶπε καὶ μή πω οἷόν τε ᾖ τοῖσιν ἄλλοισι σημείοισι συντεκμαίρεσθαι, σκοπεῖν ἤδη σοι ἐνὶ μὲν κεφαλαίῳ κοινῷ τῷδε· τῶν εἰρημένων ἕκαστον ἢ οὐ γίνεται κατ' ἀρχὰς ἢ οὐκ ἐξ ἅπαντός ἐστιν ὀλέθριον. ἰδίᾳ δὲ καθ' ἕκαστον ἐπισκοπουμένῳ σοι φανεῖται τοῦτ' ἀληθέστατον. ἐκ πολυποσίας οὖν ἐνίοτε καὶ σφοδρῶν ἐμέτων ἐν ἀρχῇ τῶν νόσων συμβαίνει τὸ τὴν αὐγὴν φεύγειν, οὕτω δὲ καὶ τὸ δακρύειν καὶ τὸ διαστρέφεσθαι ἢ ἐναιωρεῖσθαι ἢ ἐξέχειν ἢ τὸ τὰς φλέβας ἐρυθρὰς ἔχειν. ἡ δ' ἐπὶ τὸ πελιδνὸν ἢ μέλαν χρῶμα μεταβολὴ τῶν φλεβῶν οὐκ ἐν ἀρχῇ γένοιτό ποτε, καθάπερ οὐδ' ὑπερβάλλουσα κοιλότης, οὐδὲ τὸ λημᾷν, ἀλλὰ τοὐλάχιστον ἤτοι τριῶν ἢ τεσσάρων ἡμερῶν εἰς τὸ γενέσθαι δεῖται.

---

vultu convenire, non videtur fecum Hippocrates pugnare, quippe qui ad doctrinam omnium fignorum exitialium orationem jam converterit. Quod autem recte ab eo dictum fit, et nondum poteft aliis ex notis ulla haberi conjectura, hac una brevi communique ratione adducta faciam ut intelligas. Omnia quae dicta funt aut non fiunt recente morbo aut non femper letalia funt; id quod veriffimum effe judicabis, fi fingula feorfum expenderis. Nam plerumque ex potu largiore et magnis vomitionibus aegri lucem quum primum aegrotare coeperint refugiunt et illis aeque oculi illacrimant, pervertuntur, fublimes funt aut prominent vel venas habent rubras. Atqui lividae aut nigrae per initia morbi venae nunquam evaferint nec fimiliter immenfa illa cavitas nec fordes provenerint, ut quae dies ad minimum tres aut quatuor ad generationem requirant.

ια΄.

Σκοπεῖν δὲ ὧδε χρὴ πρὸς τούτοις καὶ τὰς ὑποφάσιας τῶν ὀφθαλμῶν ἐν τοῖσιν ὕπνοισιν. ἢν γάρ τι ὑποφαίνηται τοῦ λευκοῦ τῶν βλεφάρων μὴ συμβαλλομένων μὴ ἐκ διαῤῥοίης ἢ φαρμακοποσίης ἐόντι ἢ μὴ εἰθισμένῳ οὕτω καθεύδειν, φλαῦρον τὸ σημεῖον καὶ θανατῶδες σφόδρα.

Ἀπὸ τοῦ ὑποφαίνεσθαι ῥήματος τὴν ὑπόφασιν τοὔνομα πεποίηκεν, οὗ τὸ πληθυντικὸν αἱ ὑποφάσεις γίνεται, ἀφ᾽ ὧν κατὰ διαίρεσιν Ἰωνικὴν αἱ ὑποφάσιες. οἱ δὲ περὶ τὸν Ἀρτεμίδωρον καὶ Διοσκουρίδην οὐκ οἶδα πόθεν ὁρμηθέντες ἔγραψαν ὑποφύσιας μετὰ τοῦ υ. τὸ μὲν οὖν εἰρημένον ὑφ᾽ Ἱπποκράτους δῆλόν ἐστιν· αὐτὸς γὰρ ἐξηγήσατο τί ποτε λέγει τὴν ὑπόφασιν εἰπὼν, ἢν γάρ τι ὑποφαίνηται συμβαλλομένων τῶν βλεφάρων τοῦ λευκοῦ· ἀλλὰ καὶ διορισμὸν εἰς ἀκρίβειαν τοῦ λεγομένου προσέθηκεν αὐτὸς εἰπὼν, μὴ ἐκ διαῤῥοίης ἢ φαρμακείης ἐόντι. προσυπακούειν δὲ καὶ

XI.

Sed et ipſas praeterea oculorum hypophaſias per ſomnos in hunc modum contemplari oportet. Si namque palpebrae non committuntur, ſed inter has ex albo oculorum aliquid apparet, neque id fluens alvus aut medicamentum expreſſerit nec aeger hoc modo dormire ſolitus ſit, ſignum malum et admodum exitiale eſt.

A verbo *ὑποφαίνεσθαι* Hippocrates *τὴν ὑπόφασιν* nomen fecit, cujus pluralis eſt *αἱ ὑποφάσεις*, ex quo per diviſionem Ionicam *αἱ ὑποφάσιες*. Sed neſcio quid Artemidorum et Dioſcoridem impulerit, ut *ὑποφύσιας* cum *υ* ſcriberent, quum quid ipſe Hippocrates dicat perſpicuum ſit. Explicavit enim quid per *ὑπόφασιν* intelligat dicens, ſi namque palpebrae per ſomnum non committuntur, ſed inter has ex albo oculorum aliquid apparet. Quod ut melius etiam intelligeretur, adjecit ad diſtinctionem: *neque id fluens alvus aut medicamentum expreſſerit.* Con-

Ed. Chart. VIII. [599.] Ed. Baf. V. (125.)
ἡμᾶς ἄμεινόν ἐστι τῷδε καὶ τῶν ἄλλων τῶν ἐχόντων τοῖσδε τὴν αὐτὴν δύναμιν. ἑνὶ γὰρ κεφαλαίῳ περιλαβὼν ἄν τις εἴποι τὸ σύμπτωμα τοῦτο δι' ἀῤῥωστίαν γίγνεσθαι τῆς κινούσης τὰ βλέφαρα δυνάμεως, ὅπερ ὀλέθριόν ἐστιν, ἐπειδὰν χωρὶς τῆς ἔξωθεν αἰτίας συστῇ. ταῦτα δ' εἶναι χρὴ δηλονότι τοιαῦτα τὴν φύσιν, ὡς καταλύειν τὴν δύναμιν, οἷον ἤτοι διάῤῥοιαν ἢ κάθαρσιν ἐκκαθαίροντος φαρμάκου προσφορᾶς ἢ λύπην σφοδρὰν ἢ ἀγρυπνίαν ἢ ἔνδειαν τροφῆς ἢ αἱμοῤῥαγίαν πολλὴν ἤ τινα ἁπλῶς ἑτέραν κένωσιν ἄμετρον· ὃ δ' ὀλίγον ἔμπροσθεν εἶπον, ὡς τῶν ὀλεθρίων ἁπάντων σημείων ποιεῖται τὸν κατάλογον, οὐ μόνον ὅσα πρὸς τῷ νεκρώδει προσώπῳ γίνεται, δῆλον ἐποίησεν ἐνταῦθα προσθεὶς μὴ ἐκ διαῤῥοίης ἢ φαρμακείης ἐόντι. προειρήκει γὰρ ἐπὶ τοῦ νεκρώδους προσώπου τὸν διορισμὸν τοῦτον ἢ τὰ τῆς κοιλίης ἐξυγρασμένα ἰσχυρῶς. τὸ γὰρ ἐξυγρασμένον τοῦτο κοινόν ἐστι διαῤῥοίης τε καὶ φαρμακείης, ἀλλ' ἐπειδὴ πάλιν ἀφ' ἑτέρας ἀρχῆς ἁπάντων ποιεῖται τῶν ὀλεθρίων ση-

venit autem praeterea alia quoque omnia, quae pares cum iſtis vires habent, ſubaudire. Dicere enim aliquis omnia verbo uno complexus poſſit, ab imbecillitate palpebras moventis facultatis ſymptoma iſtud excitari. Quod ſane quum nulla ipſum externa cauſa invexerit, pernicioſum eſt. Haec autem procul dubio natura oportet eſſe ejusmodi, ut vires exſolvant, ſicut alvi profluvium eſt aut purgatio per medicamentum aut triſtitia ingens aut vigiliae aut alimenti penuria aut copioſa ſanguinis profuſio aut alia breviter immoderata vacuatio. Quod autem paulo ante dicebam recenſeri ab eo ſigna omnia mortalia non ea tantum quae exitioſo in vultu oriuntur, hoc loco oſtendit evidentiſſime adjiciens iſtud nec alvi profluvio nec medicamento accidiſſe. Hac enim etiam prius in mortifero vultu exceptione uſus erat, quum dixit, an ventris reſolutio praeceſſerit. Reſolvitur enim alvus tam profluvio quam medicamento. Quia vero rurſus alio ſumpto exor-

μείων ἐξαρίθμησιν, εἰκότως ἑκάστῳ τοὺς οἰκείους προσδιορισμοὺς προστίθησιν.

ιβ'.

[600] Ἢν δὲ καμπύλον ἢ ῥικνὸν γένηται ἢ πέλιον ἢ ὠχρὸν βλέφαρον ἢ χεῖλος ἢ ῥὶς μετά τινος τῶν ἄλλων σημείων, εἰδέναι χρὴ ἐγγὺς ἐόντα θανάτου. θανατῶδες δὲ καὶ τὰ χείλεα ἀπολυόμενα καὶ κρεμασμένα καὶ ψυχρὰ καὶ ἔκλευκα γινόμενα.

Τὰ μὲν οὖν πλεῖστα τῶν ἀντιγράφων οὕτως ἔχει τὴν ἀρχὴν τῆς ῥήσεως. ἔνια δὲ ἀντὶ τοῦ καμπύλον τὸ ῥικνὸν, ἵν' ᾖ τὸ δηλούμενον ἐκ τῆς φωνῆς ταύτης. τὸ συνεσταλμένον ὁμοίως τοῖς κατεψυγμένοις ὑπὸ κρύους. τοῦτο μὲν οὖν νεκρώσεώς ἐστι σημεῖον, ὥσπερ καὶ τὸ πελιδνόν. τὸ δὲ καμπύλον τάσεώς τινος σπασμώδους ἢ παραλύσεως θατέρου τῶν κλειόντων μυῶν τὸν ὀφθαλμόν. ἑκάτερα δ' ἐστὶν ὀλέθρια μαρτυρούμενα πρὸς τῶν ἄλλων σημείων, ὅπερ ἐδή-

dio ſigna omnia exitialia recenſet, recte ſingulis proprias adhibet exceptiones.

XII.

Si vero palpebrae aut labra aut nares una cum cujusdam alterius ſigni acceſſione pervertantur aut liveſcant aut palleant, mortem non longe abeſſe ſcito. Mortale vero eſt et labra reſoluta, ſuſpenſa, frigida albaque videri.

In plurimis quidem codicibus ſic habet hujus ſententiae initium. Aliqui vero non *καμπύλον recurvum*, ſed *ῥικνὸν rigidum* habent, ut hac voce contractum ſignificetur, ſicut a gelu vehementer refrigeratis accidere ſolet. Hoc igitur extincti emortuique caloris ſignum eſt aeque ac lividum. Perverſum vero vel tenſionis cujusdam convulſoriae vel reſolutionis unius aut alterius muſculi qui oculum claudit. Caeterum utrumque pernicioſum eſt, ſi aliorum etiam ſignorum teſtimoniis confirmentur, quod

λωσεν εἰπὼν μετά τινος τῶν ἄλλων σημείων, ὡς οὐχ ἱκανὸν ἓν μόνον τῶνδε τὸν θάνατον δηλῶσαι.

ιγ'.

(126) *Κεκλιμένον δὲ χρὴ καταλαμβάνεσθαι τὸν νοσέοντα ὑπὸ τοῦ ἰητροῦ ἐπὶ τὸ πλευρὸν τὸ δεξιὸν ἢ τὸ ἀριστερὸν καὶ τὰς χεῖρας καὶ τὸν τράχηλον καὶ τὰ σκέλεα ὀλίγον ἐπικεκαμμένα ἔχοντα καὶ τὸ ξύμπαν σῶμα ὑγρὸν κείμενον. οὕτω γὰρ καὶ οἱ πλεῖστοι τῶν ὑγιαινόντων κατακλίνονται. ἄρισται δέ εἰσι τῶν κατακλισίων αἱ ὅμοιαι τῇσι τῶν ὑγιαινόντων.*

Καὶ τοῦτο μαρτυρεῖ τῷ κατάλογον εἶναι τῶν ὀλεθρίων σημείων ἐν τῷ χωρίῳ τοῦ βιβλίου τῷδε παντί. φαίνεται γὰρ καὶ νῦν οὐκ ἀφ' ἑτέρας ἀρχῆς περὶ τῶν ἐν ὅλῳ τῷ σώματι σημείων ὁ ἀνὴρ διδάσκων, ἀλλὰ συνάπτων αὐτὰ τοῖς προειρημένοις. προειρηκὼς γὰρ ἔμπροσθεν ἐπὶ τοῦ νεκρώδους προσώπου καὶ τὰ ἄλλα σημεῖα σκέπτεσθαι, τά

ipſe oſtendit dicens, una cum cujusdam alterius ſigni acceſſione, quaſi unum ex his ſolum mortem non poſſit certo denunciare.

XIII.

Debet autem medicus aegrum deprehendere in dextrum aut ſiniſtrum latus jacentem, manibus collo cruribusque parum reductis et toto corpore humentem. Sic enim plurimi ſani cubant. Cubare autem quo modo ſani ſolent optimum.

Et hoc quidem argumentum eſt in hac tota libri parte mortifera ſigna recenſeri. Ipſe namque hoc etiam loco de ſignis quae toto corpore emergunt non ſub alio titulo diſſerere, ſed ea cum prius enumeratis conjungere manifeſto videtur. Quum enim antea letali in vultu admonuiſſet alia inſuper ſigna eſſe conſideranda, quae tum in

τε ἐν τῷ σύμπαντι σώματι καὶ τὰ ἐν τοῖσιν ὀφθαλμοῖσιν, ἐφεξῆς πάντα διεξέρχεται συνάπτων ἀλλήλοις. αὐτὸ δὲ τὸ δεῖν εὑρίσκεσθαι τὸν ἄῤῥωστον ὑπὸ τῶν ἐπισκεπτομένων ἰατρῶν οὐχ ὕπτιον κείμενον, ὥσπερ τινὰ παρειμένον, ἀλλ' ἐπὶ θατέρου πλευροῦ, καθ' ὅ τι ἂν ὁ ἰατρὸς αὐτῷ προσείη, καὶ διὰ τοῦτό ἐστιν ἀγαθὸν, ὅτι ῥώμην ἐνδείκνυται τῆς στηριζούσης διὰ τῶν μυῶν τὸ σῶμα δυνάμεως, ὥσπερ αὖ πάλιν ἀῤῥωστίαν, εἰ μὴ δύναιτο τὴν ἐπὶ τοῦ πλευροῦ κατάκλισιν φέρειν. αὐτὸς δ' Ἱπποκράτης προσέθηκε τῷ λόγῳ τὸν κοινὸν ἐπιλογισμὸν εἰπών· οὕτω γὰρ καὶ οἱ πλεῖστοι τῶν ὑγιαινόντων κατακλίνονται, καὶ δῆλον ὅτι μάλιστα κατ' ἐκεῖνον τὸν χρόνον ᾧ ὁ ἰατρὸς αὐτοὺς ἐπισκοπῇ. προσυπακοῦσαι γὰρ ἄμεινόν γε τῷ λόγῳ τοῦτο δυνάμει λεγόμενον ὑπ' αὐτοῦ κατὰ τὴν λέξιν ἔνθα φησὶ, κεκλιμένον δὲ χρὴ καταλαμβάνεσθαι τὸν νοσέοντα ὑπὸ τοῦ ἰατροῦ. οὐ γὰρ ἁπλῶς εἶπεν ἐπὶ πλευρῷ χρῆναι κεκλίσθαι τὸν ἄνθρωπον, [601] ἀλλ' ὑπὸ τοῦ ἰατροῦ καταλαμβάνεσθαι κεκλιμένον οὕτως. προσέθηκε δὲ καὶ τὰς χεῖρας καὶ τὸν τράχηλον καὶ τὰ σκέ-

univerſo corpore tum in oculis conſiſterent, de omnibus deinceps perpetua oratione diſſerit. Quod vero ait aegrum a medicis qui eum inviſunt non ſupino corpore ceu reſolutis viribus jacentem, ſed in alterum latus quo tempore medicus ad illum acceſſerit reperiri debere, ſignum quidem propterea bonum eſt quod robur facultatis ſignificet, quae corpus per muſculos firmat et ſtabilit, ſicut e contrario imbecillitatis argumentum eſt, ſi in alterum latus jacere non poſſit. Porro autem Hippocrates communem addidit epilogiſmum, dicens hoc modo permultos ſanos cubare. Quod quidem de tempore quo medicus ipſos inviſit intelligendum eſſe perſpicuum eſt. Imo vero id in hac oratione ſubaudire praeſtiterit, ut quod poteſtate ab eo dictum ſit et ſub his verbis comprehenſum quibus ait, aegrum cubantem a medico deprehendi debere. Neque enim nude dixit hominem in latus cubare oportere, ſed hoc modo jacentem a medico deprehendi. Addit autem: *manibus collo cruribusque parum reductis.* Sic enim plu-

λεα, ὀλίγον ἐπικεκαμμένα ἔχοντα· καὶ γὰρ καὶ τοῦτο σύνηθές ἐστι τοῖς πλείστοις τῶν ὑγιαινόντων. καὶ μέντοι καὶ κατ᾽ αὐτὸ τοῦτο τὸ προσθεῖναι τὸ πλεῖστοι, ἀνέμνησέ σε διορισμοῦ τινος ἑτέρου κεφάλαιον ἔχοντος εἰς πολλὰς προγνώσεις χρήσιμον, οὗ μεμνῆσθαί σε δεῖ, κἂν παραλείπηταί ποτε. τί δ᾽ ἐστὶ τοῦτο καὶ δὴ φράσω. ὅσα τισὶ τῶν ἀῤῥώστων ἰδίως ὑπάρχει παρὰ τοὺς ἄλλους ἐξαίρετα, ταῦτ᾽ οὐ χρὴ κατὰ τὸ πάρεργον ἐπισκοπεῖσθαι. ἐὰν μὲν γὰρ ὁρᾷς κατακείμενον αὐτὸν, ὡς οἱ πλεῖστοι τῶν ὑγιαινόντων, ἀγάπα τὴν κατάκλισιν, ἐὰν δὲ ἐναντίως, οὐ χρὴ καταγινώσκειν εὐθέως ὡς κακοῦ τοῦ σημείου. προσαναπυθέσθαι δὲ μὴ σύνηθές ἐστι τὸ σχῆμα τοῦτο τῷ κάμνοντι. τὸ δὲ ὑγρὸν κεῖσθαι τὸ σῶμα πρὸς ἀντίθεσιν αὐτῷ λέγεται τοῦ τεταμένου τὰ τέτταρα κῶλα, τουτέστι τὰ σκέλη, καὶ αἱ χεῖρες ὀλίγον ἐπικεκάμφθωσαν καὶ τὸ σύμπαν σῶμα τὸν αὐτὸν τρόπον κείσθω, τῶν ὑπερβολικῶν σχημάτων ἔξω καθεστηκός. ὑπερβολικὰ δ᾽ ὀνομάζεται σχήματα τὰ μετὰ μακρᾶς ἐκτάσεως ἢ κάμψεως ἤτοι τῶν κώλων ἢ τῆς ῥάχεως, ἧς

rimi ſani cubare conſueverunt. Caeterum quum plurimos adjecit, aliam tibi exceptionem ſignificavit per quam magnus ſaepe eſt ad praecognoſcendum uſus, quaeque memoria tibi tenenda ſemper eſt, etiam ſi aliquando fuerit praetermiſſa. Quae autem illa ſit jam dicam. Quae cuivis aegro praeter caeteros propria et peculiaria ſunt, illa haud perfunctorie contemplari convenit. Etenim ſi eum cubantem reperias quo modo ſanorum plerique cubant, probandum: ſin plane aliter, non protinus ut malum ſignum damnandum, ſed num aeger hoc modo jacere ſolitus ſit interrogare conveniet. Quod autem corpore humentem jacere dixit, ad ejus differentiam qui artus quatuor diſtentos habet dixit, perinde ac ſi ita ſcripſiſſet; crura manusque parumper reducta ſint, totumque corpus ſimiliter jaceat, nulla extrema figura compoſitum. Dicuntur autem extremae figurae, quae ſummam extenſionem aut flexum habent, ſive artuum ſint ſive ſpinalis medul-

μόριόν εἰσι καὶ οἱ κατὰ τὸν τράχηλον σπόνδυλοι. τὰ μὲν οὖν ὑπερβολικὰ σχήματα τεινομένων ἰσχυρῶς γίνεται τῶν νεύρων, ὡς ἐν τῷ περὶ κινήσεως μυῶν ἐπιδέδεικται λόγῳ. τὸ δ᾽ ἐν τῷ μέσῳ τῶν ὑπερβολικῶν ἄνευ τάσεώς ἐστι, διὸ καὶ προσηγόρευσεν αὐτὸ ὑγρὸν, τῶν ὑγρῶν σωμάτων οὐ πεφυκότων τείνεσθαι.

ιδ'.

Ὕπτιον δὲ κεῖσθαι καὶ τὰς χεῖρας καὶ τὸν τράχηλον καὶ τὰ σκέλεα ἐκτεταμένα ἔχοντα ἧσσον ἀγαθόν.

Ἡ τοιαύτη κατάκλισις οὐκ ἔστιν ὅλως ἀγαθὴ, διόπερ οὐδ᾽ ἧσσον ἀγαθή. ἣ γὰρ μηδ᾽ ὅλως ὑπάρχει τὸ ἀγαθὴν εἶναι, πῶς ἂν αὕτη λέγοιτο προσηκόντως ἧσσον ἀγαθὴ εἶναι; δηλοῖ δὲ καὶ αὐτὸς ὡς οὐδ᾽ ὅλως ἐστὶν ἀγαθὴ, λέγων ἐφεξῆς, εἰ δὲ καὶ προπετὴς γένοιτο καὶ καταῤῥέοι ἀπὸ τῆς κλίνης ἐπὶ τοὺς πόδας, δεινότερόν ἐστιν. ὥσπερ γὰρ καὶ τῆς προειρημένης δεινῆς κατακλίσεως οὔσης, οὕτω περὶ αὐ-

lae cujus pars ſunt ipſae colli vertebrae. Itaque extremae quidem figurae extenſis ſupra modum nervis fiunt, ſicut in libello de motu muſculorum oſtendimus. Quae vero inter extremas media eſt tenſionem non habet, atque idcirco eam humidam appellavit. Quippe humida corpora tendi natura non ſolent.

XIV.

Supinum vero jacere manibus collo cruribusque porrectis minus bonum.

Decubitus iſte nullo modo bonus eſt, proinde nec minus bonus recte dici videtur. Nam qui bonus eſſe nullo modo poteſt, quomodo recte minus bonus eſſe dicatur? Quod autem nullo prorſus modo bonus ſit, adſcriptis deinceps verbis etiam ipſe profitetur: *quod ſi declivis eſt et a culcitra ad pedes delabitur, pejus.* Sic enim hunc pejorem eſſe dixit, quaſi malus eſſet qui ante dictus

τῆς ἔφη ὡς δεινότερόν ἐστιν. ἐμοὶ δὲ δοκεῖ τὴν κατάκλισιν ταύτην ἐν τοῖς οὐδετέροις τίθεσθαι σημείοις, ἅπερ οὐδὲ πρὸς ὑγείαν ἀξιόλογον ἕξει δύναμιν οὐδὲ πρὸς θάνατον, ἀλλ' ἤτοι μέσα τελέως ἐστὶν ἢ σμικρά τις αὐτοῖς ἐστι ῥοπὴ πρὸς τὸ ἕτερον, ὥστε τοὺς ἀμελέστερον ὑπὲρ αὐτῶν ἑρμηνεύοντας ἀμφοτέροις αὐτὰ παραβάλλειν δύνασθαι· ὅπερ καὶ νῦν ἐποίησεν ὁ Ἱπποκράτης, ἧττον μὲν ἀγαθὴν εἶναι εἰπὼν τῆς προειρημένης τὴν τοιαύτην κατάκλισιν, μοχθηροτέραν δ' αὐτῆς τὴν ἐφεξῆς λεγομένην. ἀναμιμνήσκων καὶ νῦν τοῦ διορίζεσθαι κατὰ πάντα τὰ τοιαῦτα, μή τι σύνηθές ἐστιν ὑπτία κατάκλισις τῷ κάμνοντι. ἐὰν γὰρ καὶ τοῦτ' εἴη καὶ μὴ πάνυ τι φροντίζῃ τοῦ εἰσιόντος ἰατροῦ, τότ' ἂν οὐδ' ἐν τῷ μέσῳ τῶν ἀγαθῶν τε καὶ κακῶν ὀρθῶς ὑπολαμβάνοιτο κατακλίσεων, ἀλλ' ἐκ τῶν ἀγαθῶν μᾶλλον. εἰ δὲ μηδ' ἐν τούτῳ τῷ σχήματι κατακλίνοιτο συνήθως, αἰδῶ τε πολλὴν ἔχει πρὸς τὸν ἰατρὸν, οὐκ ἀγαθὸν τὸ σημεῖον, ἔτι δὲ καὶ μᾶλλον, [602] εἰ καὶ φύσει τῶν αἰδημονεστέρων εἴη. διὰ ταῦτ' οὖν ἅπαντα τὴν τοιαύτην κατάκλισιν

eſt. Verum mea quidem ſententia decubitum hunc inter ambigua ſigna reponit, quae nec ad ſalutem nec ad perniciem magnopere pertinere poſſunt, ſed vel exquiſite media ſunt vel non multum in alterutram partem propenſa adeo, ut qui de ipſis negligentius dicat cum ambobus ea poſſit comparare. Quod et hoc loco Hippocrates feciſſe videtur dicens decubitum ejusmodi minus quidem eo, quem ante deſcripſerat, bonum eſſe, ſed tamen illo pejorem alium de quo poſtea dicturus eſſet. Ubi et hoc interea admonet, in omnibus ejusmodi diſtinguendum eſſe num aeger ſupinus jacere conſueverit. Nam ſi ita res habeat nec magna illi cura ſit ingredientis medici, tunc ne medius quidem hic inter bonum malumque decubitus recte cenſebitur, ſed potius inter bonos numerandus venit. Sin autem aeger nec hoc jacere modo et medicum revereri ſolitus eſt, haud bonum ſignum eſt, praeſertim ſi ipſe natura pudoris multum habet. Quare talis jacentis habitus quantum ad ipſum ſpectat, inter bonum malum-

Ed. Chart. VIII. [602.] Ed. Baf. V. (126.)
ἐν μὲν τῷ μέσῳ θετέον ἀγαθῶν τε καὶ κακῶν ὅσον ἐφ' ἑαυτῇ, μεταπίπτειν δ' ἐφ' ἑκάτερα κατὰ τὴν φύσιν τοῦ κάμνοντος.

ιε'.

Εἰ δὲ καὶ προπετὴς γίνοιτο καὶ καταῤῥέοι ἀπὸ τῆς κλίνης ἐπὶ πόδας, δεινότερόν ἐστιν.

Ὥσπερ ἡ ἐπὶ τὰς πλευρὰς κατάκλισις ἔχεταί τινος ἐνεργείας, οὕτως καὶ ἡ ἀνάῤῥοπος ὑπτία, καθ' ὃν τρόπον ἅπαντες κατακλινόμεθα. διὸ κἂν ἐπὶ τῆς ἑτέρας τῶν πλευρῶν κατακλίνῃς νεκρὸν σῶμα, περιτραπήσεται πάντως ἤτοι πρὸς τὸ πρηνὲς ἢ τὸ ὕπτιον σχῆμα, καθάπερ εἰ καὶ ἀνάῤῥοπον αὐτὸ σχηματίσαις, ἐπὶ πόδας γὰρ οὕτως κατενεχθήσεται. εἰκότως οὖν ἔφη μοχθηρὸν εἶναι τὸ σημεῖον τοῦτο, νέκρωσίν τινα τῆς διοικούσης τὸ σῶμα δυνάμεως ἐνδεικνύμενον.

---

que collocandus eſt, qui tamen in utramque partem pro natura ejus qui aegrotat concidere et transferri poteſt.

XV.

Quod ſi declivis eſt et a culcitra ad pedes delabitur pejus.

Ut jacere in latus aliquid adhuc roboris prae ſe fert, ſic et ſupinus in ſumma lecti parte decubitus, quomodo omnes quoque cubamus. Proinde etiam ſi cadaver in latus alterum collocaveris, pronum tamen aut ſupinum omnino recidet, quemadmodum ſi ſummo quoque in lecto ſublime ſtatueris. In pedes namque etiam ſic relabetur. Jure igitur ſignum hoc pernicioſum eſſe dixit, quod facultatis corpus gubernantis interitum declaret.

ιστ'.

Εἰ δὲ καὶ γυμνοὺς τοὺς πόδας εὑρίσκοιτο ἔχων, μὴ θερμοὺς κάρτα ἐόντας καὶ τὰς χεῖρας καὶ τὸν τράχηλον καὶ τὰ σκέλεα ἀνωμάλως διεῤῥιμμένα καὶ γυμνὰ κακόν. ἀλυσμὸν γὰρ σημαίνει, τοῦτ' ἔστιν ἄκραν ἐν τῷ στομάχῳ δυσφορίαν.

Ὀρθότατα διωρίσατο τὸν λόγον εἰπὼν, μὴ θερμοὺς κάρτα ἐόντας. ἐν γὰρ τοῖς θερμοτάτοις πυρετοῖς ἅμα τοῖς ἄλλοις μέρεσι καὶ τῶν ποδῶν διακαιομένων ἀναγκάζονται γυμνοῦν αὐτοὺς οἱ κάμνοντες. εἰ δὲ μὴ τοιοῦτος ὁ πυρε-(127)τὸς εἴη, τὸ γυμνοῦν τοὺς πόδας ἢ μαλακίας ἐστὶ τοῦ νοσοῦντος ἢ ἄλυος σημεῖον. εἰ δὲ καὶ τὰς χεῖρας ἅμα τῷ τραχήλῳ καὶ τοῖς σκέλεσι φαίνοιτο μὴ κατὰ τρόπον ἐσχηματισμένας ἔχων, ὡς ἔμπροσθεν εἶπεν, ἀλλὰ διεῤῥιμμένα πως ἀνωμάλως εἴη ταῦτα τὰ μόρια, κακὸν τὸ σημεῖον· ἀλυσμὸν γὰρ ἔφη σημαίνεσθαι. τοῦτο δ' αὐτὸ τοὔνομα δηλοῖ τὸ δυσφορεῖν ἅπαντι σχήματι καὶ μεταβάλλειν ἄλλοτε εἰς

XVI.

Si vero nudis etiam pedibus deprehendatur nec tamen multum calidis et manus, collum cruraque inaequaliter disperſa et nuda habeat, malum. Inquietudinem enim ſignificat, hoc eſt ſummam in ſtomacho moleſtiam.

Rectiſſime exceptionem hanc ſermoni adjecit: *nec tamen multum calidis*, ſiquidem in febribus calidiſſimis una cum reliquis partibus etiam pedes peruruntur: quo fit ut nudare ſe aegri cogantur. At ſi febris tanta non eſt, is qui pedes nudat ſe vel mollem vel inquietum arguit. Si vero manus, collum, cruraque non eo modo compoſita habere videatur, ſicut ante expoſuit, ſed ea inaequaliter diſpergat, ſignum malum eſt. Ait enim ex eo ἀλυσμὸν, hoc eſt inquietudinem, ſignificari. Quo quidem nomine intelligit moleſtum gravemque eſſe omnem ſitum et ſub-

ἄλλο καὶ εἴ γέ σου παρόντος, ὡς εἴρηται, κατακείμενος ὁ κάμνων αὐτίκα μεταβάλλοι τὸ πρότερον σχῆμα πρὸς ἕτερον, ἅμα τῷ καὶ τὰ κῶλα διεῤῥιμμένα ἀνωμάλως ἔχειν ἢ καὶ τὴν τοῦ τραχήλου θέσιν, ἴσθι τοῦτον ἢ διὰ τὴν τοῦ στομάχου κάκωσιν ἢ δι᾽ ἀῤῥωστίαν δυνάμεως ἀλύοντα, προσεπιλογιζόμενος κἀνταῦθα τὴν προαίρεσιν αὐτοῦ, μή τις τῶν μαλακωτέρων εἴη καὶ πρὸς ἅπαν ἑτοίμως ἐνδιδόντων τε καὶ νικωμένων, εἰ καὶ μικρότατον ὑπάρχοι.

ιζ'.

Θανατῶδες δὲ καὶ τὸ κεχηνότα καθεύδειν ἀεί.

[603] Ἐπεὶ ἀτονίας καὶ τοῦτο σημεῖόν ἐστι τῶν κλειόντων μυῶν τὸ στόμα, καθάπερ ὀλίγον ἔμπροσθεν ἐπὶ τῶν τὰ βλέφαρα συναγόντων ἐῤῥέθη· ἡ γραφὴ μὲν οὕτως ἔχει καθότι γέγραπται νῦν ὑπ᾽ ἐμοῦ καὶ τά τε παλαιὰ τῶν ἀντιγράφων οὐκ ἄλλην ἔχει, τινὰ δὲ, ὥσπερ καὶ τὰ τῶν περὶ Διοσκουρίδην, οὐ ταύτην, ἀλλὰ τήνδε· χαλεπὸν δὲ καὶ

inde mutari. Ac ſiquidem te praeſente aeger eo quo dictum eſt modo cubans protinus ſe in aliam figuram invertat et artus praeterea collumque inaequaliter jactet, ſcito ipſum vel vitio oris ventriculi vel propter virium imbecillitatem ſic inquietum eſſe, modo prius diligenter expenderis, num animo molli ſit et delicato et vel leviſſima de cauſa ſtatim remiſſo fractoque.

XVII.

Letale autem eſt etiam ore hianti aſſidue dormire.

Ex hoc quoque infirmos eſſe muſculos teſtatur, qui os claudunt, quemadmodum paulo ante de his dictum eſt, qui palpebras committunt. Sic quidem ſcriptum fuit, quemadmodum nunc a me ſcriptum eſt, nec aliud habetur in vetuſtis exemplaribus. Aliqua tamen, ut ea quibus eſt uſus Dioſcorides, non eo modo, ſed iſto habent: *grave*

τὸ κεχηνότα καθεύδειν ἀεὶ, σημείων ἔχουσα σύνοδον δυοῖν, ἑνὸς μὲν τοῦ κεχηνέναι ἀεὶ, δευτερον δὲ τοῦ καθεύδειν ἀεί. τὸ μὲν οὖν δεύτερον ὅτι μοχθηρόν ἐστι, κἂν χωρὶς τοῦ κεχηνέναι γίνηται, δεδήλωται πρὸς αὐτοῦ καὶ κατὰ τὸν ἀφορισμὸν ἐκεῖνον ἔνθα φησὶν, ὕπνος, ἀγρυπνίη, ἀμφότερα μᾶλλον τοῦ μετρίου γινόμενα κακόν. τὸ δὲ κεχηνέναι πιθανώτερον μέν ἐστιν εἰρῆσθαι μετὰ τοῦ καθεύδειν. οὕτως γὰρ ὡς τὰ πολλὰ φαίνεται γινόμενον. εἰ δὲ καὶ χωρὶς τοῦ καθεύδειν τινὶ συμβαίνῃ, πολὺ μείζονα τὴν κάκωσιν ἐνδείξεται.

ιη'.

Καὶ τὰ σκέλεα ὑπτίου κειμένου ξυγκεκαμμένα εἶναι ἰσχυρῶς καὶ διαπεπλεγμένα.

Γράφεται γὰρ ἑκατέρως, διὰ τοῦ γ καὶ διὰ τοῦ χ, σημαίνει δὲ τὰ διεστῶτα μέχρι πλείστου. καὶ εἴη ἂν ἄτοπος ἡ τοιαύτη κατάκλισις, ὡς παραφροσύνην ἐμφαίνειν, οὐδενὸς

autem est etiam ore hianti dormire semper. In qua duo simul junguntur signa, unum hiare semper, alterum dormire semper. Quod quidem malum esse, etiam si nullus hiatus sit, ex eo ipso aphorismo perspicuum fecit quo scribit: *somnum atque vigiliam ambo mala esse, si modum excesserint.* Sed verisimilius est hiatum illum oris inter dormiendum intelligi. Sic enim frequenter videtur fieri. Quod si quis non dormiens nihilominus hiet, malum certe multo majus indicabit.

XVIII.

Eoque supino jacente crura multum contracta dissunctaque esse.

Participium quo utitur Hippocrates potest cum γ vel cum λ utroque modo scribi. Significat autem plurimum inter se distantia. Sed isto quidem modo decumbere perabsurdum est, adeo ut delirium portendat, quum nemo

γε οὕτως εἰθισμένου κοιμᾶσθαι, ὥσπερ οὐδ᾽ εἰ περιπεπλεγμένα γράφοιτο· καὶ γὰρ οὕτως ἀλλόκοτος ἡ κατάκλισις, ἐὰν ὕπτιός τις κείμενος ἔχῃ τὰ σκέλη συγκεκαμμένα τε καὶ ἀλλήλοις περιπεπλεγμένα.

ιθ'.

Ἐπὶ γαστέρα δὲ κατακεῖσθαι ᾧ μὴ ξύνηθές ἐστι καὶ ὑγιαίνοντι οὕτω κοιμᾶσθαι, παραφροσύνην σημαίνει ἢ ὀδύνην τῶν ἀμφὶ τὴν κοιλίην τόπων.

Ἀναμιμνήσκει συνεχῶς ἡμᾶς τοῦ τοῖς ἅπασι συνεζευγμένου διορισμοῦ τοῦ κατὰ τὴν συνήθειαν τοῦ νοσοῦντος γινομένου· καὶ γὰρ καὶ τὸ νῦν ἐπὶ τὴν γαστέρα κατακεῖσθαι παρὰ τὸ ἔθος ἤτοι παραφροσύνην σημαίνει, καθάπερ ἐπὶ τῆς προειρημένης κατακλίσεως, ἢ ὀδύνην τινὰ τῶν ἐνταῦθά τινος μορίων. φαίνονται γὰρ οὐκ ὀλίγοι τῶν ὀδυνωμένων τὴν γαστέρα τοῦθ᾽ αἱρούμενοι τὸ σχῆμα.

fic jacere confueverit. Nec vero aliter judicandum, fi *περιπεπλεγμένα*, hoc eft implicata, fcribatur. Nam et hic jacentis habitus longe a noftro more abhorret, ut quis fupinus jacens contrahat crura fibique invicem implicet.

XIX.

Pronum vero in ventrem cubare, fi modo per fanitatem non affueverit, aut delirium aut partium ad ventrem attinentium dolorem defignat.

Perpetuo nobis in memoriam reducit exceptionem illam quam rebus in omnibus adhibet, ut fpectemus an fit confuetum. Nam nunc quoque in ventrem praeter morem procumbere vel delirium quemadmodum et ante dictus decubitus portendit vel dolorem aliquem qui fitas illic partes quasdam fatiget. Eft enim manifeftum plurimis quibus dolor ventrem occuparit ejusmodi fitum placere.

κ'.

Ἀνακαθίζειν δὲ βούλεσθαι τὸν νοσέοντα τῆς νούσου ἀκμαζούσης πονηρὸν μὲν ἐν πᾶσι τοῖσιν ὀξέσι νουσήμασι, κάκιστον δ' ἐν τοῖσι περιπνευμονικοῖσι.

---

[604] Αὐτοὶ λέγουσιν οἱ περιπνευμονικοὶ στενοχωρίας αἰσθάνεσθαι κατὰ τὸν θώρακα καὶ πνεύμονα πολλῆς ἐν ταῖς ὑπτίαις κατακλίσεσιν, εὐπνούστεροι δὲ ἀνακαθίζοντες γίνεσθαι· καταφέρεται γὰρ ὡς ἐπὶ τὴν ῥάχιν ἐπὶ ταῖς ὑπτίαις κατακλίσεσι τὰ κατὰ τὸ στέρνον μέρη τοῦ θώρακος, ὑφ' ὧν συμβαίνει στενοχωρεῖσθαί τε τὸν πνεύμονα καὶ μὴ δέχεσθαι τὸν ἱκανὸν ἀέρα διὰ τῆς εἰσπνοῆς. ἐν δὲ τοῖς ἄλλοις νοσήμασιν ὅταν ἀκμάζῃ, τούτῳ γὰρ μάλιστα χρή σε προσέχειν τὸν νοῦν ὡς οὐκ εἰκῇ προσειλημμένῳ, χαλεπώτατόν ἐστιν ἀνακαθίζειν ἐθέλειν τὸν κάμνοντα. βούλονται γὰρ τηνικαῦτα μάλιστα κεκμηκότες ἀκίνητοι κεῖσθαι, κἂν ἐπεγείρῃ τις αὐτοὺς, ἄχθονται. τεκμαίρου τοίνυν ἤτοι

XX.

Quod fi dum morbus viget aegrotus velit refidere, hoc in omnibus quidem acutis morbis malum, in pulmonis vero inflammationibus pefſimum eft.

Qui pulmonis inflammatione laborant, queruntur anguftia fe magna in thorace et pulmone premi, fi quando fupini jaceant, facilius autem multo, fi refideant, fpiritum ducere. Supinis enim pectus quodammodo in fpinam procumbit, eamque ob caufam et pulmo majori in anguftia eft nec poteft fufficientem aërem infpirando admittere. At per alios morbos dum vigent quidem illi, namque hoc non temere adjectum effe exiftimare debes, aegrum refidere velle peffimum eft. Etenim qui laborant, folent id maxime temporis immoti jacere, ac fi quis eos excitet, indignari. Itaque fi vigente morbo aeger federe conabi-

γε ὑπὸ δυσπνοίας σφοδρᾶς ἢ ἄλυος ἢ παραφροσύνης ἀνακαθίζειν ἐπιχειρεῖν τὸν κάμνοντα κατὰ τὴν ἀκμὴν τῆς νόσου.

κα΄.

Ὀδόντας δὲ πρίειν ἐν πυρετοῖσιν ὁκόσοισι μὴ ξύνηθές ἐστιν ἀπὸ παιδίου, μανικὸν καὶ θανατῶδες, ἀλλὰ προλέγειν ἀπ᾽ ἀμφοῖν κίνδυνον ἐσόμενον. ἢν δὲ καὶ παραφρονέων τοῦτο ποιεῖ, ὀλέθριον γίνεται κάρτα ἤδη.

Σπασμωδῶς κινουμένων τῶν κροταφιτῶν τε καὶ μασητήρων μυῶν αἱ πρίσεις τῶν ὀδόντων γίνονται, τισὶ μὲν αὐτῶν μόνων πεπονθότων τῶν μυῶν ἤτοι ἐξ ἀρχῆς ἀπὸ γενέσεως ἢ κατά τινα ἑτέραν αἰτίαν ὕστερον, ἐνίοις δὲ τῆς ἀρχῆς τῶν νεύρων εἰς διάθεσιν ἀχθείσης τοιαύτην, ὑφ᾽ ἧς μάλιστα δύνανται γίνεσθαι τῶν ἀπ᾽ αὐτῆς πεφυκότων σπασμοί. ἐννοῆσαι γάρ σε χρὴ τὴν ἐξ ἀρχῆς ἑκάστου κατασκευὴν τῶν μορίων ἰδίαν ἑκάστῳ γινομένην, ὑπὲρ ἧς εἴρηται μὲν ἐν ἄλλοις ἐπὶ πλέον· ἀρκέσει δὲ καὶ νῦν ἅπαξ εἰ-

tur, coniicito id vel a magna ſpirandi difficultate vel inquietudine vel delirio procedere.

XXI.

Stridere autem dentibus niſi quis a puero conſueverit, inſaniam et mortem portendit. Sed quantum quidem ab utroque periculi immineat praedicendum. Si vero etiam delirans hoc agat, id jam valde pernicioſum eſt.

Dentium ſtridor provenit muſculis tum temporum tum maxillarum convulſorie motis. Idque interdum ipſis ſolis vel a prima generatione vel poſtea aliquam ob cauſam affectis, interdum vero nervorum principio in affectus ejusmodi conſortium eos trahente, unde qui ab ipſo naſcuntur nervi maxime convelli poſſint. Contemplari enim et conſiderare oportet cujusque particulae conſtructionem, quam ab initio peculiarem obtinuit, de qua quoniam alibi copioſius diſputatum eſt, nunc uno verbo dixiſſe ſufficiet

πεῖν ἐν τῷδε κελεύσαντα μεμνῆσθαι τοῦ λοιποῦ πρὸς τὸ μὴ θαυμάζειν ὅπως τῆς κοινῆς ἁπάντων νεύρων ἀρχῆς παθούσης ἄλλοτε ἄλλος μῦς ἤτοι τρομώδης γίνεται ἢ σπασμώδης. ὥσπερ γὰρ ἐναργῶς ὁρῶμεν ἐνίοις μὲν σώμασιν ἀρίστην κατασκευὴν ὑπάρχουσαν σκελῶν, ἐνίοις δὲ χειρίστην εὐθὺς κατ' ἀρχὰς, ὡς τοὺς μὲν ὠκύτατα θεῖν, τοὺς δὲ μόγις ἵστασθαι, καὶ κατ' ἄλλα μόρια τοῦ σώματος ὡσαύτως· οὕτω δὲ καὶ τὸ βλάπτεσθαι ῥᾳδίως ἐπὶ μικραῖς προφάσεσιν ἐνίους μὲν τὰ σκέλη, τινὰς δὲ ἄκρους πόδας ἢ ὀφθαλμοὺς ἢ κεφαλὴν ἤ τι τῶν ἄλλων εὐθὺς ἐξ ἀρχῆς ἕπεται ταῖς κατασκευαῖς τῶν σωμάτων μοχθηραῖς. οὐδὲν οὖν θαυμαστὸν εἰ καὶ τῶν μυῶν ἐνίοις μὲν ἀσθενεῖς οἱ τοὺς ὀφθαλμοὺς κινοῦντες, ἐνίοις δὲ οἱ τὰς γένυάς εἰσι, δι' οὓς οὗτοι μὲν ἢ ἀεὶ πρίουσι τοὺς ὀδόντας ἢ ἐπὶ μικραῖς προφάσεσιν. ἐκεῖνοι δὲ διὰ παντὸς κινοῦσι τοὺς ὀφθαλμούς. τὸ μὲν γὰρ φύσει πρίειν τοὺς ὀδόντας ὅμοιόν ἐστι τῷ κατὰ τοὺς ὀφθαλμοὺς πάθει συγγινομένῳ τισὶν, ὃ προσαγορεύουσιν ἵππον,

et monere ut reliqua diligenter penſitemus, ne mirari ſubeat, quomodo communi nervorum omnium principio affecto muſculus alias alius aut tremore corripiatur aut convulſione. Nam ſicut manifeſto cernimus aliis quidem corporibus crura optime compoſita eſſe, aliis vero ſtatim ab ortu peſſime, ſic ut illi quidem ociſſime currant, iſti vero vix pedibus conſiſtant, atque alias firmiter corporis partes, ad eundem modum quod vel leviſſima occaſione in nonnullis crura prompte noxam ſentiant, in aliis vero imi pedes aut oculi aut caput aut alia quaevis particula facile offendatur, id certe a primo naturae exordio ob vitioſam corporum conſtitutionem provenit. Non igitur mirum ſi ex muſculis quoque nunc quidem illi qui oculos agunt, nunc vero quibus maxillae moventur quibusdam imbecilli ſint, adeo ut horum quidem vitio vel ſemper vel exigua ſaltem de cauſa dentium ſtridor oriatur, illorum vero perpetuus ſit oculorum motus. Dentibus enim a natura ſtridere perſimile eſt affectioni illi oculorum quam ἵππον, hoc eſt equum appellant, una cum quibusdam ge-

Ed. Chart. XII. [604. 605.] Ed. Baf. V. (127. 128.)

οὐ δυναμένων αὐτῶν ἑδραίων μεῖναι χρόνον οὐδένα, σαλευομένων δὲ ἀεὶ τρομωδῶς. τὸ δὲ ἐν ταῖς πυρετώδεσι νόσοις ἐπὶ τῷ τῆς ἀρχῆς πάθει γίνεσθαι τὸν σπασμὸν αὐτοῖς ὅμοιόν ἐστι πάλιν ἐκείνῃ τῇ κατασκευῇ τῶν κατὰ τῶν ὀφθαλμῶν μυῶν, ἐφ᾽ ὧν εἶπεν, (128) ἢ ἐναιωρούμενοι φαίνονται. [605] κατὰ τινὰ μὲν γὰρ σώματα θᾶττον ἀπολαμβάνουσι τῶν τῆς ἀρχῆς παθημάτων οἱ κατὰ τοὺς ὀφθαλμοὺς μύες, κατὰ τινὰ δὲ οἱ κροταφῖται καὶ οἱ μασητῆρες. εἰκότως οὖν ἔφη τὸ σύμπτωμα τοῦτο καὶ μανικὸν εἶναι καὶ θανατῶδες· μανικὸν μὲν ὡς εἰ καὶ παρακοπτικὸν ἰσχυρῶς εἰρήκει, θανατῶδες δὲ διὰ τὴν τῆς ἀρχῆς βλάβην. ἀλλ᾽ ἐκεῖνό γε ζητήσεως ἄξιον, ὅπως εἰπὼν αὐτὸς εἶναι μανικὸν αὐτὸ, μετὰ ταῦτά φησιν· ἢν δὲ καὶ παραφρονέων τοῦτο ποιέῃ, ὀλέθριον κάρτα ἤδη γίνεται. πρόδηλον γὰρ ὡς εἴπερ ἀγγέλλει παραφροσύνην τὸ πρίειν τοὺς ὀδόντας, οὐκέτι παύσαιτ᾽ ἂν, ἀλλὰ καὶ σφοδρότερον γένοιτο τῆς παραφροσύνης ἀφικνουμένης σὺν τῷ καὶ ἄλλους τινὰς μύας εἰς τὴν αὐτὴν ἀχθῆναι τηνικαῦτα διάθεσιν. ἔοικεν οὖν ἡ

nitae et ex utero fimul prodeunti per quam ne temporis quidem momento oculi firmari et quiefcere nequeunt, fed quafi trementes perpetuo dimoventur. Caeterum per febriles morbos eos male affecta fua origine convelli, perfimile rurfum eft illi mufculorum qui in oculis funt conftructioni, de quibus dixit, aut facti fublimiores fint. Sunt enim corpora quaedam in quibus oculorum mufculi proclivius affecta prima origine noxam participant, alia vero in quibus temporum aut maxillarum. Quare rectiffime dixit fymptoma hoc infaniam mortemque portendere. Infaniam quidem perinde ac fi maximam mentis defipientiam dixiffet; mortem vero, quia prima origo laefa fit. Sed non abfurde quaeri poteft cur quum dixerit ab eo portendi infaniam tamen fubjungat, fi vero etiam delirans hoc agat, id jam valde perniciofum effe. Nam fi dentium ftridor delirium denunciat ubi jam delirare coeperit, non modo non definet, fed etiam ingruet vehementius, praefertim quum alios infuper quosdam mufculos idem malum

Ed. Chart. VIII. [605.] Ed. Baf. V. (128.)
διάνοια τοῦ λόγου τοιαύτη τις εἶναι· τὸ πρίειν τοὺς ὀδόντας οἷς οὐκ ἦν ἔθος ἐξ ἀρχῆς, παραφροσύνης ἐσομένης σύμπτωμά ἐστιν. εἰ μέντοι ποτὲ ἐπ' ἄῤῥωστον ἀφικόμενος εὕροις αὐτὸν ἀμφότερα πάσχοντα, παραφρονοῦντά τε καὶ πρίοντα τοὺς ὀδόντας, ἐγγὺς ἤδη τοῦτον ἥκειν ὀλέθρου τεκμαίρου, ὥστε κατὰ μὲν τὸν πρότερον λόγον, ὅτε οὔπω παραπαίων ἔπρισεν ὁ κάμνων τοὺς ὀδόντας, ἁπλῶς αὐτὸ τοῦτο προδηλοῦσθαι μόνον, ὡς παρακοπτικόν τέ ἐστι καὶ ὀλέθριον αὐτῷ τὸ σημεῖον. ἡνίκα δ' ἤδη παραφρονεῖ, σὺν τῷ πρίειν τοὺς ὀδόντας ὑπόγυον ἐνδείκνυται θάνατον. ἐδήλωσε δὲ τοῦτο σαφῶς αὐτὸς ἐν τῷ προσθεῖναι τὸ ἤδη. ὅτι μὲν γάρ ἐστι θανατῶδες τὸ σύμπτωμα καὶ κατὰ τὸν ἔμπροσθεν εἰρήκει λόγον. ἐν δὲ τῷ δευτέρῳ τό τε κάρτα καὶ τὸ ἤδη προσέθηκεν εἰπὼν, ὀλέθριον ἤδη κάρτα γίνεται, τουτέστι λίαν ὀλέθριον, ὅπερ ἐστὶν οὐκ εἰς μακρὰν, ἀλλὰ διὰ ταχέων τεθνήξεσθαι τὸν κάμνοντα.

---

pervaſerit. Quamobrem quod ait ſic intelligendum videtur. Dentium ſtridor qui praeter morem eſt, ſymptoma eſt futuri delirii. Quare ſi quando ad aegrum acceſſeris et delirantem ſtridentemque dentibus videris, jam morti propinquum eſſe conjicito. Verbis ergo prioribus quando ſcilicet aeger nondum delirans ſtridet dentibus, id ſolum ſimpliciter indicatur, inſaniam nimirum mortemque ſignificari. Quum vero jam delirat ſimulque ſtridet dentibus, haud procul abeſſe mortem. Id quod evidenter ipſe oſtendit addens jam. Siquidem mortiferum hoc ſymptoma eſſe verbis etiam prioribus dixerat. Poſterioribus autem addidit valde et jam dicens, valde jam perniciofum eſſe, hoc eſt admodum perniciofum, quod videlicet non multo poſt, ſed perbrevi aeger interiturus ſit.

κβ'.

Ἕλκος δὲ, ἤν τε καὶ προγεγονὸς τύχῃ ἔχων ἤν τε καὶ ἐν τῇ νούσῳ γένηται, καταμανθάνειν χρή. ἢν γὰρ μέλλῃ ἀπόλλυσθαι ὁ ἄνθρωπος, πρὸ τοῦ θανάτου πελιδνόν τε καὶ ξηρὸν ἔσται ἢ ὠχρόν τε καὶ ξηρόν.

Ξηρὸν μὲν ἔσται πάντως τὸ ἕλκος ἀῤῥωστίᾳ τῆς τρεφούσης τὸ σῶμα δυνάμεως. χρόα δὲ οὐδεμία διὰ παντὸς αὐτῷ γενήσεται, ἀλλὰ παρά τε τὸ διαφερόντως ἔχειν τὰ σώματα πρὸς ἄλληλα τοῖς χυμοῖς καὶ παρὰ τὸ ποσὸν τῆς βλάβης ὑπαλλαχθήσεται. τῶν μὲν γὰρ χολωδῶν ἐπικρατούντων ὠχρὸν ἔσται τὸ χρῶμα, τῶν δὲ μελαγχολικῶν ἤτοι πελιδνὸν ἢ κατὰ τὸ ἕτερον τῶν σημαινομένων χλωρόν. εἴπομεν δὲ ἔμπροσθεν ὡς τὸ χλωρὸν ἐνίοτε μὲν σημαίνει ταὐτὸν τῷ ὠχρῷ, ἐνίοτε δὲ τὸ οἷον ἰῶδες τῇ χρόᾳ, καθ' ὃ σημαινόμενον εἰώθασι καὶ κράμβας χλωρὰς λέγειν οἱ ἄνθρωποι. οὕτω δὲ καὶ ἡ βλάβη πελιδνὸν μὲν ἡ μείζων ἐργάζεται (πλησίον γάρ ἐστι τοῦτο τοῦ μέλανος) ἐρυθρὸν δὲ καὶ

XXII.

Nec vero ignorandum an ulcere vel ante morbum vel in ipſo morbo nato laboret. Nam ſi aeger moriturus eſt, lividum et ſiccum aut pallidum et ſiccum ante evadet.

Siccum quidem omnino erit ulcus ob imbecillitatem corpus alentis facultatis. Color autem nunquam ſemper unus erit, ſed eum partim quod plurimum corpora humoribus a ſe invicem differant, partim ob noxae magnitudinem immutari neceſſe eſt. Si namque humores bilioſi exſuperent, color erit pallidus; ſi vero melancholici aut lividus aut altero *τοῦ χλωροῦ* ſignificatu aeruginoſus. Diximus vero antea idem nonnunquam *τὸ χλωρὸν* ſignificare quod pallidum, aliquando vero colorem fere aerugini ſimilem, quo quidem ſignificatu etiam braſſicam homines Graeci *χλωρὰν* dicere ſolent. Ad eundem modum ipſa quoque noxa major quidem colorem lividum, accedit enim is ad nigrum, minor vero rubrum atque pallidum

χλωρὸν ἢ ἐλάττων, διὸ καὶ τὴν τελευτὴν τῆς ῥήσεως ἔνιοι μὲν οὕτως γράφουσιν, ἢ ὠχρόν τε καὶ ξηρόν, ἔνιοι δὲ ἐκείνως, ἢ χλωρόν τε καὶ ξηρόν.

κγ'.

[606] *Περὶ δὲ χειρῶν φορῆς τάδε γινώσκειν χρή. ὁκόσοισιν ἐν πυρετοῖσιν ὀξέσι ἢ περιπνευμονίῃσιν ἢ ἐν φρενίτισι καὶ ἐν κεφαλαλγίῃσι πρὸ τοῦ προσώπου φερομένας τὰς χεῖρας καὶ ὡσανεὶ μυίας θηρευούσας διὰ κενῆς καὶ ἀποκαρφολογούσας καὶ κροκύδας ἀπὸ τῶν ἱματίων ἀποτιλλούσας καὶ ἀπὸ τοῦ τοίχου ἄχυρα ἀποσπώσας, πάσας εἶναι κακὰς καὶ θανατώδεας.*

Αἱ τῶν χειρῶν φοραὶ, τουτέστιν ἐνέργειαί τε καὶ κινήσεις ἃς εἴρηκε νῦν, ἐπὶ φαντασίᾳ γίνονται παραπλησίως τῇ τῶν ὑποχεομένων. ἐκεῖνοί τε γὰρ ὅσα κατὰ τὴν μεταξὺ χώραν ὁρῶσι τοῦ τε κρυσταλλοειδοῦς ὑγροῦ καὶ τοῦ περὶ τὴν κόρην κερατοειδοῦς χιτῶνος, ἐκτὸς ὑποκεῖσθαι δοξάζου-

generat. Eamque ob rem plerique extremum fententiae fcribunt hoc modo ἢ ὠχρόν τε καὶ ξηρὸν, id eft aut pallidum et ficcum, alii vero illo ἢ χλωρόν τε καὶ ξηρόν.

XXIII.

Caeterum de manuum geftibus fic ftatuendum eft. Quoties in acuta febre aut pulmonis inflammatione aut infania aut capitis dolore aegrum videris manus ante faciem attollere et quafi mufcas inani opera venari et feftucas carpere atque floccos a veftibus vel ab adjuncto pariete, fi qua minuta eminent vellere, ea omnia mala effe et mortifera cenfendum.

Geftus manuum, hoc eft actiones et motus, quos hoc loco recenfuit, eodem modo atque in his qui fuffufione, quam ὑπόχυσιν Graeci dicunt, laborant ab imaginatione proveniunt. Cuncta enim quae inter cryftallo fimilem humorem et corneam quae pupillam ambit tunicam In

σιν, ἐπειδὴ διὰ παντὸς εἰθίσθησαν ἐν τῷ κατὰ φύσιν ἔχειν ὁρᾷν τὰ πράγματα κατὰ τὸν ἔμπροσθεν ἑαυτῶν ἀέρα. τὸν αὐτὸν δὲ τρόπον οἱ νῦν οὗτοι, περὶ ὧν Ἱπποκράτης ἔγραψεν, ἐν πυρετοῖσιν ὀξέσι καὶ περιπνευμονίῃσι καὶ φρενίτισι καὶ κεφαλαλγίῃσι, ὁρᾷν δοκοῦσιν ὡς ἐκτὸς ὑποκείμενα τὰ κατὰ τοὺς ὀφθαλμοὺς αὐτῶν ἔνδον ἐόντα. δέδεικται γὰρ ὅτι τὸ πνεῦμα τὸ ὀπτικὸν αὐγοειδὲς ὂν ἑαυτῷ συνομοιοῖ τὸ μεταξὺ τοῦ τε κρυσταλλοειδοῦς καὶ τῆς κόρης ὑγρὸν, λεπτὸν καὶ καθαρὸν ὑπάρχον. ὁμοιότατον τῷ περιεχομένῳ κατὰ τὰ ὠὰ, ᾧ καὶ κατὰ τὰς ὀφθαλμίας χρώμεθα. δέδεικται δ' ὅτι καὶ διὰ τούτου τοῦ ὑγροῦ φέρεται τὸ πνεῦμα κατὰ τὸ τῆς κόρης τρῆμα πρὸς τὸν ἀέρα τὸν ἐκτὸς συμπαγὲς αὐτῷ γινόμενον. ἀλλὰ καὶ ὅτι τούτῳ τῷ ἀέρι συμφωτισθέντι χρῆται καθάπερ ὀργάνῳ συμφύτῳ τοιούτῳ τὴν δύναμιν ὄντι ὁποῖον ἐν τῷ σώματι τὸ νεῦρόν ἐστιν. ἐπιδέδεικται καὶ τοῦτο κατὰ τοὺς ἰδίους τῆς ὄψεως λόγους, ὡς ἐν τῷ τρισκαιδεκάτῳ περὶ ἀποδείξεως καὶ τῷ ἑβδόμῳ περὶ τῶν Ἱπ-

vident, foris pofita eſſe arbitrantur, propterea quod dum recte valerent, omnia ſoliti ſemper erant in adverſo aëre conſpicere. Illi vero de quibus nunc Hippocrates ſcripſit, eodem modo in febre acuta, pulmonis inflammatione, inſania, quae Graecis *φρενῖτις* dicitur et dolore capitis ea quae intra oculos ſunt, quaſi extra ſint videre ſibi videntur. Oſtenſum enim eſt ſpiritum illum quo videtur ſplendidum lucentemque aſſimilare ſibi humorem illum, qui inter tunicam cryſtallo ſimilem et pupillam medius continetur, tenuem procul dubio purumque et illi perſimilem quem ovis ineſſe cernimus, quo etiam contra oculorum inflammationes utimur. Demonſtratum vero aeque eſt ſpiritum ipſum per humorem hunc perque pupillae foramen in circumfuſum nobis aërem, cui contiguum illud eſt, deſerri. Quod vero etiam aëre iſto pariter lucente utatur tanquam congenito inſtrumento, eandem prorſus vim habente, qualem in corpore nervus habet, demonſtratum eſt, conſcripta privatim de viſu diſputatione libro nimirum decimo tertio de demonſtratione et ſeptimo de pla-

ποκράτους καὶ Πλάτωνος δογμάτων ἔγραψα. λέλεκται δ' οὐκ ὀλίγα περὶ αὐτοῦ καὶ κατὰ τὸ δέκατον τῶν περὶ χρείας μορίων. ὡς οὖν διὰ τοῦ νεύρου τῶν κατὰ τὸν δάκτυλον εἰ τύχοι, τοῦ ποδὸς αἰσθάνεται παθημάτων ὁ ἐγκέφαλος, οὕτω καὶ διὰ τοῦ πέριξ ἀέρος τῶν ἐκτὸς ὑποκειμένων ὁρατῶν, ὅσα γε σύμμετρον ἀφέστηκεν αὐτοῦ. τὰ τοίνυν ὑποχύματα κατὰ τοῦτο γίνεται τὸ ὑγρὸν ὃ παραπλήσιόν ἐστιν, ὡς ἔφην, τῷ λευκῷ τε καὶ λεπτῷ τοῦ ᾠοῦ, ὃ μεταξὺ κεῖται τῆς κόρης καὶ τοῦ κρυσταλλοειδοῦς. κατὰ τοῦτο δὲ καὶ τῶν ἀπεπτούντων ἐνίοις φαντασίαι παραπλήσιαι τοῖς ὑποχεομένοις γίνονται. ὅπου γὰρ ἀντιστῇ τι μέλαν ὑγρὸν ἢ παχὺ κωλῦον ἔξω διεκπίπτειν τὴν ὀπτικὴν αὐγὴν, ἐκεῖ φαντασίαι γίνονται κατὰ τὴν τοῦ συνεστῶτος ὑγροῦ φύσιν, ἐνίοτε μὲν οἷον τριχῶν τινων ἢ κρόκης ἢ στήμονος ἢ νήματος, ἐνίοτε δὲ κωνωπίων μελάνων ἢ μυιῶν παραπέτασθαι δοκούντων, ἔστιν ὅτε δὲ καὶ φακοῖς ὅμοιον ἢ κέγχροις μέλασιν. οὕτως οὖν συμβαίνει κατὰ τοὺς ὀξεῖς πυρετοὺς καὶ κατὰ τὰς περιπνευμονίας, ἄγαν ἀναθυμιωμένων ἐπὶ τὴν κεφαλὴν

citis Hippocratis et Platonis. Quin etiam decimo de uſu partium libro non pauca de ipſo diximus. Itaque quemadmodum cerebrum affectus, verbi gratia, digiti pedis, per nervum ſentit, ſic per circumfuſum aërem res viſibiles foris poſitas quae longius quam par ſit non diſtant. Ac ſuffuſiones quidem in eo humore quem candidae tenuiorique parti ovi conſimilem eſſe dicebamus, quique inter pupillam et alterum cryſtallo ſimilem medius eſt excitantur. In eodem vero nonnullis etiam qui male concoxerunt imaginationes ſuffuſis aut diſſimiles oriuntur. Quum enim humor aliquis niger aut craſſus medium ſeſe opponens vetarit quominus viſivus ſplendor foras exeat, illic naſcuntur imagines pro natura impacti humoris. Siquidem interdum velut pilos quosdam vel tomentum vel ſtamen vel filum; interdum nigros culices aut muſcas praetervolantes videre ſe imaginantur, aliquando vero alia lentibus miliiſve nigris ſimilia. Sic certe quidem accidit per febres acutas inſlammationesque pulmonis ut ſublatis

τῶν ἐν τῷ σώματι χυμῶν, συναπολαύειν τῆς ἀναθυμιάσεως αὐτῶν τὸ κατὰ τὴν κόρην ὑγρὸν ἐκεῖνο τὸ καθαρόν. [607] ὅπῃ δ' ἂν καὶ ὅπως αὐτὸ θολωθῇ, τὰ προειρημένα γίνεται φαντάσματα. κατὰ δὲ τὰς ἰσχυρὰς κεφαλαλγίας ὥσπερ οὖν καὶ κατὰ τὰς φρενίτιδας, διὰ τὸ πεπληρῶσθαι τὴν κεφαλὴν, ἀφικνουμένων τε τῶν χυμῶν ἐπὶ τοὺς ὀφθαλμοὺς τῶν αὐτῶν συμπτωμάτων αἴτιον γίνεται. καὶ τό γε κροκυδίζειν καὶ καρφολογεῖν εἰθισμένα τοῖς ἰατροῖς ἅπασι ῥήματα, μάλιστα κατὰ τῶν φρενιτιζόντων λέγεσθαι τὴν θέσιν ἐντεῦθεν ἔλαβεν. ἔνιοι γοῦν ἡρμήνευσαν ἡμῖν τήν τε (129) τῶν κροκύδων καὶ τὴν τῶν ἀχύρων φαντασίαν, ἐν αὐτῷ τε τῷ γίγνεσθαι καὶ μετὰ ταῦθ' ὕστερον ἀπομνημονεύσαντες. ἔστι δ' αὐτῶν ἡ διαφορὰ διττή. τινὲς μὲν γὰρ ἐν αὐταῖς ταῖς αἰσθητικαῖς φαντασίαις τὸ παραφρονεῖν ἐκτήσαντο, τῆς κριτικῆς δυνάμεως ἐῤῥωμένης, ἔνιοι δὲ καὶ διὰ φρόνησιν ὑπερβάλλουσαν ὅμως, καίτοι πεπονθότες, ἐπὶ βραχὺ τὴν κριτικὴν δύναμιν ἀντέσχον καὶ ἀνήνεγκαν, ὡς ἐκνικῆσαί τε καὶ ἀπομαχέσασθαι καὶ παρακολουθῆσαι τοῖς

in caput humoribus, eorum vapore humor etiam ille purus quem pupilla complectitur, inficiatur. Quo autem ipſe modo locoque turbidus effectus fuerit praedictae imagines oboriuntur. Verum in vehementi dolore capitis et inſania ſimiliter illa eadem ſymptomata fiunt, partim ob capitis repletionem, partim etiam quo humores in oculos conſcenderint. Et inde quidem verba illa a Graecis medicis in phreniticis maxime uſurpari ſolita *κροκυδίζειν* atque *καρφολογεῖν*, quae ſignificant tomentum et feſtucas legere, originem acceperunt. Sed enim plerique nobis tomentorum et ſtipularum ejusmodi imaginationem tum interim dum fieret, tum poſtea quam facta eſſet, ejus etiamnum memores expoſuere. Habent autem duplicem differentiam. Alii namque ſenſifica facultate laeſa delirarunt, incolumi ſalvoque judicio, alii vero ſunt qui cum judicio parum vacillarint, ob eximiam tamen qua praediti ſunt prudentiam, non multo poſt judicandi vim receperunt et recuperarunt adeo, ut vincerent, profligarent

γιγνομένοις. αὐτοὶ τοίνυν ἐδήλωσαν ἡμῖν ἐπὶ τίσι φαντάσμασιν ἐκίνουν τὰς χεῖρας, ὡς Ἱπποκράτης ἔγραψεν. ἐξέχειν γὰρ αὐτοῖς ἐδόκουν αἱ τῶν ἱματίων κροκύδες πολλαχόθι καὶ τοῖς τοίχοις ἄχυρα προσκεῖσθαι, πολλάκις δὲ καὶ κάρφη πολλὰ κατὰ τὴν στρωμνὴν ἐπικεῖσθαι καὶ παραπέτασθαι ζῶα μικρὰ πλησίον τῶν ὀφθαλμῶν. ταῦτα μὲν οὖν θηρεύειν ἐπιχειροῦσι περιφέροντες τὰς χεῖρας, ὥς τι ληψόμενοι. τὰ δ' ἄλλα ἐξέχειν φαινόμενα, τὰ μὲν ἀπὸ τῶν ἱματίων ἀφαιρεῖν ἐπιχειροῦσι, τὰ δ' ἀποσπᾶν τοῦ τοίχου. χαλεπαὶ δ' εἰσὶν εἰκότως αἱ ποιοῦσαι τὰ τοιαῦτα συμπτώματα διαθέσεις, ὡς ἂν τοῦ μὲν ὀξέος πυρετοῦ καὶ τῆς περιπνευμονίας καὶ τῆς κεφαλαλγίας διὰ μέγεθος χυμῶν ἐργασαμένων αὐτὰ, τῆς δὲ φρενίτιδος διὰ τὸ κύριον τοῦ πεπονθότος μορίου· ταύτης μὲν γὰρ ὅλον τὸ γένος ὀλέθριον. οἱ πυρετοὶ δὲ καὶ αἱ περιπνευμονίαι καὶ αἱ κεφαλαλγίαι κατὰ τὸ μέγεθος, ὡς εἴρηται.

---

et intelligerent, quaecunque accidiſſent. Et illi quidem ipſi nobis indicarunt quibusnam viſis manus moviſſent, ſicut ſcribit Hippocrates. Veſtium enim villi multis locis excedere illis videbantur et ſtipulae parietibus haerere, ſaepe vero etiam feſtucas plurimas per ſtragula ſparſas cernere, atque ante oculos parva animalia praetervolare. Quae dum ſectari et comprehendere conantur, circumſerunt manus, alia vero quae ipſi eminere putant, partim a veſtimentis tollere, partim ab adjuncto pariete avellere contendunt. Caeterum graves ſunt merito affectus illi qui pariunt ejusmodi ſymptomata. Nam febris quidem acuta et pulmonis inflammatio et dolor capitis propter humorum abundantiam illa parit, inſania vero propter affectae partis dignitatem. Haec enim toto genere peſtifera eſt, febres autem et pulmonis capitisque dolores, ſicut ante dictum eſt ob magnitudinem.

κδ'.

Πνεῦμα δὲ πυκνὸν μὲν ἐὸν πόνον σημαίνει ἢ φλεγμονὴν ἐν τοῖσιν ὑπὲρ τῶν φρενῶν χωρίοισι. μέγα δὲ ἀναπνεόμενον καὶ διὰ πολλοῦ χρόνου παραφροσύνην δηλοῖ. ψυχρὸν δὲ ἐκπνεόμενον ἐκ τῶν ῥινῶν καὶ τοῦ στόματος ὀλέθριον κάρτα ἤδη γίνεται.

Ταύτην τὴν ῥῆσιν ὅλην ἐν τῷ τρίτῳ τῶν περὶ δυσπνοίας ἐξήγημαι τελεώτατα, διὸ καὶ νῦν ἐρῶ μόνα τὰ κεφάλαια. πνεῦμα μὲν ὀνομάζει κατὰ τόνδε τὸν λόγον ὁ Ἱπποκράτης ὅλην τὴν ἀναπνοήν. φησὶ δὲ πυκνὴν αὐτὴν γινομένην ἐνίοτε μὲν ἄλγημα σημαίνειν, ἐνίοτε δὲ τῶν κατὰ θώρακα μορίων φλόγωσιν, ἅπερ ἐστὶ καρδία τε καὶ πνεύμων ὑπὲρ τὸ διάφραγμα τὴν θέσιν ἔχοντα. φρένας γὰρ καὶ διάφραγμα ἐκάλουν οἱ παλαιοὶ ταὐτό. ἐν μὲν οὖν τοῖς ἀλγήμασιν ἐδείχθη τούτῳ μικρὸν καὶ πυκνὸν γινόμενον τὸ πνεῦμα, κατὰ δὲ τὰς φλογώσεις πυκνὸν καὶ μέγα. ταύτας

XXIV.

Porro autem ſpiritus frequens quidem dolorem aut partis alicujus ſupra ſeptum transverſum inflammationem ſignificat. Magnus vero et longo tempore inſpiratus delirium oſtendit. Quod ſi vero frigidus naribus et ore exſpiretur, id jam valde pernicioſum eſt.

Totam hanc ſententiam accuratiſſime libro ſecundo de ſpirandi difficultate explicavimus, proinde ſola nunc capita perſequar. Spiritum hoc loco Hippocrates totam reſpirationem appellat, quam quidem ſi frequens ſit, interdum dolorem ſignificare dicit, interdum vero inflammationem, quam *φλόγωσιν* Graeci nuncupant, partium quae intra thoracem continentur, cordis ſcilicet et pulmonis, quae ſunt ſupra transverſum ſeptum collocata. Siquidem *φρένας* atque *διάφραγμα* idem Graeci veteres appellabant. Ac in doloribus quidem oſtendit ſpiritum parvum frequentemque duci, in phlogoſi autem, quam inflammationem

γὰρ εἰώθασιν ὀνομάζειν φλεγμονάς. τὸ δ' ἀραιὸν πνεῦμα, τουτέστι τὸ διὰ πολλοῦ, μετὰ μεγέθους μὲν παραφροσύνην σημαίνει, μετὰ δὲ σμικρότητος σβέσιν τῆς ἐμφύτου θερμότητος. ἀλλὰ [608] ταύτην γε τὴν διάθεσιν ἐκ τοῦ συμβεβηκότος ἐδήλωσεν εἰπών· ψυχρὸν δὲ ἐκπνεόμενον ἐκ τῶν ῥινῶν καὶ τοῦ στόματος ὀλέθριον κάρτα ἤδη γίνεται. ὅτι δὲ τούτων τῶν δυσπνοιῶν ἐμνημόνευσε μόνον ἐν τῷ προγνωστικῷ τὴν διδασκαλίαν περὶ τῶν ὀξέων νοσημάτων ποιούμενος· ἔτι τε κατὰ τὰ τῶν ἐπιδημιῶν, ὡς περὶ πλειόνων δυσπνοιῶν οὐσῶν ἐποιήσατο τὸν λόγον ἐν τῷ τρίτῳ περὶ δυσπνοίας ἐπιδέδεικται.

κέ.

Εὔπνοιαν δὲ χρὴ νομίζειν κάρτα μεγάλην δύναμιν ἔχειν εἰς σωτηρίην, ἐν ἅπασι τοῖσιν ὀξέσι νουσήμασιν, ὁκόσα ξὺν πυρετοῖσίν ἐστι καὶ ἐν τεσσαράκοντα ἡμέρῃσι κρίνεται.

---

interpretere, namque phlogoſin veteres phlegmonas ſolent vocare, frequentem et magnum. Spiritus vero rarus, hoc eſt longis intervallis repetitus, cum magnitudine quidem delirium, cum pravitate vero exſtinctum calorem nativum prodit. Sed et hanc ſane affectionem ex accidenti indicavit ſcribens. *Quod ſi frigidus naribus et ore exſpiretur, id jam valde pernicioſum eſſe.* Quod autem in prognoſtico de morbis acutis differens has tantum ſpirandi difficultates breviter expoſuerit, libris autem epidemion de pluribus aliis fecerit mentionem, libro de difficultate ſpirandi tertio oſtenſum eſt.

XXV.

Spirandi vero facilitatem exiſtimare oportet valde magnam vim ad ſalutem habere in omnibus acutis morbis quibus conjuncta febris eſt, quique diebus quadraginta judicantur.

Τὴν κατὰ φύσιν ἀναπνοὴν εὔπνοιαν εἴρηκεν, ἐνδεικνυμένην μήτε θώρακα μήτε καρδίαν καὶ πνεύμονα μήτε τὰς φρένας ὀδυνηρόν τι πάθος ἔχειν, ἀλλὰ μηδὲ τῶν συνημμένων αὐτοῖς μορίων τινά. κινούμενα γὰρ κατὰ τὰς ἀναπνοὰς ὀδυνᾶται καὶ αὐτὰ φλεγμαίνοντά τε καὶ ὁπωσοῦν ἔχοντά τι πάθος ὀδυνηρόν. ἔστι δὲ ταῦτα κοιλία, σπλὴν, ἧπαρ. ὅταν οὖν μήτε τι τούτων πάσχῃ μήτε θερμασίας πλῆθος ᾖ τοσοῦτον, ὡς διακαίεσθαί τε καὶ φλέγεσθαι δοκεῖν, ἀλλὰ μηδὲ τοὐναντίον, ὡς ἤδη σβέννυσθαι τὴν ἔμφυτον θερμότητα, πῶς οὐκ ἄν τις φαίη τὸν κάμνοντα πολλὰς ἐλπίδας ἔχειν σωτηρίας; ἐπί γε τῶν ὀξέων νοσημάτων, ἐφ' ὧν ἤτοι διὰ τὸ μέγεθος τῶν πυρετῶν ἢ διὰ τὴν ἰδίως ὀνομαζομένην φλεγμονὴν οἱ κίνδυνοι γίνονται. τὰ μέντοι χρόνια καὶ χωρὶς τούτων τῷ καταλύειν τὴν δύναμιν οὐκ ἀκίνδυνα. διὰ τοῦτ' οὖν ἐξεῖλεν αὐτὰ τοῦ λόγου καὶ περὶ μόνων ἀπεφήνατο τῶν ὀξέων. ὄντων δὲ τούτων διττῶν, ἐπειδὴ τὰ μὲν ἁπλῶς τε καὶ πρώιως ἐστὶν ὀξέα, τὰ δὲ ἐκ μετα-

Refpirationem fecundum naturam fpirandi facilitatem appellavit, ex qua nec thoracem nec cor nec pulmonem nec praecordia nec ullam aliam partem quae ipfis connexa fit, dolore vexari cognofcitur. Nam five tententur phlegmone five alio quovis dolorifico affectu teneantur, dolent quum per refpirationem moventur. Haec autem funt ventriculus, lien et jecur. Si quando igitur nulla earum laborat nec caloris copia tanta eft ut exuri atque ardere videatur, nec contra penuria tanta ut jam exftinguatur nativus calor, quis non fateatur permultum aegro fpei effe ad recuperandam etiam ab acutis morbis fanitatem, a quibus vel ob magnitudinem febris vel dictam proprie phlegmonem pericula imminent? Diuturni fane morbi quamvis horum expertes quia tamen vires diffolvunt, non carent periculo eamque ob caufam ipfos excepit Hippocrates, folofque acutos morbos nominatim expreffit. Quorum quum fit duplex differentia, funt enim alii fimpliciter primumque acuti, alii autem ex iftis decidui funt,

πτώσεως τούτων γίνεται, περὶ ἀμφοτέρων ἐδήλωσεν εἰπών. ὁκόσα σὺν πυρετοῖσίν ἐστι καὶ ἐν τεσσαράκοντα ἡμέρῃσι κρίνεται. τὸ μὲν οὖν σὺν πυρετοῖς προσθεὶς, ἵνα χωρίσῃ ταῦτα σπασμοῦ καὶ τετάνου καὶ χολέρας, ὅσα τ᾽ ἄλλα χωρὶς πυρετῶν ἐστιν ὀξέα. τὸ δὲ ἐν τεσσαράκοντα ἡμέρῃσι κρίνεσθαι, χάριν τοῦ συγκαταριθμῆσαι τοῖς ἁπλῶς τε καὶ κυρίως λεγομένοις ὀξέσι τὰ ἐκ μεταπτώσεως ὀξέα. γίνεται δὲ ταῦτα κατ᾽ ἀρχὰς μὲν ὀξέως νοσησάντων, ὕστερον δὲ κατὰ τὴν τεσσαρεσκαιδεκάτην ἡμέραν ἢ καὶ πρὸ αὐτῆς κριθέντων οὐ τελέως, ἀλλ᾽ ὥστε τι λείψανον τῆς νόσου μέχρι τῆς τεσσαρακοστῆς ἡμέρας ἐκταθῆναι. μετάπτωσις μὲν γὰρ ἐν ταῖς ἐλλιπέσι κρίσεσι γίνεται τῶν ὀξέων νοσημάτων οὐκ εἰς ταῦτα μόνον, ἀλλὰ καὶ τῶν χρονίων ἔνια, καὶ μάλιστα εἰς μαρασμὸν καὶ τεταρταῖον ἐμπύημά τε καὶ φθόην καὶ ὕδρωπας. ἀλλ᾽ ὅ γε Ἱπποκράτης ἐξαίρει τοῦ παρόντος λόγου κἀκεῖνα. μόνοις τοῖς ἁπλῶς ὀξέσιν, ὅσα σὺν πυρετῷ γίνεται καὶ τοῖς ἐκ μεταπτώσεως αὐτῶν εἰς τεσσαρακοστὴν ἡμέραν ἀφικνουμένοις ἄριστον εἶναι σημεῖον ἀποφηνάμενος τὴν

utrumque ipſe complexus eſt, ſcribens quibus conjuncta febris eſt, quique diebus quadraginta judicantur. Ubi conjunctam quidem febrem eſſe addidit, quo eos ſepararet a convulſione, diſtentione, cholera, atque aliis acutis morbis qui febris expertes ſunt. Addidit vero et diebus quadraginta judicari, ut acutos morbos ex aliis deciduos, una cum his qui ſimpliciter et proprie acuti dicuntur, annumeraret. Sunt autem illi initio quidem acuti, poſtea vero decimo et quarto die vel etiam maturius criſin imperfectam experiuntur, atque ex ea reliquiae quaedam morbi ad diem quadrageſimum ſuperſunt. Morbi namque acuti qui imperfecte judicati fuere, non in eos modo, ſed etiam in diuturnos et maxime in maraſmum, quartanam, ſuppurationem, phthoëm, atque hydropas degenerant. Sed hos tamen impraeſentiarum Hippocrates excludit, aſſerens ſolis ſimpliciter acutis quibus conjuncta febris eſt, atque aliis pariter deciduis qui ad quadrageſimum diem perveniunt, ſignum optimum eſſe ſpirandi facilitatem non au-

εὔπνοιαν, οὔτε δὲ τοῖς ἄνευ πυρετῶν ὀξέσιν ἅπασιν οὔτε τοῖς χρονίοις, ὥστ᾽ εἶναι τὰ πάντα τρία γένη τῶν νοσημάτων ἐν τῇ κατὰ χρόνον διαφορᾷ, ἓν μὲν τῶν ὀξέων τεσσαρεσκαίδεκα κρινόμενον ἡμέραις, [609] ἀντικειμένων αὐτῷ τῶν χρονίων, ἐπαμφοτερίζον δὲ καὶ οἷον ἐν μεθορίῳ τεταγμένον ἀμφοῖν ἄλλο τρίτον, οὗ πέρας ἐστὶ τῶν κρισίμων ἡμερῶν ἡ τεσσαρακοστή. ταῦτα μὲν οὖν ἐγὼ λέγω τοῖς ἐναργῶς φαινομένοις ἐπὶ τῶν νοσούντων ὁμολογοῦντα, καὶ ὅστις αὐτὰ ἐπ᾽ ἐκείνων βασανίσει γνώσεται τὴν τῶν πραγμάτων φύσιν οὕτως ἔχουσαν. ὅσοι δὲ καὶ τὸ ἐν τεσσαρεσκαίδεκα ἡμέρῃσι κρίνεσθαι τὰ ὀξέα νοσήματα λέγουσιν εἰρῆσθαι τὸν ἀριθμὸν τῶν κρισίμων ἡμερῶν διδάσκοντος ἡμᾶς τοῦ παλαιοῦ, πρὸς τῷ μὴ γινώσκειν ἃ μάλιστα ἐχρῆν αὐτοὺς ἐπίστασθαι καὶ τῶν λέξεων οὐκ ἀκούουσιν. εἰ γὰρ καὶ τὸ τεσσαρεσκαίδεκα ἡμέραις κρίνεσθαι τὰ ὀξέα νοσήματα δηλωτικόν ἐστι τοῦ πλήθους τῶν κρισίμων ἡμερῶν ὁπόσον ἐστὶ καὶ τὸ ἐν τεσσαράκοντα ἡμέραις κρίνεσθαι τὸν ἀριθμὸν δηλώσει τῶν κρισίμων ἡμερῶν. ζητησάτωσαν οὖν,

tem acutis omnibus qui febre carent nec item longis, itaque tria funt omnia morborum genera temporum fpatiis differentia: acutum quidem unum quod diebus quatuordecim judicatur, cui ex adverfo oppofiti funt diuturni; tertium vero ambiguum et veluti in utriusque confinio pofitum, cujus extremus inter eos qui judicandi vi pollent quadragefimus dies eft. Haec quidem in aegris tam manifefta funt ut nemo illa non fateatur: quae fi quis diligentius in illis expenderit, intelliget plane rem fe ifto habere modo. Caeterum qui dicunt antiquum illum virum, quum fcribit acutos morbos diebus quatuordecim judicari, docere nos dierum judicantium numerum, non modo non noverunt quae maxime eos fcire oportuit, fed ne dictiones quidem ipfas intelligunt. Si namque hoc ipfum diebus quatuordecim acutos morbos judicari defignat dierum judicantium multitudinem, certe et quod nunc ait intra dies quadraginta judicari, dierum judicantium numerum fignificabit. Quaerant igitur an quod in

ὥσπερ ἐν ταῖς τεσσαρεσκαίδεκα ποιοῦσι, τὰς ἕως τῆς τεσσαρακοστῆς, οὕτω καὶ τὰς νῦν εἰρημένας τεσσαράκοντα ποιῆσαι.

κστ'.

(130) *Οἱ ἱδρῶτες ἄριστοι μέν εἰσιν ἐν πᾶσι τοῖσιν ὀξέσι νουσήμασιν, ὁκόσοι ἂν ἐν ἡμέρῃσί τε κρισίμοισι γίνωνται καὶ τελείως τὸν πυρετὸν ἀπαλλάξωσιν. ἀγαθοὶ δὲ καὶ ὁκόσοι διὰ παντὸς τοῦ σώματος γινόμενοι ἀπέδειξαν τὸν ἄνθρωπον εὐπετέστερον φέροντα τὸ νούσημα. οἳ δ' ἂν μὴ τουτέων τι ἐξεργάσονται οὐ λυσιτελέες. κάκιστοι δὲ οἱ ψυχροί τε καὶ μοῦνον περὶ τὴν κεφαλὴν γινόμενοι καὶ τὸ πρόσωπον καὶ τὸν αὐχένα. οὗτοι γὰρ ξὺν μὲν ὀξεῖ πυρετῷ θάνατον προσημαίνουσι, ξὺν δὲ πρηυτέρῳ μῆκος νόσου. καὶ οἱ κατὰ πᾶν τὸ σῶμα ὡσαύτως γινόμενοι τοῖσι περὶ τὴν κεφαλήν. οἱ δὲ κεγχροειδέες καὶ μοῦνον περὶ τὸν τράχηλον γινόμενοι πονηροί. οἱ δὲ μετὰ σταλαγμῶν καὶ ἀτμίζοντες ἀγαθοί. κατανοεῖν δὲ χρὴ τὸ*

quatuordecim diebus faciunt usque ad quadragefimum, idem in dictis quadraginta diebus efficere poffint.

XXVI.

Sudores in omnibus acutis morbis optimi funt, quum et diebus criticis proveniunt et febrem prorfus auferunt. Boni quoque qui toto corpore manant faciuntque ut homo facilius ferat morbum. Qui vero nihil eorum effecerint, haud quaquam commodi videntur. Peffimi autem funt frigidi et qui circum caput tantum et faciem et cervicem oriuntur. Ifti enim cum febre quidem acuta mortem, cum mitiori vero morbi longitudinem denunciant. Similiter et qui in toto corpore eodem, quo et in capite modo proveniunt. At qui milii inftar prodeunt quique folo in collo emergunt mali funt. Boni vero qui guttatim ftillant et vaporem tollunt. Ceterum univerfalem fudorum rationem noviffe oportet. Alii

σύνολον τῶν ἱδρώτων. γίνονται γὰρ οἱ μὲν δι' ἔκλυσιν σωμάτων, οἱ δὲ διὰ συντονίην φλεγμονῆς.

Ἐπὶ μὲν τῶν ἀρίστων ἱδρώτων δύο γράψας γνωρίσματα τὸ τρίτον παρέλιπεν, ὡς ἐξ ἀνάγκης ἑπόμενον οἷς εἶπεν. ὅσοι γὰρ ἐν ἡμέραις τε κρισίμοις γίνωνται καὶ τελείως τῶν πυρετῶν ἀπαλλάξωσι τὸν κάμνοντα, οὗτοι καὶ δι' ὅλου τοῦ σώματός εἰσιν. ἐν δὲ τοῖς ἀγαθοῖς μὲν, οὐ μὴν ἀρίστοις γε τὸ δι' ὅλου τοῦ σώματος γενέσθαι καὶ τὸ καθελεῖν τι τῆς νόσου γράψας οὐδὲν ἔτι προσέθηκε περὶ τῶν κρισίμων ἡμερῶν, ὡς ἐξ ἀνάγκης αὖ πάλιν καὶ τούτου συνεπομένου τοῖς ἀγαθοῖς ἱδρῶσι. τρίτη δ' ἄλλη τάξις ἱδρώτων ἐστὶ μετρίως κακῶν, ὑπὲρ ὧν εἶπεν. οἳ δ' ἂν μηδὲν τουτέων ἐργάσωνται οὐ λυσιτελέες, τουτέστι τό τε δι' ὅλου τοῦ σώματος γίνεσθαι καὶ τὸ μὴ τὸν κάμνοντα ποιεῖν εὐπετέστερον φέρειν τὴν νόσον. αὐτῶν δὲ τούτων εὔδηλον ὅτι χείρους μέν εἰσιν οἱ μηδέτερον τούτων ἐργασάμενοι, μετριώτεροι δὲ οἱ τὸ ἕτερον. αὖθις δὲ πάλιν αὐτῶν τούτων οἱ

namque exſolutis corporibus, alii vero propter phlegmones vehementiam ſolent excitari.

Sudoris optimi duas notas ſcripſit, tertiam vero praetermiſit, quaſi neceſſario priores conſequatur. Qui enim tum criticis diebus fiunt tum aegro ſebrem prorſus adimunt, toto profecto corpore manant. Verum inter notas boni quidem, non tamen optimi ſudoris ſcribens eum toto corpore prodire et partem aliquam morbi adimere, nihil praeterea de diebus criticis adjecit, quaſi id etiam neceſſario ſudores bonos concomitaretur. Porro alius ordo tertius eſt ſudorum qui modice mali ſunt, de quibus dixit, qui vero nihil eorum effecerint, haud quaquam commodi videntur, hoc eſt niſi toto corpore profluxerint et aeger poſtea morbum facilius ferat. Perſpicuum autem eſt ſudores illos quibus nihil tale acciderit deteriores eſſe, quibus vero alterum tantum, meliores. Ex his rurſum

μὲν εὐπετέστερον φέρειν τὴν νόσον ἐργασάμενοι μετριώτεροι, κἂν μὴ δι' ὅλου τοῦ σώματος γένωνται. χείρους δ' οἱ βαρύτερον ἀποδείξαντες τὸ νόσημα κἂν εἰς ὅλον ἐκταθῶσι τὸ σῶμα τούτοις μὲν οὖν ἅπασιν ὑπάρχει τοῖς ἱδρῶσι θερμοῖς εἶναι καὶ διὰ τοῦτ' οὐδὲ κατὰ μίαν τῶν τριῶν τάξεων ἐδήλωσεν αὐτὸ, παραλείπειν εἰθίσμενος [610] ὅσα τε ἐξ ἀνάγκης ἕπεταί τισι καὶ ὅσα διὰ τῆς τῶν ἐφεξῆς λεγομένων ἀντιθέσεως δηλοῦται. πᾶσι δὲ τοῖς προειρημένοις κατὰ τοῦτον τὸν λόγον ἱδρῶσιν ἀντιτίθησι τοὺς ψυχροὺς εἰπὼν ὧδε· κάκιστοι δὲ καὶ οἱ ψυχροὶ καὶ σὺν αὐτοῖς κακοὺς εἶναί φησιν ὅσοι περὶ τὴν κεφαλὴν καὶ τὸν αὐχένα γίνονται κἂν μὴ ψυχροὶ τυγχάνωσιν ὄντες, ἀπειλοῦσι γὰρ οὗτοι συγκοπήν. εἰ δ' ἅμα τε περὶ ταῦτα γένωνται τὰ μέρη καὶ ψυχροὶ φαίνωνται, χείριστοι πάντων εἰσίν. οὐ γὰρ ἔτι μέλλειν, ἀλλ' ἄρχεσθαι δηλοῦσιν ἤδη τὴν συγκοπήν. ἐπιδιορίζονται δὲ τῇ σφοδρότητι τοῦ πυρετοῦ. εἰ μὲν γὰρ ὀξεῖς ὑπάρχουσι, θάνατον οἴσουσι πάντως οἵ τε ψυχροὶ, κἂν δι'

meliores illos esse, qui morbum reddunt tolerabiliorem, quamvis toto corpore non diffluant, deteriores vero a quibus ingravescit morbus etsi toto corpore sudetur. Ac omnes quidem ii sudores calidi sunt, eamque ob causam dum tres eos ordines statueret, id ipsum non expressit, quippe qui ea quae necessario aliqua consequuntur quaeque facile ex eorum quae subjiciuntur oppositione intelligi possunt, praetermittere consueverit. Atqui sudoribus omnibus de quibus primum hoc in loco dixit frigidos opponit scribens ad hunc modum, pessimi autem sunt frigidi; atque simul cum illis malos esse commemorat qui circum caput tantum et faciem et cervicem oriuntur, etiam si frigidi non sint. Hi namque animi deliquium minitantur. Qui sane partibus etiam illis, si frigidi videantur, omnium pessimi sunt. Neque enim amplius futuram syncopen, sed jam incipientem ostendunt. Caeterum ex febris vehementia distinguuntur. Quippe si febris acuta est, tam frigidi illi sudores, etiam si toto e corpore

ὅλου γίνωνται τοῦ σώματος, οἵ τε περὶ τὸν τράχηλον καὶ κεφαλὴν, εἰ καὶ θερμοὶ τύχοιεν ὄντες. εἰ δὲ καὶ πρᾶος ὁ πυρετὸς εἴη, δυνήσεταί ποτε πέψαι τοὺς μοχθηροὺς χυμοὺς ἡ δύναμις ἐν τῷ χρόνῳ μὴ φθάσασα προαναλωθῆναι τῇ τῶν πυρετῶν ὀξύτητι. περὶ μέντοι τῶν κρισίμων ἡμερῶν οὐκέτι οὐδὲν εἶπεν ἐπὶ τῶν ἄλλων ἱδρώτων, καίτοι γε ἐν τοῖς περὶ τῶν ἀρίστων εἶπεν ἐν ἀρχῇ, διότι τε μέλλει δύναμίν τινα τῶν κρισίμων ἐν τῷ περὶ αὐτῶν λόγῳ διδάσκειν, ἐν αὐτῇ τε τῇ ῥήσει συνενεδείξατο. μία γὰρ αὐτῶν ἐστιν ἡ δύναμις πιστὴν ἐργάσασθαι τὴν κρίσιν, ἄν τε εἰς ἀγαθὸν ἐάν τε εἰς κακὸν τελευτήσῃ. γινώσκειν δὲ χρὴ τὴν τελευτὴν τῆς προκειμένης ῥήσεως ὑπὸ τῶν περὶ τὸν Διοσκουρίδην γεγραμμένην κατὰ τήνδε τὴν λέξιν· κάκιστοι δ' οἱ ψυχροὶ καὶ μόνον περὶ τὴν κεφαλὴν γινόμενοι καὶ τὸν αὐχένα, οὗτοι γὰρ θάνατον σημαίνουσιν ἢ μῆκος νόσου. δῆλον δ' ὅτι καὶ ἡ τοιαύτη γραφὴ συντομωτέρα μέν ἐστι τῆς προτέρας, δύναμιν δὲ τὴν αὐτὴν ἔχει καὶ δεήσει προσθεῖ-

prodeant, quam alii qui cervicem tantum atque caput quamvis forte calidi occupant, certam perniciem afferunt. Sin autem mitis est poterunt tandem vires vitiosos humores spatio coquere, modo ne prius febris vehementia pessumdentur. Nullam vero Hippocrates, quum de aliis sudoribus diceret, mentionem dierum criticorum fecit, de quibus tamen initio loquutus erat, cum optimos describeret, tum quod dierum judicantium vim proprio libro explicaturus esset, tum quod in hac ipsa quam interpretamur sententia eos non obscure subindicarit. Est enim eorum virtus una crisin fidam proferre, sive bonus sive malus exitus illam consequatur. Sciendum autem est propositae nobis sententiae extremum a Dioscoride scribi hunc in modum: *pessimi autem sunt frigidi et qui circum caput tantum cervicemque oriuntur. Mortem enim aut longitudinem morbi significant.* Quo quidem modo perspicuum est omnia dici compendiosius quam alioqui supra scriptum est, vim autem utrinque eandem esse et interpreti

Ed. Chart. VIII. [610.] Ed. Baſ. V. (130.)

ναι τὸν ἐξηγητὴν, ὅπερ ἐπὶ τῆς προτέρας ἤδη γέγραπται, σὺν μὲν ὀξεῖ πυρετῷ θάνατον, σὺν δὲ πρηϋτέρῳ μῆκος νόσου. ἐφεξῆς δὲ τούτων γέγραπταί τινα περὶ ἱδρώτων, ἃ οὐκ εἰσὶν ἐν ἅπασι τοῖς ἀντιγράφοις, ἃ καλῶς ἄλλοι τέ τινες ἐξεῖλον ὡς οὐχ Ἱπποκράτους καὶ οἱ περὶ τὸν Ἀρτεμίδωρόν τε καὶ Διοσκουρίδην.

κζ'.

Ὑποχόνδριον δὲ ἄριστον μέν ἐστιν εἰ ἀνώδυνόν τε ἐὸν καὶ μαλθακὸν καὶ ὁμαλὸν καὶ ἐπὶ δεξιὰ καὶ ἐπ' ἀριστερά. φλεγμαῖνον δὲ ἢ ὀδύνην παρέχον ἢ ἐντεταμένον ἢ ἀνωμάλως διακείμενον τὰ δεξιὰ πρὸς τὰ ἀριστερὰ ἢ ἀριστερὰ πάλιν πρὸς τὰ δεξιὰ, ταῦτα πάντα φυλάσσεσθαι χρή.

Ἑνὶ μὲν λόγῳ βραχυτάτῳ περιλαβὼν ἄν τις εἴποι τὸ τῷ κατὰ φύσιν ὁμοιότατον ὑποχόνδριον ἄριστον εἶναι. κατὰ μέρος δὲ αὐτοῦ διδάσκων ὁ Ἱπποκράτης τὰ γνωρίσματα τὸ μὲν πρῶτον αὐτῶν ἐκ τῶν οὐχ ὑπαρχόντων εἶπεν, ἃ δὴ κα-

addendum id, quod priore modo jam expreſſum eſt, ſcilicet cum ſebre quidem acuta mortem, cum mitiori vero morbi longitudinem. Adſcribuntur poſtea nonnulla de ſudoribus quae in omnibus codicibus non reperias et quae recte cum alii tum vero Artemidorus et Dioſcorides tanquam notha exemere.

XXVII.

Optimum vero eſt ſi hypochondria ſine ullo ſenſu doloris aequaliter mollia in utraque parte ſint. Sin autem phlegmone laborent aut dolorem afferant aut tenſa ſint aut dextrum a ſiniſtro varium aut ſiniſtrum a dextro et inaequale haec omnia vereri conveniet.

Perbrevi quidem oratione rem totam complectendo dici poteſt optime praecordia ſe habere, quae naturalibus quam ſimillima ſunt. Verum Hippocrates ſigillatim notas omnes perſequitur, quarum primam ex his deſumit, quae

λεῖν ἔθος ἐστὶ τοῖς νεωτέροις ἀποσυμβεβηκότα. τὰ δὲ ἐφεξῆς δύο γνωρίσματα τῶν συμβεβηκότων ἐστὶ τοῖς ὑποχονδρίοις. ἀνώδυνον μὲν οὖν ὑποχόνδριον ἐκ τοῦ μὴ συμβεβηκότος αὐτῷ λέλεκται, μαλθακὸν δὲ καὶ ὁμαλὸν ἐξ ὑπαρχόντων τινῶν. ἀλλὰ τὸ μὲν μαλθακὸν ἐκ τοῦ συμμέτρου τῆς ἀντιβάσεως γνωρίζεται· τὸ γὰρ ἀντικείμενον αὐτῷ τὸ σφοδρῶς ἀντιβαῖνον σκληρόν ἐστι· τὸ δ' ὁμαλὸν οὐ κατὰ μίαν μόνην τήνδε νοεῖται τὴν ποιότητα. [611] δύναται γὰρ ὁμοίως μὲν εἶναι μαλθακὸν ἅπαν, ἤτοι δὲ κατά τι μὲν ἀνώδυνον ὑπάρχειν, κατά τι δὲ ὀδυνώμενον, ἢ τὸ μὲν ἑαυτοῦ θερμότερον εἶναι, τὸ δὲ ψυχρότερον, ἢ τὸ μὲν ὑψηλότερον, τὸ δὲ ταπεινότερον. ὅθεν ἀντιτιθεὶς τῷ ἀρίστῳ καὶ ὁμαλῷ τὰ τοῦ χειρίστου καὶ ἀνωμάλου γνωρίσματά φησι, φλεγμαῖνον δὲ ἢ ὀδύνην παρέχον ἢ ἐντεταμένον ἢ ἀνωμάλως διακείμενον τὰ δεξιὰ πρὸς τὰ ἀριστερὰ ἢ ἀριστερὰ πρὸς τὰ δεξιά. τὸ μὲν φλεγμαῖνον εἶπε καθ' ὅλου τοῦ ὑποχονδρίου. σημαίνει δὲ δηλονότι τοῦτο τὸ ῥῆμα τὸ φλεγμαίνειν, ὡς εἰ καὶ διακαίεσθαι καὶ φλέγεσθαι καὶ πυ-

non infunt quae recentiores medici ἀποσυμβεβηκότα folent appellare. Reliquas autem duas ab his quae praecordiis accidunt. Doloris namque expers effe fumptum ab eo eft quod non accidit, molle vero et aequabile ab illis quae infunt; fed molle quidem ex moderato renixu cognofcitur. Huic enim contrarium quod fcilicet vehementer renititur, durum eft. Aequale vero non hac modo nota deprehenditur. Nam poffunt quidem omnia aeque mollia effe, quae tamen vel aliqua parte doloris erunt expertia, alia vero dolore afficientur vel alio loco calidiora, alio frigidiora quam debeant aut fublimiora uno et altero magis depreffa funt. Quare optimo et aequali opponens notas peffimi atque inaequalis: *fin phlegmone*, inquit, *laborent aut dolorem afferant aut tenfa fint aut dextrum a finiftro aut finiftrum a dextro varium et inaequale.* Ubi quod dixit phlegmone laborare de hypochondrio intelligitur. Eft autem phlegmone laborare idem quod uri, inflammari et fuccendi. Aeque vero et dolorem afferre de

ῥοῦσθαι λέγοιτο. κατὰ δὲ τὸν αὐτὸν λόγον καὶ τὸ τὴν ὀδύνην παρέχον ἐφ᾽ ὅλου λέγεται τοῦ ὑποχονδρίου, καθάπερ γε καὶ τὸ τεταμένον, ἐφ᾽ ὅλου γὰρ εἴρηται καὶ τοῦτο. τὸ ἀνωμάλως διακείμενον, ὅταν μὴ πᾶν ἔχῃ τὸ ὑποχόνδριον τὴν αὐτὴν διάθεσιν ἢ κατὰ θερμασίαν ἢ κατὰ ψύξιν ἢ κατ᾽ ὀδύνην τε καὶ ἀνωδυνίαν ἢ κατ᾽ ἰσχνότητα καὶ χαλαρότητα καὶ τάσιν. γίνεται γάρ ποτε τάσις ὑποχονδρίου χωρὶς (131) τῆς ἰδίως ὀνομαζομένης φλεγμονῆς ἤτοι διὰ ξηρότητά τινα σφοδρὰν οὐ μόνον τῶν κατ᾽ αὐτὸ μορίων, ἀλλὰ καὶ τῶν κατὰ τὸν ὑπεζωκότα τὰς πλευρὰς ὑμένα καὶ τὰς φρένας, ἢ διὰ τὰς μετ᾽ ὄγκου φλεγμονὰς αὐτῶν τῶν κατὰ τὸ ὑποχόνδριον μυῶν, ἔξω τῆς ἰδίως ὀνομαζομένης φλεγμονῆς καθεστώσης, ἥτις ἐστὶν ὄγκος ὀδυνηρός.

κη΄.

Ἢν δὲ καὶ σφυγμὸς ἐνείη ἐν τῷ ὑποχονδρίῳ, θόρυβον σημαίνει ἢ παραφροσύνην, ἀλλὰ τοὺς ὀφθαλμοὺς ἐπικατιδεῖν

toto dicitur hypochondrio, quemadmodum et tenfum, quod de ipfo etiam toto dictum eft. Dicitur vero inaequaliter affectum effe, quoties totum hypochondrium eandem non habet vel caloris vel frigoris vel doloris vel indolentiae vel gracilitatis vel laxitatis vel tenfionis affectionem. Tenditur enim plerumque hypochondrium, ut tamen proprie dicta phlegmone nulla fit, idque vel ob infignem quandam ficcitatem non ipfius modo hypochondrii, fed etiam membranae coftas fuccingentis et fepti transverfi vel quod mufculi hypochondrii phlegmone, quae tumorem excitet nec tamen proprie phlegmone fit, quae dolorificus tumor eft. afficiantur.

XXVIII.

Quod fi in praecordiis pulfus quoque infit, perturbationis vel delirii indicium eft. Verum oculos eorum intueri

χρὴ τῶν τοιουτέων. ἢν γὰρ αἱ ὄψιες πυκνὰ κινέωνται, μανῆναι τούτους ἐλπίς.

Εὑρίσκεται μὲν ἔν τισι τῶν ἀντιγράφων οὐ σφυγμὸς, ἀλλὰ παλμὸς γεγραμμένος. ἐμάθομεν δὲ ὅτι τὸ σύμπτωμα τοῦτο διὰ πνεῦμα γίνεται φυσῶδες, ἀλλ᾽ ἐν τοῖς πλείστοις γέγραπται σφυγμός. ἤτοι γε ὡς συνὼν ταῖς μεγάλαις φλεγμοναῖς ἢ καὶ τῆς κατὰ ῥάχιν ἀρτηρίας τῆς μεγάλης ἡ αἰσθητὴ κίνησις τῷ κάμνοντι, ὥς που κἀν τῷ δευτέρῳ τῶν ἐπιδημιῶν εἶπεν ὁ ἀνήρ· ὅταν ἡ φλὲψ ἡ κατ᾽ ἀγκῶνα σφύζῃ. μανικὸς καὶ ὀξύθυμος. εὔδηλος γάρ ἐστι κἀνταῦθα τὸ σφύζειν ἐπὶ τῆς μεγάλης οὕτω καὶ σφοδρᾶς κινήσεως τῶν ἀρτηριῶν ἐπιφέρων, ὡς καὶ πρὸ τοῦ τὴν ἁφὴν ἐπιβάλλειν αὐταῖς αἰσθητὴν εἶναι τὴν κίνησιν, ἐνίοτε μὲν αὐτῷ τῷ πάσχοντι μόνῳ, ἐνίοτε δὲ καὶ τοῖς ἔξωθεν ὁρῶσιν. ὅ τι δ᾽ ἂν ᾖ τούτων τῶν συμπτωμάτων οὐκ ἀγαθὸν ἐστι σημεῖον. καὶ γὰρ ἡ μεγάλη ἀρτηρία τῶν κυριωτάτων μορίων ὑπάρχει καὶ ἡ γαστὴρ καὶ τὸ ἧπαρ, ὥσπερ γε καὶ τὸ διά-

oportet. Si namque crebro moveantur, exſpectanda inſania eſt.

In quibusdam exemplaribus non pulſus, ſed palpitatio ſcribitur. Eam autem a flatulento ſpiritu generari compertum habemus. Verum plurima pulſum ſcriptum habent ſive ille ſit, qui magnas inflammationes comitatur, ſive ille aegro ſenſibilis motus arteriae magnae qua ſpinam perreptat, ut vir ille dixit libro ſecundo epidemion: *quum vena quae in cubito eſt pulſaverit, inſanum furibundumque eſt.* Certum enim eſt pulſum etiam ab eo appellari magnum illum et vehementem arteriarum motum, quem vel ſolus aeger vel qui illi aſſiſtunt non admota etiam manu maniſeſto percipiunt. Sed quidquid horum acciderit non bonum ſignum eſt, ſiquidem tum magna arteria tum ventriculus tum jecur atque ipſum adeo transverſum ſeptum inter partes principes habentur, quorum

φραγμα. πάντως δὲ τούτων ἕν ἐστί τι τὸ πάσχον, εἴτε παλμὸς εἴη γεγραμμένος εἴτε σφυγμός. ἀλλὰ τὸ μὲν διάφραγμα παραφροσύνην ἑτοιμοτάτην φέρει, διόπερ καὶ προσαγορεύεσθαί φησιν αὐτὸ φρένας ὑπὸ τῶν παλαιῶν, οὐχ ἥκιστα δὲ καὶ τὸ στόμα τῆς γαστρὸς, ὅταν μεγάλως φλεγμαίνῃ. τὰ δ' ἄλλα μόρια τὰ τῇδε πάσχοντά τι τῶν εἰρημένων παθημάτων ἐν ἐπικινδύνῳ γίνεται διαθέσει. διὸ καὶ Ἱπποκράτης εἰκότως ἤτοι θόρυβον ἔφη σημαίνεσθαι πρὸς τοῦ συμπτώματος ἢ παραφροσύνην· θόρυβον μὲν ἐνὶ κοινῷ συμβεβηκότι πασῶν τῶν κινδυνωδῶν διαθέσεων, ἐφ' αἷς οὐ τοῖς κάμνουσι μόνον, [612] ἀλλὰ καὶ τοῖς ἰατροῖς θορυβεῖσθαι συμβαίνει. παραφροσύνην δὲ διά τε τὸ διάφραγμα καὶ τὸ τῆς γαστρὸς στόμα. περὶ μέντοι τῶν καθ' ὑποχόνδριον μυῶν ἐπισκεπτέον ἐστὶν, οὔτε γὰρ παραφροσύνην ἐξ ἀνάγκης οὔτε κίνδυνον ἐπιφέρουσιν οὗτοι σφύζοντες ἢ παλλόμενοι. μήτε οὖν ἰδιώτερον ἀκοῦσαι χρὴ τοῦ ἐνείη ῥήματος ἐν τῇ λέξει, καθ' ἣν εἶπεν ὁ Ἱπποκράτης, εἰ δὲ καὶ σφυγμὸς

unum neceffario affectum effe oportet, five palpitationem five pulfum legerimus. Verumtamen transverfum feptum delirium promptiffime fufcitat, eamque ob caufam φρένας, quod mentem interpretere, vocatum a veteribus effe dicunt, atque ipfo non minus ventriculi os, fi quando magna ipfum phlegmone invadat. Reliquae vero partes quae illic funt, fi aliquo ex praedictis affectibus corripiantur, plurimum habent periculi. Itaque Hippocrates ab hoc fymptomate vel perturbationem vel delirium impendere haud temere videtur affirmaffe: perturbationem quidem quod haec pericula omnia ex aequo confequatur, quibus non aegri folum, verum etiam medici perturbari folent: delirium vero propter feptum transverfum et os ventriculi. At vero de hypochondrii mufculis confiderandum eft, hi enim nec pulfantes nec palpitantes delirium aut periculum neceffario arceffunt. Quare non eft vulgari fenfu verbum *infit* interpretandum, quo ufus eft hoc in loco Hippocrates fcribens, quod fi in praecordiis pul-

ἐνείη ἐν τῷ ὑποχονδρίῳ, τὸν ἐν τῷ βάθει τοῦ ὑποχονδρίου γινόμενον παλμὸν ἢ σφυγμὸν ἐκ τῆς ἐνείη φωνῆς ἐνδείξασθαι βουληθέντος αὐτοῦ, ἀλλὰ καὶ τοὺς ὀφθαλμοὺς ἐπικατιδεῖν χρὴ τῶν τοιουτέων. ἢν γὰρ αἱ ὄψιες πυκνὰ κινέωνται, μανῆναι τούτους ἐλπίς. ἐπειδὴ θόρυβον ἢ παραφροσύνην ὑπὸ τοῦ συμπτώματος ἔφη δηλοῦσθαι, διορίζεται νῦν καὶ διδάσκει πηνίκα μὲν παραφροσύνη, πηνίκα δὲ θόρυβος ἔσται μόνον. ὁ διορισμὸς δ' ἀπὸ τῆς τῶν ὀφθαλμῶν κινήσεως, οὓς οὐ νῦν μόνον, ἀλλὰ κἀπὶ τοῖς ἄλλοις ἅπασι νοσήμασιν, ἐφ' ὧν ὑποπτεύεις ἔσεσθαι παραφροσύνην, ἀκριβῶς ἐπισκέπτου. τὸ γὰρ ἀστήρικτον αὐτῶν ἐκείνης ἐστὶ δηλωτικόν. ἐνταῦθα δὲ οὐχ ἁπλῶς ἔφη παραφρονῆσαι τὸν ἄνθρωπον, ἀλλὰ μανήσεσθαι σφοδράν τινα παραφροσύνην ἐπὶ τῶν εἰρημένων σημείων γενήσεσθαι δηλῶν. ὅτι δὲ ἡ πυκνὴ κίνησις τῶν ὀφθαλμῶν τὴν ὑποψίαν τῆς παραφοσύνης βεβαιοῖ δῆλον οἶμαί σοι κἀκ τῶν ἤδη λεγομένων ἐπινοεῖν, ἡνίκα τοὺς περὶ τοὺς ὀφθαλμοὺς μύας ἐλέγομεν αἰσθάνεσθαι πρώτως τῶν κατὰ τὸν ἐγκέφαλον παθῶν. αὐτὸς δὲ ὁ ἐγκέφαλος ἐπὶ διαφράγματι καὶ στόματι κοιλίας πάσχει, καθότι

ſus quoque inſit. Quippe eo verbo palpitationem aut pulſum qui in ima praecordiorum ſede ſiat, deſignare voluit. Verum oculos eorum intueri oportet. Si namque crebro moveantur, exſpectanda inſania eſt. Nam cum eo ſymptomate perturbationem vel delirium portendi dixiſſet, nunc diſtinguit et docet, quando delirium, quando perturbatio conſequatur. Eſt autem diſtinctio ab oculorum motu, quos non nunc modo, ſed aliis omnibus in ſymptomatis a quibus delirium fore metuis diligentiſſime contemplare. Ipſum enim inſtabiles illi praeſagiunt. At hoc loco non ſolum ſimpliciter delirium, ſed inſaniam exſpectandam eſſe pronunciavit, indicans ab his notis vehemens delirium venturum. Quod autem creber oculorum motus delirii ſuſpicionem conſirmet, potes, ut ego arbitror, facile ex iis colligere, quae modo retulimus quum muſculos affectiones cerebri primos ſentire oſtenderemus. Cerebrum vero ipſum cum ab aliis nervoſis partibus tum a ſepto transverſo et

κἀπὶ τοῖς ἄλλοις τοῖς νευρώδεσι. ἐξ ἐκείνου γὰρ ἁπάντων τῶν νεύρων πεφυκότων, ὅσα μόρια πλείστων αὐτῶν ἢ μεγίστων μετέχει, ταῦτα εἰκότως εἰς συμπάθειαν ἄγει τὴν ἑαυτῶν ἀρχήν.

κθ'.

Οἴδημα δὲ ἐν τῷ ὑποχονδρίῳ σκληρόν τε ἐὸν καὶ ἐπώδυνον, κάκιστον μὲν, εἰ παρὰ πᾶν εἴη τὸ ὑποχόνδριον· εἰ δὲ εἴη ἐν τῷ ἑτέρῳ μέρει, ἀκινδυνότερόν ἐστιν ἐν τῷ ἐπ' ἀριστερά.

Οἴδημα μὲν οὖν εἴωθε καλεῖν τὸν παρὰ φύσιν ὄγκον ἅπαντα τῶν νεωτέρων ἰατρῶν ἕνα μόνον οὕτως ὀνομαζόντων ὄγκον, ὃς ἐν τῷ πιέζειν ἀνώδυνός τε καὶ μαλακὸς ᾖ. ἣν δὲ πάλιν ἰδίως ὀνομάζουσι φλεγμονὴν οἱ νεώτεροι, ταύτην Ἱπποκράτης συνθέτῳ λέξει σκληρὸν καὶ ἐπώδυνον οἴδημα καλεῖ. τὸ γὰρ τῆς φλεγμονῆς ὄνομα κατὰ τῆς φλο-

ore ventriculi afficitur. Quum enim ab eo nervi omnes oriantur, quae partes nervos plures aut maximos recipiunt, illae principium fuum in confortium mali haud fine ratione pertrahunt.

XXIX.

At vero tumor in hypochondrio durus et dolorificus peffimus eft, fi totum hypochondrium occuparit. Sin autem alteram tantum partem pervaferit, periculi minus habet qui finiftram.

Hippocrates *οἴδημα*, quo nomine hic eft ufus, nos tumorem vertimus, vocare confuevit tumorem omnem praeter naturam. Medici vero recentiores unum tantum, qui fi comprimatur nullum dolorem infert et mollis eft. Rurfum quam illi proprie appellant phlegmonen, eam Hippocrates compofita dictione durum et dolorificum tumorem vocat. Namque phlegmones nomine pro phlogofi

γώσεως ἔλεγεν. εὔδηλον δ᾽ ὅτι ἡ τοιαύτη διάθεσις ἐν ὑποχονδρίῳ γινομένη χείρων μέν ἐστιν ἐν τοῖς δεξιοῖς διὰ τὸ ἧπαρ, ἐπιεικεστέρα δὲ ἡ ἐν τοῖς ἀριστεροῖς διὰ τὸν σπλῆνα, χειρίστη δὲ ἡ ἐν ἀμφοτέροις ἅμα γινομένη.

λ'.

Σημαίνει δὲ τὰ τοιαῦτα οἰδήματα ἐν ἀρχῇ μὲν κίνδυνον θανάτου ὀλιγοχρονίου ἔσεσθαι.

[613] *Τὰ* εἰρημένα καθ᾽ ὑποχόνδριον οἰδήματα σκληρὰ καὶ ἐπώδυνα, τὰ πρὸς τῶν νεωτέρων ἰατρῶν ἰδίως ὀνομαζόμενα φλεγμονὰς κίνδυνόν φησι σημαίνειν θανάτου ταχέως ἐσομένου. τοῦτο δὲ, ἐὰν μὴ καὶ τῶν ἔνδον τι συνεπεπόνθοι, ψεῦδός ἐστι. τὰ δ᾽ ἔνδον ἴσμεν ὅτι τό θ᾽ ἧπάρ ἐστι καὶ ἡ γαστὴρ καὶ ὁ σπλὴν καὶ τὸ περιτόναιον, ὡς οἵ γε μύες οἱ καθ᾽ ὑποχόνδριον φλεγμήναντες οὐχ ἱκανοὶ θάνατον ἐπενεγκεῖν, εἰ μή τι ἄρα ποτὲ σπανίως ἤτοι διὰ μέγεθος ὑπερβαλλούσης φλεγμονῆς ἢ δι᾽ ἀῤῥωστίαν δυνάμεως ἢ καὶ

utebatur. Perfpicuum autem eft hujusmodi affectum in praecordiis excitatum parte quidem dextra propter jecur deteriorem effe, finiftra vero mitiorem propter lienem, fimul vero in utroque latere confiftentem peffimum.

XXX.

Verum tumores ejusmodi per initia quidem nati mortem brevi futuram fignificant.

Scribit Hippocrates tumores illos duros et dolorem cientes, quos recentiores medici proprio nomine phlegmonas appellant, qui praecordia occupare dicebantur, mortem brevi futuram portendere. Quod fane falfum eft, nifi internarum quoque partium aliqua fimul affecta fuerit. Internas vero effe novimus jecur, ventriculum, lienem et feptum transverfum. Mufculi namque praecordiorum phlegmone obfeffi tollere hominem e vita non poffunt, nifi, quod raro accidit, vel phlegmones magnitudo

τῶν ἰατρῶν κακῶς θεραπευόντων ἢ τοῦ κάμνοντος ἁμαρτάνοντος. συγκεχυμένως οὖν καὶ ἀδιορίστως ταύτην τὴν ῥῆσιν ἔγραψεν.

λα'.

Ἢν δὲ ὑπερβάλλῃ εἴκοσιν ἡμέρας ὅ τε πυρετὸς ἔχων καὶ τὸ οἴδημα μὴ καθιστάμενον, ἐς διαπύησιν τρέπεται.

Ἅπαντες οἱ παρὰ φύσιν ὄγκοι διαφορουμένων τῶν ἐργαζομένων αὐτοὺς χυμῶν θεραπεύονται καὶ καθίστανται. πρόδηλον οὖν ὡς ἐπειδὰν μὴ καθιστῶνται, διαμένουσιν οἱ χυμοὶ καὶ πάντως ἐν τῷ χρόνῳ μεταβολή τις ἔσται αὐτῶν κατὰ ποιότητα, ποτὲ μὲν ἐπὶ τὸ σηπεδονῶδες, ὅταν ὡς ἐν νεκρῷ σώματι μηδὲν εἰς τὴν πέψιν αὐτῶν ἡ φύσις ὑπ' ἀῤῥωστίας ἐνεργῇ, ποτὲ δὲ ἐκείνης ἰσχυούσης εἰς πῦον ἡ μεταβολὴ γίνεται. δεόντως οὖν εἶπεν ὁ Ἱπποκράτης, ἐὰν μήτε καθ- (132) ίστηται τὰ φλεγμαίνοντα καὶ ὁ πυρετὸς ἔχῃ αὐτὰ, εἰς διαπύησιν τρέπεται. παυσαμένου γὰρ τοῦ πυρε-

eximia fuerit vel vires admodum imbecillae vel perperam curetur a medicis vel ipſe etiam aeger deliquerit. Proinde confuſe et indiſtincte ſcripta haec ſententia eſt.

XXXI.

Si vero febris vigeſimum diem ſuperet nec tumor interea conſidat, in ſuppurationem vertitur.

Omnes praeter naturam tumores reſolutis a quibus fiunt humoribus, curantur atque conſidunt. Quare ſi non conſederint humores procul dubio remanent, eosque tandem ſecundum qualitatem immutari neceſſe eſt et vel putreſcere, ſi natura veluti in morticino corpore, nullam eorum concoctionem prae imbecillitate moliatur aut, ſi illa valida eſt, in pus converti. Quamobrem rectiſſime dixiſſe videtur Hippocrates: *ſi partes phlegmone laborantes non reſederint ſimulque febris detineat, in pus mutari.* Sedata

του, σκοπεῖσθαι χρὴ μή τις σκιῤῥώδης φλεγμονὴ γίνηται. πολλάκις γὰρ εἴωθεν οὕτω συμβαίνειν, ὅταν τῶν ἐργασαμένων αὐτὴν χυμῶν τὸ μὲν λεπτομερέστερον διαπνευσθῇ, τὸ δὲ παχὺ ἔτι καὶ γλίσχρον ἐν αὐταῖς ἐμπλασθῇ ταῖς κατὰ λεπτὸν εὐρυχωρίαις τῶν οὕτω παθόντων σωμάτων. διὰ τί δὲ τὴν εἰκοστὴν ἡμέραν ὅρον ἔθετο τῆς τῶν τοιούτων ἀποστημάτων ἐκπυήσεως ἐν τῷ περὶ τῶν κρισίμων ἡμερῶν ἐροῦμεν λόγῳ κατὰ τὸ δεύτερον ὑπόμνημα.

λβ'.

Γίνεται δὲ τουτέοισιν ἐν τῇ πρώτῃ περιόδῳ καὶ αἵματος ῥῆξις ἐκ τῶν ῥινῶν καὶ κάρτα ὠφελέει, ἀλλ' ἐπανερωτᾷν χρὴ, εἰ τὴν κεφαλὴν ἀλγέουσιν ἢ ἀμβλυώττουσιν, ἢν γάρ τι τουτέων εἴη, ἐνταῦθα ἂν ῥέποι.

Ὅτι τῶν καθ' ὑποχόνδριον φλεγμονῶν ἀδιορίστως ἐμνημόνευσε καὶ διὰ τῆσδε τῆς ῥήσεως φαίνεται διοριζόμενος αὐτός. αἱμοῤῥαγίας τε γὰρ ἐπ' αὐτῶν γίνεσθαί φησιν ἐκ

namque ſebre videndum ne phlegmone aliqua ſcirrhodes oboriatur. Sic enim plerumque accidere ſolet, quum tenuior quidem humorum portio, qui phlegmonem excitarunt, in ambientem evanuerit; craſſa vero lentaque in ipſis affectorum corporum majoribus ſpatiis minutatim impacta eſt. Cur vero vigeſimum diem talium abſceſſuum ſuppurationis terminum ſtatuerit, dicemus libro de diebus criticis ſecundo.

XXXII.

Accidit autem his in primo circuitu etiam ſanguinis e naribus profluvium, et plurimum confert, interrogare vero oportet an capite doleant aut hebetes ſentiant oculos. Si quid enim eorum adſit, illuc fertur.

Quod quidem de praecordiorum phlegmonis indiſtincte loquutus ſit ex his etiam verbis perſpicuum eſt, quibus eas ipſe diſtinguit. Nam et in ipſis ſanguinis e naribus

ῥινῶν, ὠφελεῖσθαί τε πάνυ πρὸς αὐτῶν, ὅπερ ἐπὶ τῶν καθ' ἧπάρ τε καὶ σπλῆνα φλεγμονῶν συμβαίνει μάλιστα, περὶ ὧν ἀλλαχοῦ καὶ τὸ κατ' ἴξιν αἱμοῤῥαγεῖν ἐπαινεῖ καὶ τὸ ἀνάπαλιν δὲ μέμφεται διδάσκων αὐτὸς, τί δή ποτε λέγει τὸ ἀνάπαλιν, [614] οἷον τὸ ἐπὶ σπληνὶ μεγάλῳ αἷμα ἐκ δεξιοῦ μυκτῆρος ῥέειν. αἱμοῤῥαγίας ἐν τῇ πρώτῃ περιόδῳ γίνεσθαί φησι, τῶν κρισίμων ἡμερῶν δηλονότι, καὶ γέγραπται διττῶς ἡ λέξις, ἑνικῶς τε καὶ πληθυντικῶς· ἑνικῶς μὲν ἐν τῇ πρώτῃ περιόδῳ, πληθυντικῶς δὲ ἐν τῇσι πρώτῃσι περιόδοισιν. εἰ μὲν οὖν ἑνικῶς εἴη γεγραμμένον, ἑβδομαδικὴν ἐνδείκνυται περίοδον, εἰ δὲ πληθυντικῶς, ἐγχωρεῖ μὲν καὶ τὴν ἑβδομαδικήν. ἐνίοις γὰρ αἱμοῤῥαγία κατὰ τὴν δευτέραν ἑβδομάδα γίνεται, μᾶλλον δ' ἀκουστέον ἐστὶ τὰς κατὰ τετράδα περιόδους ἐν τῇ τοιαύτῃ γραφῇ. οἱ πλεῖστοι μὲν γὰρ αἱμοῤῥαγοῦσιν ἐν ταῖς πρώταις ἡμέραις ἑπτὰ, κατὰ δὲ τὴν ἐνάτην καὶ ἑνδεκάτην ὀλίγοι. σπανιώτατοι δὲ οἱ ἐν τῇ τεσσαρεσκαιδεκάτῃ. τῆς δ' ἄνω ῥοπῆς τῶν χυμῶν, ἐφ' ᾗ

profluvia dicit evenire et inde juvari plurimum. Quod certe illis praefertim inflammationibus accidit, quae jecur et lienem occupant In quibus etiam alibi fanguinis κατ' ἴξιν, hoc eft e directo, fluxionem commendant, eam autem quae ἀνάπαλιν, hoc eft e contrario, fit, vituperat exponens quid per τὸ ἀνάπαλιν intelligat, ficut quum in magno liene fanguis e dextra nare diffluit. Scribit autem in primo circuitu, dierum videlicet criticorum, fanguinis accidere fluxiones, quod duobus fcribitur modis, fingulari atque plurali numero: fingulari quidem in primo circuitu, plurali vero in primis circuitibus. Si numero fingulari fcriptum eft, feptenarium circuitum indicat, fin pluraliter, poteft quidem et feptenarius ipfe fignificari: quibufdam enim fecunda etiam feptimana fanguis fluit: verumtamen quaternarii circuitus videntur potius intelligendi. Siquidem plurimis fanguis profluit primis feptem diebus, paucis nono atque undecimo, paucisfimis decimo quarto. Porro quod furfum humores ferantur, ex quo fanguinis

τὰς αἱμοῤῥαγίας γίνεσθαι συμβαίνει, προστίθησι σημεῖα τό τε κεφαλὴν ἀλγεῖν καὶ τὸ ἀμβλυώττειν. ἀλλ' ἐν τοῖς ἑξῆς τελεώτερον ὑπὲρ αὐτῶν διεξέρχεται, καθ' ὃν τύπον καὶ ἡμεῖς ὅλον ἐξεργασόμεθα τὸν περὶ αἱμοῤῥαγίας λόγον.

λγ'.

Μᾶλλον δὲ τοῖσι νεωτέροισι πέντε καὶ τριήκοντα ἐτέων τὴν τοῦ αἵματος ῥῆξιν χρὴ προσδέχεσθαι, τοῖς δὲ γεραιοτέροις τὴν ἐκπύησιν.

Τὸν ἀπὸ τῆς ἡλικίας διορισμὸν εἰς τὴν τῆς αἱμοῤῥαγίας πρόγνωσιν διδάσκει· μᾶλλον γὰρ ἐλπίζειν ἔσεσθαι χρὴ τὴν αἱμοῤῥαγίαν ἐπὶ τῶν νεωτέρων πέντε καὶ τριάκοντα ἐτέων, ἐν ταύτῃ τε γὰρ αἷμά τε πλεῖστόν ἐστι καὶ ἡ δύναμις ἰσχυροτάτη καὶ ἡ θερμασία δαψιλής.

fluxiones fieri folent notas adjicit, tum capitis dolorem tum oculorum hebetudinem. Sed de his poftea abfolutius differet, quo loco nos etiam difputationem omnem de fanguinis fluxione abfolvemus.

XXXIII.

Verum potius in junioribus qui trigefimum quintum annum agunt, fanguinis profluvium exfpectandum, fenioribus vero fuppuratio.

Docet quomodo ex aetate fluxio fanguinis praevideri poffit. Sperandas videlicet magis effe fanguinis fluxiones in junioribus, qui quinque et triginta annos agunt. Siquidem id aetatis tum fanguinis plurimum eft tum vires valentiffimae tum calor exuberans.

λδ'.

Τὰ δὲ μαλθακὰ τῶν οἰδημάτων καὶ ἀνώδυνα καὶ τῷ δακτύλῳ πιεζόμενα καὶ ὑπείκοντα χρονιωτέρας τὰς κρίσιας ποιέεται καὶ ἧσσον ἐκείνων δεινότερά ἐστι.

Ταῦτά ἐστιν ἃ καλοῦσιν ἰδίως οἱ νεώτεροι τῶν ἰατρῶν οἰδήματα, περὶ ὧν ἐνίοτε μὲν ἀρκοῦνται λέγοντες οἱ παλαιοὶ, τὰ δὲ μαλθακὰ τῶν οἰδημάτων, ἐνίοτε δὲ καὶ τὰ ἀνώδυνα προστιθέασιν. ὁπότε γε μὴν αὐτὸ παραλίποιεν, ὡς συνεκφαινόμενον τοῖς μαλθακοῖς ὑπερβαίνουσιν, ἀνώδυνα γάρ ἐστι τὰ μαλθακά. νῦν δ' ὁ Ἱπποκράτης οὐ τοῦτο προσέθηκε μόνον, ἀλλὰ καὶ τὰ ὑπείκοντα καὶ αὐτὸ περιέχεσθαι δοκοῦν ἐν τῷ μαλθακά. πλὴν εἰ τὰ βοθρούμενα κατὰ τὴν πίεσιν ἐνδείκνυται νῦν, ὅπερ οὐχ ἁπλῶς ἅπασι συμβέβηκε τοῖς εἴκουσι, γίνεται δὲ ταῦτα τοῦ δέρματος οἰδισκομένου. διότι δέ ἐστι φλεγματικὰ πάντα τὰ τοιαῦτα, διὰ τοῦτο καὶ χρονίζει καὶ ἧττον ἐπιφέρει κινδύνους. χρονίζει μὲν οὖν ὅτι ψυχρότερα, θερμῷ γὰρ αἱ πέψεις γίνονται. ἧττον δὲ

XXXIV.

Tumores vero molles et doloris expertes quique digito dum premuntur cedunt, multo tardius judicantur, ſuntque minus quam illi pernicioſi.

Iſti ſunt quos recentiores medici oedemata proprie appellant, quos quum veteres nominare volunt, hoc tantum dicunt tumores molles, interdum vero addunt doloris expertes; quod ſi quando omiſerint, id tanquam a molli ſubindicatum omittunt. Mollia namque non cient dolorem. Hippocrates autem non iſtud modo ſed et cedentes addidit, ratus mollis etiam nomine iſta omnia comprehendi. Niſi forte quae compreſſu cavantur nunc intelligat, id quod non omnibus ſimpliciter accidit, quae cedunt, ſed a quibus cutis ipſa intumuit. Quia vero omnes ejusmodi tumores pituitoſi ſunt, idcirco et diutius perſeverant et minus habent periculi. Ac diuturniores quidem ſunt, quia frigidiores. Calore namque concoetio

ἐστι κινδυνώδη, διότι καὶ ἀνώδυνα. καταλύουσι γὰρ αἱ ὀδύναι τὴν δύναμιν.

λη'.

[615] Ἢν δὲ ὑπερβάλλοι τὰς ἑξήκοντα ἡμέρας ὅ τε πυρετὸς ἔχων καὶ τὸ οἴδημα μὴ καθιστάμενον, ἔμπυον ἔσεσθαι σημαίνει καὶ τοῦτο καὶ τῷ ἐν τῇ ἄλλῃ κοιλίῃ κατὰ τὸ ὠυτό.

Ἔμπροσθεν μὲν ἐπὶ τῶν φλεγμονωδῶν οἰδημάτων ὡς ἂν θερμοτέρων ὄντων, εἰ μήθ' ὁ πυρετὸς παύοιτο μετὰ τὴν εἰκοστὴν ἡμέραν, ἔφη τὰς ἐκπυήσεις ἔσεσθαι· νυνὶ δὲ περὶ τῶν ψυχροτέρων τὴν ἑξηκοστὴν ὅρον τίθεται τῆς ἐκπυήσεως. εἴη δ' ἂν καὶ ἕτερά τινα μεταξὺ τούτων, τὴν τεσσαρακοστὴν ἡμέραν ὅρον ἔχοντα. τόν γε μὴν σύμπαντα λόγον ὑπὲρ τῶν τοιούτων ἁπάντων εἰς τὸν περὶ τῶν κρισίμων ἡμερῶν τόπον ἀνεβαλλόμην, οὐ μόνον δὲ τὰ καθ' ὑποχόνδριον οἰδήματα χρονίζοντα διαπυήσειν φησὶν, ἀλλὰ καὶ

perficitur. Minus vero periculoſi, quia nihil habent doloris. Dolor enim vires exſolvit.

XXXV.

Quod ſi febris ultra ſexageſimum diem detineat et tumor interim non reſideat, in ſuppurationem vertendum eſſe indicium eſt nec eum quidem modo, ſed illum ſimiliter qui in reliquo ventre conſtiterit.

Prius dixerat in oedematis phlegmonoſis ut quae calidiora ſint futuram ſuppurationem, ſi febris poſt vigeſimum diem non deſierit; nunc vero in frigidioribus ſuppurationis terminum ſexageſimum diem ſtatuit. Sunt autem et alii quidam inter iſtos medii, quorum terminus eſt quadrageſimus dies. Sed de his quidem omnibus, donec de diebus decretoriis tractemus, dicere diſtuli. Caeterum non eos modo tumores qui diutius in praecordiis immorantur, in pus vertendos dicit, verum illos etiam qui in

τὰ κατὰ τὴν ἄλλην κοιλίαν, ὡς καὶ τῶν ὑποχονδρίων κατά τι σημαινόμενον ἐκ τῶν τῆς κοιλίας μερῶν ὄντων.

λϛʹ.

Ὁκόσα μὲν οὖν ἐπώδυνά τέ ἐστι καὶ σκληρὰ οἰδήματα καὶ μεγάλα σημαίνει κίνδυνον θανάτου ὀλιγοχρονίου ἔσεσθαι. ὁκόσα δὲ μαλθακά τε καὶ ἀνώδυνα καὶ τῷ δακτύλῳ πιεζόμενα ὑπείκει, χρονιώτερα ἐκείνων.

Πλεῖον οὐδὲν ἐν τῇδε τῇ ῥήσει διδάσκει τῶν προειρημένων, πλὴν ὅτι προσέθηκε τοῖς ἐπωδύνοις τε καὶ σκληροῖς οἰδήμασι τὸ μέγεθος. ὅπερ ἡμεῖς ἔμπροσθεν εἰρήκαμεν, ἡνίκα ἐλέγομεν οὐδὲν ἔχειν κινδυνῶδες τὰς τῶν ἐν ὑποχονδρίῳ φλεγμονὰς μυῶν, εἰ μή τι πάνυ σφόδρα μεγάλαι γενηθεῖεν.

---

reliquo ventre conſtiterint, quaſi ſecundum aliquam ſignificationem etiam praecordia inter ventris partes cenſeantur.

XXXVI.

Itaque qui tumores dolorem cient et duri magnique ſunt, mortis periculum haud longe abeſſe ſignificant. Qui vero molles ſunt et expertes doloris et digito compreſſi cedunt, illis diuturniores exiſtunt.

Nihil praeterea his verbis docet quam quod docuerat ſuperioribus, niſi quod dolorem cientibus et duris adjecit magnitudinem, quam nos etiam ante adjeceramus, quum diceremus muſculorum hypochondrii inflammationes nihil prorſus afferre periculi, niſi ſupra modum magnae fuerint.

λζ'.

Τὰς δὲ ἀποστάσιας ἧσσον τὰ ἐν τῇ γαστρὶ οἰδήματα ποιέεται τῶν ἐν τοῖσιν ὑποχονδρίοισιν, ἥκιστα δὲ τὰ ὑποκάτω τοῦ ὀμφαλοῦ ἐς ἀποπύησιν τρέπεται.

Τῶν μὴ διαφορηθέντων οἰδημάτων ἐκπυήσεις οὐ μόνον θᾶσσον, ἀλλὰ καὶ μᾶλλον γίνονται κατὰ τὸ ὑποχόνδριον, ὅτι θερμότερόν ἐστι τὸ χωρίον. ὅσα δ' ἂν ἀποχωρῇ τοῦδε πρὸς τὰ κάτω καὶ τοῦ θᾶττον καὶ τοῦ μᾶλλον ὑφαιρεῖ. καὶ διὰ τοῦτο τὸ κάτω τοῦ ὀμφαλοῦ σπανίως ἐκπυΐσκεται.

λη'.

(133) *Αἵματος δὲ ῥῆξιν μάλιστα τῶν ἀνωτάτω τόπων προσδέχεσθαι χρή.*

[616] Ἐν ἐνίοις μὲν ἀντιγράφοις ἡ ῥῆσις γέγραπται μετὰ τοῦ καὶ συνδέσμου. συνεπιδείκνυται δὲ τὴν ἐκ τῶν ῥινῶν αἱμοῤῥαγίαν οὐ μόνον ἐπὶ τοῖς ὑποχονδρίοις, ἀλλὰ

XXXVII.

Qui vero ventrem occupant tumores non tam abſceſſus faciunt, quam qui conſiſtunt in praecordiis. Minime vero omnium qui ſub umbilico ſunt in ſuppurationem vertuntur.

Tumorum qui digeſti non ſunt ſuppurationes non modo citius, ſed etiam magis in hypochondrio contingunt, propterea quod calidior locus ille ſit, a quo quicunque longius ad infernas partes recedunt, etiam ſerius minusque ſuppurant. Quare qui ſub umbilico eſt, raro in pus convertitur.

XXXVIII.

Sed ſanguinis profluvium e ſupernis partibus maxime exſpectare oportet.

In quibusdam exemplaribus adſcripta eſt conjunctio *et*, per quam ſignificatur ſanguinis e naribus effluvium non affectis modo praecordiis, verum aliis etiam partibus in-

καὶ τοῖς κατωτέρω γενέσθαι. ἐνίοις δ' ἄνευ τοῦ καὶ συνδέσμου. ἐνδείκνυται μὲν καὶ τούτοις, ἀλλ' ἧττον. ἀλλ' ἐνίοις μὲν χωρὶς τοῦ μάλιστα κατὰ τοιάνδε λέξιν· αἵματος δὲ ῥῆξιν τῶν ἀνωτάτω τόπων προσδέχεσθαι χρή. τὰ κάτωθεν ἐκείνων οὐ βούλεται φέρειν αἱμοῤῥαγίας. ἔστι δὲ τὸ ἀληθὲς ἐπὶ μὲν τῶν κατὰ τὸν ὀμφαλὸν γίνεσθαι τὰς αἱμοῤῥαγίας, αὐτῶν δὲ τούτων ἐπὶ μὲν τοῖς ἄνω μᾶλλον, ἐπὶ δὲ τοῖς ἀνωτάτω μάλιστα. λεχθήσεται δὲ καὶ περὶ αἱμοῤῥαγίας αὐτῷ κἀπὶ τῶν ἑξῆς, ἡνίκα καὶ ἡμεῖς ἀναλαβόντες ὅλον τὸν λόγον ἐροῦμεν τελεώτερον.

λθ'.

Ἁπάντων δὲ χρὴ τῶν οἰδημάτων χρονιζόντων τῶν περὶ ταῦτα τὰ χωρία ὑποσκέπτεσθαι τὰς ἐκπυήσιας.

Ἑνὶ κεφαλαίῳ περιλαβὼν εἴρηκεν ἃ καὶ διὰ τῶν ἐμ-

ferioribus futurum. Sunt autem quae conjunctionem et non habeant, quod illis quoque, fed minus fignificat. In aliis vero exemplaribus adverbium *maxime* non habetur, fed hunc in modum legitur: *fed fanguinis profluvium e fupernis partibus exfpectare oportet.* Neque enim tumores qui infernas partes occuparunt cenfet fanguinis fluxiones excitare. Sic autem veritas habet, a tumoribus qui umbilicum circumftant, fanguinis fluxiones contingere, fed fi illi quidem in fuperioribus partibus confiftant, magis, fi vero in fupremis, maxime. Dicet autem etiam poftea de fanguinis profluvio, quo fane loco difputationem omnem retexemus et abfolvemus.

XXXIX.

Omnium autem tumorum, qui diutius iftis in partibus manferint, fuppurationes contemplari oportet.

Uno verbo complexus eft omnia quae figillatim ante

προσθεν ἐδήλωσε κατὰ μέρος, ὥστε οὐδὲν δεῖν νεωτέρας ἐξηγήσεως τῇ ῥήσει.

μ'.

Τὰ δὲ διαπυήματα ὧδε χρὴ σκέπτεσθαι τὰ ἐντεῦθεν. ὁκόσα μὲν ἔξω τρέπεται ἄριστά ἐστιν, μικρά τε ἐόντα καὶ ὡς μάλιστα ἐκκλίνοντα ἔξω καὶ ἐς ὀξὺ ἀποκυρτούμενα. τὰ δὲ μεγάλα τε ἐόντα καὶ πλατέα καὶ ἥκιστα ἐς ὀξὺ ἀποκορυφούμενα κάκιστα.

Ὅτι μὲν οὖν ὅταν ἀθρόον τὸ πῦον συστῇ, πεττομένου τινὸς ὄγκου τῶν παρὰ φύσιν ἐμπυήματά τε καὶ διαπυήματα καλεῖ τὸ τοιοῦτον σύμπτωμα, πρόδηλόν σοι γενήσεται, πάντα τοῦτον ἀναγνόντι τὸν λόγον αὐτοῦ, καθ' ὃν περὶ τῶν ἐν ὑποχονδρίοις οἰδημάτων ἐποιήσατο τὴν διδασκαλίαν. ἀθροίζεται δὲ τὸ καθ' αὑτὸ πῦον ἐνίοτε μὲν ὑπὸ τῷ δέρματι, πολλάκις δὲ τῷ βάθει κατὰ διττὴν αἰτίαν· ἢ τῷ τὸ διαπυῆσαν μόριον ἐντὸς τοῦ περιτοναίου τὴν διάθεσιν ἔχειν

explicaverat, proinde non eget hic locus nova interpretatione.

XL.

Porro ſuppurationes quae ab ipſis prodeunt expendes hoc modo. Quae foras quidem abſcedunt, tum quae parvae ſunt et permultum prominent atque in acutum attolluntur optimae ſunt. Magnae vero et latae nec in acutum faſtigiatae peſſimae.

Quod quidem Hippocrates quum pus univerſum tumore aliquo praeter naturam concocto collectum fuerit, ſymptomata ejusmodi ἐμπυήματα atque διαπυήματα, hoc eſt ſuppurationes appellet, facile intelliges, ſi totam eam ſententiam perlegeris, qua ipſe de praecordiorum tumoribus diſſeruit. Ceterum puris in eo ſit abſceſſio, interdum quidem ſub cute, ſaepe vero in profundo, idque geminam ob cauſam, quod vel pars quae ſuppurat intra

ἢ τῷ κἂν μῦς ὁ πεπονθὼς ᾖ, τὸ πῦον ὑπό τι τῶν ἀμφιεσμάτων αὐτοῦ καταλαμβάνεσθαι, μὴ φθάσαν εἰς τὴν ἐκτὸς χώραν ἀφικέσθαι διὰ γλισχρότητα ἢ πάχος ἢ τὴν τοῦ περιέχοντος χιτῶνος πυκνότητα. σπεύδει μὲν γὰρ ἡ φύσις ἐκκρῖναι τὸ πῦον ἀπωσαμένη τῶν πεπονθότων σωμάτων· καὶ τυγχάνει τούτου πολλάκις, ὅταν εὐτυχήσῃ πόρων ἐπιτηδείων εἰς ἔκκρισιν, οἷον ὀχετῶν τινων. οὐ μὴν ἀεί γε τούτων ἐπιτυγχάνουσα συνωθεῖ τὸ πῦον εἰς τὰς παρακειμένας χώρας, καὶ ὅταν μικραὶ τυγχάνωσιν οὖσαι, ὑποδέρει τὸ περιέχον αὐτὰς σκέπασμα, τὴν ὑπ' αὐτὸ χώραν εὐρύνουσα. δῆλον οὖν ὅτι τῶν οὕτω διαπυησάντων ἐπιεικέστερά ἐστι τὰ τὴν ῥοπὴν ἔξω καὶ οὐκ ἔσω ποιησάμενα καὶ τούτων αὐτῶν ὅσα μὴ πολὺν ἐπιλαμβάνει τόπον εἰς τὸ πλάτος ἐκτεινόμενα· [617] συνεσταλμένα δὲ, ὅταν πρός τινα κορυφὴν ἀνατείνηται κωνοειδῆ τῷ σχήματι γινόμενα. ταῦτα δὲ ἅμα μὲν ἐνδείκνυται ῥώμην τῆς ὠθούσης ἔξω τὸ πῦον δυνάμεως, ἅμα δὲ οὐ πολὺ διαφθείρει μέρος ὧν διαβιβρώσκει σωμάτων. εἴτε δ' εἰς ὀξὺ ἀποκυρτούμενα εἴτ' εἰς ὀξὺ ἀποκορυ-

peritonaeum pofita fit vel pus ipfum etiamfi mufculus fit qui laborat, fub involucris ejus detineatur, nec poffit foras propter lentorem aut craffitiem aut tunicae, quae ipfum comprehendit, denfitatem egredi. Siquidem natura pus excernere et ab afflictis partibus abigere nititur, idque perfaepe illa efficit, quum idoneos ad excernendum meatus ceu canales quosdam nacta fuerit. Verum quum tales non femper habeantur, in propinqua fpatia pus propellit, quae fi exigua fuerint, integumentum eorum erodit, quodque illi fubeft fpatium dilatat. Ex his igitur quae hoc modo fuppurant, illa multo leviora effe perfpicuum eft, quae foras et non intro abfcedunt, tum quae non magnum occupant locum nec late extenduntur, fed ita contracta funt, ut in faftigium tendant et coni figuram repraefentent. Haec autem et robuftam effe facultatem oftendunt quae pus foras propellit et non magnam corporum quae exedunt partem corrumpunt. Verum five hoc loco fcriptum fit ab Hippocrate *εἰς ὀξὺ ἀποκυρτούμενα* five

φούμενα γεγραμμένον εἴη, δῆλον ὅτι μία κατ' ἀμφοτέρας τὰς λέξεις ἐστὶ καὶ ἡ αὐτὴ διάνοια.

μα'.

Ὁκόσα δὲ εἴσω ῥήγνυται ἄριστά ἐστιν ἃ μηδὲν τῷ ἔξω χωρίῳ ἐπικοινωνέει, ἀλλ' ἔστι προσεσταλμένα καὶ ἀνώδυνα καὶ πᾶν τὸ ἔξω χωρίον ὁμόχροον φαίνεται.

Οὐχ ἁπλῶς ἐστιν ἄριστα τὰ τοιαῦτα τῶν ἐμπυημάτων, ἀλλὰ τῶν εἴσω ῥηγνυμένων ἄριστα, ἐπεὶ τοι χείρω ταῦτά ἐστι τῶν ἐκτὸς ῥηγνυμένων. αὕτη τε γὰρ ἡ ῥῆξις εἰς πολλῷ κυριώτερα μέρη γίνεται τοῦ καθ' ὑποχόνδριον δέρματος, ἔτι τε φάρμακον οὐχ ὁμοίως ἐπιθεῖναι δυνάμεθα θεραπευτικὸν, ὅταν εἴσω συῤῥαγῶσιν, ἥ τ' ἔκκρισις τοῦ πύου διὰ τῶν ἐντέρων γινομένη δάκνει καὶ ξύει ταῦτα καὶ δυσεντερίαν ἐργάζεται καὶ εἴ ποτε κατὰ τὴν νῆστιν ἢ τὰ λεπτὰ τῶν ἐντέρων γένοιτο, τῇ τῆς τροφῆς ἀναδόσει λυμαίνεται, κατὰ δὲ

εἰς ὀξὺ ἀποκορυφούμενα, palam eſt idem ab utroque ſignificari.

XLI.

Quae vero interius rumpuntur optimae quidem illae ſunt, quibus cum externo ſpatio communicatio eſt. Sunt autem ea contracta et doloris expertia, totaque loci facies exterior concolor apparet.

Suppurationes iſtae non ſunt ſimpliciter optimae, ſed inter eas optimae quae interius exteriusque rumpuntur. Siquidem deteriores illae ſunt his quae foras exeunt. Namque illa in multo nobiliores praecordiorum cute partes eruptio fit. Praetereaque curent medicamenta intus ruptis aeque admovere non poſſumus et pus dum per inteſtina vacuatur, ea mordet et abradit dyſenteriamque concitat. Ac ſi forte per jejunum aut tenuia inteſtina feratur, cibi in corpus digeſtionem vitiat, ſi vero per

τὴν γαστέρα καὶ τῇ πέψει. πρόδηλον οὖν ὡς χείριστα πάντων ἐστὶν ὅσα πρὸς ἀμφοτέρους ἐῤῥάγη τοὺς τόπους, ἔσω τε καὶ ἔξω· διπλασιάζεται γὰρ οὕτω τὸ κακόν. ἕδραν τε γὰρ καὶ οἷον ἀρχὴν ἀναθρέψεως οὐδεμίαν ἡ φύσις ἔχει τότε τοῦ περιποιήσασθαι τοῖς ἐῤῥωγόσιν, οὐδ' οἷον ἐπ' ἐδάφει τινὶ, βέβαια θεμέλια βάλλεσθαι τῆς σαρκώσεως.

μβ'.

Τὸ δὲ πῦον ἄριστον λευκόν τε εἶναι καὶ ὁμαλὸν καὶ λεῖον καὶ ὡς ἥκιστα δυσῶδες, τὸ δὲ ἐναντιώτατον τουτέου κάκιστον.

Ὅτι μὲν ὡς ἥκιστα δυσῶδες εἶναι προσήκει τὸ πῦον ἄντικρυς δῆλον. ἡ γὰρ ὑπερβάλλουσα δυσωδία σήψεώς ἐστιν, οὐ πέψεως σημεῖον. ὅτι δὲ καὶ λευκὸν, ἐὰν μὲν τὴν γένεσιν αὐτοῦ μάθοις, ἐπιστήσει σε ὁ λόγος ἐπὶ τοῖς προαποδεδειγμένοις ἑτέρωθι. ἅπαντα γὰρ ἐν ἅπασιν ἀποδεικνύειν ἀδολεσχίας ἐστὶ μᾶλλον ἢ διδασκαλίας ἴδιον. ἔστι δὲ τὰ

ventriculum, etiam ipsi concoctioni detrimentum affert. Itaque perspicuum est eas omnium pessimas esse, quae in partem utramque, tum internam tum externam, erupere. Sic enim geminatum malum est. Nullam namque tunc habet natura sedem nullumque, ut ita loquar, principium renutritionis, quo ruptis possit opitulari et veluti in solo quodam firma jacere regenerandae carnis fundamenta.

XLII.

Est autem pus optimum quod album aequale laeveque est et minime foetidum; quod autem e contrario se habet, deterrimum est.

Quod quidem pus minime foetidum esse oporteat, manifestum est. Namque immensus foetor putredinis potius quam concoctionis nota esse solet. Quod vero etiam album esse debeat, si generationem ejus noveris, ex iis, quae alibi demonstrata sunt, intelliges. Omnia siquidem omnibus locis demonstrare, futilia potius dicentis est quam

δι' ἑτέρων πραγματειῶν ἀποδεδειγμένα ταυτί. κατὰ μὲν γὰρ τὴν περὶ τῶν φυσικῶν δυνάμεων βίβλον, ὅτι μία τίς ἐστιν αὐτῶν καὶ ἀλλοιωτικὴ δύναμις, ἥτις καὶ τὴν ἐν γαστρὶ καὶ τὴν ἐν ἥπατι ἐργάζεται πέψιν, μεταβαλλομένης τῆς τροφῆς, ἐν ἥπατι μὲν εἰς αἷμα, κατὰ δὲ τὴν κοιλίαν εἰς ἐπιτήδειον αἵματι χυμὸν, ὅτι τε τῶν τοῦ ζώου μορίων ἕκαστον εἰς τὴν ἑαυτοῦ φύσιν ἄγει τὸν αὐτῷ πλησιάζοντα χυμόν. ἡ γὰρ ἐσχάτη πέψις ἐν τῷ προστίθεσθαί τε καὶ ἐξομοιοῦσθαι τὸ τρέφον τῷ τρεφομένῳ γίνεται. δῆλον οὖν ὅτι προπαρασκευάζεται χρόνῳ πλείονι πρὸς ταύτην τὴν ὁμοίωσιν. ἐλέχθη δὲ καὶ ἐν τοῖς περὶ σπέρματος ὡς ἐν τοῖς τῶν ἀγγείων χιτῶσιν, ὑφ' ὧν οἱ ὄρχεις τρέφονται, [618] πολλάκις φαίνεται ἐναργῶς προμεταβεβλημένον ἤδη τὸ αἷμα πρὸς τὴν τοῦ σπέρματος γένεσιν. οὐ γὰρ οὐδ' αὐτοὺς τῶν ἀγγείων τοὺς χιτῶνας εἰκὸς ὑπ' ἄλλου τινὸς τρέφεσθαι καὶ καλοῦσιν ἔνιοι τῶν ἰατρῶν τὴν τοιαύτην ὑγρότητα θορώδη. διὸ καὶ τὸ σπέρμα αὐτὸ θορὸν ὀνομάζουσι καὶ μάλιστα ὅσοι τὴν δύναμιν αὐτοῦ σπέρμα καλοῦσιν, οὐ τὴν σωματικὴν οὐσίαν.

docentis. Sunt autem haec aliis demonftrata libris, ut libro quidem de facultatibus naturalibus, earum unam alteratricem effe, quae alimentum tum in ventriculo tum in jocinore concoquit, in hoc quidem ipfum in fanguinem convertens, in illo vero fuccum ex alimento gignens fanguini faciendo accommodum; praeterea fingulas animalis partes in fuam naturam fuccum ipfis proximum convertere. Noviffima enim concoctio nutrientis appofitione cumque eo quod alitur, affimilatione perficitur. Quamobrem quo fimilitudo ifta concilietur, non eft dubium multo illud ante tempore praeparari oportere. Diximus autem etiam in libris de femine in vaforum tunicis ex quibus teftes nutrimentum hauriunt, faepenumero fanguinem jam ante in femen commutatum manifefto videri. Neque enim ipfas vaforum tunicas alio quodam nutriri verifimile eft. Et eum quidem humorem ex Graecis medicis nonnulli *θορώδη* appellant, atque ob id femen etiam ipfum *θορὸν* vocant, illi praefertim qui *σπέρματος*, hoc

Ed. Chart. VIII. [618.] Ed. Baſ. V. (133. 134.)

ἀλλὰ μὴν καὶ ὅτι τὰς φλεγμονὰς ἐργάζεται τὸ κατασκῆψαν αἷμα τοῖς φλεγμήνασι μορίοις, ὡς ἐν ἀρχῇ μὲν (134) αὐτὰ μόνα τὰ ἀγγεῖα πληρῶσαί τε καὶ διατεῖναι· μετὰ ταῦτα δὲ καὶ τὰς παρακειμένας αὐτοῖς κενὰς χώρας, πολλὰς καὶ μικρὰς οὔσας καθ' ἕκαστον μόριον, ἐν τῷ περὶ τῶν παρὰ φύσιν ὄγκων δέδεικται. λέλεκται δὲ κἀν τῷ περὶ τῆς ἀνωμάλου δυσκρασίας. τοῦτο γοῦν τὸ αἷμα κατὰ μικρὰ μόρια παρεσπαρμένον τοῖς φλεγμαίνουσι μορίοις, ὡς ἂν ἔξω τῶν ἰδίων ἀγγείων γεγενημένον, ἐπανελθεῖν μὲν εἰς τὴν ἀρχαίαν φύσιν οὐκέτι δύναται. μεταβάλλεται δὲ καὶ σήπεται, καθότι καὶ πάνθ' ὅσα θερμαίνεται σφοδρότερον ἐν ἀλλοτρίῳ χωρίῳ. ἐὰν μὲν οὖν ἐπὶ πλεῖστον ᾖ ἐξεστηκὸς τῆς οἰκείας εὐκρασίας τὸ ἔμφυτον θερμὸν, ὡς ἐν ἀψύχῳ σώματι σήπεται τὸ αἷμα. διασώζοντος δ' αὐτοῦ τινα δύναμιν, ἐπίμικτός τις αὐτοῦ ἡ μεταβολὴ πρός τε τῆς παρὰ φύσιν αἰτίας καὶ τῆς κατὰ φύσιν ἀποτελεῖται. σηπούσης μὲν τῆς παρὰ φύσιν αἰτίας, πεττούσης δὲ τῆς κατὰ φύσιν. ὁποτέρα δ' αὐ-

eſt ſeminis nomine non corpoream quidem ſubſtantiam, ſed ipſius vim facultatemque ſignificari volunt. Enimvero phlegmonas quoque oſtendimus ſanguine in partes phlegmone laborantes decumbente excitari, qui primum quidem ipſa ſolum vaſa repleat et diſtendat, mox vero etiam vicina ipſis inania ſpatia, quae ſingulis in partibus plurima exiguaque ſunt occupet. Sunt autem ea a nobis demonſtrata libello de tumoribus praeter naturam et dictum aeque de illis in eo, quem de inaequali intemperie ſcripſimus. Sanguis igitur ille qui in partibus phlegmone afflictis per minimas particulas diſperſus eſt, redire quidem in priorem naturam non poteſt, ut qui extra vaſa ſua ſit, immutatur autem et putreſcit, non aliter quam omnia quae alieno in loco vehementius incaleſcunt. Itaque ſi nativus quidem calor a propria temperie plurimum receſſerit, ſanguis ut in morticino corpore putreſcit. Sin autem ille vim adhuc aliquam retinet, mixta quaedam ſanguinis mutatio ſit, partim quidem ab ea quae praeter naturam partim vero ab ea, quae ſecundum naturam cauſa

τῶν μᾶλλον κρατήσει, κατ᾽ ἐκείνην αὐτὴν ἐξ ἀνάγκης καὶ τὰ γνωρίσματα προσέρχεται, τά τε τῆς χρόας καὶ ὀδμῆς καὶ συστάσεως. ἐκ δὲ τούτων, ὡς ἔφην, ἀποδεδειγμένων ἐν ἑτέραις πραγματείαις ἀκόλουθόν ἐστι συλλογίσασθαι τὸ καλῶς μεταβεβλημένον εἰς πῦον αἷμα. πρῶτον μὲν μὴ σεσῆφθαι, μᾶλλον δὲ πεπέφθαι, δεύτερον δὲ συνεμφαίνεσθαι μέν τι τῆς παρὰ φύσιν ἐν αὐτῷ σηπεδόνος, ὀλίγον δ᾽ εἶναι τοῦτο καὶ, καθάπερ Ἱπποκράτης εἶπεν, ὡς ἥκιστα δυσῶδες. τὸ γὰρ ὡς ἥκιστα ταὐτὸν σημαίνει τῷ ὡς ἐλάχιστα· πρὸς τούτοις δηλονότι καὶ τὴν χρόαν αὐτοῦ παραπλησίαν εἰκός ἐστι γίνεσθαι τῷ σπέρματι, λευκὴν μὲν, οὐ μὴν ἀκριβῶς γε τοιαύτην ὁποία τῆς χιόνος ἐστίν. εἰς γὰρ τὴν τῶν στερεῶν σωμάτων ἄγεται χρόαν ὑπὸ τῆς φύσεως ἀκριβῶς μὲν τὸ σπέρμα, μετρίως δὲ τὸ πῦον, ἐπειδὴ τῷ μὲν σπέρματι τῆς παρὰ φύσιν αἰτίας οὐδὲν μέμικται, τῷ πύῳ δ᾽ οὐκ ἀεὶ μὲν ἴσον, ὡς ἐῤῥέθη, μέμικται δ᾽ οὖν τι πάντως, ἔξω τῶν οἰκείων ὀργάνων γενομένου τοῦ αἵματος. αὕτη μὲν οὖν ἡ αἰ-

eſt. Quarum ut illa putrefacit, ſic iſta concoquit. Earum vero utravis praevaluerit, protinus indicia tum in colore tum in odore tum in ſubſtantia neceſſario conſequuntur. Quum ergo iſta aliis commentariis, quemadmodum dixi, demonſtrata ſint, conſequens eſt an recte ſanguis in pus verſus ſit ratione inveſtigare. Cujus ſane rei primum teſtimonium eſt, quod non computruerit, ſed potius concoctum ſit; ſecundum quod tametſi notae quaedam putredinis praeter naturam conceptae in eo appareant, leves iſtae quidem ſint et, ſicut ait Hippocrates, minimum foeteat. Nam quod ipſe dixit *ὡς ἥκιστα*, ſignificat idem quod *ὡς ἐλάχιστα*. Ad haec colore ipſum decet eſſe ſemini perſimile nec tamen tam exacte candidum quam nix ipſa videtur. Siquidem tum ſemini tum puri natura colorem ſolidorum corporum inducit, ſed illi quidem exquiſitum, huic vero ad certum quendam modum. Nulla namque in ſemine cauſa praeter naturam eſt, quae ipſum afficiat, in pure autem ut non ſemper vis ejus par, ſicut diximus, ita certe aliquid prorſus ineſt, quum ſanguis

τία τοῦ λευκὸν γίνεσθαι τὸ σπέρμα καὶ τὸ πῦον. ὁμοιοῦται γάρ πως τοῖς στερεοῖς σώμασι καὶ τὸ πῦον, ἅπερ ἐστὶν οἵ τε τῶν ἀγγείων χιτῶνες καὶ τὰ νεῦρα καὶ οἱ σύνδεσμοι καὶ οἱ ὑμένες, οἵ τε χόνδροι καὶ τὰ ὀστᾶ. ἡ δ' αὐτὴ καὶ τοῦ τὸ ὑφιστάμενον ἐν τοῖς οὔροις λευκὸν ὑπάρχειν αἰτία. καὶ γὰρ καὶ τοῦτο τῷ πύῳ τὴν γένεσιν ἀνάλογον ἔχει, μεταξὺ τεταγμένην ἐκείνου τε καὶ τῶν κατὰ φύσιν χυμῶν. ὅσον γὰρ τῆς τροφῆς ἐν τῇ τοῦ αἵματος γενέσει τὴν ἀπὸ τῆς φύσεως ἐνέργειαν ἐξέφυγε, τοῖς οὔροις ὑφίσταται, οὔθ' ὡς τὸ αἷμα μεταβληθὲν ὑπ' αὐτῆς οὔθ' ὡς τὸ πῦον τῆς παρὰ φύσιν αἰτίας ἐν τῇ γενέσει μεταλαβόν.

extra ſua vaſa jaceat. Et haec quidem cauſa eſt, cur et ſemen et pus alba fiant. Nam pus quoque ſolidis etiam corporibus quodammodo aſſimilatur, quae ſunt vaſorum tunicae, nervi, ligamenta, membranae, cartilagines et oſſa. Eſt vero eandem etiam ob cauſam candidum quod in urinis ſubſidet. Habet enim puri ſimilem originem, nimirum illius et humorum qui ſecundum naturam ſunt mediam. Quidquid enim alimenti dum in ſanguinem verteretur, naturae actionem declinavit, ſubſidet in urinis non immutatum quidem a natura, ſicut ſanguis, nec tamen ut pus a cauſa praeter naturam in ipſa generatione vitiatum.

ΙΠΠΟΚΡΑΤΟΥΣ ΠΡΟΓΝΩΣΤΙΚΟΝ ΚΑΙ ΓΑΛΗΝΟΥ ΕΙΣ ΤΑΥΤΟ ΥΠΟΜΝΗΜΑ Β.

Ed. Chart. VIII. [619.] Ed. Baf. V. (134.)

α΄.

[619] *Οἱ δὲ ὕδρωπες οἱ ἐκ τῶν ὀξέων νουσημάτων πάντες κακοί. οὔτε γὰρ τοῦ πυρὸς ἀπαλλάσσουσιν, ἐπώδυνοί τέ εἰσι κάρτα καὶ θανατώδεες. ἄρχονται δὲ οἱ πλεῖστοι μὲν ἀπὸ τῶν κενεώνων καὶ τῆς ὀσφύος, οἱ δὲ ἀπὸ τοῦ ἥπατος.*

Κατὰ μὲν τὴν ἀρχὴν τοῦ συγγράμματος αὐτὸς ἔφη, σκέπτεσθαι δὲ ὧδε χρὴ ἐν τοῖς ὀξέσι νοσήμασι, πρῶτον μὲν

HIPPOCRATIS PROGNOSTICON ET GALENI IN EUM LIBRUM COMMENTARIUS II.

I.

Hydropes ex acutis morbis omnes mali, neque enim febrem folvunt et cum dolore funt vehementi ac letales. Incipiunt autem plurimi ab ilibus et lumbis, quidam vero a jecore.

Dixerat Hippocrates initio hujus libri; funt autem haec in acutis morbis confideranda, primum quidem an

τὸ πρόσωπον τοῦ νοσέοντος, εἰ ὅμοιόν ἐστι τοῖσι τῶν ὑγιαινόντων. ὅθεν ἔνιοί φασιν οὐ περὶ τοῦ νεκρώδους προσώπου μόνον ὡς ἐν ὀξεῖ νοσήματι, ἀλλὰ περὶ τῶν ἑξῆς ἁπάντων γεγονέναι τὸν λόγον αὐτῷ, μηδὲ τὸ κατὰ τὴν τελευτὴν τοῦ συγγράμματος εἰρημένον ἀναγνόντες ἔνθα φησί· ταῦτα δὲ λέγω περὶ τῶν ὀξέων νοσημάτων καὶ ὅσα ἐκ τούτων γίνεται. καὶ μέντοι καὶ φαίνεται περί τε τῶν ἐμπυημάτων εἰρηκὼς ἔμπροσθεν οὐ μόνον ἐκείνων ὅσα κατὰ τὴν εἰκοστὴν ἡμέραν ῥήγνυσθαι πέφυκεν, ἀλλὰ καὶ τῶν εἰς τὴν τριακοστήν τε καὶ τεσσαρακοστὴν καὶ ἑξηκοστὴν ἀφικομένων, ἔτι τε πρόσθεν ὑπὲρ τῶν ἄχρι τῆς τεσσαρακοστῆς ἡμέρας ἐκτεινομένων νοσημάτων, ἔνθα φησίν· εὔπνοιαν δὲ χρὴ κάρτα νομίζειν μεγάλην δύναμιν ἔχειν εἰς σωτηρίαν, ἐν ἅπασι τοῖσιν ὀξέσι νουσήμασι, ὁκόσα σὺν πυρετοῖς τέ ἐστι καὶ ἐν τεσσαράκοντα ἡμέρῃσι κρίνεται. καὶ νῦν ἄντικρυς εἶπεν, οὐ περὶ πάντων ὑδρώπων ποιούμενος τὸν λόγον, ἀλλ᾽ ὅσοι περ ἂν αὐτῶν ἐκ τῶν ὀξέων νοσημάτων γένωνται. καὶ περὶ μὲν τῶν ἐμπύων τε καὶ φθινωδῶν καὶ ἐν τοῖς ἑξῆς ἐρεῖ

aegri facies ſimilis ſit, bene valentium. Ex quo plerique exiſtimarunt non de mortiſera facie tantum in acuto morbo contracta, ſed etiam de reliquis omnibus inſtitutam ab eo diſputationem fuiſſe. Sed non legere, arbitror, quod ipſe extremo libro ſubjunxit his verbis: *haec autem dico de morbis acutis atque aliis omnibus qui ex ipſis habent originem.* Attamen et de ſuppurationibus loquutum eſſe conſtat, non iis modo quae vigeſimo die abrumpi debent, verum illis etiam quae ad trigeſimum, quadrageſimum et ſexageſimum diem producuntur, atque item de morbis qui uſque ad quadrageſimum diem differuntur, ubi ait: *ſpirandi vero facilitatem exiſtimare oportet valde magnam vim ad ſalutem habere in omnibus acutis morbis quibus conjuncta febris eſt, quique diebus quadraginta judicantur.* Et nunc quidem non de omni ſpecie aquae inter cutem, ſed ea dumtaxat quae acuto morbo ſupervenit, dicturum ſe maniſeſto poſitetur. Quin etiam de purulentis et tabi-

καὶ πρὸς τούτοις ἔτι καὶ περὶ τεταρταίων ὁμολογουμένων καὶ τούτων χρονίων νοσημάτων. οἱ γοῦν ἐκ τῶν ὀξέων νοσημάτων ὕδρωπες ὅτι πάντες εἰσὶ κακοὶ μήτε τὸν πυρετὸν παύοντες, ὀδυνηροί τε διαμένοντες, αὐτὸς εἶπεν. ἐδίδαξε δὲ καὶ τὰς γενέσεις αὐτῶν, ἥπατος μὲν ἄντικρυς ονομαστὶ μνημονεύσας, ἑνὶ δὲ κοινῷ λόγῳ τῶν ἐν τοῖς κενεῶσι μορίων, ἅπερ ἐστὶ νῆστις καὶ μεσεντέριον, ἔντερά τε λεπτά. προσαγορεύειν γὰρ εἰκός ἐστιν αὐτὸν ἐκεῖνα τὰ μόρια κενεῶνας, ὅσα μεταξὺ τῆς τε τοῦ θώρακος ἐσχάτης πλευρᾶς ἐστι καὶ τοῦ τῆς λαγόνος ὀστοῦ. [620] καὶ γάρ τοι καὶ κενὸν ἅπαν φαίνεται τοῦτο τὸ χωρίον, εἰ παραβάλλοις αὐτὸ τοῖς ἄνωθεν αὐτοῦ μέρεσι καὶ κάτωθεν ὀστώδεσιν ὑπάρχουσιν ἀμφοτέροις. ἔστι δὲ καὶ λαπαρὸν ἅπαν τοῦτο τὸ μόριον, ὅταν γε μὴ πρὸ ὀλίγου τις ἐμπεπλησμένος ᾖ σιτίων τε καὶ ποτῶν. καί μοι δοκεῖ καὶ ὁ ποιητὴς αὐτὰ ταῦτα τὰ μόρια τοῦ σώματος ὀνομάζειν λαπάρας. ὑδρώπων μὲν οὖν ἁπάντων ἡ κοινὴ γένεσις ἀποτυχία τοῦ τῆς αἱματώσεως ἔργου

dis atque insuper de quartanis postea dicet, quos sane morbos nemo est qui diuturnos non esse fateatur. Itaque aquam omnem inter cutem quae acuto morbo supervenit malam esse dixit, ut quae nec febrem discutiat et dolorem perpetuo excitet. Ejus autem ortum etiam ostendit, dum et jecoris nominatim facit mentionem et illas quae in ilibus continentur partes uno communi vocabulo complectitur, quae sunt jejunum, lactes tenuiaque intestina. Namque verisimile est omnes eas partes ab Hippocrate *κενεῶνας* appellari, quae inter extremam thoracis costam et coxendicis ossa continentur. Siquidem inanis tota illa regio videtur, si tam cum infernis quam cum superis partibus utrisque osseis contuleris. Est vero etiam pars illa tota gracilis, modo quis non parum ante cibum potumque sumpserit. Hasque ipsas propterea partes poëta *λαπάρας*, nam *λάπαρον* gracile significat, vocare videtur. Enimvero omnis inter cutem aqua vitiato sanguificationis opere aeque provenit. Tanquam enim in ventre cibi co-

γίνεται. καθάπερ γὰρ καὶ ἐν γαστρὶ πέττεται τὰ σιτία, κατὰ τὸν αὐτὸν τρόπον ἐν ἥπατι καὶ φλεψὶν ἡ ἐν τῇ κοιλίᾳ προπεφθεῖσα τροφή. καὶ μέντοι καὶ ὡς ἐν τῇ κοιλίᾳ ποτὲ μὲν ἧττον ἀποιυγχάνεται τὸ τῆς πέψεως ἔργον, ἔστιν ὅτε δὲ μᾶλλον, οὕτω κἀν τῷ ἥπατι. πάσχει γὰρ τὸ ἧπαρ ἐνίοτε μὲν αὐτὸ καθ' αὐτὸ πρῶτον, ὥσπερ καὶ ἡ γαστὴρ, ἐνίοτε δὲ κατὰ συμπάθειαν ἑτέρων μορίων. εὔδηλον οὖν ὅτι τὰ πάντα συμπαθοῦντα ἀλλήλοις ἢ τῷ γειτνιᾷν ἢ τῷ κοινωνίαν ἔχειν μεγάλην κατὰ τὰ ἀγγεῖα καὶ νεῦρα πάσχει. οὕτω τοίνυν καὶ τὸ ἧπαρ διά τε φλεβῶν μεγάλων συνῆφθαι φαίνεται καὶ σπληνὶ καὶ γαστρὶ καὶ ἐντέροις, ἥ τε θέσις αὐτῶν οὕτω πλησίον ὡς ἔνια μὲν ἅπτεσθαι, τινὰ δὲ ὀλίγου δεῖν ψαύειν αὐτοῦ. σπληνὸς μὲν οὖν οὐκ ἐμνημόνευσεν ὁ Ἱπποκράτης, ἐπειδὴ περὶ τῶν ὀξέων νοσημάτων ὁ λόγος ἦν αὐτῷ. φαίνεται δὲ τοῦτο τὸ σπλάγχνον, ὅταν ἐν χρονίοις νοσήμασι σκιῤῥώδη λάβῃ διάθεσιν, εἰς συμπάθειάν τε τὸ ἧπαρ ἄγειν, ὑδέρους τε δι' ἐκείνου μέσου τῷ παντὶ σώματι κατασκευάζειν. ἥπατος δὲ καὶ τῶν κενεώνων μέμνηται καὶ

quuntur, ſic in jocinore et venis alimentum, quod prius in ventriculo concoctionem adeptum fuerat. Quin etiam ſicut in ventriculo plus minusve vitiata concoctio eſt, ita et in jecinore. Nam ut venter, ſic etiam jecur nunc per ſe primum, nunc ex conſenſu cum aliis partibus afficitur. Eſt autem evidens omnia quae mutuo ſeſe afficiunt vel propter vicinitatem vel quod magnum inter ſe habeant per vaſa et nervos commercium affici. Sic quidem jecur cum liene, ventriculo et inteſtinis, magnis venis connecti videtur, ac praeterea illis eſſe tam vicinum, ut ex his aliqua annexa, aliqua propemodum contigua ſint. Verum Hippocrates nullam lienis mentionem fecit, quod ipſe de morbis acutis dicere propoſuerit. Apparet tamen id viſcus, ſi quando in veteri morbo ſcirrhoſam aliquam affectionem contraxerit, tum jecur ipſum ſimiliter afficere, tum ejus occaſione hydropas in corpore univerſo excitare. Meminit autem jocinoris et partium inanium et aquarum

διδάσκει τὰς διαφορὰς τῶν ἐπ' αὐτῶν γινομένων ὑδέρων, ὡς διὰ τῆς ἑξῆς λέξεως ἔσται δῆλον.

β'.

(135) *Οἶσι μὲν οὖν ἀπὸ τῶν κενεώνων καὶ τῆς ὀσφύος αἱ ἀρχαὶ γίνονται τῶν ὑδρώπων, οἵ τε πόδες οἰδέουσι καὶ διάῤῥοιαι πολυχρόνιοι ἴσχουσιν, οὔτε τὰς ὀδύνας λύουσαι τὰς ἐκ τῶν κενεώνων τε καὶ τῆς ὀσφύος, οὔτε τὴν γαστέρα λαπάσσουσαι.*

Τὸ μὲν οὖν οἰδεῖν τοὺς πόδας ἁπάντων κοινὸν ὑδέρων· ἀμέλει καὶ τοῖς ἐφ' ἥπατι συνεδρεύειν αὐτό φησι. γινώσκομεν δ' ὅτι καὶ τοῖς ἐπὶ σπληνὶ καὶ ἁπλῶς ἅπασι τοῖς ἄλλοις. τὸ δὲ τῆς διαῤῥοίας ἴδιον ἐξαίρετόν ἐστι τοῖς ἐπὶ κενεῶσιν ὑδέροις, ὅσοι τῆς νήστεως ἢ τοῦ μεσεντερίου φλεγμαινόντων γίνονται. μάλιστα γὰρ δὴ τούτοις ἀκρατεῖς αἱ φλέβες εἰσὶ, δι' ὧν ἕλκει τὸ ἧπαρ εἰς αὐτὸ τὴν τροφὴν,

inter cutem, quas illae pariunt, differentias exponit, id quod erit ex iis quae fequuntur dilucidum.

II.

Quibus ergo ab ilibus et lumbis principia fiunt hydropum, pedes tument et diarrhoeae diuturnae detinent, quae neque dolores ex ilibus ac lumbis obortos folvunt neque ventrem molliunt.

In omni fpecie aquae inter cutem aeque tument pedes. Nam id quoque Hippocrates evenire dicit, ubi vitio jocinoris provenit. Quod autem etiam fi a liene oriatur atque aliis item omnibus ut verbo uno dicamus, idem malum contingat, certo compertum nobis eft. At ventris profluvium proprium peculiareque eft ejus aquae inter cutem quam inanes partes jejuno inteftino vel mefenterio phlegmone laborantibus excitarint. His enim maxime imbecillae venae funt, quibus jecur ad fe trahit alimen-

Ed. Chart. VIII. [620. 621.] Ed. Baf. V. (135.)

ὥστ' οὔθ' ὑπηρετεῖν τῷ σπλάγχνῳ πρὸς τὴν ἀνάδοσιν, οὔτε μένειν ἐν τῇ νήστει καὶ τοῖς λεπτοῖς ἐντέροις τὴν τροφήν. κἂν εἰ ἀῤῥωστοῦντα τύχῃ βαρυνόμενα πρὸς αὐτῆς, ὠθεῖ κάτω παραχρῆμα πᾶσαν αὐτὴν, καὶ αὕτη τῆς διαῤῥοίας αἰτία. καὶ δὴ καὶ διαφθείρεσθαι τὴν τροφὴν ἀθροίζεσθαί τε πολὺ τὸ χολῶδες εἰκός ἐστι διὰ τὴν τῶν φλεγμαινόντων μορίων θερμότητα. δῆξις οὖν οὐ σμικρὰ γίνεται διὰ ταῦτα τοῖς ἐντέροις, ἐρεθίζουσα πρὸς τὴν ἀπόκρισιν τῶν περιεχομένων ἐν αὐτοῖς, καὶ αὕτη πάλιν αἰτία δευτέρα τῆς διαῤῥοίας ἐστίν. εἰκότως δ' αὐτάς φησιν οὔτε τὰς ὀδύνας παύειν οὔτε λαπάττειν, τουτέστι κενοῦν καὶ προστέλλειν τὰ τῆς γαστρὸς οἰδήματα, δηλῶν [621] κἂν τούτοις ὅτι μετ' ὀδύνης ἐκκρίνουσιν, ὅτι τε τὸ ὑπογάστριον ὅλον αὐτοῖς εἰς ὄγκον ἐξαίρεται. τὰς μὲν γὰρ ὀδύνας ἀναγκαῖόν ἐστι γίνεσθαι διά τε τὰς φλεγμονὰς καὶ τὰς δήξεις. τὴν γαστέρα δ' ὅλην ἐξαίρεσθαι τῶν ἐντέρων πληρουμένων πνεύματος φυσώδους, οὗ τὴν μὲν γένεσιν εὔλογόν ἐστιν ἕπεσθαι ταῖς

tum adeo ut nec visceri ad digestionem subserviant nec alimentum in jejuno et tenuibus intestinis morari possit. Quae si infirma quoque fuerint gravata alimento, id omne confestim deorsum propellunt. Et haec fluxus ventris causa est. Sed et nutrimentum corrumpi et plurimum excrementi biliosi acervari, propter partium quae phlegmone torquentur caliditatem verisimile est et inde quidem vehementer morderi intestina et irritari ad excretionem eorum quae in ipsis continentur. Est autem haec altera fluxus ventris causa. Sed eum quidem haud temere nec dolores sedare nec ventrem subducere dixit, nam verbum λαπάττειν, quo usus est Hippocrates, significat vacuare et ventris tumorem ad aequalitatem redigere, ex quibus etiam verbis ostendit eos, qui sic affecti sunt, cum dolore reddere alvi excrementa et imum ventrem totum ipsis intumuisse. Quippe dolores excitari necesse est tum propter phlegmonas tum propter morsus. Ventrem autem totum intumescere, quod intestina flatuoso spiritu plena sint, ex

ἀπεψίαις. τὸ δὲ οὐ μένειν ἔνδον ἀῤῥωστίᾳ τῆς περισταλτικῆς δυνάμεως τῶν ἐντέρων γίνεται.

γ'.

Ὁκόσοισι δὲ ἀπὸ τοῦ ἥπατος οἱ ὕδρωπες γίνονται, βῆχές τε καὶ θυμὸς ἐγγίνεται αὐτέοισι καὶ οὐδὲν ἀποπτύουσιν ἄξιον λόγου καὶ οἱ πόδες οἰδέουσι καὶ ἡ γαστὴρ οὐ διαχωρέει, εἰ μὴ σκληρά τε καὶ πρὸς ἀνάγκην καὶ περὶ τὴν κοιλίην γίνεται οἰδήματα, τὰ μὲν ἐπὶ δεξιὰ, τὰ δὲ ἐπ' ἀριστερὰ ἱστάμενά τε καὶ καταπαυόμενα.

Θυμὸν εἴρηκε νῦν τὴν προθυμίαν ἣν ἴσχουσι πρὸς τὸ βήττειν, ἐρεθιζόμενοι μὲν ὡς πρὸς τὸ σύμπτωμα, παραχρῆμα δὲ αὐτοῦ παυόμενοι καὶ μόνον ἀρχῆς τοῦ βήττειν πειρώμενοι. ὁ γὰρ τοῦ ἥπατος ὄγκος ἐγκείμενος ταῖς φρεσὶ στενοχωρίαν ἐργάζεται τῷ πνεύμονι. παραπλησίας οὖν διαθέσεως γινομένης τῇ κατὰ τὰς ὄντως αὐτῷ στενοχωρίας,

cruditatibus, ut eſt rationi conſentaneum, originem ducente. Quod autem intus non moretur, propter imbecillitatem retentricis facultatis inteſtinorum accidit.

III.

Quibus vero ab hepate hydropes fiunt, tuſſis et tuſſiendi cupiditas ipſis innaſcitur, nihilque effatu dignum exſpuunt ac pedes tument venterque non dejicit, niſi et dura et ad neceſſitatem et circa ventrem tumores prodeunt, qui partim ad dextra partim ad ſiniſtra tum conſiſtunt tum deſinunt.

Quod *Hippocrates* θυμὸν dixit, *nos cupiditatem vertimus*, ad tuſſim propenſionem ſignificat, ad quam illi tanquam adverſus ſymptoma irritantur, ſed confeſtim vix etiamnum tuſſire aggreſſi conquieſcunt. Nam jecinoris moles transverſo ſepto incumbens, pulmoni parit anguſtiam. Quae quidem affectio quum verae illi anguſtiae ſimilis ſit,

δι᾽ ἃς φλεγμαίνων τε καὶ καταῤῥοϊζόμενος ἐκ τῆς κεφαλῆς πάσχει. προθυμοῦνται μὲν βήττειν, ἐλπίζοντες ἐκ τοῦ κενῶσαι τὸ λυποῦν ἰάσασθαι τὴν στενοχωρίαν. ἀρξάμενοι δὲ αὐτοῦ παραχρῆμα παύονται διὰ τῆς πείρας αὐτῆς εἰς γνῶσιν ἀκριβεστέραν ἀφικνούμενοι τῆς διαθέσεως, αἰσθανόμενοί τε σφῶν αὐτῶν ὅτι μάτην ἤλπισαν. ἀλλὰ καὶ ἡ φύσις αὐτὴ καθ᾽ αὐτὴν ἐπάγει βῆχα, τὰς ἐμφράξεις τοῦ πνεύμονος ἐκκαθαίρουσα, κἂν ἡμεῖς μὴ προαιρώμεθα βήττειν· ὥστ᾽ ἐργῶδες εἶναι πολλάκις ἀντισχεῖν τε καὶ κωλῦσαι τὸ σύμπτωμα. νῦν οὖν ὁπότε διὰ τὴν στενοχωρίαν ἐπὶ τὸ βήττειν οἱ κάμνοντες ἔρχονται μάτην, ὡς ὀνησόμενοί τι τὴν ἐκ τῆς φυσικῆς δυνάμεως ὑπηρεσίαν οὐκ ἔχοντες αὐτίκα παύονται. διὰ ταῦτα μὲν γὰρ ἡ προθυμία γίνεται τοῖς οὕτω κάμνουσι τοῦ βήττειν. ἀπολείπει δ᾽ αὐτοὺς ἐν τάχει τοὔργον, ὡς ἂν μηδὲν ἀποπτύοντας ἄξιον λόγου. ἀλλὰ τοσοῦτον ὅσον εἰς τὰς τραχείας ἀρτηρίας ὀῤῥῶδές τε καὶ λεπτὸν ἐκ τῶν περιεχόντων ἀγγείων τὸ ὀῤῥῶδες αἷμα συνθλίβεται δίκην ἱδρῶτός τινος. ταῦτ᾽ οὖν οἱ ἀπὸ τοῦ ἥπατος ὕδρωπες

qua pulmo tum phlegmone occupatus tum diſtillatione, ex capite obrutus premitur, idcirco tuſſire quidem affectant, ſperantes eo quod moleſtum eſt vacuato anguſtiae ſe mederi poſſe. Verum protinus ut coepere deſiſtunt, experientia ipſa affectum ſuum certo agnoſcentes et ex ſe ipſis intelligentes fruſtra ſe eam ſpem concepiſſe. Sed et ipſa per ſe natura nobis etiam non molientibus tuſſim ſolicitat, ut ſaepe difficile ſit reſiſtere et ne accidat prohibere. Nunc igitur quando ob anguſtiam fruſtra aegri tuſſiculas movent, tanquam malum aliqua ex parte levaturi, tamen facultatis naturalis auxilio deſtituti, protinus deſinunt. Siquidem aegros eam ob rem tuſſiendi cupiditas inceſſit, ſed diu tuſſis non detinet, quod nihil dictu dignum exſpuant, ſed quantum modo ſeroſi tenuisque humoris ex vaſis ſeroſum ſanguinem continentibus in aſperam arteriam, ſudoris cujusdam inſtar, exprimitur. Et his quidem notis aqua inter cutem a jecinore orta diſtinguitur a praedictis. Praeter has autem aliud etiam diſcri-

ἀφορίζονται τῶν προειρημένων, ἔτι τε τῇ βραχύτητι καὶ τῇ σκληρότητι τῶν ὑπερχομένων κάτω. διερεθίζονται γὰρ ἐκεῖνοι πεπονθότων αὐτοῖς ἤτοι τῶν ἐντέρων ἢ τοῦ μεσεντερίου. τοῖς δ' ἀπὸ τοῦ ἥπατος ὑδεριῶσιν, ὡς ἂν ἀπαθῶν ὄντων τούτων, οὔτε διαφθειρομένης τῆς τροφῆς οὔτε βαρυνομένων ὑπ' αὐτῆς τῶν μορίων, ἔῤῥωνται γὰρ καὶ οὐ γίνονται διάῤῥοιαι, μένει πλεῖον αὐτόθι τὰ τῆς τροφῆς λείψανα, τὸ μέν τι διαπέμποντα πρὸς τὴν ἐντὸς τοῦ περιτοναίου χώραν, τὸ δέ τι καὶ τῇ φλεγμονῇ τοῦ ἥπατος οἷον ἐξοπτώμενα. καὶ μέντοι καὶ τὸ δέρμα πᾶν αὐτοῖς, ὡς ἂν ὑπὸ φλεγματώδους αἵματος τρεφόμενον, οἰδαλέον τε γίνεται καὶ εἰ πιέσαις αὐτὸ τῷ δακτύλῳ, παραχρῆμα μὲν φαίνεται κοῖλον, ὀλίγον δ' ὕστερον εἰς τὴν ἔμπροσθεν ἐπανερχόμενον κατάστασιν. οὐ μὴν εὐθέως ἐξ ἀρχῆς ἅμα τῇ μεταπτώσει τῆς ὀξύτητος εἴωθε γίνεσθαι τὸ τοιοῦτον, ἀλλ' οἱ μὲν πόδες οἰδίσκονται πρῶτοι,ποῤῥωτάτω τῶν θερμοτάτων μορίων ὄντες. [622] ἐπαναβαῖνον δὲ τὸ σύμπτωμα καὶ περὶ τὴν κοιλίαν πᾶσαν τὴν αὐτὴν ἐργάζεται διάθεσιν, ὥστε εἰ πιέσας τὸ οἴδημα δακτύλῳ κοιλαίνεσθαί τε καὶ οἷον βοθροῦ-

men eſt a paucitate ſiccitateque eorum quae infra dejiciuntur. Illi enim affectis ſcilicet vel inteſtinis vel meſenterio crebro irritantur. Quibus vero jecoris vitio aqua inter cutem provenit, tanquam non male affectis iſtis partibus nec corrupto alimento nec gravatis ab eo membris, valent enim, venter non fluit, ſed illic diutius alimenti reliquiae immorantur, partim ad intima peritonaei ſpatia immiſſae, partim vero a jecinoris phlegmone quodammodo aduſtae. At vero etiam cutis univerſa, quod pituitoſo ſanguine alta ſit, tumet, ac ſi digito eam compreſſeris, extemplo cavatur parumque poſtea ad priſtinam aequalitatem redit. Quod tamen non accidit ſtatim, ut morbus ex acuto degeneravit, ſed pedes primum, ut qui a calidiſſimis partibus abſunt longiſſime, tumorem contrahunt, a quibus ſurſum conſcendens malum, totum etiam ventrem ſimiliter occupat adeo ut ſi tumorem digito pre-

σθαι τὸν τόπον, εἶτ᾽ ὀλίγον ὕστερον εἰς τὴν ἔμπροσθεν ἐπανέρχεσθαι κατάστασιν. ὅπερ Ἱπποκράτης εἶπε καὶ περὶ τὴν κοιλίην οἰδήματα γίνεται ἱστάμενά τε καὶ καταπαυόμενα. δύναιτο δ᾽ ἂν εἰρηκέναι τοῦτο καὶ περὶ τῆς πρώτης γενέσεως αὐτῶν ἔτι. καὶ γὰρ ἀρχόμενα συνίστασθαι καθίσταται πολλάκις, ὡς δόξαι τινὶ πεπαῦσθαι τελέως αὐτά. μετὰ ταῦτα δὲ αὖθις ἐπαίρεται καὶ πάλιν δὲ καθίσταται καὶ αὖθις πάλιν ἐπαίρεται. προελθόντος δὲ τοῦ χρόνου μένει μηκέτι καθιστάμενα. διαφέρει γε μὴν ταῦτα τῶν προειρημένων ἐν τοῖς κενεῶσι, τῷ κοιλαίνεσθαι πιεζόμενα, φλεγματικὴν ἔχοντα τὴν φύσιν, οὐκέτι φυσώδει πνεύματι καθάπερ ἐκεῖνα γινόμενα.

δ'.

Κεφαλὴ δὲ καὶ χεῖρες καὶ πόδες ψυχρὰ ἐόντα κακὸν τῆς τε κοιλίης καὶ τῶν πλευρῶν θερμῶν ἐόντων.

mas, locus ipſe cavus quaſique deſoſſus appareat, deinde paulo poſt in priorem ſedem reverti videatur. Id quod Hippocrates dixit ſcribens: *atque circa ventrem tumores prodeunt qui conſiſtunt et deſinunt.* Quamquam hoc etiam poſſit ab eo dictum eſſe de primo ipſorum ortu. Nam quando emergere incipiunt plerumque conſidunt, ut prorſus deſiiſſe videantur, deinde vero exſurgunt denuo rurſumque conſidunt atque iterum poſtea renovantur. Verum temporis ſpatio permanent nec amplius ſidunt. Verum iſti ab illis differunt, quos ab inanibus prodire diximus, quod ab humore pituitoſo, non autem a flatuoſo ſpiritu, ſicut illi geniti compreſſu excavantur.

IV.

Quod ſi caput et manus pedeſque frigeant ventre et lateribus calentibus, malum.

Ἐν μὲν τοῖς χρονίοις νοσήμασι καὶ μάλιστα χειμῶνος καὶ γέρουσιν οὐ μόνον ἐν ταῖς εἰσβολαῖς τῶν πυρετῶν, ἃς ἐπισημασίας ὀνομάζουσιν, ἀλλὰ καὶ τοῖς διαλείμμασιν οὐδὲν θαυμαστόν ἐστι περιψύχεσθαι τὰ πέρατα τοῦ σώματος, ἄσαρκά θ' ὑπάρχοντα φύσει καὶ ποῤῥωτάτω κείμενα τῶν σπλάγχνων. ἀλλ' ἐν τούτῳ τῷ βιβλίῳ περὶ τῶν χρονίων νοσημάτων οὐκ ἔστιν ὁ λόγος αὐτῷ. τὸ τοίνυν ἐν τοῖς ὀξέσι καταψύχεσθαι ταῦτα τὰ μόρια κατὰ τὴν ἐναντίαν διάθεσιν ὡς τὸ πολὺ γίνεται τῆς ἐν τοῖς χρονίοις ἐργαζομένης τὸ σύμπτωμα τοῦτο. κατ' ἐκεῖνα μὲν γὰρ οὐκ ἐξι- (136) κνεῖται μέχρι τῶν ἄκρων τοῦ ζώου μορίων ἡ ἔμφυτος θερμότης ὑπ' ἀῤῥωστίας. ἐν δὲ τοῖς ὀξέσι διὰ μέγεθος τῆς τῶν σπλάγχνων φλεγμονῆς· ὀλίγον μέντοι τῆς αἱματώδους οὐσίας εἰς ὅλον ἥκει τὸ σῶμα. πλεῖστον δὲ αὐτῆς ἐν τοῖς φλεγμαίνουσι κατακλείεται καὶ διὰ τοῦτο τὰ μέσα μόρια τοῦ σώματος, ἅπερ ἐστὶ θώραξ τε καὶ γαστὴρ, ἱκανῶς φαίνεται θερμά. γίνεταί γε μὴν ἐνίοτε ἐν τοῖς ὀξέσιν ἐπισημασία μετὰ ῥίγους ἢ ψύξεως οὐ μόνα τὰ πέρατα τοῦ σώματος,

In longis morbis per hiemem praefertim et fenibus non folum in principiis acceffionum, *ἐπισημασίας* Graeci vocant, verum etiam quum morbus intermifit, fi extremae corporis partes, quae et minime carnofae funt et longiffime abfunt a vifceribus, refrigerantur, non debet mirum videri. Sed quum hoc libro Hippocrates non agat de morbis longis, necefle eft aliam quandam fubeffe caufam, cur in acutis morbis partes iftae refrigefcant, illi contrariam, quae per veteres morbos partibus his frigiditatem inducit. In longis quidem morbis nativus calor propter imbecillitatem non poteft ufque ad ultimas animalis partes devenire. In acutis vero ob magnitudinem phlegmones qua vifcera opprimuntur, paucus admodum fanguis in corpus univerfum permeat, fed plurimus in partibus phlegmone affectis intercluditur. Quamobrem mediae corporis partes thorax et venter multum calidae fentiuntur. At prehendit tamen aliquando in acutis acceffio, quum horrore aut refrigeratione tanta, ut non extremum modo corpus, fed

ἀλλὰ αὐτὸ καὶ τὸ περὶ θώρακα καὶ τὴν γαστέρα δέρμα ψυχρὸν ἐργαζομένη. αὕτη μὲν οὐδὲν ἐνδείκνυται κατὰ τὰ σπλάγχνα φαῦλον. ὅταν δὲ μενόντων θερμῶν τῶν κατὰ πλευράς τε καὶ τὴν γαστέρα μορίων ἢ καὶ τοῦ κατὰ φύσιν ἔτι θερμοτέρων γεγενημένων ψύχηται τὰ τοῦ σώματος ἄκρα μόρια, μέγεθος φλεγμονῆς ἐνδείκνυται κατὰ τὰ σπλάγχνα καὶ τάχα βέλτιόν ἐστιν ἀκοῦσαι τὸ θερμῶν ἐόντων ἐπί τε τῆς κοιλίας καὶ τῶν πλευρῶν οὕτως εἰρημένον, ὡς ἐπιφανέστερον αὐτῶν τεθερμασμένων ἢ ὁπότε κατὰ φύσιν εἶχον. ἴσμεν δ' ὅτι καὶ ὁ καλούμενος λειπυρίας πυρετὸς ἐκ τῆς τοιαύτης ἰδέας ἐστίν.

ε'.

Ἄριστον δὲ καὶ ὅλον τὸ σῶμα θερμόν τε εἶναι καὶ μαλθακὸν ὁμαλῶς.

[623] Χειρίστην προειρηκὼς κατάστασιν νοσήματος εἶναι, ὅταν τῶν μέσων τεθερμασμένων καταψύχεται τὰ πέρατα τοῦ σώματος, ἀντιπαραβάλλειν νῦν αὐτῇ τὴν ἀρίστην

ipſa etiam thoracis ventrisque cutis inalgeſcat. Verum haec nullum in viſceribus vitium arguit. Si vero partes quae lateribus et ventre continentur calidae permaneant vel etiam quam natura eſſe ſolebant calidiores evaſerint, corpus autem extremum refrixerit, viſcera jam ingenti phlegmone detineri indicium eſt. Praeſtiterit autem fortaſſe quod dixit Hippocrates, ventre et lateribus calentibus ſic accipere, ut haec longe calidiora, quam cum ſe haberent ſecundum naturam, intelligantur, cujusmodi febrem illam eſſe novimus, quae a Graecis λειπυρίας dicitur.

V.

Optimum vero totum corpus calidum et molle aequaliter eſſe.

Quum peſſimo in ſtatu morbum eſſe dixerit, quando medio corpore calente extrema algent, nunc ei ex adverſo optimum qui nobis contingere poteſt, comparat, in

ἐν ἡμῖν, ἐν ᾗ θερμὸν ὁμαλῶς ἐστιν ὅλον τὸ σῶμα μετὰ τοῦ καὶ μαλθακὸν ὁμαλῶς εἶναι, τὸ γὰρ ὁμαλὸν ἀμφοτέρων ἐστὶ κοινόν. ὁμαλῶς μὲν οὖν θερμὸν γίνεται τὸ σῶμα καὶ κατὰ τοὺς διακαεστάτους τῶν πυρετῶν, ἀλλὰ δακνῶδές τε καὶ ξηρὸν φαίνεται κατὰ τὰς τοιαύτας διαθέσεις οὐ μαλακόν. εἰ δὲ ἅμα τε μαλακὸν εἴη καὶ θερμὸν ὁμαλῶς, ἀρίστην ἐνδείκνυται διάθεσιν τοῦ σώματος.

στ'.

Στρέφεσθαι δὲ χρὴ ῥηϊδίως τὸν ἀλγέοντα καὶ ἐν τοῖσι μετεωρισμοῖσιν ἐλαφρὸν εἶναι.

Κεφάλαιον μὲν ἁπάσης προγνώσεώς ἐστι τῶν τεθνηξομένων καὶ σωθησομένων ἡ παραβολὴ τῆς τοῦ νοσήματος ἰσχύος πρὸς τὴν τοῦ κάμνοντος δύναμιν· ἰσχυροτέρου μὲν γὰρ ὄντος τοῦ νοσήματος τεθνήξεται πάντως ὁ ἄνθρωπος. εἰ δ' ἀσθενέστερον εἴη τῆς τοῦ κάμνοντος δυνάμεως, οὐκ ἂν ἀποθάνοι μηδενὸς ἁμαρτηθέντος· καὶ τοῦτο τὸ κεφά-

quo totum corpus calidum aequaliter eft atque etiam aequaliter molle. Aequaliter enim amborum commune eft. Nam calidum quidem aequaliter corpus eft vel in ardentiffimis febribus, at tunc non molle, fed mordicans et aridum manifefto videtur. Quod fi molle fimul et calidum aequaliter fit, teftatur corporis optimam effe affectionem.

VI.

Oportet autem eum qui laborat, facile converti et in affurgendo alacrem effe.

Totius quidem praecognitionis eorum qui ex morbo vel interire vel fervari debent caput eft magnitudinis morbi cum aegri viribus comparatio. Morbo fiquidem praevalente aeger nullo modo effugere mortem poffit. Sin autem vires illi funt morbo fuperiores, modo nulla in re peccet, nunquam intereat. Id quod ipfe illo etiam

λαιον αὐτὸς ἔγραψε κατὰ τὸν ἀφορισμὸν οὗ ἡ ἀρχή· συντεκμαίρεσθαι δὲ χρὴ καὶ τὸν νοσέοντα, εἰ ἐξαρκέσει τῇ διαίτῃ πρὸς τὴν ἀκμὴν τῆς νούσου. τὸ μὲν οὖν κεφάλαιον τοῦτο τῆς προγνωστικῆς θεωρίας ἐστίν. οὐσῶν δὲ δυνάμεων τριῶν κατὰ γένος ἐπὶ τρισὶν ἀρχαῖς, ἐγκεφάλῳ καὶ καρδίᾳ καὶ ἥπατι, διὰ τῶν ἐνεργειῶν ἑκάστης αὐτῶν ἥ τ' ἀῤῥωστία καὶ ἡ ῥώμη γνωρίζεται. ἐνέργειαι δὲ τῆς μὲν κατὰ τὸν ἐγκέφαλον ἀρχῆς αἱ μὲν ἡγεμονικαὶ κατά τε μνήμας γίνονται καὶ διαλογισμοὺς, αἱ δ' ὑπηρετικαὶ κατά τε τὰς αἰσθήσεις καὶ τὰς καθ' ὁρμὴν κινήσεις, τῆς δὲ κατὰ τὴν καρδίαν αἱ διὰ τῆς τῶν ἀρτηριῶν κινήσεως, τῆς δὲ κατὰ τὸ ἧπαρ αἱ περὶ τὸ αἷμα καὶ τοὺς χυμούς. εἰς ταῦτ' οὖν τὰ κεφάλαια τῆς προγνωστικῆς θεωρίας τεμνομένης, ὅ τί περ ἂν ὑφ' Ἱπποκράτους ῥηθῇ σημεῖον, ἐπισκοπεῖσθαι τίνος ἐστὶ γένους· οἷον καὶ νῦν ἐστι τοῦ ῥᾳδίως στρέφεσθαι τὸν κάμνοντα καὶ διανιστάμενον ἐλαφρὸν ἑαυτῷ φαίνεσθαι. γνωρίσματα γάρ ἐστι ταῦτα τῆς καθ' ὁρμὴν κινούσης τὸ σῶ-

aphorifmo prodidit, cujus initium eft, *conjectandum vero eft an victus aegro fufficiat ad fummum morbi vigorem.* Haec igitur eft prognofticae confiderationis fumma. Verum quum tres genere facultates fint in tribus pofitae principiis, cerebro, corde et jecinore, eorum tum infirmitatem tum robur ex fingularum actionibus deprehendes. Sunt autem ab illo quidem quod in cerebro eft principio proficifcentes actiones aliae principes quae in memoria et ratiocinatione verfantur, aliae vero miniftrae, quae fentiendo et fecundum appetitum movendo perficiuntur. Emanant autem ab eo quod in corde eft, motus illi quos arteriae edunt. Ad hoc autem cujus jecur fedes eft, fanguis et humores pertinent. Itaque quum in haec fumma capita prognoftica contemplatio fit divifa, videndum etiam atque etiam eft, ad quod genus fingula figna, quae Hippocrates tradiderit, referre oporteat; veluti hoc de quo fermo nunc habetur, eum qui laborat facile converti et dum affurgit fe alacrem fibi videri. Sunt enim haec

μα δυνάμεως. ἴσμεν δ' ὅτι καθ' ὁρμὴν ἢ κατὰ προαίρεσιν ἢ βούλησιν ὀνομάζειν οὐδὲν εἰς τὰ παρόντα διαφέρει· τούτου τοῦ γένους ἦν καὶ τὰ περὶ τῆς κατακλίσεως ἔμπροσθεν εἰρημένα κατὰ τὴν ῥῆσιν, ἧς ἡ ἀρχή· κεκλιμένον δὲ χρὴ καταλαμβάνεσθαι τὸν νοσέοντα. δείκνυσι μὲν γὰρ ὅτι ἡ τοιαύτη κατάκλισις ὥσπερ καὶ ἡ ἀνάῤῥοπος ἐνεργούντων γίνεται τῶν μυῶν. ὀνομάζειν δὲ αὐτὴν εἰώθασι τονικήν. εἴρηται δὲ περὶ αὐτῆς ἐπιπλέον ἐν τοῖς περὶ μυῶν κινήσεων. ἔλεγε δὲ καὶ ὁ Διοκλῆς ὅτι τὰ σώματα τῶν ζώων συνέστηκεν ἐκ τοῦ φέροντος καὶ τοῦ φερομένου. φέρον οὖν ἐστιν ἡ δύναμις, φερόμενον δὲ τὸ σῶμα. καθάπερ οὖν οἱ βαστάζοντες φορτίον ἤτοι βαρυνόμενοι πρὸς αὐτοῦ κινοῦνται μόλις ἢ κοῦφον εἶναι νομίζοντες ἀλύπως φέρουσιν, οὕτω καὶ ἡ δύναμις ἡ μὲν ἰσχυρὰ ῥᾳδίως τὸ βάρος τοῦ σώματος φέρει, ὡς μηδὲν εἰς τὰς κινήσεις τοῦ σώματος βλάπτεσθαι, ἡ δ' ἀσθενὴς βαρυνομένη μόγις ἐξαίρει τὰ μόρια τοῦ σώματος.

---

virtutis, quae fecundum appetitum corpus movet, teftimonia. Nec vero hic intereft fecundum appetitum vel fecundum electionem aut voluntatem dicere. Erant autem ejusdem generis et illa quae ante dixit de decubitu, quorum initium eft: *caeterum medicus debet aegrum deprehendere in dextrum aut finiftrum latus jacentem.* Oftendit enim hunc jacentis habitum et illum aeque qui rectus eft annitentibus mufculis fieri. Hanc autem mufculorum actionem tonicam folent appellare, de qua plurima diximus in libro de mufculorum motu. Dicebat autem et Diocles animalium corpora ex ferente et eo quod fertur conftare. Facultas quidem ipfa eft quae fert, corpus autem id quod fertur. Tanquam igitur illi qui onus portant vel oppreffi pondere, vix moveri poffunt vel leve effe ducentes fine moleftia ferunt; fic facultas, fiquidem robufta eft, corporis pondus facile fuftinet, ut nihilo fegnius deteriusque moveatur, fi vero infirma eft, vix poteft corporis partes pondere oppreffa attollere.

ζ'.

[624] *Εἰ δὲ βαρὺς ἐὼν φαίνοιτο τό τε ἄλλο σῶμα καὶ τὰς χεῖρας καὶ τοὺς πόδας, ἐπικινδυνότερόν ἐστιν.*

Ἐπιχειροῦντι κινεῖσθαι τὰς κατὰ προαίρεσιν ἐνεργείας ἡ τῶν μορίων βαρύτης καταφανὴς γίνεται, σκελῶν μὲν ἐν τῷ διανίστασθαι καὶ βαδίζειν ἢ καὶ μεταφέρειν ὅλως αὐτὰ πειρᾶσθαι κατακείμενον, οὕτω δὲ καὶ χειρῶν ἐν τῷ λαμβάνειν τι καὶ μεθιέναι καὶ μεταφέρειν ἐπιχειρεῖν, ὡσαύτως καὶ τῶν κατὰ τράχηλον καὶ ῥάχιν ἐν τῷ μετασχηματίζειν ἐπιχειρεῖν τὸ σῶμα κατὰ ταῦτα τὰ μόρια. καὶ μέγιστόν γε τοῦτ' ἔστι καὶ κυριώτατον ἀῤῥωστίας δυνάμεως σημεῖον ἡ βαρύτης τῶν μορίων οὐ πάσης, ὡς εἴρηται πρόσθεν, ἀλλὰ τῆς κατὰ μόνα τὰ νεῦρα καὶ τοὺς μῦς.

η'.

Εἰ δὲ καὶ πρὸς τῷ βάρει οἱ ὄνυχες καὶ οἱ δάκτυλοι πελιδνοὶ γίνονται, προσδόκιμος ὁ θάνατος παραυτίκα.

VII.

Sin autem tum reliquum corpus tum manus pedesque graves esse videantur, majus periculum est.

Quum aeger voluntarias actiones obire conatur, partium gravitas tunc se manifesto prodit. Crurum quidem aegro surgere cupiente vel ambulare vel ipsa etiam dum jacet transferre. Et manuum ad eundem modum, quum accipere aliquid et dimittere et loco movere contendit. Aeque vero et colli et spinae dum molitur per has partes corpus in alium habitum invertere. Est autem maximum et praecipuum imbecillae virtutis argumentum partium gravitas, non omnis quidem, ut ante dictum est, sed ejus modo quae in nervis et musculis residet.

VIII.

Res vero proxima jam periculo est, si praeter gravitatem ungues digitique lividi evaserint.

Δέδεικται μὲν δι' ἑτέρων ἡμῖν ὅπως ἀλλήλαις αἱ διοικοῦσαι τὸ ζῶον δυνάμεις συναπόλλυνται καὶ ὡς ἄχρις οὗ ἡτισοῦν αὐτῶν διασώζεται, ζῇ πάντως ὁ ἄνθρωπος. εἰρηκὼς οὖν ὁ Ἱπποκράτης γνωρίσματα τῆς καταλυομένης δυνάμεως, ὑφ' ἧς οἱ μύες κινοῦνται, νῦν αὐτοῖς προστίθησιν ἑτέρας δυνάμεως σβεννυμένης ἴδια γνωρίσματα. τὸ γὰρ πελιδνοῦσθαι σημεῖον τοῦ σβέννυσθαι τὴν ἔμφυτον θερμασίαν, ἥτις ἀπὸ καρδίας ὁρμᾶται. διὰ τοῦτο τοιγαροῦν οὐχ ἁπλῶς θάνατον ἔφησε δηλοῦν τὴν πελιδνότητα προσγινομένην τῷ βάρει τοῦ σώματος, ἀλλὰ παραχρῆμα καὶ οὐκ εἰς ἀναβολὴν ἔσεσθαι τοῦτο, ἐπειδὴ τῶν δυνάμεων ἀμφοτέρων νεκρουμένων φαίνεται τὰ γνωρίσματα.

θ'.

Μελαινόμενοι δὲ παντελῶς οἱ δάκτυλοι καὶ οἱ πόδες ἧσσον ὀλέθριοι τῶν πελιδνῶν εἰσιν, ἀλλὰ καὶ τὰ ἄλλα σημεῖα σκέπτεσθαι χρή. ἢν γὰρ εὐπετέως φέρων φαίνηται τὸ κακὸν ἢ καὶ ἄλλο τι τῶν περιεστηκότων σημείων πρὸς

Quod quidem facultates quae vitam animalis moderantur ſimul intereant et quamdiu earum aliqua reſtat, ſuperſtitem prorſus eſſe hominem, alibi a nobis demonſtratum eſt. Itaque poſt adducta exſolutae virtutis teſtimonia, per quam muſculi moventur, nunc illis adjicit alterius facultatis exſtinctae peculiares notas; lividitas enim exſtincti caloris nativi, qui a corde proficiſcitur, ſignum eſt. Quare non ſimpliciter ex lividitate ad corporis gravitatem accedente mortem portendi dixit, ſed confeſtim et abſque mora id futurum, quod jam utriusque facultatis emortuae manifeſta ſigna appareant.

IX.

Pedes autem digitique penitus nigri minus pernicioſi ſunt lividis. Sed et alia ſigna conſiderare convenit. Nam ſi aeger malum leviter ferre videatur atque ſignum aliquod ſalubre praeterea ſe oſtentet, morbum in abſceſſum

τουτέοισι τοῖσι σημείοισιν ὑποδεικνύει τὸ νού- (137) σημα ἐς ἀπόστασιν τρέπεσθαι ἐλπὶς, ὥστε τὸν μὲν ἄνθρωπον περιγενέσθαι, τὰ δὲ μελανθέντα τοῦ σώματος ἀποπεσεῖν.

Οὐχ ἧσσον ὀλέθριοι τῶν πελιδνῶν ἐχρῆν εἰπεῖν, ἀλλ' ὡς ἐνίοτε μὲν οὐδ' ὅλως, ἐνίοτε δὲ ἐσχάτως εἰσὶν ὀλέθριοι. καὶ ἴσως ἄν τις ὑπενόησεν ἀγνοεῖν αὐτὸν τοῦτο διὰ τὸ μὴ κυρίως χρῆσθαι τῇ λέξει. προσθεὶς δὲ ἑξῆς τὸν διορισμὸν καὶ διδάξας σαφῶς ἑκάτερον ὧν εἶπον, εὔδηλός ἐστι γινώσκων μὲν τὸ ἀληθὲς, οὐκ ἀκριβῶς δὲ ἑρμηνεύσας. ἐνίοτε γὰρ ἀποσκήμ [625] ματος λόγῳ μελαίνεταί τι μόριον, ἐνίοτε δὲ καὶ νεκρώσεως. ὅπως δὲ ἄν τις αὐτὸ τοῦτο διαγνοίη, σαφῶς ἐδήλωσεν. ἢν γὰρ εὐπετῶς φέρων φαίνηται τὸ κακὸν, τουτέστιν εὐφόρως ὁ κάμνων ἔχῃ, καί τι ἄλλο σημεῖον αὐτῷ παρῇ τῶν σωτηρίων, ἀποσκήμματά ἐστιν· εἰ δὲ τὰ ἐναντία, νέκρωσις.

---

versum iri spes est, ex quo homo quidem incolumis evadet, partes autem corporis quae nigredinem contraxere decident.

Non erat dicendum minus perniciosos esse lividis, sed interdum quidem nullo modo, interdum vero maxime perniciosos esse. Quod tamen Hippocratem ignorasse forte aliquis suspicabitur propterea, quod dictione non proprie usus sit. Verum quum ipse postea distinctionem adjecerit et aperte declaraverit utrumque eorum, quae dixi, palam est cognitam quidem ab eo veritatem fuisse nec tamen diserte expressam. Nigrescit enim pars aliqua alias fluxione in eum decumbente, alias vero exstincto in ea calore. Quod quomodo deprehendi possit manifesto ostendit. Nam si malum leviter ferre videatur, hoc est facile aeger toleret, unaque aliud salutiferum signum accedat, defluxio est, sin autem contra eveniat, demortuam partem esse indicium est.

ι'.

Ὄρχεις δὲ καὶ αἰδοῖα ἀνεσπασμένα πόνους ἰσχυροὺς σημαίνει καὶ κίνδυνον θανατώδεα.

Φαίνεται τοῖς ὀδυνωμένοις ἀνασπώμενα ταῦτα τὰ μόρια, καθάπερ καὶ τοῖς ἀποθνήσκουσι, καὶ λόγον ἔχει. νεκρουμένης γὰρ ἤδη τῆς ζωτικῆς δυνάμεως καὶ διὰ τοῦτ αὐτὸ ἀποτείνεσθαι μέχρι τῶν περάτων τοῦ σώματος ἀδυνατούσης, ὀκλαζούσης δὲ καὶ ἐπὶ τὴν ἑαυτῆς ἀρχὴν συναγομένης, ἀναγκαῖόν ἐστιν ἕπεσθαι καὶ τὰ μόρια τῇ δυνάμει καὶ συνέρχεσθαί τε καὶ συνάπτεσθαι πρὸς τὰ μέσα τοῦ σώματος. ὅτι δὲ καὶ οἱ πόνοι συστολὴν ἐργάζονται τῆς δυνάμεως εἰς ἑαυτὴν ἐμάθομεν ἤδη πολλάκις, ὥστε εἰκότως καὶ δι' ἐκείνους ἀνασπᾶσθαι τὰ μόρια πρὸς τὴν ἀρχήν.

ια'.

Περὶ δὲ ὕπνων, ὥσπερ καὶ κατὰ φύσιν ξύνηθες ἡμῖν ἐστι, τὴν μὲν ἡμέρην ἐγρηγορέναι χρὴ, τὴν δὲ νύκτα καθεύ-

X.

Teftes et pudenda retracta vehementes dolores et mortis periculum fignificant.

Videntur partes iftae tum dolore excruciatis tum etiam morientibus convelli. Neque id fieri fine ratione. Siquidem cum facultas vitalis deperit nec fe poteft eam ob rem ad extremas corporis partes extendere, fed perturbata fe ad fuum principium recipit, neceffe eft una cum ipfa facultate partes quoque intro fe referre et mediis corporis partibus adjungi. Quod autem et dolores efficiant ut fe facultas in fe ipfam contrahat faepe jam didicimus, ut non amplius dubitandum fit etiam ob dolorem partes ad principium retrahi.

XI.

Somnum inire oportet eodem modo quo per naturam confuevimus, ut interdiu quidem vigilia, noctu vero fomnus

δειν. ἢν δὲ εἴη τοῦτο μεταβεβλημένον, κάκιον. ἥκιστα δ' ἂν λυπέοιτο, εἰ κοιμῷτο τὸ πρωῒ ἐς τὸ τρίτον μέρος τῆς ἡμέρης. οἱ δ' ἀπὸ τουτέου τοῦ χρόνου ὕπνοι πονηρότεροί εἰσιν.

Οὐ μόνον ὀρθῶς ἀπεφήνατο περὶ τῶν κατὰ τοὺς ὕπνους σημείων, ἀλλὰ καὶ τὴν αἰτίαν προσέθηκεν αὐτοῖς, εἰς μὲν τὸ κατὰ φύσιν ἀναφέρων ὅσα χρηστὰ, τὰ δὲ ἐναντία διότι παρὰ φύσιν εἰσὶ, διὰ τοῦτο μεμψάμενος. οὕτω δὲ καὶ κατὰ τὸ ἔθος ἔχει. τὸ μὲν γὰρ σύνηθες ἀγαθὸν, τὸ δὲ ἀσύνηθες μοχθηρόν. ἀλλ' ἐπὶ τῶν Ἱπποκράτους χρόνων οὐκ ἄλλο μὲν ἦν τὸ κατὰ φύσιν, ἄλλο δὲ τὰ ἔθη, νυνὶ δ' ἔμπαλιν οἱ πλούσιοι δρῶσιν ἔν ἄλλοις τέ τισι καὶ κατὰ τοὺς ὕπνους, τῆς μὲν ἡμέρας κοιμώμενοι, νύκτωρ δὲ ἐγρηγορότες. ἐπὶ τούτων οὖν ὡς ἂν παρὰ φύσιν εἰθισμένων ζῆν οὐκ ἀληθής ἐστιν ἡ εἰρημένη πρὸς Ἱπποκράτους διδασκαλία. κυριώτερον γὰρ ἔν γε τοῖς νῦν χρόνοις ἐστὶ τὸ ἔθος τῆς

accedat. Quod si contra fiat, malum est. Verum minus incommodi attulerit, qui matutino tempore ad tertiam diei partem, deterior autem qui ab eo tempore invadit.

Non solum recte de signis quae ex somno haberi possunt Hippocrates dixit, verum causam etiam ipsorum adjecit, omnium quidem quae prosunt causam ad naturalem habitum referens, contraria autem eam ob rem damnans, quod praeter naturam sint. Est autem et consuetudinis eadem ratio. Consuetum enim bonum, malum vero quod praeter consuetudinem est. Verum Hippocratis saeculo non aliud secundum naturam erat et aliud ex consuetudine. Nunc cum in aliis quibusdam tum in somno praepostere divites agunt qui interdiu quidem dormiunt, noctes vero insomnes ducunt. Ergo in illis ut qui praeter naturam vivere consueverint, non est verum quod nunc ab Hippocrate docetur. Consuetudo enim istis qui-

φύσεως, οὐκ ἐπὶ τῶν πλουσίων γυναικῶν μόνον, ἀλλὰ καὶ ἀνδρῶν οὐκ ὀλίγων.

ιβ.

Κάκιστον δὲ μὴ κοιμᾶσθαι μήτε τῆς νυκτὸς μήτε τῆς ἡμέρης· ἢ γὰρ ὑπὸ ὀδύνης τε καὶ πόνων ἀγρυπνίη ἢ παραφροσύνη ἔσται ἀπὸ τουτέου τοῦ σημείου.

[626] *Τὸ μήτε ἡμέρας μήτε νυκτὸς κοιμᾶσθαι τοῖς κατατεινομένοις ὑπό τινος ὀδύνης τε καὶ πόνου γίνεται καὶ τοῖς ἀρχομένοις παραφρονεῖν. ἀγρυπνίας γάρ ἐστι καὶ αὕτη ποιητικὴ, διὰ ξηρότητα τῆς κατὰ τὸν ἐγκέφαλον κράσεως.*

ιγ'.

Διαχώρημα δὲ ἄριστόν ἐστι τὸ μαλθακόν τε καὶ ξυνεστηκὸς καὶ τὴν ὥρην, ἥνπερ καὶ ὑγιαίνοντι ὑπεχώρει, πλῆθος δὲ πρὸς λόγον τῶν εἰσιόντων. τοιαύτης γὰρ ἐούσης τῆς διεξόδου ἡ κάτω κοιλίη ὑγιαίνοι ἄν.

dem temporibus non modo in divitibus mulieribus, ſed viris etiam non paucis majoris eſt quam natura momenti.

XII.

Peſſimum autem eſt ſi ſomnus neque noctu neque interdiu corripit. Id enim a dolore laboreque provenit aut delirii futuri nota eſt.

Neque interdiu neque noctu dormiunt, qui dolore aliquo divexantur, quique delirare incipiunt. Nam et delirium ob ſiccum cerebri temperamentum vigilias ſolet excitare.

XIII.

Alvi excrementum optimum eſt, quod reddit venter molle concretum, eodem fere tempore quo ſecunda valetudine aſſuevit, modoque conveniens his quae aſſumuntur. Talis enim dejectio inferiorem ventrem valere oſtendit.

Ἀπὸ συστάσεως καὶ ποσότητος καὶ χρόνου, καθ' ὃν ἐκκρίνεται τὰ διαχωρήματα, τὴν διάγνωσιν ἐποιήσατο τῶν ἀρίστων διαχωρημάτων, οὐ μὴν τῶν γε κακίστων ἀπὸ τούτων μόνων, ἀλλὰ προσέθηκεν αὐτοῖς τά τε ἀπὸ τῆς χρόας γνωρίσματα καὶ τὰ ἀπὸ τῆς ὀσμῆς ἔτι τε πρὸς τούτοις τοῦ κατὰ τὴν ἀπόκρισιν συνεζευγμένου ψόφου. σύστασιν μὲν οὖν ἔχει τὴν κατὰ φύσιν, ὅσα μήτε σκληρὰ παντελῶς ἐστιν ὡς λιθώδη μήθ' ὑγρὰ τελέως ὡς δύνασθαι διαῤῥεῖν, ἀλλὰ μέχρι τοσούτου μαλακὰ μέχρι τοῦ μένειν ἔτι συνεστῶτα· ἔστω δ' αὐτῶν καὶ τὸ πλῆθος ἀνάλογον τῶν ἐδηδεσμένων καὶ ὁ χρόνος ἐν ᾧ κενοῦνται συνήθης τῷ κάμνοντι. προσκείσθω δὲ ὅτι καὶ ἡ χροιὰ καὶ ἡ ὀσμὴ φυλαττέσθω τῶν κατὰ φύσιν, ἅπερ αὐτὸς ὁ Ἱπποκράτης οὐ προσέγραψεν ὡς ἐξ ὧν εἶπε παρὰ φύσιν ἐπινοῆσαί σοι δυναμένῳ καὶ ταῦτα, σύνηθες γὰρ αὐτῷ τοῦτο πολλάκις ἐδείξαμεν ὃν ἐκ τῶν ἐναντίων ἐνδείκνυσθαι τὰ ἐναντία, παραλείποντι τὰς προσηγορίας αὐτῶν. ὑγιαίνειν δὲ τὴν κάτω κοιλίαν εἶπεν, ὡς πρὸς τὸν θώρακα παραβάλλων, ἵνα ἀκού-

Dejectionem optimam ab excrementorum concretione et modo et tempore quo reddi folent judicat. Peffimam vero non ab his quidem folis, fed a colore etiam et odore et fono infuper quem dum excernitur emittit. Concretionem igitur habent, eam quidem quae fecundum naturam eft, quaecunque nec prorfus dura funt, velut lapidea, nec admodum liquida ut diffluere poffint, fed eatenus mollia ut adhuc compacta permaneant. Efto autem et eorum modus his quae affumpta funt conveniens ac tempus etiam quo aeger excernere confuevit. Adfint quoque et color et odor qualis fecundum naturam effe folet, quae etfi Hippocrates diferte non expreflerit, facile tamen potes ex iis notis quas praeter naturam effe dixit intelligere. Id enim illi familiare effe faepe a nobis oftenfum eft, ut ex contrariis contraria quorum nomina praetermiferit, indicet. Porro inferiorem ventrem valere dixit, ad differentiam pectoris ut nomine inferioris ventris tum ipfum ventriculum tum jejunum reliquaque inteftina om-

σωμεν αὐτήν τε τὴν γαστέρα καὶ τὴν νῆστιν ἅμα τῷ μετ' αὐτὴν ἐντέρῳ παντὶ κάτω κοιλίην. οὐ μὴν εὐθέως παρὰ φύσιν ἔχειν αὐτὴν ἐνδείξεται τἀναντία διαχωρήματα. τοῦτο γὰρ οὔτ' αὐτὸς εἶπεν οὔτ' ἄλλως ἀληθές· ἐγχωρεῖ γοῦν ὑγιαίνειν μὲν τὰ κατὰ τὴν κάτω κοιλίαν. ἤτοι δ' ἐξ ἥπατος ἢ σπληνὸς εἰς αὐτήν τι συῤῥέον ἀλλοιοῦν οὐ μόνον τὸ χρῶμα τὸ κατὰ φύσιν, ἀλλὰ καὶ τὴν σύστασιν καὶ τὴν ὀσμὴν τῶν διαχωρουμένων. ὑπαλλαχθήσεται δ' ἐνίοτε καὶ τὸ πλῆθος αὐτῶν ἐπιμιξίᾳ τῶν καταῤῥεόντων ὑγρῶν, οὐ φυλαχθήσεται δὲ οὐδ' ὁ συνήθης χρόνος τῆς ἀποκρίσεως. τὸ μὲν οὖν ὁμοιότατον τῷ κατὰ φύσιν διαχωρήματι γνώρισμά ἐστιν οὐ μόνον τοῦ τὴν κάτω κοιλίαν ὑγιαίνειν, ὅπερ εἶπεν αὐτὸς, ἀλλὰ καὶ τοῦ μηδὲν ἐκ τῶν εἰρημένων σπλάγχνων καταῤῥεῖν εἰς αὐτήν, τὸ δὲ παρὰ φύσιν ἔχον ἔσθ' ὅτε μὲν αὐτὰ μόνα τὰ κατὰ τὴν κοιλίαν ἐνδείκνυται πεπονθέναι, πολλάκις δὲ καὶ τῶν ἄλλοθεν εἰς αὐτὴν συῤῥεόντων ἔχει γνωρίσματα. καὶ πολυειδῆ γε ταῦτα τῷ τὸ ἧπαρ οὐ μόνον ἑαυτοῦ τινα περιττώματα καὶ ἰχῶρας καὶ χυμοὺς παρὰ

nia audiamus. Verumtamen fi forte aliter reddita fit dejectio, non eft protinus judicandum praeter naturam effe. Id enim nec ipfe cenfet nec eft alioqui verum. Valere fiquidem poteft venter inferior et tamen ex jecore aut liene aliquid in eum deferri, a quo non ipfe modo color qui fecundum naturam eft, verum etiam concretio odorque excrementorum vitiatur. Quin et modus eorum faepe non fervabitur, inmixtis aliis qui affluunt humoribus. Unde fieri quidem poteft ut nec illo etiam tempore ea reddat alvus quo affueverat. Itaque alvi dejectio naturali quam fimillima non ventrem modo inferiorem optima fanitate frui oftendit, ficut ipfe dixit, fed nihil etiam ex illis vifceribus in ipfum regurgitare. At quae contra naturam eft, fignificat quidem aliquando ventrem dumtaxat affectum effe, faepe vero confluentis in eum aliunde humoris notas habet. Et varia quidem ejusmodi dejectio eft, propterea quod jecur non fua modo excrementa et faniem humoresque quos praeter naturam continet, in

φύσιν εἰς τὴν γαστέρα παραπέμπειν, ἀλλὰ καὶ τοῦ σώματος ὅλου. συνάπτεται γὰρ ἡ γαστὴρ δι᾽ αὐτοῦ πᾶσι τοῖς τοῦ ζώου μορίοις καὶ δέχεται δι᾽ ἐκείνου τὰ περιττώματα αὐτῶν, ἐνίοτε μὲν ὡς ἀποσκήμματα τὸ σύμπαν ἐκκαθαίροντα σῶμα, ἐνίοτε δὲ μορίου ἑνὸς ἢ δυοῖν ἢ πλειόνων ἅμα, πολλάκις δὲ ὡς συμπτώματα δηλωτικὰ τῶν παθημάτων ἤτοι τοῦ σύμπαντος σώματος ἢ μορίου τινὸς ἢ τινων. προσέχωμεν τοίνυν ἐφεξῆς τοῖς λόγοις αὐτοῦ περὶ τούτων διδάσκουσιν.

ιδ'.

[627] Ἢν δὲ εἴη ὑγρὸν τὸ διαχώρημα, ξυμφέρει μήτε τρύζειν μήτε πυκνόν τι εἶναι καὶ κατ᾽ (138) ὀλίγον ὑποχωρέειν. κοπιῶν γὰρ ἄνθρωπος ὑπὸ τῆς ξυνεχέος ἐξαναστάσεως ἀγρυπνοίη ἄν. εἰ δὲ ἀθρόον πολλάκις διαχωρέει, κίνδυνος λειποθυμῆσαι.

ventrem refundit, ſed univerſi etiam corporis. Nam per ipſum venter omnibus corporis partibus annexus eſt, perque ipſum eorum excrementa recipit, alias quidem decumbentis in eum fluxionis modo totum corpus expurgantia, alias vero ab una parte aut duabus aut pluribus ſimul prodeuntia, ſaepe vero tanquam ſymptomata, quae vel corporis totius vel partis alicujus aut etiam plurium affectus teſtentur. Jam ergo animum iis quae deinceps de iſtis docet advertamus.

XIV.

Verum ſi alvi excrementum liquidum eſt, id nec ſtridere nec crebro et paulatim excerni expedit. Feſſus enim homo ex continua exſurrectione ſuccumbens inſomnis fit, ſi vero affatim ſaepe dejiciat, defectus animi periculum eſt.

Ὅτι μὲν διὰ τὸ μὴ γεγενῆσθαι τὴν ἐκ τῆς κοιλίας εἰς ἧπαρ ἀνάδοσιν ἢ διὰ τὸ κατεῤῥυηκέναι τι τῶν ἐξ ἥπατος ἢ σπληνὸς περιττωμάτων εἰς αὐτὴν, ὑγρὸν ἔσται τὸ διαχώρημα πρόδηλον· ἀλλ' ἐγχωρεῖ μὲν τὸ τοιοῦτον ἀγαθὸν μὲν ὑπάρχειν, ἐὰν ἐκκαθαίρηται τὸ ἧπαρ ἢ ὁ σπλὴν καὶ τὸ σύμπαν σῶμα δι' ἥπατος. οὐκ ἀγαθὸν δ', ὅταν ἐν συμπτώματος λόγῳ γίνηται τῆς ἀναδόσεως ἀτυχηθείσης ἢ τῶν ἐξ ἥπατος ἰόντων εἰς γαστέρα, διαθέσεως οὐκ ἀγαθῆς ἐχόντων γνωρίσματα. διορισμὸς δὲ τούτων ἐστὶν, εἰ μή γε τρύζει. γέγραπται δὲ καὶ μετὰ τοῦ σίγμα καὶ χωρὶς τοῦ σίγμα τοὔνομα καθ' ἑκατέραν γραφὴν ἀπὸ τοῦ γινομένου ψόφου πεποιημένον. ἔτι τε εἰ μὴ πυκνῶς καὶ κατ' ὀλίγον διαχωροίη. τὰ γὰρ οὕτω διαχωροῦντα συμπτώματος λόγον ἔχει, τὰ δὲ διὰ χρόνου πλείονος ἀθροώτερα πολλάκις ἀγαθῆς ἐκκρίσεως γνωρίσματά ἐστι, τῆς φύσεως ἀποτιθεμένης τὰ περιττὰ κατὰ πλῆθος ἢ ποιότητα ἢ τὸ σύμπαν ζῶον ἢ ἕν τι μόριον αὐτοῦ κενούσης ἢ καθαιρούσης. ὀνομάζω δὲ κέ-

Nemo eſt qui dubitet dejectionem liquidam fore, quum vel e ventre in jecur digeſtum non eſt alimentum vel ex jecinore aut liene humoris aliquid excrementitii in ipſum confluxerit. Sed commodum quidem id eſſe poteſt, ſi aut jecur aut lien et univerſum corpus per jecur expurgetur: incommodum autem, ſi id velut ſymptoma acciderit, non probe digeſto cibo vel humoribus qui a jecinore in ventrem dilabuntur vitio aliquo infectis. Ea autem ipſe diſcernes ſi non ſtrideat, quod Hippocrates τρύζειν dixit, quod quidem et cum σ et ſine eo ſcribi poteſt, eſtque verbum, utrovis ſcribatur modo, a ſono qui editur, effictum. Ad haec ſi non cumulate et paulatim deſcenderit. Nam quae ſic exeunt rationem habent ſymptomatis. Quae vero longiori mora interpoſita cumulate excernuntur, ſaepenumero utiliter excerni ſolent, quum natura ea modo aut qualitate ſuperflua deponit, aut totum animal vel aliquam ipſius familiarem portionem vacuat ſive expurgat. Voco autem familiarium quidem vacuationem,

νουσιν τὴν τῶν οἰκείων, ὅταν ὑπερβάλλῃ τῷ πλήθει. κάθαρσιν δὲ τὴν τῶν ἀλλοτρίων κατὰ ποιότητα. συνακολουθεῖ δὲ καὶ ἄλλα τινὰ τοῖς τοιούτοις διαχωρήμασιν, ὧν ἐμνημόνευσεν ὁ Ἱπποκράτης εἰπών· κοπιῶν γὰρ ὁ ἄνθρωπος ὑπὸ τῆς συνεχοῦς ἐξαναστάσιοις ἀγρυπνοίη ἄν. καὶ μὲν δὴ καὶ τὸ πολὺ πολλάκις ἐκκρίνειν ὡς καταλυτικὸν τῆς δυνάμεως μέμφεται. καὶ γὰρ σπανίως ποτὲ γίνονται ἐκκρίσεις ἀγαθαὶ τοιαῦται. τὸ γὰρ καταλύεσθαι τὴν δύναμιν οὐκ ἀγαθὸν ὂν αὐταῖς συνέζευκται, καθάπερ καὶ ταῖς κριτικαῖς μὲν, ἀμέτροις δ' αἱμοῤῥαγίαις.

ιε'.

Ἀλλὰ χρὴ κατὰ τὸ πλῆθος τῶν εἰσιόντων ὑποχωρέειν δὶς ἢ τρὶς τῆς ἡμέρης καὶ τῆς νυκτὸς ἅπαξ. πλεῖστον δ' ὑπείω τῷ πρωῒ ὥσπερ κατὰ φύσιν σύνηθές ἐστι τῷ ἀνθρώπῳ.

quando copia exfuperant, purgationem vero eorum quae funt aliena qualitate. Caeterum ejusmodi dejectionibus alia quaedam fuperveniunt, quae his verbis declaravit Hippocrates. *Labor enim qui hominem crebro e cubili furgentem fatigat, vigilias inducit.* Quin etiam plurima faepe excernere non probat, quod inde vires exfolvantur. Raro enim ejusmodi vacuationes frugiferae funt quibus fcilicet virium refolutio, quae nunquam bona fuit, conjuncta eft, aeque ac immoderatis, etiam fi criticae fuerint, fanguinis eruptionibus.

XV.

Sed oportet pro affumptorum copia aut bis aut ter interdiu dejicere et noctu femel. Sed mane plurimum ut naturalis homini confuetudo eft.

Τοῦτο μὲν καὶ πρόσθεν ἐγεγράφει. βέλτιον δ' ἦν αὐτὸν εἰρηκέναι νῦν τὸν περὶ τῶν κριτικῶν μὲν, ἀθρόως δὲ ἐκκρινομένων λόγον, ὃν ἐγὼ διῆλθον ἄρτι. μέμφομαι δὲ ὡς περιττὰ τὸ δὶς ἢ τρὶς τῆς ἡμέρας καὶ τῆς νυκτὸς ἅπαξ ὅσα τ' ἄλλα πρὸς τούτοις ἔγραψεν. ἤρκει γὰρ μόνον εἰπεῖν, ὥσπερ σύνηθες ἦν τῷ ἀνθρώπῳ κατὰ τὴν τελευτὴν τῆς ῥήσεως ὑπ' αὐτοῦ γεγραμμένον, ἔν τισι μὲν ἀντιγράφοις μετὰ τοῦ ὑπείτω, κατ' ἔνια δὲ καὶ χωρὶς τούτου κατὰ τοῦτον τὸν τρόπον, πλέον ὑπὸ τὸ πρωῒ ὥσπερ σύνηθες ἦν τῷ ἀνθρώπῳ. [628] διαφέρει δὲ οὐδὲν ἢ οὕτως ἢ ἐκείνως γεγράφθαι, φυλάττεται γὰρ ἑκατέρως ἄριστον εἶναι τὸ συνηθέστατον.

ιστ'.

Παχύνεσθαι δὲ χρὴ τὸ διαχώρημα πρὸς τὴν κρίσιν ἰούσης τῆς νούσου.

Et hoc quidem ante fcripferat. Verum praeftaret ipfum de iis quae critice quidem, fed cumulate excernuntur hoc loco dixiffe idem quod ego modo dixi. Nec vero probare poffum quod fcripfit: *bis aut ter interdiu et femel noctu* et quae poftea fubjunxit, quia fuperflua fint. Satis enim erat id modo dixiffe, quod eft pofitum ab eo in fine fententiae, ut homini confuetudo erat, quod quidem in quibusdam codicibus fcriptum invenitur cum verbo ὑπείτω in aliis vero abfque eo hunc in modum, πλέον ὑπὸ τὸ πρωὶ ὥσπερ σύνηθες ἦν τῷ ἀνθρώπῳ, id eft *plus matutino tempore ut homini confuetudo erat.* Verum nihil intereft hoc an illo modo fcriptum fit, fervatur enim utrobique eadem fententia, optimum id effe cui maxime affuevimus.

XVI.

Craffiorem autem fieri dejectionem oportet procedente ad crifin morbo.

Παχύνεται δηλονότι τὸ ὑδατῶδες καὶ λεπτὸν, οὐ τὸ παχὺ καὶ σκληρόν. ὥστ' ἂν εἴη ὁ λόγος αὐτῷ περὶ τῶν ἐξ ἀρχῆς ὑγρὰ διαχωρούντων· ἴδιον δὲ τοῦτο βραχυλογίας παλαιᾶς καὶ μάλιστα σύνηθες Ἱπποκράτους, τὸ διὰ τῶν ἀντικειμένων ἐνίοτε συνενδείκνυσθαί τινα παραλείποντι μνημονεύειν αὐτῶν ὀνομαστί.

ιζ'.

Ὑπόπυῤῥον δὲ ἔστω καὶ μὴ λίην δυσῶδες.

Ἔπρεπε τοῦτον τὸν λόγον κατὰ τὴν ἀρχὴν εἰρῆσθαι τῆς περὶ τῶν διαχωρημάτων διδασκαλίας, ὡς γενέσθαι τὴν ῥῆσιν τοιαύτην. διαχώρημα δ' ἄριστόν ἐστι μαλθακόν τε καὶ συνεστηκὸς καὶ τὴν ὥρην, ἥνπερ καὶ ὑγιαίνοντι ὑπεχώρει. πλῆθος δὲ πρὸς λόγον τῶν εἰσιόντων, ὑπόπυῤῥον δ' ἔστω καὶ μὴ λίαν δυσῶδες, ἵνα, ὡς ἔφην ὀλίγον ἔμπροσθεν, τήν τε σύστασιν αὐτοῦ καὶ τὸ πλῆθος καὶ τὸν καιρὸν τῆς ἀποκρίσεως ἔτι τε τὰς ποιότητας ἀμφοτέρας, τήν τε ὁρα-

Craffius quidem effe oportet id quod aquofum dilutumque non quod craffum durumque erat. Itaque de iis nunc loquitur, qui incipiente morbo liquida dejiciunt. Verum id antiquae brevitatis eft et maxime Hippocrati familiare, ut quae ipfe nominatim non expresserit, per oppofita nonnunquam fignificet.

XVII.

Sit etiam fubfulva neque admodum graveolens dejectio.

Decebat haec principio dicta effe, quum de alvi excrementis differebat et hunc in modum fcribere. Excrementum optimum eft, quod reddit venter molle, concretum, eodem fere tempore quo fecunda valetudine affuevit, modoque conveniens his quae affumuntur, atque item fubrufum nec foedi multum odoris. Ut quemadmodum ego dicebam, ipforum concretionem et modum et vacuationis tempus et utrasque qualitates, quae tum vifu tum odore

τὴν καὶ τὴν ὀσφραντὴν, ἡ διωρισμένος. ὅτι δὲ τὸ κατὰ φύσιν ὑπόπυῤῥόν ἐστι δεχόμενον τὴν ἐξ ἥπατος εἰς γαστέρα καταῤῥέουσαν χολὴν, σύμμετρον μὲν τῇ ποιότητι, ὀλίγην δὲ τῇ ποσότητι, πρόδηλόν τέ ἐστι καὶ πᾶσιν ἰατροῖς ὁμολογούμενον. ἐὰν γὰρ ἄκρατος ἡ χολὴ καταῤῥέῃ, ξανθὸν ἢ πυῤῥὸν ἐργάζεται, μηδ' ὅλως ἀφικνουμένης αὐτῆς εἰς τὰ ἔντερα ὡς ἐπὶ τῶν ἰκτεριώντων λευκὸν ἔσται τὸ διαχώρημα.

ιη'.

Ἐπιτήδειον δὲ καὶ ἕλμινθας στρογγύλας συνεξιέναι μετὰ τοῦ διαχωρήματος πρὸς τὴν κρίσιν ἰούσης τῆς νούσου.

Ὅταν δὲ καὶ ταύτας ἡ φύσις ἅμα τοῖς ἄλλοις περιττοῖς ὠθῇ κάτω, βέλτιόν ἐστιν ἤπερ ἄνω. καὶ ὅταν ἄλλοις ἐπιφαίνηται, λόγῳ συμπτώματος. εἴρηται δὲ ἐπὶ πλέον ἐν τοῖς περὶ κρίσεων ὑπομνήμασιν ἡ διαφορὰ πᾶσα τῶν κρισίμως ἐπιφαινομένων.

fentiuntur, fimul definiret. Quod vero fecundum naturam fe habens excrementum fubrufum fit, bilem quae a jecinore in ventrem confluit, qualitate quidem moderatam et quantitate exiguam excipiens, medicis omnibus apertum confeffumque eft. Nam fi meracior vel copiofior affluxerit, flavum aut rufum efficit. Sin autem nullo modo feratur in inteftina, id quod defcendit album erit, ficut in iis cernitur, qui regio morbo laborant.

XVIII.

Sed et lumbricos teretes morbo judicium fubeunte una cum excrementis prodire utile fuerit.

Quando una cum reliquis excrementis lumbricos quoque iftos natura deorfum peffumdat, melius eft quam fi per fuperiora rejiciat et fimul cum aliis fe prodant, ut fymptomata. Verum fufius in libris qui de crifibus confcripti funt differentiam omnem eorum quae critice proveniunt expofuimus.

ιθ'.

[629] *Δεῖ δὲ ἐν παντὶ τῷ νουσήματι λαπαρὴν τὴν κοιλίην εἶναι καὶ εὔογκον.*

Τὸ μὲν λαπαρὴν ἀντίκειται τῷ τεταμένην ἢ πεπληρωμένην, τὸ δ' εὔογκον τῷ ἐκτετηκυῖαν, ἵνα τὸ μὲν πρότερον ὑπὲρ τῶν ἐν αὐτῇ περιεχομένων διδάσκῃ, τὸ δὲ δεύτερον ὑπὲρ αὐτῆς τῆς κοιλίας, ὡς εἰ καὶ οὕτως εἶπε. δεῖ δὲ ἐν παντὶ νοσήματι συμμέτρως μὲν κενὴν εἶναι τὴν κοιλίην, εὔογκον δὲ κατὰ τὴν ἑαυτῆς οὐσίαν καὶ μὴ λεπτήν.

κ'.

Ὑδαρὲς δὲ κάρτα ἢ λευκὸν ἢ χλωρὸν ἢ ἐρυθρὸν ἰσχυρῶς ἢ ἀφρῶδες διαχωρέειν, πονηρὰ ταῦτα πάντα.

Τὸ μὲν οὖν ὑδαρὲς ἀπεψίας ἐστὶ σημεῖον, τὸ δὲ λευκὸν, ὡς εἴρηται πρόσθεν ἤδη, τοῦ μὴ κατιέναι τὴν ὠχρὰν χολὴν ἐξ ἥπατος εἰς τὰ κατὰ γαστέρα χωρία, τὸ δὲ χλω-

XIX.

In omni autem morbo ventrem mollem esse et proba mole donatum oportet.

Molle intento aut pleno modice tumidum emaciato opponitur, ut primum quidem eorum quae intra ventrem, alterum autem ventris ipsius habitum declaret, perinde ac si ita loquutus esset. In omni morbo vacuum justo modo ventrem esse oportet, ipsum autem sua substantia modice tumidum nec nimis extenuatum.

XX.

At valde aquosum aut album aut ex viridi pallidum aut vehementer rubrum aut spumans dejicere, mala haec omnia.

Quod descendit perliquidum cruditatis signum est; albidum autem sicut dictum jam ante est, nihil pallidae bilis a jecinore in partes ad ventrem attinentes descendisse

Ed. Chart. VIII. [629.] Ed. Baf. V. (138. 139.)

ρὸν ἰσχυρῶς, ἐπειδὴ δύο σημαίνει τὸ χλωρὸν, ὡς καὶ τοῦτο εἴρηται πρόσθεν, κατὰ μὲν τὸ ἕτερον τῶν σημαινομένων τὴν ὠχρὰν χολὴν παμπόλλην μεμίχθαι δηλώσει, κατὰ δὲ τὸ ἕτερον τὴν ἰώδη. τὸ δὲ ἀφρῶδες ποτὲ μὲν πνεῦμα φυσῶδες ὑγρῷ δυσλύτῳ μεμίχθαι, ποτὲ δὲ θέρμης ἐστὶ πολλῆς σημεῖον. ὁρῶται γοῦν κἀπὶ τῶν ἐκτὸς οὕτω γιγνομένων ἐν μὲν τῇ θαλάσσῃ, διὰ τὰς τῶν ἀνέμων ἐμβολὰς, ἐπὶ δὲ τῶν ἑψομένων λεβήτων διὰ τὴν πολλὴν θερμασίαν.

κά.

Ἔτι δὲ πονηρὸν καὶ σμικρόν τε ἐὸν καὶ γλίσχρον καὶ λευκὸν καὶ ὑπόχλωρον καὶ λεῖον.

Διττὴν ἰδέαν ἐν τῷδε τῷ λόγῳ διδάσκει διαχωρημάτων, ἀμφοτέρων μὲν ὑπὸ συντήξεως γινομένων, δια- (139) φερόντων δὲ καθ' ὅσον ἡ μὲν μικρὰ καὶ γλίσχρα καὶ λευκὴ διαχώρησις πιμελῆς τετηκυίας ὑπὸ πυρώδους μὲν θερμό-

ſignificat. Quod vero colorem eum habet, quem χλωρὸν dicunt, quoniam id duorum colorum, ſicut ante diximus, nomen eſt, altera quidem ſignificatione pallidam bilem affatim immixtam eſſe, altera vero aeruginoſam denotat. Porro ſpumans alias quidem ſpiritum flatuoſum humori vix ſolubili mixtum eſſe, alias vero caloris copiam oſtendit. Nam in rebus etiam externis ſic fieri animadvertimus, in mari quidem ob ventorum impetus, in lebetibus autem, qui aliquid coquunt, a multo calore.

XXI.

Sed malum quoque eſt et exiguum et glutinoſum et album et ſubpallidum et laeve.

Duas hoc loco excrementorum ſpecies explicat, quarum utraque quidem ex colliquatione provenit, differunt autem inter ſe quod exigua et glutinoſa et alba dejiciuntur, pinguedine a calore quidem igneo, ſed non admodum

τητος, οὐ μὴν κακοήθους γε σφοδρῶς γίνεται, ἡ δὲ ὑπόχλωρος καὶ λεία πιμελῆς μέν ἐστι καὶ ἤδε συντετηκυίας, ἀλλ' ἤτοι διὰ θερμασίαν ἢ αὐτῆς τῆς πιμελῆς παλαιᾶς τε καὶ οἷον ἡμισαποῦς ὑπαρχούσης. ὁρᾶται γοῦν κἀκτὸς οὐχ ἡ πιμελὴ μόνον, ἀλλὰ καὶ τὸ στέαρ μεταβάλλοντα ἐν τῷ χρόνῳ τὸ πρόσθεν ἑαυτῶν χρῶμα καὶ σαφῶς ὑπόχλωρα γινόμενα. εἰ δέ γε τὸ ὑπόχλωρον ὑπὸ τῆς ἰώδους χολῆς εἴη γεγενημένον; ἔστι γὰρ, ὡς ἐδείχθη, δεύτερον καὶ τοῦτο τῆς χλωρᾶς φωνῆς σημαινόμενον, ἰσχυρᾶς συντήξεως ἔσται σημεῖον. λεῖον δὲ γίνεται πᾶν ὁτιοῦν τῶν ἐκκρινομένων τοῦ σώματος ἢ διὰ τὸ ὁμαλὴν πέψιν ἔχειν, ὥστε μηδὲν αὐτοῦ διαπεφευγέναι μέρος τὴν ἐκ τῆς φύσεως ἀλλοίωσιν [630] ἢ διὰ ἰσχυρὰν σύντηξιν, ὡς μηδὲν ἐνταῦθα μόριον τῆς ὕλης ἀπαθὲς ὑπολειφθῆναι. ὥσπερ οὖν ὅσα χρηστὰ, βελτίω ταῦτ' ἔστιν ὁμαλῶς φαινόμενα, κατὰ τὸν αὐτὸν τρόπον ὅσα μοχθηρὰ χείρω καὶ ταῦτα πάντ' ἐστὶν ὁμαλῶς ὄντα τοιαῦτα. δι' ὅλων γὰρ ἑαυτῶν ἑκάτερα φαίνεται, τὰ μὲν τὸν τῆς φύσεως κόσμον δεδειγμένα, τὰ δὲ τὸ τῆς μοχθηρίας αἶσχος.

maligno, liquata, ſubpallidum autem et laeve id quod excernitur eſt, pinguedine quidem etiam liquata, ſed vel propter calorem longe vehementiorem vel quod pinguedo ipſa vetus ſit et quodammodo ſemiputris. Nam non ipſa modo pinguedo, verum etiam ſevum temporis ſpatio priſtinum ſuum colorem mutare et ſubpallida fieri manifeſto videntur. Ac ſi quidem id quod deſcendit ſubpallidum fuerit propter aeruginoſam bilem, nam ut oſtendimus id alterum eſt τοῦ χλωροῦ ſignificatum, maximam prodit colliquationem. At vero laeve fit, quidquid extra corpus emitti poteſt vel quod aequaliter coctum ſit, ita ut nulla ejus pars naturae alterationem effugerit vel a tam vehementi colliquatione ut nulla humoris qui illic ſit portio intacta remanſerit. Itaque ſicut omnia quae bona ſunt, cenſentur meliora, ſi bona aequaliter ſint; eodem modo quaecunque mala ſunt, ut ſunt aequaliter mala, ſic pejora videntur. Eorum enim utraque per ſe tota cernuntur, illa quidem naturae ornamentis inſignita, haec vero prae

τὸ δὲ γλίσχρον ὅτι μὲν πολλάκις ἐπὶ τῶν πλεῖον ἤδη τεθερμασμένων γίνεται πρόδηλον. ἐνίοτε δὲ καὶ ἡ τῶν ἐδεσμάτων ποιότης ἀπεργάζεται τοιούτους χυμούς. ἀλλ' οὗτοι μὲν ὅταν ἐπὶ τὴν ἔκκρισιν ὁρμήσωσιν, οὐκ εἰσὶν ὀλίγοι, τὸ δὲ κατ' ὀλίγον ἐκκρινόμενον γλίσχρον ἀποκεχώρηκε μὲν τούτων, ᾤκείωται δὲ συντήξεσι μετρίαις. ἐνίοτε δὲ αἱ σφοδραὶ συντήξεις ἀθρόας γλίσχρας ἐργάζονται διαχωρήσεις. ἀλλ' αἱ τοιαῦται πάντως εἰσὶ δυσώδεις καὶ ταύτῃ διορίζονται τῶν ὠμῶν χυμῶν οὐκ ὄντων δυσωδῶν.

κβ'.

Τουτέων δὲ θανατωδέστερα ἂν εἴη τὰ μέλανα ἢ λιπαρὰ ἢ πέλια ἢ ἰώδεα καὶ κάκοσμα.

Τὰ μέλανα μὲν ὑπὸ μελαίνης χολῆς ἀκράτου χρώζεται, τὰ πελιδνὰ δὲ μετρίας τε καὶ μετρίως ἐπιμιγνυμένης αὐτοῖς γίνονται τοιαῦτα. λιπαρὰ δὲ διαχωρεῖται συντηκομέ-

malignitate turpia atque foeda. Quod vero glutinofum aliquid faepe evadat, immodice excalefactum perfpicuum eft. Nonnunquam vero etiam ciborum qualitas fuccos tales efficit. Sed hi quidem haud exigui vacuantur. Quod vero glutinofum exiguum excernitur, non eft quidem generis ejusdem, fed ad modicas colliquationes accedit. Quamquam interdum vehemens etiam colliquatio permulta glutinofa excrementa pariat. Sunt autem tales foedi prorfus odoris eoque difcernuntur a crudis humoribus qui nullam habent odoris foeditatem.

XXII.

His autem alvi excrementis magis letalia fuerint nigra aut pinguia aut livida aut aeruginofa aut foetida.

Quae nigra dejiciuntur ab atra bile immodica colorem ejusmodi contraxere. Sin autem ea et modica et modice iis permixta fuerit, evadunt livida. Pinguia autem ex-

νης πιμελῆς ὑπὸ πυρώδους θερμασίας. τὰ δὲ κάκοσμα σηπεδόνος ἐστὶ γνωρίσματα.

κγ'.

Τὰ δὲ ποικίλα χρονιώτερα μὲν τουτέων, ὀλέθρια δὲ οὐδὲν ἧσσον. ἔστι δὲ τὰ τοιαῦτα ξυσματώδεα καὶ χολώδεα καὶ αἱματώδεα καὶ πρασοειδέα καὶ μέλανα ποτὲ μὲν ὁμοῦ διεξερχόμενα ἀλλήλοισι, ποτὲ δὲ κατὰ μέρος.

Τὰ ποικίλα πολλὰς εἶναι διαθέσεις ἐνδείκνυται, διὸ καὶ χρόνου δεῖται πρὸς τὴν πέψιν. πολλῶν γὰρ οὐσῶν διαθέσεων εἰκὸς μὲν εἶναί τινας ἐξ αὐτῶν χρονίας· εἰ δὲ μὴ, ἀλλά πάντως γε πρὸς τὴν φύσιν. δεῖ οὖν ὥσπερ ἀνταγωνισταῖς πολλοῖς διαγωνιζομένην ἀναλίσκειν πλείονα χρόνον.

κδ'.

Φῦσαν δὲ ἄνευ ψόφου μὲν καὶ περδήσιος διεξιέναι ἄριστόν ἐστι, κρέσσον δὲ καὶ ξὺν ψόφῳ διελθεῖν ἢ αὐτοῦ ἀνει-

cernuntur colliquata pinguedine ab igneo calore. Quae vero foetent, putredinem arguunt.

XXIII.

Ubi vero varia excrementa rejiciuntur, longioris quidem morbi notae ſunt nec tamen minus habent periculi. Sunt autem ea ſtrigmentoſa et bilioſa et ſanguinea et porracea et nigra eaque alias univerſa, alias particulatim alvus effundit.

Varia multiplices affectus ſubeſſe produnt. Quare temporis ſpatium requirunt ad concoctionem. Quando inter tam multos affectus aliquos diuturnos eſſe veriſimile eſt, ſi non ex ſe, at certe quod ad naturam, quam quidem ut contra multos adverſarios depugnantem plurimum temporis inſumere oportet.

XXIV.

Optimum autem eſt flatum abſque ſono et crepitu exire, ſed eum tamen praeſtat cum ſono prodire quam ibi

λέεσθαι. καίτοι καὶ οὕτω διελθοῦσα σημαίνει ἢ [631] πονέειν τι τὸν ἄνθρωπον ἢ παραφονέειν, ἢν μὴ ἑκὼν ὁ ἄνθρωπος οὕτω τὴν ἄφεσιν τῆς φύσης ποιήσηται.

Τὰς φύσας ἔνιοι μὲν ἐκκρίνουσι μετὰ ψόφου μηδὲν ἀπαισχυνόμενοι, τινὲς δὲ ἀποθανεῖν ἂν ἕλοιντο μᾶλλον ἢ τοῦτο πρᾶξαι. τούτους μὲν οὖν ὅταν ἀκουόντων πολλῶν προΐωνται φῦσαι, εἰδέναι δεῖ δυοῖν θάτερον, ἢ μὴ παρακολουθεῖν τοῖς πραττομένοις ἢ διὰ τὸ μέγεθος ὀδύνης κατηναγκάσθαι πρᾶξαί τι τῶν ἀβουλήτων. ἐπὶ δὲ τῶν ἄλλων ὅσοι μηδ' ὅλως φροντίζουσι τῶν παρόντων, οὐδὲν μὲν σημαίνειν ἄτοπον ὑποληπτέον τὴν μετὰ ψόφου φῦσαν· ἄμεινον δὲ εἶναι καὶ ἐπὶ τούτων ἄνευ ψόφου. πάντως γὰρ ἤτοι πλῆθος ἐνδείκνυται τοῦ φυσώδους πνεύματος ἢ στενοχωρίαν τῶν ὀργάνων, ὅταν δὲ τὸ πνεῦμα μὴ πάνυ πολὺ ᾖ, τὰ δ' ὄργανα δι' ὧν ἐκκρίνεται χαλαρὰ τελέως ᾖ· χωρὶς ψόφου τοῖς τοιούτοις ἡ τῆς φύσης ἀπόκρισις γίνεται.

---

revolvi. Et fic quidem prodiens hominem vel dolore affligi vel delirare arguit, nifi ipfe fortaffis de induftria crepitum emittat.

Flatum aliqui cum crepitu nulla verecundia expellunt, alii vel mortem perpeti malint quam pedere. Iftos ergo fi quando crepitum plurimis audientibus ediderint, fcire oportet duorum alterum, vel ad ea non advertere quae agunt vel propter doloris magnitudinem adigi ut quae nolint faciant. Quod fpectat ad alios quibus eorum qui praefentes funt nulla cura eft; non oportet putare aliquid finiftri ex crepitu portendi, fed utilius tamen effe in iis quoque abfque fono flatum elabi. Ille enim vel fpiritus flatuofi copiam vel vaforum anguftiam defignat. Si vero flatus nec nimium abundat et vafa per quae fertur admodum ampla funt, in his ipfe folet fine crepitu egredi.

κέ.

Τοὺς δὲ ἐκ τῶν ὑποχονδρίων πόνους τε καὶ τὰ κυρτώματα, ἢν ᾖ νεαρὰ καὶ μὴ σὺν φλεγμονῇ, λύει βορβορυγμὸς ἐγγενόμενος ἐν τῷ ὑποχονδρίῳ, καὶ μάλιστα μὲν διεξιὼν ξὺν κόπρῳ τε καὶ οὔρῳ καὶ φύσῃ. εἰ δὲ μὴ καὶ αὐτὸς διαπεραιωθεὶς, ὠφελέει δὲ καὶ ὑποκαταβὰς ἐς τὰ κάτω χωρία.

Κυρτώματα τῶν ὑποχονδρίων ὠνόμασεν ἃ διὰ τῶν ἔμπροσθεν οἰδήματα προσηγόρευσεν. ἔστι δὲ ταῦτα πάντες οἱ παρὰ φύσιν ὄγκοι. χωρὶς μὲν φλεγμονῆς οὗτοι γινόμενοι πνευματώδεις καὶ μάλισθ᾽ ὅταν ὦσι πρόσφατοι λύεσθαι δέ φησι βορβορυγμοῦ ἐπιγενομένου κατὰ τὸ ὑποχόνδριον. ὁ γὰρ τοιοῦτος ψόφος οὐ μόνον πνεύματός ἐστι σημεῖον, ἀλλ᾽ ὑγρῷ συμμιγοῦς καὶ σώματι στερεῷ. ὅταν οὖν ἤτοι διεξέλθῃ κάτω τὸ φυσῶδες τοῦτο πνεῦμα φῦσα γενόμενον ἢ μὴ διεξελθὸν ὑποκαταβῇ κάτω πρός τι τῶν κάτω χωρίον, ἀπαλλάττει τὸ ὑποχόνδριον ἀμφοτέρων τῶν συμπτω-

XXV.

Dolores tumoresque praecordiorum qui recentes ſunt et ſine inflammatione ſonus in praecordiis excitatus diſſolvit, magiſque ſi cum ſtercore et urina exceſſit; ſin autem ipſe non exceſſerit, at prodeſt tamen ad inferiores partes evolutus.

Quae hypochondriorum *κυρτώματα* dixit, ea ſunt quae ante *οἰδήματα* appellavit. Sunt autem illa omnes praeter naturam tumores, qui ſi abſque inflammatione ſint, ſolo flatu diſtenduntur, maxime quando recentes ſunt. Eos autem diſſolvi dixit ſonitu in praecordiis excitato. Is enim non modo flatus indicium eſt, ſed eum etiam humori corporique ſolido permixtum eſſe oſtendit. Itaque flatuoſus ille ſpiritus in flatum verſus ſive deorſum excedat ſive non excedens ad inferiores aliquas partes deſcendat, utrumque ſymptoma, et dolorem et tumorem,

μάτων, τῆς τ' ὀδύνης καὶ τοῦ οἰδήματος. ἔτι δὲ μᾶλλον εἰ καὶ σὺν οὔρῳ καὶ κόπρῳ κενωθείη. καταλείπει γὰρ οὐδὲν ἔτι περιττὸν ἡ τοιαύτη κένωσις ἐν τοῖς ὑποχονδρίοις.

κστ'.

Τὸ δὲ οὖρον ἄριστόν ἐστιν, ὅταν λευκή τε εἴη ἡ ὑπόστασις καὶ λείη καὶ ὁμαλὴ παρὰ πάντα τὸν χρόνον, ἔστ' ἂν κριθῇ ἡ νοῦσος. σημαίνει γὰρ ἀσφάλειάν τε καὶ νόσημα ὀλιγοχρόνιον ἔσεσθαι. εἰ δὲ διαλείποι καὶ ποτὲ μὲν καθαρὸν οὐρέοι, ποτὲ δὲ ὑφίστηται τὸ λευκὸν καὶ λεῖον, χρονιωτέρα γίνεται ἡ νοῦσος καὶ ἧσσον ἀσφαλής.

[632] Ὥσπερ ὀλίγον ἔμπροσθεν ἔφην, ἐκ μὲν τῶν κατὰ προαίρεσιν ἐνεργειῶν γνωρίζεσθαι μίαν δύναμιν, ὅπως ἔχῃ ῥώμης τε καὶ ἀῤῥωστίας, ἣν τῆς ἄνωθεν ἀρχῆς ἔλεγεν ὑπάρχειν, ἣν ἔδειξα δι' ἑτέρων ἐν ἐγκεφάλῳ καθιδρυμένην. οὕτω δὴ νῦν (140) ἄλλης δυνάμεως φυσικῆς ὁ Ἱπποκράτης σημεῖα τὰ μὲν ἤδη διῆλθεν, τὰ δὲ καὶ κατὰ τὸν νῦν

praecordiis adimit, magisque fi cum urina et ftercore vacuetur. Talis enim vacuatio nihil prorfus fuperflui in praecordiis relinquit.

XXVI.

Optima autem urina eft, in qua per totum morbi curriculum donec ipfe judicatus fit, fubfidet album, laeve et aequale. Securitatem enim et brevitatem morbi pollicetur. Si vero modo liquida et pura eft, modo habet quaedam fubfidentia alba atque laevia morbus longior erit et minus fecurus.

Sicut paulo ante dixi facultatis unius quam ipfe fupremi principii dicebat effe, quamque ego aliis commentariis in cerebro conftitutam oftendi robur aut imbecillitatem fignificari per voluntarias actiones, ita nunc Hippocrates alterius facultatis naturalis notas partim jam ex-

ἐνεστῶτα λόγον διεξέρχεται· καλεῖται δὲ ἡ δύναμις, περὶ ἧς φημι προκεῖσθαι τὸν λόγον, ἀλλοιωτική τε καὶ πεπτική. τὰ μὲν οὖν τῆς κατὰ γαστέρα δυνάμεως σημεῖα διὰ ὑπερχομένων ὁσημέραι γνωρίζεται, τὰ δὲ τῆς καθ' ἧπάρ τε καὶ φλέβας ἐκ τῶν οὔρων. ἔστι γὰρ καὶ ἐν τούτοις ἐναργέστατα τὰ σημεῖα τὰ μὲν ἀκριβοῦς πέψεως, τὰ δὲ ἐλλιποῦς, τὰ δὲ καὶ τελέως ἀποτυγχανομένης, ὥσπερ καὶ ἐν τοῖς κατὰ γαστέρα. πρὸς τούτοις ἔξωθεν ὥσπερ ἐκεῖ συνεκκρίνεταί τινα γνωρίσματα διαθέσεων ἑτέρων, οὕτω κἀνταῦθα. τὴν μὲν οὖν ἀρχὴν τῆς διδασκαλίας ὁ Ἱπποκράτης ἀπὸ τῶν τῆς πέψεως γνωρισμάτων ἐποιήσατο, συνάψει δ' αὐτοῖς ἐφεξῆς τἄλλα. πρῶτον οὖν καὶ ἡμεῖς λέγωμεν ἃ πρῶτον διῆλθεν ἐκεῖνος, ἐν τῇ προκειμένῃ ταύτῃ ῥήσει τὰς ὑποστάσεις τῶν οὔρων σκέπτεσθαι κελεύων, εἰ λευκαὶ καὶ λεῖαι καὶ ὁμαλαὶ πᾶσαι τυγχάνουσιν οὖσαι καὶ μὴ ποτὲ μὲν τοιαῦται, ποτὲ δὲ ἑτεροῖαι. γίνεται γὰρ καὶ τοῦτο συνεχέστατα. καί τις οὐρήσας ἐν τῇ δευτέρᾳ τῶν ἡμερῶν ἄμεμπτον ἕτερον οὔρησε κατὰ τὴν ἑξῆς νύκτα μεμπτὸν, εἶτ' αὖθις ἄμεμπτον ἐπὶ τῆς

plicavit, partim vero praefenti oratione exponit. Vocatur autem virtus ea de qua nunc agitur alteratrix atque concoctrix. Ac figna quidem illius quae ventrem regit, per ea quae alvus dejicit quotidie deprehenduntur; ejus autem quae in jecinore et venis eft ex urinis. Habent enim et illae apertiffimas notas concoctionis vel exquifitae vel non perfectae vel etiam penitus nullae, non aliter quam quae e ventre prodeunt. Ad haec ut illinc externi alterius affectus figna quaedam, fic inde fimul exeunt. Fecit igitur Hippocrates docendi initium a fignis concoctionis ac ipfis deinde alia adjunget. Verum de illis primum dicamus, quae ipfe in propofita fententia prima complexus eft. Jubet ea quae fubfident in urinis contemplari an alba, laevia et aequalia cuncta fint et an modo talia modo diverfa. Id enim accidere folet frequentiffime. Et quidam fecunda die probam urinam reddidit, qui fequenti nocte vitiofam fecit, rurfus die tertia mane vitio carentem, de-

τρίτης ἡμέρας ἕωθεν, εἶθ' ἑσπέρας μεμπτόν. ἐκ μὲν δὴ τῶν τοιούτων οὔρων ἐμφαίνεται τὸ μέν τι πεττόμενόν τε καὶ κρατούμενον ὑπὸ τῆς φύσεως τῶν ἐν τοῖς ἀγγείοις χυμῶν, τὸ δὲ ἀπεπτούμενον. ἐὰν δὲ μηδαμοῦ παρεμπίπτῃ τῷ πεπεμμένῳ τὸ ἄπεπτον, ἄριστον οὖρόν ἐστι τὸ τοιοῦτον. εἰ μὲν οὖν ὑπόστασιν ἔχει, λευκήν τε εἶναι χρὴ ταύτην καὶ ὁμαλὴν καὶ λείαν διὰ παντὸς τοῦ χρόνου μέχρι λύσεως τοῦ νοσήματος ὁμοίως γινομένην. εἰ δ' οὐκ ἔχει, πάντως μὲν ἕξει τινὰ νεφέλην λευκὴν, ἐξ ἀνάγκης δὲ καὶ τῇ χροιᾷ συμμέτρως ὠχρὸν ἔσται καὶ τῇ συστάσει μεταξὺ τοῦ λεπτοῦ καὶ ὑδατώδους καὶ τοῦ παχέος, ὁποῖόν ἐστι τὸ τῶν ὑποζυγίων. ἀλλὰ τὰ μὲν οὐδ' ὅλως ἔχοντα τὰς ὑποστάσεις οὖρα τοῖς λεπτῶς πάνυ διῃτημένοις γίνεται, τὰ δὲ πολλὴν τοῖς ἁδρῶς, τὰ δ' ὀλίγην τοῖς συμμέτρως. ἔτι δ' ἐν μὲν τοῖς χολώδεσι νοσήμασιν ἐπὶ τὸ ξανθότερον ῥέπει κατὰ τὴν χρόαν, ἐν δὲ τοῖς ἐξ ὠμῶν χυμῶν γινομένοις ἐπὶ τὸ λευκότερον. ὑπόστασιν δὲ τὰ μὲν ἐπὶ τοῖς ὠμοῖς χυμοῖς ἴσχει

inde vefperi malam emifit. Urinae quidem ejusmodi aliquam humorum qui vafis continentur portionem concoctam effe et evictam a natura teftantur, aliam vero carere coctione. Si vero inter coctas urinas nulla cruda inciderit, ea demum optima urina eft. Quod fi ex ea aliquid defidet, album et laeve et aequale perpetuo effe oportet, donec morbus integre folutus fit. Sin autem nihil defideat, utique nubes quaedam alba pendebit, quam quidem neceffario tum colore modice pallidam effe decet, tum fubftantia mediam inter tenuem et aquofam et craffam qualem jumenta excernunt. Verum urinae quae nulla prorfus habent fedimenta iis contingunt, qui tenuiter admodum victitant; quae vero multa habent iis qui liberaliter; quibus vero pauca infunt iis qui moderato victu utuntur. Praeterea in biliofis morbis quod fubfidet, flavum magis eft, in iis autem quos crudi humores pariunt, magis ad album vergit. Porro urinae quae ex crudis humoribus proveniunt quam plurimum habent fedimenti, quae

δαψιλῆ, τὰ δ' ἐπὶ τοῖς χολώδεσιν ἢ οὐδ' ὅλως ἢ παντάπασιν ἐλαχίστην, ἀλλ' ἱκανόν ἐστιν αὐτοῖς ἐναιώρημα ἔχειν. ὀνομάζω δὲ ἐναιώρημα τὸ παχύτερον μὲν καὶ λευκότερον ἐν οὔρῳ μήτ' ἐπιπολῆς αὐτοῦ μήτ' ἐν τῷ πυθμένι τοῦ ἀγγείου, κατὰ δὲ τὴν μεταξὺ χώραν ἐναιωρούμενον ἤτοι μέσον ἀκριβῶς ἢ κάτω μᾶλλον ἢ ἄνω. τὰ μὲν οὖν τοιαῦτα σύνηθές μοι καλεῖν ἐναιωρήματα. πρὸς Ἱπποκράτους γε μὴν καὶ ταῦτα νεφέλαι προσαγορεύονται, τὴν αὐτὴν ἀναλογίαν ἔχουσαι περὶ τὸ οὖρον ἣν αἱ ὄντως νεφέλαι πρὸς τὸν ἀέρα. καὶ γὰρ καὶ ταῦτα τοῦ πέριξ ἑαυτῶν ὑγροῦ παχύτερα κἀκεῖναι τοῦ ἀέρος· πολλάκις οὖν, ὡς ἔφην, ἐφίσταταί τι τοῖς οὔροις ἄνωθεν, ὅπερ ἐγὼ νεφέλην ἰδίως ὀνομάζειν εἴωθα. ταυτὶ μὲν οὖν ἐγνώσθω τέ σοι καὶ μνημονευέσθω πρῶτα, μετὰ δὲ ταῦτα πρόσεχε τὸν νοῦν οἷς ἔγραψεν ὁ Ἱπποκράτης. [633] τὸ γὰρ διὰ παντὸς ὑπόστασιν οἵαν εἴρηκε ποιούμενον οὖρον ἀσφάλειάν τε σημαίνει, τουτέστιν ἀκίνδυνον εἶναι τὸ νόσημα καὶ τελέως λυθησόμενον ὡς μηκέτι ὑποστρέφειν. καὶ πρὸς τούτοις ἔτι ταχεῖαν αὐτοῦ γενέσθαι

vero ex biliofis, aut nihil prorfus aut certe perexiguum, ut quibus fatis fit, fi fufpenfa quaedam, quae Graece ἐναιωρήματα dicuntur, contineant. Sic autem appello quod craffius et albidius non in fuperficie quidem aut fundo vafis, fed medio fpatio vel exquifite medium vel fupra magis quam infra perpendet in urina. Haec quidem ego ἐναιωρήματα appellare foleo. Vocantur autem haec quoque ab Hippocrate nubes, ut quae ita ad urinam fe habeant, quemadmodum verae nubes ad aërem. Siquidem illa circumfufo humore iftae aëre craffiora funt. Ac faepe quidem aliquid in urinis furfum adfcendit, quod ego proprie nubem confuevi nominare. Haec ergo primum intelligas et memineris, deinde his mentem adhibe quae Hippocrates fcripfit. Urina enim quae perpetuo fedimentum habet, quale defcripfit, tum fecuritatem pollicetur, hoc eft nihil periculi effe in morbo et integre folutum iri, ut nunquam poftea revertatur; tum morbum prope-

τὴν λύσιν, ὥστ᾽ εἰ καὶ κατὰ τὴν πρώτην ἡμέραν ἢ καὶ τὴν ἐχομένην αὐτῇ νύκτα φανὲν ὅμοιον διαμένοι κατά τε τὴν δευτέραν ἡμέραν καὶ νύκτα, τῆς πρώτης περιόδου τῶν κρισίμων ἡμερῶν οὐκ ἂν ἐξωτέρω προέλθοι τὸ νόσημα. λέγει δὲ ταῦτα δηλονότι περὶ τῶν πυρετωδῶν νοσημάτων οὐ τῶν ὅσα γε χωρὶς πυρετῶν ἤτοι κατὰ τὸν ἐγκέφαλον καὶ τὰς μήνιγγας ἢ κατὰ τὸν θώρακά τε καὶ πνεύμονα συνίσταται δι᾽ ἄλλων σημείων γνωριζόμενα, εἴτε ἐπιεικῆ τε καὶ ταχυκρίσιμά ἐστιν εἴτε κινδυνώδη τε καὶ χρόνια. διὰ τί δὲ τὴν ὑπόστασιν τῶν οὔρων λευκὴν εἶναι χρὴ ἔμπροσθεν ἐν τῷ περὶ πύου δέδεικται λόγῳ κατὰ τὸ τέλος τοῦ πρώτου τῶνδε τῶν ὑπομνημάτων.

κζ'.

Εἰ δὲ εἴη τό τε οὖρον ὑπέρυθρον καὶ ἡ ὑπόστασις αὐτέου ὁμοίη ὑπερύθρη τε καὶ λείη, πολυχρονιώτερον μὲν τοῦτο τοῦ προτέρου γίνεται, σωτήριον δὲ κάρτα.

diem finem habiturum adeo ut fi primo die et proxime eum fequenti nocte ac fecundo etiam die nocteque primi judicantium dierum circuitus fimilis perfeveret, intra id tempus morbus fit conquieturus. Caeterum haec Hippocrates dicit de morbis quibus adjuncta febris eft, non de iis qui fine febre confiftunt vel in cerebro et ejus membranis aut in thorace et pulmone, quod eos aliis indiciis an falutares brevesque, an periculofi et longi fint, deprehendamus. Cur autem id quod in urinis refidet album effe oporteat, in fine primi horum commentariorum, quum de pure ageretur, oftendimus.

XXVII.

At fi fuerit et urina fubrubra et fedimentum ejus fimile fubrubrum et laeve, haec quidem diuturnior priore fit, fed admodum falutaris.

Ὅταν αἵματος ὀῤῥὸς συναπέρχηται τῷ οὔρῳ, φαίνεται μὲν καὶ κατὰ τὴν χρόαν ὑπέρυθρον, ἐνδείκνυται δὲ περιουσίαν αἵματος οὐκ ἀκριβῶς κατειργασμένου· διότι μὲν οὖν τοῦ χρηστοτάτου τῶν χυμῶν ἐστιν ἡ πλεονεξία, διὰ τοῦτο ἀκίνδυνον ὑπάρχει. διότι δὲ ὑγροτέρου τε καὶ ὀῤῥωδεστέρου τούτου ὄντος, διὰ τοῦτο χρήζει πέψεως. εἴπερ οὖν ἐκ τῶν χρόνων οἱ πεπασμοὶ γίνονται, δεόντως τὸ τοιοῦτο οὖρον χρονιωτέραν ἔσεσθαι παρὰ τὸ πρότερον ἐνδείκνυται τὴν λύσιν τοῦ νοσήματος.

κη'.

Κριμνώδεες δ' ἐν τοῖσιν οὔροισιν ὑποστάσιες πονηραὶ, τουτέων δὲ εἰσι κακίους αἱ πεταλώδεες. λεπταὶ δὲ καὶ λευκαὶ κάρτα φλαῦραι, τουτέων δέ εἰσι κακίους αἱ πιτυρώδεες.

Κρίμνα καλεῖται τὰ τοῖς ἀλφίτοις ἐμφερόμενα τῆς πεφρυγμένης κριθῆς μόρια μεγάλα, διαπεφευγότα δηλονότι τὴν ἐν τῇ μύλῃ κατεργασίαν ἀκριβῆ. τοιαῦτα τοίνυν ὅταν

Quum ferum fanguinis fimul cum urina elabitur, apparet quidem ea fubrubra, verum fanguinem non probe confectum redundare fignificat. Itaque quod humor ille redundat qui omnium optimus eft, idcirco caret periculo; quia vero is humidior atque ferofior eft, ob id concoqui debet. Quare fi tempus ad concoctionem neceffarium eft, haud immerito ejusmodi urina ferius folutum iri morbum quam prior oftendit.

XXVIII.

Malum vero fi urinarum fedimenta tanquam farinam craffiorem repraefentent, pejus autem fi quafi bracteolas. Tenuia quoque atque alba funt admodum vitiofa; omnium autem peffimum fi quod fubfidet furfuraceum eft.

Κρίμνα fignificant partes reficcati hordei grandiufculas reliquae farinae permixtas, quae fcilicet exacte frangi conficique a mola non potuerunt. Itaque fi quando ejus-

ἐμφέρηται ταῖς ὑποστάσεσι τῶν οὔρων, οὐκ ἀγαθόν ἐστι σημεῖον. ἐν μὲν γὰρ τοῖς ἀλφίτοις τὸ μὴ καταθραυσθὲν εἰς ἄκρως λεπτὰ μόρια γίνεται κρίμνον, ἐν δὲ τοῖς οὔροις οὐ δήπου τῶν σιτίων τι συναναδοθὲν ἔμεινεν ἔτι σκληρὸν, ἀλλ' ἐξ ὑπεροπτήσεως αἵματος παχέος ἢ συντηκομένων ἀνωμάλως τῶν σαρκῶν γίνεται ταῦτα. τὸ δὲ ἀνωμάλως ἐστὶν, ὅταν ὑπὸ πυρετώδους θερμασίας ὅσον μὲν ἁπαλόν τέ ἐστι καὶ νεοπαγὲς τῆς σαρκὸς, εἰς ἰχῶρα ἀναλυθῇ, τὸ σκληρὸν δὲ τοῖς πεφρυγμένοις ὑπὸ ταγήνου παραπλησίως συστῇ ξηρανθέν. [634] πρῶτον μὲν γὰρ ἡ νέα καὶ ἁπαλὴ πιμελὴ τήκεται κατὰ τοὺς τοιούτους πυρετοὺς, εἶθ' ἡ σκληροτέρα καὶ παλαιοτέρα, καὶ μετὰ ταύτην αἱ νέαι καὶ ἁπαλαὶ σάρκες, εἶθ' αἱ σκληραὶ καὶ παλαιαὶ, καὶ τούτων ἐφεξῆς ἤδη τὰ στερεὰ μόρια τοῦ σώματος, ὧν πάλιν ἀνωμάλως συντηκομένων πεταλώδη μόρια τοῖς οὔροις συνεκκρίνεται. διὸ καὶ χείρω τὰ τοιαῦτά ἐστιν οὖρα τῶν τὰ κριμνώδη μόνον ἐχόντων. ἕτεραι δ' εἰσὶν ὑποστάσεις λεπταὶ, τουτέστιν οὐκ ἔχουσαι πάχος, ἀλλ' ὡς ἂν εἴποι τις ἀφρῷ παραπλήσιαι.

modi fubfidere in urina videbuntur, non eft bonum fignum. Nam in farina quidem id craffius eft, quod in fubtiles admodum partes confractum non eft, in urinis vero non fi quid cibi una cum reliquo digeftum non fuit, id etiam durum eft, fed craffo fanguine vehementer affato aut carne inaequaliter contabefcente, ejusmodi evadunt. Fit autem id inaequaliter quum a febrili calore quidquid carnis molle eft et recens in tenuem humorem folvitur, durum autem perinde ac quae in fartagine torrentur, arefactum conftitit. Primum enim nova et mollis pinguedo per has febres colliquatur, deinde quae durior eft et vetuftior, mox recens mollifque caro et fecundum hanc dura et vetus et poftea jam folidae corporis partes. Quibus rurfum inaequaliter contabefcentibus una cum urinis bracteolis fimilia exeunt. Quare urinae ejusmodi pejores funt quam in quibus id quod fubfidet tanquam farinam craffiorem repraefentat. Defident vero et in urinis alia tenuia, hoc eft craffitie carentia et quae aliquis fpumae affimilare pof-

εὐθέως δ' εἰσὶν αἱ τοιαῦται καὶ λευκαὶ, διότι δέχονται δι' ὅλων ἑαυτῶν τὴν τοῦ περιέχοντος αὐγὴν μᾶλλον τῶν παχέων. ἡ γένεσις δ' αὐταῖς ἐκ φυσώδους πνεύματος ἀναμεμιγμένου δυσλύτως ἡμιπέπτῳ περιττώματι χυμῶν. ἴδιον γάρ ἐστιν αὐτῶν τῶν τελέως πεπεμμένων ὃ καλεῖν εἴωθα ὁμαλές. γίνεται δὲ τὸ τοιοῦτον, ὅταν ὁμοιομερὲς ὑπάρχει πᾶν, ὡς τό γε μεμιγμένον ἑτεροίῳ σώματι διάφορα τὰ μόρια κατά τε τὴν σύστασιν ἔχει καὶ τὴν χρόαν. αὐτῶν δὲ τῶν ἀνωμάλων τὰ κατὰ σμικρὰ μόρια τῶν κατὰ μεγάλα τὴν ἀνωμαλίαν (141) ἐχόντων ἐστὶ χείρω. τὰ μὲν γὰρ κατὰ μεγάλα μεγάλην τινὰ ῥώμην τῆς φύσεως ἐνδείκνυται, τοσαύτην ὅσον πέρ ἐστι τὸ μέγεθος τῆς οὐσίας ἀκριβῶς κατειργασμένης, τὰ δὲ κατὰ σμικρὰ νικᾶσθαι πρὸς τῆς ὅλης τὴν δύναμιν ἐμφάνει καὶ οἷον μάχην τινὰ ἔχειν ἐν αὐταῖς ἰσοσθενῆ. τοῦτο μὲν δὴ κοινὸν ἐπὶ πάντων ἐστὶ τῶν ἀνωμάλων. αἱ δὲ κατὰ μέρος ἐν αὐταῖς διαφοραὶ παρά τε τὴν τοῦ πεφθέντος ἀρετὴν γίνονται καὶ τὴν κακίαν τοῦ μὴ

ſit. Illa autem protinus etiam alba ſunt, propterea quod multo magis quam craſſa circumfuſi aëris ſplendorem per ſe tota admittant. Ortum autem illae habent a flatuoſo ſpiritu qui cum ſemicocto humorum excremento, indiſſolubili modo remixtus eſt. Nam quod ille aequale vocare ſolet iis modo convenit, quae perfectam adepta ſunt concoctionem. Id autem ſit quum univerſa ſimilium partium exiſtunt. Quod enim cum diverſo corpore mixtum eſt, habet utique partes tum ſubſtantia tum colore differentes. Verum ex iis quae inaequalia ſunt, pejora cenſeri debent quae exiguis portionibus quam quae majoribus inaequalitatem habent. Haec enim magnum eſſe robur naturae oſtendunt et tantum, quanta eſt moles ſubſtantiae perfecte elaboratae. Illa vero quae in minutis partibus eſt, vires a tota vinci teſtantur et velut aequali pugna cum ipſa contendere. Eſt id quidem omnium quae inaequalia ſunt commune. Differentiae vero quae particulatim eſſe poſſunt, partim ex humoris qui concoctus eſt bonitate, par-

πεφθέντος. ἐπὶ δὲ ταῖς εἰρημέναις οὖν τρισὶ διαφοραῖς τῶν ὑποστάσεων ἄλλην τετάρτην λέγει τὴν πιτυρώδη χείρω τῆς τρίτης, ὡς ἂν καὶ αὐτὴν ἐνδεικνυμένην ὁμοίως τῇ τε πρώτῃ καὶ τῇ δευτέρᾳ τὴν θερμασίαν τοῦ πυρετοῦ φλογώδη καὶ συντηκτικὴν, ἣν οὐκ ἐχρῆν τετάρτην, ἀλλὰ τρίτην γεγράφθαι.

κθ'.

Νεφέλαι δὲ ἐμφερόμεναι τοῖσιν οὔροισι λευκαὶ μὲν ἀγαθαὶ, μέλαιναι δὲ φλαῦραι.

Περὶ τῶν ἐν ταῖς ὑποστάσεσι διαφορῶν εἰπὼν ἑξῆς ἐπὶ τὰς νεφέλας μετέβη δηλώσας ὅτι τὸ ἐναιώρημα νεφέλην ὀνομάζει τῇ προσθήκῃ τοῦ ἐμφερόμεναι ῥήματος, ὧν ὅτι τὰς μελαίνας εἰκότως μέμφεται δῆλον, εἴ γε δὴ τὸ μέλαν ἢ διὰ ψύξιν ἰσχυρὰν γίνεται, καθ' ὃν λόγον καὶ τὸ αἷμα μελαίνεται θρομβούμενον, ὅσα τε νεκροῦται ψυχθέντα τελέως ἢ δι' ὑπερβάλλουσαν θερμασίαν. καὶ γὰρ αὖ καὶ τὸ

tim ejus qui concoctus non eſt vitio ſumuntur. Poſt has porro tres ſedimentorum differentias aliam quartam recenſet, furfuraceam, tertia deteriorem. Nam ipſa aeque ac prima et ſecunda caloris febrilis ardentis atque colliquantis teſtimonium eſt, eamque non quartam, ſed tertiam collocatam eſſe oportuit.

XXIX.

Nubes vero quae in urinis efferuntur albae quidem bonae, nigrae vero malae ſunt.

Poſtquam ſubſidentium in urinis differentias expoſuit, tranſit ad nubeculas, quo quidem nomine ea quae pendent in urinis, ἐναιωρήματα Graeci dicunt, ſignificare manifeſto videtur ex eo verbo quod adjecit. Quarum nigras quidem merito damnari certum eſt, ſi modo nigrum vel a vehementi frigiditate fiat, quomodo ſanguis in grumos concretus et quaecunque ſumme refrigerata intereunt, in atrum

αἷμα μελαίνεται καιόμενον, ὥσπερ καὶ τὰ ἄλλα σύμπαντα σώματα, καὶ οἱ πολλῷ χρόνῳ διατρίψαντες ἐν ἡλίῳ θερινῷ μέλανες γίνονται.

λʹ.

Ἔστ' ἂν δὲ πυῤῥόν τε εἴη τὸ οὖρον καὶ λεπτὸν, σημαίνει τὸ νόσημα ἄπεπτον εἶναι.

[635] Τὸ κατὰ φύσιν οὖρον μετρίως ἐστὶν ὠχρὸν, ὡς ἂν ἐκ τοῦ πεφθέντος ὑγροῦ γεγονὸς ὀλίγον τι τῆς ξανθῆς χολῆς προσειληφότος, ὅταν δὲ ἤτοι πλεῖον ᾖ αὕτη τοῦ δέοντος ἢ ἄκρατος ἰσχυρῶς οὖσα προσαναμιχθῇ τῷ οὔρῳ, πυῤῥὸν φαίνεται. ἐὰν οὖν πρὸς τῷ τοιοῦτον εἶναι κατὰ χρόαν, ἔτι καὶ λεπτὸν εἴη κατὰ τὴν σύστασιν, ἄπεπτον εἶναι σημαίνει τὸ νόσημα. χρὴ γὰρ ὥσπερ ἐν τῇ χρόᾳ μετρίως ὠχρὸν ἔφαμεν εἶναι δεῖν τὸ κατὰ φύσιν οὖρον, οὕτω καὶ κατὰ τὴν σύστασιν ἔχειν μετρίως, μήθ' οὕτω λεπτὸν ὑπάρχον ὡς ὕδωρ μήθ' οὕτως γεγονὸς παχὺ, ὡς ἐοικέναι τοῖς

vertuntur vel ab immodico calore. Nam et ipſe quoque ſanguis exuſtus nigreſcit aeque ac alia omnia corpora quique in aeſtivo ſole moram diu traxere nigri evadunt.

XXX.

Quoad autem urina fulva fuerit et tenuis, crudum eſſe morbum ſignificat.

Naturalis urina modice pallida eſt, ut quae ex humore concocto ſecreta ſit et parum flavae bilis receperit. Cujus ſane ſi plus affluat quam convenit vel ſincera admodum urinae miſceatur, urina rufa fit. Si ergo praeter ejusmodi colorem etiam conſiſtentiae tenuitas accedat, morbum crudum eſſe oſtendit. Nam ut colore eam modice pallidam eſſe debere dicebamus, quae ſecundum naturam ſe habet, ita et conſiſtentia mediocri praeditam eſſe decet, nec inſtar aquae tenuem nec tam craſſam, ut jumentorum

τῶν ὑποζυγίων. εἴρηται δὲ τελέως ἅπαντα περὶ τῆς τῶν οὔρων φύσεώς τε καὶ διαφορᾶς ἐν τοῖς περὶ κρίσεων. ἐκεῖθεν οὖν αὐτὰ μανθάνειν ὅστις ὄντως ἐραστὴς ᾖ προγνωστικῆς θεωρίας. ἐν γὰρ ταῖς ἐξηγήσεσιν ὁ σκοπός ἐστι σαφὲς ἐργάσασθαι τὸ δοκοῦν ἀσαφῶς εἰρῆσθαι. τὸ δὲ καὶ διακρῖναι τίνα μὲν αὐτῶν ὡς ἀληθῶς εἴρηται, τίνα δὲ οὔ, καὶ προσθεῖναι τὰς ἀποδείξεις ἑκατέροις, ἐκ περιουσίας γίνεται.

λα'.

Ἢν δὲ καὶ πολυχρόνιον εἴη τὸ νόσημα, τὸ δὲ οὖρον τοιοῦτον ἐὸν, κίνδυνος μὴ οὐ δυνήσεται ὁ ἄνθρωπος διαρκέσαι, ἔστ' ἂν πεπανθῇ τὸ οὖρον.

Ἐὰν ἐπὶ πλείονα χρόνον ἄπεπτον διαμείνῃ τὸ νόσημα, κίνδυνος ἀπολέσθαι τὸν ἄνθρωπον, εἰ μή τι ἄρα τὴν ἀντέχουσαν τῷ νοσήματι δύναμιν ἰσχυροτάτην ἔχει· δῆλον οὖν ὅτι κἀνταῦθα τὸ κατὰ τοὺς ἀφορισμοὺς εἰρημένον μεμνη-

urinae ſimilis videatur Enimvero omnem urinarum naturam differentiaſque in libris de criſibus abſolute explicavimus, ex quibus ille ea diſcat, qui prognoſticae diſciplinae cupiditate tenetur. Nam interpretationis ſcopus is eſſe debet, ut quae obſcure dicta videntur perſpicua fiant, judicium vero interponere quaenam vere et quae falſo dicta ſint et ſingulis demonſtrationem adhibere ex abundanti eſt.

XXXI.

Si vero et morbus longus ſit et urina talis, periculum eſt ne ſufficere homo non poſſit, quoad concocta ſit urina.

Si longiori tempore morbus crudus perſeveret, periculum eſt ne aeger intereat, niſi robuſtiſſima ſit illi natura quae morbo repugnet. Perſpicuum igitur eſt id eſſe revocandum in memoriam quod in aphoriſmis ipſe pro-

μένος ἐπίσκεψαι, πηλίκη μέν ἐστιν ἡ ῥώμη τῆς δυναμεως. ὁπόσης δὲ πέψεως δεῖται τὸ νόσημα, καὶ εἰ ὁ κάμνων ἐξαρκέσει μέχρι τῆς ἀκμῆς αὐτοῦ.

λβ'.

Θανατωδέστερα δὲ τῶν οὔρων τά τε δυσώδεα καὶ ὑδατώδεα καὶ μέλανα καὶ παχέα.

Τὰ ὑδατώδη λεπτὰ μὲν τὴν σύστασίν ἐστι, λευκὰ δὲ τὴν χρόαν, ἀπεψίαν μὲν ἐσχάτην ἐνδεικνύμενα τῶν χυμῶν, ἀῤῥωστίαν δὲ τῆς φυσικῆς δυνάμεως. περὶ δὲ τῶν δυσωδῶν ἁπάντων εἴρηται πρόσθεν, ὥσπερ γε καὶ περὶ τῶν μελαινομένων. ταῦτα μὲν οὖν αὐτὰ καθ' ἑαυτὰ καὶ σὺν ἀλλήλοις ἐστὶ θανατώδη· τὰ δὲ παχέα πρότερον αὐτὰ καθ' ἑαυτὰ καὶ ταῦτα θανατώδη νομιστέον ἢ συμπλέξαι χρὴ τοῖς προειρημένοις αὐτὰ καὶ τοῖς μέλασιν ἄξιόν ἐστιν ἐπισκέψεως. ὅσα τοίνυν ἡμεῖς εἴδομεν ἀκριβῶς παραφυλάξαντες ἐροῦμεν, ἵνα ἐξ αὐτῶν τις ὁρμώμενος ἅμα μὲν ἐπίστηται τὸ ἀληθὲς, ἅμα δὲ καὶ τὴν βελτίω τῶν ἐξηγήσεων ἕληται. τὰ μέλανα τῶν

didit, confiderandumque quantum fit robur facultatis et quantam poftulet morbus concoctionem. Itemque an aeger ad fummum vigorem morbi fufficiet.

XXXII.

At magis letales funt urinae foetidae et aquofae et nigrae et craffae.

Aquofae urinae tenuem quidem confiftentiam habent, colorem vero album. Indicant autem humorum maximam cruditatem et coctricis facultatis imbecillitatem. De foetidis atque nigris antea diximus. Et hae quidem tam per fe quam cum aliis mortiferae funt. Sed de craffis jure quaeri poteft an eas quoque per fe exitiales effe putandum fit, an cum praecedentibus et nigris conjungere oporteat. De quo quidem ea dicemus quae nobis diligenter explorata cognitaque funt, ut qui ad ea attenderit et veritatem intelligat et meliorem interpretationem fequatur.

οὔρων ὅσῳ περ ἂν ᾖ παχύτερα, τοσούτῳ χείρω παρεφυλάξαμεν ὄντα. [636] τὰ δὲ τῆς κατὰ φύσιν χρόας μὴ ἐκστάντα παχέα διττὴν ἔχοντα τὴν ἔκβασιν, ἐνίοτε μὲν ἐπ' ὄλεθρον, ἐνίοτε δὲ εἰς ὑγείαν ὑπόγυον τελευτῶντα, καθάπερ καὶ ἄλλα πολλὰ τῶν παρὰ φύσιν, ὡς ἂν ἐκκαθαίρηται δι' αὐτῶν τὸ σῶμα. δῆλον δ' ὅτι παχέα πρὸς αὐτοῦ λέλεκται τὰ πάνυ σφόδρα τοιαῦτα. τὰ γὰρ ἁπλῶς παχύτερα τῶν κατὰ φύσιν οὐ πάντως ἐστὶν ὀλέθρια.

λγ'.

Ἔστι δὲ τοῖσι μὲν ἀνδράσι καὶ τῇσι γυναιξὶ τὰ μέλανα τῶν οὔρων κάκιστα, τοῖσι δὲ παιδίοισι τὰ ὑδατώδεα.

Ἐν πάσαις μὲν ταῖς ἡλικίαις ὀλέθρια τά τε μέλανα τῶν οὔρων ἐστὶ καὶ ὑδατώδεα, ἀλλ' ἐπὶ μὲν τῶν ἀκμαζόντων τὴν πρώτην ἔχει τάξιν, ὡς ἐν ὀλεθρίοις, τὰ μέλανα, ἐπὶ δὲ τῶν παιδίων τὰ ὑδατώδη. λέλεκται γὰρ ἔμπροσθεν αὐτῷ τὰ ἐναντιώτατα τοῖς κατὰ φύσιν ὀλεθριώτατα ὑπάρ-

Urinas nigras quo fuerint craffiores, tanto deteriores effe obfervavimus. Craffas autem quae colorem naturalem retineant, alias in perniciem alias in falutem non longo tempore defideratam redditas effe, perinde ac alia plurima quae praeter naturam funt, quod per ea corpus expurgetur. Caeterum craffas ab illo dictas effe manifeftum eft quae etiam atque etiam craffae funt. Nam quae fimpliciter craffiores funt naturalibus, non funt prorfus mortiferae.

XXXIII.

Sunt autem viris quidem et mulieribus urinae nigrae deterrimae, pueris vero aquofae.

In omni aetate letales funt urinae nigrae et aquofae, verum in aetatis flore inter perniciofas primum locum tenent nigrae, in aetate autem puerili aquofae. Dictum enim antea eft omnia quae naturalibus adverfiffima funt

χειν. ἐναντιώτατα δέ ἐστιν ἐπὶ τῶν παίδων οὐχ οὕτως τὰ μέλανα τοῖς κατὰ φύσιν ὡς τὰ λεπτά. κατὰ φύσιν γὰρ αὐτοῖς ἐστιν οὐρεῖν παχέα τε καὶ πολλὴν ὑπόστασιν ἔχοντα. τοῖς δ᾽ ἀκμάζουσι καὶ λεπτότατα καὶ ὀλίγην ὑπόστασιν ἔχοντα γίνεται, διόπερ ἐπ᾽ αὐτῶν ἐστιν ὀλεθριώτατα τὰ μέλανα τῶν οὔρων. ἐπὶ δὲ τῶν παιδίων καὶ δι᾽ ἄλλην αἰτίαν ὀλέθρια τὰ ὑδατώδη. τάχιστα γὰρ ἐπ᾽ αὐτῶν πέττεται πάντα διὰ ῥώμην τῆς ἀλλοιωτικῆς δυνάμεως, αἱ πέψεις δὲ παχύνουσιν οὐκ οὖρα μόνον, ἀλλὰ καὶ διαχωρήματα τοῖς εὐπεπτοῦσι κατὰ γαστέρα. καὶ πτύσματα περιπνευμονικοῖς τε καὶ πλευριτικοῖς καὶ φλέγματα ἐν καταῤῥοις καὶ κορύζαις καὶ λήμας ἐν ὀφθαλμίαις καὶ πῦον ἐν ἕλκεσιν. ἐὰν οὖν φαίνηται τοῖς παισὶ τὸ οὖρον ὑδατῶδες ἐπὶ πλέονα χρόνον παραμένον, ὡς μηδεμίαν μεταβολὴν ἴσχειν ἐπὶ τὸ παχύτερον, ὀλέθριον γίνεται τὸ σημεῖον.

---

deterrima esse. At in pueris non tam nigrae urinae quam tenues ab iis dissident, quas secundum naturam excernunt. Excernunt enim ipsi secundum naturam crassas et in quibus multa sedimenta sunt. Qui vero aetate florent, tenuissimas et parum sedimenti habentes. Quare urinae in istis nigrae praecipue mortiferae sunt, in pueris vero et aliam quidem ob causam exitiales sunt aquosae. Omnia enim ipsi concoquunt celerrime ob robur alteratricis facultatis. Concoctio vero non urinas modo, sed etiam alvi excrementa iis, qui cruditate laborant, incrassat et sputa similiter peripneumonicis, pleuriticisque et pituitam, quae catarrhum atque gravedinem committit, et sordes in inflammationibus oculorum et pus in ulceribus. Itaque si diu in pueris aquosa urina permanet nec ullam crassitiem comparat, mortiferum signum est.

λδ΄.

Ὁκόσοι δ' ἂν οὖρα λεπτὰ καὶ ὠμὰ οὐρέωσι πουλὺν χρόνον, ἢν τἄλλα ὡς περιεσομένοισι σημεῖα ᾖ, τουτέοισιν ἀπόστασιν δεῖ προσδέχεσθαι ἐς τὰ κάτω τῶν φρενῶν χωρία.

Ἀληθέστατα καὶ τοῦτ' εἴρηται τῷ Ἱπποκράτει. τὰ μὲν γὰρ δυσπεπτότερα τῶν νοσημάτων, ὡς ἂν ἐπὶ πα- (142) χυτέροις καὶ ψυχροτέροις γινόμενα χυμοῖς, εἰς ἀπόστασιν εἴωθε κρίνεσθαι, τὰ δὲ ἐπὶ θερμαῖς καὶ λεπταῖς ἐκκρίσεσιν. ὅταν οὖν ποτε χρόνῳ πλείονι παραμένῃ τὰ οὖρα μὴ πεττόμενα, διορίζεσθαι χρὴ πότερον οὐκ ἐξαρκέσει τῷ μήκει τοῦ νοσήματος ὁ κάμνων ἢ δι' ἀπόστασιν κριθήσεται. ὁ διορισμὸς δὲ ἀπὸ τῶν ἄλλων σημείων γενήσεται. τὰ μὲν γὰρ ὀλέθρια θάνατον δηλοῦσι, τὰ δὲ ἐπιεικῆ σωτηρίαν. αἵ γε μὴν ἀποστάσεις ἐν μὲν τοῖς πάνυ χρονίζουσιν ἐς τὰ κάτω χωρία γίνονται διά τε τὴν ψυχρότητα [637] καὶ τὸ πάχος τῆς ὕλης καὶ τὴν τῆς δυνάμεως ἀῤῥωστίαν, κεκμηκυίας διὰ τὸν χρόνον, ἐν δὲ τοῖς ὀξυτέροις παρ' ὦτα. καὶ

XXXIV.

Qui urinas tenues et crudas mejunt multo tempore ſique caetera ut ſuperfuturis ſigna ſint, his abſceſſum ad loca infra ſeptum transverſum exſpectare oportet.

Hoc quoque veriſſime dictum eſt ab Hippocrate. Morbi enim qui aegerrime concoquuntur, propterea quod ex craſſiore et frigidiore humore originem habent, plerumque per abſceſſum judicantur, quos vero calidus et tenuis humor excitavit, per vacuationem. Itaque quum urina incocta diu permanet, diſcernendum an aeger ferendo longo morbo ſufficiet, an per abſceſſum judicabitur. Id autem alia ſigna diſtinguent. Mortifera namque interitum portendunt. Bona vero ſanitatem pollicentur. At vero abſceſſus in vetuſtis quidem multum morbis tum propter frigiditatem craſſitiemque humoris tum naturae imbecillitatem longo jam ſpatio fatigatae in inferioribus partibus oriuntur, in acutioribus vero juxta aures. In his enim

γὰρ καὶ οἱ χυμοὶ τούτοις ἧττόν εἰσι παχεῖς καὶ ἡ θερμασία πολλὴ καὶ ἡ δύναμις εὐρωστοτέρα. τὰ δὲ μεταξὺ τούτων νοσήματα τὰς ἀποστάσεις ἐπαμφοτερίζούσας ἔχει. καὶ οὐδέν ἐστιν ὅσον ἐπὶ τῷ χρόνῳ ζητεῖν ἄνω μᾶλλον ἢ κάτω ῥέψουσιν, ἀλλ' ἐκ τῶν ἄλλων σημείων διορίζεσθαι προσήκει.

λε'.

Καὶ τὰς λιπαρότητας δὲ τὰς ἄνω ἐφισταμένας ἀραχνοειδέας μέμφεσθαι, ξυντήξεως γὰρ σημεῖα.

Οἷόν τι τοῖς λιπαροῖς ζωμοῖς ψυχομένοις ἐφίσταται τὸ καλούμενον ὑπὸ τῶν πολλῶν γραῦς, τοιοῦτον καὶ τοῖς ἐκ τῆς συντήξεως οὔροις, ὑπὲρ ὧν νῦν ἐποιήσατο τὸν λόγον αὐτὸς καὶ τὴν αἰτίαν προσθείς.

λστ'.

Σκοπεῖν δὲ χρὴ τῶν οὔρων ἐν οἷσιν αἱ νεφέλαι, ἤν τε ἄνω ἤν τε κάτω ἔωσι καὶ τὰ χρώματα ὁκοῖα ἴσχουσι. καὶ

et humor minus craffus et caliditas multa et virtus robuftior eft. Qui vero horum medii morbi funt, abfceffus indifferentes committunt nec in iis ex tempore conjectura effe poteft, furfumne an deorfum potius erumpent, fed ex aliis fignis id oportet dijudicare.

XXXV.

Quin pinguedines fupra innatantes araneofae improbandae; colliquationis enim figna funt.

Veluti in fummo pinguis jufculi refrigerati fuperftat, quod a multis crufta dicitur, fic et in urinis quae contabefcente corpore redduntur, quarum nunc et mentionem fecit et caufam etiam adjunxit.

XXXVI.

Spectare autem oportet urinarum nubeculas furfumne an deorfum fuerint et quales hae habeant colores; et quae

τὰς μὲν κάτω φερομένας ξὺν τοῖσι χρώμασιν οἷσιν εἴρηται, ἀγαθὰς εἶναι νομίζειν καὶ ἐπαινέειν, τὰς δὲ ἄνω ξὺν τοῖσιν χρώμασιν, οἷσιν εἴρηται κακὰς εἶναι καὶ μέμφεσθαι τὰς τοιαύτας.

Ὅτι τὰ πρὸς ἐμοῦ κατὰ τὰ περὶ κρίσεων ὑπομνήματα πολλάκις ἐναιωρήματα λελεγμένα καλεῖν αὐτὸς εἴωθε νεφέλας, ἐδήλωσε καὶ διὰ τῆς ῥήσεως οὐκ ἀσαφῶς. ἀλλαχοῦ γε μὴν αὐτὸς ἐναιώρημα γονοειδὲς εἴρηκεν, ὡς εἶναι δυοῖν θάτερον, ἤτοι γενικωτέρου πράγματος ὄνομα τὸ ἐναιώρημα τὴν τομὴν ἔχοντος, εἴς τε τὰς νεφέλας καὶ τὰ γονοειδῆ, ἢ μηδέποτε τὰς νεφέλας ἐναιωρήματα καλεῖσθαι πρὸς αὐτοῦ. ὅτι δὲ πάντα τὰ τοῖς οὔροις ἐμφερόμενα κάτω χρηστὰ καὶ ὅσῳ περ ἂν ὑφιζάνῃ κάτω, τοσούτῳ βελτίω γίνεται, λέλεκται δυνάμει πρόσθεν, ἡνίκα ἐλέγομεν ἀναμεμίχθαι τοῖς τοιούτοις ἐνίοτε φυσῶδες πνεῦμα. τὸ τοίνυν ἀκριβῶς πεπεμμένον καὶ διακεκριμένον ὁμαλές τε καὶ ὁμοιομερὲς ὄν, ὡς ἂν οὐδὲν ἔχον πνεύματος, εἰς τὸν πυθμένα καταφέρεται τοῦ τὸ οὖρον

deorſum cum qui dicti ſunt coloribus feruntur, eas eſſe bonas cenſere ac laudare; quae vero ſurſum cum dictis coloribus, eas parvas eſſe, taleſque improbare decet.

Quod ea quae ego in libris de criſibus enaeoremata ſaepe vocavi, Hippocrates nubeculas appellare ſolitus ſit, his etiam verbis aperte declaravit. Ipſe tamen alio loco enaeoremata geniturae ſimilia dixit; itaque duorum alterum dicendum eſt, aut *ἐναιώρημα* generalioris cujusdam rei nomen eſſe, quae in nubeculas et alia geniturae ſimilia dividatur, aut ſi id non eſt, nubeculas *ἐναιωρήματα* ab eo nuncupari. At vero omnia quae in urinis deorſum feruntur tanto eſſe meliora, quanto magis deorſum ſubſiderint, tacite videmur antea innuiſſe, quum diceremus nonnunquam cum talibus remixtum eſſe flatuoſum ſpiritum. Itaque quod perfecte concoctum, ſecretum, aequale ſimilareque eſt, id certe quoniam nihil flatus habet, in fun-

ἀγγείου περιέχοντος. ὅσον δ' ἐπίμικτόν ἐστιν ἀερώδει τινὶ καὶ ἀτμώδει φύσει, τοῦτο κουφιζόμενον ὑπ' ἐκείνης, ἀνάλογον τῇ ποσότητι τοῦ κουφίζοντος, ἧττόν τε καὶ μᾶλλον ἄνω φέρεται.

λζ'.

Μὴ ἐξαπατάτω δέ σε ἥν τι ἡ κύστις νούσημα ἔχουσα τῶν οὔρων τοιαῦτα ἀποδιδῷ. οὐ γὰρ τοῦ ὅλου σώματος σημεῖόν ἐστιν, ἀλλ' αὐτῆς καθ' ἑωυτήν.

[638] Κάλλιστα καὶ τοῦτο προσέγραψεν ἀναμιμνήσκων ἡμᾶς, ὃ τάχ' ἂν ἐνίοτε παρελίπομεν ἐπὶ τῶν νοσούντων διορίσασθαι· καὶ χρὴ δηλονότι καὶ περὶ τῶν διαχωρουμένων κατὰ γαστέρα μεμνῆσθαι τοῦ νῦν εἰρημένου διορισμοῦ. κοινὸν μὲν γὰρ ἀμφοτέραις ταῖς ἐκκρίσεσιν τό τε τοῦ παντὸς σώματος ὑποδέχεσθαι τὰ περιττώματα ταῦτα καὶ τὸ τῶν μορίων ἐκείνων δι' ὧν ἐκκρίνεται. συμβέβηκε δὲ κατὰ φύσιν ἐχόντων ἡμῶν τὰ μὲν τοῦ παντὸς σώματος ἐκκαθαίρεσθαι περιττώματα δι' οὔρων, τὰ δὲ τῶν κατὰ γα-

dum vaſis urinarii deſcendit; quod vero magis eſt aëreum et vaporoſum, id eam ob cauſam levius ſurſum magis minusque fertur, pro modo ejus a quo ſublevatur.

XXXVII.

Ne vero te fallat ſi veſica aliquo morbo laborans hujusmodi urinas reddat; non enim totius corporis, ſed ipſius per ſe indicium eſt.

Hoc etiam pulcherrime ſcripſit Hippocrates admonens nos ejus quod aliquando forte in aegris non animadvertimus. Neque id quidem in excrementis etiam quae alvus effundit negligendum eſt. Eſt enim utrique vacuationi commune ut a toto corpore haec excrementa ſuſcipiant et ab iis partibus per quas illa vacuantur. Accidit autem nobis omnibus dum quidem valemus, excrementa totius corporis per urinas expurgari, partium autem ad ventrem

στέρα συνεξέρχεσθαι τῇ κόπρῳ. παρὰ φύσιν δὲ ἐχόντων τοῖς μὲν οὔροις συνεκκρίνεσθαί τινα τῶν ἐν νεφροῖς καὶ κύστει νοσημάτων γνωρίσματα, τῇ δὲ κόπρῳ τοῦ παντὸς σώματος. οὐκ ὀλιγάκις γοῦν ἐπὶ τῶν οὐρησάντων πυώδη, ζήτησις ἐγένετο πόθεν ἥκει τὸ πῦον. οὕτω δὲ καὶ πεταλώδη ποτὲ οὐρηθέντα τὴν αὐτὴν ζήτησιν ἔχει. καὶ δριμέα δὲ καὶ δυσώδη καὶ χολώδη τὰ οὖρα πολλάκις μὲν ἐγένετο διὰ κύστιν τε καὶ νεφρούς· οὐκ ὀλιγάκις δὲ καὶ διὰ τὸ πᾶν σῶμα, τουτέστι τὴν ἐν ὅλῳ τῷ ζώῳ πεπτικὴν δύναμιν τῶν χυμῶν, ἥτις, ὡς ἐδείξαμεν, οἷον ἑστίαν καιομένην καὶ πηγὴν ἔχει τὸ ἧπαρ. ἐνίοτε δὲ καὶ ταύτης αὐτῆς μηδὲν πεπονθυΐας ἐκκαθαίρεται διὰ νεφρῶν καὶ κύστεως ὅλον τὸ ζῶον, ἢ μορίων τινῶν τῶν ἐν αὐτῷ τινα περιττώματα ταῖς φλεψὶν ἐμπίπτοντα ἐκκαθαιρομένου τοῦ αἵματος ὑπὸ τῶν νεφρῶν συννεκκρίνεται, καθότι καὶ ἀποστήματα πολλαχόθι γινόμενα δι᾽ οὔρων ἐκκρίνεται.

---

attinentium una cum ftercore defcendere, quum vero male habemus, cum urinis quidem teftimonia aliqua morborum qui renes et veficam tenent fimul exire, cum ftercore vero totius corporis. Itaque non raro de iis quaefitum eft, qui purulenta eminxerunt, unde pus ipfum veniret. Quaeritur aeque de urinis, in quibus quafi bracteolae cernuntur, item de acribus et foetidis et biliofis. Id enim plerumque vitio veficae et renum contingit, non raro autem totius corporis, hoc eft facultatis in toto animali fuccos concoquentis, cujus, ficuti oftendimus, velut focus ardens et fons jecur eft. Quamquam interdum illa ipfa nullo modo affecta totum animal per renes et veficam expurgatur aut partium ejus aliquarum excrementa quaedam in venas delapfa, purgato a renibus fanguine fimul vacuantur, ficut et abfceffus pluribus locis geniti per urinas abeunt.

λη'.

Ἔμετος δὲ ὠφελιμώτατος ὁ φλέγματός τε καὶ χολῆς ξυμμεμιγμένος ὡς μάλιστα, καὶ μὴ παχὺς κάρτα μήτε πολὺς ἐμείσθω. οἱ γὰρ ἀκρητέστεροι κακίους εἰσί.

Καὶ διὰ ταύτης τῆς λέξεως ἐδήλωσεν ὁποῖόν τι καλεῖ τὸ ἄκρατον, ἀντιτιθεὶς αὐτῷ τὸ μεμιγμένον. δηλωτικὸν δ' οὐχ ἥκιστα καὶ αὐτὸ τοὔνομά ἐστι τοῦ πρὸς αὐτοῦ σημαινομένου. καὶ γὰρ οἶνον ἄκρατον εἶναι λέγομεν ᾧ μὴ μέμικται τὸ ὕδωρ ἢ παντάπασιν ὀλίγον μέμικται, καὶ τῶν ἄλλων ἕκαστον ἄκρατόν ἐστί τε καὶ λέλεκται πρὸς τῶν Ἑλλήνων, ὅταν αὐτὸ καθ' αὑτὸ μόνον ἀμιγὲς ἑτέρας οὐσίας ὑπάρχῃ. τὴν γοῦν ξανθὴν χολὴν ποτὲ μὲν ἔστιν ἰδεῖν παχεῖάν τε καὶ ἄκρως ξανθὴν, ἐμουμένην τε καὶ κάτω διερχομένην, ἣν δὴ καὶ λεκιθώδη προσαγορεύουσιν ἔνιοι, πολλάκις δὲ ὑγροτέραν καὶ ἧττον ξανθὴν, ἥτις ἰδιαίτερον ὠχρὰ προσαγορεύεται, μεμιγμένον ἔχουσα δι' ὅλης ἑαυτῆς φλεγματώδη χυμὸν λεπτὸν ἢ ὑδατῶδές τι περίττωμα. βούλεται τοίνυν ὁ

XXXVIII.

Vomitus autem utiliſſimus bile et pituita quam maxime permixtus, neque admodum craſſus neque multus vomatur. Sinceriores enim deteriores ſunt.

Aperte hic expoſuit quid vocet purum, ut cui mixtum oppoſuerit, quamquam ſatis per ſe nota eſt hujus nominis ſignificatio. Vinum enim purum eſſe dicimus cui aut nulla aut perexigua mixta eſt aqua. Et alia aeque omnia pura ſunt et dicuntur a Graecis, quum ipſa per ſe ſola ſunt et cum nullo altero mixta. Flavam ergo bilem videmus aliquando et per vomitum et per alvum dejici craſſam et admodum flavam, quam plerique vitellinam nuncupant, ſaepe vero liquidiorem minusque flavam, quae proprie pallida appellatur, habentem pituitoſum ſuccum tenuem aut aquoſum aliquod excrementum per ſe totam remixtum. Neutrum igitur ſuccum vult Hippocrates pu-

Ἱπποκράτης μηδέτερον τῶν χυμῶν ἄκρατον φαίνεσθαι, μεμίχθαι δ' ἀλλήλοις πως αὐτούς. ὁ μὲν γὰρ χολώδης ἄκρατος πολλὴν τὴν θερμασίαν, ὁ δὲ φλεγματώδης τὴν ψύξιν ἐνδείκνυται. καὶ μέντοι καὶ παχυτέροις ὑπάρχει τοῖς ἀκράτοις εἶναι, τῷ μὲν φλεγματώδει διὰ ψύξιν οἱονεὶ ἐπιπεπηγότι, τῷ δὲ χολώδει διὰ τὴν τῆς θερμασίας ὑπερβολὴν ἐξικμασμένῳ τε καὶ οἷον πεφρυγμένῳ. δύο γὰρ αἴτια ταῦτα ἐναντία τῶν παχυνομένων ἐστὶ, τὸ θερμὸν πάνυ καὶ τὸ ψυχρὸν, ἐξικμάζον μὲν τὸ θερμὸν, πηγνύον δὲ τὸ ψυχρόν.

λθ'.

[639] *Εἰ δὲ εἴη τὸ ἐμούμενον πρασοειδὲς ἢ πέλιον ἢ μέλαν, ὅ τι ἂν ᾖ τουτέων τῶν χρωμάτων, νομίζειν χρὴ πονηρὸν εἶναι.*

Περὶ μὲν οὖν τοῦ πελιδνοῦ καὶ μέλανος χρώματος εἴρηται πρόσθεν. τοῦ πρασοειδοῦς δὲ νῦν πρώτως ἐμνη-

rum videri, fed eos quodammodo fecum mixtos effe. Nam qui pure biliofus eft, infignem calorem, pituitofus vero frigiditatem fignificat. Sed et qui puri funt, iisdem videntur etiam craffiores effe. Pituitofus enim ob frigiditatem quafi concrevit. Biliofus vero a vehementia caloris aridus et quafi torridus efficitur. Hae namque duae caufae funt contrariae eorum quae craffefcunt, calor et frigiditas immodica, quarum hic quidem exficcat, illa vero compingit.

XXXIX.

Si vero quod vomitur porraceum aut lividum aut nigrum fuerit, quisquis horum colorum fuerit, eum malum effe exiftimare oportet.

De livido et nigro colore diximus antea. Nunc autem primum porracei mentionem fecit, qui nomine qui-

μό- (143) νευσεν, οὐκ ἔχοντος μὲν οἰκεῖον ὄνομα, συγχρωμένου δὲ τῇ τῶν πράσων προσηγορίᾳ, εἰ μὴ ἄρα τις ἔμπαλιν ἀπὸ τοῦ πρασοειδοῦς χρώματος ὠνομάσθαι φαίη τὸ πράσον, οὐκ ἀπὸ τοῦ πράσου τὸ πρασοειδές. ἐπὶ τινῶν μὲν γὰρ εὔδηλος ἡ παραγωγὴ τῶν ὀνομάτων, ὡς γνωρίζεσθαι τό τε πρωτότυπον ὑπὸ γραμματικῶν ὀνομαζόμενον καὶ τὸ παρηγμένον ἀπ᾽ αὐτοῦ, καθάπερ ἐπὶ τοῦ γαλακτοειδοῦς χρώματος, ἐπὶ τινῶν δὲ οὐ δῆλον. ἔξεστι γὰρ λέγειν οὐκ ἀπὸ τοῦ φοίνικος ὠνομάσθαι τὸ φοινικοῦν, ἀλλ᾽ ἀπὸ τοῦ φοινικοῦ τὸν φοίνικα, καθάπερ γε καὶ τὸ κυανὸν οὐκ ἀπὸ τοῦ κυανοῦ μᾶλλον ἤπερ τὸ κυανοῦν ἀπ᾽ ἐκείνου. καὶ ἡ ὤχρα δὲ καὶ τὸ ὠχρὸν χρῶμα τῆς αὐτῆς ἐστι συστοιχίας. ὤχραν δὲ εἴρηκα οὐ τὴν ὀξυνομένην φωνὴν, ὥσπερ ἂν εἴποι τις ὠχρὸν μὲν εἶναι τὸν νεανίσκον, ὠχρὰν δὲ τὴν γυναῖκα, ἀλλὰ τὴν παροξυνομένην. ἔστι γὰρ εἶδός τι γῆς ὤχρα καὶ μάλιστα ταύτης ἡ Ἀττικὴ καλλίστη. ταυτὶ μὲν οὖν ἅπαξ εἰρήσθω μοι. ἀεὶ γὰρ μέμνησο τοῦ σπουδάζειν ἐπὶ τοῖς ὀνόμασι τοσοῦτον, ὅσον εἰς σαφῆ δήλωσιν ὧν λέγομεν ἐξ αὐτῶν

dem proprio caret, a porris autem ipfum mutuatur; nifi forte quis e contrario dicat porrum a porraceo, non a porro porraceum nuncupatum fuiffe. Nam in quibusdam derivatio nominum tam manifefta eft, ut quod primitivum, ficut vocant grammatici, quodque ab eo derivatum fit, dubitari non poffit, veluti in lacteo colore. In aliis vero non item perfpicuum eft. Dici namque poteft phoeniceum non a phoenice nuncupationem fortitum effe, fed phoenicem a phoeniceo. Atque cyanum non magis a cyaneo quam cyaneum ab illo effe vocatum. Sic apud Graecos ὤχρα et color quem ipfi ὠχρὸν appellant. Dico autem ὤχραν non accentu in ultima acuto, ut quum dicunt adolefcentem ὠχρὸν et mulierem ὠχρὰν effe, fic enim pallidum fignificat, fed in penultima. Eft enim ὤχρα terrae quoddam genus, in quo Attica praecipue excellit. Sed haec quidem femel a me dicta fint. Semper autem memineris ut eatenus vaces dictionibus, quatenus ea quae

ἐστιν ὀνήσασθαι. τὸ δ' ἐπέκεινα τοῦδε περιττὸν ἡγοῦ, τὸν χρόνον εἰς τὴν τῶν βελτιόνων σπουδὴν κατατιθέμενος. γίνεται δή τις ἐν τῷ σώματι, καθάπερ ὠχρὰ χολὴ κατὰ φύσιν ἐχόντων, οὕτω καὶ πρασοειδὴς ἑτέρα παρὰ φύσιν. καὶ φαίνεται αὕτη πολλάκις μὲν ἐν αὐτῇ τῇ γαστρὶ γεννωμένη, διά τινων ἀπεψίαν ἐδεσμάτων ἢ λαχάνων, ὁποῖα καὶ τὰ τεῦτλά εἰσι καὶ τὰ κρόμμυα καὶ αἱ κράμβαι. φαίνεται δ' ἐνίοτε καὶ χωρὶς τοῦτο τοιοῦτό τι προσενηνέχθαι τῷ λόγῳ τοῦ νοσήματος ἐν ταῖς φλεψὶ γεννᾶσθαι καὶ καταῤῥεῖν ἤτοι γε εἰς τὴν ἄνω κοιλίαν ἢ εἰς τὴν κάτω, θερμασίαν γέ τινα ἐν τῷ σώματι παρὰ φύσιν δηλοῦσα καὶ περιττώματος ἰδιότητα τοιούτου τὴν κρᾶσιν, οἷος ὁ τῶν εἰρημένων λαχάνων ἐστὶ χυμός.

μ'.

Εἰ δὲ καὶ πάντα τὰ χρώματα ὁ ὡυτὸς ἄνθρωπος ἐμέει, κάρτα ὀλέθριον τοῦτο ἤδη γίνεται.

dicuntur facilius ex ipfis intelligas. Si quam autem praeterea operam hac in re impenderis, fuperflue infumptam putato, in ftudiis autem melioribus tempus impende. Sane ut in corpore bene habente pallida bilis nafcitur, fic in eo quod praeter naturam affectum eft, porracea alia generatur. Ea autem faepe quidem in ipfo ventre fieri ob cruditatem aliquorum ciborum aut olerum videtur, qualia funt betae, caepae atque braffìcae. Interdum vero ejusmodi affumpto per morbos in venis gignitur et defluit modo in fummum modo in imum ventrem, oftendens procul dubio calorem aliquem in corpore praeter naturam effe et excrementi fpeciem ita temperati, ut fuccus olerum quae diximus.

XL.

Si vero omnes idem homo colores vomat, id admodum exitiale jam eft.

Εἴτε περὶ τῶν προειρημένων χρωμάτων τοῦ πρασοειδοῦς καὶ πελιδνοῦ καὶ μέλανος εἴρηται τὸ πάντα εἴτε καὶ περὶ τῶν ἄλλων σὺν αὐτοῖς, ὁπόσα χρώματά ἐστι παρὰ φύσιν ἑκατέρως ὀλεθριώτατόν ἐστιν, ἐνδεικνύμενον πολλὰς ἐν τῷ σώματι χαλεπὰς εἶναι διαθέσεις.

μα'.

Τάχιστον δὲ θάνατον σημαίνει τὸ πέλιον τῶν ἐμεσμάτων, εἰ ὄζοι δυσῶδες.

[640] *Σηπεδόνα γὰρ ἐνδείκνυται μετὰ νεκρώσεως τὸ τοιοῦτον, εἴ γε μεμνήμεθα τῶν προειρημένων.*

μβ'.

Πᾶσαι δὲ αἱ ὑπόσαπροι καὶ δυσώδεες ὀδμαὶ κακαὶ ἐπὶ πᾶσι τοῖσιν ἐμουμένοισιν.

Ἡι γὰρ ἂν διαθέσει μιχθῇ σηπεδὼν, χείρων αὐτὴ ἑαυτῆς φαίνεται.

Si quod omnes dixit ad praedictos colores porraceum, lividum, nigrumque referre velis, ſive ad alios etiam qui praeter naturam incidunt, certe utroque modo pernicioſiſſimum eſt, quod plures in corpore graves eſſe morbos indicetur.

XLI.

Celerrimam autem mortem prodit vomitio livida, ſi graviter oleat.

Talis enim putredinem una cum extinctione ſignificat, ſi eorum ſumus memores quae ante dicta ſunt.

XLII.

Omnes autem ſupputridi foedique odores in omni vomitu mali ſunt.

Nam ſi cuivis affectui accedat putredo, is deterior quam ſit evadet.

μγ'.

Πτύελον δὲ χρὴ ἐπὶ πᾶσι τοῖσιν ἀλγήμασι τοῖσι περὶ τὸν πνεύμονα καὶ τὰς πλευρὰς ταχέως τε ἀποπτύεσθαι καὶ εὐπετέως.

Τὸ μὲν ταχέως ἐν ἀρχῇ τῆς νόσου δηλοῖ, τὸ δὲ εὐπετέως ἀντὶ τοῦ ῥᾳδίως τε καὶ ἑτοίμως οἱ Ἕλληνες λέγουσι. συμβαίνει δὲ τοῦτο ταχέως τε καὶ ἀπόνως ἀναπτυόντων. τὸ γάρ τοι ταχέως γίγνεσθαι διττόν ἐστι, τὸ μὲν ἕτερον ὅλου τοῦ νοσήματος τὸν πρῶτον καιρὸν ἐνδεικνύμενον, τὸ δὲ ἕτερον τὸν ἐν ταῖς ἐνεργείαις ἐξευγμένον χρόνον. εὐπετὴς γὰρ ἀναγωγὴ πτυέλου, τουτέστιν ἑτοίμη τε καὶ ῥᾳδία γίγνεται, μήτ' ὀδύνης ἰσχυρᾶς οὔσης κατὰ τὸν θώρακα (διακόπτει γὰρ αὕτη καὶ καταπαύει μεταξὺ, πρὶν ἐκτελεσθῆναι γινομένην ἔτι τὴν τοῦ θώρακος ἐνέργειαν), ἀλλὰ μηδ' ἀσθενοῦς ὑπαρχούσης τῆς δυνάμεως, ὀκλάζει γὰρ καὶ αὕτη μεταξὺ κατὰ τὴν ἐνέργειαν, ὡς ἡμιτελὲς ἀπολιπεῖν τὸ ἔργον. αὐτό τε τὸ ἀναγόμενον ἐὰν μὲν ἰσχυρῶς ᾖ γλίσχρον,

XLIII.

At ſputum in omnibus doloribus pulmonem et coſtas obſidentibus celeriter ac facile exſpui oportet.

Cito, hoc eſt per initia morbi. Leviter vero ſignificat facile prompteque. Id autem contingit iis qui cito et ſine difficultate excreant. Nam cito fieri geminum eſt, ex eo namque vel totius morbi primum tempus deſignatur vel ſpatium illud quo ipſa actio perſicitur. Sputum enim leviter, hoc eſt prompte et facile educitur, quando neque dolor ullus vehemens thoracem affligit, ſiquidem hic interpellat nec permittit thoracem opus quod adhuc agit, abſolvere, neque imbecilla eſt facultas; nam ipſa quoque medio in opere deſiſtit, opusque imperfectum relinquit. Quod autem educitur ſi admodum lentum eſt, ita partibus adhaereſcit ut inde non poſſit eximi ac ſaepe ſublatum intra pulmonis fiſtulas glutinis modo adhaerens detinetur,

ἐμπλάττεται δυσαπολύτως τοῖς μορίοις, ἀναφερόμενόν τε πολλάκις ἐνίσχεται προσκολλώμενον ταῖς σήραγξι τοῦ πνεύμονος· ὥσπερ γε καὶ, ἐὰν ἱκανῶς ᾖ παχὺ δυσχερῶς ἀναφερόμενον, ἐν χρόνῳ τε πλείονι κακοπαθεῖν ἀναγκάζει καί που καὶ σφηνοῦται κατά τινας τῶν στενοχώρων ὁδῶν, ὅθεν καὶ τὸ πνιγῆναί τισι συνέβη. καὶ μὲν δὴ καὶ τὸ λεπτὸν ἱκανῶς, ὡς ὑδατῶδες εἶναι μόγις ἀναπτύεται, περιῤῥέον ἐν κύκλῳ τῷ πνεύματι. τοῦτο γάρ ἐστι τὸ πρῶτον αἴτιον τῆς ἀναγωγῆς, ὅπερ καὶ προσεχὲς ὀνομάζουσι. διττὸν γὰρ τὸ πρῶτον αἴτιον, ὡς ἐν τοῖς περὶ αἰτίων λόγοις διῄρηται, τό τε φαῦλον τῆς ὕλης καὶ τὸ τὴν ἀρχὴν τῆς κινήσεως ἔχον. ἡ μὲν οὖν ἀρχὴ τῆς κινήσεως ἐπὶ τῶν βηττόντων ἐκ τῆς τὸν θώρακα κινούσης δυνάμεώς ἐστιν. ἐδείχθη γὰρ τοῦτο ἐν ταῖς τῶν συμπτωμάτων αἰτίαις. ἡ συστολὴ δὲ αὐτοῦ βίαιος γινομένη τὴν ἔξω φορὰν τοῦ πνεύματος ἐργάζεται σφοδράν. ἡ δὲ ταύτης σφοδρότης ἑαυτῇ συναναφέρει τὰ κατὰ τὰς σήραγγας τοῦ πνεύμονος, αἵ πέρ εἰσιν ἀρτηρίαι τραχεῖαι. ὅταν μὲν οὖν ὅ τε θώραξ ἐνεργῇ ῥωμαλέως τό τε ἐν ταῖς σήραγξι τοῦ πνεύμονος ὑγρὸν ὑπάρχῃ μετρίως

ſicut etiam quod craſſum valde eſt nec niſi magna difficultate attollitur, tum longiorem affectum neceſſario inducit tum in anguſtis quibusdam viis ſic intercluditur ut quosdam ad ſuffocationem adegerit. Sed et quod tenue multum eſt, quia aquoſum ſit, aegre exſpuitur, circum ſpiritum diſſluens. Eſt enim haec prima educendi ſputi cauſa, quam etiam continentem vocant; duplex namque prima cauſa eſt, ſicut in libris de cauſis diviſa fuit, ſcilicet humoris vitium atque id quod principium motus habet. Eſt autem principium motus in his qui tuſſiunt ab ea facultate quae thoracem movet, ſicut a nobis demonſtratum eſt in libris de ſymptomatum cauſis. Hujus autem vehemens compreſſio ſpiritum violenter foras abire compellit. Sic vero ille abiens ea ſecum ducit, quae in pulmonis ſiſtulis, quae aſperae arteriae ſunt, continentur. Itaque ſi thorax robuſtus eſt et humor, qui ſiſtulis pulmonis ineſt, modice craſſus, facile exſpuitur; ſin autem neutrum

παχὺ, ῥαδίως ἀναπτύεται. μηδ' ἑτέρου δ' ὄντος τοιούτου χαλεπῶς καὶ μόγις. εἰ δὲ τὸ μὲν εἴη τῶν εἰρημένων αἰτίων, τὸ δ' οὐκ εἴη μεταξὺ τοῦ ἀρίστου τρόπου καὶ τοῦ χειρίστου, τὴν κένωσιν τοῦ πτυέλου συμβήσεται γίγνεσθαι. καὶ ὅλως δὲ παρὰ τὸ μᾶλλόν τε καὶ ἧττον ἐπιτετάσθαι τι ἕκαστον τῶν αἰτίων ἢ ἐκλύεσθαι, τινὲς μὲν αὐτῶν ῥᾷον, τινὲς δὲ χαλεπώτερον ἀναπτύουσι. [641] τί μὲν οὖν ἐστι τὸ εὐπετέως ἀναπτύεσθαι δοκῶ μοι δεδεῖχθαι σαφῶς τε ἅμα καὶ ἀληθῶς. εἰ δ' ἀληθές ἐστι τοῦτο, καθάπερ οὖν καὶ ἔστιν, ἀληθὲς ἂν εἴη καὶ τὸ ταχέως. οὐ γὰρ τὸν ἐζευγμένον χρόνον αὐταῖς ταῖς βηξὶν, ἀλλὰ τὸν πρῶτον τοῦ νοσήματος σημαίνει καιρὸν, ὑπὲρ οὗ καὶ κατὰ τοὺς ἀφορισμοὺς εἶπεν· ἐν πλευριτικοῖσι πτύελον αὐτίκα ἢν ἐπιφαίνηται ἀρχομένου, βραχύνει. ὡς εἴ γέ τις ἐπὶ τοῦ χρόνου τῆς ἐνεργείας ἀκούσειεν εἰρῆσθαι τὸ ταχέως, ὅπερ ἐδείχθη κἀν τῷ εὐπετέως περιεχόμενον, διττῶς ἁμαρτήσεται τῷ τὸν μὲν τῶν χρόνων ἀναξίως εἰρῆσθαι δὶς ὑπ' αὐτοῦ, τὸν δ' ἕτερον, οὗ κἀν τοῖς ἀφορισμοῖς ἐμνημόνευσε, παραλελεῖφθαι, καίτοι μεγίστην ἔχοντα δύναμιν. ὅτι δ' οὐ διὰ ταῦτα μό-

adfit, aegre et cum magna difficultate. Quod fi altera caufa eft, altera vero abeft, fputum medio inter optimum peffimumque modo vacuabitur. Atque ut femel dicam, prout caufa aliqua magis minusve vehemens aut languida fuerit, quidam facilius, alii difficilius excreant. Itaque quid fit leviter excreare, videor mihi dilucide et vere oftendiffe. Quod fi verum eft, ut certe eft, verum quoque eft etiam cito. Non enim temporis fpatium tuffi conjunctum, fed primum morbi tempus fignificat, de quo etiam in aphorifmis dixit: *in pleuriticis fputum fi cito appareat incipiente morbo, eum brevem fore oftendit.* Nam fi quis de tempore, quo ipfa actio obitur, cito dictum effe intelligat, quod quidem in adverbio, leviter, defignari oftendimus, geminum errorem committet, tum quod bis tempus ab eo indecore dictum fit, tum quod alterum, cujus etiam in aphorifmis fecit mentionem, praetermiffum fit, vires alioqui magnas habens. Quod autem non propter

νον, ἀλλὰ καὶ διὰ τὰ συνεχῶς εἰρημένα κατὰ τὴν ἑξῆς ῥῆσιν οὕτως ἀκούειν δεῖ δειχθήσεταί σοι διὰ τῆς κατ' ἐκείνην αὐτὴν ἐξηγήσεως.

μδ'.

Ξυμμεμιγμένον τε φαίνεσθαι τὸ ξανθὸν ἰσχυρῶς τῷ πτυέλῳ.

Τὸ ἰσχυρῶς ἐπὶ τὸ ξυμμεμιγμένον, οὐκ ἐπὶ τὸ ξανθὸν φέρεσθαι χρὴ, ὡς εἰ καὶ οὕτως εἴρητο. φαίνεσθαι δὲ χρὴ τὸ ξανθὸν συμμεμιγμένον ἰσχυρῶς τῷ πτυέλῳ. τό γε μὴν ἰσχυρῶς αὐτῷ τῷ λίαν καὶ μάλιστα σημαίνει ταὐτόν. ὀλίγον μὲν οὖν εἶπεν ἔμπροσθεν, ἔμετος δὲ ὠφελιμώτατος φλέγματός τε καὶ χολῆς συμμεμιγμένος μάλιστα. νυνὶ δὲ ἐπὶ τῶν πτυομένων τὸ ἰσχυρῶς προσέθηκεν. ὅτι δὲ ὀρθῶς ἐξηγησάμεθα τῆς ἑξῆς ῥήσεως ἀκούσας μαθήσῃ.

haec modo, fed etiam ea quae deinceps fcripta funt, fic intelligere oporteat, planum tibi fiet quum locum illum enarrabo.

XLIV.

Et valde commixtum fputo flavum apparere.

Vehementer ad permixtum, non ad flavum referendum eft, quafi hoc modo dixiffet: et flavum illi permixtum vehementer videri. Porro vehementer idem fignificat quod valde et maxime. Ipfe quidem prius dixerat: vomitum fi quis inciderit, utiliffimum effe, fi maxime mixtus effet bile et pituita, hoc autem loco de fputis dixit vehementer. Quod autem id recte interpretati fimus, ex fequenti fententia intelliges.

με'.

(144) *Εἰ γὰρ πολλῷ ὕστερον μετὰ τὴν ἀρχὴν τῆς ὀδύνης ἀναπτύοιτο ξανθὸν ἐὸν ἢ πυῤῥὸν ἢ πολλὴν βῆχα παρέχον καὶ μὴ ἰσχυρῶς ξυμμεμιγμένον κάκιον γίνεται.*

Κατὰ ταύτην τὴν ῥῆσιν ὑπεσχόμην ἀποδείξειν ἀμφοτέρας τὰς ἔμπροσθεν ἐξηγήσεις ἀληθεῖς, τήν τε τοῦ ταχέως καὶ τὴν τοῦ ἰσχυρῶς διάνοιαν. ἐπὶ γάρ τοι τἀναντία μεταβὰς, ὡς εἴωθε, τῷ μὲν ταχέως ἀντέθηκε τὸ εἰ γὰρ πολλῷ ὕστερον μετὰ τὴν ἀρχὴν τῆς ὀδύνης ἀναπτύοιτο, τῷ δὲ συμμεμιγμένον ἰσχυρῶς τὸ μὴ ἰσχυρῶς συμμεμιγμένον ἀντέθηκε καὶ τῷ εὐπετέως πτυομένῳ τὸ πολλὴν βῆχα παρέχον. τὸ γὰρ ἀνωδύνως τε καὶ ταχέως ἀναφερόμενον ὀλίγης δεῖται βηχός. εἴρηται γάρ μοι πρόσθεν ἄμεινον εἶναι μεμίχθαι πως ἀλλήλοις τὰ κενούμενα καὶ μηδὲν εἰλικρινῶς ἄκρατον ἐκκρίνεσθαι. λέλεκται δὲ καὶ περὶ τοῦ δεῖν ἐπιφαίνεσθαι ταχέως ἐν πλευριτικοῖς τὰ πτύσματα, κατά τε τὰ περὶ κρίσεων καὶ τῶν ἀφορισμῶν ὑπομνήματα.

XLV.

Si namque multo poſt doloris initium flavum exſpuatur aut fulvum aut quod multam tuſſim excitet, neque valde commixtum, deterius eſt.

Pollicitus eram me hoc loco demonſtraturum utramque interpretationem adverbiorum cito et vehementer veram eſſe. Nam ad contraria, ſicut ſolet, tranſiens adverbio cito oppoſuit; nam ſi multo poſtquam dolor coeperit excreet et permixto vehementer quod non vehementer permixtum eſt et leviter excreato quod multam tuſſim excitat. Nam quod ſine difficultate citoque effertur, exiguam tuſſim requirit. Ego enim ante oſtendi longe praeſtare mixta quodammodo ſecum eſſe ea quae vacuantur, nihilque ſincerum et purum vacuari. Dictum etiam a me eſt in libris de criſibus et commentariis, quos ſcripſi in aphoriſmos, de eo quod expediat pleuriticis cito exſpuere

μστ'.

[642] *Τό τε γὰρ ξανθὸν ἄκρητον ἐὸν κινδυνῶδες, τὸ δὲ λευκὸν καὶ γλίσχρον καὶ στρογγύλον ἀλυσιτελές.*

Οὐκ ἄλλο τι νῦν λέγει τοῦ πρόσθεν εἰρημένου. τὸ γὰρ μὴ συμμεμιγμένον ἄκρατόν ἐστι, καὶ γίνεται ξανθὸν μὲν διὰ τὴν ξανθὴν δηλονότι χολὴν, λευκὸν δὲ καὶ γλίσχρον καὶ στρογγύλον διὰ φλέγμα κατωπτημένον. ἐπιδέδεικται δὲ ἡμῖν πολλάκις ὡς τὰ κατασκήπτοντα μέλεσί τισι ῥεύματα καὶ φλεγμονὰς καὶ ἐρυσιπέλατα καὶ οἰδήματα καὶ σκίῤῥους καὶ καρκίνους ἐργαζόμενα, παρὰ τὰς διαφορὰς τῶν ἐπικρατούντων ἐν αὐτοῖς χυμῶν, εὐήθη τε καὶ κακοήθη γίνεται. τὰ μὲν γὰρ αἱματώδη καὶ φλεγματώδη μέτρια, τὰ δὲ τῆς ξανθῆς ἢ μελαίνης χολῆς χαλεπά. διαβρωτικὰ μὲν γάρ ἐστιν ἄμφω τῶν σωμάτων καὶ τοῦτ' αὐτοῖς κοινόν. ἴδιον δὲ ἑκατέρου τοῦ μὲν τῆς ξανθῆς χολῆς τὸ πυρετοὺς ὀξεῖς ἐπιφέρειν, τοῦ δὲ τῆς μελαίνης τὸ δύσλυτον ἐργάζεσθαι τὴν διάθεσιν. ἅτε γὰρ παχὺς ὢν καὶ γεώδης ὁ χυμὸς οὗτος

XLVI.

Flavum enim ſi ſincerum fuerit, periculoſum, album autem et viſcidum et rotundum inutile.

Non aliud hic dicit quam quod antea dixerat. Nam quod permixtum non eſt, purum eſt. Et flavum quidem ſit propter flavam bilem, album vero et lentum et rotundum ab aduſta pituita. Saepe enim oſtendimus fluxiones in partes aliquas decumbentes, quae phlegmonas et eryſipelata et oedemata et ſcirrhos et cancros excitant, pro humorum varietate qui in ipſis ſuperant, faciles et malignas evadere. Nam ſanguineae atque pituitoſae moderatae ſunt, quas autem flava aut atra bilis parit, moleſtae. Earum enim utraque corpora aeque exedit; verum hoc flava bilis habet peculiare, quod febres acutas invehat; atra autem quod contumacem affectum generet. Illa enim

ἐμφράττεται τοῖς ὑποδεξαμένοις μέλεσιν αὐτὸν, ὡς δυσέκνιπτον εἶναι.

μς'.

Κακὸν δὲ καὶ χλωρὸν ἐὸν κάρτα καὶ ἀφρῶδες.

Εἴρηται πολλάκις ὅτι τὸ χλωρὸν ἐπί τε τοῦ ὠχροῦ λέγειν εἴωθε καὶ τοῦ καλουμένου πρός τινων ἰώδους. ὁπότερον δ' αὐτῶν ἄκρως ᾖ τοιοῦτον, ὅτι χαλεπόν ἐστιν οὐδὲν ἔτι δέομαι λέγειν, εἰρηκὼς ἤδη περὶ πάντων τῶν ἀκράτων χυμῶν. πλὴν γὰρ τοῦ αἵματος, ὅστις ἂν ἄκρατος ᾖ, μοχθηρὰν ἐνδείκνυται διάθεσιν, ἐπὶ θερμότητι φλογώδει τὴν γένεσιν ἔχων, ὁ μὲν ξανθὸς ἐξοπτωμένης αὐτῆς τῆς ὀῤῥώδους ὑγρότητος, ἧς ἐπιμιγνυμένης ὠχρὸς ἐφαίνετο, ὁ δ' ἰώδης ἐξ ὑπεροπτήσεως ταύτης. ὁ δὲ μέλας ἤτοι τῆς αὐτῆς ὑπεροπτηθείσης, ἥπερ δὴ κακίστη τε καὶ διαβρωτικωτάτη γίγνεται μέλαινα χολὴ ἢ τοῦ παχέος αἵματος ὁμοίως

craſſa nimirum et terrena partibus, quae ipſam exceperint, adeo impingitur, ut aegre detergeri poſſit.

XLVII.

Malum autem et quod viride admodum et quod ſpumoſum eſt.

Quod nos pallidum vertimus, Hippocrates Graece χλωρὸν dixit; de quo ſaepe dictum eſt et pallidum et quod a quodam aeruginoſum vocatur, ſignificare; quorum utrumque ſi ſupra modum tale eſt, dicere quod malum ſit non eſt neceſſe, quum jam de omnibus puris humoribus diſſeruerim. Omnis enim purus humor excepto ſanguine vitium quoddam ſubeſſe teſtatur, quippe qui ab inflammato calore ducat originem, flavus enim humore ipſo ſeroſo torrefacto, pallidus immixto, aeruginoſus vehementer torrido generatur. Niger vero aut eodem ſupra modum torrefacto, qui ſane tunc nigra bilis peſſima et exedentiſſima evadit, aut craſſo ſanguine aeque reſiccato aut propter ex-

ξηρανθέντος ἢ λόγῳ νεκρώσεώς τε καὶ ψύξεως. ταῦτ᾽ οὖν χρὴ μεμνημένον σε μὴ πολλάκις ἀξιοῦν ἀκούειν ὑπὲρ τῶν αὐτῶν τὰ αὐτά. τό γε μὴν ἀφρῶδες πτύελον, εἴρηται γὰρ καὶ τοῦτ᾽ ἐπὶ τέλει τῆς ῥήσεως, ἐκ φλεγματικῆς τε ἅμα καὶ ἀερώδους οὐσίας ἐστὶ συμμιγές. ἐκ τούτων γὰρ καὶ ἡ γένεσίς ἐστιν ἀφρῷ παντὶ, κατὰ μὲν τὴν θάλατταν ὑπὸ βιαίας ἀνέμων ἐμπτώσεως εἰς πολλὰ καὶ μικρὰ μόρια θραυομένου τοῦ ὕδατος, ἐπὶ δὲ τῶν ἑψομένων διὰ τὸ πλῆθος τῆς θερμασίας. κοινὸν δ᾽ ἐν ἀμφοῖν ἐστι γένεσις πομφολύγων πολλῶν τε καὶ μικρῶν. γίνονται δ᾽ αὗται δύσλυτοι, μάλιστα μὲν ἀμφοῖν συνελθόντων, ἀέρος τε θολεροῦ καὶ ὁμιχλώδους ὑγρότητος, γλίσχρον ἐχούσης τι καὶ παχύ. τὸ γὰρ λεπτὸν ὑγρὸν οἷόν πέρ ἐστι τὸ ἀκριβῶς ὕδωρ, ὅταν ἀέρα περιλάβῃ καθαρὸν, οὐ στέγει μέχρι πλείονος, ἀλλ᾽ αὐτίκα ῥαγεισῶν τῶν πομφολύγων εἰς τὴν ἑαυτοῦ χώραν ἀναθεῖν ἐπιτρέπει· διὰ τοῦτο καὶ κατὰ τὴν θάλατταν ἀφρὸς ἐν τάχει λύεται. [643] τὸ δὲ παχὺ καὶ γλίσχρον ὑγρὸν, ὅταν, ὡς εἴρηται, θολερὰν καὶ ὁμιχλώδη τινὰ οὐσίαν ἔνδον ἑαυτοῦ κατακλείσῃ, μέχρι πλείστου κατέχει, μήτ᾽ ἐκείνης ἐπει-

ſtinctionem atque frigiditatem provenit. Itaque horum te memorem eſſe decet nec velle debes ut eadem tibi ſaepius iisdem de rebus dicantur. Caeterum ſputum quod ſpumoſum eſt, hoc enim in extrema continetur ſententia, ex pituitoſa et aërea ſubſtantia ſecum mixtis componitur. Omnis enim ſpuma his conſtat, in pelago quidem aqua ipſa in minutas partes diſciſſa vi et impetu ventorum, in iis vero quae elixantur a caloris copia. Utraque autem bullas plurimas et exiguas gignit et quae haud facile diſſolvuntur, praeſertim ſi aër turbidus ſimulque nebuloſus humor lentoris aliquid et craſſitiei habens concurrerint. Humor namque tenuis, qualis vera aqua eſt, ſi aërem purum conceperit, eum non poteſt diu continere, ſed protinus ruptis bullis ſinit in ſuum locum ſe recipere. Quo fit ut in mari ſpuma cito ſolvatur. Verum craſſus et lentus humor ſi turbidam, ut dictum eſt, et nebuloſam ſubſtantiam intra ſe concluſerit, longo ſpatio continet, quum

γομένης ἄνω, καθάπερ καὶ ὁ καθαρὸς ἀὴρ, αὐτό τε δύσρηκτον ὑπάρχον. ὥσπερ γὰρ ἡ γένεσις ταῖς πομφόλυξιν ἐξ ὑγρᾶς οὐσίας γίνεται, κατακλειούσης ἔνδον ἑαυτῆς ἀέρα, κατὰ τὸν αὐτὸν τρόπον ἡ λύσις αὐταῖς ἐν τῷ ῥαγῆναι τὴν ὑγρὰν οὐσίαν ἐστί. ῥήγνυται μὲν οὖν ῥᾳδίως ὑπὸ τῆς ἄνω φορᾶς τοῦ λεπτοῦ πνεύματος, οὐ ῥήγνυται δὲ, ὅταν μήτε λεπτὸν ᾖ μήτ' ἄνω φέρηται. τοιοῦτον δ' ἐστὶ τὸ ὁμιχλῶδες, οὔτε ἀναθέον εἰς ὕψος οὔτε λεπτὸν ὂν, ἀλλ' ἱκανῶς ὑγρὸν, ὡς βαστάζειν δύνασθαι τὸ περιταθὲν ὑγρὸν ἐν αὐτῷ. διὰ τοῦτ' οὖν οὐδ' ὅταν ὕδωρ ἕψηται δύσλυτος γίνεται πομφόλυξ, ἀλλ' ἐπειδὰν ᾖ παχὺς ἢ λιπαρὸς ὁ χυμὸς, ἐξ οὗ τό τε γεννώμενον πνεῦμα φυσῶδές τε καὶ ἀτμῶδές ἐστι, τό τ' ἐπιπολῆς τοῦ λέβητος ὑγρὸν ἐλαιῶδές τε καὶ λιπαρὸν καὶ γλίσχρον. οὕτως οὖν ἀναγκαῖόν ἐστι καὶ κατὰ τὰ τῶν ζώων σώματα γεννᾶσθαι τὸν ἀφρόν. οὐ γὰρ δὴ σφοδράς γέ τινας ἀνέμων, ὥσπερ ἐν τῇ θαλάττῃ, καταιγίδας ὑπολαβεῖν ἐγχωρεῖ, θερμασίαν μέντοι πυρώδη, συντήκουσάν τε ἅμα καὶ

nec ipſa ſicuti purus aër ſurſum ferri conetur et ille aegre abrumpi poſſit. Nam veluti bullae ipſae ex humida ſubſtantia aërem intra ſe comprehendente excitantur, ſic eadem diſrupta exſolvuntur. Rumpitur vero facile ſpiritu tenui ſurſum abeunte, non rumpitur autem ſi ille nec ſubtilis eſt nec ſurſum rapitur. Talis autem nebuloſus eſt, quippe qui nec ſurſum conſcendat nec tenuis ſit, ſed multum humidus, ut circumfuſum ipſum humorem ſuſtinere queat. Eam quidem ob rem bullae, quae in aqua, dum ipſa coquitur, emergunt, haud difficulter diſſipantur, ſed quas pinguis et craſſus humor ſuſcitaverit, ex quo ſpiritus qui prodit flatuoſus vaporoſuſque eſt, tum humor qui deſuper in lebete ſuperſtat, oleagineus, pinguis atque lentus. Itaque in corporibus etiam animalium ſpumam eodem modo generari neceſſe eſt. Neque enim exiſtimandum eſt vehementes ventorum procellas tanquam in mari ſic in animantium corporibus ingruere poſſe, calorem tamen igneum poſſe qui et conſumat et ſpiritum flatuoſum

πνεῦμα φυσῶδες ἐργαζομένην, μονονοὺ καὶ αὐτοῖς ὀφθαλμοῖς ἐπὶ πολλῶν ἐστιν ἀῤῥώστων θεάσασθαι. ταῦθ' ἡμῖν μὲν αὐτάρκως εἰρήσθω. καὶ σοὶ δὲ μνημονευέσθω περὶ γενέσεως ἀφρωδῶν, εἴτ' ἐπὶ πτυσμάτων εἴτε διαχωρημάτων εἴτ' οὔρων, ἐφίσταται γάρ ποτε καὶ τούτοις ἡ καλουμένη πομφόλυξ πρὸς τὸ μηκέτι ποθεῖν αὖθις ἀκούειν ὑπὲρ τῶν αὐτῶν.

μη'.

Εἰ δὲ εἴη οὕτως ἄκρητον, ὥστε καὶ μέλαν φαίνεσθαι, δεινότερόν ἐστι τοῦτο ἐκείνων. κακὸν δὲ κἢν μηδὲν ἀνακαθαίρηται μηδὲ προΐῃ ὁ πνεύμων, ἀλλὰ πλήρης ἐὼν ζέῃ ἐν τῷ φάρυγγι.

Εἴρηται πρόσθεν ἤδη περὶ τῶν ἀκράτων ἁπάντων κοινῇ καὶ περὶ τῶν μελάνων ἰδίως τι, καὶ εἰ μὴ μέμνησαι τῶν εἰρημένων, αὖθις ἀνάγνωθι τὰ αὐτά. βέλτιον καὶ τοῦτο τοῦ πολλάκις ἐμὲ γράφειν περὶ τῶν αὐτῶν τὰ αὐτά.

---

pariat, quem vel ipsis etiam oculis in multis aegris licet usurpare. Haec quidem nos satis superque diximus. Tu vero memoriae manda quomodo vel sputa vel quae alvus reddit vel urinae spumam contrahant, nam in his quoque bullae quas diximus superstant, ne postea audire denuo eadem desideres.

XLVIII.

At si adeo sincerum fuerit, ut et nigrum appareat, hoc deterius est. Malum quoque si nihil expurgetur neque projiciat pulmo, sed plenus in gutture ferveat.

Diximus ante in universum de puris omnibus et quaedam etiam speciatim de nigris. Quorum si te oblivio ceperit, ea denuo relege, quod quidem ipse commodius feceris quam si ego eadem saepius iisdem de rebus scribam.

μθ'.

Κορύζας δὲ καὶ πταρμοὺς ἐπὶ πᾶσι τοῖσι περὶ τὸν πνεύμονα νουσήμασι καὶ προγεγονέναι καὶ ἐπιγενέσθαι κακὸν, ἀλλ' ἐν τοῖσιν ἄλλοισι νουσήμασι τοῖσι θανατωδεστάτοισιν οἱ πταρμοὶ λυσιτελοῦσι.

(145) Τὸ διὰ τῶν ῥινῶν ἐκκρινόμενον ὑγρὸν λεπτὸν καὶ ἄπεπτον ὀνομάζειν εἰώθασι κόρυζαν πάντες οἱ παλαιοὶ ἰατροὶ, καθάπερ τὸ δι' ὑπερώας τοιοῦτο κατάῤῥουν. καὶ θαυμάζω γε πῶς ὁ Ἱπποκράτης οὐ τοὺς κατάῤῥους, ἀλλὰ τοὺς πταρμοὺς ταῖς κορύζαις προσέθηκεν. αἱ μὲν οὖν κόρυζαι καθ' ἕνα λόγον εἰσὶ μοχθηραὶ τοῖς τοιούτοις ἐπιγινόμεναι νοσήμασιν, οἱ κατάῤῥοι δὲ κατὰ δύο. καὶ λέλεκται πολλάκις ἡμῖν ἔμπροσθεν ἔνια μὲν μοχθηρὰ κατὰ [644] συμβεβηκὸς ἐν τοῖς κακοῖς ἀριθμεῖσθαι σημείοις, ἄλλα δ' ἄντικρυς· αὐτὸ δὴ τοῦτο μόνον εἶναι σημεῖα μοχθηρὰ, μηδὲν μὲν αὐτὰ κακὸν ἐργαζόμενα, δηλοῦντα δέ τινα χαλεπὴν διάθεσιν, ἐφ' ᾗ γέγονεν. ἄλλα δὲ πρὸς τούτοις εἶναι τρίτα

XLIX.

In omnibus autem morbis qui pulmonem exercent, malum eſt gravedines atque ſternutamenta praeceſſiſſe et conſequi. In aliis vero maxime exitialibus morbis ſternutamenta utilia ſunt.

Humorem illum tenuem et crudum qui per nares excernitur veteres omnes medici gravedinem vocare conſueverunt; uti et ſimilem ubi per palatum deſcendit, catharrum *deſtillationem* appellant. Sed miror quomodo Hippocrates non deſtillationem, ſed ſternutamenta cum gravedine conjunxerit. Ipſa quidem gravedo uno modo nocere ſolet, ſi his morbis ſupervenerit, deſtillatio vero gemino. Et dictum ſaepe a nobis ante eſt nonnulla noxia per accidens inter mala ſigna numerari, alia autem nihil aliud quam mala eſſe ſigna ut quae noxam nullam inferant, ſed gravem quendam affectum a quo prodierint, teſtentur, alia vero eſſe ab his tertia utroque modo mala et ſicut ſigna

Ed. Chart. VIII. [644.] Ed. Baf. V. (145.)

τὰ κατ᾽ ἄμφω μοχθηρὰ καὶ ὡς σημεῖα καὶ ὡς αἴτια· σημεῖα μὲν, ὅταν ὑπὸ χαλεπῶν γένηται διαθέσεων, αἴτια δὲ, ὅταν αὐτὰ πάλιν ἑτέρας ἐργάζηται μοχθηρὰς διαθέσεις. ἐπιγίνονται μὲν οὖν κατάῤῥοι καὶ κόρυζαι τοῖς περὶ τὸν πνεύμονα νοσήμασι, θερμοὺς ἀτμοὺς δεχομένης τῆς κεφαλῆς. ἀδικεῖται δὲ οὐχ ὑπ᾽ ἀμφοτέρων ὁ πνεύμων, ἀλλ᾽ ὑπὸ τῶν κατάῤῥων μόνων. ἔξω γὰρ ἐκκρίνεται τὸ διὰ τῶν ῥινῶν φερόμενον ἐν ταῖς κορύζαις, διὸ δὴ καὶ χείρους εἰσὶν οἱ κατάῤῥοι τῶν κορυζῶν. οὐκ οἶδ᾽ οὖν ὅπως ἐν τῷ προκειμένῳ λόγῳ παρελείφθησαν ὑπὸ τοῦ Ἱπποκράτους, εἰ μή τι ἄρα συνεπινοεῖν ἡμᾶς ἀξιοῖ ταῖς κορύζαις αὐτούς. ἴσως δὲ ἐν ἀρχῇ πρὸς τοῦ βιβλιογράφου παρελείφθησαν. μυρία γὰρ ὁρῶ καὶ νῦν γινόμενα τοιαῦτα. κορύζας μὲν οὖν καὶ κατάῤῥους ἀεὶ χρὴ νομίζειν οὐκ ἀγαθὰ σημεῖα, προγινομένους μὲν ὡς ἂν πληροῦντας τὸν πνεύμονα κακοχυμίας, προήκοντος δὲ τοῦ νοσήματος ἐπιφαινομένους, ὡς ἂν τήν τε τοῦ πνεύμονος διάθεσιν ἐνδεικνυμένους μεγάλην, ὑπ᾽ αὐτῆς τε τὴν κεφαλὴν βεβλάφθαι σημαίνοντας. οἵ γε μὴν πταρμοὶ

et tanquam caufas: figna quidem, quum gravis aliquis affectus ea excitaverit, caufas vero, quum ab his rurfus malignus alius affectus oritur. Itaque deftillationes et gravedines morbis pulmonis fuperveniunt, ubi caput calidos vapores fufceperit, laedunt autem pulmonem non ambae quidem, fed fola deftillatio. Quod enim ex gravedine defcendit, per nares foras exit. Quare deftillationes gravedinibus deteriores funt. Itaque non video cur illas Hippocrates in propofita fententia praetermiferit, nifi quis eas velit fub gravedine comprehenfas effe. Forte vero qui primus librum hunc tranfcripfit eas omifit. Nam fexcenta hoc modo depravata nunc video. Gravedines igitur et deftillationes non eft putandum bona unquam figna effe, ut quae fi quidem praecefferint, pulmonem vitiofo humore impleant, fin autem trahente jam morbo fupervenerint, tum pulmonis vehementem affectum prodant tum ab eo offenfum effe caput teftentur. At vero gravedinem fter-

ταῖς κορύζαις ἕπονται τὰ πολλὰ, καὶ μὲν δὴ καὶ σείοντες σφοδρῶς ὅλον τὸν θώρακα λυμαίνονταί τι καὶ τὸν πνεύμονα. ἐν μέντοι τοῖς ἄλλοις νοσήμασιν οὐ συνεισβάλλοντες οὐδέποτε, καθάπερ οὐδ᾽ ἄλλο οὐδὲν σύμπτωμα, προήκουσι δὲ ἐπιφαινόμενοι, σωτηρίαν σημαίνουσι, κἂν θανατώδης ὅσον ἐπὶ τοῖς ἄλλοις σημείοις ἡ νόσος ὑπάρχῃ. πέψεώς τε γάρ εἰσι γνωρίσματα καὶ ῥώμης τῆς κατὰ τὸν ἐγκέφαλον ἀποκριτικῆς δυνάμεως, ὑφ᾽ ἧς εἰς τὴν ῥῖνα τῶν φυσωδῶν πνευμάτων ἐκκρινομένων ἅμα τισὶν ὑγρότησιν, ἐνίοτε μὲν αἰσθηταῖς τε καὶ σαφέσιν, ἐνίοτε δὲ ἀμυδραῖς τε καὶ δυσορά-τοις οἱ πταρμοὶ γίνονται.

ν΄.

Αἵματι δὲ ξυμμεμιγμένον μὴ πολλῷ πτύελον ξανθὸν ἐν τοῖσι περιπνευμονικοῖσιν ἐν ἀρχῇ μὲν τῆς νούσου πτυόμενον περιεστηκὸς καὶ κάρτα ὠφελέει. ἑβδομαίῳ δὲ ἐόντι ἢ παλαιοτέρῳ ἧσσον ἀσφαλές.

nutamenta ſaepenumero conſequuntur. Sed haec quidem pulmonem etiam aliquo modo offendunt propterea, quod thoracem totum vehementer concutiant. Nunquam autem illa ſi ſimul cum quovis morbo invaſerint, uti nec aliud ullum ſymptoma, ſalutaria eſſe poſſunt, ſi vero procedente morbo ſupervenerint, ſecuritatem pollicentur, etiam ſi eum letalem eſſe alia ſigna declarent. Sunt enim concoctionis argumenta et cerebri facultatem expultricem robuſtam eſſe oſtendunt, quae dejectis in nares flatuoſis ſpiritibus cum quadam humiditate interdum quidem ſenſu perceptibili et manifeſta interdum obſcura et inſenſili ſternutamenta commovet.

L.

Sputum vero flavum mixtum cum pauco ſanguine in peripneumonicis ſi inter initia edatur, ſalutare eſt et valde confert, ſi vero ſeptimo die vel etiam ſerius procedat, ſecuritatis minus eſt.

Κοινὸς καὶ οὗτος ὁ λόγος ἐστὶν ἐπὶ πασῶν φλεγμονῶν ἤδη πολλάκις ἡμῖν ἐν πολλοῖς εἰρημένος, ὡς τοῦ κατασκήψαντος εἰς τὰ φλεγμαίνοντα μόρια χυμοῦ διϊδροῦται τὸ λεπτότερον, ὅταν ἡ περιέχουσα τὸ φλεγμαῖνον ἐπιφάνειά μὴ πυκνὴ τὴν φύσιν ὑπάρχῃ, καθάπερ τουτὶ τὸ ἐκτὸς δέρμα. καὶ διὰ τοῦτο ἄν τε κατὰ τοὺς πόρους τῆς ῥινὸς ἢ τοὺς ὀφθαλμοὺς ἢ τὸ στόμα φλεγμονὴ γένηταί τις, ἀποῤῥέουσιν αὐτῆς ὑγρότητες λεπταὶ, παραπλήσιαι τοῖς ἐπὶ τῶν ἑλκῶν ἰχῶρσιν. οὕτως οὖν καὶ ὁ πνεύμων φλεγμήνας ἀποκρίνει τινὰς ὑγρότητας εἰς τὰς ἐντὸς ἑαυτοῦ κενὰς χώρας, αἵ πέρ εἰσιν αἱ τῶν τραχειῶν ἀρτηριῶν, αἵτινες ὑπὸ τῶν βηχῶν ἀναφερόμεναι πτύονται, τὰ γνωρίσματα φέρουσαι τοῦ τὴν περιπνευμονίαν ἐργαζομένου ῥεύματος. ἐκείνου γάρ εἰσιν οἷον ὀῤῥός τις. [645] ἔσονται τοιγαροῦν, ἐὰν μὲν χολώδης ἱκανὸς ὁ χυμὸς εἴη, ξανθαὶ μόνον, ἐὰν δὲ αἱματώδης, ἐρυθραὶ, ἐὰν δὲ ἐξ ἀμφοῖν μικτὸς, ἐρυθραί τε ἅμα καὶ ξανθαί. αὗται μὲν οὖν αἱ ὑγρότητες ἀγαθαί. βραχὺ δὲ ἀπολείπονται αὐτῶν, καθ' ἃς ἀναπτύουσιν εἰλικρινὲς αἷμα, καὶ τάχα τινὰ

Communis omnium inflammationum ſententia haec eſt, quam jam ſaepe multis in locis uſurpavimus; omnis humoris, qui in aliquam partem decumbens phlegmonem commiſerit, portionem tenuiorem exſudare, modo ne quod partem phlegmone obſeſſam contegit, tam denſum natura ſit quam exterior haec cutis denſa eſt. Et eam quidem ob cauſam ſive narium meatus ſive oculos ſive os phlegmone occupaverit, tenuis humiditas ab ea delabitur, haud diſſimilis a ſanie quae ex ulceribus manat. Sic pulmo phlegmone prehenſus humiditatem quandam in integra ſua ſpatia, quae aſperae arteriae ſunt, effundit, eamque tuſſi ſublatam excreat, indicium fluxionis ejus quae peripneumoniam excitavit. Eſt enim illius veluti ſerum. Itaque ſi admodum bilioſus humor eſt, ea flava tantum erit, ſi vero ſanguineus, rubra; ſin autem ex utroque mixtus, rubra ſimul et flava. Iſta quidem humiditas bona eſt. Ab ea vero non longe abeſt ſincerus ſanguis per ſputa emiſſus.

καταπλήξεται τὸ σημεῖον, ὥσπερ ὅταν ἕλκος ἐν πνεύμονι γένηται ῥαγέντος ἀγγείου· καὶ γὰρ καὶ τότε πτύουσιν αἵματος. ἀλλὰ καὶ τὸ κατά τινας τῶν περιπνευμονικῶν ἐπιφαινόμενον αἷμα παντελῶς ὀλίγον ὅμοιον γίνεται τῇ κατὰ διαπήδησιν ὀνομαζομένῃ πρὸς τῶν ἰατρῶν αἵματος πτύσει. γίνεται γὰρ καὶ τοῦτο τὸ σύμπτωμα κατασκήψαντος μὲν αἵματος εἰς τὸ στόμα λεπτοῦ τὴν σύστασιν, ἀραιῶν δὲ τῶν οὔλων ὑπαρχόντων, ὡς μὴ στέγειν αὐτό. καὶ μέντοι κατὰ τὴν φάρυγγα δι' αἰτίαν τὴν αὐτὴν γίνεταί ποτε τοιαύτη τις ἔκκρισις αἵματος ὀῤῥώδους. οὐδὲ οὖν ἄτοπόν ἐστιν οὐδὲν, ὅταν ἐν τῷ πνεύμονι γένηταί τι τοιοῦτον. διαγνώσῃ δ' αὐτὸ ῥᾳδίως ἔκ τε τῆς συστάσεως τοῦ αἵματος καὶ αὐτοῦ τοῦ πλήθους. οὔτε γὰρ παχὺ τὴν σύστασίν ἐστι τὸ οὕτως ἀναπτυόμενον οὔτε πολύ. χρὴ δὲ μὴ παραμένειν τὸ σύμπτωμα μέχρι τῆς ἑβδόμης ἡμέρας, ἀλλὰ μάλιστα ἐντὸς τῆς πρώτης τετράδος ἀλλοιωθῆναι πεττόμενον· εἰ δὲ μὴ, ἀλλὰ πάντως γε πρὸ τῆς ἑβδόμης. εἰ δὲ διαμένει τοιοῦτον οἷον ἐξ ἀρχῆς ἦν, εὔδηλον ὡς εἰς χρόνον πλείονα δηλοῖ τὸ νόσημα προήξειν.

Sed hoc tamen fignum formidabile aliquas ob caufas forte videbitur, ut quum ulcus rupto vafe in pulmone eft; nam tunc quoque fanguinem excreant. Quin etiam quibusdam peripneumonicis fanguis admodum exiguus efferri videtur eodem prorfus modo ac fi per diapedefin, quam medici vocant, rejiceretur. Id enim fymptoma provenit, ubi fanguis quidem fubftantia tenuis in os profluxerit, gingivae vero rarefactae funt, ut eum continere non poffint. Nonnunquam vero eandem ob caufam etiam ex gutture ferofus fanguis aeque prorumpit. Ergo fi et pulmoni idem contingat, non debet abfurdum videri. Verum id facile difcernes tum ex fanguinis confiftentia tum ipfius multitudine. Hic enim neque craffus neque multus eft, qui ita excreatur. Non oportet autem fymptoma ad diem feptimum perfeverare, fed praecipue quidem intra primos quatuor dies mutari et concoqui, fin minus, at certe ante feptimum. Quod fi qualis ab initio erat, perduret, non eft dubium quin oftendat morbum longius tempus habitu-

ὅπου γὰρ οὐδέπω μέχρι τῆς ἑβδόμης ἤρξατο πέττεσθαι, χρονιωτάτην ἔσεσθαι δηλοῖ τὴν τελείαν πέψιν. ἐν δὲ τῷ μακρῷ χρόνῳ πολλὰ μὲν καὶ τῶν ἄλλων ἀτόπων εἴωθε συμπίπτειν, ὅσα τε διὰ τὸν κάμνοντα καὶ τοὺς ὑπηρετοῦντας αὐτῷ, τά τε ἄλλως ἔξωθεν ἀδοκήτως γινόμενα συμβαίνει. καὶ μέντοι καὶ διὰ τὸν ἰατρὸν αὐτὸν ἐνίοτε, κἂν τούτων μηδὲν γένηται, κίνδυνός ἐστι πρὸ τοῦ πεφθῆναι τὸ νόσημα καταλυθῆναι τὴν δύναμιν. καὶ διὰ τοῦτο οὖν ἧττον ἀσφαλές φησι διαμένειν τὰ τοιαῦτα πτύσματα μέχρι πλειόνων ἡμερῶν.

να'.

Πάντα δὲ τὰ πτύελα πονηρά ἐστιν, ὁκόσα ἂν τὴν ὀδύνην μὴ παύῃ· κάκιστα δὲ τὰ μέλανα, ὡς διαγέγραπται· τὰ παύοντα δὲ τὴν ὀδύνην πάντων ἄμεινω ἀναπτυόμενα.

Κοινὸς καὶ οὗτος ὁ λόγος ἐστὶν ἐπὶ πάντων τῶν ἐκκρινομένων ἐκ τοῦ σώματος, ὑπὲρ οὗ καὶ κατὰ τὰ ἄλλα βιβλία

rum. Ubi enim usque ad septimum diem nullum principium coctionis accedit, longo utique post spatio integram concoctionem fore indicium est. Atqui spatio in tanto quum multa sinistre accidere solent vel aegri errore vel eorum qui ipsi serviunt vel ab externis etiam rebus, quae praeter spem eveniunt vel aliquando ab ipso etiam medico tum vero periculum est, quamvis nihil eorum intervenerit, ne prius quam morbus concoctus sit, vires exsolvantur. Has quidem ob causas scribit minus securitatis esse, si sputa ejusmodi in plures dies porrigantur.

LI.

Omnia autem sputa mala sunt, quae dolorem non sedant; pessima vero nigra, ut descriptum est; omnium autem quum excreantur optima quae dolorem sedant.

Et haec quidem sententia ad omnia aeque pertinet, quae e corpore excernuntur, quam cum in libris aliis

καὶ κατὰ τοὺς ἀφορισμοὺς εἶπεν αὐτὸς ὡς τὴν εὐφορίαν μάλιστα θεάσασθαι χρή. πολλάκις γὰρ ἴσχυσεν ἡ φύσις νικήσασα τὴν μοχθηρὰν διάθεσιν ἐκκαθᾶραι τὸ σῶμα· κἂν τούτῳ καταπλήττονται πολλοὶ θεώμενοι τὴν κακίαν τῶν ἐκκρινομένων, οὐκ εἰδότες εἴτε συμπτώματος λόγῳ γίγνεται τὸ τοιοῦτον εἴτε τῆς φύσεως ὠθούσης ἔξω τὰ μοχθηρά. κατὰ μὲν οὖν τοὺς ἀφορισμοὺς τὴν τῆς εὐφορίας προσηγορίαν ἔγραψε μόνην· ἐνταυθοῖ δὲ τὴν ἀνωδυνίαν ἐνεδείξατο, δι' ἣν ἐπαινεῖ τα παύοντα τὴν ὀδύνην πτύσματα. μετ' ὀλίγον δὲ πάνθ' ἑξῆς ἐρεῖ τὰ γνωρίσματα τῶν ἐπὶ τὸ βέλτιον ἰόντων νοσημάτων, ἃ τῷ τῆς εὐφορίας ὀνόματι περιέλαβε. καὶ μέντοι καὶ κατωτέρω κελεύει τῶν εἰρημένων ὑπ' αὐτοῦ σημείων ἁπάντων ἀκριβῶς ἐξητακέναι τὰς δυνάμεις, ὅπως ἀλλήλοις αὐτὰ παραβάλλων τις ἱκανὸς εἴη στοχάζεσθαι (146) τὸ μέγεθος τῆς ἐπὶ τὸ χεῖρόν τε καὶ βέλτιον ὅλου τοῦ σώματος ῥοπῆς, [646] οἷόν περ κἂν τῷδε τῷ λόγῳ τῷ νῦν ἡμῖν προκειμένῳ πεποίηκεν αὐτός. εἰ γὰρ ἐπὶ τοῖς πτυέλοις αἱ ὀδύναι μὴ λύονται, οὐκ ἀγαθὸν τὸ σημεῖον. οὐ

tum in aphorifmis ipfe citavit; fpectandum inquiens quam facile aeger ferat. Nam faepe natura potuit prava affectione fuperata corpus expurgare; idque multis terrorem incutit, qui quum excretorum pravitatem intueantur, incerti funt, an fymptomatis modo vacuatio illa contingat, an natura vitiofos humores pellente. Sed in aphorifmis quidem facile ferre tantum dixit, hic vero dolorem non fentire, ob quod fputa illa maxime commendat, quibus ipfe dolor tollitur. Paulo autem poftea notas omnes morborum qui leviores fiunt, ordine recenfebit, quas fub ferendi facilitate complexus eft. Deinde vero jubet diligenter expendi omnium, quae ipfe perfequutus eft, fignorum vires, ut qui ea inter fe contulerit intelligat quantum vel in melius corpus profecerit vel verfum fit in deterius. Quod et ipfe in hac fententia quam nunc explicamus effecit. Nam fi fputo dolores non levantur, haud bonum fignum eft. Nec id tamen noviffe fatis eft,

μὴν ἀρκέσει γέ σοι μόνον τοῦτο γνῶναι πρὸς ἀκριβῆ τοῦ μέλλοντος ἔσεσθαι πρόγνωσιν, ἀλλὰ θεάσασθαι χρὴ καὶ τὰ ἄλλα συμπτώματα· τοῦτο γὰρ ἐνεδείξατο τῶν μελάνων πτυσμάτων μνημονεύσας. ὄντος γοῦν τοῦ κοινοῦ σημείου τοῦ μὴ παύεσθαι τὴν ὀδύνην, εἰ μὲν ὠχρὸν εἴη τὸ ἐκπτυόμενον ἢ ἐρυθρὸν, ἧσσόν ἐστι κινδυνῶδες· εἰ δὲ μέλαν, ὀλεθριώτατον. ὥσθ' ἅπαντα ἐπισκεψάμενος, οὐ μόνον τὰ εἰρημένα, κεφάλαιον ἓν ἐξ αὐτῶν ἀθροίσεις ἀκριβοῦς προγνώσεως. καὶ αὐτὸς δὲ ἐφεξῆς ὁ Ἱπποκράτης ἁπάντων τῶν ἀγαθῶν τε καὶ κακῶν σημείων ἔγραψε κατάλογον ἀναμιμνήσκων τῶν προειρημένων.

νβ'.

Ὁκόσα δὲ τῶν ἀλγημάτων ἐκ τουτέων τῶν χωρίων μὴ παύεται μήτε πρὸς τὰς τῶν πτυέλων καθάρσιας μήτε πρὸς τὴν τῆς κοιλίης ἐκκόπρωσιν μήτε πρὸς τὰς φλεβοτομίας τε καὶ διαίτας καὶ φαρμακείας, εἰδέναι δεῖ ἐκπυήσοντα.

ut futura optime praesagias, sed alia quoque symptomata consideranda veniunt, quod ipse procul dubio significavit de sputis nigris faciens mentionem. Itaque quum dolorem non desinere commune signum sit, si pallidum quidem aut rubrum fuerit, quod excreatur, minus habet periculi, sin autem nigrum, perniciosissimum est. Quare si non praedicta modo, sed etiam universa spectaveris, ex ipsis facultatem optime praesagiendi consequeris. Quin et ipse Hippocrates signa omnia tam bona quam mala postea descripsit, repetitis iis de quibus ante dixerat.

LII.

Quicunque vero dolores ex his locis neque per sputorum expurgationes neque per alvi dejectionem neque per venae sectiones et victus rationes et purgationes sedantur, eos suppurationem concitaturos esse sciendum est.

Ὅσα τῶν ἀλγημάτων ἐκ τῶν κατὰ θώρακα καὶ πνεύμονα χωρίων οὐ παύονται πρὸς τὰ βοηθήματα, καὶ τοῦτ' ἔχει μόνον ἄτοπον, οὐδενὸς ὀλεθρίου συνόντος ἑτέρου γνωρίσματος, ἐκπυῆσαι αὐτὰ προσδοκᾷν. μέσα γάρ πώς ἐστι ταῦτα τῶν τε λυομένων ἐν τάχει καὶ τῶν ἀνιάτων.

νγ'.

Τῶν δὲ ἐμπυημάτων ὁκόσα μὲν ἔτι χολώδεος ἐόντος τοῦ πτυέλου ἐκπυΐσκεται ὀλέθρια κάρτα, ἤν τε ἐν μέρει τὸ χολῶδες τῷ πύῳ ἀναπτύηται ἤν τε ὁμοῦ.

Τῶν ἐν τοῖς φανεροῖς μέρεσι τοῦ σώματος ἐκπυϊσκόντων ὅσα τοιαῦτ' ἐστιν, ὡς ἐν μέρει μέν τινι πῦον ἔχειν, ἐν μέρει δ' εἶναι τὸ λοιπὸν ἄπεπτον καὶ λεπτὸν, οὐδὲν εὐΐατόν ἐστιν. εἰ δὲ καὶ πρὸς τῷ μηδέπω τὸ πῦον ἔχειν ἔτι καὶ κακόηθές τι σημεῖον αὐτοῖς συνείη, πολὺ μᾶλλόν ἐστι μοχθηρά. τούτων δὲ πολὺ μᾶλλον ὑποληπτέον εἶναι μοχθηρὰ τὰ κατὰ τοὺς κυρίους τόπους γινόμενα. δηλοῦται

Omnes dolores pectoris et pulmonis qui remediis non cedunt et in quibus id modo malum apparet, neque aliud mortiferum ſignum accedit, vomicas aliquas pollicentur. Medii enim illi quodammodo ſunt inter eos qui cito deſinunt et eos qui diſcuti non poſſunt.

LIII.

Quaecunque purulenta etiamnum bilioſo quidem exiſtente ſputo ſuppurant, admodum exitioſa, ſive bilioſum illud ſputum ſeparatim ſive cum pure exſpuatur.

Quae in manifeſtis corporis partibus ſuppurationes excitantur, ſi ſeorſum pus et reliquum humorem crudum tenuemque ſeorſum contineant, non facile iis curatio adhiberi poteſt. Si vero nec quidquam puris confectum ſit et malignum aliquod ſignum praeterea accedat, multo deteriores ſunt. Has vero etiam malignitate ſuperant illae, quae principes partes occuparunt. Eſt enim infeſtantis

γαρ ἀγριώτατός τις ὢν ὁ λυπῶν χυμὸς, ὅπου τῆς φύσεως ἐνδειξαμένης ὅπως ἔχει τῆς εἰς τὸ πέττειν παρασκευῆς, οὐδὲν ὅλως εἶξεν αὐτῆς.

νδ'.

Μάλιστα δὲ, ἢν ἄρξηται χωρέειν τὸ ἐμπύημα ἀπὸ τουτέου τοῦ πτυέλου ἑβδομαίου ἐόντος τοῦ νουσήματος ἢ παλαιοτέρου.

---

[647] Καὶ τοῦτο κοινὸν ἁπάντων ἐστὶ τῶν ἐν ταῖς κρισίμοις ἡμέραις γινομένων. εἰς γὰρ τὸ βέβαιον τῆς προγνώσεως ἡ κρίσιμος συντελεῖ. πότερον δ' ἀγαθόν ἐστιν ἢ κακὸν τὸ γινόμενον, ἐξ ἄλλων τεκμηρίων ἡ διάγνωσις. ἐάν τε γὰρ ἱδρὼς γένηται κατὰ τὴν ἑβδόμην ἡμέραν, ἐάν τε διαχώρησις γαστρὸς, ἐάν θ' αἱμοῤῥαγία, βελτίονα μὲν ἐργασάμενα τὸν κάμνοντα, τῶν ἀγαθῶν ἐστι σημείων, χείρω δὲ τῶν κακῶν. καὶ πιστῶς γε δηλοῖ τούτων ἑκάτερον, οὐχ ὡς εἰ κατ' ἄλλην ἡμέραν ἐγένετο. γέγραπται δέ μοι περὶ

humoris ferociffimi indicium, fi cum natura accinctam fe ad concoctionem oftendat, ipfi tamen nullo modo ille cefferit.

LIV.

Maxime vero fi ab hoc fputo feptimo aut vetuftiore prodeunte morbi die fuppuratio procedere coeperit.

Hoc etiam aeque omnibus commune eft, quae diebus decernentibus proveniunt. Dies namque decernens praecognitionem facit certiorem. At bonumne an malum fit quod evenit, aliis argumentis deprehendes. Nam five fudor die feptimo provenerit five alvus defcenderit five profluxerit fanguis, bona figna funt, fi ex his aeger melius habet, fi vero deterius, mala funt. Et horum quidem utrumque certiffimum eft, incertum alioqui, fi alio die accidiffet. Verum de his copiofe differui in libris de

τούτων ἐπὶ πλεῖστον ἔν τε τοῖς περὶ κρισίμων ἡμερῶν καὶ τοῖς περὶ κρίσεων, ἐν οἷς χρὴ προγεγυμνάσθαι τὸν βουλόμενον ἀκριβῶς παρακολουθῆσαι τοῖς ὑφ' Ἱπποκράτους εἰρημένοις.

νέ.

Ἐλπὶς δὲ τὸν τοιαῦτα πτύοντα ἀποθανεῖσθαι τεσσαρεσκαιδεκαταῖον, ἢν μή τι αὐτέῳ ἐπιγένηται ἀγαθόν.

Ἔργῳ τὴν τούτων ἀλήθειαν μεμαθήκατε, προλέγοντος ἐμοῦ πειραθέντες, ὥστε προσέχειν ὑμᾶς χρὴ τὸν νοῦν τοῖς λεγομένοις ὑφ' Ἱπποκράτους, μὴ τοιαῦτα νομίζοντας αὐτὰ ταῖς δυνάμεσιν ὑπάρχειν, ὁποῖα τοῖς πολλοῖς τῶν ἰατρῶν γέγραπται μέχρι γραμμάτων καὶ λόγων τὸ πιθανὸν ἔχοντα, τοῖς δ' ἐπὶ τῶν νούσων ἔργοις ἐλεγχόμενα. πρὸς γάρ τοι τὸν εἰρημένον ὑπ' αὐτοῦ σκοπὸν, ὄντα μέσον ἁπάντων τῶν ἄλλων κακῶν τε καὶ ἀγαθῶν ἀποβλέπων, δυνήσῃ προλέγειν τὴν ἡμέραν ἐν ᾗ τεθνήξεταί τις. ὑποκείσθω γὰρ ὁ κάμνων

diebus criticis et de criſibus, in quibus primum exercitatum eſſe oportet eum, qui cupit ea quae Hippocrates dixit optime aſſequi.

LV.

Eum autem qui talia exſpuerit, mortem decimo quarto die obiturum ſpes certa eſt, niſi ipſi aliquid interea boni obtigerit.

Vos re ipſa horum veritatem comperiſtis, me praedicentem experti. Quare debetis diligenter animum his advertere, quae dicit Hippocrates, nec putare illa paria iis eſſe, quae plerique medici ſcripſerunt, quae intra literas quidem et verba veriſimilitudinem habent, ſed facto ipſo in morbis falſa eſſe deprehenduntur. Namque ſi ad ſcopum reſpicias, quem ille inter omnia alia bona atque mala medium propoſuit, poteris diem praedicere, in quo aliquis morietur. Eſto enim exſpuerit aeger die ſeptimo

ἑβδομαῖος ἐπτυκὼς τὸ πυῶδες οὐ μὴν μόνον οὐδὲ δι' ὅλης ἡμέρας ἐφεξῆς. ἀλλ' ἤτοι σὺν αὐτῷ τὸ χολῶδες ἢ μόνον ἐκεῖνο χωρὶς τοῦ πυώδους. ἔστω δ' αὐτῷ καὶ τἄλλα πάντα μέσα ἀπό τε τῆς ἡλικίας καὶ τῆς φύσεως καὶ τῆς ὥρας καὶ τῆς χώρας καὶ τῆς οἰκείας δυνάμεως, ὡς μήτε ἰσχυροτάτην εἶναι τὴν δύναμιν μήτ' ἀσθενεστάτην. ὡσαύτως δὲ καὶ τὴν κρᾶσιν αὐτοῦ τοῦ κάμνοντος μήτε τὴν εὐκρατοτάτην εἶναι μήτε τὴν δυσκρατοτάτην. οὕτως δὲ καὶ ὥραν καὶ χώραν καὶ κατάστασιν καὶ ἡλικίαν τοῦ κάμνοντος ἐν τῷ μέσῳ τετάχθαι τῶν ἀρίστων τε καὶ χειρίστων ὑποθώμεθα. κατὰ δὲ τὸν αὐτὸν λόγον ἑκάστου γένους σημείων ὑπάρχειν ὑποκείσθω τῷ κάμνοντι τὰ μέσα. τοῦτον ἔλπιζε τεθνήξεσθαι τεσσαρεσκαιδεκαταῖον, ὡς ταύτης μέσης οὔσης προθεσμίας τοῦ θανάτου. προσγενομένων δὲ σημείων ἀγαθῶν μὲν ἐπὶ πλέονα χρόνον ἐκταθήσεσθαι τὴν προθεσμίαν τοῦ θανάτου, κακῶν δὲ θᾶττον ἢ τεσσαρεσκαιδεκαταῖον τεθνήξεσθαι. τίνα δέ ἐστι τὰ ἀγαθὰ καὶ τίνα τὰ κακὰ διῆλθεν αὐτὸς ἐφεξῆς τὰ μὲν ὀνομαστὶ, τὰ δὲ ἐπὶ κεφαλαίων. ἀλλὰ σύ γε μηδὲ περὶ τούτων ἀκούσῃς ἁπλῶς, ὡς ὁμοτίμων

purulentum nec quidem fincerum nec toto die fequenti, fed vel cum illo biliofum vel ipfum folum fine purulento. Sint vero et alia omnia in ipfo media, aetas, natura, anni tempus, regio et vires nec robuftiffimae nec debiliffimae. Similiter temperamentum nec temperatiffimum nec intemperatiffimum. Ac tempus anni aeque et regionem et aëris conftitutionem et aegri aetatem inter optima peffimaque ponamus. Sic vero et figna cujusque generis in aegro media ftatuantur. Eum die decimo quarto periturum exiftima, eft enim terminus hic mortis utrinque medius. Verum fi alia figna accefferint, bona quidem terminum mortis ulterius producunt, mala vero mortem ante diem quartum et decimum accelerant. Quaenam vero bona fint et quaenam mala ipfe poftea tum nominatim tum per capita recenfuit. Quibus omnibus ne putes pares effe vires, fed tu memor eorum quae ipfe fcripfit,

απάντων, ἀλλ' ἀναμνησθεὶς ὧν αὐτὸς ἔγραψε καὶ ὧν ἡμεῖς προσεθήκαμεν εἴς τε τὸν ἀριθμὸν αὐτὸν ἀπόβλεπε καὶ τὴν δύναμιν. ὅπου μὲν αὐτὸς εἶπε σωτήριον κάρτα καὶ ὀλέθριον κάρτα τῆς πρώτης τοῦτο δυνάμεως τιθεὶς, τὸ μὲν ἐν τοῖς ἀγαθοῖς, τὸ δὲ ἐν τοῖς κακοῖς. ὡσαύτως δὲ καὶ ὅπου τὸν θάνατον ὑπόγυον ἔφησεν ὑπάρχειν ἢ θανατωδέστατον προσέγραψεν, οὐχ ἁπλῶς εἶπε θανατώδη. καὶ μὲν δὴ κἀπὶ τῶν ὑγιεινῶν σημείων, ὅταν εἴπῃ μεγάλην δύναμιν ἔχειν εἰς σωτηρίην, καὶ πάλιν, ἀσφάλειάν τε γὰρ σημαίνει καὶ τὸ νόσημα ὀλιγοχρόνιον, ἤ τι τοιοῦτον προσέθηκε. [648] τὰ δὲ ἁπλῶς θανατώδη καὶ πάλιν ἁπλῶς περιεστηκότα λεγόμενα μέσης ἐστὶ τάξεως ἀμφότερα κατὰ τὴν ἑαυτῶν φύσιν. ἐφ' ἑκάτερα δὲ τούτων ὅσα παραβλητικῶς εἶπεν ἤτοι θανατωδέστερα ἢ περιεστηκότερα ἢ τὸ μᾶλλόν τε καὶ ἧττον ἑκατέροις προσέθηκεν. ἐὰν μὲν γὰρ ἐπιφανῇ τι τοῖς κατὰ τὴν πέμπτην ἢ ἑβδόμην ἡμέραν εἰρημένοις ὀλεθρίοις πτύσμασι τῶν τῆς πρώτης τάξεως κακῶν σημείων, οὐκ ἂν οὐδ' εἰς τὴν ἑνδεκάτην ἡμέραν ὁ κάμνων ἐξίκοιτο καὶ μᾶλλον

quaeque nos annotavimus et numerum ipfum et facultatem obferva. Ac primo quidem in ordine id colloca, quod ille valde falutare et valde exitiale dicit, quorum illud inter bona, hoc vero inter mala refertur. Similiter ubi proximam effe mortem dixit, aut perniciofiffimum adjecit nec fimpliciter dixit perniciofum. Quin et in fignis falutaribus quum fcribit magnam vim habere ad falutem et rurfus fecuritatem brevitatemque morbi pollicetur aut aliquid ejusmodi adjecit. Quae vero fimpliciter mortifera vel rurfus fimpliciter falutaria dicuntur, haec pro natura fua medio in ordine cenfentur. Quae vero in eorum confinio pofita per comparationem protulit, ea vel perniciofiora vel falutaria dixit aut magis et minus utrifque addidit. Nam fi cum mortiferis illis fputis quae feptimo die prodiiffe diximus, malum aliquod primae claffis fignum fe proferat, nemo utique aeger eft, qui vel ad undecimum diem pervenire poffit, maximeque fi illa uno plura

ἐὰν ἑνὸς πλείω γένηται ταῦτα. κατὰ δὲ τὸν αὐτὸν τρόπον, ἐὰν τῶν ἱκανῶς ἀγαθῶν ἐπιφανῇ τινα, μέχρι τῆς τρίτης ἑβδομάδος ἐκταθήσεται τὸ νόσημα. μιχθέντων δ' ἀλλήλοις ὀλεθρίων τε καὶ περιεστηκότων ἢ τῶν μᾶλλον ἐν ἑκατέρῳ τῷ γέ- (147) νει τοῖς ἧττον ἢ ὁπωσοῦν ἄλλως· ἐπὶ μὲν τοῖς πλείοσί τε καὶ ἰσχυροτάτοις ἀγαθοῖς σημείοις ἐλπὶς τὸν κάμνοντα πλείονα ζήσεσθαι χρόνον, ἐπὶ δὲ τοῖς ἐναντίοις ἐλάττονα· κατὰ ταῦτα δὲ κἂν ἤτοι γέρων ἢ ἀσθενὴς τὴν δύναμιν ἢ ἐν ὥρᾳ καὶ χώρᾳ καὶ καταστάσει μοχθηρᾷ καὶ δυσκράτῳ νοσῇ τις, ἐπιταθήσεσθαι τοῦ θανάτου τὸ τάχος προσδοκᾷν, μεγίστην πάλιν ἔχειν ἐν τούτοις ἰσχὺν ἡγούμενος τὸν ἀπὸ τῆς δυνάμεως σκοπόν.

νστ'.

Ἔστι δὲ τὰ μὲν ἀγαθὰ τάδε εὐπετέως φέρειν τὸ νούσημα εὔπνουν εἶναι τῆς ὀδύνης ἀπηλλάχθαι, τό τε πτύελον ῥηϊδίως ἀναβήσσειν, τό τε σῶμα ὁμαλῶς φαίνεσθαι θερμόν τε καὶ μαλθακὸν καὶ δίψαν μὴ ἔχειν, οὖρά τε καὶ

fuerint. Ad eundem vero modum fi quaedam multum bona figna apparent, morbus prorogabitur in tertiam feptimanam. Quod fi et mortifera et falutaria mixta fecum fuerint aut ea quae in utroque genere plus habent virium cum iis quae imbecilliora funt aut alio quovis modo; fi plura quidem valentioraque fint bona figna, fpes aliqua eft aegrum tempus vitae longius habiturum, fin autem contra acciderit, interiturum citius. Aeque fi fenex eft aut imbecillus aeger aut tempus anni et regio et aëris conftitutio prava atque diftemperata, maturius mortem exfpectabis. In quo crede plurimum valere illam quae a viribus fumitur indicationem.

LVI.

Sunt autem haec bona morbum ipfum non difficulter ferre, ex facili fpirare, dolorem fedatum effe, facile excreare, corpus aequaliter molle et calidum, fitis nulla, urinae,

διαχωρήματα καὶ ὕπνους καὶ ἱδρῶτας, ὡς διαγέγραπται ἕκαστα εἰδέναι ἀγαθὰ ἐόντα ταῦτα καὶ ἐπιγενέσθαι. οὕτω μὲν γὰρ ἁπάντων τουτέων ἐπιγινομένων οὐκ ἂν ἀποθάνοι ὁ ἄνθρωπος. ἢν δὲ τὰ μέντοι αὐτέων ἐπιγίνοιτο, τὰ δὲ μὴ, οὐ πλείονα χρόνον ζήσας ἢ τεσσαρεσκαίδεκα ἡμέρας ἀπόλοιτ᾽ ἂν ὁ ἄνθρωπος. κακὰ δὲ τἀναντία τουτέων δυσπετέως φέρειν τὴν νοῦσον, πνεῦμα μέγα καὶ πυκνὸν εἶναι, τὴν ὀδύνην μὴ παύεσθαι, τὸ πτύελον μόλις ἀναβήσσειν, διψῆν κάρτα, τό τε σῶμα ὑπὸ πυρὸς ἀνωμάλως ἔχεσθαι καὶ τὴν μὲν κοιλίην καὶ τὰς πλευρὰς θερμὰς εἶναι ἰσχυρῶς, τὸ δὲ μέτωπον καὶ τὰς χεῖρας καὶ τοὺς πόδας ψυχρούς. οὖρα δὲ καὶ διαχωρήματα καὶ ὕπνους καὶ ἱδρῶτας, ὡς διαγέγραπται, ἕκαστα εἰδέναι κακὰ ἐόντα. οὕτως γὰρ εἰ ἐπιγίνοιτό τι τῷ πτυέλῳ τουτέων ἀπόλοιτ᾽ ἂν ὁ ἄνθρωπος πρὶν ἢ ἐς τεσσαρεσκαίδεκα ἡμέρας ἀφικέσθαι ἢ ἐναταῖος ἢ ἑνδεκαταῖος. οὕτως οὖν ξυμβάλλεσθαι χρὴ ὡς τοῦ πτυέλου τουτέου θανατώδεος ἐόντος μάλα καὶ οὐ περιάγοντος τὸν νοσέοντα ἐς τὰς τεσ-

dejectiones, ſomni, ſudores quales a nobis dicti ſunt; ſingula intelligere bona ſuccedere. Haec enim omnia ſi ſupervenerint, aeger ex toto tutus eſt. Quod ſi alia quidem ex his apparent, alia autem non; is quartum decimum diem non evadet, quin intra illum pereundum ſit. Mala vero his contraria ſunt, ſi morbum non facile ſuſtinet, ſi ſpiritus magnus et frequens eſt, ſi dolor non deſinit, ſi ſputum difficulter edit, ſi valde ſitit, ſi corpus a calore inaequaliter affectum eſt, ſi ventre et lateribus vehementer calentibus, frons, manus, pedesque refrixerunt, ſi urinae et dejectiones et ſomni et ſudores quales deſcripſimus provenerint, haec omnia mala eſſe ſciendum eſt. Nam ſi aliquod ex his cum ſputo ſe oſtenderit, certa mors eſt nono vel undecimo die priusquam aeger ad decimum quartum proveniat. Iſta igitur ratio conjecturae debet eſſe in hoc ſputo, quod admodum mortiferum eſt nec ad diem decimum quartum per-

σαρεσκαίδεκα ἡμέρας. τὰ δὲ ἐπιγινόμενα κακά τε καὶ ἀγαθὰ ξυλλογιζόμενον ἐκ τουτέων χρὴ τὰς προῤῥήσιας προλέγειν· οὕτω γὰρ ἄν τις ἀληθεύοι μάλιστα.

Ἐντεῦθεν ἄρχεται τοῦ καταλόγου τῶν ἀγαθῶν τε καὶ κακῶν σημείων, ὑπὲρ ὧν ἔμπροσθεν εἴρηται· καὶ διὰ τοῦθ' ὑπερβὰς αὐτὰ τὰ ἑξῆς προχειριοῦμαι. πρὸς μὲν οὖν τὸ περιγενέσθαι πάντων δεῖ παρόντων τῶν ἀγαθῶν, πρὸς δὲ τὴν ἀπώλειαν ἀρκεῖ καὶ ἓν παρεῖναι τῶν κακῶν, μόνου τοῦ θᾶττον καὶ βράδιον ἀπολέσθαι ἐκ τοῦ πλείω ἢ ἐλάττω ἀγαθὰ ἢ κακὰ παρεῖναι δηλουμένου.

νζ.

[649] *Αἱ δ' ἄλλαι ἐκπυήσιες ῥήγνυνται αἱ πλεῖσται, αἱ μὲν εἰκοσταῖαι, αἱ δὲ τριηκοσταῖαι, αἱ δὲ τεσσαρακονθήμεροι, αἱ δὲ πρὸς τὰς ἑξήκοντα ἡμέρας ἀφικνέονται.*

ducit aegrotantem atque bona malaque ſigna quae ſuperveniunt, reputantem ex ipſis praeſagire oportet; ſic enim veriſſime praeſagias.

Hic incipit bona malaque ſigna recenſere, de quibus ante dictum eſt; quare his omiſſis reliqua quae ſequuntur aggrediar. Ergo ut ſervetur quidem aeger, omnia bona ſigna adeſſe neceſſe eſt. At ſi vel unum malum ſit, certa mors eſſe poteſt, quae maturiusne an ſerius occupatura ſit, ex multitudine vel paucitate bonorum aut malorum indicatur.

LVII.

At aliae ſuppurationes rumpuntur, plurimae vigeſimo die, aliae trigeſimo, aliae quadrageſimo, aliae ad ſexaginta dies perveniunt.

Ἀσαφές ἐστιν ὁποίας ἄλλας λέγει. δυνατὸν μὲν γάρ ἐστι καὶ περὶ τῶν ἐν ἑτέροις μέρεσι γινομένων ἐκπυήσεων τὸν λόγον αὐτὸν ποιεῖσθαι, καταλιπόντα θώρακα καὶ πνεύμονα, περὶ ὧν ἄχρι δεῦρο διείλεκται, δυνατὸν δὲ καὶ περὶ τῶν ἐν αὐτοῖς μὲν τοῖς ὀργάνοις, ἀλλ᾽ οὐχ ὁμοίων ἐκπυήσεων ταῖς προειρημέναις, ἐνδέχεται δὲ καὶ περὶ ἀμφοτέρων. ἐπεὶ δὲ οὐχ ὁμοίων ταῖς προειρημέναις εἶπον, ἐξηγήσασθαι χρὴ τοῦτο. φημὶ γὰρ οὐ περὶ πασῶν ἐκπυήσεων αὐτὸν, ἀλλὰ τῶν, ὡς αὐτὸς εἶπε, χολῶδες ἐχουσῶν τι μεμιγμένον, ἄχρι δεῦρο ποιεῖσθαι τὴν διδασκαλίαν, οὐδὲ τούτων ἁπασῶν, ἀλλ᾽ ὅσαι κατὰ τὴν ἑβδόμην ἡμέραν ἐῤῥάγησαν. ἔστι δὲ τοῦτο σπάνιον. αἱ πλεῖσται γὰρ εἰκοσταῖαι ῥήγνυνται, τινὲς δὲ καὶ μέχρι πλείονος ἀφικνοῦνται χρόνου, περὶ ὧν νῦν διέρχεται. διαφοραὶ δὲ πασῶν εἰσι δύο κοιναὶ, δι᾽ ἃς καὶ τῷ χρόνῳ παραλλάττουσιν ἀλλήλων, ἔκ τε τοῦ πάσχοντος μορίου καὶ τοῦ πλεονάζοντος χυμοῦ. τὰ μὲν γὰρ θερμότερα καὶ μαλακώτερα μόρια θᾶττον ἐκπυΐσκεται, τὰ ψυχρότερα δὲ καὶ σκληρότερα βραδύτερον. οὕτω δὲ καὶ τῶν

Incertum eft quas alias intelligat. Poteft enim de vomicis nunc dicere quae aliis in partibus excitantur, relicto thorace et pulmone de quibus hactenus differuit vel de ipfis etiam dicere poteft quae iisdem in partibus confiftunt, fed a praedictis diffimiles funt. Forte vero etiam de utrisque loquitur. Sed quum diffimiles a praedictis dixerim, id oportet interpretari. Dico enim non de omnibus fuppurationibus eum, fed de iis, ut ipfe dixit, quae habeant permixtam bilem hactenus feciffe doctrinam, nec de his quidem omnibus, fed quae circa feptimum diem ruptae funt. Verum id perrarum eft. Siquidem plurimae vigefimo rumpuntur et quaedam etiam tardius, de quibus nunc verba facit. Differentiae autem omnium duae communes funt, quibus a fe invicem etiam fpatio difcrepant, fcilicet ab affecta parte et redundante humore. Partes enim quae calidiores funt et molliores maturius fuppurant, frigidiores autem ficcioresque tardius. Sic et humores

χυμῶν οἱ μὲν θερμότεροι θᾶττον, οἱ δὲ ψυχρότεροι βραδύτερον. αὗται μὲν αἱ κατὰ τὴν τοῦ πράγματος οὐσίαν εἰσὶ διαφοραὶ, προσέρχονται δὲ ἔξωθεν αἱ παρὰ τὴν ἡλικίαν τε καὶ τὴν φύσιν, ὥραν τε καὶ χώραν καὶ κατάστασιν, ἔτι δὲ καὶ δύναμιν τοῦ κάμνοντος. ἐν ἁπάσαις δ' αὐταῖς οἱ μὲν θερμότεροι χυμοὶ θᾶττον, οἱ δὲ ψυχρότεροι βραδύτερον ἐκπυΐσκονται. ταῦτα μὲν οὖν κοινῇ περὶ πασῶν ἐκπυήσεων ἐπίστασθαι καλόν. ἐμοὶ δὲ δοκεῖ νῦν ἔτι περὶ τῶν κατὰ τὸν θώρακα καὶ τὸν πνεύμονα διέρχεσθαι.

νη'.

Ἐπισκέπτεσθαι δὲ χρὴ τὴν ἀρχὴν τοῦ ἐμπυήματος ἔσεσθαι λογιζόμενος ἀπὸ τῆς ἡμέρης ἧς ὁ πρῶτον ἄνθρωπος ἐπύρεξεν, εἴ ποτε αὐτὸν πρῶτον ῥῖγος ἔλαβε καὶ εἰ φαίη ἀντὶ τῆς ὀδύνης βάρος αὐτῷ γεγενῆσθαι ἐν τῷ τόπῳ ἐν ᾧ ἤλγεε. ταῦτα γὰρ ἐν ἀρχῇσι γίνεται τῶν ἐμπυημάτων. ἐξ οὖν τουτέων τῶν χρόνων τὴν ῥῆξιν χρὴ προσδέχεσθαι τῶν ἐμπυημάτων ἔσεσθαι ἐς τοὺς χρόνους τοὺς προειρημένους.

calidi citius, frigidi ſerius. Has quidem differentias ipſa rei ſubſtantia ſubminiſtrat, quibus accedunt externae ab aetate, natura, tempore anni, regione et aëris conſtitutione et praeterea aegri viribus. In illis autem omnibus humores quidem calidiores promptius, frigidiores autem pigrius in ſuppurationem vertuntur. Haec quidem omnibus ſuppurationibus communia noviſſe operae pretium eſt. Mihi vero videtur de iis adhuc dicere, quae thoracem et pulmonem occuparunt.

LVIII.

Spectare autem oportet principium ſuppurationis et numerare ab eo die quo primum homo febricitavit aut ſi rigor eum prehendit aut ſi pro dolore gravitatem ſibi factam eſſe dixerit, in eo quo dolebat loco. Haec enim per initia fiunt ſuppurationum. Ex his igitur temporibus ruptionem oportet ſpectare ſuppurationum ad praedicta tempora fore.

Ἕν τι τῶν ὁμολογουμένων ἐστὶν ἅπασι σχεδὸν τοῖς ἰατροῖς, ἐπειδὴ καὶ φαίνεται σαφῶς, ὡς ὅταν αἱ κατὰ τὰ κύρια μέρη φλεγμοναὶ μὴ διαφορηθῶσιν ὑπὸ τῶν βοηθημάτων, ἀλλ' ἐκπυΐσκωνται, ῥῖγος γενέσθαι τηνικαῦτα καὶ πυρετὸν ἐπ' αὐτῷ. δέδεικται δὲ ἐν τοῖς περὶ ῥίγους λόγοις ὡς ἡ δριμύτης τοῦ γενομένου πύου δάκνουσα καὶ διαβιβρώσκουσα τὰ παρακείμενα σώματα ῥῖγος ἐργάζεται παραπλησίως τοῖς δριμέσι φαρμάκοις. ὧν ἐνίοτε προσενεχθέντων ἕλκεσι κακοήθεσιν ἤ τινι σηπεδονώδει διαθέσει ῥιγῶσαί τε [650] καὶ πυρέξαι συνέπεσεν. ἀκολουθεῖ δὲ τῷ τοιούτῳ ῥίγει πυρετός. ἀμέλει καὶ ὁ Ἱπποκράτης ἀμφοτέρων ἐμνημόνευσε καὶ προτέρου γε τοῦ πυρετοῦ, λέγων, ἀπὸ τῆς ἡμέρης ἧς τὸ πρῶτον ὁ ἄνθρωπος ἐπύρεξεν, οὐκ ἐκείνην ἑρμηνεύων τὴν ἡμέραν, ἥτις ὅλου τοῦ νοσήματος ἐγένετο πρώτη, ἀλλὰ καθ' (148) ἣν τὸ ῥῖγος ἅμα τῷ πυρετῷ συνέπεσεν, ἐναργῶς σφοδροτέρῳ δηλονότι τοῦ πρόσθεν ὄντος γινομένῳ. ἀλλὰ καὶ βάρους αἴσθησις γίνεται τηνικαῦτα τοῖς κάμνουσι τοῦ κατὰ πολλὰ καὶ σμικρὰ μόρια παρεσπαρμένου τοῖς φλε-

Id unum medici omnes confitentur propterea quod manifeſto cernatur, phlegmonas omnes quae principes partes tenent, niſi praeſidiis digerantur, ſed in ſuppurationem vertantur, horrorem, *ῥῖγος* Graeci dicunt, et ſecundum hunc febrem excitare. Demonſtratum autem eſt eo in libro qui *περὶ ῥίγους* ſcriptus eſt, naſcentis puris acrimoniam mordentem et exedentem vicina corpora horrorem producere, eo modo quo ſolent acria medicamenta. Quae ſi aliquando malignis ulceribus aut affectui cuidam carioſo adhibeantur, horrorem ſebremque invehunt. Febris autem horrori illi ſemper ſuccedit. Sed Hippocrates quidem utriusque meminit et febrem priorem nominavit ſcribens: ab eo die quo primum febricitavit aeger non eum quidem diem ſignificans, qui totius morbi primus fuit, ſed quo horror febrisque multo ſane quam quae praeceſſit vehementior, prehenderunt. Quin et aegri tunc gravitatem manifeſto ſentiunt, quod humor qui per cor-

γμαίνουσι σώμασι χυμοῦ μετὰ τὴν εἰς πῦον μεταβολὴν ἀθροιζομένου, πρός τινα μίαν χώραν κενὴν συνεχῆ τῷ φλεγμαίνοντι παντί. ἐκ τούτων οὖν, φησὶ, τῶν χρόνων ἐν οἷς ταῦτα πρῶτον ἐγένετο, προσδέχεσθαι χρὴ τὰ μὲν εἰκοσταῖα, τὰ δὲ τριακοσταῖα, τὰ δὲ τεσσαρακοσταῖα, τὰ δὲ ἑξηκοσταῖα ῥήγνυσθαι τῶν ἐμπυημάτων ἃ δ᾽ εἶπε γνωρίσματα τρία τὸν ἀριθμόν ἐστι, βάρος καὶ ῥῖγος καὶ πυρετὸς τοῦ πρόσθεν, ὡς ἔφην, σφοδρότερος πολλῷ.

νθ'.

Εἰ δὲ εἴη τὸ ἐμπύημα ἐπὶ θάτερα μοῦνον, στρέφειν τε καὶ καταμανθάνειν χρὴ τουτέοισι μή τι ἔχῃ ἄλγημα ἐν τῷ ἑτέρῳ πλευρῷ, καὶ ἢν θερμότερον ᾖ τὸ ἕτερον τοῦ ἑτέρου καὶ κατακλινομένου ἐπὶ τὸ ὑγιαῖνον πλευρὸν, ἐρωτᾷν εἴ τι αὐτῷ δοκέει βάρος ἐκκρέμασθαι ἐκ τοῦ ἄνωθεν. εἰ γὰρ εἴη τοῦτο, ἐπὶ θάτερόν ἐστι τὸ ἐμπύημα ἐπὶ ὁκοῖον ἂν πλευρὸν βάρος ἐγγίνηται.

---

pora phlegmone laborantia multis et exiguis partibus fparfus erat, pofteaquam in pus verfus eft, in vacuum aliquod fpatium parti omni, in qua phlegmone eft, continuum abscedat. Itaque ab his diebus in quibus haec primum acciderunt exfpectandum eft fuppurationes ruptum iri, alias die vigefimo, alias trigefimo, alias quadragefimo, alias autem fexagefimo. Indicia autem quibus illi cognofcantur, tria funt, gravitas, horror et febris praecedente, uti dixi, multo vehementior.

LIX.

Si vero fuppuratio fuerit in altero latere folum et vertere et condifcere oportet in his num aliquem habeat dolorem in altero latere et an alterum altero fit calidius et aegro in latus fanum decumbente, interrogare ipfum fi quod ei pondus defuper impendere videatur. Si enim hoc fuerit, in altero latere fuppuratio eft, in quo pondus affuerit.

Ὅτι διαφράττουσιν ὑμένες τὸν θώρακα διήκοντες ἀπὸ τοῦ στέρνου μέχρι τῆς ῥάχεως, ὡς δύο ποιεῖν αὐτοὺς κοιλότητας, ἐν ταῖς ἀνατομαῖς ἐμάθομεν. ὅθεν οὐδὲ κοινωνεῖ τὰ κατὰ τὸ ἕτερον μέρος ἐμπυήματα τοῖς κατὰ θάτερον, ὥσπερ ἐπὶ τῶν ἐντὸς τοῦ περιτοναίου. κατ' ἐκεῖνο μὲν γὰρ ἐν κύκλῳ πᾶσι τοῖς ἐντέροις περιῤῥεῖ τὸ πῦον, ἐνταῦθα δ' οὔτε τὸ κατὰ τὰ δεξιὰ μέρη τοῦ θώρακος εἰς τὰ ἀριστερὰ δύναται μετελθεῖν οὔτ' ἔμπαλιν ὅσον ἐν τοῖς ἀριστεροῖς ἐστιν εἰς τὰ δεξιὰ μεταῤῥυῆναι. διὰ ταῦτ' οὖν ἀξιοῖ καταμανθάνειν, εἴτε ἐξ ἀμφοτέρων τῶν μερῶν ἔχει τὸ πῦον ὁ κάμνων εἴτε κατὰ τὸ ἕτερον μόνον. ἐν μὲν γὰρ ταῖς περιπνευμονίαις εἰς ἐμπύημα τρεπομέναις κατ' ἄμφω μᾶλλον ἢ κατὰ θάτερον ἀθροίζεται τὸ πῦον, ἐν δὲ ταῖς πλευρίτισι κατὰ τὸ ἕτερον μέρος μᾶλλον, οὐ κατ' ἄμφω. διάγνωσις δὲ τοῦ πεπονθότος ἔκ τε τοῦ τῆς θερμασίας διαφόρου. θερμότερον γάρ ἐστι τὸ πεπονθὸς κἀκ τοῦ κατακλινόμενον τὸν ἄνθρωπον ἐπὶ τὸ ἀντικείμενον πλευρὸν αἰσθάνεσθαι βάρους ἐγκειμένου τῷ ὑψηλοτέρῳ μέρει. δῆλον

Exploratum habemus per anatomen membranas a pectore ad ſpinam protenſas thoracem diſtinguere ſic, ut geminos ſinus producant. Quo ſit ut vomicae, quae alteram partem infeſtant, reliquam pervadere non poſſint, uti fieri in illis ſolet, quae intra peritonaeum conſtitere. Siquidem in eo pus circum omnia inteſtina diffunditur, hic autem nec a dextra thoracis parte ad ſiniſtram nec rurſus quod in ſiniſtra continetur in dextram permeare poteſt. Quare praecipit ipſe ut ſciatur an pus utraque in parte ſit, an modo in altera. Namque ubi peripneumonia in ſuppurationem convertitur, pus vel utraque in parte vel in altera colligitur, per pleuritides autem alteram potius partem quam ambas occupat. Caeterum latus affectum deprehenditur tum ex caloris differentia, in quo enim malum eſt, id calidius eſt, tum quod homo in oppoſitum latus decumbens, pondus in ſuperiori parte ſen-

γὰρ ὅτι τὸ πῦον ἠθροισμένον ἐν τούτῳ τῷ μέρει τὴν τοῦ βάρους αἴσθησιν ἐργάζεται.

ξ'.

[651] *Τοὺς δὲ ξύμπαντας ἐμπύους γινώσκειν χρὴ τοῖσίδε τοῖς σημείοισι. πρῶτον μὲν εἰ ὁ πυρετὸς οὐκ ἀφίησιν, ἀλλὰ τὴν μὲν ἡμέρην λεπτὸς ἴσχει, τὴν δὲ νύκτα πλείων καὶ ἱδρῶτες πολλοὶ ἐπιγίνονται, βηχός τε θυμὸς ἐγγίνεται αὐτέοισι καὶ ἀποπτύουσιν οὐδὲν ἄξιον λόγου. καὶ οἱ μὲν ὀφθαλμοὶ ἔγκοιλοι γίνονται, αἱ δὲ γνάθοι ἐρυθήματα ἴσχουσι, καὶ οἱ μὲν ὄνυχες τῶν χειρῶν γρυποῦνται, οἱ δὲ δάκτυλοι θερμαίνονται καὶ μάλιστα ἄκροι. καὶ ἐν τοῖσι ποσὶν οἰδήματα γίνονται καὶ σιτίων οὐκ ἐπιθυμέουσι καὶ φλύκταιναι γίνονται ἀνὰ τὸ σῶμα.*

Ὅσοι πῦον ἀθρόον ἔχουσιν ἔνδον τοῦ σώματος, εἴτ' οὖν ἔτι περιεχόμενον ἐν τῷ φλεγμαίνοντι μορίῳ πρόσθεν εἴτε καὶ μετὰ τὸ ῥαγῆναι, δυνατόν ἐστιν ὀνομάζεσθαι τού-

tiat. Nam dubium non eft quin pus illa in parte collectum ponderis fenfum invehat.

LX.

At purulentos omnes hifce fignis cognofcere oportet. Primum quidem fi febris non dimittit, verum interdiu tenuis detinet, noctu vero major, et multi fudores oboriuntur, tuffesque et tuffiendi cupiditas ipfis ineft et nihil effatu dignum exfpuunt, oculique cavi fiunt, malas rubores obfident et ungues quidem manuum adunci evadunt, digiti vero fummi maxime incalefcunt et in pedibus tumores fiunt et cibos non appetunt et phlyctaenae per totum corpus nafcuntur.

Qui pus cumulatum intra corpus habent five adhuc in parte phlegmone laborante detinetur prius quam ipfa rumpatur, five etiam jam rupta fuppuratione effufum eft,

τους ἐμπύους. ἀλλ᾽ εἴθισται παρὰ τοῖς ἰατροῖς μόνους ἢ μάλιστα τοὺς κατὰ θώρακα καὶ πνεύμονα τὸ τοιοῦτον ἔχοντας πάθος ἐμπύους ὀνομάζεσθαι. περιέχεται δὲ μετὰ τὴν ῥῆξιν ἐν τῇ μεταξὺ θώρακός τε καὶ πνεύμονος χώρᾳ τὸ πῦον τοῦτο καὶ εἰ μὴ διὰ ταχέων ἀναπτυσθείη, φθινωδῶς ἀπόλλυνται, πυρέττοντες λεπτῶς μὲν, ἀεὶ δέ πως αὐξανομένης τῆς θερμασίας εἰς νύκτα· καὶ γίνεται τοῦτο πᾶσι τοῖς ἑκτικῶς πυρέττουσιν, οὐ τῷ τῆς διαθέσεως λόγῳ τῆς νυκτὸς αὐξανούσης αὐτοῖς τὸν πυρετὸν, ἀλλὰ κατά τι συμβεβηκὸς, ὅπερ ἐστὶ τοιοῦτον ἐν τοῖς καλουμένοις ἑκτικοῖς πυρετοῖς, αὐτὰ τοῦ ζώου τὰ στερεὰ μόρια διάπυρα γίνεται. κατὰ τοῦτ᾽ οὖν αὐτὸ ἀεὶ παραπλήσιος ὁ πυρετὸς ἐν ἑαυτῷ μένει τὴν θερμασίαν ἔχων, οἵαν περ ἡ τίτανος ἀμυδρὰν τοῖς ἁπτομένοις. ὅταν γοῦν φάγωσί τε καὶ πίωσιν, ὅμοιόν τι συμβαίνει τοῖς γινομένοις κατὰ τὴν τίτανον ὕδατι βραχεῖσαν, ὥστε τοὺς ἁπτομένους ἔξωθεν αἰσθάνεσθαι πολὺ θερμοτέρου τοῦ κάμνοντος. ἔδειξα δὲ τοῦτο πολλάκις ὑμῖν ἐπὶ τῶν ἀῤῥώστων, ἄλλοτ᾽ ἄλλῳ καιρῷ θρέψας τοὺς οὕτω

dici quidem recte poſſunt ἔμπυοι, hoc eſt ſuppuratione affecti, verum apud medicos receptum eſt eos dumtaxat aut potiſſimum ἐμπύους appellari, quibus in thorace et pulmone affectus iſte conſtiterit. Porro poſt ruptionem pus illud in medio thoracis pulmoniſque ſpatio continetur ac niſi protinus excreetur, aegros tabe conſumit. Hi autem leviter quidem ſebricitant, attamen calor noctu incrementum accipere videtur. Id quod omnibus accidere ſolet, qui ſebre hectica prehenſi ſunt, non quod nox febrem ipſis affectus ergo adaugeat, ſed ex aliquo accidenti quod eſt ejusmodi in iis ſebribus quae hecticae nuncupantur, partes ipſae animalis ſolidae ignem fervoremque concipiunt. Febris itaque ſibi ſimilis perpetuo manet, ejusque calor ut et calcis ad tactum obtuſus eſt, cibo autem ſumpto et potu multo evadit vehementior, ſicuti calx cui affuſa aqua eſt, quod quidem manifeſto illi ſentiunt, qui manum admoverint. Hoc autem ſaepe vobis in aegris oſtendi, qui ſebre illa correpti erant, diverſis temporibus

πυρέξαντας, ἵνα πεισθῆτε διὰ τὴν τροφὴν γίνεσθαι τοῦτ' αὐτοῖς, οὐ τῷ τῆς διαθέσεως λόγῳ. ἐναργῶς γὰρ φαίνεται συμμεταπίπτειν ἡ πυρετώδης θερμασία τοῖς καιροῖς τῆς τροφῆς, αὐτίκα μὲν ἐπὶ ταῖς προσφοραῖς τῶν σιτίων αὐξανομένη σφοδροτάτη τε ἑαυτῆς φαινομένη κατὰ τὴν ἀνάδοσιν αὐτῶν διὰ δὲ τὴν ἀῤῥωστίαν τῆς δυνάμεως ἱδρῶτες ἐπιγίνονται συνεχεῖς, διαφορουμένης τῆς ἀναδοθείσης τροφῆς. ἀλλὰ καὶ βῆξαι, φησὶ, θυμὸς αὐτοῖς γίνεται, τουτέστι προθυμία, καὶ ἀναπτύουσιν οὐδὲν ἄξιον λόγου. εἰ γὰρ ἔπτυον, οὐκ ἂν ἔμπυοι διέμενον. αἰτία δὲ τοῦ μηδὲν ἀναπτύειν ἄξιον λόγου τριττή· τοῦ πύου μὲν αὐτοῦ ἡ γλισχρότης καὶ πάχος, τοῦ δὲ περιέχοντος ὑμένος τὸν πνεύμονα πυκνότης, ἀῤῥωστία δ' ἐπὶ τούτοις τῆς τοῦ κάμνοντος δυνάμεως. αλλὰ καὶ οἱ ὀφθαλμοὶ, φησὶν, ἔγκοιλοι γίνονται, κοινόν τι τοῦτο τῶν χρονίων ἁπάντων πυρετῶν καὶ μάλιστα τῶν ξηραινόντων ἐπιφανῶς. ἐρυθραίνονταί τε τὰ μῆλα διὰ τὴν ἐν τῷ πνεύμονι θερμότητα καὶ διὰ τὰς βῆχας. ἄμφω γὰρ ταῦτα θερμαίνει, τό τε πρόσωπον καὶ ὅλην τὴν κεφαλήν. ἀπό τε

cibum ipſis exhibens, ut crederetis id a cibo, non a morbo procedere. Cernitur enim evidenter febrilis calor ad cibi tempora inclinari et nutare, quippe qui dum ipſe cibus ſumitur, increſcere, dum digeritur in corpus ſe ipſo vehementior fieri videatur. Caeterum propter imbecillitatem virium ſudores frequenter oriuntur, per halitum abeunte alimento quod digeſtum fuit. Quin etiam tuſſis et tuſſiendi cupiditas infeſtant et pene nihil exſpuunt. Nam ſi ſpuerent, non eſſent purulenti. Quod autem nihil prope ſputi rejiciant, cauſa triplex eſt, lentor et craſſities ipſius puris, denſitas membranae quae pulmonem complectitur et praeterea virium aegrotantis imbecillitas. Sed et oculos dicit cavos fieri, id quod febribus omnibus inveteratis commune eſt et iis maxime quae vehementer exſiccant. Malae quoque rubent a calore pulmonis et tuſſi. Haec enim ambo tum faciem tum caput univerſum excaleſaciunt. Ad haec vapores in eas feruntur ex fluxione, quae in

τοῦ κατασκήψαντος εἰς τὸν πνεύμονα ῥεύματος, ἀτμῶν ἀναφερομένων εἰς αὐτά. οἱ δ' ὄνυχες γρυποῦνται τῶν στηριζουσῶν αὐτοὺς ἑκατέρωθεν σαρκῶν ἐκτηκομένων. [652] οἱ μὲν οὖν δάκτυλοι καίτοι καταψυχόμενοι τοὐπίπαν ἐπὶ τῶν χρονίως νοσούντων ὅμως ἐν πᾶσι τοῖς ἑκτικοῖς πυρετοῖς θερμοὶ διαμένουσιν, ἐπειδὴ κατειλήφασιν οὗτοι τὰ στερεὰ μάλιστα μόρια τοῦ σώματος· κατά γε μὴν ἄκρους ἑαυτοὺς ἐναργέστερον φαίνονται θερμότεροι, οὐκ ἐκ τῶν ἔξω μερῶν, ἀλλ' ἐκ τῶν ἔνδον, ἔνθα τὸ σαρκῶδες αὐτῶν ἐστι. καὶ ἡ αἰτία πρόδηλος, εἴ γε μεμνήμεθα τῶν ἐπὶ ταῖς προσφοραῖς εἰρημένων. ἔνθα γὰρ ὑγρότης ἢ δαψιλεστέρα σαφέστερον ἐν τούτοις χωρίοις ἡ θερμασία φαίνεται. προήκοντός γε μὴν τοῦ χρόνου καὶ οἱ πόδες αὐτῶν οἰδίσκονται, τῆς τοῦ σώματος ὅλου νεκρώσεως ἐκεῖθεν ἀρχομένης, ὡς ἂν ποῤῥωτάτω κειμένων μορίων τῆς ἀρχῆς. τηνικαῦτα ἤδη καὶ ἀνόρεκτοι γίνονται, νεκρουμένης δηλονότι τῆς ὀρεκτικῆς δυνάμεως ἅμα ταῖς ἄλλαις· καὶ φλύκταιναί τινες ἐπιγίνονται διαβρωτικῶν ἰχώρων ἀθροιζομένων ἐν σώματι. τοιαύτην

pulmonem decubuit. Fiunt autem adunci ungues abſumpta qua firmantur utrimque carne. Digiti vero quamvis per omnes veteres morbos refrigerentur, attamen in omnibus febribus hecticis calidi permanent, propterea quod illae ſolidas corporis partes maxime occuparunt. Et hi ſane extrema ſui parte non extra quidem, ſed intra ubi ipſorum caro eſt, ſentiuntur manifeſto calidiores. Cujus rei perſpicua protinus cauſa eſt, ſi eorum quae de exhibitione cibi diximus, recordamur. Nam quo loco plus eſt humiditatis, illic etiam calor copioſius exuberat. Porro in pedibus morbo trahente tumores excitantur, quod ab illis primum totius corporis incipiat interitus, ut a partibus longiſſime a principio diſtantibus. Jam tum ipſis concidit appetitus, exſtincta ſcilicet una cum aliis appetendi facultate. Puſtulae etiam aliquae oriuntur, rodenti ſanie in corpore coacervata. Sic enim eas libro ſecundo

γὰρ αὐτῶν ὁ Ἱπποκράτης ἐδίδαξε τὴν γένεσιν εἶναι ἐν τῷ δευτέρῳ τῶν ἐπιδημιῶν ἡνίκα φησίν· ἐπιγίνονται (149) μὲν ἐν τῷ δέρματι ἰχῶρες, ἐγκαταλαμβανόμενοι δὲ θερμαίνονται. οἱ γὰρ ἰχῶρες οὗτοι τὸ μὲν ἄλλο τοῦ δέρματος ὅσον μανώτερόν ἐστι διεξερχόμενοι κατὰ τὸ ἔξω πέρας αὐτοῦ πυκνότερον ὂν ἴσχονται. διϊστᾶσι δὲ τοῦτο καὶ ἀφιστᾶσιν ἀπὸ τοῦ ἔνδον ἀθροιζόμενοί τε κατ᾽ αὐτὸ τὰς φλυκταίνας ἐργάζονται.

ξα'.

Ὁκόσα μὲν οὖν ἐγχρονίζει τῶν ἐμπυημάτων ἔχει τὰ σημεῖα ταῦτα καὶ πιστεύειν αὐτέοισι χρὴ κάρτα. ὁκόσα δὲ ὀλιγοχρόνιά ἐστιν, ἐπισημαίνεσθαι τουτέων ἤν τι ἐπιφαίνηται οἷα καὶ τοῖσιν ἐν ἀρχῇσι γινομένοισιν ἅμα δὲ καὶ ἤν τι δυσπνούστερος ᾖ ὁ ἄνθρωπος.

Καλῶς εἶπε πιστεύειν χρῆναι τοῖς τῶν χρονιζόντων ἐμπυημάτων σημείοις. οὕτω γάρ ἐστιν ἰσχυρὰ τὴν δύναμιν,

epidemion Hippocrates docuit generari, hunc in modum fcribens: *fanies quidem in cute fupervenit, illic autem detenta incalefcit. Haec enim fanies quum rariffimam cutis partem pertranfierit, in extima ipfius fuperficie, quae denfior eft, impingitur, hanc autem illa ab illa interna cute dirimit et fejungit atque in ea collecta puftulas fufcitat.*

LXI.

Quaecunque igitur diuturnae funt fuppurationes ifta habent figna et iis admodum fidendum eft; quae vero pauci funt temporis, his fignis deprehendere oportet, fi quid eorum appareat, qualia et iis quae inter initia fiunt; fimul autem et fi aliquanto difficilius fpiret homo.

Recte dixit veterum fuppurationum fignis fidem adhibendam effe. Nam vires tantas habent, ut nullam du-

ὡς μηδεμίαν ἀμφιβολίαν ἑαυτοῖς ἀπολείπεσθαι. τὰ δ' ὀλιγοχρόνια γνωρίζεσθαι διὰ τῶν ἔμπροσθεν εἰρημένων· ἤν δ' ἐκεῖνα, τὸ ῥῖγος καὶ ὁ πυρετὸς καὶ τὸ βάρος εἴτε τι τῶν ἐπὶ τοῖς χρονίοις εἰρημένων ἤδη φαίνοιτο καὶ εἰ δυσπνούστερος ὁ κάμνων γένοιτο παρὰ τὸ πρόσθεν, ἀνάγκη γὰρ τοῦτο συμβαίνειν διὰ τὴν στενοχωρίαν τοῦ πνεύμονος, ὅταν καταλάβῃ τὰς κενὰς χώρας τοῦ θώρακος τὸ πῦον.

ξβ'.

Τὰ δὲ ταχύτερον αὐτέων καὶ βραδύτερον ῥηγνύμενα τοῖσδε γινώσκειν χρή· ἢν μὲν ὁ πόνος ἐν ἀρχῇσι γένηται καὶ ἡ δύσπνοια καὶ ἡ βὴξ καὶ ὁ πτυελισμὸς διατείνει ἐς τὰς εἴκοσιν ἡμέρας ἔχων, προσδέχεσθαι τὴν ῥῆξιν ἢ καὶ ἔτι ἔμπροσθεν. ἢν δὲ ἡσυχέστερος ὁ πόνος εἴη καὶ τἄλλα πάντα κατὰ λόγον, τουτέοισι προσδέχεσθαι τὴν ῥῆξιν ἐς ὕστερον, προσγίνεσθαι δὲ ἀνάγκη καὶ πόνον καὶ δύσπνοιαν καὶ πτυελισμὸν πρὸ τῆς τοῦ πύου ῥήξεως.

bitandi anſam relinquant. Quae vero breves ſunt, aliis ante dictis cognoſcuntur, nempe horrore, febre et gravitate et iis praeterea, quae jam de longis explicata ſunt; ad haec ſi aeger ſpiritum difficilius quam ante trahat. Id enim neceſſario accidit propter pulmonis anguſtiam, quam pus vacua thoracis ſpatia occupans parit.

LXII.

At ex his quae celerius aut tardius rumpuntur, his ſignis cognoſcere oportet; ſi dolor quidem per initia oriatur et ſpirandi difficultas ac tuſſis et ſputatio perſeverans ad vigeſimum diem obſideat, exſpectare ruptionem vel etiamnum prius oportet, ſi vero quietior ſit dolor et pro hujus ratione caetera omnia iſtis exſpectare ruptionem poſterius. Praeterea vero et dolorem et dyſpnoeam et ſputationem ante puris eruptionem oboriri neceſſe eſt.

[653] Ἐξ ὧν ὅτι ῥαγῆναι κίνδυνός ἐστι τὸ διαπυϊσκόμενον, ἔνεστί σοι προγινώσκειν ἐκ τούτων καὶ ὅτι θᾶττον. ἔστι δὲ ταῦτα πόνος καὶ δύσπνοια καὶ βὴξ καὶ πτυελισμός. ἐὰν μὲν οὖν συνεχῆ τε γίνηται καὶ ἰσχυρὰ, ταχεῖαν ἔσεσθαι σημαίνει τὴν ῥῆξιν, ἐὰν δὲ μήτε συνεχῆ μήτε ἰσχυρὰ, χρονιωτέραν. ἀνάγκη δὲ διαβιβρωσκομένου τοῦ περικειμένου τῷ πύῳ σώματος ὑπὸ τῆς δριμύτητος αὐτοῦ, πόνον μὲν γενέσθαι δι' αὐτὸ τοῦτο, βῆχα δὲ καὶ πτυελισμὸν ἰχῶρός τινος ἤδη λεπτοῦ διεξερχομένου τὸ περιέχον σῶμα. δυσπνοοῦσι δὲ καὶ δι' ὅλην μὲν τοῦ νοσήματος τὴν κατάστασιν, ἐξαιρέτως δὲ διὰ τὴν προσγινομένην ὀδύνην.

ξγ'.

Περιγίνονται δὲ τουτέων μάλιστα μὲν οὓς ἂν ἀφῇ ὁ πυρετὸς αὐθημερὸν μετὰ τὴν ῥῆξιν καὶ σιτίων ταχέως ἐπιθυμέωσι καὶ δίψης ἀπηλλαγμένοι ἔωσι, καὶ ἡ γαστὴρ σμικρά τε καὶ ξυνεστηκότα ὑποχωρέῃ, καὶ τὸ πῦον λευκὸν

Ex iisdem notis quae vomicae ruptionem periculofam esse ostendunt, intelliges etiam an ferius erumpere debeat. Sunt autem istae: dolor, fpiritus difficultas, tuffis et fcreatus. Quae quidem fi et perpetuo et vehementer infeftant, cito futuram folutionem portendunt. Si vero nec perpetuo nec vehementer urgent tardius. Caeterum dum puri vicinum corpus ipfum acrimonia eroditur, dolorem excitari neceffe eft, fanie autem aliqua jam tenui per corpus id in quo conclufum pus eft, transeunte, tuffim et fcreatum. Spiritum autem illi difficulter trahunt quum per totam morbi conftitutionem, quum maxime propter recens obortum dolorem.

LXIII.

Superfunt autem ex his potiffimum, quos febris eodem poft ruptionem die dimiferit et qui cibos celeriter appetant et fiti liberati fint; et venter tum exigua tum compacta dejiciat et pus album et laeve et ejusdem coloris fit et

τε καὶ λεῖον ὁμόχροον ᾖ καὶ φλέγματος ἀπηλλαγμένον καὶ ἄτερ πόνου τε καὶ βηχὸς ἰσχυρῆς ἀνακαθαίρηται. ἄριστα μὲν οὖν οὕτως καὶ τάχιστα ἀπαλλάσσουσιν. ἢν δὲ μὴ, οἷσιν ἂν ἐγγυτάτω τουτέων γίνονται. ἀπόλλυνται δὲ οἷσιν ἂν ὅ τε πυρετὸς αὐθημερὸν μὴ ἀφείη, ἀλλὰ δοκέων αὐτέους ἀφιέναι, αὖθις φαίνηται ἀναθερμαινόμενος, καὶ δίψαν μὲν ἔχωσι, σιτίων δὲ μὴ ἐπιθυμέωσι, ἡ κοιλίη ὑγρὴ ᾖ καὶ τὸ πῦον χλωρὸν καὶ πέλιον πτύῃ ἢ φλεγματῶδες καὶ ἀφρῶδες. ἢν ταῦτα πάντα γίνηται, ἀπόλλυνται. ὁκόσοισι δ' ἂν τουτέων τὰ μὲν ἐπιγένηται, τὰ δὲ μὴ, οἱ μὲν αὐτέων ἀπόλλυνται, οἱ δὲ ἐν πολλῷ χρόνῳ περιγίνονται. ἀλλ' ἐκ πάντων τῶν τεκμηρίων τῶν ἐόντων ἐν τουτέοισι σημαίνεσθαι καὶ τοῖσιν ἄλλοισιν ἅπασιν.

Οὗτος ἅπας ὁ λόγος ὁ ἀπὸ ταύτης τῆς λέξεως ἀρχόμενος ὅλος ἐστὶ σαφὴς τοῖς μεμνημένοις τῶν ἔμπροσθεν εἰρημένων. ὑπερβὰς οὖν αὐτὸν ἐπὶ τὰ συνεχῆ μεταβήσομαι.

---

a pituita liberum et citra dolorem et tuſſim vehementem expurgetur. Sic quidem optime et celerrime liberantur, ſin minus, hi quibus proxima his contigerint. Intereunt vero quos et febris eodem die non dimiſerit, ſed quum videntur dimiſiſſe, iterum recaleſcens appareat et ſitim quidem habuerint, cibos vero non appetiverint et alvus liquida fuerit, puſque ex viridi pallidum et lividum exſpuerint aut pituitoſum aut ſpumoſum. Si haec omnia contigerint, intereunt. At quibus ex his quaedam acceſſerint, quaedam non, ipſorum quidam intereunt, quidam etiam multo poſt tempore ſuperſtites evadunt. Verum ex omnibus ſignis quae adſunt tum in his tum in aliis omnibus conjecturam facere oportet.

Tota haec ſententia ab hac dictione incipiens plane perſpicua eſt iis qui quae ante dicta ſunt memoria tenent. Quare ea omiſſa ad reliqua progrediar.

ξδ'.

Ὁκόσοισι δὲ ἀποστάσιες γίνονται ἐκ τῶν περιπνευμονικῶν νοσημάτων παρὰ τὰ ὦτα καὶ ἐκπύουσιν ἐς τὰ κάτω χωρία καὶ συριγγοῦνται, οὗτοι περιγίνονται.

Τὸ συριγγοῦνται μόνον ἀσαφές ἐστιν ἐν ταύτῃ τῇ ῥήσει κατὰ μεταφορὰν εἰρημένον. αἱ γάρ τοι σύριγγες αἱ κυρίως ὀνομαζόμεναι, ταῦτα δὴ τὰ μουσικῶν ὄργανα, προμήκεις ἔχουσι κοιλότητας· αἷς ὅταν ἐν τοῖς τῶν ζώων σώμασιν ὅμοιαι παρὰ φύσιν γεννῶνται, διὰ τῆς αὐτῆς προσηγορίας δηλοῦνται. δοκεῖ δή μοι καὶ νῦν ὁ Ἱπποκράτης διὰ τὸ τῆς διεξόδου πρόμηκες κεχρῆσθαι τῷ συριγγοῦνται ῥήματι. [654] *τὸ δὲ σύμπαν τοῦ λόγου κεφάλαιόν ἐστι περὶ τῶν ἐπιγινομένων τοῖς περιπνευμονικοῖς ἀποστάσεων, ἐνίοτε μὲν εἰς τοὺς ὑπὸ τοῖς ὠσὶν ἀδένας, ἐνίοτε δὲ εἰς τὰ κάτω τοῦ θώρακος χωρία.*

LXIV.

Quibuscunque ex peripneumonicis morbis abfceffus ad aures fiunt et ad inferiores partes fuppurant fiftulamque gignunt, hi fuperftites evadunt.

Fiftulae folum nomen in hac fententia obfcurum eft, dicitur autem per metaphoram. Nam quae fiftulae proprie vocantur, illae, inquam, quibus utuntur mufici, longos habent finus; quibus fi qui fimiles in corporibus animantium oriantur, eodem defignantur nomine. Et mihi quidem Hippocrates propter viae, qua pus fertur, longitudinem fiftulae nomen videtur ufurpaffe. Eft autem totius fententiae caput de abfceffibus qui peripneumonicis fupervenlunt, interdum in adenas qui fub auribus funt, interdum in partes thoraci fubjectas.

ξε'.

Ὑποσκέπτεσθαι δὲ χρὴ καὶ τὰ τοιαῦτα ᾧδε, ἣν ὅ τε πυρετὸς ἔχῃ καὶ ἡ ὀδύνη μὴ πεπαυμένη ᾖ καὶ τὸ πτύελον μὴ ἐκχωρέῃ κατὰ λόγον μηδὲ χολώδεες αἱ τῆς κοιλίης διαχωρήσιες μηδὲ εὔλυτοί τε καὶ ἄκρητοι γίνωνται καὶ μηδὲ τὸ οὖρον κάρτα πουλύ τε καὶ παχὺ καὶ πολλὴν ὑπόστασιν ἔχον. ὑπηρετεῖται δὲ περιεστηκῶς ὑπὸ τῶν λοιπῶν πάντων τῶν περιεστηκότων σημείων, τουτέοισι χρὴ τὰς τοιαύτας ἀποστάσιας ἐλπίζειν ἔσεσθαι.

Τὰς προειρημένας ἀποστάσεις ὅπως ἄν τις προγινώσκοι διδάσκει διχῇ τεμὼν τὸν λόγον. ὡς τὸ μὲν πρῶτον (150) αὐτοῦ μέρος εἶναι διδασκαλίαν τοῦ γενήσεσθαι τὴν ἀπόστασιν, τὸ δὲ δεύτερον διορίζεσθαι, πότερον ἄνωθεν τοῦ θώρακος εἰς τοὺς ὑπὸ τοῖς ὠσὶν ἀδένας ἢ κάτω τῶν φρενῶν. ἀρξόμεθα οὖν καὶ ἡμεῖς ἀπὸ τοῦ προτέρου μέρους, ἐν ᾧ κεφάλαιόν ἐστι δύσπεπτον μὲν εἶναι τὸ νόσημα, μὴ μέντοι θανατῶδες. οὔτε γὰρ ἐὰν εὔπεπτον ᾖ, δι' ἀποστάσεως,

LXV.

Ista vero hunc in modum consideranda sunt. Si febris detineat, neque dolor sedatus sit neque sputum ex ratione procedat neque biliosae alvi dejectiones neque solutu faciles neque sincerae fiant neque urina admodum multa et crassa et copiosum habens sedimentum. Observatur autem superstes futurus ab omnibus reliquis salutaribus signis, his oportet tales abscessus futuros sperare.

Docet quomodo ante dicti abfceffus praevideri poffint divifa in duas partes demonftratione, quarum priore quidem futurum abfceffum oftendit, pofteriore vero diftinguit fuprane thoracem in adenas, qui fub auribus funt, an fub transverfo fepto debeat excitari. Et nos igitur priorem partem tractemus, in qua hoc caput eft, morbum aegre quidem concoqui poffe, nec tamen effe mortiferum. Nam fi facile concoquatur, non per abfceffum, fed per

ἀλλ' ἤτοι δι' ἐκκρίσεως ἢ κατὰ βραχὺ λυθήσεται πεπανθέν. οὔτε ἂν ὀλέθριον ὑπάρχῃ, γενήσεταί τις ἀπόστασις ἀγαθή μέσον οὖν αὐτὸ χρὴ τῶν τε ἐπιεικῶν εἶναι καὶ τῶν ὀλεθρίων. ὅθεν εἰκότως ὁ Ἱπποκράτης ἔνια μὲν αὐτῶν τῶν γνωρισμάτων ἔγραψεν ἐκ τῶν κακῶν σημείων, ἔνια δὲ ἐκ τῶν ἀγαθῶν, ἃ κατὰ μέρος ἤδη σοι δίειμι, τὴν ἀρχὴν ἀπὸ τοῦ πρώτου ποιησάμενος, ὑπὲρ οὗ πρώτου κατὰ λέξιν οὕτω φησίν· ἢν ὁ πυρετὸς ἔχῃ, τουτέστι κατείληφε τὸν ἄνθρωπον, ὡς εἰς ἀπυρεξίαν μηδέποτε ἀφικνεῖσθαι καὶ ἡ ὀδύνη μὴ πεπαυμένη ᾖ· παυσαμένης γὰρ αὐτῆς οὐκ ἀποστάσεώς ἐστι χρεία τις ἔτι πρὸς τὴν λύσιν, ὡς ἐπιεικοῦς τοῦ νοσήματος ὄντος. καὶ τὸ πτύελον, φησί, μὴ ἐγχωρέῃ κατὰ λόγον, οὐδὲ γὰρ ὅλως ἀποστάσεως δεηθήσεται τὸ νόσημα διὰ τῶν πτυσμάτων ἀεὶ ἐκκαθαιρόμενον, εἶτ' ἐφεξῆς μηδὲ χολώδεες αἱ τῆς κοιλίης διαχωρήσιες. εἴρηται γάρ σοι καὶ πρόσθεν ὡς ἐν τοῖς χολώδεσι νοσήμασιν αἱ ἀποστάσιες οὐ γίνονται. χρὴ γὰρ ὠμὴν καὶ παχεῖαν εἶναι τὴν τῶν χυμῶν ὕλην, ἵν' εἴς τε χρόνον πλείονα ἐκπέσῃ τὸ νόσημα καὶ μὴ δι' ἐκκρίσεως, ἀλλ' ἤτοι δι' ἀποστάσεως ἢ μόνης πέψεως

vacuationem aut paulatim concoctus deſinet, ſi vero mortiferus eſt, non poteſt ullus abſceſſus bonus exoriri. Itaque illum inter faciles et pernicioſos medium eſſe oportet, eamque ob rem Hippocrates notas alias quidem bonas, alias vero malas aſſignavit, quas ego jam tibi ſigillatim exponam a prima exorſus, quam ille initio propoſuit his verbis: *ſi febris detinet*, id eſt prehendit hominem, ut integrum nunquam corpus dimittat. *Et ſi dolor finitus non eſt*; hic enim ſi ceſſavit, utique abſceſſu non eſt opus, quo morbus placidus et facilis abigatur. Atque *ſi ſputum*, inquit, *bono modo non editur*, neque enim oportebit abſceſſum ex eo morbo fieri, quem ſputa perpetuo repurgant. Scribit deinde: *ſi alvus bilioſa non deſcendit*. In morbis enim bilioſis non naſci abſceſſus ante tibi oſtendimus. Siquidem humores crudos et craſſos eſſe oportet, ut in longum tempus porrigatur morbus nec vacuatione, ſed vel abſceſſu vel ſola concoctione remedium inveniat.

ἰαθῇ. τὸ δὲ ἐφεξῆς τῷδε τινὲς μὲν οὕτω γράφουσι· μηδ᾽ εὔλυτοι καὶ ἄκρητοι γίνωνται, ὥσπερ ἔφη, μηδὲ χολώδεες αἱ τῆς κοιλίης διαχωρήσιες, οὕτω μηδὲ εὔλυτοι καὶ ἄκρητοι γίνωνται, τοῦ μὲν ἀκρήτου πρὸς τὰς ἀμίκτους τῶν ἄλλων χυμῶν τινι ἀναφερομένου διὰ τὸ μίαν ἔχειν αὐτὰς ποιότητα τὴν τῶν χολωδῶν, τοῦ δὲ μηδ᾽ εὔλυτοι πρὸς τὸ πλῆθος τῶν ἐκκρίσεων, ὡς εἴτε καὶ χολώδεις εἶεν καὶ εὔλυτοι δι᾽ ἐκκρίσεως μᾶλλον ἢ δι᾽ ἀποστάσεως ἐσομένης τῆς κρίσεως. ἔνιοι δὲ ἐναντίως γράφουσι τὴν λέξιν ᾧδε· μηδὲ χολώδεες αἱ τῆς κοιλίης διαχωρήσιες εὔλυτοι δὲ καὶ ἄκρητοι γίνωνται· εὐλύτους μὲν εἶναι βουλόμενοι τὰς συμμέτρως ὑπερχομένας, ἀκρήτους δὲ τὰς ὑδατώδεις καὶ ἀμίκτους. ἐῤῥέθη γὰρ ἔμπροσθεν ὡς τὸ ἄκρητον ἐπὶ τῆς ἀμίκτου λέγεται ποιότητος. [655] ἀποφήσας οὖν ὁ Ἱπποκράτης, φασὶ, τὰς χολώδεις διαχωρήσεις ἐπὶ τῶν ἀκράτων, ὅπερ ἐστὶν ἀμίκτους καὶ οἷον ἄκρας κατὰ μίαν ποιότητα, δῆλός ἐστι τὰς ὑδατώδεις λέγων, αἵπερ ἀπεπτοί εἰσι καὶ διὰ τοῦτο χρόνου δέονται πρὸς τὴν πέψιν, ἐν ᾧ καὶ αἱ ἀποστάσεις

Quod autem poſtea ſequitur, alii ſcribunt hunc in modum: *nec ſolutu facilis nec ſincera deſcendit*; ut quemadmodum dixit: *nec bilioſa, ſic nec ſolutu facilis nec ſincera deſcendat.* Interpretantur autem ſinceram, quae nullius alterius humoris eſt particeps, propterea quod unam modo qualitatem habeat, quae bilioſis ineſt; facilem autem ſolutu de copia vacuationis intelligunt, adeo ut ſi alvus bilioſa ſit et ſolutu facilis, criſis per vacuationem potius quam per abſceſſum exſpectari debeat. Alii vero contra ſcribunt hunc in modum: *ſi alvus non bilioſa, ſed ſolutu facilis et ſincera deſcendit*, ſolutu quidem facilem appellantes, quae modo convenientia reddit, ſinceram vero aquoſam atque impermixtam. Diximus enim antea impermixtam qualitatem ſinceram vocari. Itaque, ajunt illi, quum Hippocrates alvum bilioſam a ſincera, hoc eſt immixta et una tantum qualitate inſigni ſejunxerit, non eſt dubium quin aquoſam, quae cruda ſane eſt et ſpatium, quo abſceſſus creari ſolent, ad concoctionem requirit, in-

γίνονται. τὰ μὲν γὰρ ὀξέα δι᾽ ἐκκρίσεων μᾶλλον εἴωθε κρίνεσθαι, τὰ δὲ χρονίζοντα δι᾽ ἀποστάσεως. ἀλλὰ περὶ μὲν τῆς ἐν ταῖς εἰρημέναις γραφαῖς διαφορᾶς ἔνεστί σοι καὶ αὖθις ἐπισκέψασθαι κατὰ πολλὴν σχολήν. ἐν δὲ τῷ παρόντι τὴν ὅλην τοῦ λόγου σύνοψιν, ὡς εἰς τὰ τῆς τέχνης ἔργα λαβεῖν ἐξ αὐτῆς τὸ χρησιμώτατον, ἐγώ σοι δίειμι. πρόκειται μὲν οὖν αὐτῷ τεκμήρασθαί τι περὶ τῶν εἰς ἀπόστασιν ὁρμησάντων νοσημάτων. εἶναι δὲ ταῦτα χρὴ πάντως μὲν ἐξ ὠμῶν καὶ παχέων χυμῶν, οὐ μὴν ὀλεθρίων γε. τὰ γὰρ τοιαῦτα χρονίζοντα ποιεῖσθαι δεῖ τὰς ἀποστάσεις, εἴ γε μὴ κατὰ σύμπεψιν, οὕτω γὰρ ὀνομάζειν ἔθος ἐστὶ τοῖς ὑφ᾽ Ἱπποκράτους ἡ λύσις αὐτῶν γενέσθαι φθάσει. γνώρισμα δέ σοι τῆς πέψεως ἔσται τὸ οὖρον αὐτό τε πολὺ γινόμενον, ὑπόστασίν τε πολλὴν ἔχον. ᾧ δ᾽ ὑπόστασίς ἐστι πολλὴ, τοῦτο πάντως ἐστὶ καὶ αὐτὸ παχύτερον τοῦ κατὰ φύσιν. εἰκότως οὖν ἐγένετο διττὴ γραφὴ κατὰ λέξιν, ἐνίων μὲν οὕτω γραψάντων, μηδ᾽ οὖρον πολύ τε καὶ παχὺ καὶ ὑπόστασιν ἔχον πολλὴν, ἐνίων δὲ μηδ᾽ οὖρον πολὺ κάρτα καὶ ὑπόστασιν πολλὴν ἔχον.

---

telligat. Morbi namque acuti potius per vacuationem, longi vero per abfceffum judicari confuevere. Verum utriusque lectionis differentiam potes rurfus in ocio expendere. Nunc autem tibi totius fententiae argumentum, quo ufum quem ad medendum praeftat, confequaris, breviter proponam. Inftituit quidem Hippocrates morbos, qui in abfceffus vertuntur, praefagire. Sed hos quidem humoribus crudis, craffisque conftare neceffe eft nec tamen mortiferis. Hi enim fi diutius trahant, abfceffus committunt, nifi prius per concoctionem, quam σύμπεψιν Hippocratis fectatores nuncupare folent, folvatur. Caeterum concoctionis teftimonium erit urina copiofa et quae plurima habet fubfidentia. At in qua multa fubfidunt, naturali utique craffior eft. Quare locus hic haud temere gemino fcriptus eft modo. Sic enim quidam fcripfere: *fi urina nec admodum multa nec craffa eft nec plurima habet fedimenta.* Alii vero ita: *fi urina nec admodum multa eft nec plurima habet fedimenta.*

ξστʹ.

Γίνονται δὲ αἱ μὲν ἐς τὰ κάτω χωρία οἷσιν ἂν περὶ τὰ ὑποχόνδρια τοῦ φλέγματός τι ἐγγίνηται, αἱ δὲ ἄνω οἷσιν ἂν τὸ μὲν ὑποχόνδριον λαπαρόν τε καὶ ἀνώδυνον διατελέῃ· δύσπνοον δέ τινα χρόνον γενόμενον παύσηται ἄτερ φανερῆς προφάσιος ἄλλης.

Προφάσεις εἴωθεν ὀνομάζειν ὁ Ἱπποκράτης τὰς φανερὰς αἰτίας. ὅταν οὖν ἐξαίφνης γενομένη δύσπνοια κατὰ τὰς προειρημένας διαθέσεις ἐξαίφνης πάλιν παύσηται καὶ τὸ γενέσθαι καὶ τὸ παύσασθαι χωρὶς φανερᾶς αἰτίας ἔχουσα, τὴν ἐπὶ κεφαλὴν ῥοπὴν ἐνδείκνυται τῶν χυμῶν, ὥσπερ πάλιν τὴν ἐπὶ τὰ κάτω θερμασία τις ἐν τοῖς ὑποχονδρίοις ἐπιφανής. οὐ γὰρ δὴ τὸν χυμόν γε τὸν φλεγματικὸν ἡγεῖσθαι χρὴ νῦν ὑπ᾽ αὐτοῦ λέγεσθαι, κατὰ τὴν λέξιν ἐν ᾗ φησιν, οἷς δ᾽ ἂν κατὰ τὸ ὑποχόνδριον τοῦ φλέγματος ἐγγίνηται. πολλῷ γὰρ ἄμεινον ἀκούειν ἐπὶ τῆς παρὰ φύσιν θερμασίας τῆς φλογώδους εἰρῆσθαι τὸ φλέγμα. γίνεται δὲ

LXVI.

At oboriuntur abfceffus hi quidem ad inferiores regiones quibus circa hypochondria phlegmatis aliquid affuerit, illi vero ad fuperiores quibus hypochondrium molle et doloris expers permanferit; et quum difficultas fpirandi aliquamdiu facta citra aliam evidentem caufam quieverit.

Evidentes caufas Hippocrates *προφάσεις* folet appellare. Itaque fi quando oborta repente in his affectibus fpirandi difficultas rurfus fubito conquiefcit, atque ut coepit, fic etiam fine evidenti caufa definit, humores in caput repere oftendit, ficut rurfus in partes inferas defcendere teftatur calor aliquis in praecordiis aperte excitatus. Sic enim interpretari oportet nec putare pituitofum humorem defignari *τοῦ φλέγματος* nomine, quo ufus eft Hippocrates hoc loco, fcribens iftum in modum: *quibus aliquid phlegmatis circa hypochondria adfit.* Siquidem magis convenit *τὸ φλέγμα* calorem praeter naturam conceptum figni-

αὕτη δι' ἐρυσίπελας ἢ τὴν ἰδίως ὀνομαζομένην φλεγμονήν. εἰ δέ γε τοὐναντίον εἴη λαπαρὸν μὲν καὶ ἀνώδυνον τὸ ὑποχόνδριον. ἡ δ' ἄνω ῥοπὴ τῶν χυμῶν ὑπὸ τῆς προειρημένης δυσπνοίας δηλουμένη τὴν ἀπόστασιν γενήσεσθαι ἄνω προσδέχου.

ξζ'.

[656] *Αἱ δὲ ἀποστάσιες αἱ ἐς τὰ σκέλεα ἐν τῇσι περιπνευμονίῃσι τῇσιν ἰσχυρῇσί τε καὶ ἐπικινδύνοισι λυσιτελέες μὲν πᾶσαι· ἄρισται δὲ αἱ τοῦ πτυέλου ἐν μεταβολῇ ἤδη ἐόντος γινόμεναι. εἰ γὰρ τὸ οἴδημα καὶ ἡ ὀδύνη γίνοιτο, τοῦ πτυέλου ἀντὶ ξανθοῦ πυώδεος γινομένου καὶ ἐκχωρέοντος ἔξω, οὕτως ἂν ἀσφαλέστατα ὅ τε ἄνθρωπος περιγίνοιτο καὶ ἡ ἀπόστασις ἀνώδυνος τάχιστα ἂν παύσαιτο. ἢν δὲ τὸ πτύελον μὴ ἐκχωρέῃ καλῶς, μηδὲ τὸ οὖρον ὑπόστασιν ἀγαθὴν ἔχον φαίνοιτο, κίνδυνος χωλὸν γενέσθαι τὸ ἄρθρον ἢ πολλὰ πράγματα παρασχεῖν.*

ficare. Hunc autem vel eryfipelas vel proprie dicta phlegmone accendit. Si vero contra acciderit et praecordia quidem gracilia dolorisque expertia fint, humores autem furfum efferantur, id quod praedicta fpirandi difficultas declarat, in fuperioribus partibus abfceffum exfpecta.

LXVII.

At abfceffus qui ad crura fiunt peripneumonicis tum vehementibus tum periculofis, omnes fane utiles funt. Optimi vero qui quum fputum in mutatione jam eft, fiunt. Si namque et oedema et dolor fuboriatur, ac fputum pro flavo purulentum fit, ac foras prodeat, ita fecuriffime et homo fuperftes evadet et abfceffus citra dolorem celerrime fedabitur. At fi fputum non probe excernatur neque urina bonum fedimentum habere videatur, periculum eft claudum fieri articulum aut multum moleftiarum exhibiturum.

Ἐπὶ τῶν ἰσχυρῶν περιπνευμονιῶν ἀποστάσεις ἐς τὰ σκέλη γίνεσθαι πάντως μὲν ἀγαθόν ἐστιν, εἴ γε δὴ παντὸς μᾶλλον ἀληθὲς ὑπάρχει τὸ κατὰ τὸ δεύτερον τῶν ἐπιδημιῶν ὑπὲρ τῶν ἀγαθῶν ἀποστάσεων εἰρημένον, ὡς ἄρισται πασῶν εἰσιν αἱ μάλιστα κάτω καὶ ποῤῥωτάτω τῆς νόσου, μᾶλλον δὲ ὅταν ἅμα πέψει γίνωνται. καὶ γὰρ καὶ τοῦτ' ἐπήνεσεν ἐν τῷ πρώτῳ τῶν ἐπιδημιῶν εἰπών· πεπασμοὶ ταχύτητα κρίσιος ἀσφάλειαν ὑγιεινὴν σημαίνουσιν. ἐνδείκνυται δὲ τὴν πέψιν ἥ τε μεταβολὴ τοῦ πτυέλου καὶ ἡ κένωσις ἄλυπός τε καὶ δαψιλὴς γινομένη. τοῦτο γὰρ ἐδήλωσεν εἰπών· ἔτι τοῦ πτυέλου ἐκχωρέοντος ἔξω, εἰ δὲ καὶ χωρὶς τοῦ πεφθῆναι τὴν νόσον, ἀπόστασις ἐς (151) τὰ σκέλη γένοιτο, ῥύσαιτο μὲν ἂν καὶ οὑτωσὶ ἐκ τοῦ κατὰ τὴν περιπνευμονίαν κινδύνου τὸν ἄνθρωπον. αὐτὸ δὲ τὸ ἄρθρον εἰς ὃ κατέσκηψε, δυσίατον ἕξει τὸ ἀπόσκημμα καὶ τάχ' ἂν ἐνίοτε χωλωθείη κατὰ τοῦτο ὁ ἄνθρωπος. εἴρηται δ' αὐτῷ πάλιν ἐνταυθοῖ οὐχ ἓν τῆς ἀπεψίας σημεῖον, ὥσπερ τῆς πέψεως, ἀλλὰ προσέθηκε τοῖς πτύσμασι καὶ τὴν ἀπὸ

Per vehementes peripneumonias aliquid in crura abscedere, bonum quidem certe eſt, ſi modo veriſſimum eſt, quod libro ſecundo epidemion de bonis abſceſſibus dicitur; illos omnium optimos cenſeri, qui deorſum et longiſſime a morbo diſcedunt, praeſertim ſi cum his concoctio acceſſit. Id namque ipſe libro primo epidemion commendavit his verbis: *concoctiones judicii celeritatem et tutam valetudinem pollicentur.* Eſt autem concoctionis argumentum ſputi mutatio et facilis largaque vacuatio; id enim ipſe declaravit ſcribens: *et ſputum foras prodeat.* Si vero etiam minime cocto morbo abſceſſus in cruribus oriatur, ille quidem hominem a periculo eximet, quod peripneumonia minabatur, at articulus in quem humor procubuit, curatu prorſus difficilem abſceſſum ſuſtinebit et ex eo forte homo ipſe interdum claudicabit. Caeterum Hippocrates hoc loco non unam cruditatis ſicuti concoctionis notam deſignavit, ſed praeter ſputa etiam urinas

τῶν οὔρων διάγνωσιν. ἐπ᾽ αὐτῶν γε μὴν τῶν κακοήθων πτυσμάτων οὐκέτι προσέθηκε τὸ μὴ πεπέφθαι, καίτοι γε ἀντέκειτο τοῦτο τῷ πεπαίνεσθαι· μόνῳ δ᾽ ἠρκέσθη τῷ μὴ ἐκχωρεῖν, ἱκανὸν εἶναι γνώρισμα αὐτὸ τῆς κακοηθείας τοῦ νοσήματος ὑπολαβὼν, ὡς τό γε πτύεσθαι μόνον ἢ πέττεσθαι μόνον οὐδέτερον ἱκανόν. ὅτι καὶ πτύεται πολλάκις αὐτάρκως ἔτι ἀπέπτου τοῦ νοσήματος ὄντος, καὶ πέττεται μὲν ἐνίοτε τὸ νόσημα, πτύεται δ᾽ οὐκ αὐτάρκως τὸ πτύελον· ποτὲ μὲν ἐπ᾽ ἀῤῥωστίᾳ τῆς κινούσης τὸν θώρακα δυνάμεως, ἐνίοτε δὲ διὰ πάχος ἢ γλισχρότητα τοῦ πτυέλου, καὶ ποτὲ δι᾽ ἀμφότερα συνελθόντα, τήν τε τῆς δυνάμεως ἀῤῥωστίαν καὶ τοῦ πύου τὴν ποιότητα. χρὴ τοίνυν καὶ πεπέφθαι τὸ νόσημα καὶ πτύεσθαι καλῶς τὰ πτύελα κατὰ τὰς ὑγιάζεσθαι μελλούσας διαθέσεις. κατὰ μέντοι τὰς ἐναντίας ἱκανὸν γνώρισμα καὶ τὸ μὴ πτύεσθαι μόνον. ἐκ περιουσίας δ᾽ ἂν ἐν αὐταῖς ταύταις ἡ διάγνωσις γένοιτο τῆς κακοηθείας τοῦ νοσήματος, εἰ σὺν τῷ μὴ πτύεσθαι καλῶς μηδὲ κενοῦσθαι τὰ κατὰ τὸν πνεύμονα καὶ θώρακα, προσείη

in teſtimonium citavit. Enimvero ipſe perniciosa ſputa deſcribens non dixit minime cocta eſſe, etiam ſi illa concoctis opponerentur, ſed tantum dixit non extuſſiri, ratus id ſatis magnum eſſe maligni morbi argumentum. Neque enim ſatis eſt dumtaxat extuſſiri vel dumtaxat concoqui, quoniam et multum ſaepe crudo adhuc morbo extuſſitur et nonnunquam morbus concoquitur nec tamen ſputi ſatis prodit, ſive ob imbecillitatem facultatis thoracem moventis ſive ob craſſitiem et lentorem ſputi, quae duae etiam cauſae aliquando poſſunt concurrere. Itaque per eos affectus ex quibus ſecunda valetudo ſperatur, decet et concoctum eſſe morbum et optime ſputa edi. In contrariis autem affectibus abunde id modo ſit ad cognitionem, ſputum non extuſſiri. Verum ex abundanti illi iidem affectus maligni poterunt judicari, ſi praeterquam quod ſputum non probe rejicitur nec quae pulmonem et thoracem infeſtant, evacuantur, accedant etiam aliqua

τινὰ καὶ τῆς ἀπεψίας τοῦ χυμοῦ γνωρίσματα. πρόδηλον γὰρ ὅτι χαλεπωτέρα μέν ἐστιν ἡ διάθεσις, ἐφ' ἧς οὔτε πτύουσιν ἥ τ' ἀπεψία διαμένει· μετριωτέρα δὲ καθ' ὧν πέττεται μὲν, οὐχ ἱκανῶς δ' ἀποπτύουσιν οὐδὲ καθαίρονται τελέως. [657] ὅτι δ' εἰς ἄρθρα μάλιστα τὰς ἀποστάσεις γίνεσθαι συμβέβηκεν, ὅπερ κἀν ταῖς ἐπιδημίαις ἔγραψεν, ἐδήλωσε κἀνταῦθα κατὰ τὸ πάρεργον εἰπὼν, κίνδυνος γενέσθαι χωλὸν τὸ ἄρθρον. αἰτία δὲ τῶν τοιούτων ἀποστάσεων ἡ εὐρυχωρία τῶν ἄρθρων ἐστὶν, ὑποδεχομένη τὰ κατασκήπτοντα ῥεύματα. δύναται δέ τι καὶ ἡ κίνησις αὐτῶν συντελεῖν. πρὸς γὰρ τὰ κινούμενά τε καὶ θερμαινόμενα ῥᾷον ἀφικνοῦνται πάντες οἱ χυμοί.

ξη'.

Ἢν δ' ἀφανίζωνται καὶ παλινδρομέωσιν αἱ ἀποστάσιες τοῦ πτυέλου μὴ ἐκχωρέοντος, τοῦ τε πυρετοῦ ἔχοντος, δεινόν· κίνδυνος γὰρ μὴ παραφρονήσῃ καὶ ἀποθάνῃ ὁ ἄνθρωπος.

crudi humoris teftimonia. Eft enim evidens affectum illum graviorem effe, in quo nec aegri fpuunt et cruditas perfeverat, mitiorem vero ubi coctio quidem eft, fed non quantum expedit exfcreatur nec integra purgatio fuccedit. Quod vero maxime in articulos abfceffus ejusmodi decumbant, quod et in epidemiis ipfe fcripfit, hoc loco obiter fignificavit, dicens: *periculum effe ne articulus claudicet.* Eft autem horum abfceffuum caufa articulorum amplitudo irruentes fluxiones excipiens. Ad hoc autem poteft etiam eorum motus conducere. Siquidem ad partes motas et calentes promptius humores omnes confluunt.

LXVIII.

Si vero difpareant abfceffus et intro recurrant fputo non prodeunte et febre obfidente, grave; periculum enim eft ne deliret et intereat homo.

Ed. Chart. VIII. [657.] Ed. Baſ. V. (151.)

Τὸ ἀφανισθῆναί τινα τῶν παρὰ φύσιν ὄγκων εἰπεῖν οὐ ταὐτὸν σημαίνει τῷ παύσασθαι φάναι. γενικώτερον μὲν γάρ τι δηλοῖ τὸ παύσασθαι, τὸ δὲ ἀφανισθῆναι τοῦ διὰ τάχεος παύσασθαι καὶ οἷον ἐξαίφνης, ἐστὶ δηλωτικόν. ἐνίοτε μὲν οὖν γίνεται τοῦτο διὰ λεπτότητα χυμοῦ καὶ ἀραιότητα μορίου καὶ τοῦ περιέχοντος ἡμᾶς ἀέρος θερμότητα καὶ τὴν ἰσχὺν τοῦ προσαχθέντος φαρμάκου καὶ τῆς τοῦ κάμνοντος δυνάμεως τὴν ῥώμην. ἐὰν γὰρ ἅμα πάντα συνέλθοι τὰ εἰρημένα, διαφορηθήσεται ταχέως ὁ παρὰ φύσιν ὄγκος. ὡς τὰ πολλὰ δὲ τὸ ἀφανίζεσθαι τὰ τοιαῦτα εἴωθε συμβαίνειν μεταῤῥεόντων τῶν ἐργαζομένων αὐτὰ χυμῶν ἤτοι γε εἰς τοὺς αὐτοὺς τόπους ὅθεν ὥρμησαν, ὅπερ ἰδίως ὁ Ἱπποκράτης ὀνομάζει παλινδρομεῖν, ἢ καί τινας ἄλλους ἐν τῷ βάθει τοῦ σώματος ὄντας. ὡς οὖν ὑπὸ τῶν ἐναντιωτάτων αἰτίων τὸ ἀφανίζεσθαι τοὺς παρὰ φύσιν ὄγκους γινόμενος, ἐναντιωτάτην ἔχει καὶ τὴν τελευτήν. ἤτοι γε ἀπαλλαγὴν ταχίστην ἐνδεικνύμενον τῶν λυπούντων ἢ χειρίστην διάθεσιν ἐπανερχομένων αὐτῶν ἐπὶ τὰ κύρια μέρη. ταῦτα μὲν

Non idem eſt tumores praeter naturam ſubſediſſe et finitos eſſe. Etenim finitos eſſe generalius quiddam ſignificat, ſubſediſſe vero cito deſiſtere et quaſi derepente. Quod fieri quidem ſolet propter humoris tenuitatem, partis raritatem, circumfuſi nobis aëris caliditatem, admoti medicamenti potentiam et aegri virium robur. Haec enim omnia ſi concurrerint, tumor, qui praeter naturam ortus eſt, protinus digeretur. At illi ut plurimum ſubſidunt, humoribus, qui eos pariunt, reſluentibus in eadem loca unde venerant, id quod Hippocrates *παλινδρομεῖν*, *reverti*, proprie appellat, vel in quaedam alia, quae imo in corpore habentur loca. Itaque quemadmodum a cauſis maxime contrariis tumores praeter naturam ſubſidunt, ſic etiam maxime contrarios exitus ſortiuntur. Siquidem ex eo conſtat vel infeſta omnia prorſus diſcuſſa eſſe vel affectus acerbioris metum imminere, vitioſis humoribus in principes partes remeantibus. Et haec quidem cunctis

οὖν κοινὰ πασῶν ἀποστάσεων. ὁ διορισμὸς δὲ κοινὸς μὲν καὶ αὐτός ἐστι τῶν ἀφανιζομένων, ἐπισκέπτεσθαι δὲ χρὴ τἄλλα σημεῖα καὶ μάλιστα τὰ τῶν πεπονθότων μορίων οἰκεῖα. νυνὶ δὲ τῶν ἀναπνευστικῶν ὀργάνων ὁ ἴδιος εἴρηται διορισμὸς πρὸς Ἱπποκράτους ἐχόμενος δηλονότι τῶν κοινῶν. ἔφη γοῦν οὕτως, ἢν δὲ ἀφανίζωνται αἱ ἀποστάσιες τοῦ πτυέλου μὴ ἐκχωρέοντος τοῦ πυρετοῦ τε ἔχοντος, δεινόν. δῆλον γὰρ ὅτι εἰς τὸ βάθος ἀπεχώρησαν εἰς τόπους κυρίους, ὡς εἴ γε διεφορήθησαν, οὔτ' ἂν ἐπύρεττον ἔτι καὶ ῥᾳδίως ἔπτυον. εὔλογον οὖν ἐστιν ἐπὶ τὸν πνεύμονα τούτοις πᾶν ὑποχωρῆσαι τὸ ῥεῦμα, διὸ καὶ παραφρονεῖν αὐτοὺς εἰκός ἐστιν, ἐπεὶ καὶ τοῦτο ἕν τι τῶν ἐπὶ πνεύμονι τὰ τοιαῦτα πάθη πάσχοντι συμβαινόντων ἐστίν. ὅτι δὲ δυσπνοοῦντες τεθνήξονται παρέλιπεν εἰπεῖν, εἰδὼς αὐτὸ νοηθησόμενον ἡμῖν ἐκ τῶν προειρημένων.

---

abſceſſibus communia ſunt. Sed et diſcriminis ratio illis quoque communis eſt, qui ſubſidunt. Verum praeter haec alia quoque ſigna ſpectare convenit, ea praeſertim quae ſunt affectis partibus peculiaria. Id autem nunc Hippocrates ſpeciatim in inſtrumentis ad reſpirationem pertinentibus docuit diſtinguere, ex formula videlicet, quae ad omnes aeque ſpectat. Scribit autem hunc in modum: *ſi quae etiam abſceſſere ſubſidunt, ſputo non exeunte et manente adhuc febre malum eſt.* Nam minime dubium eſt, quin corpus in imum ad partes nobiles ſe receperint. Si enim per halitum digeſti eſſent, febris quoque nulla eſſet et facile exſpuerent. Quare probabile eſt fluxionem totam in pulmonem revertiſſe, unde futurum etiam delirium rationi videtur conſentaneum; quum id unum ex illis ſit, quae ſic affecto pulmoni accidere conſueverunt. Quod autem ſpiritum difficulter trahentes morituri ſint, non dixit, quippe qui ſciat id nos facile ex praedictis cogituros eſſe.

ξθ'.

[658] *Τῶν δ' ἐμπύων τῶν ἐκ τῶν περιπνευμονικῶν νουσημάτων οἱ γεραίτεροι μᾶλλον ἀπόλλυνται, ἐκ δὲ τῶν ἄλλων ἐμπυημάτων οἱ νεώτεροι μᾶλλον ἀποθνήσκουσι.*

Γεραιτέρους οὐχ ἁπλῶς τοὺς γέροντας, ἀλλὰ παραβλητικῶς ἢ συγκριτικῶς ἢ ὅπως ἂν τῳ φίλον ὀνομάζειν ἀκουστέον ἐστὶν ὡς πρὸς νέους. οἱ μὲν γὰρ ἤδη προήκοντες ἱκανῶς κατὰ τὴν ἡλικίαν οὐδὲ ἐξ ἑνὸς νοσήματος μᾶλλον τῶν νεωτέρων διασώζονται. τοὺς δὲ μεταξὺ τούτων τε καὶ τῶν ἀκμαζόντων, οἵπερ εἰσὶν οἱ μεσαιπόλιοί τε καὶ ὠμογέροντες ὀνομαζόμενοι, διασωζομένους ἐστὶν ἰδεῖν ἐνίοτε μᾶλλον τῶν ἀκμαζόντων, ὥσπερ αὐτὸς ὁ Ἱπποκράτης ἐδίδαξεν ἐπί τε τῶν ἐν τοῖς ὠσὶ φλεγμονωδῶν διαθέσεων καὶ νῦν ἐπὶ τῶν ἐκπεριπνευμονίας ἐμπύων. ἐν μὲν γὰρ τούτοις, ἐπειδὴ διὰ τὸ πτύειν ἡ ἴασίς ἐστιν ἰσχυρᾶς δυνάμεως δεομένη, διὰ τοῦτο μᾶλλον οἱ νεώτεροι τῶν πρεσβυτέρων διασώζονται.

LXIX.

At fuppuratorum ex peripneumonicis morbis feniores magis intereunt, ex caeteris autem fuppurationibus juniores potius moriuntur.

Seniores accipere oportet non fimpliciter fenes, fed per collationem vel comparationem aut fi aliter appellare libet, cum iis qui adhuc aetate juvenili funt. Nam qui annis jam multum provecti funt, ex nullo morbo facilius quam natu minores fervantur. At qui inter hos et florentes aetate medii funt, quibus dimidia canities et cruda fenectus eft, Graeci *μεσαιπολίους* atque *ὠμογέροντας* vocant, a morbo interdum facilius quam aetate florentes liberari videmus, ficut ipfe Hippocrates docuit, quum in phlegmonofis aurium affectibus tum ifto loco de fuppurationibus, quas pulmonum morbi invexere. Nam quia in his curatio, quae exfpuendo perficitur, vi magna indiget, propterea juniores potius quam feniores evadunt. Ex cae-

κατὰ δὲ τὰ ἄλλα συμβαίνει φθάνειν ἀποθανεῖν τοὺς νεωτέρους ἐπὶ τοῖς πόνοις τε καὶ πυρετοῖς, ὅπερ αὐτὸς εἶπεν ἐπὶ τῶν ὤτων. οἵ τε γὰρ πυρετοὶ καὶ αἱ παραφροσύναι ἧσσον αὐτοῖσιν ἐπιγίνονται καὶ τὰ ὦτα διὰ τοῦτο φθάνει ἐκπυηθέντα. οἱ δὲ νεώτεροι, φησὶ, πρὶν ἐκπυηθῆναι τὸ οὖς οἱ πολλοὶ ἀπόλλυνται. ἐπεὶ ἤν γε ῥυῇ πῦον ἐκ τοῦ ὠτὸς, ἐλπὶς περιγενέσθαι. κἀπὶ τῶν ἄλλων οὖν ἐμπυημάτων κατ᾽ αὐτὸν τὸν τοῦ διαπυΐσκεσθαι χρόνον οἱ νεώτεροι φθάνουσιν ἀποθνήσκειν ὑπὸ μεγέθους τῶν πυρετῶν καὶ τῆς ὀδύνης.

ο'.

(152) *Αἱ δὲ ξὺν πυρετῷ γενόμεναι ὀδύναι περὶ τὴν ὀσφύν τε καὶ τὰ κάτω χωρία, ἢν τῶν φρενῶν ἅπτωνται, τὰ κάτω ἐκλείπουσαι ὀλέθριαι κάρτα. προσέχειν οὖν δεῖ τὸν νόον τοῖσιν ἄλλοισι σημείοισιν, ὡς ἤν τι καὶ τῶν ἄλλων σημείων πονηρὸν ἐπιφαίνηται, ἀνέλπιστος ὁ ἄνθρωπος. ὁκόσοι δὲ τῶν ἐμπύων καίονται, οἷσιν ἂν μὲν καθαρὸν τὸ πῦον ᾖ καὶ λευκὸν καὶ μὴ δυσῶδες, σώζονται· οἷσι δὲ*

teris vero juniores magis periclitantur, ob dolores et febres, quae, ut ipſe aït, ex aurium ſuppurationibus naſcuntur. Febres enim et deliria illis minus accidere ſolent, eamque ob rem in ſuppurationem aures vertuntur. At quibus aetas juvenilis eſt, prius ſaepe intereunt quam auris ſuppurare potuerit. Nam ſi pus ex aure profluat, ſpes ſalutis eſt. Et ex aliis quoque ſuppurationibus eo tempore quo ſuppurant, juniores potius prae magnitudine ſebrium et doloris intereunt.

LXX.

At qui cum febre fiunt dolores circa lumbos et inferos locos, ſi ſeptum transverſum attingant, infera relinquentes, exitiales ſunt admodum. Adhibere igitur animum oportet caeteris ſignis, ut ſi quod aliorum ſignorum parvum appareat, deſperatus homo eſt. Quicunque vero ſuppuratorum uruntur, quibus purum quidem pus ſit et album nec foetidum, ii ſervantur; at quibus

ὕφαιμόν τε καὶ βορβορῶδες ἀπόλλυνται. εἰ δὲ ἀναΐσσοντος τοῦ νοσήματος ὡς πρὸς τὰς φρένας τἄλλα σημεῖα μὴ πονηρὰ ἐπιγίνηται, ἔμπυον ἔσεσθαι πολλαὶ ἐλπίδες τοῦτον.

Τὸ τῶν φρενῶν ἅπτεσθαι τινὲς μὲν ἐπὶ τοῦ παραφρονεῖν ἤκουσαν, ὡς εἰ καὶ οὕτως εἶπεν· αἱ δὲ ξὺν πυρετῷ ὀδύναι γινόμεναι περὶ τὴν ὀσφύν τε καὶ τὰ κάτω χωρία, ἐὰν ἐπαναβᾶσαι παραφροσύνην ἐργάζωνται χαλεπαί. τινὲς δ' ἄμεινον τούτων τὸ μόριον τοῦ σώματος φρένας εἰρῆσθαί φασιν, ὃ δὴ καὶ διάφραγμα προσαγορεύεται. μαρτύριον δὲ τῆς ἀληθείας τοῦ λόγου τὸ κατὰ τὴν τελευτὴν τοῦ λόγου εἰρημένον, ἔνθα φησὶν, ἔμπυον γενέσθαι πολλαὶ ἐλπίδες τοῦτον. βούλεται γὰρ [659] ἀνελθόντος τοῦ νοσήματος ἐπὶ τὸν θώρακα, δυοῖν θάτερον ἢ εὐθέως ἀπολέσθαι τὸν ἄνθρωπον ἢ εἰ εἰς τὰ βέλτιστα προάγοι, πάντως γοῦν ἔμπυον ἔσεσθαι· διορίζεται δὲ ταῦτα τοῖς ἄλλοις σημείοις.

ſubcruentum et caenoſum pereunt. Si vero reſiliente ad ſeptum transverſum morbo et caetera ſigna non prava ſuperveniant, ſuppuratum hunc fore multa ſpes.

Transverſum ſeptum occupare aliqui pro delirare interpretati ſunt, perinde ac ſi hunc in modum ſcripſiſſet: *ſi dolor cum febre ilia et infernas partes divexans surſum adſcendat et delirium excitet, acerbum eſt.* Sed melius alii qui particulam corporis Hippocratem φρένας dixiſſe ajunt; quae ſane etiam διάφραγμα, *transverſum ſeptum,* appellatur. Et hanc quidem ſententiam plane confirmat quod ſub finem dicitur, id ſpem magnam futurae ſuppurationis oſtendere. Namque morbo in thoracem conſcendente, cenſet vel hominem repente interiturum vel ſi ſpes melior effulget, ſuppurationem prorſus perpeſſurum eſſe. Verum id ex aliis ſignis diſtinguendum. Nam ſi

εἰ μὲν γὰρ εἴη μὴ πονηρὰ, γένοιτο ἂν ἔμπυος· εἰ δὲ καί τι μοχθηρὸν ἐπιφανείη, τεθνήξεται πάντως.

οα'.

Κύστιες δὲ σκληραί τε καὶ ἐπώδυνοί δειναὶ μὲν παντελῶς καὶ ὀλέθριοι, ὀλεθριώταται δὲ ὁκόσαι ξὺν πυρετῷ συνεχεῖ γίνονται. καὶ γὰρ οἱ ἀπ' αὐτέων τῶν κύστεων πόνοι ἱκανοὶ ἀποκτεῖναι. καὶ αἱ κοιλίαι οὐ διαχωρέουσιν ἐπὶ τῶν τοιούτων καὶ ἐν τουτέῳ χρόνῳ εἰ μὴ σκληρόν τι καὶ πρὸς ἀνάγκην.

Εἴρηταί μοι πολλάκις ὡς τὸ τῆς φλεγμονῆς ὄνομα κατὰ τῆς φλογώσεως ὁ Ἱπποκράτης ἐπιφέρει, λόγῳ δηλῶν ἣν ὁ Ἐρασίστρατός τε καὶ οἱ μετ' αὐτὸν ὀνομάζουσι μιᾷ προσηγορίᾳ φλεγμονὴν, ὥσπερ ἀμέλει καὶ νῦν εἶπε, κύστιες δὲ σκληραὶ καὶ ἐπώδυνοι. διὰ τί δὲ τὰς τοιαύτας ἔφη χαλεπὰς εἶναι διαθέσεις καὶ μάλισθ' ὅταν ὁ πυρετὸς ὀξὺς ᾖ, σαφῶς αὐτὸς ἐδήλωσε τό τε μέγεθος αἰτιασάμενος τῶν πό-

non mala funt, excitabitur fuppuratio; fi vero aliquod malum intervenit, mors minime dubia effe poteft.

LXXI.

At veficae et durae et dolentes graves omnino ac exitiales, fed exitiofiffimae quaecunque cum febre continua fiunt. Etenim qui ab ipfis veficis dolores prodeunt interimere fufficiunt et alvi in talibus ac eo tempore nihil nifi durum ac ad neceffitatem excernun:.

Dictum faepe a me eft Hippocratem phlegmones nomen pro phlogofi ufurpare, verbo ipfo indicare eam quam Erafiftratus et ejus fectatores uno nomine phlegmonem appellant, ut et nunc ipfe utique accepit. Verum cur vefica dura et dolens affectus ejusmodi tam graves invehat, praefertim fi febris acuta fupervenerit, id ipfe aperte indicavit, in magnitudinem doloris et fuppreffas alvi deje-

νων καὶ τὴν τῶν διαχωρημάτων καὶ τῶν οὔρων ἐπίσχεσιν ἐπέχεται δὲ διὰ τὴν στενοχωρίαν τοῦ ἀπευθυσμένου καὶ τὴν ὀδύνην τῆς κύστεως. ἀφίστανται γὰρ οἱ κάμνοντες τῆς ἐνεργείας, ὅταν εὐθέως ἀρχομένης αὐτῆς ὀδυνᾶσθαι συμβῇ, καὶ τοῦτο κοινὸν ἁπάντων τῶν πόνων ἐστί. τό γε μὴν ὀδυνᾶσθαι ποτὲ μὲν αὐτῶν τῶν ἐνεργούντων ὀργάνων φλεγμαινόντων, ἐνίοτε δὲ τῶν συνεχῶν αὐτοῖς γίνεται. οὕτω γοῦν ἀναπνέοντες ἀλγοῦσιν ἐπὶ φλεγμονῇ σπληνὸς ἢ γαστρὸς ἢ ἥπατός τε καὶ τῶν ἐν ὑποχονδρίῳ μυῶν, καὶ διὰ τοῦτο ἀναγκάζονται δυσπνοεῖν εἴδει δυσπνοίας ἐκείνῳ, καθ' ὃ μικρὸν καὶ πυκνὸν γίνεται τὸ πνεῦμα. εἴρηται δὲ καὶ ταύτης τῆς δυσπνοίας, ἀλλὰ καὶ τῶν ἄλλων ἁπασῶν ἑκάστης ἡ αἰτία κατὰ τὸ περὶ τῆς δυσπνοίας πρῶτον.

οβ'.

Λύει δὲ οὖρον πυῶδες οὐρηθὲν λευκὴν καὶ λείην ἔχον ὑπόστασιν.

ctiones caufam referens. Hae autem tum propter recti inteftini anguftiam tum ob veficae dolorem fupprimuntur. Namque ubi alvum aegri reddere aggrediuntur, fi repente dolorem excitari contigerit, ipfi ab opere defiftunt, id quod eft omnibus doloribus commune. Dolor autem ob phlegmonen inftrumentorum, quae actionem edunt aut partium ipfis annexarum provenire folet. Sic enim quibus pulegmone lienem aut ventrem aut jecur et praecordiorum mufculos obfedit, refpirando dolorem fentiunt, eamque ob rem fpirandi illa difficultate neceffario laborant, quae fpiritum parvum et frequentem trahit. Hujus autem dyfpnoeae caufam et aliarum aeque omnium reddidimus libro de fpirandi difficultate primo.

LXXII.

Solvit autem urina purulenta micta album et laeve habens fedimentum.

Ὅταν ἡ τῆς κύστεως φλεγμονὴ πεφθῇ, συῤῥέουσιν εἰς τὴν ἔσω χώραν αὐτῆς οἱ πεφθέντες χυμοὶ καὶ συνεκκρίνονται δηλονότι τοῖς οὔροις τὸ γνώρισμα τῆς ἀγαθῆς πέψεως ἐν ταῖς ὑποστάσεσιν ἔχοντες.

ογ'.

Ἢν δὲ μήτε τὸ οὖρον μηδὲν ἐνδιδοίη μήτε ἡ κύστις μαλθάσσοιτο, ὅ τε πυρετὸς ξυνεχὴς ᾖ, ἐν τῇσι πρώτῃσι περιόδοισι τοῦ νοσήματος ἐλπὶς τὸν ἀλγέοντα ἀπολέσθαι.

---

[660] Τὸ μὲν μήτε τὴν κύστιν μαλαχθῆναι καὶ τὸν πυρετὸν διαμένειν εὔδηλον· τὸ δὲ οὖρον μηδὲν ἐνδοῦναι τῶν ἀσαφῶς εἰρημένων ἐστίν. εἴωθε γὰρ ἐπί τε τῶν διαθέσεων καὶ τῶν συμπτωμάτων φέρειν τοὔνομα, καθάπερ καὶ οἱ ἄλλοι πάντες οἱ μετ' αὐτὸν ἐνδοῦναι τὴν φλεγμονὴν καὶ τὸν ὄγκον καὶ τὴν σκληρότητα καὶ τὴν τάσιν καὶ τὴν ὀδύνην λέγοντες. οὐ μὴν τό γε οὖρον ἐνδοῦναί τις εἶπεν. ἴσως οὖν ἀπὸ τῶν προειρημένων ὁ Ἱπποκράτης μετήνεγκε

Concocta phlegmone quae veſicam affecerat, in internum ipſius ſpatium concocti humores confluunt et cum urinis procul dubio excernuntur, probae concoctionis notas ubi ſubſederint prae ſe ferentes.

LXXIII.

Si vero neque quidquam urina conceſſerit neque veſica molleſcat et febris continua ſit, ne in primis morbi circuitibus aeger intereat metus eſt.

Urinam quidem non eſſe molliorem effectam et febrem perſeverare perſpicuae ſunt ſignificationis. Sed *οὖρον μηδὲν ἐνδοῦναι, urinam nihil remittere*, obſcure profecto dictum eſt. Id namque verbum in ipſis affectibus et ſymptomatis uſurpare conſuevit, ut et alii poſt eum omnes qui phlegmonen, tumorem, duritiem, tenſionem et dolorem remitti dicunt. Sed nemo unquam dixit urinam remitti. Ergo fortaſſis Hippocrates ab iſtis verbum hoc

τὴν προσηγορίαν ἐπὶ τὸ οὖρον, ἵνα τὴν ἐπὶ τὸ βέλτιον αὐτοῦ μετάστασιν οὕτως ἀκούσωμεν. ὅπερ εἰ συγχωρηθείη καὶ τὴν ἐξ ἐπισχέσεως κένωσιν εἰρῆσθαι πρὸς αὐτοῦ δυνατόν ἐστιν, ἵνα συνεπινοήσωμεν ἐπὶ τῆς φλεγμαινούσης κύστεως ἐπίσχεσθαι τὸ οὖρον. εἴωθε γὰρ καὶ τοῦτο ἐνίοτε συμβαίνειν, ὁπότε καὶ δεινῶς ὀλέθριόν ἐστι τὸ νόσημα καὶ σπανίως ἐξ αὐτοῦ διασώζονται. αὕτη μὲν ἡ γραφὴ τῆς ῥήσεως ἔν ἄλλοις τέ τισίν ἐστι καὶ τοῖς κατὰ τὸν Ἀρτεμίδωρόν τε καὶ Διοσκουρίδην ἀντιγράφοις. ἐν ἑτέροις δὲ ἡ λέξις οὕτως ἔχει· ἢν δὲ μήτε οὖρον ᾖ μηδὲν μήτ' ἐνδιδοίη ὁ πόνος, ὥστε μηδὲν ἔχειν ζήτημα μηδ' ἀμφίβολον εἶναι τὸ λεγόμενον.

οδ'.

Ὁ δὲ τρόπος οὗτος ἅπτεται τῶν παιδίων μάλιστα τῶν ἑπταετέων, ἕως ἂν ἐς τὰ πεντεκαιδεκαταῖα γένωνται.

Διὰ τὰς ἀκαίρους τε καὶ πολλὰς ἐδωδὰς ἀθροίζεται πλεῖστος ὁ καλούμενος ὠμὸς χυμὸς ἐν τοῖς τῶν παίδων σώ-

tranftulit ad urinam, ut fic eam meliorem affectam effe intelligeremus. Quod fi admiferimus, ille utique potuit urinae ante fuppreffae vacuationem fignificaffe, ut fimul cum veficae phlegmone urinam quoque fuppreffam fuiffe intelligamus. Sic enim interdum evenire folet. Sed morbus hic tunc fummam habet perniciem et raro ex eo fervantur aegri. Hoc quidem modo fcriptum habent tum pleraque alia exemplaria tum ea quibus Artemidorus et Diofcorides ufi funt. In aliis autem hunc in modum: *at fi nec urinae quidquam fit nec dolor remiffus eft*, ut nihil quaeri nec de aliquo dubitari poffit.

LXXIV.

Hic autem modus potiffimum attingit feptennes pueros, donec ad decimum quintum annum pervenerint.

Propterea quod intempeftive et multum pueri comedunt, plurimum crudi humoris cumulant, qui quum per

μασιν. οὗτος οὖν διὰ τῶν νεφρῶν ἐκκαθαιρόμενος ὁσημέραι καὶ μέντοι καὶ διὰ τῶν οὐρητήρων εἰς τὴν κύστιν ἀθροιζόμενος ἐνίοτε μὲν λίθους ἐν αὐτῇ γεννᾶσθαι ποιεῖ, πολλάκις δὲ καὶ φλεγμονὰς, ὅταν ποτὲ ἡ κύστις τύχῃ σφοδρότερον ὑπὸ τῆς συνεχοῦς τῶν τοιούτων χυμῶν διεξόδου κακωθεῖσα.

renes quotidie expurgetur et per ureteras dimiſſus in veſicam coacervetur, modo calculos in ea parit, ſaepe vero phlegmonas, ubi veſica aſſiduo ejusmodi humorum tranſitu vehementius divexata fuerit.

ΙΠΠΟΚΡΑΤΟΥΣ ΠΡΟΓΝΩΣΤΙΚΟΝ ΚΑΙ ΓΑΛΗΝΟΥ ΕΙΣ ΤΑΥΤΟ ΥΠΟΜΝΗΜΑ Γ.

Ed. Chart. VIII. [661.] Ed. Baſ. V. (153.)

α'.

[661] (153) *Οἱ δὲ πυρετοὶ κρίνονται ἐν τῇσιν αὐτέῃσιν ἡμέρῃσι τὸν ἀριθμὸν, ἐξ ὧν τε περιγίνονται οἱ ἄνθρωποι καὶ ἐξ ὧν ἀπόλλυνται.*

Δύο πραγματείας ἔχετε, πρὸς ὑμᾶς γὰρ λέγω τοῦτο τοὺς ἑταίρους, ὅσοι κατηναγκάσατέ με μὴ προῃρημένον ἐξηγήσεις γράψαι τῶν Ἱπποκράτους συγγραμμάτων, ἐν αἷς ἅπαντα περὶ

HIPPOCRATIS PROGNOSTICON ET GALENI IN EUM LIBRUM COMMENTARIUS III.

I.

Febres diebus numero iisdem judicantur, ex quibus homines tum ſervantur tum etiam intereunt.

Duos libros habetis, hoc enim vobis dico, o ſodales, qui me nihil tale meditantem coëgiſtis commentarios in libros Hippocratis ſcribere, in quibus cuncta de criticis

τε κρισίμων ἡμερῶν εἴρηται καὶ κρίσεων. ἴστε δὲ ὅτι καὶ αὐτὰς οὐκ ἐκδοθησομένας, ἀλλ᾽ ὥσπερ ὑμῖν μόνοις ἐσομένας ἔγραψα. συνέβη δ᾽ ἐκπεσεῖν αὐτὰς καὶ παρὰ πολλοῖς εἶναι, καθάπερ καὶ ἄλλα πολλὰ τῶν ἡμῖν γεγραμμένων. ὅθεν οὐδ᾽ ἐξηγεῖσθαι προῃρούμην ἐν ὑπομνήμασιν οὐδὲν τῶν Ἱπποκράτους βιβλίων. ὅσα γὰρ εἰς τὴν τέχνην χρήσιμα παρ᾽ αὐτοῦ μαθεῖν ἔδει, γέγραπταί μοι κατὰ πολλὰς πραγματείας ἅμα ταῖς οἰκείαις ἐξηγήσεσιν. ἐπεὶ δ᾽ ἔνιαι τῶν λέξεων ἀσαφέστερον εἰρημέναι μοχθηρᾶς ἐξηγήσεως ἔτυχον, ὡς ἀρέσκειν ὑμῖν μηδένα τῶν γραψάντων ὑπομνήματα, βέλτιον δὲ αὐτῶν στοχάζεσθαι τῆς Ἱπποκράτους γνώμης ἐδόκουν ὑμῖν ἐγὼ, διὰ τοῦτό με καὶ διὰ γραμμάτων ἠξιώσατε παρασχεῖν ὑμῖν ἅπερ ἐν ταῖς διὰ λόγων συνουσίαις ἠκούσατε. τοῦτ᾽ αὐτὸ κἀγὼ προεῖπον ὑμῖν, ὡς ἀναγκαῖον ἔσται τὰς ἐξηγήσεις ἀνωμάλους ἔσεσθαι ἤτοι μὴ πάσας ὁμοίως ἐξηγουμένου μου τὰς λέξεις, ἀλλὰ τελεώτερον μὲν, ὑπὲρ ὧν οὐδαμόθι τῶν ἐμῶν πραγματειῶν ἐμνημόνευσα. διὰ κεφαλαίων δὲ περὶ ων ἤδη τελέως ἐν ἐκείναις διῆλθον, ἵνα μὴ πολλάκις ὑπὲρ

diebus et criſibus explicata ſunt. Et hos quidem ſcitis a me, non ut ederentur, ſed in gratiam tantum veſtram conſcriptos eſſe. Exciderunt tamen illi et in manus multorum pervenerunt, ſicut et pleraque alia a nobis ſcripta. Quamobrem non inſtitueram commentarios ullos in libros Hippocratis componere. Nam quae ab eo diſcere expediebat ad artem utilia, ea ſaepe multis in locis adduxi et interpretatus ſum. Sed quum ſententias aliquot obſcuriores plerique perperam interpretati ſint et neminem ex iis probetis, qui commentarios edidere, ego autem vobis viderer melius aſſequi Hippocratis mentem, ideo efflagitaſtis, ut illa mandarem literis quae vos aliquando ex ſtudiorum noſtrorum colloquiis audiveratis. Hoc ego vobis praefatus ſum propterea, quod neceſſe eſt inaequales eſſe nec omnes ſibi ſimiles ſententiarum enarrationes. Nam de quibus nihil prorſus a nobis dictum eſt aliis voluminibus, illa accuratius explicare convenit, quae autem jam ſunt in illis tradita, de his dicere compendioſius, ne ſae-

τῶν αὐτῶν πραγμάτων ἀναγκαζώμεθα γράφειν. ἐπεὶ τοίνυν ἅπαντα τὸν περὶ κρισίμων ἡμερῶν λόγον, ὡσαύτως δὲ καὶ τὸν περὶ κρίσεων τρισί τισι πραγματείαις διῆλθον, ἐνταυθοῖ μόνα τὰ κεφάλαια τῶν ἐκεῖ γεγραμμένων ἀναμνήσω τὴν ἀρχὴν ἐνθένδε ποιησάμενος. ἡ γὰρ κατὰ τὰ νοσήματα κρίσις ἀπὸ τῶν ἐν τοῖς δικα- [662] στηρίοις μετενήνεκται, σημαίνουσα τὴν ὀξύῤῥοπον ἐν νόσῳ μεταβολὴν γινομένην κατὰ τέτταρας τρόπους. ἢ γὰρ ἀπαλλάττονται τῶν νοσημάτων εὐθέως ἢ μεγάλην μεταβολὴν ἐπὶ τὸ βέλτιον ἴσχουσιν ἢ ἀποθνήσκουσιν εὐθέως ἢ χείρους γίνονται πολλῷ. τὰς μὲν οὖν πρώτας δύο κρίσεις ἁπλῶς ὀνομάζουσι κρίσεις, τὰς δὲ δευτέρας δύο τὰ πολλὰ μὲν ἅμα προσθήκη κακὴν κρίσιν ἢ μοχθηρὰν κρίσιν ἤ τι τοιοῦτον τῷ τῆς κρίσεως ὀνόματι προστιθέντες, ἔστιν ὅτε δὲ καὶ χωρὶς προσθήκης ἁπλῶς. ἐμάθετε δὲ καὶ ὡς αἱ κρίσεις ἅπασαι μετά τινος φανερᾶς γίνονται κενώσεως ἢ ἀποστάσεως. ἐν γὰρ τῷ σπανίῳ παιδία μόνα δι᾽ ὕπνων βαθέων καὶ μακρῶν ὀξείας ἐποιήσαντο μεταβολὰς ὡς ἐπὶ τὸ βέλτιον, ἃς ἔνιοι μὲν

pius iisdem de rebus fcribere compellamur. Itaque quum jam omnem de diebus criticis difputationem atque jam de crifibus aliquot libris abfolverimus, hic fumma tantum capita eorum quae illic fcripta funt, recenfebo. Inde autem exordiar. Judicii feu crifis quod morbi fubeunt appellatio a caufis, quae in foro aguntur, translata eft et fubitam illam quae morbo accidit mutationem fignificat. Eft autem illa quadruplex. Nam vel morbus repente folvitur vel multo mitior evafit vel ftatim interficit vel multo factus eft deterior. Sed duas quidem priores crifes appellant fimpliciter crifes, reliquis autem faepe addunt aliquid, malam aut pravam crifin aut alio fimili nomine appellantes. Interdum vero fimpliciter crifin vocant nec quidquam adjiciunt. Scitis autem etiam cunctas crifes cum infigni aliqua vacuatione aut abfceffu provenire. Soli namque pueruli raro admodum ex fomno profundo longoque mutationem in melius adepti funt, fed eam quidem

ἀξιοῦσι καὶ αὐτὰς ὀνομάζειν κρίσεις, ἔνιοι δὲ οὐ συγχωροῦσιν, ἡμέρας δὲ κρισίμους καλοῦσιν, ἐν αἷς αἱ τοιαῦται μεταβολαὶ πισταί τε ἅμα καὶ πλεῖσται γίνονται. κατὰ γὰρ τὰς ἄλλας ἡμέρας οὔτε πιστὰς ὁρῶμεν γινομένας τὰς κρίσεις οὔτε πολλάς. κατενόησε δ' οὐ πρῶτος μόνον, ἀλλὰ καὶ μάλιστα τὴν τῶν κρισίμων ἡμερῶν φύσιν ὁ θαυμάσιος Ἱπποκράτης ἐνεδείξατό τε τὴν αἰτίαν τῆς γενέσεως αὐτῶν, ἣν καὶ ἡμεῖς ἐν τῇ περὶ τῶν κρισίμων ἡμερῶν πραγματείᾳ διήλθομεν, ἰσχυροτέραν μὲν ἐπιδεικνύντες εἶναι περίοδον ἡμερῶν κρισίμων τὴν ἑβδόμην, δευτέραν δὲ τῇ δυνάμει τὴν τετράδα γινομένην ἐκ τοῦ δίχα τμηθῆναι τὴν ἑβδόμην, σημαίνεσθαι δὲ τὰς μελλούσας ἔσεσθαι κρίσεις ἐν ταῖς ἑβδομαδικαῖς περιόδοις ὑπὸ τῶν τετράδων. τὴν μὲν γὰρ τετάρτην ἡμέραν τῆς ἑβδόμης εἶναι δηλωτικὴν, τὴν ἑνδεκάτην δὲ τῆς τεσσαρεσκαιδεκάτης· ὀνομάζει δ' αὐτὰς ὁ Ἱπποκράτης ἐπιδήλους καὶ θεωρητάς. ἀριθμεῖσθαι δὲ τὰς μὲν ἑβδομάδας τοιῷδε τρόπῳ γε βούλεται, δύο μὲν ἐφεξῆς ἀλλήλων τὰς πρώτας κατὰ διάζευξιν, ἕπεσθαι δ' αὐταῖς τὴν τρίτην

ut plerique criſis nomine dignantur, ſic alii criſin appellari nolunt. Dies autem criticos vocant in quibus mutationes ejusmodi minime dubiae et quam plurimae proveniunt, in aliis vero diebus criſes certas et frequentes non videmus evenire. Nec primus quidem modo, verum etiam excellenter dierum criticorum naturam admirandus ille Hippocrates deprehendit, eorumque cauſam demonſtravit, quam et nos in libris de diebus criticis explicavimus. Illic autem a nobis oſtenſum eſt ſeptimum dierum criticorum circuitum reliquis valentiorem eſſe et ab eo ſecundum eſſe facultate quaternarium, quod in duo ſeptimus dividatur; criſes vero per circuitus ſeptenarios futuras a quaternariis indicari. Quartum namque diem indicem eſſe ſeptimi, undecimum decimi quarti. Hos autem Hippocrates indices et contemplabiles appellat. Cenſet autem hoc modo hebdomadas numerandas eſſe, duas quidem priores ſibi proximas per diſjunctionem, tertiam au-

κατὰ συνάφειαν. διάζευξις μὲν οὖν ἐστιν, ὅταν ἐφ' ἑτέραν ἡμέραν ληξάσης τῆς προτέρας ἑβδομάδος ἡ μετὰ ταύτην ἀφ' ἑτέρας ἄρξηται. συνάφεια δὲ ὅταν ἡμέρα μία κοινὴ τῶν ἑβδομάδων ἀμφοτέρων γένηται τελευτώσης μὲν εἰς αὐτὴν τῆς προτέρας, ἀρχομένης δὲ τῆς δευτέρας ἀπ' αὐτῆς καὶ διὰ τοῦτο τὴν εἰκοστὴν ἡμέραν ἐσχάτην εἶναι τῆς τρίτης ἑβδομάδος, ὡς εἴ γε καὶ αὐτὴ κατὰ διάζευξιν ἠριθμεῖτο, τὴν πρώτην καὶ εἰκοστὴν ἡμέραν, οὐ τὴν εἰκοστὴν ἰσχυροτέραν ἐχρῆν εἶναι, φαίνεται δ' οὐχ οὕτω γινόμενον. ἡ γὰρ εἰκοστὴ καὶ πλεῖστα καὶ βεβαίως ὁρᾶται κρίνουσα. τριῶν οὖν ἑβδομάδων τὰς εἴκοσιν ἡμέρας συμπληρουσῶν, εἶτα τῆς τετάρτης ἑβδομάδος ἀρχομένης κατὰ τὴν εἰκοστὴν πρώτην ἐκ τῶν ἐφεξῆς τριῶν ἑβδομάδων, εἴκοσιν ἡμερῶν συμπληρουμένων, εἰκότως ὁ Ἱπποκράτης τὴν τεσσαρακοστὴν ἡμέραν, οὐ τὴν τεσσαρακοστὴν δευτέραν κρίσιμον εἶναί φησιν. οὕτως δὲ καὶ τὴν ἑξηκοστὴν καὶ τὴν ὀγδοηκοστὴν, οὐ τὴν ἑξηκοστὴν τρίτην οὐδὲ τὴν ὀγδοηκοστὴν τετάρτην. αὕτη μὲν οὖν σοι τῶν ἑβδομαδικῶν περιόδων ἡ συναρίθμησις, ἡ

tem quae has consequitur, per connexionem. Est autem disjunctio, quum hebdomas prior in diem unum desinit et quae illam proxime sequitur ab altero incipit. Connexio autem est quum dies unus utrique hebdomadi communis est, sic ut in eundem prior desinat et ab eodem posterior incipiat. Et hanc ob causam diem vigesimum statuit extremum tertiae hebdomadis. Nam si per disjunctionem haec quoque numeraretur, oporteret utique vigesimum primum diem facultate praestare vigesimo. At non ita rem se habere deprehenditur. Nam vigesimus et plurimum et certo videtur judicare. Itaque quum tres hebdomadae viginti dies contineant, deinde quarta a vigesimo primo die incipiat et tres quae sequuntur viginti dies complectantur, haud temere Hippocrates diem quadragesimum judicare dixit, non autem quadragesimum secundum. Similiter et sexagesimum et octogesimum, non sexagesimum tertium nec octogesimum quartum. Hi quidem in modum septenarii circuitus enumerantur. Caete-

δὲ κατὰ τετράδας ἀκόλουθος τῇσδε. τεμνομένης γὰρ ἑκάστης ἑβδομάδος εἰς τὰς ἐν αὐτῇ δύο τετράδας ἡ τετάρτη μετὰ τὴν εἰσβολὴν τοῦ νοσήματος ἡμέρα τελευτὴ μὲν ἔσται τῆς πρώτης τετράδος, ἀρχὴ δὲ τῆς δευτέρας. ἡ δὲ ἐφεξῆς τῇδε τρίτη τετρὰς ἀπὸ τῆς ὀγδόης ἡμέρας ἄρξεται, διότι καὶ ἡ δευτέρα τῶν ἑβδομάδων· ὥστε συμβήσεται τὴν ἑνδεκάτην ἡμέραν τελευτὴν μὲν εἶναι τῆς τρίτης τετράδος, ἀρχὴν δὲ τῆς τετάρτης. ἡ δὲ πέμπτη τετρὰς ἀπὸ τῆς τεσσαρεσκαιδεκάτης ἡμέρας ἄρξεται, διότι καὶ ἡ τρίτη τῶν ἑβδομάδων. ἀφίξεται τοιγαροῦν εἰς τὴν ἑπτακαιδεκάτην αὐτῆς τὸ τέλος, [663] ἥτις ἐστὶ πάλιν κοινὴ τῶν δύο τετράδων τῆς πέμπτης καὶ τῆς ἕκτης, εἰς ἃς ἡ τρίτη τῶν ἑβδομάδων ἐτμήθη καὶ οὕτως εἰκοστὴ τοῦ νοσήματος ἡμέρα τέλος μὲν τριῶν ἑβδομάδων, ἓξ δὲ τετράδων. αὗται μὲν οὖν αἱ κατὰ περιόδους εἰσὶ κρίσιμοι, παρεμπίπτουσι δὲ αὐταῖς καὶ ἕτεραι κατὰ τὰς ὀξείας νόσους, ὧν τὴν αἰτίαν τῆς παρεμπτώσεως ἐν τοῖς περὶ κρισίμων ἡμερῶν εἶπον. εἰσὶ δὲ αὗται τρίτη καὶ πέμπτη καὶ ἐνάτη. παρεμπίπτει δὲ

rum ipfis divifio, quae per quaternarios fit, refpondet. Nam fi fingulas hebdomadas in duos, quos continent quaternarios fecueris, quartus ille a primo quo morbus invafit dies finis quidem erit primi quaternarii, ab eo autem fecundus incipiet. Mox qui hunc fequitur tertius quaternarius ab octavo die inohoabit, quia fecunda hebdomas ab eo ducit initium. Quare fiet ut dies undecimus finis quidem tertii quaternarii, origo autem tertii fit. At quintus quaternarius principium habebit a decimo quarto die, quod tertia etiam hebdomas ad eum perveniat. Ipfe igitur decimo feptimo die finem accipit, qui dies rurfus duobus quaternariis, quinto fextoque, communis eft, in quos tertia hebdomas divifa erat. Sic vigefimus morbi dies finis trium hebdomadum et fex quaternionum eft. Hi quidem dies fic per circuitus diftincti judicant. Verum in ipfos etiam alii per morbos acutos incidunt, cujus rei caufam expofui in libris de diebus criticis. Sunt autem hi tertius, quintus, nonus. Incidit

ποτε καὶ ἡ ἕκτη κακὴ κρίσιμος οὖσα, τῷ τε μετὰ συμπτωμάτων ἐνίοτε ποιεῖσθαι τὴν κρίσιν ἐπισφαλῶν, εἴς τε τὴν καλουμένην ὑπέρκρισιν ἐκπίπτειν, καὶ μέντοι καὶ τῷ μὴ τελέως ἀπαλλάττειν τῶν νοσημάτων, ἀλλ' ἐλλιπῶς ἢ εἴ ποτε καὶ τελέως ὑποστροφὰς πάντως ποιεῖσθαι. εἴρηται δὲ καὶ ταῦτα καὶ ἄλλα πολλὰ ἐν τοῖς περὶ κρισίμων ἡμερῶν ὑφ' ἡμῶν, ἃ σύμπαντα σχεδὸν Ἱπποκράτης ἔγραψεν ἄλλοτε κατ' ἄλλο βιβλίον, ὑπ' ἐμοῦ δ' εἰς ἓν ἤθροισται κατὰ τὴν περὶ κρισίμων ἡμερῶν πραγματείαν ἅμα τῷ καὶ διορισθῆναι τὰ μὴ διωρισμένα καὶ τελέως ῥηθῆναι τὰ δοκοῦντα ἐλλιπέστερον ὑφ' Ἱπποκράτους γεγράφθαι. τῷ μὲν οὖν θέλοντι προγινώσκειν ἀκριβῶς ἀναγνωστέον ἐστὶ τὰς δύο πραγματείας ἐκείνας, τήν τε περὶ κρισίμων ἡμερῶν καὶ τὴν περὶ κρίσεων. ἐν δὲ τῷ παρόντι τὴν λέξιν μόνην ἐξηγήσασθαι πρόκειται τῶν εἰρημένων ὑφ' Ἱπποκράτους κατὰ τὸ προκείμενον βιβλίον, ἐξ ὧν τε περιγίνονται οἱ ἄνθρωποι καὶ ἐξ ὧν ἀπόλλυνται. τὸ μὲν ἐξ ὧν ἤτοι τῶν κρίσεων ἢ τῶν ἡμερῶν λέγει καὶ βέλτιον μὴ τῶν ἡμερῶν ἀκούειν, ἀλλὰ τῶν

autem inter eos interdum etiam fextus, malus profecto judex tum quod aliquando cum periculo plenis fymptomatis judicet tum quod ὑπέρκρισιν quam vocant inducat; tum quod non plane, fed imperfecte morbos diffolvat aut fi quando perfecte folverit, recidivas prorfus excitet. Sed de his et aliis plerifque dictum a nobis eft in libris de diebus criticis, quae quidem fere omnia his et illis libris Hippocrates fcripfit; nos autem in unum librum qui dies criticos explanat congeffimus, fimulque quae non erant explicata explicavimus; et perfecte ea fumus perfequuti quae ab Hippocrate minus abfolute fcripta effe videbantur. Itaque qui volet certo praefagire, libros illos legat oportet, qui tum de diebus criticis tum de crifibus compofiti funt. Hic enim tantum inftituimus eorum, quae ab Hippocrate hoc in libello dicta funt, fenfum enarrare. Quod ergo fcriptum eft, ex quibus homines tum fervantur tum etiam intereunt vel de crifibus vel de diebus criticis dicitur. Verum commodius eft non de diebus,

(154) κρίσεων. εἰ γὰρ καὶ ὅτι μάλιστα δυνατόν ἐστι κἀπὶ τῶν ἡμερῶν λέγεσθαι τὸ ἐξ ὧν, ἀλλὰ πρώτως ταῖς κρίσεσιν ὑπάρχει καὶ δι᾽ ἐκείνας καὶ ταῖς ἡμέραις. τὸ δὲ ἐκ τούτων ἤτοι περιγενέσθαι τὸν ἄνθρωπον ἢ ἀπόλλυσθαι δηλωτικόν ἐστι τοῦ τὴν κρίσιν ὀνομάζειν αὐτὸν ἐπὶ πάσης τῆς ὀξυῤῥόπου μεταβολῆς, οὐ μόνης τῆς ἐπὶ σωτηρίαν.

β'.

Οἵ τε γὰρ εὐηθέστατοι τῶν πυρετῶν καὶ ἐπὶ σημείων ἀσφαλεστάτων βεβῶτες τεταρταῖοι παύονται ἢ πρόσθεν, οἵ τε κακαηθέστατοι καὶ ἐπὶ σημείων δεινοτάτων γινόμενοι τεταρταῖοι κτείνουσιν ἢ πρόσθεν.

Εὐήθεις ἄνθρωποι λέγονται μὲν καὶ οἱ κακοήθεις ἐν ὑποκρίσει τινὶ, καθάπερ καὶ ὁ πίθηκος καλλίας. λέγονται δὲ καὶ οἱ ἐπαινετὸν ἔχοντες τὸ ἦθος. ἀλλὰ τοῦ μὲν πρώτου παμπόλλη χρῆσίς ἐστι παρὰ τοῖς Ἕλλησι, τοῦ δὲ δευτέρου σπανιωτέρα. λέγουσι δ᾽ οὖν ποτε καὶ οὕτως οὐ τὸν

ſed de criſibus intelligere. Nam quamquam id vel maxime poſſit ad dies referri, primum tamen criſibus ipſis convenit et per eas diebus. Quod autem dictum eſt ex his homines ſervari aut interire, oſtendit plane criſin ab eo vocari repentinam omnem mutationem, non eam modo quae ſalutem attulit.

II.

Nam et mitiſſimae febres et quae in ſecuriſſimis incedunt ſignis, die quarto aut ante deſinunt; maxime vero malignae et quae cum graviſſimis fiunt ſignis, quarto vel prius interficiunt.

Dicuntur autem mites homines etiam maligni ſimulatione quadam, ſicuti ſimia formoſa. Dicuntur autem et ii, qui bonis moribus praediti ſunt. Sed prima quidem ſignificatio apud Graecos frequens eſt, ſecunda autem minus eſt uſitata. Nec vero τὸν εὐήθη ſolum hoc vſurpant

εὐήθη μόνον, ἀλλὰ καὶ τὴν εὐήθειαν ἐπὶ τῆς εὖ τὸ ἦθος ἐχούσης διαθέσεως. Δείναρχος μὲν οὖν ἐν τῷ πρὸς Δάωνα οὕτως εἶπε· διοικῶν δὲ τὴν οὐσίαν αὑτοῦ Κεφαλίων μειρακιωδέστερον καὶ φύσει χρηστὸς ἦν καὶ εὐήθης. ὁ δὲ Δημοσθένης ἐν τῷ κατ' Αἰσχίνου τοῖς δικασταῖς διαλεγόμενος ἔφη· νῦν δὲ διὰ τὴν ὑμετέραν εὐήθειαν καὶ πρᾳότητα εὐθύνας δίδωσι καὶ ταῦτα ὁπηνίκα βούλεται. Πλάτων δὲ ἐν τῷ τρίτῳ τῆς πολιτείας φησίν· εὐλογία ἄρα καὶ εὐαρμοστία καὶ εὐσχημοσύνη καὶ εὐρυθμία καὶ εὐήθεια ἀκολουθεῖ. οὐχὶ ἄνοιαν οὖσαν ὑποκοριζόμενος τὴν καλουμένην εὐήθειαν, [664] ἀλλὰ τὴν ὡς ἀληθῶς εὖ τε καὶ καλῶς τὸ ἦθος κατεσκευασμένην διάνοιαν. οὕτως οὖν καὶ τὸν εὐήθη κατὰ τὸν Εὐθύδημον εἶπεν ἐπὶ τοῦ τὸ ἦθος ἔχοντος ἁπλοῦν καὶ κεκοσμημένον καὶ ὡς ἐθαύμασεν, οὗτός ἐστι νέος τε καὶ εὐήθης. ἀρκεῖ ταῦτα παραδείγματος ἕνεκεν πρὸς τὸ γνῶναί σε τὴν τῶν Ἑλλήνων συνήθειαν ἐπί τε τῷ τῆς

modo, fed et ipfam τὴν εὐήθειαν, pro illa animi affectione accipiunt, quae mores optime compofitos habet. Siquidem Dinarchus in oratione quam in Daonem habuit, fic ait: *fortunas autem fuas Cephalion juveniliter adminiftrans natura probus erat fimplex.* Demofthenes autem in oratione contra Aefchinem, his verbis judices alloquitur: *nunc vero ob veftram fimplicitatem et facilitatem quaeftiones, etiam quando libet, exercet.* At Plato libro tertio de republica ait: *honeftus igitur fermo et congruentia et condecentia et concinnitas confequentia funt fimplicitatis et bonitatis morum.* Neque nunc eam dico fimplicitatem bonitatemque, quam amentiam revera exiftentem nos fpeciofo nomine fic vocamus, tanquam a bonis moribus manet, fed eam dico bonitatem, quae ob id ita dicta eft, quafi mentem recte beneque conftitutam habeat. Sic et in Euthydemo τὸν εὐήθη accepit pro eo, qui mores habet fimplices et honeftos, his verbis: καὶ ὡς ἐθαύμασεν οὗτός ἐστι νέος τε καὶ εὐήθης. Satis ejusmodi exemplorum eft, ex quibus intelligas Graecos τῆς εὐηθείας et

εὐηθείας ὀνόματι καὶ τοῦ εὐήθους κατὰ διττὸν σημαινόμενον γεγενημένην· καὶ νῦν ὁ Ἱπποκράτης κατὰ τὸ ἕτερον αὐτῶν εἶπε τοὺς πυρετοὺς εὐηθεστάτους ἐν ἴσῳ τῷ ἐπιεικεστάτους καὶ ἁπλουστάτους καὶ μηδὲν ἔχοντας κακόηθες. καὶ ὅταν τὰ τῆς ἀσφαλείας σημεῖα παρῇ, τῆς πρώτης τετράδος οὐκ ἂν ἐξωτέρω προέλθοιεν, ἀλλ' ἤτοι κατ' αὐτὴν ἢ θᾶσσον παύσονται. κατὰ δὲ τὸν αὐτὸν τρόπον καὶ οἱ κακοήθεις πυρετοὶ καὶ μετὰ σημείων ὀλεθρίων γενόμενοι τεταρταῖοι κτείνουσιν ἢ πρόσθεν. εὔδηλος οὖν ἐστι καὶ τὴν τρίτην ἡμέραν ἐν ταῖς κρισίμοις τάττων ἐν τῷ φάναι· τεταρταῖοι παύονται ἢ πρόσθεν. οὕτω δὲ κἀν τῷ πρώτῳ τῶν ἐπιδημιῶν ἐγίνωσκεν, ἐν ταῖς κρισίμοις ἡμέραις πρώτην γράψας τὴν τρίτην. ἀσφαλέστατα δὲ σημεῖα λέγει τὰ κατὰ μέρος ἐπῃνημένα πρὸς αὐτοῦ μεγάλως, ὧν καὶ μετ' ὀλίγον ὀνομαστὶ μνημονεύσει παραδείγματος ἕνεκα.

εὐήθους nominibus gemina ſignificatione uti ſolitos. Et nunc quidem Hippocrates εὐηθεστάτους πυρετοὺς dixit pro mitiſſimis, ſimpliciſſimis et nullam morum pravitatem habentibus. Quae ſane ſi praeterea ſigna ex quibus ſecuritas ſperari ſolet acceſſerint, ultra priores quatuor dies haud porriguntur, ſed vel quarto ipſo die vel etiam maturius deſinunt. Si vero malignae fuerint et ſigna habuerint exitialia, quarto aeque die vel ante eum occidunt. Itaque inter criticos dies etiam tertium cenſeri perſpicuum eſt, quum dicit quarto die vel etiam ante quartum deſinere. Id quod illi etiam libro primo epidemion viſum eſt, tertium diem inter criticos dies primum enumeranti. Porro ſigna ipſe ſecuriſſima intelligit, quae particulatim maxime commendavit et quorum paulo poſtea nomina proferet et pro exemplo citabit.

γ'.

Ἡ μὲν οὖν πρώτη ἔφοδος αὐτέων οὕτω τελευτᾷ, ἡ δὲ δευτέρη ἐς τὴν ἑβδόμην περιάγεται, ἡ δὲ τρίτη ἐς τὴν ἐνδεκάτην, ἡ δὲ τετάρτη ἐς τὴν τεσσαρεσκαιδεκάτην, ἡ δὲ πέμπτη ἐς τὴν ἑπτακαιδεκάτην, ἡ δὲ ἕκτη ἐς τὴν εἰκοστήν. αὗται μὲν οὖν ἐκ τῶν ὀξυτάτων νουσημάτων διὰ τεσσάρων εἰς τὰς εἴκοσιν ἐκ προσθέσιος τελευτῶσιν.

Πολλάκις εἰρημένην εὑρήσεις παρὰ τοῖς Ἕλλησιν ἔφοδον πολεμίων ἢ λῃστῶν, ἀφ' οὗ νῦν οὕτως Ἱπποκράτης μετενήνοχε τὴν προσηγορίαν ἐπὶ τὰς τῶν κρισίμων ἡμερῶν περιόδους. τὰ δ' ἐφεξῆς πάντα καὶ καθ' ἑαυτὰ μέν ἐστι σαφῆ καὶ πολὺ δὲ μᾶλλον τοῖς μεμνημένοις ὧν ἄρτι προεῖπον.

δ'.

Οὐ δύναται δὲ ὅλῃσιν ἡμέρῃσιν οὐδὲν τουτέων ἀριθμεῖσθαι ἀτρεκέως, οὐδὲ γὰρ ὁ ἐνιαυτός τε καὶ οἱ μῆνες ὅλῃσιν ἡμέρῃσι πεφύκασιν ἀριθμεῖσθαι.

III.

Primus itaque earum infultus fic definit, fecundus ad feptimum perducitur, tertius autem ad undecimum, quartus ad decimum quartum, quintus ad decimum feptimum, fextus ad vigefimum. Hi ergo infultus ex acutiffimis morbis per quatuor ad viginti ex additione terminantur.

Saepe fcriptum invenies apud Graecos *ἔφοδον*, incurfum hoftium aut latronum, a quo nunc Hippocrates fimilitudine quadam nomen hoc tranftulit ad circuitus dierum criticorum. Reliqua omnia cum per fe nota funt, tum maxime illis, qui eorum quae modo dixi meminere.

IV.

Neque vero horum quidquam integris diebus exacte numerari poteft. Neque enim annus neque menfes integris diebus numerari folent.

Ἐπειδὴ τὰς τρεῖς ἑβδομάδας εἰς τὴν εἰκοστὴν ἡμέραν περιήγαγε, διὰ τοῦτ' ἔφη οὐ δύναται πλήρεσιν ἡμέραις ἀριθμεῖσθαι τὰ τοιαῦτα. μηδὲ γὰρ τὸν ἐνιαυτὸν μηδὲ τοὺς μῆνας ὅλαις ἡμέραις ἀριθμεῖσθαι καὶ ἀληθῶς γε αὐτὰ εἶπεν. ὁ μὲν γὰρ ἐνιαυτὸς οὐ τριακοσίων ἑξήκοντα πέντε μόνον ἡμερῶν ἐστιν, ἀλλὰ καὶ τετάρτου μέρους ἡμέρας, ἔτι δὲ πρὸς αὐτῷ μορίου τινὸς ἐγγύς πως ἑκατοστοῦ. τῶν μηνῶν δὲ ἕκαστος ἐλάττων μέν ἐστι τριάκοντα ἡμερῶν, μείζων δὲ ἐννέα καὶ εἴκοσιν. ὠνομάζετο δὲ καὶ παρὰ τοῖς παλαιοῖς Ἕλλησι μὴν, ὡς καὶ νῦν ἔτι κατὰ πολλὰς [665] τῶν Ἑλληνίδων πόλεων, ὁ μεταξὺ χρόνος δυοῖν συνόδοιν ἡλίου καὶ σελήνης καὶ ὅστις βούλεται τὸν χρόνον τοῦτον ἀκριβῶς ἐκμαθεῖν ἅμα ταῖς οἰκείαις ἀποδείξεσιν ὁπηλίκος ἐστὶν, ὅλον ἔχει βιβλίον Ἱππάρχῳ γεγραμμένον, ὥσπερ γε καὶ περὶ τοῦ ἐνιαυσίου χρόνου σύγγραμμα ἡμέτερον. οὕτως οὖν καὶ τὴν ἑβδομάδα φησὶν ὁ Ἱπποκράτης, καὶ δῆλον ὅτι καὶ τὴν τετράδα μὴ εἶναι τελείων ἡμερῶν, ἀλλ' ἐνδεῖν τι μόριον τηλικοῦτον, ὡς τὰς τρεῖς ἑβδομάδας εἴκοσιν ἡμέρας περιγρά

Quoniam tres hebdomadas vigefimo die conclufit, ob id dixit haec non poffe diebus integris numerari. Nam nec annum nec menfes dies integros habere, id quod ab eo veriffime proditum eft. Siquidem annus non trecentorum modo et fexaginta quinque dierum eft, verum etiam tertiam diei partem continet et praeterea fere centefimam. Menfis autem unusquisque minor quidem eft triginta diebus, fed vigefimum annum excedit. Vocabatur autem a veteribus Graecis *μὴν menfis*, ut et plurimae nunc in Graecia civitates faciunt, tempus illud medium inter duas folis atque lunae coitiones, quod fi quis volet per proprias demonftrationes expendere quantum fit, librum habet integrum ab Hipparcho fcriptum, ut et alium a me de anno. Et hoc quidem modo Hippocrates hebdomada accepit. Perfpicuum vero eft nec quaternionem quidem abfolutis conftare diebus, fed deeffe portionem tantam, ut tres hebdomadas dies viginti abfolvant. Horum autem

φεσθαι. τίς δέ ἐστιν ἡ αἰτία τούτων πεπειράμεθα ἡμεῖς εἰπεῖν ἐν τῷ τρίτῳ τῶν κρισίμων ἡμερῶν, οὐδενὸς τῶν ἔμπροσθεν οὐδ' ἐπιχειρήσαντος εἰπεῖν.

ε'.

Μετὰ δὲ ταῦτα ἐν τῷ αὐτέῳ τρόπῳ κατὰ τὴν αὐτέην πρόσθεσιν ἡ μὲν πρώτη περίοδος τεσσάρων καὶ τριήκονθ' ἡμερέων, ἡ δὲ δευτέρη τεσσαράκοντα ἡμερέων, ἡ δὲ τρίτη ἑξήκοντα ἡμερέων.

Οὐ τοῦτο λέγει νῦν ὁ Ἱπποκράτης ὅτι μετὰ τὴν εἰκοστὴν ἡμέραν ἄχρι τῆς τριακοστῆς τετάρτης οὐδεμία παρεμπίπτει κρίσιμος. ἑαυτῷ τε γὰρ οὕτω μάχεται, μεταξύ τινων ἡμερῶν κρινουσῶν ἐν ἐπιδημίαις μεμνημένος, τά τε φαινόμενα κατὰ τοὺς ἀῤῥώστους, ἐξελέγχει τὸν λόγον αὐτοῦ, ἀλλ' ἐπειδὴ τριῶν ἑβδομάδων ἄχρι τῆς εἰκοστῆς ἡμέρας ἐφεξῆς ἀλλήλων ἠριθμημένων οὐχ ἡ αὐτὴ γέγονε σύνθεσις. ἡ μὲν γὰρ δευτέρα διεζεύχθη τῆς πρώτης καὶ κατὰ τοῦτο

causam in tertio de diebus criticis libro conati ſumus oſtendere, quum tamen nemo antea vel aggreſſus ſit de ea dicere.

V.

Poſtea vero eadem ratione juxta eandem additionem primus circuitus eſt quatuor et triginta dierum, ſecundus quadraginta dierum, tertius ſexaginta dierum.

Non id dicit Hippocrates hoc loco nullum diem cui judicandi vis inſit medium inter vigeſimum et trigeſimum quartum intervenire. Nam et ipſe ſecum pugnaret, qui medios quosdam dies judicantes in epidemiis recenſuit et quae manifeſto aegris uſu venire videntur, ipſum falſi convincerent. Sed quia tres hebdomades quae mutuo ſeſe conſequentes vigeſimo die concluduntur, non eodem componuntur modo, namque ſecunda disjuncta eſt a prima

εἰς τὴν τεσσαρεσκαιδεκάτην ἡμέραν ἐτελεύτησεν· ἡ τρίτη δὲ ταύτῃ συνήφθη καὶ κατὰ τοῦτο τὴν εἰκοστὴν ἔσχε τέλος. διὰ τοῦτο καὶ τὴν μετὰ τὴν εἰκοστὴν ἑβδομάδα ὁμοίως προϊέναι βουλόμενος, ὡς ἐκ δυοῖν μὲν διεζευγμένων, τῆς τρίτης δὲ συνημμένης εἴκοσιν ἡμέρας συμπληροῦσθαι, τὴν μὲν τεσσαρακοστὴν ὅρον ἔσχατον ἔθετο τῶν δευτέρων τριῶν ἑβδομάδων· ἐν αὐταῖς δὲ ταῖς (155) δυσὶ περιέγραψε τὸν ὅρον τὴν τριακοστὴν τετάρτην καὶ κατὰ τοῦτο ταύτης ἐμνημόνευσε πρὸ τῆς τεσσαρακοστῆς, καὶ κατά γε τὸν αὐτὸν λόγον αἱ μετὰ ταῦτα τρεῖς ἑβδομάδες εἰς τὴν ἑξηκοστὴν περιάγονται. καὶ τὴν ὀγδοηκοστὴν δὲ κρίνουσαν οἶδεν, οὐ τὴν πδ΄ ἐν τοῖς τῶν ἐπιδημιῶν. οὕτως αἱ τρεῖς ἑβδομάδες εἴκοσιν ἡμερῶν ἀριθμὸν συμπληροῦσι καὶ γίνεται τοῦτο τῶν δύο μὲν τῶν πρώτων κατὰ διάζευξιν ἐν αὐταῖς ἀριθμουμένων, ὡς εἰς τὴν ιδ΄ ἡμέραν τελευτᾷν· τῆς τρίτης δὲ συναπτομένης τῇ δευτέρᾳ, ὡς καὶ ταύτην εἰς τὴν εἰκοστὴν ἡμέραν περιέρχεσθαι.

---

et eam ob rem die decimo quarto deſiit, tertia vero illi connexa eſt et propterea finem capit vigeſimo. Idcirco et illas quae vigeſimum diem ſequuntur hebdomadas eodem modo procedere volens ita, ut ex duabus quidem diſjunctis, tertia vero connexa viginti diebus abſolvantur, diem quidem quadrageſimum trium poſteriorum hebdomadum terminum extremum poſuit; ipſis autem duabus terminum circumſcripſit quartum et trigeſimum diem, eamque ob cauſam ipſum ante quadrageſimum nominavit. Fit autem ſimiliter ut tres quae poſtea veniunt hebdomades ad ſexageſimum devolvantur. Sed et octogeſimum, non octogeſimum quartum in obſervatione vulgarium morborum judicare vidit. Sic tres hebdomades numerum viginti dierum complectuntur, quod fit duabus quidem primis per diſjunctionem computatis, ut intra diem decimum quartum deſinant, tertia autem connexa ſecundae, ut et ipſa die vigeſimo concludatur.

στʹ.

Τουτέων δ' ἐν ἀρχῇσιν ἔστι χαλεπώτερον προγινώσκειν τὰ μέλλοντα ἐν πλείστῳ χρόνῳ κρίνεσθαι. ὁμοιόταται γὰρ αἱ ἀρχαὶ εἰσιν αὐτέων. ἀλλὰ χρὴ ἀπὸ τῆς πρώτης ἡμέρης ἐνθυμέεσθαι καὶ καθ' ἑκάστην τετράδα προστιθεμένην ἐπισκέπτεσθαι καὶ οὐ λήσει ὅπη τρέψεται τὸ νόσημα.

---

[666] *Κἀνταῦθα πάλιν ἐπὶ ἀμφοτέρων ἔταξε τὸ κρίνεσθαι τῶν τ' ἐπ' ἀγαθῷ καὶ τῶν ἐπὶ κακῷ τὴν μεταβολὴν ποιουμένων καί φησιν ἐν ἀρχῇ τῶν νοσημάτων ὅσα μὲν ὀλιγοχρονίως μέλλει διακριθήσεσθαι, ῥᾴστην εἶναι τὴν διάγνωσιν αὐτῶν εἰς ὅ τι τελευτήσει, καθάπερ ὀλίγον ἔμπροσθεν ἔφη περὶ τῶν ἐν τῇ πρώτῃ τετράδι μελλόντων κρίνεσθαι. τῶν τε γὰρ πυρετῶν αὐτῶν ὁ μὲν ἀπαλλάττεσθαι μέλλων ἐπιεικέστερός ἐστιν, ὁ δ' ἀναιρεῖν τὸν κάμνοντα κακοηθέστατός ἐστιν, ὅσα τε σύνεστιν ἑκατέρῳ σημεῖα τὰ μὲν ἐν τῷ προτέρῳ πάντ' εἶναι κάλλιστα, τὰ δ'*

VI.

At per horum initia difficilius eſt eos praenoſcere, qui intra longiſſimum tempus judicari debeant, ſimilia namque ſunt eorum principia. Verum a primo die animadvertendum eſt et ad quemque quaternarium additum conſiderandum nec latebit quo ſe verſurus ſit morbus.

Hoc etiam loco rurſus nomen criſis mutationi utrique accommodavit, ex qua aeger tum melius tum etiam deterius habet. Dicit autem per initia morborum facile intelligi quemnam illi qui intra paucos dies judicari debent, exitum habituri ſint. Id enim ipſe paulo ante oſtendit, de illis diſſerens qui primo dierum quaternione judicandi ſunt. Nam quae diſcuti debet febris mitior eſt, quae vero vitam aegro ademptura eſt, ſolet eſſe maligniſſima. Quin etiam ſigna quae utramque comitantur, omnia quidem in illa optima, in hac autem peſſima ſunt. Ex quo ſit ut

ἐν τῷ δευτέρῳ χείριστα. συμβήσεται γὰρ οὕτω μηδέτερον αὐτῶν ὑπερβῆναι τὴν τετάρτην ἡμέραν, ἐπειδὴ μεμαθήκαμεν ἀεὶ γίγνεσθαι τὴν κρίσιν ἤτοι τῆς φύσεως ἐπικρατούσης τοῦ νοσήματος ἢ νικηθείσης ὑπ' αὐτοῦ. τῶν μὲν οὖν ἐπιεικεστάτων νοσημάτων ἡ φύσις τάχιστα κρατεῖ· νικᾶται δὲ ὑπὸ τῶν χαλεπωτάτων τάχιστα. κατὰ τοῦτ' οὖν ἐναντιώτατα μὲν ἀλλήλοις ἐστὶ τὰ διὰ ταχέων κρινόμενα, παραπλήσια δὲ τὰ παμπόλλου χρόνου δεόμενα πρὸς τὴν λύσιν. ὥσπερ γὰρ ἐν τοῖς ὀλιγοχρονίοις ὑπεροχὴ μεγάλη ποτὲ μὲν τῆς φύσεώς ἐστι, ποτὲ δὲ τοῦ νοσήματος, οὕτως ὅταν μηδέτερος ὑπερέχῃ μεγάλως οὐδετέρου, ἀλλ' ὥσπερ ἀνταγωνισταί τινες ἰσόῤῥοποι διαμάχονται, χρόνου δεῖ πλείονος εἰς τὴν θατέρου νίκην, οὕτω καὶ τοὺς παλαίοντας οἱ παλαιστρικῆς ἔμπειροι διαγινώσκουσιν. εἰ μὲν ὑπεροχὴν θεάσονται πολλὴν, αὐτίκα νικήσειν τὸν ἕτερον ἐλπίζοντες, εἰ δὲ μηδέτερος ὑπερέχει μεγάλως, ὅτι μὲν ἐν χρόνῳ πλείονι διαπαλαίσουσι βεβαίως εἰδότες, ὅστις δ' ὁ νικήσων ἔσται μηδέπω γιγνώσκοντες. ἀλλ' ἐν τῷ χρόνῳ προϊόντι καὶ τοῦτο

neutra diem ultra quartum prorogetur. Id enim certo compertum habemus, judicia femper vel vincente natura morbum vel victa a morbo contingere. At morbos natura facile fuperat mitiffimos, eadem faeviffimis protinus fuccumbit. Sic quidem maxime a fe invicem diffident morbi qui brevi judicantur. His autem refpondent et illi quibus longa mora quo folvantur neceffaria eft. Nam ficuti in brevibus morbis interdum natura, interdum morbus longe excellit, ita quum neque illa neque hic multum praevalent, fed veluti adverfarii quidam robore inter fe aequales dimicant, etiam tempore opus eft longiori ad alterius victoriam. Sic eos qui luctantur dignofcunt illi, qui artis palaeftricae periti funt. Eum quidem extemplo victurum fperantes, quem multo validiorem adfpexerint, aut fi neuter viribus longe praecellit, certi longam inter eos fore luctam. Necdum tamen ipfi compertum habent uter victoriam confequetur. Verum id quoque poftea qui

πρότεροι τῶν ἰδιωτῶν καταμανθάνουσιν, ὡς ἂν καὶ τῶν μικρῶν ὑπεροχῶν ὄντες διαγνωστικώτεροι. ᾧ γὰρ ὁ τεχνίτης ἀτέχνου διαφέρει μάλιστα, τουτέστιν αὐτὸ τὸ μικρῶν αἰσθάνεσθαι διαφορῶν. ἀλλ᾽ ἐπεί τινες, οὐδ᾽ ὅλως εἰσὶν αἰσθηταὶ διὰ σμικρότητα τῶν τοιούτων οὐδ᾽ ὁ τεχνίτης ἐστὶ γνωριστικός. ὅταν οὖν πρῶτον αἰσθηταὶ γένωνται, τηνικαῦτα γνωρίζονται. διὰ τοῦτ᾽ οὖν ὁ Ἱπποκράτης ἐκέλευσε καθ᾽ ἑκάστην τετράδα διασκοπεῖσθαι τὴν μεταβολήν. οὐ γὰρ λήσει ὅπη τρέψεται, τουτέστι πότερον εἰς ὑγείαν τε καὶ σωτηρίαν τοῦ κάμνοντος, ἐπικρατησάσης τῆς φύσεως ἢ κρατηθείσης ἐπὶ θάνατον. τουτὶ μὲν τοῦ λόγου τὸ κεφάλαιον. ὅπως δ᾽ ἄν τις αὐτὸ πράττοι κάλλιστα, διὰ τῶν περὶ κρίσεων ὑπ᾽ ἐμοῦ γεγραμμένων ἐστί σοι μαθεῖν.

ζ'.

Γίνεται δὲ καὶ ἡ τῶν τεταρταίων κατάστασις ἐκ τοῦ τοιούτου κόσμου.

e plebe primi funt intelligunt, ut qui ea, quae vel minimo excedunt promptiffime difcernant. Eo fiquidem potiffimum peritus artis ab imperito differt, quod vel minima rerum difcrimina perfentiat, quarum tamen aliquae cum propter fui parvitatem nullo modo fenfibus percipi poffint, etiam ejus, qui peritus artis eft cognitionem effugiunt, mox autem, ubi cadere fub fenfum poffunt, tum demum veniunt in notitiam. Quamobrem Hippocrates juffit eas quae fingulis menfibus accidunt mutationes animadvertere, nam te non latebit, quo fe vertet, hoc eft falutemne et incolumitatem aegri natura utique vincente, an ad interitum, eadem fuccumbente. Hoc quidem eft fententiae caput. Quod qua ratione confequi quis poffit difcere potes ex noftris quos de crifibus fcripfimus commentariis.

VII.

Fit autem quartanarum conftitutio ex hujusmodi concinnitate.

Ἠγνόηται καὶ τοῦτο τοῖς πλείστοις καὶ διὰ τοῦτο θαυμάζουσιν ἐκ μαντικῆς τέ τινος οἴονται προλέγεσθαι πολλάκις ὑφ' ἡμῶν, ὡς οὔτε τις τεταρταῖον ἔχων πυρετὸν ἀπαλλαγήσεται μεθ' ἡμέρας, εἰ τύχοι πεντεκαίδεκα, καίτοι γε ἐπὶ τῶν τριταίων οὐ θαυμάζουσι τὴν πρόῤῥησιν. ἔστι δὲ κοινὸς ἀμφοῖν ὁ λόγος. ὥσπερ γὰρ ἐπὶ τῶν συνεχῶν πυρετῶν ἀριθμοῦμεν ἁπάσας ἐφεξῆς τὰς ἡμέρας εἰς πρόγνωσιν τῆς ἐσομένης κρίσεως, οὕτως ἐπὶ τῶν διαλειπόντων τὰς ἐπισημασίας, [667] ἵν' ὅπερ ἐπὶ τῶν συνεχῶν ἡ ἑβδόμη τῶν ἡμερῶν, τοῦτ' ἐπὶ τῶν διαλειπόντων ἡ ἑβδόμη περίοδος ἐργάσηται. κατὰ τοῦτό γέ τοι ὁ ἀκριβὴς τριταῖος ἐν ἑπτὰ περιόδοις, οὐχ ἡμέραις ἑπτὰ κρίνεσθαι πέφυκε. καὶ μὲν δὴ καὶ ὅπερ ἡ τετάρτη τῶν ἡμερῶν ἀπ' ἀρχῆς ἀριθμοῦντι πρὸς τὴν ἑβδόμην ἐστὶ, τοῦθ' ἡ τετάρτη περίοδος ὡς πρὸς τὴν ἑβδόμην περίοδον. ἐπίδηλος μὲν γὰρ ἡ τετάρτη τῶν ἡμερῶν ἐστι τῆς ἑβδόμης, ἐπίδηλος δὲ καὶ ἡ τετάρτη περίοδος τῆς ἑβδόμης περιόδου. λέλεκται δὲ καὶ περὶ τῶν τοιούτων ἁπάντων ἐν τοῖς περὶ κρίσεων. ὅθεν ἀρκέσει νῦν ἀκηκοέ-

Ignorant et id permulti, eamque ob rem admirantur et nos ſaepe ex divinatione quadam praedixiſſe exiſtimant eum, qui quartana febre laboraret, poſt dies, exempli gratia, quindecim minime a febre liberum fore. Atqui in tertianis id praeſagiri febribus haud dignum ducunt admiratione, quum tamen ſit utriusque febris ratio eadem. Nam veluti in febribus continuis dies omnes conſequentes numeramus, quo certo criſin futuram poſſimus praevidere, ſic in intermittentibus acceſſiones, ut quod in continuis ſeptimus dies poteſt, idem in intermittentibus ſeptimus circuitus valeat. Quare exquiſita tertiana ſeptem circuitibus, non diebus ſolet judicari. Quin etiam quam habet quartus a primo dies ad ſeptimum rationem, eandem prorſus et quartus circuitus ad ſeptimum circuitum. Quartus namque dies index eſt ſeptimi et quarta quoque periodus ſeptimam commonſtrat. Eſt autem de his omnibus dictum in libris de criſibus, proinde id modo ſufficiet

ναι τό γε τοσοῦτον, ὡς καὶ τῶν τεταρταίων πυρετῶν αἱ κρίσεις κατὰ τὸν ἀριθμὸν γίνονται τῶν περιόδων, οὐ τῶν ἡμερῶν ἐκ τοιούτου τοῦ κόσμου. κόσμον εἴρηκε τὴν τάξιν τῶν κρινουσῶν ἡμερῶν. ὥσπερ γὰρ ἀκοσμίας ἴδιόν ἐστιν ἡ ἀταξία, οὕτως ἡ τάξις τοῦ κόσμου. κατὰ τοῦτό γέ τοι καὶ τόδε τὸ πᾶν ὠνόμασαν οἱ ἄνθρωποι κόσμον, ἐπειδὴ τέτακται τὰ κατ' αὐτόν· ἐν μέσῳ μὲν αὐτῶν τῆς γῆς κειμένης, ἔξωθεν δὲ ταύτης περικεχυμένης τῆς θαλάττης, περιέχοντος δὲ ταύτην ἀέρος, ἐκεῖνον δὲ αἰθέρος, εἶτ' οὐρανοῦ πᾶσι τούτοις κύκλῳ περιβεβλημένου. καὶ μὲν δὴ καὶ αἱ κινήσεις τῶν μὲν ἀπλανῶν ἀστέρων τί δεῖ καὶ λέγειν εἰς ὅσον ἥκουσι κόσμον, διὰ παντὸς ὡσαύτως ἔχουσαι; τῶν πλανωμένων δ' εἰ μὴ καὶ καθ' ἑκάστην ἡμέραν εἰσὶν ἴσαι, τό γε τεταγμένον ἔχουσιν ἐν ἴσαις χρόνου περιόδοις, ἀεὶ τοὺς αὐτοὺς τόπους τοῦ ζωδιακοῦ διεξερχομένων αὐτῶν.

---

intelligere, febrium quartanarum judicia non dierum numero, fed circuituum exerceri. Porro per concinnitatem eandem dierum judicantium ordinem intellexit. Ut enim inconcinnitatis proprium eft inordinatio, fic concinnitatis proprius ordo eft. Unde et hoc univerfum *κόσμον* appellarunt, propterea quod omnia quae eo continentur, ornatam fortita funt concinnitatem. Terra quidem fita in medio ipfique exterius circumfufo mari, aëre vero ipfum undique ambiente et hunc rurfus aethere, deinde vero caelo haec omnia circulo comprehendente. Sed et ipfae fixarum ftellarum motiones quid attinet dicere quantum habeant ornamenti? quippe quae perpetuo eaedem fint, errantium vero fiderum motus etiamfi quotidie aequales non fint; at certi funt et definiti aequalibus temporum intervallis dum femper eadem zodiaci loca percurrunt.

η'.

Τὰ δὲ ἐν ἐλαχίστῳ χρόνῳ μέλλοντα κρίνεσθαι, εὐπετέστερα προγινώσκεσθαι. μέγιστα γὰρ τὰ διαφέροντα ἀπ' ἀρχῆς αὐτέοισίν ἐστιν. οἱ μὲν γὰρ περιεσόμενοι εὔπνοοί τε καὶ ἀνώδυνοί εἰσι καὶ κοιμώμενοι τὰς νύκτας τά τε ἄλλα σημεῖα ἔχουσιν ἀσφαλέστατα. οἱ δὲ ἀπολλύμενοι δύσπνοοι γίνονται, ἀλλοφάσσοντες, ἀγρυπνέοντες, τά τε ἄλλα σημεῖα κάκιστα ἔχοντες.

Τὸ μὲν εὐπετέως ἐῤῥέθη καὶ πρόσθεν ἑτοίμως τε καὶ ῥᾳδίως σημαῖνον, τὸ δ' εὐπετέστερα ῥᾴονα δηλονότι λέγει καὶ πρὸς τὴν διάγνωσιν ἑτοιμότερα. πρὸ ὀλίγου μὲν οὖν εἶπεν, οἵ τε γὰρ εὐηθέστατοι τῶν πυρετῶν καὶ ἐπὶ σημείων ἀσφαλεστάτων βεβῶτες τεταρταῖοι παύονται ἢ πρόσθεν. ἀλλὰ νῦν γε ἐπανέλαβεν αὐτὸ χάριν τοῦ διὰ παραδειγμάτων (156) ἐνδείξασθαί σαφέστερον ὁποῖα τὰ σημεῖα τὰ κάλλιστά ἐστιν. αὐτὸς γοῦν ἐπιφέρων φησὶν, οἱ μὲν γὰρ περιεσόμενοι· εὔπνοοι καὶ ἀνώδυνοι καὶ κοιμώμενοι τὰς νύκτας,

VIII.

Qui vero breviſſimo tempore judicandi ſunt, facilius praenoſcuntur; maxime namque ab initio inter ſe diſſident. Qui enim ſuperfuturi ſunt, facile ſpirant, dolore vacant, noctu dormiunt, aliaque ſecuriſſima habent ſigna. Qui vero pereunt, difficile ſpirant, delirant, vigilant, caeteraque ſigna habent peſſima.

Hippocrates etiam ante uſus eſt verbo *εὐπετέως*, quod prompte et facile ſignificat; nunc quod dicit *εὐπετέστερα*, utique faciliora ſignificat et cognitu promptiora. Dixerat ergo paulo ante; febres enim ſimpliciſſimae et ſignis ſecuriſſimis comitatae quarto die vel etiam ante deſinunt. Id quod ipſe nunc repetiit, quo evidenter doceat exemplis quaenam optima ſigna ſint. Ait enim: *nam qui morbum evaſuri ſunt tum ex facili ſpirant tum vacant dolore tum noctu dormiunt. At qui moriuntur, difficiliter ſpiri-*

οἱ δ᾽ ἀπολούμενοι δύσπνοοι, ἀλλοφάσσοντες, ἀγρυπνέοντες. εἶθ᾽ ἑκατέρῳ τῷ λόγῳ προσέθηκε, τῷ μὲν πρώτῳ καὶ τἄλλα σημεῖα ἔχοντες ἀσφαλέστατα, τῷ δὲ δευτέρῳ καὶ τἄλλα σημεῖα κάκιστα ἔχοντες, ἐπιδεικνύμενος σαφῶς ὅτι παραδειγμάτων ἕνεκεν ἐμνημόνευσεν ἐξ ἑκατέρου τοῦ γένους τῶν σημείων. εἰκότως δὲ καὶ τοῦτο προσέθηκε τῷ λόγῳ. μέγιστα γὰρ τὰ διαφέροντα αὐτοῖσιν ἀπ᾽ ἀρχῆς ἐστιν, ὅπερ εἴρηταί μοι καὶ πρόσθεν, ὡς παμπόλλη τίς ἐστιν ἡ διαφορὰ πρὸς ἄλληλα τῶν μελλόντων ἐν ἐλαχίστῳ χρόνῳ κρίνεσθαι νο- [668] σημάτων ἐπ᾽ ὀλέθρῳ τε καὶ σωτηρίᾳ, καθάπερ τῶν εἰς πλεῖστον χρόνον ἐκτεινομένων, ὅτι παραπλήσια κατὰ τὴν ἀρχήν ἐστι τὰ σημεῖα. τὸ δὲ ἀλλοφάσσοντες, εἴρηται γὰρ καὶ τοῦτο τοὔνομα κατὰ τὴν ῥῆσιν, οὐ πάνυ τι σύνηθες ὂν ἤτοι τοὺς παραφρονοῦντας ἢ τοὺς μεταῤῥιπτοῦντας ἑαυτοὺς, ὅπερ ἐστὶν ἀσωμένους, ἐνδείκνυται. βέλτιον δ᾽, ὅσον ἐξ αὐτῆς τῆς φωνῆς οἷόν τε τεκμαίρεσθαι, τὸ πρότερον, ἵν᾽ ᾖ γεγενημένον τοὔνομα τὸ ἀλλοφάσσοντες ἐκ τῶν ἄλλοτε φάσκειν ἄλλα. τινὲς δὲ ἀπὸ τοῦ μεταβάλλειν ἄλλοτε εἰς ἄλλο σχῆμα

tum trahunt, delirant, vigilant. Deinde utrique adjecit ſententiae, priori quidem: *aliaque ſigna habent ſecuriſſima*; alteri vero: *et reliqua ſigna poſſident peſſima.* Ex quibus plane oſtendit ſe quo exempla proferret ſignorum utriusque generis meminiſſe. Hoc autem etiam recte videtur adjeciſſe: *ſiquidem ab illis ſtatim ab initio quam maxime diſſident,* de quo et a me dictum antea eſt, nempe morbos illos permultum a ſe invicem differre, qui dies intra paucos mortis vel ſalutis judicium ſubire debent, ſicut eorum qui tempus in longum protrahunt, ſigna eſſe ſimilia. Caeterum delirant, Hippocrates dixit, dictione apud Graecos haud multum uſitata. Significat autem vel eos, qui delirant vel qui huc et illuc ſeſe diſiiciunt, quos aliter *ἀσωμένους* appellant. Sed prior quantum ex ipſa voce licet conjicere, magis probanda eſt interpretatio, ut verbum *ἀλλοφάσσειν* ab alia atque alia loquendo derive-

τὰ φάη, τουτέστι τοὺς ὀφθαλμοὺς, γεγονέναι φασὶ τὴν προσηγορίαν.

θ'.

Ὡς οὖν τουτέων οὕτω γιγνομένων ξυμβάλλεσθαι χρὴ κατά τε τὸν χρόνον κατά τε τὴν πρόσθεσιν ἑκάστην, ἐπὶ τὴν κρίσιν ἰόντων τῶν νουσημάτων.

Ὥσπερ ὅσα περὶ τῆς πρώτης τετράδος εἶπε κατὰ τὴν ἀρχὴν ἐπανέλαβε μετὰ τοῦ προσθεῖναι καὶ παραδείγματα, κατὰ τὸν αὐτὸν τρόπον αὖθις ἐν τῇδε τῇ ῥήσει διέρχεται τὰ κατ' ἐκείνην αὐτῷ προγεγραμμένα, δι' ἧς φησιν· ἀλλὰ χρὴ ἀπὸ τῆς πρώτης ἡμέρας ἐνθυμεῖσθαι καὶ καθ' ἑκάστην τετράδα προστιθεμένην ἐπισκέπτεσθαι, καὶ οὐ λήσει ὅπη τρέψεται.

ι'.

Κατὰ δὲ τὸν αὐτὸν λόγον καὶ τῇσι γυναιξὶν αἱ κρίσιες ἐκ τῶν τόκων γίνονται.

tur. Alii vero quod fubinde oculos huc illuc circumferant, deductum effe verbum prodidere.

IX.

His igitur fic contingentibus conjectare oportet tum ex tempore tum ex unaquaque additione, morbis ad crifin prodeuntibus.

Quemadmodum omnia quae ante de primo quaternione dixerat, repetiit, adjectis etiam exemplis fic denuo tractat hoc loco eadem, quae illic fcripta funt, ubi dicit: verum a primo ftatim die diligenter animum attendere convenit et quaterniones fingulos qui acceſſerint obfervare, nec te latebit quo fe morbus vertet.

X.

Ad eundem vero modum etiam mulieribus crifes a partu contingunt.

Καθ' ἣν ἂν ἡμέραν ἀποκυήσῃ, ἡ ἀρχὴ τῆς ἐξαριθμήσεως γινέσθω σοι, μὴ καθ' ἣν ἤρξατο πυρέττειν. ἐνίαις γοῦν ἤτοι περὶ δευτέραν ἢ τρίτην ἡμέραν ἄρχονται μετὰ τὸν τόκον, ἀφ' ἧς ἀριθμοῦσιν οἱ πολλοὶ τὴν ἐσομένην κρίσιν. ἔχει δὲ οὐχ οὕτως, ἀλλ' ἀφ' ἧς ἀποκυήσει τὴν συναρίθμησιν δεῖ γενέσθαι τῶν ἡμερῶν. ὁπότ' οὖν ταῦτα ἅπαντα περὶ τῶν κρισίμων ἡμερῶν ἐπὶ κεφαλαίων διῆλθεν ὁ Ἱπποκράτης, ἀναμνῆσαί σε βούλομαι τοῦ πολλάκις ἐν πολλοῖς ὑπ' ἐμοῦ λεγομένου. τὸ δ' ἐστὶ τοιοῦτο ὅτι τῶν ζητουμένων ἔνια μηδὲν εἰς τὰ τῆς τέχνης ἔργα συμβαλλόμενα λογικὴν ἔχει τὴν σκέψιν. ἡ μὲν γὰρ χρεία τῆς προγνώσεως ἐστιν ἐν τῷ γνῶναι τὴν ἡμέραν ἐν ᾗ κριθήσεται τὸ νόσημα, τὸ δὲ εἴτε ὀξὺ κλητέον εἴτε κάτοξυ τὸ τοιοῦτον εἴτε χρόνιον εἴτε ὀξὺ παρηυξημένον εἴτε κατὰ μετάπτωσιν ὀξὺ, περὶ ὀνομάτων ἐστὶ μᾶλλον ἢ περὶ πραγμάτων ζητεῖν. εἰ δὲ καὶ περὶ πραγμάτων ἐθέλοι τις εἶναι τὴν τοιαύτην ζήτησιν, ἀλλ' οὔτι γε περὶ τοιούτων πραγμάτων ἐστὶν, ἐξ οἵων ἄν τις ὁρμώμενος ἢ προγνοίη τὸ γενησόμενον ἢ θεραπεύσειεν ὀρ-

A quo die mulier pepererit, ab eo numerare incipias, non a quo coepit febricitare. Nam aliquae fecundo tertiove die poftquam pepererint, in febrem incidunt, atque ab eo plerique futuram crifin enumerant. Verum res fecus habet, quum oporteat a die quo foetum edet, enumerationem exordiri. Sed quum haec omnia de diebus criticis Hippocrates breviter perfequutus fit, fubiit mihi admonere te ejus rei, de qua faepe me differentem audivifti, eft autem ejusmodi. Utique nonnulla de quibus quaeritur, nihil prorfus ad artis opera conferre, fed logicam habere fpeculationem. Eft enim is praecognitionis ufus diem certo noffe, quo morbus judicabitur, qui acutusne vocandus fit, an peracutus, an longus, an acutus productus, an acutus commutatus, de nominibus potius litigare eft quam res contemplari. Quas tamen quaeftiones fi quis etiam de rebus effe contenderit, at non de illis certe funt, quae vel ad praecognitionem vel ad rectam

θῶς. ὑποκείσθω γοῦν ἡμῖν προεγνῶσθαι ἀληθῶς τὸν νοσοῦντα κατὰ τὴν εἰκοστὴν ἡμέραν ἀπαλλαγήσεσθαι τοῦ νοσήματος· εἶτα γενομένου τοῦ πράγματος ὡς ἠλπίσθη τὸν μέν τινα λέγειν ὀξὺ νόσημα γεγονέναι τἀνθρώπῳ, τινὰ δ' οὐκ ἐπιτρέπειν ὀξὺ προσαγορεύειν αὐτὸ, πέρας γὰρ εἶναι τῶν ὀξέων τὴν ιδ' ἡμέραν. [669] εἶθ' αὐτοὺς πάλιν ἀλλήλοις διαφέρεσθαι, τοῦ μέν τινος, ἐπειδὴ τῶν ὀξέων ἐξέπεσεν ἡ νόσος, ἄντικρυς αὐτὴν ὀνομάζοντος χρονίαν, εἶναι γὰρ οὐδεμίαν ἄλλην τρίτην διαφορὰν ἀπὸ χρόνου ποσότητος ἐν τοῖς νοσήμασιν ὑποληπτέον, ἑτέρου δὲ ἐκ μεταπτώσεως ὀξὺ τὸ τοιοῦτον νόσημα καλοῦντος, ἄλλου δ' οὐχ ἁπλῶς οὕτως, ἀλλὰ παρηυξημένον ἐπ' ὀλίγον ὀξὺ καλοῦντος. ἵνα γοῦν τις ἀκούσῃ πρῶτον μὲν ἐκ τίνων πιθανῶν ἕκαστος τῶν διαφωνούντων ὁρμᾶται, διακρίνῃ δ' ἐφεξῆς ὅστις ἄμεινον αὐτῶν ἢ χεῖρον γινώσκει, κατατρίψει μὲν οὐκ ὀλίγον χρόνον, ὀνήσεται δ' οὐδὲν εἰς τὴν τέχνην. οὕτως δὲ καὶ ὅστις μὲν οἶδε προγνῶναι κατὰ τὴν εἰκοστὴν ἑβδόμην λυ-

curationem pertinent. Pone enim certo praecognitum eſſe a nobis aegrum vigeſimo die morbo ſolutum iri; deinde quum res ſecundum ſpem evenerit, aliquem dicere aegrum acuto morbo conſlictatum fuiſſe, alium autem non ferre morbum hunc acutum nuncupari; acutos namque morbos die decimo quarto deſinere. Deinde inter ſe contendere et ab altero quidem morbum plane longum vocari, quod acutorum fines exceſſerit; neque enim aliam ullam arbitrandum eſſe tertiam in morbis differentiam, quae a temporis modo petatur. Ab altero autem morbum hunc acutum commutatum appellari; ab alio vero acutum productum dici; alium vero non ſic plane, ſed acutum parum productum nominare. Si quis ergo jam cupit audire ſingulorum rationes, quibus illi inter ſe diſſidentes opinionem ſuam tuentur et poſtea judicare quis melius pejusve ſentiat, non parvam quidem temporis jacturam faciet nec interim ulla in re artem ipſam promovebit. Similiter qui praevidere poteſt morbum vigeſimo ſeptimo die diſcuſſum

θησόμενον τὸ νόσημα, μὴ δύναται δ᾽ ἀποφαίνεσθαι πότερον ὀξὺ κλητέον ἢ χρόνιον ἢ παρυξημένον ὀξὺ ἢ ἐκ μεταπτώσεως ὀξὺ, βέβλαπταί τι πρὸς τὴν τέχνην οὐδὲ οὗτος οὐδέν. ἄριστον μὲν γάρ ἐστιν ἐν ταῖς κατὰ χρόνον διαφοραῖς τῶν νοσημάτων τοσοῦτον αὐτῶν ὑπολαμβάνειν εἶναι τὸν ἀριθμὸν, ὅσος περ καὶ τῶν κρινουσῶν περιόδων, ὡς εἶναι τὸν μὲν ὀλιγοχρονιώτατον ἐν τῇ πρώτῃ τετράδι περιγραφόμενον, ἐφεξῆς δὲ τούτῳ τὸν κατὰ τὴν δευτέραν, εἶθ᾽ ἑξῆς τὸν κατὰ τὴν τρίτην, εἶτα τὸν κατὰ τὴν τετάρτην καὶ μετὰ τοῦτον τὸν κατὰ πέμπτην, ἐφεξῆς δὲ τούτῳ τὸν κατὰ τὴν ἕκτην, ἥτις εἰς τὴν εἰκοστὴν ἡμέραν ἀφικνεῖται. μετὰ δὲ ταύτην ἐκλύεσθαι μὲν τὰς τετράδας, ἑβδομαδικὰς δὲ γίνεσθαι κρίσεις. εἶτα καὶ ταύτας ἐκλύεσθαι τοῦ χρόνου προϊόντος, ὡς δι᾽ εἴκοσιν ἡμερῶν τὰς λύσεις τῶν νοσημάτων ἀποτελεῖσθαι καὶ μετὰ ταῦτα εἰς ἀριθμὸν μεταβαίνειν μηνῶν. δύο γὰρ προθεσμίαι χρόνων εἰσὶ τοῖς νοσήμασιν, ὡς τὰ μὲν ὀξέα, τὰ δὲ χρόνια λέγεσθαι. ἀλλ᾽ ἕνεκα σαφοῦς διδασκαλίας πολλάκις οὕτως ὀνομάζομεν, εἶθ᾽ ὑπὸ τῶν πραγμάτων αὐτῶν ἀναγκαζόμεθα μεταξὺ πάλιν αὐτῶν ἕτερα

iri, non tamen decernere acutusne vocandus fit, an longus, an acutus productus, an acutus commutatus, nulla ille quidem in re minus eft ad artem aptus. Convenit enim maxime tot numero effe morborum penes tempus differentias, quot circuitus funt judicandi facultate praediti, ut morbus ille breviffimus fit, qui primo quaternione concluditur; poft eum, qui fecundo; deinde qui tertio, mox qui quarto, demum qui quinto; deinceps autem qui fexto, id quod die accidit vigefimo; poftea vero quaterniones aboleri et crifes effe hebdomadicas et eas quoque progreffu temporis tandem fupprimi, ut per viginti dierum fpatia morbi folvantur et tandem in menfium numerum transire. Sunt enim definita duo morborum tempora, ut vel acuti vel diuturni dicantur. Verum quo clarius intelligamur, hoc modo perfaepe appellamus. Deinde res ipfae nos cogunt inter eos ponere alios medios, qui per

τιθέναι τὰ ἐκ μεταπτώσεως ὀξέα καὶ ποιεῖν τρεῖς τὰς πάσας διαφορὰς, αὖθις δὲ τούτων ἑκάστην τέμνειν, οἷον εὐθὺς ἐπὶ πρώτων τῶν ὀξέων τὸ μὲν ἁπλῶς ὀξὺ, τὸ δὲ κάτοξυ πρὸς αὐτοῦ τοῦ Ἱπποκράτους ὠνόμασται, κάτοξυ μὲν τὸ τῆς ἑβδόμης ἡμέρας οὐκ ἐξωτέρω προϊὸν, ἀλλ᾽ ἤτοι κατ᾽ αὐτὴν ἢ καὶ πρωϊαίτερον κρινόμενον, ὀξὺ δὲ τὸ μέχρι τῆς τεσσαρεσκαιδεκάτης ἐκτεινόμενον. εἶτα καὶ τούτῳ πάλιν αὐτῷ βραχύ τι προστιθέμενον ὁρῶντες ἀπορούμεθα, προσηγορίαν ἰδίαν οὐκ ἔχοντες θέσθαι τῷ κατὰ τὴν ἑπτακαιδεκάτην ἡμέραν κρινομένῳ νοσήματι, καθάπερ οὐδὲ τῷ κατα τὴν εἰκοστὴν τῆς καλουμένης σωρειτικῆς ἀπορίας κατὰ τὸ πρᾶγμα φαινομένης, ὥστ᾽ ἐνίοτε πιθανὸν ἡμῖν δοκεῖ τὴν εἰκοστὴν ἡμέραν ὅρον θέσθαι τῶν ὀξέων, οὐ τὴν τεσσαρεσκαιδεκάτην οὔσης καὶ ἄλλης οὐ σμικρᾶς ἀπορίας κατὰ τὸ πρᾶγμα. τὸ γὰρ ὀξὺ νόσημα μετὰ μεγέθους τινὸς νοεῖται καὶ συνεχείας πυρετοῦ. τὸ γάρ τοι μὴ τοιοῦτον εἴ γε καὶ περὶ τὴν τεσσαρεσκαιδεκάτην ἡμέραν ἢ καὶ θᾶττον λυθείη,

commutationem acuti ſunt et differentias omnes triplices facere et rurſus earum ſingulas dividere, ut inter acutos primos, ne longe abeas, alius ſimpliciter acutus, alius peracutus etiam ab ipſo Hippocrate nuncupatur. Quorum hic quidem dicitur, qui ultra diem ſeptimum non procedit, ſed vel illo ipſo die vel etiam maturius judicatur, ille vero, qui in diem decimum ſeptimum protrahitur; cui ſi morula etiam aliqua acceſſerit, ut criſis in diem ſeptimum et decimum differatur, haeſitamus quonam morbum hunc nomine appellemus, quum proprio careamus, et illum aeque cujus judicium die vigeſimo exercetur, ut hac in re dubitatio illa, quam ſoriticam vocant, oriatur. Quo fit ut interdum probabile eſſe putem acutis morbis vigeſimo potius quam decimo quarto finem ſtatuere. Eſt autem et alia non parva ſuper hac re dubitatio. Morbus enim acutus non ſine febris magnitudine et aſſiduitate animo concipitur, quando eum, qui non eſt ejusmodi, non ita cenſemus nuncupandum, etiam ſi decimo

τῆς αὐτῆς προσηγορίας οὐκ ἀξιοῦμεν. αὗται μὲν οὖν αἱ διαφοραὶ καὶ τοσαῦται περὶ τῶν ὀξέων νοσημάτων εἰσὶ τῆς προθεσμίας, ἄλλαι δὲ περὶ τῶν μετὰ τὴν εἰκοστὴν ἡμέραν κρισίμων, εἰς πλάτος ἱκανὸν ἐκτεταμένων. κἀκείνων δ' εὔλογον οἶμαι τὰ μὲν ἄχρι τῆς τεσσαρακοστῆς ἡμέρας προϊόντα κατά τινα διαφορὰν ἰδίαν τίθεσθαι, τὰ δὲ ἀπὸ τούτων ἄχρι μηνῶν ἑπτὰ κατ' ἄλλην διαφοράν. ὥσπερ γε καὶ τὰ ἐνιαύσια κατ' ἄλλην αὖ πάλιν καὶ ταῦτα· καὶ (157) πρός γε τούτοις ἔτι τὰς συναριθμήσεις ἐτῶν οὐ μηνῶν ἔχοντα, ὅπερ οὖν ἀεὶ λέγω τὰ μὲν τοιαῦτα παραλειπτέον ἐστὶν, ἀσκητέον δὲ αὐτὸν ἱκανὸν εἶναι προγινώσκειν, ὁπότε λυθήσεται τὸ νόσημα. [670] φαίνεται γοῦν ὁ Ἱπποκράτης ἐφ' ἑνὸς εἴδους νοσήματος, ὃ καλεῖν εἴωθεν ἐμπύημα, τισὶ μὲν αὐτῶν τὴν εἰκοστὴν ἡμέραν ὅρον τῆς ῥήξεως τιθέμενος, ἐνίοις δὲ τὴν τριακοστὴν ἢ τεσσαρακοστὴν ἢ ἑξηκοστήν· ἐπιτρέψας οὖν τὰς προσηγορίας ἑτέροις ἐπ' αὐτῶν τίθεσθαι τοῖς περὶ τὰ τοιαῦτα δεινοῖς αὐτὸς σπούδαζε προγινώσκειν εἰς ἥντινα τῶν προειρημένων ἡμερῶν ἡ προθεσμία τῆς

quarto die aut celerius etiam diſcuſſus fuerit. Hae quidem ſunt et tot praeſiniti acutorum morborum finis differentiae. Sunt vero et aliae dierum poſt vigeſimum, quibus ineſt judicandi vis, qui et ipſi magnam habent latitudinem. Arbitror autem maxime convenire ut qui ad diem uſque quadrageſimum perveniunt, peculiarem quandam differentiam conſtituant et ſecundum hos aliam, qui in ſeptimum menſem porriguntur. Similiter autem et annuos in alia eſſe differentia et illos praeterea, quos annorum non menſium ſpatiis dimetimur. Sunt autem haec, uti ego ſemper admonui, praetermittenda et danda ſedulo opera ut tempus, quo ſolvendus morbus eſt, ſciamus praeſagire. Perſpicuum enim eſt Hippocratem in uno morbi genere, quod ille ſuppurationem ſolet appellare, ruptionis diem ſtatuere interdum vigeſimum, aliquando trigeſimum aut quadrageſimum aut ſexageſimum. Itaque alios quidem qui optime id callent, finito nomina ut volent iis indere et diſce praeſagire, quonam die vomcia

ῥήξεως ἀφίξεται. τοῦτο δὲ εὑρήσεις διὰ δυοῖν ὥσπερ ὀργάνων ἐμπειρίας τε καὶ λόγου, τῆς μὲν ἐμπειρίας ἓν καὶ δεύτερον ἐμπύημα διδαξάσης ἐῤῥωγὸς, ἑκάτερον ἰδίᾳ προθεσμίᾳ τοῦ λόγου δὲ γινώσκοντος τήν τε τῆς ὕλης τῶν ἐμπυημάτων οὐσίαν, τό τε δραστικὸν αἴτιον αὐτῆς, τά τε τούτῳ συνεργοῦντα. θεασάμενος γάρ τις τὸ πρῶτον ἐμπύημα κατὰ τὴν τεσσαρακοστὴν ἡμέραν, εἰ τύχοι, ῥαγὲν, ὑπὸ τοῦ τοιοῦδε χυμοῦ γεγονὸς, οἷον ὅτι μετρίως ψυχροῦ καὶ καθ' ὥραν ὡσαύτως μετρίως ψυχρὰν, ἡλικίαν τε καὶ χώραν καὶ φύσιν ὅλου τοῦ σώματος καὶ τοῦ πεπονθότος μορίου καὶ πάλιν ἕτερον θεασάμενος ἑξηκοσταῖον διεῤῥωγὸς, ἐπὶ ψυχροτέροις ἅπασι τοῖς προειρημένοις, εἶτ' εἰ οὕτως ἔτυχεν εἰκοσταῖον ἐπὶ θερμοτέροις. ἐκ τούτων ὁρμώμενος ἱκανὸς ἔσται περὶ τῶν ἄλλων ἐμπυημάτων στοχάζεσθαι, σκοποῖς μὲν χρώμενος τοῖς ἐμπείρως ὁραθεῖσι, παραβάλλων δὲ ἐκείνοις τὰ νῦν γενόμενα κατὰ θερμότητα καὶ ψύξιν αὐτῶν τε τῶν μεταβαλλομένων χυμῶν καὶ τῆς ἀλλοιούσης αὐτοὺς αἰτίας δραστικῆς, ἥτις ἐστὶ τὸ ἔμφυτον θερμὸν, ὅσα τ' ἄλλα

rumpi debet. Id autem tibi duo, veluti quaedam inſtrumenta indicabunt, experientia et ratio. Quarum illa quidem docet unum atque alterum empyema, certo utrumque tempore diſruptum fuiſſe. Haec vero et materiae, quae committit empyema, ſubſtantiam intelligit tum cauſam quae ipſam efficit quaeque una cum illa agunt. Nam qui conſideravit primum empyema, quod die, ut exempli gratia dicamus, quadrageſimo ruptum eſt, ab humore parum frigido et tempore ſimiliter et aetate et regione et natura totius corporis, partisque affectae moderate frigidis ortum habuiſſe et rurſus alterum vidit ruptum die ſexageſimo, quum eſſent omnia ſupradicta calidiora, et aliud fortaſſis die vigeſimo adapertum fuiſſe, quod eſſent calidiora, ſi haec ſequatur, poteſt aliorum omnium empyematum conjecturam facere, ſcopos quidem illos attendens, quos per experientiam obſervavit, conferens autem cum ipſis eum qui nunc eſt calorem et frigus non humorum modo, qui alterationem ſubeunt, verum etiam

ταύτῃ συνεργεῖ κατὰ χώραν καὶ ὥραν καὶ κατάστασιν. αὐτῆς δὲ τῆς δραστικῆς αἰτίας τὸ μέγεθος ἔκ τε τῆς ἡλικίας τεκμαιρόμενος ἔτι τε τῆς ἰδίας φύσεως αὐτοῦ καὶ τοῦ μορίου καθ' ὃ συνέβη τὴν ἐκπύησιν γίνεσθαι καὶ τῶν ἄλλων σημείων, ὅσα ῥώμην τε καὶ ἀῤῥωστίαν ἐνδείκνυται τῆς κατὰ τὰς ἀρτηρίας τε καὶ φλέβας δυνάμεως. ὁ γὰρ μηδὲν τούτων ἐπιστάμενος, ἀλλὰ περιμένων ἐκ παρατηρήσεως διδαχθῆναι περὶ πάντων τῶν ἐμπυημάτων ἐτῶν εἰς τοῦτο χιλίων χρόνος οὐκ ἐξαρκέσει, ὥσπερ αὖ πάλιν ὁ πρὸς τὴν ἔμφυτον ἀποβλέπων θερμασίαν ὁπόση τις ἐστι καὶ ταύτῃ παραβάλλων τὴν φύσιν τῶν πεφθησομένων χυμῶν ὁδὸν ἔχει τῆς εὑρέσεως οὗ ζητῶν τυγχάνει πράγματος. οὗτος οὖν ἐστιν ὁ δυνάμενος ἐξ ὧν οἶδε καὶ περὶ ὧν οὐκ οἶδε τεκμαίρεσθαι τεχνικῶς. οὗτος ἐρεῖ μόνος ὡς περὶ μὲν τὴν εἰκοστὴν ἡμέραν ἐκπυήσει τόδε τι, περὶ δὲ τὴν τριακοστὴν τόδε τι καὶ ἐπὶ τῶν ἄλλων ὁμοίως οὐδὲν ἔτι προστιθέναι δεόμενος, εἴτ' ὀξὺ χρὴ καλεῖν εἴτε χρόνιον εἴτ' ἐκ μεταπτώ-

agentis caufae, quae quidem calor ipfe nativus eft, a qua illi alterantur, tum ea aeftimans, quibus ipfa juvatur, regionem, anni tempus, caelique ftatum, ipfius vero caufae agentis magnitudinem perpendens tum ex aetate tum ex propria ipfius natura et partis in qua obortum eft empyema tum fignis aliis, quae robur et imbecillitatem facultatis in arteriis venifque fitae teftantur. Qui enim nihil eorum novit, fed exfpectat donec omnium empyematum cognitionem per obfervationem fit confequutus, vix illi annorum mille tempus fufficiet, ficut is rurfus qui nativum calorem quantus eft confiderat et cum eo confert humorum, qui concoqui debent, naturam, viam fequitur ad inveniendum id, quod inveftigat, compendiofam. Ille quidem ipfe eft qui ex his quae novit poteft eorum etiam quae non novit artificiofe facere conjecturam. Ille folus dicet, hoc quidem circa diem vigefimum, illud circa trigefimum fuppuraturum effe, et de aliis ad eundem modum, nihil praeterea additurus, anne acutum hunc morbum an longum an ex commutatione acutum

σεως ὀξὺ τὸ νόσημα. ταῦτα γὰρ ἔργον ἐστὶ διακρίνειν, οὐκ ἰατρῶν νὴ Δία περὶ τὰ τῆς τέχνης ἔργα σπευδόντων, ἀλλὰ σοφιστῶν λόγοις σχολαζόντων, καὶ διὰ τοῦτο περὶ μὲν τῶν τοιούτων προβλημάτων ἐφ' ὑψηλοῦ θρόνου καθήμενοι σεμνῶς πάνυ καταντλοῦσι λόγοις οἱ πολλοὶ τοὺς μαθητάς. ὁποῖον δέ τι γενήσεται τῷ κάμνοντι μᾶλλον αὐτοὺς λέληθεν ἢ τῆς θαλάττης χοαί. ἕτεροι δ' ἔμπαλιν ἱκανοὶ μέν εἰσι καὶ διαγνῶναι τὰ νοσήματα καὶ προγνῶναι τὰ γενησόμενα, λέγειν δ' οὐδὲν ἔχουσιν εἰς τὰ λογικὰ ζητήματα, κἀκ ταύτης τῆς αἰτίας ἄλλοι μὲν ἰατροὶ νομίζονται παρὰ τοῖς ἀνθρώποις, ἕτεροι δὲ σοφισταὶ καὶ λογιατροί· καλοῦσι γὰρ αὐτοὺς οὕτως· κἂν θεάσωνταί τινα βιβλίον ἀναγινώσκοντα καὶ λόγῳ χρώμενον εἰς ἑρμηνείαν τῶν χρησίμων φαρμάκων, ὑποπτεύουσι τοῦτον ἐκ τῶν λογιατρῶν εἶναι.

ια'.

[671] *Κεφαλῆς δὲ ὀδύναι ἰσχυραί τε καὶ ξυνεχέες ξὺν πυρετῷ ἢν μέν τι τῶν θανατωδέων σημείων προσγίγνοιτο, ὀλέθριον*

vocare oporteat. Haec enim non medici quidem dijudicant, qui artis opera perfequuntur, fed fophiftae potius, qui tempus et operam in verbis inaniter collocant, proindeque multi in alto fedentes folio venufte admodum de hujuscemodi problematis differentes difcipulos fuos fabulis perfundunt, qui autem cafus aegrum maneat magis quam maris congios ignorant. Alii rurfus valent quidem et difcernere morbos et futura praefagire, de logicis vero quaeftionibus dicere non poffunt. Quo fit ut alii quidem apud homines habeantur medici, alii vero fophiftae et *λογιατροί*: fic enim eos appellant: atque fi quem viderint in libro legentem et rationem in explicandis utilibus medicamentis adhibentem, eum ftatim ex logiatris aliquem effe fufpicantur.

XI.

Capitis autem dolores et vehementes et continui cum febre, fi quod certe letalium fignorum praeterea acceffe-

κάρτα· εἰ δὲ ἄτερ τῶν τοιούτων σημείων ἡ ὀδύνη ὑπερβάλλοι εἴκοσιν ἡμέρας, ὅ τε πυρετὸς ἔχοι, ὑποσκέπτεσθαι χρὴ αἵματος ῥῆξιν διὰ ῥινῶν ἢ ἄλλην τινὰ ἀπόστασιν ἐς τὰ κάτω χωρία. ἔστ' ἂν δὲ καὶ ἡ ὀδύνη ᾖ νεαρὰ, προσδέχεσθαι χρὴ ὡσαύτως αἵματος ῥῆξιν διὰ ῥινῶν ἢ ἐκπύησιν, ἄλλως τε κἂν ὀδύνη περὶ τοὺς κροτάφους τε καὶ τὸ μέτωπον ᾖ.

Ἀτακτότερον ἡρμήνευται χρησιμώτατον εἰς πρόγνωσιν ὂν πρᾶγμα. κατὰ τάξιν δ' ἂν οὕτως ῥηθείη. κεφαλῆς δὲ ὀδύναι ἰσχυραί τε καὶ συνεχεῖς σὺν πυρετῷ εἰ μέν τι τῶν θανατωδῶν σημείων προσγένηται, τελέως ὀλέθριον· εἰ δ' ἐξ ὧν ἔμαθες ἐλπίζοις τι περὶ τοῦ νοσοῦντος ὡς σωθησομένου, κατ' ἀρχὰς μὲν ἄχρι τῆς ἑβδόμης ἡμέρας αἱμοῤῥαγίαν διὰ ῥινῶν προσδέχου, προελθόντος δὲ τοῦ χρόνου καὶ τοῦτο μὲν ἔτι. πῦον δ' ἂν ἔλθῃ διὰ ῥινῶν ἢ δι' ὤτων ἐπὶ σωτηρίᾳ τοῦ κάμνοντος. εἰ δὲ ἄχρι τῶν εἴκοσι ἡμερῶν ἐκτα-

rit, exitiofum admodum; fi vero fine ejusmodi fignis dolor vigefimum diem fuperet et febris detineat, fanguinis e naribus eruptionem aut alium quendam abfceffum ad inferas partes exfpectare oportet. Verum quoad dolor recens fuerit, eodem modo fanguinis ex naribus eruptionem aut fuppurationem exfpectare convenit cum alias tum fi dolor circa tempora et frontem fuerit.

Hoc quidem inordinate expofitum eft, cujus tamen maxima eft in praefagiendo utilitas. Sic autem poterit ordinate dici. Capitis dolores vehementes et continui cum febre, fi quidem aliquod mortiferum fignum praeterea accefferit, fupra modum perniciofi funt. Verum fi ex his quae didicifti fperas aegrum tandem convaliturum, principio quidem ufque ad diem feptimum fanguinem per nares fluxurum exiftima, morbo vero veterafcente, etiam hoc idem quamquam et pus per nares vel aures commode excerni poteft. Sin autem capitis dolor etiam vigefimo

θείη τὸ σύμπτωμα τῆς κεφαλαλγίας, ἔτι καὶ τότε τὴν αἱμοῤῥαγίαν σπανιωτέραν ἔλπιζε, μᾶλλον δὲ ἐκπύησιν ἢ ἀπόστασιν εἰς τὰ κάτω χωρία προσδέχου. κατ' ἐκεῖνον δὲ τὸν χρόνον, καθ' ὃν ἂν τὴν αἱμοῤῥαγίαν ἐλπίσῃς, αὐξήσει σου τὴν ἐλπίδα κατὰ τοὺς κροτάφους τε καὶ τὸ μέτωπον ὀδύνη σφοδρὰ παραμένουσα.

ιβ'.

Μᾶλλον δὲ χρὴ προσδέχεσθαι τοῦ αἵματος μὲν τὴν ῥῆξιν τοῖσι νεωτέροισι πεντεκαιτριήκοντα ἐτέων, τοῖσι δὲ γεραιτέροισι τὴν ἐκπύησιν.

Ἀπὸ τῆς ἡλικίας ὁ διορισμὸς εἰς τὸ μᾶλλον ἐλπίζειν διὰ ῥινῶν αἱμοῤῥαγίαν. ἡ δ' αἰτία πρόδηλος εἰρημένη πολλάκις, ὡς ἡ μέχρι πέντε καὶ τριάκοντα ἐτῶν ἡλικία πλεῖστον αἷμα γεννᾷ. πρόσεστι δὲ καὶ τοῦτο καὶ τὸ θερμότερόν τε καὶ χολωδέστερον εἶναι ἐν ταύτῃ τῇ ἡλικίᾳ τὸ αἷμα. λέλεκται δὲ καὶ πρόσθεν εἰς τὰς ὑπὸ τῆς φύσεως γενομέ-

die detinet, tunc quoque tametsi rarius sanguinis profluvium contingere potest, at frequentius suppuratio aut abscessus in partibus inferis oriuntur. Caeterum quo tempore futuri profluvii sanguinis suspicio est, fidem tibi majorem faciet vehemens dolor tempora frontemque obsidens.

XII.

Magis autem exspectanda est sanguinis quidem eruptio junioribus quinque et triginta annis, at senioribus suppuratio.

Nota est ab aetate an sanguinis per nares profluvium sperari magis debeat. Causa autem evidens est et saepe ante dicta, aetatem videlicet, quae annis quinque et triginta inferior est, sanguinem affatim gignere, atque etiam tum aetatis sanguinem esse calidiorem et biliosiorem. Id quod supra etiam diximus ad eruptiones sanguinis quas

νας αἱμοῤῥαγίας τὸ τοιοῦτον ἐπιτήδειον ὑπάρχειν· ἐπὶ δὲ τῶν γεραιτέρων τῶν περαιτέρω τῶν τριάκοντα καὶ πέντε ἐτῶν μᾶλλον προσδοκῆσαι τὴν ἐκπύησιν.

ιγ΄.

Ὠτὸς δὲ ὀξείη ὀδύνη ξὺν πυρετῷ ξυνεχεῖ τε καὶ ἰσχυρῷ δεινόν. κίνδυνος γὰρ παραφρονῆσαι τὸν ἄνθρωπον καὶ ἀπολέσθαι. ὡς οὖν τουτέου τοῦ τρόπου σφαλεροῦ ἐόντος ταχέως δεῖ προσέχειν τὸν νόον καὶ τοῖσιν ἄλλοισι σημείοισι πᾶσιν ἀπὸ τῆς πρώτης ἡμέρης.

[672] (158) *Οὐδέποτε γίνεται ὀδύνη σφοδρὰ ἐπὶ τῶν φαινομένων τούτων ὤτων, οὔτ᾽ εἰ καὶ γένοιτο κίνδυνος ἀκολουθήσει, μήτ᾽ αὐτοῦ τι τοῦ μορίου κύριον ἔχοντος μήτε κυρίῳ τινὶ συνεχοῦς ὄντος. ἀλλ᾽ εἰώθασιν ὠταλγίας ὀνομάζειν, ὅταν ἐν τῷ βάθει κατὰ τὸν ἀκουστικὸν πόρον ἡ τῆς ὀδύνης αἴσθησις γένηται. τηνικαῦτα γὰρ αὐτὸ πάσχει τὸ ἀκουστικὸν ὀνομαζόμενον νεῦρον, οὐ διὰ μακροῦ συνά-*

per se natura molitur accommodatiſſimum eſſe; at vero in ſenioribus qui triginta quinque annos exceſſerunt, ſuppuratio magis exſpectanda eſt.

XIII.

Auris dolor acutus cum febre continua et vehementi gravis. Periculum enim eſt hominem delirare ac interire. Proinde quum hic motus minime tutus ſit, cito mentem advertere oportet etiam aliis ſignis, a primo ſtatim die.

Nunquam magnus dolor externam hanc viſuque conſpicuam auriculam invadit, nec ſi quando invaſerit, periculi quidquam habet, quod et particula haec nullius pene dignitatis ſit nec ulli principi parti continua eſſe videatur. At aurium dolores Graeci *ὠταλγίας* dicunt, vocari ſolitum eſt, quum in imo meatu audiendi doloris ſenſus excitatus fuerit. Tunc enim nervus ipſe, quem auditorium appellant, afficitur, qui cum cerebro non parum

πτον τῷ ἐγκεφάλῳ. εἰκότως οὖν ἀπόλλυνται πολλοὶ κατὰ τὰς σφοδρὰς ὠταλγίας εἰς συμπάθειαν ἐρχομένου τοῦ ἐγκεφάλου, διὸ καὶ παραφρονοῦσι τῶν καμνόντων ἔνιοι καὶ μέντοι καὶ ἀποθνήσκουσιν αὐτῶν τινες ἐξαίφνης ὃν τρόπον οἱ ἀπόπληκτοι, ὅταν ἐπὶ τὸν ἐγκέφαλον ἀφίκηται ἀθρόως τὸ τὴν ὠταλγίαν ἐργαζόμενον ῥεῦμα.

ιδ'.

Ἀπόλλυνται δὲ οἱ μὲν νεώτεροι τῶν ἀνθρώπων ἑβδομαῖοι καὶ ἔτι θᾶσσον ὑπὸ τοῦ νουσήματος τουτέου, οἱ δὲ γεραίτεροι πολλῷ βραδύτερον. οἵ τε γὰρ πυρετοὶ καὶ αἱ παραφροσύναι ἧσσον αὐτέοισιν ἐπιγίγνονται καὶ τὰ ὦτα διὰ τοῦτο φθάνει ἐκπυΐσκεσθαι. ἀλλὰ ταύτῃσι μὲν τῇσιν ἡλικίῃσιν ὑποστροφαὶ τοῦ νοσήματος ἐπιγινόμεναι ἀποκτείνουσι τοὺς πλείστους. οἱ δὲ νεώτεροι πρὶν ἐκπυῆσαι τὸ οὖς ἀπόλλυνται. ἐπὴν γε ῥυῇ τὸ πῦον λευκὸν ἐκ τοῦ ὠτὸς, ἐλπὶς περιγενέσθαι τῷ νέῳ, ἤν τι καὶ ἄλλο χρηστὸν αὐτέῳ ἐπιγένηται σημεῖον.

cohaeret adeo, ut plurimi non praeter rationem prae vehementia doloris aurium interierint, cerebro in doloris confortium perducto. Quare multi aegri et delirant et derepente quidam etiam moriuntur, perinde atque apoplectici, ubi fluxio, quae dolorem aurium concitabat, cerebrum confertim pervaferit.

XIV.

Intereunt autem ex hoc morbo juniores quidem homines feptimo die aut etiam citius, feniores vero multo tardius. Nam et febres et deliria minus eis fuperveniunt, aurefque ob eam caufam fuppuratio praeoccupat. Verum his quidem aetatibus fuccedentes morbi reverfiones plurimos enecant. Juniores vero priusquam auris fuppurarit intereunt. Quum quidem pus album ex aure fluxerit, juniorem fuperfuturum fpes eft, fi quidem et aliud quoddam ei bonum fignum fupervenerit.

Τοῖς νέοις τῶν ἀνθρώπων οἵ τε πυρετοὶ καὶ αἱ παραφροσύναι μᾶλλον γίνονται διὰ τὸ χολῶδες καὶ θερμὸν τῆς κράσεως. εἰκότως οὖν ἀπόλλυνται θᾶσσον ἢ ἐκπυΐσκονται τὰ ὦτα. τοῖς δὲ πρεσβύταις ὅσον μὲν ἐπὶ τούτοις ἧττον ὑπάρχει κινδυνεύειν. καὶ ὑποστροφαὶ δὲ αὐτοῖς γίνονται τῶν παθημάτων, ὅτι μὴ τελέως ἐκπέττεται διὰ τὴν ψυχρότητα τῆς κράσεως ὁ τὴν ὀδύνην ἐργαζόμενος χυμός. τὰ δ' ἄλλα τῆς ῥήσεως ἱκανῶς ἐστι σαφῆ.

ιε'.

Φάρυγξ δὲ ἑλκουμένη σὺν πυρετῷ δεινὸν, ἀλλ' ἤν τι καὶ ἄλλο σημεῖον ἐπιγένηται τῶν προκεκριμένων πονηρῶν εἶναι προλέγειν, ὡς ἐν κινδύνῳ ἐόντος τοῦ ἀνθρώπου.

Ἡ ἑλκουμένη φάρυγξ σημεῖόν ἐστι κακοχυμίας διαβρωτικῆς. αἴτιον δὲ δυσκολίας οὐ σμικρᾶς διὰ τὸ μετὰ πόνου καταπίνειν. ἐπιβλέπειν οὖν χρὴ καὶ τὰ ἄλλα σημεῖα πρὸς ἀκριβεστέραν γνῶσιν τοῦ γενησομένου. κοινὸν δὲ ἐπὶ

Juvenes vehementius febricitant et in furorem facilius vertuntur propter biliofum calidumque temperamentum. Quare haud praeter rationem celerius moriuntur quam aures fuppurent. Senibus haec quidem minus affe-runt periculum. Morbus vero reverti folet, quoniam humor, qui parit dolorem, non abfolute concoquitur propter temperamenti frigiditatem. Reliqua fatis manifesta funt.

XV.

Fauces autem exulceratae cum febre grave, fed fi quod aliud etiam fignum fuerit ex his quae ante prava effe judicata funt, hominem in periculo verfari praedicendum.

Fauces ulceratae mali fucci erodentis indicio funt; eaedemque non parvum exhibent negotium, propterea quod nonnifi aegre transglutire poffunt. Itaque quo fit eventus magis abfoluta cognitio, oportet notas alias con-

πάντων ἔστω σοι παράγγελμα, μάλιστα δ' ἐπὶ τῶν μήτ' ἀκριβῶς ἀρίστων μήτε χειρίστων. ἐφ' ὧν καὶ αὐτὸς ὁ Ἱπποκράτης εἴωθεν ἀξιοῦν συνεπισκέπτεσθαι καὶ τἄλλα σημεῖα.

ιστ'.

[673] *Αἱ δὲ κυνάγχαι δεινόταται μέν εἰσι καὶ τάχιστα ἀναιροῦσιν, ὁκόσαι μήτ' ἐν τῇ φάρυγγι μηδὲν ἔκδηλον ποιέουσι μήτ' ἐν τῷ αὐχένι, πλεῖστον δὲ πόνον παρέχουσι καὶ ὀρθόπνοιαν. αὗται γὰρ καὶ αὐθημερὸν ἀποπνίγουσι καὶ δευτεραῖαι καὶ τριταῖαι καὶ τεταρταῖαι.*

Ὅτι φάρυγγα τὴν προκειμένην χώραν στομάχου τε καὶ λάρυγγος ὀνομάζει δῆλόν ἐστι κἀξ ὧν νῦν ἔγραψεν, ἐκείνας τὰς κυνάγχας δεινοτάτας εἶναι λέγων, ὅσαι μήτ' ἐν τῇ φάρυγγι μήτε κατὰ τὸν αὐχένα διάθεσίν τινα παρὰ φύσιν ἐνδείκνυνται, κατὰ χροιάν τε καὶ θερμότητα καὶ ὄγκον. αὐχένα μὲν γὰρ τὸν τράχηλον λέγει, φάρυγγα δὲ τὴν ἐν

templari. Hoc autem praeceptum habe in omnibus notis commune, ſed in his maxime, quae inter bonas et peſſimas medio ſe habent modo. In quibus etiam ipſe Hippocrates alia quoque ſigna conſideranda cenſet.

XVI.

Anginae graviſſimae quidem ſunt et celerrime interimunt quaecunque neque in faucibus neque in cervice quidquam conſpicuum faciunt, plurimum vero dolorem exhibent et orthopnoeam; hae namque et eodem die et ſecundo et tertio et quarto ſtrangulant.

Hippocrates φάρυγγα haud dubie appellavit ſpatium illud quod ante gulam gutturque ſitum eſt. Id quod vel ex hoc loco perſpicuum eſt, ubi ſcribit, anginas illas ſaeviſſimas eſſe, ex quibus neque in faucibus neque in cervice vel color vel calor vel tumor praeter naturam apparet. Siquidem per αὐχένα collum intelligit, φάρυγγα

τῷ διανοῖξαι τὸ στόμα καὶ πιλῆσαι τὴν γλῶσσαν κάτω φαινομένην εὐρυχωρίαν, ἐν ᾗ τὰ δύο στόματά ἐστι, τό τε τοῦ στομάχου καὶ τὸ τοῦ λάρυγγος. ὅταν οὖν ἐν μηδετέρῳ τούτων ἐπίδηλον ᾖ τι παρὰ τὸ κατὰ φύσιν, ἡγεῖσθαι χρὴ τῶν ἔνδον τοῦ λάρυγγος σωμάτων εἶναι φλεγμονὴν, ἐφ' ᾗ πνίγονται. στενῆς δ' οὔσης φύσει τῆς ὁδοῦ τοῦ πνεύματος ἀναγκαῖόν ἐστι πνίγεσθαι κλειομένης αὐτῆς τελέως διὰ τὴν φλεγμονὴν τῶν περιεχόντων σωμάτων. ἀναγκάζονται τοιγαροῦν ὀρθοῦντες τὸν τράχηλον ἀναπνεῖν ὑπὲρ τοῦ διοῖξαι κἂν ἐπὶ βραχὺ τὸν πόρον. αἱ γὰρ ὕπτιαι κατακλίσεις ἀποκλείουσιν ἐσχάτως αὐτὸν καταπιπτόντων μᾶλλον τῶν πρόσω σωμάτων, ὡς ἐπὶ τοὺς τοῦ τραχήλου σπονδύλους. διά τε οὖν τοῦτο καὶ ὅτι φλεγμαίνουσιν οἱ κατὰ τὸν λάρυγγα μύες εἰκότως ὀδυνῶνται.

ιζ'.

Ὁκόσαι δὲ τὰ μὲν ἄλλα παραπλησίως πόνον παρέχουσιν, ἐπαίρονται δὲ καὶ ἐν τῇ φάρυγγι ἐρυθήματα ποιέουσιν,

autem vocat eam capacitatem, quae adaperto ore linguaque depreſſa cernitur. In qua duo oſtia, unum gulae, alterum gutturis apparent. Itaque ſi nec in faucibus nec in cervice aliquid praeter naturam ſe videndum praebet, corpus aliquod eorum, quae intra guttur habentur, putare oportet phlegmone affectum eſſe, quae ſpiritum elidit. Cujus quum peranguſta naturaliter via ſit, ſi eam phlegmone circumpoſitorum corporum prorſus occludat, ſtrangulari neceſſe eſt. Quamobrem coguntur aegri recta cervice ſpiritum trahere, quo vel tantillum meatum patefaciant. Supinus enim decubitus eum penitus obturat, prioribus corporibus in colli vertebras plus juſto procumbentibus. Et eam quidem ob cauſam quodque gutturis muſculi inflammatione tententur, haud temere dolore cruciantur.

XVII.

Quaecunque vero in caeteris quidem ſimiliter dolorem exhibent, tument autem et in faucibus tumores excitant,

ὀλέθριαι μὲν κάρτα, χρονιώτεραι δὲ μᾶλλον τῶν πρόσθεν, ἢν τὸ ἐρύθημα μέγα γένηται.

Δευτέρας διαφορᾶς μέμνηται κυνάγχης, ἐν ᾗ συνεπαίρεται μὲν τὰ κατὰ τὸν αὐχένα καὶ ἡ φάρυγξ ἐρυθραίνεται. πονοῦσι δ' ὁμοίως τοῖς προειρημένοις, οὐ μὴν ὀρθόπνοιά τις αὐτοῖς ἐστιν, ὅπερ ἐστὶν οὐ δυσπνοοῦσι σφοδρῶς, ὅτι μηδὲ φλεγμαίνουσιν ἰσχυρῶς οἱ κατὰ τὸν λάρυγγα μύες. εἰκότως οὖν αὐτὰς ὀλεθρίους εἶναί φησιν, οὐ μὴν ὁμοίως ταῖς πρὸ αὐτῶν ἀναιρεῖν ὀξύταται.

ιη'.

[674] Ὁκόσοισι δὲ ξυνεξαιρεθῇ ἡ φάρυγξ καὶ ὁ αὐχὴν, αὗται χρονιώτεραι καὶ μάλιστα ἐξ αὐτέων περιφεύγουσιν, ἢν ὅ τε αὐχὴν καὶ τὸ στῆθος ἐρύθημα ἔχῃ καὶ μὴ παλινδρομέῃ τὸ ἐρυσίπελας εἴσω.

---

admodum exitiales, prioribus tamen diuturniores, ſi ingens rubor fuerit.

Alteram anginae differentiam exponit, in qua et cervix intumeſcit et fauces rubent. Nec tamen minor hos quam illos dolor exercet, niſi quod recta cervice ſpirare non coguntur, hoc eſt non magna premuntur ſpirandi difficultate, quod muſculi gutturis non vehementi phlegmone urgeantur. Recte ergo has quidem peſtiferas eſſe dicit, attamen non eſſe tam praecipitem, ut a prioribus peſtem.

XVIII.

Quibuscunque vero fauces et cervix ſimul rubuerint, hae anginae diuturniores ſunt et ex ipſis maxime evadunt ſi et cervix et pectus ruborem habeat, neque intro eryſipelas recurrat.

Ed. Chart. VIII. [674.] Ed. Baf. V. (158. 159.)

Τρίτην ταύτην διαφορὰν ἑρμηνεύει κυνάγχης, ἣν ἔνιοι διὰ τοῦ σ γράμματος ὀνομάζουσι συνάγχην, οὐ διὰ τοῦ κ κυνάγχην. ἐφ᾽ ᾗ γὰρ ἰσχυρῶς μὲν πνίγονται, φαίνεται δ᾽ οὐδὲν οὔτε φλεγμονῶδες οὔτ᾽ ἐρυσιπελατῶδες ἤτοι κατὰ τὸν τράχηλον ἢ τὴν φάρυγγα, κυνάγχην διὰ τοῦ κ τὴν τοιαύτην διάθεσιν ὀνομάζουσιν. ἀλλ᾽ ὅπερ ἀεὶ λέγω φαίνεται καὶ ὁ Ἱπποκράτης ποιῶν, οὐ μικρολογούμενος ἐν ὀνόμασιν, ὡς δ᾽ ἂν ἐπέλθοι καλῶν. ἀμέλει καὶ γέγραπται (159) κατά τινα τῶν παλαιῶν ἀντιγράφων ἡ ἀρχὴ τῆς ῥήσεως διὰ τοῦ σ γράμματος, αἱ δὲ συνάγχαι, ᾧ καὶ δῆλον ὡς οὐδὲν ὠφελεῖ τὸ περὶ τοῦ κ καὶ σ διαφέρεσθαι, καθάπερ οἱ νεώτεροι πράττουσι τῶν ἰατρῶν. ὅπου γὰρ ὁμολογεῖται τὸ πρᾶγμα, σκαιόν ἐστι τὸ περὶ τῶν ὀνομάτων ἐρίζειν. ὡμολόγηται δὲ τὸ πρᾶγμα τοῖς γινώσκουσι τὰ τῆς τέχνης ἔργα. τῶν γὰρ ἰσχυρῶς πνιγομένων ὡς ἀνακαθίζειν ἀναγκάζεσθαι χείριστα διάγουσιν οἱ σφοδρῶς μὲν ὀδυνώμενοι, μηδὲν δὲ ἔχοντες ἐν τῷ τραχήλῳ καὶ τῇ φάρυγγι σύμπτωμα. τούτων

Tertiam hanc anginam proponit, quam Graecorum plerique fynanchen, non autem cynanchen appellari volunt. Nam quod Hippocrates ait eos fuffocari et dolere nihilque vel phlegmones vel eryfipelatis fimile neque in cervice neque in faucibus videri, id cynanchen vocant. Sed quod ego perpetuo teftatus fum Hippocrates manifefto facere videtur, non eft de nominibus fcrupulofe folicitus appellat, ut fuccurrit. Et fcriptum fane eft in vetuftis aliquot exemplaribus fermonis hujus initium, quem de anginis inftituit, hunc in modum, *αἱ δὲ συνάγχαι.* Ex quo perfpicuum eft quam fit inutile de *κ* et *σ* literis, quemadmodum recentiores medici faciunt, litigare. Nam quando de re convenit, abfurdum eft contendere de nominibus. At vero res ipfa iis manifefta eft, qui artis opera intelligunt. Siquidem eorum, quos tanta fuffocatio premit, ut refidere cogantur, peffime illi affecti funt, qui quum acerbiffimo dolore vexentur, nihil tamen in cervice et faucibus prae fe ferunt, quod praeter naturam

δ᾽ ἐφεξῆς οἱ μὴ δυσπνοοῦντες μὲν, ὀδυνώμενοι δὲ σφόδρα μετὰ τοῦ συνεξῆρθαι μὲν αὐτοῖς τὸν τράχηλον, ἐρυθροτέραν δὲ φαίνεσθαι τὴν φάρυγγα. τρίτοι δ᾽ ἐπ᾽ αὐτοῖς εἰσι περὶ ὧν κατὰ τὴν προκειμένην ῥῆσιν ὁ Ἱπποκράτης διῆλθεν, οἱ μήτε ὀδυνώμενοι σφοδρῶς μήτε δυσπνοοῦντες, ἀπαθοῦς μὲν αὐτοῖς διαμένοντος τοῦ λάρυγγος ἤτοι δ᾽ εἰς τὴν φάρυγγα τοῦ ῥεύματος ἢ εἰς τὸν τράχηλον ἢ εἰς ἄμφω ταῦτα τραπέντος. ἔσται δὲ τοὐπίπαν τὸ ῥεῦμα τοῦτο χολωδέστερον, ὡς ἤτοι ἄντικρυς ἐρυσίπελας ἢ φλεγμονὴν ἐρυσιπελατώδη ποιεῖν, ὅθεν καὶ αὐτὸς ἔφη, εἰ μὴ παλινδρομέῃ τὸ ἐρυσίπελας εἴσω. φλεγματῶδες δὲ εἴ ποτ᾽ αὐτοῖς γένοιτο τὸ οἴδημα, τάχιστα θεραπεύεται καὶ τὴν ἀρχὴν οὐδὲ τῶν ὀξέων ἐστὶ τὸ τοιοῦτον πάθημα. τὰ δ᾽ ἄλλα τῆς ῥήσεως δῆλα.

ιθ'.

Ην δὲ μήτε ἐν ἡμέρῃσι κρισίμοισιν ἀφανίζηται τὸ ἐρυσίπελας μήτε φύματος ξυστραφέντος ἐν τῷ ἔξω χωρίῳ

accidiſſe videatur. Secundum hos qui non ſpirant quidem difficulter, ſed graviter dolent, ſimulque cervicem intumuere, faucesque habent plurimo rubore perſuſas. Deinde vero iſti, de quibus hoc loco Hippocrates verba fecit, qui nec magnopere dolent nec difficilem habent reſpirationem, nulla in re affecto gutture, ſed univerſa fluxione vel in fauces vel in cervicem vel in utrumque decumbente. Hanc autem fluxionem prorſus bilioſam eſſe neceſſe eſt, ut repente aut eryſipelas aut phlegmonem eryſipelati ſimilem excitare poſſit. Qua de re ipſe dixit, nec ſe eryſipelas intro recipiat. Si quando vero oedema phlegmonodes obortum fuerit, celerrime curatur neque vero ab ipſis etiam primordiis morbus hic acutus eſt. Caetera manifeſta ſunt.

XIX.

Si vero neque diebus criticis evaneſcat eryſipelas neque tuberculum ad exteriorem partem converſum ſit neque

Ed. Chart. VIII. [674. 675.] Ed. Baſ. V. (159.)

μήτε πῦον ἀποβήσσῃ ῥηιδίως τε καὶ ἀπόνως ἔχειν δοκέει, θάνατον σημαίνει ἢ ὑποστροφὴν τοῦ ἐρυθήματος.

Τὸ μὲν ἄνευ φύματος ἢ πτυσμάτων εὐπετῶς ἀναγομένων ἀφανισθῆναι τὸ ἐρυσίπελας ἢ τὸ ἔρευθος, ἑκατέρως γὰρ γέγραπται, πρόδηλον ὅπως ἔσται μοχθηρόν. τὸ δὲ μήτ' ἐν ἡμέρῃσι κρισίμοισι ἄξιον ἐπισκέψασθαι πότερον οὕτως ἀκουστέον ἐστὶν ὡς ἂν ἐν κρισίμοις ἡμέραις ἀφανίζηται, μηδενὸς ἐσομένου μοχθηροῦ σημείου αὐτῷ ἢ οὔ, ἐξηγήσαντο γὰρ [675] *αὐτὸ οὕτω τινὲς, ἢ συνάψαι χρὴ τοῦτο τοῖς ἐφεξῆς ὡς κἀκεῖνα βουλομένου τοῦ Ἱπποκράτους ἐν ἡμέρᾳ γίνεσθαι κρισίμῳ χάριν τῆς βεβαίας πίστεως, ὅπερ ἀληθέστερόν ἐστιν. ἐὰν γὰρ ἐν κρισίμοις ἡμέραις ἡ μετάστασις εἰς τὸν πνεύμονα γένηται, παλινδρομοῦντος ἔσω τοῦ ἐρυσιπέλατος, οὐ διαφορουμένου κατὰ τὴν ἐκτὸς ἐπιφάνειαν, οὐ μόνον οὐκ ἀγαθόν ἐστι τὸ τοιοῦτον, ἀλλὰ καὶ μέγιστον κακὸν, ἐκ τοῦ τῆς ἡμέρας πιστοῦ τὸ βέβαιον τῆς κακίας προσλαμβανόμενον. εἰ δὲ μετὰ τοῦ φῦμα μὲν ἐκτὸς γενέσθαι,*

pus extuſſiat, facileque ac ſine dolore habere videatur, mortem ſignificat aut ruboris reverſionem.

Quam noxium ſit eryſipelas vel ruborem, utroque enim modo ſcriptum eſt, ſine tuberculo aut ſputis facilibus aboleri, perſpicuum eſt. Quod autem dicit nec in diebus criticis dijudicandum videtur, an hoc modo intelligi debeat, ut diebus criticis aboleatur, ſive nullum adſit ſignum malum, ſive aliquod adſit, ſic enim aliqui interpretati ſunt, an id ſequentibus conjungere oporteat, quaſi illa velit Hippocrates in die critico fieri, quo plus ſit in illis fiduciae. Haec mihi videtur verior eſſe opinio. Nam ſi criticis in diebus materia in pulmonem transferatur, recurrente intro eryſipelate non diſcuſſo per exteriorem cutem, non modo non bonum eſt, ſed ingens etiam malum quod ex fiducia, quam ex ipſo die haberi oportuit, malitiam ſuam multo magis confirmarit. Si vero et tu-

ῥᾳδίως δ' ἀποβήττειν, ἀπόλλυται τὸ ἐρυσίπελας ἢ τὸ ἐρύθημα, τηνικαῦτα θάνατον οὐκέτι προσδοκᾷν χρὴ τῷ κάμνοντι γενέσθαι.

κ'.

Ἀσφαλέστερον δὲ τὸ οἴδημα καὶ τὸ ἐρύθημα, ὡς μάλιστα ἔξω τρέπεσθαι. ἢν δὲ ἐς τὸν πνεύμονα τράπηται, παράνοιάν τε ποιέει καὶ ἔμπυοι ἐξ αὐτέων τινὲς γίνονται ὡς τὰ πολλά.

Καὶ ταῦτα καὶ τὰ τούτων ἐφεξῆς δῆλα τοῖς μεμνημένοις τῶν ἔμπροσθεν.

κα'.

Οἱ δὲ γαργαρεῶνες ἐπικίνδυνοι καὶ ἀποτάμνεσθαι καὶ ἀποσχάζεσθαι καὶ καίεσθαι, ἔστ' ἂν ἐρυθροί τε ὦσι καὶ μεγάλοι· καὶ γὰρ φλεγμοναὶ ἐπιγίνονται τουτέοισι καὶ αἱμοῤῥαγίαι. ἀλλὰ χρὴ τὰ τοιαῦτα τοῖσιν ἄλλοισι μηχανήμασι κατισχναίνειν πειρᾶσθαι ἐν τουτέῳ τῷ χρόνῳ.

berculum quidem foras prodeat et facile extuſſiat, ipſumque eryſipelas ruborve evaneſcat, tunc nihil minus quam aegri mortem ſperare convenit.

XX.

At ſecurius eſt tumorem et ruborem quam maxime foras verti; quod ſi ad pulmonem vertatur et dementiam parit et ex his nonnulli ſuppurati plerumque evadunt.

Et haec et quae poſtea ſequuntur nota ſunt iis, qui praecedentia meminere.

XXI.

Gurguliones vero periculoſe inciduntur et ſcarificantur et uruntur quamdiu rubri et magni fuerunt. His enim inflammationes et ſanguinis eruptiones ſuccedunt. Sed hos aliis machinamentis eo tempore extenuare conandum

ὁκόταν δὲ ἀποκριθῇ ἤδη πᾶν, ὃ δὴ σταφυλὴν καλέουσι, καὶ γένηται τὸ μὲν ἄκρον τοῦ γαργαρεῶνος μεῖζόν τε καὶ περιφερὲς, τὸ δὲ ἀνωτέρω λεπτότερον, ἐν τουτέῳ τῷ καιρῷ ἀσφαλὲς διαχειρίζειν. ἄμεινον δὲ καὶ ὑποκενώσαντα τὴν κοιλίην τῇ χειρουργίῃ χρέεσθαι, ἢν ὅ τε χρόνος ξυγχωρέῃ καὶ μὴ ἀποπνίγηται ὁ ἄνθρωπος.

Προγνωστικῷ θεωρήματι μέμικται θεραπευτικόν τι σμικρὸν, οὗ χωρὶς οὐχ οἷόν τε ἦν ἀσφαλῶς διδαχθῆναι τὸ προγνωστικόν. τοὺς γάρ τοι γαργαρεῶνας εἰ φλεγμαίνοντας ἀποτέμνοις ἢ ἀποσχάζοις, ἀκολουθήσουσιν αἱ αἱμοῤῥαγίαι τε καὶ φλεγμοναί· ὅταν δ' ἀποκριθῇ ὃ δὴ σταφυλὴν καλοῦσι καὶ γένηται τὸ μὲν ἄκρον τοῦ γαργαρεῶνος μεῖζόν τε καὶ περιφερὲς, τὸ δ' ἄνω λεπτότερον, ἐν τούτῳ τῷ καιρῷ ἀσφαλὲς διαχειρίζειν καὶ μάλιστα τῆς κοιλίας προϋπελθούσης δαψιλῶς εἴτ' οὖν αὐτομάτως εἴτε κατὰ πρόνοιαν τοῦ ἰατροῦ.

---

eſt. Ubi vero ſeparatum jam fuerit id totum quod uvam vocant et ſumma quidem gurgulionis pars et major et rotunda; ſuperior autem et tenuior extiterit, per id tempus manum admovere tutum eſt. Praeſtat autem et alvo ſubducta manus hac uti chirurgia, ſi et tempus ſinat et non ſuffocetur aeger.

Hippocrates praeſagiendi theorema exponens, aliquid etiam inſeruit quod ad curationem pertineret, ſine quo non poterat tuto praeſagium explicari. Gurgulionem inflammatum ſi diſſecueris vel ſcarificaris, ſanguinis profuſiones et phlegmonae conſequuntur. Quum vero id, quod uvam appellant, ſeparatum eſt, parsque ima gurgulionis craſſior rotundaque, ſuperior autem gracilis evaſit, tunc manu aliquid audere tutum eſt, maxime ſi vel ſponte vel medici cura alvus cita anteceſſerit.

κβ'.

Ὁκόσοισι δ' ἂν οἱ πυρετοὶ παύονται μήτε σημείων γινομένων λυτηρίων μήτε ἐν ἡμέρῃσι κρισίμοισι, ὑποστροφὴν προσδέχεσθαι χρὴ τουτέοισιν.

[676] Ὅταν μηδέτερον ὧν εἶπε γένηται, τότε χρὴ προσδέχεσθαι τὴν ὑποστροφὴν, οὐχ ὅταν τὸ ἕτερον μὲν αὐτῶν γένηται, τὸ δὲ ἕτερον μή. τὰ γὰρ ἀλόγως ῥᾳστωνήσαντα φιλυπόστροφα, κἂν ἐν ἡμέρῃσι κρισίμοις γένηται τοῦτο. δῆλον δ' ὅτι ταῦτ' ἀλόγως ῥᾳστωνῆσαι λέγοιτ' ἂν, ὅσα μήτε μετὰ σημείων λυτηρίων μήτ' ἐν κρισίμοις ἡμέραις ἔδοξε πεπαῦσθαι.

κγ'.

Ὅστις δ' ἂν τῶν πυρετῶν μηκύνῃ περιεστικῶς διακειμένου τοῦ ἀνθρώπου μήτε ὀδύνης ἐχούσης διὰ φλεγμονήν τινα μήτε διὰ πρόφασιν ἄλλην μηδεμίην ἐμφανέα, τουτέῳ προσδέχεσθαι ἀπόστασιν, μετ' οἰδήματός τε καὶ ὀδύνης εἴς τι τῶν ἄρθρων καὶ οὐχ ἧσσον τῶν κάτω.

XXII.

Quibus autem febres ceſſant neque apparentibus ſolutionis ſignis neque in diebus criticis, iis recidiva exſpectanda eſt.

Quum neutrum adeſt eorum quae dixit, tunc recidivam timere convenit, non quum unum adeſt, alterum deeſt. Nam quae ſine ratione deſierunt, reverti ſolent, etiamſi diebus criticis deſierint. Perſpicuum autem eſt ea dici ſine ratione deſinere, quae et ſine bonis ſignis nec in diebus criticis ſinita eſſe videntur.

XXIII.

Quaecunque vero febris longior ſiat affecto ad ſalutem homine neque dolore detinente ob inflammationem aliquam neque ob ullam aliam evidentem cauſam, huic abſceſſus cum tumore et dolore ad articulum aliquem maximeque in inferioribus partibus exſpectandus eſt.

Ἃ διὰ τῶν ἔμπροσθεν εἶπε κατὰ μέρος περὶ πρώτων μὲν τῶν καθ' ὑποχόνδρια, δευτέρων δὲ τῶν κατὰ θώρακα καὶ πνεύμονα, ταῦτα νῦν ἐπαναλαβὼν ἀπεφήνατο καθόλου. τριττῆς γὰρ οὔσης τῆς αἰτίας τοῦ μηκύνειν τοὺς πυρετοὺς ἢ διά τι μόριον πεπονθὸς δυσιάτως ἢ διὰ χυμοὺς ὠμοὺς καὶ παχεῖς καὶ ἀπέπτους ἢ διά τι τῶν ἡμαρτημένων, ἐὰν μήτε μόριον ᾖ πεπονθὸς ἢ ἄλλο τι μηδὲν αἴτιον ἤτοι τοῦ κάμνοντος ἁμαρτάνοντος ἢ τῶν θεραπευόντων αὐτὸν ἢ διά τι τῶν ἔξωθεν, οἷον ὥραν, χώραν, κατάστασιν, οἴκησιν μοχθηρὰν, ὀχλήσεις, φροντίδας, λύπας, λείπεται (160) τοῦτον ἐπὶ χυμοῖς ὠμοῖς καὶ δυσπέπτοις μηκύνειν. τούτους οὖν εἴωθεν ἡ φύσις εἰς τὴν τῶν ἀκυρωτέρων μορίων ἀποτίθεσθαι χώραν, ὅταν μὴ δυνηθῇ δι' ἐκκρίσεως ἔξω τοῦ σώματος ἀπώσασθαι. λέλεκται γὰρ ἤδη πολλάκις ὡς οἱ θερμότεροί τε καὶ λεπτότεροι τοῦ σώματος χυμοὶ πρὸς τὰς ἐκκρίσεις εἰσὶν ἐπιτηδειότατοι, τοὺς δ' ὠμοὺς καὶ παχεῖς ἤτοι δι' ἀποστάσεως ἢ κατὰ σύμπεψιν ἡ φύσις ἰᾶται, καὶ

De quibus ante dixit particulatim, primum quidem his qui in praecordiis oriuntur, deinde vero illis, qui in pectore et pulmone conſiſtunt, nunc univerſim differit. Nam quum tribus de cauſis febres omnes longae ſint, aut propter aliquam partem male affectam difficulterque curabilem aut propter humores crudos, craſſos et incoctos, aut errorem aliquem commiſſum, ſi nec pars male affecta eſt nec ulla alia ſubeſt cauſa, quam vel aegri vel famulorum error attulerit, vel aliquid eorum, quae exterius poſita ſunt, ut tempus anni, regio, temporis conſtitutio, habitatio mala, moleſtiae, curae, triſtitia, conſequens eſt febrem non aliam ob cauſam diutius trahi quam quod eam humores crudi concoctuque difficiles pariant. Hos ergo natura ſolet in aliquam ignobilium partium capacitatem deponere, quando vacuatione extra corpus propellere non poteſt. Jam enim alias ſaepe diximus calidiores tenuioresque corporis humores ad vacuationem eſſe quam aptiſſimos, crudos autem et craſſos naturam vel per absceſſum vel per concoctionem curare ſolitam. Eſt autem

αὐτὸ δὲ τοῦτο τὸ κατὰ σύμπεψιν ἔκκρισίς τίς ἐστι δι' οὔρων γινομένη τὰ πολλὰ, σπανίως δέ ποτε καὶ κατὰ γαστέρα.

κδ'.

Μᾶλλον δὲ γίνονται καὶ ἐν ἐλάσσονι χρόνῳ αἱ τοιαῦται ἀποστάσιες τοῖσι νεωτέροισι τριήκοντα ἐτέων.

Εἴρηται πολλάκις ὡς αἱ μὲν ἐκ τῶν θερμοτέρων χυμῶν νόσοι μετὰ τῆς τοῦ κάμνοντος δυνάμεως ἰσχυροτέρας δι' ἐκκρίσεως κρίνονται. ταύταις δὲ εἰσιν ἐναντίαι διαθέσεις, ἐφ' ὧν ἥ τε δύναμις ἀσθενὴς, οἵ τε χυμοὶ ψυχροὶ, μήτ' ἐκκρίσει μήτ' ἀποστάσει κρινόμεναι, ἀλλ' ἤτοι διαφθείρουσαι τοὺς κάμνοντας ἢ χρόνῳ παμπόλλῳ μόλις πεττόμεναι. μέσαι δ' ἀμφοῖν εἰσιν αἱ δι' ἀποστάσεως κρινόμεναι, καθ' ἃς τῶν εἰρημένων ἀντιθέσεων δυοῖν τὸ μὲν ἕτερον ἐκ τῆς ἑτέρας ἐστὶ, τὸ δὲ ἕτερον ἐκ τῆς λοιπῆς. αἱ μὲν γὰρ ἀντιθέσεις αἱ δύο κατὰ μὲν τὴν τῶν χυμῶν φύσιν ἐστὶν ἡ ἑτέρα, κατὰ δὲ τὴν δύναμιν ἡ ἑτέρα, καθ' ἑκάτε-

ea concoctio vacuatio quaedam, quae ut plurimum per urinas, rarius autem per alvum fuccedit.

XXIV.

Magis autem oboriuntur et breviori tempore hujusmodi abſceſſus annis triginta junioribus.

Dictum faepe eft morbos, qui a calidioribus humoribus ortum habent, fi vires aegri validae funt, vacuatione judicari. Sunt autem his contrarii, quum et vires imbecillae funt et humores frigidi nec per vacuationem aut abfceffum folvuntur, fed vel aegros perimunt vel longiffimo temporis fpatio vix tandem concoquuntur. Medii vero exiftunt, qui abfceffu finiuntur. Ineft illis ex propofitis duabus oppofitionibus alterum quidem ab una, alterum vero a reliqua. Duas enim diximus effe oppofitiones, unam ex humorum natura, alteram ex viribus defumptam. In quarum utraque duo inter fe opponuntur. In humo-

ρον δὲ αὐτῶν ἀλλήλοις ἀντίκεινται δύο, κατὰ μὲν τὴν τῶν χυμῶν οἱ θερμοὶ τοῖς ψυχροῖς, κατὰ δὲ τὴν τῆς δυνάμεως ἡ ἀσθενὴς τῇ ἰσχυρᾷ. [677] ἐὰν μὲν οὖν οἱ χυμοὶ θερμοὶ τύχωσιν ὄντες, οὐ χρὴ τὴν δύναμιν ὑπάρχειν ἰσχυρὰν, εἰ μέλλει γενήσεσθαί τις ἀπόστασις. εἰ δὲ ψυχροὶ, δυνάμεως ἰσχυρᾶς αὐτοῖς δεῖ πρὸς τὰς ἀποστάσεις. ἡ διάγνωσις δὲ τῆς δυνάμεως ἡ μὲν οἰκειοτάτη καθ᾽ ἑκάστην αὐτῶν εἴρηται πρόσθεν ἀπὸ τῶν ἐνεργειῶν, ἡ δὲ ἀπὸ τῆς ἡλικίας κατὰ νεότητά τε καὶ γῆράς ἐστι, περὶ ἧς νῦν ὁ Ἱπποκράτης διορίζεται καί φησι, μᾶλλον δὲ γίνεσθαι καὶ θᾶσσον τὰς τοιαύτας ἀποστάσεις τοῖς νεωτέροις ἐτῶν τριάκοντα, τοῖς δὲ τούτων πρεσβυτέροις, οὐ μὴν ἤδη πω γέρουσιν ἧττόν τε γίνονται καὶ χρόνῳ πλείονι. τοῖς δὲ γέρουσιν ἥκιστα γίνονται, μεμνημένων ἡμῶν τῆς ἀρχῆς ὅλου τοῦ λόγου, καθ᾽ ὃν ὁ Ἱπποκράτης εἶπεν, ὅστις δ᾽ ἂν τῶν πυρετῶν μηκύνῃ, περιεστικῶς διακειμένου τοῦ ἀνθρώπου, μήτε ὀδύνης ἐχούσης διὰ φλεγμονὴν ἢ δι᾽ ἄλλην τινὰ πρόφασιν ἐμφανέα. τούτων οὖν ἡμᾶς ἀναμιμνήσκων ἔφη τὰς τοιαύτας ἀποστάσεις ἔσεσθαι τοῖς νεωτέροις μᾶλλον.

---

ribus quidem calidi frigidis, in viribus autem infirmae et valentes. Itaque fi humores calidi funt, non oportet vires effe robuftas, fi fieri abfceffus debet: fi vero frigidi robuftas vires ad generationem abfceffus neceffario requirunt. Caeterum vires qua ratione dijudicentur antea quidem per maxime propria figna ab actionibus defumpta explicatum eft, nunc autem ab aetate cognofcendas proponit Hippocrates juvenili et fenili. Dicitque juniores triginta annis hujusmodi abfceffibus magis obnoxios effe atque in his celerius perfici. Seniores autem iftis, necdum tamen fenes minus feriusque corripi. Senibus autem eos minime omnium accidere. Qua in re meminiffe illa oportet, quae fermonis iftius initio Hippocrates proloquutus eft. Si febres longae, fed tamen falubres fine dolore remanent, quem vel inflammatio vel alia manifefta caufa attulerit. Quae ille nobis in memoriam revocans, dixit ejusmodi abfceffus in junioribus magis fieri folitos.

κέ.

Ὑποσκέπτεσθαι δὲ χρὴ τουτέοισιν εὐθέως περὶ τὰ τῆς ἀποστάσιος, ἢν εἴκοσιν ἡμέρας ὁ πυρετὸς ἔχων ὑπερβάλλη.

Καὶ διὰ τῶν ἔμπροσθεν ἤδη περὶ τῶν χρονιζόντων νοσημάτων διαλεγόμενος ἐμνημόνευσε τῆς κ′ ἡμέρας ὡς ἄχρι ταύτης, μηδέπω χρονίων ὑπαρχόντων αὐτῶν. εἴρηται δὲ πρόσθεν ἡ αἰτία τοῦ μὴ δύνασθαί τινα βέβαιον ὅρον ἕνα θέσθαι νοσημάτων ὀξέων, ὥστ᾽ οὐδὲν θαυμαστόν ἐστιν ἐν τεσσαρεσκαίδεκά τε λέγειν αὐτὸν ἡμέραις κρίνεσθαι τὰ ὀξέα τῶν νοσημάτων, αὖθίς τε τῆς εἰκοστῆς μνημονεύειν. καὶ γὰρ καὶ κατ᾽ αὐτοὺς τοὺς ἀφορισμοὺς ἔνθα, τὴν τεσσαρεσκαιδεκάτην ἡμέραν ὅρον ἔσχατον ἔθετο τῆς κρίσεως τῶν ὀξέων νοσημάτων, ἐμνημόνευσε καὶ τῆς ιζ′. ἔστι δ᾽ ἀρχὴ μὲν ἐκείνου τοῦ ἀφορισμοῦ τὰ ὀξέα τῶν νοσημάτων, κρίνεται ἐν τεσσαρεσκαίδεκα ἡμέρῃσι, τελευτὴ δὲ θεωρητὴ πάλιν ἡ ιζ′. αὕτη γάρ ἐστι τετάρτη μὲν ἀπὸ τῆς ιδ′, ἑβδόμη δὲ ἀπὸ τῆς ια′.

XXV.

Sufpectandum vero his ftatim de abfceffu eft, fi viginti dies febris detinens fuperet.

Et jam antea differens de longis morbis diem vigefimum nominavit, quafi ipfi non ante diem hunc longi exifterent. Nos autem caufam prius reddidimus quare non poffit certus morborum acutorum terminus affignari. Itaque minime mirum eft Hippocratem interdum dicere acutos morbos die quarto decimo judicari et rurfus vigefimi facere mentionem. Nam et in ipfis aphorifmis ubi dixit acutos morbos die ad fummum quarto decimo judicium fubire, meminit etiam decimi feptimi. Eft autem initium quidem illius aphorifmi: *morbi acuti quarto decimo die judicantur.* Finis autem: *eft vero et decimus feptimus contemplandus;* quippe qui quartus eft a quarto decimo, feptimus autem ab undecimo.

κστ'.

Τοῖσι δὲ γεραιτέροισιν ἧσσον γίνονται, πολυχρονιωτέρου ἐόντος τοῦ πυρετοῦ.

Δεόντως, ἐπειδὴ καὶ τοῖς ἀποστάσει τινὶ μέλλουσι κρίνεσθαι τὴν δύναμιν τόνον ἔχειν τινὰ προσήκει καὶ μὴ παντάπασιν εἰς ἐσχάτην ἀτονίαν καταπεπτωκέναι. διὰ τοῦτ' οὖν εἰς ὅσον ἂν ἡλικίας προήκοιεν τὰς ἀποστάσεις ἧττον γενέσθαι συμβαίνει, τοῖς γέρουσι δὲ οὐχ ἧττον, ἀλλ' ἥκιστα. νυνὶ δ' οὐ τοὺς γέροντας ἁπλῶς εἶπεν, ἀλλὰ τοῖσι τριάκοντα ἔτεσι παραβάλλων, γεραιτέρους ὠνόμασε τοὺς τούτων πρεσβυτέρους. ὅτι δ' οὕτω χρῆται τῇ τοῦ γεραιτέρου προσηγορίᾳ καὶ διὰ τῶν ἔμπροσθεν ἐδείχθη καὶ διὰ τῶν ἑξῆς οὐδὲν ἧττον φανεῖται.

κζ'.

[678] *Χρὴ δὲ καὶ τὴν μὲν τοιαύτην ἀπόστασιν προσδέχεσθαι συνεχέος ἐόντος τοῦ πυρετοῦ· ἐς δὲ τεταρταῖον καταστήσεσθαι, ἢν διαλείπῃ τε καὶ καταλαμβάνῃ πεπλα-*

XXVI.

Senioribus autem minus fiunt, quum febris diuturnior exiftit.

Recte, nam fi morbus in abfceffum verti debet, neceffe eft aliquod virium robur effe nec ipfas ad extremum concidiffe. Itaque quanto aegri aetate provectiores erunt, eo minus ad generandum abfceffum apti videbuntur. Senes autem non minus, fed omnium minime. Caeterum hoc loco non dixit fimpliciter fenes, fed comparans cum triginta annis, qui hoc excedunt feniores vocavit. Quod autem fenioris nomen ad hunc modum ufurpet fupra demonftratum eft et in fequentibus aeque patebit.

XXVII.

Hujusmodi autem abfceffus exfpectandus eft, quum febris continua eft, in quartanam vero cesfuram, fi et inter-

νημένον τρόπον καὶ ταῦτα ποιέων τῷ φθινοπώρῳ προςπελάσῃ.

Εἴρηται κἀν τοῖς περὶ τῆς διαφορᾶς τῶν πυρετῶν, ὡς ἐπὶ τῶν μελαγχολικῶν χυμῶν γίνονται τεταρταῖοι. λέλεκται δὲ καὶ περὶ τῆς γενέσεως τοῦ χυμοῦ τοῦδε, διττῆς ὑπαρχούσης, ἔκ τε τοῦ παχέος αἵματος, ὅπερ ἀνάλογόν ἐστιν ἐν ταῖς φλεψὶ, τῇ κατὰ τοὺς πίθους τῶν οἴνων τρυγὶ καὶ τῆς ξανθῆς ὑπεροπτηθείσης. αὕτη μὲν οὖν ἡ μέλαινα χολὴ τά τ' ἄλλα κακοήθης ἐστὶ καὶ διαβιβρώσκει τὰ μόρια καθ' ἅπερ ἂν τύχῃ πλείων ἀθροισθεῖσα. ἡ δ' ἑτέρα μέλαινα πρᾳοτέρα τε ταύτης ἐστὶ καὶ μάλιστα ἐπειδὰν μήπω τύχῃ κεχρονικυῖα κατὰ τὸ ζῶον ἤ τινι θερμασίᾳ πλείονι καὶ παρὰ φύσιν ὡμιληκυῖα. τούτων οὖν οὕτως ἐχόντων ὅταν ὁ πυρετὸς ᾖ συνεχὴς, ὅπερ ἐστὶ μὴ παυόμενος εἰς ἀπυρεξίαν, εἰς τὰς προειρημένας ἀποστάσεις τρέπεται χρονίζων. ἐὰν δὲ διαλείπῃ, καὶ τοῦτ' αὐτὸ μάλιστα γίνεται κατὰ τὴν τελευτὴν τοῦ θέρους, εἰκός ἐστι μεταπεσεῖν τὴν νόσον εἰς

miſerit et erratico modo prehenderit, atque haec faciens ad autumnum acceſſerit.

Dictum eſt etiam in libris, qui ſunt ſcripti de febrium differentiis, quartanas ab humore melancholico excitari. Dictum quoque eſt hujus humoris originem geminam eſſe, partim ex craſſo ſanguine, qui in venis exiſtens ſimilitudinem habet cum vini faece in doliis deſidenti, partim vero ex bile flava ſupra modum exuſta. Et haec quidem nigra bilis cum multis nominibus maligna eſt, tum partes etiam erodit in quibus redundarit. Illa vero mitior eſt, praeſertim ſi in corpore animalis non diu manſerit nec illam plurimus praeter naturam calor accenderit. Quum igitur haec ita ſe habeant, ſi febris continua eſt, id eſt ſi nunquam integrum corpus dimittit, illa veteraſcens vertitur in ſupra dictos abſceſſus. Sin autem intermittit, idque aeſtate deſinente, veriſimile eſt morbum

τεταρταίαν περίοδον. ὅσον γὰρ ἂν τῶν χυμῶν ζέσαν ὥρᾳ θέρους ἐν συνεχέσι πυρετοῖς ἐτελεύτησεν εἰς μέλαιναν χολὴν, ἐσβέσθη τρόπον τινὰ καὶ κατὰ τοῦτο τῆς πυρετώδους θερμότητος ὁ κάμνων ἀπηλλάγη καὶ μάλισθ' ὅταν ἱδρῶτες ἐπιγίνωνται. ἀλλ' ἐὰν μὴ φθάσῃ πως ἡ φύσις ἐκκρίνασα τὴν οἷον τέφραν τῶν ὑπεροπτηθέντων χυμῶν, αὕτη πάλιν μένουσα κατὰ τὸ σῶμα καὶ θερμαινομένη τινὰ σηπεδονώδη διάθεσιν ἐπικτᾶται καὶ τοῦθ' ὅταν αὐτῇ γένηται ζέσασα πυρετὸν ἤγειρεν. ἐφ' ᾧ πάλιν ἱδρῶτος γενομένου συνδιέπνευσε τούτῳ τὸ ζέσαν τῆς μελαίνης, εἶτ' αὖθις ἕτερον ὑπόλειμμα ζέσαν αὖθις ἕτερον ἀνήγειρε πυρετόν. ἅτ' οὖν μή πω μίαν ἔχοντος παντὸς τοῦ σώματος διάθεσιν, ἀλλ' ἐν τισὶ μὲν μορίοις κινουμένης ἔτι τῆς μελαίνης, ἐν τισὶ δ' ἀκινήτου κειμένης, ἐν ἄλλοις δὲ σηπομένης ἢ ζεῖν ἀρχομένης, ἀτάκτους ἀναγκαῖόν ἐστι γίνεσθαι τοὺς (161) πυρετούς. ὅταν δὲ ἐν ἁπάσαις ταῖς φλεψὶν ἡ αὐτὴ διάθεσις γένηται κρατούσης τῆς μελαίνης ὁ τεταρταῖος συνίσταται πυρετὸς καὶ μάλισθ' ὅταν εἰς τὸ φθινόπωρον ἐκ τοῦ θέ-

in febrem quartanam mutatum iri. Nam qui humores poſtquam aeſtate ferbuerunt, per continuas febres verſi ſunt in atram bilem, exſtincti ſunt quodammodo eamque ob cauſam ſentit aeger febrilem calorem levatum eſſe et maxime poſteaquam ſudores eruperint. Verum ſi natura illum veluti cinerem humoris ſupra modum exuſti non propere vacuarit, ille rurſus manens in corpore et concaleſactus, magnam quandam propenſionem ad putredinem acquirit, quam ſimul atque nactus eſt, fervidus febrem excitavit, deinde ſudore iterum oborto in ambientem evanuit quidquid atrae bilis ferbuerat. Rurſum aliae reliquiae concepto fervore aliam ſebrem denuo ſuſcitarunt. Quoniam igitur non eſt una corporis univerſi diſpoſitio, ſed nonnullis quidem in partibus atra bilis adhuc movetur, in aliquibus vero immobilis manet, in aliis autem putreſcit aut eſſervere incipit, inconſtantes febres oriri neceſſe eſt. Quum vero venas omnes atra bilis abundans aeque afficit, febris quartana provenit, eo praeſertim tem-

ρους ἡ μεταβολὴ γινομένη τῆς μὲν ἔξω φορᾶς τε καὶ διαπνοῆς ἐπίσχῃ τοὺς χυμοὺς, ἔσω δ' ἀποστρέφῃ πρὸς τὸ βάθος ἥντινα διάθεσιν ὁ χειμὼν διαδεξάμενος, ὡς ἂν ἐπιτείνων διὰ τὸ κρύος τὴν ἔσω φορὰν τῶν χυμῶν, ἄχρι πάλιν ἑτέρας μεταβολῆς γινομένης ἐπὶ τὸ θερμότερον, ἐν ᾧ κατέλαβε νόσημα, φυλάττει τὸ σῶμα.

κη'.

Ὥσπερ δὲ τοῖσι νεωτέροισι τῶν τριήκοντα ἐτέων αἱ ἀποστάσιες γίνονται, οὕτως οἱ τεταρταῖοι μᾶλλον τοῖσι τριηκονταετέσι καὶ γεραιτέροισι.

[679] *Περὶ τῆς καθ' ἡλικίαν μεταβολῆς εἴρηται μὲν ἐπὶ πλέον ἑτέρωθι, διὰ κεφαλαίων δὲ νῦν εἰπεῖν ἀρκέσει, τὰ μὲν παιδία πλεῖστον ἔχει τὸν τοῦ αἵματος χυμόν. καὶ μόνον γε τοῦτον εἶχεν ἂν, ὅσον ἐπὶ τῇ κατὰ τὴν ἡλικίαν κράσει. πολλὰ δ' ἐσθίοντα καὶ μέντοι καὶ ἀτακτότερα ὑπάρχοντα, ὑποτρέφει τι καὶ τῶν καλουμένων ὠμῶν χυμῶν.*

pore, quo aeftas in autumnum commigrans humores extra ferri et tranfpirare prohibet, fed introrfum potius repellit. Ac fiquidem affecto corpore hiems fequens, ut quae recurfum humorum ad interna fuo frigore adjuvet, etiam calorem alium majorem invehit et corporis aegritudinem quam deprehendit confervat.

XXVIII.

Quemadmodum autem junioribus triginta annis abfceffus fiunt; ita quartanae magis his qui triginta funt annorum et fenioribus.

De mutatione aetatis dictum eft alibi copiofius. Nunc fatis erit fummatim dicere. Pueruli plurimum habent fanguinis eumque folum humorem fi aetatis temperamentum fpectemus, deberent poffidere. Verum quum et affatim et fine ordine cibos ingerant, aliquos etiam humores crudos reponunt. Quum vero ad adolefcentiam pervene-

ὁπόταν δ' εἰς τὴν τῶν μειρακίων ἡλικίαν ἀφίκηται, τινὰ μὲν ἤδη καλῶς διαιτᾶται, βελτίονος ἀγωγῆς εὐτυχήσαντα καὶ οὕτως αὐτοῖς αἷμα πλεονάζει μόνον, ἔνια δὲ τῶν μειρακίων πολὺ χεῖρον ἢ οἱ σμικροὶ παῖδες. καὶ τοίνυν νοσεῖ ταῦτα συνεχῶς τε ἅμα καὶ σφοδρῶς ἀθροίζοντα πλῆθος ὠμῶν χυμῶν. τοῖς ἐφεξῆς δὲ τῇδε τῇ ἡλικίᾳ καὶ μάλιστα τοῖς κακῶς διαιτωμένοις ὁ πικρόχολος ὑποτρέφεται χυμὸς, ὥστε πλεονάζειν τούτοις οὐχ αἷμα μόνον, ἀλλὰ κἀκεῖνον, ὥσπερ ὠχρά τε καὶ ξανθὴ χολὴ προσαγορεύεται καὶ γίνεται τοῦτο τισὶ μὲν ἄχρι τριάκοντα ἐτῶν, ἐνίοις δὲ ἄχρι πέντε καὶ τριάκοντα. πρῶτος μὲν γὰρ ὅρος ἐστὶ τῆς ἐπὶ τὸ ψυχρὸν μεταβολῆς ὁ τῶν λ' ἐτῶν, ἔσχατος δὲ ὁ τῶν πέντε καὶ τριάκοντα. πολλοῖς δὲ ἐν τῷ μεταξὺ διά τε τὴν ἐξ ἀρχῆς φύσιν, ὅσα τε κατὰ τὰς περιστάσεις ἢ ἐτῶν ἢ προαιρέσεων διαφορὰς ὑπαλλάττεται, τὴν ἀκμαστικὴν ἡλικίαν περιέγραψε· διά τοῦτο οὖν καὶ ὁ Ἱπποκράτης ἐνίοτε μὲν τοῦ τριακοστοῦ μνημονεύει καθάπερ ἄρτι, πολλάκις δὲ πέμπτου καὶ

rint, aliqui ex his melius educati victu utuntur bono eamque ob caufam folus fanguis in illis redundat. Alii vero longe pejorem quam parvi pueri rationem victus fequuntur. Quare cumulata humorum crudorum copia affiduis et vehementibus morbis conflictantur. Aetate vero fequenti biliofus humor gignitur, his potiffimum qui pravis cibis victitarunt adeo, ut non modo fanguis redundet, fed humor etiam ille, qui et pallida et flava bilis nuncupatur. Id autem fit ufque ad annum trigefimum vel ufque ad trigefimum quintum. Eft enim primum advenientis frigoris initium annus trigefimus, extremum trigefimus et quintus. Multis vero medii inter hos anni tum propter naturam ab ipfo ortu contractam tum propter alia omnia, quae circumftantiis aut confuetudinum vel ftudiorum varietate adolefcentiam immutant, caloris in frigus mutationem primi attulere. Et hanc quidem ob caufam Hippocrates plerumque trigefimum dicit, ut hoc loco faepe trigefimum quintum nominat. Neque enim

τριακοστοῦ. τῷ γὰρ ἄλλας ἄλλοις γίνεσθαι μεταβολὰς οὐχ οἷόν τε ὁρίσαι βεβαίως ἓν ἐφ᾽ ἅπασι μέτρον κοινόν. ἀλλὰ τούτου μὲν ἀεί μοι μέμνησο λελεγμένου καὶ πρόσθεν ἐν τῷ τρίτῳ περὶ κρισίμων ἡμερῶν λόγῳ, μεμνημένος γε μὴν αὐτοῦ καὶ προσθεὶς τοῖς προειρημένοις οὐ χαλεπῶς εὑρήσεις τὴν αἰτίαν ὧν κατὰ τήνδε τὴν ῥῆσιν ὁ Ἱπποκράτης ἔγραψεν. ὥσπερ γὰρ ἐν ταῖς ὥραις τοὺς ἐν τῷ θέρει θερμανθέντας ἐπὶ πλέον χυμοὺς καὶ ὡς ἂν εἴποι τις ζέσαντας ἀναγκαῖον ἦν γεννῆσαι τὸν μελαγχολικὸν χυμὸν, ὃν διαδεξάμενον ἠθροισμένον ἐν τῷ σώματι τὸ φθινόπωρον, ἅτε ψυχρὸν ὂν οὐκ ἐπιτρέπει διαπνεῖν ὁμοίως ἐκτὸς οὐδὲ κενοῦσθαι ῥᾳδίως, οὕτως ἐν ταῖς ἡλικίαις ἡ παρακμή. ὅσον γὰρ ἐν τῇ ἀκμῇ ζέσαν τῶν χυμῶν εἰς μέλαιναν χολὴν μετέβαλε, τοῦτο δυσκόλως αὕτη διαφοροῦσα τοὺς τεταρταίους μᾶλλον ἐργάζεται πυρετοὺς, καὶ χρόνου γε πλείονος δεῖται τοῖς κατὰ τὴν ἡλικίαν ταύτην πρὸς τὸ καθαρθῆναι τὸ σῶμα τῆς τοιαύτης χολῆς, ὅθεν ἄχρι τοῦ γήρως ἐν τῷ μεταξὺ τὰ μελαγχολικὰ πάντα νοσήματα τοῖς μὲν μᾶλλον πλεονάζει,

certo conftitui poteft unus omnium communis modus, quod aliae aliis mutationes incidant. Verum hujus tu mihi, de quo etiam prius dictum eft in libro tertio de diebus criticis, perpetuo recordare. Quod fi feceris et praecedentibus conjunxeris, non erit difficile eorum caufam quae hoc loco fcripfit Hippocrates reperire. Nam quemadmodum in ipfis anni temporibus neceffe eft humores plus jufto per aeftatem excalefactos atque ut ita dicam fervefactos in atram bilem converti, quam in corpore coacervatam autumnus excipiens, quoniam frigidus eft, non patitur aeque diflari nec facile vacuari, ita et in aetatibus declinatio. Quae totum illum humorem qui per vigorem aetatis fervens in atram bilem tranfiit, difficulter exhalans, multo eft ad febres quartanas propenfior. Et illi quidem qui hanc aetatem degunt, longe majus fpatium ad vacuationem hujusmodi humoris defiderant. Quamobrem dum ab ea ad fenectutem itur, quidam magis, alii autem minus morbis omnibus melancholicis fcatent, ut

τοῖς δ' ἧττον ἐλέφαντες, καρκίνοι, λέπραι, μελαγχολίαι καὶ τεταρταῖοι πυρετοί.

κθ'.

Τὰς δὲ ἀποστάσιας εἰδέναι χρὴ τοῦ χειμῶνος μᾶλλον γινομένας χρονιώτερόν τε παυομένας ἧσσόν τε παλινδρομοῦσας.

Τρεῖς ἀποφάσεις ἐποιήσατο περὶ τῶν ἀποστάσεων ὁ Ἱπποκράτης κατὰ τὸν ἐνεστῶτα λόγον, μίαν μὲν καὶ πρώτην ὅτι γίνονται μᾶλλον ἐν χειμῶνι, δευτέραν δ' ὅτι χρονιώτερον παύονται, καὶ τὴν τρίτην ὅτι παλινδρομοῦσιν ἧττον. [680] ὅτι μὲν οὖν ἐν τῷ χειμῶνι γίνονται μᾶλλον ὁ πλεονάζων ἐν αὐτῷ χυμὸς ἐνδείκνυται. λέλεκται γὰρ ἤδη καὶ πρόσθεν ἐκκρίσεσι μὲν τοὺς θερμοὺς, ἀποστάσεσι δὲ τοὺς ψυχροὺς κινεῖσθαι χυμούς. ὅτι δὲ καὶ χρονιώτερον παύονται, τήν τε τοῦ χυμοῦ φύσιν αἰτιατέον ἐστὶ καὶ τὴν τοῦ περιέχοντος ψυχρότητα. διαφορηθῆναι μὲν γὰρ δεῖ πάντως τὸν κατασκήψαντα χυμὸν, ἵνα θεραπευθῇ τὸ ἀπό-

elephantis, cancris, lepris, melancholiis et febribus quartanis.

XXIX.

Scire autem convenit abſceſſus hieme magis contingere, tardiusque ceſſare et minus recurrere.

Tres de abſceſſibus enunciationes hac oratione Hippocrates confecit. Quarum prima eſt, eos potiſſimum per hiemem excitari. Secunda tardius deſinere. Tertia minus reverti. Quod quidem magis hieme generentur, humor in ipſa exſuperans indicat. Dictum enim etiam ante fuit calidos excerni, frigidos autem abſcedere. Quod autem tardius deſinant, ad naturam humoris et ambientis frigiditatem cauſa referenda eſt. Namque neceſſe eſt humorem digeri, qui abſceſſit, ut ipſe abſceſſus curetur.

στημα. δυσδιαφορητότεροί τέ εἰσιν οἱ παχεῖς καὶ ψυχροὶ, καὶ μάλισθ' ὅταν ᾗ καὶ τὸ περιέχον ψυχρόν. διὰ δὲ τὰς τοιαύτας αἰτίας καὶ παλινδρομοῦσιν ἧττον, ἐπειδὴ κίνησίν τινα τοῖς παλινδρομοῦσι προσεῖναι χρὴ, δυσκίνητοι δ' οἱ ψυχροί.

λ'.

Ὅστις δ' ἂν ἐν πυρετῷ μὴ θανατώδει φησὶ τὴν κεφαλὴν ἀλγέειν ἢ καὶ ὀρφνῶδές τι πρὸ τῶν ὀφθαλμῶν φαίνεσθαι, εἰ καὶ καρδιωγμὸς τουτέῳ προσγένηται, χολώδης ἔμετος παρέσται. ἢν δὲ καὶ ῥῖγος προσγένηται καὶ τὰ κάτω μέρη τοῦ ὑποχονδρίου ψυχρὰ ἔχῃ, καὶ θᾶσσον ἔτι ὁ ἔμετος παρέσται. ἢν δέ τι πίῃ ἢ φάγῃ ὑπὸ τοῦτον τὸν χρόνον, κάρτα τοῦτο ταχέως ἐμεῖται.

Περὶ τῶν αὐτομάτως γινομένων ἐμέτων κρίσεως λόγῳ διδάσκει νῦν ὁ Ἱπποκράτης. ἔστι δ' αὐτῷ πρῶτος μὲν διορισμὸς ἀπὸ τοῦ μὴ θανατῶδες εἶναι τὸ νόσημα, κέκληκε δὲ ἤδη περιεστηκὸς οὐκ ὀλιγάκις τὸ τοιοῦτον. δεύτερον δὲ

Atqui difficillime digeruntur craſſi frigidique, praeſertim ſi ambiens frigidus eſt. Sed et frigidi haud facile moventur, quas quidem ob cauſas etiam reverti non ſolent.

XXX.

Quicunque vero in febre non letali dixerit caput dolere aut etiam prae oculis tenebroſum quiddam apparere aut oris ventriculi morſus acceſſerit, ei bilioſa vomitio aderit; ſi vero etiam rigor acceſſerit et inferiores hypochondrii partes frigidas habuerit et adhuc citius vomitus aderit; at ſi quid ſub id tempus biberit aut ederit, id perquam celeriter evomet.

De vomitibus ſponte per criſin excitatis nunc differit Hippocrates. Qua in re geminam adhibet diſtinctionem. Primam quidem ne ſit letalis morbus, quem Hippocrates non raro antea morbum ſalubrem appellavit. Secundam

ἀπὸ τοῦ τὴν κεφαλὴν ἀλγοῦντι τῷ κάμνοντι προφαίνεσθαί τι πρὸ τῶν ὀφθαλμῶν ὀρφνῶδες, ὅπερ σημαίνει τὸ μέλαν ἐξ ἀναθυμιάσεως χολῆς ξανθῆς ἀκράτου γενόμενον. αὐτὴ γὰρ ἐπὶ πλέον θερμανθεῖσα καὶ ὡς ἂν εἴποι τις ὑπεροπτηθεῖσα, μέλαιναν ἀναθυμίασιν, οἷον λιγνύν τινα πρὸς τὴν κεφαλὴν ἀναπέμπει, δι' ἣν αἱ κεφαλαλγίαι γίνονται. ὅσον δ' ἂν αὐτῆς ἐπὶ τοὺς ὀφθαλμοὺς ἀφίκηται, θολερώτερον ἐργάζεται τὸ κατ' αὐτοὺς ὑγρὸν, λαμπρὸν φύσει καὶ καθαρὸν ὑπάρχον, ὡς γίνεσθαί τινα κατάστασιν ὁμοίαν τῇ περὶ τὸν καθαρώτατόν τε καὶ φανότατον ἀέρα, δεχόμενον ἐξαίφνης εἰς ἑαυτὸν ἤτοι καπνώδη τινὰ ἢ λιγνυώδη μελανότητα. ταύτης οὖν τῆς ἀναθυμιάσεως αἰσθανόμενον τὸ ἀπ' ἐγκεφάλου παραγενόμενον εἰς τοὺς ὀφθαλμοὺς ὀπτικὸν πνεῦμα, καθάπερ ἐπὶ τῶν ὑποχεομένων τὴν φαντασίαν ὧν εἶπεν ὀρφνωδῶν ἀποτελεῖ· γινομένης δ' ἐνίοτε κἀκ τῶν κατὰ τὸν πνεύμονα τόπων ἀναθυμιάσεως τοιαύτης, διακρίνομεν αὐτὴν τῆς ἀπὸ στομάχου τῇ καρδιαλγίᾳ. πνεύμονα μὲν γὰρ οἱ τοιοῦτοι χυμοὶ λανθάνουσιν ἤτοι (162) δυσαίσθητον ἢ

vero ut aeger capitis dolore vexatus nigra quaedam, quae Hippocrates ὀρφνώδη dixit, ante oculos verſari putet. Id quod accidit flava bile ſincera vaporem emittente. Haec enim ubi ſupra modum incaluerit et, ut ita loquar, ſuperaduſta fuerit, atrum quendam vaporem non diſſimilem fuligini exhalat in caput, a quo capitis dolores proveniunt. Quod autem ex eo pervenit in oculos id humorem, quem hi ſplendentem purumque natura continent, offuſcat adeo, ut puriſſimo et ſplendidiſſimo aëri, qui ſit repente prae fumo aut fuligine obſcuratus, ſimilis eſſe videatur. Quem vaporem ille videndi ſpiritus, qui a cerebro in oculos proficiſcitur hauriens, nigra illa, quae dixit Hippocrates, ſicut per ſuffuſiones imaginatur. Sed quum vapor ille poſſit etiam ex pulmone efferri, cordis dolore diſcernimus ab eo, quem ventriculus mittit. Hi namque humores pulmonem latent, quod vel non facile ipſe ſentiat vel nullam prorſus poſſideat ſentiendi vim.

παντελῶς ἀναίσθητον ὄντα. τὸ δὲ τῆς γαστρὸς στόμα, καλεῖται δὲ τοῦτο, ὡς ἴσμεν, καὶ καρδία διὰ τὸ μέγεθος ὧν ἔχει νεύρων αἰσθητικῶν, οὐδὲν λανθάνει τῶν κατ' αὐτό. δακνόμενον οὖν ὑπὸ τοῦ πικροχόλου χυμοῦ τὸν καλούμενον οὕτω καρδιωγμὸν ἐργάζεται, διὸ καὶ χολώδης ἔμετος αὐτοῖς γίνεται. τοιοῦτον γὰρ καὶ ὁ Θουκυδίδης ἐδήλωσεν, ἔνθα φησὶ, καὶ ὁπότε ἐς τὴν καρδίαν ἐστήριξε, ἀνέστρεφέ γε αὐτὴν καὶ ἀποκαθάρσεις χολῆς, ὁπόσαι παρὰ τῶν ἰατρῶν ὠνομασμέναι εἰσὶν ὑπίεσαν. τὸ γὰρ ἀνέστρεφεν ἐπὶ τῆς πρὸς ἔμετον ὁρμῆς εἶπεν, εὐθέως γε καὶ καρδίαν ὀνομάσας τὸ στόμα τῆς γαστρός. διὸ δὴ καὶ τὰς δήξεις αὐτοῦ καρδιωγμούς τε καὶ καρδιαλγίας ὀνομάζουσιν. [681] ἑτέρωθι δ' Ἱπποκράτης ἔγραψεν ὡς τὸ κάτω χεῖλος τὸ αὐτὸ ἐπισημαίνει τοῖς οὕτως ἔχουσιν οὐχ ἡσυχάζον, ἀλλὰ διασειόμενόν πως, ἐπειδὴ δακνόμενος ὑπὸ τῆς χολῆς ὁ ἔνδον τοῦ στομάχου χιτὼν τὴν τοιαύτην τὸ χεῖλος λαμβάνει κίνησιν. ἐμάθομεν γὰρ ἐκ τῆς ἀνατομῆς ἕνα τοῦτον ὅλον εἶναι τὸν χιτῶνα συνεχῆ κατὰ πᾶν ἑαυτῷ τῆς θ' ὅλης γαστρὸς καὶ τοῦ στομάχου καὶ γλώττης καὶ οὐρανίσκου καὶ ὑπερώας ὅλου

At vero ventriculi os, quod etiam cor dici neminem fugit, propter nervorum quos habet fentientium magnitudinem nihil non percipit quod in ipfo eft. Itaque demorfum ab humore biliofo cordis dolores invehit, unde et bilis vomitus procedunt. Id enim etiam Thucydides indicavit fcribens hunc in modum: *atque ubi inhaefit cordi ipfum fubvertit et fubfequutae funt bilis vacuationes, quas medici prodidere.* Nam quod ait cor fubverfum fuiffe, de illo vomendi conatu intellexit. Ecce autem et cor vocant ventriculi os, propterea quod illius morfus cordis dolores dici folitum eft. Scripfit autem alio in loco Hippocrates in his, qui ifto affecti funt modo idem a labro inferiore non quieto, fed motu vehementer agitato indicari. Namque interna ventriculi tunica a bile demorfa talis in labro motus concitatur. Didicimus enim ex anatome hanc totam tunicam omni ex parte continuam effe tum univerfo ventriculo tum gulae; tum linguae tum

τε τοῦ στόματος. οὗτος οὖν αὐτός ἐστιν ὁ καὶ τὰ χείλη διασείων, ὅταν ὑπὸ δριμείας χολῆς ἠθροισμένης ἐν τῷ στόματι τῆς γαστρὸς δάκνηται. πέφυκε γὰρ οὗτος ὁ χυμὸς ἐπιπολάζειν ὑπὸ κουφότητος καὶ διὰ τοῦτο ἐπὶ τὸν στόμαχον ἀνέρχεται, καταλιπὼν τὸν πυθμένα τῆς γαστρὸς, ἐμεῖταί τε ῥᾳδίως. ἂν δὲ καὶ ῥῖγος ἐπιλάβῃ τηνικαῦτα τὸν ἄνθρωπον, ἔτι δὴ καὶ μᾶλλον ὁ ἔμετος οὐ θᾶττον μόνον, ἀλλὰ καὶ πλείονος ἔσται χολῆς, εἰωθότος ὡς τὰ πολλὰ τοῦ ῥίγους ἔμετον χολῆς ἐργάζεσθαι, καθότι κἀν τῷ περὶ αὐτοῦ δέδεικται λόγῳ. καὶ μὲν δὴ καὶ εἰ πίῃ τι καὶ φάγῃ κατὰ τὸν καιρὸν ἐκεῖνον ὁ ἄνθρωπος, ἔτι δὴ καὶ μᾶλλον ἐμεῖται ταχέως, ἐπειδὴ συνδιαφθείρεται τὰ ληφθέντα κατὰ τὴν γαστέρα χολῇ.

λα'.

Τουτέων δὲ οἷσιν ἂν ἄρξηται ὁ πόνος τῇ πρώτῃ ἡμέρῃ γίνεσθαι, τεταρταῖοι πιέζευνται μάλιστα καὶ πεμπταῖοι· ἐς δὲ τὴν ἑβδόμην ἀπαλλάσσονται. οἱ μέντοι πλείονες αὐτῶν ἄρχονται μὲν πονέεσθαι τριταῖοι, χειμάζονται δὲ

palato tum toti ori. Haec igitur eſt quae labra motu exagitat, ſi quando ab acri bile in ore ventriculi collecta mordeatur. Solet enim is humor prae levitate emergere. Eamque ob cauſam relicto ventriculi fundo in os ipſius conſcendit et vomitu facile educitur. Quod ſi tunc etiam horror hominem invaſerit, ille bilem multo non modo citius, verum etiam abundantius evomet. Horror enim ſaepe vomitum bilis provocat, quemadmodum in libro, qui de ipſo ſcriptus eſt, oſtendimus. Si vero aliquid ſub hoc tempus aeger ederit vel biberit, multo etiam celerius vomet, quod illa quae ſumpta ſunt, bilis in ventriculo contenta corrumpat.

XXXI.

Quibus autem horum inceperit dolor primo die fieri, ii quarto die premuntur maxime et quinto, at ſeptimo liberantur. Quin eorum plerique tertio die dolere inci-

μάλιστα πεμπταῖοι, ἀπαλλάσσονται δὲ ἐναταῖοι ἢ ἑνδεκαταῖοι. οἳ δ᾽ ἂν ἄρξωνται πεμπταῖοι πονέεσθαι καὶ τἄλλα κατὰ λόγον αὐτέοισι τῶν πρόσθεν γίνονται, ἐς τὴν τεσσαρεσκαιδεκάτην κρίνεται ἡ νοῦσος.

Τρεῖς διαφορὰς εἴρηκε κατὰ χρόνον ἀλγήματος κεφαλῆς καὶ τρεῖς προθεσμίας τῆς κρίσεως αὐτῶν. πρώτη μὲν οὖν ἐστι διαφορὰ τῆς κατὰ τὴν πρώτην ἡμέραν τοῦ νοσήματος, ἀρχομένης τῆς κεφαλαλγίας, δευτέρα δὲ τῆς κατὰ τὴν τρίτην, τρίτη δὲ τῆς κατὰ τὴν ε΄. ἁπάσαις γε μὴν αὐταῖς κοινόν ἐστιν εἰς τὴν ζ΄ πως ἡμέραν, ἀφ᾽ ἧς ἤρξαντο τελευτᾷν. ἡ μὲν οὖν κατὰ τὴν πρώτην ἀρξαμένη τὴν ἑβδόμην ἔχει αὐτὴν κρίσιμον, ἡ δὲ κατὰ τὴν τρίτην, ὅσον ἐπὶ τῷ τῆς ἑβδομάδος ἀριθμῷ τὴν δεκάτην. ἐπεὶ δὲ οὐκ ἔστιν αὕτη κρίσιμος, εἰς τὴν θ΄ ἢ ἑνδεκάτην ἡ κρίσις ἀφικνεῖται τῆς ἑβδομαδικῆς προθεσμίας ἤτοι πρωϊαίτερον ἢ ὀψιαίτερον ἡμέραν μίαν. καί μοι μέμνησο πάλιν ὅτι καὶ τῆς θ΄ ἡμέρας ὡς κρινούσης ἐμνημόνευσε νῦν καθάπερ καὶ πρόσθεν,

piunt, jactantur autem maxime quinto, verum nono aut undecimo liberantur. Qui vero quinto die dolere coeperit et caetera pro ratione prioribus ipſis accidunt, ad decimum quartum diem judicatur morbus.

Tres doloris capitis in tempore differentias expreſſit totidemque praeſcripſit dies in quibus ſingulae judicantur. Quarum prima eſt doloris capitis primo die, quo coepit morbus, invadentis. Secunda tertio. Tertia autem quinto. Horum quidem dolorum omnium commune eſt die fere ſeptimo poſtquam corripuerint deſinere. Ergo qui primo inchoavit, ſeptimum habet decretorium, qui tertio coepit, decimum, ſi numerum quidem ſeptenarium ſpectemus. At quia decimus non ſolet judicare, nono vel undecimo judicium fiet, uno ſcilicet die celerius vel tardius definito illo per hebdomadas tempore. Velim autem memineris adductum eſſe hoc loco diem nonum ut judicantem,

ὡς ἔδειξα, τῆς τρίτης, οὐ κατὰ τετράδων ἢ ἑβδομάδων περίοδον ἐχουσῶν τὸ κρίνειν, ἀλλὰ τῷ λόγῳ παρεμπιπτουσῶν, ὡς ἐν τοῖς περὶ κρισίμων ἐδείχθη. καὶ μὲν δὴ καὶ ἡ τρίτη διαφορὰ τῆς κεφαλαλγίας ἡ κατὰ τὴν πέμπτην ἡμέραν ἀρχομένη ἄχρι τῆς ιδ' ἐκτείνεται, διὰ τὸ μὴ πάνυ θερμή τις εἶναι καὶ κατεπείγουσα. δηλοῖ δὲ ἐκ τοῦ κατὰ τὴν ε' ἡμέραν ἄρξασθαι καὶ διὰ τὸ τῆς ἑβδομάδος προστεθείσης ταῖς πρώταις πέντε τὰς πάσας γίνεσθαι ιβ', κρίσιμον δὲ οὐκ εἶναι τὴν ιβ', οὐ μὴν οὐδὲ προλαβεῖν οἷόν τ' ἐστὶ τὴν μίαν ἡμέραν. ἐδείχθη γὰρ τοῦτο τῶν ὀξύτατα κινουμένων ἴδιον. εἰκότως οὖν εἰς τὴν ιδ' ἐξέπεσε.

λβ'.

[682] *Γίνεται δὲ ταῦτα τοῖσι μὲν ἀνδράσι καὶ τῇσι γυναιξὶν ἐν τοῖσι τριταίοισι μάλιστα. τοῖσι δὲ νεωτέροισι γίνεται μὲν καὶ ἐν τούτοισι, μᾶλλον δὲ καὶ ἐν τοῖσι ξυνεχεστέροισι πυρετοῖσι καὶ ἐν τοῖσι γνησίοισι τριταίοισι.*

quemadmodum et prius, ficut oftendi, tertium, non quod hi dies ex quaternis feptenisve circuitibus vim judicandi poffideant, fed quod ratio in hunc ordinem eos inferat, ficut in libris de diebus decretoriis demonftravimus. At vero tertia doloris capitis differentia die quinto exoriens ad quartum decimum protenditur propterea quod nec caliditas magna eft nec vehementia. Perfpicuum autem eft, quod quum dolor die quinto prehenderit et prioribus illis quinque diebus feptem alii accedant, omnes effici duodecim, diem vero duodecimum non effe decretorium nec vero poffe judicium die uno maturius fieri. Hoc enim acutiffimis morbis proprium effe oftenfum eft Jure itaque ad quartum decimum pervenit.

XXXII.

Ifta autem viris quidem et mulieribus in tertianis maxime contingunt. Junioribus vero fiunt quidem et in his, verum magis et in peraffiduis febribus et in legitimis tertianis.

Τοῖς μὲν ἤδη τελείοις, ἐφ' ὧν εἴωθε φέρειν τὴν τῶν ἀνδρῶν καὶ γυναικῶν προσηγορίαν, ἐν πᾶσι τοῖς τριταίοις πυρετοῖς γίνεται τὰ τοιαῦτα διὰ τὸ χολωδεστάτην εἶναι τὴν ἡλικίαν. ἐν δὲ τοῖς νεωτέροις αὐτῶν οὐκ ἐν πᾶσιν, ἀλλ' ἐν μόνοις τοῖς ἀκριβέσι τριταίοις, οἵπερ εἰσὶ χολωδέστατοι. γίνεται δὲ κἀν τοῖς ὀξυτάτοις νοσήμασι, χολωδέστατα γὰρ καὶ ταῦτα, καὶ δῆλον ὅτι καὶ τοῖς τελείοις πολλῷ μᾶλλον. ἀκόλουθον γὰρ ὂν τοῦτο τοῖς προειρημένοις, οὐκέτι προσέγραψεν ὡς καὶ πρὸς ἡμῶν νοεῖσθαι δυνάμενον.

λγ'.

Οἷσι δὲ ἂν ἐν τοιουτοτρόπῳ πυρετῷ κεφαλὴν ἀλγέουσιν ἀντὶ μὲν τοῦ ὀρφνῶδές τι πρὸ τῶν ὀφθαλμῶν φαίνεσθαι ἀμβλυωγμὸς γίνεται ἢ μαρμαρυγαὶ προφαίνονται, ἀντὶ δὲ τοῦ καρδιώσσειν ἐν τῷ ὑποχονδρίῳ ἢ ἐπὶ δεξιὰ ἢ ἐπ' ἀριστερὰ ξυντείνεταί τι μήτε ξὺν ὀδύνῃ μήτε σὺν φλεγμονῇ, αἷμα δὴ διὰ ῥινῶν τουτέοισι ῥυῆναι προσδόκιμον, ἀντὶ τοῦ ἐμέτου, μᾶλλον δὲ καὶ ἐνταῦθα τοῖσιν νέοισι

His quibus aetas integra eſt, quos Hippocrates virorum et mulierum nomine ſolet deſignare, haec eveniunt per omnes febres tertianas propter bilem quae tum aetatis copioſiſſima eſt. Natu vero minoribus non per omnes, ſed exquiſitas dumtaxat quae bilioſiſſimae ſunt. Fiunt autem et per morbos acutiſſimos, nam et illi ſunt maxime bilioſi. Et multo quidem magis in ipſo aetatis vigore. Id quod non eſt adſcriptum, quia et ex praecedentibus conſequitur et facile a nobis intelligi poteſt.

XXXIII.

At quibus per hujusmodi febrem caput dolentibus pro tenebris ante oculos apparentibus viſus hebetudo contingit, vibrantesque ſplendores obverſantur et pro oris ventriculi morſu in hypochondrio ad dextra aut ad ſiniſtra aliquid contenditur neque cum dolore neque cum inflammatione, iis pro vomitu ſanguinem e naribus fluxurum exſpectandum eſt. Magis vero et hic juvenibus ſangui-

τοῦ αἵματος τὴν ῥῆξιν προσδέχεσθαι, τοῖσι δὲ τριηκονταέτεσι καὶ γεραιτέροισιν ἧσσον, ἀλλὰ τοὺς ἐμέτους τούτοισι προσδέχεσθαι.

Τοιουτότροπον εἴρηκε πυρετὸν ὃν κατὰ τὴν ἀρχὴν τοῦ λόγου διὰ τῆσδε τῆς λέξεως ἐδήλωσεν, ὅστις δ' ἂν ἐν πυρετῷ μὴ θανατώδει φησὶ τὴν κεφαλὴν ἀλγέειν. τοῦτ' οὖν κοινὸν ἀμφοτέροις φυλάξας τοῖς πυρετοῖς, κοινὸν αὐτοῖς ἔτι ἔσεσθαι τὸ κριθῆναι δι' ἐκκρίσεως ἔφη, τὸ ἴδιον δ' ἑκατέρῳ προσέθηκεν ἐν τῷ τῆς ἐκκρίσεως εἴδει, χολώδη μὲν ἔμετον τῷ προτέρῳ, αἱμοῤῥαγίαν δ' ἐν τῷ δευτέρῳ. τὰ δὲ τούτων δηλωτικὰ σημεῖα τῷ μὲν προτέρῳ τά τε φανταζόμενα θεάματα ὀρφνώδη καὶ τὸν καρδιωγμὸν, τῷ δὲ δευτέρῳ ἀμβλυωπίαν τε καὶ μαρμαρυγὰς καὶ σύν- (163) τασιν ἐν ὑποχονδρίῳ χωρὶς ὀδύνης καὶ φλεγμονῆς γνωρίσματα μέγιστα τῆς ἄνω ῥοπῆς τῶν χυμῶν. εἰρήκει δὲ καὶ ἔμπροσθεν αἱμοῤῥαγίας ἑπομένας κρισίμως ταῖς καθ' ὑποχόνδριον φλεγμοναῖς καὶ μᾶλλον τοῖς νεωτέροις, ἐφ' ὧν αἷμα πλεονά-

nis eruptionem exſpectare oportet; at trigeſimum annum agentibus aut etiam ſenioribus minus, ſed his vomitiones exſpectandae.

Per febrem ejusmodi intelligit illam, quam initio hujus ſermonis deſignavit his verbis: *ſi cui in febre non letali caput dolet.* Quod quidem febri utrique commune retinens, hoc inſuper illis commune dicit eſſe, judicari vacuatione. Verum utrique peculiarem quandam vacuationis ſpeciem aſſignavit. Priori quidem vomitum bilioſum, alteri vero ſanguinis profuſionem. Et priori quidem notas vomitum indicantes, ſpectra quaedam mente concepta et dolorem cordis; alteri vero oculorum hebetudinem, ſplendores, tenſionem praecordiorum citra dolorem et inflammationem, maxima profecto humoris ſurſum adſcendentis documenta. Eſt autem prius quoque dictum ex inflammationibus praecordiorum ſanguinem decretorie profundi ſolitum, praeſertim junioribus, in quibus ſanguinis

ζει καὶ αὖθις αὐτό τε τοῦτο νῦν προσέγραψε καὶ ὡς οἱ χολώδεις ἔμετοι τοῖς ἀκμάζουσι γίνονται. κατὰ δὲ τὸ πρῶτον τῶν ἐπιδημιῶν καὶ δακρύειν ἀκουσίως ἔφη τοὺς μέλλοντας αἱμοῤῥαγήσειν ἐκ ῥινῶν. [683] ταῦτ' οὖν συνθεὶς πάντα ἔτι τε προσθεὶς αὐτοῖς ἃ δι' ἑτέρων εἶπεν, ἀεὶ προγνώσῃ γενησομένην αἱμοῤῥαγίαν καὶ μάλιστ' ἐὰν ἐναργῶς σοι φανήσεταί ποτε τὸ κατὰ τοὺς σφυγμοὺς σημεῖον ἐκκρίσεως, ὃ πανταχοῦ προηγεῖται τῶν κρισίμων αἱμοῤῥαγιῶν.

λδ'.

Τοῖσι δὲ παιδίοισι σπασμοὶ γίνονται, ἢν ὁ πυρετὸς ὀξὺς ᾖ καὶ ἡ γαστὴρ μὴ διαχωρέῃ καὶ ἀγρυπνέωσί τε καὶ ἐκπλαγέωσι καὶ κλαυθμυρίζωσι καὶ τὸ χρῶμα μεταβάλλωσι καὶ χλωρὸν ἢ πέλιον ἢ ἐρυθρὸν ἴσχωσι. γίνεται δὲ ταῦτα ἐξ ἑτοιμοτάτου μὲν τοῖσι παιδίοισι τοῖσι νεωτάτοισιν ἐς τὰ ἑπτὰ ἔτεα, τὰ δὲ πρεσβύτερα τῶν παιδίων καὶ οἱ ἄνδρες οὐκέτι ἐν τοῖσι πυρετοῖσιν ὑπὸ τῶν σπασμῶν ἁλίσκονται, ἢν μή τι τῶν σημείων προσγένηται τῶν ἰσχυ-

abundantia eſt. Quod et ipſe nunc denuo adjecit atque etiam vomitus bilioſos eſſe in ipſo aetatis vigore. Sed et primo libro epidemion invitos illacrymare dicit, quibus ſanguis per nares exiturus eſt. Quae omnia ſi componas atque his praeterea adjungas quae ſunt ab eo libris aliis prodita, futurum ſanguinis profluvium nunquam non praeſagies et maxime ſi vacuationis ſignum, quod pulſus exhibent, quodque ſemper decretorias ſanguinis profuſiones praecedit, eo tempore deprehenderis.

XXXIV.

At vero pueris convulſiones accidunt ſi febris acuta fuerit et venter non dejiciat et vigilent et perterreantur et ejulent et colorem immutent et ex viridi pallidum aut lividum aut rubrum induant. Haec autem puerulis quidem recens natis ad ſeptimum uſque annum promptiſſime eveniunt. Adultiores autem pueri et viri non jam per febres convulſionibus prehenduntur, niſi vehementiſ-

ροτάτων τε καὶ κακίστων, οἷά περ ἐπὶ τῇσι φρενίτισι γίνεται.

Περὶ σπασμῶν αὐτῷ ὁ λόγος νῦν ἐστιν οὐ τῶν ἐν ἑνὶ μέρει τοῦ σώματος γινομένων, ἀλλὰ τῶν ὅλον αὐτὸ καταλαμβανόντων, οἵτινες ἐπὶ μὲν τῶν παιδίων ἑτοιμότατα γίνονται καὶ μᾶλλον ἐπὶ θηλαζόντων. οὐχ ἥκιστα δὲ καὶ δι' αὐτὸ τὸ γάλα καὶ μᾶλλον ὅταν ᾖ λίαν παχὺ καὶ ὅτι πλείστῃ τε χρῶνται καὶ ἀκαίρῳ τροφῇ μηδὲν εἰδότες τῶν κατὰ τὸν βίον ἄλλο πλὴν τοῦ ἐσθίειν· πᾶν γὰρ τὸ νευρῶδες αὐτῶν γένος ἀσθενές ἐστι. τριῶν γὰρ οὐσῶν κατὰ γένος δυνάμεων, ἐφ' ὧν διοικεῖται τὸ σῶμα, ταῖς δυσὶ μὲν εἰσιν ἰσχυρότερα τὰ παιδία τῶν ἄλλων, ἀσθενέστερα δὲ τῇ μιᾷ τῇ κατὰ τὰ νεῦρα, διὸ καὶ σπᾶται μὲν ἑτοιμότατα. πάλιν δὲ εἰς τὸ κατὰ φύσιν ἐπανέρχεται ῥᾳδίως. τοῖς δὲ τελείοις οὔτε γίνεται ῥᾳδίως οὔτε καθίσταται τὰ σπασμώδη πάθη διὰ τὴν ἰσχὺν τῆς κατὰ τὰ νεῦρα δυνάμεως. γίνεται μὲν

fimorum ac pesſimorum ſignorum quae phrenitidi oboriuntur quoddam acceſſerit.

Nunc de convulſionibus ediſſerit, non illis quidem quae partem modo unam occupant, ſed quae totius corporis ſunt. Excitantur autem hae in pueris promptiſſime, ſed praeſertim lactantibus, cum alias ob cauſas tum maxime propter lac ipſum eoque magis quo craſſius extiterit tum quod multo atque intempeſtivo utantur alimento, quippe qui non aliud ex his, quae in vita aguntur, norint quam manducare. Eſt enim illis omne genus nervoſum infirmum. Nam quum tres exiſtant facultates quibus corpus regitur, duas quidem pueri quam aliis magis validas poſſident, unam autem quae per nervos eſt, habent imbecilliorem. Et eam quidem ob cauſam facillime convelluntur, rurſumque in ſtatum naturalem haud difficulter redeunt. At quibus jam aetas integra eſt, neque facile convulſio ſupervenit, neque diſcedit propter robur in

οὖν σπασμὸς καὶ χωρὶς πυρετῶν ἐν ταῖς σφοδραῖς πάνυ ψύξεσι καὶ πλήθει χυμῶν ἀπέπτων τε καὶ παχέων, ἔτι τε φλεγμοναῖς ἐν νεύροις καὶ τένουσιν, ὅταν εἰς συμπάθειαν ἄγωσι τὴν ἀρχήν. ἀλλὰ νῦν ὁ λόγος αὐτῷ περὶ τῶν ἐν πυρετοῖς γινομένων σπασμῶν ἐστιν, ὥσπερ ἐξ ἀρχῆς ὑπέθετο διελθεῖν προγνώσεις, ἐπί τε τῶν ὀξέων νοσημάτων καὶ ὅσα τούτων μεταπιπτόντων γίνεται. τοὺς μὲν οὖν ἐν τοῖς τοιούτοις νοσήμασι σπασμοὺς ἐπὶ τῶν ηὐξημένων ἐκεῖνα τὰ σημεῖα δηλώσει τὰ μάλιστα ταῖς χαλεπαῖς ἐπιφαινόμενα φρενίτισι καὶ μάλισθ' ὅσα διαστρεφομένων γίνεται τῶν ἐν τῷ προσώπῳ μορίων ἢ ὀδόντων πριομένων ἢ ὀφθαλμῶν ἀστηρίκτων ἢ διεστραμμένων. ἐπὶ δὲ τῶν παίδων ἀρκεῖ καὶ τὸ ἀγρυπνῆσαι μόνον. ἐνίοτε δὲ καὶ φοβηθῆναι σφοδρῶς, ὅπερ ὠνόμασεν ἐκπλαγῆναι καὶ τὸ κλαῦσαι μετ' ἐντάσεως σφοδροτέρας καὶ τὸ τὴν γαστέρα μὴ διαχωρῆσαι. ταῦτα μὲν οὖν ὡς αἴτια. σημεῖα δὲ τοῦ σπασθήσεσθαι πρὸς τοῖς τοιούτοις αἰτίοις τὰ παρὰ φύσιν χρώματα δη-

nervis ſitae facultatis. Fit igitur convulſio etiam citra febrem a vehementi admodum refrigeratione et copia crudorum craſſorumque humorum, praeterea nervorum atque tendinum inflammationibus, ſi quando malum ad ipſum principium adſcenderit. Caeterum hoc loco verba ipſe facit de convulſionibus, quae per febres generantur, ſicuti ab initio inſtituerat praeſagiendi rationem tam in acutis morbis quam aliis, qui ex ipſis degenerant, explicare. Convulſiones igitur quae talibus in morbis proveniunt, in adultis quidem notae illae teſtantur potiſſimum, quae per graves phrenitidas apparent, ſed maxime partium faciei tortu aut ſtridore dentium aut oculorum mobilitate vel inverſione produntur. In pueris vero vigilare modo ſatis eſt. Interdum vero et ſupra modum timuiſſe, quod Hippocrates Graece ἐκπλαγῆναι, hoc eſt expaviſſe, dixit ſimiliter et fleviſſe magna cum vehementia et alvum non deſcendiſſe. Haec quidem cauſarum rationem obtinent. Praeter has vero cauſas futurae convulſionis ſigna ſunt colores praeter naturam ex quibus humorum pravitas, qui

λοῦντα τῶν χυμῶν την μοχθηρίαν, ἐφ' οἷς εἴωθε σπᾶσθαι. χλωρὸν μὲν γὰρ ἢ πελιδνὸν μοχθηρὸν τῇ ποιότητι δηλοῖ τὸν χυμὸν, ἐρυθρὸν δὲ πλῆθος αἵματος ἐνδείκνυται.

λε'.

[684] *Τοὺς δὲ ἀπολλυμένους τε καὶ περιεσομένους τῶν παιδίων καὶ τῶν ἄλλων τεκμαίρεσθαι τοῖσι ξύμπασι σημείοισιν, ὡς ἐφ' ἑκάστοισιν διαγέγραπται.*

Τοῦτο καὶ πρόσθεν εἴρηκε καὶ νῦν ἀναμιμνήσκει καὶ μετ' ὀλίγον αὖθις ἐρεῖ, διότι χρησιμώτατόν ἐστι, καὶ ὅμως οὐκ ἀκούουσιν αὐτοῦ πολλοὶ τῶν ἰατρῶν, ἀλλ' ἐνίοτε θεασάμενοί τι τῶν κακῶν σημείων, ἐφ' ὧν συνέβη ζῆσαι τὸν ἄνθρωπον, ἐπεγκαλοῦσιν ὡς ψευσαμένῳ, καθάπερ αὖθις ἀγαθῶν φανέντων, ἀπολλυμένου τοῦ κάμνοντος, οὐκ ἀληθεύειν φασὶ τὸν Ἱπποκράτην μηκέθ' ὁρῶντες ὡς ἐνίοτε μὲν ὑπὸ πολλῶν ἀγαθῶν σημείων ἓν νικᾶται κακὸν ἰσχυρὸν, ἐνίοτε δὲ ἔμπαλιν ὑπὸ πολλῶν κακῶν ἓν ἀγαθὸν τὸ ἰσχυρόν.

convulſionem adferre ſolent, declaratur. Nam pallidus quidem aut lividus humorem maligna imbutum qualitate ſignificat, ruber vero ſanguinis abundantiam patefacit.

XXXV.

Morituros autem et ſuperſuturos tum pueros tum alios ex omnibus ſignis conjicies, prout in ſingulis ſingula deſcripta ſunt.

Hoc etiam ſupra dixerat et nunc repetit et paulo poſt rurſum dicet. Quare non parum habet utilitatis. Verum tamen plerique medicorum id parvi pendunt, qui ſi quando ſignum aliquod malum conſpexerint et aegrum poſtea incolumem evaſiſſe, Hippocratem falſi inſimulant; eundem rurſus, ſi viſis aliquot bonis indiciis aeger mortem obierit, non vera loquutum vociferantur, nequaquam animadvertentes ſignum unum malum etiam valentiſſimum a multis ſalutaribus ſuperari et multas contra exitiales notas uni bonae vel maximae praepollere.

λστ'.

Ταῦτα δὲ λέγω περί τε τῶν ὀξέων νουσημάτων καὶ ὅσα ἐκ τουτέων γίνεται.

Καὶ τοῦτο καθάπερ καὶ τὸ πρότερον ἔγραψεν Ἱπποκράτης ἀπομαντευσάμενος τῆς ἀμελείας τε ἅμα καὶ προπετείας τῶν ἀναγνωσομένων αὐτοῦ τὰ βιβλία καὶ ζητησόντων ἂν, ὅπως ἐν αὐτῷ μνημονεύει τεσσαρακοστῆς τε καὶ ἑξηκοστῆς ἡμέρας, ἐμπύων τε καὶ ὑδερικῶν καὶ τεταρταίων πυρετῶν. ὅπου γὰρ καὶ γράψαντος αὐτοῦ σαφῶς ὅτι μὴ περὶ μόνων τῶν ὀξέων, ἀλλὰ καὶ τῶν ἐκ μεταπτώσεως τούτων εἰς χρόνου μῆκος ἐκτεινομένων ὁ λόγος αὐτῷ γέγονεν, ὅμως τοιαῦτα ζητοῦσι, τί ποτ' ἐξεπράξαντ' ἄν, εἰ μὴ τοῦτ' ἐποίησε.

λζ'.

Χρὴ δὲ τὸν μέλλοντα ὀρθῶς προγινώσκειν τοὺς περιεσομένους καὶ τοὺς ἀποθανουμένους, ὅσοισί τε ἂν μέλλῃ πλέονας

XXXVI.

Haec autem dico et de morbis acutis et caeteris quae ex his oriuntur.

Iftam quoque ficut et fuperiorem fententiam Hippocrates adfcripfit, divinans fore quosdam qui et negligenter et inconfiderate libros fuos lecturi effent et quaefituri, quamobrem in ifto feciffet quadragefimi et fexagefimi diei ac fuppuratorum et aqua inter cutem laborantium febriumque quartanarum mentionem. Nam quum ipfe aperte fcripferit fe non modo de acutis, verum etiam aliis, qui ex horum mutatione vetuftatem acquirunt, verba habuiffe, qui tales nihilominus quaeftiones agitant, facturi viderentur, fi hoc ipfe non expreffiffet?

XXXVII.

Oportet autem qui recte praecogniturus fit fuperftites futuros et morituros et quibus plures dies et quibus paucio-

ἡμέρας παραμένειν τὸ νούσημα καὶ ὅσοισιν ἂν ἐλάσσους, τὰ σημεῖα ἐκμανθάνοντα πάντα, διακρίνειν λογιζόμενον τὰς δυνάμεις αὐτέων πρὸς ἀλλήλας, ὥσπερ διαγέγραπται περί τε τῶν ἄλλων καὶ τῶν οὔρων καὶ τῶν πτυέλων, ὅταν ὁμοῦ πῦόν τε ἀναβήσσῃ καὶ χολήν.

Ὅτι μὲν ἀεὶ χρὴ πάντα θεάσασθαι τὰ σημεῖα καὶ μὴ πιστεύειν ἑνὶ καὶ διὰ τῶν ἔμπροσθεν εἶπεν, ἀλλὰ νῦν γε προσέθηκε τὸ χρησιμώτατον τοῦ λόγου. φησὶ δ' εἶιαι τοῦτο τὸ τὰς δυνάμεις ἐκλογίζεσθαι τῶν σημείων, οὐχ ἁπλῶς οὐδὲ ταύτας, ἀλλὰ μετὰ τοῦ παραβάλλειν ἀλλήλαις. ἔστι [685] μὲν γὰρ ἔνια τῶν σημείων καὶ αὐτὰ καθ' ἑαυτὰ μοχθηρὰ, μᾶλλόν τε καὶ ἧττον, ὧν τὰς δυνάμεις ἐκμετρεῖσθαι χρὴ τοῖς ῥήμασιν, ὡς καὶ πρόσθεν ἐδείκνυεν, ἢ θανατῶδες εἰπὼν ἢ θανατωδέστερον ἢ ὀλέθριον κάρτα, καί που προσθεὶς τὸ ἤδη, κἀπὶ τῶν ἀγαθῶν πάλιν ὁμοίως ἢ σωτήριον ἢ περιεστηκὸς ἁπλῶς ἢ μεγάλην δύναμιν ἔχον ἢ καὶ μετὰ τοῦ κάρτα. πλέον γάρ ἐστι τὸ φάναι τὸ κάρτα με-

res permanſurus eſt morbus, eum ſigna omnia ediſcentem ac eorum vires inter ſe conferentem diſcernere quemadmodum praeſcriptum eſt, ac de caeteris tum urinis tum ſputis, ubi una pus ac bilem extuſſit.

Quod ſigna omnia conſiderare oporteat nec uni adhibere fidem, etiam ante dictum eſt. Verum hoc loco adjecit quod eſt in primis ad hanc rem utile. Id autem eſt, ut ait, ſignorum vires expendere, nec id quidem modo, verum etiam inter ſe comparare. Sunt enim pleraque ſigna, quae ex ſe mala magis minusque ſunt, quorum vires metiri oportet verbis, ſicut et ante prodidit. Vocat enim vel perniciosum vel perniciosius vel oppido quam perniciosum et alicubi jam adjicit. Similiter quum bona ſigna recenſet aut ſalutiferum appellat aut ſimpliciter ſalutare aut magnam vim habens aut oppido quam magnam. Plus enim eſt dicere oppido quam magnam vim habere ad

γάλην δύναμιν ἔχειν εἰς σωτη- (164) ρίαν, τοῦ ψιλοῦ καὶ μόνου τοῦ μεγάλην δύναμιν ἔχειν. ἀλλὰ νῦν γε πρὸς ἀλλήλας φησὶ χρῆναι παραβάλλειν τὰς δυνάμεις, οὐ τῶν ὁμογενῶν μόνων σημείων, οἷον ἀγαθῶν πρὸς ἀγαθὰ καὶ κακῶν πρὸς κακὰ, ἀλλὰ καὶ τῶν ἀγαθῶν πρὸς κακά. διὰ γὰρ τῆς παραβολῆς ταύτης καὶ τὰ παρὰ λόγον γινόμενα ᾐνίξατο. πρῶτον μὲν γὰρ γνωριοῦμεν ὅτι παρὰ λόγον ἐγένετο, δεύτερον δὲ οὐ καταπλαγησόμεθα, καὶ τρίτον ἐπισκεψόμεθα διὰ τί γέγονεν ἢ τί δηλοῦν πέφυκεν. εἴρηται μὲν οὖν ἅπαντα ταῦτα κατὰ τὰς ἡμετέρας πραγματείας καὶ μάλιστα τὴν περὶ κρίσεων. οὐ χεῖρον δὲ καὶ καὶ νῦν ἕνεκα παραδείγματος ἀναμνῆσαί τινων ἀπὸ κοινῆς ἀρχῆς ἀρξαμένων ἁπάσης τῆς προγνωστικῆς τέχνης. ἐπισκέπτεσθαι γάρ σε χρὴ πρῶτον ἁπάντων εἴθ᾽ ἓν ἐξαιρέτως πέπονθε μόριον εἴτε τῶν ἐν τοῖς ἀγγείοις χυμῶν ἐστι τὸ νόσημα. δεύτερον δὲ κατὰ τίνα μάλιστα δύναμιν ὁ κίνδυνός ἐστι τῷ κάμνοντι. προείρηται δ᾽ ὅτι τρεῖς εἰσιν. εἶθ᾽ ἑξῆς τὰ τῆς δυνάμεως ἐκείνης ἀγαθά τε καὶ κακὰ γνωρίσματα. φέρε γὰρ ἀπαθῆ

ſalutem quam nude et ſolum vim habere magnam. At nunc porro cenſet inter ſe conferendas eſſe ſignorum vires, non eorum modo, quae ſunt ejusdem generis, ut bona cum bonis et mala cum malis, ſed etiam bona cum malis. Per hanc enim contentionem illa etiam innuit, quae praeter rationem eveniunt. Siquidem primum noſſe conveniet, id praeter rationem accidiſſe. Deinde non terreri. Poſtea dijudicare unde acciderit aut quid natum ſit deſignare. Quae omnia quamquam perſequuti ſumus in libris noſtris et maxime in his, qui de criſibus ſcripti ſunt, attamen non erit inutile, ſi quaedam exempli gratia repetamus, a communi principio totius artis prognoſticae exorſi. Ante omnia conſiderare oportet an pars una praecipue male affecta ſit, an vitium ſit humorum qui intra vaſa continentur. Deinde a qua potiſſimum facultate periculum aegro impendeat. Has autem tres eſſe dictum eſt. Mox quas bonas malasve notas facultas illa prae ſe

μὲν εἶναι τὴν ἀπ' ἐγκεφάλου δύναμιν, ἀπαθῆ δὲ καὶ τὰ μόρια τοῦ σώματος, ἐπὶ τοῖς χυμοῖς δὲ μόνοις σηπομένοις, ἔχοντος τὴν ὑπόθεσιν ὅλου τοῦ νοσήματος, ὅπερ ἐστὶ πυρετώδους ὄντος. εἶτα τούτων οὕτως ἐχόντων ἀπ' ἀρχῆς φαίνεσθαι πάντα ἐν τοῖς οὔροις ἀγαθὰ σημεῖα, τοῦτον τὸν ἄνθρωπον ἀδύνατον ἀποθανεῖν, ὥστε κἂν ἐπιφαίνηταί τι σύμπτωμα φοβερὸν, οὐ μόνον οὐ καταπλαγήσῃ, καθάπερ πολλοὶ τῶν ἰατρῶν, ἀλλὰ καὶ κρίσεως αὐτὸ μηνυτικὸν ἡγήσῃ. καὶ γὰρ ὀδυνῶνται κεφαλὴν καὶ παρανοοῦσι καὶ βλέπουσιν ὀρφνώδη τε καὶ ξανθὰ καὶ ἀμβλυώττουσι καὶ καρδιαλγοῦσι καὶ δυσπνοοῦσιν, ὑποχόνδριά τε συντείνονται λόγῳ κρίσεως, αὖθις δὲ διαχωρήματα κακοήθη καὶ πτύσματα, καί τινες ἔμετοι γινόμενοι καὶ μόρια μελαινόμενα καὶ σηπόμενα καὶ νεκρούμενα τὸν ἄνθρωπον ἀποφαίνει κατὰ πάντα βελτίω. καὶ γὰρ εὐπνούστεροι καὶ εὐορεκτότεροι καὶ εὐϋπνότεροι καὶ ἀνωδυνώτεροι καὶ κατὰ τὰς ἀναστάσεις κουφότεροι καὶ τὸ σύμπαν εὐφορώτεροι, πολλάκις ἐπὶ ταῖς τοιαύταις ἀποκρίσεσιν οἱ κάμνοντες ἐγένοντο, φανερῶς ἐνδεικνυμένων τῶν

ferat. Pone enim illam, quae a cerebro eſt, facultatem innocuam exiſtere, partes item corporis carere vitio, ſed ex putreſcentibus ſolis humoribus excitatum totum ejusmodi morbum, hoc eſt febrem, ſuſtinere. Deinde his ita ſe habentibus omnia in urinis bona ſigna ab initio videri. Hic quidem ut intereat fieri non poteſt. Itaque ſi quod formidoloſum ſymptoma intervenerit, non modo non terrebere, ſicut medicorum vulgus, ſed etiam criſin ab eo nunciari exiſtimabis. Namque per criſin capitis dolore tentantur, delirant, nigra flavaque intuentur, hebeſcunt oculi, cordis dolor invadit, ſpiritus vix trahitur, diſtenduntur praecordia. Deinde vero dejectiones peſſimae ſputaque et vomitus conſequentes, ad haec partes nigreſcentes, putreſcentes et emortuae hominem reddunt prorſus meliorem. Nam et ſpirandi facilitatem et appetentiam aegri recuperant, melius dormiunt, minus ſentiunt doloris, ſurgunt alacrius, atque ut uno dicam verbo, ſaepe poſt ejusmodi vacuationes levius omnino habent. Qua in

κενουμένων ἐκκαθαίρεσθαι τὸ σῶμα, τῆς φύσεως ἐκ παραδόξου τὴν ἔμπροσθεν ἥττων ἀναμαχομένης. ἅπαντα δὲ ταῦτα δυνάμει προείρηται καὶ διώρισται κατὰ τὸ βιβλίον τοῦτο καὶ μόνα τὰ παρὰ τῶν σφυγμῶν αὐτοῖς γε χρὴ προσθεῖναι γεγραμμένα πρὸς ἡμῶν ἐν τῇ περὶ τῶν σφυγμῶν πραγματείᾳ σαφῶς πάντα, μηδαμόθεν παρακειμένων Σφιγγὸς αἰνιγμάτων, οἷα μυρία γεγράφασιν οἱ περὶ τὸν Ἀρχιγένην. ταῦτ' οὖν ἅπαντα πρόχειρα τῇ μνήμῃ φυλάττων ἐπίβλεπε παραβάλλων ἀλλήλοις. ἐξ αὐτῶν γὰρ δυνήσῃ προλέγειν καὶ τὰ παραλειπόμενα πρὸς τῶν ἀῤῥώστων, ἐνίοτε μηδ' αὐτοῖς τοῖς οἰκείοις αὐτῶν ἀκριβῶς γινωσκόμενα, ὡς ἐμὲ πολλάκις ἐθεάσασθε τοῦτο μὲν ἐπὶ τῶν πριόντων τοὺς ὀδόντας εἰπόντα [686] φύσει το σύμπτωμα τοῦθ' ὑπάρχειν αὐτοῖς, ὡς νομίσαι τοὺς ἀκούοντας οἰκείους, οὐκ ἐξ ἰατρικῆς, ἀλλ' ἀπὸ μαντικῆς τέχνης γεγονέναι τὴν πρόῤῥησιν. ἐνίοτε δ' ἐπὶ τῶν κοιμωμένων παρηνεῳγμένοις τοῖς ὀφθαλμοῖς, ὅτι καὶ τοῦθ' ὑπάρχει φύσει. καί τινος ἐπὶ τὰ στέρνα κατακειμένου καὶ τοῦτο ἀναγκαῖον ὑπάρχειν αὐτῷ

re expurgari corpus ea quae vacuantur manifesto ostendunt, natura praeter opinionem ea profligante, a quibus prope victa ante videbatur. Haec vero cuncta libro isto potestate praedicta sunt et definita atque eas modo, quae a pulsibus sumuntur, notas oportet adjicere. Quas omnes in libris de pulsibus aperte explicavimus, nullis usquam propositis Sphingis aenigmatibus, qualia Archigenes sexcenta conscripsit. Haec igitur omnia memoria prompta complectens considera et inter se comparato. Ex his enim poteris illa etiam quae aegri omittunt praedicere, quae interdum ne ipsi quidem domestici plane cognoverunt; veluti me saepenumero dicentem vidistis de his quidem qui dentibus stridebant, per naturam sic stridere solitos adeo, ut qui me ex domesticis audirent, id non quidem per artem medicam, sed per vaticinationem praedictum fuisse arbitrarentur. Interdum vero de his, qui oculis apertis dormiebant, hoc quoque secundum naturam esse. Et de quodam, qui in ventrem jacebat, talem decubitum

φύσει. γυναικὸς δέ τινος ὤφθη ποθ' ἡμῖν εἰσελθοῦσιν ὁ δεξιὸς ὀφθαλμὸς ὑπερέχειν θατέρου πολλῷ δή τινι, περὶ ἧς ἔφην, ἔμπροσθεν τῆς νόσου γεγονέναι τὴν προπέτειαν ἐπ' ἄλλου δὲ κοιλότητα τῶν κροτάφων μεγίστην, ὁρωμένου κἀκείνου πρῶτον τότε, κατὰ φύσιν ὑπάρχειν ἔφην αὐτὴν, ἄλλου δὲ ὑφαίμους τοὺς ὀφθαλμοὺς εἶναι φύσει. παρεσπασμένον δ' ἐφ' ἑτέρου τινὸς μέρος ὀφρύων ἢ ὀφθαλμῶν ἢ χειλῶν εἶπον. ἔνια δὲ καὶ πρὸ τοῦ νοσήματος ἔκ τινος ἔξωθεν αἰτίας γεγονέναι, καὶ μὲν δὴ καὶ διαλείποντα σφυγμὸν ἑτεροσφυξίαν τε καὶ τοιαῦθ' ἕτερα φύσει τισὶν ὑπάρχειν ἔφην, ἀγνοούμενα καὶ τοῖς κάμνουσιν αὐτοῖς ἐνίοις καὶ σωθέντων αὐτῶν, ὤφθησαν παραμένοντα φωνάς τε τραχείας ἢ βραγχώδεις ἢ κλαγγώδεις τῷ μὲν φύσει, τῷ δὲ πρὸς τῆς νόσου γενομένας, περὶ ὧν ἐπὶ πλέον ἐν τῇ περὶ τοῦ προγινώσκειν πραγματείᾳ διεληλυθὼς οὐδὲν δέομαι ἐπαναλαμβάνειν νῦν, ἀλλὰ τὸ κεφάλαιον ἀρκεῖ τῆς τῶν τοιούτων εὑρέσεως εἰπόντα καταπαῦσαι τὸν λόγον. ὅταν γὰρ ἐκ τῶν

necessario illi esse a natura. Sed et cujusdam mulieris ad quam ego adibam, dexter oculus altero visus est multo prominentior, de qua dixi priusquam morbus hic invaderet, procidentia laborasse. In alio ingentem temporum cavitatem adspiciens, hanc quoque illi naturalem esse judicavi. Aliorum vero rubentes sanguine oculos secundum naturam se habere. Convulsam vero in alio supercilii partem aut oculorum aut labrorum etiam ante morbum fuisse externam aliquam ob causam. Quin etiam pulsum intermittentem et varium aliaque ejusmodi dixi quibusdam secundum naturam esse, quae aliquando ne ipsi quidem aegri sciebant, sed videbant, posteaquam pristinae sanitati restituti erant, perseverare: vocem item asperam aut raucam aut clangosam, huic quidem secundum naturam esse, in illo vero ex morbo natam fuisse. De quibus quum ego abunde differuerim illo libro, quem de praecognitione edidi, non est necesse rursus hoc loco dicere, sed summo explicato capite per quod inveniri haec possunt finem dicendi faciam. Nam ubi omnibus aliis ex

ἄλλων ἁπάντων ἀκίνδυνον φαίνεται τὸ νόσημα, τὸ τοιοῦτον φοβερὸν σύμπτωμα φύσει παρεῖναι γίνωσκε ἢ πάντως γε πρὸ τῆς νόσου γεγονέναι διὰ φανεράν τινα αἰτίαν, ὥστε καὶ ἐμοὶ καὶ Ἱπποκράτει πιστεύσαντες ἐπισκέπτεσθε, καθότι προείρηται, τὰς τῶν σημείων δυνάμεις ἐκλογιζόμενοι, καθάπερ, φημὶ, προεῖπεν. αὐτὸς γὰρ τοῦ παραδείγματος ἐμνημόνευσεν, ὅταν ὁμοῦ τε πῦον ἀναβήσσῃ καὶ χολήν. εἴρηται δ' αὐτῷ τοῦτο κατά γε τὴν ῥῆσιν ἐκείνην ἧς ἡ ἀρχή· τῶν δὲ ἐμπυημάτων ὅσα μὲν ἔτι χολώδεος ἐόντος τοῦ πτυέλου ἐκπυΐσκονται, ὀλέθρια κάρτα εἴτ' ἐν μέρει τὸ χολῶδες τῷ πύῳ ἀναπτύοιτο εἴτε ὁμοῦ. κατὰ ταύτην γὰρ τὴν ῥῆσιν ἠξίωσε θεωρεῖν ἀκριβῶς ἅπαντα τὰ τῷ κάμνοντι συνυπάρχοντα καὶ διῆλθέν γε ἔνια αὐτῶν, τῶν μὲν ἀγαθῶν οὕτως ἀρξάμενος. ἔστι δὲ τὰ μὲν ἀγαθὰ ταῦτα εὐπετέως φέρειν τὸ νόσημα, εὔπνοον εἶναι τῆς ὀδύνης ἀπηλλάχθαι, τὸ πτύελον ῥηϊδίως ἀναβήσσειν. εἶτα ἐφεξῆς αὐτὰ διελθὼν πάντα τῶν κακῶν αὖθις ἀρχόμενός φησι. κακὰ δὲ τὰ ἐναντία τούτων δυσπετέως φέρειν τὸ νόσημα πνεῦμα μέγα καὶ πυ-

notis morbum periculo vacare deprehenderis, exiſtima ſymptoma illud formidoloſum ſecundum naturam eſſe aut certe evidentem aliquam ob cauſam ante morbum genitum eſſe. Itaque et mihi et Hippocrati adhibentes fidem conſiderate, uti ſupra dictum eſt, et ſignorum, inquam, vires quemadmodum ipſe praemonuit expendite. Quod enim ait, quando ſimul pus bilemque extuſſit, pro exemplo adductum eſt. Id autem ſcriptum ab eo fuit quo loco ait hunc in modum, inter ſuppurationes vero illae valde pernicioſae ſunt, quae ſputo adhuc bilioſo ſuppurant, ſive bilioſum ſputum atque pus a ſe invicem ſeparata, ſive etiam mixta excreentur. His enim verbis cenſuit omnia diligentiſſime expendenda eſſe, quae in aegro ſimul concurrunt, quorum aliqua et bona quidem recenſuit, ubi ſcribit: ſunt autem haec bona, morbum ipſum non difficulter ferre, ex facili ſpirare, dolorem ſedatum eſſe, facile excreare. Quibus omnibus enumeratis ſic incipit de malis dicere. Mala vero his contraria ſunt, ſi morbum non

Ed. Chart. VIII. [686. 687.] Ed. Baf. V. (164.)

κνὸν εἶναι, τὴν ὀδύνην μὴ παύεσθαι, τὸ πτύελον μόγις ἀναβήσσειν, διψῇν κάρτα, τὸ σῶμα ὑπὸ τοῦ πυρὸς ἀνωμάλως ἔχεσθαι. αὕτη σοι καὶ ἡ τῶν μοχθηρῶν σημείων ἀρχὴ τῆς διδασκαλίας ἔμπροσθεν ὑπ᾽ αὐτοῦ γεγενημένης κατὰ τὴν προειρημένην ἐπὶ τῶν πτυσμάτων ὧν ἔγραψε ὑπόθεσιν. ὡς οὖν, φησὶν, ἐπὶ τούτων εἶπον, οὕτως ἐπὶ πάντων πρᾶττε μηδὲν παραλείπων, ἀλλὰ κατὰ μέρος ἐκλογιζόμενος ἑκάστου σημείου τὴν δύναμιν, εἶθ᾽ οὕτως παραβάλλων ἀλλήλοις αὐτά.

λη'.

[687] *Χρὴ δὲ καὶ τὰς φορὰς τῶν νουσημάτων τῶν ἀεὶ ἐπιδημεόντων ταχέως ἐνθυμεῖσθαι καὶ μὴ λανθάνειν τὴν τῆς ὥρης κατάστασιν.*

Εἰς τὸ προγνῶναι τὰ γενησόμενα τοῖς κάμνουσι συμπτώματα, μέγιστον συντελεῖ καὶ ἡ τῶν ἐπιδημούντων νοσημάτων γνῶσις, ἤδη τε ἐνεστῶτα καὶ μέλλοντα ἔσεσθαι. διείλεκται δ᾽ αὐτὸς ἐν κεφαλαίοις βραχέσι κατὰ τοὺς ἀφο-

facile fuftinet, fi fpiritus magnus et frequens eft, fi dolor non definit, fi fputum difficulter edit, fi valde fitit, fi corpus a calore inaequaliter affectum eft. Hoc quidem initium eft de malis fignis prius inftitutae ab eo difputationis, in qua fputa pro exemplo, ficuti dictum eft, fubjecit. Ergo, ait, quod in his feci idem agas in reliquis nullo figno praetermiffo, fed figillatim expenfa cujusque facultate, deinde illorum inter fe contentionem facito.

XXXVIII.

Quin etiam morborum femper in vulgus graffantium impetus et tempeftatis conftitutionem cito animo concipere oportet.

Ut noffe poffis ventura aegris fymptomata ante quam fiant, maxime conducit popularium morborum cognitio, non eorum modo qui jam graffantur, fed qui etiam graffaturi funt. Eft autem ipfe brevibus fententiis complexus in

ρισμοὺς, τά τε καθ' ὥραν ἑκάστην πλεονάζοντα καὶ τὰ τῇ παρούσῃ τε καὶ προγεγονυίᾳ καταστάσει συνεπόμενα. τοῦ μὲν γὰρ ἦρος ἔφη πλεονάζειν τὰ μελαγχολικὰ καὶ τὰ μανικὰ καὶ τὰ ἄλλα ἐφεξῆς ὅσα κατέλεξεν, ἅ τε τοῦ ἦρός εἰσιν ἴδια καὶ τῶν ἄλλων ὡρῶν, ὅταν δηλονότι φυλάττωσι τὰς οἰκείας φύσεις. εἰ δὲ μὴ φυλάττοιεν, ἐπιδημήσειν φησὶν ἕτερα νοσήματα, τῇ γενομένῃ καταστάσει προσήκοντα· καὶ τούτων ἐδίδαξε τίνα μὲν ἐξ ὑστέρου γενήσεται, τίνα δὲ εὐ- (165) θὺς ἅμα τῇ πρώτῃ καταστάσει. περὶ μὲν οὖν τῶν ὕστερον ἐπιγινομένων ὧδέ πως ἐδίδαξεν· ἢν μὲν ὁ χειμὼν αὐχμηρὸς καὶ βόρειος γένηται, τὸ δὲ ἔαρ ἔπομβρον καὶ νότιον καὶ τὰ ἄλλα ὅσα τούτων ἐφεξῆς φησι· περὶ δὲ τῶν ἐν αὐταῖς ταῖς παρούσαις καταστάσεσιν, ἐν οἷς φησι· τῶν δὲ καταστάσεων τοῦ ἐνιαυτοῦ τὸ μὲν ὅλον οἱ αὐχμοὶ τῶν ἐπομβρίων εἰσὶν ὑγιεινότεροι καὶ τἄλλα ὅσα τούτων ἐφεξῆς. ἐν ἀφορισμοῖς μὲν οὖν διὰ κεφαλαίων ἐδίδαξε περὶ τῶν ἐπιδημίων νοσημάτων, ἐν δὲ τοῖς τῶν ἐπιδημιῶν βιβλίοις ἐπὶ τὰ κατὰ μέρος ἧκεν. ὁπόση δ' ἐστὶ καὶ τούτων αὐτῶν

aphoriſmis, tum qui ſinguli anni temporibus frequentius naſcuntur, tum quos vel praeſens vel praeterita tempeſtas parit. Dixit enim vere frequentes eſſe affectus atrae bilis et inſanias atque alia, quae deinceps connumeravit, quae et verno tempori propria ſunt, atque aliis in temporibus oriuntur, ſi ſuam ſervarint naturam. Quam quidem ſi non ſervarint, adventare dicit morbos alios praecedenti tempeſtati congruentes. Et eorum quidem quinam poſtea naſcituri ſint, qui vero ſimul cum prima ipſa tempeſtate prodeant, explicavit. De his quidem ſic prodidit, qui poſtea oriuntur: *ſi hiems ſicca ſeptentrionales ventos habuit, ver autem auſtros et pluvias exhibet*, et reliqua quae deinceps ſcripta ſunt. De his autem qui ipſa tempeſtate adhuc vigente excitantur ſic ait: *et anni tempeſtatibus ſalubriores in totum ſunt ſiccae quam pluviae* et alia quae deinceps ab eo ſcribuntur. Itaque in aphoriſmis quidem compendioſe populares morbos perſequutus eſt, libris autem epidemion de ipſis particulatim diſſeruit.

ἡ χρεία, καί τοι δοκούντων ἐν τοῖς καθόλου περιέχεσθαι, λεχθήσεται κατὰ τὰ τῶν ἐπιδημιῶν ὑπομνήματα, τούτοις ἀκολούθως γραφησόμενα. νυνὶ δὲ τὸ κεφάλαιον ἐρῶ τῆς ὅλης προγνώσεως, ὑπὲρ οὗ τὸν λόγον ὁ Ἱπποκράτης ἐποιήσατο κατὰ τὴν προκειμένην ῥῆσιν. οἷς γὰρ εἴρηκε σημείοις ἐν τῷ προγνωστικῷ τούτῳ βιβλίῳ τῶν νοσημάτων αὐτῶν ἰδίοις, τούτοις ἀξιοῖ προστίθεσθαι τὰ διὰ τὸ περιέχον γινόμενα. φέρε γὰρ ὦφθαί τινα σημεῖα κατὰ τὸν λόγον τοῦ νοσήματος αἱμοῤῥαγίας, εἶναι δὲ καὶ τὴν ὥραν ἐαρινὴν, ἔτι μᾶλλον ἐλπὶς ἔσεσθαι τὴν αἱμοῤῥαγίαν. εἰ δὲ καὶ ἡ παροῦσα κατάστασις εἴη θερμὴ καὶ ὑγρὰ, πολλῷ δὴ μᾶλλον καὶ ἡ τῶν προγεγενημένων δυοῖν ἢ τριῶν ὡρῶν κατάστασις, εἰ αἵματος εἴη γεννητικὴ, ἔτι καὶ μᾶλλον ἐλπὶς ἔσεσθαι τὴν αἱμοῤῥαγίαν· ὥσπερ οὖν ὁ λόγος ἐπὶ τῆς αἱμοῤῥαγίας, οὕτω καὶ ἐπὶ τῶν ἄλλων ἁπάντων. ἀρκέσει δὲ εἰπεῖν ἓν ἔτι παράδειγμα γενησομένων ἱδρώτων. ἐν καύμασιν ἀνύδροις

Quorum librorum quanta fit utilitas, etfi quodammodo in his, quae univerfim fcripta funt, videntur contineri, exponam in ipfis epidemion commentariis, quos ego ftatim poft iftos aggrediar. Nunc totius praecognitionis argumentum breviter proponam, de quo Hippocrates fermonem hoc loco facere inftituit. Nam praeter notas ipforum morborum proprias, quas in hoc de praecognitione libro defcripfit, habendam etiam cenfet rationem aëris ambientis. Pone enim apparuiffe notas quasdam, fi ita ratio morbi ferat, profufionis fanguinis, effe vero et tempus vernum, multo certe magis exfpectanda fanguinis profufio eft. Si vero praefens etiam tempeftas calida humidaque eft, multo fane magis et duorum triumve anni temporum conftitutiones generando fanguini idoneae praeceffferint, fluxuri fanguinis fpem multo adhuc firmiorem habemus. Caeterum quod dicimus de profufione fanguinis, reliquis etiam omnibus convenit. Ac dictum fatis effe videbitur, fi unum exemplum de futuris fudoribus adduxero. Per aeftus ficcos febres ut plurimum fine fudore funt, fi vero

πυρετοὶ ἀνιδρῶτες τὰ πλεῖστα, τοῖσι δὲ ἐπὶ ψεκάσιν ἱδρωτικώτεροι γίνονται. δῆλον οὖν ὅτι πρὸς τοῖς ἄλλοις σημείοις ὅσα τοῦ νοσήματός ἐστιν ἴδια, δηλωτικὰ γενησομένων ἱδρώτων ἔτι καὶ τοῦ περιέχοντος ἡ κατάστασις προσερχομένη τὴν ἐλπίδα τοῦ γενησομένου βεβαιοτέραν ὑπογράφει.

λθ'.

[688] *Εὖ μέντοι χρὴ εἰδέναι περὶ τῶν τεκμηρίων καὶ τῶν ἄλλων σημείων καὶ μὴ λανθάνειν ὅτι ἐν παντὶ ἔτει καὶ πάσῃ ὥρῃ τά τε κακὰ κακὸν σημαίνει καὶ τὰ χρηστὰ ἀγαθόν.*

Οὐ παρὰ τοῖς ἰατροῖς μόνον, ἀλλὰ καὶ παρὰ τοῖς ῥήτορσιν ἐζήτηται τίνι διαφέρει σημείου τεκμήριον, οὐκ ἐν σημαινομένοις μόνον, ὡς ἄλλοτε, τοῦ προβλήματος ἔχοντος τὴν σύστασιν, ἀλλὰ καὶ πραγμάτων ἐφαπτομένου. χρὴ γὰρ εὑρεῖν τινα φύσιν διττὴν πραγμάτων, ἀφ' ὧν οἱ μὲν ἰατροὶ προγινώσκουσιν, οἱ δὲ ῥήτορες ἀποδεικνύουσιν ἢ πείθουσιν.

cum aeſtu minutula pluvia decidit, ſudores facilius eliciuntur. Itaque perſpicuum eſt ſi praeter alias notas, quae ſunt morbi propriae venturum ſudorem prodentes, alia etiam a caeli ſtatu teſtimonia acceſſerint, futurae rei exſpectationem longe haberi certiorem.

XXXIX.

Probe ſane noſſe oportet de certis indiciis ac caeteris ſignis nec ignorare quod quovis anno et quavis anni tempeſtate mala malum et bona bonum denunciant.

Quaeſitum eſt non modo a medicis, ſed etiam a rhetoribus, quid inter τεκμήριον et σημεῖον intereſſet, quibus duobus nominibus uſus eſt hoc loco Hippocrates, nos autem argumenta et notas vertimus, quae quidem quaeſtio, ut alia quaepiam, non ſolum ea quae ſignificantur inquirit, verum etiam de rebus ipſis eſt. Namque invenienda

ἐπὶ μὲν οὖν τῶν εἰς τὰς ἀποδείξεις λαμβανομένων, εἴτ' ἐπιστημονικὰς οὔσας εἴτε πιθανὰς, ἡ διαφορὰ μὲν μία ἐστὶν ἀναγκαία τε καὶ διὰ παντὸς ἔχουσα τὸ ἕτερον τῷ ἑτέρῳ ἑπόμενον, ἐξ ὧν ἡ πρότασις σύγκειται. ἄλλη δ' οὐκ ἀναγκαίως οὐδὲ διὰ παντὸς, ἀλλ' ὡς τὸ πολὺ μόνον. ἔτι δὲ κατ' ἄλλην διαφορὰν ἡ μὲν ἐκ τηρήσεώς ἐστιν ἐμπειρικῆς, ἡ δὲ ἐξ ἀκολουθίας λογικῆς, ὅπερ ἐστὶν ἔνδειξις. αὕτη μέν ἐστι τῶν πραγμάτων ἡ διαφορά. τοῖς δ' ὀνόμασιν ἐπ' αὐτῶν οὐχ ὁμοίως ἐχρήσαντο πάντες, ἀλλ' οἵ γε χαριέστεροι, παρίημι γὰρ ἑκὼν τοὺς ἄλλους, ἐπὶ μὲν τῇ προτέρᾳ τομῇ κατὰ τοῦ διηνεκῶς μὲν ἓν ὁτιοῦν δηλοῦντος ἀξιοῦσι χρῆσθαι τῇ τοῦ τεκμηρίου προσηγορίᾳ, σημεῖον δ' ὀνομάζουσι τὸ ἕτερον, ἐπὶ δὲ τῇ δευτέρᾳ τὸ μὲν ἐκ τηρήσεως σημεῖον, τὸ δ' ἐξ ἐνδείξεως τεκμήριον. ὅτι μὲν οὖν οὕτω χρῶνται τοῖς ὀνόμασιν οἱ Ἕλληνες οὐκ ἰατροῖς μόνον ἐπίστασθαι χρήσιμον, ἀλλὰ κἀκείνοις ὅσοις τῇ τέχνῃ προσήκει τὸ ἑλλη-

eſt gemina rerum natura, ex quibus medici quidem praeſagiunt, rhetores vero demonſtrant aut perſuadent. Eorum quidem quae ad demonſtrationem aſſumuntur, ſive illa certam afferat ſcientiam ſive probabilis ſit, una quidem differentia eſt, alia neceſſaria eſſe atque ad ea alterum ſemper conſequi ex quibus propoſitio componitur, alia vero neque neceſſario neque ſemper, ſed ut plurimum concludere. Altera vero quod quaedam per empiricam obſervationem, quaedam per conſequutionem logicam, hoc eſt demonſtrationem, oſtendunt. Hoc quidem eſt in ipſis rebus diſcrimen. His autem non omnes ſimiliter nomina indiderunt, ſed qui loquutur diſertius, alios enim lubens omitto, in prima quidem differentia id, quod perpetuo aliquid oſtendit, *τεκμήριον* nuncupari volunt, alterum vero *σημεῖον* appellant. In ſecunda vero quod ab obſervatione eſt, *σημεῖον*, quod autem per demonſtrationem concludit, *τεκμήριον*. Ac quod nominibus quidem Graeci hoc modo utantur, non ſolum medicis conducit ſcire, ſed etiam omnibus quos ex arte decet Graece loqui. Quod autem

νίζειν. ὅτι δὲ εἴς τε τὰς ἀποδείξεις καὶ τὰς προγνώσεις ἡ εἰρημένη διαφορὰ τῶν πραγμάτων ἐγνῶσθαι χρησιμωτάτη πρόδηλον εἶναι παντὶ νομίζω. τό γε μὴν ἀμφότερα τὴν ἑαυτῶν ἀεὶ διαφυλάττειν δύναμιν, ὅσα τε ἀγαθόν τι δηλοῖ καὶ ὅσα τι κακὸν, ἄξιον ἐπισκέψεώς ἐστιν. ἐν γοῦν τοῖς ἀφορισμοῖς αὐτὸς εἶπεν, ἐν ταῖς νούσοις ἧττον κινδυνεύουσιν οἱ νοσέοντες, οἷς ἂν οἰκείη τῆς φύσεως καὶ τῆς ἡλικίας καὶ τῆς ἕξιος καὶ τῆς ὥρης ἡ νοῦσος ᾖ μᾶλλον ἢ οἷσιν ἂν μὴ οἰκείη κατά τι τουτέων. τοῦτ' οὖν πρὸς τὸ νῦν εἰρημένον οὐ διαφέρεται, κακὸν μὲν γάρ τι σημαίνειν ἔφη τὰ κακὰ διὰ παντὸς, οὐ μὴν ὅτι γε ὡσαύτως ἢ οὐχ ὡσαύτως ἔτι προσέγραψεν, ὁ εἰρημένος ἀφορισμός. οὐδέτερον δὲ μετατίθησιν εἰς τὴν ἐναντίαν φύσιν, ἀλλ' ἧττον καὶ μᾶλλον ὑπάρχειν αὐτοῖς τοῦτό φησι, παρά τε τὰς φύσεις καὶ τὰς ἡλικίας καὶ τὰ ἄλλα ὅσα κατέλεξεν, ὥστε κατὰ τοῦτο μὲν οὐκ ἂν ἐναντία λέγοιτο πρὸς Ἱπποκράτους, κατ' ἐκεῖνο δὲ μᾶλλον, ὅταν εἴπῃ τοῖσι μὴ κατὰ λόγον κουφίζουσιν οὐ δεῖ πιστεύειν οὐδὲ φοβεῖσθαι λίην τὰ μοχθηρὰ

ejusmodi rerum difcrimen noviffe maxime et ad demonftrandum et ad praefagiendum expediat, arbitror omnibus effe perfpicuum. At vero utraque eandem femper habere vim, five bonum fignificent five malum, jure videtur difquirendum. Ipfe enim fcripfit in aphorifmis: *morbos minus periculofos effe, qui magis cum natura, aetate, habitu corporis, annique tempore confentiunt, quam qui nihil habent cum aliquo horum affinitatis.* Quod fane ab hoc non difcrepat, quod modo dixit. Namque mala ait malum perpetuo defignare nec tamen aut aeque aut non aeque adjectum eft in eo quem citavimus aphorifmo. Neutrum autem in contrariam tranfit naturam, verum id magis minusque utrique eorum ineffe dicit pro ratione naturae et aetatis, atque aliorum omnium quae recenfuit. Itaque non videtur hac in re Hippocrates fibi contrarius effe. At eo loco magis fecum pugnare videatur, ubi fcribit: *non effe admodum his fidendum, quae morbum fine ratione leviorem exhibent nec valde metuenda mala, quae*

γινόμενα παρὰ λόγον· τὰ γὰρ πολλὰ τῶν τοιουτέων ἐστὶν ἀβέβαια καὶ οὐ πάνυ τι διαμένειν οὐδὲ χρονίζειν εἴωθε. διὰ τοῦτο γοῦν αὐτὸ προσέγραψεν ἐν τῷ προγνωστικῷ τὴν νῦν ἡμῖν προκειμένην ῥῆσιν. ἐν μὲν γὰρ τοῖς συμπτώμασι γίνεταί τις μετάπτωσις ἔκ τε τῶν πονηρῶν εἰς ἀγαθὰ κἀκ τῶν ἀγαθῶν εἰς πονηρά. τῶν δὲ σημείων οὐδὲν εἰς τοὐναντίον μεταπίπτειν πέφυκεν, ἀλλ᾽ ἧττον μὲν καὶ μᾶλλον ἤτοι κακόν τι σημαίνειν ἢ ἀγαθὸν, [689] οὐ μὴν ἀγαθὸν μὲν νῦν, αὖθις δὲ κακὸν, ἢ κακὸν μὲν νῦν, αὖθις δ᾽ ἀγαθόν. ὅσα γοῦν ἐν τοῖς οὔροις εἶπεν εἶναι κακὰ σημεῖα, ταῦτ᾽ οὐκ ἄν ποτε ἀγαθὰ γένοιτο, καθάπερ οὐδὲ τῶν ἀγαθῶν οὐδὲν κακόν. οὕτως δὲ καὶ ὅσα περὶ τῶν πτυσμάτων ἢ διαχωρημάτων ὡς ἀγαθῶν ἢ κακῶν εἴρηκεν οὐδὲν εἰς τοὐναντίον μεταπίπτει. κατὰ δὲ τὸν αὐτὸν τρόπον οὐδὲ ὅσα περὶ τὸ πρόσωπον εἶπε γίγνεσθαι σημεῖα κατὰ χρόαν ἢ ὄγκον ἢ σχῆμα καὶ περὶ κατακλίσεων δὲ καὶ τοῦ πελιδνοῦσθαι καὶ μελαίνεσθαι μόριον ἢ ὁτιοῦν ἄλλο τοιοῦτον πάσχειν. ἅπαντα γὰρ διαφυλάττει τὴν οἰκείαν δύναμιν οὐ

praeter rationem oborta ſunt, horum enim pleraque ſunt incerta nec permanere diuoue perſeverare ſolita. Et eam quidem ob cauſam videtur hanc quam nunc explicamus in prognoſtico inſeruiſſe ſententiam. Namque ſymptomata et ex malis quodammodo fiunt bona et ex bonis mala. Signa vero nunquam in contrariam naturam vertuntur, ſed majoris minoriſque mali aut boni teſtimonia ſunt. Nec tamen quod nunc bonum eſt, poſtea malum erit, aut quod nunc malum poſtea bonum. Ergo quae in urinis mala eſſe ſigna docuit, nunquam bona evadent, uti nec bona fient unquam mala. Sic quae ſputa aut alvi excrementa bona vel mala eſſe dixit, nunquam in contrarium degenerant. Ad eundem modum nec quas notas in facie deſcripſit ex colore aut tumore aut figura nec quae dixit de jacentium habitu nec quae de livore et nigredine partis aut ullo alio ejusmodi affectu. Cuncta enim vim propriam retinent, non parem quidem magnitudine, quippe

κατὰ τὸ μέγεθος δηλονότι, προείρηται γὰρ ὅτι τὸ μᾶλλον δέχεται καὶ ἧττον, ἀλλὰ κατὰ γένος, ἐπεὶ μήτε τῶν ἀγαθῶν οὐδὲν εἰς τὸ τῶν κακῶν μεταπίπτει γένος, ἐκείνων τε οὐδὲν εἰς τὸ τῶν ἀγαθῶν. ὅταν γε δηλονότι μετὰ τῶν οἰκείων ἐξετάζηται διορισμῶν, οὐ μὴν ἐπί γε τῶν συμπτωμάτων οὕτως ἔχει. καὶ γὰρ δυσπνοοῦσιν ἔνιοι καὶ παραφρονοῦσι καὶ ὑποχόνδριον ἀνασπῶνται καὶ μαρμαρυγὰς ὁρᾷν οἴονται καί τινα ὀρφνώδη προφαίνεσθαι κρίσεως λόγῳ, καὶ μὴν καὶ καρδιαλγεῖν καὶ χεῖλος τὸ κάτω σείεσθαι καὶ παρωτίδας καί τινα ἑτέραν ἀπόστασιν ἔχειν. ἅπαντα γὰρ φαίνεται ταῦτα ποτὲ μὲν, ὡς εἴρηται, κρίσεως λόγῳ γινόμενα, ποτὲ δὲ αὐξανομένοις νοσήμασιν ἑπόμενα, καθὸ κἀκεῖνο δεόντως εἴρηται πρὸς αὐτοῦ· τὰ κρίσιμα μὴ κρίνοντα τὰ μὲν θανατώδεα, τὰ δὲ δύσκριτα· διώρισται δ' ἡμῖν ὑπὲρ ἁπάντων τῶν τοιούτων ἐν ἄλλοις τέ τισι κἀν τοῖς περὶ κρίσεων, ὥστε μηδὲν εἰς τὸ προγινώσκειν ἐνδεῖν καὶ διὰ τοῦτο, ὅπερ ἀεὶ συμβουλεύω καὶ νῦν διελθεῖν οὐκ ὀκνήσω.

dictum ante fuit illa intendi atque remitti, fed eandem genere. Namque nihil quod bonum fit, in malorum genus migrat nec horum quidquam in bonorum genus defcifcit, fi modo propriae diftinctiones in dijudicando adhibeantur. Verum non fic habet in fymptomatis. Nam plerique et magna cum difficultate fpirant et infaniunt et praecordiorum contractionem fentiunt et fplendores cernere fe putant et atra quaedam oculis obfervari per crifin. Ad haec cordis dolor corripit, labrum inferius crebro agitatur motu, parotides aut alii quidam abfceffus proveniunt. Haec enim omnia partim ut dictum eft, vis ipfa ratioque crifis producit, partim vero increfcentibus morbis fuccedere videntur. Quare haud abfurde id quoque dictum ab illo fuit: *quae judicandi vi praedita non judicant alia mortem, alia difficilem crifin minari.* Verum haec omnia cum aliis quibusdam in libris tum in his, quos de crifibus fcripfimus, tam funt aperte a nobis explicata, ut jam nihil ad praecognitionem deeffe videatur. Quamobrem quod ego femper confilium do, nunc etiam dare non pigebit. In

πρῶτα μὲν καὶ μάλιστα σπουδάζειν φημὶ μαθεῖν ὅσα τῆς ἰατρικῆς ἐστιν ἔργα· τὰ δ' ἄλλα ὅσα τοιαῦτα τινὰ μὲν ἐν φωνῇ καὶ σημαινομένῳ τὴν ζήτησιν ἔχοντα, τινὰ δὲ λογικῆς ἐχόμενα θεωρίας, ὕστερόν ποτε καὶ κατὰ πολλὴν σχολὴν μεταχειρί- (166) ζεσθαι, καθάπερ καὶ νῦν ἐπὶ τῶν σημαινομένων ἔκ τε τοῦ τεκμήριον ὀνόματος καὶ τοῦ σημεῖον. ἐπειδὴ γὰρ ὅσον ἐστὶ χρήσιμον εἰς τὴν τέχνην εἴρηταί μοι, προσθήσω τι καὶ τῆς τούτων ἐξηγήσεως ἐχόμενον, ἕτερον ὧν ἔμπροσθεν εἶπον. ἔστι δὲ τοῦτο τοιόνδε· τῶν κρισίμων συμπτωμάτων ἐγχωρεῖ κατηγορῆσαι τὸ σημεῖον ὄνομα, τὸ μέντοι τεκμήριον οὐκ ἐγχωρεῖ. μόνα γὰρ ἐκεῖνα σημεῖά τε ἅμα καὶ τεκμήρια καλοῦσιν οἱ Ἕλληνες, ἐξ ὧν ἔνεστι τεκμήρασθαί τι περὶ τῆς σωτηρίας ἢ ἀπωλείας τοῦ κάμνοντος, ἃ περιλαβὼν ἄν τις ἑνὶ κεφαλαίῳ φαίη γνωρίσματ' εἶναι τῶν διοικουσῶν τὸ σῶμα δυνάμεων, ὅπως ἔχωσιν ἀῤῥωστίας ἢ ῥώμης, ἐν οἷς δηλονότι καὶ τὰ τῆς ἀπεψίας τε καὶ τῆς πέψεως σημεῖα. τῶν δὲ κρισίμων συμπτωμάτων οὐδὲν ἔχει τοιαύτην φύσιν· ἀλλ' ὅτι μὲν ἔσται κρίσις δη-

primis quidem potiffimumque edifcendis medicae artis operibus ftudium impendendum effe cenfeo, alias vero ejusmodi de voce et fignificatione quaeftiones, quaeque logicam habent contemplationem, poftremo et magno in otio tractanda. Quemadmodum hoc etiam loco facimus de nominum *τεκμηρίου* atque *σημείου* fignificatione. Quum enim quidquid ad artem videtur conducere expofuerim, aliam nunc a priore afferam iftorum interpretationem. Eft autem ejusmodi. In fymptomatis quae vim habent judicandi, licet aliquando *τοῦ σημείου* nomen damnare, verum *τὸ τεκμήριον* non licet. Nam illa tantummodo a Graecis *σημεῖα* fimul et *τεκμήρια* vocantur, ex quibus falus aegri aut pernicies certa eft. Quae fi quis uno nomine complecti velit, dicet effe facultatum, quibus corpus gubernatur teftimonia quam imbecillae fint aut robuftae, inter quae etiam cruditatis coctionifque figna continentur. At nulla fymptomata quae judicandi vim poffident, tali praedita funt natura, fed futuram quidem

λοῦται πρὸς αὐτῶν, ὥσπερ ὅτι δι' ἐκκρίσεως ἢ ἀποστάσεως, ἔτι τε πρὸς τούτοις διά τινος ἐκκρίσεως ἢ ἀποστάσεως οἷον αἱμοῤῥαγίας ἢ ἐμέτων ἢ παρωτίδων. εἴτε δὲ ἀγαθὴ γενήσοιτο κρίσις ἢ κακὴ, διὰ τῶν τοιούτων σημείων οὐκ ἔνεστι τεκμήρασθαι. φαίνονται γὰρ οὐδὲν ἧττον ἢ εἰς ἀγαθὸν ἢ εἰς κακὸν αἱ τοιαῦται κρίσεις ἅπασαι τελευτῶσαι. καὶ διορισμὸν αὐτῶν ἐδίδαξεν ἡμᾶς βεβαιότατον οὐκ ἐκ συμπτωμάτων τινῶν γινόμενον, ἀλλ' ἐκ σημείων τε καὶ τεκμηρίων τινῶν. πεπασμοὶ γὰρ, φησὶ, ταχύτητα κρίσιος, ἀσφάλειαν ὑγιεινὴν σημαίνουσιν. ὠμὰ δὲ καὶ ἄπεπτα ἢ ἐς κακὰς ἀποστάσιας τρεπόμενα ἢ ἀκρισίας ἢ χρόνους ἢ πόνους ἢ θανάτους [690] ἢ τῶν αὐτέων ὑποστροφάς. ὥσθ' ὅτι μὲν ἔσται κρίσις ἐκ τῶν κρισίμων συμπτωμάτων, ἃ δὴ καὶ σημεῖα κρίσιμα καλεῖν ἐγχωρεῖ, προγνῶναι δυνατόν ἐστιν, εἴτε δὲ εἰς ἀγαθὸν εἴτ' εἰς κακὸν αὕτη τελευτήσει, διὰ τῶν πεπασμένων ἡ γνῶσις, ἐν οἷς πάλιν οὐ τοῦ γενήσεσθαι κρίσιν ἡ δήλωσις, ἀλλὰ τοῦ σωθήσεσθαι τὸν ἄνθρωπον ἢ τεθνήξεσθαι. ἔστω δέ σοι καὶ ἥδε πρὸς ταῖς εἰρημέναις

crifin per excretionem vel abfceffum oftendunt et praeterea excretionis vel abfceffus fpeciem, veluti fanguinis profufionem aut vomitus aut parotidas. An vero bona crifis erit, an mala fieri non poteft, ut per haec figna intelligas. Namque crifes ejusmodi bonum aeque ac malum exitum confequuntur. Verum enim vero certiffimam dijudicandi rationem nos docuit non ex quibusdam fymptomatis, fed notis atque argumentis: *concoctio enim*, inquit, *cito futuram crifin et tutam valetudinem pollicetur: cruda vero atque incocta, quaeque in malos verfa funt abfceffus aut nullam aut fcram crifin vel dolores vel mortem vel eorum recidivas minitantur.* Itaque fore quidem crifin ex judicantibus fymptomatis, quae etiam judicantes notas licet appellare, praefciri poteft, an vero bene an male cedet, ex his quae concocta funt, fumenda cognitio eft. Sed haec rurfus futuram crifin non produnt, falutis autem aut interitus documenta praebent. Ifta quidem eft praeter fupra dictas nominum interpretatio, una

ἔμπροσθεν ἐξήγησις τῶν προσηγοριῶν, ἅμα χρησίμοις πράγμασιν εἰς τὴν τέχνην εἰρημένη. μέμνησο δὲ ὅτι καὶ τὰ κρίσιμα σημεῖα συμπτώματά ἐστι τῷ γένει δηλοῦντα τὰς ἐσομένας ἐκκρίσεις ἢ ἀποστάσεις. αὗται δὲ τοῦ λῦσαι τὴν νόσον ἢ καταλῦσαι τὴν δύναμιν αἴτια μὲν πρώτως, κατὰ συμβεβηκὸς δὲ καὶ σημεῖα γίνονται.

μ'.

Ἐπεὶ καὶ ἐν Λιβύῃ καὶ ἐν Δήλῳ καὶ ἐν Σκυθίῃ φαίνεται τὰ προγεγραμμένα ἀληθεύοντα σημεῖα.

Οὐ κατὰ τὴν ἑαυτῷ συνήθη βραχυλογίαν τὸν περὶ τῶν χωρῶν ἐποιήσατο λόγον. ἐνῆν γὰρ αὐτῷ τῇ πρὸ ταύτης ῥήσει δύο συλλαβὰς προστιθέντι μηδὲν ἔτι δεῖσθαι ταύτης· προσθεὶς οὖν αὐτὰς ἐγὼ δείξω ἐναργῶς ὁποῖός τις ἂν ὁ λόγος ἐγεγόνει. εὖ μέντοι χρὴ εἰδέναι περὶ τῶν τεκμηρίων καὶ σημείων καὶ μὴ λανθάνειν ὅτι ἐν παντὶ ἔτει καὶ πάσῃ ὥρῃ καὶ χώρῃ τά τε κακὰ κακόν τι σημαίνει καὶ τὰ χρη-

cum iis, quae ad artem conducunt explicata. Nec vero te lateat notas etiam vim judicandi habentes genere ſymptomata eſſe, quae futuras excretiones aut abſceſſus denunciant. Hae autem cauſae quidem primum ſunt abigendi morbi aut exſolvendarum virium; per accidens vero etiam inter ſigna cenſentur.

XL.

Quandoquidem et in Libya et in Delo et in Scythia prius ſcripta ſigna vera eſſe comprobantur.

Dicens de regionibus non eſt uſus ea qua ſolet brevitate. Nam ſi priori ſententiae duas modo ſyllabas adjeciſſet, non fuiſſet neceſſe hanc adſcribere. Ego vero illas addam quo plane intelligatis qualis fuiſſet oratio. Nec vero latere quemquam debet, ſed certo tenendum eſt et argumenta et rerum notas mala quidem malum, bona vero bonum cum in omni anno tum in omnibus anni

στὰ ἀγαθόν. ἐν ταύτῃ τῇ ῥήσει τὸ χώρῃ προσθεὶς ἔδειξά σοι περιττὴν εἶναι τὴν νῦν προκειμένην ῥῆσιν. οὐδὲν γὰρ ἄλλο δι᾽ αὐτῆς ἐδιδάχθη ἢ τὰ σημεῖα τά τε ἀγαθὰ καὶ τὰ κακὰ ταὐτὸν ἑαυτοῖς σημαίνειν ἑκάτερα ἐν ἁπάσῃ ὥρῃ, κἂν θερμὴ κἂν ψυχρὰ κἂν εὔκρατος ᾖ. Λιβύης μὲν γὰρ ὡς θερμῆς, Σκυθίας δὲ ὡς ψυχρᾶς, Δήλου δ᾽ ὡς εὐκράτου καὶ μέσης ἀμφοῖν, ἕνεκα παραδείγματος ἐμνημόνευσεν.

μα΄.

Εὖ γοῦν χρὴ εἰδέναι ὅτι ἐν τοῖς αὐτοῖσι χωρίοισιν οὐδὲν δεινὸν τὰ πολλαπλάσια αὐτῶν ἐπιτυγχάνειν, ἢν ἐκμαθών τις αὐτὰ κρίνειν τε καὶ λογίζεσθαι ὀρθῶς ἐπίστηται.

Ὅπερ ἡμεῖς ἔμπροσθεν εἰρήκαμέν που κατὰ τὴν τοῦ λόγου χρείαν, τοῦτο νῦν ἔγραψεν ὁ Ἱπποκράτης, ὅτι τῷ καλῶς ἐκμαθόντι τὰς δυνάμεις τῶν σημείων ὑπάρξει, κἂν εἰ μὴ διὰ παντὸς ἀκριβῶς προγινώσκειν τὰ γενησόμενα, τὸ

temporibus tum regionibus defignare. Cui fententiae inferens regionum nomen fuperflua effe propofita nunc verba tibi aperte oftendi. Haec enim non aliud docent quam utraque figna tam bona quam mala aliquid fui fimile indicare in omni regione, five calida five frigida five temperata fit. Africam enim tanquam calidam, Scythiam, ut frigidam, Delum pro temperata et inter utramque media exempli caufa adduxit.

XLI.

Probe itaque fciendum eft quod in his regionibus longe plura his affequi haud arduum fit fi quis ea cognitione complexus recte tum judicare tum recte ratione colligere fciat.

Quod nos prius quodam loco diximus, prout oratio poftulare videbatur, id nunc Hippocrates ipfe adfcripfit; qui recte calluerit fignorum vires, fi non perpetuo poffit futura certo praefagire, multa tamen faepius vera dictu-

γοῦν ἐπιτυγχάνειν πολλαπλάσιον τῶν ἀποτυγχανομένων, ἐν ᾧ δὴ καὶ βελτίων ἕτερος ἑτέρου τῶν ὁτιοῦν προγινωσκόντων ἐστί. [691] τὸ μὲν γὰρ μηδέποτε ἁμαρτάνειν μεῖζον ἢ κατ' ἄνθρωπον, τὸ δ' ὡς ἥκιστα τεχνίτου μόνου. πολλῆς δὲ οὔσης καὶ κατ' αὐτὸ τοῦτο διαφορᾶς ὁ μὲν ἐν τοῖς εἴκοσιν ἅπαξ ἀποτυγχάνων οὐκ ὀλίγῳ τινὶ βελτίων ἐστὶ τοῦ κατὰ δέκα διαμαρτάνοντος ἅπαξ, αὐτοῦ δὲ τούτου πάλιν ὁ ἐν τοῖς ἑκατὸν ἅπαξ ἀποτυγχάνων, ὥσπερ γε καὶ τούτου πάλιν ὁ ἐν τοῖς διακοσίοις. οὐκ οὖν ὀρθῶς ἡμᾶς ἐρωτῶσιν οἱ ἐμπειρικοὶ τί ἢ τῶν ὡς τὸ πολὺ θεωρημάτων ἐκ τῆς τοῦ λόγου προσθήκης ἀδιάπτωτόν τε καὶ διηνεκὲς ἐποιησάμεθα. εἶτ' οὐκ ἔχοντες δεῖξαι δοκοῦσιν ἐλέγχειν, ὡς ἐκ περιττοῦ τὸν λόγον προστιθέντας. εἰ γὰρ μὴ διηνεκῶς, ἀλλὰ πλεονάκις γ' ἐκείνων, τοῦ τέλους τῆς τέχνης τυγχάνομεν, ὥσπερ ἐν τῷ προγινώσκειν τὰ μέλλοντα γενήσεσθαι τοῖς κάμνουσιν, οὕτω κἂν τῷ θεραπεύειν αὐτούς.

---

rum eſſe quam ſecus eveniat atque praedixerit. Qua quidem in re alter alteri praeſagiendo excellit. Quippe nunquam errare ſupra hominem eſt, rariſſime autem ſolius eſt artificis. Sed in hoc quidem magna etiam eſt diverſitas. Nam qui vigeſima modo praedictione aberrat, non parum illi praeſtat qui decima quaque ſemel fallitur atque is rurſus illi ipſi, qui centeſima quaque ſemel dumtaxat, decipitur, quemadmodum et hic rurſus ab illo vincitur, qui ducenteſima. Itaque non recte videntur empirici nos percontari, ecquod tandem theorema magna ex parte verum rationis acceſſione ſirmum perpetuumque effecimus. Quod quum oſtendere non poſſimus, ſibi videntur conviciſſe adjectam fruſtra a nobis fuiſſe rationem. Nos enim quamvis non perpetuo, ſaepius tamen quam illi ut futura praeſagiendo, ſic aegros curando ſinem artis conſequitur.

μβ'.

Ποθέειν δὲ χρὴ οὐδενὸς νουσήματος ὄνομα ὅ τι μὴ τυγχάνει ἐνθάδε γεγραμμένον, πάντα γὰρ ὁκόσα ἐν τοῖσι χρόνοισι τοῖσι προειρημένοισιν κρίνεται, γνώσῃ τοῖσι αὐτέοισι σημείοισι.

Τοῦτό μοι δοκεῖ προσθεῖναι κατὰ τὴν τελευτὴν τοῦ λόγου, διότι περὶ τῶν ὀξέων νοσημάτων καὶ ὅσα ἐκ τούτων γίνεται τὴν διδασκαλίαν ἔφησε πεποιῆσθαι κατὰ τοῦτο. μεμνημένος οὖν ὅτι τὰ μὲν πλεῖστα τῶν εἰρημένων ὑπ' αὐτοῦ σημείων ἀγαθῶν τε καὶ κακῶν ἁπλῶς εἴρηται κατὰ πάντων κοινῇ τῶν νοσημάτων, ὀλίγα δ' ἐπ' ἐνίων ἀφωρισμένων, ἀνέμνησε καὶ ἡμᾶς αὐτοῦ μετὰ τοῦ προσθεῖναι τὸ μηδὲν παραλελεῖφθαι κατὰ τὸν λόγον, ὃ τάχα ἂν ἡμεῖς ᾠήθημεν εἶναι ψευδές· ἐπειδὴ τινῶν μὲν ἐμνημόνευσεν ὀνομαστὶ, τινῶν δ' οὔ. τοῦτο γὰρ αὐτὸ δηλοῖ, μὴ μάτην ὑπ' αὐτοῦ γεγονέναι μηδ' ἄνευ τινὸς αἰτίας, ἀλλ' ἐπειδὴ παρὰ τὰ ἄλλα διδασκαλίας ἐξαιρέτου τινὰ τῶν νοσημάτων ἐδεῖτο,

XLII.

At nullius morbi nomen quod hic ſcriptum non ſit expetendum eſt. Omnes enim qui in praedictis temporibus judicantur, iisdem ſignis cognoſces.

Hoc mihi videtur extremo libro adjeciſſe propterea quod in iſto de morbis acutis atque aliis qui ab ipſis naſcuntur ſe diſſeruiſſe profeſſus eſt. Itaque memor pleraque ſigna tam bona quam mala ſimpliciter a ſe propoſita fuiſſe, ut morbis omnibus communia, pauca autem certis quibusdam morbis aſſignata, id nobis revocavit in memoriam: ſimulque addidit nullum prorſus praetermiſſum fuiſſe. Quod forte nobis falſum eſſe videatur, quum nonnullos quidem ipſe nominatim expreſſerit, alios autem minime. Hoc enim non temere nec nullam ob cauſam ſic factum ab eo fuiſſe declarat. Nam quia morbi quidam praeter caeteros peculiarem diſciplinam poſtulare videbantur, ideo mentionem illorum nominatim fecit, alii vero

Ed. Chart. VIII. [691.] Ed. Baſ. V. (166.)
διὰ τοῦτο αὐτῶν ἐμνημόνευσεν ἰδίᾳ. τὰ δ' ἄλλα πάντα τὰ παραλελειμμένα τοῖς κοινοῖς ὑποπέπτωκε σημείοις εὐθέως γε τοῦτο πρῶτον ὑπ' αὐτοῦ γεγραμμένον, ὃ προσαγορεύουσι, νεκρῶδες πρόσωπον ἐπὶ παντὸς νοσήματος ὀξέως, ὀλέθριον ἀληθῶς εἴρηται. κατὰ δὲ τὸν αὐτὸν λόγον ὅσα περὶ κατακλίσεως ἔγραψεν ἢ ἀναπνοῆς ἢ ὕπνων ἢ ἀγρυπνίας ἢ τῶν ἄλλων, ὅσα κοινὰ πάντως ἐστὶ τῶν ἐν τοῖς προγεγραμμένοις χρόνοις κρινομένων. οὐ γὰρ δή γε περὶ τῶν χρονίων αὐτῷ τὸ σύγγραμμά ἐστιν, ἀλλ' ὡς αὐτὸς εἶπεν, ὀξέων τε καὶ τῶν ἐκ τούτων γινομένων, ὧν καὶ τοὺς χρόνους αὐτὸς ἐδήλωσεν, ἐπ' ἐνίων μὲν εἰκοστὴν ἡμέραν, ἐπ' ἐνίων δὲ τεσσαρακοστὴν ἢ ἑξηκοστὴν ὅρον θέμενος.

omnes quorum nomina tacuit, ſub communibus ſignis comprehenduntur. Et ne longe abeas, quae primum ab eo depicta eſt mortifera, ut vocant, facies in omni morbo acuto recte dicitur perniciosa eſſe. Aeque vero et omnia quae ſcripta ſunt de jacentium habitu, de reſpiratione, de ſomno, de vigilia et aliis, quae paſſim omnibus in morbis accidunt, qui antedictis temporibus judicantur. Neque enim de longis morbis ſcriptus ab eo liber eſt, ſed quemadmodum ipſe dixit, acutis et qui ab his prodeunt. Quorum ſpatia ipſe quoque explicavit, nonnullis quidem extremum diem vigeſimum, aliis vero quadrageſimum aut ſexageſimum praeſcribens.

ΓΑΛΗΝΟΥ ΕΙΣ ΤΟ ΙΠΠΟΚΡΑΤΟΥΣ ΠΕΡΙ ΑΓΜΩΝ ΥΠΟΜΝΗΜΑ Α.

Ed. Chart. XII. [151. 152.] Ed. Baf. V. (524.)

[151] (524) *Προοίμιον.* Πρὸ τῆς τῶν κατὰ μέρος ἐξηγήσεως ἄμεινον ἀκηκοέναι καθόλου περὶ πάσης ἐξηγήσεως, ὡς ἔστιν ἡ δύναμις αὐτῆς, ὅσα τῶν ἐν τοῖς συγγράμμασίν ἐστιν ἀσαφῆ, ταῦτ᾽ ἐργάσασθαι σαφῆ. τὸ δ᾽ ἀποδεῖξαί τι τῶν γεγραμμένων [152] ὡς ἀληθὲς ἢ ὡς ψεῦδος ἐλέγξαι, καὶ εἰ κατηγόρησέ τις σοφιστικῶς ἀπολογήσασθαι, κεχώρισται μὲν ἐξηγήσεως, εἴθισται δὲ γίγνεσθαι πρὸς ἁπάντων ὡς εἰπεῖν τῶν γραφόντων ὑπομνήματα. καὶ

HIPPOCRATIS DE FRACTURIS LIBER ET GALENI IN EUM COMMENTARIUS I.

Praefatio. Ante ſingularium explanationem omnem univerſalium explicationem percepiſſe praeſtiterit, quod ſit ipſius vis quaecunque in operibus obſcura ſunt ea dilucida reddere; quiddam autem eorum quae ſcripta ſunt ut verum demonſtrare vel ut falſum refellere, ut ſi quis captioſe arguerit eum patrocinari, ab explanatione diſſidet. Conſuevit tamen fieri ab omnibus, ut dixi, commentarios ſcribentibus. Id certe explanatorem medio-

νὴ Δία οὐδὲν κωλύει καὶ τούτου μετρίως ἅπτεσθαι τὸν ἐξηγητήν. τὸ δ' ἀγωνίζεσθαι τελέως ὑπὲρ τῶν τοῦ γράφοντος δογμάτων ἐκπέπτωκε τὸν ὅρον τῆς ἐξηγήσεως. οὐ πρὸς τοῦτον οὖν τὸν σκοπὸν, ἀλλὰ πρὸς τὸν εἰρημένον ἀποβλέπων ἐγὼ προσθήσω ταῖς ὄντως ἐξηγήσεσιν ἑκάστοτε βραχέα τῆς πίστεως ἕνεκα τῶν εἰρημένων. οὔσης μέντοι καὶ κατὰ ταύτην τὴν ἐξήγησιν διαφορᾶς διττῆς, ὅτι καὶ τὸ ἀσαφὲς αὐτὸ διττόν ἐστιν, ἄμεινον εἶναί μοι δοκεῖ καὶ περὶ τούτου προειπεῖν, εἰρήσεται δὲ καὶ αὐτὰ ταῦτα διὰ βραχέων, οἷον ἐπιτομή τις, ὧν ἰδίᾳ λέλεκται διὰ μακροτέρων ἐν τῷ περὶ ἐξηγήσεως ὑπομνήματι. δέδεικται δὲ ἐν ἐκείνῳ τὸ μὲν ὄντως ἀσαφὲς αὐτὸ δι' ἑαυτὸ τοιοῦτον ὑπάρχον, τὸ δὲ ἐν αὐτῷ πρότερον τὴν γένεσιν οὐκ ἔχον, ἐπειδὴ τῶν ἀκουόντων τοῦ λόγου διαφοραὶ πάμπολλαι τυγχάνουσιν οὖσαι κατά τε τὸ προπαιδεύεσθαι καὶ γεγυμνάσθαι περὶ λόγους ἢ παντάπασί γε ἀγυμνάστους ὑπάρχειν, εἶναί τε φύσει τοὺς μὲν ὀξεῖς τε καὶ συνετοὺς, τοὺς δὲ ἀμβλεῖς καὶ ἀσυνέτους. αὐτίκα γοῦν ἐν αὐτῷ τῷ προκειμένῳ βιβλίῳ τῷ περὶ τῶν κα-

criter attingere nihil prohibet. Sed de auctoris decretis plane contendere, id explanationis terminum excedit. Quum itaque non ad hunc, fed ad commemoratum fcopum ego infpiciam, ubique his veris explanationibus concifa fidei faciendae gratia ex his quae pronunciata funt adjiciam. Verum quum duplex fit hujus explanationis differentia, quodque id ipfum obfcurum duplex etiam exiftat, de hoc quoque aliquid praefari praeftantius effe mihi videtur. At quae in commentario de explanatione feorfum productioribus verbis enunciata funt, haec ipfe tamquam epitome quaedam perpaucis enunciabuntur. Illic enim monftratum eft aliud quidem revera obfcurum effe quod per fe tale exiftit; aliud vero quod in fe prius ortum non habet, idque praecipue quum permultae fint auditorum differentiae tum prout prius fermonibus eruditi funt et exercitati vel omnino rudes; tum prout natura perfpicaces funt et prudentes vel hebetes et imprudentes. Jam primum ergo hoc in propofito libro de fracturis im-

ταγμάτων, ἔνθα μέν φησιν ὁ Ἱπποκράτης· ῥητέον οὖν ὁκόσας ἂν ἐθέλει τῶν ἁμαρτάδων τῶν ἰητρῶν τὰς μὲν διδάξαι, τὰς δὲ ἀποδιδάξαι, τὴν ἀσάφειαν ἔχει αὐτὴ δι᾽ ἑαυτὴν ἡ λέξις, οὐ προσδεχομένων ἡμῶν εἶναί τινας ἁμαρτίας, ἃς διδάξαι χρὴ, τοιοῦτόν ἐστι κἀκεῖνο· καὶ ἡ ἀνάτασις τοῦ ἄρθρου κέκλασται ἐν τουτέῳ τῷ σχήματι. τὸ γὰρ ἐκτεταμένης τῆς χειρὸς σχῆμα κεκλασμένον, φησὶν, ἔχει τὸ ἄρθρον τὸ κατ᾽ ἀγκῶνα. δοκεῖ δὲ τοῦτ᾽ ἄτοπον εἶναι κεκλάσθαι φάναι τὸ εὐθύ. τὸ μέντοι λελεγμένον οὕτως· εἰ τοῦ βραχίονος τὸ γιγγλυμοειδὲς ἐν τῇ τοῦ πήχεος βαθμίδι, ἐν τοιουτέῳ τῷ σχήματι ἐρεῖδον, ἰθυωρίην ποιέει τοῖσιν ὀστέοισι τοῦ πήχεος καὶ τοῦ βραχίονος, ὡς ἓν εἴη τὸ πᾶν. εἰ μέντοι τις ἑώρακεν ὁποῖόν ἐστι τῶν ὀστῶν ἑκάτερον, ὑπὲρ ὧν ὁ λόγος ἐστὶν, οὐδεμίαν ἀσάφειαν ἔχει. τῷ δ᾽ ἀγνοοῦντι τῆς κατ᾽ ἀγκῶνα διαρθρώσεως τὴν φύσιν ἀσαφὴς εἰκότως ἡ λέξις φαίνεται. δοκεῖ δέ μοι βέλτιον εἶναι καὶ τὰ τοιαῦτα πάντα ἐξηγεῖσθαι, διὰ τὸ τοὺς πλείστους τῶν ἀναγινωσκόντων τὸ βιβλίον ἀμαθεῖς ἀνατομῆς εἶναι. τὰ μέντοι μηδὲν

moremur, ubi pronunciavit Hippocrates: dicendum igitur de medicorum erroribus de manus natura, quos tum docere tum dedocere velim. Obſcuritatem habet per ſe hic textus, quum minime nos probemus quosdam eſſe errores quos docere oporteat. Hujusmodi etiam illud eſt: praeterea extenſio articuli hoc in habitu curvata eſt. Extenſi namque brachii figuram curvatam, inquit, ad cubitum habet articulus; videtur autem et hoc abſurdum, id curvari dicere quod rectum eſt. Item illud ab eo ita prolatum: nam ſi ita collocetur imum caput humeri, quod cardinis modo in cubiti ſinum incumbit. Hoc in habitu humeri et cubiti oſſibus rectitudinem conciliat, ac ſi totum unum ſit. Sed ſi quis inſpexerit quale ſit utrumque oſſium de quibus eſt ſermo, nullam habet obſcuritatem. At articulationis cubiti naturam ignoranti haec obſcura jure conſpicitur oratio. Mihi autem melius eſſe videtur, etiam hujusmodi omnia explicare: quod qui librum hunc legunt, eorum plurimi anatomes imperiti ſunt. Quae vero

ἐχόντων τοιοῦτον παρέρχεσθαι προσήκει, τοσοῦτον προειπόντα περὶ αὐτῶν ἔτι τοῖς ἀναγνωσομένοις τὸ βιβλίον, ἐάν τινα λέξιν ὧν ἐξηγησάμην ἀσαφὲς ἔχειν τι νομίσῃς, ἐπίσκεψαι μὲν πρῶτον εἰ μὲν τὸ βιβλίον ἡμάρτηταί σου παραβάλλων τε καὶ ἀντεξετάζων τοῖς ἀξιοπίστοις ἀντιγράφοις· εἶτ' ἂν ὀρθῶς ἔχειν φαίνηται, δεύτερόν τε καὶ τρίτον ἀνάγνωθι τὴν αὐτὴν λέξιν προσέχων ἀκριβῶς αὐτῇ τὸν νοῦν. ἐγὼ γὰρ ὅταν μὲν παρὼν παρόντι συναναγινώσκω τι βιβλίον, ἀκριβῶς στοχάζεσθαι δύναμαι τοῦ μέτρου τῆς ἐξηγήσεως, ἀποβλέπων ἑκάστοτε πρὸς τὴν τοῦ μανθάνοντος ἕξιν. ὅταν δὲ γράφω πᾶσιν, οὔτε τοῦ ἄριστα παρεσκευασμένου οὔτε τοῦ χείριστα στοχάζομαι. τὸ μὲν γὰρ τοῖς πλείστοις ἀσαφὲς ἔσται, τὸ δὲ ἀνιᾶται χρονίζοντας ἐν τοῖς σαφέσιν. ἄριστον οὖν ἡγοῦμαι τῶν μέσην ἕξιν ἐχόντων στοχάζεσθαι· τούτου δὲ ἀποτυγχάνων ἐπὶ τοὺς ἐκτικωτέρους ἐπόπτειν μᾶλλον. οὐδὲ γὰρ ὅλως [153] ὑπομνήμασιν ἐντυγχάνειν ἀξιῶ, τοὺς κατωτέρους τῆς μέσης ἕξεως, οἷς ἀγαπητόν ἐστι παρὰ δι-

nihil quidquam tale continent, ea me praetermittere confentaneum eft, tantum de his etiamnum hunc librum lecturis prolocutum, fi aliquam dictionem textuum quos explicaverim quiddam abditum habere cenfueris, infpiciendum in primis tibi effe an liber tuus erroribus fcateat cum exemplaribus fido dignis conferendus et examinandus Tum fi recte habere videatur, eandem dictionem et fecundo et tertio legito, ipfique explorate mentem adhibe. Ego fiquidem quum praefentem cum praefenti lego librum, ad unguem explanationis modum poffum conjicere, paffim addifcentis ingenium infpiciens. At quum omnibus fcribo, neque quid maxime idoneum exigat ingenium conjicio. Nam illud plerisque obfcurum erit, hoc iniquo animo ferunt qui in rebus claris immorantur. Optimum igitur cenfeo, quid ingenium mediocre poftulet conjicere. Quod ubi non fuccedit, magis ad id fpectare quod praeftantius eft. Neque enim omnino commentarios legendos puto, quibus ingenium inferius eft mediocri quibuscum

δασκάλων ἀκούσασι πολλάκις τὰ αὐτὰ κατ᾽ ἄλλην καὶ ἄλλην λέξιν ἑρμηνευόμενα συνιέναι τῶν λεγομένων.

α΄.

Ἐχρῆν τὸν ἰητρὸν τῶν ἐκπτωσίων τε καὶ καταγμάτων ὡς ἰθυτάτας τὰς κατατάσιας ποιέεσθαι.

---

(525) Ἔνιοι τῶν λόγων εἰ μὴ καὶ προὔργου τι διδάσκοιεν, ἀλλὰ μόριά γε τῆς ἐξηγήσεως εἶναι πέπεισται. τοιοῦτοί εἰσι καὶ οἱ τὰς διαφόρους ἐπισημαινόμενοι γραφὰς, ὁποῖόν τι καὶ νῦν ὑπάρχει περὶ τὴν προκειμένην λέξιν, ἐνίων μὲν γραφόντων ἐχρῆν τὸν ἰητρὸν, ἐνίων δὲ χωρὶς τοῦ κατ᾽ ἀρχὴν ε χρῆν τὸν ἰητρόν. ἔστι γὰρ ἀμέλει καὶ τοῦτο σύνηθες τοῖς Ἀττικοῖς, ὧν τῇ διαλέκτῳ χρῆται κατά τι καὶ ὁ Ἱπποκράτης, ὡς ἀποφήνασθαί τινας αὐτὴν ἀρχαίαν Ἀτθίδα. ἐμοὶ δὲ καθ᾽ ἕτερον ἰδίᾳ γράμμα μικρὸν ἃ φρονῶ περὶ τῆς Ἱπποκράτους διαλέκτου δεδήλωται καὶ νῦν ἀρκεῖ προειπεῖν ἐν ἀρχῇ τῆς ἐξηγήσεως ὡς τὰ τοιαῦτα πάντα παραλείψω,

bene agitur, ſi poſtquam de doctoribus eadem ſaepius audierint, aliis atque aliis verbis explanata percipiunt.

I.

Medicum oportet tum luxationum tum fracturarum intenſiones quam rectiſſimas facere.

Nonnulli textus etiamſi nihil doceant quod ſit magni momenti eos tamen explanationis particulas eſſe creditum eſt: tales ſunt qui diverſas ſcripturas notant. Hujusmodi quidquam et nunc in propoſita oratione exiſtit. Medicum oportet nonnullis quidem ſcribentibus, nonnullis vero citra principium, medicum oportet. Id enim profecto etiam conſuetum eſt Atticis, quorum linguam aliquantulum ita uſurpat Hippocrates ut ipſam priſtinam eſſe Atticam quidam profiteantur. At in altero libello quae de Hippocratis idiomate judicia feramus, ea ſeorſum declarata ſunt. Atque nunc in explanationis exordio

Ed. Chart. XII. [153.] Ed. Baf. V. (525.)

μήτ' ἀναγκαῖα μέρη τῆς προκειμένης πραγματείας ὄντα μέγεθός τε τοῖς ὑπομνήμασιν ἄμετρον παρέξοντα τῶν ἐκπτωσίων τε καὶ καταγμάτων, ὡς ἰθυτάτας τὰς κατατάσιας ποιέεσθαι. οὐκ ἐπτώσεις μόνον καὶ ἐκπτώματα καλεῖ τὰς τῶν ὀστῶν ἐκ τῆς ἰδίας χώρας μεταστάσεις ἄνευ τοῦ καταγῆναι γινομένας, ἀλλὰ τούτοις τοῖς ὀνόμασι τάς τε ἐξαρθρώσεις καὶ τὰ ἐξαρθρώματα προστίθησι. περὶ δὲ τῶν καταγμάτων ἄξιον ἐπισημήνασθαι τοσοῦτον, ὡς πλειστάκις ὀνομάζων οὕτως αὐτὰ, σπανιάκις δέ που γράψας ἀγμὸς τὴν ἐπιγραφὴν ἐποιήσατο κατὰ τὸ σπάνιον. ὅθεν ἔνιοί φασιν οὐδὲ διῃρῆσθαι πρὸς Ἱπποκράτους αὐτοῦ τὰ συγγράμματα, γραφῆναι δὲ ἓν ὅλον ἄμφω προσκειμένου τῷ νῦν ἡμῖν προκειμένῳ βιβλίῳ τοῦ περὶ ἄρθρων ἐπιγεγραμμένου, διαιρεθῆναι δὲ ὕστερον ὑπό τινος εἰς δύο διὰ τὸ μέγεθος, ἡνίκα δὲ ἦν ἓν ἄμφω, κοινὸν καὶ τὸ ἐπίγραμμα αὐτοῖς εἶναι τὴν κατ' ἰητρεῖον φωνήν. καὶ τούτου δ' αὐτοῦ πειρῶνται φέρειν μαρτυρίαν κακῶς, ἅτε ἓν εἶναι σύγγραμμα τὸ κατ' ἰη-

ſatis eſt praenunciaſſe, me hujusmodi omnia praetermiſſurum, quum propoſitae tractationis neceſſariae non ſint partes et immenſam commentariis molem advectura ſint. Tum luxationum tum fracturarum extenſiones quam rectiſſimas facere. Non ſolum prolapſiones et procidentias vocat oſſium e propria ſede ſeceſſus citra fracturas factos, ſed et his nominibus tum luxationes tum exarticulationes addidit. De fracturis autem id notatu dignum eſt, Hippocratem ut qui ipſas ſaepius *κατάγματα* nominat, parcius vero *ἀγμὸς* ſcripſit, eo vocabulo quod rarius uſurpavit hujus operis inſcriptionem feciſſe. Unde nonnulli proferunt, haec opera ab ipſo Hippocrate minime ſeparata fuiſſe, ſed ambo unicum ſolum conſcriptum eſſe, quum liber de articulis inſcriptus huic nobis nunc propoſito vicinus adhaereat; poſtea prae mole duos in libros a quodam diviſum fuiſſe, atque ubi unum ambo conſtituerunt, communem etiam titulum ipſis inſcriptum eſſe de officina medici. Atque hujus rei ipſi teſtimonium ferre male co-

τρεῖον παλαιὸν ἄνδρα λέγοντες, τοῦ Ἱπποκράτους τοῦ Γνωσιδίκου υἱέως· οὐ γὰρ δὴ τὸ νῦν γε οὕτως ἐπιγεγραμμένον βιβλίδιον μικρὸν, ὅπερ ὁ μέγας Ἱπποκράτης ἔγραψεν, ὃς ἔδοξεν ἐν αὐτοῖς Ἕλλησιν ἄριστος ἰατρός τε καὶ συγγραφεύς· ἀλλ᾽ ἐπειδὴ περὶ τῶν κατ᾽ ἰητρεῖον [154] πραττομένων ἐν τούτοις δύο βιβλίοις ὁ λόγος αὐτῷ γίνεται, διὰ τοῦτ᾽ ἐπιγραφῆναι κατ᾽ ἰητρεῖον αὐτά φασι, διὰ ταὐτὸ δὲ τοῦτο καὶ τὴν τῆς διδασκαλίας τάξιν οὐκ ἀκριβῶς ἔχειν. ἔν τε γὰρ τούτῳ τῷ βιβλίῳ τῷ περὶ τῶν καταγμάτων ἐξαρθρημάτων τινῶν μνημονεύειν αὐτὸν κἀν τῷ μετ᾽ αὐτὸ περὶ τῶν ἐξαρθρημάτων ἀναμεμίχθαι τινὰ περὶ καταγμάτων οὐκ ὀλίγον λόγον. οἷς δ᾽ οὐ διῃρῆσθαι πρός τινος, ἀλλ᾽ ἐξ ἀρχῆς δύο γεγράφθαι δοκεῖ τὰ βιβλία, κατὰ τὸ πλειστοδυναμοῦν φασιν. οὕτω γὰρ νομίζουσιν αὐτοὶ τὰς ἐπιγραφὰς αὐτῶν πεποιῆσθαι, κἀντεῦθεν ἀρξάμενοι μακρὸν ἀποτείνουσι λόγον, ἀποδεικνύντες τὰ πλεῖστα τῶν βιβλίων αὐτοῦ κατὰ τοῦτον ἐπιγεγράφθαι τὸν τρόπον. ἐγὼ δ᾽ εἰ μὲν αὐτὸς Ἱπποκράτης ἔγραψεν ὑφ᾽ ἓν ἢ οὐχ ὑφ᾽ ἓν ἀμφότερα τὰ

nantur afferentes nimirum a prifco viro primo Hippocrate Gnofidici filio unum opus effe de officina medici. Non enim certe praefentem parvum libellum ita infcriptum magnus Hippocrates fcripfit, qui maximus inter Graecos et auctor et medicus habitus eft. Sed quia de iis quae in medici officina fiunt in his duobus libris ipfi oratio eft, propterea narrant infcriptos fuiffe de officina medici, proindeque etiam doctrinae ordinem exquifite non fervari. Nam et hoc in libro de fracturis ipfum quarumdam luxationum mentionem feciffe et in fequenti de articulis luxatis quaedam non pauca de fracturis inferuiffe. Verum quibus praeftet hofce libros non ab aliquo fejunctos, fed a principio duos fcriptos fuiffe ab iis in quibus magis verfantur, infcriptum nomen dediffe pronunciant. Sic enim opinantur ipfi eorum infcriptiones feciffe, indeque aufpicati prolixam orationem ducunt oftendentes plurimos ipfius libros hac ratione infcriptos effe. Equidem an in unum contulerit ipfe Hippocrates ambo haec opera

βιβλία λέγειν οὐκ ἔχω, δεικνύειν δ' ἐπαγγέλλομαι τοῦ λόγου προϊόντος οἰκειότατα τῆς διδασκαλίας εἶναι τοῖς τε ἐξαρθρήμασι, περὶ ὧν κατὰ τοῦτο τὸ βιβλίον ἔγραψε πρὸς τὰ κατάγματα, τοῖς τε κατάγμασιν, ἃ καὶ τὸ περὶ ἄρθρων ἐδίδαξε, πρὸς τὰ κατ' ἐκεῖνο τὸ σύγγραμμα περὶ διαρθρημάτων εἰρημένα. διὰ τί δὲ ἐν τῇδε τῇ νῦν προκειμένῃ τῶν ἐκπτωσίων τε καὶ καταγμάτων εἶπεν ὑπαλλάξας τὴν τάξιν τοῦ λόγου, δέον εἰπεῖν καταγμάτων τε καὶ ἐκπτωσίων, ὡς ἂν περὶ τῶν πρῶτον διδάσκων καταγμάτων, ἕνα λόγον ἔχω φάναι τοιόνδε· καὶ γὰρ καὶ Ἱπποκράτει πολλάκις εὑρεῖν ἐστι καὶ πᾶσι τοῖς παλαιοῖς ὅσοι δεινότατοι λέγειν τὸ τοιοῦτον ἑρμηνείας εἶδος. ἴσως μὲν οὐ τῇ τάξει τῶν διδαχθησομένων, ἀλλὰ τῇ τῆς τάξεως ἁρμονίᾳ προσεχόντων τὸν νοῦν· μᾶλλον δὲ οὐδὲ φροντιζομένων ὅλως ἄκρας τάξεως ἐν τοῖς τοιούτοις λόγοις, ὡς ἰθυτάτας τὰς κατατάσιας ποιέεσθαι τῶν κώλων. ἐν οἷς ἐξαρθρήματα γέγονεν ἢ κατάγματα τὰς κατατάσιας ἐν τοῖς ἰθυτάτοις σχήμασιν ἀξιοῖ ποιεῖσθαι, διὰ τί μὲν χρὴ κατείνειν αὐτὰ μὴ προσθεὶς ἐνταῦθα, περὶ

an non, dicere non habeo. Procedente autem oratione oftenfurum me polliceor fracturas doctrinae cognitione, luxationibus, de quibus hoc in opere fcripfit, effe conjunctiffimas; item luxationes fracturis quas in libro de articulis docuit, juxta ea quae in illo opere de luxationibus dicta funt. Cur vero in propofito nunc textu tum luxationum tum fracturarum protulerit, permutato orationis ordine, quum fcriptis mandare debuerit, tum fracturarum tum luxationum, ut qui primum de fracturis doceat hanc unam rationem proferendam habeo. Etenim tum ab Hippocrate multoties et a cunctis majoribus quicunque eloquentiffimi fuerunt, talem eloquutionis ideam comparatam fuiffe conftat. Fortaffis igitur non dicendorum ordinem, fed ordinis concentum animadverterunt; imo vero exquifitum ordinem in hujusmodi orationibus prorfus neglexerunt: extenfiones quam rectiffimas facere. In quibus membra luxata aut fracta funt, extenfiones quam rectiffimo habitu figurari praecipit; fed an ipfa ex-

δὲ τοῦ σχήματος, ἐν ᾧ προσήκει τοῦτο γίνεσθαι, μακρὸν ἀποτείνας λόγον. ἐξῆν δ' οὖν αὐτῷ διδάξαντι τὸ ἀληθὲς ἐν τῷ πράγματι σιωπῆσαι περὶ τῶν ἑτέρως δοξαζόντων. ἄλλα γὰρ οὐκ ἐπὶ τοῦδε τοῦ λόγου μόνον, ἀλλὰ καὶ τοὺς ἄλλους ἅπαντας ἐγνῶσθαι κάλλιον ἐνίους μὲν αὐτῶν γίγνεσθαι διὰ τῶν κεφαλαίων μόνων, οἳ δὴ καὶ βραχύτατοι τοῦ λόγου εἰσὶν, ἐνίους δὲ τούτοις ἐναντιωτάτους κατὰ διέξοδον ἑρμηνεύεσθαι χωρὶς μηδενὸς ὅλως παραλειπομένου τοῦ δυναμένου λεχθῆναι χρησίμως, τοὺς δ' ἄλλους ἅπαντας ἐν τῷ μεταξὺ τούτων τετάχθαι, τοὺς μὲν ἐν τῷ βραχυτάτῳ, τοὺς δὲ ἐν τῷ μακροτάτῳ προχωροῦντας, ὥσπερ αὖ πάλιν ἑτέρους περὶ τὸ μέσον ἐλλείπεσθαι βραχὺ παραχωροῦντας. ἐφ' ἑκατέροις οὖν ἔργον ἐστὶν ἀναγινώσκειν ἕκαστον αὐτῶν, ὡς ἂν ἔχῃ αὐτὸς ἤτοι προαιρέσεως ἢ σχολῆς, οὔτε τοῖς διὰ βραχυλογίαν ἀσαφέστερον γράψασιν οὔτε τοῖς διὰ σαφήνειαν ἐπὶ πλέον ἐκτείνασι μεμφόμενον. οὐ γὰρ ἐκείνοις χρὴ νομοθετεῖν καὶ ταῦτα μηδὲν ἀνύειν μέλλοντα, τὸ δ' ἑαυτῷ

tendi debeant hic non appofuit. De habitu vero in quo membra collocari deceat, dum extenfio celebratur, longa oratione pertractat. Licebat igitur ipfi in opere rei veritatem docenti eos qui fecus fentirent filentio praetermittere. Enimvero non hac in oratione folum, fed etiam in ceteris omnibus honeftius eft agnofcere, orationum nonnullas quidem effe quae fummatim res proferunt atque hae profecto funt breviffimae; nonnullas vero his maxime contrarias quae res fufe lateque explicant, nulla omnino praetermiffa quae utiliter enunciari valeat. Ceteras vero ad omnes his interjectas effe: has quidem ad breviffimas, illas longiffimis propius accedere; quemadmodum rurfus alias a medio diftare paululum fecedentes. Utriusque igitur generis fingulas pro arbitrio et otio legere opus eft. Eos autem minime accufare qui ob breviloquentiam obfcurius fcribunt neque eos qui perfpicuitatis ftudio productius feruntur. Non enim lex illis imponenda eft, quum haec nullum profectum allatura fint, fed accipere

πρόσφορον ἕκαστον λαμβάνειν εἰδότα τοὺς σκοποὺς τῆς διδασκαλίας οὐ τοὺς αὐτοὺς ὄντας ἅπασι τοῖς βιβλίοις. αὐτίκα γέ τοι ὅτι μὲν τὰ δύο, τό τε περὶ ὅ τι τῶν καταγμάτων καὶ τὸ περὶ τῶν ἐξαρθρημάτων, διεξοδικῶς ἑρμηνεύεται, τὸ μοχλικὸν δὲ τὴν αὐτὴν αὐτοῖς ἐπαγγελλόμενον διδασκαλίαν, ὅσον ἐπὶ τοῖς πράγμασι διὰ τῶν κεφαλαίων μόνων. ἔστι δὴ ἡ μὲν κατὰ διέξοδον ἑρμηνεία πρὸς σαφήνειαν ἐπιτήδειος, ἡ δὲ διὰ τῶν κεφαλαίων εἰς μνήμην. [155] οὗτος μὲν ὁ λόγος ἅπαξ εἰρημένος ἐμοὶ ἀεὶ συμμνημονευέσθω, περὶ δὲ τῶν πραγμάτων ὧν διδάσκει τοὐντεῦθεν ἤδη διερχομένῳ μοι πρόσεχε τὸν νοῦν ἀκριβῶς. αὐτὸς μὲν γὰρ ὕστερον ἀπορεῖ διὰ τίνα χρὴ κατατείνειν πρότερον, εἴτε διαπλάττειν μέλλοις τὸ κατεαγὸς ὀστοῦν εἴτ' ἐμβάλλειν τὸ ἐξηρθρηκός. ἐμοὶ δὲ νῦν φαίνεται καιρὸς αὐτῷ σαφηνείας ἔχοντι σκοπὸν τῆς ἐξηγήσεως, εἰς ἣν ὅτι μέγιστον ἡ τάξις τοῦ λόγου συντελεῖ, πάντων ὁμολογούντων οὐδὲν μὲν δεικνύειν αὐτὸς, ὥσπερ οὐδ' ὅτι τοῖς ἐξηγουμένοις ὁτιοῦν ὁ σκοπὸς οὐ τῆς τάξεως μόνον, ἀλλὰ καὶ τοῦ μέτρου τῶν κατα

debet unusquisque quod fibi utile fit intuitus doctrinae fcopos non omnibus libris eosdem effe. Verbi gratia quod hi duo libri tum de fracturis tum de luxationibus copiofe quidem fe docturos denuncient, fummatim vero vectiarius, qui eandem ac ceteri doctrinam complectuntur. Quod ad res fpectat, idem fummatim agit. Eft autem oratio copiofa ad perfpicuitatem idonea, compendiofa vero ad memoriam. Haec oratio a me femel enunciata tuae memoriae perpetuo infideat. Jam vero mihi de rebus quas docet pofthac differenti accurate mentem adhibe. Ipfe namque poftea quaerit, an five fractum os componendum five luxatum in fuam fedem collocandum fit, extendere prius oporteat. Mihi autem nunc fe prodit occafio, ipfi perfpicuitatem explanationis fcopum habenti, ad quam orationis ordo quam plurimum confert rerum omnium confentanearum nihil quidem denunciare ipfe. Non ordinis dumtaxat, verum etiam modi fingularum omnium oratio-

μέρος απάντων λόγων ή σαφήνειά έστιν· ουδέ γάρ ουδέ δι' άλλο τι γράφομεν εξήγησιν. έπει τοίνυν εδιδάξαμεν εν τοις περί μυών κινήσεως ιδιαίτατον μέν ώς πρός τα άλλα μόρια του σώματος, κοινότατον δέ ώς πρός αλλήλους αυτοίς είναι τό συνιζάνειν εις εαυτούς, ανάλογον σειραίς τε και χορδαίς και σχοινίοις. ώσπερ γάρ ταύτα διατείνομεν, επειδάν των περάτων εκάτερον λαβόμενοι πρός τουναντίον έλκωμεν, εασάντων δέ και τεθέντων αυτά συστέλλεται, ούτω και οι μύες εις οστούν εμπεφυκότες εκατέρω τω πέρατι τάς μέν συμφύσεις εις αυτάς ανάλογον έχουσι ταίς διά των χειρών γινομέναις λαβαίς, αντισπώμενοι δ' υπ' αυτών εις τουναντίον τό μέσον των περάτων, όπερ έστιν, όλον αυτό τό σώμα τεταμένον ίσχουσι. και διά τούτο οπότε τις αυτών όλας τάς ίνας εγκαρσίως διακόψη, διίσταται τα μέρη πλείστον απ' αλλήλων ελκόμενα, τό μέν άνω πρός τήν του μυός όλην κεφαλήν, τό δέ κάτω πρός τήν τελευτήν, ένθα καταφύεται τω δευτέρω κατά τό κώλον οστώ μετά τήν διάρθρωσιν. όταν ούν άνευ του τετμήσθαι τόν μύν εκπέση

num eſt perſpicuitas. Non enim alia de cauſa explicationem ſcribimus. In libris igitur de motu muſculorum docuimus maxime quidem proprium ipſis eſſe, prout ad reliquas corporis partes referuntur, maxime vero commune, prout ad ſeſe invicem in ſe ipſos ſubſidere exemplo ſimili lori, chordae aut funis. Quemadmodum enim haec diſtendimus, ubi utrisque extremorum prehenſis in contrarium attrahimus, quibus dimiſſis ac poſitis ipſa contrahuntur: ſic etiam muſculi in oſſa utrisque extremis inſerti connexiones quidem ſuas iis quae manibus fiunt prehenſionibus conſimiles ſortiantur. Ab ipſis autem attracti ad contrarium extremorum medium, quod eſt univerſum ipſum corpus extenſum detinent. Quamobrem quum quis eorum omnes fibras transverſim interciderit, partes vulneratae plurimum a ſe invicem diducuntur, illa quidem ſurſum ad totum muſculi caput, haec vero deorſum ad caudam, ubi alteri oſſi in membrum inſeritur poſt articulationem. Quum igitur articulatum os citra muſculi

τῆς ἰδίας ἕδρας τὸ διηρθρωμένον ὀστοῦν ἢ κατ᾽ ἐκεῖνο τὸ (526) μέρος, εἰς ὃ τὴν ἔκπτωσιν ἐποιήσατο καταπεφυκυῖα τελευτὴ τοῦ μυὸς, ὡς ἂν εἰς αὐτὸν ὅλον συντρέχοντος αὐτοῦ καὶ πρὸς τὴν ἰδίαν κεφαλὴν ἀνελκομένου συνανασπᾶται συμφυὲς αὐτῷ τοῦ κώλου μόριον, ὅπερ ἐστὶν ἡ κεφαλὴ τοῦ κατὰ τὴν διάρθρωσιν ὀστοῦ, τῆς δ᾽ ἀνασπωμένης συνανασπᾶται καὶ τὸ σύμπαν ὀστοῦν.

Ἐν τούτῳ δὴ τῷ παθήματι συμβαίνει τὴν κεφαλὴν τοῦ ταπεινοτέρου κατὰ τὴν διάρθρωσιν ὀστοῦ τῆς ἀρχομένης θέσεως ὑψηλοτέραν γίγνεσθαι, ὥστε ἀδύνατον αὐτὴν ἐμβαλεῖν εἰς τὴν οἰκείαν ἕδραν πρὶν κατατείναντα τὸ σύμπαν ὀστοῦν μεταστῆσαι κάτω τοσοῦτον, ὅσον ὑψωθῇ παρὰ φύσιν. αὕτη μὲν οὖν ἡ αἰτία τοῦ κατατείνεσθαι δεῖσθαι πρότερον ὅσα τῶν ὀστῶν ἐξήρθρησεν. ὅτι δὲ καὶ τὰ συντριβέντα δεῖται κατατάσεως, ἐνθένδε ἂν μάλιστα μάθοις· ὥσπερ ἐπὶ τῶν ἐξαρθρησάντων ἐμβαλεῖν χρὴ τὸ ἐξηρθρηκὸς, οὕτος ἐπὶ τῶν καταγέντων διαπλάσαι τὸ πεπονθὸς, ὥστε

tenſionem a propria ſede exciderit vel illam in partem, ad quam inſerta muſculi cauda luxationem fecerit, ut qui totus ad eundem concurrat et ad proprium caput attrahatur pars membri ipſius cui nectitur ſimul revellitur, quod caput eſt oſſis, quod in articulationem inſeritur, quo contracto os quoque contrahitur.

A.	*B.*
Praeciſarum muſculi partium retractio.	Oſſis caput a muſculo contracto altius ſublatum.

Hoc autem in aſſectu accidit caput oſſis, quod in articulatione ſubjectum eſt, in obſequenti ſede ſublimius collocari. Quare fieri non poteſt, ipſam in propriam ſedem reſtitui, priusquam protenſo toto oſſe deorſum tantum compellatur, quantum praeter naturam ſe extulit. Haec igitur cauſa datur qua oſſa luxata prius protendenda ſunt. Quod autem et contrita oſſa protenſiones deſiderent, inde maxime didiceris. Quemadmodum in luxatis reſtituendum eſt quod excidit, ſic in fractis quod aſſectum eſt

ψαύειν ἀλλήλων τὰ πέρατα τῶν μελῶν τοῦ συντριβέντος. ἔστι μὲν γὰρ τὸ κάταγμα διαφθορὰ τῆς ἐν ὀστῷ συνεχείας, ὥσπερ τὸ ἕλκος τῆς ἐν σαρκί. πέρας δὲ ἑκατέρῳ τῆς ἰάσεώς ἐστι τὴν ἐξ ἀρχῆς ἕνωσιν ἀνακτήσασθαι. ἀδύνατον δὲ τοῦτο χωρὶς τοῦ κατ' εὐθὺ τεθῆναι τὰ μέρη τοῦ καταγέντος ὀστοῦ. καλεῖται δὲ διάπλασις ἡ πρᾶξις αὕτη. εἰ μὲν οὖν εἴη μικρὸν τὸ κάταγμα, φυλάττει τὴν θέσιν τὴν οἰκείαν ἑκατέρου τῶν τοῦ παθόντος ὀστοῦ μορίων, εἰ δ' ὅλον συντριβῇ τὸ ὀστοῦν, ἀναγκαῖον ἐν τῷδε παραλλάττειν αὐτοῦ τὰ μέρη, τὰ μὲν εἰ οὕτως ἔτυχε πρόσω, τὰ δ' ὀπίσω μεθιστάμενα, καὶ τὰ μὲν εἰς δεξιὰ, τὰ δὲ εἰς [156] ἀριστερά. διὸ ταῖς χερσὶν ἀμφοτέραις ἑκατέρωθεν περιλαμβάνοντες τὸ κῶλον τὸ μὲν εἰς τὸ πρόσω μεθιστάμενον διωθοῦμεν ὀπίσω, τὸ δ' εἰς τοὐπίσω μετάγομεν πρόσω, καὶ τὰ μὲν εἰς τὰ ἀριστερὰ πρὸς τὰ δεξιὰ μεθιστῶμεν. ὅσα δ' εἰς τοῦτο μετέστη τὸ χωρίον ἐπὶ θάτερον μετάγομεν, ὡς ἅπαντα ἀλλήλοις τὰ μέρη τοῦ συντριβέντος ὀστοῦ πρὸς τῶν χειρῶν τοῦ διαπλάττοντος ἐπὶ τἀναντία παράγεσθαι.

componendum, ita ut contriti membri extrema fe tangant. Eft enim fractura continuitatis in offe corruptio, quemadmodum ulcus in carne. Utrique autem extremum fanationis eft ab initio unitatem reducere. Hoc autem fieri non poteft, nifi fracti offis partes e regione collocentur. Haec autem operatio conformatio vocatur. Itaque fi exilis fractura fuerit, utrimque affecti offis partium fedem propriam tuebitur; fi vero univerfum os contritum fit, ejus partes inter fe mutuo cedere neceffe eft; has quidem fi ita fors tulerit, in anteriorem, illas vero in pofteriorem regionem; alias quidem in dextram, alias in finiftram luxari. Quamobrem ambabus manibus utrumque membrum prehendentes, quod in anteriorem luxatur, in pofteriorem impellimus; quod in pofteriorem, in anteriorem compellimus; quod in finiftram difcedit, in dextram trudimus; quod hanc in regionem prolapfum eft, in alteram deducimus, ita ut omnes contriti offis partes per manus componentes in contrarias partes mutuo urgeantur. Itaque dum

κίνδυνος οὖν ἐν τούτῳ παραθραυσθῆναί τινας ἐξοχὰς τοῦ καταγέντος. οὐ γὰρ δὴ ἀκριβῶς οὕτως ἑκάτερον τῶν περάτων γίγνεται λεῖον, ὡς ὑπὸ τῶν μαχαιρωτῶν πριόνων. οἱ μὲν γὰρ ὀδοντωτοὶ καλούμενοι καὶ αὐτοὶ τραχύτητας ἐργάζονται.

Διὰ τοῦτ' οὖν ἀπάγοντες ἀλλήλων τὰ μὲν ἄνω, τὰ δὲ κάτω μέρη τοῦ κατάγματος ἐπὶ τὴν διάπλασιν ἀφικνούμεθα, δεδιότες ἐν τῷ προάγειν ἀλλήλοις τὰ παρηλλαχότα περιτεθραῦσθαί τινας ἐξοχὰς αὐτῶν. ἔστι δὲ τοῦτο πάντως, ἐὰν ἐγχρίμπτοιτο ἀλλήλοις. οὕτως γὰρ αὐτὸς ὁ Ἱπποκράτης ὠνόμασε τὰ μέλη τῶν διαπλαττομένων ὀστῶν, ὅταν εἰς τὴν οἰκείαν ἄγηται χώραν. ἵνα οὖν τὰ διεστῶτα παράγηται, τὸ μὲν ἄνω χρὴ τῶν μερῶν ἕλκειν, τὸ δὲ κάτω καὶ ποιοῦσιν ἤδη οὕτως πάντες οἱ ἰατροὶ ποτὲ μὲν ταῖς χερσὶ μόναις τῶν ὑπηρετῶν ἐπιτρέποντες, ἔστι δ' ὅτε καὶ βρόχους ἐπι-

haec fit operatio, periculum eft, ne quaedam fracti offis eminentiae perfringantur. Non enim certe ita exacte utrumque os extremum laeve redditur, ut a gladiis ferris fimilibus. Qui namque dentati vocantur, hi afperitates efficiunt.

C.	D.	E.
Fracti offis alternatio et afperitas.	Serra cultraria.	Serra dentata.

Quamobrem fracti offis partes in diverfa mutuo, illa furfum, haec deorfum deducentes ad fe invicem accedimus, caventes in adducendo partes immutatas in fe invicem aliquas ipfarum eminentias confringi. Hoc autem prorfus accidit, quum offa fub aliis alia condantur. Sic enim Hippocrates offium quae conformantur partes nominavit, quum in propriam regionem reducuntur. Ut igitur quae fejunctae introducuntur partes, alteram quidem furfum, alteram vero deorfum attrahere oportet, quod jam omnes medici ita faciunt; rem quidem interdum folis miniftrorum manibus committentes, interdum vero laqueos inji-

βάλλοντες, ὅταν εὐτονωτέρας ἀντιτάσεως χρήζωσιν. ὅτι μὲν οὖν ἀπὸ κατατάσεως ἄρχεσθαι προσήκει τὴν θεραπείαν τῶν ἐξαρθρημάτων τε καὶ καταγμάτων ἐπιδέδεικται. ὅτι δ' οὐκ ἐν τυχόντι σχήματι ποιητέον αὐτήν ἐστι, λεκτέον ἐφεξῆς, καὶ πρῶτόν γε ὅτι τεττάρων ἐνεργειῶν οὐσῶν ἐν τῇ καταγμάτων θεραπείᾳ, τάσεως, διαπλάσεως, ἐπιδέσεως, ἀποθέσεως, ἓν κοινὸν ἐν πάσαις δεῖ εἶναι σχῆμα. διαπλάττεται μὲν γὰρ ἐν τῷ κατατείνεσθαι, διαπλασθέντι δ' εὐθέως ἐπιδεῖσθαι δεῖται, φυλαττομένου τοῦ σχήματος ἐν ᾧ διεπλάσθη. τοῦτο δ' αὖ πάλιν αὐτὸ φυλάττεσθαι χρὴ κατὰ τὴν ἀπόθεσιν. μεταβληθέντος γὰρ ἔνια μὲν τῆς ἐπιδέσεως μέρη χαλαρὰς ἕξει τὰς ἐπιβολὰς τῶν ὀθονίων, ἔνια δὲ θλιβούσας. αἱ μὲν οὖν χαλαραὶ συγχωροῦσαι κινεῖσθαι τοῖς ὀστοῖς διαφθείρουσι τὴν διάπλασιν, αἱ θλίβουσαι δὲ πόνον ἐργαζόμεναι φλεγμονὰς γεννῶσιν. ὅτι μὲν οὖν ἓν εἶναι δεῖ σχῆμα κοινὸν τῶν εἰρημένων τεττάρων ἐνεργειῶν ἐπιδέδεικται. τοὐντεῦθεν δ' ἐπισκεψόμεθα τίσι προσέχοντας σκο-

cientes, quum contraria vehementi contentione opus habeant. Quod igitur ab extenſione tum luxationem tum fracturarum curationem incipere deceat demonſtratum eſt. Quod vero ipſa extenſio non in temeraria figura facienda ſit, deinceps dicendum. Atque illud in primis quum in fracturarum curatione quatuor ſint operationes, extenſio, conformatio, deligatio et depoſitio, unum in omnibus habitum eſſe communem oportet. Conformatio quidem in extenſione fit. Quod conformatum eſt, id quam primum deligandum conſervato membri habitu, quo conformatum eſt. Hunc ipſum rurſus tueri oportet per depoſitionem. Translatae ſiquidem nonnullae deligationis partes laxas faſciarum injectiones habebunt, nonnullas vero prementes. Laxae quidem oſſibus moveri concedentes conformationem corrumpunt; prementes vero dolorem excitantes inflammationem procreant. Quod igitur unum habitum eſſe oporteat, quatuor enunciatis operationibus communem demonſtratum eſt. Deinde vero ſpeculemur, quibus

ποῖς εὑρεῖν χρὴ τοῦθ', ὅτι τεινόντων μὲν ἄριστον σχῆμα τὸ χωρὶς μεγάλης τάσεως εἰς διάτασιν ἄγειν τὰ κεχωρισμένα τῶν ὀστῶν, ἐν ἀποθέσει δὲ τὸ ἀνωδυνώτατον. ἔσται δ' ἀμφότερα δι' ἐκείνου τοῦ σχήματος, ὅ τί περ ἂν ἐπ' εὐθείας τείνῃ τὰς ἶνας τῶν μυῶν. ἐπ' εὐθείας δὲ τείνει τὰ καθ' ἕν τι μέρος τοῦ κώλου φυλάττοντα τὸν ὅλον μῦν. ἵνα γὰρ ἐκ μὲν τῶν ἔνδον ἔχῃ τὴν ἔκφυσιν, οὕτως δ' αὐτὴν ἐνσχηματίσεις, ὡς τὰ μέσα μὲν αὐτοῦ κάτωθεν ἔχειν τοῦ κώλου, τὸ πέρας δ' ἔσωθεν, ἢ τὰ μέσα μὲν ἄνωθεν, ἔξωθεν δὲ τὸ πέρας ἄγεσθαι, ἑλιττόμενος ἐν τῷδε περὶ τὸ κῶλον ἐπὶ πλέον ἐκτείνεται.

[157] Ἐὰν μὲν οὖν ἐν τούτῳ τῷ σχήματι κατατείνῃς αὐτὸν, ὡς ἱκανῶς διαστῆσαι τὰ μέρη τοῦ καταγέντος ὀστοῦ, καὶ σφοδρῶς ὀδυνήσεται καὶ κινδυνεύσει διασπασθῆναι. καὶ μέντοι καὶ διεσπάσθησαν ἤδη μύες ἐκκειμένης

fcopis incumbentes hunc habitum invenire deceat, quod tendentium quidem optimus habitus fit, qui citra magnam tenfionem offa feparata in continuitatem ducit; quum continetur ille qui minime laedit, utrumque praeftat, qui ita figurat, ut mufculorum fibrae directae intendantur. Directae autem intenduntur, quum ab ima membri parte univerfus mufculus collocatur: nam fi mufculus qui fuum initium habet a parte interiori ita collocetur, ut medius ab interiori parte membri extremus ab exteriori vel fic ut medius a fuperiori, extremus ab interiori fitus fit. Hoc pacto circa membrum in cochleam ferpens magnam vim requirit, quum intenditur.

A.	*B.*
Mufculorum directio.	Mufculorum diftortio in fupinae manus figuratione.

Itaque fi hoc modo figuratum mufculum extendas dum fracti offis partes abunde diducantur, vehementer dolebit, magno cum periculo ne convellatur. Conftat enim intenfionis vi convulfos interdum mufculos fuiffe; quare

τάσεως, ᾧ δῆλον ὡς ἕν καὶ ταὐτόν ἐστιν ἀνωδυνώτατόν τε ἅμα καὶ τοὺς μύας ἀδιαστρόφως φυλάττον σχῆμα, ὅπερ Ἱπποκράτης ἐδήλωσε σαφῶς, ἐρηρεῖσθαι κατὰ τοῦ πήχεως ὅλην τὴν χεῖρα, μήτε ἐκτεταμένην ἄκρως μήτε κεκαμμένην, ἀλλ' ἐν τῷ μέσῳ τούτων. ὅτι δ' ἄριστον τοῦτο τὸ σχῆμα αὐτὸς ἐδίδαξε. πρῶτον μὲν γὰρ ἐπειδὴ τὸ τοῦ πήχεως ὀστοῦν μακρότερόν ἐστι τοῦ τῆς κερκίδος ἕδρας καὶ στήριγμα βέβαιον αὐτοῖς ἔσται. οἱ δὲ μύες οἱ μὲν κατὰ τὸν ἔνδον κόνδυλον τοῦ βραχίονος ἐκφυόμενοι τὰς κάτω τελευτὰς ἔξωθεν ἔχουσι τῆς ὅλης χειρὸς, οἱ δ' ἐκ τοῦ κατὰ τὸ ἐκτὸς ἔσωθεν. οὗ δ' ἦν μυὸς ἥ τ' ἀρχὴ καὶ ἡ τελευτὴ κατὰ τῶν ἐντὸς μερῶν ᾖ τῆς ὅλης χειρὸς, τούτου καὶ τὰ ἄλλα σύμπαντα μόρια καὶ διὰ τοῦτο καὶ αὐτὸς ὅλος ὁ μῦς. ὥσπερ γε καὶ ἡ τελευτὴ καὶ ὅλος ὁ μῦς οὗτος ἔξωθέν ἐστιν ὅλου τοῦ κώλου. καὶ μὲν δὴ καὶ ἡ πεῖρα δείκνυσιν ἀνωδυνώτατον εἶναι τοῦτο τὸ σχῆμα. τῶν δ' ἐφ' ἑκάτερον τοῦδε τὸ μὲν ὕπτιον ἐπὶ πλεῖστόν τε διαστρέφει τοὺς μύας, ὀδυνηρότερόν τε φαινόμενον δείκνυται, τὸ δὲ πρανὲς ἐλάττονα μὲν τὴν διαστροφὴν, ἐλάττονα δὲ καὶ τὴν ὀδύνην ἐρ-

eundem habitum esse constat, qui minime laedit et qui musculos nullo modo perversos continet, quod aperte Hippocrates expressit volens, brachium cubito tantum inniti, non ex toto curvatum aut extentum, sed in medio inter haec collocatum. Quem habitum ipse docuit optimum esse, primo quod cubiti os longius est radii sede, ipsumque firmiter sustinet, deinde quia musculi qui oriuntur ab interiori tuberculo humeri, extrema habent ab interiori parte totius brachii, qui ab exteriori incipiunt, ab interiori finiuntur. Cujus autem musculi initium et finis ab interiori parte sunt totius brachii hujus et reliquae cmnes partes et propterea totus ipse musculus. Similiter cujus extrema ab exteriori parte sunt et ipse totus ab exteriori parte est totius membri. Quin et experimentum indicat, hunc habitum minime laedere; ex duobus vero quibus hic interjicitur supinus, musculos plurimum per-

γάζεται. εἴρηταί σοι δυνάμει πάντα τὰ περὶ τοῦ σχήματος τῆς χειρὸς, ἃ διὰ μικρῶν Ἱπποκράτης ἐφεξῆς διδάσκει, λέξει διεξοδικῇ καὶ σαφεῖ χρώμενος, ὡς ὀλίγα πάνυ κατ' αὐτὴν ἐξηγήσεως δεῖσθαι καὶ μάλιστα τοῖς πεπαιδευμένοις τὴν ἐν παισὶ παιδείαν ἢ παρὰ διδασκάλοις ἀνεγνωκόσιν τὸ βιβλίον, οἷσπερ δὴ καὶ γράφεται τὰ ὑπομνήματα.

β'.

Αὐτὴ γὰρ ἡ δικαιοτάτη φύσις.

Ὡς εἰ καὶ οἰκειοτάτη εἶπεν. ὅταν γὰρ ἑκάστῳ πράγματι τὸ οἰκεῖον φυλάττεται, δικαίως ἔχει τε καὶ διοικεῖται τοῦτο. τὸ δ' ἄλλο οἰκεῖον ἐν σώματι παρὰ τὸ κατὰ φύσιν οὐδ' ἐπινοῆσαι ῥᾴδιον. ὅταν οὖν ἑκάστῳ μορίῳ καὶ σχήματι καὶ χρώματι καὶ μεγέθει ὑπάρχῃ τὸ οἰκεῖον, ἄριστα δείκνυται.

vertit minusque dolori eſt. Habes de brachio figurando, ſummatim omnia quae latius deinceps Hippocrates docebit, ea ratione uſus quae perfecte planeque rem exponit, ita ut paucis omnino opus ſit ad ea exponenda, iis praeſertim qui imbuti ſunt puerilibus diſciplinis vel apud doctores librum legerunt, quibus ſane commentaria ſcribuntur.

II.

Ea namque juſtiſſima eſt natura.

Ac ſi dixerit maxime proprium. Quum enim unicuique rei quod proprium eſt ſervatur tum ea juſte ſe res habet tum adminiſtratur. Quid autem aliud in corpore proprium eſt, quam quod ſecundum naturam ſit, non facile intelligitur. Quum ergo unicuique parti et figurae et colori et magnitudini ineſt proprium, optime afficiuntur.

γ'.

Ἢν δέ τις ἐγκλίνῃ τῇ ἢ τῇ ἐπὶ τὸ πρηνὲς ῥέπειν. ἐλάσσων γὰρ ἡ ἁμαρτὰς ἢ ἐπὶ τὸ ὕπτιον.

---

(527) Δυοῖν σχημάτοιν ἐμνημόνευσεν, ὑπτίου τε καὶ πρηνοῦς, ἃ λέγεται μὲν κατὰ τοῦ σώματος ὅλου, λέγεται δὲ καθ' ἑνὸς αὐτοῦ μορίου τῆς χειρός. ὅλον μὲν οὖν τὸ σῶμα κεῖσθαι [158] πρηνὲς λέγομεν, ὅταν ἡ μὲν γαστὴρ κάτωθεν, ἄνωθεν δὲ ᾖ τὸ νῶτον. ὕπτιον δὲ ἔμπαλιν, ὅταν ἄνωθεν μὲν ἡ γαστὴρ, κάτωθεν δὲ τὸ νῶτον, ὧν καὶ νῦν αὐτὸς μνημονεύσας σχημάτων ἐνεδείξατο τὸν λόγον αὐτῷ περὶ τῆς χειρὸς ἐσόμενον. οὐ γὰρ δὴ τὸ ὅλον σῶμα κατεαγέναι τις ἢ ἐξηρθρηκέναι δύναται. διὰ τί δὲ ἐπὶ τὸ πρηνὲς αὐτὴν ῥέπειν ἄμεινόν ἐστιν, ὅταν γέ τις σφαλεὶς ἁμάρτῃ τοῦ εὐθέος, αὐτὸς ἐν τοῖς ἑξῆς ἐδίδαξεν.

III.

Quod ſi quis in hanc vel illam partem propendeat, praeſtat in pronam tendere. Levius enim pronam eam in partem peccatum eſt, quam in ſupinam.

Duos habitus ſupinum et pronum commemoravit, qui et univerſo corpori attribuuntur; attribuuntur quoque uni ipſius parti, veluti manui. Totum igitur corpus pronum jacere dicimus, quum venter quidem inferne, dorſum vero ſuperne jacet; contra vero ſupinum, ubi ſupine quidem venter, inferne vero dorſum; quorum habituum etiam ipſe memor orationem de brachio ſe habiturum indicavit: non enim certe totum corpus ab aliquo frangi aut luxari poteſt. Sed cauſam cur praeſtet manum ipſam in pronum quam ſupinum habitum propendere, ubi quis deceptus rectum non aſſequatur, ipſe in ſequentibus edocuit.

δ'.

Οἱ μὲν οὖν μηδὲ προβουλεύσαντες οὐδὲν ἐξαμαρτάνουσι ὡς ἐπὶ τὸ πουλύ. αὐτὸς γὰρ ὁ ἐπιδεόμενος τὴν χεῖρα ἀπορέγει οὕτως ὑπὸ τῆς δικαίης φύσεως ἀναγκαζόμενος.

Οἱ ἰατροὶ, φησὶν, οἱ μηδὲν προδιασκεψάμενοι περὶ τοῦ κατὰ φύσιν ἐν τῇ χειρὶ σχήματος, ὡς τὸ πολὺ βέλτιον θεραπεύουσι τῶν μοχθηρῷ λογισμῷ χρωμένων. αὐτὸς γὰρ ὁ ἐπιδεῖσθαι μέλλων ἰδιώτης τὴν χεῖρα παρέχει τῷ ἰατρῷ κατὰ τὸ ἀνωδυνώτατον σχῆμα διδασκόμενος ὑπὸ τῆς φύσεως, ἣν καὶ νῦν δικαίαν ὠνόμασεν, ὡς ἂν τὸ προσῆκον, ὅπερ ἐστὶν οἰκεῖον, εὑρίσκουσαν ἑκάστῳ μορίῳ κατὰ τὴν ἐξ ἀρχῆς γένεσιν καὶ τὴν μετὰ ταῦτα διοίκησιν ἐν ἁπάσῃ τῇ ζωῇ. αὐτὸς γὰρ ὁ ἐπιδησόμενος τὴν χεῖρα ἀπορέγει. τὸ ἀπορέγειν τινὲς μὲν ἤκουσαν ἐν ἴσῳ τῷ ὀρέγειν, τουτέστι παρέχειν τῷ ἰατρῷ, τινὲς δὲ ἐπὶ τοῦ ἀποκωλύειν τὸν ἀβελτέστερον ἰατρὸν ἐπὶ τοὐναντίον ἀπάγειν. φύσει γὰρ ἅπαντες ἄνθρωποι τὸ ἀνωδυνώτατον αἱροῦνται σχῆμα καθ' ἑκα-

IV.

Qui igitur praevio confilio nihil profpiciunt, plerumque nihil peccant. Qui namque deligatur, ipfe jufta natura coactus manum ita porrigit.

Medici, inquit, qui ante naturalem brachii habitum nihil attendunt, plerumque melius curant quam qui male ratiocinantur. Idiota enim qui alligandus eft medico brachium porrigit figuratum, quemadmodum minime laedat inftructus a natura, quam nunc juftam dixit, quippe quae generationis initio et poftea in tota vita degenda *οἰκεῖον*, id eft convenientem fingulis partibus habitum invenit. Ipfe enim qui deligabitur brachium porrigit. Vocabulum porrigit *ἀπορέγει* dixit, quod nonnulli accipiunt pro *ὀρέγει*, id eft porrigit medico; nonnulli pro *ἀποκωλύει*, hoc eft non permittit, ut medicus indoctior membrum in contrarium convertat. Omnes enim homines natura fingulas partes figurant, quemadmodum minime laedant: quem ha-

στον τῶν μορίων. αὐτὸ δὲ τοῦτο δείκνυσιν ὁ Ἱπποκράτης ἰθύτατον εἶναι. παρέχουσί τε οὖν ἑαυτοὺς οἱ κάμνοντες ἐν τούτῳ μετασχηματιζόντων τε τῶν ἰατρῶν εἰς ἕτερον ἀγανακτήσουσιν, ἀντιτείνοντές τε καὶ οὐ συνεπόμενοι διὰ τὴν ὀδύνην καὶ τοῦτό φασιν ὑπὸ τοῦ Ἱπποκράτους δεδηλῶσθαι διὰ τοῦ ἀπορέγειν ῥήματος. ὁπότερον δ' ἂν ᾖ κεχρημένος αὐτῶν τὸ πρᾶγμα ταὐτὸν ἑκατέρως διαμένει. τῶν γὰρ ἰατρῶν ὅσοι μοχθηρῶς σοφιζόμενοι κακῶς σχηματίζουσι τὴν χεῖρα, βελτίους εἰσὶν οἱ ἰδιῶται τὸ ἀνώδυνον αἱρούμενοι σχῆμα. ἀπορέγει γὰρ οὕτως ὑπὸ τῆς δικαίας φύσεως ἀναγκαζόμενος· ἔνιοι μὲν κοινὸν ἀμφοῖν εἶναι νομίζουσι, μένοντος δὲ τοῦ διδασκομένου πράγματος, ὅπως ἄν τις ἀκούῃ, τὸ ζητεῖν ἐπὶ πλέον ὑπὲρ τῶν τοιούτων περιττόν. ἄχρηστά τε γὰρ ἅμα καὶ δυνατὰ τοὐπίπαν ἐστὶν εὑρίσκεσθαι τὰ κατὰ τὰς ἀμφιβόλους λέξεις εἰρημένα, διὸ καὶ παρατρέχειν αὐτὰ χρὴ τὸν τοῦ χρόνου φειδόμενον ὡς ἐχρῆν εἰς τὰ χρήσιμα μᾶλλον ἀναλίσκειν αὐτόν.

---

bitum indicat Hippocrates effe maxime rectum. Porrigunt igitur aegri fe ipfos ita figuratos atque aegre ferunt, ubi aliter a medicis collocentur, renituntur que atque ob dolorem docenti non parent. Hoc autem volunt Hippocratem fignificaffe verbo ἀπορέγει. Sed utrovis modo acceperit, res eadem manet. Nam idiotae, quum ita brachium collocent, quemadmodum minime laedat, praeftantiores funt medicis, qui quum fibi fapientes videantur, male hoc figurant. Sunt et qui ad utrumque referant, fic a jufta natura coactus brachium porrigit. Sed quum propofita res fervetur, quomodocunque verbum id accipiatur, fupervacaneum eft in his amplius infiftere: inutilia enim funt et inventu facilia quae ambiguis verbis traduntur. Quare illi omittenda funt qui tempori parcit, quum in iis quae utilia funt id confumere magis conveniat.

ε'.

Οἱ δὲ ἰητροὶ σοφιζόμενοι δῆθέν ἐστιν οἱ ἁμαρτάνουσιν. σπουδὴ μὲν οὖν οὐ πολλὴ χεῖρα κατεαγυῖαν χειρίσαι καὶ παντὸς δὲ ἰητροῦ, ὡς ἔπος εἰπεῖν.

Σοφιζομένους εἴρηκε τοὺς σοφὸν μέν τι δοκοῦντας εὑρίσκειν, ἁμαρτάνοντες δὲ καὶ διὰ τοῦτο μηδὲ [159] τὰ τοῖς ἰδιώταις ἅπασι καλῶς γινωσκόμενα φυλάττοντας.

στ'.

Αναγκάζομαι δὲ πλεῖω γράφειν περὶ αὐτέου, ὅτι οἶδα ἰητροὺς σοφοὺς δόξαντας εἶναι ἀπὸ σχημάτων χειρὸς ἐν ἐπιδέσει, ἀφ' ὧν ἀμαθέας αὐτέους ἐχρῆν δοκέειν εἶναι. ἀλλὰ γὰρ πολλὰ οὕτω ταύτης τῆς τέχνης κρίνεται· τὸ γὰρ ξενοπρεπὲς οὔπω ξυνιέντες εἰ χρηστὸν, μᾶλλον ἐπαινέουσιν ἢ τὸ ξύνηθες, ὃ ἤδη οἴδασιν ὅτι χρηστὸν, καὶ τὸ ἀλλόκοτον ἢ τὸ εὔδηλον.

V.

Qui vero medici ſapientes ſibi videntur, hi ſunt nimirum qui peccant. Arduum igitur opus non eſt, manum fractam tractare, idque cuivis prope dixerim medico proclive eſt.

Sophiſtas intelligit eos qui ſapienter aliquid ſibi inveniſſe videntur, errantes tamen atque idcirco non obſervantes quod recte omnes idiotae cognoverunt.

VI.

Verum ea de re cogor plura ſcribere, quod medicos eſſe noverim, qui in deligatione ex manus figuris ſe ſapientes eſſe duxerunt; ex quibus eosdem potius ignaros eſſe, ac aeſtimari par erat: alia enim multa hujus artis ita judicantur. Quod enim exoticum eſt nec dum conſtat utrum ſit utile, conſueto, quod jam non utile eſſe norunt, anteponunt, quodque alienum eſt magis laudant quam quod probe notum eſt.

Αὐτὸς ἐνεδείξατό σοι διὰ τῶν ἐφεξῆς ἁπάντων, ἅ ἐστιν ἀσαφῆ, διὰ τί μικρὸν ἐποιήσατο τὸν περὶ τοῦ σχήματος τῆς χειρὸς λόγον, καίτοι γε οὔτε δυσάρεστον οὔτε μακρὸν ὄντα κατὰ τὴν αὐτοῦ φύσιν. εὑρήσεις δὲ εὐθέως ἐκ τούτου καὶ τὴν αἰτίαν τοῦ μὴ πάντῃ τεταγμένην αὐτῷ γεγονέναι τὴν διδασκαλίαν. ἀεὶ γὰρ ἕκαστος ἡμῶν περὶ τοῦ κατεπείγοντος ἁπάντων πρῶτον ποιεῖται τὸν λόγον. ἐπεὶ τοίνυν ἐγινώσκετο μὲν ὀρθῶς τοῖς κατ' αὐτὸν ἰατροῖς ὡς χρὴ τὸν ἰατρὸν κατάτασιν ἡγεῖσθαι τῆς συμπάσης θεραπείας τῶν ἐξαρθρωμάτων τε καὶ καταγμάτων, ἠγνοεῖτο δὲ τὸ κατὰ φύσιν σχῆμα, διὰ τοῦτο περὶ πρώτου τοῦδε τὸν λόγον ἐποιήσατο, καὶ πολύ γε μᾶλλον ἔτι διότι τὰ χείριστα τῶν σχημάτων ἔνιοι τῶν ἰατρῶν αἱρούμενοι πρὸ τοῦ βελτίστου μοχθηροῖς λόγοις ἑαυτούς τε καὶ τοὺς ἄλλους ἔπειθον. εἰ μὲν ἁπλῶς ἠγνόουν, διδασκαλίας ἂν αὐτοῖς ἀληθοῦς ἔδει· ἐπεὶ δ' οὐ μόνον ἠγνόουν, ἀλλὰ καὶ προσειλήφεσαν οἴησιν γνώσεως, ἀναγκαῖον ἐγένετο τῷ Ἱπποκράτει πρότερον ἐκκόψαντι τήνδε καὶ καθαρὰν ἐργασαμένῳ τὴν ψυχὴν, οὕτως ἀληθῶς εἰς αὐτὴν ἐντιθέναι τὴν τῶν ἀληθῶν ἐπιστήμην.

Ipfemet tibi oftendit in fequentibus quae omnia obscura funt, cur fermonem de figurando brachio dilatavit, quamquam locus per fe nec difficilis eft nec ita multa verba defiderat, ex quo protinus caufam invenies, quamobrem in iis quae tradidit ordinem omnino exquifitum non fervarit. Quisque enim prius de eo quod magis urget verba facit. Ergo quia medici ejus feculi pro comperto habebant ad omnem tam comminuti quam prolapfi offis curationem extenfione opus effe, fed ignorabant quinam habitus fecundum naturam effet, idcirco de hoc in primis egit. Ac multo adhuc magis, quia medici quidem optimo deterrimum habitum anteponentes, pravis rationibus eam rem fibi ipfis atque aliis perfuadebant. Quodfi ignari omnino fuiffent, oportebat verum ipfos docere. At quum non folum ignari effent, fed etiam cognitionem fibi vindicarent, neceffe fuit Hippocratem id primo convellere, deinde animum jam purum vera fcientia inftruere.

ζ'.

Ῥητέον οὖν ὁκόσας ἐθέλω τῶν ἁμαρτάδων τῶν ἰητρῶν τὰς μὲν ἀποδιδάξαι, τὰς δὲ διδάξαι περὶ τῆς φύσεως τῆς χειρός.

Ἀποδιδάξαι μὲν θέλει τὰς μὴ νομιζομένας τοῖς ἰατροῖς ἁμαρτίας εἶναι, κατ' ἀλήθειαν δ' οὔσας, διδάξαι δὲ τὰς νομιζομένας μὲν εἶναι, μὴ οὔσας δέ.

η'.

Καὶ γὰρ ἄλλων ὀστέων τῶν κατὰ τὸ σῶμα δίδαγμα ὅδε ὁ λόγος ἐστίν.

Εἰκότως φησὶ κοινὸν εἶναι πολλῶν καὶ ἄλλων ὀστέων τῆς ἰάσεως δηλονότι τὸν λόγον τοῦτον. οἱ γὰρ σκοποὶ πρὸς οὓς ἀποβλέποντας εὑρίσκειν χρὴ τὸ κατὰ φύσιν ἐν ἑκάστῳ σχήματι κοινοὶ πάντων εἰσὶν, ὡς εἴρηται πρόσθεν ὑφ' ἡμῶν, [160] δύο ὄντες, ὅ τε τῆς ἀνωδυνίας καὶ ὁ τῆς εὐθύτητος. εὑρίσκεται δὲ ὁ μὲν τῆς ἀνωδυνίας ἐκ τῆς πείρας, ὁ δὲ

VII.

Pronunciandum igitur quinam medicorum errores de manus natura tum docere tum dedocere velim.

Dedocere quidem vult eos errores quos medici revera non esse statuant, eos vero docere quos esse arbitrantur, qui tamen non sunt.

VIII.

Etenim aliorum quoque corporis ossium doctrinam haec complectitur oratio.

Jure pronunciat hanc orationem multorum ac ceterorum ossium curationi nimirum communem esse. Scopi namque ad quos qui spectant, eos invenire oportet naturalem uniuscujusque partis figuram, communes sunt omnibus, qui duo sunt, doloris vacuitas et rectitudo. Illa

τῆς εὐθύτητος ἐκ τῆς θέσεως τῶν μερῶν, ἣν ἐξ ἀνατομῆς διδασκόμεθα.

θ'.

Τὴν μὲν οὖν χεῖρα, περὶ οὗ ὁ λόγος, ἐδόκεέ τις καταδῆσαι καταπρηνέα ποιήσας, ὁ δ' ἠνάγκαζεν οὕτως ἔχειν ὥσπερ οἱ τοξεύοντες, ἐπὴν τὸν ὦμον ἐμβάλλωσι, καὶ οὕτως (528) ἔχουσαν ἐπέδει, νομίζων ἑωυτῷ εἶναι τοῦτο αὐτέῃ τὸ κατὰ φύσιν καὶ μαρτύριον ἐπήγετο τά τε ὀστέα ἅπαντα τὰ ἐν τῷ πήχει, ὅτι ἰθυωρίην κατ' ἄλληλα εἶχε τήν τε ὁμόχροιαν, ὅτι αὐτὴ καθ' ἑωυτὴν τὴν ἰθυωρίην ἔχει. οὕτω καὶ ἐκ τοῦ ἔξωθεν μέρεος καὶ ἐκ τοῦ ἔσωθεν. οὕτω δὲ ἔφη καὶ τὰς σάρκας καὶ τὰ νεῦρα πεφυκέναι καὶ τὴν τοξικὴν ἐπήγετο μαρτύριον, ταῦτα λέγων καὶ ταῦτα ποιέων σοφὸς ἐδόκεεν εἶναι. τῶν δὲ ἄλλων τεχνέων ἐπελελήθη καὶ ὁκόσα ἰσχύϊ ἐργάζονται καὶ ὁκόσα τεχνήμασιν, οὐκ εἰδὼς ὅτι ἄλλο ἐν ἄλλῳ τὸ κατὰ φύσιν σχῆμά ἐστι καὶ

quidem doloris vacuitas experimento, haec vero rectitudo ex partium pofitura invenitur, quam ex anatome difcimus.

IX.

Ergo manum, de qua nobis fermo, quidam in pronum devincire augurabatur. Hic autem coëgit manum ftatui fagittariorum habitu, quum fagitta ferientes humerum conjiciunt, atque ita habentem devinxit, hunc effe ratus naturalem ejus habitum. Cujus rei teftimonium adftruebant tum cubiti offa omnia, quod inter fe rectitudinem haberent, tum partium aequabilitatem, quod ipfa per fe eandem directionem prae fe ferret, idque tam exterioribus quam interioribus partibus. Ita quoque et carnes et nervos a natura productos effe dicebat. Sagittariam quoque artem in teftimonium adducebat. His tum dictis tum factis fapiens effe fibi videbatur. Ceterarum vero artium oblitus erat, quae et robore virium aut artificio opus fuum moliuntur, nefcius alium in alio effe habitum

ἐν τῷ αὐτέῳ ἔργῳ ἕτερα τῆς δεξιῆς χειρὸς σχήματα κατὰ φύσιν ἐστὶ καὶ ἕτερα τῆς ἀριστερῆς, ἢν οὕτω τύχῃ. ἄλλο μὲν γὰρ σχῆμα ἐν ἀκοντισμῷ κατὰ φύσιν, ἄλλο δὲ ἐν σφενδονήσιν, ἄλλο δὲ ἐν λιθοβολίῃσιν, ἄλλο ἐν πυγμῇ, ἄλλο ἐν τῷ ἐλιννύειν. ὁκόσας δ' ἄν τις τέχνας εὕροι, ἐν ᾗσιν οὐ τὸ αὐτὸ σχῆμα τῶν χειρέων κατὰ φύσιν ἐστὶ καὶ ἐν ἑκάστῃ τῶν τεχνέων, ἀλλὰ πρὸς τὸ ἄρμενον, ὃ ἂν ἔχῃ ἕκαστος, καὶ πρὸς τὸ ἔργον, ὃ ἂν ἐπιτελέσασθαι θέλῃ, σχηματίζονται αἱ χεῖρες. τοξικὴν δὲ ἀσκέοντι εἰκὸς τοῦτο τὸ σχῆμα κράτιστον εἶναι τῆς ἑτέρης χειρός.

Χρὴ καὶ τῶν τοιούτων ἅπαξ που μνημονεῦσαι, καὶ ἡμῖν οὕτως πραχθήσεται. τῶν δοξοσόφων δέ τις ἰατρῶν ἐπανορθώμενος ὡς ᾤετο τὴν προκειμένην λέξιν, ὡς οὐκ ὀρθῶς ἔχουσαν ἔγραψεν ὡδί· τὴν οὖν χεῖρα, περὶ ἧς ὁ λόγος, ἐνδεικνύμενος ἡμῖν δηλονότι τὴν ἑαυτοῦ παιδείαν, ἣν ἐπαιδεύετο παρὰ γραμματικοῖς τε καὶ ῥήτορσιν, ὡς ἀγνοεῖν τὸ

ſecundum naturam. Quin et in eodem opere, ſi ſors ita tulerit, alias eſſe dextrae manus figuras ſecundum naturam, alias ſiniſtrae. Alius enim eſt habitus ſecundum naturam in jaculatione, alius in funditoris jactu, alius in lapidatione, alius in pugillatu, alius in quiete. Quascunque vero artes quis inveſtigaverit, in iis non eadem ſecundum naturam manuum figura eſt. Sed in unaquaque arte et ad idoneum inſtrumentum quod habet quisque et ad opus quod perficere intendit manuum figurae accommodantur.

De his quoque ſemel aliquando meminiſſe oportet, quam rem nos minime praeteribimus. Quidam ex iis medicis qui ſapientes habentur praepoſita verba ergo brachium de quo ſermo tanquam mendoſa jure ſuo corrigens Graece ita ſcripſit, *τὴν οὖν χεῖρα περὶ ἧς ὁ λόγος ἦν*, adjecto verbo *ἦν*, hoc eſt *erat*, ſuo animo oſtentans diſciplinam qua ſuerat a grammaticis rhetoribusque eruditus,

συνηθέστατον εἶδος τῆς ἑρμηνείας, ἅπασι τοῖς παλαιοῖς ἐλλειπτικῶς δηλονότι γιγνόμενόν ἐστι τὸ πλῆρες, ὃ δεῖ προσυπακούειν ἡμᾶς τοιόνδε. τὴν οὖν χεῖρα, περὶ ἧς ὁ λόγος, ἣν ἔδωκέ τις καταδῆσαι πρηνέα ποιήσας· ὡς τὸ πολὺ μὲν ἐν τῷ προσήκοντι σχήματι τὴν χεῖρα παρέχουσι τοῖς ἰατροῖς οἱ ἰδιῶται, τινὲς δὲ αὐτῶν ὑπὸ περιεργίας τὸν μὲν φυσικὸν σκοπὸν ὑπερβαίνουσιν, ὅστις ᾖ, τὸ ἀνώδυνον, πρηνὲς τοῦτο εἶναι νομίζοντες βέλτιον. οὐ μὴν ὑπτίαν γέ τις ἰδιώτης ἰατρῷ παρέχει τὴν χεῖρα, πάνυ γὰρ ἀποκεχώρηκε τοῦ ἀνωδύνου τοῦτο τὸ σχῆμα. τῶν ἰατρῶν δ' ἔνιοι δι' ἀμαθίαν ἅμα καὶ δοξοσοφίαν προσίενταί ποτ' αὐτὸ καὶ διὰ τοῦτο παραπλησίως τοῖς τοξεύουσι τὴν ὅλην χεῖρα σχηματίζονται, οἱ μὲν ἀκρι- [161] βῶς ὑπτίαν, οἱ δὲ ὀλίγου δεῖν οὕτως ἔχουσαν. ἐπεὶ δ' οὖν ἁμαρτάνοντες οὐ κατὰ τοῦτο μόνον, ἀλλ' ὅτι καὶ ἀποτεταμένην οὐδ' ἣν λογισμὸς αὐτῶν ἦν ὁ Ἱπποκράτης ἔγραψε τοιῶσδε. τῶν σχηματισάντων ὅλην τὴν χεῖρα παραπλησίως τοῖς τοξεύουσι τὰ ὀστᾶ κατ' εὐθὺ

ita ut ignoret modum praecife loquendi omnibus antiquis ufitatum. Erit autem plena oratio, fi perficiatur hoc modo, ergo brachium, de quo fermo erat, quidam vinciendum dedit pronum. Idiotae plerumque medicis brachium porrigunt convenienter figuratum, fed horum quidam nimium curiofi recedentes ab eo quod naturaliter propofitum effe debet, id autem fuit doloris carentia, pronum habitum eligunt, utpote quem commodiorem exiftiment. Nullus tamen idiota medico brachium porrigit refupinatum: multum enim abeft hic habitus ab eo qui minime laedit. Quem aliqui medici et ob infcitiam et ut fapientes videantur, interdum non admittunt, atque ea de caufa fagittariorum exemplo brachium univerfum collocant, quidam penitus refupinatum, quidam non multum ab hujusmodi habitu recedens. Peccant igitur non modo in hanc partem, fed quod extentum figurent. Quos Hippocrates prodidit ea ratione moveri, quod ubi totum brachium fagittariorum exemplo figuretur, offa diriguntur et totius

γίγνεται καὶ ὁμόχροια τῶν τῆς ὅλης χειρὸς μελῶν. ἀλλὰ ταῦτα μὲν πιθανώτατά ἐστι καὶ ἀπ' ἀλλήλων ἐρχόμενα, τὸ δὲ καὶ τὰς σάρκας καὶ τὰ νεῦρα τοῖς ὀστοῖς ὡσαύτως ἐν τούτῳ τῷ σχήματι τὴν κατ' εὐθὺ θέσιν ἅπασι τοῖς ἑαυτῶν μέρεσι φυλάττειν οὐκέτ' ἀληθές. εἰ δέ γ' ἦν οὕτως ἀληθὲς οὐκ ἀπίθανον ἂν ᾖ μόνον, ἀλλὰ καὶ βεβαιότατον γνώρισμα τοῦ κατὰ φύσιν εἶναι τὸ τοιοῦτον σχῆμα. ταῦτα μὲν οὖν ἀνεκτὰ ἔτι· τὴν δὲ τοξικὴν ἐπάγεσθαι μαρτύριον ἀνόητον ἐσχάτως ἐστὶ καὶ βέλτιον ἦν μηδ' ὅλως αὐτὸ λελέχθαι πρὸς Ἱπποκράτους ἢ μετὰ σπουδῆς ἐλελέγχθαι. τὰ γὰρ ἐσχάτως ἠλίθια καταφρονεῖσθαι μᾶλλον ἢ ἐλέγχεσθαι προσήκει. τόν γε διὰ τῶν γραμμάτων ἔλεγχον, ὥς τόν γε κατὰ τὸν βίον, ἐπ' αὐτῶν τῶν ἔργων οὐδ' ἐγὼ κωλύω γίγνεσθαι, καὶ μάλισθ' ὅταν ὁ τὰ τοιαῦτα φλυαρῶν πείσῃ τοὺς ἀκούοντας ἑαυτῷ τὴν θεραπείαν ἐπιγράψαι τοῦ κάμνοντος. συμβαίνει γε μὴν ἀντιλέγειν ἡμῖν ἐνίοτε καὶ διὰ γραμμάτων ἠλιθίαις δόξαις, ὅταν πολλοὺς ἴδωμεν ὡς ἀληθέσιν αὐταῖς πεπεισμένους, ὅπερ καὶ νῦν ὁ Ἱπποκράτης

bracnii fuperjectae cutis partes aequantur. Sed haec valde probabilia funt et fe viciffim confequuntur. Illud revera non fic habet, carnem et nervos eo habitu perinde atque offa in recto fitu omnibus partibus fervari: quodfi ita res haberet, non modo probabiliter, fed firmiffime demonftrarent hujusmodi habitum naturalem effe. Verum haec tolerabilia funt; transferre autem huc fagittariorum exemplum exiftimari debet prorfus fatuum fatiusque fuit eos ab Hippocrate nullo modo commemorari quam acerrime refelli. Nam quae prorfus ftulta funt deridenda magis funt quam a fcriptoribus confutanda; non tamen prohibeo quo minus, dum viventes agunt, redarguantur, ac praefertim ubi qui haec nugatur audientibus perfuadet, ut fibi hominis curationem committant. Fit etiam interdum ut nos quoque in fcribendo ftultis opinionibus contradicamus, ubi multos videmus illis credere quafi verae fint, quod nunc accidit Hippocrati qui nihil effe commune

ἔπαθεν ἐπιδεικνὺς, οὐδὲν εἶναι κοινὸν ἐπιδέσει τε καὶ τοξικῇ. τὰ δὲ περὶ τῶν ὀστῶν τε καὶ τῶν νεύρων καὶ τῶν σαρκῶν τῆς εὐθύτητος, ὡς εἰ καὶ μηδένα δι' αὐτῶν ἐλέγξειν ἔμελλε, κατὰ πρῶτον ἦν λόγον ἀναγκαῖα πρὸς τὴν τοῦ βελτίστου σχήματος εὕρεσιν, οὗ κεφάλαιόν ἐστιν ἐπιλογιστικῶς μὲν ἡ ἀνωδυνία· καὶ γὰρ τοῖς ἰδιώταις τοῦτο δῆλον· ἀναλογιστικῶς δὲ καὶ κατ' αὐτὴν τοῦ πράγματος τὴν φύσιν ἡ τῶν μορίων εὐθύτης, ὅπερ οὐκέτ' ἰδιώτῃ δῆλον, ἀλλὰ μόνοις τοῖς ἀνατομικοῖς. ὧν δ' ἐφεξῆς λέγει, τὰ πλεῖστα σαφῆ τέ ἐστι καὶ οὐδ' ἔχοντα ζητήματα, διὸ παρέρχεσθαι μὲν ἐμοὶ προσήκει τὰ τοιαῦτα πάντα, τοῖς δὲ ἀναγινώσκουσι τὸ βιβλίον ἐγχρονίζειν τε καὶ μὴ παρατρέχειν. ὁ δὲ ἠνάγκαζεν οὕτως ἔχειν, ὅκωσπερ οἱ τοξεύοντες, ἐπὴν τὸν ὦμον ἐμβάλωσιν. ἀσαφές ἐστι καὶ ἄδηλον ὕπερ εἴρηται. διὰ τοῦτό τινες ὑπέλαβον μὲν αὐτὸν οὕτως εἰρηκέναι τὴν λέξιν. ἐπειδὴ τῆς χειρὸς ἀποτεινομένης ἐμβαίνει τοῦ βραχίονος ἡ κεφαλὴ, τῇ κοιλότητι τοῦ τῆς ὠμοπλάτης αὐχένος οὐκ ἐμβεβηκυῖα,

fagittariis et vincientibus oftendit. Quae vero afferuntur de offibus, nervis et carne recto ftatu collocandis, quamvis nullum per haec fuiffet Hippocrates reprehenfurus, per fe neceffaria fuerant ad optimum habitum inveniendum, cujus caput eft, fi argumentum ex figno colligamus, doloris carentia; id enim neque ipfos idiotas latet, verum fi rei caufam naturamque fpectemus, rectus partium ftatus qui idiotis non item patet, fed illis dumtaxat qui incidendis corporibus operam dederunt. Quae ab Hippocrate fubjiciuntur maxima ex parte plana funt nec quidquam habent quod in quaeftionem vocetur. Quare univerfa haec mihi praetereunda, quod non accidit iis qui librum legunt, quibus longiore tempore funt confideranda. Quod inquit, hic autem coegit ipfum collocari modo fagittariorum, quum humeri caput conjiciunt, obfcurum eft et incertum. Quocirca nonnulli verbum conjiciunt, quod dixit ἐμβάλλωσι, propterea fcriptum ab Hippocrate exiftimant, quod extento brachio humeri caput in finum cervicis, quae in lato fcapularum offe eft, conjiciatur, in

πρότερον ὁπότε καθεῖτο. παράκειται γὰρ μόνον καὶ ψαύσει τηνικαῦτα, ἅπερ αὐτὸς εἶπεν ἐν τῇδε τῇ λέξει. ὁμιλέει δὲ ὁ βραχίων τῷ κοίλῳ τῆς ὠμοπλάτης πλαγίως, ὁπότε παρὰ τὰς πλευρὰς ᾖ παρατεταμένη ἡ χείρ. ἔνιοι ἐκ μεταφορᾶς οὕτως εἰρῆσθαί φασιν ἀπὸ τῆς ἐμβολῆς τῶν νηῶν, ἃς ποιοῦνται καταδῦσαι βουλόμενοι τὰς ἐναντίας. ὅταν γὰρ ἀποσιμώσαντες τὴν πρῷραν ἐπιτηδείαν ἐργάσωνται πρὸς τὸ σφοδρῶς ἐῤῥαγεῖσαν ἐφ' ἑτέραν εἰ καὶ μάλιστα κατὰ τὸ πλάγιον ὅλην αὐτὴν διαλῦσαί τε καὶ καταδῦσαι, παρεσκευάσθαι φασὶν ὡς εἰς ἐμβολὴν τηνικαῦτα. καὶ παρὰ τοῖς κωμικοῖς δὲ τὰ προτεινόμενα τοῦ σώματος ὡς εἰς ἐμβολὴν παρεσκευάσθαι λέγεται, καθότι καὶ ὁ Ἀριστοφάνης ἐδήλωσεν εἰπών·

Χωρεῖ 'πὶ γραμμὴν λορδὸς ὡς εἰς ἐμβολήν.

αἱ δ' ἐφεξῆς τῇδε λέξεις ἅπασαι σαφεῖς εἰσι τοῖς προσέ-[162]χουσι τὸν νοῦν ἄχρι τῆς ὑπογεγραμμένης·

---

quem antea non conjiciebatur, quum brachium demiſſum erat. Tunc enim juxta erat dumtaxat et contingebat, quam rem his verbis expreſſit: verſatur humerus in lato ſcapularum oſſe transverſus, ubi brachium juxta latus extenditur. Cenſent alii ἐμβάλλωσιν dixiſſe Hippocratem translatione uſum a navium impetu. ἐμβολὴ Graece dicitur, ubi datur opera ut naves hoſtium mergantur, quandocumque ſigno dato prora aptatur ad navem alteram perfringendam, potiſſimum a latere totamque diſſolvendam ac ſubmergendam. Tunc quaſi paratum eſſe ad ἐμβολὴν, id eſt ad impetum faciendum, ajunt. Item apud comicos porrecta membra dicuntur ad ἐμβολὴν, id eſt ad impetum faciendum parata, quod Ariſtophanes oſtendit, quum inquit:

Χωρεῖ ἐπὶ γραμμὴν λορδὸς ὡς ἐμβολῇ.

id eſt recta accedit incurvus quaſi ad impetum faciendum paratus. Quae ſubdit omnia, ſi animadvertantur, manifeſta ſunt uſque dum inquit:

ι΄.

Τοῦ γὰρ βραχίονος τὸ γιγγλυμοειδὲς ἐν τῇ τοῦ πήχεος βαθμίδι ἐν τουτέῳ τῷ σχήματι ἐρεῖδον ἰθυωρίην ποιέει τοῖσιν ὀστέοισι τοῦ πήχεος καὶ τοῦ βραχίονος, ὡς ἓν εἴη τὸ πᾶν.

Ὁ λόγος οὖν αὐτός ἐστι πρὸς τοὺς ὑποδοῦντας ἐκτεταμένην τὴν χεῖρα οὕτως πᾶσαν ὡς ἐπὶ τῶν τοξευόντων ἡ ἀρι- (529) στερὰ διάκειται. λέγει γὰρ ὅτι πρὸς μὲν ἐκείνην τὴν ἐνέργειαν εἰκότως ἐδέησεν ἐκτεταμένην αὐτὴν ἐν τῷ τὴν νευρὰν ὀπίσω πρὸς τῆς δεξιᾶς ἕλκεσθαι μὲν, τὸ δὲ τόξον ὅλον ἐπὶ τῆς αὐτῆς χώρας ὑπὸ τῆς ἀριστερᾶς κρατούμενον ἀκλινές. ἐὰν γὰρ τῆς νευρᾶς ὑπὸ τῆς δεξιᾶς ἑλκομένης σφοδρῶς ὀπίσω συναπενεχθῇ τὸ σύμπαν τόξον, ἡ τοῦ βέλους εἰς τοὐπίσω φορὰ κωλυθήσεται, δεομένη ἀπὸ στερεωτάτης καὶ μετατεταμένης ἀφιέσθαι τῆς νευρᾶς. ὅσον μὲν οὖν αὐτῆς τῆς ἐσχάτης τάσεως ὑφῇ, τοσοῦτον καὶ τῆς ἀφέσεως ἡ βία μειωθήσεται. προομολογουμένου δὴ τούτου

X.

Toxicam exercenti hanc alterius manus figuram optimam esse consentaneum est. Hoc enim habitu humeri cardo cubiti sinui incumbens cubiti et humeri ossibus rectitudinem efficit, ac si unum totum esset.

Scribit nunc adversus eos qui universum brachium intentum devinciunt, sicuti sagittarii sinistrum continent. Ait enim ad id agendum jure opus fuisse brachio extento, quum nervus dextra tenditur versus partem posteriorem; totus vero arcus in eadem regione continetur a sinistra, ne in alteram partem inclinetur. Nam si nervus dextra valide in posteriorem partem intentus totum arcum secum adducat, ductio sagittae in posteriorem partem impedietur, ut quae debeat a valido nervo contentoque emitti. Ergo quantum ex ultima contentione remittitur, tantum demitur de emissione sagittae, quod quum in confesso sit

Ed. Chart. XII. [162.] Ed. Baſ. V. (529.)
τὴν αἰτίαν Ἱπποκράτης προστίθησιν οὖσαν τοιάνδε. τοῦ γὰρ βραχίονος τὸ γιγγλυμοειδὲς ἐν τῇ τοῦ πήχεος βαθμίδι ἐν τούτῳ τῷ σχήματι ἐρεῖδον ἐπ' εὐθείας μὲν ἐργάζεται τὸ τοῦ βραχίονος ὀστοῦν καὶ τὸ τοῦ πήχεος, ἀκλινῆ δὲ φυλάττει τὴν ὅλην χεῖρα. τὸ γιγγλυμοειδὲς δὲ βραχίονος ὀνομάζει τὸ κάτω πέρας, ὃ διαρθροῦται πρὸς τὸν πῆχυν, ἐπειδὴ καὶ οἱ γίγγλυμοι τὰ μέν τινα κοῖλα, τὰ δὲ ἐξέχοντα κεκτημένοι τοῖς μὲν κοίλοις ὑποδέχονται τὰς ἐξοχὰς τῶν πλησιαζόντων, τοῖς δὲ ὑπερέχουσιν εἰς τὰς ἐκείνων ἐμβαίνουσι κοιλότητας. ὡσαύτως δὲ καὶ τὸ κάτω τοῦ βραχίονος εἰς κυρτὴν περιφέρειαν τελευτῶν ἐξοχαῖς κυκλοτερέσιν ἑκατέρωθεν ἐχομέναις ὁμοιότατα ταῖς κατὰ τὰς τραχηλίας ὀνομαζομέναις. αὕτη μὲν ταύτῃ τῇ τραχηλώδει περιφερείᾳ στηρίζεται κατὰ τὰς ἐν τῷ πήχει κοιλότητας· ἐπὶ δὲ τοῖς πέρασιν αὐτῆς ἔχων βαθμίδας, τὴν μὲν ἐν τοῖς πρόσω μέρεσι, τὴν δὲ εἰς τοὔπίσω, δέχεται καθ' ἑτέρας αὐτῶν ἐξοχὰς τοῦ πήχεως ὁμοίας κορώναις.

Hippocrates cauſam adjungit hujusmodi: nam ſi ita collocetur imum humeri caput, quod cardinis modo in ſinum cubiti conjicitur, efficit ut humeri atque brachii oſſa dirigantur et brachium totum ſine inclinatione ſervetur. Vocat autem *γιγγλυμοειδὲς* imum caput humeri, quod cardinis modo cum cubito committitur, quandoquidem cardines, Graece *γίγγλυμοι*, et quosdam ſinus habent et quosdam proceſſus ſinibus recipiunt eorum cum quibus committuntur proceſſus, proceſſibus in ipſorum ſinus inferuntur. Similiter imum caput humeri in gibbum ambitum deſinens duo a lateribus tubercula exigit, unde ſimilitudo trochleae fit. Haeret autem homini ambitu trochleam referente in ſinibus cubiti. Extremus hic ambitus et a priori et a poſteriori parte cavum habet, in utroque ſe inſinuant cubiti proceſſus roſtro ſimiles.

A.	*B.*	*C.*
Totius brachii extenſio.	Oſſis brachii cardinamentum ſeu trochlearis rotundatio.	Sinus cubiti ſigmatoides.

Ὁ γὰρ πῆχυς ἐοικὼς τῷ σ στοιχείῳ τὸ ἄνωθεν αὐτοῦ πέρας ἔχων, καθ' ὃ τῷ βραχίονι διαρθροῦται, περιλαμβάνει τε τὴν τραχηλοειδῆ περιφέρειαν τοῦ βραχίονος ὀλίγου δεῖν ὅλην. ὅταν οὖν οὕτως ἔχῃ σχήματος ἡ χεὶρ, ὡς ὀρθὴν γωνίαν ἐργάζεσθαι τὸ τοῦ βραχίονος ὀστοῦν πρὸς τὸ τοῦ πήχεως, αὐτός τε πάλιν ὅταν ἡσυχάζοντος ἐκείνου περὶ τὴν κυρτότητα κινῆται, πρόσω μὲν φερόμενος κάμπτει τὴν κατ' ἀγκῶνα διάρθρωσιν, ὀπίσω δὲ ἐκτείνει, κατὰ μὲν τὴν ἐσχάτην καμπὴν ἡ πρόσω τοῦ πήχεως κορώνη τῇ κατὰ τοῦτο κοιλότητι τοῦ βραχίονος ἐμβαίνει, κατα δὲ τὴν ἔκτασιν ἡ ὄπισθεν αὖ πάλιν ἐγκαταβαίνει τῇ κατὰ τοῦτο τεταγμένῃ βαθμίδι μείζων οὖσα μείζονι καὶ διὰ τοῦτ' ἐπὶ πλεῖστον ἐκτείνειν τε καὶ κάμπτειν ὅλην τὴν χεῖρα δυνάμεθα, μὴ δυνηθέντες οὕτω πράττειν εἰ μηδεμίαν εἶχεν ὁ βραχίων κοιλότητα. τοιαύτην τοιγαροῦν φύσιν ἐχούσης τῆς κατ' ἀγκῶνα διαρθρώσεως, ἐγγώνιον μὲν λαβούσης σχῆμα τῆς [163] ὅλης χειρὸς, οὕτως δ' Ἱπποκράτης ὀνομάζει τὴν ἐπ'

Siquidem cubiti caput fuperius C literam refert, qua cum humero committitur, accipitque humeri ambitum qui trochleam refert fere totum, ubi brachium fic collocatur, ut cubitus atque humerus rectum angulum oftendant. At rurfus ubi humero quiefcente cubitus circa gibbum ejus ambitum moveatur, fi in priora feratur, cubiti commiffuram flectit. Si in pofteriora tendit, in maximo quidem flexu prior cubiti proceffus in humeri cavum, quod a priori parte eft, conjicitur; in extenfione pofterior proceffus in pofterius cavum, quod quum majus fit, majorem proceffum accipit. Quare plurimum extendere et curvare totum brachium poffumus, quod nullo quidem modo contingeret, fi nullum cavum in humero fuiffet. Quum hujusmodi ergo fit cubiti junctura, ubi totum brachium ad rectum angulum figuretur, ita ut humerus et cubitus rectum angulum oftendant, quem habitum Hippocrates folitus eft appellare *ἐγγώνιον*, ambitus trochleam referens medius haerent cavo cubiti, quod C literam repraefentat.

ὀρθὴν γωνίαν σχέσιν τοῦ βραχίονος, πρὸς τὸν πῆχυν ἡ τραχηλώδης κυρτότης μέση στηρίζεται κατὰ μέσης τῆς σιγμοειδοῦς τοῦ πήχεως κοιλότητος. ἐν δὲ ταῖς ἐκτάσεσι τῆς ὅλης χειρὸς ὀπίσω φερομένου τοῦ πήχεως ἡ κατὰ τοῦτο κορώνη τῆς κινήσεως ἥγηται. ἵσταται δὲ τότε καὶ παύεται πρῶτον, ὅταν ἐξήγηται πρὸς τὴν ἐνταῦθα κοιλότητα τοῦ βραχίονος. συμβαίνει δ' ἐν τούτῳ τὴν μὲν διάρθρωσιν ἐκτείνεσθαι, τοῦ δὲ βραχίονος τὸ γιγγλυμοειδὲς ἐν τῇ τοῦ πήχεως ἐρηρεῖσθαι βαθμίδι. καλεῖ γὰρ οὕτως ὁ Ἱπποκράτης οὐ μόνον ταύτην, ἀλλὰ καὶ τὰς ἄλλας ἁπάσας κοιλότητας, αἷς ἐμβαίνουσιν ἐξοχαί τινες ὀστῶν.

ια'.

Καὶ ἡ ἀνάκλασις τοῦ ἄρθρου κέκλασται ἐν τουτέῳ τῷ σχήματι. εἰκὸς οὖν οὕτως ἀκαμπτότατόν τε καὶ τετανώτατον εἶναι τὸ χωρίον καὶ μὴ ἡσσᾶσθαι μηδὲ ξυνδιδόναι, ἑλκομένης τῆς νευρῆς ὑπὸ τῆς δεξιῆς χειρός. καὶ οὕτως ἐπὶ πλεῖστον μὲν τὴν νευρὴν ἑλκύσει, ἀφήσει δὲ ἀπὸ στερεωτάτου καὶ ἀθροωτάτου. ἀπὸ τῶν τοιουτέων γὰρ ἀφε-

At ubi totum brachium extenditur, cubitus in posteriorem partem fertur et processus, qui ab ea parte est, motui praeest, cessat autem quiescitque quum primum ad humeri cavum quod ea parte est pervenit. Quo fit ut commissura extendatur et imum humeri caput cardinis modo sinu cubiti innitatur. Vocat autem Hippocrates *βαθμίδα* non modo humeri sinum, sed ceteros omnes in quibus recipiuntur ossium processus.

XI.

Atque eo habitu recurvata fit articuli reflexio. Ergo consentaneum est sic locum istum minime flecti plurimumque tendi, neque superari neque concedere dum a dextra manu nervus trahitur, sicque nervum quidem quam plurimum trahet, validissimo et celerrimo impetu jaculabitur. Ab hujusmodi namque sagittarum emissionibus

σίων τῶν τοξευμάτων ταχεῖαι καὶ αἱ ἰσχύες καὶ τὰ μήκεα γίνεται. ἐπιδέσει δὲ καὶ τοξικῇ οὐδὲν κοινόν.

Τῶν τῆς χειρὸς σχημάτων τὸ μὲν ἐκτεταμένης αὐτῆς ἀποτελούμενον ἐναντίον ἐστὶ τῷ κεκαμμένης γιγνομένῳ τὸ ὑπτίας τῷ πρανοῦς. ταῦτα μὲν οὖν ἔσχατα καὶ οἷον ὑπερβολῶν καὶ τέτταρα σχήματα, δύο δ' ἄλλα μέσα, τὸ μὲν ἐσχάτης ἐκτάσεώς τε καὶ κάμψεως, ὅπως ἔφην, Ἱπποκράτης ἐγγώνιον ὀνομάζει, τὸ δ' ὑπτίου τε καὶ πραοῦς, ἐν ᾧ τὸν πῆχυν ὑποτετάσθαι φησὶ τῇ κηκίδι. ὥσπερ οὖν τοῦτο προσαγορεύει δίκαιόν τε καὶ εὐθὺ, κατὰ τὸν αὐτὸν τρόπον καὶ τὸ καλούμενον ἐγγώνιον, ἐν ᾧ τὸν βραχίονα πρὸς τὸν πῆχυν ἐπ' ὀρθὴν ἐργάζεται γωνίαν. ἀλλ' εἴπερ εὐθὺ τοῦτ' ἐστὶν, ἀκόλουθον καλεῖν οὐκ εὐθὺ τὸ τῆς χειρὸς ἐκτεταμένης γιγνόμενον. εἰ δ' οὐκ ἔστι τοιοῦτον σχῆμα, κεκλασμένον ἂν εἴη πρὸς τοὐκτὸς δηλονότι, καθάπερ γε καὶ ἀνακλασθείη πρὸς τοὐπίσω τὸ τοῦ πήχεως ὀστοῦν εἰς τοσοῦτον, ὡς ἤδη γωνίαν ἐργάζεσθαι πρὸς τὸ τοῦ βραχίονος, ὥσπερ ἤδη καὶ

celeres tum vehementiae tum altitudines concitantur. Deligatio vero et arti ſagittandi nihil commune datur.

Ex modis quibus brachium figuratur extenſio flexui contraria eſt, ſupinus habitus prono. Hi ergo extremi ſunt et quaſi quatuor habituum exceſſus; duo alii medii ſunt, unus quidem inter extremum flexum et extenſionem, quem Hippocrates, ut dixi, *ἐγγώνιον* appellat; alter inter pronum et ſupinum, ſub quo ait cubitum radio ſubjici. Igitur ſicut hunc juſtum et rectum dicit, ſic etiam illum qui *ἐγγώνιος* dicitur, ſub quo humerus cum cubito ad rectum angulum collocatur. Quodſi hic habitus rectus eſt, ſequitur ut ubi brachium extenditur non debeat rectus appellari. Si rectus non ſit, certe erit in exteriorem partem recurvatus, quemadmodum ſi in poſteriorem partem ita recurvetur os cubiti, ut cum humero angulum oſtendat: quod jam nonnullis accidiſſe perſpectum eſt

ὦπταί τισι γιγνόμενον, οὓς ἀναγκαῖον ἔχειν ἱκανῶς βαθεῖαν τὴν ὀπίσω κοιλότητα τοῦ βραχίονος, εἰς ἣν ἐγκαταβαίνει τὸ τοῦ πήχεως ἡ κατὰ τοῦτο κορώνη. καὶ εἴπερ ἦν ἡ κοιλότης αὕτη βαθυτάτη πᾶσιν ἡμῖν, ἐγκάμπτομεν ἂν εἰς τοὐπίσω τὴν χεῖρα, καθάπερ ἔφην, ἐν οἷς ἐπὶ βραχὺ τοῦτο συμβαίνει οὐκ ἐχούσης αὐτοῖς τὸ ἀκριβὲς κατὰ φύσιν μέτρον τῆς ὄπισθεν βαθμίδος, ἀλλ' ἐπὶ πλέον ἐκλελυμένης.

ιβ'.

Τοῦτο μὲν γὰρ εἰ ἐπιδήσας ἔχειν τὴν χεῖρα οὕτω ἔμελλε, πόνους ἂν ἄλλους πολλοὺς προσετίθει μείζονας τοῦ τρώματος, τοῦτο δ' εἰ συγκάμψαι ἐκέλευε, οὔτε τὰ ὀστέα οὔτε τὰ νεῦρα οὔτε αἱ σάρκες ἔτι ἐν τῷ αὐτέῳ ἐγγίνοντο, ἀλλὰ ἄλλῃ μετεκοσμεῖτο, κρατέοντα τὴν ἐπίδεσιν. καὶ τί ὄφελος τοξικοῦ σχήματος; καὶ ταῦτα ἴσως [164] οὐκ ἂν ἐξημάρτανε σοφιζόμενος, εἰ εἴα τὸν τετρωμένον αὐτὸς τὴν χεῖρα παρασχέσθαι.

quibus neceſſe eſt poſterius humeri cavum abunde altum eſſe, in quod ſe inſerit poſterior cubiti proceſſus. Quodſi hujusmodi cavum nobis omnibus altiſſimum eſſet, flectere in poſteriorem partem brachium poſſemus, ut dixi, de iis quibus aliquantulum id licet, utpote qui poſterius cavum non ſecundum naturam penitus habent, ſed nimis ſinuatum.

XII.

Enimvero ſi quis deligatam manum ita ſiguratam continere deſideret, longe alios plerosque dolores vulnere majores propagaturus eſt. Quod ſi manum flectere jubeat, neque oſſa neque nervi neque carnes amplius eodem habitu conſiſtent, imo ſuperata deligatione alio transmutabuntur. Ecquid opus eſt ſagittariorum habitu? Quare fortaſſis non peccaret ſophiſta, ſi permitteret vulneratam ipſam manum porrigere.

Τὴν ἐκτεταμένην ὁ ἐπιδήσας χεῖρα πάντως μὲν ἂν, φησὶν, ἢ οὕτως ἔχουσαν ἐφύλαττεν ἢ συνεχώρησεν οὕτω κάμψαι. καθ' ἕτερον δ' ἔβλαψε τὸν κάμνοντα, φυλαττομένου μὲν τοῦ σχήματος τῷ διηνεκεῖ τῆς ὀδύνης, μεταβληθέντος δὲ τῷ διαφθείρεσθαι τὴν χεῖρα τῆς ἐπιδέσεως, ῇ σκοπὸς μέν ἐστι φυλάττεσθαι τὴν διάπλασιν ὑπὸ τῶν περιβεβλημένων ὀθονίων ἀθλίπτως κρατουμένην, ἐν δὲ τῷ μεταβάλλειν τὸ σχῆμα τοὐναντίον ἂν ἐγένετο τὴν μὲν ἐπίδεσιν μηκέτι κρατεῖν τοῦ κατάγματος, ἄγεσθαι δ' αὐτὴν καὶ συμμεταφέρεσθαι μετασχηματιζομένοις τοῖς τε νεύροις καὶ τοῖς μυσὶν, οὓς σάρκας ὠνόμασε διδάσκων ἡμᾶς τὴν οὐσίαν αὐτῶν. αἱ γὰρ αἰσθηταὶ σάρκες αὗται κατ' (530) ἐπικράτειαν ὠνομασμέναι τῶν ἁπλῶν σαρκῶν οἱ μύες εἰσὶν ἔχοντες ἐν ἑαυτοῖς ἶνας ἐκ τῆς τῶν νεύρων καὶ συνδέσμων σχίσεως. ὁ γάρ τοι μῦς ὅλος ὑπὸ τῆς φύσεως γεννᾶται ταῖς ἴνεσι ταύταις ἐπιπηγνυμένης ἐν κύκλῳ τῆς ἁπλῆς σαρκὸς, καὶ αὕτη τοῦ μυός ἐστιν ἡ ἰδία οὐσία. φλέβας γὰρ καὶ ἀρτηρίας εἰς ἑαυτὸν ὑποδέχεται τοῦ τρέφεσθαί τε καὶ ζῆν ἕνεκεν, ὥσπερ καὶ τἄλλα πάντα μόρια. τὸ δὲ ἴδιον

Qui intentum brachium devincit omnino, inquit, vel ita contineri jubet vel curvari ſinit, utrumvis fecerit, aegrotantem laedit: nam ſi in eodem habitu contineatur, dolor aſſidue urget, ſin aliter figuretur, depravatur brachium ſub vinculo, quod eo ſpectat ut membrum ſicuti compoſitum ab injectis faſciis contentum ſine ullo preſſu tueatur. At ſi aliter figuretur, contrarium accidet, nempe ut fractura vinculo non contineatur, ſed moveatur transferaturque una cum nervis habitum mutantibus muſculisque quos carnem vocavit, eorum nobis naturam oſtendens. Sunt enim muſculi caro ſentiendi vim habens a ſimplici carne, ex qua maxime conſtant, caro nominati, per quos fibrae diſtribuuntur a nervis ac ligamentis diductae. Creatur enim totus muſculus a natura ejusmodi fibris contentus, quibus caro ſimplex undique concreſcit, atque haec eſt propria muſculi natura, per quem venae et arteriae diſcurrunt, ut non ſecus ac ceterae partes alatur et vi-

σῶμα τοῦ μυὸς αἱ ἶνές εἰσι τὴν ἁπλῆν περιφυομένην σάρκα ἔχουσαι. πλείστη μὲν οὖν αὕτη περιφύεται κατὰ τὰ μέσα μέρη τῶν μυῶν, ἐλάττων δ' ἀεὶ καὶ μᾶλλον ἐγγὺς τῆς ἀρχῆς τε καὶ τελευτῆς, διὸ καὶ νευρωδέστεροι μὲν καὶ τὰ τοιαῦτα, σαρκωδέστεροι δὲ ἐν τοῖς μέσοις αὐτῶν εἰσιν οἱ μύες.

ιγ'.

Ἄλλος δ' αὖθις τῶν ἰατρῶν ὑπτίην τὴν χεῖρα δοὺς οὕτω κατατείνειν ἐκέλευε καὶ οὕτως ἔχουσαν ἐπέδει, τοῦτο νομίζων τὸ κατὰ φύσιν εἶναι, τῷ τε χροῒ σημαινόμενος καὶ τὰ ὀστέα νομίζων κατὰ φύσιν εἶναι οὕτως, ὅτι φαίνεται τὸ ἐξέχον ὀστέον τὸ παρὰ τὸν καρπὸν, ᾗ ὁ σμικρὸς δάκτυλος κατ' ἰθυωρίην εἶναι τοῦ ὀστέου, ἀφ' ὁκοίου τε τὸν πῆχυν οἱ ἄνθρωποι μετρέουσιν ταῦτα τὰ μαρτύρια ἐπήγετο, ὅτι κατὰ φύσιν οὕτως ἔχει καὶ ἐδόκεεν εὖ λέγειν. ἀλλὰ τοῦτο μὲν ἐὰν ὑπτία ἡ χεὶρ κατατείνοιτο, ἰσχυρῶς πονοίη ἄν. γνοίη δ' ἄν τις τὴν ἑωυτοῦ χεῖρα κατατεί-

vat; proprium vero musculorum corpus fibrae sunt quae simplici carne cinguntur, plurimum quidem mediis musculis, tum subinde minus praesertimque in initio ac fine ipsorum. Quocirca extremi musculi nervosi magis sunt, medii vero carnosi.

XIII.

Alius porro medicus supinam manum praebens extendere imperabat, eoque habitu devinciebat eum naturalem esse ratus, tum ex cutis planitie conjecturam faciens tum quod ossa secundum naturam sic se habere existimaret, ex eo quod os ad manus juncturam juxta parvum. digitum e directo illius ossis situm, ex quo homines ulvam metiuntur. Atque his argumentis eum esse naturalem habitum contendebat rationique consentanea loqui videbatur. Verum hic habitus si supina manus extendatur, vehementer doluerit. Noverit autem quivis eum habitum propria manu ita extensa dolorem excitare. Et-

νας, ὡς ἐπώδυνον τὸ σχῆμα, ἐπεὶ καὶ ἀνὴρ ἥσσων κρέσσονα διαλαβὼν οὕτως ἐν τῇσιν ἑωυτοῦ χερσὶν, ὡς κλᾶται ὁ ἀγκὼν ὕπτιος, ἄγοι ἂν ὅπη ἐθέλοι. οὔτε γὰρ εἰ ξίφος ἐν ταύτῃ τῇ χειρὶ ἔχοι ἂν ὅ τι χρήσαιτο τῷ ξίφει· οὕτω βίαιον τοῦτο τὸ σχῆμά ἐστι, τοῦτο δὲ εἰ ἐπιδήσας τις ἐν τούτῳ τῷ σχήματι ἐῴη· μέζων μὲν πόνος εἰ περιίοι, μέγας δὲ καὶ εἰ κατακέοιτο. τοῦτο δὲ εἰ συγκάμψαι τὴν χεῖρα, ἀνάγκη συνάγειν τοὺς μύας καὶ τὰ ὀστέα ἄλλο σχῆμα ἔχειν. ἠγνόει δὲ καὶ τάδε τὰ ἐν τῷ σχήματι χωρὶς τῆς ἄλλης λύμης. τὸ γὰρ ὀστέον τὸ παρὰ τὸν καρπὸν ἐξέχον τὸ κατὰ τὸν σμικρὸν δάκτυλον τοῦτο μὲν τοῦ πήχεώς ἐστι, τὸ δ᾽ ἐν τῇ συγκάμψει ἐὸν ἀπὸ ταὐτὸν τὸν πῆχυν οἱ ἄνθρωποι μετρέουσι, τοῦτο δὲ τοῦ βραχίονος ἡ κεφαλή ἐστιν.

---

[165] Ἐάν τις ὑπτίαν σχηματίσῃ τὴν χεῖρα, δόξει τὴν ἔνδον κεφαλὴν τοῦ βραχίονος, ἣν καὶ κόνδυλον ὀνομάζουσι, τὸ ἄνω πέρας εἶναι τοῦ πήχεος, ἐπειδὴ κατ᾽ εὐθύ

enim vir imbecillior robuſtiorem ita manibus ſuis comprehenſum, ut cubiti flexura ſupina reflectatur, quocunque volet deduxerit. Neque enim ſi gladium hac manu teneat, eo uti poterit, uſque adeo violenta iſta figura eſt. Ad haec ſi quis deligatam manum eo habitu ſinat, major quidem dolor ubi obambulaverit; magnus etiam ubi decubuerit ſentietur. Quod ſi quis manum flectat, muſculos contrahi et oſſa aliam habere figuram prorſus neceſſe eſt. Quin et praeter cetera pernicioſa hujus habitus incommoda haec ignorabat. Os enim ad manus juncturam juxta parvum digitum prominens, hoc quidem ad cubitum pertinere, illud vero in cubiti flexura quo ulnam homines metiuntur, id humeri caput eſſe.

Si quis ſupinam manum figuraverit, videbitur humeri caput ab interiore parte, quod Graece *κόνδυλος*, id eſt tuberculum, nominatur, eſſe caput ſuperius cubiti,

πως ειναι φαίνεται τῷ κάτω πέρατι τῷ κατὰ τὸν καρπὸν ἐξέχοντι, κατὰ τὸν μικρὸν δάκτυλον, οὐ μὴν ἅπαντές γε τὸν πῆχυν ἀπὸ τοῦ κατὰ τὸν βραχίονα κονδύλου μετροῦσιν, ἀλλ' εἰσὶ γάρ τινες οἳ προσηκόντως ἀπὸ τοῦ ὀλεκράνου, ὅπερ καὶ ἀγκῶνα καλοῦσιν, ἄρχονται τῆς μετρήσεως. ὁ δ' Ἱπποκράτης εἰπὼν ἀπὸ τουτέου οἱ ἄνθρωποι τὸν πῆχυν μετρέουσιν ἐμφαίνειν ἔοικεν ἤτοι πάντας ἢ τοὺς πλείους ἐντεῦθεν μετρεῖν· ἀλλὰ τοῦτο μὲν ὅπως ἂν ἔχῃ ἐκεῖ περιττὸν ζητεῖν. ἐκείνου δὲ μεμνῆσθαι προσήκει τοῦ τὸ κάτω πέρας τοῦ πήχεως τὸ πρὸς τῷ καρπῷ κατ' εὐθὺ γίγνεσθαι τῷ ἄνω πέρατι κατὰ φύσιν σχηματισάντων τὴν χεῖρα, τὸ μὲν κοῖλον αὐτῆς ἐκ τῶν ἔνδον μερῶν ποιησάντων, τὸ κυρτὸν δὲ ἐκ τῶν ἔξωθεν. συνυπάρχει δ' ἐν τούτῳ τῷ σχήματι καὶ τὸ τὸν μικρὸν δάκτυλον ὑποκεῖσθαι κάτωθεν, ἄνωθεν δὲ ἐπικεῖσθαι τὸν μέγαν.

ιδ'.

Ὁ δὲ ᾤετο τωὐτὸ ὀστέον εἶναι τοῦτό τε κἀκεῖνο, πολλοὶ δὲ καὶ ἄλλοι.

quum quodammodo e regione fe oftendat capitis inferioris, quod in prima palmae parte exftat a parte minimi digiti. Non tamen omnes cubitum metiuntur ab humeri tuberculo, fed funt qui metiri incipiant, idque recte a cubiti eminentia, quam Graeci ὀλέκρανον dicunt et ἀγκῶνα. At Hippocrates quum dixit unde cubitum metitur, fignificare videtur vel omnes vel plerosque inde metiri. Quomodo autem fefe res habeat, hic quaerere fupervacaneum eft. Illud meminiffe oportet, quod inferius cubiti caput fitum in prima palmae parte e regione fuperiori capiti refpondet, ubi fecundum naturam brachium figuretur, ut fcilicet curva pars interior fit, gibba exterior. In quo habitu fit ut minimus digitus ab inferiori parte fubjiciatur, pollex a fuperiori infidat.

XIV.

Hic vero idem os effe tum hoc tum illud exiftimabat, itemque multi alii.

Οὐχ οὕτως εἴρηκε τὸ αὐτὸ εἶναι τοῦτό τε κἀκεῖνο, ὡς αὐτόν τινα λέγομεν ἑαυτῷ τὸν αὐτὸν ὑπάρχειν, οἷον τὸν Τελαμώνιον Αἴαντα τῷ Αἰακίδῃ, ἀλλ᾽ ὅτι τοῦ αὐτοῦ ὀστέου πέρας ἑκάτερον ὑπολαμβάνει εἶναι, τουτέστι τοῦ πήχεος.

ιε'.

Ἔστι δὲ ἐκείνῳ τῷ ὀστέῳ τὠυτὸ ὁ ἀγκὼν καλεόμενος, ὃν ποτὶ στηριζόμεθα.

Ὡς ἐπὶ τῆς προγεγραμμένης ῥήσεως ἔφην αὐτὸν εἰρηκέναι τὸ αὐτὸ καὶ νῦν οὕτως ἀκούειν σε προσῆκεν, ὅτι τοῦ αὐτοῦ ὀστέου μόρια τότε πρὸς τῷ καρπῷ καὶ τὴν ἔνδον ἐξοχὴν τῆς κατ᾽ ἀγκῶνα διαρθρώσεως ἐνόμιζον εἶναι.

ιστ'.

Οὕτως οὖν ὑπτίην ἔχοντι τὴν χεῖρα τοῦτο μὲν τὸ ὀστέον διεστραμμένον φαίνεται, τοῦτο δὲ τὰ νεῦρα ἀπὸ τοῦ καρ-

Non ita pronunciavit idem os esse tum hoc tum illud, ut aliquem eundem sibi ipsi existere dicimus, veluti Ajacem Telamonium eundem ac Aeacidem; sed quod utrumque ossis extremum conjiciat ejusdem esse cubiti.

XV.

Quod autem os cubiti gibbus vocatur cui nimirum innitimur, idem quod illud est.

Ut in praescripto textu dixi ipsum pronunciasse dictionem *idem*, sic in praesenti re intelligere consentaneum est quod ejusdem ossis partes et eam quae juxta carpum posita est et eam quae interiorem articulationis cubiti extremitatem efficit, idem esse arbitrentur.

XVI.

Sic igitur supinam manum habenti hoc quidem os perversum apparet, partim vero ipsi nervi, qui a manus jun-

ποῦ τείνοντα ἐκ τοῦ εἴσω μέρεος καὶ ἀπὸ τῶν δακτύλων, ταῦτα ὑπτίην ἔχοντι τὴν χεῖρα διεστραμμένα γίνεται. τείνει τε γὰρ ταῦτα τὰ νεῦρα πρὸς τὸ τοῦ βραχίονος ὀστέον, ὅθεν ὁ πῆχυς μετρεῖται. αὗται τοσαῦται καὶ τοιαῦται αἱ ἁμαρτάδες καὶ ἄγνοιαι τῆς φύσιος τῆς χειρός. εἰ δ', ὡς ἐγὼ κελεύω, χεῖρα καταγυῖαν κατατείνοι τις, ἐπιτρέψει μὲν τὸ ὀστέον ἐς ἰθὺ, τὸ κατὰ τὸν [166] σμικρὸν δάκτυλον τὸ ἐς τὸν ἀγκῶνα τεῖνον, ἰθυωρίην δὲ ἕξει τὰ νεῦρα τὰ ἀπὸ τοῦ καρποῦ πρὸς τοῦ βραχίονος τὰ ἄκρα τείνοντα. ἀναλαμβανομένη δὲ ἡ χεὶρ ἐν παραπλησίῳ σχήματι ἔσται, ἐν ᾧπερ καὶ ἐπιδεομένη, ἄπονος μὲν ὁδοιπορέοντι, ἄπονος δὲ κατακειμένῳ καὶ ἀκάματος.

Ὅταν ὀστοῦ τινος ἢ μυὸς ἢ νεύρου τὴν μὲν ἀρχὴν ἐκ τῶν ἔνδον μερῶν εἶναι τοῦ κώλου συμβαίνει, τὴν τελευτὴν δὲ ἤτοι γε ἐκτὸς ἢ ἐκ τῶν κάτω μερῶν, διέστραπται δηλονότι τὸ μόριον τοῦτο. καλῶς οὖν ἔφη διέστραπται πάντα ταῦτα, τῆς ὅλης χειρὸς ὑπτίας σχηματισθείσης. αὐτίκα

ctura et digitis interiore parte praeceptum ſupina manu diſtorquentur. Hi namque nervi ad os brachii, unde cubitum metimur, tendunt. Hi ſaepe tanti ac tales ſunt de natura manus errores ac ignorantiae. Si quis autem, prout ego jubeo, fractam manum extendat, is quidem os quod ad parvum digitum eſt et ad cubiti flexuram tendit, in directum convertet, nervique a manus carpo ad brachii extrema tendentia rectitudinem habituri ſunt. Manus vero dum appenſa continetur, eodem habitu quo deligata eſt collocabitur, ita ut ne deambulanti quidem dolorem ullum aut decumbenti laborem ac defatigationem afferat.

Quum accidit ut oſſis cujuspiam vel nervi vel muſculi initium ſit ab interiori parte membri, finis vel ab exteriori vel ab inferiori, conſtat partem hanc perverſam eſſe. Recte igitur dixit omnia haec perverti, ubi totum brachium reſupinetur. Ac ne longius exempla petamus,

γέ τοι τὰ νεῦρα τὰ ἐπὶ τὴν ἐντὸς χώραν ἀφικνούμενα τῆς ἄκρας χειρὸς ἐμβάλλει τῷ πήχει περὶ τὴν ὅλην κεφαλὴν τοῦ βραχίονος. ἐὰν οὖν ὑπτίαν ἐργαζώμεθα τὴν χεῖρα, συμβήσεται τὴν μὲν ἀρχὴν τῶν νεύρων τῶν κατὰ τὸν πῆχυν ἐκ τῶν ἔνδον εἶναι μερῶν, τὴν τελευτὴν δὲ ἐκ τῶν ἄνω (531) μερῶν. ὡσαύτως δὲ καὶ τῶν μυῶν καὶ αὐτοῦ τοῦ κατὰ τὸν πῆχυν ὀστοῦ. πάντων γὰρ τούτων ἐκ τῶν ἔνδον μερῶν εἰσιν αἱ ἀρχαὶ καὶ κατὰ τὸν κόνδυλον τοῦ βραχίονος, ἱκανοὶ δ' ἦσαν καὶ οἱ μύες μόνοι διαστραφέντες ἱκανὴν ὀδύνην ἐργάσασθαι, διὰ τοῦτο δὲ καὶ φλεγμονήν. εἰ δ' ὡς Ἱπποκράτης ἀξιοῖ τὴν χεῖρά τις σχηματίσειεν, οἱ ἐκ τῶν ἔνδον μερῶν τοῦ πήχεος ἀρχόμενοι μύες ὅλοι κείσονται κατὰ τὰ ἔνδον, οἵ τ' ἐκ τῶν ἐκτὸς ἐνταῦθα καὶ οὗτοι τετάξονται, καθάπερ γε καὶ οἱ ἄνωθεν ἐν τούτῳ τῷ μέρει φυλαχθήσονται δι' ὅλου τοῦ κώλου. ἐν δὲ τοῖς ὑποκάτω τοῦ πήχεος οὐδ' ἔστιν ὅλως μῦς. εἰ δέ σοι μέλει τῶν περὶ τὸν πῆχυν ἁπάντων μυῶν ἐπίστασθαι τὴν θέσιν, ἐκ τοῦ πρώτου τῶν ἀνατομικῶν ἐγχειρήσεων μαθήσῃ. ἔχεις δ'

nervi qui ab interiori parte feruntur ad manum cum cubito junguntur circa totum humeri caput. Fiet itaque resupinato brachio, ut nervorum qui cubito alligantur initia ab interiori parte collocentur, fines a superiori. Idem accidet musculis et ipsius cubiti ossi; horum enim omnium initia ab interiori parte sunt juxta tuberculum humeri. Poterant autem per se musculi, quum perverterentur, abunde dolorem excitare atque ea de causa inflammationem. Si quis autem brachium figuraverit, ut Hippocrates jussit, musculi qui ab interiori parte cubiti oriuntur toti ab interiori parte cubiti siti erunt, qui ab exteriori, in hac similiter continebuntur: quemadmodum qui a superiori positum a superiori tuebuntur in universo membro. Ab inferiori autem cubiti parte nullus situs est omnino musculus, sed si cubiti musculorum omnium situm cognoscere tibi curae est, ex primo libro de incidendorum corporum ratione addiscere poteris; tum ex musculis

αὐτοὺς κἀν τῇ τῶν μυῶν ἀνατομῇ γεγραμμένους, ἐν ᾧ βιβλίῳ συντομώτερον ἢ ἐν ταῖς ἀνατομικαῖς ἐγχειρήσεσιν ἁπάντων τῶν ἐν τῷ σώματι μυῶν φύσις ἑρμηνεύεται.

ιζ'.

Καθίκνυσθαι δὲ χρὴ τὸν ἄνθρωπον οὕτως, ὅκως ἢ τὸ ἐξέχον τοῦ ὀστέου πρὸς τὴν λαμπροτάτην τῶν παρεουσέων αὐγέων, ὡς μὴ λάθῃ τὸν χειρίζοντα ἐν τῇ κατατάσει εἰς ἱκανῶς ἐξίθυνται. τοῦ γε μὴν ἐμπείρου οὐδ' ἂν τὴν χεῖρα λάθοι ἐπαγομένην τὸ ἐξέχον ψαυόμενον.

Εἴτε κατακλίνειν εἴτε καθίζειν ἐκ τοῦ καθίκνυσθαι δηλοῦται, προσυπακούειν αὐτῷ χρὴ τὸ ἕτερον αὐτῶν. εἴτε γὰρ τὴν ῥώμην ἀποβλέπων τοῦ κάμνοντος καὶ τὸ μέγεθος τοῦ κατάγματος, ἐνίοτε μὲν καθήμενον, ἐνίοτε δὲ κατακείμενον ἐπιδήσεις τὸν ἄνθρωπον. ὁπότερον δ' ἂν ἔχῃ σχῆμα

incidendis, ubi mufculorum omnium natura ad compendium confertur magis quam in libro de incidendorum corporum ratione.

XVII.

Hominem autem collocari fic oportet, ut quae pars offis prominet praeftantium luminum fplendidiffimo obverfa fit, ut in extenfione manu operantem lateat, num fatis fit in directum conftituta. Non enim profecto periti artificis admotam manum os prominens contactu latere poteft.

Sive decumbere five federe verbo *καθίκνυσθαι*, hoc eft collocari, declaretur, eorum alterum utrum ipfo intelligendum eft. Si namque tum virium robur tum fracturae magnitudinem recipias, interdum quidem decumbentem, interdum vero fedentem hominem deligaveris. At utervis figuratus habitus proftantium luminum fplendorem

πρὸς τὴν λαμπρότητα τῶν παρεουσῶν αὐγῶν, βλέπειν χρὴ τὸ πεπονθὸς μέρος, ὅπως εὐκατάσκεπτον εἴη.

ιη'.

[167] *Τῶν δὲ ὀστέων τοῦ πήχεος, ὧν μὴ ἀμφότερα κατέηγε, ῥάων ἡ ἴησις, ἢν τὸ ἄνω ὀστέον τετρωμένον εἴη, καίπερ παχύτερον ἐὸν, ἅμα μὲν ὅτι τὸ ὑγιὲς ὑποτεταμένον γίνεται ἀντὶ θεμελίου, ἅμα δ' ὅτι εὐκρυπτότερον γίνεται, πλὴν εἰ τὸ ἐγγὺς τοῦ καρποῦ. παχείη γὰρ ἡ τῆς σαρκὸς ἐπίφυσις ἡ ἐπὶ τὸ ἄνω. τὸ δὲ κάτω ὀστέον ἄσαρκον καὶ οὐκ εὐξυγκρυπτὸν καὶ κατατάσιος ἰσχυροτέρης δεῖται.*

Ὅτι δύο εἰσὶν ὀστᾶ τοῦ πήχεος ἐδήλωσεν εἰπὼν ὧν μὴ ἀμφότερα· οὔτε γὰρ ἐφ' ἑνὸς οὔτε ἐπὶ τριῶν ἢ καὶ πλειόνων εἰώθασι λέγειν οἱ Ἕλληνες τὴν ἀμφότερα φωνήν. τῶν δὲ δύο τούτων ὀστῶν τὸ μὲν ὑποτεταγμένον ἰδίως ὀνομάζεται πῆχυς, ὃ δὴ καὶ μακρότερόν ἐστι, τὸ δὲ ἐπικείμενον

ſortiatur, pars affecta perſpicienda eſt, ut eam chirurgus facile ſpeculetur.

XVIII.

Oſſium cubiti, quum utrumque fractum non eſt, facilior eſt curatio. Si os ſuperius ſauciatum fuerit, etiamſi craſſius id exiſtat, partim quidem quod ei pro fundamento ſubtendatur, partim vero quod facilius occultetur, niſi juxta manus juncturam ſauciori contingat. Craſſa namque carnis eſt epiphyſis quae ſuperiore parte adnaſcitur. Os vero inferius neque carnem habet neque facile latet atque vehementiore extenſione indiget.

Quod duo ſint oſſa cubiti his verbis declaravit: quum utrumque fractum non eſt. Neque enim Graeci ſub una, neque ſub tribus aut pluribus dictionibus ἀμφότερα, ſive utraque proferre conſueverunt. Ex his autem duobus oſſibus quod ſubtenditur proprie cubitus nominatur, quod

κερκίς. σαφὴς δ᾽ οὐχ οὗτος μόνος ὁ λόγος, ἀλλὰ καὶ οἱ ἄλλοι πάντες, ὡς ἐπὶ τὸ πλεῖστόν εἰσιν ἐν τούτῳ τῷ βιβλίῳ καὶ μόνα δεῖσθαι σαφηνείας λέγω ἃ νῦν ἐξηγοῦμαι, ὥστ᾽ παρὰ ταῦτά σοι δόξειεν ἀσαφὲς εἶναι, σκέψαι δὴ μὴ τὸ ἀντίγραφον ἥμαρται. κατωρθωμένου δὲ αὐτοῦ καὶ ἅπαξ ἀναγνούς τι μὴ νοήσῃς, ἀλλὰ δεύτερόν γε καὶ τρίτον ἐπαναλαμβάνων αὐτὸ πάντως μαθήσῃ τὸ λεγόμενον.

ιθ'.

Ην δὲ τοῦτο μὴ ξυντριβῇ, ἀλλὰ τὸ ἕτερον, φαυλοτέρη ἡ κατάτασις ἀρκέῃ· ἢν δὲ ἀμφότερα κατεηγῇ, ἰσχυροτάτης κατατάσιος δεῖται. παιδίου μὲν γὰρ ἤδη εἶδον κατατα-θέντα μᾶλλον ἢ ὡς ἔδει. οἱ δὲ πλεῖστοι ἧσσον τείνονται ἢ ὡς δεῖ.

Τὴν ἁπλουστέραν καὶ ἄνευ μεγάλης πραγματείας φαυλοτέραν εἶπεν. οὐ γὰρ μόνον τὸ μοχθηρὸν ἐκ τοῦ φαύλου δηλοῦται παρὰ τοῖς παλαιοῖς, ἀλλὰ καὶ τὸ ἁπλοῦν.

ſane longior exiſtit; quod vero incumbit, rarius. Plana autem eſt non ſolum haec oratio, ſed etiam ceterae fere omnes quae hoc in libro ſunt. Quae nunc enuncio, ea ſola explanationem deſiderant. Quare ſi quid praeter haec obſcurum eſſe tibi videatur, jam explora, quum exemplar mendis erraverit, quo probe correcto, ſi quid ſemel lectum non comprehenderis, idem inſuper tum ſecundo tum tertio relegens propoſitum omnino percipies.

XIX.

Ubi non hoc, ſed illud fuerit comminutum, ſatis faciet ſimplicior vis in intendendo, ubi utrumque extendere valentius oportet. Puerum jam vidi plus juſto intenſum. Sed plerique minus quam res poſtulat extenduntur.

Simpliciorem et ſine magno negotio factam extenſionem leviorem ſeu *φαυλοτέραν* pronunciavit. Non enim vitiatum dumtaxat *φαῦλον* dictione, ſed et leve et ſimplex apud veteres ſignificatur.

κ'.

Χρὴ δ', ἐπὴν τείνωσι, τὰ θέναρα προσβάλλοντα διορθοῦν.

Τὰ ἐξέχοντα τῶν χειρῶν ὀνομάζουσι θέναρα παρὰ τὸ θείνειν, ὡς ἔνιοι βούλονται τῶν χαιρόντων ἐτυμολογίαις. τούτοις γὰρ τοῖς ἐξέχουσι παίομεν ὅσαπερ ἂν παίωμεν. ἔνιοι δὲ οὐ πάντα τὰ ἐξέχοντα τῆς χειρὸς καλεῖσθαί φασιν, ἀλλὰ μόνα τὰ ὑπὸ τοῖς μεγάλοις δακτύλοις.

κα'.

[168] *Ἔπειτα χρίσαντα κηρωτῇ μὴ πάνυ πολλῇ, ὡς μὴ περιπλέῃ τὰ ἐπιδέσματα, οὕτως ἐπιδεῖν.*

Δύο χρεῖαι τῆς ἐπιδέσεώς εἰσιν· ἡ μὲν ἑτέρα τὰ καλῶς ὑφ' ἡμῶν ἀλλήλοις παρατεθέντα μέρη τοῦ καταγέντος ὀστοῦ κρατεῖν ἀσφαλῶς, ἡ δ' ἑτέρα δεξάμενα τὰ ὀθόνια

XX.

Diftentione vero facta diftenta volis manuum admotis dirigenda funt.

Quae manuum partes prominent, eas volas, *θέναρα ἀπὸ τοῦ θείνειν*, a percutiendo deducta nominant, ut nonnulli volunt qui veris verborum originibus ftudent. Nam quaecunque percutimus his prominentibus partibus percutimus. Nonnulli vero non omnes prominentes manus partes fic vocari profitentur, fed eas folas quae magnis digitis fubjiciuntur.

XXI.

Deinde illito cerato non admodum copiofe, ut ne fafciae circumfluitent, ita devinciendum eft.

Duo funt deligationis ufus; alter quidem eft offis fracti partes a nobis inter fe probe compofitas tuto continere, alter vero quae lintea liquorem vel medicamen-

τὸν χυμὸν ἢ τὸ φάρμακον, ὅπερ ἀναφλεγμαντότατον εἶναι δοκιμάσωμεν, ἐπικείμενον αὐτὸ φυλάττειν ἀεὶ τοῖς πεπονθόσι μέρεσιν. ἔνιοι μὲν γοῦν τοῖς ἐμπλαστοῖς χρῶνται φαρμάκοις, ἐμπλάττοντες ὀθονίοις αὐτὰ καὶ μετὰ τὴν ἐπίθεσιν ἔξωθεν ἐπιδοῦντες, ἔνιοι δὲ χυμῷ τινι τῶν ἐπιτηδείων εἰς τοῦτο, καθάπερ οἴνῳ τε μόνῳ καὶ σὺν ἐλαίῳ καὶ πολλάκις τινὶ τῶν ὑγρῶν φαρμάκων, οἷά πέρ ἐστιν ἡ τοιαύτη κηρωτὴ διττῶς σκευαζομένη, ποτὲ μὲν ἤτοι γ᾽ ἐν ῥοδίνῳ τηκομένου τοῦ κηρωτοῦ ἢ ἐν ἐλαίῳ, ποτὲ δὲ πίττης τι προσλαμβάνουσα ξηρᾶς, ἣν δὴ καὶ πισσηρὰν ὀνομάζουσι κηρωτήν. τὰ δ᾽ ὑγρὰ φάρμακα καὶ σύστασιν ἔχει καὶ πάχος, οἷόν περ καὶ ἡ ὑγρὰ κηρωτή. γίγνεται δὲ τηκομένων ἐν ἐλαίῳ τῶν ἀφλεγμάντων ἐμπλάστρων, ὑπὲρ ὧν εἴρηται μέν τι καὶ ἐν τοῖς περὶ τῶν ἁπλῶν φαρμάκων δυνάμεως, ἐπὶ πλέον δ᾽ ἔν τε τῇ θεραπευτικῆς μεθόδου πραγματείᾳ καὶ τῇ περὶ συνθέσεως φαρμάκων δυνάμεως. ὁ δ᾽ οὖν Ἱπποκράτης ὑγρᾷ μὲν κηρωτῇ κέχρηται. πολὺ μὲν γὰρ ἀφλεγμαντότερα τῆς

tum exceperint quod inflammationis prohibitorium esse exploraverimus, affectis partibus imposita tueri. Itaque nonnulli quidem emplasticis medicamentis utuntur ipsa linteis inducentes, a quorum impositione foris fascias adhibent. Nonnulli vero humorum ad id idoneorum aliquem ingerunt, quale vinum vel per se vel cum oleo; et saepe liquidorum medicamentorum aliquod, quale ceratum est quod duobus modis praeparatur. Interdum quidem cera vel in aqua rosacea vel oleo liquatur; interdum vero picis aridae portio adjicitur, quam piceum ceratum nominant. Sed liquida medicamenta tum concretionem tum crassitudinem sortiuntur, cujusmodi liquidum ceratum existit. Fiunt autem et ex emplastris inflammationem prohibentibus in oleo liquatis, in quibus tum in libris de simplicium medicamentorum facultatibus proditum est tum ac liberalius in operibus methodi medendi et in operibus de compositorum medicamentorum facultatibus. Hippocrates igitur liquido cerato usus est, quod multo magis

σκληρᾶς ἢ ὅπως ἂν τις ὀνομάζειν ἐθέλοι. τοῦ δὲ ποσοῦ καὶ τὴν χρῆσιν αὐτῆς ἐδήλωσε τὸν σκοπὸν εἰπὼν μὴ πάνυ πολλῇ, ὡς μὴ περιπλέῃ τὰ ἐπιδέσματα. τὸν δ' ἀντικείμενον ὅρον οὐκ ἐδήλωσεν ὡς ἡμῶν νοούντων. ἔστι δ' αὐτὸς, ὡς οὐδ' οὕτως ὀλίγῃ κηρωτῇ χρῆσθαι προσῆκεν, ὡς φθάσαι ξηρανθῆναι τὰ τῶν ἐπιδέσμων ὀθόνια, πρὶν ἐπιλύεσθαι διὰ τρίτης. ἄξιον δ' ἐπισκέψεώς ἐστι διὰ τί κηρωτῇ κελεύει νῦν χρῆσθαι. καίτοι γε ἐν οἷς ἐξέσχεν ὀστοῦν τοῦ δέρματος οἴνῳ χρώμενος αὐστηρῷ μέλανι. δοκεῖ δέ μοι φρονεῖν μὲν ὥσπερ γενναιοτέρου βοηθήματος εἰς τὰ τοιαῦτα τοῦ οἴνου, παραλείπειν δ' αὐτὸν ἐπὶ τῶν ἄλλων καταγμάτων, ἐν οἷς οὐκ ἐγυμνώθη τι τῶν συντριβέντων ὀστῶν διὰ τὸ πολλῆς ἐπιμελείας δεῖσθαι τὴν χρῆσιν. εἰ μὴ γὰρ συνεχῶς ἐπιβρέχοιτο, μεγίστη γί- (532) νεται βλάβη ξηραινομένων τῶν ὀθονίων. ἐπιβρέχειν δὲ συνεχῶς καὶ μάλιστα νύκτωρ οὐκ ἐθέλουσιν οἱ πλεῖστοι τῶν ὑπηρετουμένων τοῖς κάμνουσιν. ἀλλ' ἐπεί περ εἰς τὰ ἔσχατα νοσήματα αἱ ἔσχαται θεραπεῖαι εἰς ἀκριβείην κράτισται, διὰ τοῦτ' ἐφ'

inflammationem coercet quam quod durum eſt aut quodcunque quis aliud nominare voluerit. Modum autem utendi hujusmodi cerato ſcopum his verbis declaravit, non admodum copioſe ut ne faſciae circumfluitent, contrarium vero terminum non declaravit, tanquam nobis intelligentibus. Is autem eſt ne ita pauco cerato uti deceat, ut faſciarum lintea ſiccefcant, priusquam tertio quoque die ſolvantur. At cur imperat nunc uti cerato, ſpeculatione dignum eſt. Nam in quibus os cutem excedit auſtero vino nigro uſus eſt. Mihi autem videtur vinum excogitaſſe ad haec tanquam nobilius praeſidium, ipſum vero in aliis fracturis omiſiſſe, in quibus contritorum oſſium nullum nudatum eſt, quod vini uſus diligentiam poſtulet. Niſi enim aſſidue infundatur, maxima exſiccatorum oſſium oboritur laeſio. Qui enim laborantibus inſerviunt, eorum plurimi continuo ac noctu praeſertim vinum infundere nolunt. Verum quia extremis morbis extrema remedia omnino ſunt optima, propterea in quibus os pro-

ὧν ἐξέσχεν ὀστοῦν οἴνῳ χρῆσθαι κελεύει, ἔνθα δὲ χρῆται τῷ οἴνῳ, περὶ τῆς δυνάμεως αὐτοῦ τὰ πλείω. νυνὶ δ᾽ ἀρκεῖ τό γε τοσοῦτον εἰπεῖν, ὡς ἐπειδὴ τὰ ἄλλα κατάγματα καὶ χωρὶς οἴνου δύναται θεραπεύεσθαι, μόνῃ τῇ κηρωτῇ χρωμένων ἡμῶν, οὐκ ἀναγκαῖόν ἐστιν ἐπ᾽ αὐτῶν προσφέροντας ἁμαρτεῖν ὁπότε μέγα διὰ τὴν τῶν ὑπηρετουμένων ἀμέλειαν. ἔνθα δὲ μέγας ὁ κίνδυνος, ἐνταῦθα καὶ αὐτοὶ μὲν ἑκόντες οἱ ὑπηρέται ταλαιπωρεῖσθαι προαιροῦνται καὶ ἡμῖν δὲ παρακαλοῦσι πείθονται. καὶ μέντοι καὶ συνεχέστερον ἐπιφαινόμεθα τοῖς τοιούτοις διὰ τὸ τοῦ κινδύνου μέγεθος ἐνίοτε καὶ παραμένοντες ὅλης νυκτὸς, ὅταν μὴ σφόδρα θαῤῥῶμεν τοῖς ὑπηρέταις τὰ κελευόμενα πρᾶξαι πάντα καλῶς.

κβ'.

[169] Ὅπως μὴ κατωτέρω ἄκρην τὴν χεῖρα ἕξει τοῦ ἀγκῶνος, ἀλλὰ σμικρῷ καὶ ἀνωτέρω, ὡς μὴ τὸ αἷμα ἐς ἄκρον ἐπιῤῥέῃ, ἀλλὰ ἀπολαμβάνηται.

minet, vinum ufurpare jubet. At ubi vino utitur, de ipfius facultate plura dicturi fumus. Nunc autem fufficit illa tantum enarraffe, quum aliae fracturae etiam absque vino folo cerato nobis utentibus curari potuerint, non neceffe effe in his curandis qui vinum admovent, eos interdum ob miniftrorum negligentiam graviter peccare. Tunc autem magnum incumbit periculum, tunc etiam ipfi miniftri fe labores exantlare conftituunt, atque nobis imperantibus parent nec non etiam his frequentius adfumus et interdum ob periculi magnitudinem univerfam noctem immoramur, quum miniftris imperata omnia probe peragere non admodum confidimus.

XXII.

Ut ne fumma manus cubiti flexu inferior, imo paulo etiam fuperior collocetur, quo fanguis minime ad imum extremum defluat, fed revocetur.

Ὅτι μὲν οὖν οὕτως σχηματίζεσθαι προσήκει τὸν πῆχυν ὡς ὑποτετάσθαι μὲν τῇ κερκίδι, γωνίαν δὲ ὀρθὴν ἐργάζεσθαι πρὸς μὲν τὸ τοῦ βραχίονος ὀστοῦν ἔμπροσθεν εἴρηται. δυναμένου δὲ τούτου γίγνεσθαι καὶ κατωτέρω τῆς ἄκρας χειρὸς, ὡς πρὸς τὸν ἀγκῶνα, καὶ ἀνωτέρω, εἰκότως ἐπιδιωρίσατο καὶ περὶ τοῦδε, κελεύσας ἀνωτέρω βραχὺ τὴν ἄκραν τοῦ ἀγκῶνος χεῖρα ἔχειν. ἴσμεν γὰρ τὰ κατάῤῥοπα σχήματα ῥευμάτων αἴτια γιγνόμενα τοῖς πέρασι τῶν κώλων καὶ διὰ τοῦθ᾽ ὡς οἱ δι᾽ ὅλης τῆς ἡμέρας περιπατήσαντες, οἱ δ᾽ ἀλεώτερά πως ἔχοντες τὰ σκέλη πρὸ παντὸς ποιοῦνται, νύκτωρ αὐτὰ σχηματίζειν ὑψηλότερα τοῦ ὅλου σώματος. οὕτως οὖν κἀπὶ τῆς ὅλης χειρὸς ὁ Ἱπποκράτης κελεύει φυλάττεσθαι μὲν τὸ κατάῤῥοπον σχῆμα, μεταδιώκειν δὲ τὸ ἀνάῤῥοπον. κἂν ἐπὶ πλέον δ᾽ αὐτὴν ὑψηλοτέραν ἐκέλευσε τοῦ ἀγκῶνος ἴσχειν, εἰ μὴ καὶ τοῦτο τὸ σχῆμα τοῖς ἐν αὐτῷ χρονίζουσιν ὀδύνην παρεῖχεν, ὅλῃ τε τῇ χειρὶ καὶ μάλιστα τοῖς προσθίοις τοῦ βραχίονος μυσίν. ὅτι μὲν οὖν ὀδυνῶδές ἐστιν ἡ πεῖρά σε διδάξει. τὴν δ᾽ αἰτίαν τῆς ὀδύνης

Quod igitur cubitum ita figurari deceat ut radio fubjiciatur et angulum rectum ad os humeri efficiat, fuperius enunciatum eft. Quum autem hoc fieri poffit et inferiori fummae manus ut et ad cubiti flexum fuperiori regione pofita merito hoc quoque definivit, quum imperavit fummam manum cubiti flexu paulo fuperiorem habere. Novimus enim deorfum propendentes figuras fummis membris fluxionum caufas effici. Propterea quemadmodum et qui totum diem obambulant et quibus crura calidiora funt omnino exiftimant ipfa noctu univerfo corpore fublimiora componere. Itaque fic imperat Hippocrates deorfum propendentem figuram vitari, furfum vero tendentem fectari. Quodfi ipfam manum cubiti junctura multo fublimiorem figurari juffiffet, hujusmodi habitus aegris in ipfo diu morantibus univerfae manui dolorem excitaret, potiffimumque anterioribus humeri mufculis. Itaque hunc habitum dolorificum effe docebit experientia, doloris vero caufam mufculorum flexurae cubiti articula-

Ed. Chart. XII. [169.] Ed. Baf. V. (532.)

ἡ φύσις τῶν κινούντων μυῶν τὴν κατ' ἀγκῶνα διάρθρωσιν ἐπιδείξεται. εἰσὶ γὰρ οἱ κατὰ τὸ πρόσω τε κὰκ τῶν ἔνδον μερῶν τοῦ βραχίονος, οὓς ὅταν κάμπτωμεν τὸν πῆχυν ἐπὶ τὴν ἰδίαν κεφαλὴν ἀνασπῶντες καὶ τείνοντες ἄνω συνανασπῶμεν καὶ συνανατείνομεν ἑαυτοῖς ὅλον τὸν πῆχυν, εἰς ὅσον ἐμπεφύκασι τοῖς κάτω μέρεσιν ἑαυτῶν, ὡς μὴ τὸ αἷμα ἐς ἄκρον ἐπιῤῥέῃ, ἀλλ' ἀπολαμβάνηται ἐς ἄκρην. τοῦτο ἀναφέρειν ἐχρῆν πρὸς τὸ μὴ κατωτέρω τοῦ ἀγκῶνος ἄκραν τὴν χεῖρα ἔχειν. διὰ μέσου δὲ ἀμφοῖν εἴρηται τὸ, ἀλλὰ μικρῷ ἀνωτέρω, ὡς εἶναι τὸν ὅλον λόγον τοιοῦτον. ὅκως δὲ μὴ κατωτέρω ἄκραν τὴν χεῖρα ἕξει τοῦ ἀγκῶνος, ὡς μὴ τὸ αἷμα ἐς ἄκρον ἀπολαμβάνηται, ἀλλὰ σμικρῷ ἀνωτέρω.

κγ'.

Ἔπειτα ἐπιδεῖν τῷ ὀθονίῳ τὴν ἀρχὴν βαλλόμενος κατὰ τὸ κάτηγμα.

---

tionem moventium natura demonftrabit. Hi namque funt tum ab anterioribus tum interioribus humeri partibus, quos ubi flectimus, ad proprium caput contrahuntur et furfum tenduntur, cumque ipfis totus cubitus fimul contrahitur ac furfum verfus tenditur, in quem fuis imis partibus inferuntur. Ne fanguis ad extremum defluat, fed revocetur. Hic textus ad illum referendus eft, ne fumma manus cubiti flexu inferior collocetur. In utrisque autem medio haec inferuit, imo paulo etiam fuperior, ut tota oratio fit hujusmodi: ut ne fumma manus cubiti flexu inferior, imo paulo etiam fuperior collocetur, quo fanguis non ad imum extremum defluat, fed revocetur.

XXIII.

Poftea linteo deligare capite fupra fracturam injecto.

Τὸ τὴν ἀρχὴν βάλλεσθαί τε καὶ μὴ βάλλεσθαι κατὰ τὸ κάταγμα διττῶς γίγνεται, ποτὲ μὲν κατὰ τὸ μῆκος τοῦ κώλου νοούντων ἡμῶν αὐτὸ, ποτὲ δὲ καὶ κατὰ τὸ πλάτος. ὅροι δὲ τοῦ κατὰ τὸ μῆκος βαλλομένην τὴν ἀρχὴν τοῦ ἐπιδέσμου τὸ τὴν πρώτην αὐτοῦ περιβολὴν ἐν κύκλῳ γιγνομένην ὅλον σκεπάσαι τὸ κάταγμα. εἰ δ' ἤτοι τοσοῦτον ἀνωτέρω περιβάλλοις, ὡς μηδ' ὅλως ψαῦσαι τοῦ συντριβέντος ἢ κατωτέρω πάλιν αὖ τοσοῦτον, ὡς μηδ' ὅλως ἅψασθαι, τοῦτ' ἂν ἀληθῶς εἴποι τις μὴ κατὰ τὸ κάταγμα τὴν ἀρχὴν τοῦ ἐπιδέσμου. οὕτως μοι νόει κατὰ τὸ κά- [170] ταγμα βάλλεσθαί τε καὶ μὴ βάλλεσθαι τὴν ἀρχὴν τῶν ὀθονίων, κατὰ τὸ πλάτος δὲ, ἐπεὶ δ' ἂν αὐτὴν πρώτην ἐπίδεσιν ἐπίδεσμος ἤτοι γε τῇ τοῦ κατάγματος ἢ ἐξωτέρω ποιήσεται. ἐνταῦθα μὲν οὖν ὁ Ἱπποκράτης ὡς πρὸς τὸ μῆκος τοῦ κώλου βλέπων ἀπεφήνατο τὴν ἀρχὴν βάλλεσθαι κατὰ τὸ κάταγμα, τουτέστι μήτε ταπεινοτέραν μήθ' ὑψηλοτέραν αὐτοῦ. δηλοῖ δὲ ἐξ ὧν ἐπιφέρων εἶπεν· ἐπὴν δὲ περιβάλλῃ

Haec fententia, ad fracturam caput injici et non injici duobus fit modis: interdum quidem nobis ipfam fecundum membri longitudinem accipientibus, interdum vero et fecundum latitudinem. Termini autem injiciendi fafciae caput in longitudinem funt, hic primam fafciae circumvolutionem in orbem factam univerfam fracturam operire. Quodfi vel tantopere fuperius injicias, quam ut fracturam nullo modo contingat vel rurfum tanto inferius, quam ut ad ipfam accedat. Hoc fafciae caput fere quis affere poterit non fupra fracturam injectum. Sic mihi intellige fupra fracturam injici et non injici caput linteorum, fed in latitudinem, quum fcilicet primam deligationem fafcia quadantenus fracturae aut exterius fecerit. Hic igitur Hippocrates tanquam ad membri longitudinem fpectans fafciae caput fupra fracturam injici denunciavit, hoc eft neque fracturae inferius, neque fublimius. Quae prodidit per ea quae his verbis infert, quum, inquit, ubi fupra fracturam bis terve circumvolveris, fur-

κατ' αὐτὸ δὶς ἢ τρὶς, ἐπὶ τὸ ἄνω δεδέσθω ἐπιδῶν. ἐν δὲ τῷ κατ' ἰητρεῖον, ἔνθα φησὶ τὴν ἀρχὴν βάλλεσθαι μὴ κατὰ τὸ ἕλκος, ἀλλ' ἔνθα καὶ ἔνθα. πρὸς τὸ τοῦ κώλου πλάτος ἀναφέρων εἶπεν, ὡς δηλοῖ πάλιν κἀνταῦθα τὸ ἔνθα ἢ ἔνθα. ταύταις γὰρ ταῖς φωναῖς οἱ Ἕλληνες χρῶνται εἰς πλάτος δηλοῦντες. ἐν πολλοῖς δὲ τῶν ἀντιγράφων ἡ λέξις οὕτως ἔχει· ἀρχὴν βάλλεσθαι μὴ ἐπὶ τὸ ἕλκος, ἀλλὰ ἐπὶ τὸ ἅμμα.

κδ'.

Ἐρείδων μὲν οὖν, μὴ πιέζων δὲ κάρτα.

Τὴν συμμετρίαν τῆς ἐπιβολῆς τῶν δεσμῶν ἐν τούτῳ τῷ λόγῳ διδάσκει. χρὴ γὰρ ἐρηρεῖσθαι μὲν αὐτοὺς εἰς τοσοῦτον, ὡς φυλάττειν ἀκίνητον τὰ κεχωρισμένα πέρατα τῶν ὀστῶν, οὐ μὴν οὕτως γε πεπιέχθαι σφοδρῶς, ὡς ὀδύνην παρέχειν τῷ κάμνοντι. πᾶσα γὰρ ὀδύνη χρονίζουσα καὶ μάλιστα ἐκθλίψεως αἰτία φλεγμονῆς γίγνεται. σκοποὶ μὲν οὗτοι τῆς τῶν ἐπιδέσμων πιέσεως, ἀκριβῶς δ' αὐτῶν

fum intuitus deligato. At in libro de medicatrina, huc, inquit, fafciae caput non fuper ulcus injiciendum, fed huc aut illuc. Ad membri latitudinem referens pronunciavit, ut iterum declarat his verbis, huc aut illuc. His enim vocibus Graeci utuntur ad latitudinem fpectantes. In multis autem exemplaribus textus fic habet: fafciae caput injici non ad ulcus, fed ad nodum refertur.

XXIV.

Sic ut firmet quidem, non tamen vehementer comprimat.

Docet hoc loco vinculi moderationem, id fiquidem infidere debet eatenus dum fracti offis extrema immobilia tueatur, non tamen ita arctari ut dolorem afferat laboranti. Quilibet enim dolor, quum perfeverat, praefertim fi ex compreffione eft, inflammationem concitat. Haec igitur fpectari debent in fafciis coarctandis quae initio

στοχάζεσθαι κατ᾽ ἀρχὰς μὲν οὐχ οἷόν τε, πολλάκις δ᾽ ἐπιδήσας δυνατόν. προσέχων γὰρ τὸν νοῦν ἀκριβῶς τῷ ποσῷ τῆς τάσεως ἣν ἐποιήσω περιβάλλων τὸν ἐπίδεσμον εἶτ᾽ ἐρωτήσας τὸν ἐπιδούμενον, ὁποίας αἰσθάνεται τῆς περιβολῆς τῶν ὀθονίων, ἐκ δευτέρου περιβάλλων ἴσως προτέρῳ, ἐκλῦσαι δεῖ τὴν τάσιν ἢ ἐπαυξῆσαι· θλίβεσθαι μὲν γὰρ εἰπόντος πρόδηλον ὡς ἐκλῦσαι προσῆκεν. οὕτω δὲ εἶναι χαλαρὸν εἰπόντος, ὡς μηδ᾽ ὅτι περίκειται γινώσκειν ἐπαυξῆσαι. καὶ μέντοι καὶ πρὶν ἐπ᾽ αὐτοῦ τοῦ τὸ κάταγμα σχόντος ἄρχεσθαι τῆς ἐπιδέσεως, ἔνεστί σοι προγυμνάσασθαι, παιδάριον ὑγιὲς ἐπιδέσαντι πολλάκις· ἀλλὰ τῷ πυνθάνεσθαι τὰς ἀρτίως εἰρημένας πεύσεις. ἑτοιμότερος γὰρ οὕτως ἔσῃ πρὸς τὰς ἐν τοῖς κατάγμασι ἐπιδέσεις, ἔτι κἀκεῖνο προσεννοῶν, ὅτι τῶν σωμάτων ὅσα μὲν ἰσχυρὰ καὶ σκληρότερα βιαιοτέρας ἀνέχεται τῆς πιέσεως, ὅσα δ᾽ ἀσθενῆ καὶ μαλακὰ τῆς ἀνειμένης ταῦτα χρήζει.

---

ad unguen conjicere non licet; licet autem ubi ſaepius devinxerimus: nam diligenter animadvertentes modum adſtringendi, quum vinculum injecimus, interrogantesque hominem qualem circumdatam faſciam ſentiat, iterum aeque ac primo injicientes laxare vel adſtringere oportet, ſiquidem premi ſe dixerit, procul dubio laxare; ſin vinculum ita laxum affirmet ut injectum minime ſentiat adſtringere. Licet autem prius quam eum alligemus, quem fractura male habet, exerceri, ſanum puerum ſaepius vinciendo, ſed cum eo ut percontemur quae paulo ante interroganda propoſuimus: ſic enim promptiores erimus ad fracturas deligandas. Illud enim perſpicere oportet, quod quaecunque corpora robuſtiora ſunt ac duriora, vinculum ſuſtinent arctius adſtrictum; quae vero infirmiora ſunt et molliora, lenius adſtringi debent.

κέ.

Ἐπὴν δὲ περιβάλλῃ κατὰ τωὐτὸ δὶς ἢ τρὶς ἐπὶ τὸ ἄνω νεμέσθω ἐπιδέων, ἵνα αἱ ἐπιῤῥοαὶ τοῦ αἵματος ἀπολαμβάνωνται καὶ τελευτησάτω κεῖθι.

Αὐτὸς εἶπε τὴν αἰτίαν, δι' ἣν ἄνω πρῶτον κελεύει τὴν νομὴν τῶν ὀθονίων ποιεῖσθαι. βούλεται γὰρ τὰς ἐπιῤῥοὰς τοῦ αἵματος κωλύεσθαι τῶν ἄνω μερῶν τοῦ κώλου. [171] κατὰ δὲ τὴν εἰρημένην ἐπίδεσιν οὐ μόνον ἀπείργεται τὸ ἐπιῤῥέον, ἀλλὰ καὶ τὸ περιεχόμενον ἐν τοῖς περὶ τὸ κάταγμα μέρεσιν ἐκθλίβεται. ἡ μὲν οὖν ἐπιῤῥοὴ μίαν ὁδὸν ἔχει τὴν ἄνω- (533) θεν κάτω, ἡ δ' ἔκθλιψις ἀμφοτέρας, τήν τ' ἄνωθεν κάτω καὶ τὴν κάτωθεν ἄνω. καὶ γὰρ εἰς τὸ κάτω τοῦ κώλου δυνατὸν ἐκθλῖψαί τι καὶ εἰς τὸ ἄνω. καὶ συμβουλεύει γε ἀμφοῖν ἐστοχάσθαι δύο κελεύων ἐπιδέσμοις χρῆσθαι· τὴν μὲν γὰρ ἀρχὴν ἔχουσιν ἀμφοτέροις ἀπὸ τοῦ πεπονθότος, ὡς κατὰ μῆκος σκοπούντων, ἐντεῦθεν δὲ τοῦ προτέρου μὲν ἄνω, τοῦ δευτέρου δὲ κάτω νεμομένου. βέλτιον

XXV.

Ubi ſuper eandem fracturam bis terve faſciam circumjeceris, qui deligat, ad ſuperiora diſtribuat, quo ſanguinis affluxus intercipiatur, illicque deſinat.

Ipſe cauſam dixit qua primum imperat faſciarum diſtributionem ſurſum fieri. Vult enim ſanguinis affluxum a ſuperioribus membri partibus prohiberi. Commemorata vero deligatione non ſolum qui affluit ſanguis coërcetur, verum etiam qui fracturae partes obſidet exprimitur. Itaque ſanguinis affluxus unam viam ſortitur ſuperne deorſum, expreſſio utramque tum ſuperne deorſum tum inferne ſurſum. Etenim aliquid exprimi poteſt et ad inferiorem et ad ſuperiorem membri partem. Et conſulit ſane utrisque operam dare; quum duabus uti faſciis imperat, utrisque ab affecta parte principium habentibus habita longitudinis ratione; hinc priore quidem ſurſum, ſecunda vero deorſum diſtributa. Praeſtat enim partis affectae ſangui-

γὰρ ἐκθλίβεσθαι τὸ αἷμα τοῦ πεπονθότος μορίου πρός τε τὰ ὑπερκείμενα μέρη τοῦ κώλου καὶ τὸ σῶμα ἅπαν, ἐπειδὴ τὸ ἄκρον ἔλαττόν ἐστιν ἢ ὥστε δέξασθαι χωρὶς βλάβης δαψιλῆ χυμὸν, ὅπου μετὰ τὸν πρῶτον ἐπίδεσμον ἐκθλίβοντα τοῦ πεπονθότος μορίου τὸ αἷμα πρὸς τὴν ἀρχὴν τῆς χειρὸς, ἐὰν ὁ δεύτερος βιαιότερον σφίγξῃ, φλεγμονὴ γίνεται κατά τε τὸν καρπὸν καὶ τοὺς δακτύλους. διὰ ταῦτα τοιγαροῦν ἄνω πρῶτον ἐκπιέζειν χρὴ, μάλιστα μὲν εἰ οἷόν τε πᾶν τὸ λυπῆσον, εἰ δ' ὑπολείποιτό τι σμικρὸν, ἐκθλίβειν τοῦτο εἰς κάτω διὰ τοῦ δευτέρου τῶν ἐπιδέσμων· εἰ δὲ βιαιότερος αὐτοῦ τὴν γνώμην ὅλην παρακολουθήσας τῇ περὶ τῆς ἐπιδέσεως διδασκαλίᾳ.

κστ'.

Χρὴ δὲ μὴ μακρὰ εἶναι τὰ πρῶτα ὀθόνια.

Προσηκόντως εἶπε τοῦτο· τῶν γὰρ πρώτων ὀθονίων ἀρχομένων μὲν ἀπὸ τοῦ κατάγματος, ἄνω δ' ἀναφερομένων

nem ad fuperjacentes membri partes atque ad totum corpus exprimi. Quandoquidem extremum minus eft quam ut citra noxam copiofum humorem recipere queat. Ubi poft primam fafciam quae partis affectae fanguinem ad manus initium exprimit, fi altera vehementius adftringatur, ad carpum et digitos inflammatio oboritur. Quas ob res in primis furfum exprimendum eft, maxime quidem, fi fieri queat, quidquid infeftat. Si quid vero paululum relictum fuerit, id altera fafcia injecta deorfum excludendum eft. Totam hanc fententiam perfectius intelliges in fermone de ratione vinciendi.

XXVI.

At prima lintea minime longa effe oportet.

Decenter pronunciavit: quum enim primae fafciae a fractura incipiant et furfum ferantur ibique definant, quas

κἀνταῦθα τελευτώντων ἀναγκαῖον ἔλαττον γίγνεσθαι τὸ μῆκος, οὐ τὰ δεύτερα μέλη λαμβάνειν, ἐφ᾽ ὧν κελεύει κάτω πρῶτον ἀπὸ τοῦ κατάγματος ἀφικνουμένους ἄνω πάλιν ἰέναι πρὸς τὸν αὐτὸν τόπον, ἔνθα τοῦ πρώτου τῶν ἐπιδέσμων τὸ τέλος ἐποιησάμεθα.

κζ'.

Τῶν δὲ δευτέρων ὀθονίων τὴν μὲν ἀρχὴν βάλλεσθαι ἐπὶ τὸ κάτηγμα.

Κατὰ λόγον ἐντεῦθεν γὰρ ἐκθλῖψαι βούλεται τὸ πλέον τοῦ αἵματος.

κη'.

Περιβαλὼν δὲ ἅπαξ ἐς τὸ αὐτό.

Ἅπαξ κελεύει περιβάλλειν τοῦ δευτέρου τῶν ὀθονίων τὴν ἀρχὴν οὐ δὶς ἢ τρὶς, ὡς τοῦ προτέρου. βούλεται

quam fecundas paucioris effe longitudinis neceffe eft priores excepturas, in quibus vult iterum deorfum primo a fractura prodeuntes furfum rurfus ad eum locum procedere, ubi primae fafciae finem fecimus.

XXVII.

Secundarum vero fafciarum caput quidem fupra fracturam injiciendum eft.

Confulto, inde namque vult liberalius exprimi fanguinem.

XXVIII.

At femel eodem involvatur.

Semel fecundae fafciae caput circumjicere confulit, non bis terve ut prioris. Vult enim furfum magis quam deorfum ob commemoratam caufam, furfum magis quam

γὰρ ἄνω μᾶλλον ἢ κάτω τὸ περιεχόμενον ἐν τοῖς περὶ τὸ κάταγμα μέρεσιν ἐκθλίβεσθαι κατὰ τὴν εἰρημένην αἰτίαν.

κθ'.

[172] Ἔπειτα νεμέσθω ἐς τὸ κάτω καὶ ἐπὶ ἧσσον πιέζων, ἐπὶ μεῖζον διαβιβάσκων.

Ἧττον σφίγγεσθαι τὸ κῶλον ὑπὸ τοῦ δευτέρου τῶν ἐπιδέσμων βούλεται δι' ἃς εἶπεν αἰτίας. οὐ μὴν οὐδὲ πυκνὰς τὰς περιβολὰς τῶν ὀθονίων ποιεῖσθαι συμβουλεύων τοῦ προτέρου τῶν ἐπιδέσμων αὐτάρκως ἐργασαμένου τὴν ἐκ τῆς πυκνότητος χρείαν.

λ'.

Ὡς ἂν αὐτέῳ ἱκανὸν γένηται τὸ ὀθόνιον ἀναπαλινδρομῆσαι κεῖθι, ἵνα περ τὸ ἕτερον ἐτελεύτησεν.

Ὁ μὲν οὖν Ἱπποκράτης ἐπιδέσμοις δύο χρῆται πρὸ τῆς τῶν σπληνῶν ἐπιβολῆς, ἄλλοι δέ τινες ἐχρήσαντο τρι-

deorſum id excludi, quod proximis fracturae partibus obductum eſt.

XXIX.

Tum deorſum demittatur, lenius adſtringatur, atque ex majori intervallo circumdetur.

Minus adſtringi membrnm juſſit a ſecunda faſcia ob cauſas propoſitas, quin et ejus circuitus non ita ſpiſſos adhiberi, quum id opis quod ſpiſſi afferunt circuitus a priori faſcia ſatis afferatur.

XXX.

Ut poſſit relata ad partem qua prior deſinit pervenire.

Hippocrates antequam pannos ſuperimponat binas faſcias adhibet. Alii vero ternis utuntur, una quae a fra-

σὶν, ἑνὶ μὲν ἐκ τοῦ κατάγματος ἄνω νεμομένῳ, καθάπερ ὁ Ἱπποκράτης ἐκέλευσε, δευτέρῳ δὲ ἐκ τοῦ κατάγματος κάτω καὶ τρίτῳ κάτωθεν ἄνω κατ' ἀμφοτέρων ὁμοῦ τῶν προτέρων ἑλισσομένων. καὶ μέντοι καὶ τῶν τριῶν ἐπιδέσμων ὁ δεύτερος αὐτοῖς ἐστι βραχύτερος ἑκατέρου τῶν λοιπῶν, ἐκεῖνοι δ' ἀλλήλοις ἴσοι διὰ τὸ τὸν μὲν πρῶτον αὐτῷ τε τῷ κατάγματι περιβάλλεσθαι δὶς ἢ τρὶς, ἑλίσσεσθαί τε περὶ τὸ κῶλον περιβολαῖς πυκνοτέραις, τὸν δὲ δεύτερον ἅπαξ μὲν τῷ κατάγματι περιβάλλεσθαι, τὰς δὲ περιβολὰς ἔχειν ἀραιοτέρας· τὸν δὲ τρίτον κατ' ἀμφοῖν μὲν περιβάλλεσθαι. διὰ δὲ τὴν ἀραιότητα τῆς νομῆς οὐ γίγνεσθαι μακρότερον τοῦ πρώτου, ἀλλ' ὅτι τοὺς εἰρημένους τρεῖς ἐπιδέσμους οἱ δύο περιέχουσιν ἐν ἑαυτοῖς, οὓς Ἱπποκράτης ἔγραψε, δῆλόν ἐστι, κἂν ἐγὼ μὴ λέγω, τοῦ δευτέρου τῶν ἐπιδέσμων εἰς δύο χρείας ὑπηρετοῦντος, ἃς ἐκεῖνοι διελόντες ἑνὶ μὲν ἐχρῶντο πρὸς τὴν ἐκ τοῦ κατεαγότος ἐπὶ τὸ κάτω νομὴν, ἑτέρῳ δὲ εἰς τὴν ἐντεῦθεν ἄνω πρὸς τὸ τοῦ πρώτου τῶν ἐπιδέσμων πέρας.

---

ctura incipiens ſurſum tendat, quemadmodum Hippocrates praecepit; altera quae a fractura deorſum, ac tertia quae ab inferiori parte ſurſum per priorem utramque in cochleam ſerpat. Verum hi ſecundam faſciam duabus prioribus breviorem injiciunt, illas vero inter ſe aequales propterea quod prima faſcia ſuper fracturam ipſam iterum ac tertio circumeat membrumque ipſum ſpiſſiori ambitu complectatur; ſecunda ſemel ſuper fracturam voluta ex majori intervallo circumdetur; tertia ſuper utramque obvolvatur et quia minus ſpiſſe circumagitur, primae longitudinem non excedat. Sed conſtat, etiam me tacente tres poſitas faſcias duabus quas Hippocrates prodidit contineri, quum ſecunda duplicem uſum praeſtet, quem illi partiti ſunt, unam injicientes, quae a fractura procederet ad partem inferiorem, alteram quae hinc ſurſum, qua prima finiebatur.

λα'.

Ἐνταῦθα μὲν οὖν τὰ ὀθόνια ἐπ' ἀριστερὰ ἢ ἐπὶ δεξιὰ ἐπιδεδέσθω ἢ ἐπὶ ὁκότερα ἂν ξυμφέρῃ πρὸς τὸ σχῆμα τοῦ κατεάγματος καὶ ἐφ' ὁκότερα ἂν περιῤῥέπειν ξυμφέρῃ.

Ἐν τοῖς κατάγμασι τῶν ὀστῶν ἡ ῥοπὴ τῆς διαστροφῆς ἐνίοτε μὲν ἐπὶ τὸ ἀριστερὸν, ἐνίοτε δ' ἐπὶ τὸ δεξιὸν γίγνεται τοῦ κώλου. χρὴ τοίνυν τῶν πρώτων δύο ἐπιδέσμων ἐξ ὑπεναντίου ποιεῖσθαι τὴν ἐπίδεσιν, ἀρχομένου μὲν ἐξ ἐκείνου τοῦ μέρους, εἰς ὃ τὸ κῶλον ἐνέκλινε, περιῤῥέοντα δ' ἐπὶ τοὐναντίον· οὕτως γὰρ ἰσόῤῥοπον ἀπεργασθήσεται τὸ κατεαγὸς ὀστοῦν. τοῦτ' οὖν ἐστιν ὃ λέγει νῦν Ἱπποκράτης κελεύων ἡμᾶς τὴν νομὴν τῆς ἐπιδέσεως πρὸς τὸ σχῆμα τοῦ κατάγματος ποιεῖσθαι, ὅπερ ἐστὶ περιῤῥέπειν ἐπὶ τἀναντία τῆς ἐκτροπῆς αὐτῶν.

λβ'.

[173] *Μετὰ δὲ ταῦτα σπλῆνας κατατείνειν χρὴ κεχρισμένους κηρωτῇ ὀλίγῃ· καὶ γὰρ προσηνέστερον καὶ εὐθετώτερον.*

XXXI.

Attrahere vero fafcias in hoc cafu vel a dextra debemus vel a finiftra, prout ab hac vel illa parte ad fracturae habitum atque inclinationem in hanc vel illam regionem confert.

Offa quae fub fracturis pervertuntur modo in dextram membri partem, modo in finiftram declinantur. Quocirca priores duae fafciae attrahi a contraria debent, ab ea fcilicet orfae in quam membrum convertitur atque in contrariam inclinatae. Si enim fractum os aeque in utramque partem inclinabit, atque hoc eft quod nunc ab Hippocrate proponitur, quum praecipit, ut fracturae habitum intuiti fafciam circumagamus, hoc eft ut ad contrariam partem atque fractura inclinat fafciam adducamus.

XXXII.

Poft haec panni fuperdentur modico cerato inuncti, fiquidem leniores funt et ftabiliores.

Ed. Chart. XII. [173.] Ed. Baf. V. (533.)

Οἱ σπλῆνες στήριγμα τῶν πρώτων δυοῖν ἐπιδέσμων εἰσὶν, οὓς ἰδίως ὑποδεσμίδας ὀνομάζει, ἐπιβάλλεται δ' αὐτοῖς ἐναντίως. ἐκεῖνοι μὲν γὰρ ἐγκάρσιοι περὶ τὸ κῶλον ἑλίττονται, κατὰ μῆκος δὲ οἱ σπλῆνες ἐπιτείνονται, τὴν πρώτην τὴν ἐκ δυοῖν ὀθονίων ἐπίδεσιν ὅλην καταλαμβάνοντες. κεχρῆσθαι δ' αὐτοὺς ὀλίγῃ κηρωτῇ κελεύει· περιῤῥυέντες γὰρ ἀστήρικτοι γιγνόμενοι διὰ τὸ πλῆθος αὐτῆς, ὥσπερ καὶ διὰ τὴν ὀλιγότητα τὴν ἀρχὴν οὐδὲν ἑνωθήσονται τοῖς ὑποδέσμοισιν. ἔστι γὰρ ὥσπερ τι πρὸς ἐκείνοις αὐτοῖς ἡ κηρωτή· φαίνεται δὲ κἀπὶ τῶν ἄλλων ἁπάντων ὅσα κόλλῃ συνδεῖται τὸ μέτριον αὐτῆς ἄριστον. ἐπὶ δὲ τῶν σπληνῶν καὶ θλίψις γίνεται ξηρῶν τ' ἐπιτεθειμένων τῶν ὀθονίων, ᾧπερ ἀντίκειται τὸ προσηνέστερον, ὥσπερ γε καὶ τῷ εὐθετώτερον ἀντίκειται τὸ διὰ τὸ πλῆθος τῆς κηρωτῆς ἀνέδραστον. εἰκότως οὖν ἔφη, καὶ γὰρ προσηνέστερον καὶ εὐθετώτερον. ἐκ μὲν τοῦ μηδ' ὅλως κεχρῆσθαι τῇ κηρωτῇ τοῦ σπληνὸς, ἀπολλυμένου τοῦ προσηνοῦς, ἐκ δὲ τοῦ πλέον ἢ χρὴ τοῦ εὐθέτου, τὸ γὰρ πλῆθος τῆς κηρωτῆς ὄλισθον αὐτῆς ἐργάζεται.

Panni duas fafcias priores fulciunt quas proprie *ὑποδεσμίδας* vocat. Injiciuntur autem contraria ratione ac fafciae: illae enim ferpunt circa membrum transverfae, panni vero in longitudinem dantur, univerfum vinculum ex binis prioribus fafciis excipientes. Juffit autem cerato modice inungi: fluerent enim ubi cerati copia laborent, non fecus ac fi paulum inungerentur, quod fubjectis fafciis minime coirent; exhibet enim ceratum vicem glutinantis. Conftat autem in aliis quae glutine colligantur modum effe optimum. Panni igitur comprimunt, ubi ficci imponantur, cui opponitur quod inquit leniores, ficut et quod dicit ftabiliores. Illis contrarium eft qui ob cerati copiam non haerent. Jure itaque ait, fi quidem leniores funt et ftabiliores; namque ubi panni nullo pacto cerato inunguntur, non amplius lenes funt; ubi plures jufto uncti funt, non amplius ftabiles, labuntur enim copia cerati.

λγ'.

(534) Ἔπειτα οὕτως ἐπιδεῖν τοῖσιν ὀθονίοισιν ὡς ἐναλλὰξ, ὁτὲ μὲν ἐπὶ δεξιὰ, ὁτὲ δὲ ἐπ' ἀριστερά· καὶ τὰ μὲν πλείω κάτωθεν ἀρχόμενος ἐς τὸ ἄνω ἄγειν. ἔστι δ' ὅτε καὶ ἄνωθεν ἐς τὸ κάτω.

Αἱ μὲν ὑποδεσμίδες οὐκ ἐναλλὰξ ἀλλήλαις εἶχον τὴν νομὴν, ἀλλ' ἐπὶ τοὐναντίον ἀμφότεραι τῆς εἰς τὸ παρὰ φύσιν ἐκτροπῆς ἐπανῆγον τὸ κῶλον. οἱ δὲ μετὰ τοὺς σπλῆνας ἀπόδεσμοι σκοπὸν ἔχοντες, ὅλον μὲν τὸ κῶλον ἀποδεῖν, ἅπασαν δὲ τὴν ἐπίδεσιν ὁποίαν παρέλαβον φυλάττειν ἔμπαλιν ἀλλήλοις ποιοῦνται τὴν νομὴν, ὁ μὲν ἐπὶ τὸ δεξιὸν μέρος, ὁ δ' ἐπὶ θάτερον ἑλιττόμενος, ὡσαύτως δὲ κάτω μὲν ὁ ἕτερος, ἄνω δὲ ὁ ἕτερος. οὕτως γὰρ μάλιστα φυλάξουσι τὴν ἐπίδεσιν οἵαν παρέλαβον φυλάττειν ἔμπαλιν ἀλλήλοις. διόπερ αἱ μὲν ἐπὶ τὰ δεξιά τε καὶ ἀριστερὰ κατὰ πᾶν ἴσαι γιγνέσθωσαν, αἱ δ' ἄνω καὶ κάτω μὴ πολὺ μὲν ἀλλήλων ὑπερεχέτωσαν. ὅμως δ' οὖν ἡ κάτωθεν ἄνω πλεονεκτείτω·

XXXIII.

Hi fafciis alligandi funt inter fe diverfis, aliis a dextra parte, aliis a finiftra plurimum ab inferiori parte furfum ductis, aliquatenus a fuperiori deorfum.

Fafciae quae primo dabantur non circuibant inter fe adverfae, fed utraque membrum quod perverfum erat a contrario habitu ad naturalem reftituebat, fed quae pannis fuperinjiciuntur cum eo pertineant, ut membrum univerfum alligent tueanturque vinculum univerfum, quale exceperint, adverfae inter fe procedunt, atque una quidem a dextra parte, altera a finiftra circumagitur, fimiliter altera a fuperiori, altera ab inferiori. Sic enim quum inter fe adverfae fint vinculum quale acceperint potiffimum fervabunt. Quare quatenus a dextra parte vel finiftra procedunt, junctura ex toto fit aequalis; quatenus vero a fuperiori vel inferiori feruntur, altera non longe alteram excedit. Saepius tamen circuit quae ab inferiori

ἀσφαλέστερον γὰρ τοῦτο διὰ τὴν ὀλίγον ὕστερον εἰρημένην αἰτίαν, ἡνίκα εἰς τὴν ἀρχὴν τοῦ κώλου τὸ αἷμα συνεβούλευσεν ἐκθλίβειν ἀπὸ τοῦ κατάγματος.

λδ'.

Τὰ δὲ ὑπόξηρα ἀκέεσθαι τοῖσι σπλήνεσι κυκλοῦντας. τῷ δὲ πλήθει τῶν περιβολέων μὴ πᾶν ἀθρόον ξυνδιορθοῦντα, ἀλλὰ κατὰ μέρος.

[174] Τὰ πέρατα τῶν κώλων στενότερον ἔχει τὸ εὖρος, ἅπερ ὑπόξηρα καλεῖ. ταῦτ' οὖν αὐτῶν τὰ μόρια κελεύει περιβόλαια σπληνῶν ἐγκαρσίων πληροῦν ἅμα ταῖς τῶν ἐπιδεσμίων ἐπιβολαῖς πλεόνεσιν ἐνταῦθα γιγνομέναις οὐκ ἀθρόως ἐργαζόμενον τοῦτο. ποιήσεις γὰρ οὕτως ἀνώμαλον τὴν ἐπίδεσιν, ἀλλὰ κατὰ βραχὺ τὸ ἐνδεὲς ἀναπληροῦντα.

λε'.

Προσπεριβάλλειν δὲ χρὴ χαλαρὰ καὶ περὶ τὸν καρπὸν τῆς χειρὸς ἄλλοτε καὶ ἄλλοτε.

parte furfum tendit: hoc fiquidem tutius eft ob caufam quae paulo fupra pofita eft, ubi juffit fanguinem a fractura depelli ad fummum membrum.

XXXIV.

Quae extremitate tenuantur pannis aequanda funt in orbem datis, qui ubi ea dirigimus, non fubito, fed paulatim plurimi obvolvendi funt.

Tenuantur membrorum extrema, quae dixit ὑπόξηρα. Has igitur partes circumdatis pannis transverfis compleri voluit et pluribus fafciae circuitibus cingi, cum eo ut quod tenuius eft non fubito, fic enim vinculum inaequale redderes, fed paulatim impleatur.

XXXV.

Laxeque circa primam palmae partem variis locis vinciendi.

Συμφλεγμαίνειν μὲν εἴωθεν ἅπαντα τὰ πλησιάζοντα μέρη τοῖς πεπονθόσι. τὰ δὲ πέρατα τῶν κώλων μᾶλλον, ὅτι μικρὰ καὶ ἄσαρκα τελέως ἐστὶ καὶ διὰ τοῦτο τὴν ἐπιῤῥέουσαν ἐκ τῶν περὶ τὸ κάταγμα χωρίων ὕλην ἐπιπόνως ἐπιδέχεται. παρηγορεῖν οὖν αὐτὰ βούλεται τῇ τῆς κηρωτῆς ἐπιθέσει, ἣν ὁπότε ψιλὴν ἄνευ τοῦ σκεπάσαι τινὶ βέλτιον ἦν ἐπιβάλλειν αὐτοῖς, οὐδ' ἑτέροις ἐπιδέσμοις χρῆσθαι κατ' αὐτῶν ἀστήρικτον ἔχουσι τὴν ἀρχὴν καὶ τελευτὴν καὶ διὰ τοῦτο περιῤῥυησομένοις ἐν τάχει. συνεχρήσαντο οὖν τοῖς ὅλου τοῦ κατάγματος ἐπιδέσμοις, οὓς χαλαροὺς εἰκότως ἐπιβάλλει μὴ μέλλοντάς γε δυσχερείας παρέξειν, ἀλλὰ καὶ μίαν μόνην τὴν κώλυσιν τῆς φλεγμονῆς, κρατήματος γὰρ μηδενὸς χρῆται τὸ κατεαγός.

λστ'.

Πλῆθος δὲ τῶν ὀθονίων ἱκανὸν τὸ πρῶτον αἱ δύο μοῖραι.

Solent juxta vitiatam ſedem loca omnia inflammatione aſſici ac praecipue membrorum extremitates, quoniam parvae ſunt et minime carnoſae et idcirco materiam a locis qui juxta fracturam ſunt deſcendentem non recipiunt citra noxam. Eas igitur levare conſtituit cerati inunctione, quod non expedit per ſe membris imponi ſine ullo tegmento, ſine aliis faſciis. Nam quum caput et finem haberet ſine aliquo fulcro, cito caderet; idcirco uſus eſt faſciis totius fracturae quas jure laxas injicit, ut nullam afferant moleſtiam, ſed id unum dumtaxat efficiant, ut inflammationem arceant: non enim admoventur ad id quod fractum eſt continendum.

XXXVI.

Quod ad linteorum multitudinem pertinet duas partes primo abunde eſt ſuperdare.

Κατὰ τὴν πρώτην ἁπασῶν ἐπίδεσιν πᾶσαν ἀξιοῖ τὸ πλῆθος τῶν ὀθονίων ἔλαττον ὑπάρχειν, ἧς οὐ δεησόμεθα προϊόντος τοῦ χρόνου. ἐδίδαξε γάρ σε πηλίκα χρὴ πλείστοις ὀθονίοις χρῆσθαι μικρὸν ὕστερον. ἐπεὶ δὲ τὸ πλῆθος τῶν ὀθονίων ἔκ τε τοῦ ἀριθμοῦ καὶ τοῦ μήκους τῶν ἐπιδέσμων τε καὶ σπληνῶν αὐξάνεται ζητήσεις ὡς πότερα μείζους ἢ πλείους κελεύει σοι ποιεῖν τοὺς ἐπιδέσμους ἐπὶ προσήκοντι τῷ χρόνῳ, καὶ μέντοι καὶ πηλίκον εἶναι προσήκει ἕκαστον. τὸ μὲν οὖν πλάτος τε καὶ μῆκος αὐτὸς ὥρισεν ἐν τῷ κατ᾽ ἰητρεῖον εἰπὼν, τριῶν ἢ τεττάρων πήχεων μὲν μῆκος, δακτύλων δὲ πλάτος οὐδὲ νῦν εἰπεῖν παρέλειπε. δύο γὰρ ὑποδεσμίδας ἀξιοῖ ποιεῖσθαι δι᾽ ὅλης τῆς ἐπιδέσεως. τούς γε μὴν σπλῆνας ὅτι τριπήχεις ἢ τετραπήχεις εἶναι προσήκει καὶ τοῦτ᾽ αὐτὸς ἐδίδαξεν. ἀριθμὸν δ᾽ αὐτὸς εἰκὸς εἶναι τοσοῦτον, ὅσον δ᾽ ἂν αὐτάρκως περιλαμβάνῃ τὸ κῶλον. οἱ δ᾽ ἔξωθεν ἐπίδεσμοι κατὰ τῶν σπληνῶν ἐπιβαλλόμενοι δύο μὲν εἰς τὰ πολλὰ γενήσονται, κάτωθεν μὲν

Ad univerſum vinculum quod primum omnium damus, cenſet paucioribus linteis opus eſſe quam procedente tempore ſuturum ſit; docuit enim paulo infra quo tempore plurimis uti faſciis conveniat. Sed quum linteorum multitudo et faſciarum et pannorum numero longitudineque augeatur, quaeret quis num idoneo tempore majora an plura lintea injici velit; quin et quanta ſingula eſſe debeant. Porro longitudinem et latitudinem faſciarum deſinivit in libro de officina medici quum inquit: quod vero ad longitudinem et latitudinem pertinet, impleant trium, quatuor, quinque aut ſex, longitudinem quidem cubitorum, latitudinem vero digitorum. At neque numerum nunc ſilentio praeteriit; ex faſciis enim quae primae injiciuntur duas dari juſſit per univerſum vinculum; pannos item duplices triplicesque ſuperinjiciendos eſſe ibi quoque explicavit, quos eſſe voluit tot numero ut complecti queant univerſum membrum. Sed faſciae quae ſuper pannos dantur plerumque duae ſint, quarum

ἄνω τὴν φορὰν ποιούμενος ὁ ἕτερος αὐτῶν, ἄνωθεν δὲ κάτω πάλιν ὁ ἕτερος. ἐγχωρεῖ γε μὴν καὶ τρεῖς καὶ τέτταρας αὐτοὺς ποιεῖν, ἀλλ' ἡμεῖς ἀεὶ δυοῖν χρώμεθα. πρὸς τούτους οὖν τις ἀποβλέπων τοὺς σκοποὺς εὔδηλον ὅτι στοχάσεται κατ' ἀρχὰς μὲν ταῖς δύο μοίραις τῶν ὀθονίων χρῆσθαι. καθ' ὃν [175] δ' ἂν χρόνον ἀφλέγμαντον ᾖ τὸ πεπονθὸς μέρος ταῖς τρισίν. ἐν μὲν οὖν τῷ κατ' ἰητρεῖον, ὡς ἔφην, ὥρισε τὸ μῆκος τῶν ἐπιδέσμων ἀξιοῦντος αὐτοῦ τριῶν ἢ τεττάρων εἶναι πήχεων τῶν ἰδίων δηλονότι τοῦ ἐπιδέσμου. γελοῖον γὰρ εἰ τύχῃ παιδίον δυοῖν ἢ τριῶν ἐτῶν οὕτω μακροῖς ὀθονίοις ἐπιδησόμενος ὡς ἀνδρὸς τελείου τεττάρων πήχεων εἶναι τὸ μῆκος ἢ τὸν τέλειον, οὕτως βραχέσιν ὡς τριῶν ἢ τεττάρων εἶναι τῶν τοῦ παιδίου, κατὰ μέντοι τοῦτο βιβλίον οὐχ ὥρισε τὸ μῆκος τῶν ἐπιδέσμων, ὥσπερ οὐδὲ τὸ πλάτος ἡμῖν ἀπολείπων στοχάζεσθαι. δῆλον γὰρ ὅτι πρὸς τὸ μέγεθος τοῦ κατάγματος ἁρμοττομένους ἡμᾶς εὑρίσκειν χρὴ τὸ μῆκος τῶν ἐπιδέσμων, ἀεὶ μὲν τῆς ἐπιδέσεως, ὡς αὐτὸς ἐκέλευσε, προσλαμβανούσης πολὺ τοῦ ὑγιοῦς,

una ab inferiori parte furfum tendat, altera a fuperiori deorfum. Has etiam licet et ternas et quaternas imponere. Nos autem binis, ubique utimur. Igitur qui in haec incumbet duas linteorum partes initio, fed quo tempore vitiatus locus inflammatione vacat, tres dandas effe conjiciat. In libro itaque, ut diximus, de officina medici fafciarum longitudinem definivit jubens ut fuperinjiciantur longae ternos vel quaternos cubitos, nimirum hominis qui devincitur. Nam ridiculum effet puerum exempli caufa bimum vel trimum fafciis ita longis alligare, ut robufti hominis quaternos cubitos aequent vel ad robuftum ita breves adhibere, ut quaternos pueri cubitos impleant. Sed in hoc opere fafciarum longitudinem non ftatuit, ficut neque latitudinem ea nobis conjicienda relinquens. Conftat autem fracturae magnitudine infpecta inveniri a nobis longitudinem fafciarum, quum, ut ipfe imperavit, debeat vinculum femper plurimum integrae partis comprehendere.

οὐκ ἀεὶ δὲ ταὐτὸ, ἀλλὰ κατὰ τὸ μέγεθος, ὡς ἔφη, τοῦ κατάγματος. εἰ δὲ δὶς ἢ τρὶς αὐτῷ τῷ κατάγματι περιβάλλειν χρὴ, μετὰ δὲ ταῦτα πυκναῖς ταῖς περιβολαῖς χρώμενον ἄνευ τελευτῆσαι πολὺ τοῦ ὑγιοῦς ἐπιβάλλοντα. τηλικοῦτον δηλονότι προσήκει τὸ πρῶτον ὀθόνιον ὑπάρχειν, ὡς ἐξαρκέσαι ταῖς πρώταις περιβολαῖς ταῖς εἰρημέναις. ὡσαύτως δὲ καὶ κατὰ τοὺς ἄλλους ἐπιδέσμους τὸ μῆκος αὐτάρκες γιγνέσθω, ὡς ταῖς ὑπ᾿ αὐτοῦ γεγραμμέναις λέξεσιν ἀρκέσαι. τό γε μὴν πλάτος τῶν ἐπιδέσμων ἐξ ὧν εἴρηκεν αὐτὸς σκοπῶν εὑρήσεις. ἡρμόσθω μὲν γὰρ, φησὶ, πεπιέχθω δὲ μή· τὸ δ᾿ ἡρμόσθαι τὸ οἷον ἐστηρίχθαι δηλοῖ. τοῦτο δ᾿ ἔσται μὴ πάνυ πλατέων παρεσκευάσθαι τῶν ὀθονίων, ῥυσοῦται γὰρ ἐν ταῖς περιβολαῖς τὰ τοιαῦτα, ἐπεὶ ἄλλως γε τὸ πλατύτερον ὀθόνιον, ὡς ἂν πλείονα τόπον περιλαμβάνον ἀσφαλέστερον κρατεῖ τὰ κατεαγότα μόρια τῶν ὀστῶν καὶ ὅσον ἐπὶ τοῦτο κάλλιστος ἂν ἦν πλατύτατος ὁ ἐπίδεσμος. ἀλλὰ γὰρ ἐπειδὴ ῥυσούμενος ὁ τοιοῦτος, ἐν οἷς ἂν παραθῇ τοῦτο πάθῃ μέρεσιν ἑαυτοῦ χαλαρώτερος γιγνόμενος, ἀπόλλυσι

Haec non convenit eadem ubique, fed pro magnitudine fracturae, ut diximus. Quodfi iterum aut tertio fuper fracturam circumagenda prima fafcia eft, poftea crebris circuitibus voluta non prius finienda quam integrae fedis plurimum complexa fuerit, plane debet ita longa fumi, ut propofitis ab Hippocrate circuitibus fufficiat. Eadem ratione et aliarum fafciarum longitudo tanta fit, ut fufficiat defcriptis ab ipfo vinculis. Porro fafciarum latitudinem comperies, fi ad ea quae ipfe docuit refpexeris; inquit enim fulciantur, non tamen cogantur. [illegible]nificat autem fulciri quafi haerere. Quod fiet ubi fafciae non ita latae parentur, hae fiquidem rugant quum circumaguntur. Nam alioquin latior fafcia ut quae plurimum amplectatur fracti offis partes firmius continet. Atque hac de caufa latiffima fafcia ex ufu maxime eft. Verum quia quae talis eft rugas contrahans, quum fuper affectas partes eft obvoluta, laxior fit et quae fubjecta funt minus

τὴν ἀσφαλῆ λαβὴν τῶν ὑποκειμένων σωμάτων, διὰ τοῦτο χρὴ μὴ πάνυ πλατὺν ὑπάρχειν αὐτόν. αὐξανέσθω δή σοι τὸ τοῦ ὑποδέσμου πλάτος ἄχρις ἂν ἐνδέχηται, ὡς μηδέπω γίγνεσθαι χαλαρὸν αὐτοῦ τὸ μέρος, διὸ καὶ τὰ τοιαῦτα πάντα κάλλιον ὁ τετριμμένος πράξει. στοχαστικοὶ γὰρ οἱ σκοποὶ καὶ οὐδεὶς τοιοῦτος, οἷον ἐν τῷ γράφειν τε καὶ ἀναγινώσκειν. διὰ τί δὲ πλείοσιν ὀθονίοις (535) ὕστερον χρῆσθαι κελεύει, τηνικαῦτα ἀκούσῃ ὅταν ἐπὶ τὴν ῥῆσιν ἐν ᾗ ταῦτα γράφει παραγενώμεθα.

λζ'.

Σημεῖα δὲ τοῦ καλῶς ἰητρευμένου ταῦτα καὶ ὅρος ἐπιδεομένου εἰ ἐρωτῴης αὐτὸν εἰ πεπίεκται καὶ εἰ φαίη μὲν πεπιέχθαι, ἡσύχως δὲ καὶ μάλιστα εἰ κατὰ τὸ κάτηγμα φαίη. τοιαῦτα τοίνυν φάναι χρὴ πεπρηγμένα διὰ τέλεος τὸν ὀρθῶς ἐπιδεόμενον.

Ἐπεὶ δὲ στοχαστικοῖς, οὐκ ἐπιστημονικοῖς σκοποῖς οὐδὲ ἡμᾶς χρησομένους ἐν ταῖς τῶν ὀθονίων περιβολαῖς, διὰ

fideliter continet, idcirco expedit non ita latam imponere, ſed eatenus ejus latitudinem augere, quare nulla pars laxatur. Quamobrem experiens haec omnia melius praeſtabit: ejusmodi enim obſervationes conjecturales ſunt, neque ſcriptura comprehendi aut lectione poſſunt. Ob quam vero cauſam plures faſcias dari poſtea velit, tunc intelliges quum ad eum locum pervenerimus.

XXXVII.

Hinc autem cognoſces recte hominem curatum eſſe ac terminum deligandi, ubi num prematur rogaveris; atque is reſponderit ſe premi quidem, ſed leviter, idque praeſertim qua fractura eſt. Haec itaque ſic habere neceſſe eſt fateatur qui recte eſt alligatus.

Quoniam ea quae nos ſpectamus in faſciis obvolvendis intelligit non comprehendi ſcientia, ſed conjectura, ex

τοῦτο σημείοις ἀσφαλέσι κρίνειν ἀξιοῖ τὸ κατωρθωμένον τε καὶ διημαρτημένον αὐτοῖς. ἐὰν μὲν ἱκανῶς θλίβηται πρὸς τῶν ἐπιδέσμων ὁ κάμνων, ἐν τάχει λύσαντες ἄμεινον ἐπιδήσομεν, ἐὰν δὲ χαλαρώτεραι τοῦ προσήκοντος αἱ περιβολαὶ τῶν ὀθονίων ὦσι, μὴ πάνυ πολὺν ἀναμένωμεν χρόνον· ἡ μὲν γὰρ ἰσχυρὰ θλίψις ὀδύνην τε καὶ φλεγμονὴν καί ποτε καὶ νέ- [176] κρωσιν ἐπιφέρει κατὰ τὸ τοῦ κώλου πέρας. ἡ χαλαρὰ δὲ ἐπιβολὴ τῶν ὀθονίων ἀκίνδυνος μὲν εἰς ταῦτα, διαστρέφεσθαι δὲ ἐπιτρέπει τῷ κώλῳ ἐπὶ τὸ κάταγμα. κατεπείγει τοιγαροῦν ἡ σφοδρὰ θλίψις, ὡς ἐν αὐτῇ τῇ ἡμέρᾳ κατεπιδεῖν ἀναγκάζειν, οὐ μήν γε ἡ χαλαρά· μίαν μὲν γὰρ ἀναμένει πάντως. δύναιτο δ᾽ ἂν ποτε καὶ τὰς δύο· διὰ τοῦτο γοῦν ἐρωτᾷν ἀκριβῶς χρὴ τὸ ἐπιδεδεμένον, ὁποίας τινὸς αἰσθάνεται τῆς τῶν ὀθονίων ἐπιβολῆς, ἵνα ἐξ ὧν ἀποκρίνεται διαγινώσκωμέν τι περὶ τῆς κατὰ τὴν ἐπίδεσιν ἐπανορθώσεως. προσῆκον δὲ, φησὶ, κατὰ τὸ κάταγμα δεῖν ἀποκρίνεσθαι τὸν ἐπιδεδεμένον αἰσθάνεσθαι μᾶλλον ἤπερ κατὰ τὰ ἄλλα μέρη τοῦ κώλου τῆς ἐκ τῶν ὀθονίων ἐπιδέσεως.

certis indiciis judicandum cenfet quae recte injectae fuerint, quae male. Quodfi homo abunde fub fafciis urgeatur, celerrime folventes aptius deligabimus; fin fafciarum circuitus jufto laxiores fuerint, non patiemur diutius fic habere: nam quae arctius adftringuntur dolent, inflammantur et interdum etiam extrema parte emoriuntur, quae laxius prorfus ejusmodi periculo vacant, fed non prohibent membrum quo minus qua fractura eft depravetur. Urget igitur arctior junctura fic ut neceffe fit eodem die folvere et rurfus deligare; quae laxior eft non item, poteft enim unum diem et interdum alterum fuftineri. Hac igitur de caufa diligenter rogare eum qui alligatus eft convenit, qualem fentiat fafciarum circuitum, ut ex iis quae refpondet aliquid de fafciis emendandis intelligamus. Debet enim, inquit, refpondere qui alligatus eft, fentire fe vinculum arctius juxta fracturam, quam aliis partibus ipfius membri. Ea enim fedes inter eas

αἰσθητικώτερόν τε γὰρ τοῦτο τῶν θλιβέντων ἐστὶ, διότι τε πέπονθεν ἡμεῖς τε μᾶλλον ἐπιέσαμεν ἐνταῦθα τὸν ἐπίδεσμον, ὡς ἂν βουλόμενοι τὸ πᾶν αἷμα ἐκθλίβειν, ἐφ᾿ ἑκατέρου τοῦ κώλου πόῤῥω τοῦ κατάγματος, οὕτω γὰρ ἔμελλεν ἀφλέγμαντον ἔσεσθαι τὸ πεπονθός.

λη΄.

Σημεῖα δὲ ταῦτα τῆς μετριότητος, τὴν μὲν ἡμέρην ἣν ἂν ἐπιδεθῇ καὶ τὴν νύκτα δοκείτω αὐτὸς ἑαυτῷ μὴ ἐπὶ ἧσσον πεπιέχθαι, ἀλλ᾿ ἐπὶ μᾶλλον. τῇ δ᾿ ὑστεραίῃ οἰδημάτιον ἐλθεῖν ἐς χεῖρα ἄκρην μαλθακόν· μετριότητος γὰρ σημεῖον τῆς πιέσιός σου.

Ἐπειδὴ τὸ κῦρος τῆς ἐπιδέσεως ἐν τῷ ποσῷ τῆς πιέσεώς ἐστιν, ὑφίσταται δὲ τὸ ποσὸν τοῦθ᾿ ὑπαλλάσσεσθαι διὰ τὴν ἐν μαλακότητί τε καὶ σκληρότητι διαφορὰν τῶν μορίων, οὐχ ἥκιστα δὲ καὶ διὰ τὸ τινὰ μὲν σώματα φύσει δυσαίσθητα, τινὰ δὲ εὐαίσθητα ὑπάρχειν, εἰκότως ἐκ πολ-

quae adſtringuntur acerrime ſentit, quod et aegra ſit et faſcia a nobis magis compreſſa, utpote qui operam dederimus ut ſanguis univerſus a fractura longe ad utramque membri extremitatem exprimeretur, ſiquidem hac via futurum ſit ut quod vitiatum eſt ab inflammatione defendatur.

XXXVIII.

Moderationis autem indicia ſunt, ſi eodem die ac nocte quo deligatus fuerit ipſe ſibi videatur non levius, ſed valentius adſtringi; poſtridie vero tumor in manu oriatur mollis ac parvus. Indicant hae vinculum fuiſſe abs te moderate adſtrictum.

Quum adſtringendi modus in vinciendo omnium maxime momentum habeat, quumque hic variari conſueverit, tam quod quaedam partes mollitie ac duritie inter ſe diſtent, quam quod alia corpora hebetioris ſenſus natura ſunt, alia acrioris, merito contendit ex pluribus notis

λῶν σημείων πειρᾶται τὴν ἀσφάλειαν τῶν θεραπευομένων πορίζεσθαι. διὰ τοῦτ' οὖν οὐκ ἤρκεσεν αὐτῷ μόνα τὰ ἐκ τῆς ἐρωτήσεως, ἀλλὰ καὶ τοῖς μορίοις αὐτοῖς ἀξιοῖ προσέχειν ἡμᾶς καὶ μάλιστά γε τοῖς πέρασιν αὐτῶν. οἰδημάτιον γὰρ ἔσεσθαί φησιν, ἐὰν συμμέτρως πιέσωμεν ἐν ἄκρᾳ τῇ χειρὶ κατὰ τὴν δευτέραν ἡμέραν μαλθακὸν, ὅπερ ἐστὶ τὸ εἶκον, εἰ πιέζομεν αὐτὸ, τοὺς δακτύλους ἐπιβάλλοντες, ὡς εἴ γε τοῦτο τὸ οἰδημάτιον ἢ μηδ' ὅλως εὕροιμεν ἢ σκληρὸν εἰδέναι χρὴ σαφῶς, ἐνδεέστερον μὲν πεπιέχθαι τὸ κάταγμα, μηδ' ὅλως εὑρεθέντος ἐπὶ μᾶλλόν γε τεθλίφθαι σκληροῦ φανέντος. εὔδηλον γὰρ ὅτι τῶν ἐκθλιβομένων χυμῶν ὑπὸ τῆς ἐπιδέσεως ἐπὶ τὸ πέρας τοῦ κώλου πολλῶν γιγνομένων, πληρωθήσεται τὸ ἄκρον αὐτοῦ καὶ θλιβόμενον τοῖς δακτύλοις οὐχ ὑπείξει. καὶ τοῦτ' ἔσται σοι σημεῖον σφοδρᾶς πιέσεως, ὥσπερ γε καὶ εἰ μηδ' ὅλως οἰδήσειεν ἡ ἄκρα χεὶρ, ἔσται σοι καὶ τοῦτο τεκμήριον τοῦ μηδ' ὅλως ἐκτεθλίφθαι τε πρὸς τῆς ἐπιδέσεως. ἀνάλογον μὲν γὰρ ἀεὶ τῷ πόσῳ τῆς πιέσεως τὸ ποσὸν τῶν ἐκθλιβομένων γίνεται χυμῶν.

ſecuritatem aegrotantium inveſtigare. Atque hac de cauſa non contentus ſola poſuiſſe indicia quae ex interrogatione ſumuntur inſpiciendas etiam nobis ipſas partes exiſtimat, potiſſimum extremas. Inquit enim ubi moderate adſtrinxerimus, futurum poſtridie in manu parvum tumorem mollem, hoc eſt cedentem, ſi ſuperdatis digitis prematur. Quare ſi tumor hic vel nullus appareat vel durus, plane ſcire licet vinculum, ubi nullus apparet, non ſatis fuiſſe adſtrictum, ubi durus, nimis arctatum. Conſtat enim extremum membrum ſuccis ſub vinculo ad ipſum transmiſſis quum multi ſint, impleri digitisque preſſum non cedere. Idque tibi indicio erit vinculi valentius adſtricti, non ſecus atque ubi manus nullo modo tumeat, conjicere poteris nihil fuiſſe ſub vinculo expreſſum. Namque adſtringendi modo modus eorum quae exprimuntur perpetuo reſpondet et huic modus tumoris. Quare non immerito renititur tumor in extremitate membri; atque ingens eſt,

ἀναλόγως δὲ τούτῳ τὸ ποσὸν ὂν τοῦ οἰδήματος, ὥστ' εἰκότως ἀντίτυπον μὲν καὶ μέγα τὸ κατ' ἄκρον τὸ κῶλον οἴδημα γίγνεται, σφοδρῶς θλιψάντων τὸ κατεαγὸς αὐτοῦ μέρος. εἶκον δὲ καὶ μικρὸν ἀτρέμα πιεσάντων, ὥσπερ εἰ καὶ μηδ' ὅλως πιέσαιμεν, οὐδ' ὅλως ἔσται τὸ οἴδημα. πρόδηλον οὖν ὡς μεγάλου μὲν ἀντιτύπου φανέντος οἰδήματος ἐν ἄκρᾳ τῇ χειρὶ κατὰ τὴν δευτέραν ἡμέραν ἀντικωλυτέον ἐστὶ καὶ κα- [177] ταντλητέον ὕδατι πολλῷ θερμῷ παραχέοντας δαψιλὲς ἔλαιον ἐπιδετέον τε μετρίως πιέζοντας. εἰ δὲ μηδ' ὅλον εἴη γεγονὸς οἴδημα κατὰ τὴν δευτέραν ἡμέραν, ἐν τῇ τρίτῃ τῶν ἡμερῶν ἐπιλύσας δήσεις εὐτονώτερον, εἰ δὲ μέτριον εἴη γεγονὸς οἰδημάτιον, ὁ μὲν οὖν Ἱπποκράτης καὶ τοῦτο διὰ τρίτης λύει, ἐγὼ δὲ εἰς τὴν τετάρτην ἡμέραν ἀναβαλλόμενος ἐνίοτε μὲν καὶ πέμπτην μάλιστα ἐν χειμῶνι χεῖρον οὐδὲν εὗρον γιγνόμενον.

λθ'.

Τελευτώσης δὲ τῆς ἡμέρης ἐπὶ ἧσσον δοκείτω πεπιέχθαι, τῇ δὲ τρίτῃ χαλαρά σοι δοκείτω εἶναι τὰ ἐπιδέσματα, κὴν

ubi comminuta pars ejus fortiter fuerit adſtricta; cedit atque exiguus eſt, ubi leviter; non ſecus autem, ubi non adſtringitur, nullus tumor excitatur. Ergo evidentiſſimum eſt, ubi poſtridie in manu tumor magnus ſit et renitatur, membrum ſolvi protinus debere perſundique multa aqua calida, cui oleum copioſe fuerit adjectum rurſusque alligari modice adſtrictum; ubi poſtero die nullus tumor appareat, tertio reſolvi et arctius alligari. Quodſi tumor modicus fuerit, Hippocrates tertio die reſolvit, nos uſque ad quartum, interdum quintum diem trahentes, hieme potiſſimum nihil vidimus deterius accidiſſe.

XXXIX.

Labente jam die minus adſtrictas faſcias ſentiat, ſed tertio die paene reſolutas. Scire autem licet, ſiquid ho-

μέν τι τούτων τῶν εἰρημένων ἐλλίπῃ, γινώσκειν χρὴ ὅτι χαλαρωτέρη ἐστὶν ἐπίδεσις τοῦ μετρίου· ἢν δέ τι τῶν εἰρημένων πλεονάζῃ, χρὴ γινώσκειν ὅτι μᾶλλον ἐπιέχθη τοῦ μετρίου καὶ τουτέοισι σημαινόμενος τὸ ὕστερον ἐπιδέων ἢ χαλᾷν μᾶλλον ἢ πιέζειν.

Οὐ μὰ Δία, καθάπερ οἴονταί τινες, ἐκ τῆς τάσεως μακροτέρων γιγνομένων τῶν ὀθονίων ἡ ἐπίδεσις ἐν τῷ χρόνῳ χαλαρωτέρα φαίνεται, ἀλλ' ὅτι προστέλλεται τὸ κῶλον ἰσχνούμενον, ὅταν ὀρθῶς ἐπιδέηται, καὶ τοῦτ' ἐναργῶς φαίνεται διὰ παντὸς ἐπὶ πάντων τῶν καταγμάτων, ὡς καὶ αὐτὸς ὁ Ἱπποκράτης δηλώσει.

μ'.

Ἀπολύσαντα δὲ χρὴ τριταῖον ἐόντα κατατεινάμενον καὶ διορθωσάμενον, κἢν μετρίως τὸ πρῶτον ἐτετυχήκεις ἐπιδήσας· ταύτην τὴν ἐπίδεσιν χρὴ ὀλίγῳ μᾶλλον ἢ ἐκείνην πιέσαι. βάλλεσθαι δὲ χρὴ τὰς ἀρχὰς κατὰ τὸ κάτηγμα, ὥσπερ καὶ τὸ πρότερον· ἢν μὲν τοῦτο πρότερον ἐπιδέῃς,

rum quae propofuimus abfit, vinculum non fatis arctatum; fi quid fuperet, fuiffe jufto plus adftrictum. Haec itaque indicia intuitus deinceps vel laxius alligabis vel arcte magis.

Relaxantur fafciae non mehercule, ut nonnulli putant, quod intenfae tempore longiores appareant, fed quod membrum extenuatum contrahatur, ubi recte fuerit alligatum, quod evidenter in omni fractura perpetuum confpicitur, quemadmodum et ipfe Hippocrates oftendet.

XL.

Tertio die poftquam extenderis atque direxeris, folvere membrum oportet. Quodfi primis diebus moderate devinxeris, paulo magis fafcias adftringes. Deligare autem incipies a fractura, quemadmodum prius: nam fi hanc partem prius devinxeris, materiam inde ad utram-

ἐξαρεῖαται ἐκ τούτου οἱ ἰχῶρες ἐς τὰς ἐσχατιὰς ἔνθα καὶ ἔνθα. ἢν δέ τι ἄλλο πρότερον πιέζῃς, ἐς τοῦτο ἐξαρεῖαται ἐκ τοῦ πιεχθέντος, ἐς πολλὰ δ' εὔχρηστον τὸ ξυνιέναι· οὕτως οὖν ἄρχεσθαι μὲν ἀεὶ χρὴ τὴν ἐπίδεσιν καὶ τὴν πίεσιν ἐκ του- (536) τέου τοῦ χωρίου. τὰ δ' ἄλλα κατὰ λόγον, ὡς ἂν προσωτέρω ἀπὸ τοῦ κατάγματος ἀγάγῃς ἐπὶ ἧσσον τὴν πίεσιν ποιέεσθαι. χαλαρὰ δὲ παντάπασιν μηδέποτε περιβάλλειν, ἀλλὰ προσπεπτωκότα. ἔπειτα δὲ πλείοσιν ὀθονίοισιν χρὴ ἐπιδεῖν ἑκάστην τῶν ἐπιδεσίων. ἐρωτώμενος δὲ φάτω ὀλίγῳ μᾶλλον οἱ πεπιέχθαι ἢ τὰ πρότερον καὶ μάλιστα φάτω κατὰ τὸ κάτηγμα· καὶ τὰ ἄλλα δὲ κατὰ λόγον καὶ ἀμφὶ τῷ οἰδήματι καὶ ἀμφὶ τῷ πονέειν καὶ ἀμφὶ τῷ ῥηΐζειν κατὰ λόγον τῆς προτέρης ἐπιδέσιος γινέσθω. ἐπὴν δὲ τριταῖος ᾖ, χαλαρώτερα οἱ δοκείτω εἶναι τὰ ἐπιδέσματα, ἔπειτα ἀπολύσαντα χρὴ αὖθις ἐπιδῆσαι ὀλίγῳ μᾶλλον πιέζοντα καὶ ἐν πᾶσι τοῖσιν ὀθονίοισιν οἷσί περ ἤμελλεν ἐπιδεῖσθαι καὶ ἔπειτα πάντα αὐτὸν ταῦτα καταλαβέτω, ἅπερ καὶ ἐν τῇσι πρώτῃσι περιόδοισιν τῶν ἐπιδεσίων.

---

que membri extremitatem depelles; ſin aliam prius adſtrinxeris, inde ad fracturam adduces, quod intellexiſſe pertinet ad multos locos. Sic ergo ordiri ſemper vinculum debet, atque hunc locum primum adſtringere, alios vero proportione. Quo enim longius a fractura procedit, eo lenius arctari; nunquam vero ex toto laxari, ſed adhaerere; poſt haec adjiciendae faſciae ſunt, quotiescunque devincimus. Rogatus autem homo reſpondeat adſtringi ſe paulo magis quam ante, praeſertim qua fractura eſt atque alibi pro ratione. Tumeat item membrum, urgeatur, levetur pro ratione prioris juncturae. Abhinc tertio die ſentiat faſcias relaxari. Tum ſolvere convenit, ac rurſus deligare paulo arctius omnibus faſciis injectis quibus utendum erit. Poſt haec laboranti omnia eveniant quae in ſuperioribus alligandi circuitibus expoſita ſunt.

---

[178] Ἐν μὲν τῇ πρώτῃ τῶν ἡμερῶν εἰ ὅσον προσήκει πιέζειν οὐ πιέσομεν ὀδυνωμένου τοῦ κάμνοντος ἐπὶ τῇ πληγῇ, πάντων δὲ καλῶς γεγενημένων ἐν τῇ τρίτῃ τῶν ἡμερῶν ἀνωδυνώτερον ἔχοντες τὸν ἄνθρωπον αὐξήσομεν τὴν τάσιν, οὐ μὴν οὐδὲ νῦν, εἰς ὅσον ἡ διάθεσις ἀπαιτεῖ. τοῦτο γὰρ ἐὰν ὀρθῶς πάντα γένηται, κατὰ δὲ τὴν πέμπτην ἡμέραν ὑπάρξει, διὸ καὶ τοῖς ὀθονίος πλείστοις χρῆσθαι τηνικαῦτα καὶ τῇ τάσει τελεωτάτῃ μεμνημένων ἡμῶν, ὡς ἁπάντων τῇ προσηκούσῃ τάξει γιγνομένων ὁ λόγος οὗτος αὐτῷ περαίνεται, ὡς εἴ γε διὰ τὸ πλημμεληθὲν ἐν τῷ μεταξὺ μηδέπω τελέως ἀφλέγμαντος ἡ χεὶρ εἴη τῇ πέμπτῃ τῶν ἡμερῶν, οὐδ' ἡμεῖς χρησόμεθα τοῖς ὀθονίοις πᾶσιν. ἡ μὲν γὰρ ἀσφάλεια τῆς τῶν κατεαγότων ἐπιδέσεως καὶ τοῦ πλήθους τῶν ὀθονίων, ὡς αὐτὸς ἔφη γίγνεται. μάλιστα δ' αὐτῇ χρώμεθα κατ' ἐκεῖνον τὸν καιρὸν, ἐν ᾧ προσεσταλμένον μὲν ἱκανῶς φαίνεται τὸ περὶ τὸ κάταγμα χωρίον, αὐτὸ δὲ τὸ συντετριμμένον ὀστοῦν χαλαρὸν καὶ εὐπαράγωγον εἰς κατόρθωσιν. ἐὰν οὖν ποτε συμβῇ μὴ γενέσθαι τοῦτο κατὰ τὴν πέμπτην ἡμέραν, ἀναμενοῦμεν ἑτέραν περίοδον λύσεως

Si primo die homine propter fracturam dolente, quantum adſtringendum eſt, non adſtrinxerimus uti, omnibus recte factis tertio die dolor remittatur, arctius alligamus, neque tunc quoque quantum res poſtulat: hoc ſiquidem quum omnia recte procedunt quinto die convenit. Quare tunc plurimis faſciis utemur et quantum res exigit adſtrictis non obliti hoc ab ipſo praecipi, uti omnia convenienti ordine ſequantur. Nam ſi propterea quod aliquid interim peccatum ſit, brachium nondum quinto die ex toto inflammatione vacet, neque nos faſciis omnibus utemur. Exhibet quidem faſciarum multitudo, ut ipſe ait, vinculi firmitatem. Potiſſimum vero ea utemur, quo tempore deſedit locus qui circa fracturam eſt et ipſum os quod perſfractum eſt laxius effectum eſt et facilius tractatur ut componi poſſit. At ſi quando hoc quinto die non cedat, differemus in alium circuitum qui ad diem

εἰς τὴν ἑτέραν ἑβδόμην ἀφικνουμένην δηλονότι. διὰ τρίτης γὰρ ἀξιοῖ λύειν καὶ μετεπιδεῖν, ἄχρις ἂν εἰς νάρθηκας ἐμβάλλῃ τὸ κάταγμα χάριν τοῦ καταντλεῖν ὕδατι θερμῷ κενώσεως ἕνεκα τῶν ἐν τῷ κατεαγότι μορίῳ χυμῶν, ὅσοι λεπτοὶ καὶ ὀῤῥώδεις εἰσὶ διαπνέεσθαι δεόμενοι. ἅμα δὲ καὶ παρηγορητικὸν ὀδύνης τοῦτο καὶ κνήσεως ἰατικὸν, ὡς ὅταν γε μήτε κνήσεως αἰσθάνηται μήτε ὀδύνης ὁ ἄνθρωπος ἅπαντά τε τὰ λελεγμένα σημεῖα τοῦ περαίνεσθαι καλῶς τὰ περὶ τὸ κάταγμα φαίνηται, κἂν διὰ τετάρτης λύσῃς, οὐδὲν βλάψεις καὶ μάλιστα χειμῶνος, ἔτι δὲ μᾶλλον ἀνθρώπους ἀγροίκους ἀλουτεῖν εἰθισμένους τὰ πολλά. τοὺς δὲ καθ' ἑκάστην ἡμέραν εἰωθότας λοῦεσθαι καὶ μᾶλλον εἰ δὶς τοῦτο ποιεῖν, οὐ χρὴ διὰ μακροῦ λούειν, ἔτι δὲ μᾶλλον εἰ καὶ μαλακόσαρκοι φύσει τύχοιεν εἶναι.

μα'.

Ἐπὴν δὲ τριταῖος γένηται, ἑβδομαῖος δὲ ἀπὸ τῆς πρώτης ἐπιδέσιος, ἢν ὀρθῶς ἐπιδέηται, τὸ μὲν οἴδημα ἐν ἄκρῃ τῇ

ſeptimum perveniet. Jubet enim donec ferulae ad fracturam dentur, tertio quoque die ſolvi ac rurſus deligari ea de cauſa, ut aqua calida infundatur ad educendos ſuccos in comminuta parte exiſtentes qui tenues ſunt et ſeri naturam habent digeſtionemque requirunt; et ſimul etiam ad leniendum dolorem et pruriginem finiendam. Itaque ubi nec dolor nec prurigo hominem exerceat atque indicia illa omnia ſe oſtendant, ex quibus recte fracturam habere cognoſcimus, etiamſi quarto quoque die ſolves, nihil laedes, hieme potiſſimum, atque adeo magis homines agreſtes, qui lavari ſere non conſuerunt, ſed eos qui quotidie lavari ſolent et qui praeſertim bis id facient, convenit non longo interpoſito ſpatio reſolvere, ac praecipue ubi carne ſuerint molliori.

XLI.

Inde ubi ad tertium diem ventum erit, qui ſeptimus eſt a primo, quum injectum vinculum fuit, ſi recte alligatus

χειρὶ ἔσται, οὐδὲ τοῦτο λίην μέγα. τὸ δ' ἐπιδεόμενον χωρίον ἐν πάσῃσι τῇσιν ἐπιδέσεσιν ἐπὶ τὸ λεπτότερον καὶ ἰσχνότερον εὑρεθήσεται. ἐν δὲ τῇ ἑβδόμῃ καὶ πάνυ λεπτὸν καὶ τὰ ὀστέα τὰ κατεηγότα ἐπὶ μᾶλλον κινεύμενα καὶ εὐπαράγωγα ἐς κατόρθωσιν. καὶ ἢν ᾖ ταῦτα τοιαῦτα, κατορθωσάμενον χρὴ ἐπιδῆσαι ὡς ἐς νάρθηκας, ὀλίγῳ μᾶλλον πιέσαντας ἢ τὸ πρότερον, ἢν μὴ πόνος τις πλείων ᾖ ἀπὸ τοῦ οἰδήματος τοῦ ἐν ἄκρῃ τῇ χειρί. ἐπὴν δ' ἐπιδήσῃς τοῖσιν ὀθονίοισι τοὺς νάρθηκας περιθεῖναι χρὴ καὶ περιλαβεῖν ἐν τοῖσι δεσμοῖσιν ὡς χαλαρωτάτοισιν, ὁκόσον ἠρεμέειν ὥστε μηδὲν ξυμβάλλεσθαι ἐς τὴν πίεσιν τῆς χειρὸς τὴν τῶν ναρθήκων πρόσθεσιν. μετὰ δὲ ταῦτα ὅ τε πόνος αἵ τε ῥαστῶναι αἱ αὐταὶ γινέσθωσαν, αἵπερ καὶ ἐν τῇσι πρώτῃσι περιόδοισι τῶν ἐπιδεσίων. ἐπὴν δὲ τριταῖος ἐὼν φῇ χαλαρὸν εἶναι, τότ' [179] ἔπειτα χρὴ τοὺς νάρθηκας ἐρείσασθαι, μάλιστα μὲν κατὰ τὸ κάτηγμα, ἀτὰρ καὶ τἄλλα κατὰ λόγον, εἴπερ καὶ ἡ ἐπίδεσις ἐχάλα μᾶλλον ἢ ἐπίεζε. παχύτατον δὲ χρὴ εἶναι τὸν νάρθηκα, ᾗ ἐξέστη τὸ κάτηγμα, μὴ μὲν πολλῷ. ἐπιτηδεύειν

fuerit, tumor in manu apparebit, isque non admodum magnus; locus item cui vinculum injicitur, quotiescunque deligabitur, tenuior et gracilior conſpicietur, ſeptimo autem die tenuiſſimus; atque oſſa perrupta tractabuntur facilius magisque ducentur, ut dirigantur. Quodſi haec ita habeant, dirigere oportet alligareque ac ferulis excipere, pauloque amplius quam ante adſtringere, niſi ſi tumor qui in manu eſt majorem dolorem afferat. Ubi vero faſcias injeceris, imponendae ferulae ſunt ſuperque faſciae alligandae admodum laxae, ſic ut circumdatae ferulae contineantur nec quidquam brachium adſtringant. Quo facto prematur offenſus eodem modo et relevetur atque in prioribus vinciendi circuitibus. At ubi ad tertium diem perveniens laxum vinculum ſentiat, neceſſe eſt ferulae magis arctentur, potiſſimum qua fractura eſt, atque alibi pro ratione: ſiquidem ipſum vinculum laxum potius erat quam adſtrictum. Pleniores

δὲ χρὴ μάλιστα μὲν κατ' ἰθυωρίην τοῦ μεγάλου δακτύλου, ὡς μὴ κείσεται ὁ νάρθηξ, ἀλλὰ τῇ ἢ τῇ, μηδὲ κατὰ τὴν τοῦ σμικροῦ δακτύλου ἰθυωρίην, ᾗ τὸ ὀστέον ὑπερέχειν ἐν τῷ καρπῷ, ἀλλὰ τῇ ἢ τῇ. ἢν δὲ ἄρα πρὸς τὸ κάτηγμα ξυμφέρει κεῖσθαι κατὰ ταὐτά τινας τῶν ναρθήκων βραχυτέρους αὐτοὺς χρὴ τῶν ἄλλων ποιέειν, ὡς μὴ ἐξικνέωνται πρὸς τὰ ὀστέα τὰ ὑπερέχοντα παρὰ τὸν καρπὸν, κίνδυνος γὰρ ἑλκώσιος καὶ νεύρων ψιλώσιος. χρὴ δὲ διὰ τρίτης ἐρείδειν τοῖσι νάρθηξιν πάνυ ἡσυχῇ οὕτω τῇ γνώμῃ ἔχοντας, ὡς οἱ νάρθηκας φυλακῆς εἵνεκα τῆς ἐπιδέσιος προσκέωνται, ἀλλ' οὐ τῆς πιέσιος εἵνεκεν ἐπιδέωνται. ἢν μὲν οὖν εὖ εἰδῇς ὅτι ἱκανῶς τὰ ὀστέα ἀπίθυνται ἐν τῇσι προτέρῃσιν ἐπιδέσεσιν καὶ μήτε κνησμοί τινες λυπέωσι μήτε τις ἕλκωσις μηδεμία ὑποπτεύηται εἶναι, ἐᾷν χρὴ ἐπιδεδέσθαι ἐν τοῖσι νάρθηξιν, ἔστ' ἂν ὑπὲρ εἴκοσιν ἡμέρας γίνηται· ἐν τριήκοντα δὲ μά- (537) λιστα τῇσι ξυμπάσῃσι κρατύνεται ὀστέα τὰ ἐν τῷ πήχει τὸ ἐπίπαν.

---

autem adhibendae ferulae ſunt ab ea parte, qua fractura exſtat, non multo tamen. Videndumque eſt ne e regione pollicis collocentur, ſed hinc vel hinc, neque item e regione minimi digiti qua os in prima palmae parte excedit, ſed hinc vel hinc. Verum ſi fractura omnino ferulas requirit, his locis breviſſimae ſuper accommodandae, ſic ut ad oſſa quae in prima palmae parte exſtant maxime pertineant; periculum enim eſſet ne ulcus fieret et nervi nudarentur. Debemus autem ferulas arctare tertio quoque die paululum omnino id ſpectantes, quod eo nomine imponuntur ut vinculum tueantur, non ut adſtringant. Quod ſi optime perſpexeris oſſa ſub prioribus vinculis abunde fuiſſe directa, neque locum prurigo aliqua infeſtat neque ulla exulcerationis ſuſpicio eſt, ultra vigeſimum diem ſinito alligatas ferulas manere: nam plerisque ad ſummum triginta diebus brachii oſſa conſervent.

Εἰ τοιοῦτον ἐδυνάμεθα ποιῆσαι τὸ κατεαγὸς ἐν τῇ τρίτῃ τῶν ἡμερῶν, ὁποῖον εἰς τὰ πολλὰ κατὰ τὴν ἑβδόμην γίνεται, τοὺς νάρθηκας ἀναγκαῖον περιεβάλλομεν. ἐπεὶ δὲ, ὡς εἶπεν αὐτὸς, ἐν τῇ ζ' πάνυ λεπτὸν φαίνηται, δι' οὗ ῥήματος ἐδήλωσε τὸ καὶ τῆς ὑγιεινῆς αὐτὸ καταστάσεως ὡς εἶχε πρότερον ἰσχνότερον γίγνεσθαι, διὰ τοῦτο κατ' αὐτὴν τὴν ἡμέραν αὐτῷ περιτίθησι τοὺς νάρθηκας ἐπιμελέστατα δηλονότι διαπλάσας νῦν τὸ κῶλον, ὡς ἂν καὶ τῶν ὀστῶν μὲν χαλαρῶν. εἰ δὲ χρεία τῶν ναρθήκων ἐστὶν, ἥπερ δὴ καὶ τῶν σπληνῶν ἔμπροσθεν εἴρηται, κρατεῖσθαι τὸ κατεαγὸς ὀστοῦν. ἐπεὶ δὲ συμφῦναι πρὸς ἑαυτὸ καθάπερ ἡ σὰρξ οὐ δύναται διὰ τὴν φυσικὴν ξηρότητα, οἷον δεσμός τις ὧν ὁ πῶρος αὐτῶν γίγνεται περιφυόμενος τοῖς χείλεσι τοῦ κατάγματος. ἡ γένεσις δ' αὐτῷ τὸ ἐξ αὐτοῦ τοῦ συντριβέντος ὀστοῦ τῆς τροφῆς περίττωμα· καὶ ὅταν γε μὴ καλῶς ὁ κάμνων ἢ διαιτώμενος ἢ καὶ πληθωρικὸς ὑπάρχων, πολὺ τοῦτο τὸ περίττωμα, ὃ προχεόμενον ὅλους διαβρέχει τοὺς ἐπιδέσμους αἵματι παχεῖ παραπλήσιον. ὅσον οὖν αὐτοῦ κατὰ τὴν ἔγχυσιν ἐπὶ τοῖς χείλεσι τῶν τοῦ κατεαγότος ὀστοῦ

Si tertius dies fractum os nobis daret, quale fere ſeptimus exhibet, neceſſario ad ferulas veniremus, ſed quia, ut ipſe dixit, ſeptimo die πάνυ λεπτὸν, id eſt tenuiſſimum apparet, quo vocabulo ſignificavit gracilius fieri, quam quum erat in priſtino ſtatu ſalubri, idcirco die eodem ferulas circumponit, tunc ſcilicet membrum diligentius componens, utpote quum oſſa laxiora ſint; eo autem ferulae pertinent, quo et pannos ante diximus, nempe ut fractum os contineant; at quum oſſa ob ſiccitatem naturalem nequeant carnis modo coaleſcere, callo circa fracturae oras increſcente quaſi quodam vinculo circumdantur. Hic autem creatur de eo quod ſuperat ex ipſo fracti oſſis alimento; quod ſi laborans vel non idoneo victu utatur vel plenus ſit, id quod ſuperat copioſius eſt effuſumque faſcias totas veluti craſſo ſanguine madefacit. Quidquid igitur ex eo dum effunditur circa fracturae oras

μερῶν ἐπιπαγῇ, τοῦτο τῷ χρόνῳ μεταβαλλόμενον ὑπ᾽ αὐτοῦ τοῦ ψαύοντος ὀστοῦ παραπλήσιον αὐτῷ γίγνεται καὶ καλεῖται πῶρος. ἐὰν οὖν σείηται καὶ διακινῆται τὰ χείλη τοῦ κατάγματος, ἥ τε πίεσις αὐτοῦ κωλυθήσεται καὶ διὰ τοῦτο καὶ ἡ τοῦ κατάγματος πώρωσίς γε καὶ γένεσις. ὁποῖον γάρ τι τοῖς ἑνουμένοις ξύλοις ἐστὶν ἡ κόλλη, τοιοῦτον τοῖς συντριβομένοις ὀστοῖς ὁ πῶρος. εἰκότως οὖν ἡσυχίας ἀκριβῶς δεῖται τὰ διὰ πώρου κολλώμενα κατάγματα· σεισθεὶς γὰρ ὁ πηγνύμενος πῶρος διαλύεται παραπλησίως τῇ τὰ ξύλα συναγούσῃ κόλλῃ καὶ τῷ πηγνυμένῳ γάλακτι. ταύτην οὖν αὐτῷ τὴν ἡσυχίαν ἥ τ᾽ ἀκριβεστέρα πίεσις ἐκ τῶν ἐπιδέσμων καὶ ἡ τῶν ταῦτα κρατούντων ἔξωθεν γίγνεται. κρατεῖ δ᾽ αὐτὰ τό τε πλῆθος τῶν ὀθονίων καὶ οἱ νάρθηκες. τὰ δ᾽ ἐφεξῆς ἅπαντά εἰσι σαφῆ τοῖς προσέχουσι τὸν νοῦν· κελεύει γὰρ εἴ πού [180] τι χαλαρὸν γίγνοιτο τῆς δέσεως ἐπισφίγγειν διὰ τρίτης τοὺς νάρθηκας, οὐ μέντοι λύειν ὅλην τὴν ἐπίδεσιν, εἰ μὴ κνησιῶν ὁ ἄνθρωπος τύχῃ σφοδρῶς ἢ καί τινα ἕλκωσιν ὑποπτεύοιμεν. ἡ δ᾽ αἰτία τοῦ κατ᾽ ἀρχὰς μὲν μᾶλλον, ὕστερον δ᾽ ἧττον κνησιᾷν ἡ κένωσίς ἐστι τοῦ

concrefcit, tempore ab offe cui haeret mutatur et fimile ipfi redditur callusque nominatur. Ergo fi fracti offis orae agitentur dimoveanturque, prohibebitur quo minus adftrictum maneat, atque idcirco creari callus et agglutinari non poterit. Quod enim gluten lignis efficit quae glutinantur, id callus praeftat offibus fractis. Jure igitur fumma quiete opus eft ad fracturas quae callo debent folidari: nam fi agitetur coactus callus, diffolvitur perinde ac gluten quo ligna cohaerent et coactum lac; fummam vero hanc quietem praebent fafciae adftrictae et quae fuperdata continent; porro continent fafciarum multitudo ac ferulae. Quae deinceps fequuntur omnia plana funt his qui animum adjungunt: praecepit enim ut ficubi vinculum laxetur, ferulae tertio quoque die arctentur, non tamen refolvatur tota junctura, nifi homo ingenti prurigine vexetur vel exulcerationis alicujus fufpicio fit. Prurit autem fractura initio magis, deinde minus, quoniam

πεπονθότος μορίου· κνησιῶσι γὰρ ὑπὸ τῶν ἐξερχομένων περιττωμάτων ἀτμωδῶν, δακνόμενοι μετρίως, ὡς ὅταν γε σφοδρῶς δάκνωνται μετ' ὀδύνης αὐτοῖς ἤδη τὸ κνησιᾷν ὑπάρχειν. ὅταν οὖν κενὸν μόριον, ἢ οὐδὲν γεννᾷ περίττωμα τοιοῦτον ἢ παντάπασιν ἐλάχιστον.

μβ'.

Ατρεκὲς δὲ οὐδέν· μάλα γάρ τε καὶ φύσις φύσιος καὶ ἡλικίη ἡλικίης διαφέρει.

Οὐχ ἁπλῶς εἰπὼν ἡλικίαν ἡλικίας διαφέρειν, ἀλλὰ προσθεὶς τὸν σύνδεσμον ἐπιδείκνυται καὶ ἄλλας αἰτίας εἶναι, δι' ἃς οὐ πάντα τὰ τοῦ πήχεως κατάγματα τριάκονθ' ἡμέρας κρατύνεται, τινὰ δὲ ἧττον· ἀλλ' ἔστιν ἥ τε τοῦ ἔτους ὥρα καὶ χώρα καὶ φύσις τοῦ θεραπευομένου σώματος, ἥ τε τοῦ ἔτους κατάστασις αὐτοῦ καὶ δίαιτα καὶ ὁ τρόπος τῆς δέσεως. θᾶττον γὰρ κρατύνεται, τουτέστιν ἀσφαλῶς πωροῦται διά τε τὴν ὕλην ἐξῆς ὁ πῶρος γίγνεται συμμέτρως

vitiata pars exhauritur: excitatur enim prurigo a vaporibus qui ab eo quod fupereft profufi leviter mordent. At ubi acrius mordeant, prurigini jam dolor jungitur. Igitur quando pars inanis eft, nihil omnino tale fuperat vel certe minimum.

XLII.

Nihil autem perpetuum eft; multum enim et aetas ab aetate diftat.

Non dixit fimpliciter differre aetatem ab aetate, fed adjecta conjunctione indicat alias etiamnum caufas effe cur non omnes brachii fracturae triginta diebus confanefcant, fed quaedam paucioribus. Sunt enim in caufa anni tempus, regio, natura aegrotantis, anni temperatio, ratio victus et vinciendi modus. Nam citius confervefcunt, hoc eft callo firmantur et ob materiae ex qua callus oritur quantitatem ac qualitatem moderatam et ob robur vi-

ἔχουσαν ἐν ποσότητί τε καὶ ποιότητι καὶ διὰ τὴν ῥώμην τῆς πηγνυούσης αὐτὴν δυνάμεως. εἰς χρόνον δὲ ἐκπίπτει πλείονα διά τε τὴν ἔνδειαν τῆς ὕλης· ὃ γὰρ ἐν ἐλάττονι χρόνῳ δι' εὐπορίας τῆς ὕλης αἱ δυνάμεις ἐργάζονται, τοῦτ' ἐν πλείονι δι' ἀπορίαν. ἔστι δ' ὅτε καὶ διὰ πλῆθος ἄμετρον. ἀποκλύζεται γὰρ ὁ πηγνύμενος πῶρος ὑπὸ τῆς ἐπιῤῥεούσης ἔνδοθεν ὑγρότητος, ὅταν ᾖ πολλή τε ἅμα καὶ συνεχής· ἔστι δὲ τὸ μὲν πάχος τῆς ὕλης ἐπιτηδειότερον εἰς τὸ παγῆναί τε καὶ γενέσθαι πῶρον. ἡ δ' ὑγρότης ὅταν ὑδατώδης ἐστὶ καὶ λεπτὴ καὶ τὴν σύστασιν ἀνεπιτήδειος εἰς πώρου σύστασιν. ὅτι δὲ ἡ δύναμις ἡ μὲν ἰσχυρὰ θᾶττον ἐργάζεται τὸ ἑαυτῆς ἔργον, ἡ δὲ ἀσθενεστέρα βραδύτερον οὐδὲ λόγου δεῖται. διὰ ταῦτα μὲν ἐν διαφόροις χρόνοις αἱ πωρώσεις γίγνονται τοῖς συντετριμμένοις ὀστοῖς, αὐτὰ δὲ ταῦτα τὰ νῦν λεγόμενα διὰ τὰς ἔμπροσθεν εἰρημένας αἰτίας ὑπαλλάττεται· καὶ γὰρ πλείων καὶ ἐλάττων ὕλη καὶ παχυτέρα καὶ λεπτοτέρα γίγνεται διά τε τὴν ἐξ ἀρχῆς ἑκάστου κρᾶσιν καὶ διὰ τὴν ἐπίκτητον, ἐν ᾧ θεραπεύεται χρόνῳ κατάγμασιν, ἔτι τε δίαιταν ἣν διαιτῶνται καὶ τρόπον

rium ipſam cogentium. Diutius autem trahitur ex materiae inopia; quod enim breviori tempore ob materiae copiam vires efficiunt, id longiori praeſtant ob inopiam et interdum etiam ob copiam immodicam. Callus enim concreſcens abluitur humore qui ab interiore parte fluit, ubi multus ſit et continetur. Porro materia craſſa commode ſpiſſeſcit et in callum vertitur; humor autem ubi aquoſus fuerit et habitu tenuis ſpiſſando callo maxime eſt alienus. Vires quoque quum valent mature ſuo munere fungi; ſero, quum imbecillae ſunt. Nihil attinet dicere quibus de cauſis callus diverſo tempore fractis oſſibus circumdatur. Haec autem ipſa quae nunc dicuntur ob cauſas prius poſitas mutantur, quoniam materia et plus et minus abundat et craſſior eſt ac tenuior ob temperamentum tam uniuscujusque naturale quam adventitium ipſius fracturae eo tempore quo curatur, atque item ob victus rationem

ἐπιδέσεως ἣν ἐπιδοῦνται, τήν θ' ἡλικίαν καὶ τὴν ὥραν καὶ τὴν χώραν, ἐξ ὧν ἁπάντων καὶ ἡ δύναμις ἤτοι γ' ἀσθενὴς ἢ ἰσχυροτέρα γίγνεται.

μγ'.

Ἐπὴν δὲ λύσῃς, ὕδωρ θερμὸν καταχέαι χρὴ καὶ μετεπιδῆσαι ἧσσον μὲν ὀλίγῳ πιέσαντα ἢ τὸ πρόσθεν, ἐλάσσοσι δὲ τοῖσιν ὀθονίοισιν ἢ τὸ πρότερον, καὶ ἔπειτα διὰ τρίτης ἡμέρης λύσαντα ἐπιδεῖν, ἐπὶ μὲν ἧσσον πιέζοντα, ἐπὶ δὲ ἐλάσσοσι τοῖσιν ὀθονίοισιν.

Ηὔξησεν ἀπ' ἀρχῆς καὶ πλῆθος τῶν ὀθονίων καὶ τὴν πίεσιν ἄχρι τῆς τῶν ναρθήκων [181] ἐπιδέσεως. ἐκείνους δὲ ἐπιθεὶς κατὰ τὴν ζ' ἡμέραν ἄλυτον ἐφύλαξε τὸ κῶλον ἄχρι τῆς κ', οἷον κρηπῖδα βεβαίαν βάλλεσθαι βουλόμενος τῇ πωρώσει. γιγνομένης δ' αὐτῆς οὐκέτ' ἐν ἡσυχίᾳ παντελῶς φυλάττει τὸ κάταγμα· προσήκει γὰρ ἀνατρέφειν τὸν πῶρον, ὅταν ἀσφαλῶς ῥιζωθῇ, τὸ δ' ἀνατρέφειν γίγνεται τῇ χορη-

qua homo utitur et ob modum quo deligatur; praeter haec aetatem, tempus anni, regionem, ex quibus omnibus validiores vires funt aut infirmiores.

XLIII.

Ubi folveris, aqua calida perfundito et rurfus alligato fafciis lenius quam ante adftrictis, paucioribus item quam ante injectis; inde tertio quoque die folvens, rurfus laxioribus fafciis et paucioribus devincito.

A primo die ufque dum ad ferulas veniat et fafciarum numerum auget et arctius adftringit; eas autem imponens feptimo die membrum non folvit ufque ad vigefimum, ftatuere quafi firmam bafin volens calli producendi, quo circumdato fracturam penitus immobilem non amplius tuetur; nutrire enim callum oportet, ubi altius radices egit. Nutritur autem quum materia in ipfum derivatur,

γίᾳ τῆς ὕλης, ἣν ὥσπερ ἀποστρέψαμεν ἐξ ἀρχῆς ἀπὸ τοῦ πεπονθότος εἰς ἕτερα μόρια τοῦ σώματος, οὕτω νῦν χρὴ προσκαλεῖσθαι καταχέοντας ὕδωρ θερμόν· καὶ ἐν αὐτῇ τῇ ἀρχῇ παντάπασιν αὐτὴν ἐκωλύομεν ἐπὶ τὸ πεπονθὸς ἔρχεσθαι, τῷ πλήθει τῶν ὀθονίων καὶ τῇ πιέσει αὐτὴν νῦν οὐ προσήκει κωλύειν ἐπιῤῥεῖν ἀφαιροῦντας κατὰ βραχὺ τῶν ὀθονίων, ἅμα τῷ καὶ τὴν πίεσιν κωλύειν.

μδ'.

Ἐπὴν δὲ, ὅταν τοῖσι νάρθηξι δεθῇ, ὑποπτεύῃς τὰ ὀστέα μὴ ὀρθῶς κεῖσθαι ἢ ἄλλο τι ὀχλέῃ τὸν τετρωμένον, λῦσαι ἐν τῷ ἡμίσει τοῦ χρόνου ἢ ὀλίγῳ πρόσθεν καὶ αὖθις μετεπιδῆσαι.

Τὰ μὲν ἔμπροσθεν αὐτῷ λέλεκται πάντων κατὰ λόγον γιγνομένων. ἐπεὶ δὲ καὶ ὀδύνης τινὸς αἴσθησις γιγνομένη καὶ τῆς ἑλκώσεως φόβος, ὑποψία τοῦ μὴ καλῶς διαπεπλάσθαι τὸ κάταγμα καὶ κίνησις σφοδρὰ κατά τινα συντυχίαν

quam ſicuti 'ab initio avertimus ab affecta ſede ad alias corporis partes, ita nunc evocare debemus aqua calida perfuſa; quin et initio faſciis multis atque adſtrictis quominus ad vitiatum locum conflueret ex toto ipſam prohibuimus; nunc paulatim numero demimus preſſumque laxamus, quum non expediat prohibere ne confluat.

XLIV.

Quodſi alligatis ferulis ſuſpicio ſit ne oſſa recte concurrerint vel aliud quidpiam infeſtet, ubi dimidium temporis praeterierit vel paulo ante ſolvere oportet et rurſus devincire.

Superiora dicta ſint quum omnia recte procedant; namque ubi ſit ſenſus aliquis doloris vel exulcerationis ſuſpicio aut vereamur ne fractura male compoſita ſit aut caſu aliquo interveniente membrum motum ſit, ſolvere

ἐν τῷ κώλῳ γιγνομένη λύειν μὲν ἀναγκάζει πρὸ τῆς κ' ἡμέρας τὴν ἐπίδεσιν, αὐτο τοῦτο προδιωρίσατο μή τις οἰηθεὶς διηνεκὲς εἶναι τὸ παρηγγελμένον ὑπ' αὐτοῦ πρόσθεν ἅπαντα μέχρι τῆς κ' ἡμέρας τὰ κατάγματα φυλάττειν τελέως ἀκίνητα. πρὸς γὰρ τὸ κατεπεῖγον ἀεὶ χρὴ τὸν ἰατρὸν ἵστασθαι καὶ μὴ καθάπερ νόμον ἀπαράβατον φυλάττειν τὰ κελευσθέντα πράττεσθαι κατὰ λόγον προβαινόντων ἁπάντων.

με'.

Δίαιτα δὲ τουτέοισιν οἷσιν ἂν μὴ ἕλκεα ἐξ ἀρχῆς γένηται ἢ ὀστέα ἔξω ἐξίσχει, ἀρκέει (538) ὑποφαύλη, ἐνδεέστερον δὲ χρὴ διαιτᾷν ἄχρι ἡμερέων δέκα, ἅτε ἤδη καὶ ἐλινύοντας.

Τὸ φαῦλον οἱ παλαιοὶ σχεδὸν ἅπαντες εἰώθασι πολλάκις ἀντὶ τοῦ τυχόντος καὶ ἁπλοῦ λέγειν, ᾧ τὸ ἀκριβὲς ἀντίκειται καλούμενον, ὑπὸ τῶν Ἰώνων σκεθρόν. ὥσπερ οὖν τὴν ἀκριβῆ δίαιταν ὀνομάζει σκεθρὰν, οὕτω τὴν ἐναντίαν

vinculum ante vigeſimum diem cogimur. Id autem ipſum deſinivit, ne quis exiſtimet perpetuum eſſe quod ſupra imperavit, fracturam quamlibet uſque ad vigeſimum diem ſervandam eſſe penitus immobilem. Semper enim pugnare medicus debet adverſus id quod magis urget, neque obligare ſe praeceptis tanquam legi quam contemnere nefas ſit, quum omnia praeter rationem eveniunt.

XLV.

Quibus initio cutis non abrumpitur neque os cute excedit, idonea eſt ratio victus prope quaevis; minus tamen cibi ſumant uſque ad decimum diem, praeſertim quum quieſcant.

Φαῦλον vocabulum ſolent veteres Graeci fere omnes uſurpare, quum ſignificare volunt ſimplex aut quodvis; huic opponitur exquiſitum, quod Iones *σκεθρὸν* appellant. Sicut igitur exquiſitam victus rationem *σκεθρὰν* vocat,

αὐτῇ φαύλην. καὶ κατὰ τοῦτο καὶ νῦν τὴν μετρίως ὑποφαύλην ἐκάλεσεν, ἥτις ἐστὶν ἡ μεταξὺ τῆς ἁπλῆς φαύλης καὶ τῆς ἀκριβοῦς. ἀκριβεῖ μὲν οὖν διαίτῃ διαιτᾷ τοὺς ἐξ ἀρχῆς ἔχοντας μεθ' ἕλκους τὸ κάταγμα, καὶ μάλιστα εἰ προκύπτει τοῦ δέρματος ἔξω τοῦ συντριβέντος ὀστοῦ. ἁπλῇ δὲ, τουτέστι τῇ ἐπιτυχούσῃ, τοὺς ἐν ἀκινδύνῳ καθεστῶτας. ὑποφαύλῃ δὲ καὶ μέσῃ τοὺς κάταγμα ἔχοντας ἐν ταῖς πρώταις ἡμέραις διαιτᾷ. τὸν δ' ὅρον τῶν πρώτων ἡμερῶν ἐποιήσατο τὴν ι', οὐχ ὡς [182] οὐδέποτ' ἂν πρωϊαίτερον ἢ ὀψιαίτερον εὐλόγως ἡμῶν παραλλαξάντων τὴν δίαιταν, ἀλλ' ὡς ἐπὶ πολὺ συμβαῖνον οὕτως. διὰ τοῦτο δὲ μέσῃ χρῆται διαίτῃ, διότι μήτε κίνδυνος μέγας ἐστὶν ὡς ἐπὶ τῶν γυμνωθέντων ὀστῶν μήθ' οὕτως ἀκίνδυνος ἡ διάθεσις, ὡς ἐπὶ τῶν ἕλκος ἐχόντων ἁπλοῦν ἐν σαρκώδει μορίῳ χωρὶς ὀστοῦ πάθους. τοῖς μέσως οὖν ἔχουσι τῶν ἀκινδύνων τε καὶ κινδυνωδῶν μέσην εἰκότως ὁρίζει καὶ δίαιταν ἄλλως τε καὶ ὅτι μέχρι τῆς ι' ἡμέρας οἱ συντετριμμένοι τὴν χεῖρα τελέως ἀργοῦσιν, ὅπερ ἐλινύειν οἱ Ἴωνες ὀνομάζουσιν. εὐλο-

ita huic contrariam φαύλην; atque hac ratione nunc eam quae prope quaevis ſit ὑποφαύλην dicit; quae media eſt inter quamvis ſimpliciter et exquiſitam. Exquiſitam victus rationem imperat quibus initio praeter oſſis fracturam carnis quoque vulnus acceſſit, ac praecipue quum ex fracto oſſe aliquid cute excedit, ſimplicem, id eſt quamvis, illis qui omnino periculo vacant; prope vero quamvis mediamque quibus os fractum eſt primis diebus, quorum terminum conſtituit decimum, non quod non interdum maturius, interdum ſerius mutare victum liceat, ſed quod plerumque ita accidat. Utitur autem media victus ratione propterea quod neque ita magnum periculum eſt, ſicut quum oſſa nudantur, neque ita res tuta, ſicut cum intacto oſſe caro ſimpliciter vulneratur. Merito igitur iis qui medii ſunt inter eos qui periculo vacant et eos qui periclitantur, mediam victus rationem indicit, praeſertim quum uſque ad decimum diem, quibus brachium fractum eſt ex toto quieſcant, quod Iones ἐλινύειν dicunt. Itaque

γον δ᾽ ἐστὶ τῶν κινουμένων τοὺς ἡσυχάζοντας ἀκριβέστερον διαιτᾶσθαι. μετὰ τὴν ι᾽ οὖν τῶν πλείστων περιεχομένων ἀνειλημμένης τῆς χειρὸς εἰκότως ἄχρι τῆς ἡμέρας ἐκείνης μέσον εἶδος διαίτης συμβουλεύει παραλαμβάνειν, ἤδη δὲ καὶ ἐλινύοντας. ὡς τὰ πολλὰ μὲν ἐπὶ χρόνου τάττουσι τὸ ἤδη, λέγουσι δ᾽ αὐτὸ κἂν τοῖς περί τινων πίστευσιν, ὡς εἴ τις οὕτως εἶπεν, ἀλλὰ καὶ διὰ τόδε πιστευτέον τῷδε καὶ ποιητέον τόδε· καθ᾽ ὃ καὶ νῦν ὁ Ἱπποκράτης φαίνεται κεχρημένος, ἵν᾽ ὁ λόγος ᾖ τοιοῦτος, διαίτῃ μετρίῳ χρηστέον ἄχρι τῆς δεκάτης ἡμέρας, διά τε τὰ ἄλλα καὶ ἤδη διότι παντάπασιν ἡσυχάζει κατὰ τοῦτον τὸν χρόνον.

μστ᾽.

Και ὄψοισιν ἁπαλοῖσιν χρῆσθαι, ὁκόσα τῇ διεξόδῳ μετριότητα παρέχουσιν.

---

par eſt exquiſitiori victu ſuſtinendos eſſe quieſcentes quam qui moventur. At quum a decimo die plerique ſuſpenſo brachio inambulent, merito praecipit ut in eum uſque diem medio victus genere utantur, praeſertim quum quieſcant. Quod *praeſertim* vertimus Hippocrates habet ἤδη, quod plerumque tempus notat; ſed adjicitur etiam ad aliquid comprobandum, ut ſi dicamus et ob alia et ἤδη hoc praeſertim propter haec credendum huic, faciendum hoc eſt, quomodo videtur nunc ab Hippocrate uſurpatum, ſic ut oratio talis ſit: mediocri victu utendum uſque ad decimum diem et alia de cauſa et praeſertim quum homo interim ex toto conquieſcat.

XLVI.

Adhibeantque ex obſoniis mollibus quaecunque modice admodum dejiciunt alvum.

Ἡ πτισάνῃ δηλονότι ἢ τεύτλῳ ἢ μαλάχῃ ἢ ἀτραφάξει, εἴτε καὶ βλίτῳ καὶ κολοκύνθῃ καὶ τῶν ἰχθύων τοῖς ἀπαλοσάρκοις.

μζ'.

Οἴνου δὲ καὶ κρεηφαγίης ἀπέχεσθαι.

Ἐδίδαξεν αὐτὸς τῆς ἀκριβοῦς διαίτης εἶδος καὶ τὸ τῆς ἁπλῶς ὑποφαύλης, ἣν νῦν ἄχρι τῆς δεκάτης ἡμέρας κελεύει ποιεῖσθαι. ἡ μὲν γὰρ μετ' οἴνου τε καὶ κρεοφαγίας φαύλη τέ ἐστι καὶ τυχοῦσα, ἡ δ' ἐπὶ χυλῷ μόνης πτισάνης ἢ μελικράτου καὶ χρηστὴ καὶ ἀκριβής. ἡ μέση δ' ἀμφοῖν ἐστιν ἣν ἐν τῇ πρὸ ταύτης λέξει διῆλθεν εἰπὼν, καὶ ὄψοισιν ἀπαλοῖσι χρῆσθαι, ὅσα τῇ διεξόδῳ μετριότητα παρέχουσιν.

μη'.

Ἔπειτα μέντοι ἐκ προσαγωγῆς ἀνακομίζεσθαι. οὗτος ὁ λόγος ὥσπερ νόμος κεῖται δίκαιος περὶ κατηγμάτων ἰήσιος.

Ptifanam videlicet, betam aut malvam, atriplicem, five blitum vel cucurbitam et pifces teneros.

XLVII.

Sed a vino et carne fibi temperent.

Docuit ipfe exquifiti victus rationem et ejus qui quivis eft et ejus qui prope quivis quam nunc praecipit usque in decimum diem fervari: nam quum aeger carnem edit et vinum potat, victus fimplex eft et quivis; fed quum folo ptifanae cremore et mulfa vivit, victus tenuis eft atque exquifitus. Inter utrumque eft ille quem proxime indicavit, quum inquit, adhibeantque ex obfoniis mollibus quaecunque alvum modice dejiciunt.

XLVIII.

Tum paulatim fe reficiant. Oratio haec lex jufta fertur de curatione fracturae.

Ἀνακομίζεσθαι, τουτέστιν ἀνατρέφεσθαι, τὸν ἔχοντα κάταγμα μετὰ ταύτην συμβουλεύει. τὸ δὲ [183] ἐκ προσαγωγῆς ἀντίκειται τῷ ἀθρόως, σημαῖνον τὸ κατὰ βραχύ. μέμφεται γὰρ τὸ κατὰ πολὺ καὶ ἐξαπίνης πληροῦν ἢ κενοῦν ἢ ὁτιοῦν ἄλλο ποιεῖν.

μθ'.

Ὥστε χειρίζειν χρὴ, ὥστε ἀποβαίνειν ἀπὸ τῆς δικαίης χειρίξιος. ὅ τι δ' ἂν μὴ οὕτως ἀποβαίνῃ, εἰδέναι χρὴ ὅτι ἐν τῇ χειρίξει τι ἐνδεὲς πεποίηται ἢ πεπλεόνασται.

Τὴν ἅπαν τὸ οἰκεῖον ἀποδιδοῦσαν τῷ κάμνοντι καὶ μηδὲν παραβαίνουσαν ὠνόμασε δικαίαν· χείριξιν δὲ ἤτοι τὴν χειρουργίαν εἶπεν ἢ πᾶσαν ἁπλῶς τὴν οἷον μεταχείρισιν ἁπάντων πραγμάτων. οἱ γὰρ Ἕλληνες οὐκ ἐκεῖνα μόνα μεταχειρίζεσθαι λέγουσιν ἃ ταῖς χερσὶ περιλαμβάνουσιν, ἀλλὰ καὶ πᾶν ὅ τι περ ἂν πράττωσιν.

Reficiant dixit ἀνακομίζεσθαι, quo vocabulo nihil aliud fignificat quam ut cui comminutum os eft poftea recreetur. Scribit autem ἐκ προσαγωγῆς, hoc eft paulatim, cui contrarium eft repente; damnat enim quod fubito plurimum implet aut demit vel quid aliud praeftat.

XLIX.

Quare danda opera eft ut jufta curatione adhibita res bene procedat; ubi autem non fic procedit, fcire licet aliquid curationi defuiffe aut fuperaffe.

Juftam vocavit eam quae laboranti omne id praebet quod ei convenit et nihil praetermittit; curationem vero quam χείριξιν dixit, vel pro chirurgia vel pro univerfa fimpliciter rerum omnium admotione accipit. Graeci enim μεταχειρίζεσθαι dicunt non folum quae manibus prehendunt, fed quaecunque tractant.

ν'.

Ἔτι δὲ τάδε χρὴ προσξυνιέναι ἐν τούτῳ τῷ ἁπλῷ τρόπῳ, ἃ οὐ κάρτα ἐπιμελέονται οἱ ἰητροὶ, καίτοι πᾶσαν μελέτην καὶ πᾶσαν ἐπίδεσιν οἷά τε διαφθείρειν ἐστὶ μὴ ὀρθῶς ποιεύμενα.

Ἁπλοῦν τὸν τρόπον ὀνομάζει κατάγματός τε καὶ ἐξαρθρήματος, ἐφ' οὗ μήθ' ἕλκος ἐγένετο μήτ' ὀστοῦν ἐγυμνώθη μήτ' αὐτὸ τὸ κατεαγὸς ὀστοῦν πολυειδῶς συνετρίβη, ὅνπερ δὴ τρόπον κατάγματος οἱ νεώτεροι προσαγορεύουσιν ἀλφιτηδὸν, ὥσθ' ἕκαστον μὲν, ὡς εἶπον, οὐχ ἁπλοῦν εἶναι, μόνον δ' ἁπλοῦν ἐκεῖνο ἐφ' οὗ μηδὲν ἄλλο προσεγένετο τῷ κατάγματι σύμπτωμα, οὕτως δ' ὅτι χρῆται τῷ ὀνόματι σαφῶς ἐνδείκνυται κατ' αὐτὸ τοῦτο βιβλίον, οὐ μετὰ ταῦτα πάνυ πολλὰ γράφων ἰδίως. εἰ δ' ἂν τὰ ὀστέα κατέαγεν ἁπλῷ τρόπῳ τοῦ κατάγματος τὸ ἁμάρτημα γίγνεται μικρὸν μὲν τῇ φαντασίᾳ, τῷ γε μὴν πάντ' ἀκριβῶς ἀθροῦντι μέγιστον δὴ τῇ δυνάμει. διαφθείρεται γοῦν ἡ ἔμπροσθεν ἐπι-

L.

Illud praeterea animadvertere in hoc fimplici modo convenit, quod medici non admodum attendunt; quamquam fi non recte fiat, corrumpere curam omnem omnemque vinciendi rationem poteft.

Simplicem modum fracti offis et prolapfi vocat ubi non accedit ulcus, non nudatur os, neque quod perfringitur in multas partes comminuitur, quod fracturae genus recentiores a farina ἀλφιτηδὸν appellant, ita ut nullus ex propofitis modis fimplex fit, fed ille dumtaxat ubi fracturae nullus alius cafus adjicitur: fic autem a fe ufurpari vocabulum ἁπλοῦν, id eft fimplex, apte oftendit paulo infra in hoc ipfo libro, ubi proprie eam rem agit. Quod fi offa fimplici fracturae modo perfringantur, peccatur videturque id peccatum leve; fi quis tamen diligenter fimul omnia aeftimet, maximum momentum habet, id enim fi committatur, priorem curam univerfam corrumpit:

μέλεια πᾶσα παροφθέντος αὐτοῦ, καὶ τοῦτό τί ποτ᾽ ἐστὶν ἐφεξῆς σε διδάξει. γράφεται δὲ καὶ ἑτέρως ἡ αὐτὴ λέξις ὧδέ πως, καίτοι πᾶσα μελέτη καὶ πᾶσα ἐπίδεσις οἷά τε διαφθείρεσθαί ἐστι μὴ ὀρθῶς ποιευμένη, ἵνα τὴν ἐπιμέλειαν αὐτὴν, ὅταν κατά τι πλημμεληθῇ, φαίνηται μεμφομένη ὡς ἱκανὴν διαφθεῖραι τὰ περὶ τὸ πεπονθὸς μέρος ὀρθῶς κεχρισμένα.

να΄.

Ἢν γὰρ τὰ μὲν ὀστέα ἄμφω καταγῇ ἢ τὸ κάτω μοῦνον, ὁ δὲ ἐπιδεδεμένος ἐν ταινίῃ τινὶ τὴν χεῖρα ἔχῃ ἀναλελαμμένος, τυγχάνῃ δὲ ἡ ταινίη κατὰ τὸ κάτηγμα πλείστη ἐοῦσα, ἔνθεν δὲ καὶ ἔνθεν ἡ χεὶρ ἀπαιωρέηται, τοῦτο ἀνάγκη τὸ ὀστέον εὑρεθῆναι διεστραμμένον ἔχοντα πρὸς τὸ ἄνω μέρος.

[184] Ἀξιοῖ σε προσεπιβλέπειν ἀκριβῶς ὁποία τις ἡ ἀνάλυσις ἔσται τῆς ὅλης χειρὸς, ὅταν ἤδη περιέρχηται καὶ μηκέτι κατακείμενος ὁ ἄνθρωπος ᾖ, τουτέστι μετὰ τὴν

quid autem hoc fit in fequentibus oftendet. Scribitur item aliter eadem oratio fic, quamquam fi non recte fiat, corrumpi omnis cura omnisque vinciendi ratio poteft; ubi curam ipfam, quum aliquid peccatur, damnare videtur ut quae corrumpere poffit quaecunque ad laborantem particulam recte adhibita funt.

LI.

Quodfi utroque offe comminuto vel eo quod fubjectum eft tantum, deligatum brachium mitella fufpendetur, eaque plurima circa fracturam detur; partes vero hinc atque hinc fufpenfae fint, neceffe eft os ad fuperiora perverti.

Diligenter voluit animadvertendum effe qua ratione totum brachium fufpendatur, quum homo jam ingreditur et non amplius cubat, hoc eft a decimo die. Ante fiqui-

δεκάτην ἡμέραν. ἔμπροσθεν μὲν γὰρ ὡς τὸ πολὺ καιέκειτο τῆς χειρὸς ἀποκειμένης σχηματισμὸν ἔμπροσθεν ἔμαθες, ὑψηλότερον δὲ ἐχούσης ἐμβραχὺ τὸ ἄκρον αὐτῆς. ὁπότε δὲ ἤδη περιέρχηται, καθάπερ εἴθισται γίγνεσθαι, τοῦ τραχήλου ταινίαν ἐξαμμένου οὕτω πλατεῖαν, ὡς ὅλον ἐπ᾿ αὐτῇ (539) ὀχεῖσθαι τὸν πῆχυν τὴν ταινίαν τινὰ περιβάλλειν, ἀλλ᾿ ὁμαλῶς ἀποτείνειν ἅπαντι τῷ πήχει, μηδὲν ἑαυτοῦ ὄντι μέρος ἀστήρικτον, ἀφ᾿ οὗ τῷ συμφύτῳ μέρει ῥέπον τὸ τοῦ πήχεος ὀστοῦν κυρτωθήσεται πρὸς τὸ κάτω καὶ διαστραφήσεται. πρὶν μὲν γὰρ παθεῖν συνεχὲς ὅλον ὑπῆρχε, διαφθαρείσης δ᾿ αὐτοῦ τῆς ἑνώσεως, ἡνίκα συνετρίβη, δύναται τότε τὸ μὲν ἕτερον τῶν μερῶν αὐτῶν στηρίζεσθαι κατὰ τῆς ὑποτεταμένης ταινίας, τὸ δ᾿ ἕτερον ἅτε μηκέτι συνεχὲς ὂν ἐκείνῳ ῥέπον εἰς τὸ κάτω διαστρέφεσθαι. δύναται δὲ καὶ αὐτῶν μέρος ἐνίοτε διὰ τὸ μοχθηρῶς ὑποτετάσθαι τὴν ταινίαν, τὸ μὲν ἕτερον πέρας ὑπ᾿ αὐτῆς ὀχούμενον ὑψηλὸν διαμένειν, τὸ δ᾿ ἕτερον ὑποῤῥέον κάτω διαστρέφεσθαι ταύτῃ. κατὰ τέτταρας οὖν τρόπους ἡ ταινία μοχθηρῶς

dem plerumque cubabat brachio, quemadmodum ſupra oſtenſum eſt, ita figurato ut manus paulo ſublimior haberetur; ſed quum jam inambulat, ut fieri conſuevit, brachio ex cervicibus ſuſpenſo mitellam adhiberi praecipit ſic latam ut brachium univerſum ſuſtineat totumque aequaliter amplectatur, neque ullam partem ejus relinquat, quam non fulciat, quo fieret ut brachii os a parte cum qua jungitur deorſum inclinaret ac depravaretur; nam priusquam vitiaretur, totum perpetuum erat. Corrupta autem ejus unitate, ubi perruptum eſt, poteſt altera ejus pars a ſubjecta mitella ſuſtineri; altera vero pars, ut quae non amplius cum illa continuetur, deorſum inclinata perverti. Poteſt item ex eadem parte, ubi non recte mitella ſubjiciatur, altera extremitas ab hac elata ſurſum ferri, altera deorſum inclinata perverti. Quatuor igitur modis mitella brachio male ſubjicietur, primo ubi fractu-

ὑποβλήσεται τῷ πήχει, πρῶτον μὲν ἐπειδὰν ἐπ' αὐτῆς μόνης ὀχῆται τὸ κατεαγὸς αὐτὸ, τὸ δὲ ἑκατέρωθεν αἰωρῆται. δεύτερον δὲ ὅταν ἐστηριγμένων ἀκριβῶς τῶν περάτων τοῦ πήχεος τῇ ταινίᾳ, τοῦ τε ἄνω πρὸς τῷ ἀγκῶνι καὶ τοῦ κάτω πρὸς τῷ καρπῷ τὸ μέσον ἀστήρικτον ᾖ. τρίτον δὲ καὶ τέταρτον ποτὲ μὲν τῶν πρόσω τοῦ πήχεος μόνον ἀνεχομένων ὑπὸ τῆς ταινίας, ποτὲ δὲ τῶν ὀπίσω μόνων τούτων τῶν τεττάρων τρόπων τοὺς δύο μὲν ἔγραψεν, οἵπερ καὶ μάλιστα διαστρέφουσι τὸ κῶλον, τοὺς δύο δὲ παρέλιπε καὶ τοῖς ῥηθεῖσι συνεπινοεῖσθαι δυναμένους. ὧν δ' οὖν εἶπεν ὁ ἕτερος ἐν τῇ προκειμένῃ νῦν ἡμῖν διδάσκεται λέξει, καθ' ἣν ἀξιοῖ πρῶτον μὲν ἐπὶ τῶν ἤτοι ἀμφότερα τὰ ὀστέα τοῦ πήχεος καταγέντων ἢ τὸ κάτωθεν ὅπερ ἰδίως ὀνομάζεται πῆχυς ἀκούειν ἡμᾶς τῶν λεγομένων· ἀλλὰ τοῦτο μὲν κοινὸν ἀμφοτέρων τῶν τρόπων, ὑπὲρ ὧν ποιήσεται τὸν λόγον, ἴδιον δ' ἑκατέρου τοῦ μὲν προτέρου τοῦ νῦν διδασκομένου τὴν ὑποβεβλημένην τῷ πήχει ταινίαν στενωτέραν οὖσαν ὡς ὑποτείνεσθαι μὴ δύνασθαι παντὶ τῷ κώλῳ, μόνον ὀχεῖν ἐφ' ἑαυτῷ τὸ κάταγμα, τοῦ δὲ δευτέρου πάλιν ὡς μόνον τὸ

ram folummodo fuftinet, partes autem hinc atque hinc fufpenfae manent; fecundo ut extremae brachii partes et fupra a cubito et infra a manu diligenter mitella fulciuntur, medium non fufpenditur; tertio et quarto ubi interdum prior brachii pars, interdum pofterior mitella excipitur. Ex his quatuor modis binos dumtaxat fcripfit, qui maxime membrum pervertunt; reliquos binos praeteriit ut qui ex enarratis intelligi poffint. Eorum duorum quos fcripfit alterum propofitis verbis oftendit, ubi cenfet in his quibus utrumque brachii os fractum fit vel tantum id quod fubjectum eft cubitus proprie nuncupatur, intelligendum effe primum ex propofitis modis; fed commune, id eft duobus modis de quibus verba faciet; proprium vero eft utriusque prioris quidem, quem nunc indicat, fubjecta brachio mitella anguftiori, quam ut totum membrum complectatur fracturam folummodo fulcire; alterius

κατεαγὸς ἀστήρικτον αἰωρεῖσθαι τῶν ἑκατέρωθεν ἀνειλημμένων. διαστρέφεσθαι δέ φησι κατὰ μὲν τὸν πρότερον ἄνω τὴν χεῖρα, κατὰ δὲ τὸν δεύτερον τρόπον κάτω διὰ τῆς ἐφεξῆς διδάσκει ῥήσεως. ὅτι δὲ κατὰ τὸν πρότερον ἄνω διὰ τήνδε, βασταζομένου γὰρ ὑπὸ τῆς ταινίας τοῦ κατεαγότος μέρους τῆς χειρὸς, ἑκατέρωθεν δὲ τῶν ἄλλων ῥεπόντων κάτω διὰ τὸ μηδεμίαν ἔχειν ἕδραν ἀσφαλῆ, συμβήσεται πωρωθῆναι τὸ πρὸς τῆς ταινίας ὀχούμενον ὑψηλότερον. ἐν ᾧ δ' ἂν σχήματι πωρωθῇ τὸ κῶλον, ἐκεῖνο φυλάττει τοῦ λοιποῦ χρόνου παντὸς, ὥστε πολλάκις ἡμᾶς ἀναγκάζεσθαι πάλιν ἐπ' ἀρχὴν ἄγειν τὰ οὕτω διαστραφέντα καταιεινοντας μὲν τὸ κῶλον, ἐργασαμένους δ' αὖθις αὐτὸ τὸ ἐξ ἀρχῆς κάταγμα, περὶ οὗ καὶ πρόσθεν εἶπον, ὡς δ' οὐδ' ὅλως μὲν ἑνοῦται, συνδιαιτᾶται δ' ὑπὸ τοῦ περιφύντος αὐτοῦ πώρου. τοῦτον οὖν ἐν τῇ κατατάσει διασπάσαντες αὖθις ἐν τῷ προσήκοντι σχήματι τὴν πώρωσιν ἐργασόμεθα τοῦ κατάγματος. ὅτι δ' οὐχ ἑνοῦται πάντως τὰ συντριβόμενα τῶν ὀστῶν ἔνεστί σοι θεάσασθαι κἀπὶ τῶν ἄλλων ζώων. καὶ

rurſus utramque membri extremitatem ſuſtinere fractura tantum non fulta. Depravari autem inquit priori modo brachium in ſuperiorem partem converſum, ſed in inferiorem altero modo quem ſubdet proximis verbis: priorem qui ſurſum verſus pervertit nunc propoſuit. Nam quum brachium qua fractum eſt a mitella ſuſtineatur partibus quae utrimque ſunt deorſum inclinatis; quum non ſit cui firmiter innitantur, accidet ut quod a mitella excipitur altius excitatum callo glutinetur. Eum vero habitum quo membrum callo ſolidetur in poſterum perpetuo ſervabit. Quare ſaepius neceſſarium eſt quae ſic perverſa ſunt a nobis de integro abrumpi, extento membro rurſus fracturam qualis initio fuerat reddentibus, quam ſupra diximus nullo modo coaleſcere, ſed alligari a callo qui circumdatur. Hunc igitur extendendo diſſolvimus rurſusque operam damus ut callus increſcat fractura convenienter figurata. Videre autem licet in aliis animalibus comminuta

γὰρ ὑῶν ἡμέρων ἀγρίων τε καὶ [185] βοῶν, αἰγῶν τε καὶ προβάτων, ἔτι τε ἀλεκτρυόνων καὶ ἀλεκτρυονίδων, ἐάν ποθ' εὕρῃς ἐπὶ συντρίμματι πεπωρωμένων ὀστοῦν, εὑρήσεις δὲ πολλὰ, καθάπερ καὶ ἡμεῖς εὕρομεν, ἐάν σοι τούτου μελέτη, πῶρον ἀποξύσας ὄψει παρακείμενα μὲν ἀλλήλοις τὰ χείλη τοῦ κατάγματος, οὐ μὴν ἡνωμένα τε καὶ συμπεφυκότα καθάπερ ἐπὶ τῶν τραυμάτων ἡ κολλωμένη σὰρξ ἑνοῦται. διὰ τί δ' εἰ μὲν ἄμφω τὰ τοῦ πήχεος ὀστᾶ καταγῇ, ὅ τε ἴδιος ὀνομαζόμενος πῆχυς καὶ τὸ ἕτερον ὃ καλοῦσι κερκίδα συμβαίνει μεγίστην γίνεσθαι τὴν διαστροφὴν τοῦ κώλου κατὰ τὸ κάταγμα τῆς ἀναλήψεως πλημμεληθείσης. εἰ δὲ τὸ ἕτερον μόνον τὸ τοῦ πήχεος, ἧττον. εἰ δὲ τὸ τῆς κερκίδος μόνον, οὐδ' ὅλως γίνεσθαι διαστροφὴν ἐπὶ τῆς μοχθηρᾶς ἀναλήψεως, οὐχ ἁπλῶς εὑρήσεις ὧν αὐτὸς εἶπέ σοι μεμνημένον, φησὶν, ὃ ἐστιν ὁ πῆχυς ἀντὶ θεμελίου γίγνεται τῷ κατεαγότι καὶ κωλύει τὴν διαστροφὴν αὐτοῦ. ἄνευ μέντοι τῆς κερκίδος, ὅταν ἀπαθὴς μένῃ, συναπευθύνει μέν πως ἑαυτῷ τὸν πῆχυν, ὅταν ὀρθῶς ἐπιδεθῇ. τελέως δ' ἀδιά-

offa omnino coalefcere, ut in fue, apro, bove, capra, ove, gallo, gallina. Si quando invenies, invenies autem faepe, quemadmodum et nos fracturae oras callo inter fe glutinatas, ubi hoc tibi curae fit, callum deradens confpiciens fracturae oras fe contingere, non tamen coaluiffe folidatasque effe eo modo, quo in vulneribus glutinata caro coalefcit. At cur, ubi utrumque brachii os comminutum fit et quod proprie cubitus vocatur et quod radius, accidat ut membrum adeo pervertatur, fi in fufpendendo aliquid peccetur; fed minus, fi alterum tantum, cubitus fcilicet; ac fi radius per fe nihil omnino depravetur, non magno negotio comperies, fi eorum quae ipfe retulit memineris, quia quod fubjectum eft, inquit, fundamenti vicem praeftat ei quod abruptum eft atque ipfum depravari non patitur. Sed radius ubi intactus fit cubitum quodammodo fecum dirigit, fi recte vinculum adhibeatur; tueri autem ipfum a depravatione ex toto non valet ubi ali-

στροφον οὐ δύναται φυλάξαι, πλημμεληθείσης τῆς ἀναλήψεως, ἐπειδὴ κάτωθεν ὑποτεταγμένος ὁ πῆχυς οὐδὲν ἔχει στηρίζον ἑαυτὸν, ὅτι μὴ τὴν ἐπίδεσιν.

νβ'.

Ἢν δὲ κατεηγότων τῶν ὀστέων οὕτως ἄκρην τε τὴν χεῖρα ἐν τῇ ταινίῃ ἔχει καὶ παρὰ τὸν ἀγκῶνα, ὁ δὲ ἄλλος πῆχυς μὴ μετέωρος ᾖ, οὗτος εὑρεθήσεται τὸ ὀστέον ἐς τὸ κάτω μέρος διεστραμμένον ἔχων.

Τὸν δεύτερον τρόπον ἐνταῦθα διδάσκει ὑπ' ἐμοῦ τεττάρων ὀλίγῳ ἔμπροσθεν εἰρημένων ὑπεναντίως ἔχοντα τῷ πρώτῳ· ὑπ' ἐκείνου μὲν γὰρ ἐπὶ τῆς ταινίας μόνον ἐβαστάζετο τὸ κάταγμα. νυνὶ δὲ τῶν ἄλλων ἁπάντων βασταζομένων μερῶν τοῦ πήχεος οὐ βαστάζεται μόνον ἐκεῖνο, καθ' ὃ τὸ κάταγμα γέγονεν. ὥσπερ οὖν ἐπὶ τῆς ἔμπροσθεν εἰρημένης ἀναλήψεως, ἐπειδὴ τὸ μὲν ὀχούμενον ὑπὸ τῆς ταινίας τοῦ κώλου μέρος, ἔνθα τὸ κάταγμα ὑπάρχει, ὑψηλότερον ᾖ,

quis error ſit in ſuſpendendo, quandoquidem cubitus ſubjectus nihil habet quo fulciatur praeter vinculum ipſum.

LII.

Sin oſſibus ſic fractis mitella manum dumtaxat et articulum cubiti excipiat, reliquum vero brachium ſuſpenſum ſit, depravatum inclinabitur deorſum.

Ex quatuor modis quos paulo ſupra declaravi ſecundum hic tradit, qui primo contrarius eſt: ſiquidem in priori mitella ſolam fracturam ſuſtinebat; in hoc quum cetera ſuſtineantur ſola fractura ſine fulcro eſt. Quemadmodum igitur in priori ſuſpendendi ratione, ubi fractura quum ſola a mitella ſuſtineretur ſublimior fuit, reliquae vero partes utrimque humiliores jure dixit depravari brachium totum in ſuperiorem partem converſum, ita nunc

τὸ δ᾽ ἄλλο πᾶν ἐφ᾽ ἑκατέρου ταπεινότερον εὐλόγως ἔφη διαστρέφεσθαι πρὸς τὸ ἄνω τὸν ὅλον πῆχυν. οὕτω τοίνυν, ἐπειδὴ τὸ κάταγμα μόνον οὐκ ὀχεῖται, ταπεινωθήσεται τοῦτο τὸ μέρος τοῦ κώλου μόνον ὑποῤῥέον εἰς τὸ κάτω καὶ ταύτῃ κυρτωθῆναι συμβήσεται τὸν πῆχυν καὶ διὰ τοῦτο πόῤῥωθεν τὸ διεστραμμένον εἰς τὸ κάτω φέρεσθαι. ἡ μὲν οὖν ὅλη διάνοια τῆς προκειμένης ῥήσεως εἴρηταί μοι. γραφαὶ δ᾽ εὑρίσκονται δύο κατὰ ταῦτα ἐναντιώταται μὲν, ὡς ἄν τῳ δόξειεν αὐταῖς ταῖς φωναῖς μόναις, προσέχοντι δὲ τὸν νοῦν ὁμολογούσαις μὲν ἀλλήλαις κατὰ τὰ δηλούμενα πράγματα. μετέωρον τοίνυν πῆχυν οἱ μὲν τὸν ἀστήρικτον ἀκούουσιν ἐπὶ μόνου τοῦ ἀέρος ὀχούμενον, οἱ δὲ τοὐναντίον ἅπαν ἐπὶ τῆς ταινίας ἐστηριγμένον, ὡς τοῦ μὴ τοιούτου ῥέποντός γε κάτω καὶ δι᾽ αὐτὸ τοῦτο ταπεινοτέρου γιγνομένου, ὅπερ ἐστὶν ἐναντίον τῷ μετεώρῳ. εἰκότως οὖν αἱ γραφαὶ μαχόμεναι μὲν ἀλλήλαις ἐγένοντο κατὰ τὴν λέξιν, ὁμολογοῦσαι δὲ κατὰ διάνοιαν. τῆς γὰρ μετεώρου φωνῆς ἐπ᾽ ἐναντία σημαινόμενα πρὸς τῶν ἐξηγητῶν ἀχθείσης εἰκότως οἱ μὲν ἄνευ

quum ea tantum membri pars qua fractura eſt non ſuſtineatur, deprimetur et deorſum verſus inclinabitur, quo fiet ut brachium in eam partem curvetur, atque ea de cauſa ubi callus circumdatus fuerit perverſum deorſum ſpectet. Expoſuimus igitur univerſam propoſitae orationis ſententiam. Legitur autem ſcripta duobus modis, ſi vocem ſpectemus, maxime inter ſe contrariis, re tamen, ſi animadvertantur, inter ſe minime diſcrepantibus. Itaque brachium ſuſpenſum nonnulli intelligunt quod a mitella non excipitur, ſed ſolum in aëre ſuſpenditur; alii contra omne id quod a mitella ſuſtineatur, utpote quum in inferiora minime inclinetur, neque fiat ob id humilius, quod ſuſpenſo contrarium eſt. Merito igitur ſcripturae verbis inter ſe pugnant, ſententia conveniunt; namque haec vox *μετέωρον*, hoc eſt ſuſpenſum, quum apud expoſitores contraria ſignificet, a quibusdam eorum citra negationem ſcribitur, reliquum vero brachium ſuſpenſum; ab aliis negatione adjecta, reliquum vero brachium

τῆς ἀποφάσεως ἔγραψαν, ὁ δ' ὅλος πῆχυς μὴ μετέωρος ἢ κατὰ τὸ δοκοῦν καθ' ἑκάτερα τῆς μετεώρου φωνῆς σημαινόμενα ἀπευθύνοντες τὴν γραφήν.

νγ'.

[186] *Χρὴ οὖν ἐν ταινίῃ πλάτος ἐχούσῃ μαλθακῇ τὸ πλεῖστον τοῦ πήχεος καὶ τὸν καρπὸν τῆς χειρὸς ὁμαλῶς αἰωρέεσθαι.*

Ἐν ταύτῃ τῇ ῥήσει καὶ περὶ τῶν παραλελειμμένων δυοῖν ἀναλήψεων ἐνεδείξετο. λέγω δ' ἀναλήψεις δύο κοι- (540) νὸν μὲν ἐχούσας τὸ κατ' ἄκρον τὸν πῆχυν ὑποτετάσθαι τὰς ταινίας, ἴδιον δὲ ἑκατέρας τὸ κατὰ τὸν καρπὸν μόνον ἢ κατὰ τὸν ἀγκῶνα. προειρηκὼς γὰρ ἐπὶ τῆς κατὰ τὸ σίνιριμμα μόνον ὑποβεβλημμένης ταινίας ἔτι τὸ τῆς κατ' ἄμφω τὰ πέρατα καὶ μετὰ ταῦτα γράψας τὴν νῦν προκειμένην ῥῆσιν, ἐν ᾗ κελεύει τὸ πλεῖστον τοῦ πήχεος καὶ τὸν καρπὸν ὁμαλῶς ἐστηρίχθαι κατὰ τῆς ταινίας, εὔ-

non ſuſpenſum verba, ut illis videtur, accommodantibus ad utramque ſignificationem vocabuli *μετεώρου*, hoc eſt ſuſpenſi.

LIII.

Debet ergo brachium ſuſpendi per mitellam latam mollemque multum brachii cum prima palmae parte aequaliter ſuſtinentem.

Duas hic indicat ſuſpendendi rationes quas praeterierat. Eas inquam duas quarum commune eſt extremam brachii partem ſuſtinere; proprium autem utriusque vel eam quae a cubiti commiſſura vel eam quae a manu tantum. Exſequutus enim eam ſuſpendendi rationem, ubi mitella ſolummodo fracturam excipiebat, atque alteram ubi utramque extremitatem; deinde ſubjiciens verba proxime poſita in quibus praecipit ut plurimum ex brachio cum prima palmae parte mitella aequaliter ſuſtineatur;

δηλός ἐστι καὶ τὰς ὑπολοίπους δύο μεμφόμενος ἀναλήψεις οὐκ ἐχούσας ὃ κελεύει μάλιστα ἔχειν. οὐδετέρα γὰρ αὐτῶν τὸν καρπὸν ἅμα καὶ τὸ πλεῖστον τοῦ πήχεος ὁμαλῶς στηρίζει, οὐ μὴν ἥξει ἐν ταύταις ἰδίας διδασκαλίας, μάλιστα μὲν, ὡς ἔφην, ὅτι συνεπινοοῦνται ταῖς εἰρημέναις, ἔπειτα δὲ καὶ διότι μικρὰ παντάπασί τισιν ἡ ἀπ᾽ αὐτῶν γίγνεται βλάβη, τῆς ἐπιδέσεως ἀμέμπτως ἐχούσης· αἱ γάρ τοι προειρημέναι δύο ἀναλήψεις διὰ τοῦτ᾽ ἦσαν ἱκανῶς μοχθηραὶ, διότι τὸ κάταγμα τοῖς ἑκατέρωθεν αὐτοῦ μέρεσιν ἐναντίως διέκειτο, ποτὲ μὲν ἄνω μόνον ὑπὸ τῆς ταινίας ἀνασπώμενον οὐδενὸς ἄλλου μορίου κατ᾽ αὐτῆς ἐστηριγμένου, ποτὲ δὲ κάτω μόνον.

reliquas duas fufpendendi rationes evidenter reprehendit, quum non habeant id quod maxime requiri vult: fiquidem neutra primam palmae partem et plurimum ex brachio aequaliter fulcit, non tamen propria eas hic expreffit, praecipue, ut dixi, quod intelligi ex fuperioribus poffint, tum quod levem omnino noxam afferant, ubi nihil in deligando peccetur. Duae enim fuperiores fufpendendi rationes ea de caufa plurimum erant alienae, quod fractura contineretur contrario modo atque ejus partes utrimque, quum interdum fola a mitella attolleretur nulla ejus particula fulta, interdum fola deorfum converteretur.

ΓΑΛΗΝΟΥ ΕΙΣ ΤΟ ΙΠΠΟΚΡΑΤΟΥΣ ΠΕΡΙ ΑΓΜΩΝ ΥΠΟΜΝΗΜΑ Β.

Ed. Chart. XII. [187.] Ed. Baf. V. (540.)

α΄.

[187] Ἦν δὲ ὁ βραχίων καταγῇ.

Τινὲς μὲν τῶν ἐξηγησαμένων τὸ βιβλίον, ὡς κατὰ τὸν ἔμπροσθεν λόγον, ὠνόμαζον πῆχυν ἐνίοτε μὲν ὅλον τὸ μόριον, ὃ μεταξὺ τῆς κατὰ καρπόν τε καὶ ἀγκῶνα διαρθρώσεώς ἐστιν, ἐνίοτε δὲ τοῖν κατ᾽ αὐτὸν δυοῖν ὀστοῖν τὸ μακρότερον οὕτως αὐτὸν ὀνομάζειν βραχίονά φασι τὸ μεταξὺ ἐὸν

HIPPOCRATIS DE FRACTURIS LIBER ET GALENI IN EUM COMMENTARIUS II.

I.

Et ubi humerus perfringatur.

Teftantur nonnulli ex iis qui librum hunc exponunt, Hippocratem, ut fupra *πῆχυν* vocavit, modo eam partem totam quae inter manum et cubiti articulum eft, modo cubitum qui e duobus offibus longior eft, ita nunc humerum appellare *βραχίονα*, nempe id os quod a cubiti

τῆς κατ' ὦμόν τε καὶ ἀγκῶνα τὸ περιεχόμενον ὀστοῦν ἐν αὐτῷ, τινὲς δὲ τὰ μόρια μὲν οὕτως αὐτὸν ὀνομάζειν φασὶ τὰ μεταξὺ τῶν διαρθρώσεων, οὐ μὴν αὐτά γε τὰ ὀστέα. σύνηθες γὰρ εἶναι καὶ ἡμῖν οὕτως λέγειν, ἐπλήγη τὴν κεφαλὴν ὅδε τις [188] ἢ τὴν γένυν ἢ τὴν ῥῖνα κἂν ἐν αὐτῷ μόνῳ τῷ δέρματι συστῇ τὸ γινόμενον ἐκ τῆς πληγῆς πάθημα, κἂν συνδιατεθῇ τι τῶν ἔνδον οἷον ὑμένα μυὸς ἢ νεῦρον ἢ ἀρτηρίαν ἢ φλέβα. καὶ τοίνυν ὅταν φῶμεν ἡλκῶσθαι τὸν βραχίονα, δηλοῦμεν τῇ λέξει τῇδε· γεγονέναι πάθος ἐν βραχίονι τὸ καλούμενον ἕλκος. ἐπεὶ δ' ἐν τῷ λόγῳ τοῦ ἕλκους ἡ σὰρξ περιέχεται, κἂν μὴ διὰ τῆς ἰδίας αὐτὴν προσηγορίας καλέσωμεν, ἀλλά γε διὰ τοῦ ἕλκους ἐπεδειξάμεθα. τὴν γὰρ ἐν τῇ σαρκὶ διαίρεσιν ἕλκος ὀνομάζομεν, ὥστε ἐν τῷ φάναι Δίωνος, εἰ οὕτως ἔτυχεν, ἡλκῶσθαι τὸν βραχίονα, δηλοῦσθαι τὴν ἐν τῷ βραχίονι σάρκα. κατὰ τὸν αὐτὸν οὖν τρόπον ἐν τῷ φάναι καταγέντα τὸν βραχίονα καὶ ἑλκοῦσθαί φασι κατ' ἐκεῖνο τὸ μόριον ὀστοῦν πεπονθέναι τὸ πάθος ὃ προσαγορεύεται κάταγμα. τοῦτο μὲν οὖν ἐν

articulo pertinet ad humeri caput. Alii non ipſa oſſa, ſed partes quae inter articulos ſunt volunt iis vocabulis nuncupari, quod conſueverimus ita loqui, ille in capite plagam accepit vel in malis aut naſo et ubi plaga cutem tantum violavit et ubi altius aliquid laeſit, puta muſculi membranam, nervum, arteriam aut venam; quin quum humerum exulceratum dicimus, oſtendimus humero id mali incidiſſe quod ulcus vocatur. At quum definitione ulceris caro contineatur, quamvis nominatim non explicetur, ulceris tamen vocabulo notatur: carnis enim diviſionem appellamus ulcus, ſicut quum dicimus, Dionis, exempli cauſa, humerum eſſe exulceratum, carnem humeri ſignificemus. Eadem ratione quum fractum humerum dicimus, ſignificari volunt os hujus partis eo vitio teneri quod fractura nuncupatur. Sed controverſia haec de nominibus ac ſignificationibus nullo modo ad fracturae curationem pertinet. Neque enim quidquam officit aut prod-

ὀνόματι καὶ σημαινομένῳ τὴν ἀμφισβήτησιν ἔχει, μήτ᾽ ὠφελοῦν μήτε βλάπτον ἡμᾶς εἰς τὴν τοῦ κατάγματος ἴασιν. ἃ δὲ ἐφεξῆς λέγει διδασκαλία τῆς ἰάσεώς ἐστιν,᾽ ἣν ποιεῖσθαι προσήκει συντριβέντος τοῦ βραχίονος, ὡς μὲν ἐμοὶ φαίνεται, σαφὴς οὖσα πᾶσα, καθάπερ καὶ ἄλλα τὰ πρόσθεν, ὅσα περὶ τοῦ πήχεος ἔγραψε· καὶ γὰρ κἀκείνων πλὴν ὀλιγίστων λέξεων ἦν σαφῆ προστιθέντα δι᾽ ἣν εἰς τὴν ἑκάστου τῶν κελευομένων ὑπ᾽ αὐτοῦ πράττεσθαι τὸ τῆς αἰτίας ἐμηκύναμεν τὸν λόγον ἔξω μὲν ὄντα τοῦ κατὰ τὸ κύριον σημαινομένου τῆς ἐξηγήσεως, εἰθισμένον δ᾽, ὡς ἔφην, τοῖς ἐξηγηταῖς. ἀλλὰ καὶ τούτους αὐτοὺς τοὺς λογισμοὺς ἑτέρωθι διὰ βραχέων αὐτοῦ εἰρηκότος οὐδ᾽ ἐνταῦθα τὴν εὕρεσιν αὐτῶν ἡμεῖς προσεθήκαμεν, ἀλλὰ τὴν τάξιν ὑπηλλάξαμεν. ἐπὶ δὲ τοῦ νῦν προκειμένου παντὸς καὶ ὁ λόγος σαφής ἐστι καθ᾽ ἑαυτὸν ἐξεταζόμενος καὶ τὴν αἰτίαν ἑκάστου τῶν λεγομένων ἔχει προειρημένην ἐν τοῖς περὶ τοῦ πήχεος λόγοις, ὑπὸ γὰρ τὰ καθόλου συμβουλευόμενα κατ᾽ ἐκεῖνον ἐπάγεται καὶ ταῦτα, πρῶτον μὲν τὸ σχῆμα τῆς ὅλης χειρὸς, εἶθ᾽ ἡ κατάστασις, εἶθ᾽ ἡ διάπλασις, ἐφ᾽ ᾗ θέσις ἐσχάτη καὶ ταῦτ᾽

eſt. Quae vero in ſequentibus docet, qua ratione curare fractum humerum conveniat oſtendunt. Cuncta autem, ut mihi videtur, plana ſunt, non ſecus atque alia quae ſupra de brachio tradidit: ea enim paucis admodum verbis exceptis clara erant. Longius autem lapſi ſumus, quum cauſam adjecerimus, cur ſingula praecipit: quae res etſi expoſitionis fines excedat, fieri tamen, ut retuli, ab omnibus expoſitoribus conſuevit; at quum hae rationes alibi paucis ab ipſo oſtendantur, neque nos hic eas tanquam auctores adjecimus, ſed ordinem mutavimus. Totus autem nunc propoſitus ſermo, ſi per ſe examinetur conſidereturque, perquam facilis eſt; adde quod ratio ſingulorum quae tractantur fuit in ſermone de brachio explicata. Ad communia enim praecepta quae ibi tradita ſunt haec quoque referuntur, primum de univerſo brachio figurando; tum de extendendo, de componendo; poſtremo

ἤτοι γε εἴη διαφορά τις ἢ ἀνάληψις. ἐπὶ προεγνωσμένοις οὖν τούτοις εἴ τι παραπίπτοι βραχὺ μὴ σαφὲς ἐξηγησόμεθα διὰ τῶν ἑξῆς.

β'.

Ἢν μέν τις ἀποτανύσας τὴν χεῖρα ἐν τουτέῳ τῷ σχήματι διατείνῃ, ὁ μῦς τοῦ βραχίονος κατατεταμένος ἐπιδεθήσεται. ἐπὴν δ' ἐπιδεθεὶς ξυγκάμψῃ τὸν ἀγκῶνα, ὁ μῦς τοῦ βραχίονος ἄλλο σχῆμα σχήσει.

Τῷ κατὰ τὴν λέξιν εἰρημένῳ λόγῳ προσθεῖναι χρὴ τὰ λεγόμενα πρόσθεν, ὡς ἐπειδὰν ἄλλο σχῆμα λάβῃ μετὰ τὴν ἐπίδεσιν ὁ μῦς τοῦ βραχίονος, ἔνια μὲν αὐτοῦ θλιβήσεται μέρη βιαίως ὑπὸ τῶν ἐπιδέσμων, ἔνια δὲ χαλαροὺς καὶ περιῤῥέοντας αὐτοὺς ἕξει καὶ συμβήσεται διὰ μὲν τὰ θλιβόμενα μόρια φλεγμονὴν γενέσθαι, διὰ δὲ τὸ χαλαρὸν τῆς ἐπιδέσεως διαστραφῆναι τὸ κῶλον, ὥστ' οὐ χρὴ μεταβάλλειν τὸ σχῆμα τῆς χειρὸς, ἀλλ' αὐτὸ ἀεὶ φυλάττειν ἐξ ἀρχῆς

de continendo ac fufpendendo, quae continendi fpecies eft. His itaque habitis, fi quid fe offeret quod breve fit et non planum, in fequentibus aperiemus.

II.

Si brachium extendatur eoque fic figurato intenfio adhibeatur, humeri lacertus intentus alligabitur; atque ubi qui deligatus eft cubitum curvet, humeri lacertus habitum mutabit.

Propofitae orationi illud adjicere oportet quod antea dictum eft, fcilicet ubi humeri lacertus ab injecto vinculo aliter figuretur, futurum effe ut alias ejus partes vehementer vinculum comprimat, aliis laxius fit atque delabatur. Compreffae item partes inflammatione tentantur, fed relaxatis vinculis membrum pervertatur. Quare brachii habitus nullo modo variandus eft, fed perpetuo ut fupra demonftratum eft a principio ad finem fervandus.

ἄχρι τέλους, ὡς καὶ πρόσθεν ἐῤῥέθη. εἰ δ' αὖ πάλιν ἐμφυλάττῃς, ἐν ᾧ κατατείνας ἐπιδέσεις οὐδὲν μὲν οὔτε χαλαρὸν ἔσται τῆς ἐπιδέσεως οὔτε βιαίως θλῖβον. αὐτὸ δὲ σχῆμα μοχθηρὸν ὑπάρχον, ὡς ἐδείχθη πρόσθεν, ὀδύνην τε παρέξει καὶ δι' ἐκείνην φλεγμονήν.

γ'.

[189] Δικαιοτάτη οὖν βραχίονος κατάτασις ἥδε. ξύλον πηχυαῖον ἢ ὀλίγῳ βραχύτερον, ὁποῖοι οἱ στειλαιοί εἰσι τῶν σκαφίων, κρεμάσαι χρὴ ἔνθεν καὶ ἔνθεν σειρῇ δήσαντα. καθίσαντα δὲ τὸν ἄνθρωπον ἀπὸ ὑψηλοῦ τινος τὴν χεῖρα ὑπερκεῖσθαι, ὡς ὑπὸ τῇ μασχάλῃ γένηται ὁ στειλαιὸς ἔχων ξυμμέτρως, ὥστε μόλις δύνασθαι καθικνεῖσθαι τὸν ἄνθρωπον σμικροῦ δέοντα μετέωρον εἶναι. ἔπειτα θέντα τι ἄλλο ἔφεδρον καὶ ὑποθέντα σκύτινον ὑποκεφάλαιον ἢ ἓν ἢ πλείω, ὅκως ξυμμέτρως σχοίη ὕψιος τοῦ πήχεος πλαγίου πρὸς ὀρθὴν γωνίην. ἄριστον μὲν σκύτος πλατὺ καὶ μαλθακὸν ἢ ταινίην πλατείην ἀμφιβάλλοντα τῶν

At contra ſi ille habitus ſervetur in quo extentum membrum devinctum eſt, vinculum quidem nullo loco arctius erit aut laxius, ſed ipſe habitus, quum vitiatus ſit, ut ſupra declaravimus, dolorem atque idcirco inflammationem afferet.

III.

Juſtiſſima itaque intenſio ad humerum ſic adhibetur. Lignum quod cubitum aequet vel paulo brevius ſit, qualia ſunt ligonum manubriola, habena ab utraque parte alligatum ſuſpenditur. Homo autem ſublimiori alicui ſedi inſidet brachiumque ſuper manubriolum imponit, ſic ut id in alam indatur ea moderatione, ut ille vix conſidere poſſit nihilque propius ſit quam ut ſuſpendatur. Tum aliquid aliud paretur, cui brachium inhaereat ſcorteo pulvino ſuperdato uno vel pluribus ita ut ad eam altitudinem perveniat, ut cubitus ad rectum angulum collocetur. Commodiſſime autem lorum molle la-

μεγάλων τι σταθμίων ἐξαρτῆσαι, ὅ τι μετρίως ἕξει κατα- (541) τείνειν, εἰ δὲ μὴ, τῶν ἀνδρῶν ὅστις ἐῤῥωμένος ἐν τούτῳ σχήματι τοῦ πήχεος παρὰ τὸν ἀγκῶνα καταναγκαζέτω ἐς τὸ κάτω.

Ὅτι τῇ φύσει δικαιοσύνης ἐστὶ τὸ οἰκεῖον νέμειν ἑκάστῳ οὐ κατὰ νόμον, ἀλλὰ τὸ κατὰ τὴν ἑαυτοῦ φύσιν ἔν τε τοῖς κατὰ φιλοσοφίαν ἐπιδέδεικται λόγοις. εἴρηται δὲ διὰ τῶν ἔμπροσθεν ἤδη καὶ πρός γε τούτῳ λέλεκται δίκαιον εἶναι σχῆμα τὸ φυλάττον ἑκάστου τῶν ἐν τῷ κώλῳ μορίων τὴν οἰκείαν θέσιν. ἐδείχθη δὲ ταὐτὸ τοῦτο καὶ ἀνωδυνώτατον εἶναι τῶν ἄλλων ἁπάντων ὅπερ ἐστὶν ἔν τε τῇ χειρὶ τοῦ βραχίονος ἐν ὀρθῇ γωνίᾳ τὴν πρὸς τὸν πῆχυν ἐργαζόμενον σχέσιν. ἐν τούτῳ δὴ τῷ σχήματι καταστήσαντα τὴν ὅλην χεῖρα κελεύει τὸν μὲν ἄνθρωπον καθίσαι, παραθεῖναι δ' αὐτῷ ἔμπροσθεν ξύλον ἐγκάρσιον τηλικοῦτόν τε καὶ τοιοῦτον ἡλίκον τε καὶ ὁποῖον τῶν σκαφείων εἰσὶν οἱ στειλαιοί. σκαφίας δὲ δηλονότι κέκληκε δι' ὧν σκάπτομεν τὴν γῆν

tumque ſeu lata habena circumdatur, atque inde magni ponderis aliquid ſuſpenditur, quod extendere convenienter poſſit aut invicem hujus robuſtus aliquis in inferiorem partem cogit cubito cum humero ad rectum angulum figurato.

Oſtenſum eſt in libris de philoſophia naturae juſtitiam in eo conſiſtere, ut quod unicuique convenit diſtribuat, non legė aliqua, ſed ſuopte nutu, quod jam ſupra quoque dictum eſt. Dictum eſt inſuper, eum eſſe juſtum habitum qui aptum ſitum uniuscujusque particulae membri tuetur. Demonſtratum eſt etiam hujusmodi habitum minime omnium laedere; hic autem in brachio eſt ubi cubitus cum humero ad rectum angulum collocetur. Toto itaque brachio ſic figurato praecipit hominem ſedere; juxta ipſum vero a priori parte poni lignum transverſum, quale ac quantum eſt ligonis manubriolum. Ligones vero appellat *σκάφια*, quibus terram fodimus, Graeci *σκάπτειν* di-

ἐν οἷς εἰσι καὶ αἱ καλούμεναι δίκελλαι, σμινύας δ' αὐτὰς ὀνομάζουσιν οἱ Ἀττικοί. βούλεται δὲ τὸ παρατεταμένον ξύλον μὲν εἶναι ἀκίνητον, ὡς μήτε ἀνωτέρω μήτε κατωτέρω μεθίστασθαι κατὰ τὴν χειρουργίαν. ἔξεστι δὲ τοῦτο σειραῖς αὐτοῦ δεθέντος ἐξ ἑκατέρου τῶν περάτων, ἃς σειραῖς ἐνῆφθαι χρὴ πρός ὑψηλόν τι χάριν τοῦ κρέμασθαι τὸν στειλαιόν. ὑποβάλλειν οὖν πρόσθεν αὐτοῦ τὸν θεραπευόμενον ἀξιοῖ τὴν χεῖρα, τοῦτο δ' ἔσται κατὰ τὴν μασχάλην ἐνταθέντος ἐγκαρσίου τοῦ στειλαιοῦ. τὸν δ' ἄνθρωπον αὐτὸν οὗ καταγεὶς ὁ βραχίων κελεύει καθίζειν οὕτως ὑψηλὸν, ὡς μικροῦ δεῖν μετέωρον εἶναι. καθίζειν μὲν οὖν αὐτὸν προστάττει βουλόμενος αὐτὸν ἐξαρκέσαι τῇ χειρουργίᾳ καὶ μὴ κάμνειν ἑστῶτα. μὴ ταπεινὸν δὲ τοῦτο πράττειν, ἀλλ' ὡς ἄν τις μάλιστα καθήμενος ὑψηλότερος γένηται. καὶ διὰ τὸν ἰατρὸν μὲν ὅπως ὀρθῶς ἐνεργοῖτο καὶ μὴ ἐπὶ πλεῖστον ἀναγκάζοιτο νεύειν κάτω. χειριζομένῳ δ' αὐτῷ βέλτιον οὕτω καθῆσθαι· πεφύκασι γὰρ ἐν ταῖς κατατάσεσι τῆς χειρὸς οἱ κάμνοντες ὀδυνώμενοι καὶ συνακολουθοῦντες τοῖς κατατεί-

cunt, his adnumerantur etiam bipalia, Attici μηνυὰς vocant. Vult autem hujusmodi lignum quod juxta collocatur immobile reddi, ſic ut dum manus admovetur nec ſurſum feratur nec deorſum, quod continget ſi ab utroque extremo habenis vinciatur, quae ad aliquid ſublime religantur ut lignum inde ſuſpendatur. Praecipit ut aeger brachium ante ſuper ipſum imponat, hoc eſt ut lignum transverſum alae ſubjiciatur; tum is cujus humerus fractus eſt ſedeat ita ſublimis ut parum abſit quin ſuſpendatur. Sedere autem aegrum jubet, ut vires dum manus adhibetur ſufficiant, neque propterea quod ſtet convellantur, neque in humiliori ſedili hominem collocant, ſed quam maxime poteſt alto, quum ſedet et ob ipſum medicum ut rectus agere poſſit, neque plurimum cogatur deorſum inclinari; et ob aegrotantem ipſum cui magis expediat ita ſedere. Solent enim quibus brachium extenditur prae dolore ducentem ſequi atque attolli nec in ea-

νουσιν, ἐπανατίθεσθαί τε καὶ μηκέτι φυλάττειν ἀκριβῶς τὴν ἐξ ἀρχῆς ἕδραν. ἐν τούτῳ δὲ συμβαίνει τὴν κατάτασιν ἐκλύεσθαι. ὅπως οὖν μὴ γίγνοιτο τοῦτο καὶ τὸν ἔσχατον ὅρον τῆς ὑψηλῆς καθήσεως τὸν [190] πεπονθότα σχηματίζει μετέωρον, εἰ βραχὺ μετεωρισθείη, στήσεται. τοῦτο δὲ ποιήσας οὔτ' αὐτὸς ἑαυτὸν οὔτε τοὺς ἄλλους λήσεται, μὴ λαθὼν δὲ ῥᾳδίως αὖθις ἐπὶ τὸ πρῶτον σχῆμα πρὸς τὸ τῶν ἄλλων ἀχθήσεται καὶ αὐτὸς ἐφ' ἑαυτό. καὶ μὲν δὴ καὶ ὅτι τοῖς μὲν οὕτω καθημένοις ἐπὶ τὸ στῆναι βραχυτάτη μεταβολὴ, τοῖς ταπεινοῖς δὲ παμπόλλη, ὥστε καὶ τὴν ἐκ τοῦ μεταβάλλειν τε τῆς καθέδρας σχῆμα βλάβην ἐσομένην ἐλαχίστην μὲν γίγνεσθαι τοῖς ὑψηλοῖς καθημένοις, μεγίστην δὲ τοῖς ταπεινοῖς. εὔδηλον οὖν ὅτι διὰ τοῦτο χρῆται καὶ τῷ πλαγίῳ ξύλῳ κατὰ τὴν μασχάλην, ἵνα μὲν κατατεινομένης τῆς χειρὸς ἀκολουθῶν ὁ ἄνθρωπος ἐκλύῃ τὴν τάσιν, ὅπερ ἡμεῖς εἰώθαμεν ἄνευ ξύλου πολλάκις ἐργάζεσθαι διὰ βρόχων περιβεβλημένων τῇ μασχάλῃ. χρὴ δὲ δηλονότι τῶν βρόχων τούτων τὰ πέρατα τείνεσθαι πρὸς τοὐπίσω, καθάπερ πάλιν ἑτέρων βρόχων περιθέσει διατείνομεν ἐφ' ἑκάτερον τὸ κα-

dem fede penitus qua collocati funt a principio permanere, quo fit ut intenfio remittatur. Hoc igitur cavens imperat ut homo fedeat quantum maxime poteft fublimis et prope fufpendatur, ac fi paulum attollatur ftet. Quod ubi eveniat, neque ipfum aegrotantem, neque alios latebit; atque ubi non lateat, parvo negotio rurfus vel ab aliis vel per fe ipfum in priorem fedem reftituetur; quin ubi homo ita fedens ftabit paulum mutabitur; plurimum vero ubi humilior fuerit collocatus. Quare ex feffionis mutatione minimum laeduntur qui fublimiori infident fedili, plurimum qui humiliori. Conftat itaque transverfum lignum ab Hippocrate ea de caufa fub alam demitti, ne brachio ab inferiori parte intenfo aeger fequatur atque intenfionem folvat, quod nos fine ligno foliti fumus faepius facere per laqueos alae circumdatos, quorum extrema verfus pofteriorem partem extendenda funt; non fecus

τεαγὸς ὀστοῦν, ὅταν ἡ διὰ τῶν χειρῶν κατάτασις ἐνδεεστέρα τοῦ προσήκοντος ᾖ. ταύτης δέ ποτε μόγις ἐλπὶς εἰς ἀνύσειν τὸ δέον, ὥσπερ ἐπὶ τῶν παιδίων οὐδεμία χρεία βρόχων, ἔτι δὲ μᾶλλον οὐδ᾽ ὀργάνων ἐχόντων ἄξονας, οἷς περιβάλλοντες τὰ πέρατα τῶν βρόχων ἰσχυροτέραν ἐργαζόμεθα τὴν ἀντίτασιν καὶ μάλιστά γε τούτῳ τῷ τρόπῳ τῆς ἀντιτάσεως ἐπὶ τῶν ἐξαρθρημάτων χρώμεθα. τοῦ δὲ νῦν ἀξιουμένου γίγνεσθαι τρόπου κατατάσεως οἷόν τι καὶ τοῦτ᾽ ἔστιν, ἐστηρίχθαι βούλεται τὸν πῆχυν ἐπί τινος, ὃ οὗτος ὠνόμασεν ἔφεδρον, τουτέστιν ἐπί τινος τοιούτου ἐφ᾽ οὗ καθεζόμενος ἑδραίως ἐπικειμένων αὐτῷ σκυτίνων ἐπικεφαλαίων εἶτ᾽ ἐξάπτεται κατὰ τὸ κάτω πέρας τοῦ βραχίονος, τὸ κατ᾽ ἀγκῶνα τῶν βάρος ἐχόντων τι σωμάτων. αὐτὸς δ᾽ εἶπε τῶν σταθμίων τι, ταῦτα δέ ἐστιν οἷς χρώμεθα συνήθως ἐξ ὕλης χαλκοῦ καὶ σιδήρου καὶ μολύβδου γεγονός· καὶ μέντοι καὶ ὡς ἱμάντα χρὴ πλατὺν καὶ μαλθακὸν ἢ ταινίαν εὔτονον δηλονότι περιβεβλῆσθαι τῷ κάτω πέρατι τοῦ βραχίονος, ἐξ οὗ τῶν σταθμίων ἡ ἐξάρτησις ἔσται.

---

etiam aliis laqueis circumligatis fractum os in diverſa deducimus, ubi intenſio quae per manus adhibetur imbecillior ſit quam oporteat. Verum ſi hanc credamus per ſe poſſe effectum praeſtare, ut in puerili corpore, non opus eſt amplius laqueis et multo minus machinamentis habentibus axes, ad quos extremos laqueos alligantes valentius in diverſa contendamus, quo extendendi modo ad luxata potiſſimum utimur. In ea autem extendendi ratione quam nunc probat praecipit ut brachium rei cuipiam haereat, quam ipſe vocat *ἔφεδρον*, hoc eſt hujusmodi quidpiam cui firmiter inſideat ſcorteis pulvinis ſubjectis; deinde ab imo humero juxta cubiti articulum grave aliquod corpus ſuſpendatur, quae pondera *σταθμίον* nuncupavit. Haec ſunt quibus uti conſuevimus ex ferro, aëre aut plumbo confectis; praeterea lorum molle, latum vel habena valida imo humero circumdetur unde pondera ſuſpendantur.

δ'.

Ο δὲ ἰητρὸς ὀρθὸς μὲν ἐὼν χειριζέτω τὸν ἕτερον πόδα ἐπὶ ὑψηλοτέρου τινὸς ἔχων. κατορθώσας δὲ τοῖσιν θέναρσι τὸ ὀστέον, ῥηϊδίως δὲ κατορθώσεται. ἀγαθὴ γὰρ ἡ κατάτασις, ἥν τις καλῶς παρασκευάσηται. ἔπειτα ἐπιδείτω τάς τε ἀρχὰς βαλλόμενος ἐπὶ τὸ κάτηγμα καὶ τἄλλα πάντα ὥσπερ πρότερον παρῃνέθη χειριζέτω καὶ ἐρωτήματα ταῦτα ἐρωτάτω καὶ σημείοισι χρήσθω τοῖσιν αὐτέοισιν, ἢν μετρίως ἔχῃ ἢ οὔ. καὶ διὰ τρίτης ἐπιδείτω καὶ ἐπὶ μᾶλλον πιεζέτω.

Ὡς ἑδραιότερον αἱρεῖται τοῦτο σχῆμα τῷ χειρουργοῦντι, καθάπερ ἐν τῷ κατ' ἰητρεῖον ἠξίωσε γράψας· ἑστεῶτα δὲ δεῖ ἐπ' ἀμφοτέρων βεβεῶτα ἐξ ἴσου τῶν ποδῶν ἅλις δρῆν γε τῷ ἑτέρῳ ἐπιβεβεῶτα μὴ τῷ κατὰ τὴν δρῶσαν χεῖρα.

IV.

Debet autem medicus curare ftans altero pede fuper quapiam re fublimiori collocato; componere autem os prominentioribus palmarum partibus. Facile autem componitur; ea enim extendendi ratio optima eft, fi quis convenienter ipfam adhibeat; poft fafcias injicere a fractura orfus, reliqua vero omnia ut antea juffus eft exfequi eademque de homine requirere; tum ex iisdem indiciis intelligere moderata necne fint; ac tertio quoque die folvere et rurfus deligare arctiusque adftringere.

Eligit hunc chirurgici habitum tanquam firmiorem, idem in opere de officina medici praecepit, quum inquit: ftantem vero oportet pariter ambobus pedibus bene infidere, fed agere altero infiftentem, at non ejus partis cujus manus agit.

ε'.

Καὶ ἑβδομαῖον ἢ ἐναταῖον ἐν νάρθηξι δησάτω· καὶ ἢν ὑποπτεύσῃ μὴ καλῶς κεῖσθαι τὸ [191] ὀστέον, μεσηγὺ τουτέου τοῦ χρόνου λυσάτω καὶ εὐθετησάμενος μετεπιδησάτω.

Ὅπερ ἐπὶ τοῦ πήχεος εἴρηκεν ἔμπροσθεν ἀξιώσας προσυπακούειν σε τοῦτο καὶ νῦν ἀξιῶ κατὰ λόγον πάντων ἀποβαινόντων ἐν ταύτῃ τοῦ χρόνου τῇ προθεσμίᾳ τοὺς νάρθηκας ἐπιβάλλειν, ἀλλ' ἐπὶ μὲν τοῦ πήχεος ἑβδομαῖον ἁπλῶς ἐκέλευσε νάρθηξι δεσμεῖν, ἐπὶ δὲ τοῦ βραχίονος τῷ καλουμένῳ παραδιαζευκτικῷ συνδέσμῳ τὴν ἑρμηνείαν ἐποιήσατο. φησὶ μὲν ὡς ἑβδομαῖον ἢ ἐναταῖον ἐν νάρθηξι δησάτω. διὰ γὰρ τὸ μέγεθος τῶν περὶ τὸν βραχίονα μυῶν ἐν πλείονι χρόνῳ τελείως ἰσχνὰ καὶ δευσὰ γίνεται τὰ περὶ τὸ κάταγμα μόρια. τοιούτων δὲ ὄντων αὐτῶν ἐδείχθη καιρὸς εἶναι τῆς τῶν ναρθήκων ἐπιθέσεως.

V.

Dein feptimo aut nono die ferulas alligare, quodfi vereatur ne recte offa concurrerint, interea folvere dirigensque rurfus devincire.

Quod in fuperioribus qua de brachio fupplendum effe exiftimavi, idem nunc exiftimo, fcilicet quum omnia commode refpondeant, eo tempore ferulas imponendas effe. Verum ubi de brachio egit, feptimo die fimpliciter juffit ferulas circumdari; in fermone vero de humero conjunctionem quam disjungentem appellamus ufurpavit: ait enim feptimo aut nono dieferula alligare, eo quod in humero ob mufculorum quibus continetur magnitudinem, quae circa fracturam funt diuturniori tempore ex toto gracilia fiant laxaque. Ubi vero talia effent oftendimus opportune tunc ad ferulas venire.

στ'.

Κρατύνεται δὲ μάλιστα βραχίονος ὀστέον ἐν τεσσαράκοντα ἡμέρῃσιν. ἐπὴν δὲ ταύτας ὑποβάλῃ, λύειν χρὴ καὶ ἐπὶ ἧσσον πιέζειν τοῖσιν ὀθονίοισιν καὶ ἐπὶ ἐλάσσοσιν ἐπιδεῖν. δίαιταν δὲ ἀκριβεστέρην τινὰ ἢ τὸ πρότερον διαιτᾷν καὶ πλείω χρόνον, τεκμαί- (542) *ρεσθαι δὲ πρὸς τοῦ οἰδήματος τοῦ ἐν ἄκρῃ τῇ χειρὶ τὴν ῥώμην ὁρῶν.*

Τὸ διὰ πώρου συνδεῖσθαι τὰ κεχωρισμένα μέρη τοῦ συντριβέντος ὀστοῦ κρατύνεσθαι κέκληκεν, ὡς καὶ πρόσθεν ἐπὶ τοῦ πήχεος. ὅσῳ δὲ μεῖζόν ἐστι τὸ τοῦ βραχίονος ὀστοῦν τοσούτῳ δηλονότι καὶ ὁ χρόνος αὐτῷ τῆς πωρώσεως μακρότερος γίγνεται. τὰ δ' ἄλλα πάντα διὰ τῶν ἐπὶ τοῦ πήχεος εἰρημένων ἐστὶ δῆλα, μηδεμιᾶς οὖν ἐξηγήσεως δεόμενα.

ζ'.

Προσξυνιέναι δὲ χρὴ καὶ τάδε, ὅτι βραχίων κυρτὸς πέφυκεν ἐς τὸ ἔξω μέρος καὶ διαστρέφεσθαι φιλέει, ἐπὴν μὴ

VI.

Humeri os fere quadraginta diebus confervet. Quos ubi excefferit, folvere oportet et pauciores fafcias dare leviusque arctatas, ac diutius uti victu magis exquifito quam ante. Intueri autem manus tumorem et vires.

Confervere *κρατύνεσθαι* dixit, intelligit ubi fracti offis partes callo firmantur, ut in fuperioribus etiam qua de brachio. Quo autem grandius eft humeri os, eo longiori tempore per callum glutinatur. Reliqua omnia ex iis quae dicta funt de brachio plana funt; nulla igitur opus eft explanatione.

VII.

Illud etiam ignorare non oportet quod humerus natura ab exteriori parte gibbus eft et perverti facile folet, ubi

καλῶς ἰητρεύηται. ἀτὰρ καὶ τἄλλα πάντα ὀστέα εἰς ὅπερ πέφυκε διεστραμμένα, ἐς τοῦτο καὶ ἰητρευόμενα φιλέει διαστρέφεσθαι ἐπὴν κατεαγῇ. χρὴ τοίνυν, ἐπὴν τοιοῦτό τι ὑποπτεύηται, ταινίῃ πλατείῃ προσεπιλαμβάνειν τὸν βραχίονα κύκλῳ περὶ τὸ στῆθος περιδέοντα· καὶ ἐπὴν ἀναπαύεσθαι μέλλῃ μεσηγὺ τοῦ ἀγκῶνος καὶ τῶν πλευρέων σπλῆνά τινα πουλύπτυχον πτύξαντα ὑποτιθέναι ἢ ἄλλο τι ὃ τουτέῳ ἔοικεν. οὕτω γὰρ ἂν ἰθὺ τὸ κύρτωμα τοῦ ὀστέου γένοιτο. φυλάσσεσθαι μέντοι χρὴ ὅπως μὴ ᾖ ἄγαν ἐς τὸ ἔσω μέρος.

Τὰ κατὰ τὴν ῥῆσιν ὅλην ἄχρι τῆς τελευτῆς τοῦ κατὰ τὸν βραχίονα λόγου πάντ' ἔστι σαφῆ· καὶ γὰρ τὴν αἰτίαν αὐτὸς εἶπε τῆς ἐπὶ τοὐκτὸς διαστροφῆς καὶ τὴν ἐπανόρθωσιν ἐκ τῆς ἐπὶ τἀναντία περιῤῥοπῆς. ἐδίδαξε καὶ τὸν πολύπτυχον σπλῆνα καὶ μεταξὺ τῶν πλευρῶν τε καὶ τοῦ ἀγκῶνος ἐκέλευσε τιθέναι χάριν τοῦ τὸν βραχίονα μὴ ψαύειν τῶν πλευρῶν, ἀλλ' ἐν τῷ μεταξὺ χώρας οὔσης, κἂν εἰς ἐκείνην ὠθούμενον ὑπὸ τῆς τῷ στήθει προσαγούσης αὐτὸν ται-

male curetur. Quin et alia aſſa omnia quae naturaliter aliqua parte gibba ſunt, ubi comminuta curantur, facile ab ea pervertuntur. Ergo ubi tale quidpiam timetur, lata faſcia humerum excipiens in orbem circa pectus agatur et quum quieſcere humerum oporteat, pannus multiplex implicitus inter cubitum et latus ſubjiciatur vel quidpiam hujus generis aliud: hac enim via os gibbum dirigetur. Eſt autem cavendum ne nimis in interiorem partem convertatur.

Quae in ſermone de humero uſque ad finem ſcribuntur omnia clara ſunt; namque ipſe cauſam exponit cur in exteriorem partem convertatur et quo pacto in contrariam coactum dirigi debeat. Juſſit autem ut multiplex pannus inter latus et cubitum demitteretur, ne humerus attingat latus, ſed in medio ſpatium ſit, quo compulſus habena ad pectus adducente minime depravetur, quum

νίας ἀδιάστροφον γίγνεσθαι, τῆς φυσικῆς αὐτοτέρως εἰς τὴν ἔξωθεν χώραν ἐκτροπῆς ἐπανορθουμένης ὑπὸ τῆς ἔσω ῥοπῆς.

η'.

[192] *Ποὺς δὲ ἀνθρώπου ἐκ πολλῶν καὶ μικρῶν ὀστέων ξύγκειται, ὥσπερ καὶ χεὶρ ἄκρη.*

Ἀναλογία τίς ἐστι τοῖς τῆς χειρὸς ὅλης μέρεσι πρὸς τὰ τοῦ σκέλους· ὁποῖον μὲν γὰρ ἐν τῇ χειρὶ βραχίων ἐστὶ, τοιοῦτον ἐν τῷ σκέλει μηρός· ὁποῖος δὲ ἐν ἐκείνῃ πῆχυς, ἐν σκέλει κνήμη. καὶ δὴ τὸ λοιπὸν μέρος ἡ ἄκρα χεὶρ ἀνάλογόν ἐστι ποδὶ, περὶ ὃν οὐδὲν ἴδιον ὄνομα τοιοῦτον ἔχομεν ἄκρας χειρὸς, ὁποῖον πούς ἐστι χωρὶς τοῦ σκέλους. εἰκότως οὖν καὶ πόδα μὲν ἁπλῶς εἶπε μὴ προσθεὶς ἄκρον. χεῖρα δὲ οὐκέθ' ἁπλῶς ὠνόμασεν, ἀλλ' ἄκραν προσέθηκε. ταῦθ' ἡμῖν ὑπὲρ τῆς τῶν ὀνομάτων χρήσεως αὐτάρκως εἴρηται. περὶ δὲ τῶν πραγμάτων αὐτῶν ἐφεξῆς λέγομεν·

natura in exteriorem partem fpectans ad interiorem converfus dirigitur.

VIII.

Pes hominis ex multis minutisque offibus conftat, quemadmodum et manus.

Similitudinem quandam habent inter fe totius cruris et brachii partes. Qualis enim eft humerus in brachio, tale eft in crure femur; quale item in brachio eft id quod eft inter cubitum et manum, tale in crure id quod inter genu eft et pedem; reliqua vero pars, fcilicet manus, pedi refpondet. Ceterum manus apud Graecos proprium nomen non inveni diftinctum a toto brachio, ficut pes qui nomen habet diftinctum a toto crure. Quare Hippocrates merito pedem fimpliciter *πόδα* vocavit, *ἄκρον* vocabulo non adjecto; manum vero non uno verbo expreffit, fed *χεῖρα* dixit, quod brachium fignificat, *ἄκραν* adjiciens, quo extremum notatur. Sed fatis dixi de ufu nominum, venio ad

ἀκόλουθος μὲν ἦν οἷς ἔμπροσθεν διῆλθεν ὁ περὶ τῆς ἄκρας χειρὸς λόγος. ὁ δ' οὐ περὶ ταύτης μόνης, ἀλλὰ καὶ περὶ τοῦ ποδὸς ἅμα διδάσκει καὶ πλείω λόγον ὑπὲρ ἐκείνου ποιεῖται, διότι πλείονος ἐπιμελείας δεῖται. φησὶν οὖν ἐκ πολλῶν καὶ μικρῶν ἄμφω συγκεῖσθαι τὰ μόρια, προστιθέντες δ' ἡμεῖς εἴπωμεν ἂν καὶ σκληρῶν· ἀμυελά τε γάρ ἐστι καὶ ἥκιστα σηραγγώδη, λιθιδίοις ἐοικότα μικροῖς. ἔστι δ' ὅλης τῆς χειρὸς ἀναλογία πρὸς ὅλῳ τῷ σκέλει, οὕτως καὶ τοῖς ἄκροις αὐτῶν. ὁποῖος μὲν γάρ ἐστιν ἐν χειρὶ καρπὸς, τοιοῦτος ἐν ποδὶ ταρσὸς, ὁποῖον δὲ μετακάρπιον ἐν χειρὶ, τοιοῦτον τὸ πεδίον ἐν ποδί. περὶ δὲ τῆς τῶν δακτύλων ἀναλογίας, κἂν ἐγὼ μὴ λέγω, δῆλον. ἔξωθεν δὲ τῶν εἰρημένων ἐστὶν ἐν τῷ ποδὶ τὰ κατὰ τὴν πτέρναν ὀστᾶ, διὸ καὶ τοῦ ποδὸς ὁ λόγος αὐτῷ γίγνεται μακρότερος ἤπερ τῆς ἄκρας χειρός. οἷα μὲν γὰρ πρὸς ἐκείνην αὐτῷ κοινὰ πρῶτον διῆλθεν, ὅσα δὲ ἴδια προσέθηκεν ἐκείνοις ἐφεξῆς· ὁ μὲν οὖν καρπὸς ἐξ ὀκτὼ πάντων ὀστῶν σύγκειται, τὸ δὲ μετακάρπιον ἐκ τεττάρων, ἕκαστος δὲ τῶν δακτύλων ἐκ τριῶν, ὡς

res. Iis quae fuperius tractavit proximus erat fermo de manu; ipfe vero non tantum agit de hac, fed etiam de pede, fermonemque de ipfo dilatat quod majorem diligentiam requirat. Dicit ergo utramque partem ex multis minutisque offibus conftare; nos autem adjungimus et duris, quandoquidem medulla carent, cava minimum funt et a lapillis parvis non abhorrent. Simile igitur eft totum brachium toti cruri, atque itidem unius extremum extremo alterius, qualis enim in manu primae palmae pars eft, tale eft in pede id quod inter talos eft et plantam; tum qualis in manu palma, talis planta in pede eft. Similitudo autem quae inter digitos eft vel me tacente clara eft; praeter haec in pede funt offa juxta calcem, atque idcirco de pede plura verba fecit quam de manu; quae quidem pes habet communia quoque ipfius manus primum enarrat, deinde illa fubdit, quae proprie ad pedem pertinent. Primam igitur palmae partem complent octo offa, palmam quatuor; at finguli digiti ternis offibus continen-

εἶναι τὰ πάντα τῆς ἄκρας χειρὸς ἑπτὰ καὶ εἴκοσι. τά γε μὴν τοῦ ποδὸς αὐτῶν μὲν τῶν δακτύλων εἰσὶ τεσσαρακαίδεκα· δύο γὰρ ὀστᾶ μέγας ὁ δάκτυλος αὐτοῦ ἔχει, τὸ δὲ πεδίον ἐκ πέντε σύγκειται, καὶ διὰ τοῦτ' ἀμφοτέρων τῶν μορίων ἐννεακαίδεκά ἐστιν ὅσαπερ ἐν ἄκρᾳ χειρὶ μετακαρπίου τε καὶ δακτύλων. ἑνὶ μὲν γὰρ ἀπολείπεται τὸ μετακάρπιον ὀστῷ τοῦ πεδίου, ἑνὶ δὲ οἱ δάκτυλοι τῆς χειρὸς ὀστῷ πλεονεκτοῦσι τῶν ἐν τῷ ποδί. καὶ διὰ τοῦτο συναμφότερα συναμφοτέροις ἴσον ἔχει τὸν ἀριθμόν· λοιπὸν ἐν χειρὶ μὲν ὁ καρπὸς ἐξ ὀκτὼ τῶν πάντων ὀστῶν ἐστιν, ἐν ποδὶ δὲ ταρσὸς ἅμα τῇ πτέρνῃ τε καὶ ἀστραγάλῳ τῶν πάντων ὀκτώ. τοῦ γὰρ τῆς πτέρνης ὀστοῦ μεγίστου ὄντος ἁπάντων τῶν ἐν ἄκροις ἀμφοτέροις τοῖς κώλοις ὑπεστηριγμένου τε τῷ ἀστραγάλῳ καὶ τῇ κνήμῃ καὶ σχεδὸν ὅλον τὸ σῶμα βαστάζοντος, ὁπόταν ὀρθοὶ στῶμεν, ἐν [193] δὲ τοῖς πρόσω μέρεσι συνηρθρωμένου πρὸς τὸ κυβοειδὲς, ὥσπερ γε καὶ τοῦ ἀστραγάλου κεφαλὴ πρὸς τὸ σκαφοειδὲς, οἷς ἀμφοτέροις ἄλλα τε περιδιήρθρωται τὰ κατὰ τὸν ταρσὸν τοῦ ποδὸς μάλιστα

tur ut in univerſum oſſa manus ſeptem ſint et viginti, ſed in pede quatuordecim ſunt digitorum: nam magnus digitus ex binis conſtat, planta ex quinis. Quocirca in utraque parte ſunt decem et novem. Totidem in manu palmam et digitos explent, quum planta uno oſſe palmam excedat, ac digiti manus pedis digitos aeque uno oſſe exſuperent; quocirca ſi utraque pars ad utramque conferatur idem erit oſſium numerus. Reſtant in manu oſſa octo quae primam palmae partem conſtituunt; in pede autem ea pars quae inter talos et plantam ſita eſt cum calce ac talo, quae omnia oſſibus octo continentur. Calcis autem os omnium quae in utriusque extremitate ſunt maximum ſuſtinet talum et crus ac prope corpus fert univerſum, ubi ſtamus; a priori autem parte committitur cum oſſe quod a cubi ſimilitudine *κυβοειδὲς* appellatur, perinde atque tali caput cum eo oſſe quod quia ſcapham repraeſentat *σκαφοειδὲς* dicitur. Cum utroque horum junguntur alia oſſa quae partem potiſſimum inter talos et plantam

κείμενα· καὶ εἴπερ τις ἐθέλει καὶ τὸν ἀστράγαλον ἄκρον τῷ σκέλει προσνέμειν, ὁ αὐτὸς ἀριθμὸς ἔσται τῶν ὀστῶν ἐν ἑκατέρῳ πέρατι τῶν κώλων, ὥστε τρόπῳ διδασκαλίας οὐκ αὐτῇ τῶν πραγμάτων τῇ φύσει διαφέρεσθαι τοὺς ζ' καὶ κ' εἶναι λέγοντας ὀστᾶ πρὸς τοὺς στ' καὶ κ' εἰπόντας. εἰ μὲν γὰρ προσνέμοις ἄκρῳ τῷ σκέλει τὸν ἀστράγαλον ζ' καὶ κ' ἔσται. χωρὶς δὲ ἐκείνου τὰ πάντα τοῦ ποδὸς στ' καὶ κ' ὀστᾶ γίνεται. διὰ τοῦτ' οὖν ὀρθῶς προσεῖπε· ποὺς δὲ ἀνθρώπου ἐκ πολλῶν καὶ μικρῶν σύγκειται ὀστῶν, ὥσπερ καὶ χεὶρ ἄκρη, τὸν μὲν λόγον ποιούμενος ὡς πρὸς εἰσαγομένους καὶ ἀνατετμηκότας, ἀναμιμνήσκων δὲ ὧν ἐμάθομεν εἰς τὰ παρόντα χρησίμων· οὐ γὰρ δὴ τοῦτο μόνον εἰδέναι προσήκεν, ὡς ἐκ πολλῶν καὶ σκληρῶν καὶ μικρῶν ὀστῶν ἑκάτερον ὧν εἴπομεν σύγκειται. προσαναμεμνῆσθαι δὲ χρὴ καὶ τὸ σχῆμα καὶ τὸ μέγεθος ἑκάστου καὶ τὴν πρὸς τὰ πλησιάζοντα σχέσιν, ὅπερ ὀνομάζεται θέσις, ἵν' ὅταν ἐκ τῆς ἰδίας χώρας κινηθῇ τι τῶν ἐν τούτοις τοῖς μέρεσιν ὀστῶν ἑτοίμως αὐτῷ καταντῶμεν.

---

explent. Si quis autem velit talum extremo cruri reddere, idem erit ossium numerus in utriusque membri extremitate, ita ut docendi modo non natura ipsa rerum inter se discrepent, qui viginti septem et qui viginti sex ossa pedis esse affirmant. Erunt enim viginti septem, ubi talus non adnumeretur cruris ossibus, sed sine hoc viginti sex. Recte igitur scribit, pes hominis ex multis minutisque ossibus constat, quemadmodum et manus. Agit enim cum his qui prima elementa didicerunt et incidendis corporibus operam dederunt, in memoriam revocans quae perceperunt ad hunc locum facientia. Quum non solum scire conveniat propositarum partium utramque ex multis duris minutisque ossibus constare, sed meminisse etiam habitus et magnitudinis singulorum et qua ratione cum proximis connectantur, quod *θέσιν*, id est positionem vocant, ut ubi aliquod ex ossibus quae his partibus sita sunt suo loco movetur prompte restituamus.

θ'.

Κατάγνυται μὲν οὐ πάνυ τι ταῦτα τὰ ὀστέα, ἢν μὴ ξὺν τῷ χρωτὶ τιτρωσκομένῳ ὑπὸ ὀξέος τινὸς ἢ βαρέος· τὰ μὲν οὖν τιτρωσκόμενα ἐν ἑλκοσίων μέρει εἰρήσεται ὡς χρὴ ἰητρεύειν.

Χρῶτα καλοῦσιν οἱ Ἴωνες, ὃ ἦν τοῦ σώματος ἡμῶν σαρκῶδες, ἐν ᾧ μάλιστα γένει τὸ δέρμα καὶ οἱ μύες εἰσὶν, ἐφεξῆς δὲ οἱ ὑμένες καὶ σπλάγχνα. τὸ δὲ τῶν ὀστῶν γένος οὐκ ὀνομάζουσι χρῶτα, καθάπερ οὐδὲ τοὺς χόνδρους, οὐδὲ τοὺς συνδέσμους. οὕτως οὖν καὶ Ὅμηρος φαίνεται τῇ προσηγορίᾳ χρώμενος ἐν οἷς φησιν·

Αἰεὶ τῶν ἔσται χρὼς ἔμπεδος ἢ καὶ ἀρείων.

καὶ ἔμπαλιν·

(543) *Ὡς ἂν μὴ κλαίουσα κατὰ χρόα καλὸν ἰάπτῃς.*

ὁ τοίνυν προσεῖπεν ἐπὶ τῶν προειρημένων μορίων, ἅπερ ἦν πούς τε καὶ ἄκρα χεὶρ οὐ πάνυ τι κατάγνυσθαί φησι τὰ

IX.

Oſſa haec fere non rumpuntur niſi acuta vel gravi quapiam re carnoſae partes vulnerentur. De vulneratis autem dicemus ubi ulcerum curationem perſequemur.

Carnoſas partes *χρῶτα* nuncupavit, quo vocabulo Iones vocant quidquid in noſtro corpore carnoſum eſt, cujus generis praecipue ſunt cutis et muſculi, tum viſcera; oſſa vero cartilaginem et ligamenta *χρωτὸς* vocabulo non ſignificant. Ad hoc etiam exemplum videtur uſurpari ab Homero, quum cutem *χρῶτα* vocat his verſibus:

Αἰεὶ τῶν ἔσται χρὼς ἔμπεδος ἢ καὶ ἀρείων.

Et iterum:

Ὡς ἂν μὴ κλαίουσα κατὰ χρόα καλὸν ἰάπτῃς.

Propoſitarum igitur partium oſſa ait fere non perfringi ſine ulcere. Illud enim, niſi carnoſae partes vulnerentur

ὀστᾶ χωρὶς ἕλκους· τῷ γὰρ σὺν χρωτὶ τιτρωσκομένῳ τὸ αὐτὸ σημαίνει τῷ μεθ' ἕλκους, οὐδὲ διάφορον οἴεται κατὰ τὸν ἐνεστῶτα λόγον ἕλκους εἰπεῖν ἢ τραύματος. ὀλίγιστον δέ ἐστιν ἐν ἄκροις τοῖς κώλοις. τὸ γὰρ σαρκῶδες, ὥσπερ πλεῖστον ἐν βραχίονί τε καὶ μηρῷ, τοῦτ' οὖν τὸ ὅλον ἑτοίμως πάσχει προσπεσόντος τινὸς ἔξωθεν ἄκρᾳ χειρὶ καὶ ποδὶ τοῦ δυναμένου κατάξαι τι τῶν ἐν αὐτοῖς ὀστῶν. αἰτίαι γάρ εἰσι γοῦν γενικώταται τέσσαρες ὀστῶν κατάγματος ἤτοι θλάσαι τι δυνάμενον ἰσχυρῶς ἐμπεσόν. ἔστι δὲ δῆλον ὅτι χρὴ τὸ τοιοῦτον σῶμα σκληρὸν μὲν κατὰ τὴν οὐσίαν, οὐ σμικρὸν δὲ κατὰ τὸν ὄγκον ἢ διατεμνόμενον τὸ δέρμα μόνον ἤ τι τῶν μετ' αὐτὸ τὸ μέχρι τῶν ὀστῶν, ἀλλὰ καὶ αὐτὰ τὰ ὀστᾶ· καὶ καλεῖ γ' ἕδραν αὐτὸς τὸ τοιοῦτον πάθημα τῶν ὀστῶν ἐν τῷ περὶ τῶν ἐν τῇ κεφαλῇ [194] τραυμάτων καὶ μέντοι καὶ καθαλλόμενοί τινες ἀφ' ὑψηλοῦ διέκλασαν ἤτοι τῆς κνήμης ὀστοῦν ἢ τὸ τοῦ μηροῦ ξηροτέρων αὐτοῖς καὶ οὐ πάνυ πυκνῶν ὄντων. ἴδομεν δὲ καὶ κατὰ παλαίστραν κάταγμα γιγνόμενον κατὰ περίκλασιν. οὕτω

idem ſibi vult quod ſine ulcere. Nihil autem intereſt quod ad hunc locum attinet, ulcusne an vulnus nominetur; atqui carnoſa pars extremis membris minima eſt, plurima autem in humero et femore. Ea igitur tota facile laeditur, ubi externum aliquid ſuper manum vel pedem incidat quod frangere aliquid poſſit ex ipſorum oſſibus. Abrumpitur autem os quatuor de cauſis maxime generalibus: ſuper ipſum enim vehementi impetu incidit aut aliquid conterendi vim habens quod plane neceſſe eſt natura durum eſſe et mole non exiguum aut aliquid quod non tantum cutem et quae inter cutem ſunt et oſſa, ſed haec quoque ſecare poſſit, quem morbum Hippocrates in libro de vulneribus capitis *ἕδραν* appellat, nonnulli etiam ob ſaltum ex altiori loco fregerunt tibiae vel femoris os quod ſicciora his eſſent et non ta denſa, videmus item in palaeſtra comminui os *κατὰ περίκλασιν*, hoc eſt ubi

γάρ ἄν τις ἑρμηνεύσειε σαφῶς, ὥσπερ κἀπὶ τοῦ συντριβέντος τὴν κνήμην, μετὰ τῆς περόνης ἅμα τραύματι μεγάλῳ γυμνωθέντων τῶν ὀστῶν. συνέβη γὰρ ἐκεῖνο γενέσθαι τὸ κάταγμα τῆς κνήμης ἐγκαρσίας ὑποβεβλημένης τῷ τοῦ παλαίοντος κώλῳ καταναγκαζομένων αὐτῆς κάτω τῶν περάτων ἀμφοτέρων παραπλησίου συμβαίνοντος τῷ γιγνομένῳ, ὥσπερ περὶ τὰ κλώμενα ξύλα κατὰ προαίρεσιν ὑφ' ἡμῶν αὐτῶν. ἐπιτιθέντες γὰρ αὐτὰ καθ' ἑκατέρου μηροῦ λοξὰ κἀπὶ τῶν χειρῶν ἑκάτερον τὸ ἄκρον ἰσχυρῶς ἀναγκάζοντες κάτω κατὰ τὸ μέσον αὐτῶν ὁρῶμεν ῥηγνύμενα.

Ὥσπερ οὖν οὔτε μέγα ξύλον οὔτ' εὔτονον, ἀλλὰ καὶ σμικρὸν καὶ ἄῤῥωστον ἐν τούτῳ τῷ τρόπῳ κλῶμεν, οὕτως ἐπειδὰν ὀστοῦν ἀσθενὲς ᾖ φύσει κατὰ τὰς εἰρημένας ἐνεργείας διακλᾶται μέσον τοιούτων. ἀλλ' ὁ τοιοῦτος τρόπος τῶν παλαισμάτων ἐν ἄκροις τοῖς κώλοις ὀστῶν, οὐθ' ὅταν ἀφ' ὑψηλοῦ πηδήσαντες ἢ καταφερόμενοι τηρήσουσιν ἐπὶ τῆς γῆς ἢ βιαίως τὸν πόδα διασπῶντες, μᾶλλον γὰρ ἐν ταῖς

tibia una cum ſura perſringitur et praeter fracturam vulnus quoque magnum accedit atque oſſa nudantur quod fracturae genus accidit, quum luctantis membrum cruri ipſi transverſum ſubjicitur atque utrumque ejus extremum, tam quod a genu quam quod a pede eſt, deorſum verſus cogitur. Evenit hujusmodi tale lignis quae nos de induſtria rumpimus; impoſita enim ſuper utrumque femur obliqua et manibus ab utroque extremo in inferiorem partem coacta eſſringi media videmus.

A.

Quemadmodum igitur neque magnum lignum, neque validum, ſed parvum et infirmum hac ratione frangitur, ita quum os infirmum natura fuerit, medium ſub propoſitis palaeſtrae generibus perrumpitur. At oſſa quibus extrema membra continentur ſub hujusmodi palaeſtrae generibus ſive ex ſuperiori loco ſaltantes deorſum ferantur et in terram incidant, ſive pes vehementer convellatur, non facile rumpuntur: his enim ictibus franguntur liga-

τοιαύταις πληγαῖς οἱ σύνδεσμοι τῶν ὀστῶν ἤπερ αὐτὰ κατάγνυται. τοῦτο δ' αὐτοῖς συμβαίνει καὶ διὰ τὴν σμικρότητα μὲν, ἀλλὰ καὶ διὰ τὴν σκληρότητα μᾶλλον, οὐ μὴν οὐδὲ τοῖς ἔξωθεν αὐτοῖς ἐμπιπτόντων σφοδρῶς δύναταί τι ῥᾳδίως συντρῖψαι μὴ σκληρότερόν τε τῶν ὀστῶν ὑπάρχον, ἀξιόλογον δὲ τῷ μεγέθει. τὸ δὲ τοιοῦτον οὐδὲ τοῦ δέρματος φείδεται, καθάπερ οὐδ' ὅταν ὀξὺ τὸ τιτρῶσκον ᾖ· καὶ γὰρ καὶ τοῦτο φθάνει προδιατέμνον ἃ τοῖς ὀστοῖς ἐπίκειται, πρὶν ἐντυχεῖν αὐτοῖς ὅπερ εὐλόγως ἔφη μὴ πάνυ τι κατάγνυσθαι τὰ ὀστᾶ ταῦτα χωρὶς ἕλκους. ἀλλ' ἐπεὶ μέλλει περὶ τῶν μεθ' ἕλκους καταγμάτων ἰδίαν ποιεῖσθαι τὴν διδασκαλίαν, ἐν τοῖς ἐφεξῆς εἰς ἐκεῖνο τοῦ βιβλίου χωρίον ἀνέβαλε καὶ τὸν περὶ τούτων λόγον.

ι'.

Ἢν δέ τι κινηθῇ ἐκ τῆς χώρης ἢ τῶν δακτύλων ἄρθρον ἢ ἄλλο τι τῶν ὀστέων τοῦ ταρσοῦ καλεομένου ἀναγκάζειν μὲν χρὴ ἐς τὴν ἑωυτοῦ χώρην ἕκαστον, ὥσπερ καὶ τὰ ἐν τῇ χειρὶ εἴρηται.

menta ossium magis quam ipsa ossa. Cujus causa est eorum non tam exiguitas quam durities, sed neque externa, quum magna vi superincidunt, possunt haec ossa facile perfringere, nisi duriora illis sint et grandia; at quod tale est neque carnem inviolatam relinquit, quemadmodum nec ictus ab acuta re; nam et hic priusquam attingat ossa quae ipsis superinjecta sunt discutit; quare merito dixit ossa haec fere non abrumpi sine ulcere. Sed quoniam in sequentibus seorsum de fracturis aget, quibus carnis quoque vulnus accedit, haec ad eum hujus libri locum reservavit.

X.

Si quid erumpat ex digitorum articulis vel aliud quidpiam ex iis ossibus quibus continetur pars pedis quae inter talos ad plantam est compellere singula in suam sedem oportet, quemadmodum in manu.

Οὐχ ὡς προειρηκώς τι περὶ τῶν ἐν τῇ χειρὶ συνισταμένων ὀστῶν εἶπε τὸ, ὥσπερ καὶ τὰ ἐν τῇ χειρὶ, ἀλλ' εἰ καὶ οὕτως ἔτυχεν εἰπών· ἀναγκάζειν μὲν χρὴ εἰς τὴν ἑαυτοῦ χώραν ἕκαστον τῶν ἐν τῷ ποδὶ, κατὰ δὲ τὸν αὐτὸν τρόπον χρὴ καὶ τὰ ἐν τῇ χειρί. γέγραπται δὲ ἐν τισὶ μὲν ἀναγκάζειν, ἐν τισὶ δὲ καταναγκάζειν εἴρηται. σημαίνει δ' ἡ λέξις τοῖον, εἰ εἶπε μὲν τιθέντα ἐν τῇ οἰκείᾳ χώρᾳ τὸ κινηθὲν ὀστοῦν. κινεῖται δὲ ἀποῤῥηγνυμένων τῶν συναπτόντων αὐτὰ πρὸς τὰ πλησιάζοντα συνδέσμων, ἀλλὰ οὔτε πάντες οἱ περιέχοντες ἐγκύκλως σύνδεσμοι τὸ κινηθὲν ὀστοῦν ἀποῤῥήγνυνται. σπάνιον γὰρ ἀκριβῶς τὸ τοιοῦτον καταλιπὸν ἅπασαν τὴν ἑαυτοῦ χώραν τὸ βλαβὲν οὕτως ἀναπηδᾷν πρὸς τὸ δέρμα καὶ μάλιστα οἷς ἐστι χαλαρὸν, ὥστε γε σύντομον ἀνθίσταται τὴν ἑαυτοῦ φορὰν τοῦ κινηθέντος ὀστοῦ. διὰ τοῦτο οὖν οὐδὲ [195] εἰς τὸ κάτω τοῦ ποδὸς εἴωθε τὰ πολλὰ τὸ κινηθὲν ὀστοῦν ἐξίσχειν, ὅτι σκληρὸν καὶ παχὺ τὸ ταύτης δέρμα τὸ καλούμενον ἴχνος· ἀλλὰ καὶ διότι τὰ πλήστοντα τοὐπίπαν ἐκ τῶν ἄνω μερῶν ἐμπίπτει τῷ ποδί.

Quod ait, quemadmodum in manu, accipiendum eſt non quaſi aliquid praefatus ſit de oſſibus quae in manu ſita ſunt, ſed quaſi ita ſcripſerit, ſingula oſſa pedis in ſuam ſedem compellenda ſunt, id quod etiam fieri debet in manu. Compellere autem Hippocrates dixit *ἀναγκάζειν* vel ut alia exemplaria habent *καταναγκάζειν*, quod idem ſibi vult ac ſi dicat, os ſuo loco reſtituere. Movetur autem ubi ligamenta per quae cum proximis annectitur abrumpuntur, non tamen abrumpuntur omnia ligamenta quae prolapſum os in orbem comprehendunt; raro enim id ex toto accidit. In quo caſu os quod ita laeditur ſuam ſedem relinquens ad cutem prorumpit, praeſertim quibus ea laxior eſt, ita ut oſſi quod prolabitur parum renitatur. Ea vero de cauſa fere non ſolet os quod movetur in inferiorem partem pedis excidere, quia cutis quae pedi ſubjecta eſt, *ἴχνος* Graece dicitur, craſſa eſt et dura, adde quod quae pedem feriunt plerumque a ſuperiori parte ſu-

μόνος οὖν οὗτος εἰς τὸ κάτω μέρος ἐκστήσεται τὸ κινηθὲν ὀστοῦν, ὅταν ἀφ᾽ ὑψηλοῦ τινος ὁ ἄνθρωπος ἐπὶ λίαν τραχεῖς ἐξοχὰς ἢ ὀξείας ἔχοντα πηδήσεται. τὰ μὲν οὖν πάντοθεν ἀπολυθέντα τελέως, ὁκόταν τῆς ἑαυτοῦ χώρας εἴτε κάτω τοῦ ποδὸς εἴτ᾽ ἄνωθεν χωρήσειε χαλεπώτερόν ἐστιν εἰς τὴν οἰκείαν ἐμβαλεῖν χώραν. εἰ δέ γε καὶ σπανίως τυχηθείη τινὰ τὸ ἔργον, ἀλλὰ καὶ τὸ φυλάξαι γε τὴν χώραν ἀεὶ χαλαρόν. ἔνθα γὰρ ὀστοῦν πάλιν σφοδρότερον κινηθῇ, κλήσεται τοὺς κρατοῦντας αὐτὸ συνδέσμους, οὐκ ἔχοντα δὲ ἐκ μέρους μὲν ἐχόμενα φυλαττομένων ἡμῶν τῶν συνδέσμων, ἐκ μέρους δ᾽ ἀπολελυμένα καθάπερ ἂν ἀποῤῥαγῶσιν εἰ προκύπτειν εἴωθε, διατείνοντας οὖν ὅλον τὸν πόδα καταναγκάζειν αὐτὸν προσήκει.

ια΄.

Καὶ ἰητρεύειν δὲ κηρωτῇ καὶ σπλήνεσιν καὶ ὀθονίοισιν, ὥσπερ καὶ τὰ κατήγματα, πλὴν τῶν ναρθήκων. τὸν μὲν αὐτὸν τρόπον πιεζεῦντα, διὰ τρίτης δὲ ἐπιδέοντα. ὑπο-

per ipſum cadunt. Ergo hac una via os quod ſuo loco movetur in inferiorem partem excidet, ſcilicet quum a ſuperiori loco quis ſaltaverit ſuper rem aliquam quae eminentias habeat admodum aſperas acutasve. Quaecunque igitur undique prorſus reſoluta ſunt, ubi ſua ſede mota in ſuperiorem vel inferiorem pedis regionem veniunt, aegre reconduntur; ſi quando autem quod raro accidit recondantur, ſemper magno negotio in ſua ſede ſervantur. Namque ubi os rurſus vehementer moveatur, nihil erit quod ipſum contineat, utpote ſolutum ligamentis quibus alligabatur; quae ſi non fuerint ex toto abrupta, ſed aliqua ex parte integra, ſicut evenit quibus procidere ſolet, diſtendentes totum pedem urgebimus.

XI.

Tum cerato mederi pannis faſciisque non ſecus, atque ubi frangitur, excepto quod omittendae ferulae ſunt, eodemque modo adſtringere ac tertio quoque die alligare. Is

κρινέσθω δὲ ὁ ἐπιδεόμενος παραπλήσια οἷάπερ καὶ ἐν τοῖσι κατήγμασι καὶ περὶ τοῦ πεπιέχθαι καὶ περὶ τοῦ χαλαρὰν εἶναι.

Ὁποίαν ἐπὶ τῶν καταγμάτων ἐκέλευσε θεραπείαν, τοιαύτην ἀξιοῖ σε ποιεῖσθαι καὶ νῦν ἐπὶ τῶν ἐν ἄκροις τοῖς κώλοις κινηθέντων ὀστῶν· καὶ γὰρ ἀπὸ διατάσεως ἄρξασθαι χρὴ χάριν τοῦ καλῶς διαπλάσαι τὰ κεκινημένα τῶν ὀστῶν καὶ μετὰ τὴν διάπλασιν ἐπιδοῦντα τῶν αὐτῶν ὑποστοχάζεσθαι σκοπῶν. ἀφλέγμαντόν τε μὲν γὰρ εἶναι βουλόμεθα τὸ μόριον ἐσφίγχθαι τε καὶ διακρατεῖσθαι τὸ πεπλασμένον ὀστοῦν ὑπὸ τῶν ὀθονίων. ἐδείχθη δ' ἔμπροσθεν ταῦτα οὐ δυνάμενα γενέσθαι καλῶς ἄνευ τοῦ τὸ μὲν ἐν τοῖς πεπονθόσι μορίοις αἷμα πρὸς τὴν ἀρχὴν τοῦ κώλου καὶ τὸ πέρας ἐκθλίβεσθαι, κωλύεσθαι δ' ἐπιῤῥεῖν ἄλλο. πρὸς ταῦτα δ' οὖν, εἴ τι μεμνήμεθα, σκοποῦντες εὕρομεν ἅπασαν τὴν καταγματικὴν ἐπίδεσιν ἣν κελεύει ποιεῖσθαι πλὴν τῶν ναρθήκων, ἐπειδὴ τοῦ μέρους ἡ φύσις οὐ προσίεται τὴν τούτων

autem qui devincitur fimiliter atque in fracturis adftringi fe refpondeat vel laxari.

Qualem curationem ad fracturas tradidit, talem nunc ad offa quae extremis membris moventur praecipit adhiberi. Primo fi quidem extendere convenit, ad hoc ut offa quae prolapfa funt in fuam fedem compellantur; tum ubi repofita fuerint, devincire confilio ad idem directo. Propofitum enim eft membrum ab inflammatione tueri et fub linteis adftringere continereque os quod reftitutum eft. In fuperioribus autem oftenfum eft haec nullo modo recte fieri poffe, nifi fanguis, qui in affecta fede fubfiftit, ad fummum atque imum membrum depellatur, prohibeaturque quominus alter concurrat. Haec itaque fi in memoria habeamus fpectantes univerfam vinciendi rationem fracturis idoneam inveniemus, quam hic utendam dixit, nifi quod ferulae non debent circumdari, quandoquidem loci

ἐπίθεσιν. ὁμαλὴν γὰρ εἶναι δεῖ τὴν ἐπιφάνειαν τῶν μερῶν οἷς μέλλομεν νάρθηκας, οὐ μὴν τοιοῦτός ἐστιν ὁ ταρσὸς τοῦ ποδός.

ιβ'.

(544) Ὑγιῆ δὲ γίνεται ἐν εἴκοσιν ἡμέρῃσι τελέως ἅπαντα πλὴν ὁκόσα κοινωνέει τοῖσι τῆς κνήμης ὀστέοισι καὶ αὐτέῃ τῇ ἴξει. ξυμφέρει δὲ κατακεῖσθαι τοῦτον τὸν χρόνον· ἀλλὰ γὰρ οὐ τολμέουσιν ὑπερορῶντες τὸ νόσημα, ἀλλὰ περιέρχονται πρὶν ὑγιέες γενέσθαι. διὰ τοῦτο καὶ οἱ πλεῖστοι οὐκ ἐξυγιαίνουσι τελέως, ἀλλὰ πολλάκις ἐπιβάλλειν αὐτοὺς ὁ πόνος ὑπομιμνήσκει εἰκότως· ὅλον γὰρ τὸ ἄχθος τοῦ σώματος οἱ πόδες ὀχέουσιν. ὁκόταν οὖν μήπω ὑγιέες [196] ἐόντες ὁδοιπορέουσι φλαύρως ξυναλθάσσεται τὰ ἄρθρα κινηθέντα. διὰ τοῦτο ἄλλοτε καὶ ἄλλοτε ὀδυνῶνται τὰ πρὸς τῇ κνήμῃ, τὰ δὲ κοινωνέοντα τοῖσι τῆς κνήμης ὀστέοισιν μείζω τε τῶν ἑτέρων ἐστὶ καὶ κινηθέντων τούτων πολυχρονιωτέρα ἡ ἄλθαξις. ἴησις μὲν οὖν ἡ αὐτή.

natura eas non patitur; nam partes quibus ferulae injiciendae funt aeque planae effe debent, cujusmodi non eft ea pars pedis quae inter talos et plantam fita eft.

XII.

Omnia haec viginti diebus perfecte ad fanitatem perducuntur, nifi quae cum cruris offibus junguntur vel ex ejus regione fita funt. Interim vero jacere convenit, non tamen id fuftinent qui morbum parvi faciunt, fed ingrediuntur prius quam convalefcant, eoque fit ut plerique non bene fanentur, fed fubinde languoris fenfu aliquo tententur, atque id quidem non injuria. Ferunt enim pedes onus corporis totius. Ubi ergo nondum convaluerunt, fi ambulant, articuli qui moti funt male confirmantur, atque hac de caufa fubinde offa dolent quae cruri junguntur. Porro quae cruris offibus junguntur ceteris majora funt et quum moventur, longiori tempore confirmantur, fed medendi ratio eadem eft.

Λέγει τῆς ὅλης κνήμης εἴγε καὶ τὸ κατὰ τὴν ἴξιν αὐτὸ σημαίνει τὸ κατ' εὐθὺ πολλάκις ἐν πολλοῖς εἰρημένον, ἀλλὰ καὶ κατωτέρω τρὶς ἐφεξῆς κέχρηται τῷ ὀνόματι περὶ κνήμης διαλεγόμενος ἐν τῇ ῥήσει· τοῦ γὰρ μηροῦ ἡ κεφαλὴ ὑπερογέει τὸ ὕπερθεν τοῦ σώματος αὕτη τε ἔσωθεν πέφυκε τοῦ σκέλους καὶ οὐκ ἔξωθεν, ἀλλὰ κατὰ τὴν τοῦ ἀντικνημίου ἴξιν, ἅμα δὲ τὸ ἄλλο ἥμισυ τοῦ σώματος γειτονεύεται μᾶλλον ταύτῃ τῇ ἴξει, ἀλλ' οὐχὶ τῇ εἴσωθεν. ἅμα δὲ ὅτι παχύτερον τὸ ἔσω τοῦ ἔξωθεν, ὡς καὶ τὸ ἐν τῷ πήχει τὸ κατὰ τὴν τοῦ μικροῦ δακτύλου ἴξιν, λεπτότερον καὶ μακρότερον.

ιγ'.

Ὀθονίοισι δὲ πλείοσι χρέεσθαι καὶ σπλήνεσιν.

Εἰθίσθη ὡς κατὰ χώραν μένειν τὰ ἐμβληθέντα τῶν ὀστῶν καὶ τοῖς ὀθονίοις καὶ τοῖς σπλήνεσι χρῆσθαι καὶ μάλισθ' ὅταν ναρθήκων ἐπίδεσιν οὐκ ἐφίσται τὸ χωρίον ἀνώμαλον ὑπάρχον.

Cruris offa intelligit tam furam quam tibiam, volens autem fignificare e regione κατ' ἴξιν dixit, quam loquutionem faepius variisque in locis ufurpavit, fed et paulo inferius eadem ter ex ordine utitur de crure pertractans quum ait: femoris enim caput fuperius corpus fert; id autem ab interiori cruris parte fitum eft, at non ab exteriori, fed e regione tibiae, tum quia pars altera corporis e regione huc propius accedit, quam ad exterius os. Adde quod os interius plenius eft quam exterius, non fecus atque in brachio, ubi os quod e regione minimum digitum fpectat tenuius eft et longius.

XIII.

Plurimis autem fafciis plurimisque pannis utendum eft.

Ut offa quae repofita funt fuo loco maneant, folent tum fafciis tum pannis circumdari, praefertimque quum loci inaequalitas alligari ferulas non finit.

ιδ'.

Καὶ ἐπὶ πᾶν ἔνθεν καὶ ἔνθεν ἐπιδέειν, πιέζειν δὲ ὥσπερ καὶ τἄλλα πάντα ταύτῃ μάλιστα ᾗ ἐκινήθη καὶ τὰς πρώτας περιβολὰς τῶν ὀθονίων κατὰ ταῦτα ποιέεσθαι.

Ἔμπροσθεν ἐκέλευσεν ἡμᾶς ἐν ταῖς ῥοπαῖς τῶν κατεαγότων, ἵν' εἰ μὲν ἐπὶ τῇ δεξιᾷ ῥέποιεν εἰς τὰ ἀριστερὰ περιτρέποιμεν, εἰ δ' εἰς ἐκεῖνα, πρὸς τὴν δεξιὰν ἐπανάγωμεν, ἐν δὲ τοῖς κατὰ τὸν πόδα τοὐπίπαν ἰσόῤῥοπον ποιεῖσθαι χρὴ τὴν ἐπίδεσιν, ἐπειδὴ τὰ τῆς ἰδίας χώρας ἐξιστάμενα τῶν ὀστῶν οὐκ εἰς τὰ πλάγια ποιεῖται τὴν ῥοπὴν, ἀλλ' εἰς τὸν ἄνω τόπον ἢ τὸν κάτω.

ιε'.

Ἐν δὲ ἑκάστῃ τῶν ἀπολυσίων ὕδατι πολλῷ θερμῷ χρέεσθαι. ἐν πᾶσι δὲ πολλὸν ὕδωρ θερμὸν καταχέειν τοῖσι κατ' ἄρθρα σίνεσιν. αἱ δὲ πιήζιες καὶ αἱ καλάσιες ἐν τοῖσιν αὐτέοισιν χρόνοισι τὰ αὐτὰ σημεῖα δεικνυόντων

XIV.

Fere autem hinc atque hinc vincire convenit adſtringereque ſicut cetera omnia, ea parte potiſſimum qua os prolapſum eſt primumque ibi faſcias circumagere.

In prioribus imperavit ut fractum os in aliquam partem convertatur, ſi ad dextram inclinet, ut ad ſiniſtram adducatur; ſi ad hanc ſpectat, urgeatur ad dextram. At ubi alligare pedem oportet, in neutram partem debet vinculum inclinari, quum oſſa quae ſua ſede excidunt non ad latera, ſed ad ſuperiorem partem convertantur.

XV.

Quotiescunque vinculum ſolvitur, multa aqua calida fovendum. In omnibus autem qui juxta articulos ſunt affectibus liberaliter calida aqua perfundenda eſt. Quod ad laxandum vel adſtringendum pertinet, iisdem temporibus

ἅπερ ἐπὶ τοῖσιν πρόσθεν καὶ τὰς μετ᾽ ἐπιδέσιας ὡσαύτως χρὴ ποιέεσθαι. ὑγιέες δὲ τελέως [197] οὗτοι γίνονται ἐν τεσσαράκοντα ἡμέρῃσι μάλιστα, ἢν τολμέωσι κατακεῖσθαι. ἢν δὲ μὴ, πάσχουσι ταῦτα ἃ καὶ πρότερον καὶ ἐπὶ μᾶλλον.

Ἔνθα πραΰνειν μὲν ὀδύνην, χαλάσαι δὲ τὴν τάσιν βούλεται τῶν σωμάτων, ἐνταῦθα πλέονι χρῆσθαι καταντλήσει θερμοῦ ὕδατος, ἔστι δὲ μάλιστα ἐν τοῖς κατ᾽ ἄρθρα τοιαῦτα παθήματα· νευρωδέστερά τε γὰρ καὶ ὀστωδέστερα ταῦτα τὰ μόρια. θλίβεται οὖν ὑπὸ τοῦ φλεγμαίνοντος καὶ μᾶλλον αἰσθάνεται τῆς ὀδύνης, ὅτι νευρωδέστερα εἶναι. σίνεσιν δ᾽ εἶπε τὰ οἷον βλάμματα, διότι καὶ τὸ βλάπτεσθαι σίνεσθαι καλεῖ.

ιστ'.

Ὅσοι δὲ πηδήσαντες ἀφ᾽ ὑψηλοῦ τινος ἐστηρίξαντο τῇ πτέρνῃ ἰσχυρῶς, τουτέοισι διΐστανται μὲν τὰ ὀστέα, φλεβία

eadem indicia ſe oſtendant quae in ſuperioribus; reſolvere item et rurſus deligare ſimiliter expedit. Hi autem quadraginta diebus ex toto convaleſcunt, praeſertim ſi jacere ſuſtinent; ſin minus, in eadem mala incidunt quae ſuperius poſita ſunt atque etiamnum graviora.

Quum leniendus dolor eſt et corpora quae adſtricta ſunt laxanda, tunc praecipit ut multa calida aqua perſundatur; id potiſſimum accidit in affectibus articulorum, quum hae partes oſſibus magis et nervis contineantur. Comprimuntur igitur cum inflammatione et magis dolorem ſentiunt, quod magis nervoſae ſint. Appellavit autem affectus *σίνεα*, quoniam affici *σίνεσθαι* dicit.

XVI.

Quicunque ex ſuperiori loco ſaltantes calci vehementer inſiſtunt, his oſſa diducuntur, venae ſanguinem effundunt,

δ᾽ ἐκχυμοῦνται ἀμφιθλασθείσης τῆς σαρκὸς ἀμφὶ τὸ ὀστέον, οἴδημα δ᾽ ἐπιγίνεται καὶ πόνος πουλύς. τὸ γὰρ ὀστέον τοῦτο οὐ σμικρόν ἐστι καὶ ὑπερέχει μὲν ὑπὸ τὴν ἰθυωρίην τῆς κνήμης.

Ἐκχυμοῦσθαι τὰς φλέβας εἶπε σημῆναι βουλόμενος ἐκχεῖσθαι τὸν ἐν ἑαυταῖς περιεχόμενον ἔξω χυμὸν, ὅπερ ἐστὶ τὸ αἷμα. γίγνεται δὲ τοῦτο θλασθέντος αὐτοῦ τοῦ χιτῶνος· ὅσα γὰρ θλάττεται σώματα τὴν φυσικὴν ἕνωσιν ἀπόλλυται κατὰ πολλὰ μέρη καὶ μικρὰ διασπώμενα, καθ᾽ ἃ καὶ περιεκχεῖται τὸ αἷμα. τοῦτο οὖν τὸ ἐκχυθὲν αἷμα δέχονται μὲν αἱ περιεχόμεναι χῶραι τὴν φλέβα, δεξάμεναι δὲ οὐ φυλάσσουσιν οἷον ἐδέξαντο, μελαίνεται μὲν γὰρ ἐν τῷ χρόνῳ, καθάπερ εἰ κἀκτὸς ἐκχυθὲν ἐχρόνισε, καὶ γίνεται πάθος ὃ καλεῖται θρόμβωσις, ἐξ οὗ παθήματος ἐγγενομένου τῷ αἵματι, θρόμβος μὲν ἤδη τὸ αἷμα καλεῖται καὶ ἔστι. μέλαν δὲ γίγνεται τῇ χροιᾷ καὶ σήπεται ἐντεῦθεν μοχθηρῶς. ἀλλὰ ταῦτα μὲν οὐχ οἷόν τε χαλεπώτατα συμπίπτειν τοῖς ἐκχύ-

carne circa os attrita, tumor magnus oritur et dolor. Hoc enim os exiguum non eſt exſtatque e regione ſub tibia.

Ἐκχυμοῦσθαι dixit venas ſignificare volens effundere ſuccum quem continent, nempe ſanguinem. Quod ſit quum colliditur earum tunica; corpora enim quae colliduntur naturalem unitatem amittunt, quum pluribus exiguisque partibus divellantur quibus ſanguis ſuffunditur. Hunc igitur effuſum ſanguinem recipiunt loca quae venam cingunt. Quibus non ſervatur qualis recipitur, tempore ſiquidem nigreſcit, perinde atque ubi extra corpus effuſus diu manet; concreſcit inſuper, quam rem Graeci *θρόμβωσιν* appellant. Hinc factum eſt ut ſanguis propterea quod concreſcat, *θρόμβος* jam et dicatur et ſit; prius autem nigreſcit, deinde redditur admodum putris. Atqui non poſſunt graviſſima haec accidere ſanguini qui a venis in corpore funditur: namque ubi natura vincit, hunc non

μασιν, ἵν' ὅταν ὑπὸ τῆς φύσεως κρατεῖται μεταβάλλῃ, καθάπερ καὶ ἄλλο κατὰ τὰς πεττομένας φλέγμονας αἷμα, καὶ γίγνεται πῦον. ἵνα δὲ κρατήσῃ τοῦ αἵματος ἡ ἐν τοῖς μορίοις φύσις, ἐστοχάσθαι χρὴ δυοῖν τούτοιν, ἑτέρου μὲν ὡς μὴ φλεγμῆναι τὰ σώματα καὶ ὅπως τοῦτο γίγνεται πρότερον ἐμάθομεν, ἑτέρου δὲ τοῦ διωρίσθαι τὸ παρεκκεχυμένον αἷμα. τοῦτο οὖν στοχαζόμενος ὁ Ἱπποκράτης κατὰ μέρος ἐφεξῆς πάντα συμβουλεύει. διΐσταται δὲ, ἔφη, τὰ ὀστέα τῶν οὕτω πηδησάντων ἀποῤῥηγνυμένων δηλονότι τῶν συμφυόντων αὐτὰ συνδέσμων, ὥσπερ ὀλίγον ἔμπροσθεν ὑπὲρ τῶν κατὰ τὸν ταρσὸν ἐλέγομεν. ἔζευκται δὲ τῇ πτέρνῃ κατὰ τὸ ἄνω μέρος ὁ ἀστράγαλος. ἔμπροσθεν δὲ τὸ καλούμενον κυβοειδὲς, ὥσπερ γε καὶ τῷ ἀστραγάλῳ κατὰ τὰ πρόσω μέρη συνήρθρωται τὸ (545) σκαφοειδὲς [198] ὀνομαζόμενον ὀστοῦν καὶ τούτοις ἀμφοτέροις τῷ τε κυβοειδεῖ καὶ τῷ σκαφοειδεῖ τὰ τοῦ ταρσοῦ τέτταρα. δέδεικται δὲ ὑπὲρ τούτων ἁπάντων τῶν ὀστῶν τῶν τε κατὰ πόδα καὶ ἄκραν χεῖρα κατὰ τὸ περὶ τῶν ὀστῶν ὑπόμνημα.

ſecus mutat atque alium qui in inflammatione ſuppurante continetur vertitque in pus. Ad hoc autem ut partium natura ſanguinem ſuperet duo obſervanda ſunt: alterum ne inflammatio corpori ſuperveniat, id qua ratione fiat ſupra habuimus; alterum ut ſanguis qui effuſus eſt repellatur. In haec itaque incumbens Hippocrates omnia quae ſubjiciuntur praecepta ſigillatim tradit. Diducuntur, inquit, oſſa his qui ita ſaltant abruptis nimirum ligamentis quibus ipſa nectebantur, ſicut paulo ſupra de ea parte quae inter talos et plantam eſt dicebamus. Jungitur autem cum calce a ſuperiori parte talus; a priori id os quod a cubi ſimilitudine Graece *κυβοειδὲς* vocatur, ſicuti cum talo a priori parte id oſſis committitur quod a ſcaphae ſimilitudine *σκαφοειδὲς* Graece nominatur; cum utroque autem horum, ſcilicet cum eo quod cubum et cum eo quod ſcapham refert, quatuor oſſa quae inter talos et plantam ſunt committuntur. Omnia autem haec oſſa tam manus quam pedis in commentario de oſſibus expoſita ſunt.

ιζ'.

Κοινωνέει δὲ φλεψὶ καὶ νεύροις ἐπικαίροισιν, ὁ τένων δὲ ὀπίσθιος τούτῳ προσήρτηται τῷ ὀστέῳ. τούτους χρὴ ἰητρεύειν μὲν κηρωτῇ καὶ σπλήνεσι καὶ ὀθονίοισιν. ὕδατι δὲ θερμῷ πλείστῳ τουτέοισιν χρῆσθαι καὶ ὀθονίοισι πλείοσιν· ἐπὶ τουτέοισι δεῖ καὶ ἄλλως ὡς βελτίστων καὶ προσηνεστάτων.

Τῷ τῆς πτέρνης, φησὶν, ὀστέῳ κοινωνεῖ μὲν νεῦρα μεγάλα, τοῦτο γὰρ αὐτὸ νῦν δηλοῖ τὸ ἐπίκαιρα· καθάπερ δὲ καὶ φλέβες οὐ μικραί. συμπέφυκε δὲ ὀπίσθιος τένων ὁ ἐκ τῶν κατὰ τὴν γαστροκνημίαν μυῶν γενόμενος. εἴρηται δὲ καὶ περὶ τούτων αὐτάρκως ἐν ταῖς ἀνατομικαῖς ἐγχειρήσεσι καὶ τῇ τῶν μυῶν ἀναιομῇ· καὶ χρὴ ταῦτά γε ἀκριβῶς μεμαθηκέναι τὸν ἀκολουθεῖν βουλόμενον οἷς νῦν ὁ Ἱπποκράτης διδάσκει.

XVII.

Conjungitur autem venis et nervis grandioribus, pofteriorque chorda huic offi innectitur. Hos igitur curare oportet cerato, pannis fafciisque, ad haec calidam aquam large infundere fafciarumque numerum augere, tum aliis uti optimis praefidiis ac maxime lenibus.

Conjungitur, inquit, os calcis nervis quos nominat ἐπικαίρους, id eft grandiores, tum venis non parvis. Innectitur item huic offi pofterior chorda quae diducitur a mufculis qui fiti funt in parte cruris quae carnofa a pofteriori parte prominet. De his autem abunde diximus tam in eo libro qui de corporum quam in eo qui de mufculorum incidendorum ratione eft. Ea autem tenere ad unguem debet qui affequi vult quae nunc ab Hippocrate traduntur.

ιη'.

Καὶ ἢν μὲν τύχῃ ἁπαλὸν τὸ δέρμα φύσει ἔχων τὸ ἀμφὶ τῇ πτέρνῃ ἐᾷν οὕτως· ἢν δὲ παχὺ καὶ σκληρὸν οἷα μετέξέτεροι ἴσχουσι, κατατέμνειν χρὴ ὁμαλῶς καὶ διαλεπτύνειν μὴ διατρώσκοντα.

Τῶν προειρημένων παθημάτων περὶ τὴν πτέρναν τε καὶ κατὰ τὰ συνεχῆ μόρια γενομένων κίνδυνός ἐστιν ὀδύνας τε μεγάλας ἀκολουθήσειν καὶ φλεγμονὴν οὐ σμικράν. ὀστώδη τε γὰρ τὰ χωρία καὶ οὐκ ἐκ τῶν ἐπιτυχόντων ὀστῶν, ἀλλ' ἐκ πάνυ μικρῶν συνηρθρωμένα, ὥστε ἐὰν καὶ βραχέα τινὰ γένηται φλεγμονῆς μεγάλας ὀδύνας ἔσεσθαι διὰ τὴν θλίψιν. ὁ δ' ἐμφυόμενος τῇ πτέρνῃ τένων ἀξιόλογος ὢν τὸ μέγεθος, εἰ φλεγμήνῃ, κίνδυνον ἕξει σπασμῶν. καὶ μὴν καὶ νεῦρα κατὰ τὸ μόριον τοῦτο μεγάλα τέτακται ψαύοντα τῶν ὀστῶν, ὡς καὶ τοῦτ' ἔμαθες ἐν τῇ τῶν νεύρων ἀνατομῇ. ταῦτα οὖν τἄλλα τῆς θεραπείας ἁπάσης ἠκριβῶσθαι χρὴ κατά τε τὴν τῆς διαίτης λεπτότητα καὶ

XVIII.

Quod ſi cutis quae calcem tegit naturaliter tenera eſt, relinquenda eſt, quomodo ſe habet; ſin dura et craſſa, qualis in quibusdam conſpicitur, aequaliter ſuccidenda eſt atque extenuanda, non tamen vulneranda.

Propoſitis vitiis circa calcem atque adjunctas partes periculum eſt ne ingens dolor atque inflammatio non modica ſuperveniat; hujusmodi enim partes oſſibus continentur, non quibuslibet, ſed valde minutis inter ſe commiſſis, ita ut vel levis inflammatio magnum dolorem poſſit comprimendo excitare; chordae vero qua calci a poſteriori parte innectitur, quum grandior ſit, ubi inflammatur, periculum erit ne nervorum diſtentio ſuperveniat; quin et cum hac parte junguntur multi nervi qui oſſa contingunt, quod in libro de incidendis nervis oſtendimus. Reliqua igitur univerſa curatio diligentem animadverſionem requirit et quod ad victum tenuem pertinet et quod ad

τὸ πλῆθος τοῦ καταντλουμένου θερμοῦ, καὶ μέντοι καὶ τὸ δέρμα τὸ κάτω ὃ προσαγορεύουσιν ἴχνος ἐπὶ πολλοῦ χρή. σύμμετρον δὲ ἐφ᾽ ὧν σκληρόν ἐστιν ὅρον τοῦ βάθους τῆς τομῆς ποιούμενος τὴν σκληρότητα. τυλοῦται γὰρ ἐπ᾽ ἐνίων, ὡς μηδ᾽ ἐπὶ βραχὺ προχεῖν αἵματος, ἣν μὴ μέχρι βάθους ἱκανοῦ καθιῇ τις τὴν σμίλην. αὐτὸ μὲν δὴ τοῦτο αὐτοῦ προσήκει τέμνειν τὸ μέρος ὃ οὔτε προχεῖ τι τοῦ αἵματος, ἐκείνου δὲ φείδεσθαι καθὸ τέμνομεν εὐθέως αἱμάσεται· καὶ γὰρ ὀδυνᾶται τεμνόμενον. ἐκεῖ δὲ οὐχ ἁπλῶς τέμνειν, ἀλλ᾽ ὁμαλῶς τὸ σκληρὸν τοῦ δέρματος. ἔχοις δ᾽ ἂν τρεῖς σκο-
[199] ποὺς τοῦ τέμνειν ὁμαλῶς, κατὰ μὲν τὸ μῆκος τῆς τομῆς, ἕτερον δὲ τὸ βάθος καὶ τρίτον καὶ τὸ μεταξὺ διάστημα. χρὴ γὰρ ἴσας τε τῷ μήκει καὶ πλάτει τὰς τομὰς ἀλλήλαις τέμνειν, ἴσον τε διεστηκυίας ὥσπερ ἅπαν ὁμοίως τὸ ἴχνος ἀλύπως ἐπεκτείνηται κατὰ τὸν τῆς φλεγμονῆς καιρόν. ἴσμεν γὰρ ὅτι τε τὰ φλεγμαίνοντα πάντα γίγνεται καὶ ὡς αἱ τάσεις ὀδύνας τε γεννῶσι καὶ φλεγμονὰς αὔξουσι καὶ σπασμοὺς ἐπικαλοῦνται. ὡς οὖν ἡ πολλὴ κατάντλησις ὕδα-

modum calidae aquae perfundendae, ſed et cutis quae pedi ſubjecta eſt ἴχνος Graece dicitur, incidenda eſt magna cum moderatione; ubi dura eſt, altitudo plagae debet duritiei altitudinem aequare: occalleſcit enim quibusdam, ita ut ne paululum quidem ſanguinis fundat, niſi ſcalpellus alte admodum demittatur. Illa igitur ſecanda eſt quae ſanguinem non fundit, quae vero ſtatim cruentatur relinquenda eſt: nam ſi ſecetur, dolet. At neque in illa quae dura eſt quovis modo, ſed aequaliter incidere convenit id quod ex ipſa cute durum eſt. Spectare autem tria debet qui aequaliter incidit, primo longitudinem ſectionis, deinde altitudinem, tertio intervallum. Sectiones autem aeque longae atque altae ſint oportet et aeque inter ſe diſtantes, ut univerſa cutis quae pedi ſubjecta eſt ſine tormento inflammationis tempore ſimiliter diſtendatur. Conſtat autem omnem inflammationem diſtendere, quodque diſtenditur dolere, atque idcirco inflammationem augeri et nervorum diſtenſionem excitari. Quemadmodum igitur liberalis aquae

τος θερμοῦ παραχεομένου δαψιλοῦς ἐλαίου τὴν τάσιν ἐκλύουσα μεγάλως ὀνίνησιν, οὕτως καὶ τὰς τομὰς ἐπενόησε ποιεῖσθαι τοσοῦτον κατιούσας εἰς τὸ βάθος, ὡς μηδέπω τιτρώσκειν τὸ ἔναιμον τοῦ δέρματος, ἐπινενοῆσθαι χρησίμως αὐτῷ τὰς ἀμυχὰς, ὅπου κἀπὶ τῶν ἄλλων μορίων, ὅταν γε μεγάλως φλεγμαίνῃ, σχάζειν ἀναγκαζόμεθα τὸ δέρμα, τοῦτο μὲν κενοῦντές τι τῆς περιουσίας τοῦ κατὰ τὴν φλεγμονὴν αἵματος, τοῦτο δὲ καὶ δι' ἀναπνοὰς ἐργαζόμενοι καὶ προσέτι τὴν τάσιν ἐκλύοντες ἣν ἐκ τῆς φλεγμονῆς ἔσχεν. ἐπὶ δὲ τοῦ ποδὸς, ἐπειδὴ καὶ μᾶλλον ἐπὶ τὸ σχάζειν τὸ δέρμα παραγενησόμεθα, κἂν μηδέπω φλεγμαίνῃ, διότι σκληρότατον ὂν, ἐφ' ὅ γε τοιοῦτόν ἐστιν οὐ δύναται προσεπεκτείνεσθαι κατὰ τὰς φλεγμονάς· αὐτό τε οὖν ὀδυνήσεται τεταμένον ἰσχυρῶς, θλάσεται δὲ τῇ περιτάσει τὰ ὑποκείμενα καὶ μάλιστα τὸν συμπεφυκότα τένοντα πλάτος ἐκ μιᾶς ἀπονευρώσεως ἑνὸς τῶν κατὰ τὴν γαστροκνημίαν μυῶν ἔχει τὴν γένεσιν. ἐάν περ οὖν οὗτος εἰς ὀδύνην τε καὶ φλεγμονὴν ἀφίκηται, κίνδυνος ὅλῳ τῷ μυΐ παραθεῖναι τὰ αὐτά. τοῦτο

calidae perfuſio cui oleum copioſe ſit adjectum ſaluberrima eſt, ita etiam ſecandam cutem dixit ſcalpello eatenus alte dimiſſo ut haec minime cruentetur. Utiliter autem excogitavit hujusmodi ſectionem, quandoquidem in aliis partibus, ubi vehementer inflammantur, cogimur cutem ſcalpello exaſperare, partim educentes aliquid ejus ſanguinis qui in inflammatione ſuperat, partim exſpirationem efficientes, partim laxantes quae ſub inflammatione diſtendebantur. At in pede inflammatione nondum orta feſtinabimus ad cutem incidendam, eo quod duriſſima ſit; ubi vero talis eſt nequit ſub inflammatione amplius extendi; quamobrem dolebit haec et vehementiſſime premet intenſione quadam proximas partes, praecipueque latam chordam quae illi juncta eſt cujusque intium eſt ex fine unius ex muſculis ſitis in poſteriori parte cruris quae carnoſa prominet. Igitur ubi haec dolore atque inflammatione tentetur, periculum eſt ne totus muſculus eadem ſentiat; id

δ' εἰ γένοιτο καὶ σπασμὸν ἀκολουθήσειν εἰκός. διὰ ταῦτ' οὖν ἅπαντα τέμνειν μὲν, ὡς εἴρηται, προσήκει τὸ ἴχνος, ἑξῆς δὲ λεπτύνειν, ὡς ἔφην, τουτέστι λεπτὸν ἐργάζεσθαι. γένοιτο δ' ἂν τοῦτο τῆς μὲν σκληρότητος αὐτοῦ μαλαττομένης, τοῦ δὲ πλήθους καθαιρομένου. γενήσεται δ' ἄμφω ταῦτα καταντλούντων ἔλαιόν τε καὶ ὕδωρ θερμὸν οὐκ ὀλίγον· εἶτ' ἐπὶ τῇ καταντλήσει πρὸ τῶν ἐπιδέσμων ὑπολειφόντων ἔλαιον μηδεμίαν ἔχον στύψιν.

ιθ'.

Ἐπιδεῖν δὲ ἀγαθῶς οὐ παντὸς ἀνδρός ἐστι τὰ τοιαῦτα· ἢν γάρ τις ἐπιδέῃ, ὥσπερ καὶ τὰ ἄλλα τὰ κατὰ τὰ σφυρὰ ἐπιδεῖται, ὁτὲ μὲν περὶ τὸν πόδα ἐπιβαλλόμενος, ὁτὲ δὲ περὶ τὸν τένοντα, αἱ ἀποσφίγξεις αὗται χωρίζουσι μὲν τὴν πτέρνην, ῇ τὸ θλάσμα ἐγένετο.

Τῷ μὲν ἀγαθῶς ἀντὶ τοῦ καλῶς οὗτός τε καὶ οἱ ἄλλοι παλαιοὶ πολλάκις εἰρήκασιν. ἀξιοῖ δὲ καὶ τὰ περὶ τὴν

ſi accidat nervorum diſtenſionem ſequi veriſimile eſt. Ob haec itaque omnia cutem quae ſub pede eſt ſecare, ut dictum eſt, convenit; deinceps ut retulit, extenuare, hoc eſt tenuem reddere. Id autem fiet, ſi molliatur ipſius durities et multitudo exhauriatur. Ad haec ambo valet oleum et aqua calida, ſi copioſe infundatur; a perſuſione vero priusquam vinculum detur, olei quod nullam adſtringendi vim habeat inunctio.

XIX.

Haec bene alligare non cujusvis eſt. Nam ſi quis vinciat eo modo quo cetera circa talos vinciuntur, faſcia modo ad pedem data, modo ad ipſam chordam, circumactae faſciae compreſſio calcem qua ictus fuit expellet.

Dictionem bene ἀγαθῶς dixit, ſaepe enim ab aliis veteribus ita uſurpatur. Praecipit autem ut vitia quae

πτέρναν ἐπιδεῖν τῷ καταγματικῷ τρόπῳ μεμφόμενος τοὺς οὕτως ἐπιδοῦντας, ὡς ἐπιδεῖν εἰθίσμεθα πολλάκις ἕνεκα τοῦ κρατῆσαί τι τῶν ἐπικειμένων αὐτοῖς φαρμάκων ἢ καταπλασμάτων ἢ καί τινας ἐπιβροχάς. ἔστι δ' ὁ τρόπος τῆς ἐπιδέσεως ᾧ μέμφεται τοιόσδε.

Τῆς ἀρχῆς τοῦ ἐπιδέσμου λοξῆς ἀνατεταμένης κατὰ τὸ σφυρὸν ἡ νομὴ τῆς ἐπιδέσεως γίγνεται πρὸς τὸ κάτω τοῦ ποδὸς ἔμπροσθεν τοῦ προπετοῦς τῆς κνήμης πέρατος ὃ καλοῦσιν ἀστράγαλον. ἐντεῦθεν δὲ πάλιν ὑποστρε- [200] ψάντων ἐγκαρσίως ὑπὸ τὸ τοῦ ποδὸς ἴχνος ἐπίδεσμος ἀχθεὶς καὶ διελθὼν ὅλον τὸν πόδα μέχρι τῆς ἀντικειμένης χώρας αὖθις ἀνάγεται λοξὸς, ἐκ τῶν κάτω τε καὶ πρόσω μερῶν τοῦ ἀστραγάλου ψαύων αὐτοῦ, καθάπερ καὶ πρόσθεν τε κατήγετο τῇ αὐτῇ χρωμένων τῇ νομῇ συντυχεῖν ἀναγκαῖόν ἐστι κατὰ τὸ πρόσω τοῦ πο- (546) δὸς ἑαυτῷ τὸν ἐπίδεσμον γενέσθαι τὸ σχῆμα παραπλήσιον τῷ χ γράμματι. κἀντεῦθεν κύκλῳ κατὰ τὸ σφυρὸν ἑλιχθέντα παραγενέσθαι πάλιν ἐπ' ἐκεῖνον τὸν τρόπον, ὅθεν ἤρξατο καὶ οὕτως ἐκ δευτέρου τὰς αὐτὰς ἔχειν περιβολὰς αἷς διῆλθον, ὡς ἐπὶ τὴν

circa calcem ſunt vinciantur ea ratione qua fracturae eos reprehendens, qui eo modo deligant, quo deligare ſaepius conſuevimus, ut medicamenta ſeu cataplaſmata, ſeu quaedam ex perfuſione madentia ea parte teneantur. Vinciendi modus quem damnat ſic ſe habet.

A. *B.*

A initium faſciae etc. A initium faſciae etc.

Faſcia ab altera parte talorum orſa obliqua fertur a priori parte extremi cruris, qua talus exſtat quem *ἀστράγαλον* vocant; inde transverſa ſub pede demittitur, eoque circumdato uſque ad contrariam partem obliqua rurſus inferne rurſum procedit ad priorem partem tali, eique injicitur, quemadmodum ante. At ubi ita circumeat, neceſſe eſt in priori parte pedis ſibi occurrat et *χ* literam repraeſentet; inde in orbem circa talos data eo redeat, unde incepit, ſic autem iterum circumagitur ita ut eodem

ἀρχὴν αὖθις ἀνελθεῖν, εἶτ' ἐντεῦθεν εἴς τε τὸ τρίτον ἑλιχθέντα κατὰ τὴν αὐτὴν νομὴν ἐπὶ τὴν ἀρχὴν ἀφικέσθαι πάλιν ἐντεῦθέν τε περὶ τὸ σφυρόν. ἔνιοι δ' ὅταν ἑλίξωσι τὴν ὑπὸ τὸ ἴχνος ἐγκαρσίαν οὐκ εὐθέως ἀνάγουσι λοξὸν ἐπὶ τὸ σφυρὸν ἄνω τὸν ἐπίδεσμον, ἀλλὰ κυκλοτερῶς πρῶτον ἑλίττουσιν ἐπὶ τὸν ταρσὸν, ὥσπερ γε καὶ τὸ σφυρόν. ἔνιοι κυκλοτερῶς ὡς διαλαμβάνεσθαι τὰς λοξὰς ὑπὸ τῶν κυκλοτερῶν. αἱ μὲν οὖν συνήθως γιγνόμεναι περιβολαὶ τῶν ἐπιδέσμων ἐνταῦθα μύες εἰσίν. ἐν δὲ τοῖς προκειμένοις πάθεσι τοιαῦται, διότι μήτε προσυποβάλλεταί τι πρὸ τῶν ἐπιδέσμων ἕτερον οἷ τῆς κρατήσεως ἐν ἐκείνῃ ἐπίδεσις γίγνεται μήτ' ἀπαθὴς ἐστιν ἡ πτέρνα, καθάπερ ἐπ' ἐκείνων, ἀλλ' αὕτη πρώτη πέπονθεν, ὥστε ὁ προειρημένος τρόπος τῆς ἐπιδέσεως ἐπὶ τὴν πτέρναν ἐκθλίβειν τὸ αἷμα χωρίζει αὐτὴν τὴν ἐπίδεσιν. χρὴ δὲ τὸ ἐναντίον τούτου γίγνεσθαι τῆς ἐπιδέσεως ἐκ τῆς πτέρνης παραπλησιάζοντα χωρία τὸ αἷμα διωθουμένης, ὅπερ ὁ καταγματικὸς τρόπος τῆς περιβολῆς τῶν ὀθονίων ἐργάζεται μόνος, ὡς ἔμπροσθεν ἐμάθομεν· ἐκείνῳ τοιγαροῦν καὶ νῦν κέχρηται.

---

revertatur; tertioque ſimiliter voluta rurſus ad ſuum initium redit, atque inde rurſus circa talos porrigitur. Verum alii ubi transverſam ſub pede faſciam dederunt, non protinus obliquam ſurſum attrahunt ad talos, ſed ante per ſuperiorem partem pedis in orbem ipſam adducunt, quemadmodum alii in orbem circa talos; ſic ut obliqui circuitus ab iis qui in orbem ſunt comprehendantur. Hae quidem vinciendi rationes uſitatae ſunt, ubi muſculi ſint, ſed ad propoſita vitia minime accommodantur, quod ante faſcias nihil imponatur quod illis continendum ſit, neque calx vitio vacet, ſicut in eo caſu qui illas requirit, ſed primo laeſus ſit. Quare propoſita vinciendi ratio, quum ad calcem ſanguinem exprimat, ipſum expellit, at contrarium fieri debet: ſanguis enim a calce ad partes quae juxta ſunt per vinculum expellendus eſt, quam rem ea dumtaxat vinciendi ratio praeſtat quae ad fracturas pertinet, quam ſupra demonſtravit; eadem igitur nunc utitur.

κ΄.

Καὶ οὕτω κίνδυνος σφακελίσαι τὸ ὀστέον τὸ τῆς πτέρνης.

Τὴν ὅλην τῆς οὐσίας ἑκάστου μορίου φθορὰν ὀνομάζουσιν οἱ παλαιοὶ σφακελὸν, ἀλλὰ ἐν τῇ μὲν τῶν σαρκώδων μορίων καὶ ἄλλοις ὀνόμασι χρῶνται. λέγει οὖν αὐτὸς καὶ σαπρὰν σάρκα καὶ μυδῶσαν καὶ σηπομένην καὶ ἄλλα τοιαῦτα ὀνόματα. κατὰ δὲ τοῦ φθειρομένου δι᾽ ὅλης αὐτῆς οὐσίας ὀστοῦ σφάκελον ἐπιφέρει. συμβαίνει δὲ τοῦτο τὸ πάθημα τοῖς ὀστοῖς, ὅταν ἡ παρακειμένη σὰρξ αὐτοῖς μοχθηροὺς ἰχῶρας γεννῶσα καὶ διαβρέξασα τούτοις αὐτὰ διασήψῃ.

κα΄.

Καίτοι ἢν σφακελίσῃ, τὸν αἰῶνα πάντα ἱκανὸν ἀντισχεῖν τὸ νόσημα.

Φανερώτερον νῦν εἰρηκέναι τὸν ὅλον βίον τοῦ ἀνθρώπου, καὶ ἔστιν ὁ λόγος αὐτοῦ τοιοῦτος· ἄν ποτε ἡ πτέρνα

XX.

Atque hoc pacto periculum eſt ne os calcis corrumpatur.

Corrumpatur dixit σφακελίσαι; nam quum pars ex toto corrumpitur, veteres dicere id vitium ſolent σφάκελον, quod ubi carnoſis partibus accidit aliis nominibus appellant. Vocat item Hippocrates carnem quae putreſcit σαπρὰν, μυδῶσαν, σηπομένην atque aliis etiamnum vocabulis. At ubi os ex toto corrumpitur, σφάκελον uſurpat, quod vitium oſſibus accidit, ubi a ſuperjecta carne perniciosa ſanies profluit, quae haec ipſa irrigando corrumpit.

XXI.

Quod ubi corrumpitur, morbus aevum durat.

Apertius dixiſſet totam aetatem hominis. Habet autem ipſius oratio hanc mentem: ſi quando calx corrum-

σφακελίση, ἀνίατον γίγνεται τὸ πάθημα καὶ παραμένει τῷ βίῳ παντὶ ἡ ἐξ αὐτοῦ κάκωσις.

κβ'.

[201] *Καὶ γὰρ τἄλλα ὅσα μὴ ἐκ τοιούτου τρόπου σφακελίζει, ἀλλ' ἐν κατακλίσει μελανθείσης τῆς πτέρνης ὑπ' ἀμελείης τοῦ σχήματος ἢ ἐν κνήμῃ τρώματος γινομένου, ἐπικαίρου καὶ χρονίου καὶ κοινοῦ τῇ πτέρνῃ ἢ ἐν μηρῷ ἢ ἐπὶ ἄλλῳ νοσήματι ὑπτιασμοῦ χρονίου γενομένου, ὅμως καὶ τοῖσι τοιούτοισι χρόνια καὶ ὀχλώδεα καὶ πολλάκις ἀναῤῥηγνύμενα, ἢν μὴ χρηστῇ μὲν μελέτῃ θεραπευθῇ, πολλῇ δ' ἡσυχίῃ, ὥστ' ἐκ τοῦ τοιούτου τρόπου σφακελίζοντα κινδύνους μεγάλους τῷ σώματι παρέχει πρὸς τῇ ἄλλῃ λύμῃ.*

Οὐ μόνον, φησὶν, ἐκ τῶν προειρημένων διαθέσεων εἴωθε κακοῦσθαι τὸ τῆς πτέρνης ὀστοῦν, ἀλλὰ καὶ ταῖς χρονίαις ἐπικλίσεσιν, ἃς ὑπτιασμοὺς ὠνόμασεν, ἀμελῶς κει-

patur, cafus curationem non recipit, quodque ex eo fequitur malum totam aetatem hominis durat.

XXII.

Nam alioquin ubi calx hoc modo non corrumpitur, fed quod nigrefcat, quia dum homo jacet negligenter habitus fit vel quia crus jam diu grave vulnus acceperit, quod calx etiam fentit, vel vitiati femoris aut alterius affectus caufa diu jacuerit; diuturna tamen res eft et molefta. Tum fubinde recrudefcit nifi fumma diligentia et longa quiete attendatur. Quare quaecunque hoc modo corrumpuntur praeter aliam noxam corpori fummum quoque periculum afferunt.

Calcis os, inquit, non modo ex propofitis affectibus vitiari folet, fed ex eo quod calx diu jacuerit, quam rem ὑπτιασμὸν dixit, nigrefcit faepe quando negligenter fuerit

μένη μελαίνεται πολλάκις ἡ πτέρνα. τοιαύτη δὲ θέσις ἐστὶν ὅταν ἐπὶ σκληροῦ τε καίηται καὶ μὴ συνεχῶς ἐπαίρηται, μηδ' ἀεὶ θερμαινομένη τε καὶ πιλουμένη πρὸς τῶν ὑποκειμένων. διότι αἱρεθεὶς μεταποιεῖν τροχίσκον ἐξ ἐρίου μαλακοῦ, καλοῦσι δὲ ἔνιοι τρόφιον αὐτὸν ἀνάλογον τῷ μεγέθει τῆς πτέρνης ἔχοντα τὴν ἐντὸς ἑαυτοῦ κοιλότητα, καθ' οὗ κυκλίσκου στηρίζομεν οὕτως τὴν πτέρναν, ὡς αἱρεῖσθαι τὸ κάτωθεν αὐτοῦ μέρος, ὅπως ἄθλιπτός τε ἅμα καὶ διαπνεόμενος καὶ ἀθέρμαντος φυλάττοιτο.

κγ'.

Καὶ γὰρ πυρετοὶ ὑπεροξέες, ξυνεχέες, τρομώδεες, λυγγώδεες, γνώμης ἁπτόμενοι καὶ ὀλιγήμεροι κτείνοντές τε.

Ἐν τῷ σφακέλῳ τῆς πτέρνης ταῦτα γίγνεσθαί φησιν, οὐ διότι τὸ ὀστοῦν αὐτῆς διαφθείρεται· τούτῳ γὰρ οὐδὲν τῶν ἄνω συνυπάρχει κατὰ τὸν αὐτὸν λόγον ἰδίαν ἔχοντι περιγραφὴν ἐπί τε τὰ πέριξ αὐτῆς σώματά τε ψαύοντα καὶ

collocatus. Id autem evenit ubi fuper quapiam re dura continetur, neque fubinde attollitur, fed iis quae fubjecta funt continenter calefit premiturque. Quocirca attollendus eft mutandusque orbiculus ex lana molli, quem nonnulli ex Graecis *τρόφιον* dicunt. Ejus autem cavum refpondere debet magnitudini calcis; quo orbiculo ita calx fulcitur ut imum ejus attollatur, ne comprimatur, ne incalefcat, ne exfpirare prohibeatur.

XXIII.

Sequuntur enim febris acutae admodum continentesque cum tremore, fingultu, mentis alienatione, quae paucis diebus hominem praecipitant.

Haec fieri inquit ubi calx corrumpitur, non ea de caufa quia os alienatur: ipfum enim fi per fe circumfcribatur nullam fuperiorum partium afficit, fed quia ad partes quae ipfum cingunt ipfique alligantur ejus vitium

τὰ συμπεφυκότα μεταλαμβάνειν τοῦ κατ᾽ αὐτὴν πάθους. διὰ τοῦτο καὶ τῶν ἄνω τοῦ σώματος μερῶν αἱ κακώσεις γίγνονται. ὁ γοῦν τένων ὁ συμφυόμενος αὐτῇ φλεγμήνας εὔδηλον ὅτι καὶ τοὺς κατὰ γαστροκνημίας μῦς ὅλους εἰς συμπάθειαν ἄξει τὴν γένεσιν ἐξ αὐτῶν ἔχων. εἰ δ᾽ ἐκεῖνοι πάθοιεν οἱ μύες, ἕτοιμον ἤδη καὶ τοῖς εἰς τούτους διασπειρομένοις παθεῖν, ὥσπερ γε καὶ ταῖς ἀρτηρίαις· ἀλλὰ διὰ μὲν τὰς ἀρτηρίας ἡ καρδία συμπαθοῦσα, διὰ δὲ τῆς τῶν νεύρων οὐσίας ὁ ἐγκέφαλος. οὔσης οὖν τῆς καρδίας αὐτῆς τοῦ ἐμφύτου θερμοῦ πηγῆς, τοῦ δ᾽ ἐγκεφάλου καθ᾽ ἑαυτὸν μὲν ἔχοντος τὸ λογίζεσθαι, διὰ δὲ τῶν μυῶν κινεῖν τὰ μόρια τὰς προαιρετικὰς ὠνομασμένας κινήσεις ἀκόλουθόν ἐστι, πυρετὸν μὲν γίγνεσθαι διὰ τὴν καρδίαν, παραφροσύνας δὲ διὰ τὸν ἐγκέφαλον, τρόμους τε καὶ σπασμοὺς διὰ τοὺς μύας, λύγγας δὲ διὰ τὸν στόμαχον, ἐπειδὴ πλέον μετέχει νεύρων.

---

pertinet, idcirco ſuperiores quoque corporis partes laeduntur. Chorda igitur quae calci annectitur, ubi inflammatione teneatur, muſculos quidem poſterioris partis cruris quae carnoſa prominet propter conſortium afficiet, quum ab ipſis oriatur. Quibus muſculis affectis nervi qui per eos diſtribuuntur prompte laedentur, quemadmodum et arteriae per quas cor noxas ſentit, ſicut per nervos cerebrum. Sed quoniam cor innati caloris fons eſt, cerebrum vero per ſe rationis domicilium habet et per muſculos partes movet motu quem voluntarium dicunt, conſequens eſt ut propter cor febris oriatur, mentis alienatio propter cerebrum, tremor nervorumque diſtenſio propter muſculos, ſingultus propter ſtomachum, qui plurimum nervoſus eſt.

κδ'.

[202] *Γένοιτο δ' ἂν καὶ φλεβῶν αἱμοῤῥόων πελιώσιες, ναυσιώσιες καὶ γαγγραινώσιες ὑπὸ τῆς πιέσιος, γένοιτο δ' ἂν ταῦτα ἔξω τοῦ ἄλλου σφακελισμοῦ. ταῦτα μὲν οὖν εἴρηται οἷα τὰ ἰσχυρότατα θλάσματα γίνεται, ταῦτα μέντοι πλεῖστα ἡσυχαίως ἀμφιθλᾶται καὶ οὐδεμίη πολλὴ σπουδὴ τῆς μελέτης, ἀλλ' ὅμως ὀρθῶς γε δεῖ χειρίζειν. ἐπὴν μέντοι ἰσχυρὸν δόξη εἶναι τὸ ἔρεισμα, τά τε εἰρημένα ποιέειν χρή.*

Αἱμόῤῥους μὲν φλέβας ὀνομάζει τὰς μεγάλας, ἐπειδὴ διαιρουμένων αὐτῶν αἱμοῤῥαγίαι γίγνονται μὴ συμβαίνουσαι κατὰ τὰς μικράς. ὀλίγον τε γὰρ ἐπὶ τούτων ἐκχεῖται τὸ αἷμα καὶ ταχέως περιπήγνυται τοῖς χείλεσι τῆς διαιρέσεως ὃ βλαβήσεται. ναυσιώσεις ὠνόμασεν ἰδίως ἀπὸ τῶν ναυτιώντων καὶ διὰ τοῦτ' ἐμούντων ποιήσας τοὔνομα. ναυσίαν γὰρ τὴν ναυτίαν ὀνομάζουσιν οἱ Ἴωνες καὶ σχεδὸν ἃς ἔμπροσθεν ἐκχυμώσεις ἐκάλεσε, ταύτας νῦν ναυσιώ- (547)

XXIV.

His accedunt venarum sanguinem fundentium livor, nausea, gangraena. Causa compressio est. Possunt haec alioquin incidere, etiamsi nihil corrumpatur. Hactenus de iis quae superveniunt, ubi ictus vehemens admodum fuerit. Pleraque tamen leviter colliduntur, neque ita magnum studium et diligentiam exigunt, sed curari nihilominus recte debent. Quodsi casus videatur asperior, fulcire oportet aliaque efficere quae proposui.

Sanguinem fundentes intellexit venas grandiores, quandoquidem his divisis sanguis effunditur, quod exiguis venis non accidit. Parum enim ab his sanguis profluit celeriterque circa noxam in oris plagae concrescit. Nauseae nomen dixit a nauseantibus atque ea de causa vomentibus, quam appellavit *ναυσίωσιν*, quum Iones *ναυτίαν*, id est nauseam, sic appellent; ac fere quod ante dixit *χυμώσεις* vocat nunc *ναυσιώσεις* ubi venae sanguinem exspuunt et

σεις εἶπεν, ὅταν αἱ φλέβες ἀποπτύουσί τε καὶ οἷον ἐμοῦσιν ἐξ αὐτῶν αἷμα βαρυνόμεναι διά τε τὴν σφῶν αὐτῶν ἀσθένειαν, ἣν ἐκ τοῦ φλεγμαίνειν ἴσχουσι καὶ διὰ τὸ πλῆθός τε καὶ κακίαν αὐτοῦ τοῦ αἵματος. πρόδηλον γὰρ ὡς ἐν τῇ τοιαύτῃ διαθέσει διαφθείρεται. γαγγραινώσεις δὲ φλεβῶν εἶπε τὰς δι' ὑπερβολὴν τῆς φλεγμονῆς αὐτῶν ἀκολουθούσας νεκρώσεις, τὰ δὲ πάντα φησὶ διὰ τὴν μοχθηρὰν ἐπίδεσιν, ἧς καὶ αὐτῆς ἐστι δύο κεφάλαια, τό τε χωρισθῆναι τὴν πτέρναν ὑπ' αὐτῆς γυμνὴν γιγνομένην καὶ τὸ θλιβῆναι σφοδρῶς τὰ δεξάμενα τὰς ἐπιβολὰς τῶν ὀθονίων μόρια. μελέτης δὲ πρόδηλον ὅτι τῆς ἐπιμελείας λέγει κατὰ σύνηθες τοῦτο τοῖς Ἴωσι καὶ πολλάκις ἐπὶ τούτου σημαινομένου καὶ αὐτὸς ἐχρήσατο τῇ προσηγορίᾳ.

κε'.

Καὶ τὴν ἐπίδεσιν τὴν πλείστην ποιέεσθαι ἀμφὶ τὴν πτέρνην περιβάλλοντα ἄλλοτε πρὸς τὰ ἄκρα ποδὸς ἀντιπεριβάλλοντα, ἄλλοτε πρὸς τὰ μέσα, ἄλλοτε πρὸς τὰ περὶ τὴν κνήμην. προσεπιδεῖν δὲ καὶ τὰ πλησίον πάντα καὶ

quaſi vomunt, oppreſſae tum ſua imbecillitate quam inflammatio attulit, tum multo vitioſoque ſanguine quem conſlat ſub hujusmodi affectibus vitiari. Gangraenam vocavit quum venae ex ingenti inflammatione emoriuntur. Quorum omnium cauſam eſſe affirmat alienam vinciendi rationem quae duplex caput habet, unum quod calcem non comprehendit, ſed nudum relinquit; alterum quod partes quas complectitur arctius adſtringit. Diligentiam expreſſit vocabulo *μελέτης*: ſic enim ab Ionibus appellari ſolet et ab ipſo ſaepius nominatur.

XXV.

Faſciamque maxima ex parte ad calcem dare et modo circa extremum pedem, modo circa medium, modo etiam circa crus obvolvere; tum quae his proxima ſunt hinc

ἔνθεν καὶ ἔνθεν, ὥσπερ καὶ πρόσθεν εἴρηται, καὶ ἰσχυρὴν μὲν μὴ ποιέεσθαι τὴν πίεσιν.

Τὴν ἐναντίαν ἐπίδεσιν ἐπαινεῖ τὴν τοῖς πολλοῖς συνήθη, ἣν ἔμπροσθεν ἐμέμψατο, καθ' ἣν ἐκ τῶν ἄλλων μερῶν τοῦ ποδὸς ἐπὶ τὴν φλέβα ἐκτείνεται τὸ αἷμα. προσήκει γὰρ ἐξ ἐκείνης τὰ ἄλλα τὴν περιουσίαν τῶν χυμῶν πτέρνης ἐπιδουμένης, ὡς ἐπὶ τῶν καταγμάτων ἔμπροσθεν ἐπέδειξε καὶ τὰς πλείστας ἐπιβολὰς τῶν ὀθονίων αὐτῆς λαβούσης καὶ ἰσχυρὴν μὲν μὴ ποιεῖσθαι τὴν πίεσιν.

κστ'.

[203] Ἐν πολλοῖσι δὲ τοῖς ὀθονίοισιν.

Εἴρηταί μοι καὶ πρόσθεν ὅτι τὴν ἀσφάλειαν τῆς ἐπιδέσεως ἢ τῇ πιέσει κελεύει ποιεῖν ἢ τῷ πλήθει τῶν ὀθονίων ἐργάζεσθαι τὴν ἀσφάλειαν οὕτως τῆς τάσεως ἰσχυρῶς.

---

atque hinc omnia comprehendere, quemadmodum ſupra oſtenſum eſt, neque arcte admodum alligare.

Vinciendi rationem probat contrariam illi quam ſupra damnavit quaeque apud multos in uſu eſt, ſub qua ſanguis ex aliis partibus pedis ad calcem transmittitur. Debemus enim ſuperantes ſuccos a calce ad alias partes depellere hunc vincientes, quomodo ſupra ad fracturas docuit faſciamque maxima ex parte ipſi obvolventes, non tamen minus arctantes.

XXVI.

Sed linteorum numerum augere.

In ſuperioribus etiam indicavimus Hippocratem velle ut vinculi firmitatem vel faſciarum numero moliamur vel arctius adſtringendo.

κζ'.

Ἄμεινον δὲ καὶ ἐλλέβορον πιπίσκειν αὐθήμερον ἢ τῇ ὑστεραίῃ, ἀπολῦσαι δὲ τριταῖον καὶ αὖθις μετεπιδῆσαι.

Οὐ μόνον ἕνεκα τοῦ κενῶσαι τὸ περίττωμα δίδωσιν ἐλλέβορον, ἀλλὰ καὶ τῆς ἀντισπάσεως χάριν. εὔδηλον γὰρ ὅτι τὸν λευκὸν δίδωσιν ὃς ἐμέτους κινεῖ φθάνων εἰς τὴν ἄνω γαστέρα ἐξ ὅλου τοῦ σώματος ἐπισπᾶσθαι, πλὴν εἰς τὰς τῶν ἐντέρων ἕλικας αὐτὸν κατενεχθῆναι. ὅτι δὲ τὸν λευκὸν ἐλλέβορον δίδωσι κἀξ ὧν ἐπιφέρει δῆλον. ἐφεξῆς μὲν γάρ φησιν, ἀλλ' εἰ μὲν ἀπύρετος ᾖ, φαρμακεύειν ἄνω χρὴ, ὥσπερ εἴρηται. τὸ μὲν δὴ κενοῦσθαι τὰ περιττὰ τῶν οὕτως ἐχόντων, ἀντισπᾶσθαι δὲ πρὸς τἀναντία μόρια τῶν πεπονθότων τοὺς χυμοὺς, ὅτι μεγάλως ὠφελεῖ δῆλον. εἰ δὲ δι' ἐλλεβόρου λευκοῦ τοῦτο ποιητέον, οὐκέτι δῆλον. εἴωθε γὰρ ἐνίοτε πνίγειν, ὅταν χυμοὺς παχεῖς ἢ γλίσχρους ἐν αὐτῷ πολλοὺς τὸ σῶμα περιέχει, διὸ καὶ προδιαλύομεν αὐτοὺς

XXVII.

Praeftat veratrum eodem die epotum vel certe pofteriori, praeterea tertio die refolvere et rurfus deligare.

Veratrum potui praeftat, non eo nomine tantum ut quae fuperfunt purget, fed et in aliam partem avertat. Conftat autem dari ab Hippocrate album quod vomitum excitat et a toto corpore materiam in ventriculum avocat, priusquam ad inteftinorum finus deducatur. Quod autem album intelligi debeat plane licet ex fequentibus colligere. Inquit enim, fed fi homo vacat febre, per fuperiora convenit purgare, ficut dictum eft. Quod igitur ea quae fuperant utiliter educantur, quodque ad contrariam partem atque affecta eft materiam depellere magnum momentum habeat evidentiffime apparet; at num albo veratro moliri id expediat nondum eft manifeftum: ftrangulare enim interdum folet, ubi redundat in corpore glutinofus fuccus aut craffus. Quocirca hic prius diffipari

τῇ λεπτυνούσῃ διαίτῃ χρώμενοι, περὶ ἧς ὅλον ἔχεις ἡμέτερον ὑπόμνημα. τὸ τοίνυν διδόναι τὸν ἐλλέβορον ἄνευ τοῦ προδιαιτῆσαι σφαλερὸν, ἀδήλου γε ὄντος ἐπὶ πολλῶν ὁποίους ἔχει τὸ σῶμα χυμούς. ἴσως οὖν ἐπὶ τῶν τότε σωμάτων ἀκινδύνως ἐχρῆτο τῷ λευκῷ ἐλλεβόρῳ διὰ τὴν δίαιταν ὧν ἐθεράπευεν ἀνθρώπων, οὐκ ἀπολαυστικὴν καὶ ἀργὸν οὖσαν, ἀλλ' ἐν πόνοις μὲν πολλοῖς, ἐδέσμασι δὲ ὀλίγοις, ὡς μὴ πάχος ἀθροίζεσθαι χυμῶν. ἴσμεν γὰρ ὅτι τοὺς τοιούτους ἀργίαι τε καὶ πλησμοναὶ γεννῶσιν. εἰ δὲ καὶ τὴν ἰσχὺν ἐννοήσεις τῶν τότε σωμάτων ἐκ τῆς εἰρημένης διαίτης γιγνομένην, ἔτι καὶ μᾶλλον αὐτῷ συγχωρήσεις ἐλλέβορον αὐτοῖς διδόναι, δυναμένων γε τῶν τότε ἀνθρώπων ἀντέχειν πρὸς τὰς τῶν ἐμέτων ταλαιπωρίας.

κη'.

Σημεῖα δὲ τάδε ἦν παλιγκοταίνει ἢ οὔ. ἐπὴν μὲν τὰ ἐκχυμώματα τῶν φλεβῶν καὶ τὰ μελάσματα καὶ τὰ ἐγγὺς

debet victu extenuandi vim habente, de quo totum librum compoſuimus. Fallaciſſimum ergo eſt veratrum dare antequam corpus victu praeparetur, quum ſaepius non facile ſit ut quales corpori ſuperſint ſucci dignoſcantur. Hippocratis ſaeculo veratrum album fortaſſe tuto ſolvebatur ob rationem victus eorum hominum qui curabantur. Qui vitae genus non otioſum ſequebantur aut intemperans, ſed laborioſum paucisque alimentis erant contenti, ſic ut craſſos ſuccos nulla ratione contraherent. Neque enim nos latet fieri hos quum otio tum abundantia. Quodſi vim aeſtimaveris corporum ejus ſaeculi quam ex ejusmodi victu comparabant, magis adhuc dari veratrum permiſeris, quum quae vomitus affert incommoda ferre homines illi facile potuerint.

XXVIII.

Ex eo autem intelligitur futurum necne ſit ut hi affectus recrudeſcant. Namque ubi ſanguis a venis transfuſus

ἐκείνων ὑπέρυθρα γίνεται καὶ ὑπόσκληρα, κίνδυνος παλιγκοτῆσαι.

---

[204] Τὰ κακοήθη παθήματα παλίγκοτα καλεῖ καὶ τὸ παλιγκοταίνειν τὸ οἷον πάλιν κακοηθεύεσθαι. σημεῖα δέ σε διδάσκει τῆς κακοηθείας τῶν προκειμένων ὑπὲρ ὧν ὁ λόγος, ἅτινα σημεῖα τὸ κεφάλαιον ἔχει φλεγμονῆς γένεσιν, ἣ ἀντὶ παντὸς ἐφυλάττετο μὴ γενέσθαι. πάσης οὖν φλεγμονῆς ἐρυθρότερόν τε καὶ σκληρότερον ἐργαζομένης τὸ δέρμα, τούτων οὐδ' ἕτερον χρὴ γενέσθαι κατὰ τὰ πεπονθότα μόρια. μαλακὰ δὲ εἶναι καὶ ὑπόχλωρα τὰ ἐκχυμώματα δεῖ. βούλεται γὰρ ἐκπυΐσκειν αὐτὰ χωρὶς φλεγμονῆς, ὥστε τοῦ μὲν μὴ φλεγμαίνειν ἐστὶ σημεῖον, εἰ μαλακότης μὲν ὑπάρχει τοῖς μέλεσιν, ἐρυθρότης δὲ οὐχ ὑπάρχει. τοῦ δὲ μὴ ἐκπυῆσαι τὸ οὐδ' ἕτερον ἔχειν χρῶμα, μήτε τὸ ἐρυθρὸν μήτε τὸ μέλαν. τὸ μὲν γὰρ ἐρυθρὸν φλεγμαίνειν αὐτὰ, τὸ δ' ὅλως ἤδη μέλαν μήτε κρατεῖσθαι μήτε πέττεσθαι ὑπὸ τῆς φύσεως, ἀλλά γε θρόμβος τὸ αἷμα. τοῦτο γὰρ αὐτῷ συμβαίνει χρο-

nigrities et quae his proxima ſunt ſubrubicunda ſunt et ſubdura, periculum eſt ne recrudeſcant.

Malos affectus qui recrudeſcunt vocat παλίγκοτα παθήματα et παλιγκοταίνειν dicit quaſi mala rurſus fieri. Docet autem quibus indiciis cognoſcantur propoſiti affectus, quando futurum eſt ut rurſus mali fiant, quae indicia ad ſupervenientem inflammationem ſpectant, quam in primis cavit ne oriretur. Quaelibet igitur inflammatio rubicundiorem durioremque cutem efficit, quorum neutrum opus eſt affectis partibus. Mollis enim eſſe debet ac ſubviridis ſanguis a venis transſuſus, hunc enim voluit citra inflammationem ſuppurare. Quare ſi membrum molle ſit et non rubeat, inflammationem abeſſe demonſtrabit. Suppurantis ſanguinis indicium erit carentia utriusque coloris, ruboris ſcilicet et nigritiei Nam ubi ruber eſt, inflammari, ubi ex toto niger eſt, neque ſuperari, neque concoqui ſe a natura denunciant, ſed concretum eſſe. Hoc enim ipſi accidit,

νιζομένῳ, κἂν ἐντὸς τοῦ σώματος ἐκχυθῇ, κἀνταῦθα μὲν οὐδέποτ' ἐκπυΐσκεται, κατὰ δὲ τὸ σῶμα κρατούσης μὲν τῆς φύσεως εἰς πῦον μεταβάλλει, μὴ κρατούσης δὲ σήπεται τὸν αὐτὸν τρόπον ὥσπερ ἐκτὸς ἢ καὶ μᾶλλον, ὅτι θερμόν ἐστι τὸ χωρίον ἐν ᾧ περιέχεται.

κθ'.

Ἀλλ' ἢν μὲν ἀπύρετος ᾖ, φαρμακεύειν ἄνω χρὴ, ὥσπερ εἴρηται, καὶ ὅσα μὴ ξυνεχῆ πυρεταίνηται· ἢν δὲ ξυνεχῆ πυρεταίνηται, μὴ φαρμακεύειν. ἀπέχειν δὲ σιτίων καὶ ῥοφημάτων, ποτῷ δὲ χρῆσθαι ὕδατι καὶ μὴ οἴνῳ, ἀλλὰ ὀξυγλυκεῖ.

Σύνηθες αὐτῷ τὸ φαρμακεύειν οὐκ ἐπὶ πάσης προσφορᾶς φαρμάκου λέγειν, ἀλλ' ἐπὶ τῆς τῶν καθαιρόντων μόνης. ἐκέλευσε δὲ νῦν ἐλλέβορον αὐθημερὸν ἢ τῇ ὑστέρῃ διδόναι, πρὶν ἄρξασθαι φλεγμαίνειν δηλονότι τὰ μόρια καὶ πυρέττειν τὸν ἄνθρωπον. εἰ δὲ πυρετῆναι φθάσειεν, εἰ δὲ

ubi diutius extra venas maneat, etiamfi in corpore contineatur, fiquidem in eo cafu nunquam in pus vertitur. Contra fi natura in corpore fuperet, vertitur in pus; fi ea vincatur, putrefcit non fecus ac ubi extra corpus eft, atque adeo magis, quum in calido loco retineatur.

XXIX.

Sed fi homo vacat febre, vomitu purgetur, ficut dictum eft; idem convenit fi febris fit, fed non continua. Ubi ea non intermittat, abftinendum a purgatione, a cibo et forbitione, aqua potui danda, vitandum vinum, fed non ὀξυγλυκές.

Purgare φαρμακεύειν dixit. Confuevit enim Hippocrates ufurpare id vocabulum non ubi quaevis medicamenta adhibet, fed folum ubi purgantia. Praecipit autem ut veratrum eodem die detur vel pofteriori priusquam inflammatio in affectis partibus oriatur atque homo febricitet. Sed fi febris praevenerit, fiquidem levis eft, ve-

ἐπιεικῶς ὅμως ἐπιδιδόναι τὸν ἐλλέβορον, ἡμεῖς δὲ οὐδ' ἀπυρέτῳ τολμῶμεν διδόναι, εἰ σφοδρῶς, οὐδὲ δίδωσιν, ἀλλὰ καὶ σφοδροτάτως διαιτᾷ, μήτε σιτία μήτε ῥοφήματα προσφέρων ἐπὶ ποτοῦ τε μόνου διαιτῶν οὐκ οἴνου δηλονότι, τοῦτο γὰρ εὔδηλον, εἰ καὶ μηδὲν αὐτῷ ἐγγεγράφει, κωλύων (548) διδόναι τὸν οἶνον, ἀλλ' ἐπὶ τοῦ καλουμένου ὀξυγλυκέος ἢ καὶ μελικράτου. τούτοις γὰρ χρῆται ποτοῖς ἐν τῇ λεπτοτάτῃ διαίτῃ καὶ τρίτῳ πρὸς αὐτοῖς ὀξυμέλιτι, ὃ διὰ μέλιτος καὶ ὄξους σκευάζεται. τὸ δ' ὀξύγλυκες γλυκυτάτων κηρίων ἐστὶν ἀπόβρεγμά τε καὶ ἀφέψημα, καθάπερ ἔτι καὶ νῦν γίγνεται κατὰ τὴν Ἑλλάδα τρόπῳ τῷδε, κηρίον ἐκθλίψαντες τὸ μέλι βάλλουσιν εἰς λέβητα καθαρὸν ὕδωρ ἔχοντα, κἄπειτα ἑψήσαντες, ἄχρις ἂν ἱκανῶς αὐτοῖς δόξῃ τὰ κηρία τὴν ἐν αὐτοῖς ὑγρότητα πᾶσαν ἐναποτεθεῖσθαι τῷ ὕδατι, κατατίθενται καὶ φυλάττουσι καὶ χρῶνται τοῦ θέρους, ὡς ἂν ἀδίψῳ πόματι κεραννύντες ὕδατι ψυχρῷ. τούτῳ τοίνυν τῷ ὀξυγλυκεῖ χρῆσθαι καὶ ὁ Ἱπποκράτης κελεύει. χρῆσθαι δ' ἂν [205] καὶ μελικράτῳ μὴ παρόντος αὐτοῦ, οὐ μὴν ὀξυμέ-

ratro nihilominus utitur, nos vero neque integro homine dare veratrum audemus, ſi vehemens, non utitur; ſed maximam abſtinentiam imperat, non cibo, non ſorbitione utens ſolam potionem adhibet, neque hanc vini, quod, licet nusquam potuiſſet, fugiendum eſſe manifeſtum erat. Permittit autem ut aeger ea potione utatur quae dicitur ὀξύγλυκες vel etiam mulſa: haec enim potui praeſtat in tenuiſſimo victu et tertium ad haec oxymel quod ex mulſa et aceto conſtat, ſed ὀξύγλυκες favos habet dulciſſimos maceratos atque incoctos, ſicut etiam nunc in Hellade componitur, cujus ratio eſt: favi expreſſo melle in ollam conjiciuntur in qua pura aqua ſit; tum infervent, donec omnem prorſus humorem in aqua poſuiſſe videantur. Is autem humor reponitur ſervaturque et aeſtivo tempore bibitur ad ſitim tollendam frigida aqua dilutus. Hac ergo potione nunc utitur Hippocrates, ſi ea non eſt, ſumere mulſam licet. Sed oxymel ubi nervoſae partes vitiatae

λιτί γε συμφέρει χρῆσθαι πεπονθότων νευρωδῶν μορίων. ἅπτεται γὰρ αὐτῶν τὸ ὄξος, ὡς ἥ τε πεῖρα διδάσκει καὶ αὐτός σοι ἐδήλωσεν· ἀλλ' ἐφ' ὧν ἐστὶν ὀξυμέλιτος χρεία ἐδίδαξέ σε κατὰ τὸ περὶ διαίτης ὀξέων, ὃ τινὲς μὲν ἐπιγράφουσι πρὸς τὰς κνιδίας, οὐκ ὀρθῶς, ἔνιοι δὲ περὶ πτισάνης, οὐδ' οὗτοι καλῶς.

λ'.

Ἢν δὲ μὴ μέλλῃ παλιγκοταίνειν, τὰ ἐκχυμώματα καὶ τὰ μελάσματα καὶ τὰ περιέχοντα ὑπόχλωρα γίνεται καὶ μὴ σκληρά.

Ἤδη ταῦτα δεδήλωται δυνάμει δι' ἐκείνης τῆς λέξεως ἐν ᾗ φησὶν, ἢν μὲν τὰ ἐκχυμώματα τῶν φλεβῶν καὶ τὰ μελάσματα καὶ τὰ ἐγγὺς ἐκείνων ὑπέρυθρα γίγνεται καὶ ὑπόσκληρα, κίνδυνος παλιγκοτῆσαι· τῷ γὰρ ὑπόσκληρά τε καὶ ὑπέρυθρα ἀντικείμενα νῦν γράφει τὰ ὑπόχλωρα καὶ μὴ σκληρά. γίγνεται μὲν τὰ μὲν ὑπόχλωρα κατὰ μικρὸν ὑποστρεφομένου καὶ γενομένου τοῦ πύου· τὰ δὲ μὴ σκληρά,

ſint, alienum eſt, aceto enim tentantur, quam rem et uſus docuit et ipſe demonſtravit. Quibus vero idoneum ſit oxymel oſtendit in libro de ratione victus in morbis acutis quem male nonnulli inſcribunt in Cnidias ſententias; nonnulli de ptiſana, neque etiam hi recte.

XXX.

Sed ſi nullum periculum eſt ne recrudeſcant, ſanguis ſuffuſus, nigrities, proximae partes ſubvirides ſunt citra duritiem.

Vis horum verborum expoſita eſt in eo ſermone ubi inquit: namque ubi ſanguis a venis transſuſus, nigrities et quae his proxima ſunt ſubrubicunda ſunt et ſubdura, periculum eſt ne recrudeſcant. Illis enim ſive ſubrubicundis et ſubduris nunc opponit ſubvirides et ſine duritie. Fiunt enim ſubvirides ubi paulatim in pus vertuntur, duritie

διότι μὴ φλεγμαίνει μεγάλως τὰ μόρια. τοῦτο γὰρ ἦν τὸ αἴτιον καὶ τοῦ μεταβάλλειν εἰς πῦον τὸ παρεγκεχυμένον αἷμα.

λα'.

Ἀγαθὸν τοῦτο τὸ μαρτύριον ἐν πᾶσιν ἐκχυμώμασιν τοῖσι μὴ μέλλουσιν παλιγκοταίνειν.

Ἀγαθὸν μὲν εἶπεν ἐν ἴσῳ τὸ ἀσφαλὲς καὶ βέβαιον καὶ ἀληθὲς καὶ διηνεκές. μαρτύριον δ' ἀντὶ τοῦ σημεῖον, ἐπειδὴ μαρτυρεῖ καὶ πιστοῦται τὴν δόξαν ἡμῶν, ἣν ἐν τῷ προκειμένῳ γράμματι διδάσκει νῦν ὁ Ἱπποκράτης, φησὶ δ' οὐ μόνον ἐπὶ τῶν κατὰ τὴν πτέρναν ἐκχυμωμάτων ἀσφαλὲς τὸ εἰρημένον σημεῖον, ἀλλὰ κἀπὶ τῶν ἄλλων ἁπάντων εἰκότως. οὐ γὰρ ἐκ τῆς τῶν τῇδε μορίων ἐνδείξεως, ἀλλ' ἐξ αὐτοῦ τοῦ ἐκχυμώματος ἐγνώσθη. κίνδυνος μὲν οὖν οὐκ ἴσον ἡ κακοήθεια τῶν ἐκχυμωμάτων ἐπάξει· κατὰ γὰρ τὴν τῶν μορίων φύσιν ἐν οἷς γίγνεται διαφορά τις αὕτη προσέρχεται, τήν γε μὴν γένεσιν οὐκ ἐκ τῶν μορίων, ἀλλ' ἐκ

carent, propterea quod inflammatio non eſt admodum vehemens; id enim cauſa fuit, quamobrem effuſus ſanguis verteretur in pus.

XXXI.

Quod idoneum teſtimonium eſt, ubicunque ſanguis transfunditur, metuendum eſſe ne malum recrudeſcat.

Idoneum dixit *ἀγαθὸν*, quaſi certum, ſtabile, verum, perpetuum teſtimonium poſuit pro ſigno, ſiquidem teſtis eſt nobisque opinionem facit eorum quae ab Hippocrate propoſitis verbis traduntur. Inquit igitur poſitum indicium certum eſſe ubi ſanguis ſuffunditur, non ſolum in calce, ſed in ceteris partibus etiam, idque jure quum non ex partium indicatione, ſed ex ipſo ſanguine transfuſo intelligatur. Malus autem transfuſi ſanguinis affectus non par affert periculum; differt enim pro natura partium quibus ſuffunditur. Provenit tamen periculum non

τοῦ μὴ διαπυΐσκεσθαι τὸ παρεγκεχυθὲν αἷμα λαμβάνει. οὐ διαπυΐσκεται δὲ φλεγμονῆς μεγάλης ἐπιγινομένης, ἤτοι διὰ τὴν μοχθηρίαν τῆς ἐπιδέσεως ἢ διὰ τὴν τῶν χυμῶν κακοήθειάν τε καὶ πλῆθος, ἣν ὁ μὲν ἐπηνόρθου τῇ διὰ τῆς φαρμακείας κενώσει, ἡμεῖς δὲ τῇ φλεβοτομίᾳ. καὶ θαυμάζω πῶς οὐκ ἀρκεῖται ταύτῃ μόνῃ, καίτοι γιγνώσκων τε καὶ χρώμενος ἐπὶ τῶν τοιούτων αὐτῇ. λέγει γοῦν ἐν τῷ περὶ ἄρθρων αὐτός· ὁπόταν τὰ περὶ ταῖς πλευραῖς θλάσματα θεραπεύει σὺν τοῖς ἄλλοις οἷς ἀξιοῖ ποιεῖν καὶ τόδε, φλέβα τε τὴν κατ' ἀγκῶνα τέμνεσθαι.

λβ'.

Ὅσα δὲ σὺν σκληρύσμασι πελιοῦται κίνδυνος μὲν μελανθῆναι.

---

[206] Καὶ τὸ κατὰ τῆς γῆς ἐκχεόμενον αἷμα ποτὲ μὲν ἄχρι πολλοῦ διαμένει, ποτὲ δὲ ξανθότερον γίγνεται, ποτὲ δὲ ἐπὶ τὸ μελάντερον τρέπεται, καί ποτε σαφῶς γίγνεται μέλαν. εἰκὸς μὲν οὖν καὶ διὰ τὸ ὑπερέχον ἤτοι γ'

ex iis partibus, fed ex fanguine fuffufo qui in pus non vertitur. Quominus in pus vertatur prohibet ingens inflammatio vel fub aliena vinciendi ratione orta vel ob fuccos qui aut copia fui male habent aut corrupti funt. Quibus Hippocrates fuccurrit purgatione per medicamenta, nos per venae fectionem; miramurque ipfum hac fola contentum non fuiffe, quum hoc praefidium noverit atque ad hujusmodi cafus adhibuerit. Siquidem in libro de articulis inter alia quibus opus effe cenfet ad coftas collifas, venam incidi in cubito jubet.

XXXII.

Sin durae funt et livent, nigritie periclitantur.

Sanguis etiam qui fuper terram funditur interdum diutius confervatur, modo magis flavus fit, modo in nigriorem, modo in evidenter atrum convertitur. Verifimile autem eft ab aëre in quo continetur fereno, nebulofo, hu-

αἴθριον ἢ ζοφῶδες ὂν ἢ ὑγρὸν ἢ ξηρὸν ἢ θερμὸν ἢ ψυχρὸν εἰς διαφόρους ἀφικνεῖσθαι χροιὰς αὐτό. τὴν δ᾽ οὖν μεγίστην αἰτίαν τῆς τῶν χρωμάτων ἀπαλλαγῆς ἐξ αὐτῶν λαμβάνων διαφερόντως, ὡς ἑκάστῳ τῶν ἀνθρώπων ἢ τοῖς μὲν μελαγχολικώτερόν ἐστι, τοῖς δὲ φλεγματωδέστερον ἢ ὑδατωδέστερον ἢ τῆς ξανθῆς ἢ ὠχρᾶς οὐκ ὀλίγον ἔχον χολῆς. οὕτως οὖν καὶ τοῖς τῶν ζώων σώμασιν, ἐπειδὰν ἐκχυθὲν τῶν φλεβῶν εἰς διαφόρους ἀφικνεῖται χροιὰς, ὅταν γε μὴ κρατῆται καὶ μεταβάλληται πρὸς τῶν περιεχόντων αὐτὸ σωμάτων εἰς πῦον. εἰκὸς οὖν ἐνίοτε κατὰ τοῦτον τὸν καιρὸν πελιδνὸν φαίνεσθαι, διότι τὸ μὲν πελιδνὸν σῶμα μεταξὺ τοῦ τ᾽ ἀκριβῶς μέλανός ἐστι καί τινος τῶν εὐανθῶν, ὁποῖα μάλιστά ἐστιν ἐρυθρόν τε καὶ ξανθὸν, ὕπερ καὶ αὐτὸ χρῶμα. λέγω δὲ τὸ πελιδνὸν ἐκ τῶν εὐανθῶν εἰς τὸ μέλαν ἀφικνουμένων συμπίπτειν εἴωθεν ἢ ἐκ τοῦ μέλανος ἐπὶ τὸ λευκὸν, ὅταν ἐκπυΐσκηται. πολλάκις γοῦν ἰδεῖν ἐστι τά τε ὡς μεμελασμένα κατὰ τὴν εἰς πῦον μεταβολὴν ἀρχομένην πελιδνὰ φαίνοντα. κατὰ βραχύ τε τοῦ μέλανος μὲν ἀποχωροῦντα,

mido, ficco, calido aut frigido varie colorari. Praecipua vero caufa varietatis colorum confiftit in ipfo fanguine qui varius eft, ficut in fingulis hominibus confpicitur vel ad atram bilem magis vel ad flavam feu pallidam vel ad pituitam accedens vel etiam aquofus. Id quod illi etiam accidit in animalium corporibus, namque a venis transfufus in varios colores convertitur et ubi non fuperetur et ubi a partibus quae ipfum continent in pus vertatur. Merito autem hoc tempore lividus apparet. Color enim lividus illis interjectus eft qui nigri penitus funt et qui floridum colorem habent, qualis praefertim eft rubicundus et flavus. Sed et hic color lividus, inquam, a colore florido recedens ad nigrum accedit, qui apparere etiam folet ubi quae nigra funt dum fuppurant inalbefcunt. Saepe enim videre licet quae nigra funt quum incipiunt verti in pus livida fe oftendere; tum paulatim nigritie amiffa ad ignis colorem accedentia albidiora evadere, eft

πρὸς δὲ τὴν τοῦ πυρὸς χρόαν ἐρχόμενα λευκότερα γίγνεται. τεφρώδης γάρ ἐστιν ἡ τοῦ πύου χρόα. νῦν οὖν ὁ Ἱπποκράτης διδάσκει σε διορισμὸν ἐπὶ τοῖς ἐκχυμώμασιν ὀφθεῖσι πελιδνοῖς· ἐὰν μὲν γὰρ κατὰ σκληρότητα, αὐτοῖς τοῦθ' ὑπάρχει, φλεγμαίνει τὰ μόρια, χωρὶς δὲ σκληρότητος ἀφλέγμαντον διαμένει. τὰ μὲν οὖν ἀφλέγμαντα τὴν φύσιν ἐῤῥῶσθαι δηλοῖ καὶ τὸ τῶν φλεβῶν ἐκκεχυμένον αἷμα πεφθήσεσθαι καὶ πῦον ἔσεσθαι, τὰ δὲ φλεγμαίνοντα ἀῤῥωστίαν τῆς φύσεως διὰ τὴν ἀσθένειαν τῶν φλεγμαινόντων μορίων καὶ διὰ τὸ πλῆθος τοῦ περιεχομένου κακοχύμου μὴ πέττειν τὸ ἐκχύμωμα μήτε ἐκπυΐσκειν. λείπεται οὖν αὐτὸ μελανθῆναί τε καὶ διαφθαρῆναι.

λγ'.

Τὸν δὲ πόδα ἐπιτηδεύειν χρὴ ὅκως ἀνωτέρω τοῦ ἄλλου σώματος ἔσται τὰ πλεῖστα ὀλίγον. ὑγιὴς δ' ἂν γένοιτο ἐν ἑξήκοντα ἡμέρῃσιν, εἰ ἀτρεμέοι.

enim pus cinerei coloris. Indicat ergo Hippocrates nunc discrimen in eo sanguine qui transsusus lividum se ostendit. Nam si cum duritie sic appareat, partes inflammatione tenentur; si sine duritie, inflammatione vacant. Quae inflammatione carent naturam robustam demonstrant et sanguinem concoquendum esse et in pus vertendum; at inflammatio naturae infirmitatem indicat quae ob inflammatarum partium imbecillitatem et multitudinem mali succi subsistentis transsusum sanguinem nec concoquere potest nec in pus vertere. Sequitur itaque ut nigrescat et corrumpatur.

XXXIII.

Pedem vero expedit ita collocare ut reliquo corpore plerumque paulo sublimior habeatur; sanescit autem sexaginta diebus, si quiescat.

Εἰς μὲν τὸν ταπεινότερον πόδα τὸ ἐκ τοῦ σκέλους ἐπιῤῥέον αἷμα γεννήσει φλεγμονὴν, εἰς δὲ τὸν ὑψηλότερον οὐδὲν μὲν ἐπιῤῥεῖ καὶ διὰ τοῦτο πάντως αὐτὸν ὑψηλότερον θετέον, οὐ μὴν πολλῷ γε. προσέρχεται γὰρ ὀδύνη τῇ τοιαύτῃ θέσει χρονιζομένῃ, τὰ δ᾽ ὀδυνώμενα φλεγμαίνει. ὅρος γοῦν τῆς ὑψώσεως τοῦ ποδός ἐστι τὸ ἀνώδυνον σχῆμα. τοῦτο δ᾽ εὑρήσεις εἰ πειραθείη τηνικαῦτα τεινόμενον, ὅταν ὀλίγον ὑψωθῇ τὸν πόδα.

λδ'.

[207] (549) Ἡ δὲ κνήμη δύο ὀστέα ἐστὶ, τῇ μὲν συχνῷ λεπτότερον τὸ ἕτερον τοῦ ἑτέρου, τῇ δὲ οὐ πολλῷ λεπτότερον.

Ἡ λέξις δ᾽ αὐτὴ μαρτυρεῖν δόξει τοῖς φάσκουσι καὶ πῆχυν καὶ βραχίονα καὶ κνήμην καὶ μηρὸν ὑφ᾽ Ἱπποκράτους ὀνομάζεσθαι μὴ τὸ συγκείμενον ἅπαν ἔκ τε τῶν ὀστῶν καὶ τῶν ἀμφ᾽ αὐτὰ σωμάτων, ἀλλὰ μόνα τὰ ὀστᾶ, οὐ μὴν ὅτι γε οὐ μόνον οὕτως λέγεται δηλοῦται διὰ τῆς λέξεως,

Si pes humilior ſit, ſanguis qui ex crure ad ipſum confluet inflammationem excitabit; ſi ſublimior, nihil confluet. Atque idcirco ſublimior omnino continendus eſt, non tamen multo; dolet enim ſi diutius hac ratione contineatur; quae vero dolent in inflammationem incidunt. Sublimiter ergo figurandus eſt, quatenus non doleat. Hoc autem comperies, ſi tendi pedem ſenties, ubi paulo altior contineatur.

XXXIV.

Crus binis oſſibus continetur, quorum alterum altero ab una parte multo, ab altera paulo tenuius eſt.

Verba haec quibus crus appellat *κνήμην*, eorum confirmare ſententiam videntur, qui volunt *πῆχυν*, *βραχίονα*, *κνήμην*, *μηρὸν* vocari ab Hippocrate, non totum id quod compoſitum ex oſſibus et partibus ſuperjectis eſt, ſed ſola oſſa. At re vera ex his ipſis verbis colligitur non hoc

ἀλλ' ὅτι καὶ οὕτως ὡς ἐγχωρεῖ διττὸν ἀπ' αὐτοῦ λέγεσθαι τὰ τοιαῦτα πάντα καθάπερ ὑπέλαβον εἶναι οἱ ποτὲ μὲν ἐπὶ τῶν ὀστῶν μόνον τιθέντες αὐτῶν τὴν προσηγορίαν, ποτὲ δὲ συμπεριλαμβάνοντες καὶ τὰ περικείμενα πάντα, ὥστε κνήμην ὀνομάζεσθαι τὸ μεταξὺ τῆς κατὰ γόνυ διαρθρώσεως. ὅτι δὲ δυοῖν ὀστῶν ἐνταῦθα τὸ μὲν ἕτερον ἀμφοῖν ὀνομάζεται κνήμη, τὸ δ' ἕτερον περόνη, καὶ ὅτι πλατύτερον μέν ἐστιν ἡ κνήμη, λεπτότερον δὲ ἡ περόνη, καὶ ὅτι τὸ μέσον μὲν καὶ ἄσαρκον ἐν ὅλῳ τῷδε τῷ μορίῳ κατὰ μῆκος ἐκτεταμένον ἄνωθεν κάτω ἐπὶ τῶν ἰσχνῶν φαινόμενον, ὅπερ ἀντικνήμιον ὀνομάζουσι τῆς κνήμης ἐστὶ μέρος, οὐ τῆς περόνης, ὅσα τ' ἄλλα τῶν ὀστῶν ἐπίστασθαι προσήκει, λέλεκται πάντα κατὰ τὸ περὶ τῶν ὀστῶν ἡμέτερον ὑπόμνημα τοῖς εἰσαγομένοις γραφέν.

λε'.

Ξυνέχεται δὲ ἀλλήλοισι τὰ πρὸς τοῦ ποδὸς καὶ ἐπίφυσιν κοινὴν ἔχει.

modo, ſed illo etiam accipi poſſe; quare nomina haec quibus utitur duobus modis accipere licet, ſicut accipiunt qui ea referunt, modo ad ipſa oſſa tantum, modo ad oſſa ſimul et partes quibus oſſa ſuperconteguntur, ſic κνήμη appelletur id quod inter pedem eſt et genu. Duorum autem oſſium quae in ea parte ſita ſunt, alterum ſcilicet tibiam Graece appellari κνήμην, reliquum ſcilicet ſuram περόνην, ad haec tibiam pleniorem eſſe, ſuram vero tenuiorem, ac medium quod minime carnoſum et per univerſam hanc partem a ſummo ad imum in longitudinem fertur et in his qui graciles ſunt conſpicitur, Graece ἀντικνήμιον vocatur, tibiae partem eſſe, non ſurae; atque alia quaecunque ad oſſa pertinentia ſcire licet, omnia expoſuimus in libro quem de oſſibus confecimus, ad eos qui primas inſtitutiones addiſcunt.

XXXV.

Haec ad pedem inter ſe junguntur communemque appendicem habent.

Τοῦ κοινὴν ὀνόματος οὐχ οὕτως προσῆκεν ἀκούειν, ὡς συνεχῆ λέγοντος αὐτοῦ τὴν ἐπίφυσιν εἶναι καὶ μίαν ἀκριβῶς, ἀλλ' ὡς ἐζευγμένων ἀμφοτέρων τῶν ἐπιφύσεων καὶ συνεχομένων εἰς ἑνὸς τὴν φαντασίαν. οὐδενὸς γὰρ ἀλλήλαις κοινωνοῦσιν αἱ ἐπιφύσεις, ὡς μίαν δοκεῖν εἶναι. τὰ γυμνὰ δ' αὐτῶν μόρια τὰ τελευταῖα περιφερῆ κατὰ τὸ σχῆμα καλεῖται μὲν οὐκ ὀρθῶς ὑπό τινων ἀστράγαλον. συνεχὴς γὰρ τένων τὸν ἀστράγαλον ἔχων ἔνδον, ὡς καὶ δι' αὐτοῦ οὕτω· καταχρυπτόμενος ἀφανὴς ἐστι καὶ πρὸς τὴν ἀφὴν καὶ πρὸς τὴν ὄψιν.

λστ'.

Ἐν ἰθυωρίῃ δὲ τῆς κνήμης οὐ ξυνέχεται.

---

[208] *Οὐ συνέχεται τὰ προειρημένα δύο ὀστᾶ τῆς κνήμης κατὰ τὴν εὐθύτητα τῆς κνήμης, ὅπερ ἐστὶ κατὰ τὸ μῆκος οὐ συνέχεται, τουτέστιν οὐχ ἅπτεται κατὰ τοῦτ' ἀλλήλων οὔτε συνδεῖται.*

Communem non debemus ita accipere quaſi continuam atque omnino unam, ſed quaſi utriusque appendices inter ſe jungantur et unius tantum opinionem faciant: ita enim inter ſe conveniunt hae appendices, ut una eſſe videatur. Extremae vero earum partes rotundae qua carne nudantur, non recte a quibusdam talus nominatur; perpetua enim chorda talum continet ab interiori parte, qui ab hac tectus nec viſu comprehenditur nec tactu.

XXXVI.

Sed recta in crure dehiſcunt.

Dehiſcunt propoſita duo oſſa recta in crure, hoc eſt in longitudine cruris non ſe contingunt neque inter ſe connectuntur.

λζ'.

Τὰ δὲ πρὸς τοῦ μηροῦ ξυνέχεται καὶ ἐπίφυσιν ἔχει καὶ ἡ ἐπίφυσις διάφυσιν.

Πολλαπλάσιόν ἐστι τῷ πάχει τὸ τῆς κνήμης πέρας ἐν τῇ κατὰ γόνυ διαρθρώσει τοῦ τῆς περόνης, ὥστε καὶ ἡ ἐπίφυσις ὅλη σοι δόξει τῆς κνήμης εἶναι, κατὰ δὲ τὸ ἔξω πέρας αὐτῆς ὑπερήρεισται ἡ περόνη. διάφυσιν δ' ἔχει, φησὶ, τὴν ἐν τῷ μέσῳ γεννωμένην ὑπεροχὴν νευροχονδρώδη διάφυσιν εἰπών. διορίζει δ' αὐτὴ τοὺς ἐπιβαίνοντας τῇ κνήμῃ κονδύλους. καταπαλαιουμένους τῶν ὀστῶν ἐπὶ τῶν νεκρῶν σωμάτων ἀποσήπεται πολλάκις, ὡς ἀπατηθῆναί τινα, καὶ δόξει ψεῦδος εἰρῆσθαι πρὸς Ἱπποκράτους ὑπὲρ αὐτῆς ἀλόγως γε τῶν προσφάτων ἁπάντων φαίνεται.

λη'.

Μακρότερον δὲ τὸ ἕτερον ὀστέον σμικρῷ τὸ κατὰ τὸν σμικρὸν δάκτυλον. ἡ μὲν φύσις τοιαύτη τῶν ὀστέων τῶν ἐν τῇ κνήμῃ.

XXXVII.

Ad femur autem junguntur et appendicem habent, appendix vero difcrimen.

In commiffura genu caput tibiae longe craffius eft quam furae, atque idcirco appendix tota effe tibiae videbitur ipfamque ab exteriori parte fura fulcit. Difcrimen quod *διάφυσιν* vocat id intelligit quod in medio exftat nervofum cartilaginofumque, quod proceffus femoris qui in tibia conjiciuntur diftinguit, fed in offibus eorum corporum quae jam diu mortua funt corrumpitur, fic ut aliquis decipiatur falfumque exiftimet quod ab Hippocrate fcribitur. Injuria quidem, quoniam in recenti cadavere id femper apparet.

XXXVIII.

Longius autem paulo eft alterum os quod a parte minimi digiti eft. Natura offium cruris fic fe habet.

Μακρότερον ὅπερ ἐγὼ γράφειν οὕτως ἀξιῶ, μικρότερον δ' ἐστὶ τὸ ἕτερον ὀστοῦν κατὰ σμικρὸν δάκτυλον, καὶ εἰ οὕτως ἔγραψεν αὐτὸς ὁ Ἱπποκράτης, οὕτως πέπειστο τὴν κατὰ τὸ γόνυ τῆς κνήμης ἐπίφυσιν κοινὴν ἀμφοτέρων εἶναι ὀστῶν, οὐ μόνης τῆς κνήμης, ἁπλῶς ἔσται μακρότερον καὶ οὐ κατὰ τὸ κάτω πέρας μόνον.

λθ'.

Ὀλισθαίνει δὲ ἔστιν ὅτε τὰ πρὸς τοῦ ποδὸς, ὁτὲ μὲν ξὺν τῇ ἐπιφύσει ἀμφότερα τὰ ὀστέα, ὁτὲ δὲ ἡ ἐπίφυσις ἐκινήθη, ὁτὲ δὲ τὸ ἕτερον ὀστέον.

Ἔνιοι τῶν ἰατρῶν οἴονται τὸ ἐξαρθρεῖν λέγεσθαι κατὰ τῶν ἐξισταμένων τελέως ὀστῶν. τὸ δὲ ὀλισθαίνειν ἐπὶ τῶν παραρθρούντων μὲν, οὐ μὴν παντάπασί γε ἐκπιπτόντων τῆς φυσικῆς διαρθρώσεως, οὐδὲ τὸ κατὰ τὴν ἀρχὴν εἰρημένον ἐν τῷ περὶ ἄρθρων ἔχον οὕτως. ὤμου δ' ἄρθρον

Quod inquit longius, ego fic fcribendum cenfeo, longius autem paulo eft alterum os a parte minimi digiti. Quodfi non hoc modo, fed illo Hippocrates fcripfiffet, confirmaret prorfus tibiae appendicem in genu communem effe utriusque offis, non propriam tibiae. Nam fimpliciter longius effet, non ima parte dumtaxat.

XXXIX.

Laxantur hoc modo a parte pedis, ac tunc modo una cum appendice offa ambo, modo appendix tantum movetur, modo alterum os.

Putant medicorum aliqui verbum *ἐξαρθρεῖν* ufurpari ad ea offa fignificanda quae toto loco mota funt, fed *ὀλισθαίνειν*, quo verbo luxantur expreffit, ad ea quae paululum, non tamen ex toto naturali fede excefferunt. Verum hi non videntur legiffe librum de articulis ubi initio protinus ait: articulum qui cum lato fcapularum offe committitur, vidi uno modo excidere, nempe in

ἕνα τρόπον οἶδα ὀλισθάνον τὸν ἐς τὴν μασχάλην· ὅλη γὰρ ἡ κεφαλὴ τοῦ βραχίονος ἀποχωρεῖ τῆς κοιλότητος, ἢ διήρθρωται μὴ δυναμένης γενέσθαι βραχείας παραρθρήσεως, καθάπερ αὐτὸς ὁ Ἱπποκράτης ἔγραψε καὶ τὴν αἰτίαν προσθεὶς, ἣν ὅταν ἐπ' ἐκεῖνο τὸ βιβλίον ἀφικώμεθα μαθησόμεθα.

μ'.

[209] *Ταῦτα δ' ὀχλώδεα μὲν ἧσσον ἢ τὰ ἐν τῷ καρπῷ τῶν χειρέων, εἰ τολμῷεν ἀτρεμέειν οἱ ἄνθρωποι. ἴησις δὲ παραπλησίη οἵηπερ ἐκείνῳ, τήν τε γὰρ ἐμβολὴν χρὴ ποιέεσθαι ἐκ κατατάσιος ὥσπερ ἐκείνων, ἰσχυροτέρης δὲ δεῖται τῆς κατατάσιος, ὅσῳ ἰσχυρότερον τὸ σῶμα ταύτῃ. ἐς τὰ πλεῖστα μὲν γὰρ ἀρκέουσιν ἄνδρες δύο, ὁ μὲν ἔνθεν, ὁ δ' ἔνθεν τείνοντες. ἢν δὲ μὴ ἰσχύουσι, ἰσχυροτέρην ῥηίδιόν ἐστι ποιέειν τὴν κατάτασιν.*

Οὐ μόνον τῶν ἐν τῷ καρπῷ τῆς χειρὸς ἧσσόν ἐστιν ὀχλώδη, ἀλλὰ καὶ τῶν ἐν τῷ ποδὶ πολὺ μᾶλλον. ἐπεὶ δὲ

alam, in quo loco verbum excidere ὀλισθάνον dixit. Atqui totum humeri caput eo ſinu movetur in quo recipitur, quum non poſſit paulum excedere, ſicut ipſe Hippocrates docuit ubi cauſam adjecit, quam habebimus quum ad eum locum veniemus.

XL.

Haec quidem minus moleſta ſunt quam quae in prima palmae parte, homines modo quieſcant. Curatio autem in utroque caſu ſimilis requiritur: namque haec conjicienda in ſuum locum ſunt, intenſa perinde atque illa, ſed valentiorem etiam intenſionem requirunt, quatenus corpus hac etiam parte validius eſt. Plerumque ſatis duo homines ſunt qui in diverſa contendant, qui ubi nequeant abunde extendere, facile eſt validiorem intenſionem adhibere.

Non modo minus moleſta ſunt quam quae in prima palmae parte, ſed multo magis quam quae in pede. Sed

κοινὴν τὴν διδασκαλίαν ἐποιήσατο τὴν κατὰ τὸν πόδα καὶ ἄκραν τὴν χεῖρα, διὰ τοῦτο ἤρκεσεν αὐτῷ μνημονεῦσαι τοῦ ἑτέρου τῶν μορίων, ὃ πρῶτόν ἐστι τῆς κνήμης καὶ τοῦ ποδὸς κατ' εὐθεῖαν. ὅσον γὰρ ἀπολείπεται τῶν κατὰ τὸν πόδα καὶ μάλιστα τῶν κατὰ τὴν πτέρναν ἐστὶν ὀχλωδεστέρα μικρὸν ἔμπροσθεν αὐτὸς εἶπεν.

μα'.

Η γὰρ πλήμνην κατορύξαντα χρὴ ἢ ἄλλο τι ὅ τι τούτῳ ἔοικε μαλθακόν τι περὶ τὸν πόδα περιβάλλειν, ἔπειτα πλατέσι βοείοισιν ἱμᾶσι περιδήσαντα τὸν πόδα τὰς ἀρχὰς τῶν ἱμάντων ἢ πρὸς ὕπερον ἢ πρὸς ἕτερον ξύλον προσδήσαντας τὸ ξύλον πρὸς (550) τὴν πλήμνην ἄκρον ἐνθέντα ἀνακλᾷν. τοὺς δ' ἀντιτείνειν ἄνωθέν τε τῶν ὤμων ἐχομένους καὶ τῆς ἰγνύης.

Ξύλον τι κατορύττειν ἀξιοῖ δυνάμενον ὑποδέξασθαι πέρας μοχλοῦ, δι' οὗ τὴν κατάτασιν τοῦ κώλου μέλλει ποιεῖ-

quoniam de pede et manu communiter tractavit, ideo abunde exiftimat alterius partis dumtaxat meminiffe, quae quod ad moleftiam pertinet, media eft inter crus et pedem; quanto enim majorem moleftiam affert quam crus, tanto minorem quam pes et praecipue quam calx, de quo paulo fupra egit.

XLI.

Nam vel rotae modiolum defigere oportet vel aliud quid fimile, tum molli aliqua re pedem obvolvere bubulisque loris latis circumligare et eorum capita vel ad piftillum vel ad aliud lignum devincire ejusque imam partem in modiolum demittere, fummam recurvare; alios vero et ab humeri capite et a poplite in contrariam partem extendere.

Lignum defigi jubet, quo recipere poffit imam partem vectis, per quem membrum debet ab inferiori parte

σθαι. γιγνώσκειν δὲ οἶμαί σε τὴν καλουμένην χοινικίδα τοῦ τρόχου πλήμνην ὑπὸ τῶν Ἰώνων λέγεσθαι, καὶ γὰρ παρὰ τῷ ποιητῇ τοὔνομά ἐστι. τὴν δ' εὐπορίαν τῶν εἰς τὰς θεραπείας χρησίμων ἀσκεῖν ἀεὶ συμβουλεύων ὁ Ἱπποκράτης ἐμνημόνευσε καὶ νῦν τῆς πλήμνης ἐν ἅπασι τόποις ὑπ' ἀνθρώπων οἰκουμένος εὐπορῆσαι δυναμένων ἡμῶν αὐτῆς, ὥσπερ καὶ τῷ ὑπέρῳ πρὸς τὴν ἐνεστῶσαν κατάστασιν ἀντὶ μοχλοῦ χρῆται. καὶ τίνα δὲ τρόπον αὐτοῖς προσήκει χρῆσθαι σαφῶς αὐτὸς ἐδήλωσε διὰ τῆς ἰδίας λέξεως τοῖς προσέχουσι τὸν νοῦν αὐτῷ.

μβ'.

Ἔστι δὲ καὶ τὸ ἄνω τοῦ σώματος ἀνάγκη προσλαβεῖν.

[210] *Τὰς ἰσχυρὰς ἀντιτάσεις ἀνάγκας εἴρηκε τὸ βίαιον αὐτῶν ἐνδείξασθαι βουλόμενος.*

extendi. Tibi vero ignotum esse non credo rotae modiolum *πλήμνην* ab Ionibus appellari, quum apud poëtam hoc quoque vocabulum legatur. Commonet autem Hippocrates ut ubique ex iis quae ad curationem conducunt illis utamur quae in promptu sunt. Et nunc etiam meminit modioli rotae qui praesto nobis esse potest ubivis gentium, similiter pistillo pro vecte nunc ad extendendum utitur. Sed qua via adhiberi haec debeant ipse suis verbis, si animadvertantur, aperte declaravit.

XLII.

Sed a superiori parte adhibere vim licet.

Vim, hoc est valentem in utramque partem intensionem, *ἀνάγκην* appellavit, ut vehementem ejus potentiam indicaret.

μγ΄.

Τοῦτο μὲν ἢν βούλῃ ξύλον στρογγύλον λεῖον κατορύξας βαθέως, μέρος τι αὐτοῦ ὑπερέχον τοῦ ξύλου μεσηγὺ τῶν σκελέων ποιήσασθαι παρὰ τὸν περίνεον, ὡς κωλύῃ ἀκολουθέειν τὸ σῶμα τοῖσι πρὸς ποδῶν τείνουσιν.

Ὀρθὸν τοῦτο τὸ ξύλον ἵστησιν ἀσφαλῶς ἐστηριγμένον, ὅπως ὁ κατατεινόμενος, ὡς προείρηται, μὴ συνακολουθῶν τῇ κατατάσει μέσον τῶν δύο σκελῶν ἡδρασμένου τοῦ ξύλου κατὰ τὸν περίνεον, οὕτω δ' ὀνομάζεται τοῦ σώματος ἡμῶν ἐκεῖνο τὸ μέρος ὃ μεταξὺ τῆς ἕδρας ἐστὶ καὶ τῆς ἀρχῆς τοῦ αἰδοίου.

μδ΄.

Ἔπειτα πρὸς τὸ τεινόμενον σκέλος μὴ ῥέπειν. τὸν δέ τινα πλάγιον παρακαθήμενον ἀπωθέειν τὸν γλουτὸν, ὡς μὴ περιέλκηται τὸ σῶμα.

Κατὰ τὰ πλεῖστα τῶν ἀντιγράφων ἐφεξῆς τῆς προγεγραμμένης ῥήσεως αὕτη γέγραπται, δυναμένης τῆς ὅλης δια-

XLIII.

Sed etiam ubi velis alte lignum defigere rotundum ac leve, fic ut pars ejus exftet quae inter crura media inter anum et naturale demittatur, ut prohibeat fequi corpus quod a pedibus extenditur.

Rectum ftatuit lignum hoc firmiter inhaerens, ne corpus, ut dictum eft, a pedibus extentum fequatur, quod collocatum fit hoc lignum inter anum et primam naturalis partem, quem locum *περίνεον* appellat.

XLIV.

Deinde ne corpus inclinetur in crus quod intenditur collocare aliquem a latere oportet qui clunem repellat, ne corpus ducatur.

In plerisque exemplaribus quae nunc proponuntur verba proxime pofitis fubjiciuntur, quamquam fine his

νοίας σώζεσθαι χωρὶς αὐτῆς. βούλεται γὰρ μέσον τῶν δύο σκελῶν ὀρθὸν στηρίξας τὸ ξύλον οὕτως κατατείνειν τὸ πεπονθὸς σκέλος ἀντωθοῦντός τινος ἄνω τὸν γλουτὸν, ὡς μὴ περιέλκηται τὸ σῶμα ταύτῃ καὶ γιγνόμενον ἑτερόῤῥοπον ἕπεσθαι συγχωρεῖ τὸ σκέλος τῷ κατατείνοντι. τοῦτο γὰρ εἰ γένοιτο, τὴν κατάτασιν ἐκλυθῆναι συμβήσεται.

με΄.

Τοῦτο δὲ καὶ ἢν περὶ τὰς μασχάλας ἔνθεν καὶ ἔνθεν τὰ ξύλα παραπέπηγεν, αἱ δὲ χεῖρες παρατεταμέναι φυλάσσονται, προσεπιλαμβανέτω δέ τις κατὰ γόνυ, καὶ οὕτως ἀντιτείνοιτο.

Ἄλλην ἐπίνοιαν αὐτῶν διδάσκει σε καθ' ἣν οὐκ ἀκολουθήσει τὸ λοιπὸν σῶμα τῷ κατατεινομένῳ μέρει τοῦ κώλου, τὸ παρ' ἑκατέρᾳ τῇ μασχάλῃ καταπηγνύμενον ξύλον, ὃ ἀντιστηρίζον τε καὶ ἀντερεῖδον τῷ σώματι κωλύει τὸν ἄνθρωπον ἕπεσθαι τῇ πρὸς τὰ κάτω μέρη γιγνομένῃ τάσει.

universa sententia maneat. Vult enim medium lignum statui inter utrumque crus atque ita ab inferiori parte affectum crus extendi aliquo sursum clunem repellente, ne corpus ea parte trahatur et in alteram partem inclinatum permittat crus ducentem sequi; namque ubi hoc accidat, intensionem remitti necesse est.

XLV.

Idem quoque fiet, si ad utramque alam lignum figatur, brachia vero serventur extensa et alius genu prehendens in contrariam partem adducat.

Modum alium docet quo prohibere possis ne totum corpus extensam membri partem sequatur. Figit enim lignum ad utramque alam quod corpori objectum hominem sequi non patiatur, quum partes inferius extenduntur. Sed nunc nihilominus oportet crus quod ab inferiori

χρὴ δ' ὅμως καὶ νῦν αὐτὸ τὸ κατατεινόμενον σκέλος ἰδίᾳ πάλιν ἀντιτείνειν ἄνω κατὰ γόνυ τὸν ἀνάτασιν ποιούμενον.

μστ'.

[211] Τοῦτο δ' ἢν παρὰ τὸ γόνυ βούληται, ἄλλους ἱμάντας περιδήσας καὶ περὶ τὸν μηρὸν, πλήμνην ἄλλην ὑπὲρ κεφαλῆς κατορύξας ἐξαρτήσας τε τοὺς ἱμάντας ἔκ τινος ξύλου τὸ ξύλον στηρίζων ἐς τὴν πλήμνην.

Εἰ ἑλκόντων ἄνω τὸ σκέλος ἐπιτρέψει τὴν ἀντίτασιν, ἔστι σοι διὰ περιθέσεως ἱμάντων αὐτὸ ποιῆσαι, τὰς ἀρχὰς αὐτῶν ἄνω τοῦ σώματος ἀγαγόντα, κἄπειτ' ἐντεῦθεν περιβάλλοντα μοχλῷ. χρὴ δὲ δηλονότι τοῦ μοχλοῦ τὸ πρὸς τῇ γῇ στηριζόμενον πέρας ὑποβεβλημένον ἔχειν τι κοῖλον. οἷά περ ἐστὶν ἡ πλήμνη τοῦ τρόχου, πρὸς ἣν ἀντερείδων ὁ μοχλὸς ἐργάσεται πρὸς τἀναντία τὴν τάσιν.

parte extenditur, proprie a genu prehenfum in fuperiorem partem attrahi atque ita in diverfa diduci.

XLVI.

Nihil enim prohibet, fi placeat, lora alia ad genu vel ad femur alligare, aliumque rotae modiolum poft caput hominis figere, loraque ad aliquod lignum dare, quod in modiolum demittatur.

Ubi velis crus a fuperiori parte extendi, ut in diverfa diducatur, moliri eam rem poteris injectis loris, quorum capita rurfum adducta ad vectem religentur; imae autem vectis parti quae haerere pavimento debet, neceffe eft cavum aliquod fubjiciatur, cujusmodi eft rotae modiolus qui obex vecti fit, ut poffit in contrariam partem attrahere.

μζ'.

Τἀναντία τῶν πρὸς ποδῶν ἕλκειν.

Εἴπερ ἐγέγραπτο πρὸς τἀναντία, τί ἀσαφὲς ἂν ἦν, ὥσπερ κατὰ τὴν διάνοιαν τὸ λεγόμενον, οὕτω καὶ κατὰ τὴν λέξιν. ἐπεὶ δὲ τἀναντία γέγραπται, ἢ λείπειν νομιστέον ἐξ ἀρχῆς ὑπὸ τοῦ βιβλιογράφου παραλελειμμένην τὴν εἰς τὸ πρόσθεν ἢ αὐτὸν Ἱπποκράτην κατὰ προαίρεσιν, ὡς ἰσοδυνάμως, ἢ κεχρῆσθαι τῇ φωνῇ τἀναντία ἢ οἷον ἐπίῤῥημα εἰρηκέναι τἀναντία, ὡς εἰ καὶ ἐναντίως ἔλεγε.

μη'.

Τοῦτο δ' ἢν βούλῃ ἀντὶ τῶν πλημνέων δοκίδα ὑποτείνας ὑπὸ τὴν κλίνην μετρίην, ἔπειτα πρὸς τῆς δοκίδος, ἔνθεν καὶ ἔνθεν τὴν κεφαλὴν στηρίζων καὶ ἀνακλῶν τὰ ξύλα κατατείνειν τοὺς ἱμᾶντας.

XLVII.

Et ad contraria atque ad pedes attrahat.

Ad contraria dixit *τἀναντία*. Sed fi fcriptum inveniremus *πρὸς τἀναντία*, quidnam obfcurum in verbis aut fententia effet? Verum quia legimus *τἀναντία* fine praepofitione *πρὸς*, quae fignificat *ad*, duorum alterum exiftimandum eft, aut in principio ab eo qui librum defcripfit omiffam fuiffe particulam *εἰς* vel *πρὸς* aut ab ipfo Hippocrate de induftria vel quod idem fignificet vel quod vocem *τἀναντία* ufurpet pro adverbio, quafi dixerit *ἐναντίως*.

XLVIII.

Pro modiolo etiam poteris lecto mediocrem trabeculam fubjicere ejusque utrumque caput ftabilire lignisque recurvatis lora extendere.

Δύο πλῆμναι πρόσθεν αὐτῷ καὶ δύο μοχλοὶ τὴν ἀντίτασιν ἐργάζονται, μίαν ἣν ὑποκάτω τοῦ κατατεινομένου σκέλους, ἑτέραν δὲ ὑπεράνω τῆς κεφαλῆς. ἐπεὶ δὲ, ὥσπερ ἔφην, ἀσκεῖν ἡμᾶς ἀξιοῖ τὴν εὐπορίαν τῶν ἰαμάτων, ἑτέραν ἐπίνοιαν ἑαυτοῦ διδάσκων γυμνάζει σε πρὸς τὴν τῶν ὁμοίων εὕρεσιν. εἰ γὰρ αἱ πλῆμναι μὴ παρεῖεν, ὑποτείνας ξύλον μακρὸν κατὰ τὸ μῆκος τῆς κλίνης, ἐφ' ἧς ὁ θεραπευόμενος κατάκειται· τὰ μὲν ἄλλα ταῦτα τοῖς ἔμπροσθεν πράξεις περιβάλλων τοὺς ἱμάντας ὁμοίως οἷς ἐδίδαξε τὸ ποῖα τοῦ σώματος ἐξαρτήσεις τε καὶ διὰ τῶν ξύλων, δι' ὧν αὐτοὺς μοχλεύσεις, ἀντὶ δὲ τῶν πλημνῶν ἔτι χρήσῃ τοῖς τοῦ μακροῦ ξύλου πέρασιν, ἃς κεφαλὰς ὀνομάζουσι τὴν ἀντέρεισιν τῶν μοχλευόντων ξύ- [212] λων πρὸς ἐκεῖνα ποιούμενος ὑπερέχοντα τῆς κλίνης σύμμετρον ἑκατέρωθεν, ἔκ τε τῶν πρὸς τῇ κεφαλῇ καὶ τῶν πρὸς τοῖς ποσὶ μερῶν. δοκίδα δὲ τὸ ὑποτεινόμενον κατὰ τὸ μῆκος τῇ κλίνῃ ξύλον ὠνόμασεν, εἰ καὶ μικρὰν εἶπε δοκόν.

Ante binis modiolis binisque vectibus in contrarias partes extendebat, uno infra pedem extenſo, altero ſupra caput. Sed quoniam, ut retuli, in eo exerceri nos voluit ut praeſidia in promptu habeamus, alium modum docens in ſimilium inventione te exercet; nam ſi modioli non ſint, tignum quod lecti ſuper quo aegrotans jacet longitudinem aequet ſubjiciendum eſt. Cetera omnia eadem atque ante efficienda ſunt: lora enim corpori injicienda eo modo quo ſuperius docuit vinciendaque ad ligna quibus quaſi vectibus ad extendendum utimur. Sed pro modiolis nunc adhibentur extrema longioris tigni quae capita dicuntur, ut modice utrimque lectum excedentia et a capite et a pedibus extendentibus lignis lora ſint. Trabeculam vero quod lignum in longitudinem lectui ſubjicitur δοκίδα dixit, quaſi μικρὰν δοκὸν, id eſt parvam trabem, ſignificans.

μθ'.

(551) Ἢν δὲ θέλῃς ὀνίσκους καταστήσας ἔνθεν καὶ ἔνθεν ἐπ' ἐκείνων τὴν κατάτασιν ποιέεσθαι, πολλοὶ δὲ καὶ ἄλλοι τρόποι κατατασίων.

Τοὺς ἄξονας αὐτοὺς ὄνους εἴωθε καλεῖν, ὥσπερ καὶ τὸ λέγειν ὄνου τε περιαγωγήν. νῦν οὖν τοὺς μικροὺς ἄξονας ὀνίσκους εἴρηκεν ὑποκοριστικῶς, ὥσπερ ἐν τῇ προγεγραμμένῃ ῥήσει τὴν μικρὰν δοκὸν δοκίδα. χρὴ γάρ σε μὴ μόνον ἠσκῆσθαι πρὸς τὴν τῶν εὐποριστων ἐπίνοιάν τε καὶ χρῆσιν, ἀλλὰ καὶ πρὸς τὴν τῶν παρ' ἰατροῖς παρεσκευασμένων ὀργάνων πρὸς τὰς τοιαύτας ἀντιτάσεις. ἄξονας οὖν θεὶς οὐ κατὰ τὸ μῆκος τοῦ σώματος, ἀλλ' ἐγκαρσίαν, ὡς ἐκεῖνο, θέσιν ἔχον ἔνθεν καὶ ἔνθεν τοῦ θεραπευομένου σώματος, ὅπερ αὐτὸ σημαίνει, κάτωθεν μὲν τῶν ποδῶν τὸν ἕτερον, ἄνωθεν δὲ τῆς κεφαλῆς τετάχθαι τὸν ἕτερον, ἔπειτα δὲ περιβάλλων τῶν ἱμάντων τὰς τελευτὰς τοῖς ἄξοσιν ἐκ τῆς

XLIX.

Commode item extendens per axiculos ab utraque parte collocatos. Sunt etiam aliae extendendi rationes quam plurimae.

Axes ſolitus eſt appellare *ὄνους*, quemadmodum ubi ſcribit axis verſatio. Nunc vero axiculos nominavit *ὀνίσκους* uſus nomine diminutivo, ſicut in ſuperioribus verbis trabeculam *δοκίδα* dixit parvam trabem ſignificans. Exerceri autem debes, non ſolum in iis quae prompta ſunt excogitandis atque admovendis, ſed etiam in machinamentis quae parantur a medicis ad has intendendi rationes. Axes itaque collocandi ſunt non recti in longitudinem corporis, ſed transverſi ab iis quae hinc atque hinc ſunt partibus corporis quod curatur. Id autem non aliud ſignificat quam alterum ab inſeriori parte a pedibus, alterum a ſuperiori a capite collocandum eſſe. Poſt hacc

ἐκείνων περιαγωγῆς τὴν ἀντίτασιν ἐργάσῃ τοῦ θεραπευομένου σκέλους.

ν'.

"Αριστον δὲ ὅστις ἐν πόλει μεγάλῃ ἰητρεύει κεκτῆσθαι ἐσκευασμένον ξύλον, ἐν ᾧ πᾶσαι ἀνάγκαι ἔσονται, πάντων μὲν κατηγμάτων, πάντων δὲ ἄρθρων ἐμβολῆς ἐκ κατατάσιος καὶ μοχλεύσιος. ἀρκέει δὲ τὸ ξύλον, ἢν ᾖ τοιοῦτον οἷον οἱ τετράγωνοι στῦλοι, οἷοι δρυΐνοι γίνονται, μῆκος καὶ πλάτος καὶ πάχος.

'Οργάνου τινὸς καὶ μηχανήματος, οὗτινος ἂν ἐθέλει ἐμνημόνευσεν. ἐν δὲ τῷ λόγῳ περὶ οὗ τὴν κατασκευὴν αὐτοῦ διδάξει κατὰ τὸ περὶ τῶν ἄρθρων βιβλίον ἑπόμενον τῷδε· καὶ ἡμεῖς οὖν ἐν ἐκείνῳ τὴν ἐξήγησιν ὧν ἀσαφῶς εἶπε ποιησόμεθα· νυνὶ δὲ ἐπὶ τὰ συνεχῆ τοῦ λόγου μεταβῆναι καὶ προσθείς.

injecta lora extrema ad axes danda, qui verſati crus quod curatur in diverſas partes diducant.

L.

Optimum autem eſt, ſi quis medicinam in magna urbe exerceat, paratum habere lignum per quod vim omnem adhibeamus ad fracta et luxata omnia reſtituenda, tum extendentes tum impellentes. Abunde autem erit lignum tale, quales ſunt quadratae columnae quernae, quod ad longitudinem, latitudinem et craſſitudinem pertinet.

Organi cujusdam ſeu machinamenti quod haberi voluit mentionem facit. In libro autem de articulis qui huic ſubjicitur docet ejus fabricationem. Nos ibi ſi quid obſcurum fuerit exponemus; nunc primum eſt ad ea transire quae ſubdit.

να'.

Ἐπὴν δὲ ἱκανῶς κατατανύσῃς.

Τὸ σκέλος δηλονότι· περὶ γὰρ τῶν τῆς κνήμης περὶ τὸν ἀστράγαλον ἐξαρθρημάτων ὁ λόγος ἦν αὐτῷ, κὰν τῷ μεταξὺ περὶ τῆς ἀντιτάσεως διδάξας, οὕτω πάλιν ἐπὶ τὸν ἐξ ἀρχῆς λόγον ἐπανῆλθεν.

νβ'.

[213] *Ῥηΐδιον ἤδη τὸ ἄρθρον ἐμβαλεῖν, ὑπεραιωρέεται γὰρ ἐς ἰθυωρίην ὑπὲρ τῆς ἀρχαίης ἕδρης. κατορθώσαντα οὖν χρὴ τοῖσι θέναρσι τῶν χειρῶν, τοῖσι δὲ ἐς τὸ ἐξεστηκὸς ἐρείδοντα, τοῖσι δὲ ἐπὶ θάτερα κατώτερον τοῦ σφυροῦ ἀντερείδοντα. ἐπὴν δὲ ἐμβάλῃς, ἢν μὲν οἷόν τε ᾖ, κατατεταμένα ἐπιδεῖν χρή· ἢν δὲ κωλύηται ὑπὸ τῶν ἱμάντων, ἐκείνους λύσαντα ἀντικατατείνειν ἔς τ' ἂν ἐπιδήσῃς.*

Ἐκ τῶν τοιούτων αὐτοῦ λέξεων ὁρμώμενοί τινες ἄρθρον καλεῖν αὐτὸν φάσκουσι τὰ πέρατα τῶν διηρθρωμένων

LI.

Ubi ſatis extenderis.

Crus videlicet. De crure enim agens circa talum prolapſo inſeruit extendendi rationem, ſicque rurſus ad ſermonem revertitur quem initio propoſuit.

LII.

Articulus facile reconditur. Diducitur enim ab antiqua ſede, ſic ut e regione ſupra ipſam ſpectans non haereat. Prominentioribus itaque palmarum partibus dirigendus eſt, partim quod exſtat adurgentibus, partim infra talum repellentibus. Eo reſtituto crus, ſi fieri poteſt, extentum alligandum eſt; ſin lora prohibeant, ea ſolvenda et dum vinculum injicitur in contrarias partes extendendum.

Hippocrates articulum ἄρθρον dixit, quo moventur qui volunt ſic apud ipſum vocari extrema oſſa quae in

πρὸς τὰς κοιλότητας ὀστῶν, ὥστε τὸ μὲν σύμπαν διάρθρωσιν καλεῖσθαι, καθ᾽ ὃ συνάπτεται πρὸς ἀλλήλοις τὰ πέρατα τῶν κινουμένων ὀστῶν, ἐν ταῖς ἐκτάσεσί τε καὶ κάμψεσιν. αὐτοῖν δὲ τῶν ὀστῶν ἑκατέρου τοῦ μὲν ἐμβαίνοντος τὸ πέρας ἄρθρον, τοῦ δ᾽ ὑποδεχομένου τὴν κοιλότητα κοτύλην ἢ γλήνην ὀνομάζειν αὐτόν· ἀλλὰ ταῦτα μὲν ὀνόματα τὴν ἔκθλιψιν ἔχειν. μετὰ ταῦτα δέ σε διδάξει κοινὴν ἁπάσης ἐμβολῆς μέθοδον, ὡς κατ᾽ ἀρχὰς ἡμεῖς εἰρήκαμεν ἐν τῷ πρώτῳ τῶνδε τῶν ὑπομνημάτων, ἔνθεν περὶ τῆς χρείας ἐδιδάξαμεν ἐν ἐκείνοις τοῖς λόγοις ὡς οὐχ οἷόν τέ ἐστιν ἐμβάλλειν αὐτὰ προσηκόντως ἄνευ τῆς ὑπεραιωρήσεως. εὐθὺ δὲ καὶ τὸν ὅρον διδάξει μέχρι πόσου χρὴ κατατείνειν. ὅταν γὰρ ἤδη δόξεις ἱκανῶς ἔχειν, ὡς ὑπεραιωρεῖσθαι δύνασθαι, παύσει τῆς ἀντιτάσεως.

νγ'.

Ἐπιδεῖν δὲ τὸν αὐτὸν τρόπον καὶ τὰς ὡσαύτως βαλλόμενον κατὰ τὸ ἐξεστηκὸς καὶ τὰς περιβολὰς τὰς πρώτας πλεί-

cavis recipiuntur, fic ut totum id appelletur *διάρθρωσις*, ubi committuntur extrema offium quae in flexu atque porrectione moventur. Ex utroque autem offe id quod inferitur *ἄρθρον*, cavum quod recipit *κοτύλη* vel *γλήνη* ab Hippocrate dicatur. Sed haec nominum difceptatio rejicienda vero. Deinceps vero oftendit luxati reftituendi rationem univerfam, ficuti nos in primo horum commentariorum ftatim diximus, ubi intendendi ufum explicavimus, demonftrantes non poffe luxata commode reftitui, nifi ita diducantur ut alterum alteri non inhaereat. Protinus autem terminum habes, ad quem ufque extendere conveniat; namque ubi jam videbuntur eatenus extenta effe, ut altero alteri non inhaerente diducantur, extendere defines.

LIII.

Dandum infuper eodem modo vinculum eft aeque capitibus ea parte quae exftat impofitis, ibique primo et plu-

στας κατὰ τοῦτο ποιέεσθαι καὶ τοὺς σπλῆνας πλείστους κατὰ τοῦτο καὶ τὴν πίεσιν μάλιστα κατὰ τὠὐτό.

Τὰ κεφάλαια συντεμὼν ἀνέμνησε τῆς καταγμάτων ἐπιδέσεως, ἣν ἔμπροσθεν ἐδείξαμεν· καὶ μέντοι καὶ μεμνῆσθαι χρὴ τά τε κατ' ἄκραν τὴν χεῖρα καὶ τὰ κατὰ τὸν πόδα καὶ τὰ κατὰ τὴν πτέρναν καὶ προσέτι ταῦτα τὰ κατὰ τὰ σφυρὰ ἐξαρθρήματα τῷ καταγματικῷ τρόπῳ τῆς ἐπιδέσεως πείθεσθαι, διὸ κἂν τούτῳ τῷ βιβλίῳ περιέχεται πάντα. τὴν δ' αἰτίαν τοῦ χρῆναι τὴν ἐπίδεσιν οὕτως ποιεῖσθαι, κἂν ἐξάρθρημα, κἂν κάταγμα τὸ γεγονὸς ᾖ, πρώην μεμαθήκαμεν.

νδ'.

Προσεπιδεῖν δὲ καὶ ἔνθεν καὶ ἔνθεν ἐπὶ συχνόν.

Τοῦτ' ἐν τῷ κατ' ἰητρεῖον διὰ τῆσδε τῆς λέξεως ἐδήλωσεν· ἣν δ' ἐπιδέοι, πολλὸν τοῦ ὑγιέος προσλαμβανέτω καὶ ἡ αἰτία πρόσθεν εἴρηται. ἄμεινον γὰρ ἐκθλί- [214] βε-

rimum circumdandum et pannis plurimis injectis potiſſimum adſtringendum.

Capita ſummatim commemoravit illius vinculi ad fracturas pertinentis quod ante declaravimus. Meminiſſe autem oportet ea quae in manu, pede, calce talisque ſuo loco excidunt, eo modo vincienda eſſe quo fracturae, atque idcirco in hoc libro omnia comprehendi. Cauſam vero quamobrem ita vinciendum ſit, ſive fractum os ſit, ſive prolapſum, in ſuperioribus habuimus.

LIV.

Tum hinc atque hinc plurimum.

Hoc etiam docuit in libro de officina medici, quum inquit: comprehendatque vinculum integrae partis quam plurimum, cauſa in prioribus poſita eſt. Satius enim eſt

σθαι τοῦ πεπονθότος μορίου τοὺς χυμοὺς οὐκ εἰς τὰ παρακείμενα μόνον, ἀλλὰ μέχρι πολλοῦ τε προστεθεῖσθαι καὶ μακροῦ κωλύεσθαι.

νε'.

Μᾶλλον δέ τι τοῦτο τὸ ἄρθρον πεπιέχθαι χρὴ ἐν τῇ πρώτῃ ἐπιδέσει ἢ τὸ ἐν τῇ χειρί.

Κατὰ τὰ μεγέθη τῶν ἄρθρων ποιεῖται τὸ μέτρον τῆς πιέσεως καὶ τὸ πλῆθος τῶν ὀθονίων προσεπισκοπούμενος τὸ νευρῶδες αὐτῶν καὶ εὐαίσθητον, ἧττον γὰρ ἀποθλίβεσθαι βούλεται.

νστ'.

Ἐπὴν δὲ ἐπιδήσῃς, ἀνωτέρω μὲν τοῦ ἄλλου σώματος ἐχέτω τὸ ἐπιδεθὲν, τὴν δὲ θέσιν δεῖ ποιήσασθαι οὕτως, ὅκως ἥκιστα ἀπαιωρηθήσεται ὁ πούς.

Ὅτι μὲν ἐπὶ βραχὺ χρὴ μετεωρότερον εἶναι τὸν πόδα τοῦ ἄλλου σκέλους ἐλέχθη καὶ πρόσθεν. ἐλέχθη δὲ καὶ

ſuccos non ſolum exprimi a vitiata parte ad ea loca quae juxta ſunt, ſed repelli ad ea quae plurimum recedunt et longe cohiberi.

LV.

Hunc autem articulum ubi primo devincimus, comprimere magis debemus quam in manu.

Modum comprimendi et faſciarum numerum conſtituit pro magnitudine articulorum, intuitus etiam quam nervis contineantur et quam acris ſenſus ſint; hoc ſiquidem minus comprimi jubet.

LVI.

Injecto vinculo pars deligata reliquo corpore ſublimior habeatur. Sic tamen continenda eſt ut pes minime ſuſpendatur.

Pedem continendum eſſe reliquo crure paulo ſublimiorem ſupra quoque dictum eſt. Dictum eſt inſuper

ὅτι τοσοῦτον ὑψοῦσθαι προσῆκεν αὐτὸν, ὡς μηδὲ τῇ ἀντιτάσει κάμνειν τοὺς μύας. νυνὶ δὲ προσέθηκε περὶ τῆς κατὰ (552) τὴν ἀπόθεσιν ἀσφαλείας παράγγελμα, μηδὲ μόλις κελεύων αἰωρεῖσθαι τὸν πόδα. τοῦτο δέ ἐστι μαλακῶν ἐρίων πανταχόθεν αὐτῷ παρατιθεμένων· καὶ δὴ μὲν τὸ κατὰ τὸ πέρας, ἔνθα τὸ ἴχνος ἐστὶ στηρίζεσθαί τινος μαλακοῦ ἢ ὑπαυχενίου ἢ καὶ ξύλου ὀρθοῦ, ᾧ καὶ προσδεδεμένος ἔσται μαλακαῖς ταινίαις.

νζ'.

Τὸν δὲ ἰχνασμὸν τοῦ σώματος, οὕτως ποιέεσθαι ὁκοίην τινὰ δύναμιν ἔχει καὶ τὸ ὀλίσθημα, τὰ μὲν γὰρ σμικρὸν, τὰ δὲ μέγα ὀλισθάνει.

Πρόδηλον οὖν ὅτι τὰ μὲν σμικρὸν ὀλισθήσαντα μετριωτέρας δεῖται τῆς ἐπιμελείας, τὰ δ' ἐπὶ πλέον ἐκστάντα καὶ τῆς διαίτης ἀκριβεστέρας καὶ τῶν ἄλλων οἷς ἰσχναίνεται τὸ σῶμα.

ipſum eatenus excitandum, quatenus extenti muſculi non laborant. Nunc praeceptum adjungit, quod ad tuto continendum pertinet, ut pes ne minimum quidem ſuſpendatur. Id autem ſit ubi lana molli undique cingitur; quin et pars ejus extrema qua cutis eſt ipſi ſubjecta molli aliquo, ut pulvino, fulcienda eſt, tum ligno aliquo erecto ad quod per mollem habenam vinciatur.

LVII.

Extenuari autem corpus debet, prout oſſa graviter ſuo loco excidunt. Nonnulla enim leviter, nonnulla plurimum moventur.

In aperto ſane eſt quae paululum excesserunt parvam curam exigere, quae plurimum prolapſa ſunt et majorem abſtinentiam et cetera quae corpus extenuant.

νη'.

Τὸ ἐπίπαν δὲ ἰσχναίνειν μᾶλλον καὶ ἐπὶ πλείω χρόνον χρὴ ἐν τοῖσι κατὰ σκέλεα τρώμασιν ἢ ἐν τοῖσι κατὰ χεῖρας· καὶ γὰρ μείζω καὶ παχύτερα ταῦτα ἐκείνων· καὶ δὴ καὶ ἀναγκαῖον ἐλινύειν τὸ σῶμα καὶ κατακεῖσθαι. μετεπιδῆσαι δὲ τὸ ἄρθρον οὔτε τὶ κωλύει τριταῖον, οὔτε κατεπείγει. καὶ τὰ ἄλλα πάντα παραπλησίως χρὴ ἰητρεύειν, ὥσπερ καὶ τὰ παροιχόμενα καὶ ἢν μὲν [215] ἀτρέμα κατακεῖσθαι, ἱκαναὶ τέσσαράκοντα ἡμέραι, ἢν μοῦνον ἐς τὴν ἑωυτῶν χώρην τὰ ὀστέα αὖθις καθίζηται, ἢν δὲ μὴ θέλῃ ἀτρεμέειν, χρῷτο μὲν ἂν οὐ ῥᾳδίως τῷ σκέλει, ἐπιδεῖσθαι δὲ ἀναγκάζοιτ' ἂν πολὺν χρόνον.

Αὐτὸς εἶπε τὴν αἰτίαν οὗ κελεύει· καὶ γὰρ μείζω φησὶ καὶ παχύτερα ταῦτα ἐκείνων καὶ τρίτον ἐπὶ τούτοις ἐστὶ τὸ κατακείμενον ὑγιάζεσθαι τὸν ἄνθρωπον, οὐχ ὥσπερ ἐπὶ τῶν κατὰ χεῖρα περιερχόμενον. ταῦτ' οὖν ἐν τῷ καθόλου περὶ πάντων ἡμῖν τῶν ἄρθρων εἰρῆσθαι νομίζομεν.

LVIII.

Magis omnino ac diutius extenuare corpus oportet ubi crus quam ubi brachium laeditur, quum illud majus ſit et craſſius quam hoc. Neceſſe item eſt corpus quieſcere atque jacere, ſed ſolvere articulum tertio quoque die et rurſus alligare nihil prohibet, nihil item cogit. Reliqua omnia eadem fieri debent quae in prioribus poſita ſunt. Quodſi homo quieſcat et jaceat, abunde ſunt quadraginta dies, modo oſſa in ſuam ſedem reſtituta fuerint. Sin quieſcere nolit, aegrius crure utetur, cogeturque diutiſſime vinculum adhibere.

Ipſe cauſam reddidit ejus quod praecepit. Inquit enim quum illud majus ſit et craſſius quam hoc; quibus tertium adjicit quod homo cubans conſaneſcat non ingrediens, ſicut ubi brachium offenditur. Haec igitur in univerſum pertinere ad omnes articulos arbitramur.

νθ'.

Ὁκόσα μέντοι τῶν ὀστέων μὴ τελέως ἴζει ἐς τὴν ἑωυτῶν χώρην, ἀλλά τι ἐπιλείπει, τῷ χρόνῳ λεπτύνεται ἰσχίον καὶ μηρὸς καὶ κνήμη· καὶ ἢν μὲν εἴσω ὀλισθῇ, τὸ ἔξω μέρος λεπτύνεται, ἢν δὲ ἔξω, τὸ εἴσω.

Εἰ καὶ τῶν ὑγιῶν τι μορίων ἐν ἡσυχίᾳ πολυχρονίῳ φυλάττοις ἢ βραχείαις κινήσεσι, λεπτότερον ἑαυτοῦ γίγνεται. θερμαίνει τε γὰρ ἡ κίνησις τὰ σώματα καὶ ῥώννυσι τὴν ἐν αὐτοῖς δύναμιν, ὑφ' ἧς εἰς εὐτροφίαν ἐπιδίδωσι τὰ μέρη. ὁπόταν δὲ μὴ καλῶς ἐμβληθῇ τῶν ὀλισθησάντων τι, χείρους αἱ κινήσεις ἐπιτελοῦνται, καὶ μᾶλλον δὲ κατὰ τὰ ἀντικείμενα μέρη τῶν ὀλισθημάτων. ἐπειδὴ κενὸς ὁ τόπος καταλείπεται τοῦ μέρους κινηθέντος ὀστοῦ πρὸς τἀναντία. ῥᾷον οὖν ἐπ' ἐκείνου στηρίζεται τοῦ μέρους εἰς ὃ μετέστη τὸ ἄρθρον. ἕδρας μὲν γὰρ δεῖται τὰ ὑπερκείμενα μόρια. ταῦτα δὲ αὐτοῖς οὐ κεναὶ χῶραι παρέχουσιν, ἀλλ' αἱ πεπληρωμέναι· κατὰ γάρ τοι τῆς κενῆς χώρας οὐδὲν στηρίζεσθαι

LIX.

Verum ubi oſſa ex toto in ſuam ſedem non revertuntur, ſed aliquid abeſt, tempore extenuatur coxa, femur et crus, ac ſi in interiorem partem excidant, exterior pars tenuatur; ſi in exteriorem, interior.

Si qua integris partibus diu quieſcat vel leviter moveatur, tenuior fit quam prius eſſet; motus enim corpora calefacit eorumque vim firmat ob quam partes melius nutriuntur; ſed ubi luxatum aliquid non fuerit perfecte reſtitutum, deterius perficiuntur motus, praecipueque a contraria parte illi in quam venit, quandoquidem locus ea vacuus relinquitur, quum os in contrariam moveatur. Homo igitur facilius illi parti inhaeret in quam articulus excidit. Superiores enim partes ſedem requirunt, quam inanis locus non exhibet, ſed plenus, quum nihil poſſit inani loco haerere; atque ea de cauſa crus ab ea parte in quam articulus erumpit ſuſtinere corpus ſolet et tan-

δύναται. διὰ τοῦτ' οὖν καὶ τὸ σκέλος εἴωθε προφέρειν, ἔνθα τὴν ἔκπτωσιν ἔχει καὶ τοῖς κατ' ἐκεῖνο τὸ μέρος ἐνεργεῖν μόνον· αὐτοὶ γὰρ οὖν καὶ τρέφονται καλῶς, οἱ δ' ἀργοῦντες ἐνδεῶς, οἵπερ εἰσὶν ἐκ τῶν ἀντικειμένων μερῶν.

ξ.

Τὰ πλεῖστα δὲ ἐς τὸ εἴσω ὀλισθάνει· ἐπὴν δὲ κνήμης ὀστέα ἀμφότερα καταγῇ ἄνευ ἑλκώσιος, κατατάσιος ἰσχυροτέρης δεῖται. τείνειν δὲ τουτέων τῶν τρόπων ἐνίοισι τῶν προειρημένων τισὶ, ἢν μεγάλαι αἱ παραλλάξιες ἔωσιν. ἱκαναὶ δὲ καὶ ἀπὸ τῶν ἀνδρῶν κατατάσιες· τὰ πλεῖστα γὰρ ἀρκέοιεν ἂν δύο ἄνδρες ἐῤῥωμένοι, ὁ μὲν ἔνθεν, ὁ δ' ἔνθεν ἀντιτείνοντες. τείνειν δὲ ἐς τὸ ἰθὺ χρὴ κατὰ φύσιν καὶ κατὰ τὴν ἰθυωρίην τῆς κνήμης καὶ τοῦ μηροῦ, καὶ ἢν κνήμης ὀστέα κατεηγυίης κατατείνῃς καὶ ἢν μηροῦ.

Τὰ κάτω πρὸς τὴν τοῖς σφυροῖς διάθεσιν ἐξαρθρήματα μᾶλλον ἔσω ὀλισθάνει. αἰτία δὲ ἡ τῆς περόνης ἀπό-

tum mufculis qui ea continentur fuo munere fungi, hi fiquidem bene nutriuntur. Inexercitatis vero non fatis alimenti fubminiftratur; hi autem in contraria parte continentur.

LX.

Pleraque tamen in interiorem partem promoventur. Sed fi integra cute utrumque cruris os comminuatur, validius intendendum eft. Si una pars fracturae valde fuper alteram excedat, aliquo utendum eft ex propofitis intendendi modis. Abunde quoque eft et per homines extendere. Fere autem fatis funt duo homines robufti qui in diverfa contendant, unus ab una parte, alter ab altera. Extendere autem recta fecundum naturam oportet et e regione cruris ac femoris tam fi hujus quam fi illius fracti offa extendantur.

Quae excidunt ab inferiori parte, qua cum talo committuntur, in interiorem partem magis prorumpunt. Cujus

φυσις ἔξωθεν ἀκριβέστερον περιλαμβάνουσα τὸν ἀστράγαλον ἢ περὶ τῆς κνήμης ἔσωθεν.

ξα'.

[216] Καὶ ἐπιδεῖν δὲ οὕτως ἐκτεταμένων ἀμφοτέρων, ὁκότερον ἂν τουτέων ἐπιδέῃς· οὐ γὰρ ταῦτα ξυμφέρει σκέλει τε καὶ χειρί. πήχεος μὲν γὰρ καὶ βραχίονος, ἐπὴν ἐπιδεθῶσιν ὀστέα κατεηγότα, ἀναλαμβάνεται ἡ χεὶρ, καὶ ἢν ἐκτεταμένα ἐπιδέῃς τὰ σχήματα τῶν σαρκῶν, ἑτεροιοῦται ἐν τῇ ξυγκάμψει τοῦ ἀγκῶνος. ἀδύνατος γὰρ ὁ ἀγκὼν ἐκτετάσθαι πουλὺν χρόνον οὐ γὰρ πολλάκις ἐν τοιούτῳ εἴθισται, ἀλλ' ἐν τῷ ξυγκεκάμφθαι. καὶ δὴ καὶ ἅτε δυνάμενοι οἱ ἄνθρωποι περιιέναι, ἐπὴν κατὰ χεῖρα τρωθῶσιν, ξυγκεκάμφθαι κατὰ τὸν ἀγκῶνα δέονται. σκέλος δὲ ἔν τε τῇσιν ὁδοιπορίῃσι καὶ ἐν τῷ ἑστάναι εἴθισται, ὁτὲ μὲν ἐκτετάσθαι, ὁτὲ δὲ μικροῦ δεῖν ἐκτετάσθαι ἐς τὸ κάτω κατὰ φύσιν. καὶ δὴ καὶ πρὸς τὸ ὀχέειν τὸ ἄλλο σῶμα, διὰ τοῦτο εὔφορον αὐτῷ ἐστι τὸ ἐκτετάσθαι, ὅταν ἀνάγκη ἔχῃ. καὶ δὴ καὶ ἐν τῇσι κοίτῃσι πολλάκις ἐν τῷ σχήματι τουτέῳ ἐστὶν ἐν τῷ ἐπι-

rei cauſa eſt ſurae proceſſus qui ab exteriori parte talum magis complectitur quam tibiae proceſſus ab interiori.

LXI.

Atque ita extenſa ambo deligare, utrumvis devinxeris, an non eadem cruri ac brachio accommodantur? Namque ubi brachii vel humeri oſſa comminuta deligantur, brachium ſuſpenditur, atque ubi extenſum alligatur, caro alio modo figuratur, dum cubitus flectitur. Nequit enim cubitus extenſus diu haberi; non enim ſolitus eſt ſaepe in hoc habitu detineri, ſed curvatus. Quin quum homines ingredi poſſint brachio comminuto, neceſſe habent cubitum curvare. Crus vero quia ambulando et ſtando in inferiorem partem, nunc ex toto, nunc prope ex toto intendi ſecundum naturam et ferre etiam reliquum corpus conſuevit, idcirco ſine moleſtia extenditur quum opus eſt. Quid quod et in lecto ſaepius hoc modo con-

τετάσθαι. ἐπὴν δὲ δὴ τρωθῇ, ἀνάγκη καταδουλοῦται τὴν γνώμην, ὅτι ἀδύνατοι μετεωρίζεσθαι γίνονται, (553) ὥστε οὐδὲ μέμνηνται περὶ τοῦ συγκαμφθῆναι καὶ ἀναστῆναι, ἀλλὰ ἀτρεμέουσιν ἐν τουτέῳ τῷ σχήματι κείμενοι.

Ἐάν τε κνήμην ἐάν τε μηρὸν ἐπιδέῃς, ἑκατέραν τῶν διαρθρώσεων ἐκτετάσθαι κελεύει, τὴν κατ' ἰσχίον καὶ τὴν κατὰ γόνυ. τὴν δ' αἰτίαν τοῦ σχήματος ἐφεξῆς ἐρεῖ σαφῶς, ἀποδείξει χρώμενος καὶ ἑτοίμως νοήσαις τὸν νοῦν. ἔστι δὲ τούτων τὰ κεφάλαια προειθίσθαι μὲν τὸ σκέλος ἑστώτων καὶ βαδιζόντων ἐκτετάσθαι. πρὸς γὰρ τὸ βαδίζειν τὸ σῶμα γεγονὸς ὑπὸ τῆς φύσεως εἰς τοῦτο σχῆμα περιεσκεύασται πρὸς αὐτῆς καὶ διὰ τοῦτο καὶ κατακειμένων ἐκτεταμένον ἐστὶν ὡς τὰ πολλά. τὰς χεῖρας δὲ καὶ κατὰ τὰς ὁδοιπορίας καὶ ἄλλως ὡς τὸ πολὺ κεκλασμένας μετρίως ἔχομεν. οὐδεὶς γὰρ ἀποτετακὼς αὐτὰς περιέρχεται. διὰ τοῦτο κἂν ἐπιδεθῇ τις χεῖρα, δυνατόν ἐστιν αὐτῷ περιέρχεσθαι ταινίαν

tinetur figuratum? Sed ubi frangitur, neceſſitas hominis animum ſubigit; nequit enim excitari, quare de curvando crure aut de ſurgendo nullum verbum facit, ſed ita figuratus quieſcit et cubat.

Sive femur ſive crus alligetur, praecipit ut utraque commiſſura extendatur, ſcilicet quae in coxa eſt et quae in genu. Cur ita figurari debeat ipſe deinceps adjicit evidenti demonſtratione uſus, cujus mentem facile comprehendes. Horum itaque verborum capita ſunt: conſuevit crus et eorum qui ſtant et eorum qui ambulant extendi; a natura enim corporis ferendi gratia factum ab eadem ad hunc habitum praeparatum eſt; atque ea de cauſa in cubando plerumque extenſum ſervatur, ſed brachia in ingreſſu et alioquin fere modice curvata continentur, quandoquidem nemo extentis brachiis ambulat, ac propterea brachio etiam devincto mitella cubitum excipiente am-

ὑποτείνοντι τῷ πήχει. σκέλους δὲ καταγέντος ἀδύνατον ἐπιβαίνειν πρὶν ἀκριβῶς πωρωθῆναι.

ξβ'.

Διὰ οὖν ταύτας τὰς προφάσιας χειρὸς καὶ σκέλεος οὔτε ἡ κατάτασις οὔτε ἡ ἐπίδεσις τοῦ σχήματος ξυμφέρει αὐτῇ. ἢν μὲν οὖν ἱκανὴ ἡ κατάτασις ἡ ἀπὸ τῶν ἀνδρῶν ᾖ, οὐθὲν δεῖ μάτην πονέεσθαι· καὶ γὰρ σολοικότερον μηχανοποιέειν μηθὲν δέον. ἢν δὲ μὴ ἱκανὴ ἡ κατάτασις ἡ ἀπὸ τῶν ἀνδρῶν καὶ τῶν ἄλλων τινὰ τῶν ἀναγκαίων προσφέρειν, ἤν τινά γε προχωρέῃ, ὅταν δὲ δὴ ἱκανῶς καταταθῇ, ῥηΐδιον ἤδη κατορθῶσθαι τὰ ὀστέα καὶ ἐς τὴν φύσιν ἀγαγεῖν, τοῖσι θέναρσι τῶν χειρέων ἀπευθύνοντα καὶ ἐξευκρινέοντα. ἐπὴν δὲ κατορθώσῃ, ἐπιδεῖν τοῖσιν ὀθονίοισιν κατατεταμένα, ἤν τ' ἐπὶ δεξιὰ ἤν τ' ἐπ' ἀριστερὰ περιφέρειν ξυμφέρῃ αὐτέοισιν τὰ πρῶτα ὀθόνια. βαλλέσθω δὲ τὴν ἀρχὴν κατὰ τὸ κάτηγμα καὶ περιβαλλέσθω κατὰ τοῦτο τὰς πρώτας περιβολὰς, κἄπειτα νεμέ-

bulare aeger poteſt; at crure perfracto priusquam callo firmetur, ingredi minime licet.

LXII.

Ob has igitur evidentiſſimas cauſas non convenit eodem habitu brachium atque crus extendere et vincire. Quod ſi abunde fuerit per duos homines adhibita vis, fruſtra laborandum non eſt: jactantiae enim eſt uti machinamentis, ubi res non exigit. At ſi duo homines non ſatis extendant, confugiendum ad eum ex propoſitis intendendi modis qui expeditiſſimus ſit. Intenſione ſatis adhibita oſſa facile reſtituuntur et in ſuam ſedem compelluntur prominentioribus palmarum partibus directa atque diducta. Poſtquam reſtituta fuerint, extenta faſciis alliganda ſunt, quae ſive a dextra, ſive a ſiniſtra parte magis attrahi debeant, illis primo involvendae ſunt. Ordiantur autem ab ea parte qua fractura eſt, primoque ibi circumeant; deinceps ad partem cruris ſu-

σθω ἐπὶ τὴν ἄνω κνήμην ἐπιδέων, [217] ὥσπερ ἐπὶ τοῖσιν ἄλλοισι κατήγμασι εἴρηται. τὰ δὲ ὀθόνια πλατύτερα χρὴ εἶναι καὶ μακρότερα καὶ πλέω πολὺ αὐτὰ κατὰ τὸ σκέλος τῶν ἐν τῇ χειρί. ἐπὴν δὲ ἐπιδέῃς, καταθεῖναι ἐφ' ὁμαλοῦ τινὸς καὶ μαλθακοῦ, ὥστε μὴ διαστρέφεσθαι ἢ τῇ ἢ τῇ μήτε λορδὸν μήτε κυφὸν εἶναι.

Φανερωτάτας μὲν εἴρηκε τὰς αἰτίας προφάσεις, καίτοι γε ἀληθῶς ἃς προείρηκεν οὐχ ὡς ἐν τῇ συνηθείᾳ προφάσεις εἴωθε λέγειν τὰς ψευδεῖς αἰτίας καὶ μικρὸν δὲ κατωτέρω πάλιν, οὕτω κέχρηται τῷ ὀνόματι κατὰ τήνδε τὴν ῥῆσιν. δι' οὖν ταύτας τὰς προφάσιας τοῦ μὲν ἔξωθεν τοῦ ὀστέου καταγέντος ταχεῖαι αἱ ἐπιβάσεις. εἴρηκε δὲ τοῦτο περὶ περόνης ἀληθὲς ἐπιδοὺς ταχεῖαν μὲν ἐπ' ἐκείνῃ καταγείσῃ τὴν τοῦ σκέλους γίνεσθαι κίνησιν, εἰ δὲ κνήμη συντριβῇ μετὰ πλείονα χρόνον δύνασθαι χρῆσθαι τοὺς οὕτως παθόντας.

---

periorem porrigantur, quemadmodum oſtenſum eſt in aliis fracturis. Faſciae vero latiores et longiores, ac multo plures ad crus adhibeantur quam ad brachium. Ubi deligatum fuerit, ſuper aliqua re plana mollique collocandum eſt, ne in hoc vel illud latus depravetur, neve in anteriorem, neve in poſteriorem partem pervertatur.

Evidentiſſimas cauſas appellavit *προφάσεις*, quamvis cauſae quas propoſuit verae ſint, neque id vocabuli ad falſas cauſas ſignificandas, ut uſurpari ſolet, mutuatur. Paulo infra etiam eodem modo ipſum accipit quum inquit, ob has igitur evidentiſſimas cauſas, ſi os quod ab exteriori parte eſt confringatur, mature homo ingreditur. Id quod de ſura dixit veram cauſam reddens, cur ea fracta crus celeriter moveatur; atque ubi tibia perfringitur, longo ſpatio opus ſit ad hoc ut homo uti crure poſſit.

ξγ'.

Μάλιστα δὲ ξυμφέρει προσκεφάλαιον ἢ κλίνον ἢ ἐρινέον, μὴ σκληρὸν, λαπαρὸν, μέσον κατὰ μῆκος ποιήσαντα ὑποθεῖναι ἢ ἄλλο τι ὃ τούτῳ ἔοικεν.

Τὴν κνήμην ἀξιοῖ στηρίζειν ὃν εἶπε τρόπον προσκεφαλαίων μᾶλλον ἢ σωλῆνος, ἐφεξῆς γράφων ἃ μέμφεται τοὺς χρωμένους αὐτῷ πρὸς τὰ τοιαῦτα.

ξδ'.

Περὶ γὰρ τῶν σωλήνων τῶν ὑποτιθεμένων ὑπὸ τὰ σκέλεα τὰ κατεηγότα, ἀπορέω ὅτι ξυμβουλεύσω ἢ ὑποτιθέναι χρὴ ἢ οὔ. ὠφελέουσι μὲν γὰρ, οὐχ ὅσον δὲ οἱ ὑποτιθέντες οἴονται· οὐ γὰρ ἀναγκάζουσιν οἱ σωλῆνες ἀτρεμέειν ὡς οἴονται. οὔτε γὰρ τῷ ἄλλῳ σώματι στρεφομένῳ ἢ ἔνθα ἢ ἔνθα ἢ ἐπαναγκάζει ὁ σωλὴν μὴ ἐπακολουθέειν τὸ σκέλος, ἢν μὴ ἐπιμελεῖται αὐτὸς ὁ ἄνθρωπος, οὔτε αὖ τὸ σκέλος ἄνευ τοῦ σώματος κωλύει ὁ σωλὴν κινηθῆναι

LXIII.

Maxime autem pro valetudine eſt cervical ſubjicere ex lino aut lana, non durum, latum quod medium in longitudinem molle ſit vel quodpiam tale.

Crus fulciri juſſit eo modo quem poſuit, cervical magis quam canalem adhibens. Proxime autem ſubdit, cujus rei illos accuſet qui canali utuntur.

LXIV.

De canali qui fracto cruri ſubjicitur incertus ſum quid dem conſilii, ſubjici necne debeat. Prodeſt quidem, ſed non quantum exiſtimant qui illum admovent; non enim quieſcere cogit, ut arbitrantur. Nam neque ſi reliquum corpus in hanc vel illam partem convertatur, prohibet canalis, quominus ſequatur crus, niſi ipſe homo caveat. Neque item prohibet quominus ſine corpore

ἢ τῇ ἢ τῇ. ἀλλὰ μὴν ἀργέστερον ξύλον ὑποτετάσθαι, ἢν μὴ ὅμως ἄν τις μαλθακόν τι ἐς αὐτὸ ἐντεθῇ. ἀχρηστότατον δέ ἐστιν ἐν τῇσι μεθυποστρώσεσιν καὶ ἐν τῇσιν ἐς ἄφοδον προχωρήσεσιν. ἔστιν οὖν σὺν σωλῆνι καὶ ἄνευ σωλῆνος καὶ καλῶς καὶ αἰσχρῶς κατασκευάσασθαι. πιθανώτερον δὲ τοῖσι δημότῃσίν ἐστιν καὶ τὸν ἰατρὸν ἀναμαρτητότερον εἶναι ἢν σωλὴν ὑποκέηται, καίτοι ἀτεχνέστερόν γέ ἐστιν. δεῖ μὲν γὰρ ἐφ᾽ ὁμαλοῦ καὶ μαλθακοῦ κεῖσθαι, πάντῃ πάντως ἐς ἰθύ. ἐπείτοι γε ἀνάγκη κρατηθῆναι τὴν ἐπίδεσιν ὑπὸ τῆς διαστροφῆς τῆς ἐν τῇ διαθέσει, ὅποι ἂν ῥέπῃ καὶ ὁκόσα ἂν ῥέπῃ. ὑποκρινέσθω δὲ ὁ ὑποδεδεμένος ταῦτα ἅπερ [218] καὶ πρότερον εἴρηται· καὶ γὰρ τὴν ἐπίδεσιν χρὴ τοιαύτην εἶναι καὶ τὸ οἴδημα οὕτως ἐξαείρασθαι ἐς τὰ ἄκρεα καὶ τὰς χαλάσιας οὕτως καὶ τὰς μετεπιδέσιας διὰ τρίτης καὶ εὑρισκέσθω ἰσχνότερον τὸ ἐπιδεόμενον καὶ τὰς ἐπιδέσιας ἐπὶ μᾶλλον ποιέεσθαι καὶ πλέοσι τοῖσιν ὀθονίοισιν. περιλαμ- (554) βάνειν τε καὶ τὸν πόδα χαλαρῶς, ἢν μὴ ἄγαν ἐγγὺς ᾖ

crus in hanc vel illam partem moveatur. Sed et fubjectum lignum immite eft, nifi molle aliquid in ipfum indatur. Eft tamen commodiffimum, quando vel fterni lectum vel defidere hominem oportet. Licet igitur et cum canali et fine eo curationem bene vel male admovere. Vulgo fibi perfuafum habent medicum culpa magis vacare, fi canalem fubjiciat, quamquam res minus artificiofa eft. Crus enim rectum prorfus jaceat oportet et fuper plana ac molli aliqua re quum neceffe fit, contineri vinculum ne pervertatur dum membrum jacet quocunque fe vertat et moveatur. Refpondeat item qui deligatus eft eadem quae fupra pofita funt. Nam vinculum tale effe convenit et tumorem in extremis partibus affurgere et eodem modo laxari ac tertio quoque die refolvi et rurfus deligari; ad haec id quod alligatur tenuius inveniri, tum arctius vinciri et pluribus linteis uti, pedemque non arcte comprehendere, nifi fra-

τοῦ γόνατος τὸ τρῶμα. κατατείνειν δὲ μετρίως καὶ ἐπικατορθοῦν ἐφ᾽ ἑκάστῃ ἐπιδέσει χρὴ τὰ ὀστέα. ἢν γὰρ ὀρθῶς μὲν ἰητρεύηται, κατὰ λόγον δὲ τὸ οἴδημα χωρέῃ, ἔτι μὲν λεπτότερον καὶ ἰσχνότερον τὸ ἐπιδεόμενον χωρίον ἔσται, ἔτι δὲ αὖ παραγωγότερα τὰ ὀστέα, ἐνακούοντα δὲ τῆς κατατάσιος μᾶλλον. ἐπὴν δὲ ἑβδομαῖος ἢ ἑνδεκαταῖος γένηται τοὺς νάρθηκας προστιθέναι, ὥσπερ καὶ ἐπὶ τοῖς ἄλλοισι κατήγμασιν εἴρηται.

Ἔτι καὶ νῦν οἶδά τινας ἰατροὺς ὑποτιθέντας τῷ σκέλει σωλῆνας καὶ γλωσσόκομον κνήμης τε καὶ μηροῦ πεπονθότος, ἐπὶ μὲν τοῦ μηροῦ παντὶ τῷ σκέλει, τῆς κνήμης δὲ πεπονθυίας ἔνιοι μὲν καὶ τοῦθ᾽ ὑποβάλλουσιν ὅλῳ τῷ σκέλει τὸ ξύλον, ἔνιοι δὲ τὴν κνήμην ὅλην στηρίζοντες ἐν τῷ γλωσσοκόμῳ. βλάπτουσι δέ τι καὶ οἱ μετ᾽ αὐτῆς τὸν μηρὸν, ἀλλ᾽ ἧττον ἐκείνων. τὰς φλέβας δὲ αὐτὸς ὁ Ἱπποκράτης ἐδήλωσε σαφῶς, ὥστ᾽ αὐτὰς οὐδὲν ἐμὲ δεῖν ἔτι λέγειν, ἀλλ᾽ εἴπου τι κατὰ τὴν λέξιν ἀσαφὲς ἔσεσθαί τισι νο-

ctura ad genu proxime accedat. Debent etiam offa modice extendi ac dirigi, quotiescunque vinculum injicitur. Nam fi curatio idonea fuerit et tumor ut convenit procedat, alligata fedes tenuior eft atque gracilior et offa facilius tractantur et ducentibus magis parent. Septimo autem vel nono die ad ferulas veniendum eft, quemadmodum dictum eft in aliis fracturis.

Et nunc etiam quosdam medicos novi qui etiam nunc cruri vel femori affecto canalem vel gloffocomum fubjiciunt, ubi femur quidem laefum eft univerfo cruri; fed fi quod inter genu et pedem eft laedatur, nonnulli univerfo cruri lignum fubjiciunt, nonnulli eam partem dumtaxat gloffocomo fulciunt. Laedunt qui una femur etiam comprehendunt, fed minus quam alii. Noxas docuit Hippocrates fic aperte, ut mea explanatione non egeant; verum fi quid judicavero in verbis ejus fore cuipiam obfcurum,

μίσω, τοῦτο ἐξαπλώσω καὶ πρῶτόν γε πάντων, ὅπῃ διαφέρει γλωσσόκομον σωλῆνι. εἴρηται μὲν οὖν παρὰ τοῖς Ἀττικοῖς γλωσσόκομον τὸ σκεῦος τοῦτο. ἴσως οὖν εἰς πολλὰ μὲν τῶν χρησίμων γραμμάτων ἐμβαίνουσιν οἱ ἄνθρωποι, πολλὰ δὲ τῶν ἀποθέτων γραμμάτων. ἔνιοι δὲ εἰς ὁδοιπορίας αὐτῷ χρῶνται, διοίσει δὲ οὔτε εἴτε γλωσσοκόμιον εἴτε γλωσσόκομόν τις ὀνομάζοι αὐτὸ, καθάπερ οὐδὲ διὰ τῶν δυοῖν ττ ἢ διὰ τῶν δυοῖν σσ. τὸ δὲ ὑποτιθέμενον τῷ σκέλει γλωσσόκομον, εὔδηλον ὅτι προμηκέστερόν τε καὶ στενώτερον εἶναι δεῖ τῶν συνήθων. δεῖ γὰρ αὐτὸ μὴ πολλῷ πλατύτερον εἶναι οὐ κατὰ τὸ σκέλος εὔρους ἢ πάχους ἢ ὅπερ ἂν ὀνομάζειν ἐθέλεις, ἵνα παραβληθέντων ἑκατέρωθεν ἐρίων ἐσφιγμένον ᾖ τὸ σκέλος, ὡς μηδὲ ἂν ὁ κάμνων βούληται μετακλίνειν αὐτὸ συγχωρεῖν τὴν στενοχωρίαν· ἀλλὰ τὴν μὲν ἐπὶ τὸ δεξιὸν ἢ τὸ ἀριστερὸν μέρος περιστροφὴν τοῦ σκέλους δύναται ἡ τῶν ἐρίων παράθεσις ἀποκωλῦσαι, τὴν δ' ἄνω καὶ κάτω καὶ εἰς ὕψος αὐτοῦ κίνησιν οὐ δύναται. διὸ καὶ ὁ Ἱπποκράτης οὐκ ἀρέσκεται τῇ χρήσει τοῦ τοιούτου ξύλου

illud explicabo atque ante omnia quid inter canalem et gloſſocomum interſit. Gloſſocomum ab Atticis appellatur arcula illa in qua ſervare homines ſolent eas res quas in pretio habent et ſcripta quae recondi volunt, qua nonnulli ad itinera utuntur. At nihil refert, ſive gloſſocomium ſive gloſſocomum nominetur, ſicut neque ſive per duplex tt, ſive per duplex ſſ. Conſtat autem gloſſocomum quod cruri ſubjiciendum eſt longius eſſe debere et anguſtius quam quae in uſu ſunt. Ejus enim latitudo parum excedere debet cruris latitudinem ſeu craſſitudinem, ſeu quomodocunque libeat appellare, ut lana undique adjecta bene crus firmetur, ſic ut loci anguſtia etiamſi aeger velit crus moveri non patiatur, ſed ne in dextram partem vel ſiniſtram moveatur, poteſt impoſita lana efficere; at quominus in ſuperiorem vel inferiorem feratur aut excitetur prohibere non poteſt. Quocirca Hippocrati hujusmodi ligni uſus non placet, quoniam praeter cetera incommoda durum eſt, nam immite, quod ipſe dixit ἀργέστερον, durum ſignificat

πρὸς τοῖς ἄλλοις καὶ ἀπηνοῦς ὄντος. τὸ γὰρ ἀργέστερον οἷον ἀπηνέστερον ἢ ἀηδέστερον δῆλον, διὰ τὸ μηδὲν εἴκειν, ὥσπερ καὶ τὰ ὑπαυχένιά τε καὶ τὰ ὑπαγκώνια διακαλούμενα. ταῦτα γὰρ εἴκοντα μετρίως οὐκ εἰσὶν ἀνιαρὰ τῷ σκέλει· χρησίμου δ' ὄντος τοῦ τοιούτου μηχανήματος, ὅταν ἀφοδεῦσαι δεηθῶσιν οἱ κάμνοντες ἢ μετακομισθῆναί ποτε ἀπὸ τῆς ἑτέρας μετακλίσεως, ἐφ' ἑτέραν ἕνεκα τοῦτο ἐργασθῆναι, διὰ τοῦτο μάλιστα τὴν χρῆσιν αὐτοῦ προσιέμεθα, καίτοι κἂν οἵ τινες ὑπ' αὐτῶν τὸ ὑπαυχένιον χρῶνται καὶ κατ' ἀρχὰς εὐθέως ὑποβάλλουσιν αὐτῷ ταινίας ἐγκαρσίας, ὅταν [219] ἐντεθῶσι τὸ σκέλος ἐναντιῶντες ἑκατέρωθεν εἰς σκέλους ὕψος, ἔπειτα ἐκ τῶν ἄνω τοῦ κώλου μερῶν συνδήσαντες ἀλλήλαις ἀσφαλῆ νομίζουσι τὴν θέσιν τοῦ σκέλους ποιεῖσθαι. τό τε γὰρ ὑπαυχένιον ἐν ταῖς μετακομιδαῖς τοῦ κάμνοντος ἀντὶ γλωττοκόμου τείνεται τῷ σκέλει· καὶ μέντοι καὶ κατὰ τὸ κάτω πέρας αὐτοῦ, προστιθέασιν ἔνιοι ξύλον ὀρθὸν, ὡς προωθοῦσιν ἄκρον τὸν πόδα προβάλλοντες ἔρια δηλονότι, χάριν τοῦ μήτε ἄνω τὸ σκέλος ἕλκεσθαι τοῦ κάμνοντος μήτ' ἀποτείνεσθαι κάτω. τὴν μὲν γὰρ ἀνάτασιν

et infuave, quod nihil cedat, quemadmodum cervical et ille pulvinus qui quum cubito fubjiciatur, ὑπαγκώνιον Graece dicitur; haec enim modice cedentia cruri minime infefta funt. Commodum autem eft machinamentum hoc, quum defidere homo debet vel ad lectum alterum transferri, ut ille in quo jacet fternatur, qua potiffimum caufa ejus ufum admittimus. Quamquam alii cervical adhibentes habena transverfa initio illi protinus fubjecta, atque ubi crus in id conjectum fuerit, habenae capitibus inter fe adverfis utrimque ductis in altitudinem cruris et in fuperiori parte membri inter fe devinctis, fideliter contineri crus exiftimant, quoniam cervical, ubi homo ex uno lecto ad alterum transfertur, cruri vicem gloffocomi praeftat. Adjecerunt nonnulli ad imam ejus partem lignum rectum lana fuperdata ut pes extremus moram habeat, ne homo videlicet crus vel ad fuperiora attrahat vel ad inferiora demittat. Ad fuperiora enim ferri vinculum

ὁ δεσμὸς κωλύει, τὴν δ' ἐπὶ τὸ κάτω φορὰν τὸ προσηρεισμένον τῷ πέλματι ξύλον· ἀλλὰ καίτοι τούτων ἀσφαλῶς παρασκευαζομένων τοῖς ἰατροῖς, ὅμως ἡ κατὰ τὰς διαρθρώσεις κίνησις οὐ κωλύεται, δυναμένου τοῦ κάμνοντος καὶ τὸ κατὰ σφυρὸν ἄρθρον καὶ τὸ κατὰ γόνυ διακινεῖν κατὰ βραχύ. περὶ μὲν γὰρ τοῦ κατ' ἴσχιον οὐδὲ λόγου δεῖ, μηδ' ὅλως αὐτοῦ μήθ' ὑπὸ τοῦ γλωσσοκόμου μήθ' ὑπὸ τῆς ἐπιδέσεως περιλαμβανομένου. ὅ γε μὴν σωλὴν τὰ μὲν ἄλλα ἔχει τὰ αὐτὰ τῷ γλωσσοκόμῳ, ἀλλ' αὐτῷ δὲ τῷ σχήματι διαφέρει. περιφερὴς γὰρ ὢν ἔξωθεν ἔνδοθέν ἐστι κοῖλος, ὁμοίως τοῖς ἐπὶ τῶν κεράμων σωλῆσιν, ὅθεν αὐτῷ τοὔνομα. δοκεῖ δ' οὗτος ἐπιτηδειότατος εἶναι πρὸς τὴν προκειμένην χρείαν, ἐπειδὴ περιλαμβάνει τὸ σκέλος ὅλον ἐν κύκλῳ μᾶλλον τοῦ γλωσσοκόμου. λείπονται γάρ τινες ἐν ἐκείνῳ χῶραι κεναὶ μετὰ τὴν ἔνθεσιν τοῦ σκέλους καί τινες ἰατροὶ παρεσκευασμένους ἔχουσι πλείονας σωλῆνας ἕνεκα τοῦ χρῆσθαι καθ' ἕκαστον κῶλον ἁρμόττον τι τοιοῦτον ξύλον εὑρίσκοντες, ἐξ οὗ ποιήσουσιν αὐτοὺς εὐτόνους τε ἅμα καὶ λευκοὺς καὶ μαλακοὺς ἐγγλύψαντες δηλονότι τὸ ξύλον. καὶ παρ' ἡμῖν γέ

non patitur, ad inferiora vero lignum quod plantae adjicitur. Verum ut haec a medicis ſtabilia praeparentur, non tamen prohibetur motio articulorum, quum languens poſſit articulum tali ac genu paulatim dimovere. De coxae enim articulo nihil attinet dicere, quum nec a vinculo nec a gloſſocomo comprehendatur. Canalis vero in ceteris gloſſocomo ſimilis eſt, ſed figura ipſa differt, quum ab exteriori parte teres ſit, ab interiori cavus ad exemplum fictilis canalis, unde nomen traxit. Videtur autem hic ad propoſitum uſum maxime idoneus: namque univerſum crus in orbem complectitur magis quam gloſſocomum, in quo nonnulla loca inania relinquuntur, poſtquam demiſſum crus fuerit. Quidam vero medici plures canales paratos habent, ut ad ſingula membra eo utantur qui idoneus ſit, id lignum conquirentes, ex quo cavare eos poſſint firmos, albos et molles. Apud nos autem quidam

τις ἰατρὸς ἐκ φιλυροῦ γεγονότας εἶχε πλείους τοιούτους σωλῆνας, ὥστε χρῆσθαι καθ' ἕκαστον σκέλος τῷ προσήκοντι κατὰ τὸ μέγεθος μὴ ἀδέσμοις, οἵους ἔφην παραλαμβάνεσθαι πρός τινων ἐπὶ τῶν ὑπαυχενίων· ἀλλ' ἐπ' ἐκείνων μὲν οἱ δεσμοὶ χαλαρὸν γενόμενοι οὐ διαφθείρουσιν ἀθλίπτως τε κρατοῦσι τὸ σκέλος ἐν τῷ μετακομίζεσθαι διὰ τὴν μαλακότητα τοῦ ξύλου. προσεξεύρηταί γε μὴν ὑπὸ τῶν νεωτέρων ἰατρῶν γλωσσόκομον ὀργανικὸν εἰς ἀσφαλῆ κράτησιν, ὁπότερον ἂν ᾖ πεπονθὸς τῶν ὀστῶν.

Εἴτ' οὖν μηρὸς ἢ κνήμη κατασκευὴν καὶ χρῆσιν ἔχον τὴν ὑπογεγραμμένην. περὶ τοῦ ὀργανικοῦ γλωσσοκόμου οὐκ ἀλόγως ηὑρῆσθαί μοι δοκεῖ τοῖς νεωτέροις ἰατροῖς γλωσσόκομον ὄργανον ἐπιτήδειον εἰς τὰς πωρώσεις, ἐάν τε μέρος ἐάν τε κνήμη συντρίβηται. πρόσκειται γὰρ αὐτῷ κατὰ τὸ πέρας ἄξων, ἐφ' ὃν αἱ τελευταὶ τῶν ἀντιτεινόντων τὸ κῶλον βρόχων ἀχθεῖσαι περιβάλλονται. τοὺς δ' αὐτοὺς βρόχους περιτιθέναι χρὴ κατὰ τὰ πέρατα τοῦ θεραπευομένου

medicus ejusmodi canales complures habebat ex tilia confectos, fic ut ad fingula crura eos adhiberet qui magnitudini membri refponderent non fine vinculis quae, ut recenfui, a quibusdam cervicalibus fuperdantur. Sed vincula in cervicalibus laxantur et compofitum crus corrumpunt; canales vero dum homo ex uno lecto ad alterum transfertur ob ligni mollitudinem, fine ulla compreffione id continent.

Gloffocomium etc.

Ad continendum autem firmiter gloffocomum inftrumentum a junioribus medicis inventum eft, feu femur feu crus fractum fit, cujus ftructuram ufumque fubjiciam. Id autem non abs re mihi videtur fuiffe excogitatum et tam fi femur quam fi crus comminutum fit, ubi callus circumdatur commodiffime adhibetur. Habeat ab ima parte axem ad quem extremi laquei in diverfa extendentes deligantur; injiciantur laquei extremis partibus offis quod

τῶν ὀστῶν. ἔστωσαν δ' ἐκ δυοῖν διανταίων, ὡς εἶναι σκέλη δ' τῶν βρόχων ἑκατέρου, δύο μὲν ἐκ τῶν δεξιῶν, δύο δὲ ἐκ τῶν ἀριστερῶν. ταῦτ' οὖν τὰ σκέλη τὰ μὲν ἐκ τοῦ κάτω βρόχους διεκβάλλοντα διὰ τρημάτων τινῶν ἐν τῷ κάτω πέρατι τοῦ γλωσσοκόμου γεγονότων ἐπὶ τὸν ἄξονα φέρειν χρή. τὰ δὲ ἐκ τοῦ ἄνω βρόχους πρότερον ἀπάγοντα πρὸς τὴν ἄνω χώραν τοῦ γλωσσοκόμου διεκβάλλειν καὶ αὐτὰ τρημάτων τινῶν ἐν τοῖς πλαγίοις αὐτοῦ μέρεσι γεγονότων. ἐχέτω δὲ τὰ τρήματα τροχηλίας ἐν ἑαυτοῖς. ἑκατέρωθεν δὲ ἐκ τῶν ἔξω μερῶν κατάγοντα χρὴ φέρειν ἐπὶ τὸν ἄξονα τὰ εἰρημένα πέρατα τῶν βρόχων. τούτων γὰρ οὕτως σκευασθέντων μία περιστροφὴ τοῦ ἄξονος ὡσαύτως τείνει τοὺς δύο βρόχους, κάτω μὲν τὸν ἐν τῷ κάτω πέρατι τοῦ κατεαγότος ὀστοῦ περιβεβλημένον, ἄνω δὲ τὸν ἕτερον, ὥστε μετὰ τὴν ἀπόθεσιν ἔτι σοι λοιπὸν εἶναι καθ' ἑκάστην ἡμέραν ἐπανορθοῦσθαι τὴν ἀντίτασιν τῶν βρόχων ἤτοι γε ἐπιτείνοντι τὴν τάσιν αὐτῶν [220] ἢ ἐκλύοντι. τὸν μὲν γὰρ ἐν τοῖς κάτω μέρεσι τοῦ κώλου βρόχον ὁ ἄξων δι' εὐθυπόρου τάσεως ἀντισπᾶται, τὸν δὲ ἄνω διὰ τῆς μεταληπτικῆς ὀνομαζομένης.

curatur, fiantque ex duabus habenis, fic ut quatuor uterque capita habeat, bina a dextra parte, totidem a finiftra. Ex iis capitibus quae inferioris laquei funt per foramina facta in inferiori parte gloffocomi ad axem duci debent quae fuperioris, primo procedere ad fuperiora; deinde ipfa quoque per latera gloffocomi perforata trajici, quibus foraminibus trochleae inclufae fint. Utrimque autem ab exteriori parte gloffocomi fuperioris laquei capita ferenda funt ad axem. His enim ita conftitutis una axis converfio pariter ambos laqueos extendit, deorfum verfus illum qui ad inferiora offis fracti alligatur, furfum alterum, fic ut ubi crus jacet liceat in pofterum quotidie hanc laqueorum in diverfas partes intenfionem corrigere, valentius vel lenius extendendo. Laqueum igitur qui in inferiori parte eft directa ductione axis extendit, eum qui in fuperiori parte intercedente alio motu Graeci διὰ τῆς μεταληπτικῆς τάσεως dicunt.

ξέ.

(555) Τῶν δὲ ναρθήκων τὰς ἐνέδρας χρὴ φυλάττεσθαι, κατά τε τῶν σφυρῶν τὴν ἴξιν καὶ κατὰ τὸν τένοντα τὸν ἐν τῇ κνήμῃ τοῦ ποδός. ὀστέα δὲ κνήμης κρατύνεται ἐν τεσσαράκοντα ἡμέρῃσιν ἢν ὀρθῶς ἰητρεύηται, ἢν δὲ ὑποπτεύῃς τῶν ὀστέων τι δεῖσθαί τινος διορθώσιος ἤ τινα ἕλκωσιν ὀῤῥωδέῃς ἐν τῷ μεσηγὺ χρόνῳ χρὴ λύσαντα καὶ εὐθετησάμενον μετεπιδῆσαι. ἢν δὲ τὸ ἕτερον ὀστέον κατεαγῇ ἐν κνήμῃ, κατατάσιος μὲν ἀσθενεστέρης δεῖται, οὐ μὴν ἐπιλείπειν χρὴ οὐδὲ βλακεύειν ἐν τῇ κατατάσει. μάλιστα μὲν ἐν τῇ πρώτῃ ἐπιδέσει κατατείνεσθαι ὅσον ἐφικνέεται αἰεί ποτε πάντα τὰ κατήγματα, εἰ δὲ μὴ, ὡς τάχιστα. ὅ τι γὰρ ἂν μὴ κατὰ τρόπον εὐθετισμένων τῶν ὀστέων ἐπιδέων τις πιέζῃ ὀδυναίτερον τὸ χωρίον γίνεται. ἡ δὲ ἄλλη ἰητρείη ἡ αὐτή. τῶν δὲ ὀστέων τὸ μὲν ἔσω τοῦ ἀντικνημίου καλεομένου ὀχλωδέστερον ἐν τῇ ἰητρείῃ ἐστὶν καὶ κατατάσιος μᾶλλον δεόμενον, καὶ ἢν μὴ ὀρθῶς τὰ ὀστέα τεθῇ, ἀδύνατον κρύψαι. φανερὸν γὰρ καὶ ἄσαρ-

LXV.

Cavendum eſt ne ferulae e regione talorum vel ejus chordae quae a crure ad pedem tendit imponantur. Conſervent autem oſſa cruris quadraginta diebus, ſi recte curentur, ſed ubi ſuſpicio ſit ne quid oſſis dirigi debeat, neve aliqua interim facta fuerit exulceratio, infra hoc tempus ſolvere oportet, tum dirigere et rurſus alligare. At ſi alterum os abrumpatur, lenius intendendum eſt, ſed non propterea omittenda intenſio eſt aut negligenda. Potiſſimum autem vel quum fractura primo deligatur vel certe quam celerrime extendenda ſemper oſſa ſunt, dum in ſuum locum revertantur. Quodcunque autem membrum oſſibus non recte compoſitis ſub vinculo adſtringitur, magis indoleſcit. Reliqua curatio eadem eſt. Ex oſſibus cruris interius quod conſpicitur in priori parte cruris, quam Graeci ἀντικνήμιον *dicunt, curationem aegrius admittit et intenſionem poſtulat valentiorem. Neque latere poteſt*

κον πᾶν ἐστὶν καὶ ἐπιβαίνειν ἐπὶ τὸ σκέλος πολλῷ βραδύτερον δύναιτ' ἂν τουτέου κατεηγέντος. ἢν δὲ τὸ ἔξω ὀστέον κατεηγῇ, πουλὺ μὲν εὐφορώτερον φέρουσι, πουλὺ δ' εὐκρυπτότερον, καὶ ἢν μὴ καλῶς ξυντεθῇ. ἐπίσαρκον γάρ ἐστιν ἐπὶ πόδας τε ταχέως ἵστανται, τὸ πλεῖστον γὰρ τοῦ ἀχθέντος ὀχέει τὸ ἔσωθεν τοῦ ἀντικνημίου ὀστέον. ἅμα μὲν γὰρ αὐτῷ τῷ σκέλει καὶ τῇ ἰθυωρίῃ τοῦ ἄχθεος τοῦ σκέλεος τὸ πλεῖον ἔχει τοῦ πόνου τὸ ἔσω ὀστέον. τοῦ γὰρ μηροῦ ἡ κεφαλὴ ὑπεροχέει τῇ ὕπερθεν τοῦ σώματος, αὕτη δὲ εἴσωθεν πέφυκε τοῦ σκέλους καὶ οὐκ ἔξωθεν, ἀλλὰ κατὰ τὴν τοῦ ἀντικνημίου ἴξιν· ἅμα δὲ τὸ ἄλλο ἥμισυ τοῦ σώματος γειτονεύεται ταύτῃ μᾶλλον τῇ ἴξει, ἀλλ' οὐχὶ τῇ εἴσωθεν. ἅμα δὲ ὅτι παχύτερον τὸ εἴσω τοῦ ἔξωθεν, ὥσπερ καὶ τὸ ἐν τῷ πήχει τὸ κατὰ τὴν τοῦ μικροῦ δακτύλου ἴξιν λεπτότερον καὶ μακρότερον.

---

ubi non recte oſſa concurrant, totum enim ſe oſtendit et ſine carne eſt, multoque tardius homo ingreditur ubi hoc fractum eſt. Quodſi exterius os abrumpatur, caſus longe tolerabilior eſt, neque id ita facile deprehenditur, quum minus recte componitur, quoniam carnoſum eſt; maturius item aeger pedibus conſiſtit. Maximam enim oneris partem ſuſtinet os quod ab interiori parte ſitum eſt, tum quia magis laborat et ob ipſum crus et ob pondus quod e regione eſt: femoris enim caput ſuperius corpus fert, id autem ab interiori cruris parte ſitum eſt, at non ab exteriori, ſed e regione partis tibiae; tum quia altera pars totius corporis e regione huc propius accedit quam ad exterius os. Adde quod os interius plenius eſt quam exterius, non ſecus atque in brachio, cujus quod e regione minimum digitum ſpectat, tenuius eſt et longius.

Τὰ ἐξέχοντα μέρη τῶν ὀστῶν ὁποῖα τῆς κνήμης ἐστὶ καὶ τῆς περόνης τὰ κάτω πέρατα, τὰς ἐπιθέσεις τῶν ναρθήκων οὐ φέρει· ταῦτ' οὖν ἀξιοῖ φυλάττεσθαι. ἐνέδρας δ' εἶπεν, ὡς εἰ καὶ ἕδρας εἰρήκει μετὰ τῆς ἐν προθέσεως τὸ σημαινόμενον ἐκ τῆς λέξεως ἐναργέστερον ἐλπίσας ποιήσειν. ταυτὶ μὲν οὖν τὰ ὀστᾶ διότι προπετῆ καὶ γυμνὰ σαρκῶν ἐστὶν, ὑπὸ τῆς τῶν ναρθήκων ἕδρας θλίβεται, μᾶλλον δὲ οὐκ αὐτὰ θλίβεσθαι χρὴ λέγειν, ἀλλὰ τοὺς ἐπ' ἐκείνοις τε μῦς καί τινας ἀπονευρώσεις καὶ τὸ δέρμα. ταῦτα γὰρ ἐν τῷ μεταξὺ γενόμενα δυοῖν σκληρῶν σωμάτων, ἔξωθεν μὲν τοῦ νάρθηκος, ἔσωθεν [221] δὲ τοῦ ὀστοῦ θλίβεταί τε καὶ θλᾶται καὶ πολλάκις οὕτως ἔπαθεν ὡς ἑλκωθῆναι. κατὰ δὲ τὴν πτέρναν ἐκ τῶν ὄπισθεν μερῶν εἰς ἔμπροσθεν ἐμφύεται τένων κατὰ τὴν γαστροκνημίαν ἐκφυόμενος μυοῖν, ὅστις ἐγκείμενος ἱκανῶς καὶ μάλιστα ἐπὶ τῶν ἀσάρκων οὐ φέρει τὸν ἐπιτιθέμενον νάρθηκα, ἀλλ' οὗτος μὲν αἰσθητικώτατος ὢν ὑπὸ τῆς ἐκθλίψεως φλεγμαίνει, τὰ δὲ ἐπικείμενα τοῖς ὀστοῖς τῶν σφυρῶν σώματα διὰ τὴν σκληρότητα τῶν περι-

Exſtantes oſſium partes, cujusmodi ſunt tibiae ſuraeque extrema, ferulas non patiuntur. Cautio igitur eſſe debet, ne his locis circumdentur. Imponantur dixit ἐνέδρας quaſi ἕδρας adjecta praepoſitione ἐν, ut clarius rem ipſam exprimeret. Haec itaque oſſa, quum exſtent a carne minime tegantur, impoſitis ferulis premuntur. Magis autem premi dicuntur non ipſa, ſed muſculi illis ſuperinjecti, tum quidam muſculorum fines et cutis. Haec enim collocata inter duo corpora dura, nempe inter ferulas ab exteriori parte et os ab interiori premuntur atteruntur que et ſaepius ita laeduntur ut exulcerentur. Calci vero a poſteriori parte verſus priorem innectitur chorda quae ab uno diducitur ex muſculis qui continentur in parte cruris poſterioris quae carnoſa prominet. Haec quum carnis maxime expers ſit, potiſſimum in homine gracili ſuperimpoſitam ferulam non ſuſtinet; ſed quum acerrimi ſenſus ſit, ſi comprimatur, inflammatione urgetur. Ea vero quae tibiae ſuraeque tuberculis ſuperinjecta ſunt ob duritiem

λαμβανόντων αὐτὰ, καθότι προείρηται, θλιβόμενα πάσχει μέχρι τοῦ καὶ ἐκθλίμματος κατεργάζεσθαι. καλεῖ γὰρ ὁ Ἱπποκράτης οὕτω τὰς ἐκ τῶν θλιβόντων ἐπιπολῆς ἑλκώσεις τοῦ δέρματος.

ξϛʹ.

Ἐν μέντοι τῷ ἄρθρῳ τῷ κάτω οὐχ ὁμοίη ἡ ὑπόστασις τοῦ ὀστέου τοῦ μακροτέρου· ἀνομοίως γὰρ ὁ ἀγκών τε καὶ ἡ ἰγνύη κάμπτεται. διὰ οὖν ταύτας τὰς προφάσιας τοῦ μὲν ἔξωθεν ὀστέου κατεαγέντος ταχεῖαι αἱ ἐπιβάσιες, τοῦ δὲ εἴσωθεν κατεαγέντος βραδεῖαι αἱ ἐπιβάσιες.

Προειρηκὼς αὐτὸς ἀνωτέρω μακρότερον ὀστοῦν εἶναι τὸ τῆς περόνης, ὥσπερ καὶ ἐν χειρὶ τὸ τοῦ πήχεος. εἰρηκὼς δὲ ὅτι κατὰ τὴν εὐθυωρίαν ἐστὶν ἑκάτερον τοῦ μικροῦ δακτύλου καὶ μέντοι καὶ ὅτι λεπτότερον τοῦ συνεζευγμένου προσέθηκεν ἐφεξῆς, ᾗ διαφέρουσιν ἀλλήλων. εἴρηται δὲ σαφῶς ὑφ᾽ ἡμῶν ἐν τῷ περὶ τῶν ὀστῶν ὑπομνήμασι τά τε

eorum, quibus, ut dictum eft, excipiuntur, compreffa eatenus laeduntur ut exulcerentur. Summae autem cutis exulcerationes fub comprimentibus ortae *ἐκθλίματα* ab Hippocrate vocantur.

LXVI.

Verum longioris offis ftructura in inferiori articulo diffimilis eft. Non enim fimiliter flectitur cubitus et poples. Ob has igitur evidentiffimas caufas, fi os quod ab exteriori parte eft perfringatur, mature homo ingreditur; fi quod ab interiori, tarde.

Quum ipfe in prioribus dixerit, furae os longius quemadmodum et in brachio os cubiti; utrumque autem e regione minimum digitum fpectare et tenuius effe quam id cum quo jungitur; deinceps addidit qua ratione inter fe diftent. Explicavimus autem in commentario de offi-

ἄλλα καὶ ἡ διάρθρησις, ὅτι τέ τίς ἐστιν ἀμφοτέρων αὐτῶν καὶ ὅτι κατὰ τὴν χεῖρα κατὰ τὸν ἔξω κόνδυλον τοῦ βραχίονος ἡ κερκὶς διηρθρωμένη κινεῖται περὶ αὐτὸν, ἐπιστρεφομένη πρός τε τὴν ἔξω χώραν τῆς χειρὸς καὶ τὴν ἔσω. κατὰ δὲ τὸ σκέλος ἡ κνήμη μόνη διαρθροῦται τῷ μηρῷ τῆς περόνης οὐδεμίαν ἐχούσης κίνησιν. οὐδὲ γὰρ ὅλως ἐφ' ἑκάτερα στρέφεται τὸ ἄρθρον τοῦτο, καθάπερ τὸ κατ' ἀγκῶνα. κάμπτεται δὲ μόνον οὐδὲ τοῦτο πάσχει ὁμοίως τῷ κατ' ἀγκῶνα· ἐκεῖ μὲν γὰρ τοῦ βραχίονος τὸ γιγγλυμοειδὲς διήρθρωται τῇ βαθμίδι τοῦ πήχεος. ἐν γόνατι δὲ οἱ δύο δάκτυλοι τοῦ μηροῦ διτταῖς ἐπιβαίνουσι κοιλότησι τῆς κνήμης, ἡ μὲν ὄπισθεν, ὁπότ' ἐκτείνοιτο τελέως, ἡ δὲ ἔμπροσθεν ὁπότε κάμπτοιτο. κατὰ δὲ τὸν μηρὸν οὐδετέρα τούτων ἐστὶν, οὐδὲ γὰρ ὅλως κορώνας ἔσχεν ἡ κνήμη. ἀνομοίως γὰρ ἀγκών τε καὶ ἰγνύη κάμπτεται. αὐτὸς ἀνωτέρω περὶ πήχεος διαλεγόμενος εἶπεν οὕτως· ἔστι δ' ἐκεῖνο τὸ ὀστέον τοιοῦτον, ἀγκὼν καλεόμενος, ᾧ ποτὶ στηριζόμεθα, σαφῶς ἐνδεικνύμε-

bus praeter alia quomodo fe habeat utriusque commiffura; atque infuper radium in brachio cum interiori tuberculo humeri committi ac circa ipfum moveri in exteriorem vel interiorem brachii partem converfum, fed in crure tibiam folam cum femore committi, quia fura nullum motum praeftat. Nam neque hic articulus in latera ullo modo movetur, ficut articulus cubiti, fed curvantur dumtaxat, idque non eadem ratione qua articulus cubiti vel humeri ambitus trochleam referens in cavo cubiti recipitur, at in genu proceffus femoris in finus tibiae fe inferunt. Adde quod ex cubiti proceffibus roftrum referentibus pofterior in pofteriori finu humeri recipitur ubi maxime articulus extenditur; prior in priori ubi maxime curvatur, quorum neutrum tibiae accidit, quum nullum penitus proceffum habeat roftro fimilem; non enim fimiliter flectitur cubitus ac poples. Cubiti vero eminentiam clarum eft vocaffe *ἀγκῶνα*, quo nomine ufus eft etiam in fuperioribus de cubito agens quum dixit: eft autem idem cum

νος ὅτι τὸ τοῦ πήχεος ὀξύτατον ὀνομάζει ἀγκῶνα. καλοῦσι δ' αὐτὸν καὶ ὀλέκρανον καὶ κύβιτον· ἀλλὰ νῦν γέ φησιν, ἀνομοίως ἀγκών τε καὶ ἰγνύη κάμπτεται· δυνάμει πάλιν κἀνταῦθα λέγων, ὅτι ἀνομοίως ἥ τε κατ' ἀγκῶνα διάρθρωσις καὶ ἰγνύη κάμπτεται, ἀμέλει καὶ αὐτὸς ἐν τοῖς κατω- (556) τέρω φησί. τὰ δὲ κατ' ἀγκῶνα καὶ ὀχλωδέστερα τοῖς κακοῖς περὶ ἐξαρθρημάτων ὁ λόγος ἐστί. τούτου τοίνυν χρὴ μεμνῆσθαι πρὸς πολλὰ τὴν ἀκρίβειαν τῶν κυρίων ὀνομάτων οὐδὲ παρ' ἑνὶ τῶν παλαιῶν Ἑλλήνων εὕροις [222] ἂν φυλαττομένην, ἀλλὰ τὰ μὲν χρώμενοι, τὰ δὲ μεταφέροντες λέγουσι· καὶ μέντοι καὶ τὸ τῆς ἰγνύας ὄνομα καὶ αὐτὸ τοιοῦτόν ἐστιν, οἷόν περ καὶ τὸ τῆς μασχάλης τὸν ὑποκάτω τοῦ ὤμου τόπον σημαίνει τό τε τῆς ἰγνύος τὸν ἀντικείμενον ἐκ τῆς ὀπίσω τῷ γόνατι. καὶ γὰρ οὖν καὶ αὐτὸ τὸ γόνυ τὸ πρόσω μέρος ἅπαν σημαίνει τῆς ἐνταῦθα διαρθρώσεως, ὥστε κἂν τῷ δέρματι τῷ κατὰ τοῦτο τὸ χωρίον ἕλκος γένηταί τινι, τὸν ἄνθρωπον τοιοῦτόν φασιν ἕλκος ἔχειν ἐν τῷ γόνατι, κἂν ὁ ὑπὸ τῷ δέρματι τένων ὁ περιτεταμένος τῷ ὀστῷ διαιρεθῇ, καὶ τότε τραῦμά φασιν ἐν τῷ γόνατι γεγονέναι,

illo eminentia cubiti cui praecipue innitimur. Eandem eminentiam et ὠλέκρανον dicunt et κύβιτον. Sed nunc ait: non enim fimiliter flectitur cubitus et poples, idem fignificans ac fi dixiffet: illa commiffura quae juxta cubiti eminentiam eft et illa quae juxta poplitem diffimiliter curvantur, cujus rei exemplum infra habet, qua de luxatis, ubi afferit quae in cubiti articulo funt moleftiora effe. Illud autem multis in locis meminiffe oportet exquifitam nominum rationem ne ab uno quidem ex vetuftis Graecis fervari, quum quibusdam abutantur, quaedam a propriis rebus ad alias transferant. Atque poplitis nomen tale eft quale ipfa ala, quae locum fignificat fub humeri capite; at poples id appellatur quod a pofteriori parte ipfi genu opponitur; genu autem notant priorem partem hujus articuli univerfam. Quare fi cui hac parte cutis exulceretur, eum hominem inquiunt teneri ulcere in genu; quodfi chorda quae fub cute os cingit fecatur, genu ac-

καθάπερ γε καὶ αὐτὸ τὸ τῆς μύλης πάθοι σῶμα. καλοῦσι δ' αὐτὴν οὐχ οὕτως μόνον, ἀλλὰ καὶ ἐπιγονατίδα· καὶ μέντοι καὶ τὰ πλάγια μέρη τοῦ σώματος ἑρμηνεύοντες λέγουσι ποτὲ μὲν ἔξω, ποτὲ δ' ἔσω τοῦ γόνατος γεγονέναι τὸ ἕλκος. ὅλον γὰρ τὸ χωρίον ἐν πλατεῖ γόνυ καλοῦσιν ὥσπερ καὶ ἰγνύαν καὶ μασχάλην καὶ ὦμον. οὕτως οὖν καὶ ἀγκῶνα καὶ σφυρὰ καὶ καρπὸν ὅλον τὸ χωρίον ὀνομάζει, πολλάκις δ' αὐτὸ προτίθεται τὸ κατ' ὦμον ἄρθρον, τὸ κατ' ἀγκῶνα, τὸ κατὰ γόνυ, τὸ κατ' ἰσχίον, τὸ κατὰ σφυρὸν, πρόδηλον ὅτι πως ποικίλως χρῆται τοῖς ὀνόμασιν, ὥσπερ ἔφην καὶ τοὺς ἄλλους παλαιοὺς, καταφρονῶν τῆς ὕστερον ἀσκηθείσης περὶ αὐτῶν μικρολογίας, ἣν οἱ μεταχειρισάμενοι καλοῦσιν ἀκρίβειαν.

ξη.

Ἢν δὲ τὸ τοῦ μηροῦ ὀστέον καταγῇ, τὴν κατάτασιν χρὴ ποιέεσθαι περὶ παντὸς, ὅκως μὴ ἐνδεεστέρως σχήσει. πλεονασθεῖσα μὲν γὰρ οὐδὲν ἂν σίνοιτο, οὐδὲ γὰρ εἰ διεστεῶτα τὰ ὀστέα ὑπὸ τῆς ἰσχύος τῆς κατατάσιος ἐπι-

cepiſſe vulnus dicunt, non ſecus etiam ſi patella vitietur quam Graeci et μύλην et ἐπιγονατίδα vocant. Ad haec qui latera corporis exprimunt modo ab interiori parte genu, modo a poſteriori ulcus ortum ajunt. Univerſum enim hunc locum a lateribus genu vocabulo appellant, eadem ratione et poplitem et alam et humeri caput. Sic etiam cubitum et talos et primam palmae partem ad totum locum ſignificandum uſurpant; ſaepe etiam adjiciunt articulum capitis humeri aut cubiti, genu, coxae vel talorum. Conſtat igitur Hippocratem varie nominibus uti, aliorum majorum exemplo, ut retuli, contempta quam juniores excolunt curioſa verborum ratione, quae ab iis quae in ea verſantur exquiſita diligentia dicitur.

LXVII.

At ſi femoris os fractum eſt, valenter omnino extendi debet, ne nimis quam res poſtulat id fiat; ſiquidem plus juſto intenſum non laeditur. Nam oſſa haec quae per vim diducta ſunt, ſi ſic recedentia inter ſe vinciantur,

δέοι τις, οὐκ ἂν δύναιτο κρατεῖν ἡ ἐπίδεσις, ὥστε διεστάναι, ἀλλὰ συνέλθοι ἂν πρὸς ἄλληλα τὰ ὀστέα ὅτι τάχιστα ἂν ἀφῶσιν οἱ τείνοντες.

Ἐπειδὴ μέγιστοι μύες εἰσὶν οἱ περὶ τὸν μηρὸν, εἰκότως εὐλαβεῖται μὴ κατατείνοντες τὸ κῶλον ἐλλίπωμέν τι συμμέτρου· καὶ γὰρ γίνεται πολλάκις οὕτως. ὅπως οὖν ἀδεέστερον ἀντιτείνωμεν, οὐδ᾽ ἂν πληγαίνηται, βλάψειν φησὶ τὴν τάσιν. ὃ γὰρ ὑπ᾽ ἄλλων μορίων ὑπώπτευσεν ἄν τις ἐνταῦθα συμβαίη. τί δὲ τοῦτ᾽ ἐστὶν ἐπιτεθῆναι τὸ κατεαγὸς ὀστοῦν διεστώτων αὐτοῦ τῶν κεχρισμένων μερῶν, ἅπερ ἐχρῆν τούτων ἀλλήλων, ὡς ὁπότε κατὰ φύσιν ἔχει τοῦτο τὸ κῶλον, οὐδεμιᾶς μεταξὺ χώρας ἀπολειπομένης κενῆς, ἐν ᾗ τῶν ἰχώρων ἀθροιζομένων κίνδυνος ἢ σφακελίσαι τὸ ὀστοῦν· εἰ γὰρ καὶ διεστῶτά ποτε δεθείη τὰ μέρη τοῦ κατεαγότος ὀστοῦ πλεονασθείσης τῆς ἀντιτάσεως, οὐκ ἂν διαμεῖναι μετὰ τὴν ἐπίδεσιν, ὡς ἐπ᾽ ἀλλήλων μορίων, ἐν οἷς ἡ ἐπιβολὴ τῶν ἐπιδέσμων ἀκινήτους φυλάττει τοὺς μύας· ἀλλ᾽ οὐκ ἔν γε

non ſane poterunt ita diducta vinculis contineri, quin celerrime concurrant, quum primum qui extendunt ex opere ſe receperint.

Quia maximi ſunt muſculi qui ſemur circumdant, non immerito veretur ne, quod ſaepe contingit, non ſatis membrum extendatur. Ergo ut audacter extendamus, intenſio, ait, juſto valentior non laedit. Fieri enim in hac parte poteſt, quod ſuſpectum eſſet in aliis. At quid hoc eſt? ut devinciatur os ſractum, dum ipſius partes quae pertractantur inter ſe recedunt; quas non ſecus atque ubi membrum naturaliter ſe habet coire oportebat nullo relicto inani ſpatio, in quo ex contracta ſanie periculum ſit, ne os corrumpatur. Si quando enim fracti oſſis partes, quum vehementius intentae fuerint, diductae vinciantur, non poterunt poſt injectum vinculum ut in ceteris locis contineri, in quibus circumactae faſciae muſculos immobiles ſervant, quod in femore monet perti-

Ed. Chart. XII. [222. 223.] Ed. Baf. V. (556.)

τῷ μηρῷ φησὶ χρῆναι δεδιέναι τοῦτο διὰ τὸ μέγεθος τῶν μυῶν. οὐ γὰρ κρατήσει αὐτῶν τὴν ἐπίδεσιν, ἀλλὰ κρατυνθήσεται. τοῦτο δὲ εἶπεν, ἐπεὶ τῇ μὲν ἐπιδέσει πρόκειται φυλάττειν οὕτως ἔχοντα τὸν μηρὸν, ὡς ἐπιδούμενος εἶχε, τοῖς δὲ μυσὶν [223] ἐπὶ τὴν ἰδίαν κεφαλὴν ἀνατρέχειν. ἐναντίων οὖν ἑκατέρων προκειμένων τῶν σκοπῶν, ἐὰν μὲν ἡ ἐπίδεσις κρατήσῃ, νικήσασα τὴν φυσικὴν κίνησιν τῶν μυῶν ἐν τῷ διεστάναι τὰ μέρη τοῦ κατεαγότος ὀστοῦ, ἐὰν δ' ἡ τῶν μυῶν κίνησις ἰσχυροτέρα γένηται τῆς ἐπιδέσεως, ἀνασπασθήσονται αὐτοὶ πρὸς τὴν ἀρχήν. συναναςπάσουσι δὲ καὶ κάτω μέρη τοῦ κατάγματος ὀστοῦ καὶ προσάξουσι τῷ ἄνω.

ξη'.

Παχεῖαι γὰρ καὶ ἰσχυραὶ αἱ σάρκες ἐοῦσαι κρατήσουσι τῆς ἐπιδέσιος, ἀλλ' οὐ κρατηθήσονται. περὶ οὗ οὖν ὁ λόγος, διατείνειν εὖ καὶ ἀδιαστρέπτως χρὴ, μηδὲν ἐπιλείποντα· μεγάλη γὰρ ἡ αἰσχύνη καὶ βλάβη βραχύτερον τὸν μηρὸν ἀποδεῖξαι. χεὶρ μὲν γὰρ βραχυτέρη γινομένη καὶ ξυγκρυ-

meſcendum non eſſe ob magnitudinem muſculorum, quum hoc vinculum non ſuperet, ſed cedat. Quam rem propterea dixit, quod proprietas eſt vinculi quidem femur tueri, quomodo deligatum accepit, muſculi vero ad ſuum initium concurrere. Quum contraria igitur ſit proprietas utriusque, ſi vinculum ſuperet, naturalis muſculorum motus cedet, quum fracti oſſis partes diductae contineantur; ſed ſi muſculorum motus vinculo validior fuerit, ipſi ad initium contrahentur, atque una trahent et ad ſuperiora adducent comminuti oſſis partem inferiorem.

LXVIII.

Craſſa enim ac robuſta caro vinculum ſuperabit, at non ſeparabitur. Id ergo quo de agitur extendi valenter oportet, ſicque ut in neutram partem convertatur, neve minor vis quam ipſum exigat adhibeatur, quum turpe magnopere ſit atque incommodum femur brevius red-

φθείη ἂν καὶ οὐ μέγα τὸ σφάλμα, σκέλος δὲ βραχύτερον γενόμενον χωλὸν ἀποδείξει τὸν ἄνθρωπον. τὸ γὰρ ὑγιὲς ἐλέγχει μακρότερον ἐὸν ὥστε λυσιτελέει τὸν μέλλοντα κακῶς ἰητρεύεσθαι ἀμφότερα καταγῆναι τὰ σκέλεα μᾶλλον ἢ τὸ ἕτερον. ἰσόῤῥοπος γοῦν ἂν εἴη αὐτὸς ἑωυτῷ· ἐπὴν μέντοι ἱκανῶς κατατανύσῃς, κατορθωσάμενον χρὴ τοῖσι θέναρσι τῶν χειρῶν ἐπιδεῖν τὸν αὐτὸν τρόπον, ὥσπερ καὶ πρόσθεν γέγραπται καὶ τὰς ἀρχὰς βαλλόμενον, ὥσπερ εἴρηται καὶ νεμόμενον ἐς τὸ ἄνω τῇ ἐπιδέσει καὶ ὑποκρινέσθω ταῦτα ὥσπερ καὶ πρόσθεν καὶ πονεέτω κατ' αὐτὰ καὶ ῥηΐζέτω καὶ μετεπιδείσθω ὡσαύτως καὶ ναρθήκων πρόσθεσις ἡ αὐτή. κρατύνεται δὲ ὁ μηρὸς ἐν πεντήκοντα ἡμέρῃσιν.

Οὓς ἡμεῖς μῦς εἴπομεν ἐν τῷ προγεγραμμένῳ λόγῳ, τούτους ὠνόμασε σάρκας συνήθει χρώμενος τῇ προσηγορίᾳ, διότι πᾶσα σὰρξ αἰσθητὴ μυός ἐστι μέρος ἐν τοῖς μέσοις

dere. Brachium namque ſi brevius fiat, celari poterit, neque noxa magna erit, crus ſi brevius reddatur, hominem claudum demonſtrabit. Ab integro enim quod longius erit prodetur, adeo ut illi, qui male curandus, ſatius fuerit utrumque crus frangi quam alterum: aeque enim in utramque partem inclinaretur. Ubi vero extenſum ſit abunde, prominentioribus palmarum partibus eodem modo quo ſupra poſitum eſt dirigatur ac deligetur; faſciaque capiti injiciatur, ut ante indicavimus, ipſaque ſurſum verſus porrigatur; tum itidem reſpondeat ut in ſuperioribus; praeterea et magis urgeatur et laxius vinculum ſentiat iis partibus quae ſupra poſitae ſunt; ad haec ſimiliter reſolvatur ac rurſus deligetur, ferulaeque eodem modo ſuperaccommodentur. Conſervet autem femur quinquaginta diebus.

Hippocrates uſitato vocabulo carnem appellavit quos in ſuperioribus muſculos diximus. Nam quaecunque caro ſentit muſculi pars eſt, atque haec in mediis muſculis

μάλιστα μέρεσιν αὐτῶν τοιαύτη φαινομένη. κατὰ γὰρ τα πέρατα νευρωδέστεροί πως οἱ μύες φαίνονται τὸ σαρκῶδες ἔλαττον ἔχοντες.

ξθ'.

Προσξυνιέναι δὲ χρὴ καὶ τόδε, ὅτι μηρὸς γαῦσός ἐστιν ἐς τὸ ἔξω μέρος μᾶλλον ἢ ἐς τὸ ἔσω καὶ ἐς τὸ ἔμπροσθεν μᾶλλον ἢ ἐς τοὔπισθεν. ἐς ταῦτα τοίνυν τὰ μέρεα καὶ διαστρέφεται, ἐπὴν μὴ καλῶς ἰητρεύηται· καὶ δὴ καὶ κατὰ ταῦτα ἀσαρκότερος αὐτὸς ἑωυτοῦ ἐστιν, ὥστε οὐδὲ ξυγκρύπτειν δύναται ἐν τῇ διαστροφῇ. ἢν οὖν τι τοιοῦτον ὑποπτεύῃς, μηχανοποιέεσθαι χρὴ οἷάπερ ἐν τῷ βραχίονι τῷ διαστρεφομένῳ παρῄνηται.

[224] Ὅτι μὲν τὸν κυρτὸν ἡ γαῦσος φωνὴ δηλοῖ πρόδηλον ἐξ αὐτοῦ τοῦ πράγματος. ὁ γὰρ μηρὸς οὐκ ἀκριβῶς ἐστιν εὐθὺς, (557) ἀλλὰ εἴς τε τὸ ἔξω κυρτότερος, ὥσπερ καὶ κατ' ἐναντία μέρη κοιλότερος. εἴτε δ' ὀξύνειν

potiffimum fe oftendit, quum in extremitatibus mufculi nervofi magis quodammodo fint minusque carnis habeant.

LXIX.

Illud etiam fcire licet quod femur ab exteriori parte gibbum eft magis quam ab interiori et a priori magis quam a pofteriori. In has igitur partes convertitur, ubi non recte curatur. Quin et in his partibus minus carnofum eft quam in aliis, ut quando pervertitur latere minime poffit. Ergo fi quid ejusmodi fufpectum fit, tale quidpiam moliri oportet, quale traditum eft ad humerum perverfum.

Gibbum dixit *γαῦσος*. At quod haec vox gibbum fignificet, res ipfa declarat: fiquidem femur non omnino rectum eft, fed a priori et exteriori parte gibbum, ficut a contrariis fimum. Utrum vero vox *γαῦσος* poftrema

Ed. Chart. XII. [224.] Ed. Baſ. V. (557.)

χρὴ τοὔνομα τὸ γαυσὸς εἴτε προπερισπᾶν γαῦσος ἄδηλον. οὐ γάρ ἐστιν ἐν ἔθει τῷ τῶν Ἑλλήνων ἡ φωνή. κατὰ τὴν ἀναλογίαν ἔνιοι μὲν προπερισπᾶσθαι κελεύουσιν αὐτὸ παραπλησίως τῷ καῦσος καὶ μαῦρος καὶ γαῦρος, ἔνιοι δὲ ὀξυτονεῖσθαι. δηλονότι πάντα πάθη δηλοῦντα δισύλλαβα τῇ ὀξείᾳ φαίνεται κεχρημένα τάσει, χωλὸς, λορδὸς, στρεβλὸς, κυρτὸς, βλαυσὸς, ῥαιβός. οὐ μόνον δὲ τὰ δισύλλαβα, ἀλλὰ καὶ σχεδὸν ἅπαντα τὰ κατὰ πάθη λεγόμενα, ἀρθριτικὸς, πλευριτικὸς, ἡπατικός. ὁποτέρως οὖν τις θέλει φθέγγεσθαι συγχωρεῖ κἂν ποτέ σοι καὶ τὴν ὀξεῖαν τάσιν εἰπόντι γαυσός. ἐπὶ τοῦτο γὰρ μόνον ἐπειράθην ῥεπόντων τῶν ἀναγινωσκόντων τὸ βιβλίον, ἄν τ᾽ εἴπῃ τις ἀξιῶν προπερισπᾶν, ὡς ἂν ἐκεῖνος ἐθελήσῃ καὶ σὺ φθέγγου, καὶ πάλιν ἂν ἑτέρῳ συντύχῃς ὀξυτονεῖν ἐθέλοντι, καὶ αὐτὸς οὕτως πρᾶττε καταφρονῶν καὶ τόνων καὶ ὀνομάτων, ὡς οὔτε πρὸς φιλοσοφίαν συντελούντων, πολύ γε μᾶλλον οὔτε πρὸς γεωμετρίαν ἢ ἀριθμητικὴν ἢ μουσικὴν ἢ ἀστρονομικὴν, ὥστε εἰ μηδεμία

ſyllaba acui an penultima circumflecti debeat incertum eſt; non enim frequenti in uſu eſt apud Graecos id verbi. Quidam a ſimilitudine ducti penultimam circumflecti volunt, quemadmodum καῦσος, μαῦρος, γαῦρος; quibusdam vero magis placet ultimam ſyllabam acutam eſſe, quoniam omnia nomina duarum ſyllabarum quae affectum ſignificant acuto ſunt accentu in ultima, χωλὸς, λορδὸς, στρεβλὸς, κυρτὸς, βλεσσὸς, ῥαιβός; nec ſolum quae duabus ſyllabis conſtant, ſed fere quaecunque affectum notant, ἀρθριτικὸς, πλευριτικὸς, ἡπατικός. Concedito igitur utro quis velit modo pronunciare. At γαῦσος efferenti tibi ultima acuta, eos enim qui librum legunt ire in hanc ſententiam tantum comperi, ſi quispiam adverſetur exiſtimans debere penultimam circumflecti, tu quoque utcunque illi placet pronunciato. Quodſi alium rurſus nactus fueris qui malit ultimam acui, tu itidem facito, nomina atque accentus parvi pendens, utpote quae nihil ad philoſophiam conferant et multo minus ad geometriam, arithmeticen, muſicen, aſtronomiam. Quare ſi nulli arti ad ſuum finem

τέχνη δέεται πρὸς τὸ ἑαυτῆς τέλος τῆς τῶν ἐπιτρίπτων τούτων ὀνομάτων μακρολογίας, οὐ μόνον οὐ χρὴ προσίεσθαι τὸ ἐπιτήδευμα τῶν ἀνδρῶν, ἀλλὰ καὶ καταγελᾷν ὡς μάλιστα.

ο'

Προσπεριβάλλειν δὲ χρὴ ὀλίγα τῶν ὀθονίων κύκλῳ ἀμφὶ τὸ ἰσχίον καὶ τὰς ἴξύας, ὅκως ἂν οἱ βουβῶνές τε καὶ τὸ ἄρθρον τὸ κατὰ τὴν πληχάδα καλεομένην προσεπιδέηται καὶ γὰρ ἄλλως ξυμφέρει καὶ ὅκως μὴ τὰ ἄκρεα τῶν ναρθήκων σίνηται, πρὸς τὰ ἀνεπίδετα προσβαλλόμενα.

Τὸ μὲν ὑποδεχόμενον ὀστοῦν τὴν τοῦ μηροῦ κεφαλὴν ἰσχίον ὀνομάζεται, καθάπερ καὶ ἡ κοιλότης αὐτοῦ κοτύλη. κέχρηται δὲ τοῖς ὀνόμασιν ἀμφοτέροις ὁ ποιητὴς εἰπών·

Ἔνθα τε μηρὸς
ἰσχίῳ ἐνστρέφεται, κοτύλην δέ τε μὶν καλέουσιν.

ἴξύας τινὲς μὲν τὰ τῶν λαγόνων ἤκουσαν ὀστᾶ, τινὲς δὲ τὸ

importuna contemnendaque nominum inquifitione opus eft, non modo horum hominum non probare ftudium convenit, fed quam maxime deridere.

LXX.

Circumdare autem aliquot lintea oportet aeque in orbem circa coxam et ilia, ut inguina etiam et quod inter anum et naturale eft, πληχάδα Graeci vocant, involvantur. Quod et ob aliam caufam utile eft et ne extremae ferulae nudam partem offendant.

Coxa, id eft os illud in quod fe inferit femoris caput, *ἰσχίον* Graece nuncupatur, ficut et ipfius cavum *κοτύλη*. Utroque nomine utitur poëta in hoc carmine

*Ἔνθα τε μηρὸς
ἰσχίῳ ἐνστρέφεται, κοτύλην δέ τε μὶν καλέουσιν.*

Ilia dixit *ἴξύας*, quae nonnulli accipiunt pro ilium offibus,

ὑπὲρ ἄνω αὐτῶν ὅπερ ἰδίως ὀνομάζεται λαπάρα καὶ γέγραπται παρὰ τῷ ποιητῇ τοῦτο τοὔνομα κατ᾽ ἐκεῖνο τὸ ἔπος, ἔνθα φησίν·

οὖσα κατὰ λαπάρην.

ἐγὼ δὲ τὸ μὲν τῆς λαπάρας ἔχοιμ᾽ ἂν ἀποφήνασθαι κἀκ τῆς πείρας αὐτῆς κἀκ τῆς χρήσεως Ἱπποκράτους τε καὶ τοῦ ποιητοῦ καὶ αὐτοῦ τοῦ νοσήματος, ὅτι τῶν μεταξὺ τῶν τε τοῦ θώρακος ὀστῶν καὶ τῶν ἰδίως καλουμένων λαγόνων ὀστῶν ἐστι καὶ ῥηθήσε- [225] ται περὶ αὐτοῦ κατὰ τὸν οἰκεῖον καιρόν. περὶ δὲ τῶν ἰξύων οὐκ ἔχω διατείνεσθαι· καὶ μέσον μὲν γὰρ ὁ ποιητὴς ἑνικῶς εἶπεν αὐτό

περὶ ζώνην
βάλλεται ἰξύην ἑκατὸν θυσάνοις ἀραρυῖαν.

καὶ καθόσον ἔτι πιθανώτερον ἐν τῷ μεταξὺ τῶν τε κατὰ τοὺς λαγόνας ὀστῶν καὶ τῶν τοῦ θώρακος περιβάλλεσθαι τὴν ζώνην αὐτὸ τοῦτο τοῦ σώματος ἰξύαν ἄν τις ὀνομάζε-

nonnulli pro parte quae ſuper ipſa eſt quae *λαπάρα* proprie vocatur, quod verbum apud poëtam reperitur in eo carmine:

οὖσα κατὰ λαπάρην.

Equidem de vocabulo *λαπάρας* dicere poſſum adductus exprimento et Hippocratis ac poëtae uſu, tum ipſo morbo, eam ſignificare partem quae inter oſſa pectoris et quae proprie appellantur oſſa ilium eſt interjecta, de quo ſuo loco agemus. Quae autem partes *ἰξύες* nominentur non eſt multis agam; ob id enim quod poëta numero ſingulari *ἰξύαν* ſcripſit in illo carmine:

περὶ ζώνην
βάλλεται ἰξύην ἑκατὸν θυσάνοις ἀραρυῖαν.

tum ob id quod credibilius eſt zonam dari inter ilia et thoraeis oſſa, exiſtimet aliquis hanc ipſam partem corporis *ἰξύαν* appellari. Contra vero ex eo quod Hippocrates

σθαι νομίζῃ, καθόσον δὲ πάλιν ὁ Ἱπποκράτης τῇ παρακειμένῃ λέξει πληθυντικῶς εἶπεν ἴξύας εἰρῆσθαι, διὰ τοῦτο περὶ τῶν λαγόνων ὀστᾶ τὴν ἐπίδεσιν ἐπαναβαίνειν, εὐλόγως ἄν τις αὐτὰ ταῦτα νομίζειεν ἴξύας εἰρῆσθαι.

Τὸ δ' οὖν εἰς τὰ παρόντα χρήσιμόν ἐστιν, ὅταν ἐν τοῖς ἄνω μέρεσι τοῦ μηροῦ γένηται τὸ κάταγμα μὴ μόνον ἄχρι τοῦ βουβῶνος ἐπιδεῖν, ἀλλὰ καὶ προσαναβαίνειν ἐπιλαμβάνοντά τινα τῶν ὑψηλοτέρων χωρίων. ἔστι δὲ ταῦτα πρῶτον μὲν ἴσχιον, εἶθ' ἑξῆς τὸ τοῦ λαγόνος ὀστοῦν, εἶθ' ἡ μετ' αὐτὸ κενὴ χώρα τῶν ὀστῶν, ἣν λαπάραν ὀνομάζουσιν· ἣν μὲν οὖν τις βούληται καὶ μέχρι ταύτης ἀνιέναι συγχωρητέον, ἐὰν δὲ προσεπιδήσας τὰ τῶν λαγόνων ὀστᾶ τοῦτο πράττῃ, ταῦτα δὲ ὑπερβάντα περιβάλλειν εὐθέως ταῖς λαπάραις τὸν ἐπίδεσμον οὐκ ἀξιῶ, περὶ παντός γε ποιουμένου τοῦ Ἱπποκράτους μηδεμίαν ἐν ταῖς ἐπιδέσεσιν ἀπολείπεσθαι χώραν, κἂν ἀνεπίδετον, ἀλλ' ἐξ ἴσου ἅπαντα τὰ μέλη κατειλῆφθαι συνεχῶς τοῖς ὀθονίοις ἄχρι περ ἂν ἐπιλαμβάνειν δόξῃ τοῦ ὑγιοῦς. πληχάδα δε τινὲς μὲν διὰ τοῦ γ γράφουσι

multitudinis numero ἴξύας dixit, quodque ad ilium oſſa voluit vinculum pertinere, jure arbitrabitur aliquis ἴξύας haec ipſa nuncupari.

A.

Deligatio etc.

Quod ad hunc locum attinet, quando ſuperior femoris pars comminuitur, faſcia non ſolum uſque ad inguina ferri debet, ſed ultra aliquam ex ſuperioribus partibus comprehendere. Tales ſunt primum coxa, deinde oſſa ilium, poſtremo ea pars quae ſine oſſe eſt, λαπάραν vocant, quam ubi vis complecti licet, dum ilium oſſa etiam ſedevinxeris. Quibus omiſſis faſciam protinus ad hanc ſedem porrigendam eſſe minime puto, quum Hippocrates maximi fecerit, nullum relinqui locum nudum, ſed aeque perpetua, donec ex integra parte comprehenſum aliquid eſſe videatur, omnia faſciis alligari. *Πληχάδα* quidam per χ ſcribunt, quidam per γ πληγάδα, eo vocabulo ſigni-

πλιγάδα, τινὲς δὲ διὰ τοῦ χ πληχάδα. δηλοῖ δὲ τοὔνομα τὸ μεταξὺ τῶν δύο σκελῶν χωρίον, ἐντεῦθεν καὶ τὸ ἐκπεπλῆσθαι καὶ διαπεπλῆσθαι παρ' αὐτῷ γέγραπται καὶ παρὰ τῷ ποιητῇ, τοὶ δ' ἐπλήσσοντο πόδεσσι.

οα'.

Ἀπολείπειν δὲ χρὴ ἀπὸ τοῦ γυμνοῦ αἰεὶ τοὺς νάρθηκας καὶ ἔνθεν καὶ ἔνθεν ἱκανῶς καὶ τὴν θέσιν αἰεὶ τῶν ναρθήκων προμηθέεσθαι χρὴ ὅκως μήτε κατὰ τὸ ὀστέον τῶν ἐξεχόντων παρὰ τὰ ἄρθρα φύσει πεφυκότων μήτε κατὰ τὸ ἄρθρον νεῦρον ἔσται.

Πολλὰ τῶν κοινῶν καὶ γενικῶν ἐφ' ἑνὸς τῶν κατ' εἶδος ἐσομένων εἴωθε διδάσκειν ὁ Ἱπποκράτης ἐπισημαινόμενος, ὅτι μὴ μόνου τοῦ εἴδους ἐστὶν, ἀλλὰ καὶ πάντων ἢ πλειόνων ἤ τινων. προστίθησι δὲ τῷ λόγῳ ποτὲ μὲν τὸ ἀεὶ, καθάπερ καὶ νῦν, ἐνίοτε δὲ εἰς τὰ πολλὰ χρηστὸν τοῦτο συνιέναι, ἐνίοτε δὲ ὅτι πρὸς πάντα τοῦτο χρήσιμον.

ficatur quod inter utrumque crus fpatium eft, unde Hippocrates divaricari vocat ἐκπεπλῆσθαι καὶ διαπεπλῆσθαι. Nam et poëta τοὶ δ' ἐπλήσσοντο πόδεσσι dixit, fignificare volens, divaricabant pedibus.

LXXI.

A qua femper utrimque fatis recedere debent. Semper autem cautio fit, ne imponantur fuper offa in articulis naturaliter prominentia, neque in articulorum vicinia fuper nervum.

Solet Hippocrates ubi de una fpecie pertractat complura docere ex iis quae communia funt ac generalia, monens ea non effe propria unius fpeciei, fed ad omnes vel multas vel aliquot pertinere. Adjicit autem orationi modo particulam *femper*, ut in propofitis verbis, modo quod intellexiffe pertinet ad multa loca, *interdum*. Hoc

ἔσται γὰρ ὄντως ἀεὶ καὶ τὸ νῦν εἰρημένον ὑπ' αὐτοῦ χρήσιμον οὐκ ἐπὶ μηροῦ μόνον, ἀλλ' ἐπὶ πάντων ἁπλῶς τῶν λαμβανόντων καταγμάτων τοὺς νάρθηκας. οὕτως γὰρ αὐτὸς ἔχειν μήκους προσῆκεν, ὡς μὴ ψαύειν τοῦ γυμνοῦ, καὶ μάλιστα δὲ αὐτὸ φυλάττεσθαί φησι δεῖν, ὅταν ἐξοχαῖς ὀστῶν πλησιάζῃ τὰ τῶν ναρθήκων πέρατα.

οβ'.

[226] *Τὰ δὲ οἰδήματα κατ' ἰγνύην ἢ κατὰ πόδα ἢ κατά τι ἄλλο ἐξαειρεύμενα ὑπὸ τῆς πιέσιος εἰρίοισι πολλοῖσι ῥυπαροῖσιν εὖ κατειργασμένοισιν οἴνῳ καὶ ἐλαίῳ ῥήνας, κηρωτῇ ὑποχρίων καταδεῖν καὶ ἢν πιέζωσιν οἱ νάρθηκες, χαλῶν θᾶσσον. ἰσχναίνειε δ' ἄν, εἰ ἐπάνω ἐς τὰς νάρθηκας ὀθονίοισιν ἰσχνοῖσιν ἐπιδέοις τὰ οἰδήματα ἀρξάμενος ἀπὸ τοῦ κατωτάτω ἐπὶ τὸ ἄνω νεμόμενος.*

Τὰ ἐξαειρεύμενά φησιν οἰδήματα πρὸς τῆς πιέσεως, ὅπερ ἐστὶν ἐξαιρόμενα διὰ τὴν ἐκ τῶν χυμῶν θλίψιν ἐνε-

ad omnia utile eſt; eſt enim revera quod nunc ab ipſo proponitur ſemper commodiſſimum non in femore dumtaxat, ſed in univerſum in omnibus fracturis quae ferulas poſtulant. Breviores enim ſint oportet quam ut ad eam ſedem perveniant quae faſcia non excipitur, quod potiſſimum obſervandum ait, ubi ferularum extremitates proximae ſunt oſſium tuberculis.

LXXII.

Tumores vero juxta poplitem vel pedem aut alibi ſub conſtringentibus vinculis aſſurgentes multa lana ſuccida curentur bene carpta et vino et oleo reſperſa; tum cerato inuncti deligentur, atque ubi ferulae urgeant citius laxentur. Extenuarentur autem tumores, ſi ſurſum verſus ad ferulas tenues faſciae vincirentur, quae ab imis partibus orſae ad ſuperiores intenderent.

Tumores, inquit, ſub conſtringentibus vinculis aſſurgentes, quos ἐξαειρευμένους dixit, propterea quod ſucci

χθέντων σφοδρῶς θεραπευτέον ἐπιδέοντα ἔρια πολλὰ, ῥυπαρὰ, καλῶς κατειργασμένα ῥαίνοντας ἐλαίῳ καὶ οἴνῳ. προϋποχρίειν δὲ ἀξιοῖ τὸ δέρμα καθ' ὃ ταῦθ' ὑποτεθήσεται κηρωτῇ καὶ τὴν αὐτὴν ἐπίδεσιν ἀπὸ τῶν οἰδημάτων ἐπὶ τὰ ἄνω ποιεῖσθαι. περὶ μὲν τοῦ τρόπου τῆς ἐπιδέσεως αὐτὸς ἐδίδαξεν εἰπὼν, πόθεν μὲν ἄρξεταί τις ἐπιδεῖν, ἐκ τοῦ αὐτοῦ παραπέμπεσθαί τε καὶ ἄγεσθαι. περὶ δὲ τῶν φαρμάκων οἷς χρῆται τῆς δυνάμεως εἴρηται μὲν ἐπὶ πλέον (558) ἐν ταῖς περὶ αὐτῶν πραγματείαις. εἰρήσεται δὲ καὶ νῦν τὰ κεφάλαια τῶν ἐν ἐκείνοις δεδειγμένων. τὸ μὲν οὖν ἔλαιον ἀνωδύνου τε καὶ διαφορητικῆς ἐστι δυνάμεως, ὁ δὲ οἶνος ξηραντικῆς τε καὶ ἀποκρουστικῆς, πεπτικῆς, μαλακτικῆς, διαφορητικῆς δυνάμεως. εὔδηλον δὲ ὅτι καὶ τὰ ῥυπαρὰ ἔρια τὰ πρὸς ἐνίων οἰσυπηρὰ καλούμενα καὶ ἡ κηρωτὴ μετὰ τοῦ παρηγορικοῦ διαφορητικόν τέ τι καὶ ἀποκρουστικὸν ἔχει. προσηκόντως δὲ ἐκ τοιούτων φαρμάκων συνεστήσατο τὴν θεραπείαν. ἐπεὶ γὰρ τὸ οἴδημα μεῖζον τοῦ προσήκοντος γίνεται, ὑπὸ τῶν παρὰ τῆς ἐπιδέσεως ἐκθλιβέντων αὐτόθι,

expreſſi magno impetu ferantur, curari debent alligando multum lanae ſuccidae bene carptae; item vino atque oleo reſperſae, cutem vero cui haec ſuperimponuntur jubet cerato inungi, atque ad eandem rationem vinculum adhiberi a tumoribus ſurſum procedens. Faſciandi rationem ipſe aperuit docens, a qua parte quis inceperit devincire, ab eadem transmitti materiam atque depelli. At de facultate medicamentorum quibus utitur abunde dictum eſt in operibus quae de illis ſunt. Dicentur et nunc capita eorum quae in illis fuerunt oſtenſa. Ergo oleum dolorem levat et diſcutiendi vim habet; vinum ſiccare poteſt, repellere et concoquere, item mollire et digerere. Conſtat autem lanam ſuccidam, quam nonnulli *οἰσυπηρὰν* vocant, et ceratum praeter leniendi vim digerendo quoque eſſe et repellendo. Non ſine ratione igitur ab ejusmodi medicamentis praeſidium petiit. Quoniam vero tumor ſit juſto major ab iis quae ſub vinculis eo exprimuntur, curatio

πρῶτος μὲν ἔστω σοι σκοπὸς τῆς θεραπείας ἐκκενωθῆναι τὸ παρὰ φύσιν ἐν τῷ οἰδισκομένῳ μορίῳ. διὰ τίνων δὲ πολὺ ὂν τοῦτο διαπραξόμεθα; τῷ τ' ἀποκρούεσθαι καὶ τῷ διαφορεῖν καὶ τῷ παρηγορεῖν. τὸ μὲν ἀποκρούεσθαι καὶ διαφορεῖν, ὡς ἄντικρυς κενῶνται, τὸ δὲ παρηγορεῖν ὅπως μὴ διὰ τὴν ὀδύνην ῥευματίζοιτο τὸ πεπονθὸς μόριον· διὰ τοῦτο γοῦν τοῖς ἧττον ἀποκρουστικοῖς τε καὶ διαφορητικοῖς ἐπὶ τῶν φλεγμαινόντων χρώμεθα. τὰ γὰρ ἰσχυρῶς ἑκάτερα τούτων δρῶντα παροξύνει τὰς ὀδύνας. τούτοις μὲν οὖν τοῖς λογισμοῖς χρώμενος ὁ Ἱπποκράτης τά τε ἔρια ῥυπαρὰ, τουτέστιν οἴσυπον ἔχοντα, παραλαμβάνει μὲν κατὰ τὴν θεραπείαν ἔλαιόν τε καὶ οἶνον καὶ κηρωτὴν, αὐτὰ δὲ τὰ ἔρια καλῶς κατειργάσασθαι κελεύει, τουτέστιν ἐξάνθαι χάριν τοῦ προσηνοῦς τε καὶ παρηγορικοῦ. τὰ μὲν γὰρ πεπλυμμένα ῥᾳδίως μαλάττεται ξηραινόμενα, τὰ δ' οἰσυπηρὰ διὰ τὸν ῥύπον οὐκ εὐμεταχείριστα τοῖς ξαίνουσιν οὐδὲ εὐκατέργαστα γίνεται. διὸ πολλάκις ἀμελέστερον κατεργασθέντα, ξηρὰ προσπίπτει τοῖς ὀδυνωμένοις μορίοις. εἰδὼς οὖν τοῦτο

primum dirigi debet ad id exhauriendum, quod in tumida parte praeter naturam fubfiftit. At quum multa fint quae hoc efficiunt, quibusnam utemur e digerentibus, repellentibus, lenientibus? Digerentibus quidem ac reprimentibus, quoniam aperte exhauriunt, at lenientibus eo nomine, quod prohibent ne materia prae dolore ad vitiatam fedem concitetur; atque ob hanc caufam lenius digerentia ac reprimentia ad inflammatam partem admovemus: nam quae horum utrumque fortiter praeftant dolorem irritant. His ratiocinationibus ductus Hippocrates lana fuccida ufus, hoc eft oefypo redundante curationi adjicit oleum, vinum ac ceratum lanamque ipfam bene carptam effe vult, quo lenior fit et dolorem levet. Quae elota quidem eft, carpta facile mollitur, at fuccida ob fordem non facile tractatur carpiturque: eoque fit ut negligenter carpta dura dolenti parti inhaereat. Quod Hippocrates quum aliquando neglectum animadverteret, addidit bene

παρεωραμένον ἐνίοτε προσέγραψεν εὖ κατειργασμένοις· καὶ μέντοι καὶ πολλοῖς αὐτοῖς χρῆται χάριν τοῦ φυλάττειν τὴν ἐκ τοῦ οἴνου καὶ ἐλαίου νοτίδα. τὰ γὰρ ὀλίγα ῥᾳδίως ξηραίνεται, τοῦ πρώτου δ' ἔχεται σκοποῦ καὶ ὁ τῆς ἐπιδέσεως τρόπος, ὡς εἴρηται, τῶν οἰδισκομένων μορίων ἀπάγων τὸ αἷμα πρὸς τὰ ὑπερκείμενα.

ογ'.

[227] *Οὕτω γαρ ἂν τάχιστα ἰσχνὸν τὸ οἴδημα γένοιτο.*

Κυρίως μὲν ἑρμηνευόντων τὸ οἰδηκὸς μόριον ἰσχνὸν ἂν γενέσθαι λέγοιτο καὶ οὐ τὸ οἴδημα. ταῦτα γὰρ ἀφανίσαι παντάπασιν ἡμῖν πρόκειται, πολλὰ δὲ οὕτω λέγουσιν οἱ παλαιοὶ καὶ μάλιστα οἱ λέγειν δεινότατοι, καταφρονοῦντες τῆς ὕστερον ἀσκηθείσης μακρολογίας ἐν τοῖς ὀνόμασιν, οὐχ ὡς οἱ μεταχειριζόμενοι προσαγορεύουσιν αὐτὴν ἀκριβολογίαν, οὓς εἰ μὲν σαφέστερον ἑρμηνεύοιεν τὰ τοῦ παλαιοῦ ἐκ τῆς τοιαύτης ἀκριβολογίας, εἴτε κυριολογίας ἐθέλοιεν ὀνομάζειν,

carpta. Jam vero copioſe ipſam adhibet, ut vino atque oleo madens conſervetur, quum facile ſicceſcat quae exigua imponitur. Ad primum etiam conſilium pertinet vinciendi ratio tumoris, quae ex tumidis partibus, ut dictum eſt, ad ſuperiora ſuccos expellit.

LXXIII.

Hac ſiquidem via tumor celerrime extenuaretur.

Diceret extenuari membrum, non tumorem qui proprie loqueretur. Danda ſiquidem opera eſt ut tumor ex toto evaneſcat, majores tamen complura ſic loquuntur, praeſertim qui eloquentiſſimi ſint, contempta quam juniores excolunt, curioſa nominum inquiſitione, non exquiſita deligentia, ut ipſi nuncupant qui in ea verſantur. Sed digni utique eſſent quos laudaremus, ſi hac vel exquiſita vel propria, utcunque ipſi nominent, verborum inquiſitione rem clarius aperirent quam Hippocrates; ſin

ἐπαινεῖν προσῆκον. εἰ δ' ἀσαφῶς καὶ ταπεινῶς, ἄμεινόν ἐστι τὴν τῶν παλαιῶν ἀμέλειαν αἱρεῖσθαι.

οδ'.

Καὶ ὑπερθείη ὑπὲρ τὰ ἀρχαῖα ἐπιδέσματα, ἀλλ' οὐ χρὴ τούτῳ τῷ τρόπῳ χρῆσθαι τῆς ἐπιδέσιος, ἢν μὴ κίνδυνος ᾖ ἐν τῷ οἰδήματι φλυκταινώσιος ἢ μελασμοῦ. γίνεται δὲ οὐδὲν τοιοῦτο, ἢν μὴ ἄγαν τις πιέζῃ τὸ κάτηγμα ἢ κατακεκραμένον ἔχῃ ἢ κνῆται τῇ χειρὶ ἢ ἄλλο τι προσπίπτῃ ἐρεθιστικὸν πρὸς τὸν χρῶτα.

Μία μὲν αὕτη γραφὴ, τινῶν μὲν οἰδημάτων βουλομένων ἐπὶ τὴν ἐπίδεσιν ἀνιέναι τῶν ἐκθλιβομένων τῶν οἰδημάτων χυμῶν, ἐνίων δὲ εἰς τὰ κατὰ τὴν ἐπίδεσιν χωρία παραγίνεσθαι. κρῖναι δὲ οὐ χαλεπόν ἐστι τὴν διαφωνίαν αὐτῶν, ὁρισθείσης τῆς ἐπιδέσεως· εἰ μὲν γὰρ ἐπανέντες τοὺς νάρθηκας ἐπιδήσαιμεν ὡς εἴρηται τὸ οἰδηκὸς, ἀφίκοιτ' ἄν τι τοῦ αἵματος εἰς τὰ κατὰ τὴν ἐπίδεσιν χωρία.

obſcura atque humilis eſt eorum oratio, praeſtat majorum aemulari negligentiam.

LXXIV.

Et ad priorem juncturam ſuperferretur. Ad quem deligandi modum veniendum non eſt, niſi tumor aut puſtulis aut nigritie periclitetur. Sed nihil tale ſequitur, niſi quis fracturam vehementer adſtrinxerit aut ſiverit dependere aut manu ſcalpſerit aut aliquid cutem attigerit quod ipſam irritaverit.

Una quidem haec ſcriptura eſt et ad priorem juncturam ſuperſerretur. Putant tamen expreſſo tumore alii materiam depelli ſuper juncturam, alii ad loca quae juxta ſunt, quorum controverſiam dijudicare facile eſt, ſi ante vinciendi ratio conſtituatur. Ubi enim ferulis relaxatis tumida pars, ut ſupra oſtenſum eſt, alligetur, aliquid ſanguinis ad loca quae juxta juncturam ſunt depelletur, ſed

εἰ δὲ ἀφελόντες τοὺς νάρθηκας καὶ λύσαντες ὅλην τὴν ἐπίδεσιν εὐθὺς ἐξ ἀρχῆς ἐπιδήσαιμεν, ἅμα μὲν τῷ καταγματικῷ τρόπῳ χρώμενοι τῆς ἐπιδέσεως, ἅμα δὲ καὶ μὴ μιγνύντες αὐτῶν τῶν ἀπὸ τῶν οἰδημάτων ἀρχομένων ὑπερεῖκαν οὕτως τὴν ἀρχαίαν ἐπίδεσιν, ὁ ἐκθλιβόμενος χυμὸς ἐπὶ τὰ τῆς ἐπιδέσεως ὑψηλὰ χωρία.

οε'.

Σωλῆνα δ' ἢν μέν τις ὑπ' αὐτὸν τὸν μηρὸν ὑποθείη μὴ ὑπερβάλλοντα τὴν ἰγνύην, βλάπτοι ἂν μᾶλλον ἢ ὠφελέοι. οὔτε γὰρ ἂν τὸ σῶμα κωλύοι οὔτε τὴν κνήμην ἄνευ τοῦ μηροῦ κινεῖσθαι. ἀσηρὸν γὰρ εἴη πρὸς τὴν ἰγνύην προσβαλλόμενον, καὶ ὃ ἥκιστα δεῖ, τοῦτ' ἂν ἐποτρύνοι ποιέειν. ἥκιστα γὰρ δεῖ κατὰ τὸ γόνυ κάμπτειν. πᾶσαν γὰρ ἂν τυρβὴν παρέχοι τῇσιν ἐπιδέσεσιν καὶ μηροῦ ἐπιδεδεμένου καὶ κνήμης, ὅστις κατὰ τὸ γόνυ κάμπτοι, ἀνάγκη [228] ἂν εἴη τούτῳ τοὺς μύας ἄλλοτε καὶ ἄλλοτε ἄλλο σχῆμα ἴσχειν. ἀνάγκη δ' ἂν εἴη καὶ τα ὀστέα τὰ κατειηγότα κίνησιν ἔχειν· περὶ παντὸς οὖν ποιητέον τὴν ἰγνύην ἐν-

fi ferulis fummotis atque omni vinculo penitus refoluto de integro vinciamus, fimul et eam juncturam adhibentes quae fracturis accommodatur et eam quae a tumore incipit fuccus hac via expreffus ultra partem prius deligatam ad fuperiora transferetur.

LXXV.

Si quis femori canalem fubjiciat breviorem quam ut ultra poplitem pertineat, noxam magis quam opem afferet, quandoquidem prohibere non poterit quin corpore aut crure moto femur quoque moveatur. Poplite item infeftiffimus erit, ubi adhibeatur, cogetque id fieri quod minime eft opus. Minime namque opus eft curvari genu; omnia enim devincti cruris ac femoris vincula neceffario moverentur, fi quis genu curvaret, neque fieri poffet quin mufculi alio atque alio modo figurarentur comminutaque offa dimoverentur. In primis igitur danda

τετάσθαι. δοκεῖ ἂν οὖν ὁμοίως ὁ σωλὴν ὁ περιέχων πρὸς τὸν πόδα ἀπὸ τοῦ ἰσχίου ὠφελέειν ὑποτιθέμενος.

Ἐφεξῆς τῷ τῶν οἰδημάτων λόγῳ ἔγραψε περὶ τοῦ σωλῆνος σαφῶς. εἴρηται δ' ἂν ἡμῖν ἔμπροσθεν ὡς ἤτοι διαμπερῆ, τουτέστι δι' ὅλου τοῦ σκέλους ὑποτίθεσθαι τὸν σωλῆνα προσήκει ἢ μηδ' ὅλως ὑποτίθεσθαι. λέλεκται δὲ καὶ περὶ τοῦ μηχανικοῦ γλωττοκόμου τοῖς νεωτέροις ἰατροῖς ἐπινοηθέντος ὀρθῶς.

οοϛ'.

Καὶ ἄλλως κατ' ἰγνύην ταινίην χαλαρῶς περιβάλλειν ξὺν τῷ σωλῆνι, ὥσπερ τὰ παιδία ἐν τῇσι κοίτῃσι σπαργανοῦνται, εἶτα ἐπὴν ὁ μηρὸς ἐς τὸ ἄνω διαστρέφοιτο ἢ ἐς τὸ πλάγιον, εὐκατασχετώτερον εἴη ἂν ξὺν τῷ σωλῆνι οὕτως. ἢν οὖν διαμπερὲς εἴη, ποιητέος ὁ σωλὴν ἢ οὐ ποιητέος.

Τὸ σὺν τῷ σωλῆνι ἤκουσαν ἔνιοι μὲν ἔξω τοῦ σωλῆνος περιβάλλεσθαι τὴν ταινίαν ἀξιοῦντες ὡς εἶναι τὸ λεγόμενον·

opera eſt ut extendatur poples. Videtur autem femur in eum canalem utiliter conjici, qui a coxa ad pedem eſt.

A tumoribus ad canalem aggreſſus eſt quem evidenter expoſuit; mox autem adſcribet canalem vel διαμπερῆ, hoc eſt qui totum crus excipiat vel nullo modo ſubjiciendum eſſe. Gloſſocomum vero machinamentum diximus recte fuiſſe a junioribus repertum.

LXXVI.

Detur item faſcia lenta juxta poplitem cum canali, quomodo et infantes involvuntur in cunis; ſic enim ubi femur in ſuperiorem partem ſive in latus vertatur cum canali alligatum melius continebitur. Canalis igitur vel totum excipere crus debet vel nullo modo adhiberi.

Quod inquit cum canali duobus modis exponitur, nonnulli exiſtimant canalem extrinſecus faſcia circumdan-

ταινίαν περιβάλλειν χαλαρῶς προσήκει σὺν ἀμφοτέρῳ, τῇ τε ἰγνύῃ τοῦ κάμνοντος καὶ τῷ ἔξω ἐν αὐτῇ (559) σωλῆνι, τουτέστιν ὥστε μὴ τηνικαῦτα αὐτὴν, ἀλλὰ σὺν τῷ σωλῆνι κατειλῆφθαι. τινὲς δ' ἔξωθεν ἀξιοῦσι περὶ αὐτὴν τὴν ἰγνύαν περιβεβλῆσθαι τὴν ταινίαν, ὅπως στηρίζῃ καὶ αὐτὴ τὸ σκέλος ἅμα τῷ σωλῆνι, τουτέστι σὺν τῆς τοῦ σωλῆνος κρίσεως, μήτ' αὐτῆς μόνης ἱκανῆς οὔσης εἰς ἀσφάλειαν μήτε τοῦ σωλῆνος, ἀλλ' ἀμφοῖν ἅμα συνιόντων.

οζ'.

Πτέρνης δ' ἄκρης κάρτα χρὴ ἐπιμελέεσθαι, ὡς εὐθέτως ἔχοι καὶ ἐν τοῖσι κατὰ κνήμην καὶ ἐν τοῖσι κατὰ μηρὸν κατήγμασιν· ἢν μὲν γὰρ ἀπαιώρηται ὁ πους τῆς ἄλλης κνήμης ἡρματισμένης, ἀνάγκη κατὰ τὸ ἀντικνήμιον τὰ ὀστέα κυρτὰ φαίνεσθαι, ἢν δὲ ἡ μὲν πτέρνη ὑψηλοτέρη ᾖ τοῦ μετρίου ἠρτισμένη, ἡ δὲ ἄλλη κνήμη ὑπομετέωρος ᾖ, ἀνάγκη τῷ ὀστέῳ τούτῳ κατὰ τὸ ἀντικνήμιον τοῦτο κοιλότερον φανῆναι τοῦ μετρίου, προσέτι καὶ ἢν ἡ πτερνη τυγχάνῃ ἐοῦσα τοῦ ἀνθρώπου φύσει μεγάλη. ἀτὰρ καὶ

dum, ita ut haec fit Hippocratis fententia: fafciam dare laxam convenit quae utrumque complectatur et hominis poplitem et canalem qui ipfum excipt, id eft ut ipfe poples non feorfum, fed una cum canali comprehendatur. Alii circumligandum effe poplitem intelligunt, ut crus immobile cum canali contineatur, hoc eft fubjecto etiamnum canali, quum neque vinculum per fe poffit fatis fideliter continere, neque canalis, fed ambo fimul.

LXXVII.

Item maxime videndum eft, ut in fractura tam femoris quam cruris quantum poteft imus calx optime contineatur: nam fi dependente pede crus reliquum fulciatur, neceffe eft offa gibba in priori parte cruris confpici; fin calx jufto fublimior collocetur, reliquo crure leniter fufpenfo os in priori parte cruris jufto magis fimum neceffario fe oftendet, idque adeo fi calx hominis na-

κρατύνεται πάντα τὰ ὀστέα βραδύτερον, ἢν μὴ κατὰ φύσιν κείμενα ᾖ καὶ τὰ μὴ ἀτρεμέοντα ἐν τῷ αὐτέῳ σχήματι καὶ αἱ πωρώσιες ἀσθενέστεραι.

---

[229] Οὕτως ἐν τοῖς ἔμπροσθεν ἡνίκα περὶ πήχεως παραλαμβανομένου τῇ ταινίᾳ τὸν λόγον ἐποιεῖτο, ἔφαμεν γεγονέναι γραφήν· ἐνίων μὲν ἄνευ τῆς ἀποφάσεως τῆς μὴ γραψάντων μετέωρος, ἐνίων δὲ σὺν ἐκείνῃ μὴ μετέωρος, οἱ μὲν ἐν ἴσῳ τῷ ἀστηρίκτῳ οὐδενὸς ἐρείσματος ὑποβεβλημένου, οἱ δ' ἔμπαλιν ἐπὶ τῆς ὀχουμένης ἐπί τινος ἕδρας ἀσφαλῶς, ἡρματισμένης δὲ παρὰ τὰ ἕρματα, τουτέστι τὰ ἐρείσματα πεποίηκε τοὔνομα. γινώσκομεν δή που καὶ τὰ ἕρματα καὶ παρὰ τῷ ποιητῇ γεγραμμένα κατ' ἐκεῖνο τὸ ἔπος, ἔνθα φησίν·

ὑπὸ δ' ᾕρεον ἕρματα νηῶν.

εἴη ἂν οὖν τὸ ἡρματισμένης ἀντὶ τοῦ ἠρτημένης.

turaliter eſt grandior. Ad haec omnia oſſa tardius conſervent, ubi non figurantur naturaliter, neque in eodem habitu detinentur; praeterea callus infirmior circumdatur.

In ſuperioribus ubi de cubito mitella ſuſpendendo pertractavit diximus a quibusdam ſcribi, brachium ſuſpenſum dempta particula *non*; a quibusdam ea adjecta brachium non ſuſpenſum. Et illos quidem intelligere ſuſpenſum brachium quod non inhaeret, neque ſubjectae alicui rei inſidet; hos vero id quod fideliter ſuſtinetur. De crure autem quod fulcitur ἡρματισμένης dixit ducto vocabulo a fulcris quae dicuntur Graece ἕρματα, quorum meminit poëta in eo carmine:

ὑπὸ δ' ᾕρεον ἕρματα νηῶν.

Sic igitur accipitur vocabulum ἡρματισμένης.

ΓΑΛΗΝΟΥ ΕΙΣ ΤΟ ΙΠΠΟΚΡΑΤΟΥΣ ΠΕΡΙ ΑΓΜΩΝ ΥΠΟΜΝΗΜΑ Γ.

Ed. Chart. XII. [230.] Ed. Baf. V. (559.)

α΄.

[230] Ταῦτα μὲν δὴ ὅσοισι τὰ μὲν ὀστέα κατέηγεν, ἐξέχει δὲ μὴ μηδὲ ἄλλως ἕλκος ἐγένετο.

Περὶ τῶν ἁπλῶν καταγμάτων ἄχρι δεῦρο διηγήσατο, καθ᾽ ἃ μηδὲ ὑπερεῖχεν ὀστοῦν τοῦ δέρματος εἰς τὸ συμφανὲς, ὡς βλέπεσθαι γυμνὸν, ἀλλὰ μηδὲ τὴν ἀρχὴν ἕλκος ἐγένετο. πρόδηλον μὲν γὰρ ὀστᾶ μὲν ἔχοντα καὶ γυμνούμενα

HIPPOCRATIS DE FRACTURIS LIBER ET GALENI IN EUM COMMENTARIUS III.

I.

Interveniunt haec quibus os quidem fractum eſt, at non excidit nec alioquin vulnus acceſſit.

Hactenus ſimplices fracturas propoſuit in quibus neque os cute excidit, ſic ut nudum ſe oſtendit, neque ullo modo vulnus acceſſit. Conſtat autem oſſa nec excidere nec nudari, niſi cutis et ſuperjecti muſculi ſecentur; fieri

τῶν ὀστῶν οὐκ ἄνευ τοῦ διαιρεθῆναι τούς γε περικειμένους μύας καὶ τὸ δέρμα δύναται παθεῖν. χωρὶς μέντοι τοῦ γυμνωθῆναί τι τῶν κατεαγότων ὀστῶν ἕλκος γίνεσθαι δύναται. μεταβαίνει τοιγαροῦν ἤδη καὶ διαλέγεται περὶ τῶν μεθ' ἑλκώσεως καταγμάτων ἤτοι μόνον γενομένων ἢ καὶ μετὰ τοῦ γυμνωθῆναί τι τῶν ὀστῶν.

β'.

[231] *Οἷσί δὲ τὰ ὀστέα κατέηγεν ἁπλῶς τῷ τρόπῳ καὶ μὴ πουλυσχιδεῖ, αὐθήμερα ἐμβληθέντα ἢ τῇ ὑστεραίῃ κατὰ χώρην ἱζόμενα καὶ μὴ ἐπίδοξος ἡ ἀπόστασις παρασχίδων ὀστέων ἀπιέναι ἢ καὶ οἷσιν ἕλκος μὲν ἐγένετο, τὰ δὲ ὀστέα κατεηγότα οὐκ ἐξίσχει, οὐδ' ὁ τρόπος τῆς κατήξιος τοιοῦτος, οἷος παρασχίδας ὀστέων ἐούσας ἐπιδόξους εἶναι, ἀναπλῶσαι τοὺς τοιούτους.*

Τὰ μὲν ἕλκους κατάγματα διττῷ τρόπῳ θεραπείαν ὑπάγει, τῷ μὲν ἑτέρῳ καθ' ὃν ἤτοι γυμνόν τι μέρος ἐστὶ

tamen ulcus poteſt, etiamſi nihil ex comminutis oſſibus detegatur. Tranſit ergo jam atque aggreditur ad fracturas, quibus carnis quoque vulnus acceſſit, ſive id ſolum ſit, ſive praeter id os etiam nudetur.

II.

Quibus ſine fragmentis oſſa ſimplici modo comminuta, eodem die vel certe poſteriori repoſita ſunt atque in ſuam ſedem reſtituta nec teſtae alicujus exſpectatio eſt quae ab oſſe abſcedat; aut quibus vulnus quidem eſt, ſed abrupta oſſa non excidunt, neque fractura talis eſt ut metuendum ſit ne teſta quaepiam ab oſſe abſcedat; his omnibus aptiſſima deligandi ratio eſt quae ſimplici fracturae accommodatur.

Fracturae ubi vulnus quoque adjicitur duplicem curationem docet, alteram quatenus aliquid fracti oſſis nu-

τοῦ κατεαγότος ἢ πρὸς τοῦ κατεπείγοντος ἀποσχιθὲν τοῦ συντριβέντος ὀστοῦ, τῷ δ' ἑτέρῳ καθ' ὃν οὐδέτερον μὲν τούτων ἐστὶν, ἕλκος δὲ μόνον ἅμα κατάγματι διαπεπλασμένῳ προσηκόντως. οὐδὲ γὰρ εἰ κατ' αὐτὴν τὴν πληγὴν μέρος τι τοῦ κατεαγότος ὀστοῦ γυμνωθὲν ἐξέσχε τοῦ δέρματος, εἶτ' εὐθέως κατετάθη καὶ διεπλάσθη κατὰ τὸν προσήκοντα τρόπον. ἡγεῖται δ' ὑπαλλάττεσθαι τὴν θεραπείαν· ἀλλ' ἔστιν αὐτῷ τὸ μὲν ἕτερον τῆς θεραπείας εἶδος, ὅταν ἕλκος ἅμα κατάγματι θεραπευομένου τοῦ ἐξέχοντός τινος οὕτως ἀποστήσασθαι προσδοκωμένου μορίου τοῦ καταγέντος ὀστοῦ. τὸ δ' ἕτερον ὅταν καλύπτηται μὲν ὑπὸ τοῦ δέρματος, τὸ κατεαγὸς ἐπίδοξόν τι μέρος αὐτοῦ τῷ χρόνῳ μερισθὲν ἀποκριθήσεσθαι πρὸς τῆς φύσεως διὰ τῆς κατὰ τὸ ἕλκος χώρας. ὅταν μὲν οὖν ἡ προτέρα διαφορὰ γένηται τοῦ παθήματος, ἀξιοῖ χρῆσθαι τῷ τρόπῳ τῆς ἐπιδέσεως ὃν ἐδίδαξεν ἐπὶ τῶν χωρὶς ἕλκους καταγμάτων. ὅταν δὲ ἡ δευτέρα μετατίθησί πως τὸν τρόπον τῆς θεραπείας, ὡς ἐφεξῆς μαθησόμεθα, βέλτιον γὰρ ἀκολουθεῖν αὐτῷ.

---

datur vel tefta urget, quae a contrito offe diducta eft; alteram quum nihil tale eft, fed extra fracturam quae recte compofita eft uno vulnere folicitatur. Nam fi nudum os cute excidit quod protinus bene compofitum fuerit et reftitutum, mutandum effe fuperius genus curationis non cenfet. Verum alia requiritur curatio, ubi vulneri adjecta fractura os excedens reftitutum eft, neque fufpicio eft ne aliqua tefta a perfracto offe refolvatur; alia ubi os tegitur cute, fed exfpectatur tefta quae refoluta procedente tempore a natura per vulnus expellatur. In priori cafu utitur junctura quam pofuit convenire, ubi os integra cute perrumpitur; in altero variam curationem adfcribit, ut mox evidenter oftendet. Satius enim eft ipfum audire.

γ'.

Οἱ μὲν μήτε μέγα ἀγαθὸν μήτε μέγα κακὸν ποιέοντες ἰητρεύουσι τὰ μὲν ἕλκεα καθαρτικῷ τινι ἢ πισσηρὴν ἐπιθέντες ἢ ἔναιμον ἢ ἄλλο τι ὧν εἰώθασι ποιέειν. ἐπαινέω δὲ τοὺς οἰνηροὺς σπλῆνας ἢ εἴρια ῥυπαρὰ ὁκόσοι ἐπιδέουσιν ἢ ἄλλο τι τοιοῦτον. ἐπὴν δὲ τὰ ἕλκεα καθαρὰ γένηται καὶ ἤδη ξυμφύηται, τότε τοῖς ὀθονίοισι συχνοῖσι πειρῶνται ἐπιδεῖν καὶ νάρθηξι κατορθοῦν. αὕτη μὲν ἡ ἴησις ἀγαθόν τι ποιεῖ, κακὸν δ' οὐ μέγα. τὰ μέντοι ὀστέα οὐχ ὁμοίως δύναται ἱδρύεσθαι ἐς τὴν ἑωυτῶν χώρην, ἀλλά τινι ὀγκηρότερα τὰ σώματα τοῦ καιροῦ ταύτῃ γίνεται.

Τῶν μεθ' ἑλκώσεως καταγμάτων διττὴν ἔφην αὐτῷ γεγονέναι τῆς θεραπείας διδασκαλίαν. ἄρχεται δὲ νῦν ἀπὸ τῆς πρώτης ὧν εἴπομεν ἐλέγχων πρότερον, ὅσοι καλῶς μεταχειρίζονται τὸν τρόπον τῆς ἑλκώσεως ἐκείνης, ἐν ᾗ μετὰ

III.

Nonnulli, atque hi non admodum perficiunt, ulceribus imponunt aliquod ex purgantibus medicamentis, ut ceratum quod picem habet vel quodpiam ex iis quae cruentis vulneribus injiciuntur vel quodvis aliud quod componere soleant. Illos autem laudo qui pannos superdantes vino madefactos aut lanam succidam vel ejus generis aliquid devinciunt. Ubi vero ulcera pura sunt et jam glutinantur, tunc lintea complura adhibent et per ferulas dirigunt. Haec ratio curandi aliquid confert, neque multum laedit; ossa tamen in suum locum non similiter reponuntur. Sed hac via fiunt aliquanto tumidiora quam par sit.

Retuli ad eas fracturas quibus carnis quoque vulnus adjicitur curationem duplicem ab Hippocrate admoveri. Nunc orsus ab ea quam primo loco posui, eos primum reprehendit qui male ulceri illi medentur, in quo quum

τοῦ διαπεπλάσθαι προσηκόντως τὸ κάταγμα καὶ ἕλκος ἐστὶ, μηδεμιᾶς ὑποψίας [232] οὔσης ἀποστήσεσθαί τινα παρασχίδα. τοὺς οὖν οὕτω διακειμένους, φησὶν, ἔνιοι τῶν ἰατρῶν θεραπεύουσιν, ἐξ ἀρχῆς μὲν ὡς εἰ καὶ μόνον ἕλκος ἐσχήκασιν. ἐπειδὰν δὲ μετρίως ἔχῃ τοῦτο, τηνικαῦτα καταγματικῶς ἐπιδοῦντες. τὸ μὲν οὖν κεφάλαιον τῆς προκειμένης ῥήσεως τοῦτ᾽ ἐστί· μακροτέρα δ᾽ ἐγένετο τῆς θεραπείας ἡ διήγησις ᾗ χρῶνταί τινες ἅπαντα γράψαντες τὰ κατὰ μέρος. (560) ἐγὼ μὲν εἶπον οὕτως αὐτοὺς θεραπεύειν ὡς εἰ καὶ μόνον ἕλκος ἐγεγόνει χωρὶς κατάγματος, ὁ δὲ καὶ δι᾽ ὧν θεραπεύουσιν ἔγραψε μνημονεύσας πισσηρᾶς μὲν κηρωτῆς, ἐναίμου τε καὶ καθαρτικοῦ φαρμάκου καὶ σπληνῶν οἰνηρῶν. τὸ μὲν οὖν ἔναιμον φάρμακον εὔλογον ὃ λέγει· καὶ γὰρ νῦν ἔτι συνηθέστατόν ἐστι τοὔνομα τοῖς ἰατροῖς ἐπ᾽ ἐκείνων λεγόμενον τῶν φαρμάκων ὅσα τοῖς τραύμασιν ἐπιτιθέασιν εὐθὺς ἐξ ἀρχῆς ἅμα τῷ γενέσθαι, μηδέπω ξηρῶν ἀκριβῶς ὄντων αὐτῶν, ἀλλ᾽ αἱμασσομένων ἔτι,

fractum os bene compofitum eft, nihil aliud quam ipfum reftat, neque ulla fufpicio eft ne fragmentum ab offe refolvatur. Quidam, inquit, medici eos qui fic affecti funt inter initia curant, perinde ac fi ulcere folo detinerentur; ubi hoc moderate habet, tunc ea vinciendi ratione utuntur quae ad fracturas pertinet. Caput igitur propofitorum verborum hujusmodi eft. Multus autem eft in eorum curatione narranda qua nonnulli utuntur, eo quod fingula perfequatur. Equidem fcripfi eos ita curare ficut fi citra fracturam vulneri mederentur; at ipfe quibus etiam medicamentis uterentur expofuit facta mentione cerati quod picem accipit; tum medicamentorum et quae protinus cruentis vulneribus injiciuntur et quae purgandi vim habent, item panni vino madentis. Recte autem medicamenta quae cruentis vulneribus injiciuntur ἔναιμα vocat. Namque etiam nunc apud medicos id vocabuli eft ufitatum, quo ea medicamenta nuncupare folent quae vulneribus fuperdantur, ut primum illata funt et nondum

τουτέστι δροσοειδῶς ἐκπίπτοντος αἵματος ἔκ τε τοῦ τετρωμένου δέρματος ἢ καὶ τῆς σαρκός. τὸ δὲ καθαρτικὸν φάρμακόν ἐστιν ὃ σὺν τῷ ξηραίνειν μετρίως ὅπερ ἐδείχθη τὸ κεφάλαιον τῆς τῶν ἑλκῶν ἰάσεως, ἔτι καὶ ῥυπτικῆς τινος ἔχεται δυνάμεως καθαρὰ ποιεῖν ἕλκη. τοιαῦτα δέ εἰσι φάρμακα τὰ διὰ λεπίδος καὶ ἰοῦ σκευαζόμενα διττῶς συντιθέμενα, τινῶν μὲν ἑψόντων τὸν ἰὸν, τινῶν δὲ ὠμὸν μιγνύντων. καὶ καλεῖται τὰ μὲν ὠμὸν ἔχοντα τὸν ἰὸν χλωρὰ, τὰ δὲ ἑφθὸν πυῤῥά· καὶ γὰρ καὶ φαίνεται τοιαῦτα τὴν ἰδέαν ἑκάτερα. ταυτὶ μὲν οὖν τὰ φάρμακα καθαρτικὴν ἔχει ἑλκῶν δύναμιν, ἐπειδὴ μετρίως πέφυκε ῥύπτειν. τοιαῦτα δ᾿ ἐδιδάξαμεν ὄντα καθαίροντα ῥύπον ἑλκῶν, τὰ δὲ χωρὶς τοῦ ῥύπτειν ἔναιμα. ποικίλλεται δὲ ἐν ταῖς κατὰ μέρος ὕλαις, ὥσπερ καὶ τὰ πρότερα καθάπερ ἐκείνων παραδείγματα ἰὸν εἶπον καὶ λεπίδα, δυνατὸν ὂν εἰπεῖν μοι καὶ ἄλλα τοιοῦτα κατὰ τὸν αὐτὸν τρόπον. καὶ νῦν ἀρκέσει φάναι χωρὶς τοῦ καθαίρειν ἔναιμα καλεῖσθαι φάρμακα τὰ δι᾿ ἀσφάλτου

ex toto ſicca, ſed adhuc cruenta, hoc eſt quum cruor, Graece *αἷμα* dicitur, ex cute ipſa vulnerata ſeu etiam ex carne in roris ſpeciem deſtillat. Purgans vero medicamentum eſt quod modice ſiccat, quam rem demonſtratum eſt caput eſſe in ulcerum curatione, ac detergendi facultatem habet qua ulcera pura reddit. Hujus generis ſunt mixturae quae ex aerugine aeris et ſquama componuntur. Quarum duplex ratio eſt, ſiquidem aerugo ab aliis coquitur, ab aliis adjicitur cruda; quae crudam accipiunt virides dicuntur; quae coctam, rufae, a colore qui in utrisque ſe oſtendit. Igitur haec medicamenta purgare ulcera poſſunt, quum mediocrem habeant detergendi facultatem. Hujuscemodi eſſe quae ſordem ab ulceribus detrahunt, ſicut contra quae cruentis vulneribus protinus injiciuntur carere detergendi facultate indicavimus. Varie autem miſcentur ſicuti priora. At quemadmodum in illis exempli gratia aeris aeruginem attuli, ſquamam potui et alia ſimilia eadem ratione proponere. Nunc autem abunde ſit illud indicaſſe quod *ἔναιμα* vocata, quibus abeſt detergendi fa-

σκευαζόμενα· παραδείγματος γὰρ ἕνεκεν τῶν τοιαύτων μνημονεύσω πάσης αὐτῶν τῆς ὕλης ἐν τοῖς περὶ φαρμάκων εἰρημένης. περὶ δὲ τῆς πισσηρᾶς κηρωτῆς ὡμολόγηται σχεδὸν ἅπασιν ὡς ἀνώδυνόν τέ ἐστι καὶ πυοποιόν, ἁρμόττον ἐπειδὰν φθάσῃ φλεγμαίνειν ἤδη τὸ ἕλκος. ἄλλως γὰρ οὐκ ἄν τις αὐτῷ χρήσαιτο μήτε καθαίρειν ῥύπον δυναμένῳ μήτε κολλᾶν ἢ ἐπουλοῦν ἕλκος. οἱ δὲ οἰνηροὶ σπλῆνες ἀποκρουστικῆς μέν εἰσι δυνάμεως διὰ τὸν οἶνον, ἀντὶ κρατήματος δὲ παραλαμβάνονται πρὸς τῶν οὕτω θεραπευόντων, βουλομένων ὑποδεσμοῖσι χρῆσθαι διὰ τὸ ἕλκος. ὅσα μὲν οὖν ἐπίστασθαι προσήκει τὸν ὀρθῶς ἕλκος ἰασάμενον εἴρηται μὲν κἀν τῷ γ' καὶ δ' γράμματι τῆς θεραπευτικῆς μεθόδου κατὰ τὴν προσήκουσαν ἑκάστου τάξιν, εἴρηται δὲ ὅσον ἥρμοττε καὶ κατὰ τὴν ἐξήγησιν τοῦ περὶ ἑλκῶν συγγράμματος. εἰς δὲ τὸν ἐνεστῶτα λόγον ἀρκεῖ καὶ τὰ νῦν εἰρημένα. δεήσει γὰρ ἡμᾶς καὶ αὖθις εἰπεῖν περὶ θεραπείας τῶν προκειμένων παθῶν, ὅταν αὐτὸς ὁ Ἱπποκράτης αὐτὰ θεραπεύῃ.

cultas, ſunt quae ex bitumine componuntur. Horum exempli gratia mentionem faciam, quum omnia quae id praeſtant in opere de medicamentis fuerint explanata. Ceratum autem quod picem habet inter omnes fere convenit lenire dolorem et pus movere. Tunc vero confert quum ulcus jam inflammatione tenetur; alioquin ipſum nemo imponeret, quum neque detergere ſordem poſſit, neque ulcus glutinare aut ad cicatricem perducere; at panni vino madentes ob vinum ipſum repellunt: dantur enim ad continendum ab iis qui hoc modo medentur, qui adhibere volunt ulceris cauſa eas faſcias quibus ante injectis aliae ſuperdantur. Quae autem ſcire oporteat eum qui recte ulcera curaturus ſit poſita a nobis ſunt quo ordine ſingula requirebant in tertio et quarto libro de ratione curandi, atque etiam abunde in expoſitione libri de ulceribus. Quod ad hunc locum pertinet ſatis eſt haec retuliſſe: nam de curatione propoſitorum affectuum rurſus tractandum nobis erit, quum Hippocrates illam exſeque-

νῦν γὰρ ἑτέρων ἰατρῶν μέμνηται καί φησιν αὐτοὺς οὐδὲν ἀξιόλογον ἁμαρτάνειν, ὥσπερ ἐκείνους ὧν μνημονεύει. τί τοίνυν ἐστὶν [233] ὃ ἁμαρτάνουσιν; ἅμα γὰρ τούτῳ γνωσθέντι μαθησόμεθα τὸ καλῶς εἰρημένον παρ᾽ αὐτῷ, μήτε μέγα τι ποιεῖν ἀγαθὸν αὐτοὺς μήτε κακὸν, ὅτι τῆς μὲν ἑλκώσεως οὐ κακῶς προνοοῦνται, τοῦ κατάγματος δ᾽ ἀμελοῦσι τό γε κατ᾽ ἀρχὰς, ὕστερον μὲν τὴν οἰκείαν ἐπίδεσιν αὐτῷ προσφέροντες, ἣν ἔφην ἀπ᾽ ἀρχῆς προῆχθαι. διὰ τοῦτ᾽ οὖν, φησὶν, ὀγκηρότερα γίνεται τὰ ὀστᾶ· βέλτιον οὖν αὐτὰ προστέλλεσθαί τε καὶ πιλεῖσθαι διὰ παντὸς τοῦ χρόνου. παραλείπουσι δὲ κατὰ τὰς πρώτας ἡμέρας οὐκ ὀλίγας τὸν ἀριθμὸν οὔσας, εἴγε φησὶν, ὅταν ἤδη τὰ ἕλκη συμφύεσθαι μέλλῃ, τηνικαῦτα τοὺς οὕτω θεραπεύοντας ἰατροὺς ἄρχεσθαι τῆς καταγματικῆς ἐπιδέσεως, ἐπίδηλον ὅτι διαπυήσεσθαι χρὴ πρότερον αὐτὰ καὶ καθαρθῆναι πρὶν μέλλειν συμφύεσθαι, τοῦτο δ᾽ οὐ κατὰ γ' ἢ δ' ἡμέρας ἀριθμόν ἐστι.

---

tur; nunc meminit aliorum medicorum quos ait non similiter gravem noxam afferre atque illos quorum mentionem facit. Quid igitur est quod errant? siquidem quum id primum cognitum fuerit, constabit etiam jure ab Hippocrate scribi illos non admodum perficere aut obesse qui ulceri non male provident, sed fracturam initio negligunt, idoneum vinculum postea superdantes, quod proditum est ab initio convenire. Quamobrem, inquit, ossa fiunt tumidiora. Satius igitur est per omne tempus curationis comprimi haec atque adstringi, quod praesidii ad non paucos dies initio praetermittunt. Asserit enim ubi jam futurum est ut ulcera glutinentur, tunc qui sic medentur incipere deligare eo modo, quo fracturae convenit. Constat autem ulcera suppurare, deinde purgari, priusquam glutinanda sunt, quod triduo fieri nequit aut quatriduo.

δ'.

Γένοιτο δ' ἂν καὶ βραχύτερα, ὧν ἀμφότερα τὰ ὀστέα κατέηγεν ἢ πήχεος ἢ κνήμης.

Ἴδιόν ἐστι τῆς Ἱπποκράτους βραχυλογίας ἅμα σαφηνείας διὰ τῶν ἐπιφερομένων ἐπιδείκνυσθαι τὸ παραλελειμμένον ἐν τῷ προειρημένῳ λόγῳ, τοῦτ' οὖν ἐποίησε νῦν. εἰρηκὼς γὰρ ὀγκηρότερα γίνεσθαι τὰ ὀστέα τῶν θεραπευομένων διὰ τῆς πρώτης παραγωγῆς, οὐ προωρίσατο πότερον ἁπάντων ἢ τινων, ἀλλ' ἔν τε τῇ νῦν ῥήσει σαφῶς ἐδήλωσεν ὅτι μὴ πάντων, ἀλλ' ἐκείνων μόνων ὅσον τὸ ἀμφότερον ὀστοῦν ἔπαθεν ὄγκον. μήτ' ἄρ' ἴσχει τὰ μέρη τοῦ κατάγματος, ὡς ἂν μὴ πιληθέντα καὶ σφιγγέντα διὰ παντὸς τοῦ γένους τοῦ χρόνου τῆς θεραπείας, οὐ μὴν βραχύτερόν γε γίγνεται τὸ κῶλον, ὡς ἔνθα θατέρου τῶν ὀστῶν ὅσον ἀπαθὲς ἔμεινε διαφυλάττοντος αὐτῷ τὸ κατὰ φύσιν μέγεθος, ἀλλ' ἐφ' ὧν γε τὰ δύο καταγῇ, συνέβη δηλονότι συναναοπασθῆναι τοῖς μυσὶν, ὡς ἔμπροσθεν ἐδείχθη, τὰ

IV.

Quibus tam cruris quam brachii utraque ossa fuerint comminuta, breviora etiam fiunt.

Brevitatis Hippocratis proprium est id quod in proposito sermone desideratur, aperte ex eo quod subjicitur indicare. Quam rem nunc fecisse perspicuum est. Praefatus enim eorum qui superiori ratione curantur ossa reddi tumidiora, non definivit omniumne an aliquorum. At nunc ex propositis verbis evidenter colligitur non omnium, sed eorum dumtaxat quibus alterum fractum est, quum partes quae juxta fracturam sunt minime ipsum contineant, ut quae per omne corpus curationis nec adstrictae fuerint nec coarctatae. Membrum tamen brevius non redditur, quandoquidem alterum os integrum manet quo naturalis longitudo servatur. Sed ubi utrumque comminuitur, musculi, ut ante exposuimus, contracti ad su-

ὑψηλότερα μέρη τῶν παθόντων ὀστῶν, οὗπερ ἕνεκα καὶ τὴν κατάτασιν ἐποιεῖτο πρὸ τῆς διαπλάσεως· ἀλλ' ἐπεὶ χωρὶς τῆς προσηκούσης ἐπιδέσεως οὐκ ἂν ἡ σύνθεσις τῶν ὀστῶν φυλαχθείη, διὰ τοῦτ' ἀκριβοῦς ἐπιδέσεως πουνοήσατο μέχρι τῆς πωρώσεως. οἱ τοίνυν ἀμελοῦντες μὲν ταύτης, ἑλκώσεως δὲ πεφροντηκότες, οὐ μόνον εἰς ὄγκον μείζονα τοῦ κατὰ φύσιν ἄγουσι τὸ κῶλον, ἀλλὰ καὶ μικρότερον ἀποφαίνουσιν.

ε'.

Ἄλλοι δ' αὖ τινές εἰσιν οἱ ὀθονίοισι τὰ τοιαῦτα ἰητρεύουσιν εὐθέως καὶ ἔνθεν μὲν καὶ ἔνθεν ἐπιδέουσι τοῖς ὀθονίοισι, κατὰ δὲ τὸ ἕλκος αὐτὸ διαλείπουσι καὶ ἐῶσιν ἀνεψῦχθαι, ἔπειτα ἐπιτιθέασιν ἐπὶ τὸ ἕλκος τῶν καθαρτικῶν τι καὶ σπλήνεσιν οἰνηροῖσιν ἢ εἰρίοισιν ῥυπαροῖσι θεραπεύουσιν. αὕτη ὁ ἴησις κακή. καὶ εἰκὸς τοὺς ἰητρεύοντας τὰ μέγιστα ἀσυνετέειν καὶ ἐν τοῖσιν ἄλλοισι κατήγμασι καὶ ἐν τοῖσι τοιούτοισι. μέγιστον γάρ ἐστι τὸ

periores partes vitiata quoque oſſa contrahunt. Quamobrem extendi ea jubet antequam componantur. Sed quia ſine convenienti junctura compoſita oſſa nequeunt contineri, ea de cauſa donec increſcat callus curioſe deligat. Quam rem qui negligunt et ulceris curationi inſiſtunt, non ſolum tumidum magis quam naturaliter conveniat membrum reddunt, ſed brevius etiam efficiunt.

V.

Rurſus alii reperiuntur qui lintea in ejusmodi caſibus a principio protinus circumdantes utriusque devinciunt, ulcus vero ipſum relinquunt et nudum eſſe patiuntur; deinde ſuper ipſum imponunt aliquod ex purgantibus medicamentis, tum pannis ex vino madentibus ac lana ſuccida medentur. Haec quidem curatio aliena eſt, qua qui et in his fracturis et in aliis utuntur, longe aberrare veriſimile eſt. Maxime enim ad rem pertinet noſſe

γινώσκειν καθ' ὁποῖον τρόπον χρὴ τὴν ἀρχὴν βάλλεσθαι τοῦ ὀθονίου καὶ καθ' ὁποῖον μάλιστα πεπιέχθαι καὶ οἷά τε ὠφελέονται, ἢν ὀρθῶς τις βάλληται τὴν ἀρχὴν καὶ πιέζῃ ᾗ μάλιστα χρὴ καὶ οἷα βλάπτονται, ἢν μὴ ὀρθῶς
[234] τις βάλληται μηδὲ πιέζῃ ᾗ μάλιστα χρή, ἀλλὰ ἔνθεν καὶ ἔνθεν. εἴρηται μὲν οὖν καὶ ἐν τοῖσι πρόσθεν γεγραμμένοισιν ὁποῖα ἐφ' ἑκατέρων ἀποβαίνει, μαρτυρεῖ δὲ καὶ αὕτη ἡ ἰατρική· ἀνάγκη γὰρ τῷ οὕτως ἐπιδεομένῳ τὸ οἶδος ἐξαείρεσθαι ἐς αὐτὸ ἕλκος.

Τῶν μεγάλως βλαπτόντων ἐν τούτῳ τῷ λόγῳ μέμνηται, σαφῶς διδάσκων αὐτὸς ἃ πράττουσιν ἅπαντα· καὶ
[561] μέντοι καὶ τὰς ἁμαρτίας αὐτῶν ἐλέγχει σαφῶς, ὥστε μηδ' ἂν ἐμοῦ δεῖσθαι τὸν ἐθέλοντα φιλοπόνως τοῖς λεγομένοις προσέχειν τὸν νοῦν.

στ'.

Καὶ γὰρ εἰ ὑγιὴς χρὼς ἔνθεν καὶ ἔνθεν ἐπιδεθείη, ἐν μέσῳ δὲ διαλειφθῇ, μάλιστα κατὰ τὴν διάληψιν οἰδή-

quo pacto injici primo linteum debeat et qua valentiſſime coarctari; item quid conferat, qua potiſſimum parte convenit, quum faſciae caput ſuperdare, tum adſtringere; quidve ſequatur incommodi ſi alia parte atque opus eſt orſa faſcia fuerit nec qua maxime expedit, ſed hinc vel hinc fuerit arctata. Utriusque vinculi effectum in ſuperioribus demonſtravimus, cujus teſtimonium eſt ipſa medicina. Illi enim qui ſic deligatus fuerit neceſſe eſt ulcus in tumorem aſſurgere.

Eorum nunc meminit qui ſummopere laedunt et quae ab his admoveantur plane docet; tum errores ipſorum aperte redarguit, ſic ut meae expoſitionis non egeant qui in iis quae ab ipſo afferuntur laborare non recuſent.

VI.

Nam ſi carnoſa pars quae ſana eſt hinc atque hinc vinciatur, media non comprehenſa ea pars quae relicta ſine

σειεν ἂν καὶ ἀχοιήσειεν. πῶς οὖν οὐχὶ ἕλκος γε ταῦτα ἂν πάθοι;

Ὅτι τὸ σαρκῶδες ὀνομάζει χρῶτα λέλεκταί μοι καὶ πρόσθεν· ἀλλὰ νῦν γε πρόσεχέ μοι τὸν νοῦν, ὅπως ἂν ἣν ὁ λογικὸς εὑρίσκη τὸ προσῆκον, οὐ περιμένει μακρὰν πεῖραν. οἴονται μὲν ἕλκος ἀνεπίδετον ἐῶντες, ἑκατέρωθεν δ᾽ αὐτοῦ περιβάλλοντες ἐπιδέσμους, οὐκ ἐξ ὧν αὐτοὶ πράττουσιν, ἀλλὰ διὰ τὴν κακοήθειαν τοῦ παθήματος ἐπιμίγνυσθαι φλεγμονὰς καὶ μοχθηρῶς διατίθεσθαι τὸ ἕλκος, τοῦ μὲν πρώτου τὴν τοιαύτην θεραπείαν ἐπινοήσαντος, ἑαυτὸν παρακρουσαμένου λόγῳ μοχθηρῷ, τῶν διαδεξαμένων δ᾽ αὐτὸ τὸ ἔθος φυλαξάντων διὰ τὸ μὴ τολμᾷν ὑπαλλάξαι. τί δὲ εἰ τοῦ μέγα κακὸν ἐργάσασθαι; τοῦτο γὰρ ἐπιεικῶς συμβαίνει τοῖς ἀλόγῳ τριβῇ μεταχειριζομένοις τὰς τέχνας, ὥστε μόνος ὁ ἀπολογισμὸς θαῤῥῶν ἐξ αὐτῆς τῆς τοῦ πράγματος φύσεως ὁρμώμενος ὑπαλλάττειν ἐπιχειρεῖται δι᾽ ἔθους μακροῦ πραττόμενα κακῶς. τίς οὖν ὁ λόγος ἐστὶν ᾧ

vinculo fuerit, maxime turgebit minusque erit ſui coloris. Quo pacto igitur ulcus haec effugiet.

Hippocrates quamlibet carnoſam partem appellat χρῶτα, ut ſupra quoque indicavimus. Nunc illud animadvertendum eſt, quod qui rationalem medicinam profitetur, ubi praeſidium idoneum eſſe comperit, non exſpectat longum uſum. Putant autem ubi ulcus ſine vinculo dimittentes utrimque faſciam circumagunt, excitari inflammationem et ulcus male affici ex mala conditione affectus, at non ex ea quam adhibent curatione, cujus primus auctor ſe ipſum falſa ratione decepit; ſucceſſores vero uſitatam hanc curationem edocti ſervarunt eo quod mutare non auderent. Ex quo magnum malum ſequitur. Id illis merito evenit qui artes uſu ſine ratione pertractant: una enim ratio eſt, qua fretus aliquis rei natura demonſtrante mutare tentat quae male fuerant longo uſu

θαῤῥήσας ὁ Ἱπποκράτης ὑπήλλαξε τῆς θεραπείας αὐτῶν οὐ μὰ Δία πιθανῶν, οὐδὲ ξένων δεχομένων λημμάτων, ἀλλ' ἐξ ἐπιστημονικῶν τε καὶ ἀναγκαίων. εἰ γὰρ ἐπὶ τῶν ὑγιαινόντων σωμάτων ὁ τοιοῦτος τρόπος τῆς ἐπιδέσεως εἰς τὴν μεταξὺ τῶν ἐπιδουμένων χώραν ἐκθλίβων ἑκατέρωθεν τὸ αἷμα φλεγμονὴν ἐργάζεται, πῶς οὐ πολὺ μᾶλλον ἐπὶ τῶν ἤδη πεπονθότων ἐργάσεται.

ζ'.

Ἀναγκαίως οὖν ἔχει ἄχροον μὲν καὶ ἐκπεπιεσμένον τὸ ἕλκος εἶναι, δακρυῶδες δὲ καὶ ἀνεκπύητον εἶναι, ὀστέα δὲ καὶ μὴ μέλλοντα ἀποστῆναι ἀποστατικὰ γενέσθαι.

[235] Τὰ καταλαμβάνοντα συμπτώματα διὰ τὴν μοχθηρὰν ἐπίδεσιν ἔγραψεν ἐν τούτῳ τῷ λόγῳ, γιγνόμενα πάντα διὰ τὸ μέγεθος τῆς φλεγμονῆς. ἐκτρέπονται μὲν γὰρ τοῦ ἕλκους τὰ χείλη διὰ ταύτην, ὥσπερ αὐτὰ τὰ κυρίως ὀνομαζόμενα χείλη τοῦ στόματος, ὅταν φλεγμαίνῃ. κακόχρουν

recepta. Qua ergo ratione motus Hippocrates ipforum curationem mutavit? non Hercule probabili affumptione aut aliena, fed quae fcientiam faceret ac neceffaria effet. Quod fi corporibus bene valentibus fub ea vinciendi ratione materia utrimque in medium fpatium inter partes devinctas expreffa inflammationem excitat, qui non longe magis id faciet aegrotantibus.

VII.

Igitur neceffe eft decoloretur ulcus et materia ad ipfum exprimatur, tum lacrimet ac minime fuppuret; offa vero et quae abfceffura non effent abfcedant.

Quae accidant ubi male ulcus devincitur hoc loco declaravit. Cuncta autem ab inflammationis magnitudine proficifcuntur; quandoquidem ob hanc ulceris labra in exteriora vertuntur, perinde atque ea quae proprie oris labra nominantur, ubi inflammatione vexentur. Totus autem

δὲ τὸ σύμπαν χωρίον εἰκότως φαίνεται. καὶ γὰρ καὶ τοῦτο σύμπτωμά ἐστι μεγάλης φλεγμονῆς. ἐξ αὐτοῦ δὲ τοῦ ἕλκους ἰχὼρ λεπτὸς καὶ ἄπεπτος ῥυεῖ, καθάπερ ἐπὶ τοῖς ὀφθαλμοῖς, ὅταν φλεγμαίνωσι, τὸ δάκρυον· ἐντεῦθεν μὲν ὠνόμασται κατὰ μεταφορὰν τὸ οὕτω διακείμενον ἕλκος δακρυῶδες. οὐκοῦν ἐνδέχεται πέψιν ἀκολουθῆσαι τοῖς τὴν φλεγμονὴν ἐργαζομένοις χυμοῖς, ἄχρις ἂν οὕτως ἐπιδέηται τὸ μόριον· ἀλλὰ καὶ τῶν ὀστῶν ἀνάγκη τι τῷ χρόνῳ βλαβῆναι, διαδεχομένων ὑπὸ τῆς περιουσίας τῶν ἀπέπτων χυμῶν. οὐδὲν οὖν θαυμαστὸν ὑποστῆναί τι μέρος αὐτῶν, εἰ μὴ παύσαιτο ὑπό τε τῆς μοχθηρᾶς ἐπιδέσεως οὕτω θεραπεύων. τὰ δ' ἄλλα κατὰ μέρος ἐν ὅλῳ τῷ λόγῳ σαφῆ πάντ' ἐστὶ τοῖς προσέχουσι τὸν νοῦν, ὡς ἔφην, καὶ μεμνημένοις τῶν προδεδιδαγμένων· εἰς ἐκεῖνα γὰρ ἀναφέρεται πάντα καὶ μαρτυρεῖ τοῖς καλῶς διδαχθεῖσιν, ὡς καὶ αὐτὸς Ἱπποκράτης ἐπισημαίνεται.

---

locus mali coloris non injuria conſpicitur, quod et ipſum conſtat ex immodica inflammatione provenire. Deſtillat vero ab ulcere tenuis et cruda ſanies ſimiliter ac lacrimae ab oculis inflammatis. Inde translatione uſus dixit lacrimare ulcus, ubi ſic afficitur. Praeterea ſucci qui inflammationem excitarunt crudi permanent, dum ea vinculi ratio admovetur. Sed et oſſa neceſſe eſt procedente tempore vitiari. His enim crudorum ſuccorum abundantia madeſactis mirum non eſt, ſi qua particula abſcedat, ubi qui ſic medetur ab alieno vinculo non deſiſtat. Singula quae in univerſo ſermone reſtant evidentiſſima fient, ſi quis, ut diximus, animum adjungat, tum in memoria habeat quae ſupra oſtenſa ſunt. Eo enim haec omnia pertinent et quemadmodum ipſe Hippocrates admonet, his illa confirmantur.

η'.

Σφυγηῶδές τε καὶ πυρετῶδες τὸ ἕλκος ἂν εἴη, ἀναγκάζονται δὲ διὰ τὸ οἶδος ἐπικαταπλάσσειν. ἀσύμφορον δὲ καὶ τοῦτο τοῖσιν ἔνθεν καὶ ἔνθεν ἐπιδεομένοισιν. ἄχθος γὰρ ἀνωφελὲς πρὸς τῷ ἄλλῳ σφυγμῷ ἐπιγίνεται. τελευτῶντες δὲ ἀπολύουσι τὰ ἐπιδέσματα, ὁπότ᾽ ἂν σφιν παλιγκοτέῃ, καὶ ἰητρεύουσι τὸ λοιπὸν ἄνευ ἐπιδέσιος. οὐδὲν δ᾽ ἧσσον καὶ ἤν τι ἄλλο τρῶμα τοιοῦτο λάβωσι, τῷ αὐτῷ τρόπῳ ἰητρεύουσιν. οὐ γὰρ οἴονται τὴν ἐπίδεσιν τὴν ἔνθεν καὶ ἔνθεν καὶ τὴν ἀνάψυξιν τοῦ ἕλκεος αἰτίην, ἀλλ᾽ ἄλλην τινὰ ἀτυχίην· οὐ μέντοι γε ἂν ἔγραφον περὶ τουτέου τοσαῦτα, εἰ μὴ εὖ μὲν ᾔδειν ἀσύμφορον ἐοῦσαν τὴν ἐπίδεσιν, συχνοὺς δὲ οὕτως ἰητρεύοντας, ἐπίκαιρον δὲ τὸ ἀπομάθημα. μαρτύριον δὲ τοῦ ὀρθῶς γεγράφθαι τὰ πρόσθεν γεγραμμένα, εἴτε μάλιστα πιεστέα τὰ κατήγματα εἴτε ἥκιστα. χρὴ δὲ ὡς ἐν κεφαλαίῳ εἰρῆσθαι, οἷσιν ἂν μὴ ἐπίδοξος ᾖ ἡ τῶν ὀστέων ἀπόστασις ἔσεσθαι, τὴν αὐτὴν ἰητρεύειν, ὥσπερ ἂν οἷσιν ὀστέα μὲν κατεηγότα εἴη, ἕλκος δὲ μὴ

VIII.

Ulcus item pulsi affligetur atque igneum erit, tumor item coget cataplasmata superdari, quod incommodum similiter afferunt qui utrimque deligant, quum praeter alium pulsum inutile quoque onus adjiciant. Fascias tandem solvunt ubi ulcus recrudescere conspiciunt et reliquo tempore sine junctura medentur. Nec *secus curant quoque, si aliud vulnus nacti sint. Siquidem haec evenire minime censent, eo quod hinc atque hinc deligaverint et nudum vulnus reliquerint, sed aliquod aliud infortunium causantur. Quodsi hanc deligandi viam penitus alienam esse, frequentari vero a compluribus, tum maxime ad rem pertinere eam dediscere, aperte non cognovissem, non tam multa scripsissem. Adde quod haec testantur quae supra exposita sunt maximene an minime adstringendum sit recte fuisse tradita. Oportet autem, ut summatim dicam, ubi nullum exspectatur os quod recessurum sit similiter curare, atque ubi sine ulcere fra-*

ἔχοντα. τάς τε γὰρ κατατάσιας καὶ κατορθώσιας τῶν ὀστέων τὸν αὐτὸν τρόπον ποιέεσθαι, τήν τε ἐπίδεσιν παραπλησίαν. ἐπὶ μὲν γὰρ αὐτὸ τὸ ἕλκος πισσηρὴν κηρωτὴν χρίσαντα σπλῆνα λεπτὸν ἐπιδεθῆναι, τὰ δὲ πέριξ κηρωτῇ λεπτῇ χρίειν. τὰ δὲ ὀθόνια καὶ τὰ ἄλλα πλατύτερά τινι ἐσχισμένα ἔστω ἢ εἰ μὴ ἕλκος εἶχε· καὶ ᾧ ἂν πρώτῳ ἐπιδέηται, συχνῷ ἔσται τοῦ ἕλκεος πλατύτερον. τὰ γὰρ στενώτερα τοῦ ἕλκεος ζώσαντα ἔχει τὸ ἕλκος. τὸ δ' οὐ χρὴ, ἀλλ' ἡ πρώτη περιβολὴ ὅλον κατεχέτω τὸ ἕλκος.

---

[236] *Μικρὸν ἔμπροσθεν ἔφη τῶν οὕτως ἐπιδεομένων ἐκθλίβεται τὸ οἶδος εἰς αὐτὰ τὰ ἕλκη. οἶδος δὲ δηλονότι τὸ οἴδημα λέγων ὡς εἶναι τὸν λόγον τοιόνδε· διὰ τὴν κακὴν ἐπίδεσιν ἑκατέρωθεν τοῦ ἕλκους γιγνομένην ἐκθλιβόμενον τὸ αἷμα τὸν παρὰ φύσιν ὄγκον ἐργάζεται. τοῦτο γὰρ οἶδός τε καὶ οἴδημα δι' ἔθους ἐστὶν ὀνομάζειν αὐτῷ. προσλαβὼν δὲ σφυγμὸν ὁ τοιοῦτος ὄγκος καὶ θερμασίαν πυρώδη*

ctura eſt. Extendenda enim aeque oſſa ſunt ac dirigenda et eodem modo vincienda. Ad haec ulcus cerato quod picem habeat inungendum, tenuive panno duplici contegendum proximaeque partes albo cerato illinendae. Faſciae vero ceteraque ſcindenda paulo latiora quam ſi ulcus non eſſet et qua parte primum dantur, latiora multo danda quam ulcus, quam quae anguſtiora ſunt inſtar zonae ipſum cingant, quod minime expedit. Primus enim circuitus totum ulcus complecti debet.

Indicavit paulo ſupra ſub hac vinciendi ratione tumorem exprimi ad ipſa ulcera. Tumorem vero *οἶδος* nuncupat, ſic ut ſermo talis ſit. Sanguis qui ſub aliena vinciendi ratione utrimque ad ipſum ulcus exprimitur, tumorem facit praeter naturam, huncque et *οἶδος* et *οἴδημα* ſolitus eſt appellare. Tumori autem quum pulſus accedit atque ardor, inflammationem perficit, quae proprie

τὴν ὀνομασθεῖσαν πρότερον ἰδίως ἀποτελεῖ φλεγμονήν. πάλαι γὰρ οὐχ οὕτως, ἀλλὰ τὴν φλόγωσιν ἅπασαν ὠνόμαζον φλεγμονὴν, ὡς πολλάκις ἡμῖν δέδεικται. ἀλλὰ ἀπό γε τῶν Ἐρασιστράτου χρόνων εἰθίσθη τὸ τῆς φλεγμονῆς ὄνομα λέγεσθαι κατὰ τῶν ὄγκων ἐκείνων, ἐν οἷς οὐ μόνον ἐστὶ θερμα- (562) σία φλογώδης, ἀλλὰ καὶ ἀντιτυπία καὶ σφυγμός. ἐξ ἀνάγκης δ' ἂν ἔχωσιν οὕτω καὶ τὸ καλούμενον ἔρευθος. ἐκ μὲν γὰρ τῆς πλείονος θερμασίας τοῦτο τὴν γένεσιν ἀναγκαῖον λαμβάνειν, ἡ δ' ἀντιτυπία καὶ ὁ σφυγμὸς ἐκ τοῦ πεπληρῶσθαι. δυνάμενος οὖν εἰπεῖν ὁ Ἱπποκράτης πυρετῶδες γίγνεσθαι τὸ ἕλκος, πυρῶδες εἶπεν ἀπὸ τοῦ πυρὸς ἐργασάμενος τὴν παράκαυσιν εἰς ἀνάμνησιν ἐμοὶ δοκεῖν, ὅτι καὶ αὐτὸς ὁ πυρετὸς ἀπὸ τοῦ πυρὸς ὠνόμασται καὶ τοῦτ' ἔστιν αὐτῷ τῷ πυρετῷ εἶναι τὸ θερμασίαν ἔχειν καπνώδη.

θ'.

Καὶ ὑπερεχέτω τὸ ὀθόνιον ἔνθεν τε καὶ ἔνθεν.

φλεγμονὴ ſuperius appellata eſt, quod vocabulum non ſic accipiebatur apud veteres; eo ſiquidem notabant omnem ardorem, quemadmodum ſaepenumero declaravimus. Ab Eraſiſtrati vero ſaeculo conſuevit uſurpari ad illos tumores ſignificandos, quibus non modo ardor accedit, ſed renixus etiam et pulſus, neceſſarioque rubent. Ruborem efficit ingens ardor, renixus et pulſus a multitudine oritur. Poterat Hippocrates igneum ulcus dicere πυρετῶδες, quaſi febricitans, dixit autem πυρῶδες ſumpto vocabulo ab igne quem Graeci πῦρ vocant, quo ardorem, ut mea fert opinio, nobis reduceret in memoriam, quoniam et febris quae πυρετὸς Graece nuncupatur ab eodem vocabulo ducitur, quum nihil aliud ſit febris natura quam igneus calor.

IX.

Feratur item faſcia praeter ulcus ad partes etiam quae ſupra ſunt atque infra.

Σπανίως τοίνυν τὸ ἄνωθεν καὶ κάτωθεν ὀνομάζεται πρὸς τῶν παλαιῶν ἔνθεν καὶ ἔνθεν· ὡς τὰ πολλὰ γὰρ εἰώθασιν ἐπὶ τῶν κατὰ τὰ πλάγια μερῶν τοιαύτῃ χρῆσθαι λέξει. νῦν μέντοι τῷ παλαιῷ τρόπῳ τῆς ἑρμηνείας ὁ Ἱπποκράτης ἐχρήσατο.

ι.

Βάλλεσθαι μὲν οὖν χρὴ τὸ ὀθόνιον κατ' αὐτὴν τὴν ἴξιν τοῦ ἕλκεος, πιέζειν δὲ ὀλίγῳ ἧσσον ἢ εἰ μὴ ἕλκος εἶχεν· ἐπινέμεσθαι δὲ τῇ ἐπιδέσει, ὥσπερ καὶ πρόσθεν εἴρηται. τὰ δὲ ὀθόνια αἰεὶ μὲν τοῦ τρόπου τοῦ μαλθακοῦ ἔστωσαν. μᾶλλον δέ τε δεῖ ἐν τοῖσι τοιούτοισιν ἢ εἰ μὴ ἕλκος εἶχε. πλῆθος δὲ τῶν ὀθονίων μὴ ἐλάσσω ἔστω τῶν πρότερον εἰρημένων, ἀλλά τινι καὶ πλείω· ἢν δὲ ἐπιδεθῇ, δοκείτω τῷ ἐπιδεδεμένῳ ἡρμόσθαι μὲν, πεπιέσθαι δὲ μή. φάτω δὲ κατὰ τὸ ἕλκος μάλιστα ἡρμόσθαι. τοὺς δὲ χρόνους αὐτοὺς μὲν χρὴ, εἶναι ἐπὶ τὸ μᾶλλον δοκέειν ἡρμόσθαι. τοὺς αὐτοὺς δὲ ἐπὶ τὸ μᾶλλον δοκέειν χαλᾶν, ὥσπερ καὶ ἐν τοῖσι πρόσθεν εἴρηται. μετεπιδεῖν δὲ διὰ τρίτης πάντα μεταποιέοντα ἐς τοὺς τρόπους τοὺς παρα-

Veteres quum ſuperiorem atque inferiorem partem ſignificare volunt, raro ἔνθεν καὶ ἔνθεν ſcribunt. His enim vocabulis plerumque exprimunt partes utrimque a lateribus ſitas, Hippocrates tamen hic antiquam exponendi figuram uſurpavit.

X.

Ergo caput faſciae injiciatur e regione ulceris et laxius paulo attrahatur, quamſi fractura eſſet citra ulcus. Circumagatur autem eo modo quo ſupra poſitum eſt, ſintque faſciae molliores ſemper quam ſi integra cute os eſſet abruptum; neque pauciores quam prius duximus, ſed aliquanto plures, homini vero quum involutus fuerit videantur aptiſſime inhaerentes, non tamen adſtrictae, aſſeratque ſuper plagam maxime inhaerere; tum eodem tempore quo ſupra indicavimus ipſas et bene inſidentes et laxiores ſentiat; deinde tertio quoque die ſolvantur

πλησίους, ὥσπερ καὶ πρόσθεν εἴρηται, πλὴν ἐς τὸ σύμπαν ἧσσόν τινι πιέζειν ταῦτα ἢ ἐκεῖνα· καὶ ἢν κατὰ λόγον τὰ εἰκότα γένηται ἰσχνότερον μὲν αἰεὶ εὑρεθήσεται τὸ κατὰ τὸ ἕλκος. ἰσχνὸν δὲ καὶ τὸ ἄλλο πᾶν τὸ ὑπὸ τῆς ἐπιδέσιος κατεχόμενον καὶ αἵ τε ἐκπυέσιες ἔσονται θάσσους ἢ τῶν ἄλλων [237] ἰητρευμένων ἑλκέων. ὅσα τε σάρκια ἐν τῷ τρώματι ἐμελάνθη καὶ ἐθανατώδη θᾶσσον περιῤῥήγνυται καὶ ἐκπίπτει ἐπὶ ταύτῃ τῇ ἰητρείῃ ἢ ἐν τῇσιν ἄλλῃσιν ἐς ὠτειλάς τε θᾶσσον ὁρμᾶται τὸ ἕλκος, οὕτως ἢ ἄλλως ἰητρευμένον. πάντων δὲ τούτων αἴτιον ὅτι ἰσχνὸν μὲν τὸ κατὰ τὸ ἕλκος χωρίον γίνεται, ἰσχνὰ δὲ τὰ περιέχοντα.

Ἴξιν ἀεὶ τὴν εὐθυωρίαν ὀνομάζει ποτὲ μὲν τὴν κατὰ τὸ μῆκος τοῦ σώματος, ἔστι δ' ὅτε τὴν κατὰ τὸ πλάτος, ὥσπερ νῦν, ἀξιῶν τοῦ πρώτου τῶν ἐπιδέσμων τὴν ἀρχὴν ἢ ἐκ τῶν δεξιῶν ἢ τῶν ἀριστερῶν μερῶν τοῦ ἕλκους θέντας ἐπιλίττειν ὅλον αὐτὸ καταληφθῆναι καὶ μηδὲν ἀπολειφθῆναι μέρος γυμνόν.

---

et rurſus alligentur. In ceteris ſimiliter agendum, ut in ſuperioribus; hic tantum latius quam ibi coarctentur. Quod ſi fiat quae rationi conſentanea ſunt, locus in quo plaga eſt et reliqua etiam ſub vinculo comprehenſa ſemper graciliora ſe oſtendunt. Jam vero et pus ocius orietur quam ſi alia curatio admoveatur, caruncule praeterea quae in ulcere nigreſcunt et emoriuntur, celerius ſub curatione hac reſolventur et recedent quam ſub alia; atque ulcus celerius cicatricem recipiet ſi hac via quam ſi alio modo curetur. Cuncta haec propterea fient, quod et locus exulceratus et quae juxta ſunt extenuentur.

Ἴξιν ſemper intelligit Hippocrates e regione modo in longitudinem corporis, modo in latitudinem, veluti nunc quum voluit primae faſciae caput dari ſuper dextram vel ſiniſtram ulceris partem, dein ſuper ipſum ulcus involvi, ſic ut univerſum complectatur, neque ullam partem nudam relinquat.

ια΄.

Τὰ μὲν οὖν ἄλλα πάντα παραπλησίως χρὴ ἰητρεύειν, ὥστε ἄνευ ἑλκωσίων ὀστέα καταγνύμενα, τοὺς δὲ νάρθηκας οὐ χρὴ προστιθέναι. διὰ τοῦτο καὶ τὰ ὀθόνια χρὴ τούτοισιν πλείω εἶναι ἢ τοῖσιν ἑτέροισιν, ὅτι τε ἧσσον πιέζεται, ὅτι τε οἱ νάρθηκες βραδύτερον προστίθενται.

Τοὺς νάρθηκας ἐπιβάλλειν φυλάττεται τοῖς ἡλκωμένοις κατάγμασι δεδιὼς δηλονότι τὴν ἐξ αὐτῶν θλίψιν. δι' αὐτὸ δὲ τοῦτο καὶ τοῖς ὀθονίοις ταῦτα μὴ πιέζειν ἐκέλευσε καὶ δι' ἄμφω δὲ ταῦτα πλέοσιν αὐτοῖς χρῆσθαι. μέμνησο τοιγαροῦν ὡς αὐτὸς εἶπεν ὀθονίοισι πλείοσι χρῆσθαι, διότι τε ἧττον πιέζεται καὶ οἱ νάρθηκες βραδύτερον προστίθενται.

ιβ΄.

Ἢν μέντοι τοὺς νάρθηκας προστιθῇς, μὴ κατὰ τὴν ἴξιν τοῦ ἕλκεος προστιθέναι, ἀλλ' ὥστε καὶ χαλαρῶς προσ-

XI.

Reliqua curatio esse debet perinde ac si ossa citra plagam perfringantur, nisi quod ferulae non sunt imponendae. Quamobrem pluribus fasciis hic opus est quam alibi, quum et minus adstringendum sit et ferulae tardius circumdandae.

Interdicit ne ferulae imponantur, ubi fracto offi vulnus acceffit, veritus ne comprimant, atque ob eam praecipit ne arctius fuper has fafciae deligentur, fed utraque de caufa plures imponantur. Memento autem ipfum imperaffe ut plures injicerentur, propterea quod et minus coarctantur et ad ferulas tardius venitur.

XII.

Tamen si ferulae superaccommodentur, e regione ulceris minime circumponantur, deturque opera ut laxiores

τιθέναι, προθυμεύμενος ὅκως μηδεμία σφίγξις μεγάλη ἔσται ἀπὸ τῶν ναρθήκων. εἴρηται δὲ τοῦτο καὶ ἐν τοῖσι πρότερον γεγραμμένοισι· τὴν μέντοι δίαιταν ἀκριβεστέρην καὶ πλείω χρόνον χρὴ ποιέεσθαι, οἷσιν ἐξ ἀρχῆς ἕλκεα γίνεται, καὶ οἷσιν ὀστέα ἐξίσχει, καὶ τὸ ξύμπαν δὲ εἰρῆσθαι ἐπὶ τοῖσιν ἰσχυροτάτοισι τρώμασιν ἀκριβεστέρην καὶ πουλυχρονιωτέρην εἶναι χρὴ τὴν δίαιταν.

Τὴν κατὰ τὸ μῆκος ἴξιν ἀκούειν προσήκει νῦν, κατὰ ταύτην γὰρ οἱ νάρθηκες ἐπιβάλλονται. ἔμπροσθεν μὲν ὡς κωλύων νάρθηξι χρῆσθαι τὸν λόγον ἐποιεῖτο, νῦν δὲ ὡς συγχωρῶν ἐνίοτέ φησιν· ἢν μέντοι τοὺς νάρθηκας προστιθῆς, ὅπερ ἐγὼ ποιεῖν ἐπὶ τῶν τοιούτων εἴωθα· καὶ αὖ σκέλει πράττειν οὐκ ἔχω διατείνεσθαι, μηδένα αὐτοῦ διορισμὸν προστιθέντος. ὃ δ' ἐγὼ ποιῶ καὶ δὴ φράσω. τῶν μετὰ κατάγματος ἑλκώσεων ἐνίοτε κατὰ τὸ μῆκος τοῦ κώλου γιγνομένων ἐγχωρεῖ τοὺς νάρθηκας ἑκατέρωθεν τοῦ ἕλκους ἐπιβάλλειν. ὅταν δὲ ἐγκάρσιον γένη-

fint, ne vehementer adſtrictae premant, quam rem in ſuperioribus quoque propoſuimus. Tenuiori autem cibo diutius contenti ſint, quibus a principio carnis quoque vulnus acceſſit vel oſſa cute exciderunt et ut una complexione complectar graviſſimae fracturae rationem victus tenuiorem amant et diuturniorem.

E regione nunc intelligit in longitudinem; in hanc ſiquidem ferulae imponuntur. Supra loquutus eſt, ut qui ferulas ſummovebat; nunc ut is qui nonnunquam ipſas accipit. Inquit tamen, ſi ferulae ſuperaccommodentur. Quid ipſe in ejusmodi caſibus facere conſueverit et in ipſo crure etiam non eſt quod contendam, quum rem minime definiverit. Exponam tamen id quod facio. In illis fracturis quibus in longitudinem membri carnis quoque vulnus accidit, ferulas utrimque a lateribus vulneris adhibeo;

ται τὸ ἕλκος, κωλύει τὴν ἐπίθεσιν τῶν ναρθήκων καὶ μάλιστα εἰ μεῖζον ᾖ.

ιγ΄.

[238] Ἡ αὐτὴ δὲ ἰητρείη τῶν ἑλκέων καὶ οἷσιν ὀστέα μὲν κατέηγεν, ἕλκος δὲ ἐξ ἀρχῆς μηδὲν ᾖ. ἢν δὲ ἐν τῇ ἰητρείῃ ἕλκος γένηται ἢ τοῖσιν ὀθονίοισιν μᾶλλον πιεχθέντος ἢ ὑπὸ νάρθηκος ἐνέδρης ἢ ὑπὸ ἄλλης τινὸς προφάσιος. γινώσκεται μὲν οὖν τὰ τοιαῦτα, ἢν ἕλκος ὑπῇ τῇ τε ὀδύνῃ καὶ τοῖσι σφυγμοῖσιν, καὶ τὸ οἴδημα τὸ ἐν τοῖσιν ἄκροισιν, σκληρὸν (563) γίνεται τῶν τοιουτέων καὶ εἰ τὸν δάκτυλον ἐπαγάγοις ἐξαείρεται, ἀτὰρ καὶ αὖθις ὑποτρέχει ταχέως. ἢν οὖν τι τοιοῦτον ὑποπτεύῃς, λύσαντα χρὴ, ἢ μὲν ᾖ κνησμὸς κατὰ τὰς ὑποδεσμίδας ἢ ἐπὶ τὸ ἄλλο τὸ ἐπιδεδεμένον πισσηρῇ κηρωτῇ ἀντὶ τῆς ἑτέρης χρῆσθαι.

Ὁ λόγος αὐτῷ νῦν ἐστι περὶ τῶν ἐπιγινομένων ἑλκῶν τοῖς κατάγμασιν ἐν τῷ χρόνῳ ἐκ τῆς τῶν ναρθήκων ἐπι-

ſed ſi hoc transverſum fuerit, non patitur ferulas ſuperdari, praeſertim ubi grandius ſit.

XIII.

Eandem vero curationem requirunt ulcera quae non a principio fracturae, ſed vel ob lintea nimium arctata vel ob impoſitas ferulas, aliave de cauſa ſub curatione poſtea oriuntur. Cognoſcitur autem ubi ulcus ſubeſt ex dolore et pulſu, item ex tumore qui tunc extremis partibus indureſcit; et ſi digito preſſeris, exprimitur ac rurſus cito revertitur. Igitur ſi quid tale ſuſpectum ſit, ſolvere oportet; atque ubi vel ea pars cui ſuperdantur illae faſciae quae primae injiciuntur vel altera quae devincta fuerit pruriat, invicem alterius cerati inungenda eſt, eo quod picem habeat.

De ulceribus nunc agit quae procedente tempore fracto oſſi ob circumpoſitas ferulas ſuperveniunt. Docet

δέσεως. ἐδήλωσεν οὖν τάς τε τῶν γενέσεων αὐτῶν αἰτίας καὶ τὰ σημεῖα, δι' ὧν ἄν τις γνωρίσαι γεγονὸς ἕλκος. εἶτα συμβουλεύει μὴ περιμένειν τὸν εἰθισμένον τρόπον τῆς ἐπιδέσεως, ἀλλὰ θᾶττον ἀφελόντα τοὺς ἐπιδέσμους τὴν προσήκουσαν ποιεῖσθαι θεραπείαν ἣν αὐτὸς σαφῶς ἔγραψεν.

ιδ'.

Ἢν δὲ τούτων μὲν μηδὲν ᾖ, αὐτὸ δὲ τὸ ἕλκος ἠρεθισμένον εὑρίσκεται μέλαν ἐπὶ πουλὺ ἢ ἀκάθαρτον, καὶ τῶν μὲν σαρκῶν ἐκπυησομένων, τῶν δὲ νεύρων προσεκπεσουμένων, τουτέους οὐδὲν δεῖ ἀναψύχειν παντάπασιν, οὐδέ τι φοβεῖσθαι τὰς ἐκπυήσιας ταύτας, ἀλλ' ἰητρεύειν. τὰ μὲν ἄλλα παραπλήσιον τρόπον, ὥσπερ καὶ οἷσιν ἐξ ἀρχῆς ἕλκος ἐγένετο.

Ἀναψύχειν ἔοικεν ἐπὶ τοῦ γυμνῶσθαι φέρειν, ὅπερ σημαίνει τὴν καταγματικὴν ἐπίδεσιν ἀφελόντας, ὡς ἕλκος μὲν θεραπεύειν. οὐ γὰρ δὴ τό γε μηδὲν ἐπιτιθέναι καὶ

ergo quibus de caufis fiant quibusque indiciis cognofcantur, ubi jam orta funt; poft haec praecipit ne per confuetum tempus alligatas effe fafcias finamus, fed celerius fubtrahentes idoneam curationem quam ipfe evidenter expofuit admoveamus.

XIV.

At fi nihil ejusmodi fit, fed ipfum ulcus irritatum, nigrum valde aut fordidum reperiatur, tum caro purulenta, futurumque etiam fit ut nervi excidant. Hos non convenit ex toto nudare, neque fuppurata haec timere, fed in ceteris eadem ratione mederi, atque ubi initio vulnus adjectum eft.

Nudare dixit *ἀναψύχειν*, hoc eft vinculum detrahere fracturae idoneum, ut ulcus nutriatur. Non enim vult nulla re impofita nudum prorfus ipfum relinqui, fed ad-

παντάπασιν ἐᾷν γυμνὸν ἀναψύχειν ὠνόμασε προσγεγραμμένον, οὐδὲ τὸ ἀναψύχειν τὸ παντάπασι δείκνυταί τι διὰ μέσην ὁδὸν ἐπιμελείας. εἴη δ' ἂν μέση τοιάδε τις, εἰ τὸ ἕλκος, ὡς εἴρηκεν, ἔχον τι τῶν προειρημένων σημείων κινηθέντων αὐτίκα τελευτῆσαι βούλεται τὴν καταγματικὴν ἐπίδεσιν, ἐπιμέλειάν τε ποιησάμενος τῶν κατὰ τὸ ἕλκος ἡμέρᾳ μιᾷ καὶ δευτέρᾳ πάλιν ἐπιδήσαιμεν τὸ κῶλον, ὡς αὐτὸς ἐκέλευσε διὰ τῆς ἐχομένης λέξεως.

ιε'.

Τοῖσι δὲ ὀθονίοισιν ἄρχεσθαι χρὴ ἐπιδέοντα ἀπὸ τοῦ οἰδήματος τοῦ ἐν τοῖς ἀκραίοις πάνυ χαλαροῖσι καὶ ἔπειτα ἐπινέμεσθαι τῇ ἐπιδέσει αἰεὶ ἐς τὸ ἄνω καὶ πεπιέχθαι μὲν μηδαμῇ. ἡρμόσθαι δὲ μάλιστα κατὰ τὸ ἕλκος τὰ μὲν ἄλλα ἐπὶ ἧσσον, τὰ δὲ ὀθόνια τὰ πρῶτα ταῦτα μὲν καθαρὰ ἔστω καὶ μὴ στενά· τὸ δὲ πλῆθος τῶν ὀθονίων ἔστω ὅσονπερ καὶ ἐν τοῖσι νάρθηξιν εἰ ἐπιδέοιτο ἢ ὀλίγῳ ἔλασσον.

jiciens non convenit ex toto nudare, mediam curationem indicat, esset autem media hujusmodi quaepiam. Si in vulnere aliquod ex propositis signis apparet, imperat ut quam primum solvatur junctura fractis ossibus accommodata et uno atque altero die curatio quam ulcera postulant adhibeatur, membrumque rursus deligetur, quemadmodum subjecta verba demonstrant.

XV.

Tantum fasciae laxae admodum ordiantur a tumore qui in extremitatibus est, deinde semper sursum versus circumagantur, neque ullo modo coarctentur, insideant item ulceri commodissime, alibi vero laxius vinciantur. Sin autem haec prima lintea munda non angusta et eorum quae circumdari solent, ubi ferulae imponuntur vel numerum aequent vel non multo pauciora sint.

[239] Ἐν τούτῳ τῷ λόγῳ δῆλός ἐστιν ἐπίδεσιν ἀξιῶν ἀρξαμένην ἀπὸ τοῦ οἰδήματος, ὅπερ ἂν ἐν ἄκροις τοῖς κώλος γένηται προσεπινέμεσθαι κατὰ τὸ συνεχὲς ἀπ' ἐκείνου καὶ ἀνέρχεσθαι μέχρι τοῦ κατάγματος, ἔνθα ἡ ἕλκωσίς ἐστιν, ὡς συνῆφθαι τὴν θεραπευτικὴν τῶν οἰδημάτων ἐπίδεσιν τῇ καταγματικῇ καὶ μίαν τάσιν γενέσθαι διὰ μικρῶν ἐπιδέσεων συντελουμένων. ἀξιοῖ δ' αὐτὴν ἡρμόσθαι κατὰ τὸ ἕλκος, ὅπερ ἐστὶ χαλαρὰν, σφίγγειν δ' οὐδέπω. τά τ' ἄλλα μέρη τὰ κατὰ τὸ κάταγμα κελεύει, [καθάπερ ἐπὶ τῶν χωρὶς τὸ κάταγμα ἑλκῶν, οὕτω καὶ νῦν ἧσσον πεπιέχθαι.] φυλάττει γὰρ ἀεὶ τὸ μᾶλλον ἐκεῖνο πεπιέχθαι τὸ μέρος ἐπὶ πάσης ἐπιδέσεως, ὅθεν ἐκθλίβεσθαι βούλεται τὸ δ' αἷμα. τὰς δ' ἐπὶ τῶν ἄκρων αὐτῶν τῶν οἰδισκομένων ἐπιβολὰς τῶν ὀθονίων χαλαρωτέρας εἶναι κελεύει, τοσοῦτον αὐτῶν μόνον φροντίζων, ὡς εἰς μίαν ἕνωσιν ἐπιδέσεως ἀγαγεῖν· οὐ μὴν τὸ σύμπαν τῆς ὅλης θεραπείας κεφάλαιον αὐτοῖς ἀνατίθησιν. οὐ γὰρ τοιαῦτά ἐστιν ἃ θεραπεύειν νῦν τοὺς μελασμοὺς καὶ νεκρώσεις ἀγμῶν ἔοικεν. εἰρήκει γὰρ ὑπὲρ αὐτοῦ κατὰ λέξιν οὕτως· καὶ τὸ οἴδημα τὸ ἐν τοῖς ἄκροις

Imperat hoc loco ut vinculum orfum a tumore qui in extremis membris affurgit inde ita feratur, ut nihil nudum relinquat donec ad ipfam fracturam qua parte exulceratio eft porrigatur, ita ut in unum committatur vinculum quod tumorem curat et quod fracturam devincit, unaque fit utriusque intenfio quae paucis circuitibus abfolvatur. Jubet autem fafciam commodiffime ulceri infidere, hoc eft laxam effe eatenus ut nullo modo adftringatur; fuper ceteras vero partes atque adeo juxta fracturam magis edicit, ut minime coarctetur. Perpetuum enim effe voluit arctius eam partem vinciri, unde fanguis exprimi debet; monet autem ut in extremitatibus quae tumidae funt fafcia laxius alligetur, ad id confilium dirigens ut vinculum in unum committatur. At non propterea caput totius curationis illi committit; non enim id eft quod in hoc cafu remedio fit fractis partibus, ubi nigrae funt atque emoriuntur, fed tumori de quo ad verbum

σκληρότερον γίγνεται τῶν τοιούτων, καὶ εἰ τὸν δάκτυλον ἐπάγοις, τὸ ἔρευθος ἐξαείρεται καὶ αὖθις ὑποτρέχει ταχέως κατὰ τὸ μέγεθος. ταῦτ᾽ οὖν συμπτώματα μέν ἐστιν οἰδημάτων, ὅθεν εἰκότως τὰ μέλη παντάπασιν αὐτῶν, ὥσπερ τῶν μαλθακῶν, οὔτε τὸ κῦρος ὅλης θεραπείας ἐπ᾽ αὐτὰ μετατίθησιν.

ιστ'.

Ἐπὶ δὲ αὐτὸ τὸ ἕλκος ἱκανὸν σπληνίον τῇ λευκῇ κηρωτῇ κεκρισμένον, ἤν τε γὰρ σὰρξ ἤν τε νεῦρον μελανθῇ, προσεκπεσεῖται. τὰ γὰρ τοιαῦτα οὐ χρὴ δριμέσιν ἰητρεύειν, ἀλλὰ μαλθακοῖσιν, ὥσπερ τὰ πυρίκαυτα, μετεπιδεῖν δὲ διὰ τρίτης, νάρθηκας δὲ μὴ προστιθέναι, ἀτρεμέειν δὲ ἐπὶ μᾶλλον ἢ τὸ πρόσθεν καὶ ὀλιγοσιτέειν. εἰδέναι δὲ χρὴ εἴτε σὰρξ εἴτε νεῦρον τὸ ἐκπεσούμενόν ἐστιν, ὅτι οὕτω πολλῷ μὲν ἧσσον νέμεται ἐπὶ πλεῖον, πολλῷ δὲ θᾶσσον ἐκπεσεῖται, πολλῷ δὲ ἰσχνότερα τὰ περιέχοντα ἔσται, ἢ εἴ τις ἀπολύσας τὰ ὀθόνια ἐπιθείη

fcripfit, tumor extremis partibus indurefcit et fi digito prefferis, exprimitur ac rurfus cito revertitur. Haec tumoribus fuperveniunt; jure igitur non aeque eos negligit, atque ubi molles fint nec ad eosdem dirigit praecipuum totius curationis confilium.

XVI.

Ulceri abunde eft pannum inducere albo cerato inunctum, five caro five nervus cadere debeat: his enim acria fuperdare non expedit, fed mitia non fecus atque aduftis. Infuper tertio quoque die folvere convenit ac rurfus devincire; tum ferulas vitare et magis quam ante conquiefcere atque abftinere. Scire etiam oportet, ubi futurum fit ut vel caro vel nervus excidat, hac ratione vitium minus ferpere et celerius multo excidere, ac proximas partes fieri longe graciliores quam fi ulcus linteis refolutis quopiam ex medicamentis purgantibus nu-

τι τῶν καθαρτικῶν φαρμάκων ἐπὶ τὸ ἕλκος. καίτοι καὶ ἢν ἐκπέσῃ τὸ ἐκπυησόμενον, θᾶσσόν τε σαρκοῦται ἐκείνως ἢ ἑτέρως ἰητρευόμενον καὶ θᾶσσον ὠτειλοῦται. πάντα μήν ἐστι ταῦτα ὀρθῶς ἐπιδεῖν καὶ μετρίως ἐπίστασθαι. προσσυμβάλλεται δὲ καὶ τὰ σχήματα ἣν οἷα χρὴ εἶναι καὶ ἡ ἄλλη δίαιτα καὶ τῶν ὀθονίων ἡ ἐπιτηδειότης.

Διὰ τί μὲν γὰρ οὐ χρὴ δριμέσι θεραπεύειν φαρμάκοις τοῖς τοιούτοις ἕλκεσιν, αὐτὸς εἶπεν εἰκάσας πυρικαύτοις αὐτὰ, ἐπειδὴ γέγονεν ἐξ ἐπικράσεως τῶν δριμέων καὶ θερμῶν χυμῶν. εὐθέως δὲ ὃ συνενδείκνυται καὶ πισσηρὰ κηρωτὴ, ὡς ἔστι δριμυτέρα τῆς λευκῆς· ἡ γάρ τοι πίσσα ὅσον ἐστὶ θερμοτέρα κηροῦ, κατὰ τοιοῦτον καὶ δριμυτέρα.

ιζ'.

[240] Ἢν δ' ἄρα ἐξαπατηθῇς ἐν τοῖς νεοτρώτοισι μὴ οἰόμενος ὀστέων ἀπόστασιν ἔσεσθαι, τὰ δ' ἐπίδοξα ᾖ ἀναπλῶσαι, οὐ χρὴ ὀῤῥωδέειν τὸν τρόπον τῆς ἰητρείης.

triatur. Jam vero ubi excidat quod purulentum eſt citius caro increſcet et cicatrix maturius inducetur hoc pacto quam ſi alio ſuccurramus. Haec omnia igitur eo pertinent, ut ſciamus recte et cum moderatione deligare. Eo etiam confert idoneus habitus, reliqua victus ratio et faſcia quam aptiſſima.

Declaravit ipſe aduſtorum exemplo cur acrium medicamentorum uſus ejusmodi vulneribus noceat, ſi quidem orta ſunt ex calidorum atque acrium ſuccorum mixtura. Cur quo ſimul etiam oſtenditur albo cerato acrius eſſe id quod picem habet: pix enim eo eſt acrior cera quo calidior.

XVII.

At ſi quis deceptus recenti vulnere nullo modo exiſtimans fore, ut os recedat, quod receſſurum ſit, eam vinciendi rationem adhibeat quam ſimplices fracturae poſtulant, ejusmodi medicinam non debet pertimeſcere, quandoqui-

οὐδὲν γὰρ ἂν μέγα φλαῦρον γένοιτο, ἢν μοῦνον οἷος ἔσῃ τῇ χειρὶ τὰς ἐπιδέσιας ἀγαθὰς καὶ ἀσινέας ποιέεσθαι.

(564) Οὐ χρὴ, φησὶ, δεδιέναι τὸν καταγματικὸν τρόπον τῆς ἰατρείας, κᾂν ἀποστάσεως ὀστῶν φανῇ σημεῖα. τίνα δ' ἐστὶ ταῦτα διὰ τῶν ἑξῆς ῥήσεων μαθήσῃ.

ιη'.

Σημεῖον δὲ τόδε ἢν μέλλῃ ὀστέων ἀπόστασις ἔσεσθαι ἐν τῷ τρόπῳ τούτῳ τῆς ἰητρείης, πῦον γὰρ συχνὸν ῥεῖ ἐκ τοῦ ἕλκεος καὶ ὀργᾷν φαίνεται.

Ὅταν πλέον ᾖ τὸ ἀποῤῥέον πῦον ἢ κατὰ τοῦ ἕλκους μέγεθος ὑποπτεύειν χρὴ, πεπονθέναι τὸ ὑποκείμενον ὀστοῦν. ἐὰν οὖν καὶ ὀργᾷν φαίνεται, τουτέστιν ἐπειγόμενον πρὸς τὴν ἀπόκρισιν τὸ πεπονθὸς μέρος, ἔχῃς ἂν ἤδη βεβαίαν τὴν γνῶσιν. πόθεν οὖν ὅτι πρὸς τὴν ἀπόκρισιν ἐπείγεται; πρῶτον μὲν ἐξ αὐτῶν τῶν χειλῶν τοῦ ἕλκους οὐκ ἐθελόν-

dem nullum ingens malum apportabit, dum poſſit modo recte et citra noxam manu devincire.

Timere, inquit, non oportet modum alligandi fracturae idoneum, quamvis receſſuri oſſis indicia ſe oſtendant. Quaenam illa ſint proximis verbis addiſces.

XVIII.

Denunciant autem futurum eſſe ut ſub curatione hac oſſa recedant, quod pus ex ulcere amplius profluit et videtur ad exitum feſtinare.

Ubi copioſius quam pro ulceris modo pus feratur, verendum eſt ne ſubjectum os vitiatum ſit; ſed ſi praeter id videtur ad exitum feſtinare quod *ὀργᾷν* dixit, hoc eſt ſi feſtinanter a vitiata parte expellatur, jam certa res eſt. At unde cognoſcemus membrum feſtinare ad expellendum? Primum ex oris plagae quae inter ſe non committuntur,

των συνιέναι πρὸς ἄλληλα, διισταμένων τε καὶ ἐκτρεπομένων, εἶτα καὶ τῆς τοῦ κάμνοντος αἰσθήσεως ἐν τῷ βάθει κινήσεώς τινος ἀμυδρᾶς αὐτῷ φαινομένης, ὅταν ἔστ' ἂν ἀπαγαγὼν τῶν ἄλλων ἁπάντων τὰς αἰσθήσεις καὶ τὴν διάνοιαν ἐκείνῳ μόνῳ τῷ μορίῳ προσέχῃ τὸν νοῦν, ἐν ᾧ τὰ προειρημένα συμπτώματα.

ιθ'.

Πυκνότερον οὖν μετεπιδέεσθαι διὰ τὸν πλάδον, ἐπεὶ ἄλλως τε καὶ πυρετοὶ γίνονται, καὶ ἢν μὲν κάρτα πιέζωνται ὑπὸ τῆς ἐπιδέσιος, καὶ τὸ ἕλκος καὶ τὰ περιέχοντα ἰσχνά.

Οὕτως οὖν εἴωθεν ὀνομάζειν τὰς περιττὰς ὑγρότητας, εἴτε λεπτῶν κατὰ τὴν σύστασιν ὑγρῶν εἴτε καὶ παχυτέρων εἶεν, ὥσπερ νῦν ἐστι τὸ πῦον ὑπὲρ οὗ προείρηκεν, ὅτι συχνὸν εἴωθε ῥεῖν, ὅταν ἀφίστασθαι μέλλῃ μόριον ὀστοῦ.

ſed dehiſcunt et in interiora vertuntur; deinde ex hominis ſenſu qui exiguum quendam motum ſentire ſibi in altioribus partibus videtur, ubi ceteras non ſenſu, non animo advertens hanc unam obſervet, cui haec ſuperveniunt.

XIX.

Reſolvere igitur ac deligare frequentius oportet ob humoris abundantiam, quum alioquin febres excitentur et ulcus cum his quae proxima ſunt, ſi nimirum vinculis coarctentur, emarceſcant.

Humoris abundantiam, ut ſolitus eſt, appellat *πλάδον*, ſeu tenui habitu ſit, ſeu craſſo quale nunc eſt pus, quod quando pars quaepiam ab oſſe receſſura eſt, dixit copioſius evadere.

κ'.

Ὅσα μὲν οὖν λεπτῶν πάνυ ὀστέων ἀποστάσιες οὐδεμιῆς μεγάλης μεταβολῆς δέονται, ἀλλ' ἢ χαλαρωτέρως ἐπιδεῖν, ὡς μὴ ἀπολαμβάνηται τὸ πῦον, ἀλλ' [241] εὐαπόῤῥυτον ᾖ καὶ πυκνότερον μετεπιδεῖν, ἔστ' ἂν ἀποστῇ τὸ ὀστέον, καὶ νάρθηκας μὴ προστιθέναι.

Ἔν τισι μὲν τῶν ἀντιγράφων χωρὶς τοῦ μεγάλης ἁπλῶς γέγραπται, οὐδεμιᾶς μεταβολῆς καὶ δοκεῖ τοῦτο εὐλογώτερον εἶναι. τριττῶς γὰρ ἐξαλλαττόντων τε καὶ μεταβαλλόντων τὸν καταγματικὸν νόμον τῆς ἐπιδέσεως οὐκ ἂν εἶπεν ἁπλῶς οὕτως οὐδεμιᾶς μεταβολῆς, ὅπου καὶ μετὰ τῆς προσθήκης ἴσως τις ἐγκαλέσει καὶ φήσει ψεύδεσθαι τὸν ἄνδρα χαλαρώτερά τε κελεύοντα νῦν ἐπιδεῖν τὰ ὀθόνια καὶ πυκνῶς λύοντα μετεπιδεῖν καὶ νάρθηκας μὴ προστιθέναι· καὶ τέταρτον τὸ καθόλου δηλονότι παρηνημένον ὑπ' αὐτοῦ τὸ πλῆθος αὐξάνειν τῶν ὀθονίων, ὅταν ἐκλύσῃς αὐτῶν τὴν τάσιν ἢ νάρθηκας μὴ προσφέρειν· ἀλλ' ὅ γε τρόπος τῆς

XX.

Ergo ubi exſpectatio eſt tenuium partium quae ab oſſe recedant, haud multum expedit variare, faſcia tantum laxior circumligetur, ne pus retineatur, ſed exitum facilem habeat et dum os recedat, ſaepius ſolvatur ac deligetur, ferulaeque omni modo vitentur.

In quibusdam exemplis ſimpliciter legitur variare non adjecta particula *multum*, ſed veriſimilius ſit illam adjici debere: nam quum ratio fracturae alligandae tribus modis varia ſit muteturque, non diceret ſimpliciter; aut expedit variare, quandoquidem addita etiam particula *multum*, dicet aliquis Hippocratem falſa praedicaſſe, propterea quod imperet nunc ut faſcia laxior involvatur, ut ſaepius reſolvatur ac deligetur, ut ferulae non imponantur, et quartc id quod in univerſum ab ipſo praecipitur, ut faſciarum numerus augeatur, ubi vel laxius deligantur vel ferulae omittuntur. Sed quod ſervatur eſt modus ille vinciendi

ἐπιδέσεως ὁ καταγματικὸς ὅστις φυλάττεται, πρὸς ὃν ἀναφέρων τὸν λόγον εἶπε μὴ δεῖσθαι μεγάλης μεταβολῆς τὴν ἀγωγήν. ὑποδεσμίδι τε γὰρ χρήσῃ καὶ ἄρξῃ μὲν ἀπὸ τοῦ πεπονθότος, ἐπειδὴ ἐπιδήσεις τρὶς αὐτῷ περιβάλλων ἄνω τελευτήσεις τοιαῦτα μεταξὺ χρησάμενος τῇ νομῇ τῶν ὀθονίων, ὁποίαν ἐδίδαξέ σε, καὶ τὴν β' ἐπιδεσμίδα πάλιν ἐπιβάλλειν μὲν τῷ αὐτῷ τόνῳ. τὴν νομὴν δ' ἐπὶ τὸ κάτω ποιήσεις καὶ παλινδρομήσεις ἄνω τὰς ἐπιβολὰς τῶν ὀθονίων χαλαρωτέρας ποιούμενος. ἐπιθήσεις δὲ τοὺς σπλῆνας ἔξωθεν, ὡς ἔμαθες, ἐπιδέσμους τε κατ' αὐτῶν, ὡς ἐδιδάχθης ἅπαντα τῆς καταγματικῆς ἐπιδέσεως. ἐὰν μέντοι μεγάλων ὀστῶν παρασχίδα ἀποστήσεσθαι προσδοκοῖ, τὸν καταγματικὸν νόμον τῆς ἐπιδέσεως οὐκέτι προσάγει καθ' ὅ τι δηλώσει διὰ τῆς ἐχομένης ῥήσεως. εἰκότως οὖν νῦν ἔφη μηδεμιᾶς μεταβολῆς μεγάλης δεῖσθαι· εἰ δὲ καὶ χωρὶς τοῦ μεγάλης εἴη γεγραμμένον, ἀκουσόμεθα λέγοντος αὐτοῦ, μὴ μεταβαλεῖν τὸν καταγματικὸν τρόπον τῆς ἐπιδέσεως. κατὰ μηδὲν γὰρ καί γε ὑποδεσμίσι χρῆται ταῖς ὑπ' ἐκείνου καὶ

qui pertinet ad fracturas cujus habita ratione dixit in curatione, haud multum expedit variare. Fafciis enim utendum quae primo injiciuntur, quarum una a vitiata parte orfa, ubi ter fuerit fuper ipfam voluta, definat in fuperiori parte, eoque modo feratur quo ante propofuit; altera item quae fuper priorem fertur ab eadem parte incipiat, tum deorfum ducta ad fuperiora revertatur minusque arctetur. Panni quoque extrinfecus inducendi ad eundem modum quo in prioribus declaravit et fuper hos fafciae dandae. Quae omnia docuit ubi vinculum fracturae idoneum indicavit. At fi fufpicio eft ne grandior offis tefta recedat, non amplius ad quem modum fracturae poftulant devincit, ut primis verbis fubjiciet. Jure igitur hic fcripfit, haud multum expedit variare. Quodfi detracta particula *multum* legamus audiemus ipfum afferentem, non mutandam effe rationem deligandi quae ad fracturas pofita eft. Nihil enim movet, quum fimiliter atque in ea fafciis illis utatur quae primo injiciuntur et deligare

τὴν ἀρχὴν τῆς ἐπιδέσεως τὴν αὐτὴν ποιεῖται καὶ τὰς πρώτας ἐπιβολὰς καὶ τὴν ἐφεξῆς ἐπινομήν. καὶ μετὰ ταῦτα τοὺς σπλῆνας ὡσαύτως ἐπιβάλλει καὶ τούτους αὐτοὺς ὁμοίως ἐπιδεῖ, τὸν αὐτὸν δηλονότι τρόπον φυλάττει.

κα'.

Ὁκόσοις δὲ μείζονος ὀστέου ἀπόστασις ἐπίδοξος γένηται, ἤν τε ἐξ ἀρχῆς προγνῷς ἤν τε καὶ ἔπειτα μεταγνῷς, οὐκέτι τῆς αὐτῆς ἰητρείης δεῖται, ἀλλὰ τὰς μὲν κατατάσιας καὶ τὰς διορθώσιας οὕτω ποιέεσθαι, ὥσπερ εἴρηται. σπλῆνας δὲ χρὴ διπλοῦς, πλάτος μὲν ἡμισπιθαμιαίους μὴ ἐλάσσους. ὁκοῖον δὲ ἄν τι καὶ τρῶμα ᾖ, πρὸς τοῦτο τεκμαίρεσθαι· μῆκος δὲ βραχυτέρους μὲν ὀλίγῳ ἢ ὥστε δὶς περιικνέεσθαι περὶ τὸ σῶμα τὸν τετρωμένον, μακροτέρους δὲ συχνῷ ἢ ὥστε ἅπαξ περιικνέεσθαι. πλῆθος δὲ ὁκόσους ἂν ξυμφέρει ποιησάμενον, τούτους ἐν οἴνῳ μέλανι αὐστηρῷ βρέχοντα χρὴ ἐκ μέσου ἀρχόμενον, ὡς ἀπὸ δύο ἀρχῶν ὑποδεσμὶς

incipiat, ac primo circumagat posteaque adducat, item pannos aeque injiciat et alliget, quod nihil est aliud quam eandem rationem servare.

XXI.

At quibus grandius fragmentum exspectas ab osse recessurum, sive initio praesenseris sive postea cognoveris, non amplius eadem medicina opus est, sed quod ad intendendum membrum ac dirigendum pertinet idem fieri debet. Panni vero duplices sint, non angustiores quam ut dodrantis dimidium aequent, qua in re contemplari quoque vulnus cujusmodi sit oportet; tum quod ad longitudinem paulo breviores quam ut his fractum membrum complectantur, multo autem longiores quam ut semel; totque numero sint quot res postulat. Tincti autem in vino nigro austero primum medii superdentur perinde ac fasciae, quae a mediis orsae in utramque partem attrahuntur; post haec ad figuram asciae dex-

ἐπιδεῖται, περιελίσσειν, κἄπειτα σκεπαρνηδὸν παραλλάσσοντα τὰς ἀρχὰς ἀφιέναι.

---

[242] *Περὶ τῆς ἐπιβολῆς ἐπιδέσμου κἂν τῷ κατ' ἰητρεῖον εἶπεν ἁπλοῦν, εὔκυκλον, σκέπαρνον.* ἔστι δὲ σκέπαρνον αὐτὴ περιβολὴ βραχυνομένη ἀπὸ τῆς εὐθείας καὶ κινουμένη πρὸς τὸ πλάγιον, οὔπω δ' οὖσα λοξὴ, λέγουσα δὲ κατὰ τῶν τεκτόνων σκέπαρνα, διότι βραχὺ τῆς εὐθείας ἐγγίγνεται πρὸς ὑποκαμπὴν οὕτως ὠνόμασται. τοὺς σπλῆνας οὖν κατὰ τοῦτο τὸ σχῆμα ἀξιοῖ τῆς περιβολῆς τὸ κατεαγὸς κῶλον περιλαμβάνειν, οὕτως περιτεθειμένους ὡς ὑπὸ δυοῖν ἀρχῶν ἐπίδεσμος ἐπιδεῖται, τουτέστι τῆς μεσότητος τῶν σπληνῶν, πρώτως ἐπιβαλλομένης τῷ κώλῳ, εἶτα τῶν οἷον σκελῶν τοῦ σπληνὸς, οὐ κυκλοτερῶς περιλαμβανόντων τὸ θεραπευόμενον μέρος, ἀλλὰ ἐγκλινομένων ὀλίγον ὡς ἀλλήλων συμβαλεῖν κατὰ τὸ ἀντικείμενον μέρος ἢ ὅθεν ἤρξατο καὶ γενέσθαι τὴν συμβολὴν αὐτῷ τῷ χ γράμματι παραπλησίαν, ὅπερ εἰ κυκλοτερῶς ἐπιλειχθήσεται, οὐκ ἂν ἐγένετο. συμβαίνει γὰρ τοσούτῳ περιλαμβανομένου ἀπαν-

trum caput ad ſiniſteriorem partem, ſiniſtrum ad dexteriorem procedat.

In libro de officina medici de circuitu faſciae inqnit, ſimplex orbicularis aſcia. Eſt aſcia brevis ille circuitus qui rectus incipiens ad latus attrahitur, nondum tamen eſt obliquus, desinitque ad ſimilitudinem aſciae qua fabri utuntur. Namque a recta linea paulum recedens curvatur, unde nomen aſciae traxit. In hanc igitur figuram praecipit ut panni ſuper fractum membrum imponantur, eorumque capita ducantur, non ſecus atque ubi faſciae a mediis orſae vinciuntur, hoc eſt ut panni ſuper membrum medii primum dentur, deinde eorum capita per vitiatum locum ferantur, non in orbem, ſed paululum inclinari ſic ut a contraria parte atque inceperint ad χ literae ſimilitudinem inter ſe committantur. Quod non fieret, ſi circumagerentur in orbem: nam quae ita procedunt plane

τῷν ἀλλήλοις ἄντικρυς. τὸ δὲ μῆκος τῶν σπληνῶν ἐδήλωσεν ἐκ τοῦ φάναι, βραχυτέρους οὐκ ὀλίγῳ δεῖ ὑπάρχειν ἢ ὥστε τὸ δὶς ἀλλήλων ἀπαντῆσαι. μακροτέρους δὲ πολλῷ ἢ ὥστε ἅπαξ· βούλεται γὰρ πολλάκις ὑπ᾽ αὐτῶν κρατεῖσθαι τὸ (565) κῶλον, ἅπαξ ἑκάστου περιλαμβάνοντος αὐτό. γίγνοιτο δ᾽ ἂν οὐκ ἀσφαλὴς ἡ κράτησις, εἰ καθ᾽ ὃν ἀπήντησεν ὁ σπλὴν αὐτῷ τόπον ἐπαύσατο μὴ προσεκτάσας ἔτι καὶ προσεπιλαμβάνων τι μέρος τοῦ κώλου. σχεδὸν γὰρ τὸ ἥμισυ βούλεται περιλαμβάνειν αὐτὸ τοὺς σπλῆνας ἐκ τοῦ φάναι, μὴ ὀλίγῳ μὲν ἥσσους εἶναι δεῖν αὐτοὺς ἢ ὥστε δύνασθαι περιληφθῆναι τὸ κῶλον, συχνῷ δὲ μείζους ἢ ὡς τὸ ἅπαξ. γένοιτο δ᾽ ἂν τοῦτο κατὰ μέσον αὐτῶν παυσαμένου τοῦ κατὰ τὸ κῶλον κύκλον, ὥστ᾽ εἴπερ ἔμελλον ἔσεσθαι ποδιαῖοι τὸ μῆκος ἅπαξ περιληψόμενοι διπλασίους αὐτοὺς γενομένους δεῖ συμπεριλαμβάνειν. ἐὰν οὖν ἐν τῷ μέσῳ παύσονται, τοσοῦτον ἔτι προσθέντες τῶν ἅπαξ, ὅσον ἀπελείφθησαν τοῦ δι᾽ ἑνὸς καὶ ἡμίσεος αὐτοὺς ἔσεσθαι ποδός.

inter fe coeunt. Pannorum longitudinem indicavit quum inquit, paulo breviores quam ut bis fractum membrum complectantur, multo autem longiores quam ut femel. Praecipit enim membrum ab his faepius excipi, fic ut finguli femel ipfum amplectantur. At non continerent firmiter, fi qua parte committuntur, eadem finirentur, neque ultra procederent aliamque membri particulam complecterentur. Fere autem totius membri dimidium fecundo pannis involvendum effe intelligit, quum inquit, paulo breviores quam ut bis fractum membrum complectantur, multo autem longiores quam ut femel. Quod fane continget ubi hi dimidium membri ambitum amplexi definant. Quare fi panni pedalis, ut puta longitudinis totum membrum femel involvant, duplo longiores effe conveniet ad hoc ut bis praeftare idem poffint; fed fi fecundo ultra dimidium non ferantur, eo longiores fint quam ut femel totum membrum excipiant quo breviores funt quam ut idem bis efficiant. Erunt autem fic fefqui-

ἀκριβῶς οὖν κατασκεψάμενος τὸ πάχος τοῦ κώλου στοχάσασθαι τηνικαῦτα, τηλικούτους ποιῆσαι τῷ μήκει τοὺς σπλῆνας, ὡς μιᾶς καὶ ἡμισείας γενέσθαι περιβολῆς. εἰ δὲ μὴ θαῤῥῶν σου τῷ στοχασμῷ θατέρῳ ὁκόσῳ τῷ ὑγιεῖ προσπεριβάλλων αὐτοὺς ἀκριβῶς ἂν εὕροις τὸ μῆκος. εὔδηλον δηλονότι συνεχεῖς ἀλλήλοις ἐπιβαλεῖν χρὴ τοὺς σπλῆνας, ὡς μηδεμίαν αὐτῶν μεταξὺ λείπεσθαι κενὴν χώραν· οἴνῳ δὲ αὐτοὺς κελεύει βεβρέχθαι, κατὰ μὲν τὴν χροιὰν μέλανι, κατὰ δὲ τὴν γεῦσιν αὐστηρῷ δηλονότι καὶ κατὰ τὴν σύστασιν, ὁποῖός ἐστι παχύς. ὠφελιμώτατος γὰρ ἁπάντων οἴνων εἰς τὰς τοιαύτας διαθέσεις ὁ μέλας καὶ αὐστηρός· τὸ μὲν κοινὸν ἀγαθὸν ἔχων οὗ χάριν εἰς ἐπιβολὰς ἑλκῶν παραλαμβάνεται, τῶν δ' ἄλλων οἴνων τῶν στυφόντων ἀδηκτότερος ὢν, ὅπερ οὐ τὸ τυχὸν ἀγαθόν ἐστιν ἐν ταῖς τοιαύταις θεραπείαις, ἐπειδὴ διὰ τὴν ὀδύνην ἐδιδάχθησαν αἱ φλεγμοναὶ γενόμεναι, δι' ὃ κἂν μὴ λίαν αὐστηρὸς, ἀλλὰ μετρίως ᾖ, τοιοῦτος ἀμείνων ἐστίν. ὀδύνην γὰρ ὁ λίαν αὐστηρὸς φέρει συνάγων καὶ πιλῶν τὴν σάρκα περαιτέρω τοῦ

pedales. Diligenter igitur contemplari membri craſſitudinem oportet et de ipſa pannorum longitudinem conjectare, eosque tantos admovere ut primo circuitu totum, ſecundo dimidium dumtaxat complectantur. Ubi minus tuae conjecturae confidas, ſi eos ſuper integrum membrum inducas, ad unguem longitudinem reperies. Dubium autem non eſt quin panni ita cohaerere inter ſe debeant, ut nullum inter ipſos inane ſpatium relinquatur. Hos docet ex vino madefieri, quod colore nigrum ſit, guſtu auſterum; habitu vero quale illiusmodi vinum eſt, plenum videlicet: nam ex cunctis vini generibus ad haec vitia id optimum eſt quod nigrum et auſterum eſt. Communis enim illi gratia eſt, ob quam in ulcerum vinculis ingeritur, praeterquam quia minus mordet quam aliud vinum ex adſtringentibus, quod permagni in ejusmodi curatione refert. Oſtenſum enim eſt ſub dolore inflammationem ſe concipere, quare potius eſt quod modice quam quod vehementer auſterum eſt, quandoquidem hoc dolorem mo-

προσήκοντος· ὅθεν [243] οὐδ' ὁ λεπτομερὴς κατ' οὐσίαν, οἷόσπερ ἐστὶν ὁ λευκὸς ἢ ξανθὸς ἢ κιῤῥὸς ἐπιτήδειος. ἐνδυόμενος γὰρ εἰς ὅλον τὸ βάθος τῆς ἡλκωμένης σαρκὸς αἴσθησιν ὀδυνηρὰν πλέον φέρει διὰ τὴν γιγνομένην ἐν ἑαυτῇ σφίγξιν τε καὶ πίλησιν. ὁ δὲ παχυμερὴς, ὁποῖος ὁ μέλας, οὐ καταδυόμενος εἰς τὸ βάθος τῆς σαρκὸς, ἀλλὰ μόνῃ τῇ τῆς ποιότητος διαδόσει ψύχων τε καὶ συνάγων αὐτὴν ἀποκρούεται μὲν τοὺς ἤδη περιεχομένους χυμοὺς, ἀναστέλλει δὲ τοὺς ἐπιῤῥέοντας. ὁ μὲν οὖν λόγος οὕτω μαρτυρεῖ τῷ μέλανι καὶ αὐστηρῷ, τῇ πείρᾳ δ' εἰ βουληθείης βασανίσαι τὴν δύναμιν αὐτοῦ κατὰ τῶν μεγίστων τε καὶ χαλεπωτέρων τραυμάτων χρησάμενος εὑρήσεις ἀληθεύοντά με. λέλεκται δὲ καὶ πρόσθεν ὡς ἀεὶ χρὴ τέγγεσθαι τὸ ἕλκος ὑπ' αὐτοῦ. ξηρανθέντων γὰρ ἐπ' ὀλίγον καὶ θερμανθέντων ὑποβεβλημένων ὀθονίων τῷ ἕλκει φλεγμονὴν ἀναγκαῖον ἀκολουθῆσαι, καὶ μάλιστα ἐν θέρει, καθ' ὃν καιρὸν ἀεὶ παρ' ἡμῖν ἐν Περγάμῳ τῶν ἀρχιερέων τὰς καλουμένας μονομαχίας ἐπιτελούντων τοὺς κάκιστα τρωθέντας ἐθερά-

vet, quum carnem ultra debitum cogat comprimatque. Quamobrem nec id utiliter adhibetur, quod tenuium partium, quale album eft aut flavum aut rufum, quum ad altiores partes exulceratae carnis penetret dolorique fit eam comprimens atque adftringens; at plenum cujusmodi nigrum eft ad carnem altius non defcendit, fed illam refrigerando et contrahendo qualitatem dumtaxat impertit. Repellit itaque fuccos qui jam recepti funt et eos qui influunt coercet. Ratio igitur eligi vinum hortatur quod nigrum fit et aufterum; quamobrem ubi velis etiam experimento comprobare, periculum faciens ejus facultatis in maximis graviffimisque vulneribus verum dixiffe me cognofces. Dictum autem eft etiam in fuperioribus, oportere ulcus ex eo continenter madere, quandoquidem ubi fuperinjecta lintea paulatim ficcentur atque incalefcant ulcus inflammari neceffe eft, potiffimum aeftate. Quo tempore quum pontifices Pergami apud nos femper gladiatores darent, eos qui graviffime vulnerati fuerant curavi, multi-

πευσα, πτύγματα μὲν ὀθονίων ἐπιθεὶς τοῖς τραύμασιν οἴνῳ τοιούτῳ βεβρεγμένα, κατ᾽ αὐτῶν δ᾽ ἔξωθεν σφόγγους καθεὶς μαλθακοὺς, εἶτα δι᾽ ὅλης σχεδὸν ἡμέρας τε καὶ νυκτὸς ἐπιβρέχων. προϋποβάλλων δὲ τῷ τετρωμένῳ κώλῳ δέρμα κοιλαῖον ἀτρέμα κατὰ τὴν ποδῶν χώραν, ὡς δι᾽ αὐτοῦ φέρεσθαι τὸν ἐκ τῆς βροχῆς οἶνον. κενοῦσθαι δὲ καθάπερ δι᾽ ὀχετῶν δεχομένης αὐτοῦ τὴν ἐκροὴν λεκάνης κενῆς, ὥστ᾽ ἀναλαμβανόμενον αὖθις τὸν ἀθροιζόμενον οἶνον ἐν αὐτῇ καταντλῆσαι δεύτερον. ἐπὶ γὰρ τοῖς ἄλλοις ἀγαθοῖς οἷς ὁ τοιοῦτος οἶνος ἔχει καὶ τῆς ὀσμῆς ἀμυδρὸν ὑπάρχει μέγιστον αὐτῷ τῶν ἀγαθῶν· τῶν γὰρ ἄλλων ὅσοι τοιαύτην ἔχουσι σφόδρα πληττόντων τὴν κεφαλὴν ὁ μέλας αὐστηρὸς οἶνος οὐδὲ κατὰ τοῦτο βλάπτοι, εἰ συμβέβηκε δ᾽ αὐτῷ τὸ τῆς ὀδμῆς ἀσθενὲς ἐπὶ τῇ τῆς κράσεως ψυχρότητι. δέδεικται γὰρ ἐν τοῖς περὶ φαρμάκων ὁ αὐστηρὸς οἶνος ἐκ γεώδους οὐσίας ψυχρᾶς συνιστάμενος, ὥστ᾽ ἐπειδήπερ ὁ τοιοῦτος οἶνος ἐπιμιξίας γεώδους ψυχρᾶς γέγονεν αὐστηρὸς, ἥκιστα θερμοὺς ἀτμοὺς ἀναπέμπει πρὸς τὸ μετέωρον. εἶπον

plicem pannum vulneribus inducens istiusmodi vino madentem; extrinfecus vero fuperimponens fpongiam mollem, deinde totum fere diem noctemque perfundens. Vulnerato autem membro pellem fubjeci leniter a pedibus finuatam, per quam procederet infufum vinum et quafi per canalem effluеret atque inani pelvi receptum regeftumque rurfus infunderetur. Extra alios ufus quos vinum hoc praeftat fere nullum odorem movet, id quod inter cetera commodiffimum eft; quum ex aliis quod odoratum eft maxime caput tentet; nigrum et aufterum neque etiam eo nomine officit, fed fi nullum excitat odorem, ille exiguus eft, quum natura frigidum fit. Oftendimus autem in libro de fimplicium medicamentorum facultate, vinum aufterum natura frigidum effe ac terreftre. Tale igitur quum ex mixtura conftet frigida terreftrique, calidos vapores ad fuperiora minime transmittit. At quum plerisque eorum qui icti funt hujus praefidii utendi copia non fit, quo nos ad gladiatores ufi fumus, diximus inter initia

δὲ κατὰ τὴν ἀρχὴν εὐθέως τῶνδ' ὑπομνημάτων ὡς διὰ τὸ πολλοὺς τῶν καταμιγνυμένων ὅσα τοιαύτας ἀπορίας ἀπορεῖν, οἵαν ἐπὶ τῶν μονομάχων ἐποιούμην ἐγὼ τὴν ὑγρὰν κηρωτὴν, ἣν περιλαμβάνομεν ἐπὶ τῶν ἁπλῶν καταγμάτων ἀσθενεστέραν μὲν οὖσαν πολὺ τοῦ οἴνου, δυναμένην δ' αὐτάρκως ὧν χρήζομεν ἀπεργάζεσθαι.

κβ'.

Ταῦτα κατά τε αὐτὸ τὸ ἕλκος καὶ κατὰ τὸ ἔνθεν καὶ ἔνθεν τοῦ ἕλκεος, καὶ πεπιέχθω μὲν μὴ, ἀλλ' ὅσον ἑρμασμοῦ ἕνεκεν τοῦ ἕλκεος προσκείσθω.

Πάλιν ἐνταῦθα τὸ ἔνθεν καὶ ἔνθεν οὐ κατὰ τὸ πλάτος εἶπεν, ἀλλὰ κατὰ τὸ μῆκος τοῦ κώλου φυλάττων τὸ καθόλου παράγγελμα τὴν ἐπίδεσιν ἐπιλαμβάνων ἀεὶ τοῦ ὑγιοῦς οὐκ ὀλίγον, καὶ μάλιστα ἐπὶ τῶν μεγάλων διαθέσεων.

---

protinus horum commentariorum inungendum osse liquidum ceratum, quo simplices fracturae illinuntur, quod vino longe imbecillius est, satis tamen efficere potest id quod res exigit.

XXII.

Imponantur autem hi super ipsum ulcus et hinc atque hinc neque ullo modo adstringantur, sed eatenus insidant ut ulcus fulciant.

Nunc rursus hinc atque hinc *ἔνθεν καὶ ἔνθεν* dixit, ut longitudinem membri, non ut latitudinem indicet. Servat autem commune praeceptum, ut vincula non parum super integram partem ferantur, ubi ingens vitium est ut quum maxime.

κγ'.

[244] Ἐπὶ δὲ αὐτὸ τὸ ἕλκος ἐπιτιθέναι χρὴ πισσηρὴν ἤ τι τῶν ἐναίμων ἤ τι τῶν ἄλλων φαρμάκων ὅ τι ξύντροφός ἐστιν ἐπιτέγξει.

Τὸ κῦρος τῆς θεραπείας ἡ ἐπίτεγξις ἔχει κατά γε τὰς πρώτας ἡμέρας, ἡνίκα ἐκθλίβεσθαι χρὴ, τῶν ἡλκωμένων μορίων, ὅσον ἤδη φθάνει κατ' αὐτὰ περὶ τῆς ὑγρότητος ἠθροῖσθαι, κωλῦσαι δὲ τὸ ἄνωθεν ἐπιῤῥέον. ἀπὸ δὲ τῆς τρίτης ἡμέρας ἡ πισσηρὰ κηρωτὴ χρησιμωτέρα πέττουσα τὰ κατὰ τὸ ἕλκος. ἀλλ' ὁ Ἱπποκράτης εὐθέως ἐξ ἀρχῆς ἐπ' αὐτῇ παραλαμβάνει τὴν ἐκ τοῦ οἰκείου δύναμιν οὐκ ἐθέλων ἀκραιφνῆ προσπίπτειν τοῖς ἡλκωμένοις μορίοις, ἀλλὰ κατὰ διάθεσιν, ὅπως μή τις αὐτοῖς ἀνία γένηται διὰ τὴν στύψιν. οὐκ ἂν ἁπλῶς ἀπὸ ξίφους γεγονὸς θεραπεύει νῦν τραῦμα, συντεθλασμένης δέ πως ἐξ ἀνάγκης ἢ μᾶλλον ἢ ἧττον ὅλης τῆς περὶ τὸ ἕλκος σαρκός. αἱ γὰρ κάταγμα ποιοῦσαι περιστάσεις καὶ τῆς σαρκός τι συνθλῶσιν· εἰ-

XXIII.

Ad ulcera vero admoveatur ceratum quod picem habeat vel aliquod ex iis medicamentis quae cruentis vulneribus injiciuntur, vel aliud ex iis quae idonea ſunt, quae perfundantur.

Summa curationis in perfuſione ſita eſt primis diebus, quibus et exprimere ab ulcerata parte convenit quidquid humoris in ea jam contractum fuerit et id prohibere quod a ſuperiori parte concurrit. A tertio die ceratum quod picem accipit expeditius eſt, quo maturantur quae in ulcere collecta ſunt. At Hippocrates cerato initio cum vini proprietate utitur, quod ulceratas partes attingi nolit a vino puro, ſed medium aliquid interjici ne qua illis injuria propter adſtringentem vini facultatem accedat. Non enim medetur vulneribus enſis ictu ſimpliciter illatis, ſed quibus juxta omnis caro plus minusve quodammodo neceſſe eſt atteratur, ſiquidem ſub quo ictu frangitur os,

κότως οὖν προσεπιβάλλειν τι τοῖς ἕλκεσιν ἔναιμον φάρμακον ἰατικόν τε καὶ παρηγορικὸν τῶν τεθλασμένων, ὃ τοιοῦτον εἶναι βούλεται κατὰ τὴν δύναμιν, ὡς οἰκειοῦσθαι καὶ προσίεσθαι τὴν ἔξωθεν περιβροχήν. ἀκουστέον γὰρ ἐνταῦθα σύντροφον τὸ οἰκεῖον.

κδ'.

Καὶ ἢν μὲν ἡ ὥρη θερινὴ ᾖ, ἐπιτέγγειν τῷ οἴνῳ τοὺς σπλῆνας πυκνὰ, ἢν δὲ χειμερινὴ ἡ ὥρη ᾖ, εἰρία πολλὰ ῥυπαρὰ νενοτισμένα οἴνῳ καὶ ἐλαίῳ ἐπικείσθω.

Ἐπειδὴ ταῖς τοιαύταις διαθέσεσιν ἡ σφοδρὰ ψύξις ἐνίοτε κίνδυνον ἐπιφέρει σπασμοῦ, ψυχρῷ δ' οἴνῳ κατά τε τὴν ἕξιν καὶ τὴν δύναμιν χρῆσθαι, διὰ τοῦτ' εὐλαβηθεὶς ἀπαντῆσαί τι χαλεπὸν ἐν χειμῶνι τῷ τῆς θεραπείας ἔθει μιχθείσης τῆς κατὰ τὴν ὥρην ψύξεως, ἐρίων τε περιθέσει πολλῇ καὶ μίξει βραχέος ἐλαίου καθαιρεῖ τὸ σφοδρὸν τῆς

caro etiam atteritur. Merito igitur ſuper ipſa ulcera imponi quoque voluit aliquod medicamentum ex iis quae ſtatim cruentis vulneribus injiciuntur, ut attrita curet ac mitiora efficiat. Praecipit autem ut idonea legantur, quae id quod extrinſecus infunditur admittant; idoneum autem hoc loco *σύντροφον* dixit.

XXIV.

Si aeſtas fuerit, panni ſubinde vino madeſiant. Superdetur hieme multa lana ſuccida vino atque oleo reſperſa.

Quia vitia haec ubi vehementer frigeſiunt interdum nervorum diſtenſione periclitantur et vinum tum habitu tum natura frigidum infunditur, propterea veritus ne quid hieme gravius accidat, quum frigidae medicinae temporis quoque frigus accedat, occurrit immodico frigori lanam multam inducens, tinctam vino, cui olei paulum adjectum

(566) ψύξεως. εἶναι δ' ἀξιοῖ ῥυπαρὰ τὰ ἔρια διὰ τὸν οἴσυπον ἔχοντά τι καὶ θερμότητος καὶ ψύξεως.

κε'.

Ἰξάλην δ' αἰγὸς χρὴ ὑποτετάσθαι καὶ εὐαπόῤῥυτα ποιέειν, φυλάσσοντα τοὺς ὑποῤῥόους.

Εἴτ' αἰγὸς δέρμα προσαγορεύεται κυρίως ἴξάλη εἴτε κατ' ἄλλου τινὸς ὑποφέρεσθαι δύναται τοὔνομα περιττὸν ἐν τῇδε τῇ διδασκαλίᾳ ζητεῖν. οὐ γὰρ ἐξήγησις λέξεων, ἀλλὰ θεραπεία πρόσκειται παθῶν, εἰς ἣν ἀρκεῖ γιγνώσκειν ὅτι [245] μανὸν, οὐ πυκνὸν ὑποτετάσθαι χρὴ δέρμα, οὐ μόνον ὅσον ἐκ τῆς ἐπιβροχῆς συῤῥεῖ δυνάμενον ἐξοχετεύειν, ἀλλὰ καὶ τοὺς ἀποπλυνομένους ἰχῶρας, ἐσχηματισμένον ἐν τοῖς πρὸς ποδῶν μέρεσιν, ὡς ἔμπροσθεν εἴπομεν.

ſit; imperatque ut ea ſuccida ſit, quo per oeſypum aliquid calefaciat et modice refrigeret.

XXV.

Subjiciaturque pellis ſic figurata, ut humor per ipſam facile deſcendat et quod effunditur recipiatur.

Pellem ἰξάλην vocavit, quo nomine caprinane tantum ſignificetur, an alia quaevis, quaerere in arte hac ſupervacuum eſt, quum non verborum expoſitio, ſed vitiorum curatio propoſita ſit. In qua noſſe id ſufficit, quod ſubjicere pellem oportet raram, non denſam per quam feratur quaſi per canalem non modo id quo perfunditur membrum, ſed etiam ſanies quae abluitur, eamque a pedibus ut ſupra poſuimus ſigurare.

κστ'.

Μεμνημένον ὅτι οἱ τόποι οὗτοι ἐν τοῖσιν αὐτοῖσι σχήμασι πολλὸν χρόνον κείμενοι ἐκτρίμματα δυσάκεστα ποιέουσι.

Θερμαινόμενα τὰ κατὰ τὸ ἱερὸν ὀστοῦν, ὃ δὴ καὶ πλατὺ καλοῦσιν, ἐξέδοντά τε καὶ νάρκην καὶ ὑπ' αὐτῷ τῷ δέρματι δυσιάτους ἑλκώσεις ἐργάζεται, μετὰ γὰρ τὸ δέρμα χονδρώδη πέρατα τῶν ὀστῶν ἐστι καὶ γυμνωθέντα δυσχερῶς ἐπουλοῦνται.

κζ'.

Ὅσους δὲ μὴ οἷόν τε ἐπιδέσει ἰήσασθαι διά τινα τούτων τῶν εἰρημένων τρόπων ἢ τῶν εἰρησομένων, τούτους περὶ πλείονας χρὴ ποιέεσθαι, ὅκως εὐθέτως σχήσωσι τὸ κατεηγὸς τοῦ σώματος κατ' ἰθυωρίην προσέχοντα τὸν νόον καὶ τῷ ἀνωτέρω δὲ μᾶλλον ἢ κατωτέρω.

XXVI.

Meminiſſe etiam debemus exulcerari ejusmodi partes, ſi diu in eodem habitu perſeverent et aegerrime ad ſanitatem poſtea perduci.

Quae cingunt os ſacrum, quod et latum appellant, calefacta atque exeſa in torporem incidunt et ultra cutem exulcerantur, eaque exulceratio difficulter curatur, quum ſub cute ſint cartilaginoſae oſſium extremitates, quae nudatae cicatricem vix recipiunt.

XXVII.

In iis qui aliquo ex ſuperioribus modis vel ex iis qui poſtea ſubjicientur ſub vinculis nequeunt ad ſanitatem perduci, eo potiſſimum incumbendum eſt ut pars comminuta recte contineatur, atque e regione corporis ea obſervatione, ut ad ſuperiora magis ſpectet quam ad inferiora.

Ἀκριβῶς κατ' εὐθυωρίαν ἀξιοῖ χρῆσθαι τὸ σκέλος, ἀλλὰ βραχεῖ τινι τὸ πέρας ὑψηλότερον εἶναι. λέλεκται δέ μοι καὶ πρόσθεν ἤδη περὶ τούτου ὅτι τὸ μὲν κατάῤῥοπον σχῆμα συγχωρεῖ πλέον ἐπιῤῥεῖν τῷ σκέλει, τὸ δ' ἀνάῤῥοπον ὀδύνην ἐργάζεται· διὰ ταῦτα τοιγαροῦν τὸ μὲν κατάῤῥοπον ἀεὶ φεύγειν προσήκει, τοῦ δ' ἀναῤῥόπου μεταχειρίζεσθαι τοσοῦτον, ὅσον οὐδέπως τὸ σκέλος ὀδυνήσει.

κη'.

Εἰ δέ τις μέλλοι καλῶς καὶ εὐχερῶς ἐργάζεσθαι, ἄξιον καὶ μηχανοποιήσασθαι, ὅκως κατάτασιν δικαίην καὶ μὴ βιαίην σχήσῃ τὸ κατεηγὸς τοῦ σώματος, μάλιστα δὲ ἐν κνήμῃ ἐνδέχεται μηχανοποιέειν. εἰσὶ μὲν οὖν τινες οἳ ἐπὶ πᾶσι τοῖσι τῆς κνήμης κατήγμασι καὶ τοῖσιν ἐπιδεομένοισι τὸν πόδα ἄκρον προσδέουσι πρὸς τὴν κλίνην ἢ πρὸς ἄλλο τι ξύλον παρὰ τὴν κλίνην κατορύξαντες. οὗτοι μὲν οὖν πάντα κακὰ ποιέουσιν, ἀγαθὸν δὲ οὐδέν. οὔτε γὰρ τοῦ κατατείνεσθαι ἄκος ἐστὶ τὸ προσδεδέσθαι

Praecipit ut crus omnino e regione corporis contineatur, fed extrema parte paulo fublimius. De his enim fuperius jam pofui, ex humiliori habitu ad crus plurimum materiae concurre, ex fublimiori dolorem excitari. Hac igitur de caufa ubique cavendus eft humilior membri habitus, fuperior vero hactenus accipiendus, quatenus cruri dolorem nondum affert.

XXVIII.

Quodfi bene expediteque rem agere quis velit, neceffe eft machinationibus utatur, ut fracti offis intenfio jufta fit ac minime violenta, praecipue autem ad crura machinationibus opus eft. Quidam fane reperiuntur, qui quoties crus abruptum eft et alligatum, extremum pedem ad lectum devinciunt aut ad lignum quod juxta lectum defigunt. Hi ergo omnia mala efficiunt nec quidquam boni, eo quod nihil ad extendendum conferat vinculum pedis, quoniam nihilominus reliquum cor-

τὸν πόδα, οὐδέν τε ἧσσον τὸ ἄλλο σῶμα προσχωρήσει πρὸς τὸν πόδα, καὶ οὕτως οὐκ ἂν ἔτι τείνοιτο, οὔτ' αὖ ἐς τὴν ἰθυωρίην οὐδὲν ὠφελέει, ἀλλὰ καὶ βλάπτει. στρεφομένου γὰρ τοῦ ἄλλου σώματος ἢ τῇ ἢ τῇ οὐδὲν κωλύσει ὁ δεσμὸς τὸν πόδα καὶ τὰ ὀστέα τῷ ποδὶ προσηρτημένα ἐπακολουθέειν τῷ ἄλλῳ σώματι. εἰ δὲ μὴ προσεδέδετο, ἧσσον ἂν διεστρέφετο. [246] ἧσσον γὰρ ἂν ἐγκατελείπετο ἐν τῇ κινήσει τοῦ ἄλλου σώματος.

Ὅτι τὴν διὰ τῶν ὀργάνων τάσιν, ἣν προείρηκεν ἐπὶ μακρῶν τούτων, ὁμαλῶς ἅπαν τὸ κῶλον τείνουσαν, καὶ μηδὲν μόριον ἐπιτρέπουσαν ἧττον ἢ μᾶλλον τετάσθαι καὶ νῦν λέγει, δεδήλωταί μοι καὶ πρόσθεν. ἃ δ' εἰς τὸ περὶ τῶν προσδεόντων ἄκρον τὸ κῶλον γέγραπται τῷ Ἱπποκράτει, πρόδηλα. παρελθὼν οὖν ταῦτα τὸν περὶ τῶν σφαιρῶν ἤδη προχειριοῦμαι λόγον.

---

pus ad pedes fertur, atque ea de cauſa non amplius extenditur; neque etiam ad continendum e regione aliquid conducat, ſed potius pervertat. Reliquo enim corpore in hanc vel illam partem converſo vinculum non prohibebit, quominus pes atque oſſa quibus continetur, reliquum corpus ſequantur; quod ſi nullo modo vinciatur, minus utique pervertetur, minus enim relinquetur, ubi reliquum corpus moveatur.

Intenſione quae per organa adhibetur, quam in his latius et jam expoſuit et nunc exponit, aeque totum membrum extendi, neque ullam ſini particulam perverti ſuperius oſtendimus. Quae vero ſcribit de iis qui pedem vinciunt plana ſunt. Pergamus ergo jam ad ſermonem de orbibus.

κθ'.

Εἰ δέ τις σφαίρας δύο ῥάψαιτο ἐκ σκύτεος Αἰγυπτίου, τοιαύτας οἵας φοροῦσιν οἱ ἐν τῇσι μεγάλῃσι πέδῃσι πολλὸν χρόνον πεπεδημένοι, αἱ δὲ σφαῖραι ἔχοιεν ἔνθεν καὶ ἔνθεν χιτῶνας τοὺς μὲν πρὸς τοῦ τρώματος βαθυτέρους, τοὺς δὲ πρὸς τῶν ἄρθρων βραχυτέρους, εἶεν δὲ ὀγκηραὶ μὲν καὶ μαλθακαὶ, ἁρμόζουσαι δὲ ἡ μὲν ἄνωθεν τῶν σφυρῶν, ἡ δὲ κάτωθεν τοῦ γόνατος. ἐκ δὲ πλαγίης ἑκατέρωθεν ἔχοι προσηρτημένα ἢ ἁπλοῖ ἱμάντος ἢ διπλόου βραχύτερα ὥσπερ ἀγκύλας, τὰ μέν τι τοῦ σφυροῦ ἑκατέρωθεν, τὰ δέ τι τοῦ γούνατος· καὶ ἡ ἄνωθεν σφαῖρα ἑτέρα τοιαῦτα ἔχοι κατὰ τὴν ἰθυωρίην τὴν αὐτὴν, κἄπειτα κρανάϊνας ῥάβδους λαβὼν ἴσον τὸ μέγεθος ἀλλήλῃσιν ἐχούσας, πάχος μὲν ὡς δυκτυλιαίας, μῆκος δὲ ὡς κεκαμμέναι ἐναρμόζωσιν ἐς τὰ ἀπαιωρήματα.

Ὁ περὶ τῶν ἐπινοηθεισῶν ὑπὸ τῶν σφαιρῶν λόγος ἐμοὶ μὲν οὕτω δοκεῖ σαφὴς ὑπάρχειν, ὡς μηδ' ἐπιχειρεῖν αὐτὸν ἑτέρως ἑρμηνεύειν. ἐπειδὴ πολλάκις ἔφασάν τινες

XXIX.

Si quis e corio Aegyptio binos orbes ſuat, qualibus utuntur qui diu in magnis compedibus detinentur, ſintque orbes hi undique tunicis involuti altioribus quidem a fractura, ab articulo humilioribus, tumidi praeterea et molles, accommodentur autem unus quidem ſuper talos, infra genu alter; a lateribus vero utrimque habeant ex ſimplici vel duplici loro exiguos quaſi ſinus, alios utrimque e talis, alios a genu, ſinusque ſuperioris orbis e regione illis reſpondeant qui in inferiori. Deinde cornea bacula ejusdem magnitudinis prehendat, ſcilicet digiti craſſitudine et ea longitudine ut quum flectuntur diducere oſſa poſſint, ſic ut non inhaereant.

Sermo de orbibus quos Hippocrates excogitavit mihi ita clarus videtur, ut mea explanatione minime opus ſit. Sed quoniam nonnulli ſaepius dixerunt neſcire ſe quo-

ἀγνοεῖν τὰ λεγόμενα κατὰ τὸν τρόπον ὑφ' Ἱπποκράτους, οὐκ οἶδ' ὅ τι πράξω. τοῖς μὲν γὰρ λέγουσι μὴ νοεῖν αὐτὰς τὰς σφαίρας ἐπιδείξας ἀναγινωσκομένου τοῦ βιβλίου σαφῆ τὸν λόγον ἐποιήσατο, προσαρμόττων ἑκάστην αὐτοῦ λέξιν ἐκείνῳ τῷ μέρει τῆς σφαίρας δεικνυμένῳ, περὶ οὗ τὴν διδασκαλίαν ἐποιεῖτο. κατὰ δὲ τὸ βιβλίον οὐκ ἔνεστι δεικνύναι τὰς σφαίρας, ὥστ' οὐκ οἶδα τίς ἔσται μηχανὴ τοῦ σαφῆ ποιεῖσθαι τὸν λόγον. εἰ γάρ τις οὐ μανθάνει τῆς Ἱπποκράτους ἑρμηνείας οὔσης σαφοῦς, οὐδὲ τῆς ἐμῆς συνήσει. πολλάκις οὖν αὐτὴν ἀναγνώτω προσέχων τὸν νοῦν ἀκριβῶς, καὶ εἰ μὴ πρόσθεν, ἀλλ' οὕτω γε πράττων οἶδ' ὅτι νοήσει πάντως. ἐγὼ δ' οὖν καὶ αὐτῆς ὅσον οἷόν τε ἔτι συντελέσαι πρὸς τὴν νόησιν οὐκ ἐκλείψω. σφαίρας τοίνυν οὐ τοιαύτας ἐχρῆν νοεῖν οἵας οἱ παῖδες παίζουσιν· αὗται μὲν γὰρ σφαιροειδεῖς εἰσιν ὄντως. ἃς δ' Ἱπποκράτης ἀξιοῖ κατασκευασθῆ- (567) ναι, παραπλήσιαι ταῖς πέδαις ὑπάρχουσιν, ὡς αὐτὸς ἐδήλωσεν. ἔνι δὲ συννοεῖν τὸ παράδειγμα· παραπλησίας αὐτὰς νόει τοῖς ὄφεσιν ἢ τοῖς

modo fe habeant quae ab Hippocrate traduntur, incertum eft quid agam. Iis enim qui negarunt intelligere fe Hippocratem, orbes ipfos monftravi, ac librum legens fermonem planum feci, fingula ejus verba accommodans ad eam orbis partem quam monftrabam, de qua ipfe tractaverat. In libro autem non licet orbes demonftrare, fic ut nefciam qua via hanc orationem aperiam: fi quis enim Hippocratis verba quae plana funt comprehendere nequeat, nec mea etiam comprehendet. Ea igitur faepius legat ac diligenter confideret. Certum enim fcio eum qui hoc faepius fecerit, fi ante non intellexit, omnino intellecturum; equidem quidquid lucis addere potero non omittam. Orbes igitur non debemus tales intelligere, quales funt pilae quibus pueri ludunt: illae enim vere orbes funt, fed quos Hippocrates parari jubet a compedibus, ut ipfe retulit, non abhorrent, quorum afferre fimilitudinem licet. Eos enim concipito anguibus fimiles vel farcimini. Ergo quemadmodum coqui inteftinorum finus fimilagine infer-

ἀλλᾶσιν. ὥσπερ οὖν [247] οἱ μάγειροι τὴν ἔνδον εὐρυχωρίαν τῶν ἐντέρων πληροῦντες ἢ σεμιδάλεως, κρεῶν συγκεκομμένων ἢ τινος ἑτέρου τοιούτου ἀλλᾶντας ἐργάζονται, τὸν αὐτὸν τρόπον καὶ σὺ ποιήσας σκύτος ῥάπτων ὅμοιον ἐντέρῳ κενῷ πλήρωσον αὐτὸ μαλακῆς οὐσίας. ἀξιοῖ δὲ τὸ σκύτος Αἰγύπτιον εἶναι, τουτέστιν εὔτονόν τε καὶ μαλθακὸν, ὥστε κἂν ἐν Ἰταλίᾳ καὶ ἐν Θράκῃ κἂν ἑτέρωθί που τῆς οἰκουμένης εὐπορῇς τοιούτου σκύτους, οὐ ζήτει τὸ Αἰγύπτιον. ἔστω δὲ τὸ μῆκος τηλικοῦτον τὸ εἰσραμμένον σκύτος, ὡς περιβάλλεσθαι κυκλοτερῶς τοῖς σφυροῖς ὁμοίως ταῖς πέδαις. ἕτερον δὲ ὑποκάτω τοῦ γόνατος οὐχ ὁμοίως περιβεβλήσθω· δυοῖν γάρ ἐστι τούτων χρεία καθ᾽ ἕκαστον τῶν θεραπευομένων κῶλον, διὸ καὶ παρεσκευάσθαι σοι χρὴ πλείονα ζεύγη διαφέροντα τοῖς μεγέθεσιν, ὡς τὸ μὲν μείζονι περιβάλλεσθαι, τὸ δ᾽ ἐλάττονι. εἰ δέ τι σύμμετρον ἑκάστῳ, προσήκει γὰρ τοὺς χιτῶνας τούτους, ἃς σφαίρας ὠνόμασεν, ἀκριβῶς εἶναι κυκλοτερεῖς, οὐδ᾽ ἴσας ὁμαλῶς κατά γε πλάτος καὶ ὕψος, ἀλλὰ καθ᾽ ὃ μὲν ἐπιβάλλονται τῷ χρωτὶ, πλατύνεσθαί πως ἀτρέμα, τὸ δ᾽ εἰς ὕψος αὐτῶν ἀνατε-

cientes vel carne concifa vel alio ejus generis quopiam farcimen parant, fic tu quoque corium fuito, quod inane inteftinum repraefentet, et molli aliqua re impleto. Praecipit autem ut corium fit Aegyptium, id eft validum et molle. Quod fi in Italia vel Thracia aut ubivis gentium ejusmodi corium habeas, Aegyptium ne quaerito. Sit autem affutum corium ita longum, ut compedum modo talos complecti in orbem poffit. Alter praeterea orbis ad regionem quae fub genu eft fimiliter detur; his enim binis opus eft ad fingula membra quae curantur. Quorum item multa paria difparis magnitudinis habeantur, ut prout unicuique conveniunt, huic quidem majores, illi vero minores injiciantur. Hae autem tunicae quas *σφαίρας*, id eft orbes vocavit ex toto effe in orbem non debent, neque paris latitudinis aut altitudinis, fed qua cuti haerent paulatim patefcentes quodammodo; qua vero attolluntur,

τραμμένον εἶναι ἄμεινον περιφερές· οὐδὲ τοῦτο ἀκριβῶς τοιοῦτον, ἀλλ᾽ ἐκ μὲν τῶν ἔνδον πρὸς ἄλλο ὕψος ἀνατεταμένον, αὖθις δ᾽ ἀπὸ τούτων κυκλοτερὴς αὐτῶν ἡ κατάβασις ἄχρι τοῦ χρωτὸς γιγνέσθω διὰ τῶν ἔξω μερῶν, ὅπερ ἐν μὲν τῇ κάτω σφαίρᾳ τὸ ταπεινὸν αὐτῶν ἐστι πλησιάζον τῷ ποδὶ, κατὰ δὲ τὴν ἄνω τὸ ὑψηλὸν ὃ τῷ γόνατι γειτνιᾷ. τοιούτων δ᾽ οὐσῶν τῶν σφαιρῶν, ὡς εἴρηται, καὶ περιτεθειμένων ἐξαρτημάτων τινῶν, καθάπερ ὅταν βούληται καθ᾽ ἑκατέραν εἶναι διττὰ τὰ μὲν ἐν τῇ κάτω σφαίρᾳ τὸ κοῖλον σαυτῷ μέρος ἄνω βλέπον ἔχοντα ὡς πρὸς γόνυ, τὰ δὲ ἐν τῇ ἄνω κατὰ τοὐναντίον εἰς τὸ κάτω μέρος ἐστραμμένην ἔχοντα τὴν κοιλότητα. ἐπεῤῥάφθω δὲ ἑκάτερα τῶν σφαιρῶν αὐτὰ ταῦτα κατὰ τὸ πλάγιον μέρη, τουτέστι τοῦ ῥηθέντος ὑψηλοτάτου μέρους ἓν ἔνθεν, τὸ δὲ ἔνθεν. ἐνθεῖναι γὰρ βούλεται τούτοις τὰ πέρατα ῥάβδων τεττάρων ἐν αὐτῷ τῷ χρόνῳ εὐθέως ἀτρέμα κάμπτων αὐτὰ χάριν τοῦ μετὰ τὴν ἔνθεσιν εἰς τὴν κατὰ φύσιν εὐθύτητα πάλιν ἐπανερχομένων ὠθεῖσθαι τῶν σφαιρῶν, τὴν μὲν ταπεινὴν εἰς τὸ κάτω μέρος τοῦ κώλου, τὴν δὲ ὑψηλὴν ἄνω. γενομένου γὰρ τού-

rotundae. Neque etiam exquiſitae tales, ſed ab interiori parte magis in altitudinem attollantur, inde in orbis ſpeciem deſidant, dum ad cutem perveniant a parte exteriori. Ea pars quae deſidit in inferiori orbe ad pedem propius accedat, in ſuperiori ad genu. Orbibus igitur ut dictum eſt conſtitutis quaedam appendices innectantur, quas in utroque vult duas eſſe binas in inferiori orbe, quarum ſinus ſurſum ſpectent ad genu, binas in ſuperiori, quarum ſinus contra deorſum convertantur. Hae autem a lateribus aſſuantur ab ea nimirum parte quae maxime attollitur, hinc una atque inde altera, in quas conjici vult quatuor bacula extrema, quae ubi conjecta fuerint eodem paene momento paulatim curentur, ut dum ad naturalem rectum habitum redeunt orbes compellant, ſuperiorem ad ſummum membrum, inſeriorem ad imum. Hoc enim facto

του συμβήσεται τὰ μέρη τοῦ κατάγματος ἅμα μὲν ἀκριβῆ φυλάττειν τὴν διάπλασιν, εἶτα δὲ ἀντιτείνεσθαι τὸ μὲν ἄνω, τὸ δὲ κάτω. κρανέας δὲ κελεύει τὰς ῥάβδους εἶναι διὰ τὴν εὐτονίαν τοῦ ξύλου· πρόδηλον γὰρ ὡς εἰς τὴν προκειμένην χρείαν ἄμεινόν ἐστι τοιοῦτον εἶναι ξύλον. ὅτι δὲ τὸ μηχανικὸν καλούμενον γλωσσόκομον ἄριστον εἰς τὰς τοιαύτας ἀντιτάσεις ἐστὶν ἔμπροσθεν εἴρηταί μοι κατὰ τὸ πρῶτον ὑπόμνημα, καθ' ὃ καὶ περὶ τῆς κατασκευῆς αὐτοῦ διῆλθον.

λ'.

Ἐπιμελεόμενος ὅκως τὰ ἄκρα τῶν ῥάβδων μὴ ἐς τὸν χρῶτα, ἀλλ' ἐς τὰ ἄκρα τῶν σφαιρέων ἐγκέλσῃ. εἶναι δὲ χρὴ ζεύγεα τρία τῶν ῥάβδων καὶ πλέω καί τινι μακροτέρας τὰς ἑτέρας τῶν ἑτέρων καί τινι καὶ βραχυτέρας καὶ μικροτέρας, ὡς καὶ μᾶλλον διατείνειν ἢν βούληται. ἔστωσαν δὲ αἱ ῥάβδοι ἑκάτεραι ἔνθεν καὶ ἔνθεν τῶν σφυρῶν.

Τὸ μὲν ἐγκέλσαι τὸ οἷον ἐνερεῖσαι, δῆλον. βούλεται γὰρ τὰς ῥάβδους, ὅσαι μεταξὺ τῶν σφαιρῶν τιθέ- [248] μεναι

fracturae partes in diverfa extentae recte componuntur fervanturque. Imperat autem ut ob firmitatem ligni bacula e corno accipiantur, conftatque ad hunc ufum ex eo utilius adhiberi. Gloffocomum vero machinamentum membris in contrarias partes diducendis aptiffimum effe in fuperiori commentario indicavi, ubi exfequutus fum ejus ftructuram.

XXX.

Magna cura ne imae fuftium partes cuti infidant, fed extremis orbibus. Parentur autem baculorum paria tria vel plura; fintque alia aliis aliquanto longiora breviorave, ut ubi magis extendere volumus commode poffimus, demittanturque hinc atque hinc a talis.

Infidere dixit ἐγκέλσαι quafi inhaerere fignificans. Edicit enim ne bacula, quae ad orbes data ipfos, alte-

τὴν μὲν ἑτέραν ἄνω, τὴν δὲ ἑτέραν ὠθοῦσι κάτω, μὴ ψαύειν τοῦ χρωτὸς, ἀλλ᾽ ὑψηλὰς ἀπ᾽ αὐτοῦ τοῖς ἐναιωρήμασι τῶν σφαιρῶν ἐνστηρίζεσθαι. κραναΐνας δὲ ἐκέλευσεν αὐτὰς εἶναι διὰ τὴν εὐτονίαν, ἵνα δηλονότι κατὰ τὴν ἔνθεσιν βιαίως καμφθεῖσαι, μετὰ ταῦτα πάλιν ἑαυτὰς ἐπανάγωσιν εἰς τὴν ἀρχαίαν εὐθύτητα· οὐκ ἄδηλον δὲ οὐδ᾽ ὅτι τοσοῦτον ἄνω καὶ κάτω τὰς σφαίρας ἀπώσουσιν, ὅσον ἂν εἰς μῆκος ἀπίωσιν ἐκτεινόμεναι.

λα΄.

Ταῦτα τοίνυν εἰ καλῶς μηχανοποιηθείη τήν τε κατάτασιν δικαίην ἂν παρέχοι καὶ ὁμαλὴν κατὰ τὴν ἰθυωρίην καὶ τῷ τρώματι πόνος οὐδεὶς ἂν εἴη. τὰ γὰρ ἀποπιέσματα, εἴ τι καὶ ἀποπιέζοιτο, τὰ μὲν ἂν ἐς τὸν πόδα ἀπάγοιτο, τὰ δὲ ἐς τὸν μηρὸν, αἵ τε ῥάβδοι εὐθετώτεραι αἱ μὲν ἔνθεν, αἱ δὲ ἔνθεν τῶν σφυρῶν, ὥστε μὴ κωλύεσθαι τὴν θέσιν τῆς κνήμης, τό τε τρῶμα εὐκατάσκηπτον καὶ εὐβάστακτον.

---

rum ad ſuperiora, alterum ad inferiora compellunt, cutem tangant, ſed ſublimiora ipſis orbium finibus inhaereant. Cornea vero accipi juſſit ob firmitatem, ut quum induntur vehementer inflexa rurſus dirigantur et ad priſtinum habitum reducantur, neque dubium eſt et ſurſum et deorſum orbes per haec eatenus compelli, quatenus extenta in longitudinem procedant.

XXXI.

Haec ſi recte parentur juſte intendant, tum pariter e regione nec fractura aliquod tormentum ſentiet: nam ſi quid exprimatur partim ad pedem, partim ad femur transmittetur. Commodius autem bacula collocantur a talis hinc atque hinc, ne ſitum cruris impediant et ut fractura bene oculis ſubjiciatur et facile curetur.

Δικαίην ἔφην ὑπ' αὐτοῦ λέγεσθαι τὴν ἴσην. δόξει δ' ὑποπεπτωκέναι ταὐτῷ σημαινομένῳ καὶ ἡ ὁμαλότης καὶ ἰσότης ἐφεξῆς· ἀλλ' αὕτη μὲν ἐν τοῖς μέρεσιν ἑνὸς πράγματος ἔχει τὴν γένεσιν. ἡ δικαία δ' ἐν δυσὶ τὸ ἐλάχιστον συνίσταται, διὸ καὶ νῦν δικαίαν μὲν κατάτασιν ἀκουστέον εἰρῆσθαι παρ' αὐτοῦ κατά τε τὴν ἀντίτασιν, ἣν αἱ δύο σφαῖραι ποιοῦνται, καὶ κατὰ τὰς ἐμβεβλημένας αὐταῖς κραναΐνας ῥάβδους, ὁμαλὴν δὲ τὴν καθ' ἑκάστην αὐτῶν, οἷον τὴν κατὰ τὰ σφυρὰ μόνην αὐτὴν καθ' ἑαυτὴν ἐξεταζομένην, εἶτα τὴν πλησίον τοῦ γόνατος, εἶτα τὴν ἀπὸ τῆς κατὰ τὸ δεξιὸν μέρος ῥάβδου καὶ μετὰ ταύτην ὑπὸ τῆς περὶ τὸ ἀριστερόν.

λβ'.

Οὐδὲ γὰρ ἐμποδὼν εἴ τις ἐθέλοι τὰς δύο τῶν ῥάβδων τὰς ἀνωτέρω αὐτὰς πρὸς ἀλλήλας ζεῦξαι καὶ ἤν τις κούφως βούλοιτο ἐπιβαλλόμενον μετέωρον ἀπὸ τοῦ τρώματος εἶναι. εἰ μὲν οὖν αἵ τε σφαῖραι προσηνέες καὶ καλαὶ καὶ

Δικαίως, id eſt juſte, dixi ab Hippocrate poni pro ἴσως, id eſt aequaliter, ſed idem ſignificare videbitur ὁμαλῶς, id eſt aequaliter et ἴσως, id eſt pariter, quod proxime ſubjicitur. Verum ἴσως in partibus unius rei accipitur, ſed ὁμαλῶς minimum in duabus rebus. Nunc autem quod inquit juſte intendet, intelligendum eſt de intenſione quae per duos orbes in contrarias partes adhibetur et de corneis baculis in eos demiſſis. Quod vero ſubdit *pariter* de ea intenſione quam ſingula praeſtant, puta orbis qui a talis eſt, ſi per ſe aeſtimetur, dein is qui juxta genu, poſt haec ea pars quae a dextro baculo, dein quae a ſiniſtro.

XXXII.

Nihil autem prohibet, ſi quis velit vel duo bacula ſuperiora inter ſe jungere vel aliquid etiam ſuperinjicere, ſic tamen ut quod ſuperinjicitur a fractura attollatur. Si orbes igitur leves, firmi, molles ac novi ſuantur et

Ed. Chart. XII. [248. 249.] Ed. Baſ. V. (567. 568.)

μαλθακαὶ καὶ κεναὶ ῥαφεῖεν καὶ ἡ ἔντασις τῶν ῥάβδων χρηστῶς ἐνταθείη, ὥσπερ ἤδη εἴρηται, εὔχρηστον τὸ μηχάνημα. εἰ δέ τι τουτέων μὴ καλῶς ἕξει, βλάπτοι ἂν μᾶλλον ἢ ὠφελέοι· χρὴ δὲ καὶ τὰς ἄλλας μηχανὰς ἢ καλῶς μηχανᾶσθαι ἢ μὴ μηχανᾶσθαι· αἰσχρὸν γὰρ καὶ ἄτεχνον μηχανοποιέοντα ἀμηχανοποιέεσθαι.

Τέσσαρες ἦσαν αἱ ῥάβδοι, δύο καθ' ἑκάτερον μέρος τῆς κνήμης, ἄνω μὲν ὑψηλοτέρα, ταπεινοτέρα δὲ ἡ ἑτέρα. τὰς μὲν οὖν ὑψηλοτέρας δύο δυνατὸν εἶναί φησιν ἀλλήλαις συνδῆσαι χάριν τοῦ μένειν εὐθείας καὶ μὴ κατὰ τὴν βιαίαν κάμψιν, ἣν ἐκάμφθησαν ἀντιθέμεναι πρὸς τὰ πλησίον μέρη.

λγ'.

(568) [249] Τοῦτο δὲ οἱ πλεῖστοι τῶν ἰητρῶν τὰ κατήγματα καὶ τὰ ξὺν ἕλκεσιν καὶ τὰ ἄνευ ἑλκέων τὰς πρώτας τῶν ἡμερέων ἰητρεύουσιν εἰρίοισιν ῥυπαροῖσιν καὶ οὐ-

bacula recte extendantur, ut jam propoſuimus, machinatio maxime idonea eſt; ſed ſi quid horum non recte habeat, oberit magis quam proficiet. Perpetuum autem eſt alias etiam machinationes vel recte vel nullo modo adhibendas eſſe. Turpe enim eſt et ab artificio plurimum abhorret machinationibus utentem ipſa machinatione deſtitui.

Quatuor erant bacula, ab utraque parte cruris duo, unum ſuperius, alterum inferius; duo, inquit, quae a ſuperiori parte ſunt alligari inter ſe poſſunt, ut maneant recta, ne dum magna vi curvantur inter ſe adverſa ad proxima loca convertantur.

XXXIII.

Plerique tamen medicorum fracturae, ſeu integra cutis ſit, ſeu vulnus etiam acceſſerit, primis diebus lana ſuccida medentur, neque id videtur ab arte alienum. Quicun-

δέν τι ἄτεχνον δοκοίη τοῦτο εἶναι. ὅσοι μὲν οὖν ἀναγκάζονται ὑπὸ τῶν αὐτίκα νεοτρώτων ἐόντων μὴ ἔχοντες ὀθόνια εἰρίοισι παρασκευάσασθαι, τουτέοισι πλείστη συγγνώμη. οὐ γὰρ ἄν τις ἔχοι ἄνευ ὀθονίων ἄλλο τι πολλῷ βέλτιον εἰρίου ἐπιδῆσαι ἐπὶ τὰ τοιαῦτα. εἶναι δὲ χρὴ πάμπολλα καὶ πάνυ καλῶς εἰργασμένα καὶ μὴ τραχέα. τῶν γὰρ ὀλίγων καὶ φλαύρων ὀλίγη καὶ ἡ δύναμις, ὅσοι δὲ ἐπὶ μίαν ἢ δύο ἡμέρας εἴρια ἐπιδέειν δικαιέουσι. τρίτη δὲ καὶ τετάρτη ὀθονίοισιν ἐπιδέοντες πιεζέουσι καὶ κατατείνουσι, τότε μάλιστα οὗτοι πουλύ τι ἰητρικῆς καὶ κάρτα ἐπίκαιρον ἀσυνετέουσιν. ἥκιστα γὰρ χρὴ τῇ τρίτῃ καὶ τετάρτῃ στυφελίζειν πάντα τὰ τρώματα, ὡς ἐν κεφαλαίῳ δὲ εἰρῆσθαι καὶ μηλώσιας δὲ πάσας φυλάττεσθαι χρὴ ἐν ταύτῃσι τῇσιν ἡμέρῃσιν καὶ ὁκόσοισιν ἄλλοισι τρώμασιν ἐρέθισται. τὸ ἐπίπαν γὰρ ἡ τρίτη καὶ ἡ τετάρτη ἡμέρη ἐπὶ τοῖσι πλείστοισι τῶν τρωμάτων τίκτει τὰς παλιγκοτήσιας καὶ ὅσα ἐς φλεγμονὴν καὶ ἀκαθαρσίην ὁρμᾷ καὶ ὅσα ἂν ἐς πυρετοὺς ἴει καὶ μάλα πολλοῦ ἄξιον

que ſane recentioribus fracturis protinus, ubi lintea non ſunt coguntur lanam imponere, maxime venia digni ſunt: ſiquidem linteis exceptis nihil eſt quod multo commodius quam lana ſuper vitia haec alligetur. Ea vero copioſe danda eſt, tum bene carpta, non aſpera: pauca enim et mala parum quoque proficit. Sed qui uno die aut altero vinciendam lanam cenſent, tertio autem et quarto lintea injicientes, tunc maxime adſtringunt atque extendunt, medicinalis artis ſunt ignari atque admodum imprudentes. In univerſum enim omnia vulnera tertio et quarto die minime vexanda ſunt omnisque opera ſpecilli fugienda eſt his diebus et quibuscunque aliis recrudeſcunt. In ſumma enim vulnera pleraque tertio aut quarto die recrudeſcunt, tum quae inflammatione, tum quae ſordibus graviter excipiuntur, aut febrem inferunt, quo praecepto nullum aliud tradi poteſt utilius. Nam quae ſunt in medendi arte graviſſima,

τοῦτο μάθημα, εἴπερ τι καὶ ἄλλο. τινὶ γὰρ οὐκ ἐπικοινωνέει τῶν ἐπικαιροτάτων ἐν ἰητρικῇ οὐ κατὰ τὰ ἕλκεα μόνον, ἀλλὰ καὶ κατὰ ἄλλα πολλὰ νουσήματα.

Μοχθηρὸν ἔθος ἰατρῶν ἐπανορθώσασθαι βούλεται, νομιζόντων ἄμεινον εἶναι μὴ κατατείνειν εὐθέως τὸ κατεαγὸς κῶλον, ἀλλὰ παρηγορήσαντας πρότερον ἡμέραις δύο καὶ τρισὶ, τόθ᾽ ἥκειν ἐπὶ τὴν κατάτασιν ὕστερον ἡμέρᾳ τρίτῃ καὶ τετάρτῃ μετὰ τὴν ἀρχήν. ὁ δ᾽ Ἱπποκράτης αὐτῷ τὸ ἐναντιώτατον ἐνδείκνυσιν ἁρμόττειν, ἐν ἀρχῇ μὲν κατατείνειν τὸ κῶλον, ἐν δὲ τῇ τρίτῃ καὶ τετάρτῃ παρηγορεῖν. ἐὰν οὖν προσέχῃς τὸν νοῦν τοῖς κατὰ μέρος εἰς τοῦτο γεγραμμένοις ὑπ᾽ αὐτοῦ, σαφῆ ταῦτ᾽ ἔσται· καὶ γὰρ ἑρμηνεύεται σαφῶς.

λδ΄.

Εἰ μή τις φήσειε καὶ τἄλλα νουσήματα ἕλκεα εἶναι, ἔχει γάρ τινα καὶ οὗτος ὁ λόγος ἐπιείκειαν.

---

quibus id non ſit commune? Non enim pertinet ad ulcera tantum, ſed ad alios quoque morbos complures.

Propoſitum auctoris eſt pravam emendare conſuetudinem medicorum, qui ſatius exiſtimabunt non protinus a principio fractum membrum extendere, ſed primum duobus aut tribus diebus lenientes, tertio aut quarto die a principio vim adhibere. Hippocrates vero curandi rationem docet huic maxime contrariam, nempe initio membrum extendendum eſſe, tertio et quarto die leniendum. Quodſi quae hic ſcribuntur ſingula conſideres, plana erunt; aperte enim loquitur.

XXXIV.

Niſi ſi quis dicat alios quoque morbos eſſe ulcera, quod quodammodo veriſimile eſt.

Ἐπιείκειάν φησιν ἔχειν τὸν λόγον ἐν ἴσῳ πιθανότητα. τοῦτο δὲ εἶπεν, ἐπειδή τινες τῶν λόγων ἄντικρυς εἰσιν ἀπίθανοι. τίς οὖν ἡ πιθανότης τοῦ λόγου καθ᾽ ὃν εἴποι τις ἂν εἶναι καὶ τὰ ἄλλα νοσήματα ἕλκη; τὰ μὲν ἐπώδυνα καὶ πάνυ πιθανὸν ἐν τῷ τῶν ἑλκῶν τίθεσθαι γένει. δέδεικται γὰρ ἡμῖν ὀδύνη γινομένη διά τε τὴν τῆς συνεχείας λύσιν ἐν τῷ τέμνεσθαι [250] καὶ τείνεσθαι καὶ θλίβεσθαι, προσέτι κατὰ δυσκρασίαν. ὅτι μὲν οὖν ἡ τῆς συνεχείας λύσις ἕλκος ἐστὶ, παντί που δῆλον. ὅτι δὲ καὶ ἡ κατὰ δυσκρασίαν ἀθρόα μεταβολὴ λύσιν τινὰ ποιεῖται συνεχείας ἐν τοῖς περὶ φαρμάκων ἐπιδέδεικται. τὸ μὲν γὰρ θερμὸν ὅτι διεξέρχεται καὶ οἷον διαβιβρώσκει τὸ συνεχὲς δῆλον. ὅτι δὲ τὸ σφοδρῶς στῦφον ὅταν ἀθρόως συνάγῃ τὸ διακεχυμένον, ἐργάζεταί τινα τῆς συνεχείας αὐτῆς λύσιν ἐν ἐκείνῃ μοι δέδεικται τῇ πραγματείᾳ· ὥστε κατὰ τοῦτο μὲν οὐ μόνον ἂν εἴη πιθανὸς ὁ λόγος, ἀλλὰ καὶ ἀληθὴς, ἅπασαν ὀδύνην ἐν τῷ τῶν ἑλκῶν γένει τιθέμενος. ὅτι δὲ καὶ πάντα

Verisimile dixit ἐπιεικὲς, quasi probabile. Id autem propterea posuit, quia nonnulla a ratione prorsus abhorrent. Quo igitur argumento movebitur qui alios morbos ulcera esse affirmet? Morbi sane qui dolorem afferunt probabiliter admodum adnumerari ulceribus possunt. Indicavi enim dolorem inde oriri et quod continuum solvatur, ubi secatur, extenditur aut contunditur et quod immoderatum incidat temperamentum. Atqui solutionem continui ad ulcus spectare cuivis manifestum est, sed immoderato temperamento, ubi subita mutatio accidat, aliquam fieri continui solutionem in opere de simplicium medicamentorum facultate demonstravimus. Calorem quidem constat penetrare et quasi excedere, quod continuum est; frigus item quod vehemens est, quum subito cogit quae soluta sunt, aliquam creare solutionem, in eodem opere ostensum. Juxta hoc igitur non solum probabile, sed verum quoque erit dolorem omnem ad ulcerum genus pertinere. At non aeque vere atque id quod propositum

τὰ νοσήματα δύναιτ' ἄν τις ἕλκη λέγειν, οὐκ ἔτ' ἂν ὁμοίως πρόσθεν ἀληθὲς, οὐ μὴν ἀπήλλακται πιθανότητος. ἐπειδὴ γὰρ τὰ πλεῖστα νοσήματα μετ' ὀδύνης συνίσταται, μετάβασις ἀπ' αὐτῶν ἐπὶ πάντα γενήσεται τῷ λόγῳ πειρωμένου τινὸς ἐν ὅλῳ τῷ σώματι πάντως ἤτοι δυσκρασίαν τινὰ ἢ θλίψιν ἢ τάσιν ἢ σαφὴ γίγνεσθαι συνεχείας διαίρεσιν, εἶτα προσαναγκάζοντος ἅπασαν ἐργάζεταί τινα λύσιν τῆς συνεχείας· καὶ εἰ μὴ πρὸς αἴσθησιν ἐναργῶς, ἀλλὰ πρός γε τὴν ἀλήθειαν αὐτὴν λόγῳ θεωρητῶς. ἐν δὲ τοῖς γιγνομένοις τε καὶ θλωμένοις καὶ θλιβομένοις ἔτι δὴ καὶ μᾶλλον. ἐγγὺς γὰρ ἥκει ταῦτα τοῦ διασπασθῆναι. τοῦτο δ' ἐστὶ τὸ πάθημα συνεχείας λύσις.

λε'.

Πολλαχῇ δὲ ἠδέλφισται τὰ ἕτερα τοῖσιν ἑτέροισιν.

Ὅπερ εἰώθαμεν λέγειν, ὡμοίωται καὶ κοινωνεῖ καὶ συγγένειαν ἔχει, τοῦτο καλεῖν εἴωθεν ὁ Ἱπποκράτης ἠδέλ-

eſt non tamen abſurde morbi omnes poterunt ulceris nomine appellari, quandoquidem cum plerisque morbis dolor conjungitur a quibus ſermo transſeretur ad omnes, quum ratione quis contendet, totum corpus omnino vel immoderato affici temperamento vel contendi, extendi aut evidenter ſecari; deinde conficiet a quolibet immoderato temperamento continuum aliquid ſolvi. Id quod quamquam evidenter ſenſui non ſubjicitur, rationali tamen contemplatione veram eſſe comprobatur? Hoc adeo magis accidit in iis quae extenduntur, contunduntur et comprimuntur: haec ſiquidem proxime accedunt ad ea quae divelluntur, quae res continui ſolutio eſt.

XXXV.

Saepenumero alii aliis germani ſunt.

Quos conſuevimus ſimiles dicere, conjunctos aut cognatos, Hippocrates ſolet appellare germanos. Quo voca-

φισται τὴν πολλὴν τῶν πραγμάτων οἰκειότητα καὶ συγγένειαν ἐνδεικνύμενος τῷ ὀνόματι· πολλῶν γὰρ ὄντων ἀλλήλοις συγγενῶν οὐδενὸς μᾶλλον οἰκειότερον ἂν ὀνομάζοιτο συγγενὴς, ὡς ἰσοδυναμοῦσαν οὖσαν τῆς οἷον ἀδελφότητος τὴν σφόδρα οἰκειότητα προσαγορεύειν εἴωθε τῷ ἠδελφίσθαι ῥήματι.

λστ'.

Ὀκόσοι μέντοι δικαιέουσιν εἰρίοισιν χρῆσθαι, ἔστ' ἂν ἑπτὰ ἡμέρας παρέλθωσιν, ἔπειτα κατατείνειν τε καὶ κατορθοῦν καὶ ὀθονίοισιν ἐπιδεῖν, οὗτοι οὐκ ἂν ἀσύνετοι ὁμοίως φανεῖεν· καὶ γὰρ τῆς φλεγμονῆς τὸ ἐπικαιρότατον παρελήλυθεν καὶ τὰ ὀστέα χαλαρὰ καὶ εὔθετα μετὰ ταύτας τὰς ἡμέρας ἂν εἴη. πολλῷ μέντοι ἥσσαται καὶ αὕτη ἡ μελέτη τῆς ἐξ ἀρχῆς τοῖσιν ὀθονίοισιν ἐπιδέσιος. κεῖνος μὲν γὰρ ὁ τρόπος ἑβδομαίους ἐόντας ἀποδείκνυσι καὶ παρασκευάζει νάρθηξιν τελέως ἐπιδεῖν, οὗτος δὲ ὁ τρόπος πολὺ ὑστεροῖ.

---

bulo fummam rerum conjunctionem confortiumque fignificat; nam quum multi inter fe cognati fint, nulli magis proprie cognati dicuntur quam germani. Eos igitur qui maxime conjuncti funt, quafi eandem conjunctionem habeant quam germani, eo verbo nuncupat.

XXXVI.

Quicunque vero exiftimant lana utendum effe, donec ad feptimum diem ventum fuerit, dein extendendum, dirigendum et fafciis vinciendum, non ita videntur imprudentes. Tunc enim inflammationis impetus conquievit, atque offa ab his diebus laxantur et facile tractari poffunt. Hac tamen curatione longe melior eft quae a principio vinculum adhibet, fub qua feptimus dies membrum exhibet ex toto alligandis ferulis idoneum, quod fub hoc multo pofterius contingit.

---

[251] *Τοὺς περὶ τρίτην ἢ τετάρτην ἡμέραν ἀρχομένους τῆς περικαταγματικῆς ἀγωγῆς ἐν τῷ πρόσθεν λόγῳ μεμψάμενος ἐπὶ τοὺς μετὰ τὴν ἑβδόμην ἡμέραν ἐπ' αὐτὴν ἀφικνουμένους ἥκει σὺν τῷ λόγῳ μικρότερα δεικνὺς, ἁμαρτάνειν αὐτοὺς, ὡς ἂν ἀφλεγμαντωτέροις τοῖς μέρεσιν προσάγοντας τὴν ἀντίτασιν. οἱ δέ γε περὶ τρίτην ἢ τετάρτην τοῦτο πράττοντες, ἣν ὃ καὶ μάλιστα φλεγμαίνῃ, δεῖται παρηγορίας, οὐ μικρὸν ἁμάρτημα δείκνυσιν ἁμαρτάνειν αὐτούς.*

λζ'.

Βλάβας δέ τινας καὶ ἄλλας ἔχει, ἀλλὰ μακρὸς ἂν εἴη πάντα γράφειν.

(569) *Τὸ μῆκος τοῦ χρόνου μεμψάμενος ἐπὶ τῶν μετὰ τὴν ἑβδόμην ἡμέραν ἀρχομένων τῆς καταγματικῆς ἀγωγῆς, ἔτι πρὸς τούτῳ φησὶ καὶ ἄλλας εἶναι βλάβας ἃς παραλείπει, ὅπως μὴ μακρολογοίη. προσθεῖναι δὲ ἡμᾶς ἄμεινον αὐτὰς ἐξ αὐτῶν ὧν ἔμπροσθεν ἐδείξαμεν ὡρμωμένους· μετρίου*

Illis in fuperiori fermone reprehenfis qui tertio aut quarto die adhiberent vinculum fracturae accommodatum, ad eos nunc tranfit qui poft feptimum diem ad id veniunt, quos minus errare indicat, ut qui partes extendant non ita inflammatas. Sed qui tertio aut quarto die id efficiunt, quo tempore inflammatio, quum maxime vigeat, lenientibus eget, eos in non mediocri errore verfari oftendit.

XXXVII.

Alia etiamnum affert incommoda quae omnia perfequi longum eft.

Longitudinis temporis accufavit eam curationem quae nonnifi poft feptimum diem vinculo utitur fracturis accommodato. Nunc fubdit in alia quoque compellere incommoda, quae ne multus fit omittit. Nos fatius ducimus ea fubjicere, moti ab iis quae in fuperioribus de-

μὲν ὄντος τοῦ κατάγματος ὀκνηρότερα γίνεται τὰ μόρια διὰ τὴν τοιαύτην ἐπίδεσιν, ὡς καὶ πρόσθεν ἐδιδάξαμεν. εἰ δὲ καὶ σφοδρότερόν τε καὶ κακοηθέστερόν ποτε τὸ κῶλον συντριβείη, κίνδυνός ἐστι τηνικαῦτα καὶ αὐτῶν τι τῶν ὀστῶν σφακελίσαι τῆς καταγματικῆς ἀγωγῆς ἀναβληθείσης εἰς τὸν μετὰ τὴν ἑβδόμην ἡμέραν καιρόν. ἀπ' ἀρχῆς γὰρ ταύτην βούλεται παραλαμβάνεσθαι, διότι τῶν πεπονθότων μορίων ἑκατέρως τὴν περιουσίαν ἐκθλίβει τοῦ αἵματος, ἐξ ἧς χρονιζούσης αὐτόθι σήπεσθαι καὶ τοῖς ὀστοῖς ἐνίοτε συμβαίνει διαβεβρωμένους ἐπὶ πλέον ὑπὸ τῶν μοχθηρῶν ἰχώρων.

λη'.

Ὁκόσοισι δὲ τὰ ὀστέα κατεηγότα καὶ ἐξίσχοντα μὴ δύνηται ἐς τὴν ἑωυτῶν χώρην καθιδρύεσθαι ἥδε ἡ κατάστασις.

Καταστῆσαι συνήθως λέγουσιν οἱ κατὰ τὴν Ἀσίαν Ἕλληνες ἀντὶ τοῦ πρὸς τὴν οἰκείαν χώραν ἀγαγεῖν. ἀπὸ τούτου δέ μοι δοκεῖ καὶ ὁ Ἱπποκράτης πεποιηκέναι καὶ νῦν

monſtravimus. Ubi fractura mediocris ſit, partes ſub hac vinciendi ratione tumidiores fiunt, ut ſupra etiam oſtendimus. Quodſi os aſperius et gravius perſringatur, periculum quoque eſt in eo caſu ne corrumpatur, ſi vinculum quod ad fracturas pertinet dum transeat ſeptimus dies differatur. Hoc enim jubet a primo adhiberi, quoniam in utramque partem a fractura exprimit ſuperantem ſanguinem, qui ſi diutius ibi ſubſiſtat, nonnunquam efficit ut oſſa vitioſa ſanie plurimum irrigata corrumpantur.

XXXVIII.

Quibus oſſa fracta et cute excedentia reſtitui nequeunt, hoc modo in ſuam ſedem collocantur.

Solent Graeci qui Aſiam incolunt uſurpare verbum *καταστῆσαι*, ut ſignificent in ſuam ſedem collocare. Unde mihi videtur Hippocrates ducere nomen *καταστάσεως* per

τὸ τῆς καταστάσεως ὄνομα μετὰ τοῦ σ δηλονότι γραφομένης τῆς συλλαβῆς ταύτης, ὡς ταὐτὸν σημαίνειν δι᾽ αὐτοῦ τῇ καθιδρύσει, ἥτις ἐνδείκνυται τὸ κατὰ χώραν ἱδρῦσαί τι. κακῶς οὖν ἔνιοι γράφουσι κατάτασις ἄνευ τοῦ σ. οὐ γὰρ διὰ τῆς κατατάσεως, ἀλλὰ καὶ διὰ τῆς μοχλείας ἱδρύει εἰς τὴν οἰκείαν χώραν τὰ γυμνωθέντα τῶν ὀστῶν.

λθ'.

[252] Σιδήρια χρὴ ποιέεσθαι ἐς τοῦτον τὸν τρόπον, ὅνπερ οἱ μοχλοὶ ἔχουσιν, οἷς οἱ λατύποι χρέονται, τὸ μέν τι πλατύτερον, τὸ δέ τι στενότερον. εἶναι δὲ χρὴ καὶ τρία καὶ ἔτι πλείω, ὡς τοῖς μάλιστα ἁρμόζουσίν τις χρήσαιτο, ἔπειτα τουτέοισι χρὴ ἅμα τῇ κατατάσει μοχλεύειν ὑποβάλλοντα. πρὸς μὲν τὸ κατώτερον τοῦ ὀστέου ἐρείδοντα, πρὸς δὲ τὸ ἀνώτερον τῷ ἀνωτέρῳ τοῦ σιδηρίου, ἁπλῷ δὲ λόγῳ ὥσπερ εἰ λίθον τις ἢ ξύλον μοχλεύοι ἰσχυρῶς. ἔστω δὲ σθεναρὰ τὰ σιδήρια ὡς οἷόν τε, ὡς μὴ κάμπτηται.

σ tertiam ſyllabam ſcribens, ſic ut idem ſignificet quod καθίδρυσις, quod vocabulum nihil aliud ſibi vult quam aliquid in ſuam ſedem collocare, quam rem κατάστασιν dixit. Male igitur ſcribunt nonnulli κατάτασιν absque σ, non enim per intenſionem, quam κατάτασις notat, ſed et per impulſum nudata oſſa in ſuum locum reconduntur.

XXXIX.

Ferramenta facere oportet ad ſimilitudinem vectium quibus in lapidicinis utuntur, laxiora ex una parte, anguſtiora ex altera, quae terna habeantur aut etiam plura, ut ſemper adjici aptiſſima poſſint. Quibus demiſſis oſſa eodem paene momento quo intenduntur impellenda ſunt. Innitantur autem ab imo inferiori oſſi, a ſummo ſuperiori; atque ut uno verbo dicam, non aliter quam ſi vectis ad lapidem vel lignum fortiter impellendum admoveatur. Sint autem ferramenta quantum fieri poteſt firmiſſima ne flectantur. Haec itaque curatio maximum

αὕτη μεγάλη τιμωρίη ἤν τε τὰ σιδήρια ἐπιτήδεια ᾖ καὶ μοχλεύηταί τις ὡς χρή.

Πρόδηλον ὅτι κατὰ τὸ σχῆμα παραπλήσια κατασκευάζει σιδήρια τοῖς τῶν λατύπων, οὐ κατὰ τὸ μέγεθος· οἷς γὰρ ἐπὶ τῶν ὀστῶν χρώμεθα σιδηρίοις εἰς τὸ μοχλεύοντες αὐτὰ κατατάξαι τηλικαῦτά ἐστι τὸ μέγεθος, ἡλίκα καὶ πρὸς τὴν τῶν ὀδόντων μοχλείαν ὑφ᾽ ὑμῶν παρεσκεύασται. πλείω δὲ εἶναι χρὴ τὰ περὶ τῶν ὀστῶν μοχλείαν παρεσκευασμένα διαφέροντα ἀλλήλων μεγέθει τε καὶ λεπτότητι καὶ μικρότητι τῇ κατὰ τὸ πέρας αὐτῶν, ἔνθα μάλιστα τὸ ἔργον αὐτῶν ἐστιν. ὅπως δὲ προσήκει χρῆσθαι τοῖσδε τοῖς σιδηρίοις αὐτὸς ὁ Ἱπποκράτης διδάξει σαφῶς. εἰ δέ τις οὐ παρακολουθεῖ τῇ λέξει τἀνδρὸς, οὐκ ἐξηγήσεως οὐδ᾽ ἑρμηνείας ἑτέρας, ἀλλ᾽ αὐτοψίας δεῖται. τινὰ γάρ ἐστι πράγματα τοιαῦτα τὴν φύσιν, ὥστε μὴ δύνασθαι πιστεῦσαι ἢ νοῆσαι ἄνευ τοῦ θεάσασθαί τινα αὐτῶν.

---

momentum habet, ſi ferramenta idonea ſint et impulſus conveniens adhibeatur.

Conſtat fabricanda eſſe ferramenta ad ſiguram vectium quibus in lapidicinis utuntur, non tamen aeque magna, quum quae ad impellenda oſſa adhibentur ab iis non abhorreant quae ad urgendos dentes comparantur. Verum ad oſſa impellenda parari multa debent, quorum alia aliis pleniora vel tenuiora ſint vel minora ab extrema parte, qua maxime ſuum effectum praeſtant, ſed qua via uti eisdem ferramentis conveniat, Hippocrates ipſe evidenter declarat. Si quis ejus verba non intelligit, alia expoſitione aut interpretatione non indiget, ſed oculorum ſenſu: quaedam enim res natura tales ſunt, ut aliqui nec diſcere nec doceri eas poſſint, niſi in conſpectum adducantur.

μ'.

Ὁκόσα γὰρ ἀνθρώποις ἄρμενα μεμηχάνηται πάντων ἰσχυρότατά ἐστι τρία ταῦτα, ὄνου τε περιαγωγὴ καὶ μόχλευσις καὶ σφήνωσις. ἄνευ δὲ τούτων ἢ ἑνὸς δή τινος ἢ πάντων οὐδὲν τῶν ἔργων τῶν ἰσχυροτάτων οἱ ἄνθρωποι ἐπιτελέουσιν. οὔκουν ἀτιμαστέη αὕτη ἡ μόχλευσις, εἰ γὰρ οὕτως ἐμπεσεῖται τὰ ὀστέα ἢ οὐκ ἄλλως. ἢν δὲ ἄρα τοῦ ὀστέου τὸ ἄνω παρηλλαγμένον μὴ ἐπιτήδειον ἔχῃ ἐνέδραν τῷ μοχλῷ, ἀλλὰ παροξὺ ὃ παραφέρει παραγλύψαντα χρὴ τοῦ ὀστέου ἐνέδρην τῷ μοχλῷ ἀσφαλέα ποιῆσαι. μοχλεύειν δὲ χρὴ καὶ τείνειν αὐθήμερα ἢ δευτεραῖα, τριταῖα δὲ μὴ, τεταρταῖα δὲ ὡς ἥκιστα καὶ πεμπταῖα· καὶ γὰρ μὴ ἐμβάλλοντι, ὀχλήσαντι δὲ ἐν ταύτῃσιν τῇσι ἡμέρῃσι φλεγμονὴν ἂν ποιήσειε καὶ ἐκβάλλοντι οὐδὲν ἧσσον.

[253] Ὄνους καὶ ὀνίσκους τοὺς ἄξονας ὀνομάζει. τούτων οὖν τὴν περιαγωγὴν ἕν τι τῶν βεβαιοτάτων φησὶν εἶ-

XL.

Ex univerfis enim machinationibus quae ab hominibus excogitae funt, hae tres funt omnium valentiffimae, axis verfatio, impulfus per vectem et cuneus adactus. Namque homines fine aliquo uno vel fine omnibus nullum opus quod maximam vim poftulet perficiunt; quare non parvi faciendus eft impulfus hic, fiquidem offa vel hac via vel nulla alia reconduntur. Sed fi id os quod fuper alterum excedit vecti idoneum locum non praeftet, fitque ita acutum ut vectis effugiat; fcalpro excavandum, donec vecti locus fiat cui firmiter haereat. Impellere autem oportet atque extendere eodem die vel poftridie, fed non tertio; quarto vero vel quinto minime. Nam fi his diebus laceffit offa ne queant in fuam fedem reverti, inflammatio fuperveniet, ac nihilominus etiam ubi reftituantur.

Axes nuncupantur ab Hippocrate vocabulo *ὄνου* et *ὀνίσκου*. Horum itaque verfationem ait validiffimam effe,

ναι, ὥσπερ καὶ τὴν μοχλείαν καὶ τὴν σφήνωσιν. ὀνομάζει δὲ σφήνωσιν τὴν διὰ τῶν σφηνῶν διάστασίν τε καὶ διαίρεσιν τῶν ξύλων.

μα'.

Σπασμὸν μέντοι ἐμβάλλοντι πουλὺ ἂν μᾶλλον ποιήσειεν ἢ ἀπορήσαντι ἐμβαλεῖν. ταῦτα εὖ χρὴ εἰδέναι· καὶ γὰρ εἰ ἐπιγένοιτο σπασμὸς ἐμβάλλοντι, ἐλπίδες μὲν οὐ πολλαὶ σωτηρίης. λυσιτελέει δὲ ὀπίσω ἐμβάλλειν τὸ ὀστέον, εἰ οἷόν τε εἴη ἀόχλως.

Διὰ τί σπασμοὶ γίνονται κατα πάσας τὰς τοιαύτας διαθέσεις ἐμβαλλομένων τῶν ὀστῶν εἶπεν ἐφεξῆς πάντα, ὥσπερ καὶ ἄλλων πολλῶν ἐπικαίρων εἰς τὴν τέχνην ἅπαξ εἰπὼν ἀρκεῖται, μεταφέρειν ἡμᾶς ἀξιῶν τὸν λόγον ἐπὶ πάντα τὰ ἄλλα ὅσα τῆς αὐτῆς φύσεως. εἰ δὲ τοίνυν παραγράψω σοι τὴν ῥῆσιν αὐτοῦ, δι' ἧς τὸ καθόλου τοῦτο κοινὸν πολλῶν τῶν κατὰ μέρος διδάσκει.

ficut et vectis impulfum et cunei admotionem, quam vocat σφήνωσιν, quae lignorum per cuneos diductionem divifionemque fignificat.

XLI.

Atqui multo magis nervorum diftenfio excitabitur, fi os reftituatur, quam fi reftitui nequeat. Quod quidem ignorare non oportet, nam fi condito offe nervorum distenfio fuperveniat, in angufto fpes eft. Praeftat autem iterum expellere, fi poteft citra moleftiam fieri.

Caufam quamobrem his omnibus vitiis inflammatio accedat, ubi offa condantur, ipfe deinceps omnem perfequitur, femel ipfam explicaffe contentus, non fecus atque alia multa quae in medicina maximum pondus habent, ut qui transferendum nobis fermonem cenfeat ad cetera ejusdem naturae omnia. Ecce tibi adfcribam ejus verba, quibus univerfum hoc quod ad multa fingularia pertinet exponit.

μβ'.

Οὐ γὰρ ἐπὶ τοῖσιν χαλαρωτέροισι τοῦ καιροῦ σπασμοὶ καὶ τέτανοι ἐπιγίνονται, ἀλλ' ἐπὶ τοῖς ἐντεταμένοισι μᾶλλον, περὶ οὗ νῦν ὁ λόγος. οὐ χρὴ οὖν ἐνοχλέειν ἐν τῇσι προειρημένῃσι ταύτῃσιν, ἀλλὰ μελετᾷν ὅκως ἥκιστα φλεγμαίνῃ τὸ ἕλκος καὶ μάλιστα ἐκπυήσῃ. ἐπὴν δὲ ἑπτὰ ἡμέραι παρέλθωσιν ἢ ὀλίγῳ πλείους, ἢν ἀπύρετος (570) ᾖ καὶ μὴ φλεγμαίνῃ τὸ ἕλκος, τό τε ἧσσον κωλύειν ἢ πειρῆσθαι ἐμβάλλειν, ἢν ἐλπίζῃς κρατήσειν· ἢν δὲ μὴ, οὐδὲν δεῖ μάτην ὀχλέειν. καὶ ἢν μὲν οὖν ἐμβάλῃς τὰ ὀστέα ἐς τὴν ἑωυτῶν χώρην, γεγράφαται ἤδη οἱ τρόποι τοῦ ὡς χρὴ ἰητρεύειν, ἤν τε ἐλπίζῃς ὀστέα ἀποστήσεσθαι ἤν τε μή. χρὴ δὲ καὶ ἢν μὲν ἐλπίζῃς ὀστέα ἀποστήσεσθαι ὡς ἔφην, τῷ τρόπῳ τῶν ὀθονίων ἐπὶ πᾶσι τοῖσι τοιουτέοισι τὴν ἐπίδεσιν ποιέεσθαι, ἐκ μέσου τοῦ ὀθονίου ἀρχόμενον, ὡς ἐπὶ τὸ πουλὺ ὡς ἐπὶ δύο ἀρχέων ὑποδεσμὸς ὑποδεῖται.

XLII.

Neque enim iis quae justo laxiora sunt nervorum distensio aut rigor supernascitur, sed iis quae ultra debitum intenduntur. Quod ad hunc locum attinet, propositis diebus irritare non convenit, sed operam dare ut ulcus quam minime inflammatione tentetur et quam maxime suppuret. Atque ubi septem dies vel paulo plures transierint, si febris non sit atque ulcus inflammatione vacet, tunc minus prohibemur eniti ad reponendum, ubi voti compotes fieri posse non desperemus, quoniam sine effectus spe non convenit et sibi et alteri molestiam afferre. Ergo si ossa in suam sedem collocentur, quae curatio admovenda sit jam declaratum est, sive abscessura credamus sive non. Quodsi abscessura ossa videantur, ut dixi, fasciae in omnibus his ordiri a mediis debent, plerumque quemadmodum illae quae primae circumdantur in utramque partem attractae.

Ἐμάθομεν ἐν τοῖς περὶ κινήσεων μυῶν ἐπὶ τὴν ἰδίαν ἀρχὴν ἑκατέρου μυὸς κινουμένου τὴν ἐνέργειαν αὐτῶν γίγνεσθαι. ὅταν οὖν ἀκόντων ἡμῶν λάβωσι διὰ μέγεθος φλεγμονῆς οἱ σπασμοὶ γίνονται. διὰ τί οὖν ἐμβληθέντων τῶν παραλλαττόντων ὀστῶν ἄλληλα [254] κατά τε τὰ συντρίμματα καὶ τὰς ἐξαρθρήσεις οἱ μύες γίνονται; μᾶλλον γὰρ ἐν τούτῳ ἐστὶν ἡ λύσις τοῦ προβλήματος, ὅτι μικρότερον ἑαυτοῦ γίνεται τὸ κῶλον, ἔν τε τοῖς ἐξαρθρήμασι καὶ κατάγμασιν, ἐπειδὰν ἑκάστη τι τῶν ὀστῶν διατρήσασα τὸ δέρμα. μετὰ δὲ τὴν εἰς τὸ κατὰ φύσιν ἐπάνοδον τῶν γυμνωθέντων ἀπολαμβάνει τοῦ πρόσθεν μῆκος, ὥσπερ καὶ οἱ φλεγμαίνοντες μύες ἀναγκάζονται συνεκτείνεσθαι τῷ παντὶ κώλῳ. διττὴν οὖν λαμβάνεται τάσιν, ἥν τε ἐκ τοῦ φλεγμαίνειν εἶχον, ἥν τε νῦν ἔτι προσεπιλαμβάνουσιν εἰς μῆκος ἐπεκταθέντες.

μγ'.

Τεκμαίρεσθαι δὲ χρὴ πρὸς τὴν μορφὴν τοῦ ἕλκεος, ὅκως ἥκιστα σεσηρὸς καὶ ἐκπεπληγμένον ἔσται παρὰ τὴν ἐπίδεσιν.

Oftenfum eft in libro de motu mufculorum, fingulos mufculos fuo munere fungi, ubi verfus fuum initium contrahuntur. Quae res quando invitis nobis accidit ob inflammationis magnitudinem nervi diftenduntur. Cur igitur fi reponantur offa quae fracta aut luxata inter fe cefferunt, mufculorum diftenfio fequitur? Quaeftio ex eo praefertim diluitur, quod membrum redditur brevius, quum fractum vel luxatum os cute excedit, fed poftquam in fuum locum repofita funt quae nudata erant fuam longitudinem recipiunt. In quo cafu coguntur mufculi quos inflammatio exercet una cum toto membro diftendi. Duobus igitur modis diftenduntur et fub inflammatione et nunc, quum ad priftinam longitudinem revertuntur.

XLIII.

Attendenda infuper eft figura ulceris, ne fub vinculo hiet ac divaricetur.

Κατὰ μεταφορὰν ἀμφοτέροις κέχρηται τοῖς ὀνόμασι, τὸ μὲν σεσηρὸς ἀπὸ τῶν χειλῶν τοῦ σώματος ὅλως προσαγορεύσας, τὸ δ' ἐκπεπληγμένον ἀπὸ τῶν πολὺ διεστώτων σκελῶν. ἡ γὰρ ἐκείνων διάστασις ὀνομάζεται πλῆκτα, ὥσπερ καὶ σεσηρέναι λέγομεν τοὺς διιστάντας ἀπ' ἀλλήλων χωρὶς τοῦ τῆς γέννος ὀστοῦν κινῆσαι. οὕτω μὲν γὰρ ἀνοῖξαι γίγνεται τὸ στόμα, διαστῆσαι δὲ τὰ χείλη τῶν ὀδόντων συμβεβλημένων ὀνομάζουσι σεσηρέναι. φυλάττεσθαι δέ γε κελεύει κατὰ τὴν ἐπίδεσιν ἐκτεταμένα ποιῆσαι τὰ χείλη τοῦ ἕλκους. συνάγεσθαι γὰρ βούλεται πρὸς ἄλληλα τὴν οἰκείαν θέσιν ἀπολαμβανόντων τῶν μερῶν τοῦ δέρματος, ἐπειδὴ καὶ θλίβοιτ' ἂν ἥκιστα ποιούντων οὕτω καὶ σκέποιτ' ἂν μάλιστα τὸ ὑποκείμενον ἕλκος ἐν τοῖς μυσίν. εἰδέναι γάρ σε χρὴ τῷ δέρματι χαίροντα τὰ ὑπ' αὐτοῦ πάντα καὶ μηδὲν ὑποκείμενον ἀβλαβῶς γυμνοῦσθαι· καὶ τί θαυμαστὸν οἰκείαν τε καὶ σύμφυτον ἔχοντα τὴν ἐκ τοῦ δέρματος σκέπην αὐτὰ χαίρειν μὲν ἀεὶ τῷ συμφύτῳ σκεπάσματι, χαλεπῶς δὲ ὑπὸ τῶν ἄλλων ἁπάντων διατίθεσθαι; διὸ καί με θεάσασθαι μήτ' ἀποτέμνοντα μέρη τοῦ δέρματος, ἀλλ' ἐπά-

Translatione uſus duo haec verba uſurparet, hiare ſcilicet, quod σήρεσθαι dixit, ducto quidem verbo a labiis oris, et divaricari, quod ἐκπλήττεσθαι a cruribus plurimum inter ſe diductis. Diducta enim crura divaricata dicimus, labia vero quum ſine motu maxillae inter ſe diſtant, hiantia. Namque ubi os ſic aperitur ut labia non coeant, dentes vero inter ſe committantur, hiare dicitur. Cavet autem ne orae vulneris diductae vinciantur; vult enim eas contrahi cutis partibus ſuum ſitum recipientibus, quandoquidem ſubjectum muſculorum ulcus hac via minime comprimetur et maxime tegetur. Scire enim licet quaecunque cute conteguntur, hac eadem delectari nihilque nudari innocenter. At quid mirum eſt, ſi ea quibus cutis proprium atque innatum velamentum eſt ſemper velamento gaudent innato ceterisque omnibus laeduntur? Equidem quum nihil ex cute praeciderem, ſed eam ab

γοντα τὸ ἀποσυρμὸν αὐτοῖς, ἔξωθέν τε καὶ κατ᾽ αὐτοῦ τιθέντα τὰ μὲν ἃ πολλάκις ἐθεάσασθε τὰ οὕτως ἀποσυῤῥέοντα δέρματα, καὶ τό γε θαυμασιώτερόν ἐστιν ὅτε μελανθέντος κατὰ τὴν πληγὴν εὐθέως. ἔτι δὲ δήπου τοῦτο θαυμασιώτερον, ὅτι μὴ νεανίσκοις μόνοις, ἀλλὰ καὶ γέρουσιν οὐκ ὀλίγοις πολλὰ τῶν οὕτως ἀποσυῤῥέντων δερμάτων ἐν τῷ παραυτίκα μελανθέντων προσάγοντες ἐκολλήσαμεν. εἰ δὲ γυμνὴν ἐάσαις τὴν ἀποδεδαρμένην σάρκα καὶ δυσχερὴς οὖν ἡ οὔλωσις αὐτῆς γίνεται μετὰ τοῦ καὶ δάκνεσθαι πάντως καὶ ῥυπαίνεσθαι. τὰ γὰρ ἀφλέγμαντα καὶ παρηγορικὰ φάρμακα, καθάπερ ἐστὶ τό τε πάρυγρον ὀνομαζόμενα ἥ τε τετραφάρμακος δύναμις, ἀφλέγμαντον μὲν φυλάττει τὸ πεπονθὸς μέρος, ῥυπαρὸν δὲ ἐργάζεται τὸ ἕλκος. τὰ δ᾽ αὖ καθαίροντα τὸ ἕλκος, ἅτε ῥυπτικὴν ἔχοντα δύναμιν, αἴσθησιν αὐτοῦ φέρει δακνώδη. τό γε μὴν ὑπὸ τοῦ δέρματος ἐσκεπάσθαι τὸ ἀπόσυρμα τούτων οὐδὲν πάσχει. τούτῳ δ᾽ ὅμοιόν ἐστι καὶ τὸ κατὰ τὰς φλυκταίνας γιγνομένας ὑπὸ πολλῶν προφάσεων, εἰς ὄγκον δὲ αἰρομένας, ἐνίοτε δὲ μεγάλην ὀδύνην ἐπιφέρειν, ὥστε δή μοι κἀκείνας ὡσαύτως. θεραπεύοντι

ulterioribus partibus fuper locum inducerem, a quo detracta erat, agglutinatam vidi et, quod magis admiratione dignum eft, quum locus jam nigritie occuparetur. Illud item longe admirabilius, quod non modo adolefcentibus, fed fenibus non paucis cutem ita detractam protinus ubi in plaga nigrefceret faepe agglutinavi. At nuda caro, fi fine cute relinquatur, aegre ad cicatricem perducitur, praeterquam quod morfum omnino fentit et fordida redditur: medicamenta enim quae inflammationem coercent ac leniunt, cujusmodi eft quod *πάρυγρον* et quod *τετραφάρμακον* nuncupatur, affectam partem ab inflammatione tuentur, fed ulcus fordidum efficiunt; quae vero ulcus purgant ob detergendi facultatem mordent. Sed ubi pars a qua detracta cutis eft eadem contegatur, nulli ejusmodi noxae patet, quod fimile eft atque ubi puftulae fub variis caufis ortae in tumorem affurgunt et interdum gravem

γὰρ αὐτῷ ὀξείᾳ βελόνῃ τὴν φλύκταιναν εἰς ἀπόῤῥυσιν, εἴ γε ἐκθλίψας ἀτρέμα τὸ ὑγρὸν, ἀπολείπω προσκείμενον τὸ δέρμα καὶ συμβαίνει πάλιν αὐτὸ πληροῦσθαι μύσαντος τοῦ τρήματος ἐκ δευτέρου καὶ φλύκταινα πληρωθεῖσα τίτλα τὰς κατὰ τὸν αὐτὸν τρόπον, εἶτ' ἐκθλιβέντος τοῦ ὑγροῦ προστέλλεται τῷ χρωτὶ τὸ δέρμα καὶ φυλάττεται μέχρι ἂν ἀπουλωθῆναι τὸ ὑπ' αὐτοῦ τοῦ χρωτὸς [255] ἡλκωμένον. ταῦτ' εἴρηταί μοι σαφῆ γνωρίσματα τοῦ δεῖσθαι πᾶν ἕλκος ἐσκεπάσθαι τῷ συμφύτῳ δέρματι. τὸ δὲ νῦν προκείμενον ἕλκος οὐδὲ τὸ τυχόν ἐστιν, ἀλλὰ διὰ παντὸς τοῦ βάθους διῃρημένης τοῖς ὀστοῖς τῆς σαρκὸς ἀπάσης. οὐ γὰρ ἂν ἐξέσχεν ἐκεῖνα διὰ τοῦ δέρματος, εἰ μὴ διέτεμε πρῶτον ὅλην τὴν σάρκα. ταύτην οὖν βέλτιόν ἐστιν ἐσκεπάσθαι τῷ πέριξ δέρματι· γυμνὴ γὰρ οὖσα ταῖς οὐσίαις αὐταῖς τῶν ἐπιτεθειμένων φαρμάκων ὁμιλοῦσα ῥυπαίνεται μὲν ὑπὸ τῶν ἐλαιωδῶν καὶ παρηγορικῶν, δάκνεται δ' ὑπὸ τῶν καθαιρόντων τὸν ῥύπον ὄντων ῥυπτικῶν, εἰ δὲ διὰ τοῦ δέρματος αἱ τῶν ἐπιτιθεμένων φαρμάκων δυνάμεις εἰς τὴν πεπονθυῖαν σάρκα κατεφύοντο χωρὶς τῶν οὐσιῶν, ὀνήσουσι μὲν αὐτὴν, οὐδὲν δ'

afferunt dolorem. Acuta enim acu, ut nofti, eas aperio, ut exitum habeant collectoque ibi humore leviter expreffo fuperjectam cutem relinquo. Hae deinde iterum implentur praeclufo foramine, impletaeque eodem modo aperiuntur: humore expreffo cutis ad carnem compellitur fervaturque, dum quod sub ea ex ulceratum eft ad cicatricem perveniat. Haec dixiffe volui, ut aperte oftenderem ulcus quodlibet innata cute contegendum effe. Hic autem non quodcumque tractatur, sed quod alte penitus infedit, quum raro tota ab offibus difcuffa fit; non enim cute excederent, nifi prius univerfam carnem incidiffent. Hanc igitur melius eft proxima cute velari, namque ubi nuda fit contactu medicamentorum quibus nutritur, fi oleum accipiant et ulcus mitius reddant, fordida evadit; fin purgent fordem et detergendi vim habeant, morfum fentit. At ubi injecta medicamenta per cutem fuam facultatem carni exulceratae impertiant, nulla ipforum particula penetrante

ὧν εἴρηται συμπτωμάτων ἐπάξουσιν. εἰκότως οὖν ὁ Ἱπποκράτης περὶ παντὸς ποιεῖται συνάγεσθαι τὰ χείλη τῶν τοιούτων ἑλκῶν, πραχθείη δ᾽ ἂν σοι καλῶς τοῦτο τὴν ἰδέαν αὐτῶν ἀκριβῆ κατασκεψαμένῳ· εἰ μὲν γὰρ ἕν τι τῶν χειλῶν ἐκτετραμμένον εἴη πρὸς τὸ πλάγιον, ἐκεῖθεν ἀρξάμενον ἐχρῆν τῆς ἐπιδέσεως τἀναντία περιτρέπειν αὐτό. εἰ δ᾽ ἀμφότερα πεπόνθασι τοῦτο, τὴν ἀπὸ δυοῖν ἀρχῶν ἐπίδεσιν ποιήσασθαι, προσάγεις ἀλλήλοις τὰ χείλη.

νδ.

Τοῖσι μὲν γὰρ ἐπὶ δεξιὰ ἐπιδεῖν ξυντρόφως ἔχει, τοῖσι δὲ ἐπ᾽ ἀριστερὰ, τοῖσι δὲ ἀπὸ δύο ἀρχέων· ὁκόσα δὲ κατηπορήθη ὀστέα ἐμπεσεῖν, ταῦτα αὐτὰ εἰδέναι χρὴ ὅτι ἀποστήσεται, καὶ ὅσα τελέως ἐψιλώθη τῶν σαρκῶν. ψιλοῦται δὲ ἐνίων μὲν τὸ ἄνω μέρος, μετεξετέρων δὲ κύκλωθεν, ἀμφιθνήσκουσιν αἱ σάρκες.

---

proderunt quidem, ſed nullum afferent ex ſuperioribus incommodis. Jure igitur Hippocrates magni momenti exiſtimat oras hujusmodi ulcerum contrahi, id quod bene utique cedet, ſi diligenter figura ulceris animadvertatur. Si una enim ora in alterum latus inclinetur, faſcia inde orſa ad contrarium convertenda eſt; ſi pariter utrumque, media primo injici debet, atque ora vulneris inter ſe committi.

LXIV.

Faſcia commode quibusdam a dextra parte attrahitur, quibusdam a ſiniſtra, aliis in utramque partem ducitur. Quaecunque autem oſſa reverti in ſuam ſedem non potuerunt, haec ſcire licet abſceſſura eſſe, non ſecus etiam ea quae ex toto carne ſunt nudata. Nudatur autem quibusdam pars ſuperior, plerisque vero emoritur caro quae circa fracturam eſt.

Συντρόφως εἴρηκεν ἀντὶ τοῦ οἰκείως, οὐδὲν ὠφελούσῃ μεταφορᾷ χρησάμενος, ὅθεν αὐτὸ καὶ παρεσημηνάμην. ἐπὶ δὲ τὴν μεταφορὰν καὶ οἱ ἄλλοι πάντες ὅσοι δεινοὶ λέγειν εἰς ἐνεργεστέραν δήλωσιν τοῦ κατὰ τὴν διήγησιν πράγματος χρῶνται.

με'.

Καὶ τῶν μὲν ἀπὸ τοῦ ἀρχαίου τρώματος σεσάπρισται ἔνια τῶν ὀστέων, τῶν δ' οὔ, καὶ τῶν μὲν μᾶλλον, τῶν δ' ἧσσον, καὶ τὰ μὲν σμικρὰ, τὰ δὲ μεγάλα. διὰ οὖν ταῦτα τὰ εἰρημένα οὐκ (571) ἔστιν ἑνὶ ὀνόματι εἰπεῖν ὁκότε τὰ ὀστέα ἀποστήσεται. τὰ μὲν γὰρ διὰ μικρότητα, τὰ δὲ διὰ τὸ ἐπ' ἄκρου ἔχεσθαι θᾶσσον ἀφίσταται, τὰ δὲ διὰ τὸ μὴ ἀφίστασθαι, ἀλλὰ λεπιδοῦσθαι καταξηρανθέντα καὶ σαπρὰ γενόμενα. πρὸς δὲ τούτοις διαφέρει τε καὶ ἰητρείη ἰητρείης. ὡς μὲν οὖν τὸ ἐπίπαν τάχιστα τουτέων ὀστέα ἀφίσταται, ὧν τάχισται μὲν αἱ ἐκπυήσιες, τάχισται δὲ κάλλισται αἱ σαρκοφυΐαι· καὶ γὰρ αἱ ἀποφυόμεναι σάρκες

Συντρόφως dixit ut commode ſignificaret, inutili translatione uſus, quod mihi libuit notaſſe, quandoquidem eloquentiſſimus quisque translationem uſurpat, ut rem apertius declarans exponat.

XLV.

Oſſa quaedam ſub fractura diuturna aliis putreſcunt, aliis minime, et quibusdam gravius, quibusdam levius; tum modo grandia, modo exigua oſſa infeſtantur. Ob haec igitur quae poſita ſunt non licet uno verbo explicare, quo tempore absceſſura ſint; nonnulla enim et quod exigua ſunt, et quod in ſummo continentur, celerius excidunt; nonnulla non excidunt, ſed arefacta et putria ſquamam remittunt; praeter haec multum curatio alia ab alia differt. Fere tamen oſſa illis celerrime abscedunt in quibus celerrime pus apparet, et celerrime etiam atque optime caro increſcit; caro enim quae in vitiata

κατὰ τὸ σιναρὸν αὗται μετεωρίζουσι τὰ ὀστέα ὡς ἐπὶ τὸ πουλύ. ὅλως μὴν ὁ κύκλος τοῦ ὀστέου ἢν ἐν τεσσαράκοντα ἡμέρῃσιν ἀποστῇ, καλῶς ἀποστήσεται. ἔνια γὰρ εἰς ἑξήκοντα ἡμέρας ἀφικνεῖται, τὰ μὲν [256] γὰρ ἀραιότερα τῶν ὀστέων θᾶσσον ἀφίσταται, τὰ δὲ στερεώτερα βραδύτερον, τὰ δὲ ἄλλα τὰ μείω πολλὸν ἐνδοτέρω, ἄλλα δ' ἄλλως.

Τὸ σεσάπρισται ὅτι κατὰ τοῦ σαπροῦ γέγονε καλῶς εἴρηται. τὰ δὲ διεφθαρμένα ὅτι καλοῦσι σαπρὰ, τινὶ οὐκ ὀρθῶς εἴρηται· πάντα γὰρ τὰ παλαιὰ καὶ χρόνια προσαγορεύει αὐτὸς σαπρά.

μστ'.

Αποπρίειν δ' ὀστέον ἐξέχον ἐπὶ τῶνδε τῶν προφάσιων χρὴ, ἢν δύνηται ἐμβάλλειν, μικροῦ δέ τινος αὐτῷ δοκεῖ δεῖν παρελθεῖν καὶ οἷόν τε ᾖ παραιρεθῆναι, ἤν τε ἀσηρὸν ᾖ καὶ θραῦόν τι τῶν σαρκίων καὶ δυσαισθησίην παρέχει,

parte fuccrefcit, plerumque os attollit. Ambitus ergo totius offis, fi quadraginta diebus abscedit, optime abfcedet, quum nonnulla ufque ad fexagefimum perveniant. Rariora quidem offa maturius abfcedunt, firmiora ferius, alia quae minora funt intra tempus multo brevius atque alia aliter.

Offa quae putrefcunt *σεσάπρισται* dixit verbo ducto a nomine *σαπροῦ*. Nominant autem quaecumque corrupta funt *σαπρὰ*, idque non recte, quaecumque enim et vetufta et diuturna funt ab ipfo dicuntur *σαπρά*.

XLVI.

IIis autem de caufis os praecidendum eft. Si reftitui nequit et parum quid excedere videatur, abfcindere non licet; fi noxium fit et carnem aliqua ex parte vulneret ac moleftiam afferat nudatumque fit, hoc quoque abfcin-

ψιλὸν δὲ τυγχάνει ἐὸν καὶ τὸ τοιοῦτον ἀφαιρέειν χρή. τὰ δ' ἄλλα μέγα οὐδὲν μέγα διαφέρει οὔτε ἀποπρῖσαι οὔτε μὴ ἀποπρῖσαι. σαφέως γὰρ εἰδέναι χρὴ ὅτι ὀστέα ὅσα τελέως στερέεται τῶν σαρκῶν καὶ ἐπιξηραίνεται, ὅτι πάντα τελέως ἀποστήσεται. ὅσα δὲ ἀπολεπιδοῦσθαι μέλλει, ταῦτα οὐ χρὴ ἀποπρίειν. τεκμαίρεσθαι δὲ χρὴ ἀπὸ τῶν τεταγμένων σημείων τὰ τελέως ἀποστησόμενα, ἰητρεύειν δὲ τοὺς τοιούτους σπλήνεσι καὶ τῇ οἰνηρῇ ἰητρείῃ, ὥσπερ καὶ πρόσθεν γέγραπται τῶν ἀποστησομένων ὀστέων. φυλάσσεσθαι δὲ χρὴ μὴ καταψυχροῖσι τέγγειν τὸν πρῶτον χρόνον· ῥιγέων γὰρ πυρετωδέων, κίνδυνος δὲ καὶ σπασμῶν, προκαλέεται γὰρ ἀεὶ σπασμὸν τὰ ψυχρὰ, ποτὲ δὲ καὶ ἕλκει. εἰδέναι δὲ χρὴ ὅτι περ ἀνάγκη βραχύτερα τὰ σώματα ταύτῃ γενέσθαι, ὧν ἀμφότερα τὰ ὀστέα κατεηγότα καὶ παρηλλαγμένα ἰητρεύηται καὶ οἷς ὅλως καὶ ὁ κύκλος τοῦ ὀστέου ἀπέστη.

Ὅτι καὶ νῦν εἴρηκε προφάσεις οὐ τὰς ψευδεῖς αἰτίας, ἀλλὰ τὰς ἀληθεῖς, εὔδηλον. αὐτὸς δὲ ὁ περὶ τῶν σεσαπρισ-

dendum eſt. Reliqua vero non multum refert praecidantur necne. Scire enim certum licet oſſa quae carne nudata ſunt ex toto et arida omnia penitus abſceſſura. Ea vero praecidi non oportet a quibus ſquama reſolvenda eſt, ex propoſitis autem indiciis conjiciendum eſt quae penitus abſceſſura ſint. Ad horum curationem pannis utendum eſt ac vini perfuſione, ſicut ante indicavimus in oſſibus quae abſceſſura ſunt, cavendumque ne frigida aliqua re a principio perfundantur: nam periculum eſt ne cum febre gravis horror ſequatur, neve nervorum diſtentionem afferant, praeſertim ulceribus. Illud item ignorare non oportet, quod membra in quibus utraque oſſa comminuta ſunt, dum inter ſe cedentia curantur, et ea quibus fragmentum a toto oſſis ambitu recedit, neceſſe eſt breviora fiant.

Cauſas appellavit προφάσεις. Patet autem ab eo hic quoque ſic vocari non falſas, ſed veras cauſas. Univer-

μένων ὀστῶν λόγος ἅπας ἐστὶ σαφὴς κελεύοντος ἀποπρίειν αὐτῶν τά γε κατὰ τὰς ἐμβολὰς ἐμποδίζοντα καὶ ὡς νύττοντα τὰς ψεούσας σάρκας καί, ὡς αὐτὸς εἶπε, δυσαισθησίην παρέχει, τουτέστι δυσχερῆ καὶ ἀγρίαν τὴν αὐτῶν θέσιν. ἐδείξατο δὲ τῷ λόγῳ καὶ τὰ ὑπογυμνωθέντα τῶν σαρκῶν ὀστᾶ καὶ μὴ παραχρῆμα κατατεθέντα πάντως ἀποπεσεῖσθαι καὶ τὰ ξηρανθέντα.

μζ.

[257] Ὅσων δὲ μηροῦ ὀστέον ἢ βραχίονος ἐξέσχεν, οὗτοι οὐ μάλα περιγίνονται. τὰ γὰρ ὀστέα μεγάλα καὶ πολυμύελα καὶ πολλὰ καὶ ἐπίκαιρα τὰ συντιτρωσκόμενα νεῦρα καὶ μύες καὶ φλέβες. καὶ ἢν μὲν ἐμβάλλοις, σπασμοὶ φιλέουσιν ἐπιγίνεσθαι, μὴ ἐμβληθεῖσι δὲ πυρετοὶ ὀξέες καὶ ἐπίχολοι καὶ λιγνυώδεες καὶ ἐπιμελαίνονται. περιγίνονται δὲ οὐχ ἧσσον οἷσι μὴ ἐμβληθῇ, μηδὲ πειρηθῇ ἐμβάλλεσθαι. ἔτι δὲ μᾶλλον περιγίνονται οἷσι τὸ κάτω μέρος τοῦ ὀστέου ἐξέσχεν ἢ οἷσι τὸ ἄνω. περιγίνονται δ'

ſus autem ſermo de oſſibus putribus planus eſt, quum imperat, ut id ex ipſis praecidatur quod in cauſa eſt cur non condantur, ut quod proximam carnem pungit, atque, ut ipſe ait, moleſtiam affert, hoc eſt cum perturbatione atque tormento reponitur. Addit inſuper futurum prorſus ut ea oſſa abſcedant quae nudata protinus reſtituta non fuerunt et quae inaruerunt.

XLVII.

Quibus femoris vel humeri os exceſſit fere non evadunt, ſunt enim oſſa haec grandia et medulloſa; adde quod multa ac magna ſimul lacerentur, nervi ſcilicet, muſculi ac venae. Quodſi reponantur, ſolet nervorum diſtenſio ſupervenire; ſi non reponantur, acutae bilioſaeque febres cum ſingultu ac nigritie. Non minus evadunt quibus nec reponere tentamus; magis adhuc evadunt quibus inferior pars oſſis quam quibus ſuperior

ἂν καὶ οἷσιν ἐμβληθείη, σπανίως γε μήν. μελέται γὰρ μελετέων μέγα διαφέρουσι καὶ φύσιες φυσίων τῶν σωμάτων εἰς εὐφορίην. διαφέρει δὲ μέγα καὶ ἢν ἔσω τοῦ βραχίονος καὶ τοῦ μηροῦ τὰ ὀστέα ἐξέχῃ. πολλαὶ γὰρ καὶ ἐπίκαιροι κατατάσιες φλεβῶν ἐν τῷ ἔσω μέρει, ὧν ἔνιαι τιτρωσκόμεναι σφάγιαί εἰσιν, εἰσὶ δὲ καὶ τῷ ἔξω μέρει, ησσον δέ. ἐν τοῖσιν οὖν τοιούτοισι τρώμασι τοὺς μὲν κινδύνους οὐ χρὴ λήθειν ὁκοῖοί τινές εἰσι καὶ προλέγειν χρὴ, πρὸς τοὺς καιρούς. εἰ δὲ ἀναγκάζοιο μὲν ἐμβαλεῖν, ἐλπίζοις δὲ ἐμβάλλειν καὶ μὴ πολλὴ ἡ παράλλαξις ᾖ τοῦ ὀστέου καὶ μὴ ξυνδεδραμήκοιεν οἱ μύες, φιλέουσι γὰρ ξυνδεῖν ἡ μόχλευσις καὶ τούτοισι μετὰ τῆς κατατάσιος εὖ ἂν ξυλλαμβάνοιτο.

Οὐχ οὕτω διὰ τὸ τοῦ ὀστέου μέγεθος ὁ κίνδυνος ἐπ' αὐτοῖς γίγνεται γυμνωθεῖσιν ὡς διὰ τὸ τῶν μυῶν τε καὶ νεύρων καὶ ἀρτηριῶν τε καὶ φλεβῶν καὶ πρὸς τούτοις ὅτι

excessit. Evadere etiam possunt quibus reponuntur, raro tamen. Multum enim curatio multumque natura corporis alia ab alia distat, quod ad facile ferendum attinet. Multum quoque refert an ab exteriori humori femorisve parte ossa excesserint: multae enim et grandes venae per interiorem partem feruntur, quarum nonnullae vulneratae hominem jugulant, per exteriorem vero pauciores intendunt. In ejusmodi igitur casibus periculi meminisse oportet quod proprie circumstat, idque in tempore praedicere. Quodsi restituere cogaris speresque te id adsequuturum, neque ossa nimium inter se cesserint, neque musculi contracti sint (consueverunt enim ad suum initium recurrere) haec quoque per vectem impellendo extendendoque in suam sedem reponito.

Constat, quibus ossa haec nudantur, non tam ossium quam musculorum, nervorum, arteriarum, ac venarum magnitudine periclitari; ad haec quoniam propiora sunt ner-

πλησιέστερόν εἰσι τῆς ἀρχῆς τῶν μυῶν τε καὶ νεύρων. εἴρηται δὲ ἐν τῷ περὶ αὐτῶν λόγῳ ὅτι φιλοῦσιν οἱ μύες εἰς ἑαυτοὺς συντρέχειν παραλλαττόντων τῶν ὀστέων, οὕτως ᾧ πολλάκις ἡμεῖς ἤδη κατὰ τὸν λόγον ἐχρησάμεθα. τὰ δ' ἄλλα δῆλα τοῖς προσέχουσι τὸν νοῦν.

μη'.

(572) Ἐμβάλλοντα δὲ ἐλλέβορον μαλθακὸν πιπίσαι χρὴ αὐθημερὸν, ἢν αὐθημερὸν ἐμβληθῇ, εἰ δὲ μὴ, οὐδ' ἐγχειρέειν χρή. τὸ δὲ ἕλκος ἰητρεύειν χρὴ, οἵηπερ κεφαλῆς ὀστέα κατεηγυίης καὶ ψυχρὸν μηδὲν προσφέρειν, σιτίων δὲ στερῆσαι τελέως.

Ἄπορον εἰπεῖν ὅ τι ποτὲ αὐτῶν σημαίνει τὸ μαλθακόν. ὅτι μὲν γὰρ ἢ τὸ ποιὸν ἢ τὸ ποσὸν ἐνδείκνυται τῆς πόσεως αὐτοῦ δῆλον, οὔτε δεῖται τοῦ κατὰ πλῆθος ὀλίγου τὸ μαλθακὸν οἰκείως ἄν τις εἰρῆσθαι νομίσειεν, οὔτε τίνα τρόπον ἐνδείκνυται σκευάσας αὐτοῦ, ποιῆσαι ῥᾴδιον, ἔπειτα καὶ

vorum mufculorumque initiis. Diximus autem in opere de mufculis, ubi offa inter fe cefferint, eos facile in fe ipfos contrahi, id quod faepius adduximus. Cetera fi animum adjungas in aperto funt.

XLVIII.

Ubi reftituantur, veratrum molle potui dandum eft eodem die, fi eodem die reftituuntur, alioquin ne tentare quidem oportet; ulcus vero curandum eft non aliter quam calvariae offa ubi comminuuntur. Nihil frigidum imponendum, a cibo penitus abftinendum.

Incertum eft quid fibi velit *molle*, patet autem vel qualitatem potionis vel modum fignificare. Nemo autem de modo exiguo *molle* proprie dictum exiftimaret, nec qua ratione Hippocrates praeparari ipfum velit facile intelligitur. Nos fane radiculam ex oxymelle interdum de-

ῥαφανίδας ἐνίοτε δι' ὀξυμέλιτος ἐδώκαμεν, ἐμπήξαντες αὐταῖς δι' ὅλης ἡμέρας καὶ νυκτὸς ἐλλεβόρου μόνου κλωνία, καὶ εἴη ἂν [258] ἀσθενὴς ἀπ' ἐλλεβόρου κάθαρσις ἡ τοιαύτη. τὸ δ' ἀληθὲς εὑρεῖν οὐχ οἷόν τε διὰ τὸ μὴ γεγράφθαι πρὸς αὐτοῦ πῶς δίδωσι τὸν ἐλλέβορον. ἴσμεν γὰρ ὅτι πλείους οἱ τρόποι τῆς δόσεως αὐτοῦ εἰσι γεγραμμένοι πολλοῖς τῶν ἰατρῶν παλαιῶν τε καὶ νέων καὶ μέσων κατὰ ἡλικίαν.

μθ'.

Καὶ ἢν μὲν πικρόχολος φύσει ᾖ, ὀξύγλυκυ εὐῶδες ὀλίγον ἐπὶ ὕδωρ ἐπιστάζοντα, τουτέῳ διαιτᾷν, ἢν δὲ μὴ πικρόχολος ᾖ, ὕδατος πόματι χρῆσθαι. καὶ ἢν μὲν πυρεταίνῃ ξυνεχῶς, τεσσαρεσκαίδεκα ἡμέρας τὸ ἐλάχιστον οὕτω διαιτᾷν, ἢν δὲ ἀπύρετος ᾖ, ἑπτὰ ἡμέρῃσιν.

Ταύτην τὴν λέξιν ἐναντίως Ἀρτεμίδωρος ὁ ἐπικληθεὶς Καπίτων ἔγραψε, μὴ βουλόμενος ἐπὶ μὲν τῶν πικροχόλων

dimus, in quam veratri radicum furculi dumtaxat per totum diem ac noctem fuiffent infixi. Huiusmodi autem purgatio per veratrum levior eft. Ipfa autem res comprehendi fane non poteft, quum non adjecerit quo pacto dari debeat. Scimus enim et veteres medicos et juniores, et qui inter hos funt fumendi veratri varias rationes prodidiffe.

XLIX.

Si homo naturaliter amara bile redundat, fuftineri debet potione aquae cui oxyglicis odorati paulum adfperfum fuerit; fed fi amara bile non redundet, contentus fit aquae potu. Siquidem continenti febre laboret, non minus quatuordecim diebus hoc victu utatur; fin febre vacet, feptem.

Contrariam huic fcripturam habet Artemidorus qui Capito cognominatus eft, volens, ubi amara bilis non fu-

ὀξύγλυκυ δίδοσθαί ποτε ποτὸν, ἐπὶ δὲ τῶν μὴ πικροχόλων ὕδωρ. ἐποίησεν οὖν τὴν λέξιν τοιαύτην καὶ ἣν μὴ πικρόχολος φύσει η ὀξύγλυκυ εὐῶδες ὀλίγον ἐπὶ ὕδωρ ἐπιστάζοντα, τουτέῳ διαιτῷν, ἣν δὲ πικρόχολος ᾖ, ὕδατος πόματι χρῆσθαι. καὶ ἄλλοι τινὲς ἅμα τῷ Ἀρτεμιδώρῳ τὴν γραφὴν ταύτην ἀντὶ τῆς προτέρας εἵλοντο, καίτοι κατὰ τὸ περὶ διαίτης ὀξέων αὐτὸς ὁ Ἀρτεμίδωρος οὕτως γράφει ἐκεῖνον τὸν λόγον, ἐν ᾧ περὶ ὕδατος πόσεως ὁ Ἱπποκράτης διηγεῖται, ἄλλως τε οὐδὲ δίψαν παύει, ἀλλ' ἐπιπικραίνει. χολῶδες γὰρ φύσει χολώδει καὶ ὑποχονδρίῳ κακόν. κάκιστον δ' ἑωυτοῦ καὶ χολωδέστατον καὶ φιλαδυναμιώτατον, ὅταν εἰς κενεότητα εἰσέλθῃ. ταύτην τὴν ῥῆσιν ἐνίων γραψάντων ὧδε· χολῶδες γὰρ φύσει καὶ ὑποχονδρίῳ κακὸν, αὐτὸς ὁ Ἀρτεμίδωρος εἵλετο τὴν προτέραν γραφὴν ἐν ᾗ πρόσκειται τὸ χολώδει γράψας οὕτως· χολῶδες γὰρ φύσει χολώδει οὐχ ἁπλῶς τῇ τυχούσῃ, καὶ πᾶσι βουλόμενος αὐτὸ τὸ ὕδωρ χολῶδες εἶναι, ἀλλὰ μόνῃ τῇ χολώδει φύσει. ὅπως οὖν νῦν αὐτὸς τοῖς πικροχόλοις δίδωσιν, εἰ μὴ ἄρα τοὺς πικροχό-

peret dandum oxyglices, ubi ſuperet, aquam. Scripſit autem hoc modo: ſi homo naturaliter amara bile non redundet, ſuſtineri debet potione aquae cui oxyglicis odorati paulum adſperſum fuerit; ſed ſi amara bile redundet, contentus ſit aquae potu. Quidam alii cum Artemidoro ſcripturam hanc ſuperiori propoſitam habent, quamquam in libro de ratione victus in morbis acutis Artemidorus ipſe eum locum, ubi Hippocrates agit de potione. Quae ita ſcribit: alioquin nec ſitim tollit, ſed amara efficitur, bilioſis enim naturaliter bilem facit et praecordiis aliena eſt; inſeſtiſſima vero eſt potiſſimumque bilem facit et vires convellit, quum inani corpore adſumitur. Qui locus quum a quibusdam ita ſcribatur, bilem enim naturaliter facit et praecordiis aliena eſt, Artemidorus ipſe priori ſcripturae potius ſubſcripſit, in qua adjicitur *bilioſis*, atque ita legit, *bilioſis dumtaxat bilem facere.* Quo pacto igitur nunc dat aquam bibere, quibus amara bilis abundat, niſi forte ſi exiſtimat amara bile

λους ἄλλους τινὰς οἴεται εἶναι παρὰ τοὺς χολώδεις· ἀλλ' ὅτι τοὺς τὴν πικρὰν χολὴν πλέονα γεννῶντας οὕτως ὀνομάζει πικροχόλους οὐδεὶς ἀγνοεῖ, τὴν μὲν ἑτέραν χολὴν τὴν μέλαιναν ὀξεῖαν μὲν ἰδεῖν, πικρὰν δὲ, τὴν ὑγρὰν δὲ καὶ ξανθὴν φαινομένην. εὔδηλον οὖν ἐν τῇ προκειμένῃ ῥήσει διὰ μὲν αὐτὰ τὰ κατέχοντα παθήματα τὸν κάμνοντα φυλάττεσθαι τὴν τοῦ οἴνου πόσιν· εἰ δέ τις εἴη φύσει πικρόχολος, ἐπειδὴ μεγάλως οὗτος ὑπὸ τῆς ὑδατοποσίας βλάπτεται, καθὸ λέλεκται καὶ διὰ τοῦ περὶ διαίτης ὀξέων ἐκείνῳ μόνῳ συγχωρεῖ, ὀλίγον παντελῶς ὀξύγλυκυ διδόναι. τοῦτο δὲ σκευαζόμενον, ὃ δὴ καὶ ἀπόμελι καλοῦσιν. ὅπως δὲ μὴ ἅψηται τῶν νευρωδῶν μερῶν, αἱρεῖται τὸ γλυκὺ, ὄντος δηλονότι βλαβερωτέρου τοῦ ὀξυτέρου καὶ μάλιστα ὅταν ἐκ μέλιτος καὶ ὄξους κατασκευασθῇ· καὶ μὴ καθάπερ εἶπον ἐπὶ τῶν κηρίων. ἐν Ἑλλάδι μὲν γὰρ οὕτως καὶ μάλιστα περὶ τὴν Ἦλιν, ἐν δὲ τοῖς ἄλλοις ἔθνεσιν ἐπὶ κηρίων σκευάζομεν ἡμεῖς αὐτὸ μιγνύντες ὄξος μέλιτι καὶ συνεψῶντες, ὡς ἑνωθῆναί τε τὰς ποιότητας αὐτῶν, τραυσθῆναι δὲ τὴν ὄξους δύναμιν.

---

redundantes, quos Hippocrates vocat πικροχόλους, alios eſſe atque bilioſos. Sed nemo eſt qui neſciat, illos vocari πικροχόλους, in quibus amara bilis redundat; namque altera bilis, quae nigra conſpicitur, acida eſt; quae vero pallida et flava, amara. Patet autem ob vitia quibus languens detinetur, vinum removeri; ſi quis autem amara bile redundet naturaliter, quum ab aquae potione plurimum laedatur, quemadmodum dictum eſt in opere de ratione victus in morbis acutis, huic tantum permittit dari paululum omnino oxyglicis, quam mixturam nominant etiam ἀπόμελι. Eligit autem id quod dulce eſt, ne tentet partes nervoſas. Nam quod magis acidum eſt magis nocet, ac praeſertim ubi ex melle conſtat et aceto, non ex favis, ut ſupra indicavimus, quo modo in Hellade quidem atque Eli potiſſimum componitur. Nos in aliis regionibus ex ſavis conficimus, acetum melli adjicientes, poſt haec incoquentes donec eorum qualitates in unitatem coierint atque aceti vis frangatur.

ν'.

[259] *Ἔπειτα ἐκ προσαγωγῆς κατὰ λόγον φαύλην δίαιταν ἄγειν, καὶ οἷσιν ἂν μὴ βληθῇ τὰ ὀστέα, καὶ τὴν φαρμακείην χρὴ τοιαύτην ποιέεσθαι καὶ τῶν ἑλκέων τὴν μελέτην καὶ τὴν δίαιταν· ὡσαύτως καὶ τὸ ἀπαιωρεύμενον τοῦ σώματος μὴ κατατείνειν, ἀλλὰ καὶ προσάγειν μᾶλλον, ὥστε χαλαρώτερον εἶναι τὸ κατὰ τὸ ἕλκος. τῶν δὲ ὀστέων ἀπόστασις χρονίη, ὥσπερ καὶ πρόσθεν εἴρηται. μάλιστα δὲ χρὴ τὰ τοιαῦτα διαφυγεῖν· ἀλλ' ἢν τις καλὴν ἔχῃ τὴν ἀποφυγὴν, αἵ τε γὰρ ἐλπίδες ὀλίγαι καὶ οἱ κίνδυνοι πολλοὶ, καὶ μὴ ἐμβάλλων ἄτεχνος ἂν δοκέοι εἶναι καὶ ἐμβάλλων ἂν ἐγγυτέρω αὐτὸν τοῦ θανάτου ἀγάγοι ἢ σωτηρίης.*

Ὅτι φαύλην δίαιταν ὀνομάζειν τὴν ἐναντίαν τῇ ἀκριβεῖ καὶ πρόσθεν εἴρηταί μοι.

I.

Deinde paulatim pro ratione ad quemlibet victum revertatur. Quibus item recondita offa non fuerint, eadem purgatio convenit, eodem modo vulnus nutriendum et eadem abftinentia fervanda. Pars item corporis quae tumida eft extendi non debet, fed contrahi potius ut fpatium in ulcere laxius fit. Offa autem longiori tempore abfcedunt, quemadmodum fupra dictum eft. Cavere autem oportet, praefertim fi bella cautio eft, fiquidem fpes in angufto eft et pericula multa circumftant; atque ubi offa non reponantur, medicus videtur arte deftitui; ubi reponantur, homo ad interitum magis praecipitatur quam liberetur.

Antea quoque diximus quamlibet victus rationem quae exquifitae contraria eft ab Hippocrate φαύλην nuncupari.

να'.

Τὰ δὲ ὀλισθήματα τὰ κατὰ γούνατα καὶ τὰ διακινήματα τῶν ὀστέων, εὐηθέστερα πουλὺ τῶν κατ' ἀγκῶνα κινημάτων καὶ ὀλισθημάτων.

Ὀλισθήματα μὲν ὀνομάζει τὰς τέτταρας παραλλαγὰς τῶν ὀστῶν, διακινήματα δὲ τὰς βραχείας. εὐηθέστερον δὲ εἶπεν οὐ κατὰ τὸ κύριον τοῦ εὐήθους σημαινόμενον, ἐν ᾧ δηλοῦται τὸ εὖ ἔχον τὸ ἦθος. εἰ γὰρ ἠλίθιος εὐήθης ὁμοίως λέγεται, τῇ τε γλυκείᾳ καὶ τῷ καλλείᾳ, γλυκεῖαν μὲν τὴν σῦν ὀνομαζόντων ἀνθρώπων, ὅταν εὐήθη τοῖς θεοῖς εὐφημίας ἕνεκα, καλλείαν δὲ τὸν πίθηκον, ἐπειδὴ καὶ τούτου τὴν προσηγορίαν φυλάττοντες λέγουσιν, ὥσπερ καὶ Καλλίμαχος ἔφη πρὸ μιῆς ὥρας θηρίον οὐ λέγεται.

β'.

Τό τε γὰρ ἄρθρον τοῦ μηροῦ εὐσταλέστερον ὡς ἐπὶ μεγέθει ἢ τὸ τοῦ βραχίονος.

LI.

Ubi oſſa genu vel toto loco mota ſunt, vel paulum exceſſerunt, caſus multo mitior eſt, quam ubi ea quae in cubito ſunt vel toto loco moventur.

Quum oſſa toto loco moventur *ὀλισθήματα* dicit, quum paulum excidunt, *διακινήματα.* Mitionem vero caſum *εὐηθέστερον* appellavit, juxta propriam ſignificationem verbi *εὐήθους*, quo ſignificatur bonos habens mores. Nam ſi ſtolidus Graece vocatur *εὐήθης*, ſimiliter dicitur atque *γλυκεῖα* et *καλλείας*. *Γλυκεῖαν* quidem vocant ſuem ubi diis immolatur, ut blande rem appellent; *καλλείαν* vero ſimiam. Nam ab hoc quoque vocabulo cavent, quod teſtatur Callimachus quum ait, a vocabulo ferae per horam caveto.

LII.

Nam pro magnitudine tenuior eſt articulus femoris quam humeri.

Ἡ κατὰ γόνυ διάρθρωσις ἐκ δυοῖν ὀστῶν ἀλλήλοις διηρθρωμένων γίγνεται, μηροῦ τε καὶ κνήμης· ἀλλ' ὥσπερ ἐν ταῖς ἄλλαις ἁπάσαις διαρθρώσεσιν εἶναι μέν τινα χρὴ κοιλότητα τὴν ὑποδεξομένην τοῦ διηρθρωμένου τὸ πέρας ὀστοῦ, εἶναι δὲ τὸ πέρας αὐτὸ τοῦτο περιφερὲς, οὕτως ἑτοίμως τε καὶ ἀλύπως ἐμβαίνειν τῇ διαρθρώσει, κατὰ τὸν αὐτὸν λόγον κἀπὶ τῆς κατὰ γόνυ διαρθρώσεως ἐμβαινόμενόν ἐστι τὸ τοῦ μηροῦ πέρας, ὑποδεχόμενον δὲ τὸ τῆς κνήμης. ὑποκειμένη γὰρ αὐτῷ τῷ μηρῷ τὰς δύο κεφαλὰς αὐτοῦ δέχεται κοιλότησιν, ἐπιτηδείας μέν τινος αὐτῶν νευροχόνδρου (573) διαφύσεως οὔσης. [260] εἰκότως οὖν ὁ Ἱπποκράτης τῶν διηρθρωμένων ἀλλήλων ὀστῶν ἄρθρον ὀνομάζων, οὐ τὸ δεχόμενον τὴν πλησιάζουσαν ἐξοχὴν, ἀλλὰ τὸ στηριζόμενον ἐν τῇ κοιλότητι καὶ νῦν εἶπε. τό τε γὰρ ἄρθρον τοῦ μηροῦ εὐσταλέστερόν ἐστιν, ἐπειδὴ τούτου ἐναρθρουμένου ἤδη τῇ κνήμῃ τὸ ἄρθρον, τουτέστι τὸ κάτω πέρας τοῦ μηροῦ εὐσταλέστατον ὑπάρχει, ἥπερ αὐτὸ δηλοῖ τὸ ἔλαττον κατὰ τὸν ὄγκον. οὐ μὴν ἁπλῶς γε ἔλαττόν ἐστι τοῦτο τοῦ κατ' ἀγκῶνα πέρατος τοῦ βραχίονος, ἀλλὰ κατ' ἀναλογίαν ἐξετα-

Commiſſura genu duobus oſſibus continetur inter ſe commiſſis, femoris ſcilicet ac tibiae. Sed ſicut in ceteris commiſſuris neceſſe eſt quoddam cavum eſſe, in quod ſe inſerat caput oſſis quod recipitur, atque ipſum caput rotundum eſſe, ut prompte facileque in cavum conjiciatur, ita etiam in commiſſura genu extremum quidem femur inſinuatur, tibiae vero caput recipit. Nam quum haec femori ſubjecta ſit, duo ejus tubercula duobus cavis admittit reſpondentibus, quae media apte diſtinguuntur cartilagine quadam nervoſa. Merito igitur Hippocrates ex oſſibus quae inter ſe committuntur articulum vocat, non id quod proximum proceſſum accipit, ſed quod in cavo recipitur. Nunc autem, inquit, tenuior eſt articulus femoris quam humeri, quoniam ubi articulus hic, id eſt imum femoris caput cum tibia committitur tenuior eſt, hoc eſt minus tumet; non tamen ſimpliciter eſt minor humero, qua cum cubito conjungitur, ſed ſi proportione

ζόντων. εἴπερ γὰρ ἀνάλογον ἦν τῷ μεγέθει τοῦ μηροῦ τὸ κάτω πέρας αὐτοῦ, πολλῷ μᾶλλον μεῖζον ἂν ἦν, νυνὶ δ' οὐχ οὕτως ἔχει. πολλῷ γὰρ μείζων ὁ μηρὸς τοῦ βραχίονος, ὀλίγῳ δὲ τὸ κατὰ γόνυ πέρας αὐτοῦ τοῦ κατ' ἀγκῶνα βραχίονος πέρατος ὑπάρχει.

νγ'.

Καὶ δικαίην φύσιν μοῦνον ἔχον καὶ ταύτην περιφερέα, τὸ δὲ τοῦ βραχίονος ἄρθρον μέγα τε καὶ βαθμίδας πλείονας ἔχον.

Τὸ κατὰ γόνυ, φησὶν, ἄρθρον τοῦ μηροῦ δικαίαν φύσιν μόνον ἔχει. δῆλον δὲ, ὡς πολλάκις εἴρηται, τὸ δίκαιον ὄνομα παρ' αὐτῷ τὴν ἴσην. σκεψώμεθα οὖν ἀκριβῶς διὰ τί μόνον τοῦτο τὸ ἄρθρον, φησὶν, ἴσην ἔχει φύσιν, εὑρεῖν ἡμᾶς ὡς μηδαμόθι πλεονεκτεῖν ἐν αὐτῷ τὰ μόρια διὰ τὸ πᾶν ὅμοια ἀλλήλοις γ' ἐνεστῶτα τὰ μόρια, διὰ τὸ πᾶν καὶ διάρθρωσιν μίαν ἔχειν. ἐπεὶ δὲ τοίνυν εἰς δύο περιφερεῖς

aeftimetur. Nam fi imum femoris caput magnitudini femoris refponderet, longe majus effet, fed res aliter habet. Multo enim majus eft femoris os quam humeri, imum vero femur paulo majus eft quam imus humerus.

LIII.

Atque hic unus juftam naturam habet, eamdemque rotundam. Brachii autem articulus magnus et gradus plures habens.

Femoris articulus qui in genu eft folus, inquit, juftam naturam habet. Conftat autem, ut faepenumero indicavimus, juftum ab ipfo intelligi quod aequale eft. Si fcrutemur itaque diligenter qua ratione dicat hunc unum naturam aequalem habere, inveniemus nullas in eo partes excedere, quum omnes inter fe fimiles fint, quumque unam tantum commiffuram habeant. Igitur quia femur

κεφαλὰς ὁ μηρὸς ἐνταῦθα τελευτᾷ κατά τε τὸ μέγεθος ἴσως, κατά τε τὸ σχῆμα διαρθροῦνται, ταῖς ἀμφοτέραις κοιλότησι τῆς κνήμης ἴσαις ἐμφυομέναις, ἔτι πρὸς τούτῳ κατ' εὐθὺ τῶν ὅλων ἐστὶν ἑκάτερον τῶν περάτων, τό τε τοῦ μηροῦ καὶ τὸ τῆς κνήμης. διὰ τοῦτο προσηκόντως ἄν τις φαίη δικαίαν φύσιν ἔχειν τὸ ἄρθρον τοῦτο. τὸ γὰρ ἄνω μέρος τοῦ μηροῦ τὸ πρὸς ἰσχίον διαρθρούμενον οὔτε κατ' εὐθὺ μηροῦ τὴν κεφαλὴν ἔχει· δόξει γὰρ ἀποχωρεῖν πρὸς τὴν ἔσω χώραν· οὔτε κατ' ἀναλογίαν τοῦ μεγέθους. παχύτερος γάρ ἐστιν ὁ μηρὸς πολλῷ τοῦ πέρατος· ἡ γοῦν τοῦ βραχίονός ἐστι κεφαλὴ τοῦ μηροῦ καὶ τοῦτ' ἐλάττονος αὐτοῦ κατὰ τὸν ὄγκον ὄντος, ἀλλ' οὐδ' αὕτη κατ' εὐθὺ βραχίονος πέφυκεν. εἰ δὲ καὶ τὰς ἄλλας ἐπισκέποις διαρθρώσεις, εὕροις ἂν οὐδεμίαν ἔχουσαν ἁπάσας τὰς ἐπὶ τῆς κατὰ γόνυ διαρθρώσεως εἰρημένας ἰσότητας. αὐτίκα γέ τοι τὸ κάτω πέρας τῆς κνήμης, ἔνθα τὰ τῆς περόνης διαρθροῦται κατὰ τῷ ἀστραγάλῳ, οὔτε τὰς ἐπιφύσεις οὔτε τὰς κοιλότητας ἀνάλογον ἔχει τοῖς ὀστοῖς. ἐχρῆν γὰρ, εἴπερ οὕτως εἶπεν, ὥσπερ ἡ κνήμη πάμ-

ea parte in duos rotundos proceſſus finitur aequalis magnitudinis ac figurae. qui in duos tibiae ſinus aequales conjiciuntur, et quia utrumque extremum, femoris ſcilicet ac tibiae, ſitum eſt e regione totius oſſis, ea de cauſa jure quis dicet articulum hunc juſtam naturam habere. Superius enim femoris caput quod cum coxa committitur neque e regione femoris eſt, ſiquidem videtur in interiorem partem projectum, neque magnitudini ejus reſpondet, quum multo plenius ſit femur quam humerus, ac nihilominus ſummum caput humeri longe minus ſit quam femoris; at neque ipſum humeri caput e regione humeri ſitum eſt. Quodſi ceteras ſpectes commiſſuras, nullam invenies habere omnem aequalitatem, quam in genu propoſuimus. Ac non longe abieris, extrema tibia quae ſurae juncta cum talo committitur neque appendices neque ſinus habet oſſibus reſpondentes. Neceſſe enim fuit, ſi ita ſe habere debuit, quemadmodum tibia longe craſſior eſt

πολυ παχυτέρα τῆς περόνης ἐστὶν, οὕτω καὶ τὴν ἐπίφυσιν αὐτῆς εἶναι μείζονα, κατά τε τὴν ἔνδον ἐν τῇ διαρθρώσει κοιλότητα καὶ τὴν ἔξωθεν αὐτῆς κυρτότητα. νυνὶ δ᾽ οὐχ οὕτως ἔχει· καὶ μέντοι καὶ αὐτὸς ὁ ἀστράγαλος οὐχ ἁπλοῦν ἔχει τὸ σχῆμα κατὰ τὴν διάρθρωσιν, ἀλλὰ ποικίλον τε καὶ διαλλάττον ἐν τοῖς μέρεσιν αὐτῶν πάμπολυ. παραπλήσια δ᾽ ἂν τούτοις εὕροις ἐπὶ τῆς κατὰ τὸν καρπὸν διαρθρώσεως πήχεώς τε καὶ κερκίδος, ἅπερ εἰ πάντα διέρχομαι, ὡς μακρὸν μῆκος ἐκπεσεῖν ἀναγκασθήσομαι καὶ πολὺ μᾶλλον εἰπὼν ἄλλην ἁπασῶν διαρθρώσεων ἑρμηνεύειν με τὴν φύσιν, οἷον τῆς κατὰ τὴν γένυν ἢ κατὰ τὸ πλατὺ καλούμενον ὀστοῦν. ἀλλὰ δοκεῖ μοι βέλτιον εἶναι μικρὸν ἐν κεφαλαίῳ λόγον εἰπόντα μεταβαίνειν ἐφ᾽ ἕτερον. [261] ἔστι δ᾽ ὁ λόγος τοιόσδε· τῆς τῶν ὀστῶν ἁπάντων φύσεως ἓν ὑπόμνημά μοι γέγραπται, τὸ σχῆμα καὶ τὴν διάρθρωσιν ἑρμηνεύοντι. τοῦτο μεταχειρισάμενος εὑρήσεις ἀληθῶς περὶ πάντων τῶν ἄρθρων ἀποφηνάμενον ἐν τῷ προκειμένῳ λόγῳ, μόνου τοῦ κατὰ γόνυ τὴν ἀκριβῆ καὶ δικαίαν ἔχοντος διάρθρωσιν. τὸ δὲ τοῦ βραχίονος ἄρθρον μέγα τε καὶ βαθμίδας ἔχον πλειο-

quam fura, fic ejus appendicem et ab interiori parte commiffurae, qua cava eft, et ab exteriori qua gibba majorem effe. Sed res aliter habet. Quin et ipfe talus non fimplicem figuram repraefentat qua committitur, fed variam partesque habet plurimum inter fe differentes. Invenies autem ab his non abhorrere commiffuram cubiti et radii cum manu. Quodfi omnia perfequi velim, cogar longius labi et multo magis fi ceterorum articulorum omnium naturam exponam, ut maxillae vertebrarum et offis quod latum appellatur. Satius igitur duxi rem fummatim brevique fermone complectens ad alia transire. Is fermo fic habet. De natura omnium offium fcriptus eft a nobis liber unus, ubi uniuscujusque magnitudinem, figuram commiffuramque explicavimus, quem fi quis prae manibus habeat, inveniet vere hoc loco propofitum effe, inter commiffuras omnes folam quae in genu eft ad unguem juftam effe. Quum propofitum ipfi fuerit genu et cubiti com-

νας προκείμενον παραβάλλειν ἀλλήλαις τὴν κατὰ γόνυ διάρθρωσιν τῇ κατ' ἀγκῶνα καὶ δείξαντα κατὰ γόνυ παθήματα τῶν ὀστῶν ἐπιεικέστερα τῶν κατ' ἀγκῶνα. τοῦτο ἐπιχειρίσας δεικνύειν ἔφη, τό τε γὰρ ἄρθρον τοῦ μηροῦ εὐσταλέστερον ὡς ἐπὶ μεγέθει καὶ προσέτι τῷ λόγῳ τὴν δικαίαν φύσιν ἔχον, αὔταρκες ἂν ἐγεγόνει· καίτοι περιβάλλει μόνην τὴν κατ' ἀγκῶνα διάρθρωσιν ἐπὶ τῷ μοῦνον προσέθηκεν εἰπών· καὶ τὴν δικαίαν φύσιν μοῦνον ἔχον ἠναγκάσθη ἀναμνῆσαι τῆς τῶν ὅλων ἄρθρων φύσεως, οὐδεμιᾶς ἁπλῆς οὔσης, ἀλλὰ καὶ τοῖς σχήμασι καὶ τοῖς μεγέθεσιν ἀνίσου τε καὶ ἀνομοίου κατὰ μέρη. νῦν οὖν ἐπὶ τὴν κατ' ἀγκῶνα διάρθρωσιν ἐλθόντος αὐτοῦ καὶ δεικνύντος ἀνόμοιά τε καὶ ἄνισα τὰ κατ' αὐτὴν μέρη καὶ ἡμεῖς ἀκολουθήσαντες αὐτῇ τῇ λέξει σαφηνιοῦμεν ἑκάτερον τῶν λεγομένων. μέγα μὲν οὖν ἔφη τὸ κατ' ἀγκῶνα πέρας εἶναι ἤπερ τὸ τοῦ βραχίονος εἰκότως. πλατύνεται γὰρ ἐνταῦθα πλείους λαμβάνων κεφαλὰς ἀνίσους, ἃς ὀνομάζουσι κονδύλους, ἣ θ' ὑποδεχομένη κοιλότης αὐτῶν κατά τινα δέχεται, καθάπερ ἐπὶ γόνατος·

missuram inter se conferre, quumque ostenderit casus genu mitiores esse quam cubiti, hanc rem conjicere volens dixit: nam pro magnitudine tenuior est articulus femoris quam humeri, et insuper adjecit, atque hic justam naturam habet. Quod abunde fuisset, si genu cum cubiti commissura dumtaxat comparasset. Sed quoniam orationi adjecit *unus* quum inquit, atque hic unus justam habet naturam, cogitur articulorum omnium naturam referre, quam nullus simplicem habet, sed tum figurae ac magnitudinis inaequalis, tum partium dissimilium. Nunc igitur quum ad cubiti commissuram veniat ostendatque partes ejus dissimiles esse et inaequales, nos quoque verba ejus sequuti quae proponuntur singula explicabimus. Magnum ergo esse inquit humeri caput in cubiti commissura, idque non immerito. Latescit enim hac parte pluraque habet capita inaequalia, quae *κονδύλους* Graeci dicunt. At nullum eorum caro recipitur, quemadmodum evenit in

ἀλλὰ τὴν μέσην ἐν αὐταῖς κυρτότητα τὴν περιφερῆ τροχηλίαν παρὰ φύσιν οὖσαν. ἐπὶ των μεγάλων κονδύλων τοῦ βραχίονος ὁ μὲν ἔνδον οὐδὲν ὀστοῦν ἔχει πρὸς αὐτὸν οὔτε συναρθρούμενον, ὁ δὲ ἔξω κατὰ τὴν κερκίδα διαρθροῦται. περιέχουσιν αὐτὴν κατὰ τοῦτο κοιλότητα, ἣν ἐπὶ τῷ πέρατι τὸ τῆς κερκίδος ὀστοῦν ἔχει. μέχρις μὲν οὖν τῶνδε φαίνεται πῆχυς μὲν καὶ κερκὶς ὑποδεχόμενα τὸν βραχίονα, καθ' ἕτερον δ' αὖ τρόπον ὁ βραχίων ὑποδέχεται τὰς κορώνας τοῦ πήχεως ἔχων δύο κοιλότητας ἐπιτηδείας ἑκατέρωθεν, βραχυτέραν μὲν τὴν πρόσω, βαθυτέραν δὲ τὴν ὀπίσω· διότι καὶ αἱ τοῦ πήχεως ἀποφύσεις ἃς κορώνας τε θηλυκῶς καὶ κόρωνα καλοῦσιν οὐδετέρως, ἄνισοι τὸ μέγεθός εἰσι καὶ μείζων ἡ ὄπισθεν. ὥστε ποικίλη τε καὶ ἀνόμοιος τοῖς μέρεσι, καὶ κατὰ τοῦτο καλῶς εἶπεν ὁ Ἱπποκράτης ἐπὶ τοῖς κατὰ γόνυ δικαίαν φύσιν ἔχειν τὸ ἄρθρον, οὐ μὴν ἐπὶ τοῖς κατ' ἀγκῶνα. διὰ τί δὲ βαθμίδας ἔχει πλείονας, εἰ καὶ τούτους παραβαλὼν εἶπε, τῇ κατὰ γόνυ. δύο γὰρ ἐκεῖναι μόναι βαθμίδες εἰσὶ τῆς κνήμης, ὡς καὶ δύο κόνδυλοι τοῦ μηροῦ· κατ'

genu, nisi gibbum quoddam quod inter ea medium est et trochleae imaginem repraesentat: quum ex magnis tuberculis humeri quod interius est cum nullo osse conjungatur, quod ab exteriori parte est committatur cum radio in summum ejus sinum conjectum. Hactenus humerum videmus excipi cubito ac radio. Sed alio rursus modo humerus cubiti processus excipit, quum ab utraque parte quantum satis est sinuetur, minus quidem a priori, magis a posteriori, quum et cubito processus, quos a rostri similitudine Graeci et feminino genere *κορώνας* et neutro *κόρωνα* vocant, non sint aeque magni, quique a posteriori parte est major sit. Quocirca cubiti commissura varia et inaequalis est ac dissimilium partium; atque ob hanc causam recte ait Hippocrates justum esse articulum in genu, in cubito non item. Sed cur dixit, et plures recessus habet? an eo quia voluit cubitum cum genu conferre? Sunt enim in genu duo recessus tibiae dumtaxat, sicut et duo femoris tubercula, sed in cubiti commissura unus est

ἀγκῶνα δὲ μία μέν ἐστι μεγάλη κοιλότης τοῦ πήχεως ἣν ὁρίζουσιν αἱ δύο κορῶναι, βραχυτέρα μὲν πρόσθεν, ἡ δὲ ἐκ τῶν ὄπισθεν μερῶν προμηκεστέρα. τοῦ δὲ βραχίονος αὐτοῦ δύο μέν εἰσιν αἱ δύο ἐξεσκαμμέναι κοιλότητες, ὥσπερ βόθυνοί τινες, ἐμβαίνειν ἔφη τὰς κορώνας τοῦ πήχεως, μία δὲ ἄλλη καθάπερ ἐκγεγλυμμένη κατὰ τὸ μέσον αὐτοῦ τροχηλίᾳ παραπλησίως.

νδ'.

[262] Πρὸς δὲ τούτοις τὰ μὲν τῆς κνήμης ὀστέα παραπλήσια μῆκός ἐστι καὶ σμικρόν τι οὐκ ἄξιον λόγου τὸ ἔξω ὀστέον ὑπερέχει, οὐδενὸς μεγάλου κώλυμα ἐὸν, ἀφ' οὗ πέφυκεν ὁ ἔξω τένων, ὁ παρὰ τὴν ἰγνύην.

Μικρῷ τινι μεῖζον εἶναί φησι τὸ ἔξωθεν ὀστοῦν ὃ καλοῦσι περόνην, ὅπερ ἤδη καὶ πρόσθεν εἶπεν, ἡνίκα τῶν ἁπλῶν (574) τῆς κνήμης καταγμάτων ἔγραψε θεραπείαν. ἡμεῖς δὲ καὶ τότε καὶ νῦν λέγομεν ὡς μὲν πρὸς τὸ κάτω

magnus cubitu receſſus qui duobus proceſſibus terminatur; uno quidem breviori a priori parte, a poſteriori altero magis oblongo. Ipſe autem humerus duobus receſſibus excavatur quaſi foveis quibusdam, in quos conjici diximus cubiti proceſſus; exſculptus item eſt alio receſſu, qui medius trochleam repraeſentat.

LIV.

Ad haec oſſium cruris longitudo ſimilis eſt, ſed quod ab exteriori parte eſt, paululum excedit, idque non eſt animadverſione dignum, nihilque magni momenti prohibet. Ab hoc oritur exterior chorda quae juxta poplitem ſita eſt.

Paulo majus eſſe ait exterius os, quod *περόνην*, id eſt ſuram dicunt. Quod et in ſuperioribus jam poſuit, quum ſimplicis fracturae cruris curationem tradidit. Nos autem quod eo loco diximus nunc etiam repetimus, ima

μέρος ἡ περόνη τῆς κνήμης ὑπερέχει, κατὰ δὲ τὸ πρὸς τῷ γόνατι φαίης ἂν μᾶλλον ὑπερέχειν τὴν κνήμην· οὐδὲ γὰρ διαρθροῦται πρὸς τὴν περόνην ὁ μηρὸς, ἀλλ' ὡς εἴπομεν ἀρτίως, ἡ ἔξωθεν αὐτοῦ κεφαλὴ τῇ κατὰ τοῦτο κοιλότητι τῆς κνήμης ἐπιβαίνει. διὰ τί δέ φησιν, οὐδενὸς μεγάλου κωλύματος τῇ περόνῃ συνεῖναι, τοῖς ἀνεγνωκόσι περὶ χρείας μορίων ἐστὶ δῆλον, ἐν οἷς ἐδείχθησαν αἱ διαρθρώσεις ἅπασαι δύο σκοποὺς ἔχουσαι τῆς κατασκευῆς, τῶν μὲν ἐνεργειῶν τὸ ἀκώλυτον, τῶν δὲ ἐκπτώσεων, ὡς Ἱπποκράτης ὠνόμασεν, ἄρτι κώλυμα. τὸ μὲν οὖν ἀκώλυτον εἰς τὴν ἐνέργειαν αἵ τε κοιλότητες ἐπιπολῆς οὖσαι καὶ οἱ σύνδεσμοι χαλαροὶ γιγνόμενοι παρέχουσι, τὴν δὲ εἰς τὰς ἐξαρθρώσεις ἀσφάλειαν αἵ τε κοιλότητες βαθεῖαι καὶ μεγάλας ἔχουσαι τὰς ὀφρῦς, οἵ τε σύνδεσμοι σύντονοι μὲν τὴν οὐσίαν, τὸ δὲ μῆκος βραχεῖς, οἵ τε ἔξωθεν περικείμενοι τῇ διαρθρώσει τένοντες ἰσχυροί τε καὶ σύντονοι. εἰ τοίνυν τῇ περόνῃ τῇ κατὰ γόνυ διαρθρώσει πρὸς ἀσφάλειαν οὐδὲν συντελεῖ, πλὴν σμικροῦ

parte furam tibia longiorem esse, a genu autem magis dicendum est tibiam esse longiorem. Non enim conjungitur femur cum sura, verum, ut paulo ante diximus, caput surae, quod ab exteriori parte est in cavo tibiae ab eadem parte recipitur. Sed qua de causa dixerit a sura nihil quod magni momenti sit prohiberi manifestum est iis qui librum de usu partium legerint, ubi ostendimus in omnium articulorum fabricatione duplex fuisse consilium, nempe ut permittat membrum sine impedimento suos usus praestare, prohibeatque (quod Hippocrates dixit κώλυμα) ne suo loco ossa moveantur. Ut permittat quidem membrum suos usus praestare efficiunt et cava in summo existentia et ligamenta laxa; stabilem commissuram reddunt cava admodum sinuata altioresque oras habentia, tum firmioris naturae ligamenta brevioraque; ad haec robustae chordae valentesque cingentes commissuram a parte exteriori. Sura igitur ad firmitatem commissurae genu nihil confert, nisi paululum quid, id quod expressit his verbis, ab hoc oritur chorda quae juxta poplitem sita est. Ad ejus autem

τινος, ὅπερ δι᾽ αὐτῆς ἧς ἔγραψε λέξεως ἐνεδείξατο λέγων· ἀφ᾽ οὗ πέφυκεν ὁ ἔξω τένων ὁ παρὰ τὴν ἰγνύην. οὐ τῆς ἀκριβοῦς γνώσεως ἕνεκεν χρή σε περιμένειν τὴν ἀνατομὴν ἐπὶ πάντων τῶν ἰσχνῶν ἐναργῶς φαινομένων καὶ πρὸ τῆς ἀνατομῆς, τένοντας δὲ διὰ τί καλεῖ τὰς ἀπονευρώσεις τῶν μυῶν εἴρηταί μοι πολλάκις. οὗτος ὁ τένων ὁ κατὰ τὰ ἔξω τοῦ γόνατος ἔξωθεν σφίγγων τὴν διάρθρωσιν βοηθεῖ τι τῆς κατὰ τὸ μέρος ἀσφαλείας κώλυμα γιγνόμενον ἐνταῦθα ὀλισθαίνειν τὸν μηρόν.

νε'.

Τὰ δὲ τοῦ πήχεος ὀστέα ἄνισά ἐστι καὶ τὸ βραχύτερον συχνῷ, τὸ δὲ λεπτότερον πολλῷ ὑπερβάλλει καὶ ὑπερέχει τὸ ἄρθρον.

Ἄνισα τὰ τοῦ πήχεως εἶπεν ὀστᾶ, οὐχὶ καὶ τῆς κνήμης εἴη παραβάλλειν νῦν οὐκ ἐχούσης ἄνισα, παρ᾽ ἐκείνην ἔφη τὸ ἔξωθεν εἶναι μακρότερον· ἀλλ᾽ ὅτι βραχύτερον μὲν ὑπερέχον τὸ ἔξωθεν ὀστοῦν τῆς κνήμης καὶ ἐλαχίστῳ, πολὺ

exquifitam cognitionem non debes exfpectare dum corpus incidatur, quum in omnibus gracilibus evidenter quoque fe oftendat ante corporis fectionem. At quam ob rem chordas, id eft extremos mufculos, quum in nervos degenerant, τένοντας vocet, faepenumero declaravimus. Chorda haec ab exteriori parte poplitis fita ab eadem commiffuram quoque adftringendo ad hujus partis firmitatem conducit prohibetque ne femur in eam prorumpat.

LV.

Sed brachii offa inaequalia funt, quodque brevius eft multo plenius eft, quod tenuius plurimum ultra articulum fertur atque excedit.

Inaequalia dixit brachii offa, non quod cum crure haec conferat, quafi crus inaequalia offa non habeat, quippe quum in eo pofuerit longius effe quod ab exteriori fitum eft, fed quod exterius os tibiam excedat, mi-

δ' ὁ πῆχυς. ἐὰν γὰρ ἀκριβῶς [263] προσέχῃς τὸν νοῦν, ἐν τοῖς ἄνω πέρασιν ἡ περόνη φαίνεταί σοι βραχύ τι λειπομένη τῆς κνήμης, ὥστε καὶ σαφῶς ἐστιν ἐν τῷ κάτω μὲν πέρατι μακροτέρα. διὰ γοῦν τὴν ἄνωθεν ἔνδειαν ὀλίγον εἶναι κατὰ τῆς ὑπεροχῆς. ὁ δὲ πῆχυς ὅλῳ τῷ ἀγκῶνι τῆς κερκίδος ὑπερέχει καὶ διὰ τοῦτο ἔφη τὸ ἄρθρον ὑπερέχειν, ἤτοι τὴν διάρθρωσιν, ὅλην οὕτως ὀνομάσας ἢ τὸ πέρας τοῦ βραχίονος ὃ διαρθροῦται πρὸς τὴν σιγματοειδῆ τοῦ πήχεως κοιλότητα.

νστ'.

Ἐξήρτηται μέντοι καὶ τούτων τῶν νεύρων κατὰ τὴν κοινὴν ξύμφυσιν τῶν ὀστέων, πλεῖον δὲ μέρος ἔχει τὸ ἄρθρον.

Τοὺς συνδέσμους νῦν ὠνόμασε νεῦρα καὶ ἐπὶ παντὶ καλῶν οὕτως αὐτούς. ὅτι δὲ τῇ περιδιαρθρώσει συνδέσμους τοὺς πλατεῖς καὶ ὑμενώδεις οὕτως ὠνόμασε νῦν, ἔσται μὲν δῆλον κἀξ ὧν ἐπιφέρων εἴρηκε τὴν ἑξῆς φησίν· ἀλλὰ καὶ

nimum tamen, cubitus vero plurimum. Nam fi diligenter fumma pars cruris infpiciatur, fura videtur paulo minor quam tibia, eamque in imo crure aperte longior confpicitur. Ergo quia fura in fumma parte paulo minor eft, prout in prima excedit, cubitus autem tota fua eminentia radium excedit, idcirco dixit, ultra articulum ferri articulum nominans vel commiffuram univerfam vel extremum humeri quod cavo cubiti C literam referenti inferitur.

LVI.

Nervis item illigatur qua parte offa inter fe conjunguntur, majorem vero partem tenet articulus.

Ligamenta nunc nervos appellat, ubique autem eos ita vocat, lata vero ligamenta et quafi membranas circa commiffuram nominari nervos patebit ex iis quae proxime fubjicit. Sed et absque illis evidentiffimum eft, nul-

χωρὶς ἐκείνων πρόδηλον οὐδὲν τῶν κυρίως ὀνομαζομένων νεύρων εἰς ὀστοῦν ἀναφέρεσθαι. τῶν γὰρ συνδέσμων ἴδιον τοῦτο καὶ δι' αὐτοὺς καὶ τῶν τενόντων, ὅτι κεκρασμένην ἔχουσι τὴν οὐσίαν ἐκ συνδέσμων καὶ νεύρων. εἴρηται δὲ τελέως περὶ τῶν τοιούτων ἁπάντων ἐν τοῖς περὶ μυῶν κινήσεως, ἀλλὰ νῦν τὸ προκείμενον ἐν τῇ δηλουμένῃ ῥήσει λεκτέον. ἐξηρτῆσθαί φησι τὸ ὑπερέχον τοῦ πήχεως, τουτέστι τὸν ἀγκῶνα τῶν περιλαμβανομένων τὴν διάρθρωσιν συνδέσμων κατ' ἐκεῖνα τὰ μέρη τῶν ὀστῶν, ἔνθα τὴν κοινὴν ἔχει σύμφυσιν ὁ πῆχυς καὶ ἡ κερκὶς δηλονότι. εἶπε δὲ τοῦτο διότι τὸ ἀπὸ τοῦδε πᾶν ὅσον ὀπίσω προχωρεῖ, τὸ γυμνὸν τῆς σαρκώδους οὐσίας οὐκέτ' οὐδεμίαν ἔχει σύμφυσιν πρὸς τοὺς τῆς διαρθρώσεως συνδέσμους. ἐμφύεται γὰρ αὐτῷ κατ' αὐτοὺς πλατυνόμενος ὁ τένων τοῦ τὴν κατὰ τὸν ἀγκῶνα διάρθρωσιν ἐκτείνοντος μυός.

νζ'.

Πλεῖον δὲ μέρος ἔχει τῆς ἐξαρτήσεως τῶν νεύρων ἐν τῷ βραχίονι τὸ λεπτὸν ὀστέον ἤπερ τὸ παχύ. ἡ μὲν οὖν

lum ex iis qui proprie nervi nominantur ad os pertinere: hoc ſiquidem proprium eſt ligamentorum, ac propterea chordarum, quum hae naturam habeant mixtam ex nervis ac ligamentis. Haec autem omnia abſolute tradita ſunt a nobis in libro de motu muſculorum. Sed nunc ad id veniendum eſt quod in propoſitis verbis exſequitur. Illigatur, inquit, id cubiti quod excedit, id eſt eminentia cubiti ligamentis commiſſuram comprehendentibus, qua parte oſſa inter ſe junguntur, cubitus ſcilicet et radius. Quod idcirco protulit quia ultra hunc locum totum id quod in poſteriorem projectum eſt carnis eſt expers, neque ligamentis commiſſurae aliquo modo comprehenditur; ipſi enim innectitur lateſcens chorda muſculi illius qui cubiti commiſſuram extendit.

LVII.

Pluribus autem nervis ad humerum alligatur id os quod

φύσις τοιουτότροπος τῶν ἄρθρων τούτων καὶ τῶν ὀστέων τοῦ ἀγκῶνος.

Ταύτην ἔφην τὴν ῥῆσιν ἐνδείκνυσθαι νεῦρα καλεῖσθαι πρὸς αὐτοῦ τοὺς ὅλης τῆς διαρθρώσεως συνδέσμους, ἐκπεφυκότας μὲν ἐκ τοῦ κάτω πέρατος τοῦ βραχίονος, ἐμπεφυκότας δὲ τοῖς ἐνταῦθα πέρασι πήχεώς τε καὶ κερκίδος, ἐν πάσῃ γάρ ἐστι τοῦτο διαρθρώσει· οὕτω δὲ κοινοὺς εἶναι τῶν διηρθρωμένων ὀστῶν συνδέσμους πλατεῖς ἐν κύκλῳ περικειμένους, ὡς δοκεῖν ὑμένας εἶναι παχεῖς. οὗτοι τοίνυν ἐμφύονται μὲν καὶ τῇ τῆς κερκίδος κεφαλῇ, πολλῷ δὲ μέρει τοῦ πήχεως. διὰ τοῦτ᾽ ἔφη, πλέον δὲ μέρος ἔχει τῆς ἐξαρτήσεως τῶν νεύρων ἐν τῷ βραχίονι τὸ λεπτὸν ὀστέον ἤπερ τὸ παχὺ, τουτέστιν ὁ πῆχυς. εἴπερ ἡ κερκὶς ἐξήρτηται μὲν ἄμφω τῶν ἐκφυομένων τοῦ βραχίονος συνδέσμων, ἃ νεῦρα κεκληκέναι νῦν ἔφην αὐτόν· πλέον δὲ μέρος ἔχει τῆς ἐξαρτήσεως ὁ πῆχυς.

tenuius est quam quod crassius. Natura igitur horum articulorum atque ossium talis est.

Ex his verbis colligi diximus totius commissurae ligamenta *νεῦρα*, id est nervos ab Hippocrate nominari, quae quidem ab imo humero orta summo cubito ac radio ea parte innectuntur. Evenit enim in omni commissura, ut lata ligamenta quae ipsam comprehendunt ita communia sint ossium quae inter se committuntur, ut crassae membranae videantur. Haec autem capiti radii etiam junguntur, sed magna ex parte cubito. Atque ea de causa dixit, pluribus autem nervis ad humerum alligatur id os quod tenue est, quam quod crassum, hoc est cubitus, quam radius: siquidem ambo ad humerum alligantur per ligamenta innexa, quae nunc retuli *νεῦρα*, id est nervos, ab Hippocrate appellari, sed pluribus alligatur cubitus.

νη'.

[264] *Καὶ διὰ τὸν τρόπον της φύσιος τὰ κατὰ γόνυ ὀστέα πολλάκις μὲν ὀλισθαίνει, ῥηϊδίως δὲ ἐμπίπτει.*

Τῶν γὰρ καθ' ἑκάτερον τὴν διάρθρωσιν ἐργαζομένων ὀστῶν ἐσφιγμένη μὲν ἡ σύνθεσίς ἐστι κατ' ἀγκῶνα, χαλαρωτέρα δὲ κατὰ γόνυ, πρὸς τῷ καὶ πολλὰς ὑπεροχὰς καὶ κοιλότητας ἀλλήλαις διαρθρούμενα, σφίγγει μὲν πανταχόθεν τὴν κατ' ἀγκῶνα διάρθρωσιν. ἐν δὲ τῇ κατὰ γόνυ καὶ τῶν κονδύλων τοῦ μηροῦ ταῖς κοιλότησι τῆς κνήμης ἐπιβαινόντων ἀβάθεσί τε καὶ ὑπτίαις οὔσαις εἰκότως ἡ διάρθρωσις ὀλισθανωτέρα ὥστε καὶ αὖθις ἐμπίπτειν τάχιστα.

νθ'.

Φλεγμονὴ δὲ οὐ μεγάλη προσγίνεται οὐδὲ δεσμὸς τοῦ ἄρθρου.

Διὰ τὸ βίαιον τῆς ἐξαρθρώσεώς τε καὶ τῆς ἐμβολῆς αἱ φλεγμοναὶ γίγνονται κατὰ λόγον. ἐπὶ τοῦ γόνατος αἱ

LVIII.

Ob cujus naturae modum offa quae in genu articulo funt faepius excidunt et facilius reconduntur.

Offium enim quibus utraque commiffura continetur ftructura arctior eft in cubito, laxior in genu. Huc accedit quod multi proceffus multique finus inter fe commiffi undequaque commiffuram cubiti adftringunt, at in genu femoris tubercula in exiguos ac refupinatos tibiae finus conjiciuntur. Jure igitur articulus hic magis prolabitur et celerrime revertitur.

LIX.

Inflammatio vero non magna fupernafcitur, neque articuli vinculum.

Oritur inflammatio vi qua offa expelluntur quaque in fuam fedem collocantur, fed in genu quum utrumque

διαστῶσαι καὶ ῥᾳδίως ἀμφοτέρων γιγνομένων οὐχ ἕπεται φλεγμονή. διὰ δὲ τὸ μὴ γίγνεσθαι ταύτην ὁ δεσμὸς ἐπιγίγνεται, τουτέστι τοῦ ἄρθρου μετὰ τὸ θεραπευθῆναι δυσκίνητα, μήτε ἐκτεινομένου αὐτοῦ ῥᾳδίως μήτε καμπτομένου. συμβαίνει γὰρ οὕτως ὁ δεσμὸς ὑπὸ καμφθέντος τεινόμενος φλεγμονῆς μεγάλης οὐ σμικρώδης ἐκ τῶν περὶ (575) τὴν διάρθρωσιν νεύρων ἢ συμπτωμάτων, διὸ λείψανόν τι δυσκίνητον γίγνεται τὸ ἄρθρον, ὡς δοκεῖν δεδεῖσθαι. τῶν γὰρ ἐν αὐτῷ γε καὶ περὶ αὐτὸν τενόντων καὶ συνδέσμων μὴ δυναμένων ἐπεκτείνεσθαι, μήδ' εἰς πάντα τοῦτον ἑτοίμως ἕπεσθαι τοῖς κινοῦσι τὴν διάρθρωσιν μυσὶν, ἀλλὰ διὰ τὸ σκληρὸν ἀντισπῶντι δεσμῷ παραπλήσιον γίγνεται πάθος. ἐν δὲ τῇ κατὰ τὸν ἀγκῶνα διαρθρώσει καὶ τὰ λεπτὰ τέτταρα τῶν κορώνων τοῦ πήχεως ἐνίοτε περιθραυομένου κατά τε τὰς ἐκπτώσεις καὶ τὰς ἐμβολάς. πολλὴ δὲ ἡ σύστασις γιγνομένη χαλεπώτερόν τε καὶ ἀνιαρότερον ἐργάζεται τὸν σύνδεσμον τοῦ ἄρθρου.

---

facile et fine magna vi incidat, inflammatio non oritur; quae quum abfit, articuli vinculum non fequitur. Sub quo quum neque facile extendatur, neque facile curvetur, aegre poft curationem movetur. Fit autem hujusmodi vinculum ea de caufa, quia articulus inflectitur ob nervos ac ligamenta quibus continetur, quae fub immodica inflammatione extenduntur. Quocirca articulus ob quasdam inflammationis reliquias ita aegre mobilis redditur, ut alligatus effe videatur. Nam quum chordae ac ligamenta quae ipfum illigant comprehenduntque et extendi et in omnibus prompte fequi mufculos articulum moventes non poffint, fed propter duritiem in contrariam partem attrahant, affectus vinculo fimilis proficifcitur. Verum in cubiti commiffura quum tenues extremitates proceffuum cubiti interdum confringantur, et ubi excedunt et ubi conduntur, quumque multorum concurfus fit, vinculum articuli gravius oritur et curatu difficilius.

ξ.

Ολισθαίνει δὲ τὰ πλεῖστα ἐς τὸ εἴσω μέρος, ἔστι δ' ὅτε καὶ ἐς τὸ ἔξω, ποτὲ δὲ καὶ ἐς τὴν ἰγνύην. τούτων ἁπάντων αἱ μεταβολαὶ οὐ χαλεπαὶ, ἀλλὰ τὰ μὲν ἔξω καὶ ἔσω ὀλισθαίνοντα καθῆσθαι μὴ χρὴ τὸν ἄνθρωπον ἐπὶ χαμαιζήλου τινὸς, τὸ δὲ σκέλος ἀνωτέρω ἔχειν, μὴ μὲν πολλῷ.

---

[265] *Καθ' ἃ μέρη μᾶλλον ἡ διάρθρωσις ἔσφιγκται, κατὰ ταῦθ' ἧττον ὀλισθαίνει. τελεώτατα μὲν οὖν ἔσφιγκται τὰ πρόσω μέρη, καθ' ἃ καὶ ἡ μύλη. καλοῦσι δὲ αὐτὴν εἰκότως ἔνιοι τῶν ἰατρῶν ἐπιγονατίδα καθόλου τοῦ γόνατος ἐπικειμένην. αὐτὴν δὲ ταύτην ἐπιπεφυκώς τις ἔξωθεν τένων πλατὺς σφίγγει τὴν ἀρχὴν ἐκφύσεως ἔχων ἐκ τῶν προσθίων τοῦ μηροῦ δεσμῶν ὑπερβαίνων τε τὴν μύλην ὅλην ἐπιφυόμενος τῆς κνήμης ἀρχῇ· τὸ μὲν πρόσω μέρος τῆς κατὰ γόνυ διαρθρώσεως διά τε τὴν μύλην τόν τε εἰρημένον τένοντα καταφυόμενον, ὡς εἶπον, εἰς τὴν ἀρχὴν τῆς κνήμης*

LX.

Plerumque autem in interiorem partem movetur, interdum in exteriorem, nonnumquam in poplitem, quae mutationes univerſae difficiles non ſunt. Sed ſi in exteriorem vel in interiorem partem erumpat, ſuper ſedile aliquod humile collocare hominem oportet, crure ſublimiori quidem, ſed non multo.

Qua parte articulus magis adſtringitur, ea minus elabitur. Perfecte igitur a priori parte adſtringitur, qua patella eſt, quam nonnulli medici, quum toti genu oppoſita ſit, *ἐπιγονατίδα* Graece merito appellant. Hanc ab exteriori parte continet lata quaedam chorda, cujus initium eſt a ligamentis quae a priori parte femoris ſunt; ea vero per totam patellam fertur ac tibiae capiti innectitur. Priorem igitur partem commiſſurae genu et patella et chorda, quae, ut dictum eſt, ad tibiae caput pertinet, opti-

ἀκριβῶς ἔσφιγκται. κατὰ δὲ εἰς τὸ ὀπίσω μέρος τῆς διαρθρώσεως ἡ κεφαλὴ τοῦ κάμπτοντος τὴν κνήμην μυὸς, τοῦ μηροῦ δ' ἓν ἀκριβῶς στρογγύλον τὸ ταύτης μέρος σφίγγει τῆς διαρθρώσεως. οὗτος ὁ μῦς αὐτὸς μὲν σμικρός ἐστι καὶ διὰ τοῦτ' ἔλαθε τοὺς ἀνατομικοὺς ἐγκατακρυπτόμενος τῇ διαρθρώσει. παχυτάτην δὲ 'ἔχει τὴν κεφαλὴν συνδέσμων οὖσαν ἰσχυροτάτων. ὑπόλοιποι δέ εἰσι δύο χῶραι τῆς κατὰ γόνυ διαρθρώσεως, ἥ τ' ἔξω καὶ ἡ ἔνδεν οὐδὲν ἔχουσαι τοιοῦτον εἰς φυλακὴν, οἷον ἥτε πρόσω καὶ ἡ ὀπίσω. διὰ τοῦτ' οὖν ὀλισθαίνειν πέφυκεν ὁ μηρὸς εἰς ταύτας καὶ μᾶλλον εἰς τὸν ἔνδον, ὅτι μᾶλλον ἄσφιγκτος αὕτη.

ξα'.

Κατάτασις δὲ ὡς ἐπὶ τὸ πολὺ μετρίη ἀρκέῃ, τῇ μὲν κατατείνειν τὴν κνήμην, τῇ δὲ ἀντιτείνειν τὸν μηρόν.

Τὴν κατάτασιν εἰπὼν σαφῶς, τὴν ἐμβολὴν οὐ προσέγραψεν ὡς σαφῆ, γιγνωσκόντων ἡμῶν ὡς καθόλου τοῦτο ἐπὶ πάσης ἐμβολῆς ὡς ἐπὶ τἀναντία μέρη τῆς ἐκπτώσεως

me tuentur, fed pofteriorem exquifite rotundam adftringit caput ejus mufculi quo curvatur crus. Eft quidem hic mufculus exiguus atque ob eam caufam ipfa commiffura abfconditus latet eos qui corpora incidunt, maxime autem craffum caput habet, quod validiffimis ligamentis adnumeratur. Superfunt duae partes in commiffura genu, exterior et interior, quae nulla tali re fepiuntur quali prior et pofterior: atque idcirco femur in eas prolabitur, magis tamen in interiorem, ut quae minus fepta fit.

LXI.

Fere fatis eft modice extendere crus fcilicet ab inferiori parte, femur a contraria.

Quum extendendi aperte mentionem feciffet, de reponendo nihil meminit, ut de re quae plana fit, quod optime noverimus perpetuum effe in articulis omnibus re-

ἀπωθεῖσθαι προσήκει τὸ ἐκπεπτωκὸς ἄρθρον. ἔνθα δὲ βαλλόντων ἐξοχή τις οὐ προμήκης ὀστοῦ εἰς ὑπεραιώρησιν τό τε ἐμβληθησόμενον ὀστοῦν κατατάξαι προσήκει. τὴν διδασκαλίαν οὐ παραλείπει γράφειν αὐτὸς, ὡς ἐπὶ τῆς κατ' ἀγκῶνα διαρθρώσεως ἐποίησεν, ἀλλ' οὐδέν γε κατὰ τὸ γόνυ καὶ τὴν ἰγνύαν ἐκπτώσεως, οὔθ' ὅλως ἐμνημόνευσεν ἕνα λόγον τῆς ἔξω τε καὶ ἔσω τὴν ἐμβολὴν ἐχούσης· μετὰ γὰρ τὴν ἀντίτασιν ὡσαύτως γιγνομένην ἀπῶσαι δεῖ τὸ ἐκπεπτωκὸς ἄρθρον εἰς τὴν πρόσω χώραν.

ponendis ad contrariam partem ejus in quam venit prolapſum articulum repellere. At ubi reponimus, ſi quaedam eminentia oſſis non longa exſtat, os quod reponendum eſt dirigere convenit; quod etiam docet non ſecus, ac ſecerit in cubiti commiſſura. Nihil autem de genu articulo meminit, quum in poplitem prolabitur, quoniam eadem ratione conditur atque ubi in exteriorem vel interiorem partem movetur: membro enim in diverſa diducto articulus qui excidit in priorem partem adurgendus eſt.

ΤΟ ΙΠΠΟΚΡΑΤΟΥΣ ΚΑΤ' ΙΗΤΡΕΙΟΝ ΒΙΒΛΙΟΝ ΚΑΙ ΓΑΛΗΝΟΥ ΕΙΣ ΑΥΤΟ ΥΠΟΜΝΗΜΑ Α.

Ed. Chart. XII. [1. 2.] Ed. Baf. V. (661.)

Γαληνοῦ προοίμιον. [1] Ἰατρικὸν ἐπέγραψεν αὐτὸ κατ' ἰητρεῖον. ἄμεινον δὲ ἦν περὶ τῶν κατ' ἰητρεῖον ἐπιγεγράφθαι, καθάπερ ἔνιοι τὸ Διοκλέους ἐπιγράφουσι καὶ Φιλοτίμου καὶ Μαντίου. γεγραφότων γὰρ [2] καὶ τούτοιν τῶν ἀνδρῶν εἰς τὴν αὐτὴν ὑπόθεσιν, ἐν ἑκάστῳ βιβλίῳ, ἐν μὲν τοῖς πλείστοις ἡ ἐπιγραφὴ χωρὶς τῆς προθέσεώς ἐστι καὶ τοῦ ἄρθρου κατ' ἰητρεῖον ἁπλῶς ἐπιγεγραμμένων αὐτῶν,

HIPPOCRATIS DE MEDICI OFFICINA LIBER ET GALENI IN EUM COMMENTARIUS I.

Galeni praefatio. Medicum hoc opus de medici officina inscripsit. Satius autem erat de rebus ad medicam officinam spectantibus inscripsisse, quemadmodum nonnulli Dioclis, Philotimi et Mautiae operibus titulum imposuerunt. Etenim quum hi viri de eodem subjecto in singulis libris scripserint, plurimis quidem citra praepositionem et articulum inscriptio, *medici officina* simpliciter data est; paucis vero et cum praepositione et cum arti-

Ed. Chart. XII. [2.] Ed. Baſ. V. (661.)

ἐν ὀλίγοις δὲ σύν τε τῇ προθέσει καὶ τῷ ἄρθρῳ περὶ τῶν κατ᾽ ἰητρεῖον. ἀλλὰ τὰ μὲν τούτων βιβλία πλείονα θεωρήματα διδάσκει, τὸ δὲ Ἱπποκράτους μετὰ τὸν κατάλογον ἐξ ὧν ἡ χειρουργία συμπληροῦται, τὸν περὶ τῆς ἐπιδέσεως λόγον διέρχεται, τοῦτο πρῶτον ἀξιοῦντος ἀσκεῖσθαι τἀνδρός. καὶ μέντοι καὶ δύναται ἡ ἄσκησις αὐτοῦ γίγνεσθαι, μάλιστα μὲν ἐπὶ ξύλων ἐγγεγλυμμένων ἐς ἀνθρώπων ἰδέαν, εἰ δὲ μὴ, κατά γε τὰ τῶν παιδίων σώματα. ταῦτα μὲν οὖν αὐτὸ τὸ βιβλίον ἠνάγκασεν ἡμᾶς πρὸ τῶν κατὰ μέρος ἐξηγήσεων εἰπεῖν. ἃ δὲ οὐκέτι τὸ βιβλίον, ἀλλ᾽ οἱ μεταγράφοντες ἢ ἑτοίμως εἰς ὅπερ ἂν αὐτοὶ βουληθῶσι διεδέξαντο τῶν πρεσβυτέρων γραφὰς, ἤδη σοι δίειμι. τινὲς μὲν γὰρ καὶ πάνυ παλαιῶν βιβλίων ἀνευρεῖν ἐσπούδασαν πρὸ τριακοσίων ἐτῶν γεγγραμμένα, τὰ μὲν ἔχοντες ἐν τοῖς βιβλίοις, τὰ δὲ ἐν τοῖς χάρτοις, τὰ δὲ ἐν διαφόροις φιλύραις, ὥσπερ τὰ παρ᾽ ἡμῖν ἐν Περγάμῳ. τάδ᾽ οὖν πάντα παρὰ τοῖς πρώτοις ἐξηγησαμένοις κατανοῆσαι προὐθέμην, ὅπως ἐκ τῶν πλείστων τε

culo *de rebus ad medici officinam ſpectantibus* titulum tradiderunt. At eorum quidem libri plura praecepta docent; hic vero Hippocratis poſt eorum ex quibus chirurgia completur enumerationem de deligatione orationem percurrit, qui vir eam operationem quoque exerceri primum imperat, atque etiam hujus muneris exercitatio in lignis ad hominum ſpeciem inſculptis, aut certe in puerorum corporibus fieri poteſt. At ſane ipſe liber ante particulares interpretationes haec nos praefari coëgit. Quae vero me nequaquam liber impellit, ſed qui transſcribentes perquam facile ad quamcumque ſententiam ipſe voluerint, majorem opera prodiderunt, ea jam tibi percenſeo. Quidam enim etiam vetuſtiſſima volumina ante trecentos annos ſcripta invenire ſtuduerunt, quae partim quidem in libris, partim vero in chartis, partim demum in tiliaceis membranis, quemadmodum apud nos Pergami conſervabant. Quare haec omnia a primis interpretibus tradita perpendere conſtituimus, quo tum e plurimi tum

καὶ ἀξιοπιστοτάτων εὕροιμεν τὰς γνησίας γραφάς. καί μο τὸ πρᾶγμα κρεῖττον τῆς ἐμῆς ἐλπίδος εὑρεθέν. συμφωνοῦντα γὰρ ἅπαντα ὀλίγου δεῖν εὗρον ἀλλήλοις τά τε συγγράμματα καὶ τὰ τῶν ἐξηγητῶν ὑπομνήματα, ὥστε θαυμάζειν συνεπῆλθέ μοι τὴν τόλμαν τῶν χθὲς καὶ πρώην τὰ ὑπομνήματα γραψάντων ἢ πάντων τῶν Ἱπποκράτους βιβλίων ἰδίαν ἔκδοσιν πεποιημένων, ἐξ ὧν εἰσι καὶ οἱ περὶ Διοσκορίδην καὶ Ἀρτεμίδωρον τὸν ἐπικληθέντα Καπίτωνα πολλὰ περὶ τὰς ἀρχαίας γραφὰς καινοτομήσαντες. καί μοι μακρὸς ὁ λόγος ἔδοξεν εἶναι τῶν ὑπομνημάτων, εἰ πασῶν τῶν γραφῶν μνημονεύοιμεν. βέλτιον οὖν εἶναι ὑπέλαβον τὰς παλαιὰς μόνον γράψαι, προστιθεὶς ὀλίγας τινὰς αὐταῖς, ὅσαι βραχὺ μετακεκίνηνται καὶ τούτων καὶ αὐτῶν ἐκείνας μᾶλλον, ὅσαι παρὰ τοῖς ἔμπροσθεν ἐξη- (662) γησαμένοις τὸ βιβλίον ὡμολόγηνται, τέτταρες δέ εἰσιν αὐτῶν, δύο μὲν εἰς ἅπαντα βιβλία Ἱπποκράτους γράφοντες ὑπομνήματα Ζεῦξίς τε καὶ Ἡρακλείδης, οὐκ εἰς πάντα δὲ Βακχεῖος καὶ Ἀσκληπιάδης δυσ-

fide digniffimis legitima monumenta reperta confequeremur. Resque mihi mea exfpectatione ceffit opportunior. Omnia namque opera, paucis exceptis, etiam interpretum commentaria fibi mutuo confentire nactus fum. Quare mihi contigit eorum audaciam admirari, qui nuper ac non pridem commentaria fcripferunt aut omnium Hippocratis librorum fuam editionem fecerunt, ex quibus numerantur Diofcorides et Artemidorus Capito cognominatus, qui multa in vetuftis operibus innovarunt. Atque mihi de commentariis prolixa effe comparuit oratio, fi omnium operum mentionem fecerimus. Quare fatius effe duxi vetufta folum defcribere, paucis quibusdam eorum quae paululum mutata fuerunt additis. Additis quoque ipforum auctorum fcriptis, quae cum praecedentibus hujus libri explanatoribus convenere. Hi vero quatuor exfiftunt, quorum duo Zeuxis et Heraclides in omnes Hippocratis libros commentaria fcripferunt; at non in omnes, fed obfcuros Bacchius et Afclepiades. Ac de his quidem fatis.

λόγιστα. καὶ τούτων μὲν ἅλις, ἀναλαβόντες δὲ χάριν σαφεστέρας ἀρχῆς διὰ βραχέων ἐροῦμεν, ὡς εἰ καὶ μηδὲν προειρήκαμεν. τὸ κατ' ἰητρεῖον ἐπιγραφόμενον Ἱπποκράτους βιβλίον ἐν ἀρχῇ μὲν ἔχει κοινὸν ἁπάσης τέχνης προοίμιον, ὡς ὀλίγον ὕστερον δείξω, καὶ διὰ τοῦτό τινες εἰκότως ἠξίωσαν αὐτὸ πρῶτον ἁπάντων ἀναγινώσκεσθαι, παραπλησίαν ἐπαγγελλόμενοι διδασκαλίαν, ἣν ἐς ὕστερον ἐποιήσαντό τινες ἐν ταῖς ὑπ' αὐτῶν ἐπιγραφομέναις εἰσαγωγαῖς· ἐφεξῆς δὲ τῷ κοινῷ προοιμίῳ περὶ τῶν κατὰ τὸ ἰατρεῖον ἐνεργεῖσθαι δυναμένων διδάσκει τὰ χρησιμώτατα τοῖς ἀρχομένοις μανθάνειν τὴν ἰατρικὴν τέχνην. ὅτι δ' οὕτω ταῦτα ἔχει φανεῖταί σοι προσέχοντι τὸν νοῦν ἀκριβῶς ταῖς ἐξηγήσεσι τῶν ῥήσεων αὐτῶν.

α'.

[3] Η ὅμοια ἢ ἀνόμοια ἐξ ἀρχῆς ἀπὸ τῶν μεγίστων, ἀπὸ τῶν ῥηΐστων, ἀπὸ τῶν πάντη πάντως γιγνωσκομένων.

Quo tamen clarius exordium pateat, a principio repetentes paucis agemus quafi nihil praefati. Liber Hippocratis qui de medici officina infcribitur, in principio quidem communem totius operis praefationem fortitur, ut paulo poft fum demonftraturus, ob idque nonnulli ipfum omnium primum jure legendum effe cenfuerunt, fimilem profitentes doctrinam quam quidam pofteriores in fuis quas infcribunt introductionibus tradiderunt. Poftea vero communi prooemio quae in medici officina edi queunt operationes, eas medicam artem edifcere incipientibus utiliffimas edocet. Quod autem haec ita fefe habeant, tibi fi mentem ipforum verborum explicationibus accurate adhibueris innotefcet.

I.

An fimilia an diffimilia principio a maximis, a facillimis, a quibuscumque quoquoverfum cognitis.

Ed. Chart. XII. [3.] Ed. Baf. V. (662.)

Εἴτε τὸ ὑγιαίνειν εἴτε τὴν ὑγίειαν εἴτε ἄλλο τι τοιοῦτον τῆς ἰατρικῆς τέχνης τέλος εἶναί τις φαίη, τοῦτο μὲν αὐτὸ δι' ἑαυτοῦ σπουδάζεται τοῖς μετιοῦσι τὴν τέχνην· καὶ δῆλον ὅτι θεωρία τίς ἐστιν, ἣν μαθεῖν χρὴ τὸν μέλλοντα ἐπανορθοῦσθαι τὴν κατὰ φύσιν ἡμῶν εἴτε διάθεσιν εἴτε διοίκησιν εἴτε κατασκευὴν εἴτε ἄλλο καλεῖν ἐθέλοι τις. οὐ δι' ἑαυτὰ δὲ τὰ ἄλλα πάντα τὰ κατὰ τὴν τέχνην ἢ μανθάνομεν ἢ διδάσκομεν ἢ ὅλως ἀκούομεν, ἀλλ' ὅτι τῷ τέλει χρήσιμον ἕκαστον αὐτῶν γίγνεται· οἷον εὐθέως τὸ διαγνωστικὸν μέρος τῆς τέχνης, ὃ καλοῦσιν οἱ νεώτεροι σημειωτικὸν, ἀναγκαῖόν ἐστιν ἠσκῆσθαι, πρότερον τοῦ θεραπευτικοῦ τοῖς μέλλουσι καλῶς ἰατρεύειν ἕνεκα τοῦ τὰς διαφορὰς τῶν νοσημάτων ἐπὶ τῶν καμνόντων ἀκριβῶς γνωρίζειν, ἐπειδὰν ἔχωσι τὸ παραπλήσιον. οὐ διοίσει δ' ἐν τῷ μέλλοντι περαίνεσθαι λόγῳ τὴν ἀντικειμένην τῇ κατὰ φύσιν διοικήσει τοῦ σώματος ἡμῶν διάθεσιν ὀνομάζειν ἀμφοτέραις ταῖς προσηγορίαις, ὥσπερ γε καὶ δι' ἔθους ἐστὶ πᾶσι τοῖς Ἕλλησι

Sive profpere valere, five fanitatem, five quid aliud hujusmodi artis medicae finem effe quispiam concefferit, is ipfe finis propter fe a viris hanc artem profitentibus ftudio confervatur. Atque conftat theoriam quamdam effe huic perdifcendam, qui noftrum qui fecundum naturam eft aut affectum aut difpofitionem aut ftructuram aut aliam quamcumque quis vocare voluerit, conftitutionem inftauraturus eft. At non propter fe cetera omnia ad artem fpectantia aut difcimus aut docemus aut denique aufcultamus, fed quod eorum unumquodque fit ad finem utile. Ut quam primum diagnofticam artis partem, quam femioticam recentiores vocitant, therapeuticam recte medicinam facturis priorem didiciffe neceffe eft, ut plane morborum differentias in aegrotantibus agnofcant, quum fimile quiddam confequantur. Nihil autem in fequenti oratione diffentaneum erit exhortari, oppofitum ei quae fecundum naturam eft noftri corporis difpofitioni affectum utroque vocabulo nominare, quemadmodum et increbuit confuetudo Graecis omnibus, qui interdum quidem univer-

καὶ ποτὲ μὲν νόσημα καλοῦσιν ὅλον τοῦτο τὸ γένος, ἔστι δ' ὅτε πάθος. ὁ τοίνυν γενικώτατος αὐτοῦ σκοπὸς νῦν διδάσκεται, καθάπερ τοῦ θεραπευτικοῦ μέρους τῆς τέχνης. ὡς γὰρ ἐπ' ἐκείνου τὰ ἐναντία τῶν ἐναντίων ἰάματα, ἅτε κοινὸς ἁπάσης θεραπείας ὑπάρχει σκοπὸς, οὕτως ἐνταῦθα τοῦ διαγνωστικοῦ μέρους τῆς τέχνης ὁ κοινότατος σκοπός ἐστι, διαγιγνώσκειν δύνασθαι, κατὰ τί μὲν ὅμοια τὰ περὶ τὸ σῶμα τοῦ κάμνοντός ἐστι τῶν ὑγιαινόντων ὡς μάλιστα, καθάπερ αὐτος Ἱπποκράτης ἐν προγνωστικῷ διῆλθε. πρῶτον μὲν τὸ πρόσωπον τοῦ νοσέοντος εἰ ὅμοιόν ἐστι τοῖσι τῶν ὑγιαινόντων, μάλιστα δὲ εἰ αὐτῷ ἑωυτῷ τις ὅμοιός ἐστι κατά τι κράτιστον σκοπεῖσθαι. τὸ αὐτὸ τοῦτο κἀν τῷ περὶ ἄρθρων ἐδήλωσεν, ἔνθα παραβαλεῖν ἀξιοῖ τῷ κατὰ φύσιν ἔχοντι μέρει τοῦ σώματος τὸ πεπονθός. οὐ γὰρ ἁπλῶς εἶπεν, οὐδὲ ἐκεῖ τὴν παραβολὴν εἶναι χρὴ, ἀλλὰ τοῦ πάσχοντος ἀνθρώπου τὰ δεξιὰ τοῖς ἀριστεροῖς παραβα- [4] λεῖν ἐκέλευσε, μὴ τἀλλότρια ἄρθρα καθορέοντα, τουτέστι μὴ τὰ τῶν ἄλλων ἀνθρώπων. αὐτὸ δὴ τοῦτο καὶ νῦν ἀξιοῖ σε

fum id genus *νόσημα morbum*, interdum vero *πάθος affectionem* vocitant. Nunc igitur generaliffimus diagnofticae fcopus docetur, quemadmodum therapenticae partis medicinae. Ut enim in therapeutica contraria contrariorum funt remedia, nimirum totius communis curationis exfiftit fcopus, fic in diagnoftica illa artis parte communiffimus fcopus eft, poffe dignofcere, quatenus partes aegrotantis corporis quam optime valentium partibus funt fimiles, quemadmodum ipfe Hippocrates in prognoftico pronunciavit: *praeftantiffimum eft explorare, primum quidem utrum aegrotantis facies fanorum faciei fit fimilis, maxime vero an fibi ipfi aeger fimilis exfiftat aliqua ex parte.* Id ipfum et in libro de articulis declaravit, ubi parti corporis fecundum naturam conftitutae affectam partem conferri imperat. Non enim fimpliciter loquutus eft illic comparationem effe oportere, fed hominis affecti partes dextras cum finiftris conferri juffit alienis articulis, hoc eft aliorum hominum minime infpectis. Id ipfum

πράττειν εἰπὼν ἢ ὅμοια ἢ ἀνόμοια ἐξ ἀρχῆς ἀπὸ τῶν μεγίστων, ἀπὸ τῶν ῥηΐστων, ὡς εἰ καὶ οὕτως εἶπε· τὰ τῶν καμνόντων σώματα προσήκει διαγιγνώσκειν εὐθὺς ἐξ ἀρχῆς, κατὰ τί μὲν ὅμοια τοῖς τῶν ὑγιαινόντων ἐστὶ, κατὰ τί δὲ ἀνόμοια. τοῦτο γὰρ ποιοῦντες ἀπὸ τῶν μεγίστων μὲν τῇ δυνάμει, ῥᾷστων δὲ γνωσθῆναι τὰς σημειώσεις τῶν παθῶν ποιησόμεθα. χρὴ γὰρ γιγνώσκειν ἡμᾶς ὡς οὐκ ἄλλα μὲν ἐστι μέγιστα, ῥᾷστα δὲ ἄλλα. τοῖς γὰρ αὐτοῖς σημείοις ὑπάρχει μεγίστοις μὲν εἶναι τῇ δυνάμει, εἰς διάγνωσιν δὲ ῥᾴστοις, ὡς τοῖς ἐν τῷ προγνωστικῷ κατὰ τὴν ἀρχὴν εὐθὺς γεγραμμένοις ἐν τῇδε τῇ ῥήσει· ῥὶς ὀξεῖα, ὀφθαλμοὶ κοῖλοι, κρόταφοι ξυμπεπτωκότες. ὅσα τε τούτοιν ἐφεξῆς εἴρηται. ταῦτα γὰρ ὅτι τὴν μεγίστην ἔχει δύναμιν εἰς πρόγνωσιν οὐδεὶς ἀγνοεῖ τῶν κατὰ τὰ μέτρια τοῖς ἔργοις τῆς τέχνης ὡμιληκότων ὅτι δὲ τὴν διάγνωσιν ἔχει ῥᾴστην, ἴσασι τοῦτο καὶ οἱ τῆς τέχνης ἰδιῶται πάντες. οὐδὲν γὰρ ἄλλο πρότερον μέρος τοῦ σώματος εὐθὺς εἰσελθών τις ἐπὶ τὸν ἄῤῥωστον ὁρᾷ τοῦ προσώπου. ἑαυτῷ μὲν οὖν ὁ κάμνων

ſane te quoque nunc facere vult, quum dicit: *an ſimilia, an diſſimilia principio a maximis, a facillimis*; ac ſi ita dixiſſet, laborantium corpora quam primum ab initio decenter dignoſcenda ſunt, tum quatenus ſimilia ſint ſanorum corporibus, tum quatenus diſſimilia. Hoc enim agentes a maximis quidem facultate, cognitu vero facillimis morborum dignotionem adſequemur. Quandoquidem noſſe nos oportet alia quidem maxima, alia vero facillima non eſſe, ſed iisdem ſignis contingere facultate quidem maximis eſſe, ad dignotionem vero facillimis: ut in prognoſtico ſtatim per initia hisce verbis conſcriptum eſt: *nares acutae, oculi concavi, collapſa tempora*; et quae deinceps hujusmodi prodita ſunt. Haec enim tum maximas ad praenotionem vires ſortiri, qui mediocriter in artis medicae operationibus verſati fuerint, eorum nemo ignorat, tum dignotionem facillimam habere; id norunt etiam omnes artis imperiti. Nullam enim aliam corporis partem facie priorem intuetur, quum quis ſtatim ad infirmum ac-

παραβαλλόμενος, ὡς ἐκέλευσεν, ἀσφαλεστέραν τε ἅμα τὴν διάγνωσιν ἴσχει καὶ οὕτως ἐπὶ τῶν μεγίστων τε ἅμα καὶ ῥάστων ἀρχόμενος, ἤδη τὸ τῆς τέχνης ἐξετάζοιτο. τάχα δ' ἄν ποτε καὶ σφαλείη τις ἐπὶ τῶν φύσει μὲν ἐχόντων ὀξεῖαν τὴν ῥῖνα, τοὺς δ' ὀφθαλμοὺς κοίλους καὶ τοὺς κροτάφους συμπεπτωκότας· ἀλλ' ἐὰν εὕρωμεν ὅμοιον τῷ τῶν πολλῶν ἀνθρώπων τὸ τοῦ κάμνοντος σῶμα, σαφὴς ἡ διάγνωσις ἔσται τοῦ μηδεμίαν νόσον ἐπὶ τοῦτο μοχθηρὰν ἐνυπάρχειν ἢ διάθεσιν· ἐὰν δὲ κατὰ τὸ γεγραμμένον ὑφ' Ἱπποκράτους ἐπισκεψόμεθα, τἄλλα τὰ κατὰ τὸ πᾶν σῶμα σημεῖα, κἂν φαίνηται σωτήρια, τοιοῦτον τῇ φύσει τὸ πρόσωπον τοῦ οντος ἐλπίσαντες, ἀκριβεστέρας διαγνώσεως χάριν ἐρησόμεθα τῶν ἐπισταμένων αὐτὸν ἔμπροσθεν. ὁμολογήσαντες δὲ βεβαιοτέραν τὴν πρόγνωσιν ἕξομεν, οὐ μὴν ὁμοίως γε ἐπιστημονικὴν, ὡς εἰ καὶ γιγνώσκοντες αὐτοὶ τύχωμεν τὸν κάμνοντα καὶ μᾶλλόν γέ τοι συμφύσαντες αὐτῷ. τὸ γὰρ ἑωρακέναι πολλάκις ὑγιαίνοντα τὸν νῦν παρὰ φύσιν ἔχοντα, διαγνωστικωτέρους ἡμᾶς ἐργάζεται τοῦ ποσοῦ τῆς διαφορᾶς

cefferit. Aegrotus itaque fi fibi ipfe conferatur (ut imperavit Hippocrates) certiorem quoque dignotionem exhibet, atque fic tum a maximis tum fimul a facillimis ducto exordio, jam quod artis eft perpenderit. At fortaffis aliquis decipietur in his quibus natura funt nares acutae, oculi concavi et collapfa tempora. Verum fi laborantis corpus plerisque hominum corporibus fimile comperiamus, nullum huic perniciofum morbum aut affectum ineffe manifefta prodet dignotio. Si vero prout ab Hippocrate fcriptum eft, infpexerimus et cetera univerfi corporis figna, etiam fi falutaria prodeant, talem natura laborantis faciem effe augurati, accuratioris dignotionis gratia, qui antea ipfum noverunt, eos tamen percunctabimur, quibus nos adftipulati certiorem praenotionem confequemur; non tamen peraeque fcientia partam ac fi ipfi laborantem noviffemus, imo vero ac fi cum eo focietatem iniviffemus. Qui namque nunc praeter naturam fe habet, quod dum multoties fanitate fruentem confpexerimus, eo nos digno-

τῶν κατ' αὐτὸ σημείων. ἔστω γὰρ ἀκοῦσαί τε ἡμᾶς καὶ τεκμηραμένους τὸν κάμνοντα τὴν ῥῖνα μὲν ὀξεῖαν ἔχειν, τοὺς δὲ ὀφθαλμοὺς κοίλους, ὁ συνήθης γε πόσῳ γινώσκει μόνος, ἰδίως δὲ καὶ τούτου χρεία τοῖς ἰατροῖς. οὐ γὰρ μόνον ὅτι παρὰ φύσιν ἔχει τὸ σῶμα, χρήσιμόν ἐστιν ἡμῖν γινώσκειν, ἀλλὰ καὶ τὸ, πόσῳ μὲν ἡ ῥὶς ὀξυτέρα τῆς κατὰ φύσιν ἐστὶ, πόσῳ δὲ οἱ ὀφθαλμοὶ κοιλότεροι καὶ οἱ κρόταφοι συμπεπτωκότες, ἕκαστόν τε τῶν ἄλλων ὧν εἶπεν οὐχ ἁπλῶς δεινόν ἐστι τὸ ἐναντιώτατον τοῦ ὁμοίου, ἀλλὰ δεινότατον. ἐναντιώτατον δηλονότι τὸ πλεῖστον ἐκ τοῦ κατὰ φύσιν κεχωρηκός. ὡς οὖν τοῦτο δεινότατον εἶπεν, οὐχ ἁπλῶς δεινὸν τὸ ἐναντιώτατον, οὕτω καὶ δεινὸν ἧττον καὶ μᾶλλον εἰς ὅσον ἂν ἧττόν τε καὶ μᾶλλον ἐναντίον δείκνυται. τὰ μὲν οὖν ὑπὸ τοῦ προσώπου φαινόμενα σημεῖα καὶ ῥᾷστα γνωσθήσεται καὶ μεγίστην ἔχοντα δύναμίν ἐστιν, ἅτε κατὰ τὴν ἀρχὴν εἶπεν εὐθέως, ἅτε περὶ τοὺς ὀφθαλμοὺς ἑξῆς

tionis modi difcrepantium in ipfo fignorum peritiores efficit. Detur enim nos tum audiiffe tum conjecturis exploraffe laborantem nares quidem acutas, oculos vero concavos habere, familiaris dumtaxat modum agnofcit. Sed et hujus rei functio praecipue medicis eft; non enim folum quod praeter naturam corpus afficiatur, nobis utile eft dignofcere, verum etiam quatenus nares naturali fua conformatione fint acutiores, et quatenus oculi magis concavi et collapfa tempora ceteraeque partes fingulae, quarum quae fimili maxime contraria eft, eam non fimpliciter pravam, fed praviffimam pronunciavit. At maxime contrarium eft quod plane a naturali conftitutione receffit. Quare ut quae pars fimili maxime contraria eft, hanc non fimpliciter gravem, fed graviffimam effatus eft; fi gravem minus et magis protulit, quatenus plus minusve contraria proditur. Quae igitur in facie figna confpiciuntur, et facillime dignofcenda funt, et maximas vires fortiuntur, tum quae per initia protinus recenfuit, tum quae in oculis leguntur, ea deinceps fcriptis prodit. At non

Ed. Chart. XII. [4. 5.] Ed. Baf. V. (662. 663.)

ἔγραψεν, ἃ δὲ οὐκ ὀλίγα τῶν κατὰ τὸ προγνωστικὸν εἰρη- [5] μένων ὑπ' αὐτοῦ, τὰ μὲν οὐ μέγιστα, τὰ δὲ οὐ ῥᾷστα, τὰ δὲ συναμφότερον ἔχοντα, μήτε μέγιστα εἶναι μήτε ῥᾷστα φανεῖταί σοι σκοποῦντι, περὶ ὧν ἐπὶ πλέον μὲν ἐν τῇ κατ' ἐκεῖνο τὸ βιβλίον ἐξηγήσει λέλεκται, ῥηθήσεται δὲ νῦν ὀλίγα παραδείγματος ἕνεκα. τὸ γὰρ ὕπτιον κεῖσθαι καὶ τὰς χεῖρας ἔχειν καὶ τὰ σκέλη παραπλησίως κείμενα τοῖς παρέτοις, οὐ κατὰ διάθεσιν μοχθηρὰν, ἀλλὰ διὰ μαλακίαν ἐγγίγνεται τοῦ κάμνοντος ἢ τρυφὴν ὑπερβάλλουσαν· ὥστε εἰ μὴ τὸ ἦθος εἰδείημεν αὐτοῦ, σφαλησόμεθα. γιγνώσκειν δὲ ὧν ἐπισκεπτόμεθα πάντων τὰ ἤθη τῶν ἀδυνάτων ἐστὶ καὶ διὰ τοῦτο ἐπ' ὀλίγου μόλις αὐτὰ διερωτητέον, εὑρί- (663) σκομεν ἐνίοτε μὲν οὐ μέγα δηλοῦντα, καθάπερ ἐπὶ τῆς κατακλίσεως, ἐνίοτε δὲ μέγιστα, ὡς ἐπὶ τῶν κοσμίων ἤτοι τὸ βλέμμα θρασύτερον καὶ τὴν φωνὴν ἐχόντων. κατὰ τὰ αὐτὰ δὲ κἀπὶ τῆς ψοφούσης φύσης· ἢ γὰρ ὀδύνην ἢ παραφροσύνην σημαίνει τοῖς αἰδουμένοις τοῦτο πράττειν, ἀκουόν-

pauca ex iis quae non in prognoftico ab ipfo pronunciata funt, partim non effe maxima, partim non facillima, partim denique fimul utrumque habentia, neque maxima, neque facillima, tibi exploranti declarantur, de quibus plura quidem in illius libri explicatione narrata funt; nunc autem pro exemplo pauca narrabuntur. Nam fupinum jacere, brachia quoque et crura peraeque refolutis jacentia fortiri, id non ob pravum aegrotantis affectum, fed ob mollitiem aut extuberantem luxum accidit. Quare nifi ipfius aegri mores noverimus, decipiemur. Quos autem omnes invifimus, eorum mores noffe nobis non datur. Quamobrem et paucis ipfi tandem perquirendi funt, quos comperimus interdum quidem non magnum denunciare, ut in decubitu; interdum vero maxima, ut in moderatis hominibus, quum truculentiorem confpectum ac loquutionem exhibeant, ac praeterea crepitantem flatum edant: aut enim dolorem aut mentis alienationem fignificant, quos alias id facere quibusdam aufcultantibus

των τινῶν. εἰ δὲ οὐδὲ φροντίζοιεν τῶν παρόντων, οὐδενὸς ἔσται σημεῖον. ὥστε κἀνταῦθα τὸ ἦθος ἐπίστασθαι χρὴ τοῦ κάμνοντος, ὥσπερ τὸ μὲν ἔθος τῶν ἐπὶ τὴν γαστέρα κοιμωμένων, τὴν δὲ φύσιν, ὅσοι πρίουσι κοιμώμενοι τοὺ ὀδόντας ἢ τοῖς ὀφθαλμοῖς οὐκ ἀκριβῶς μύουσιν. τὰ γὰρ τοιαῦτα μετὰ τοῦ προεγνωκέναι τὸ ἦθος ἢ τὴν φύσιν τοῦ κάμνοντος ἢ παρά τινος τῶν ἐπισταμένων αὐτοὺς πυθέσθαι τὴν διάγνωσιν ἴσχει καὶ ποτὲ μὲν ἀγαθὰ, ποτὲ δὲ φαῦλα σημεῖα, τὰ μὲν, ὡς τὸ μὲν μέλαν οὖρον ἢ πτύσμα μέλαν ἢ χολὴν μέλαιναν, νοσημάτων ἀρχομένων φανῆναι καὶ δύναμιν ἔχει μεγίστην καὶ διάγνωσιν ῥᾴστην, ὥσπερ γε πάλιν ἐξ ὑπεναντίου, τοῖς δὲ μεγίστην δύναμιν εἰς σωτηρίαν ἐν τοῖς ὀξέσι νοσήμασιν εὔπνοια καὶ οὖρον ὑπόστασιν ἔχον λευκὴν καὶ λείαν καὶ ὁμαλήν. ταῦτα μὲν οὖν ἐπὶ τῶν κατὰ διάγνωσιν αὐτάρκως εἴρηται, παραδείγματα ἐσόμενα τῶν τε μεγάλην ἐχόντων δύναμιν καὶ ῥᾴστων γνωσθῆναι καὶ τῶν γιγνωσκομένων ἡμῖν πάντη γε καὶ πάντως, ἐάν τε διὰ πεί-

puderet. Verum ſi nullam praeſentium rationem haberent, nullius rei foret ſignum. Quocirca hic etiam noviſſe aegrotantis mores oportet, quemadmodum et in ventrem obdormientium conſuetudinem eorumque naturam qui dormientes dentibus ſtrident aut oculis plane connivent. Haec enim ubi decumbentis mores aut naturam medicus praenoverit, aut ab aliquo eorum qui ipſos norunt reſciverit, dignotionem obtinet; interdum quoque bona, interdum prava ſigna conſequitur. Prava quidem, ut quae urina nigra, aut ſputum nigrum, aut atra bilis morbis incipientibus conſpicitur, quae tum maximas vires, tum facillimam dignotionem habent. Bona vero, ut e contrario in morbis acutis facilis ſpiratio et urina, ſedimentum album, laeve et aequale conſequuta, quae ad ſalutem vires habent maximas. Haec itaque de ſignis ad dignotionem ſpectantibus ſatis enunciata ſunt, quo futura ſint exempla eorum quae maximas habent vires et cognitu ſunt facillima et quoquoverſum et quibuscumque modis nobis innoteſcunt, ſine experimento ipſa contigerint, ſive ratione

ρας ἴῃ ἐάν τε διὰ λόγου σκοπῶμεν, οὐ μὴν οὔτε δύναμιν ἐχόντων τηλικαύτην οὔτε διάγνωσιν ἑτοίμην, ἀλλὰ μετὰ τοῦ προγιγνώσκειν, πυνθάνεσθαι τὰ τῶν νοσούντων ἔθη τε καὶ ἤθη καὶ φύσεις. ἐφεξῆς δὲ ἐπὶ τῶν κατὰ χειρουργίαν ὁ λόγος ἔσται μοι προχειρισαμένῳ τι παράδειγμα σαφηνείας ἕνεκεν, ὃ κατὰ τὴν ἀρχὴν εὐθέως γέγραπται τοῦ περὶ ἄρθρων βιβλίου, διδάσκοντος αὐτοῦ περὶ τῶν βραχίονος ἐξαρθρημάτων. ἐπὶ τούτου γὰρ τὸ μέγιστον καὶ ῥᾷστόν ἐστιν εἰς διάγνωσιν, εἰ στρογγύλος καὶ μικρὸς ἐν τῇ μασχάλῃ φαίνεται· οὐ γὰρ ἐνδέχεται γενέσθαι χωρὶς τοῦ τὴν κεφαλὴν τοῦ βραχίονος ἐκπεσοῦσαν τῆς διαρθρώσεως εἰς τὸ τῆς μασχάλης ἐνεχθῆναι χωρίον. ἡ δὲ κατὰ τὴν ἐπωμίδα κοιλότης κοινόν ἐστι σημεῖον, ἐκπτώσεως μὲν βραχίονος, ἀποσπάσματος δὲ καὶ ἀκρωμίου, εἰς ὅσον ὕψος ἀνήκει, κἄπειτα παραβαλεῖν αὐτὸ τὸ πεπονθὸς, εἶθ᾿ ὅταν φαίνηται τὴν ἑαυτοῦ φύσιν μὴ ἔχον, ἐκπεπτωκέναι λογίζεσθαι τὸν βραχίονα. τοῦτ᾿ οὖν τὸ σημεῖον οὐχ ὥσπερ τὸ κατὰ τὴν μασχάλην, δύναμιν εὐθὺς, ἑτοίμην τὴν διάγνωσιν ἔχει. ἔτι δὲ μᾶλλον

ſub conſpectum venerint Non tamen tantam vim habent neque promptam dignotionem, niſi prius aegrotantium conſuetudines, mores et naturam noſcamus ac ſciſcitemur. At mihi deinceps de rebus ad chirurgiam ſpectantibus erit oratio, producenti in medium perſpicuitatis gratia quoddam exemplum ſtatim per initia libri de articulis ſcriptum, qui de brachii luxationibus docet. In hoc enim maximum ac facillimum eſt ad dignotionem, ſi id in ala rotundum ac breve appareat Nam praeterquam brachii caput eſſe non poteſt e ſua prolapſum articulatione et in alae regionem delatum. Sed epomidis cavitas prolapſionis brachii commune ſignum eſt et avulſionis acromii, quatenus in altum procedit, atque mox ipſa pars affecta conſerenda eſt; deinde quum propriam naturam non habere deprehendatur, brachium excidiſſe conjectandum eſt. Hoc certe ſignum non quemadmodum quod ab axilla deſumitur, tum apertam vim tum expeditam dignotionem exhibet; praeterea vero magis a viribus diſcedit

ἀπολείπεται τῇ δυνάμει τὸ κατὰ τὰς κινήσεις· ἀνατείνειν γὰρ οὐ δύναται τὸν βραχίονα καὶ θλασθέντων καὶ ταθέντων καὶ φλεγμηνάντων τῶν ἐνταῦθα μυῶν, ὥσπερ γε καὶ ὅταν ἶνές τινες αὐτῶν ἀποσπασθεῖσαι διὰ βάθους. ἐγὼ δὲ οἶδά ποτε καὶ τοιοῦ- [6] τόν τι συμβὰν, ἀποσπάσματος ἐν ἀκρωμίῳ προϋπάρχοντος, εἶτα ὕστερον ἐξαρθρήσαντος τοῦ κατὰ τὴν ἑτέραν χεῖρα βραχίονος, ἐν παλαίστρᾳ δὲ τοῦτο ἐγένετο. θεασάμενος δ' ἰατρὸς, ὁμοίως ἀμφοτέρας τῶν χειρῶν τὰς ἐπωμίδας ἀπεφήνατο προπετῶς· πληγήν μέν τινα γεγονέναι κατὰ τὸ χωρίον ἔφη καὶ τὸν ἄνθρωπον εἰκότως ὀδυνᾶσθαι, τὸ δὲ ἄρθρον ἀπαθὲς εἶναι. συνεβούλευσεν οὖν εἰς τὸ βαλανεῖον ἀπελθόντα τὴν ταχίστην ἐλαίῳ πολλῷ χρώμενον ἐνδιατρῖψαι τῷ κατὰ τὸν πύελον ὕδατι καὶ ἐπειδὴ ἐξέλθῃς, σκεπάσας τὸ πεπληγὸς μόριον ἐρίοις διαβρόχοις ἐξ ἐλαίου μετὰ βραχέος κηροῦ κατάκλινέ τε καὶ ἡσυχίαν ἄγε. γενομένων τούτων ὁ μὲν ἄνθρωπος ὠδύνηται δι' ὅλης νυκτός. ἕωθεν ἐκάλεσεν ἐκεῖνόν τε τὸν ἰατρὸν αὐτὸν καί τινας ἄλλους δὴ τῶν ἀλόγῳ τριβῇ τὴν τέχνην με-

ſignum quod ex motu colligitur. Aeger namque brachium ſurſum tollere non poteſt, contuſis, tenſis ac inflammatis iſtic muſculis, ſicut etiam quum quaedam eorum fibrae altius avulſae ſunt. Ego vero novi hujusmodi quidquam nonnunquam obortum, avulſione primum acromio inſidente, poſtea laxato alterius manus brachio, in palaeſtra autem id acciderat. Speculatus autem medicus ſimili modo utrasque manuum epomidas, altera alteri collata, ſuam temere tulit ſententiam: vulnus quidem aliquod huic regioni illatum fuiſſe aſſeruit, ac jure hominem dolere, articulum vero illaeſum eſſe. Quare conſuluit, derepente balneum adire et copioſo utentem oleo in ſolii aqua commorari, eoque egreſſum laeſa parte lanis oleo cum pauca cera perfuſis operta, tum decumbere tum quietem agere. His factis homo totam noctem dolore vexatus eſt, et mane illum eumdemque medicum et quosdam alios arceſſivit ex iis ſane qui citra rationem trita via artem exercent,

ταχειριζόντων. ὁ κατὰ τὴν προτεραίαν σφαλεὶς ὑπὸ προπετείας ἀπερισκέπτως ἀποφηνάμενος, ὡς κατὰ φύσιν ἔχειν τὸ ἄρθρον. ἀφικνούμενος οὖν ἐπὶ τὸν κάμνοντα καὶ θεασάμενος αὐτοῦ δύο φαυλοτέρους ἰατροὺς ἠγανάκτησε μὲν ὡς ἀτιζόμενος, οὐκ ἐμφήνας δὲ αὐτὸ τοῦτο τῷ κελεύσαντι, προπετέστερον ἔτι διὰ τὸ καὶ θυμοῦσθαι κατὰ φύσιν ἔχειν ἀπεφήνατο τὴν διάρθρωσιν, ὁμοίας εὑρίσκων ἀμφοτέρας τὰς ἐπωμίδας, ὡς ἂν καὶ φλεγμονή τις ἦν προπεφυκυῖα τοῦ πληγέντος ὤμου. καταντλησάμενον οὖν ὕδατι πολλῷ θερμῷ τὸν κάμνοντα, παραχεομένου συνεχῶς ἐλαίου δαψιλῶς ἐκέλευσεν ἐρίοις αὖθις ἐνειλιχθέντα παραπλησίως ἡσυχάζειν. ὡς δὲ τούτων γενομένων οὐδὲν ὤνητο, τῇ τρίτῃ τῶν ἡμερῶν ἐκλήθην κἀγὼ καὶ θεασάμενος τὸν ἀνώδυνον ὦμον κοιλοτέραν ἔχοντος τὴν ἐπωμίδα τοῦ πεπονθότος, ὡς ἂν ηὐξημένης τῆς φλεγμονῆς ἐσκόπουν ἐπιμελῶς τὸν δοκοῦντα κατὰ φύσιν ἔχειν ὦμον. ἐφαίνετο γάρ μοι τὸ κατ' αὐτὸν ἀκρώμιον ἄνω κεχωρηκέναι. κινηθεὶς οὖν ἔκ τούτου τε καὶ τοῦ μηδὲν ἐκ τῆς προσηκούσης θεραπείας ὠφελῆσθαι τὸν ἄνθρωπον εἰς

ille pridie temeritate deceptus articulum fecundum naturam fe habere inconfulto protulerat. Quum ergo ad aegrotantem accederet ac duos alios medicos ipfo imperitiores confpiceret, ut parvi ductus molefte tulit, id ipfum tamen diffimulans fententiam roganti promptius adhuc ob indignationem afferuit, articulationm fecundum naturam effe, quum utrasque epomidas fimiles inveniret, quodque prius vulnerati humeri quaedam inflammatio ortum haberet. Quare perfufum aqua copiofa calida laborantem, affufo fubinde oleo multo juffit lanas rurfus involutum fimiliter quiefcere. Quum autem his factis nihil juvaretur, ego tertio die vocatus fum, qui confpiciens humerum dolore vacuum magis cavam epomidem habere; tumenti ob auctam inflammationem humeri affecti epomide, humerum qui fecundum naturam fe habere videbatur, furfum receffiffe. Itaque concitatus ego tum hoc indicio, tum eo quod per congruentem curationem homo nihil levaretur, inje-

τὴν τοῦ φλεγμαίνοντος ὤμου μασχάλην ἐνθεὶς τοὺς δακτύλους, ευρον ἐν αὐτῇ σχεδὸν τὴν κεφαλὴν τοῦ βραχίονος. ἀλλ' ὅμως ἀσφαλεστέρας ἕνεκα διαγνώσεως ἐπεσκεψάμην καὶ τὴν τοῦ ἑτέρου ὤμου μασχάλην, ὡς δὲ οὐδεὶς ὄγκος ἦν ἐν αὐτῇ τοιοῦτος, ἐξηρθρηκέναι μὲν τὸν βραχίονα ἔφην, τοὺς ἰατροὺς δὲ ἀγνοῆσαι, διὰ τὸ μὴ γνῶναι κατὰ τὴν ἑτέραν χεῖρα τὸ ἀκρώμιον ἀποσπασάμενον, ἔπειτα παραβάλλειν ὡς κατὰ φύσιν ἔχοντα τὸν ὦμον πεπληγμένον. μαθεῖν δὲ ἡμῖν ἐστιν, ἔφην, πυνθανομένοις τοῦ πάσχοντος, εἰ ἐπλήγη ποτὲ τὸ ἀκρώμιον τῆς ἑτέρας χειρός. ὁ δὲ ἐν ἀρχῇ μὲν οὐκ εἶχε λέγειν, ἀναμνησθεὶς δὲ ὕστερον ὡμολόγησεν ἐξ ὀχήματός ποτε αὐτὸν ἐκπεσόντα πεπλῆχθαί τε καὶ ῥᾳδίως ἄπονον γεγονέναι τρισὶν ἢ τέτρασιν ἡμέραις, ἔριον μετ ἐλαίου κατὰ τῆς πληγῆς ἐπιθέντα. τίνος οὖν ἕνεκα ταῦτα εἴρηταί μοι; τοῦ δεῖξαι πόσον ἀξιώματι διενήνοχεν ἀλλήλων τὰ σημεῖα, δι' ὧν ἡ γνῶσις γίγνεται τῶν κατὰ χεῖρα παθῶν. τὸ μὲν γὰρ μὴ δύνασθαι τὴν πεπονθυῖαν ἀνατεῖναι χεῖρα κοινὰ καὶ ἄλλων πλειόνων εἰσί. καὶ γὰρ οἱ τένοντες τῶν ἐνταῦθα

ctis ſub inflammati humeri axillam digitis, in ipſa cominus brachii caput comperi. Verumtamen certioris dignotionis gratio alterius quoque humeri alam inſpexi. Quod vero in ea nullus ejusmodi tumor eſſet, brachium luxatum eſſe pronunciavi et medicos ignoraſſe, quod alterius manus acromium avulſum fuiſſe minime noviſſent; deinde vulneratum humerum, ac ſi ſecundum naturam ſe haberet, compararent. Nobis autem diſcere licet, inquam, ex aegroto ſciſcitantibus, an alterius manus acromium aliquando plagam acceperit. Ille principio quid diceret non habebat, poſtea recordatus ſe quondam ex vehiculo decidentem et vulneratum fuiſſe conceſſit, et facile lana oleo inebriata tribus aut quatuor diebus ſuper ictam partem impoſita laboris expertem evaſiſſe. Sed quorſum haec a me dicta ſunt? quo demonſtrem quantum dignitate inter ſe ſigna diſcrepent, quibus morborum manus cognitio proditur. Non enim poſſe manum affectam attollere, multis quoque aliis pluribus commune. Etenim tendones hic muſculo-

μυῶν καὶ αὐτοὶ πολλάκις οἱ μύες σκιῤῥούμενοι καὶ φλεγμαίνοντες, ἔτι δὲ θλασθέντες ἢ βύθιον ῥῆγμα ἔχοντες ἢ καὶ τινων ἰνῶν ἀποῤῥαγεισῶν ἐν αὐτοῖς ἀδύνατοι γίγνονται πρὸς τὸ μετέωρον ἀναφέρειν τὴν χεῖρα· δι' αὐτὰ δὲ ταῦτα καὶ ὀδυνῶνται κατὰ τὰς κινήσεις, οὐ μόνον ταύτας, ἀλλὰ καὶ τὰς ἄλλας τῆς χειρός. ἡ δὲ κατὰ τὴν ἐπωμίδα κοιλότης κοινὴ καὶ αὐτὴ πρὸς ἐπίσπασμα. ὁ δὲ ἐν μασχάλῃ παρὰ φύσιν ὄγκος σκληρὸς καὶ ἐπιφερὴς, ἱκανὸν σημεῖον ἐκπεπτω- [7] κότος βραχίονος, ὥστε μόνῳ γε αὐτῷ πιστεύσας οὐκ ἂν ἁμάρτοι, καὶ μέντοι καὶ ῥᾴστην ἔχει τὴν διάγνωσιν ἐνταῦθα καὶ χρὴ μόνον εἰς τὴν μασχάλην τοὺς δακτύλους ἐνθέντα ψαῦσαι τῆς ἐξοχῆς καὶ φανεῖται σαφῶς ἡ κεφαλὴ τοῦ βραχίονος ἐνταῦθα. τὰ δὲ τῶν μυῶν πάθη διὰ τὸ μήτ' ἀνατείνειν δύνασθαι τὸν βραχίονα μήτε ἀνωδύνως κινεῖν, γεγυμνασμένου τε δεῖται λογισμοῦ καὶ πολλῆς περισκέψεως χρήζει. συνεισέρχεταί γε μὴν καὶ τούτων ἡ γνῶσις τοῖς μεγίστην τε δύναμιν ἔχουσι καὶ ῥᾴστοις γνωσθῆναι, ἐάν τ' ἐμπειρικῶς ἐάν τε λογικῶς μεταχειρίζηταί τις τέχ-

rum etiam faepenumero ipfi mufculi fcirrho, phlegmone et praeterea contufione aut alia ruptione, vel etiam quibusdam ipforum fibris abruptis, laefi ad fublimem manus elationem redduntur impotes. Has autem ob ipfas caufas, imo non folum per hofce, verum etiam ceteros manus motus doloribus vexantur. Sinus vero epomidis offi divulfo quoque communis eft. At rotundus durusque in ala praeter naturam tumor fatis idoneum prolapfi humeri fignum eft. Quare qui foli ipfi fidem habuerit, is nequaquam aberraverit, quin et facillimam in eo dignotionem obtinet, quem folum oportet extuberationem contingere, immiffis in alam digitis, qua humeri caput evidenter agnofcetur. Sed mufculorum affectus, quod neque furfum humerum attollere queant, neque citra dolorem movere, exercitatam rationem fummamque animadverfionem exigunt. Incedit igitur horum fignorum cognitio cum iis quae tum maximis pollent viribus, tum cognitu facillimis, five quis empiricam, five rationalem medendi artem pro-

νην. ὅ τε γὰρ ἐμπειρικὸς ἐπισκοπούμενος τὰς ὑπ᾿ αὐτῶν καλουμένας συνδρομὰς, αἵ τινές εἰσι συμπτωμάτων ἀθροίσματα ὅταν πολλάκις θεάσηται τὰ αὐτὰ καθ᾿ ἕνα καιρὸν ὁμοίως πάντα μνημονεύει. κἀπειδὰν ἐκ τῆς τηρήσεως ταύτης πολλῶν συνδρομῶν ἐμπειρίαν ἔχῃ, τηνικαῦτα δ᾿ αἰσθάνεται, τίνα μὲν ἐν πολλαῖς συν- (664) δρομαῖς ἐθεάσατο συμπτώματα, τίνα δὲ ἐν μιᾷ μόνῃ, καὶ οὕτως εἰς ἔννοιαν ἔρχεται τῶν κοινῶν τε καὶ ἰδίων, ᾧ πάλιν ἕπεται γνῶσις τῆς κατὰ δύναμιν διαφορᾶς τῶν σημείων. ὃ μὲν γὰρ ἐν πολλαῖς ὤφθη συνδρομαῖς ἢ πάσαις πολὺ λείπεται τῶν ἐν μιᾷ μόνῃ φανέντων, τὸ δὲ ἐν ὀλίγαις ἔλαττον τούτων καὶ μάλιστα τὸ κατὰ δύο μόνας. ὅμως οὖν ὥσπερ καὶ τῶν ἰδίων ἐγένετο τηρητικός τε καὶ μνημονευτικὸς ὁ ἐμπειρικὸς ἰατρὸς, οὕτω καὶ τῶν κοινῶν· καὶ γὰρ ταῦτα πάντη τε καὶ πάντως ἅμα τοῖς ἰδίοις ἐτήρησεν, ὅσα μὲν ἐκείνοις γιγνόμενα. πολὺ δὲ μᾶλλόν τε καὶ θᾶττον ὁ τῷ λόγῳ τῶν σημείων ἑκάστου πάθους εὕρεσιν ποιησάμενος, ἐν ᾧ τά τε

fiteatur. Empiricus enim infpiciens quas fyndromas aut *concurfus* vocitat, quae funt fymptomatum acervationes, quum multoties eadem uno tempore fpectaverit, peraeque omnia meminit. Atque quum ex hac obfervatione multorum concurfuum experientiam habeat, tunc indicium fecit, fe nonnulla quidem in multis concurfibus, quaedam vero in uno folo fymptomata confpexiffe ficque in rerum tum communium, tum propriarum fpeculationem venit, quam rem fequitur notitia fignorum viribus difcrepantium. Quod enim in multis quidem aut omnibus concurfibus confpectum eft, longe iis cedit quae in uno folo comparuere; quod vero in paucis, minus is cedit, ac praecipue quod in duobus. Verum tamen quemadmodum et propria obfervavit et memoriae prodidit empiricus medicus, ita et communia. Haec etenim paffim et ubique una cum propriis obfervat quaecumque illis oboriuntur. Qui vero ratione nititur multo magis celeriusque fingulorum morborum figna comperit, et ubi propria fint et ubi commu-

ἴδια καὶ τὰ κοινὰ, μὴ ὅτι χρόνον πολὺν ἀναμείνας, ὥσπερ ὁ ἐμπειρικὸς, ἀλλὰ μηδεμίαν ἡμέραν ἢ ὥραν. νοήσας γὰρ ἐκπεπτωκότα τῆς ἰδίας βραχίονα χώρας καὶ πρὸς τὴν μασχάλην ἐνηνεγμένον, πρῶτον μὲν ὡς ἐνταῦθα παρὰ φύσιν ὄγκος φανεῖται συνεπινοεῖ, δεύτερον δὲ ὅτι κοῖλος ὁ κατὰ τὴν ἐπωμίδα τόπος ἔσται, τῆς πρότερον ἐν αὐτῷ κεφαλῆς τοῦ βραχίονος ἐστερημένος, εἰς τὸ κατὰ τὴν μασχάλην χωρίον μεθεστηκυίας, προσέτι δὲ καὶ ὡς ὁ τῆς ὠμοπλάτης αὐχὴν, ὃς ἐπικείμενος τῷ βραχίονι ἀνατείνεσθαι τὴν χεῖρα κωλύει καὶ ὡς ὀδυνήσονται σφοδρῶς οἱ μύες ἰσχυρῶς τεινόμενοι, κινεῖν οὕτως τὸν βραχίονα προαιρούμενοι· ὡσαύτως δὲ καὶ ὅτι παρὰ τὰς πλευρὰς παράγειν ἐπιχειροῦσι τὸ πεπονθὸς κῶλον ὀδυνᾶσθαι συμβήσεται. ὥστε καὶ οὕτως εἴσεται πάντη τε καὶ πάντως οὐ μόνον τὰ μεγίστας ἔχοντα δυνάμεις, ἀλλὰ καὶ τὰ ἄλλα. διὰ μιᾶς γὰρ ὁδοῦ πάντα εὑρίσκεται, διὰ τῆς ἑτέρας ἀγνωθῆναι τοῖς μὴ ῥᾄστοις εὑρίσκομεν, ἀλλὰ κατ' ἔνδειξιν. ἡ γὰρ ἐν τῇ μασχάλῃ κεφαλὴ τοῦ βραχίονος ἑτοιμοτάτην ἔχει τὴν δύναμιν, ἡ δὲ

nia; nec velut empiricus diuturnum tempus, imo nullum diem horamve moratur. Speculatus enim brachium e propria regione excidiſſe et ad axillam invectum eſſe, primum quidem quod hic contra naturam tumor appareat mente perpendit. Deinde vero quod cavus epomidis locus ſit, brachii capite prius ipſi inſidente exutus, in alae regionem translato. Praeterea quod ſcapulae cervix brachio incumbens manum ſurſum tolli prohibent. Tum etiam quod muſculi vehementer extenſi admodum doluerint, quum brachium ita movere praemoliuntur. Similiter quoque quod, quum ad coſtas partem affectam adducere tentant, eam vexari doloribus acciderit. Atque ſic paſſim et ubique non modo quae maximas vires ſortiuntur, verum etiam et cetera ſigna noverit. Hac enim una via cuncta inveniuntur; altera quum ignorentur non facillime, ſed demonſtratione comprehendimus. In ala namque brachii caput magnam vim habet et facillime digno-

τῶν μυῶν διάθεσις ἐπισκέψεως πλείονος δεομένη, ἀλλ' ὅμως καὶ αὕτη κατ' ἀμφότερα λειπομένη τῷ τε τῆς διαγνώσεως ῥάστῳ καὶ τῇ δυνάμει τοῦ κατὰ τὴν μασχάλην ὄγκου, διὰ τῆς αὐτῆς θεωρίας τοῖς τεχνικοῖς ἰατροῖς εἰς γνῶσιν ἔρχεται. εἰκότως οὖν Ἱπποκράτης ἐκέλευσε τὰς διαγνώσεις τῶν παθῶν, ἃς καὶ σημειώσεις ὀνομάζουσιν οἱ νεώτεροι κατὰ τὴν ὁμοίου καὶ ἀνομοίου θεωρίαν ποιεῖσθαι πρὸ τῶν ἄλλων τῆς τέχνης ἔργων, τουτέστι τῶν κατὰ πρόγνωσίν τε καὶ θεραπείαν. εἰκότως δὲ καὶ διὰ τῶν μεγίστων τε τῇ δυνάμει καὶ ῥάστων τῇ διαγνώσει καὶ πρὸς τούτοις ἔτι τρίτον τὸ, πάντη μὲν καὶ πάντως τούτοις γιγνωσκομένον, ἀπολειπομένων δὲ ἀξιώματί τε καὶ τῷ τῆς διαγνώσεως ἑτοίμῳ. προειρηκὼς οὖν διὰ τούτων ἀφ' ὧν χρὴ τὰς διαγνώσεις τῶν παθῶν ποιεῖσθαι, τουτέστιν ὅτι διὰ τῶν ὁμοίων τε καὶ ἀνομοίων τοῖς κατὰ [8] φύσιν ἔχουσιν, ὁποῖά γε ταῦτα ὑπάρχει, μεταβαίνει κατὰ τὴν ἑξῆς ῥῆσιν, ἐπὶ τὴν διδασκαλίαν αὐτῶν ὀνομαστὶ λέγων.

---

fcitur, at mufculorum affectus majorem infpectionem poftulant. Verum tamen et ipfi utrique tum dignotionis facilitati, tum viribus tumoris axillae cedentes, eadem fpeculatione artis peritis medicis in cognitionem veniunt. Merito igitur Hippocrates ante alia artis opera, hoc eft ante praenotionem et curationem morborum dignotionem (quam juniores fignificationem appellitant) fimilium ac diffimilium fpeculatione conftrui voluit. Merito etiam et vi maximis et dignotione facillimis, ad haec etiamnum tertio his paffim et ubique cognitis, dignitate vero et dignotionis facilitate cedentibus. His itaque praefatus, a quibus morborum dignotiones obeundae funt, hoc eft, quod et per fimilia et diffimilia fecundum naturam fe habentibus, qualia haec fint, fequenti textu, ad eorum doctrinam prolatis his verbis deflectit.

β'.

Ἃ καὶ ἰδεῖν καὶ θιγεῖν καὶ ἀκοῦσαί ἐστι.

Τὸ διαγνωστικὸν τῶν παθῶν μέρος τῆς τέχνης πάντων πρῶτον ἀσκεῖν ἀξιώσας, ἐκ τῶν ὁμοίως τε καὶ ἀνομοίως ἐχόντων κατὰ τὸ σῶμα τοῦ κάμνοντος, ὡς πρὸς τοὺς ὑγιαίνοντας· καὶ ὡς τὰ μέν ἐστι καὶ μέγιστα καὶ ῥᾷστα, τὰ δὲ σὺν αὐτοῖς ἐξ ἀνάγκης γιγνώσκεται. νῦν ἤδη τίνα ταῦτά ἐστι, καθάπερ ἔφην, διδάσκει λέγων, ἃ καὶ ἰδεῖν καὶ θιγεῖν καὶ ἀκοῦσαί ἐστι· ἰδεῖν μὲν δηλονότι τὰ ὁρατὰ, θιγεῖν δὲ τῶν ἁπτῶν, ἀκοῦσαι δὲ τῶν ἀκουστῶν. τὸ μὲν οὖν κατὰ τὸ πρόσωπον ἐν ἀρχῇ τοῦ προγνωστικοῦ γεγραμμένον ἐστὶν ἰδεῖν, ῥῖνα μὲν ὀξεῖαν, ὀφθαλμοὺς κοίλους καὶ κροτάφους συμπεπτωκότας· θιγεῖν δὲ τῶν ὤτων ψυχρῶν, ἰδεῖν δὲ ἅμα καὶ θιγεῖν τοῦ κατὰ πρόσωπον δέρματος· σκληροῦ γὰρ καὶ καρφαλέου καὶ περιτεταμένου· ἀκοῦσαι δὲ τῶν ἐν τοῖς ἐφεξῆς τοῦ βιβλίου εἰρημένων, πταρμοῦ καὶ βηχὸς καὶ φύσης καὶ ψόφου ἢ φθεγγομένου τε καὶ παρὰ

II.

Quae et videre et tangere et audire decet.

Quum aequum cenfuerit artis partem diagnofticam morborum dignotioni dicatam omnium primam per ea exerceri quae in aegrotantis corpore tum fimiliter, tum diffimiliter afficiuntur, prout fanis conferuntur et prout funt quaedam et maxima et facillima, quaedam cum ipfis neceffario nofcuntur; nunc jam (quemadmodum commentatus fum) quaenam illa fint, his verbis docet: *quae et videre et tangere et audire decet.* Videre quidem licet quae fub vifum, tangere quae fub tactum, et audire quae fub auditum cadunt. Enimvero quod de facie per initia prognoftici fcriptum eft, videre licet, nares acutas, oculos concavos et collapfa tempora; tangere, aures frigidas; videre fimul et tangere cutem faciei duram, aridam et obtentam; audire quae in libri ferie pronunciata funt, fternutamentum, tuffim, flatum, ftrepitum aut lo-

Ed. Chart. XII. [8. 9.] Ed. Baf. V. (664.)

φύσιν τοῦ κάμνοντος ἤτοι κατὰ παραφροσύνην ἢ κλαγγώδη ἢ βραγχώδη ἢ τοιοῦτόν τι πάθος ἐχούσης τῆς φωνῆς. ἐν δὲ τοῖς κατὰ χειρουργίαν ἰδεῖν μὲν ἐστι τὰ μελαινόμενα, τὰ ἐρυθραινόμενα, τὰ καθ' ὁντιναοῦν τρόπον ἐξαλλάττοντα τὴν κατὰ φύσιν χροιὰν ἢ φυλάττοντα· καὶ πρὸς τούτοις ἔτι, καθάπερ ἐπὶ τοῦ κατ' ὦμον ἄρθρου, κοιλότητα μὲν ἐπωμίδος, ἀκρωμίου δὲ ἀνάτασιν ἰδεῖν ἐστι· θιγεῖν δὲ τῆς ἐν μασχάλῃ κεφαλῆς, ἀκοῦσαι δὲ τῶν γιγνομένων ψόφων ἐν τῷ κάμνοντος σώματι, καθάπερ ἐπὶ θώρακος συντετρημένου, πνεύματος ἐκφυσωμένου πρὸς τὸ τραῦμα.

γ'.

Ἃ καὶ τῇ ὄψει καὶ τῇ ἀφῇ καὶ τῇ ἀκοῇ καὶ τῇ ῥινὶ καὶ τῇ γλώσσῃ καὶ τῇ γνώμῃ ἐστὶν αἰσθέσθαι.

Τῶν αἰσθήσεων ἁπάσαις τὴν γνώμην ἐφεξῆς ἔταξεν, ὅπερ ἐστὶ τὴν διάνοιαν, ἣν τε καὶ νοῦν καὶ φρένα [9] καὶ λόγον κοινῶς οἱ ἄνθρωποι καλοῦσιν. ἐπεὶ δὲ καὶ τῶν κατὰ

quentem praeter naturam aegrotum, aut vocem cum delirio, aut ftridulam, aut raucam, aut ejusmodi quopiam vitio affectam. In morbis ad chirurgiam fpectantibus cernere quidem licet quae nigrefcunt, quae rubent, quae quocumque modo naturalem fuum colorem immutant aut tuentur. Ad haec etiamnum ut in humeri articulo epomidis quidem cavitatem et acromii extenfionem videre licet; caput vero in ala tangere; audire denique eos qui in laborantis corpore ftrepitus eduntur, quemadmodum qui in thorace perforato, fpiritu per vulnus efflante ftrepitant.

III.

Quae et vifu et tactu et auditu et naribus et lingua et mente fentire licet.

Cum fenfibus omnibus externis intellectum ferie collocavit, hoc eft intelligentiam, quam et mentem et animum vulgo et rationem homines vocitant. Quia vero et

φωνὴν ἐστί τις λόγος, ἀφορίζοντες οὖν τοῦτον τὸν προειρημένον λόγον οἱ φιλόσοφοι καλοῦσιν ἐνδιάθετον, ᾧ λόγῳ τά τε ἀκόλουθα καὶ τὰ μαχόμενα γιγνωσκομένοις ἐμπεριέχεται καὶ διαίρεσις καὶ σύνθεσις καὶ ἀνάλυσις καὶ ἀπόδειξις, ὅσα τ' ἄλλα τοιαῦτα. διὰ τί δὲ τῶν ῥινῶν καὶ τῆς γλώττης αἰσθήσεων ἰδίᾳ πρότερον οὐ μνημονεύσας ἐν τῷ φάναι, ἃ καὶ ἰδεῖν καὶ θιγεῖν καὶ ἀκοῦσαί ἐστιν, ἑξῆς τῶν πέντε μετὰ τῆς γνώμης ἐμνημόνευσεν, εἰκότως ἐζήτηται. καὶ δὴ καὶ λέλεκται πολλοῖς τὰ μὲν ἀπίθανα καὶ ἀνάξια μνήμης, τὰ δὲ πιθανὰ καὶ μνήμης ἄξια, τὴν ἀρχὴν ποιησαμένοις ἐνθένδε. τὸν Ἱπποκράτην φασὶ κελεύειν ἡμᾶς τὰς διαγνώσεις ποιεῖσθαι τῶν παθῶν ἐξ ὁμοιότητός τε καὶ ἀνομοιότητος τῶν αἰσθητῶν. αἰσθητὰ δὲ κυρίως λέγεται τὰ μὴ δεόμενα δυνάμεως ἑτέρας εἰς διάγνωσιν, ἀλλ' ἀρκούμενα μόνῃ τῇ διὰ τῆς αἰσθήσεως γνώσει· οὐ κυρίως δὲ ὅμως λέγεσθαι καὶ αὐτὰ κατὰ τὴν αὐτὴν προσηγορίαν αἰσθητὰ τὰ διὰ πλειόνων αἰσθήσεων ἅμα μνήμῃ τε καὶ τῷ καλουμένῳ συνθέτῳ τε

in voce quaedam ratio eſt, propterea illam ſejungentes philoſophi praedictam rationem mente conceptam appellant; qua ratione rebus cognitis et conſentanea et repugnantia comprehenduntur; diviſio quoque, et compoſitio, et reſolutio et demonſtratio et quaecumque ſunt ejusmodi cetera. Cur vero narium et linguae ſenſuum ſeorſum prius immemor, hoc in textu, *quae et videre et tangere et audire licet*, poſtea horum quinque cum mente meminerit, decenter quaeritur. Atque ſane et a multis nonnulla quidem abſurda memoriae indigna; quaedam vero probabilia et commemoratione digna enarrata ſunt, ducto hinc exordio. Hippocratem aſſerunt nobis praecepiſſe, ut ex eorum quae ſub ſenſus cadunt ſimilitudine ac diſſimilitudine morborum dignotiones conſtitueremus. Senſilia vero proprie dicuntur quae ad dignotionem non alias vires deſiderant, ſed ſoli quae ſenſu ſit cognitioni ſubminiſtrant. Atque haec ſenſilia dici volunt, non tamen proprie ipſa appellatione quae pluribus ſenſibus ſimul tum

ἅμα καὶ κεφαλαίῳ τῷ λόγῳ τὴν διάγνωσιν ἔχοντα. τὸ μὲν οὖν χρῶμα τῶν κυρίων λεγομένων αἰσθητῶν εἶναι, καθάπερ τὸν χυλὸν καὶ τὸν ἀτμὸν καὶ τὴν φωνὴν, ὡσαύτως δὲ σκληρότητα καὶ μαλακότητα καὶ θερμότητά τε καὶ ψυχρότητα καὶ συνελόντι φάναι, τὰς ἁπτὰς ἁπάσας ποιότητας· οὔτε δὲ μῆλον οὔτε ῥοιὰν οὔτε ἄπιον οὔτε ἄλλην οὐσίαν φασὶν ὅλην αἰσθήσει γνωστὴν ὑπάρχειν, ἀλλ' ὡς ὁ Πλάτων ἔλεγε δόξῃ μετ' αἰσθήσεως ἀλόγου, δόξαστα δὲ τὰ πάντα εἶναι καὶ διὰ τοῦτό γέ που σφάλλεσθαι πολλάκις ἐν ταῖς διαγνώσεσιν αὐτῶν ἐνίους, ὅταν ἤτοι χρῶμα μόνον ἢ σχῆμα ἢ ἄμφω ταῦτα θεάσηταί τις παραπλήσια τῷ πρόσθεν ὠφελοῦντι. καὶ γὰρ μῆλα καὶ ῥοιὰς καὶ ἄπια καὶ σταφυλὰς καὶ κάρυα καὶ ἄλλα πολλὰ φαίνεσθαι σιτίων πεπλασμένων ἐκ κηροῦ, πρὶν ὀσμήσασθαί τε καὶ γεύσασθαι καὶ ἅψασθαι τοῖς ἀληθινοῖς ἀπαράλλακτα· πάσαις δ' ἄν τινα ταῖς αἰσθήσεσιν ὑπερβάλλοντα, τὴν χρῆσιν αὐτῶν μὴ δύνασθαι σφαλῆναι. τὸ δὲ πάσαις ὑπερβάλλειν οὐκ ἄνευ μνήμης καὶ συναριθμήσεως καὶ ταύτην οὔτε αἰσθήσεως οὔτε μνήμης,

memoria, tum ratione, quum compofitam et maxime contractam vocitant dignotionem inftituunt. Itaque colorem ex iis quae praecipua fenfilia dicuntur eſſe ferunt, quemadmodum faporem, odorem, vocem, praeterea duritiem, mollitudinem, calorem, frigus, et uno nomine qualitates omnes tractabiles; neque vero malum, malum punicum, neque pirum, neque aliam fubftanfiam, totam fenfu notam eſſe proferunt, fed ut Plato dicebat, opinione cum fenfu bruto omniaque eſſe opinabilia; et propterea quaedam plerumque in ipforum dignotionibus decipi, quum vel colorem tantum, vel figuram, vel haec ambo rei prius conferenti confimilia confpiciant. Etenim mala, mala punica, pira, uvas, nuces, juglandes, et alia multa cibaria, ex cera formata, priusquam et odore percipiantur et guftentur tanganturque, a veris non discrepantia videri. Qui vero cunctis praepollet fenfibus, eum ipforum ufu falli minime poſſe. Cunctis autem praepollere fenfibus citra

ἀλλὰ τῆς γνώμης ἔργον εἶναι, τουτέστι τῆς διανοίας. ὀνομάζουσι δὲ τὴν συναρίθμησιν οὐχ οὕτως μόνον, ἀλλὰ καὶ συγκεφαλαίωσιν. ὅτε μὲν οὖν εἶπεν Ἱπποκράτης, ἃ καὶ ἰδεῖν καὶ θιγεῖν καὶ ἀκοῦσαί ἐστιν, ὡς ἐν παραδείγματος μοίρᾳ μνημονεῦσαί φασι τῶν αἰσθητῶν αὐτῶν· ὁπότε (665) δὲ ἀποχωρήσας τῶν ἁπλῶς τε καὶ κυρίως αἰσθητῶν ἐπὶ τὰς ὅλας οὐσίας μετέβη προσηκόντως αὐτὸν ἐνταῦθα, τῶν δὲ αἰσθήσεων ἁπασῶν καὶ σὺν αὐταῖς γνώμης μνημονεῦσαι ὡς εἶναι τὸν ὅλον λόγον τοιοῦτον ἄρχεσθαι. προσήκει τὸν ἰατρὸν τῆς τῶν παθῶν διαγνώσεως, ἀπὸ τῆς τοῦ ὁμοίου τε καὶ ἀνομοίου θεωρίας, ἐνίοτε μὲν ἐπὶ μόνων τῶν ἁπλῶν ποιοτήτων ποιούμενον τὴν παραβολὴν, ἐνίοτε δὲ ὅλων τῶν σωμάτων. ἔστι μὲν γὰρ ἥδε ἡ ἐξήγησις οὐκ ἄλογος, ἔστι δὲ καὶ ἑτέρα τις τοιάδε. τὸν Ἱπποκράτην φασὶν, ὁπότε μὲν εἶπεν ἃ καὶ ἰδεῖν καὶ θιγεῖν καὶ ἀκοῦσαί ἐστιν, ἐπὶ τοῦ ἰατροῦ πεποιῆσθαι τὸν λόγον, ὁπότε δὲ ἐφεξῆς τῶνδέ φησιν, ἃ καὶ τῇ ὄψει καὶ τῇ ἀκοῇ καὶ τῇ ἁφῇ καὶ τῇ ῥινὶ καὶ τῇ γλώσσῃ καὶ τῇ γνώμῃ ἐστὶν αἰθέσθαι, ἐπὶ τοῦ κάμνοντος

memoriam et enumerationem difficile, et hanc neque fenfus, neque memoriae, fed cognitionis et mentis munus effe. Quum igitur pronunciavit Hippocrates: *quae et videre et tangere et audire licet*, eum exempli auctoritate ipforum fenfilium mentionem feciffe proferunt. Quum vero tum fimpliciter, tum proprie a fenfilibus digreffus ad totam naturam transiit. jure tunc ipfum et fenfus omnes et cum ipfis mentem commemoraffe, ita ut univerfa oratio fit hujusmodi. Ad morborum dignotionem medicum decet a fimilium ac diffimilium infpectione aufpicari, qui interdum fimplicium dumtaxat qualitatem, interdum omnium corporis partium comparationem efficiat. Enimvero haec explicatio ratione non caret. Eft et altera quaedam hunc in modum. Hippocratem, quum inquit, *quae et videre et tangere et audire licet*, de medico fermonem feciffe proferunt; quum vero quae fequuntur pronunciat: *quae autem vifu, auditu, tactu, odoratu, guftu et mente*

αὐτοῦ γεγονέναι τὸν λόγον, ἵνα μὴ μόνον ἐξ ὧν αὐτὸς ὁ ἰατρὸς, ἀλλὰ καὶ ἐξ ὧν ὁ κάμνων ὁρᾷ καὶ ἅπτεται καὶ ἀκούει καὶ ὀσφραίνεται καὶ γεύεται καὶ τῇ γνώμῃ διάκειται, κατανοῶν ἢ παρανοῶν ἡ διάγνωσις γέ- [10] νηται. τὸ γὰρ ἐκ τῆς γνώμης τοῦ κάμνοντος ὠφελεῖσθαί τι τὸν ἰατρὸν, ἐκ τοῦ παρανοεῖν αὐτὸν ἢ κατανοεῖν γιγνώσκεται. τινὲς δὲ τὸ μὲν ἃ καὶ τῇ ὄψει καὶ τῇ ἀφῇ καὶ τῇ ἀκοῇ καὶ τῇ ῥινὶ καὶ τῇ γλώσσῃ λελέχθαι φασὶν ἐπὶ τοῦ κάμνοντος αὐτοῦ· τὸ δὲ καὶ τῇ γνώμῃ περὶ τοῦ ἰατροῦ· τὴν γὰρ τούτου γνώμην, ἐξ ὧν ὁ κάμνων ὁρᾷ καὶ ἀκούει καὶ ἅπτεται καὶ ὀσμᾶται καὶ γεύεται, συλλογίζεσθαί τε καὶ ἰατρὸν ἐξ αὐτοῦ γεύσεως τεκμήρασθαι περὶ τοῦ κάμνοντος, ὥσπερ ἐκ τῆς νόσου· ἐὰν μὲν γὰρ ἅπαντα αὐτῷ φαίνηται γευομένῳ πικρὰ, καθάπερ τοῖς ἰκτεριῶσι, χολῆς ἐμπεπλῆσθαι τὴν γλῶτταν· ἐὰν δὲ ἁλυκὰ, φλέγματος ἁλυκοῦ· ἐὰν δὲ ὀξέα, αὐτοῦ ὀξέος· οὕτω δὲ καὶ τοῦ ἰδίου ἱδρῶτος ἐνίοτε παραῤῥυέντος εἰς τὸ στόμα, τῆς ποιότητος αἰσθέσθαι φασὶ τὸν κάμνοντα. τοῖς τοῦτον τὸν τρόπον ἐξηγουμένοις ἐναντιοῦσθαι δοκεῖ τὸ παραλελεῖφθαι τὴν ὄσφρησιν τοῦ ἰατροῦ, καίτοι χρωμένου αὐτοῦ πρὸς

ſentire licet, ad aegrotantem ipſum orationem conſlexiſſe, ut medicus dignotionem inveſtiget non ſolum ex iis quae ipſe, ſed et ex iis quae aeger vidit, tangit, audit, odoratur, guſtat et mente afficitur, dum ſapit aut delirat. Nam ex aegrotantis mente medicum ad dignotionem juvari, quod is aeger deliret aut ſapiat, cognoſcitur. Nonnulli hunc textum, *quae viſu, tactu, auditu, naribus et lingua* de ipſo aegroto, hunc autem *et mente* de medico pronunciatum eſſe augurantur. Ex iis enim quae decumbens videt, audit, tangit, odoratur et guſtat, medici mentem aliquid ratiocinari de laborantis guſtu, quemadmodum et de morbo conjicere. Nam ſi aegro ipſi guſtanti amara omnia videantur, veluti ictero laborantibus, linguam bile ſaturatam eſſe; ſi ſalſa, pituita ſalſa; ſi acida, ipſa acida. Sic et aegrum dicunt ſui ſudoris interdum in ea diffluentis qualitatem ſentire. Hoc pacto explicantibus adverſari videtur, quod odoratum medici praeterierit, etiam-

πολλά. καὶ γὰρ ἐπὶ διαχωρημάτων καὶ οὔρων καὶ πτυέλων, ἑλκῶν τε καὶ αὐτῆς τῆς τοῦ κάμνοντος εἰσπνοῆς χρῆται τῇ τῆς ὀσφρήσεως αἰσθήσει κατὰ τὴν σημείωσιν· ἐγχωρεῖ δὲ ταύτην παραλελεῖφθαι φάναι ὑπὸ τοῦ βιβλιογράφου, καθάπερ καὶ ἄλλα πολλὰ ἐν πολλοῖς βιβλίοις Ἱπποκράτους τε καὶ ἄλλων εὑρισκόμενα, τὰ μὲν ἡμαρτημένα φανερῶς, τὰ δὲ παραλελειμμένα. καὶ μὴν καὶ τοιαύτην ἐξήγησιν ἔγραψάν τινες. οὐ τὸ αὐτὸ σημαίνεσθαί φασιν ἐκ τοῦ φάναι καὶ ἰδεῖν καὶ θιγεῖν καὶ ἀκοῦσαί ἐστι, τῷ καὶ τῇ ὄψει καὶ τῇ ἀκοῇ καὶ τῇ ἁφῇ ἐστιν αἰσθάνεσθαι. ἰδεῖν μὲν γάρ ἐστι ναὶ θιγεῖν καὶ ἀκούειν μὴ καταληπτικῶς, αἰσθάνεσθαι δὲ οὐκέτι μὴ καταληπτικῶς. ἔστι δὲ ἡ τοιαύτη τῆς αἰσθήσεως ἐξήγησις τοῦ Σιμίου τοῦ Στωϊκοῦ, διὸ καὶ τοῦ Κοΐντου μαθητὴς Ἰφικιανὸς, αὐτὴν προσήκατο τὴν Στωϊκὴν ἀσπαζόμενος φιλοσοφίαν, ἀλλ᾽ ὃ λέγουσίν ἐστι τοιοῦτον. τὸ μὲν ἕτερον μέρος τῆς ῥήσεως περὶ τοῦ γένους μόνου διδάσκει τῶν πραγμάτων, ἐξ ὧν αἱ σημειώσεις ἡμῶν γίνονται. τὸ δὲ δεύτερον περὶ τοῦ κατ᾽ αὐτὸ διηκριβωμένου τε καὶ πι-

ſi ipſo ad multa utatur. Etenim ex dejectionibus, urinis, ſputis, ulceribus et ipſa laborantis reſpiratione, odoratus ſenſu ad dignotionem utitur. At ſorte datur hunc a librario praetermiſſum, ſicut et alia multa, quae in multis et Hippocratis et aliorum libris partim omiſſa, partim evidenter depravata comperiuntur. Quin etiam ejusmodi explicationem quidam ſcripſerunt, qui non idem his verbis ſignificari profitentur, *quae videre, tangere et audire licet;* ac illis: *viſu, auditu et tactu ſentiuntur.* Videre namque licet, tangere et audire re minime comprehenſa, ſentire vero citra comprehenſionem non item. At hujusmodi ſenſus explicatio Semii eſt Stoici, quam propterea admiſit Iphicianus Quinti diſcipulus qui Stoicam philoſophiam ſectatus eſt. Verum quod proferunt eſt ejusmodi. Altera quidem pars textus de ſolo docet rerum genere, ex quibus dignotiones oriuntur; altera vero de eo quod per ſe accurate diſcuſſum et exploratum eſt; ac ſi ita

Ed. Chart. XII. [10.] Ed. Baſ. V. (665.)

στου, ὡς εἰ καὶ οὕτως ἐγέγραπτο, προσῆκε ποιεῖσθαι τὰς διαγνώσεις ἀπὸ τῶν ὁμοίων τε καὶ ἀνομοίων τοῖς κατὰ φύσιν ἐν τῷ τοῦ κάμνοντος σώματι φαινομένων. ταῦτα δὲ καὶ τὰ αἰσθητὰ καὶ τούτων αὐτῶν οὐχ ὅσα παρεῖδεν ἢ παρήκουσεν ἢ ὅλως παρῄσθετο κατά τινα τῶν αἰσθήσεων, ἀλλ' ἃ καλῶς καὶ καταληπτικῶς τῶν αἰσθήσεων ᾔσθετο ἑκάστη καὶ τῇ γνώμῃ. συγκεχρῆσθαι γάρ φησι τῇ τοῦ αἰσθέσθαι φωνῇ τὸν Ἱπποκράτην κατὰ τῆς γνώμης. καὶ τοίνυν ἐν τῷ πρώτῳ μέρει τῆς ῥήσεως ἑνὸς ἢ καὶ δυοῖν ἔτυχε μνημονεύσας, ὅλον γὰρ τὸ γένος αὐτῶν ἐκ παραδείγματος ἐνεδείξατο. κατὰ δὲ τὸ δεύτερον μέρος τῆς ῥήσεως, ἁπασῶν ἐμνημόνευσε μετὰ τῆς γνώμης, ἀσφαλῆ καὶ βέβαιον τὴν ἀπόφασιν ποιούμενος, ἐπειδὴ πάσαις ὑπάρχει κοινὸν, τὸ καταληπτικῶς τῶν ὑποκειμένων ἀπομάσσεσθαι τὰς ἰδέας. ἐπεὶ δὲ ὅπερ ὑπεσχόμην, ἔπραξα, διῆλθόν τε ὅσα πιθανῶς εἴρηταί τισιν εἰς τὸ μὴ δοκεῖν τὸν Ἱπποκράτην πολλάκις εἰρηκέναι περὶ τῶν αὐτῶν, ἐμοὶ μὲν ἤδη καιρὸς ἐπὶ τὰ συνεχῆ μετέρχεσθαι, σοὶ

ſcripſerat. Decebat conſtitui dignotiones tum a ſimilibus, tum diſſimilibus rei ſecundum naturam exſiſtentis, quae in aegrotantis corpore conſpiciuntur. Haec autem ſunt et quae ſub ſenſus cadunt, et ex iis ipſis non quae prave videntur aut prave audiuntur aut omnino aliquo ſenſu prave ſentiuntur, ſed quae probe et ſingulorum ſenſuum comprehenſione et mente percipiuntur; abuſum vero Hippocratem fuiſſe dicunt vocabulo, *ſentiuntur*, de mente verba facientem; ac proinde in prima ſententiae parte unius ſenſus, vel duorum fuiſſe memorem. Univerſum enim eorum genus ſub exemplo demonſtravit. In ſecunda vero textus parte omnium ſenſuum cum mente meminiſſe, quo ſolidam et exploratam enunciationem redderet. Nam commune eſt omnibus comprehenſione objectorum ſpecies excipere. Sed quum quod pollicitus ſum praeſtiterim, et quae e nonnullis appoſite dicta ſunt, ad hoc attulerim, ne videretur Hippocrates eadem ſaepius pronunciaſſe, jam opportunum mihi quidem tempus eſt orationis ſeriem ſe-

δὲ τὴν δόξαν τῶν εἰρημένων ἀρίστην σκεψαμένῳ ἀρήγειν. μέμνηται δὲ καὶ περὶ τοῦ τῆς γνώμης ὀνόματος εἰπὼν ὡς ἐπὶ τῶν παλαιῶν ἐν ἴσῳ ἐστὶ τῷ διανοίας, εἴτε καὶ ἐννοήσεως ἐλέγετο. πολλῶν οὖν ὄντων εἰς τοῦτο μαρτυριῶν ὀλίγα παραθήσομαι. Κριτίας μὲν ἐν τῷ πρώτῳ ἀφορισμῷ τάδε γράφει· μήτε ἃ τῷ ἄλλῳ σώματι αἰσθάνεται μηδὲ ἃ τῇ γνώμῃ γιγνωσκει. καὶ πάλιν γιγνώσκουσιν οἱ ἄνθρωποι, εἴ τις μὲν ὑγιαίνει τῇ γνώμῃ καὶ ἐν ὁμιλιῶν προτέρῳ· εἰ δ' αὐτὸς ἀσκήσειας, ὅπως γνώμῃ ᾖ ἱκανὸς, ἥκιστα [11] ἂν οὕτως ὑπ' αὐτοῦ ἂν ἀδικηθείης καὶ πολλάκις ἐν τῷ αὐτῷ καὶ ἐν τῷ δευτέρῳ τῶν ὁμιλιῶν ἀντιδιαιρῶν ταῖς αἰσθήσεσι τὴν γνώμην, πολλάκις εἴρηκεν, ὥσπερ καὶ ὁ Ἀντιφῶν ἐν τῷ πρώτῳ περὶ τῆς ἀληθείας ἐν τῷ λόγῳ ταῦτα δὲ γνοὺς, εἰς ἕν τε οὐδὲν αὐτῷ οὐτέων ὄψει ὁρᾷ μακρότητα, οὐτέην γνώμῃ γιγνώσκει, ὁ μακρότητα γιγνώσκων. καὶ πᾶσι γὰρ ἀνθρώποις ἡ γνώμη τοῦ σώματος ἡγεῖται καὶ εἰς ὑγείαν καὶ νόσον καὶ τὰ ἄλλα πάντα. καὶ ὡς ὁ Πλάτων πρὸς πρῶτον ἐν ἄλλοις τε καὶ κατὰ τὸ ε' τῆς πολιτείας. οὐκοῦν

clari; tibi vero ſuperiores ſententias ſcrutato omnium optimam eligere. Meminit autem *γνώμης* vocabulum accepiſſe, ut apud veteres, quod idem atque mens ſive etiam intelligentia ſignificat. Quum igitur ad hoc multa ſint teſtimonia, pauca in medium proferam. Critias in primo aphoriſmo haec ſcribit: *nec quae reliquo corpore, nec quae mente intelligit.* Et iterum: *Homines, an ſanus aliquis ſit mente, cognoſcunt.* Et in priore de colloquiis libro: *ſi ipſe exercitatus ita fuiſſes, ut tua mente valeres, minime ſic ab ipſo tibi injuria fieret.* Et in eodem ſaepenumero et in ſecundo colloquiorum *γνώμης* mentionem fecit, ſenſibus ipſam in diviſione opponens. Quemadmodum et Antipho in primo de veritate. Ratione qui haec novit nequaquam ipſe longitudinem viſu cernit, neque qui longitudinem novit, absque mente novit. Etenim omnibus hominibus tum per corporis ſanitatem, tum per morbum, atque cetera omnia mens imperat. Et Plato ut in primo ſaepe, ita in quinto de republica immoratus eſt.

τούτου μὲν τὴν διάνοιαν, ὡς γιγνώσκοντος, γνώμην ἂν ὀρθῶς φαμὲν εἶναι, τοῦ δὲ δόξαντος, δόξαν. καὶ Λυσίας κατὰ Πολιούχου· ἐκεῖνος γὰρ ὅσα τῇ ἑαυτοῦ γνώμῃ χρώμενος ὑπὲρ τοῦ ἡμετέρου πλήθους ἔπραξε, πανταχοῦ φανήσεται πολλῶν μὲν καὶ ἀγαθῶν αἴτιος τῇ πόλει γινόμενος, πλεῖστα δὲ καὶ ἄχρηστα τοὺς πολεμίους ἐργασάμενος. καὶ Αἰσχίνης δὲ κατὰ τούσδε ὁ Σωκρατικὸς ἐν τῷ Μιλτιάδῃ κατὰ τὸ αὐτὸ σημαινόμενον κέχρηται τῷ ὀνόματι καὶ Ὑπερίδης ἐν τῷ κατ' αὐτὸ Διοκλέους καὶ ἄλλοι ῥήτορές τε καὶ ἰατροὶ καὶ ποιηταί. περιττὸν δὲ πάντων μνημονεύειν.

δ'.

Ἃ καὶ οἷς γιγνωσκόμενα, πᾶσίν ἐστι γνῶναι.

Ζητεῖται κἀνταῦθα προσηκόντως τίνες ποτέ εἰσιν ἄλλαι δυνάμεις παρά τε τὴν αἴσθησιν καὶ τὴν γνώμην ὑπὸ τῆς φύσεως ἡμῖν δεδομέναι, διαγνωστικαὶ τῶν ἐκτὸς ὑποκειμένων· ὡς γὰρ οὐκ εἰρηκὼς ἁπάσας, οὕτως ἐπήνεγκε,

Itaque hujus intelligentiam ut cognoſcentis mentem, ita et opinantis opinionem eſſe recte dicimus. Et Lyſias in Poliuchum: Ille namque in omnibus rebus quae ſua uſus mente pro noſtro populo geſſit, multorum bonorum civitati cauſa fuiſſe videbitur et plurimis incommodis hoſtes affeciſſe. Aeſchines quoque et Socraticus in Miltiade et Hyperides in Dioclem et alii rhetores, medici atque poëtae, quorum omnium meminiſſe ſupervacaneum eſt, eadem ſignificatione id vocabulum uſurparunt.

IV.

Quae et quibus cognoſcuntur, omnibus datur cognoſcere.

Quaeritur et hic decenter quaenam ſint aliae praeter ſenſum et mentem facultates a natura nobis conceſſae, quibus exteriora objecta dignoſcuntur. Quod enim non omnes enumeraverit, ita intulit: *quae cognoſcuntur, om-*

γιγνωσκόμενα πᾶσίν ἐστι γνῶναι. διὰ τί τοίνυν αὐτὸν οὕτως εἰπεῖν νομίζω καὶ δὴ φράσω, προειπὼν τι πρότερον ἀναγκαῖον εἰς τὰ μέλλοντα λεχθήσεσθαι, πολλοῖς ἤδη καὶ τῶν παλαιῶν εἰρημένον, οἷς ἀρέσκει μηδεμίαν εἶναι δόξαν, ἣν οἱ τὰς αἱρέσεις συνιστάμενοι φιλόσοφοι δοκοῦσιν εὑρηκέναι, πάντα δὲ τὰ εἰρημένα τῷ πρόσθεν χρόνῳ πολλάκις ἅμα τῇ τῶν ἄλλων γνώμῃ διέφθαρται. μὴ μέντοι δοκεῖ τὴν Πυῤῥωνείαν αἵρεσιν ἢ Ἀκαδημικὴν ἢ Στωϊκὴν ἢ Περιπατητικὴν ἤ τινα ἄλλην ὕστερον Ἱπποκράτους γεγονυῖαν, τῇ τῶν πραγμάτων αὐτῶν ἐξαπτόμενος δόξῃ. αὐτοὶ οὖν οἱ τοῦ Πύῤῥωνος εἰς παλαιοτάτους ἄνδρας ἀνάγουσι τὴν ἑαυτῶν προαίρεσιν. εἰκὸς οὖν καθ' Ἱπποκράτην, μᾶλλον δὲ οὐκ εἰκὸς, ἀλλ' ἀναγ- [12] καῖον ἀμφισβητεῖν ἀλλήλοις τοὺς τότε περὶ τῶν φυσικῶν κριτηρίων, τοὺς μὲν μηδὲν εἶναι λέγοντας τοιοῦτον, καθάπερ ὕστερον οἱ Πυῤῥώνειοι, τοὺς δὲ τὴν αἴσθησιν μόνην ἐνίους δὲ ταύτην μὲν ἀτιμᾶσθαι νομίζειν καὶ ἀληθὲς εἶναι τὸ περιφερόμενον δὴ τοῦτο, νοῦς ὁρῇ καὶ νοῦς ἀκούει, τὰ δ' ἄλλα κωφὰ καὶ τυφλά.

nibus datur cognoſcere. Quamobrem nunc ipſum ita pronunciare dicimus et ſane explicabimus, quiddam in primis praefatis, et ad quae deinceps dicenda ſunt neceſſarium, et jam a multis veteribus proditum, quibus placet nullam eſſe opinionem quam ſectarum auctores philoſophi videntur inveniſſe, quaecumque vero prioribus ſeculis ſaepe tradita ſunt, una cum aliorum mente interiiſſe. Non tamen Pyrrhoniam ſectam aut Academicam aut Stoicam aut Peripateticam aut quamvis aliam poſt Hippocratem ortum habuiſſe cenſet quisquis rerum ipſarum opinione accenditur, quum ipſi Pyrrhonei ad vetuſtiſſimos viros primariam ſuam ſectam referant. Quocirca veriſimile eſt Hippocratis temporibus, imo vero non veriſimile, ſed neceſſarium, qui tunc vivebant, eos de naturalibus judiciis inter ſe diſceptaſſe, et hos quidem nullum tale recenſuiſſe, quemadmodum Pyrrhonei; illos vero ſolum ſenſum; nonnullos hunc nihili ducentes id ſane verum ſenſiſſe quod circumfertur, *mens cernit, mens audit, cetera ſurda et*

τινὰς δ' ἀμφότερα φύ- (666) σει κριτήρια τεθεῖσθαι τῶν μὲν αἰσθητῶν τὴν αἴσθησιν, τῶν δὲ νοητῶν τὸν νοῦν, τινὰς δὲ πρὸς ταύταις καὶ ἄλλας ψυχῆς ἡμῶν δυνάμεις εἶναι νομίζειν. ὅπως οὖν αὐτῶν ἐκφύγῃ τὴν ἐπήρειαν ὁ Ἱπποκράτης αὐτὸς μὲν ἐμνημόνευσε δυοῖν κατὰ γένος δυνάμεοιν αἰσθήσεώς τε καὶ διανοίας, ἃς ἴστε κἀμὲ διὰ παντὸς ἐπιδεικνύντα, μόνα ἡμᾶς ἔχειν κριτήρια τῆς γνώσεως. ἕνεκα δὲ τῶν σοφιστῶν τῷ λόγῳ προσέθηκεν, ἃ δ' οἷς γιγνωσκόμενα πᾶσι δυνατόν ἐστι γνῶναι. τινὲς μὲν οἴονται τὸν μὲν νοῦν ἄλλης εἶναι φύσεως, τὴν δὲ διάνοιαν ἄλλης, τὸν δὲ ἐνδιάθετον ὀνομαζόμενον λόγον ἄλλης, καὶ τούτων δὲ πλείους ἄγουσι δυνάμεις. ἐμοὶ δὲ ἐν τοῖς τοῦ κοινοῦ λόγου βιβλίοις δέδεικται τρεῖς εἶναι τὰς πάσας ἐν ἡμῖν δυνάμεις, αἷς χρώμεθα πρός τε τὰς τῶν τεχνῶν συστάσεις καὶ τῶν βιβλίων αἴσθησίν τε καὶ νοῦν καὶ μνήμην, ἀλλὰ τὴν μὲν μνήμην ἀποτίθεσθαί τε καὶ φυλάττειν ἐν αὐτῇ τὰ γνωσθέντα δι' αἰσθήσεως καὶ νοῦ ταμεῖόν τι τῶν εὑρημένων αὐτοῖς οὖσαν, οὐκ αὐτὴν εὑρίσκουσαν ἑκάστου πράγματος φύσιν. εἰς δὲ

caeca ſunt. Quosdam utraque judicia ſtatuiſſe ſenſilium quidem objectorum ſenſum; comprehenſibilium vero mentem. Quosdam demum alias atque alias animae noſtrae facultates duxiſſe. Quo igitur eorum inſultum effugeret Hippocrates, ipſe duarum genere facultatum, ſenſus et mentis, meminit, quas ſcitis etiam me ſemper demonſtraſſe ſola nos habere cognoſcendi judicia. At propter ſophiſtas orationi appoſuit: *quae et quibus cognoſcendi facultas data eſt.* Quidam augurantur alterius quidem naturae mentem, alterius vero intelligentiam eſſe; alterius quoque quam mente conceptam rationem appellitant, atque his plures etiamnum facultates introducunt. Nobis vero in libris de communi ratione demonſtratum eſt tres univerſas nobis ineſſe facultates quibus ad artium et librorum conſtructionem utimur, ſenſum, mentem et memoriam. Verum memoriam in ſenſu ac mente percepta et recondere et reſervare, et rerum ipſis inventarum promptuarium quoddam eſſe ipſamque ſingularum rerum natu-

τὴν τῶν ζητουμένων εὕρεσίν τε καὶ κρίσιν, αἴσθησίν τε καὶ νοῦν ἡμῖν ὑπάρχειν φύσει. ἀλλ᾽ ὅταν γε μὴν περὶ τούτων αὐτῶν ὁ λόγος ᾖ, συγχωρεῖ τις ἄλλην μὲν δύναμιν εἶναι τῆς νοήσεως, ὑπολαμβάνουσι δὲ τοῦ λόγου καὶ νῦν πάλιν ἄλλην, εἰ βούλονται, τοῦ νοῦ καὶ τῆς διανοίας ἀρκοῦσαν τούτῳ πρὸς αὐτοὺς, ὡς ἐναργῶς ἅπαντες ἄνθρωποι διαγιγνώσκουσι καὶ μῆλον καὶ μέσπιλον καὶ σταφυλὴν καὶ ἄλλα σώματα ὀσπρίων, εἴτε διὰ μιᾶς δυνάμεως ψυχικῆς, εἴτε διὰ δυοῖν ἢ τριῶν ἢ πλειόνων ἡ διάγνωσις αὐτῶν γίγνηται. πεπεισμένοι δέ εἰσιν ὡσαύτως ἅπαντες οἱ ἄνθρωποι καὶ κίνησιν εἶναί τε καὶ αἴτιον καὶ σημεῖον, αὐτά τε ταῦτα τὰ προειρημένα καὶ νοῦν καὶ μνήμην καὶ προαίρεσιν, ἃ πρὸς ἄλλοις πολλοῖς ἀνατρέπειν ἐπεχείρησεν Ἀσκληπιάδης ὡς οὐκ ὄντα. τούτων οὖν μοι προειρημένων ἤδη νομίζω, σαφὲς γέγονεν, οὗτινος ἕνεκα ἐπὶ τελευτῇ τῆς διδασκαλίας ὁ Ἱπποκράτης αὐτάρκως γεγενημένης προσέγραψεν· ἃ καὶ οἷς γιγνωσκόμενα ἅπασίν ἐστιν γνῶναι. ἄρχεσθαι μὲν προσήκει τὸν ἰατρὸν τῶν ἔργων τῆς τέχνης ἀπὸ τῆς διαγνώσεως

ram non invenire; ad eorum vero quae inquiruntur inventionem et judicium, tum ſenſum, tum mentem nobis natura ſuppetere. Sed quum de his ipſis oratio ſit, concedit aliquis aliam quidem eſſe intelligentiae facultatem, alii vero rationis aliam conjiciunt. Nuncque rurſus aliam, ſi velint, et mentis et aliam intelligentiae quae huic adverſus eos par ſit, ut evidenter omnes homines dignoſcant et malum et meſpilum et uvam et leguminum corpora, ſive una animae facultate ſive duobus ſive tribus ſive pluribus ipſorum dignotio prodeat. Omnes autem homines peraeque ſibi perſuaſerunt, et motum et cauſam et ſignum, et haec ipſa praedicta, et mentem et memoriam et conſilium eſſe, quae praeter alia multa funditus evertere conatus eſt Aſclepiades, ac ſi nulla ſint. His igitur a nobis propoſitis, iam mea quidem ſententia dilucidum eſt, cujus rei gratia in ſine doctrinae ſatis editae adſcripſerit Hippocrates: *quae et quibus cognoſcuntur, omnibus datur cognoſcere.* Inire decet medicum artis opera, ducto ab

τῶν παθῶν, παραβαλόντα τὰ κατὰ τὸν νοσοῦντα νοσήματα φαινόμενα τοῖς τῶν ὑγιαινόντων καὶ θεωροῦντα τίνα μὲν ὅμοια, τίνα δὲ ἀνόμοια τὴν γνῶσίν γε καὶ αὐτῶν καὶ τῶν ἄλλων ἁπάντων ὑπερβαίνειν, αἰσθήσει τε καὶ γνώμῃ, καὶ εἴ τι δόξει ὡς ἄλλο πρὸς τούτοις κοινὸν ἁπάντων εἶναι φύσει κριτήριον, ὁμοίως κἀκείνοις εἰς τὴν τῶν εὑρημένων κρίσιν. ὡς τὸ γιγνώσκειν ἔχομεν ἅπαντες ἄνθρωποι, ὡς μὲν καὶ ἡμεῖς εἰς τὰ τῆς τέχνης ἔργα, τὴν μὲν οἷον ὕλην ἔχοντες, τὰ αἰσθητὰ, ἐν οἷς φησιν· ἃ καὶ θιγεῖν καὶ ἀκοῦσαί ἐστι. τὴν δὲ τούτων κριτικὴν διττὴν, αἴσθησίν τε καὶ γνώμην, ἃς διὰ τῆς ἐχομένης ῥήσεως ἐδήλωσεν εἰπὼν, ἃ καὶ τῇ ἀκοῇ καὶ τῇ ῥινὶ καὶ τῇ γλώττῃ ἐστὶν αἰσθέσθαι, ὑπηρετούσαις ἀμφοτέραις, ἐναργῶς μὲν τῇ μνήμῃ, εἰ δέ τινα καὶ ἄλλην ἐπεισάγεταί τις δύναμιν, οὐκ ἐκείνην ἡμῶν ἀρνησαμένων, ἐὰν οὕτως φαίνηται χρήσιμος ὑποχειρισμῷ ὑπάρχουσα. διὰ γὰρ τοῦ φάναι, οἷς [13] γιγνωσκόμενα πᾶσίν ἐστι γνῶναι, περιέλαβε μὲν καὶ τὴν γνώμην ἢ ἐξουσίαν δέδωκε τοῖς ἡγου-

affectuum dignotione principio, apparentes aegrotantis affectus ſanorum affectibus comparantem, et qui ſimiles ſint et qui diſſimiles ſpeculantem, eorum et aliorum omnium cognitionem tum ſenſu tum mente transcendere; et ſi quam cenſuerit praeter has aliam communem rerum omnium judicem eſſe natura facultatem, ac illis peraeque inventorum judicium, ut etiam cognoſcere cuncti homines poſſunt, ut et nos in medicinae operibus habentes tamquam materiam quae ſub ſenſus cadunt, his verbis: *quae tangere et audire licet*; judicandi vero haec facultatem duplicem, ſenſum et mentem, quas eadem textus ſerie declaravit, quum inquit: *quae auditu et odoratu et guſtu ſentire licet.* Utrisque ſane memoriae manifeſte ſubſervientibus. Si quis vero aliam quandam facultatem introduxerit, illam nos minime propulerimus, ſi ſubjectae materiae utilis exſiſtat. His enim pronunciatis: *quae et quibus cognoſcuntur, omnibus datur cognoſcere*, et mentem complexus eſt, vel etiam conceſſit, auguratus aliquam et

μένοις εἶναί τινα καὶ ἄλλην κριτικὴν δύναμιν καὶ ἐπιδεικνύειν ἡμῖν αὐτήν. τὰ μὲν ἄχρι δεῦρο κατὰ τὸ βιβλίον Ἱπποκράτους γεγραμμένα κοινὰ τῆς ὕλης ἰατρικῆς ἐστι καὶ διὰ τοῦτό γε ἔφην αὐτὰ προοίμιον μέν τι πάσης τέχνης εἶναι. τούτων δ' ἐφεξῆς ἐπὶ χειρουργίαν ἀποκεχώρηκε καὶ ταύτης ἃ κατὰ τὸ ἰητρεῖον ἢ μανθάνειν ἢ πράττειν ἐξ ἀρχῆς οἱ κατὰ τὴν τέχνην ἀσκούμενοι δύνανται. καὶ μὴ νομίσῃ μέ τις παρὰ τὸ ἐμὸν ἦθος μεμηκυγκέναι τὴν ἐξήγησιν. ὅσοι γὰρ κοινοὶ λόγοι τῆς ὅλης τέχνης εἰσὶ, τούτοις προσήκει μακρότερον ἢ κατὰ τοὺς ἐν μέρει λέγεσθαι, καὶ μάλισθ' ὅταν αὐτοὺς ἔν τινι πραγματείᾳ διέλῃ, μηκέτι μέλλων αὖθις ἐρεῖν αὐτοὺς, καθάπερ κἀγὼ προῄρημαι κατὰ τὴν τῶν Ἱπποκράτους βιβλίων ἐξήγησιν ἅπαντα μὲν διακρίνειν αἰσθήσεί τε καὶ γνώμῃ, τῶν δ' εἰρημένων ἄρτι λόγων μηκέτι μνημονεύειν. οὐ μὴν οὐδὲ νῦν ἀξίως αὐτοῦ τοῦ πράγματος ἐμήκυνα τὸν λόγον· ἐνὸν γάρ μοι διελθεῖν τε ἅμα καὶ κρῖναι τὴν γεγενημένην διαφωνίαν περὶ τοῦ τῶν

aliam esse judicandi facultatem et ipsam nobis probare. Quae igitur hucusque hoc in Hippocratis libro scripta sunt ad materiam medicam vulgo referuntur; atque idcirco ipsa totius artis prooemium quoddam esse pronunciavi. Deinceps autem ad chirurgiam processit, et ad ea quae hujus sunt artis, quae in officina medici aut discere aut facere possunt qui in arte ab initio exercentur. Atque nemo existimaverit, explicationem me longiorem praeter meum morem fecisse. Quae namque totius artis communes sunt sententiae, in his, quam in particularibus prolixiorem appellari consentaneum est, ac maxime quum quis aliquo in opere ipsas distinxerit, non amplius eas rursum explicaturus, quemadmodum et ego primum in horum librorum Hippocratis explicatione statui quidem omnia tum sensu tum mente dignoscere; earum vero quas retuli sententiarum nullam amplius mentionem facere. Non tamen tunc, neque nunc pro ipsius rei dignitate orationem produxi. Quum enim mihi liceat ortam de facultatum animalium

ψυχικῶν δυνάμεων ἀριθμοῦ βέλτιον ἐνόμισα πρὸς τὴν τοῦ κοινοῦ λόγου πραγματείαν ἀναπέμψαι τὸν βουλόμενον ἀκριβέστερον περὶ τούτων γνῶναι, διερχομένης δὲ τῆς ἄλλης ζητήσεως ἐν τῷ λέγειν, ἀπὸ τῆς τοῦ ὁμοίου καὶ ἀνομοίου θεωρίας ἄρχεσθαι, διὰ τὸ μὴ πάνυ τι διηρθρωμένως νοεῖσθαι πᾶσιν, ὅτι εἴ τι διαφέρει τοῦ ὁμοίου τὸ ταὐτὸν, ἑκὼν καὶ ταύτην παρέλιπον ἐν ἑτέροις ἐξειργασμένην. ἐμπίπτει γὰρ εἰς τὴν περὶ αὐτῆς σκέψιν ἄλλα τέ τινα ἃ καὶ ταύτην παρέλιπον, τὸ πότερον ἐπὶ τοῖς αὐτοῖς ἢ ὁμοίοις αἱ τηρήσεις μὲν τοῖς ἐμπειρικοῖς γίγνονται. τινὲς μὲν γὰρ καὶ αὐτῶν τῶν ἐμπειρικῶν ἐπὶ τοῖς ὁμοίοις ἔφασαν, οἱ δὲ ἀκριβέστεροι τὴν ἀκολουθίαν διασώζοντες ὅλης ἑαυτῶν τῆς ἀγωγῆς ἐπὶ τοῖς αὐτοῖς φασι τὰς τηρήσεις ἁπάσας γίγνεσθαι, τάς τε παθογνωμικὰς ὀνομαζομένας καὶ τὰς προγνωστικὰς καὶ τὰς θεραπευτικάς. Δίωνα φρενιτίζοντα Θέωνι φρενιτίζοντι, καθόσον ἀμφότεροι φρενιτίζουσι, τὸν αὐτὸν εἶναι. τινὲς δ' οὐδ' ἁπλῶς λέγεσθαί φασι τὸ ὅμοιον, ἀλλὰ καὶ νοεῖσθαι

et explicare et ſimul decernere, utilius duxi qui harum accuratiorem notitiam deſiderat, eum, ad opus de communi ratione remittere. Intercedente vero alia hac in textu quaeſtione: *a ſimilis et diſſimilis inſpectione exordiendum eſſe*; propterea quod frequentius articulate non omnibus innoteſcit, ſi qua ſit inter idem ac ſimile diſſerentia: hanc quoque conſultus omiſi, aliis in commentariis accurate tractatam. Nam ad ejus animadverſionem etiam alia quaedam coincidunt quae praetermiſi et hanc, utrum eorumdem vel ſimilium obſervationes ſiant. Et certe quidam empirici ſimilia obſervanda eſſe profitentur; quidam vero accuratiores univerſae ſuae ſectae diſciplinam ſervantes, eorumdem cenſent obſervationes omnes eſſe faciendas, tum pathognomicas appellatas, tum prognoſticas, tum therapeuticas; et Dionem phreniticum eumdem eſſe atque Theonem phrenitide laborantem, quatenus ambo phrenitide delirant. Nonnulli vero neque ſimile ſimpliciter dici profitentur, ſed duobus modis et intelligi

καὶ λέγεσθαι διττῶς· ἓν μὲν γὰρ ὅμοιον ἀπαράλλακτον νοεῖσθαι, καθάπερ τοὺς Διοσκόρους, ἕτερον δὲ οὐ τοιοῦτον, ἀλλ' ἐν ᾧ τὸ μᾶλλόν τε καὶ ἧττόν ἐστιν. οὐ μὴν παρὰ τοῖς παλαιοτάτοις ἰατροῖς τε καὶ φιλοσόφοις, ὧν ἔτι συγγράμματα διασώζεται, τοιαύτη χρῆσις εὑρίσκεται συγκεχυμένως καὶ ἀδιαρθρώτως χρωμένων αὐτῶν τῇ τῶν ὁμοίων προσηγορίᾳ, ποτὲ μὲν ἐπὶ τῶν αὐτῶν εἶδος ἐχόντων ἀπαράλλακτον, ὡς τὸν ἀριστερὸν ὀφθαλμὸν τῷ δεξιῷ, θεωρουμένοις ἀμφοῖν ἐφ' ἑνὸς ἀνθρώπου, ποτὲ δ' ἂν καὶ ἐπὶ διαφερόντων ἀνθρώπων, ὁ μὲν γλαυκὸς, ὁ δὲ χαροπὸς ἢ μέλας, ἢ καθόσον ὀφθαλμοὶ καὶ τούτους ὁμοίους λέγουσιν εἶναι, μᾶλλον δὲ αὐτοῖς ἐστι καὶ συνηθέστερον τὸν γλαυκὸν τῷ γλαυκῷ, τὸν χαροπὸν τῷ χαροπῷ λέγειν ὅμοιον, καθάπερ γε καὶ τὴν ῥῖνα τὴν μὲν γρυπὴν τῇ γρυπῇ, τῇ δὲ σιμῇ τὴν σιμὴν, τῇ δὲ εὐθείᾳ τὴν εὐθεῖαν ὁμοίαν εἶναι.

ε'.

[14] *Τὰ δ' ἐς χειρουργίαν κατ' ἰητρεῖον.*

---

et enunciari: uno quidem ſimile intelligitur, quod nulla re diſſidet, quemadmodum Caſtor et Pollux; altero vero non hujusmodi, rerum in quo et magis et minus eſt. Non tamen et apud vetuſtiſſimos medicos et philoſophos, quorum adhuc exſtant opera, hujusmodi ſimilium uſurpatio comperitur, quum ipſi confuſe et citra diſtinctionem ſimilium appellatione utantur; alias quidem in iis qui formam ſortiuntur minime diſcrepantem, ut ſiniſtrum oculum a dextro, cum ambo in uno homine ſpectantur; alias vero ubi diverſis in hominibus, hic quidem glaucus, ille vero caeſius eſt, aut niger, aut quatenus oculi; atque hos ſimiles eſſe dijudicant. Satius tamen ipſis et magis conſuetum eſt, glaucum glauco et caeſium caeſio, quemadmodum et naſum aduncum adunco, ſimum ſimo et rectum recto ſimilem appellare.

V.

Quae autem ad chirurgiam in medici officina ſpectant.

Αἱ τοιαῦται βραχυλογίαι προδήλως ὑφ' ἑκόντων γίγνονται, ἀσαφῶς ἑρμηνεῦσαί τι βουληθέντων. ὅπου γὰρ ἐνίοτε μὲν ὀνόματος ἑνὸς ἢ ῥήματος ἢ δυοῖν ἢ τὸ πλεῖστον τριῶν προσθέσει τὸν λόγον ἐργάσασθαί ἐστι σαφῆ, πῶς οὐκ ἄν τις ἀσάφειαν ἐπιτηδεύεσθαι φαίη τοὺς οὕτω συγκειμένους λόγους; ἐγὼ γοῦν ἐρῶ τὸν τύπον τῆς λέξεως, ᾧ τις ἂν χρησάμενος ἡγήσαιτο σαφῆ τὸν λόγον. ἔσται δὲ τοιόσδέ τις· ἡ μὲν ἰατρικὴ πᾶσα κοινὸν τὸν σκοπὸν εἰς τὰς διαγνώσεις τῶν παθῶν, ὁμοιότητά τε καὶ ἀνομοιότητα πρὸς τοὺς ὑγιαίνοντας ἐκ τῶν ἐναργῶς αἰσθήσει τε καὶ νοήσει φαινο- (667) μένων, τήν τε εὕρεσιν ἴσχουσα καὶ τὴν κρίσιν. ἐγὼ δὲ ταύτης ἐρῶ τὰ κατὰ χειρουργίαν μόνον, ἃ ἐν ἰατρικῇ δύναται δείκνυσθαί τε τοῖς μανθάνουσι καὶ περὶ τοὺς πάσχοντας ἐνεργεῖσθαι. οὕτως ἄν τις μὲν εἶπε σαφῶς ἑρμηνεῦσαι βουλόμενος. γράφουσι δ' ἔνιοι τοῦ κατ' ἰητρεῖον ὀνόματος τὴν ἐσχάτην συλλαβὴν διὰ τοῦ η καὶ εἰ βούλῃ, κατὰ τὴν ἰατρικὴν, οὐ κατὰ τὸ χωρίον, ὃ καλοῦμεν ἰατρεῖον,

Hujusmodi breviloquentiae a conſultis perſpicue procedunt, obſcure quid enunciare volentibus. Ubi namque nonnunquam unius nominis aut verbi aut duorum aut ad ſummum trium adjectione dilucidam orationem conficere datur: qua ratione quis non obſcuritatem ſectari dixerit verbis ita contextis? Ego certe textus typum ſum dicturus, quo quicunque uſus fuerit, dilucidam noverit orationem. Hic autem talis erit. Univerſa medicina ad affectuum dignotiones, ſanorum tum ſimilitudine tum diſſimilitudine, per ea quae et ſenſu et mente deprehenduntur, conſilium, inventionem et judicium dirigit. Ego vero quae chirurgiae ſunt exſequar quae in medicatrina diſcentibus demonſtrare et circa morbis affectos operari poſſumus. Quicumque dilucidis verbis explicare velit, ita loqueretur. Scribunt autem nonnulli poſtremam nominis *κατ' ἰητρεῖον* medicatrinae ſyllabam per *η*, *κατ' ἰητρείην*, ac ſi velis in medicina, non in loco quem *ἰατρεῖον*, *medicatrinam* vocitamus, interpretari, quaſi ita dixerit. Quae ad chirurgiam artis

ὡσεὶ καὶ οὕτως εἰρήκει· τὰ δ' ἐς χειρουργίαν τὴν κατ' ἰατρικὴν τέχνην ἐστὶ τάδε· φαίνεται δὲ ἑξῆς ὁ τοῦ βιβλίου συγγραφεὺς, εἴτ' αὐτὸς ὁ Ἱπποκράτης ἐστὶν εἴθ' υἱὸς αὐτοῦ Θεσσαλὸς, οὔτε πασῶν τῶν κατ' ἰατρικὴν χειρουργιῶν μνημονεύειν οὔτε τῶν κατὰ τὸ ἰατρεῖον, ἀλλὰ καὶ τούτων αὐτῶν ὅσαι τοῖς εἰσαγομένοις εἰσὶ χρήσιμοι. καὶ μέντοι καὶ ἡ ἐπιγραφὴ τοῦ συγγράμματος ἐντεῦθεν ἐγένετο ἢ παραπλησίως ἐς ὕστερον ἐποιήσατο Διοκλῆς καὶ Φιλότιμος καὶ Μαντίας. εἶχε δ' ἂν τελεώτερον, ἢν περὶ τῶν κατ' ἰητρεῖον ἐπεγέγραπτο. θαυμάζω δὲ Ἀσκληπιάδου τὴν μὲν κατ' ἰητρείην γραφὴν φυλάξαντος, σημεῖον δὲ αὐτὴν οἰομένου περὶ τῶν αὐτῶν κατὰ τὸ ἰητρεῖον. τὸ γὰρ κατ' ἰητρίην ἐστὶ τούτου σημαντικὸν, οὐ τὸ κατ' ἰητρεῖον, ἵνα τις ἰατρεῖον τῶν νόσων ἰατρίην ἀκούσῃ. τὰ μὲν δὴ τοιαῦτα περὶ τῶν ὀνομάτων ἴσχει τὴν σκέψιν, ὧν ὀλίγη φροντὶς τοῖς σπουδάζουσι τὴν τῶν πραγμάτων ἀλήθειαν. ἡ δὲ

medendi partem ſpectant, haec ſunt. Auctor autem libri deinceps declaratur (ſive ipſe ſit Hippocrates ſive Theſſalus ejus filius) neque omnes medicae chirurgiae operationes, neque res ad medicatrinam ſpectantes memoriae prodidiſſe, ſed ex his ipſis quaecumque tironibus in uſu ſunt. Atque etiam inde libri titulus artem duxit, quem poſtea Diocles, Philotimus et Mantias conſtituerunt. Planius autem inſcribi potuit περὶ τῶν κατ' ἰητρεῖον, ſi de iis quae in medici officina ſpectantur ſiat inſcriptio. Miror autem Aſclepiadem qui titulum quidem κατ' ἰητρείην, *quae in medicina ſpectantur*, ſervandum eſſe cenſet; titulum vero περὶ τῶν αὐτῶν κατὰ τὸ ἰητρεῖον, *de iis quae in medici officina ſpectantur ſignificare.* Prior enim titulus κατ' ἰητρίην medicinam, non alter qui κατ' ἰητρεῖον medici officinam ſignificat, quo quis ἰητρεῖον medici officinam, ἰητρίην medicinam morborum medicatricem interpretetur. Atque profecto hujusmodi de nominibus diſceptationem continent, de quibus pauci ſolliciti ſunt, qui

αὐτῶν τῶν προκειμένων διδασκαλία κατὰ τὴν ἑξῆς λέξιν ἄρχεται.

ϛʹ.

Ὁ ἀσθενέων, ὁ δρῶν, οἱ ὑπηρέται, τὰ ὄργανα, τὸ φῶς, ὅκου, ὅκως, ὁκόσα, οἷσιν, ὅκως, ὁκότε, τὸ σῶμα, τὰ ἄρμενα, ὁ χρόνος, ὁ τρόπος, ὁ τόπος.

Διὰ ταύτην τῆς ῥήσεως ἅπαντα διῆλθεν, ὑφ' ὧν καὶ δι' ὧν καὶ περὶ ὧν τὸ χειρουργικὸν μέρος τῆς τέχνης καταγίνεται. διέξεισι δὲ ἐφεξῆς ὁποῖόν τε τῶν εἰρημένων ἕκαστον εἶναι προσήκει καὶ καθ' ὄντινα τρόπον ἢ χρόνον εἰς χρῆσιν ἄγεσθαι. ἔστι δ' αὐτῶν τὰ μὲν πλεῖστα σαφῆ, καθάπερ ὁ ἀσθενέων καὶ ὁ δρῶν καὶ οἱ ὑπηρέται καὶ τὰ ὄργανα καὶ τὸ φῶς. καὶ μέντοι καὶ αὐτὸς ὁ συγγραφεὺς ἑξῆς ὑπὲρ αὐτῶν διῆλθεν, ὅπως μὲν ἑαυτὸν χρὴ παρέχειν τῷ ἰατρῷ τὸν ἀσθενοῦντα διδάξας, ὅπως δὲ δεῖ τὸν ἰατρὸν ἐνεργεῖν ἀμφ' αὐτὸν, ὅπως δὲ τοὺς παρόντας τούτῳ ὑπηρε-

rerum veritatem negotiantur. Quae vero propofita funt, eorum doctrina fequenti oratione exorditur.

VI.

Aegrotans, agens, miniftri, machinamenta, lumen, ubi, quomodo, quot, quibus, quo pacto, quando, corpus, inftrumenta, tempus, modus, locus.

Hoc textu omnia percenfuit, a quibus, per quae et in quibus chirurgica medicinae pars occupatur. Deinde narrat quale praedictorum unumquodque effe deceat, et quomodo et quo tempore ad ufum duci. Ex his plurima manifefta funt, ficut aegrotans, agens, miniftri, machinamenta, lumen. Et fane ipfe quoque auctor in fequentibus de iis differuit, quum docuit, quomodo deceat aegrotantem fe medico obfequentem praeftare; quomodo medicum circa ipfum agere oporteat; et quomodo huic ad-

τεῖν δεῖ. ὡσαύτως δὲ καὶ περὶ τῶν ὀργάνων καὶ τοῦ φωτὸς, αὐτὸς ὅσα προσήκει γιγνώσκειν ἡμᾶς, ἐφεξῆς ἔγραψε. μετὰ δὲ ταῦτα περὶ ἐπιδέσεως μακρὰν ἐποιήσατο διδασκαλίαν, οὐ κατὰ τὸ τῆς λέξεως εἶδος μηκύνας· ἐν ὅλῳ γὰρ τῷ βιβλίῳ φυλάττει τὴν βραχυλογίαν, ἀλλὰ τῷ βουληθῆναι μηδὲν παραλιπεῖν τῶν χρησίμων. ὅσα τοίνυν ἐκτὸς ἀσθενοῦντος καὶ δρῶντος καὶ ὑπηρετῶν καὶ ὀργάνων καὶ φωτὸς εἴρηται κατὰ τὴν προκειμένην ῥῆσιν ἐπισκέψασθαι χρὴ, καὶ πρῶτόν γε τὸ πρῶτον ἐν αὐτοῖς εἰρημένον, τὸ ὅκου, διὰ τοῦ μὲν κ τῆς δευτέρας συλλαβῆς ὑπὸ τῶν Ἰώνων λεγομένης, πρὸς ἡμῶν δὲ διὰ τοῦ π, καὶ σημαίνοντος τὸν τόπον ἐν ᾧ κείμενος τυγχάνει. διὸ καὶ κατὰ πάντων αὐτό τις εἰρῆσθαι τῶν προειρημένων οὐκ ἂν ἀπὸ τρόπου φαίη. ὅ τε γὰρ ἀσθενῶν ἐπιτηδείου τόπου δεῖται, κέκληται δὲ τὰ ἀσθενοῦντα δηλονότι, περὶ ὧν ἡ χειρουργία γίγνεται, τούτου δ᾽ οὐχ ἧττον ὁ ἰατρός. ὥσπερ γε τὰ ὄργανα τοῦ προσήκοντος τόπου χρῄζει καὶ τοῦ φωτὸς δὲ τὸ τεχνικὸν, ὡς αὐτὸ ἐφ᾽ ἡμῖν ἐστιν ἐν τῷδε τῷ τόπῳ ποιῆσαι τόδε ἐφεξῆς γεγραμ-

ſtantes ſubminiſtrare conſentaneum ſit. Eodem vero modo et de machinamentis et de lumine, quaecumque nos noſſe deceat, ipſe deinceps ſcriptis prodidit. Poſt haec autem de deligatione longam doctrinam conſtituit, minime producta orationis forma. At quaecumque propoſito textu narrantur, praeterquam aegrotans, agens, miniſtri, machinamenta, lumen, perpendenda ſunt. Atque in primis ὅκου, *ubi*, primum inter ipſa relatum quod per κ ſecundae ſyllabae Iones, nos per π pronunciamus; quod locum, in quo quis ſitus eſt, ſignificat: proindeque praedictis omnibus non modo id attribui aliquis protulerit. Aegrotans namque idoneo loco opus habet (aegrotantia vero vocata ſunt, quibus nimirum ſuccurrit chirurgia). Hoc autem non minus medicus, quemadmodum et inſtrumenta conſentaneum locum deſiderant, et ex luminibus quod artificioſum eſt, ut id penes nos ſit, et quemvis in locum feratur. Quod deinceps ſcribitur *quomodo*, ὅκως per κ, id

μένον τὸ, ὅκως, ἡμεῖς μὲν διὰ τοῦ π λέγομεν ὅπως. σημαίνει δ' οὐ παρ' ἡμῖν μόνον, ἀλλὰ καὶ παρὰ τοῖς Ἴωσι τὴν οἷον ποιότητα τῶν διδασκομένων πραγμάτων. οὐ γὰρ μόνον ὅπου χρὴ κατακείμενον ἢ καθήμενον χειρουργεῖσθαι τὸν πεπονθότα τόπον, ἐπίστασθαι τοῖς μανθάνουσι τὴν τέχνην, ἀλλὰ καὶ τὸ πῶς ἔχει σχήματος. οὕτως δὲ καὶ τὸν ἐνεργοῦντα καὶ τοὺς ὑπηρετοῦντας αὐτῷ. καὶ τῶν ὀργάνων ἡ θέσις οὐ μόνον ἐπιτήδειον ἔχειν δεῖται τόπον, ἀλλὰ καὶ παρεσκευάσθαι κατὰ τάξιν. οὕτως ἂν εὐληπτότατον ἕκαστον εἴη καὶ αὐτῷ τῷ ἰατρῷ καὶ τοῖς ὑπηρέταις αὐτοῦ. φαίνεται δὲ ἐντεῦθεν παραλελοιπὼς τὰ ἄρμενα συνεπινοεῖσθαι, συν- [16] τίθεσθαι τοῖς ὀργάνοις δυνάμενα. ὅπως δὲ πάλιν αὐτῶν ἐφεξῆς ἀτάκτως ἐμνημόνευσε, μετ' ὀλίγον ὀψόμεθα. νυνὶ δὲ τὰ συνεχῆ τοῖς εἰρημένοις ἐξαπλωτέον, ἔνθα φησίν· ὅσα οἷς ὅκως ἀναφέρεται δηλονότι τούτων ἕκαστον ἐπὶ τὰ προειρημένα, ἃ παρασκευασθησόμενα πρὸς τὴν χειρουργίαν προσήκει γιγνώσκεσθαι τοῖς μανθάνουσιν, ὁπόσα τέ ἐστι καὶ οἷς τέ τισιν αὐτῶν καὶ ὅπως χρηστέον, ἵνα τὸ

nos per π ὅπως pronunciamus. Notat autem non apud nos dumtaxat, fed et apud Iones rerum docendarum veluti qualitatem. Artis namque peritos non folum affectum locum fcire decet, ubi decumbens aeger aut fedens manu curandus eft, fed et quomodo figurandus: fic vero et qui operatur, et qui ipfi operanti miniftrant. Machinamentorum quoque pofitura non folum idoneum habere locum poftulat, fed et per ordinem apparari. Sic fingula tum medico tum ejus miniftris ad manum maxime fuerint. Conftat autem hinc omififfe inftrumenta, ut quae fimul cum machinamentis mente comprehendi et adnumerari queant. Sed rurfum quo pacto inordinate eorum meminerit paulo poft fpectabimus. Nunc autem praedictis continua explicanda funt, ubi pronunciat quot, quibus, quomodo. Haec nimirum fingula ad res praedictas referuntur, quas ad chirurgiam apparandas noffe difcentes oportet, quot fint, quibus ex ipfis et quomodo utendum: ut quomodo, quum paulo fuperius voci, ubi, poftpofitum

μὲν ὀλίγον ἔμπροσθεν εἰρημένον, ὅκως, ἐφεξῆς τῷ ὅκου τὴν ἐν τῇ θέσει ποιότητα δηλοῖ, τὸ δὲ νῦν λεγόμενον τὴν ἐν τῇ χρήσει. τέτακται γοῦν ἐκεῖνο μὲν ἐπιῤῥήματι τοπικῷ τῷ ὅκου, τουτὶ δὲ ἄρθρῳ τῷ διά τινων ἀρμένων ὀργάνων ἐνεργείας δηλῶσαι βουλομένῳ. τὸ δὲ ἐφεξῆς εἰρημένον ὁκότε προδήλως τὸν καιρὸν δηλοῖ, καθ' ὃν ἑκάστῳ προσήκει χρῆσθαι. τὰ δὲ μετὰ ταῦτα κατὰ τήνδε τὴν λέξιν οὕτως ἔχοντα, τὸ σῶμα, τὰ ἄρμενα, ὁ χρόνος, ὁ τρόπος, ὁ τόπος, εἰκότως ἐζήτηται τίνα διάνοιαν ἔχει καὶ γὰρ τὸ σῶμα τοῦ πάσχοντος ἔμπροσθεν εἴρηται δυνάμει κατ' ἐκεῖνο τὸ μέρος τῆς ῥήσεως, ἐν ᾧ τοῦ ἀσθενοῦντος ἐμνημόνευσε. καὶ ὁ χρόνος ἐν τῷ, ὁκότε καὶ ὁ τρόπος ἐν τῷ ὅκως καὶ ὁ τόπος ἐν τῷ ὅκου. διὰ τί οὖν φαίνεται ταῦτα λέγων, μετὰ τοῦ καὶ παρόντος ἐμβεβλῆσθαι παρὰ τάξιν αὐτοῖς τὰ ἄρμενα, βελτίονα τάξιν ἔχοντα μετὰ τῶν ὀργάνων τετάχθαι δυναμένων ἡμῶν, εἰ καὶ μηδ' ὅλως ἐγέγραπτο, συνεπινοεῖν τοῖς ὀργάνοις. ἀλλὰ περὶ μὲν τούτων ἔνεστι λέγειν ὡς τὰς σμίλας καὶ τὰ τρύπανα καὶ τὰ ἄγκιστρα καὶ τὰς ξυστῆρας καὶ τοὺς μηνιγγοφύλακας, ὅσα

pronunciatur in pofitura; quum vero nunc profertur, in ufu difpofitionem declaret. Illud ergo quomodo pro adverbio loci ubi collocatur; hoc autem pro articulo feu relativo, quod quibusdam inftrumentis aut machinamentis actiones explicare decernit. Quod ferie dictum eft, *quando*, occafionem aperte declarat, per quam fingulis uti conveniat. Quae vero poftea his verbis ita fe habent, corpus, inftrumenta, tempus, modus, locus, merito indagatur, quum fortiantur intelligentiam. Etenim corpus aegrotantis ante facultate pronunciatum eft, in qua textus parte aegrotantis meminit. Atque per quando, tempus; per quomodo, modus; et per ubi, locus intelligitur. Cur igitur his prolatis agnofcitur cum praefenti quoque dictione, ipfis praeter ordinem inftrumenta inferere, quae praeftantiorem ordinem fortiuntur, fi cum machinamentis collocata fint; quum poffimus nos, etiamfi nequaquam fcripta effent fimul cum machinamentis intelligere? Verum pro his machinamentis licet proferre, quod fcalpella, terebras,

Ed. Chart. XII. [16.] Ed. Baf. V. (667.)

τε ἄλλα τοιαῦτα προσήκει νῦν ἀκοῦσαι λέγειν αὐτὸν ἄρμενα. δυναμένων δὲ ἡμῶν αὐτὰ συνυπακοῦσαι τοῖς ὀργάνοις, ὡς ὁμογενῆ κατὰ τὴν οἰκείαν σκευὴν πρὸς τὴν θεραπείαν χρήσιμα, καλεῖν αὐτὰ ἄρμενα, καθάπερ ἐν τῷ περὶ διαίτης ὀξέων εἶπεν, ἔνθα περὶ λουτροῦ διῆλθεν. ὀλίγῃσι γὰρ οἰκίῃσι παρεσκεύασται τὰ ἄρμενα καὶ οἱ θεραπεύοντες ὡς δεῖ. σκάφας οὖν ἡγητέον λέγειν αὐτὸν καὶ τροχοὺς καὶ λεκάνας καὶ πυέλους καὶ ὅσα τἄλλα τοῖς θεραπευομένοις ἐπιτήδεια. περὶ τῶν ἅμα τοῖς ἀρμένοις εἰρημένων ἐμμένει τὸ ἄτοπον· ἴσως οὖν εἴρηκε νῦν σῶμα μὲν τὸ πεπονθὸς μόριον, χρόνον δὲ τὸν ἐζευγμένον αὐτῷ. προσήκει γὰρ ἐν ταῖς χειρουργίαις ἐπίστασθαι, ὁκότε σπαστέον ἐστὶ τὸ θεραπευόμενον πάθος. αὐτὸς οὖν ἐκέλευσε μήτε κατατείνειν κῶλα μήτ᾽ ἐκβάλλειν ἄρθρα τριταῖα καὶ τεταρταῖα. δύναται δὲ καὶ τῆς χειρουργίας χρόνος εἰρῆσθαι νῦν. ἔνια μὲν γὰρ χρὴ πειρᾶσθαι τάχιστα χειρουργεῖν, ὅταν ἤδη διὰ τὸ ψυχθῆναι μὲν κίνδυνος ἕπεται μέγιστος, ὡς ἐπὶ τῶν ἀπερ-

hamos, fcalpros, laminas membranae cuftodes et quaecumque hujusmodi cetera intelligere deceat, quae inftrumenta nunc vocitat. Quum autem nos ipfa inftrumenta cum machinamentis intelligere poffimus, quod genere fimilia ex domeftico apparatu ad curationem funt utilia, ipfa ἄρμενα vocitat, qua ratione in opere de ratione victus in morbis acutis pronuncians, ubi de balneo differuit: *in paucis enim domibus ἄρμενα inftrumenta parata et miniftri quales decet reperiuntur.* Scaphas igitur, rotas, pelves, labra et quaecumque cetera aegris curandis idonea ipfum exponere exiftimandum eft. In iis quae fimul cum inftrumentis narrata funt, abfurdum immoratur. Itaque fortaffis nunc corpus dixit partem affectam, tempus vero quod ipfi junctum eft. Nam in chirurgicis operationibus fcire decet, quando curandus affectus evellendus eft. Ipfe namque imperavit, ne tertio aut quarto die membra extenderentur aut articuli reponerentur. Poteft quoque chirurgiae tempus nunc dixiffe. Nam in nonnullis celerrime manu operari nitamur oportet, quum jam maximum ex

ῥαμμένων ἦν. φέρονται γὰρ ταχέως εἰς τὸ μέγεθος τῆς ὀδύνης οἱ χειρουργούμενοι· τινὰ δ᾽ ἐν χρόνῳ πλείονι, καθάπερ τὰ ὑποχύματα. δεῖ γὰρ μετὰ τὸ καταχθῆναι κρατῆσαι τὸ παρακέντριον ὡς προσήκει μέχρι πολλοῦ, κατὰ τὸ χωρίον ᾧ βουλόμεθα μένει στηριχθέντα βεβαίως αὐτό. κἂν τοίνυν ὁ τρόπος ἐπὶ τῆς τοῦ πάθους γενέσεως εἰρῆσθαι (668) δύναται, κατὰ τίνα τρόπον ἤτοι τὸ κάταγμα γέγονεν, ἢ τὸ ἐξάρθρημα, γιγνώσκειν ἀξιοῦντος αὐτοῦ τὸν ἰατρὸν, ὥσπερ κἀν τῷ περὶ ἐν τῇ κεφαλῇ τραυμάτων αὐτὸς διῆλθε τοὺς τρόπους, καθ᾽ οὓς αἱ πληγαὶ γίγνονται κατὰ τήνδε τὴν ῥῆσιν· τιτρώσκεται δὲ ὀστέον τὸ ἐν τῇ κεφαλῇ κατὰ [17] τόσους τρόπους. καὶ ἐφεξῆς πάλιν· τῶν δὲ τρόπων ἑκάστου πλείονες ἰδέαι γίνονται τοῦ κατάγματος ἐν τῇ τρώσει. καὶ μετὰ ταῦτα πάλιν, θλασθείη δ᾽ αὐτὸ ὀστέον μόνον ἐν τῇ αὐτοῦ φύσει καὶ ῥωγμὴ τῇ θλάσει οὐκ ἂν προσγένοιτο ἐν τῷ ὀστέῳ οὐδεμία. δεύτερος οὗτος τρόπος· εἶτ᾽ ἐφεξῆς ἄλλον εἰπὼν ἐπιφέρει· τρίτος οὗτος τρόπος· καὶ πάλιν· τέταρτος οὗτος τρόπος· ἐφεξῆς· πέμπτος οὗτος τρό-

frigore fequatur periculum, ut iis qui fuuntur accidit: cito fiquidem in doloris magnitudinem feruntur qui manus operationibus; in quibusdam vero, ut fuffufionibus longiori tempore operatio procedit. Quum enim fuffufiones decubuerunt, paracenterium quamdiu deceat ea in parte continendum eft, qua vehementer obfirmatas ipfum fuftinere decernimus. At nunc modus in affectus ortu dici poteft, quum ipfe jubeat medicum cognofcere, quomodo aut fractura aut luxatio orta fit, etiam in libro de capitis vulneribus ipfe modos quibus oboriuntur vulnera, his verbis recenfuit: *os autem in capite tot modis vulneratur.* Ac deinceps rurfum: *fingulorum vero modorum plures in vulnere fiunt fracturae fpecies.* Paulo poft haec fequuntur: *contufionem fubierit os folum in fua ipfius natura, neque fiffura ulla offis contufioni acceffrit. Atque fecundus hic modus eft.* Tum alium his verbis infert: *tertius hic modus eft.* Ac rurfus paulo poft: *quartus hic*

πος ἀπορώτατος φαίνεται. τὸ καὶ τόπου δεῖ πάλιν αὐτὸν μνημονεύειν ἔμπροσθεν εἰρηκότα τὸ ὅκου δηλωτικὸν ἐπίῤῥημα τόπου. δι' ὧν καί τινες ἑτέραν ἐξήγησιν ἐποιήσαντο τῆς ῥήσεως ἅμα καὶ τῷ, τὴν ἑτέραν εἶναι τῷ τόπῳ· γράφουσι γὰρ ἀντ' αὐτοῦ τὸ ὅκου προειρημένον, ἀλλ' ὅμως τὴν γραφὴν ταύτην οἵ τε ἐξηγησάμενοι τὸ βιβλίον ἴσασι καὶ οἱ πλεῖστοι τῶν ἐμπειρικῶν ἔχουσι. καὶ μέντοι καὶ ἀναλήψομαι νῦν αὖθις αὐτὴν ἕνεκα σαφηνείας ἔχουσαν οὕτως· ὁ ἀσθενέων, ὁ δρῶν, οἱ ὑπηρέται, τὰ ὄργανα, τὸ φῶς, ὅκου, ὅκως, ὅσα, οἷσι, ὁκότε, τὰ σώματα, τὰ ἄρμενα, ὁ χρόνος, ὁ τρόπος. φασὶν οὖν ἐν τῷ λέγειν, ὅκου, τὰ σώματα, ἄρμενα, τὸ μὲν αὐτῶν πεποιῆσθαι τοῦ κατὰ τὸν ἔμπροσθεν λόγον, ἁπλῶς ἀκούσας ὅκου. τὸ γὰρ ὅκου τῷ τε σώματι τοῦ κάμνοντος καὶ τοῖς ἀρμένοις συμβεβηκέναι δυνάμενον, νῦν ἀρμένων λέγεσθαι, τῶν ἔμπροσθεν ὀργάνων εἰρημένων. ὅτι δ' ἐν τῷ προσήκοντι τόπῳ χρὴ τό γε σῶμα τοῦ κάμνοντος καὶ τὰ ἄρμενα κεῖσθαι, νῦν ἐπιδιορίζοντα. ἐν ταύτῃ δὲ τῇ γραφῇ μετὰ τῆς εἰρημένης ἐξηγήσεως ὁ τόπος ἐπὶ τῇ

modus est. Denique rursum sequitur: *quintus hic modus qui inventu difficillimus apparet.* Oportet quoque etiamnum loci ipsum meminisse, qui superius *ubi* adverbium locum significare retulit. Quas ob res quidam etiam alienam dictionis hujus explicationem simulque loco contrariam esse tradiderunt. Nam pro ipsa dictione, *locus*, *ubi* praedictum scribunt. Verumtamen hanc scripturam libri norunt interpretes, norunt et empiricorum plurimi. Enimvero perspicuitatis gratia nunc rursum ipsam repetam quae sic se habet: aegrotans, agens, ministri, machinamenta, lumen, ubi, quomodo, quot, quibus, quando, corpus, instrumenta, tempus, modus, locus. Hoc itaque in textu pronunciat, ubi, corpus, instrumenta. Primum quidem eorum scripsisse hoc in superiori textu *ubi* simpliciter intelligit. Nam *ubi* tum laborantis corpori tum instrumentis convenire potest, quum hic instrumenta dicantur, quae supra machinamenta vocata sunt. Alterum vero *ubi*, quod in decenti loco tum laborantis corpus tum instrumenta collocanda

τελευτῇ τῆς ὅλης ῥήσεως εἰρῆσθαι δόξει, κατὰ τοῦ πεπονθότος μορίου τοῦ σώματος. ὀνομάζειν γὰρ εἰώθασιν ὥσπερ μόρια τοῦ σώματος, οὕτω καὶ τόπους οἱ ἰατροί. καὶ γέγραπταί τισιν ὅλα βιβλία περὶ τόπων πεπονθότων. ἄχρι μὲν τοῦδε τὰ κεφάλαια μόνον εἴρηται τῶν δειχθησομένων πραγμάτων, αὐτὴ δὲ ἡ διδασκαλία κατὰ τὴν ἐφεξῆς ῥῆσιν ἄρχεται, διὸ καὶ προσέχειν ἐκείνοις σε θέλων ἀξιῶ. τὸ γὰρ οὐκ ὀρθῶς ἐν αὐτοῖς νοηθὲν εἰς τὰ τῆς τέχνης ἔργα βλάπτει. τῶν ἄχρι μὲν δεῦρο προειρημένων, εἰ μὴ καὶ καλῶς τι νοήσειεν, οὐ μεγάλη βλάβη.

ζ'.

Ὁ δρῶν ἢ καθήμενος ἢ ἑστεὼς ξυμμέτρως πρὸς ἑωυτὸν πρὸς τὸ χειριζόμενον, πρὸς τὴν αὐγήν.

Ῥῆσιν ἔφην αὐτῷ κατάλογον γεγονέναι τῶν πραγμάτων, ὑφ' ὧν καὶ δι' ὧν καὶ μεθ' ὧν καὶ περὶ ἃ τὰς χει-

ſint, nunc definiſſe. Hoc autem in textu cum ſuperiori explicatione *locus* in fine totius orationis de corporis affecta parte dici videbitur. Quemadmodum enim medici corporis partes, ſic et locos nominare conſueverunt; et a quibusdam integra opera de locis affectis inſcripta comperiuntur. Hactenus rerum demonſtrandarum capita dumtaxat narrata ſunt. Ipſa vero doctrina ſequenti oratione ſumit initium, ac proinde te illis incumbere lubens dignum eſſe cenſeo. Ex iis hucuſque propoſitis ſi quid non probe cognitum fuerit, id non magnum futurum eſt detrimentum.

VII.

Agens aut ſedens aut ſtans commoderate ad ſe ipſum, ad id quod manu tractatur, ad lucis ſplendorem.

Sententiam dixi ipſum Hippocratem enumerationem feciſſe rerum, a quibus, per quae, quibuscum et circa

ρουργίας ἀναγκαῖόν ἐστι γίγνεσθαι. τὰ μὲν οὖν ὑφ' ὧν ὅ τε ἰατρός ἐστι καὶ οἱ ὑπηρέται τὰ δὲ δι' ὧν, τά γε ὄργανα, τὰ δὲ μεθ' ὧν, τό τε φῶς καὶ ὁ τόπος. περὶ ἃ δὲ τό τε σύμπαν σῶμα τοῦ χειριζομένου καὶ τὸ πεπονθὸς μόριον. ἐν δὲ τῇ προκειμένῃ ῥήσει καὶ ταῖς ἐφεξῆς ἕκαστον τούτων ὁποῖον εἶναι χρὴ διδάσκει, μὴ φυλάττων τὴν τάξιν, ἐν ᾗ τὸν κατάλογον ἐποιήσατο· πάντως γὰρ ἂν ἐπὶ τοῦ ἀσθενοῦν- [18] τος ἤρξατο. σύνηθες δὲ τοῖς παλαιοῖς ἅπασι τοῦτο καὶ μυρία παρὰ πάντων αὐτῶν βουληθεὶς ἐκλέξῃ παραδείγματα. πρὸς δὲ τὸ παρὸν ἀρκήσειε παρὰ τοῦ ποιητοῦ τό τε κατὰ τὸ β' τῆς Ἰλιάδος εἰρημένον ἐν τῷ καταλόγῳ·

Τίς τ' ἂρ τῶν ὄχ' ἄριστος ἔην, σύ μοι ἔννεπε Μοῦσα,
Ἀνδρῶν ἠδ' ἵππων, οἳ ἅμ' Ἀτρείδῃσιν ἕποντο.

πρώτους γὰρ εἰπὼν τοὺς ἄνδρας, εἶτ' ἐφεξῆς τοὺς ἵππους, οὐ περὶ πρώτων τῶν ἀνδρῶν ἀπέδωκε τὸν λόγον, ἀλλά γέ φησιν·

quae, manuarias operationes fieri necesse est. *A quibus* itaque tum medicus tum ministri intelliguntur. *Per quae,* machinamenta. *Quibuscum,* lumen et locus. *Circa quae* manus operationem subeuntis corpus et affecta pars. In proposita vero oratione et sequenti haec singula, qualia esse oporteat edocet, minime servato ordine, quo enumerationem fecerat. Prorsus enim ab aegrotante exordium duxerat. Id autem priscis omnibus consuetum erat; atque si velis ex ipsis omnibus innumera colliges exempla. Ad rem autem praesentem satis fuerit, quod a poeta Iliados secundo in enumeratione profertur:

Dic mihi, Musa, virum quis maximus est vel equorum,
Atridas pariter qui sunt in bella sequuti.

Priores enim viros, posteriores equos protulit, non tamen de viris primum rationes reddidit, sed concinit:

"Ιπποι μὲν μέγ' ἄρισται ἔσαν Φηρητιάδαο,
Τὰς Εὔμηλος ἔλαυνε, ποδώκεας ὄρνιθας ὥς,
"Οτριχας, οἰέτεας σταφύλῃ ἐπὶ νῶτον ἐΐσας,
Τὰς ἐν Πιερίῃ θρέψ' ἀργυρότοξος Ἀπόλλων,
"Αμφω θηλείας, φόβον "Αρηος φορεούσας.
Ἀνδρῶν δ' αὖ μέγ' ἄριστος ἔην Τελαμώνιος Αἴας.
"Οφρ' Ἀχιλεὺς μήνιεν, ὁ γὰρ πολὺ φέρτατος ἦεν.

ἑτέρωθι δὲ πάλιν εἰπών·

"Ενθα δ' ἅμ' οἰμωγή τε καὶ εὐχωλὴ πέλεν ἀνδρῶν

ἐπήνεγκε πρὸς τὸ δεύτερον ἀπαντήσας πρότερον,

Ὀλλύντων τε καὶ ὀλλυμένων.

ἐν δὲ τῷ η' τῆς Ἰλιάδος, ὥσπερ ἐξεπίτηδες ἐνδείξασθαι βουλόμενος ὡς οὐ χρὴ πεφροντικέναι τῆς τοιαύτης τάξεως, πάντα καταλέξας ἐφεξῆς πράγματα. πρὸς μὲν γὰρ τὸ δεύτερον ἀπήντησε πρῶτον, εἶθ' ἑξῆς πρὸς τὸ πέμπτον, εἶτα

Prima Pheretiadae debetur gloria equarum,
Quas avium in morem celeres Eumelus agebat,
Aequales aetate, pares tergoque piloque;
Monte in Pierio quas enutrirat Apollo.
Infignes ambae et Martis terrore carentes.
Maximus at longe fuit Ajax ille virorum
Indignatus adhuc, dum nulla fubibat Achilles
Proelia: nam pugnans omnes virtute praeibat.

Alibi vero rurfum cecinit:

Triftis erat gemitus torvo et jactantia vultu.

Ad fecundum detulit quod prius occurrerat.

Caedentem et dura miferi qui morte peribant.

In Iliados autem feptimo volens quafi de induftria indicare non effe habendam hujusmodi ordinis rationem, rebus omnibus quinque fequentibus enumeratis. Ad fecundam enim primum orationem contulit; deinde ad quin-

πρὸς τὸ τέταρτον, εἶτα πρὸς τὸ τρίτον. ἔστι δὲ τὰ ἔπη, ὧν ἀρχὴ οἵδε οἱ στίχοι·

Ἔνθα δὲ Βοιωτοί τε καὶ Ἴονες ἑλκεχίτωνες,
Λοκροὶ καὶ Φθῖοι καὶ φαιδιμόεντες Ἐπειοί.

Περὶ μὲν δὴ τῆς ἐν τῷ λόγῳ τάξεως ἀρκεῖ ταῦτα ἅπαξ εἰρῆσθαι νῦν, ὡς μηκέτ' ἐν ἄλλῳ περὶ αὐτῶν ἀκοῦσαι ποθεῖν. τὰ δὲ περὶ τοῦ δρῶντος, ὅπερ ἐστὶ χειρουργοῦντος ἰατροῦ, δῆλα πᾶσίν ἐστι τοῖς βουλομένοις προσέχειν αὐτῷ. φησὶ γὰρ ἤτοι καθήμενον ἢ ἑστῶτα τὴν χειρουργίαν ποιεῖσθαι τὸν ἐνεργοῦντα συμμέτρως ἔχοντα, πρός τε τὸν χειριζόμενον δ' ἥκει καὶ τὴν αὐγήν· ὃν ἔχομεν σκοπὸν φυλάττειν πρὸς ἕκαστον ὧν εἶπε συμμετρίαν ἐφεξῆς διδάσκει ἀπαντήσας πρῶτον, ὅπερ ἐστὶν ἡ αὐγή.

η'.

Αὐγῆς μὲν οὖν δύο εἴδεα, τὸ μὲν κοινὸν, τὸ δὲ τεχνητόν.

tam; postea ad quartam; postremo ad tertiam. Sunt autem poëmata quorum exordio hi versus leguntur:

Boeotii hic Iones prolixa veste decori
Et Locri et Phthii et qui resplendebat Epeus.

Haec certe de orationis ordine nunc semel dixisse sufficiat, ne quis amplius alibi iis de rebus audire desideret. Quae igitur ad agentem, hoc est medicum chirurgum spectant, ea patescunt omnibus qui mentem ipsi adhibere volunt. Nam agentem sive sedeat sive stet, chirurgiam facere pronunciat, quum commoderate sese habet, tum ad se chirurgicam manum adhibentem, tum ad aegrotantem et lumen. Quod consilium servandum complectimur in singulis pronunciatis, quorum commoderationem deinceps decet primo in lucem prodeunte, quod lumen est.

VIII.

Lucis igitur duae sunt species: una communis, altera ar-

τὸ μὲν οὖν κοινὸν οὐκ ἐφ᾽ ἡμῖν, τὸ δὲ τεχνητὸν καὶ ἐφ᾽ ἡμῖν.

Καὶ περὶ τοῦ τῶν εἰδῶν ὀνόματος ἅπαξ ἀκούσας νῦν εἰς ἀεὶ μέμνησο. τοῖς γὰρ παλαιοῖς ἔθος ἐστὶ καὶ διαφορὰς καὶ εἴδη καὶ τρόπους ὀνομάζειν τὰ κατὰ τὴν τομὴν τῶν γενικωτέρων πραγμάτων ὑποπίπτοντα. καὶ νῦν οὖν οὕτως εἶπεν ὁ Ἱπποκράτης αὐγῆς εἶναι δύο εἴδη, ὡς εἰ καὶ διαφορὰς καὶ τρόπους εἰρήκει δύο. τὸ μὲν [19] οὖν κοινόν ἐστιν, ᾧ πάντες ἄνθρωποι χρώμεθα, μάλιστα μὲν ἐν ὑπαίθρῳ, δεύτερον δὲ ἐν οἴκοις μεγάλοις θύρας μεγάλας φωτὸς πλήρεις ἔχουσιν, οἷοι καὶ νῦν κατὰ πολλὰς τῶν πόλεων δίδονται ἰωμένοις τοῖς ἰατροῖς, οὓς παρωνύμως αὐτῶν ἰατρεῖα προσαγορεύουσι. τὸ δὲ τεχνητὸν φῶς μάλιστα μὲν καὶ τοῦτο γίγνεται, λύχνους ἁψάντων ἢ δᾷδας ἢ λαμπάδας ἤ τι τοιοῦτον. κατὰ δὲ δεύτερον λόγον ἀνοιξάντων θυρίδας ἢ ὅλας ἢ ἐκ μέρους ἢ τὰς μὲν κλεισάντων, τὰς δὲ ἀνοιξάντων. καὶ περὶ θυρῶν ὁ αὐτὸς λόγος.

---

tificialis. Communis in nobis fita non eſt, artificialis penes nos exſiſtit.

Atque hic de ſpeciei vocabulo edoctus, id in perpetuum memento. Veteribus enim eſt conſuetudo et differentias et ſpecies et ideas appellare, quae de rerum genericarum ſectione ſubjiciuntur. Atque nunc ita pronunciat Hippocrates duas eſſe lucis ſpecies, ac ſi duas differentias et duas ideas dixerit. Eſt autem lux communis, qua omnes homines utimur: prima ſub dio potiſſimum; ſecunda in ampliſſimis aedibus, ſublimes fores, lumine plenas habentibus, quales et nunc multis in civitatibus, medicinam facientibus medicis datas, a medicis facta denominatione medicinas appellitant. Artificialis vero lux haec fit maxime, quum lucernas, faces, lampadas aut tale quid accendimus; deinde quum totas feneſtras aut earum partem patefacimus aut alias claudimus, alias aperimus. Eadem quoque de foribus ratio eſt.

θ'.

Ὧν ἑκατέρου δισσαὶ χρήσιες, ἢ πρὸς αὐγὴν, ἢ ὑπ' αὐγήν.

---

(669) Ἑκατέρου τῶν τῆς αὐγῆς εἰδῶν, τοῦ τε κοινοῦ καὶ τοῦ τεχνικοῦ, δύο φησὶν εἶναι χρήσεις, ἢ πρὸς αὐγὴν ἢ ὑπ' αὐγήν· πρὸς αὐγὴν μὲν καλῶν, ὅταν πρὸς ταύτην ἐστραμμένον ᾖ τὸ χειριζόμενον ἢ κατανοούμενον· ὑπ' αὐγὴν δὲ τὸ βραχὺ παρακεκλιμένον, ὥσπερ ἐπὶ τῶν ὑποχυμάτων καὶ ὅλως τῶν κατ' ὀφθαλμοὺς διαθέσεων. οὔτε γὰρ διαγνῶναι δυνατόν ἐστιν ἀκριβῶς τὰ κατ' αὐτοὺς πάθη πρὸς τὴν αὐγὴν ἐστραμμένου τοῦ πάσχοντος οὔτ' ἰάσασθαι. διὰ τοῦτ' οὖν τὸ μὲν πρὸς αὐγὴν φευκτέον ἐστὶ, τὸ δὲ ὑπ' αὐγὴν ἤτοι ἀπεστραμμένον τῇ αὐγῇ ἢ λοξὸν ἐσχηματισμένον εἶναι χρὴ τὸν χειρουργούμενόν τι τῶν κατὰ τοὺς ὀφθαλμούς. αὐτὸς δ' ἄκουέ μου τοὺς ὄντως ὀφθαλμοὺς λέγοντος, οὐ τὰ βλέφαρα· κατὰ αὐτὰ γὰρ ἐνεργεῖν ἐγχωρεῖ καὶ πρὸς τὴν αὐγὴν ἐστραμμένου τοῦ ἀνθρώπου, καθάπερ ἐπὶ τῆς τῶν ὑδατίδων ἄρσεως ἢ διαβροχισμοῦ τριχῶν ἢ ἀναῤῥαφῆς ἢ

IX.

Quarum utriusque duplices ſunt uſus aut ad lucem aut ſub lucem.

Utriusque ſpeciei lucis, tum communis tum artificialis duos eſſe uſus pronunciat, aut ad lucem, aut ſub lucem. Ad lucem vocat, quum luci adverſum fuerit quod manu curatur, aut ſpectatur. Sub lucem vero quod paulo averſum eſt, quemadmodum in ſuffuſionibus et cunctis oculorum affectibus. Nam oculorum morbi neque accurate dignoſci, neque curari queunt luci adverſo aegrotante; proindeque adverſum lumen fugiendum eſſe. Sub lucem vero ſive averſum a luce aut obliquum corpus figuratum eſſe oportet, quod manus operationem ſubit in oculis. At ipſe velim audias, me plane oculos nominare, non palpebras: in hoc enim caſu elaborandum eſt et ad lucem averſi hominis, quemadmodum in aquularum extractione aut pilorum illaqueatione, aut reſutura aut deni-

ὅλως ἐφ᾽ ὧν ὁ ἰατρὸς οὐ δεῖται τῶν βλεφάρων ἀνεῳγμένων. ἐὰν μὲν οὖν ὁ ὀφθαλμιῶν τύχῃ σφοδρῶς ἡλκωμένος ὁ θεραπευόμενος, τὸ καλούμενον ἔχων σταφύλωμα τελέως ἀπεστράφθαι προσήκει τὴν αὐγὴν αὐτὸν ἐν παντὶ χρόνῳ, πλὴν ἐν ᾧ φάρμακον ἐπιτίθησι τοῖς ὀφθαλμοῖς ὁ ἰατρός. ἐν ἐκείνοις γὰρ αὐτὸς ἄνευ αὐγῆς οὐκ ὄψεται τὸ πεπονθὸς, ὥσπερ οὐδὲ εἰ πτερύγιον ἐκτέμνειν ἐθελήσειεν ἢ ὑπόχυμα κατάγειν ἤ τι τοιοῦτον χειρουργεῖν. ἀλλὰ λοξὸν ὡς πρὸς τὴν αὐγὴν προσήκει τηνικαῦτα σχηματίζειν τὸν χειρουργούμενον, ὅπως μὴ ὑπὸ τῆς αὐγῆς ἡ κόρη πλήττοιτο, μήθ᾽ ὁ ἰατρὸς ἀποστεροῖτο τῆς τέχνης ἤγουν τῆς θέας ὧν θεραπεύει μορίων. ὀνομασθήσεται δὲ σαφῶς ὁ μὲν ἀπεστραμμένος τὴν αὐγὴν οὔτε πρὸς αὐγὴν οὔθ᾽ ὑπ᾽ αὐγὴν, ἀλλ᾽ ἀπὸ τῆς αὐγῆς μᾶλλον ἢ λοξὸς πρὸς αὐγήν. Ἱπποκράτει δ᾽ ἔδοξε βελτίων ἑρμηνεία τῆς ὑπ᾽ αὐγὴν ἢ ὑπ᾽ αὐγῆς εἶναι φωνῆς.

---

que ubi medicus diductis palpebris non eget. Itaque ſi quis lippiens forte vehementer exulceretur, et quum curatur *oculacinum* ſtaphyloma vocatum patiatur, ipſum a luce prorſus averſum eſſe decet toto operationis tempore, praeterquam quum medicus oculis medicamentum admovet. In illis enim ipſe citra lucem affectum non videt, ut neque ſi unguem excidere voluerit, aut ſuffuſionem ſubducere, aut quid ejusmodi manu operari, ſed obliquum prout ad lucem decet, tunc eum qui manus operationem ſubit ſigurare, ne a luce pupilla laedatur, nec medicus arte privetur, hoc eſt earum quibus medetur partium conſpectu. Dilucide vero lucem averſus appellabitur, neque ad lucem, neque ſub lucem, ſed a luce magis vel ad lucem obliquus. Verum Hippocrati loquutionis ſub lucem quam a luce melior viſa eſt interpretatio.

ί.

[20] Ὑπ' αὐγὴν μὲν οὖν ὀλίγη τε ἡ χρῆσις καὶ καταφανής τε ἡ μετριότης.

Ἐδείχθη πρόσθεν. οὐδὲν γὰρ τῶν ἄλλων μορίων πλὴν ὀφθαλμῶν δεῖται τῆς τοιαύτης χειρουργίας. ἐπεὶ δὲ, ὡς ἔφην, ἀπεστράφθαι τελέως τὴν αὐγὴν αδύνατόν ἐστιν ἐν ταῖς χειρουργίαις, ἐν τῷ μεταξὺ βούλεται τοῦ τ' ἀπεστράφθαι καὶ τοῦ πρὸς αὐγὴν ἐστράφθαι σχηματίζειν τὸν ἄνθρωπον. οὐ μὴν ἴσον ἐπὶ πάντων τῶν παθῶν ἀπεστράφθαι προσήκει τὸν ἰατρὸν τῆς αὐγῆς, ἐφ' ὅσον αὐτὸ τὸ πάθος ἀναγκάζει. οἱ μὲν γὰρ ἡλκωμένοι καὶ ὑπόπυοι καὶ σταφυλώματα ἔχοντες ἢ καὶ φλεγμονὴν μεγάλην ἢ ῥεῦμα δριμὺ καὶ πρὸς τῆς ὀλίγης αὐγῆς πλήττονται σφοδρῶς, ὡς ὀδυνᾶσθαί τε καὶ ῥευματίζεσθαι παραχρῆμα. τούτων δ' ἧττον ὑπὸ τῆς αὐγῆς ἐνοχλεῖται παρακεντούμενός τις ἢ πτερύγιον ἢ ἐγκανθίδα χειριζόμενος. ἡ τοίνυν τῆς ἀποστροφῆς μετριότης, ἣν ἀπὸ τῆς αὐγῆς ἀπεστράφθαι προσήκει τὸν χειριζόμενον,

X.

Sub lucem quidem et paucus eſt uſus et perſpicua moderatio.

Id antea demonſtratum eſt. Aliarum namque partium, exceptis oculis nulla hujusmodi manus operationem *ſub lucem fieri* deſiderat. Quoniam vero, ut diximus, averſam prorſus eſſe lucem in manus operationibus fieri non poteſt, inter lucem adverſam et averſam aegrum hominem figurare vult. Non tamen aeque omnibus in morbis medicum a luce decet averſum eſſe, ſed quatenus ipſe morbus urget. Nam qui oculi ulcere et ſuppurato et acino, aut magna inflammatione aut acri fluxione afficiuntur, a pauca quoque luce tantopere laeduntur, ut ex tempore et doloribus vexentur et in fluxiones incidant; et is vero minus a luce infeſtatur, cui paracenteſi ſuffuſio evertitur, aut unguis aut encanthis manu curatur. At averſionis moderatio, qua a luce averſum eſſe decet eum

εὑρεθήσεταί σοι δύο τούτοις προσέχοντι σκοποῖς, τῷ τε σαφῶς ὁρᾷν τὸν ἰατρὸν, ὃ πράττει παρὰ τὸν ὀφθαλμὸν ἐν τῇ χειρουργίᾳ, τῷ τε μὴ σφοδρῶς ἀνιᾶσθαι τὸν χειριζόμενον, ἐπεὶ ἑκάτερος σκοπὸς ἐναντίον ὑπαγορεύει σχῆμα κατὰ τὸν ἐπικρατοῦντα ποιῶν τὴν αἵρεσιν. εἰ δέ σοι δόξειε μηδ' ἕτερος ἐπικρατεῖν, τὸ μέσον αἱροῦ σχῆμα τῶν τε ἀκριβῶς ἐστραμμένων πρὸς τὴν αὐγὴν καὶ τῶν ὑπεστραμμένων αὐτήν. ἐγώ σοι τὴν ὁδὸν ἀφηγησάμην, ᾗ χρώμενος εὑρήσεις τὸ μέτριον τῆς ἐπιστροφῆς, Ἱπποκράτης δὲ εἶπεν, ἡγούμενος ἅπασαν καταφανῆ τὴν μετριότητα γενέσθαι ῥᾳδίως, εἰ βουληθεῖεν εὑρεῖν. οὐ γὰρ ἀπαιδεύτους ἀνθρώπους, οἷς ἡμεῖς νῦν, ἀλλ' ἱκανῶς γεγυμνασμένους ἐν τοῖς μαθήμασιν ἐδίδαξεν, ὡς τὰ τοιαῦτα καὶ αὐτοὺς ἐπινοεῖν ἑτοίμως ἐξ ἀκολουθίας τοῖς τῶν προδεδειγμένων.

---

qui curatur, tibi his duobus fcopis mentem adhibenti comperietur, quod tum quod ad oculum molitur manus operatione medicus dilucide videat, tum curandus aeger non magnopere difcrucietur, quum uterque fcopus contrariam figuram indicat, ut praevalentem *fcopum* confilium dirige. Si vero neuter praevalere tibi videatur, mediam adverfionis figuram delige, tum ex his quae plane luci funt adverfae, tum ex illis quae a luce averfae funt. Ego te viam docui, qua ufus averfionis moderationem invenies. Hippocrates autem pronunciata fert, auguratus omnibus moderationem facile patefcere, fi qui ipfam invenire ftuduerint. Non enim imperitos homines, ut nos nunc, fed admodum in difciplinis verfatos docuit, ut etiam ipfi ex eorum quae praemonftrata funt confequutione talia prompte comminifcerentur.

ια'.

Τὰ δὲ πρὸς αὐγὴν ἐκ τῶν παρεουσέων, ἐκ τῶν ξυμφερουσέων αὐγέων πρὸς τὴν λαμπρότητα τρέπειν τὸν χειριζόμενον.

"Οσον μὲν ἐπὶ τὸ δεῖν ἐναργέστατα βλέπειν τὸν ἰατρὸν, ὅσα πράττει κατὰ τὴν χειρουργίαν, ἐν τῷ τοῦ κάμνοντος σώματι, τὴν λαμπροτάτην αὐγὴν αἱρεῖσθαι χρὴ, κατὰ [21] πάντα τὰ μόρια, πλὴν ὀφθαλμῶν. ἡ λαμπροτάτη δέ ἐστι τῶν αὐγῶν ἐν ὑπαίθρῳ χωρίῳ τοῦ ἡλίου καταλάμποντος αὐτὸν, μηδενὸς ἐπισκοιοῦντος. ἀλλ' ἐνίοτε μὲν οὐδέν ἐστι τοιοῦτον ἐν τῇ τοῦ χειριζομένου καταγωγῇ. πολλάκις δέ ἐστι μὲν, ἀλλ' οὐ συμφέρει εἰσάγειν εἰς αὐτὸ χειμῶνος μὲν διὰ κρύος, ἐν θέρει δὲ διὰ θάλπος· ἑκατέρου γὰρ αὐτῶν ἐστιν ἰδία βλάβη, καὶ πρὸς τούτοις ἔτι φυλάττεσθαι χρὴ τοὺς ἀνέμους, ὥστε διὰ τούτους οὐ μόνον αὐτὸν καλὸν ἀέρα φεύγομεν πολλάκις, ἀλλὰ καὶ τὸν πλησίον θύρας καὶ θυρίδος ἄνεμον εἰσπνέοντα σφοδρῶς ἄγειν τὸν ἐνεργούμενον. ἐπ'

XI.

Quae vero ad lucem ſpectant ex praeſentibus et conferentibus luminibus, ad ſplendorem quod manu curatur convertere oportet.

Quo clariſſime, prout oporteat, medicus intueatur quaecumque per chirurgiam in laborantis corpore molitur medicus, ipſi omnibus in partibus, oculis exceptis, ſplendidiſſima lux deligenda eſt. Eſt autem lux ſplendidiſſima, quae ſubdiali in loco ſolis nulla re ipſum obſcurante praeſulget. Verum interdum in manus curam ſubeuntis domicilio talis locus nullus eſt. Saepe vero quidem eſt, in eo tamen hominem collocare non expedit, hieme per frigus, aeſtate per aeſtum; utriusque enim tempeſtatis ſua noxa eſt. Praeterea etiam ventos ita cavere oportet, ut in his non ſolum retrorſum idoneum aërem vitemus ſaepe, verum etiam ventum januae et feneſtrae vicinum aſſlantem qui operationi ſubjectum vehementer agitet. In

ἐκείνων δὲ μάλιστα φεύγομεν ἄνεμον, ἐφ᾽ ὧν εὐλαβούμεθα παθεῖν τι τὸ νευρῶδες γένος, ὥσπερ γε πάλιν ἥλιον ἐπὶ τῶν σηπομένων, ὡς πρὸς αἱμοῤῥαγίαν ἐπιτηδείως ἐχόντων. καλῶς οὖν προσέθηκε τῶν παρεουσέων, τῶν συμφερουσέων, οὐ γὰρ ἁπλῶς ἐκ τῶν παρουσῶν αὐτῶν αἱρεῖσθαι χρὴ τὴν λαμπρότητα, ἀλλὰ καὶ προσεπιβλέπειν, εἰ καὶ τῶν συμφερουσῶν αὐγῶν ἐστιν ἡ λαμπροτάτη.

ιβ'.

Πλὴν ὁκόσα ἢ λαθεῖν δεῖ ἢ ὁρῇν αἰσχρόν.

Οὐ σαφῆ τῇ λέξει τὴν ἑαυτοῦ διάνοιαν ἡρμήνευσεν ὁ τεχνικὸς, ἀλλ᾽ ὥστε δόξαι, μὴ δεῖν πρὸς αὐγὴν τρέπειν τὰ χειριζόμενα μόρια τῶν καμνόντων, ὅσα λαθεῖν προσῆκεν ἢ ὁρᾷν αἰσχρόν ὁ δὲ οὐ τοῦτο βούλεται, ἐφεξῆς οὖν φησιν.

illis autem ventum maxime vitamus, in quibus veremur ne quid nervoſum genus patiatur, quemadmodum rurſus ſolem in iis quae putreſcunt, ut qui ad ſanguinis eruptionem propenſe feruntur. Praeclare igitur adjecit: ex luminibus proſtantibus et conferentibus. Non enim ſimpliciter ex luminibus quae proſtant ſplendorem eligere, ſed et intueri oportet, etiam ſi quae conferunt lumina, eorum ſit ſplendidiſſimum.

XII.

His exceptis, quae aut latere oportet aut conſpicere turpe eſt.

Non dilucidam hac oratione ſuam ſententiam interpretatus eſt artis peritus, ita ut manu tractandas aegrotantium partes ad lucem convertere non deceat, quascumque latere congruit, aut conſpicere indecorum eſt. At vero non id imperat, quare hac ſerie pronunciat.

ιγ΄.

Οὑτωσὶ δὲ τὸ μὲν χειριζόμενον ἐναντίον τῇ αὐγῇ, τὸν δὲ χειρίζοντα ἐναντίον τῷ χειριζομένῳ πλὴν ὥστε μὴ ἐπισκοτάζειν.

Ἐχρῆν γὰρ ὡδί πως ἑρμηνεύεσθαι τὴν ὅλην διάνοιαν ὑπ᾽ αὐτοῦ. τὰ δὲ πρὸς αὐγὴν ἐκ τῶν παρεουσῶν, ἐκ τῶν συμφερουσῶν αὐγέων πρὸς τὴν λαμπρότητα τρέπειν τὸ χειριζόμενον. οὐ μὴν ἂν καθαράν γε καὶ ἀνεπισκότητον φυλάττειν χρὴ τὴν αὐγὴν, ἀλλ᾽ ἐν οἷς λαθεῖν ἂν ἢ ὁρᾷν αἰσχρὸν ἑαυτὸν οὕτως σχηματίζειν, ὡς τοὺς μὲν ὅλως πάντας ἀφαιρεῖσθαι τῆς θέας τῶν χειριζομένων μορίων, ἑαυτῷ δὲ κατὰ μηδὲν ἐπισκοτεῖν. [22] ἡ μὲν δὴ διάνοια τῆς ὅλης ῥήσεώς ἐστι τοιαύτη. τάχα δέ τις ἀκοῦσαι ποθεῖ σαφῶς τὴν ἀπόθεσιν, ἣν βούλεται λαβεῖν ὁ ἰατρὸς τοὺς περιεστῶτας. ἴσως μὲν οὖν ἐνίων χειρουργιῶν τὸ ἀκριβὲς, οὐδὲ διδάξαι βουλήσεταί ποτε τῶν παρόντων τινὰς οὐκ ἀξίους

XIII.

Sic autem manu curandum, luci adverſum; manu vero medentem, manu curando adverſum eſſe oportet, modo non obtenebret.

Oportebat enim univerſam utique ſententiam ab ipſo enunciari: *quae vero ad lucem ſpectant ex praeſentibus et conferentibus luminibus, ad ſplendorem quod manu curatur convertere oportet.* Non tamen purus ac ſine tenebris lucis ſplendor ſervandus eſt, ſed in quibus latere partes aut conſpicere indecorum ſit, ſe ipſum ita collocare decet, ut omnes omnino manu curandarum partium ſpectaculo ſubducantur; ſibi vero nequaquam ipſas obtenebret. Univerſae profecto orationis ſententia talis eſt. Quam primum autem aliquis occultationem audire manifeſto deſiderat, quum circumſtantes ſubire vult medicus. At fortaſſis quaerendam manus operationum diſciplinam ex praeſentibus nonnullos docere noluerit, quum ipſam

ὄντας αὐτὸ μαθεῖν. οὐ μὴν ἀλλὰ τούς γε τῶν χειριζομένων οἰκείους, ἐνίοτε βουλομένους μὴ τέμνειν, ὅσα περ τέμνει σώματα, δεόμενα δηλονότι τῆς τοιαύτης χειρουργίας. ἀνιῶνται γὰρ ἅμα καὶ ἀγανακτοῦσι πρὸς τὸν ἰατρὸν, ὡς δήμιον. ἀλλὰ καὶ ὄρχιν σεσηπότα πολλάκις ἀναγκαῖον ἐγένετο τελέως ἐκκόψαι καὶ νεῦρον διαταμεῖν ὅλον ἐγκάρσιον, ἕνεκα τοῦ μὴ (670) σπασθῆναι τὸν ἄνθρωπον. ἔνιοι δὲ τῶν ἰδιωτῶν οὐδὲ πύου πάθος ὑπομένουσι θεάσασθαι, τινὲς δὲ ἐπιτρέπουσιν ὅλως ἀνοῖξαι σῶμα πύου χωρίου, ἐφ᾽ ὧν ὁ ἰατρὸς τῶν οὐ καταμανθάνων οἷς τὸν πεπονθότα τόπον ἔτεμνεν ἀφθόνως καὶ πᾶν ἐξέκρινε τὸ πῦον· ἀλλὰ διὰ δειλίαν τῶν καμνόντων ἐνίοτε τοῦθ᾽ ἡμῖν πράττεται. εἰσὶ γάρ τινες οὕτω δειλοὶ πρὸς τὰς χειρουργίας, ὡς λειποψυχεῖν πρὶν τμηθῆναι διὰ τὴν τῆς ὀδύνης προσδοκίαν. ἐπὶ τούτων ἀξιοπίστως χρὴ περὶ μὲν τῆς χειρουργίας λέγειν αὔριον σκέψασθαι, κατὰ δὲ τὸ παρὸν ἐᾷν. νῦν δὲ καταντλεῖν ὕδατι ἢ πυριᾷν σπόγγοις, ὡς παρασκευάζοντα τὸ μόριον εἰς ἐπίθεσιν καταπλάσματος ἢ φαρμάκου, κἂν τούτῳ μὴ προσδο-

ediſcere indigni ſint; imo ſane nec manu curandorum neceſſarios, qui nonnumquam ſecare nolunt, quae nimirum tali manus operatione opus habent: moleſtia namque afficiuntur et adverſus medicum tamquam carnificem debacchantur. Quin etiam ſaepe neceſſe fuit, putrem teſtem penitus excidere et nervum transverſum totum diſcindere, ne homo convulſione prehenderetur. Nonnulli idiotae puris affectum conſpicere nequeunt; quidam vero loci puris corpus plane aperire concedunt, ut in quibus medicus his minime perpendentibus abunde locum affectum ſecet et pus univerſum excludat. At id ob laborantium timiditatem nobis interdum accidit. Quidam enim ſunt ad manus operationes ita timidi, ut, priusquam ſectio fiat, doloris exſpectati metu in animi defectum procidant. Ad haec medicum oportet de manus operatione pronunciare ſe poſtero quidem die decreturum, in praeſenti vero ipſam miſſam facere. Nunc autem aqua perſundere, aut ſpongiis ſovere, quo partem affectam ad cataplaſmatis aut medica-

κῶντα τὸν δειλὸν ἄνθρωπον τέμνειν. ἐν μὲν δὴ τοῖς τοιούτοις ὁ μὲν ἰατρὸς ἐπισκοπήσει θεάσασθαι τοῖς παροῦσιν ἕνεκα τοῦ λαθεῖν. ἐν ἄλλοις δὲ διὰ τὴν αἰδῶ τοῦ κάμνοντος, ἐπειδὴ περὶ πολλοῦ ποιῆται μὴ βλέπεσθαι τοῖς πολλοῖς ἣν ἔχει διάθεσιν ἤτοι κατὰ ἕδραν ἢ ἐν τοῖς αἰδοίοις. ταῦτα γάρ ἐστιν ἃ βούλονται οἱ πάσχοντες λανθάνειν· ἐν εἴδει δὲ τῶν γυναικῶν καὶ κατὰ τὰς πυγὰς καὶ τὸ στῆθος, τισὶ δὲ καὶ κατὰ τὴν γαστέρα καὶ πολὺ δὴ μᾶλλον ἔτι κατὰ τὸ καλούμενον ἐφήβαιον. ἐγκαλῶν δέ τις ἐνταῦθα αὐτὸν Ἱπποκράτην γελοίως αὐτὸν ἔφη τοῦτο γεγραφέναι. τοῖς γὰρ αἱρουμένοις μὴ ὀφθῆναι τὰ τοιαῦτα μόρια χειριζόμενα, πάρεστιν ἐκβαλλόμενον τοῦ οἴκου τοὺς ἔνδον ὄντας ἅπαντας ἐπιστρέψαι μόνῳ τῷ ἰατρῷ τὸ ἔργον ἢ καί τινος ἑνὸς ἢ δυοῖν τῶν οἰκειοτάτων παρόντων. ἀλλὰ ταῦτα λέγων οὐ πεπείραται πολλῶν αἰδουμένων, ὥσπερ ὀφθῆναι τοῖς παροῦσι τὰς διαθέσεις αὐτῶν, οὕτω καὶ κωλῦσαι τῆς θέας ἐνίους καὶ χωρίζεσθαι σκευάσαι. πολλάκις δὲ κἂν κελεύωσι χωρίζεσθαί τινας φιλονεικοῦντες ἢ περιεργαζόμενοι καὶ πο-

menti appofitionem praeparet, atque interea timidum hominem minime fufpicantem fecare. In his fane rebus, ut adftantes lateant operationes, has adfpici medicus prohibuerit; in aliis vero ob laborantis pudorem, quum prae multitudine fiant, non a multis affectum fpectari, quem aut in fede, aut in pudendis patitur. Hae namque funt partes, quas aegrotantes occultare defiderant, ut et muliebre genus, tum clunes, tum pectus; quidam praeterea et ventris, et multo magis pubis appellatae regiones. At quidam hic Hippocratem reprehendens id ipfum ridicule fcripfiffe profert. Optantibus enim quae hujusmodi manu curantur partes minime videri facile eft, exclufis domo qui intus morantur omnibus, uni medico aut etiam uno quopiam, aut duobus amiciffimis praefentibus operationes committere. Verum qui haec narrat non expertus eft multos, quos, quemadmodum pudet fuos affectus ab adftantibus confpici, fic nonnullos adfpectu prohibere et miffos facere. Saepe vero quidam etiamfi fecedere juffi fuerint

λυπραγμονοῦντες ἐπίστασθαι τὰ τοῦ κάμνοντος ἔνιοι τῶν οἰκείων ἢ φίλων ἀναιδῶς παραμένουσιν. ἐν τοῖς τοιούτοις οὖν καιροῖς χαρίζεσθαι χρὴ τῷ κάμνοντι τὸν ἰατρὸν ἄλυπον χάριν ὑποσχέσθαι τε κατὰ μόνας αὐτὸν καὶ μηδενὸς ἀκούσαντος, οὕτω ποιήσασθαι τὴν χειρουργίαν, ὡς λαθεῖν τοὺς πολλούς. δύναται γὰρ, ὡς ἔφην, ἐν τῷ καταντλεῖν ὕδωρ ἢ διὰ σπόγγων πυριᾶν, ὡς μηδέπω μέλλων ἐνεργεῖν, ἐξαίφνης ἀνύσαι τὸ ἔργον, ἀλλ᾽ ἔτι πραττόντων τῶν πολυπραγμονούντων θεάσασθαι. τὰ μὲν δὴ τοιαῦτα τῶν ἀμφισβητημάτων ἔξωθέν ἐστι τῶν τῆς ἰατρικῆς θεωρημάτων. ἡμεῖς δὲ ἐξ ἀκολουθίας ἢ καὶ διὰ τὴν ἀντιλογίαν τῶν ἐπηρεαζόντων, ἀναγκαζόμεθα μνημονεύειν αὐτῶν. ἐπὶ δὲ τὰ συνεχῆ τοῖς προειρημένοις ἤδη μετιέναι καιρός.

ιδ'.

[23] *Οὕτω γὰρ ἂν ὁ μὲν δρῶν ὁρῴη, τὸ δὲ χειριζόμενον οὐχ ὁρῷτο.*

qui aemulantur, qui operationes ambiunt, qui res aegrotantis ſcire multopere nituntur, nonnulli familiares vel amici impudenter permanent. Itaque per hujusmodi occaſiones laboranti gratiam conferre medicum oportet minime moleſtam ipſumque ſeorſum ac nullo auſcultante polliceri, ita ſe manus operationem ſacturum, ut multos latuerit. Poteſt enim, ut dixi, dum aquam perfundit aut ſpongiis ſovet, ac ſi nondum ſit operaturus, opus repente conficere, iis qui ſpectare moliuntur etiamnum alia facientibus. At hujusmodi quaeſtiones extra medicinae praecepta ſunt. Nos autem ex enarratorum conſequutione, vel etiam ob diſceptantium repugnantiam ipſa commemorare cogimur. Sed quae praedictis continua ſerie ſubjiciuntur, ad ea transeundi jam tempus eſt.

XIV.

Si enim qui operatur intuebitur et quod eructatur non adſpicietur.

Τὸ κἀνταῦθα τὸ τέλεον τῆς λέξεώς ἐστι τοιοῦτον· οὕτως ὁ μὲν δρῶν ὁρᾷ τὸ χειριζόμενον μέρος, ὑπὸ δὲ τῶν ἄλλων οὐκ ἂν ὁρῷτο ταὐτὸ τοῦτο τὸ μέρος· οὐ γὰρ δὴ πρὸς τῶν ἰατρῶν ἄμφω πέπονθε τὸ χειριζόμενον, ὁρᾶσθαί τε καὶ οὐχ ὁρᾶσθαι.

ιε'.

Πρὸς ἑωυτὸν δὲ καθημένῳ μὲν πόδες ἐς τὴν ἄνω ἴξιν κατ' ἰθὺ γούνασι, διάστασιν δὲ ὀλίγον συμβεβηκότες, γούνατα δὲ ἀνωτέρω βουβώνων σμικρὸν διάστασιν ἀγκῶσιν θέσει καὶ παραθέσει.

Τὴν πρὸς τὴν αὐγὴν συμμετρίαν τοῦ χειρίζοντος διελθὼν πρὸς τὴν ἑαυτοῦ συμμετρίαν ἧκεν. εἰρηκὼς γὰρ ἔμπροσθεν· ὁ δρῶν καὶ καθήμενος ἢ ἑστεὼς ξυμμέτρως πρὸς ἑωυτὸν, πρὸς τὸ χειριζόμενον, πρὸς τὴν αὐγὴν, εἶτα πρὸς τὸ τελευταῖον ἀπαντήσας πρῶτον, ἅμα δ' αὐτῷ πρὸς τὸ

Atque hic perfecta est hujusmodi oratio. Sic enim qui operatur, quam partem manu curat, intuetur. Haec autem ipsa pars ab aliis non cernitur. Non enim profecto quod utcumque et adspici et non adspici parti manu curandae convenit, ad medicum refertur.

XV.

Verum sui ratione sedenti quidem pedes secundum eam quae sursum est rectitudinem e directo ad genua sint, diremptum autem minimum consequuti; genua vero superiora sint inguinibus paululum diducta pro commoda cubitorum positione et appositione.

Symmetriam manu operantis pro ratione lucis emensus ad ejusdem symmetriam accedit. Supra namque pronunciavit: *agens aut sedens aut stans aut symmetria ad sese, ad id quod manu tractatur, ad lucis splendorem;* deinde ad postremum primo profectus et simul cum eo pro

χειριζόμενον συμμετρίαν ἐξ ἀνάγκης μνημονεύσας, ἐπὶ τὴν αὐτοῦ πρὸς ἑαυτὸν ἀφίκετο συμμετρίαν τοῦ χειρίζοντος. αὐτὸν δὲ πρὸς ἑαυτὸν συμμέτρως ἔχειν θέσεως, οὐδὲν τῶν ἁπλῶν ὂν καὶ οἷον τὸ κατ' ἄρθρον διῃρημένον, ἢν δὲ τὰ μόρια σκοπῇς, ὡς ἄλλοτε ἄλλην ἴσχει θέσιν ἐν ποικίλοις σχήμασιν, οὕτως ἂν δύναιτό ποτε μὲν ἔχειν συμμέτρως. ἐὰν γοῦν τις ἐπὶ πλεῖστον ἀλλήλων ἀπαγάγῃ καθήμενος ἢ ἑστὼς, ἀμέτρως ἂν ἔχοι τοῖς μορίοις τούτοις πρὸς ἄλληλα, καθάπερ εἰ καὶ συνάγοι τελέως αὐτὰ καὶ ψαύειν ποιήσειεν ἢ καταθείη τὸ ἕτερον ἑτέρου ἢ μᾶλλον ἀποτείνοι κατὰ μῆκος ὅλον τὸ σκέλος ἢ εἰ κατ' εὐθὺ θείη τὸν πόδα τοῦ γόνατος, ἀλλ' εἰς τοὐπίσω πολὺ τῆς εὐθύτητος ἀποκεχωρηκώς. εὐλόγως οὖν ὁ Ἱπποκράτης τὴν αὐτοῦ πρὸς ἑαυτὸν ἑκάστου συμμετρίαν ἐν τῷ καθεῖσθαι τὴν τῶν μορίων ὡρίσατο πρὸς ἄλληλα σχέσιν, τοὺς μὲν πόδας κατ' εὐθὺ τῶν γονάτων ἀξιώσας κατέχειν. ἐπεὶ δὲ τὸ κατ' εὐθὺ διττόν ἐστι, τὸ μὲν κατὰ τὸ μῆκος ἐκτεινόντων τὸ κῶλον, τὸ δὲ εἰς ὕψος

aegri manu curandi ratione, facta neceſſario ſymmetriae commemoratione ad manu operantis ſui ipſius ratione ſymmetriam ſe contulit. Ipſum autem concinnam poſituram habere decet, nihil ſimplex quum ſit, et quid veluti articulis diſtinctum. At ſi partes contempleris, ut alias atque alias variis poſituram ſiguris ſortiri poteſt, ſic interdum etiam congruenter ſe collocare. Si quis igitur ſedens aut ſtans crura plurimum inter ſe diduxerit, praeter ſymmetriam his inter ſe partibus ſe habuerit, peraeque ac ſi haec plane coëgerit ac ſe tangere fecerit; aut alterum alteri ſuperpoſuerit aut potius ſi in longitudinem totum crus extenderit aut ſi pedem e regione genu poſuerit; imo verſus poſteriorem partem a rectitudine multum ſecedentem. Merito igitur Hippocrates quum ipſius operantis cujusque ſymmetriam, ſui habita ratione conſtituiſſet, mutuam partium diſpoſitionem deſinivit. Pedes quidem e regione genuum continere imperavit. Quandoquidem vero oratio e regione vel e directo duplex eſt, una quidem

ἀνατεινόντων, ὥσπερ ὅταν [24] ὀρθοὶ στῶμεν, εἰκότως προσέθηκεν εἰς τὴν κάτω ἴξιν. ὀνομάζει δὲ συνήθως ἴξιν ἀεὶ τὴν εὐθύεητος θέσιν. ἄρα τοιγαροῦν τοὺς πόδας ὀλίγον ἀπ' ἀλλήλων ἀξιοῖ, τὸ δὲ ὡς πρὸς βουβῶνα τοῦ γόνατος ὕψος ὀλίγον ὑπερέχειν, σκοπὸν ἔχων ἐν τοῖς πᾶσι τήν τε εὐσχημοσύνην καὶ τὴν εἰς τὰς ἐνεργείας ἑτοιμότητα καὶ την ἀσφάλειαν τῆς ἕδρας, ὡς δυσπερίτρεπτον τὸν καθεζόμενον οὕτως. διὸ καὶ τὰ γόνατα καὶ ὅλους δηλονότι τοὺς μηροὺς ἄχρι τῶν βουβώνων διάστασιν ἔχειν ἀξιοῖ τοσαύτην ἀπ' ἀλλήλων, ὡς εὐσχημόνως τε ἅμα καὶ ἀσφαλῶς καὶ πρὸς τὰς ἐνεργείας ἀκωλύτως ἐνίοτε μὲν ἐρείδεσθαι τοὺς ἀγκῶνας τῶν χειρῶν κατὰ τοὺς πήχεώς τι μέρος, ἐνίοτε δὲ ἑκατέρωθεν αὐτῶν παρατεταγμένας ἐνεργεῖν· τὸ μὲν γὰρ θέσει τῆς ἐπ' αὐτῶν ἕδρας δηλωτικὸν, τὸ δὲ παραθέσει τῆς τῶν πλαγίων.

---

membrorum ſe in longitudinem extendentium; altera vero artuum in altitudinem ſeſe porrigentium, quemadmodum quum erecti ſtamus, jure ſurſum rectitudinem addit. At ἴξιν pro conſuetudine ſemper rectitudinis ſitum appellitat. Quam ob rem pedes ab invicem modice diduci, genuaque paulo in inguinum altitudinem excedere imperavit, qui ſcopum habet in omnibus et decorem et ad operationis celeritatem et ſedis ſtabilitatem, ita ut qui ſedet dimoveri omnino nequeat. Proinde genua et tota omnino ſemora ad usque inguina tantum inter ſe intervallum habere juſſit, quo decore ſimul et tuto et ad operationes decenter, interdum quidem manuum lacertis et alicui cubiti parti incumbat; nonnumquam vero ſemoribus, interdum autem ipſas utrimque partes operationibus edendis inſtructas ſortiri. Illa namque dictio poſitione e directo poſitarum partium, haec vero appoſitio oblique appoſitarum ſedem declarat.

ιστ'.

Ἱμάτιον εὐσταλέως, εὐκρινέως, ἴσως, ὁμοίως, ἀγκῶσιν, ὤμοισιν.

Τὸ μὲν εὐσταλέως ἀντὶ τοῦ προσεσταλμένως εἴρηκεν, ὡς μήτε περιτετραμμένον αὐτὸ μήτε χαλαρὸν περικεῖσθαι τῷ σώματι τοῦ ἰατροῦ. τὸ δὲ εὐκρινέως ἐπ' αὐτοῦ τοῦ ἱματίου λέλεκται· κελεύει γὰρ καὶ τοῦτο μηδὲν αὐτοῦ μέρος ἐνδεδιπλῶσθαι. τὸ δ' ἐπὶ τῷ τέλει τῆς ῥήσεως εἰρημένον, ἴσως, ὁμοίως, ἀγκῶσιν, ὤμοισιν, ἀμφίβολόν ἐστιν· ἤτοι γὰρ ἴσως καὶ ὁμοίως ἐν ἀμφοτέραις ταῖς χερσὶ περιβεβλῆσθαι τοῖς ἀγκῶσι καὶ τοῖς ὤμοισιν ἀξιοῖ τὸ ἱμάτιον, ὡς παραβάλλεσθαι τὰς δύο χεῖρας ἀλλήλαις, ὅπερ οἱ πολλοὶ συγκρίνεσθαι καλοῦσιν ἢ τοὺς ἀγκῶνας, ἢ τοὺς ὤμους ἀλλήλοις παραβάλλει κατ' ἀμφοτέρας τὰς χεῖρας, κελεύων ἴσως καὶ ὁμοίως τοῖς ἀγκῶσι καὶ τοῖς ὤμοις καθ' ἑκάτερον αὐτῶν περιβεβλῆσθαι τὴν χεῖρα. ὅτι μὲν οὖν οὐκ ἀνωτέρω τῶν ἀγκώνων βούλεται τὴν περιβολὴν γίγνεσθαι τοῦ ἱματίου πρόδηλον. ἀσκεπάστους γὰρ εἶναι τούτους αἰσχρὸν οὐκ ἰα-

XVI.

Veſtis ſuccincte, diſtincte, aequaliter, ſimiliter, cubitis, humeris.

Veſtimentum ſuccinctum pro concinne collecto pronunciavit, ut id neque inverſum neque laxum medici corpus induat. Diſtinctum de ipſo veſtimento dictum eſt: jubet enim id nulla ſui parte duplicari. Quod autem in ſeriei fine pronunciatum eſt, aequaliter, ſimiliter, cubitis, humeris, ambiguum eſt. Aut enim aequaliter et ſimiliter utrarumque manuum cubitos et humeros veſtimento indui imperavit, ita ut ambae manus inter ſe conſerantur (quod plerique comparari vocitant) aut humeros aut cubitos inter ſe confert jubens in utraque manu aequaliter et ſimiliter cubitis et humeris utriusque ipſorum manum indutam eſſe. Enimvero quod nolit cubitis altiorem veſtis ambitum eſſe manifeſtum eſt. Eos namque nudos patere indecorum eſt, non medico dumtaxat qui tam reli-

τρῷ μόνον οὕτω σεμνὴν ἐργαζομένῳ τέχνην, ἀλλὰ καὶ τοῖς κατὰ τὴν ἀγορὰν ἐν θορύβῳ πολλῷ δίκας λέγουσιν, οὓ καὶ αὐτοὺς αἰδουμένους ἰδεῖν ἔστιν. ἀνωτέρω τῶν ἀγκώνων ἔχειν (671) τὸ ἱμάτιον, ὡς εἰς παγκράτιον παρεσκευασμένους· ἔστι δὲ καὶ ἄλλως ἐκκρῖναι τὸ τοιοῦτον τῆς περιβολῆς εἶδος, ψυκτικὸν οὐ μόνον τῶν κατὰ ἀγκῶνα μορίων, ἀλλὰ καὶ τῆς ὅλης χειρός· οὐ μὴν ἐδήλωσε τὸ ποσὸν, εἴπερ τὸν δεξιὸν ἀγκῶνα τοῦ πήχεως ἐπιλαμβάνειν αὐτὸ προσῆκεν· ἢ δηλονότι παρέλιπεν ὡς σαφὲς τοῦτο καὶ πρὸς ἁπάντων ἡμῶν εὑρεθῆναι δυνάμενον. οὐ γὰρ χαλεπόν ἐστι στοχάσασθαι καθ' ἑκάστην ἐνέργειαν, ὁπόσον δεῖ τοῦ ἱματίου τοὺς ἀγκῶνας ὑπερβαίνοντος ἐκτετάσθαι κατὰ τοῦ πήχεως, σκοπὸν κἀνταῦθα πεποιημένους τόν τε τῆς εὐσχημοσύνης καὶ τὰς τῆς πρὸς τὴν προκειμένην χειρουργίαν χρείας. ὥσπερ δ' ὀλίγον ἔμπροσθεν ἐφ' ὧν [25] ἐχρῆν λαθεῖν, ἐναντίους ἔφην εἶναι σκοποὺς, ἵνα μὲν μὴ βλέπηται τὸ φαινόμενον δέον σκοτεινοῦ ἀέρος, ἵνα δὲ τὸ χειριζόμενον ὁ χειρίζων αὐτὸ βλέπῃ, λαμπροῦ φωτός. ὅ ποτε δ' ἂν αὐτῶν ἐπικρα-

gioſam artem profitetur, ſed et forenſibus apud frequentem turbam cauſas agentibus, quos ipſos quoque pudere cernere licet, quum veſtem cubitis altiorem gerunt, ut qui ad pancratium accincti ſunt. At hujusmodi quoque veſtis ſpecies maxime reprobanda, quae non modo cubiti partes, ſed et totum brachium refrigerat. Non tamen declaravit quousque ſupra dextrum cubiti angulum brachium operire deceat. An id tamquam dilucidum quod a nobis omnibus comperiri poteſt, omnino praetermiſit? Non enim iis arduum eſt in ſingulis operationibus conjicere, quantum indumenti oporteat cubitos tranſcendentis ad cubiti lacertum exporrectum eſſe, qui hic obſervationem fecerint quum decoris tum uſus ad propoſitam chirurgiam ſpectantis. Sed quemadmodum paulo ante in quibus quid occultandum erat, contrarios eſſe ſcopos protuli, ne quod manu curatur, conſpicuum cernatur, obſcuro aëre opus eſſe; ut vero qui manu operatur illud conſpiciat clara

τῇ, τὸν σκοπὸν ἐκείνῳ προσχωρεῖν. εἰ δέ σοι δόξειεν εἶναι τὸ μέσον ἀκριβῶς ἀμφοτέρων αἱρεῖσθαι, κατὰ τὸν αὐτὸν τρόπον καὶ νῦν ἐστι καὶ διὰ παντὸς ἐπὶ πάντων ποιητέον, ἔνθα πρὸς ἐναντία πράγματα ποδηγοῦσιν οἱ σκοποὶ, τὸ μέσον μὲν ἀμφοῖν αἱρουμένους πάντως, ὁπότερος δ᾽ ἂν ἐπικρατῇ, πρὸς ἐκεῖνον ἐκκλίνοντας. τὸ μὲν οὖν κατὰ τὴν χειρουργίαν ὅσον ἐπ᾽ αὐτῇ ἐδεῖτο τῆς ὅλης χειρὸς γυμνῆς, τὰ δὲ τῆς εὐσχημοσύνης ὅλης αὐτῆς ἐσκεπασμένης· διὰ τοῦτ᾽ οὖν ἀεὶ μὲν τὸ μέσον ἀμφοῖν αἱρεῖσθαι προσήκει, προσχωρεῖν δὲ τῷ μᾶλλον ἐπείγοντι.

ιζ'.

Πρὸς δὲ τὸ χειριζόμενον τοῦ μὲν πρόσω καὶ ἐγγὺς καὶ ἄνω καὶ κάτω καὶ ἔνθα ἢ ἔνθα ἢ μέσον. τοῦ μὲν πρόσω καὶ ἐγγὺς ὅριον ἀγκῶνες· εἰς μὲν τὸ πρόσθεν γούνατα μὴ ἀμείβειν, εἰς δὲ τὸ ὄπισθεν πλευράς. τοῦ δὲ ἄνω μὴ ἀνωτέρω μαζῶν ἄκρας χεῖρας ἔχειν, τοῦ δὲ κάτω μὴ

luce. Quod autem eorum exfuperat, illi fcopum concedere; at fi utrumque effe tibi videatur, medium omnino tenere. Eodem modo et nunc et femper in omnibus faciendum eft, hic ad res contrarias fcopi dirigunt, eos quidem qui amborum medium femper eligunt, uter vero, fi praevaleat, ad illum propendentes. Quod igitur ad chirurgiam fpectat, ipfa per fe nudam totam manum maxime defiderat. Quae vero decoris funt, ipfam totam obtectam. Quam ob rem utriusque medium perpetuo deligi congruit, fed validius urgenti concedere.

XVII.

Ad id autem quod manu tractatur procul quidem et prope et furfum et deorfum et huc aut illuc aut ad medium. Procul autem et prope termini funt cubiti; qui in anteriorem partem genua, in pofteriorem coftas non progrediantur. At furfum, fummas manus mammis fuperiores non teneat; deorfum vero pectore genibus incum-

κατωτέρω ἢ ὡς τὸ στῆθος ἐπὶ γούνασιν ἔχειν. ἄκρας χεῖρας ἐγγωνίους πρὸς βραχίονας σχηματίζειν. τὰ μὲν κατὰ μέσον οὕτως, τὰ δὲ ἔνθα ἢ ἔνθα μὴ ἔξω τῆς ἕδρης. κατὰ λόγον δὲ τῆς ἐπιστροφῆς προβαλλόμενον τὸ σῶμα καὶ τοῦ σώματος τὸ ἐργαζόμενον.

Ἐπειδὰν τὸν ἰατρὸν ἐκέλευσε συμμέτρως ἔχειν πρὸς ἑωυτὸν, πρὸς τὸ χειριζόμενον, πρὸς τὴν αὐγὴν, ἤτοι καθήμενον ἢ ἑστῶτα καὶ πρῶτον ἐνεχείρισε λέγειν τὴν τοῦ καθημένου συμμετρίαν πρὸς ἕκαστον τῶν τριῶν, ἀρξάμενος ἀπὸ τῆς αὐγῆς. εἶτα μεταβὰς ἐπὶ τὴν πρὸς ἑαυτὸν αὐτοῦ συμμετρίαν καὶ ταύτην διελθὼν ἐπὶ τὸ λοιπὸν ἔτι τρίτον ἥκει, διδάσκων τὴν πρὸς τὸ χειριζόμενενον αὐτοῦ συμμετρίαν. οὔτε γὰρ ἐγγὺς πάνυ προσήκει καθῆσθαι τοῦ χειριζομένου τὸν ἰατρὸν, ὡς ὑπὸ στενοχωρίας ἐμποδίζεσθαι τὰς τῶν χειρῶν ἐνεργείας οὔτε διεστηκέναι τοσοῦτον, ὡς μόγις ἐφικνεῖσθαι τοῦ χειριζομένου. τίθησι γοῦν κἀνταῦθά τινας ὅρους, ὧν οὔτ' εἰς τὸ πρόσω χωρεῖν οὔτ' εἰς τοὐ-

bente non inferiores. Summas manus angulares cum humeris figuret; quae in medio funt, ita fe habent. Sed quae huc aut illuc feruntur, non extra fedem. Sed pro converfionis ratione corpus et operantem corporis partem protendat.

Quum medicum ad fe, ad eum qui manu curatur et ad lucem refpectu aut fedentem aut ftantem fefe figurare praecepit: ac primum fedentis ad trium quodque facta relatione fymmetriam docere profeffus eft a luce exorfus. Deinde ad medici fui ratione fymmetriam digreffus et hanc perfecutus ad refiduum tertium provehitur. Neque enim medicum laboranti manu curando propius federe decet, ne loci anguftia manuum actiones interturbentur, neque tantopere dirimi, ut vix laborantem attingat. Hic igitur terminos quosdam conftituit, quos qui manu operatur neque in anteriora neque in pofteriora progredi de-

πίσω προσήκει τὸν χειρίζοντα. μεμνήμεθα δὲ ὅτι περὶ τοῦ καθημένου πρῶτον ὁ λόγος ἐστὶν αὐτῷ. τοσοῦτον οὖν ἀξιοῖ διεστηκέναι τοῦ κάμνοντος, ὡς μήτε προσωτέρω ποτὲ τῶν γονάτων ἴσχειν τοὺς ἀγκῶνας μήτε ὀπίσω [26] τῶν πλευρῶν. ἐπὶ μὲν δὴ τῆς κατὰ τοὐπίσω τε καὶ πρόσω διαστάσεως τούτους ἔθετο τοὺς ὅρους. ὀνομάζεται δὲ κατὰ τὸ μῆκος ἡ διάστασις αὕτη· λοιπῶν δὲ οὐσῶν δυοῖν διαστάσεων, μιᾶς μὲν τῆς κατὰ τὸ πλάτος, ἑτέρας δὲ τῆς κατὰ τὸ βάθος καὶ ὕψος, ἑκατέρως δὲ ὀνομάζεται, τῆς μὲν κατὰ τὸ ὕψος ὅρια τίθησι μήτε ἀνωτέρω τῶν μαστῶν ἄκρας χεῖρας ἔχειν τὸν ἐνεργοῦντα μήτε κατωτέρω ἢ ὡς τὸ στῆθος ἐπικείμενον ἔχοντα τοῖς γόνασι, τὰς χεῖρας ἐγγωνίους ἐσχηματικέναι πρὸς τὸν βραχίονα. καλεῖ δὲ ἐγγωνίους, ὅταν ὀρθὴν γωνίαν πῆχυς ἐργάζηται πρὸς τὸν βραχίονα, μέσον γάρ ἐστι τοῦτο τὸ σχῆμα καμπῆς τε τῆς κατ᾿ ἀγκῶνα τελέως, μεθ᾿ ἣν οὐκέτι κάμψαι δυνατόν ἐστιν, ἐκστάσεώς τε σχήματος, μεθ᾿ ἣν ἀμήχανον ἔσται ἐπεκτεῖναι τὴν χεῖρα. τῆς δὲ κατὰ πλάτος εἰς τὰ πλάγια μέρη γιγνομένης διαστά-

bet. Meminimus autem de fedente primum ipfi fermonem effe. Chirurgum igitur ita ab aegrotante diremptum effe jubet, ut is neque anteriores genibus cubitos, neque lateribus pofteriores fortiatur. Hos itaque ftatuit terminos intervalli, quod tum ad anteriorem tum ad pofteriorem partem refertur. Ipfum autem intervallum in longitudinem nominatur. Quum vero duo fuperfint intervalla, unum in latitudinem, alterum in profunditatem aut altitudinem (nam utroque vocabulo dicitur) intervalli quidem in altitudinem terminos conftituit, ut neque operatio fuperius mammis fummas manus porrigat neque inferius pectore fuper genua incumbente manus angulares cum humeris figuret. Angulares autem vocat, quum rectum angulum cubitus cum brachio efficiat. Hic enim medius eft habitus tum flexionis cubiti ultimae, ad quam manus flecti nequaquam poteft; tum extenfionis extremae ad quam manum exporrigi erit perarduum. At terminum intervalli

σεως ὅρον ἑκατέρως ἐτίθετο τῆς κατὰ τὸ δεξιὸν καὶ τὸ τέλειον, ὡς ἄχρηστον ποιεῖσθαι τὰς ἐπιστροφὰς, ὡς μὴ κατακινεῖσθαι τὰς ἕδρας, τουτέστι τὰ μόρια τοῦ σώματος, οἷς ἑδραζόμεθά τε καὶ στηριζόμεθα κατὰ τῶν ὑποκειμένων. εἴρηνται μὲν οὖν ἐφεξῆς ἀλλήλων οἱ ὅροι κατὰ διαφέροντας χρόνους· ἐν ᾧ καὶ χρόνῳ περὶ τῶν κατὰ μῆκος ἐδίδασκε διαστάσεων, ἐν τούτῳ περὶ τῆς κατὰ πλάτος καὶ ὕψος οὐχ οἷόν τ' ἦν διδάσκειν, ὥσπερ οὐδὲ ὁπότε περὶ ἑκατέρας τῶν λοιπῶν δυοῖν. αὐτὸν δὲ τὸν ἰατρὸν, οἶμαι, ταῦτα συμβουλεύει διὰ παντὸς τοῦ ἀποβλέπειν χρὴ τῇ διανοίᾳ πρὸς τὰ λελεγμένα πάντα. καὶ γὰρ πάντων ἐστὶν ἅμα χρεία κατὰ πᾶσαν ἐνέργειαν. οὔσης οὖν τινος μέσης καταστάσεως ἐν τῷ καθῆσθαι τὸν ἰατρὸν, ὅταν μὴ βλέπων, μηδὲν ἐνεργεῖ ταύτην. εὐσχημονεστέραν τε καὶ σεμνοτέραν εἶναι προσῆκεν, ὡς εἰ καὶ γραφεύς τις ἢ πλάστης ἔμελλεν αὐτοῦ ποιήσειν εἰκόνα. πρὸς δὲ τὴν χειρουργίαν ἀφικνουμένου χρὴ κινεῖσθαι τὰς χεῖρας, ἐνίοτε μὲν ἅμα πρόσω τε καὶ ἄνω, κἄπειτα δ' ἐπ' ἀριστερὰ, μετὰ τοῦ πρόσω τε καὶ ἄνω πά-

quod per latitudinem in obliquas fit partes, utrobique conftituebat et in dextram et finiftram, quo facile fiant converfiones, ut fedes non dimoveantur, hoc eft corporis partes quibus et fedemus et fubftratis fedilibus fulcimur. Termini quidem mutua ferie diverfis temporibus pronunciati funt. Nam quo tempore longitudinis intervalla docebat, eo latitudinis et altitudinis intervallo docere non potuit, neque quum reliquarum duarum alterutram. At ipfum medicum hortatur, mea quidem fententia, haec omni tempore mente, prout deceat, infpicere quae pronunciata funt omnia. Etenim in omni operatione fimul ufui funt omnia. Quum ergo medius quidam fit medici fedendi ftatus, quando non intuetur, nihil agit; hunc ftatum et decorum magis et honeftiorem effe confentaneum eft, quam fi pictor quidam aut plaftes ejus imaginem effinxerit. Quum autem ad chirurgiam accedit, eum movere manus oportet, interdum quidem fimul et ante et furfum; deinde vero finiftrorfum fimul et ante et fur-

λιν ἐκ τούτων τῶν σχημάτων ἤτοι γε ὀπίσω τὰς χεῖρας ἀμφοτέρας ἢ μόνην μίαν φέρειν. οὕτω δὲ καὶ ἢ κάτω ποτὲ ἢ πάλιν ἄνω καὶ κάτω τε καὶ ὀπίσω. πολυειδῶς γὰρ τὰ σχήματα ὑπαλλάσσεται συμπλεκομένων ἀλλήλαις τῶν διαστάσεων. ἐν ἁπάσαις ταύταις ἐστὶ κοινὸν τὸ φυλάττειν τὴν ἕδραν, ἣν διαφθείρουσιν ἔνιοι τοὺς ὅρους τῶν διαστάσεων ὑπερβάλλοντες. ἐάν τε γὰρ οὕτως ὑψηλὸν ᾖ κείμενον τὸ χειριζόμενον μόριον, ὡς ὑπὲρ τοὺς αὐτοῦ τιτθοὺς ἀναφέρειν τὰς χεῖρας τὸν ἰατρὸν, ἀναγκασθήσεταί ποτε κουφίσαι μετεωρότερον αὐτὸν ἐπὶ τῆς ἕδρας, ὡς ἀνιστάμενος, ὡς μηδὲ ἑστάναι μηδέπω, μηδὲ καθῆσθαι, ἀλλ' ἐν ἀστηρίκτῳ τε καὶ μέσῳ τούτων σχήματι καθεστάναι· ἄν τ' ἐπὶ πλεῖστον ἐπὶ τὸ δεξιὸν ἢ ἐπὶ τὸ ἀριστερὸν μέρος ἀποκεχωρηκὼς ἐπ' ἐκείνοις, αὐτὸς ἐκ τῆς ἕδρας κινηθήσεται, ὡς ὀλισθήσεσθαι ἐξ αὐτῆς κινδυνεύσας. τί δεῖ λέγειν ὡς ἐπὶ τοῦ πρόσω ἢ ὀπίσω μέρους ἀμφοτέρως ὅμοια ποιήσεται· καὶ μόνον γέ τις τοῦ εἰς τὰ κάτω πρὸς τὸ σκοτίζειν αὐτοῦ τὴν ἐνέργειαν, ἐν ᾧ πρέπει σχήματι καθήσεται.

ſum; rurſus ex his figuris aut in poſteriora manus ambas vel unicam ſolam ducere. Sic vero interdum vel deorſum vel rurſus ſurſum et deorſum et retrorſum. Multiplici namque facie ſtatus ſubmutatur complicatis mutuo intervallis. His omnibus commune eſt ſedem tueri, quam nonnulli deſtruunt intervallorum terminos excedentes. Etenim ſi quae pars manu tractatur ita ſublimis ſit, ut ſupra ipſas mammas manus evehat medicus, cogetur interdum ipſe e ſede ſublimior erigi, ut conſurgens nondum ſtet, neque ſedeat, ſed et in inſtabili et media inter has figura ſitus ſit. At ſi quam plurimum in dextram vel in ſiniſtram partem ſeceſſerit, illis ipſe e ſede ita dimovebitur, ut ab ea lapſurus periclitetur. Quid dicendum eſt, quod ad anteriorem vel poſteriorem partem utrisque ſimilia obortura ſint? tantumque ſi qua ſit in partes inferiores converſio, ea ejus operationem obſcurabit qua in figura decenti ſederit.

ιή.

[27] Ἑστεῶτα δὲ δεῖ καὶ ἐπ' ἀμφοτέρων βεβαῶτα ἐξ ἴσου τῶν ποδῶν ἄλις· δρῆν δὲ τῷ ἑτέρῳ ἐπιβεβαῶτα μὴ τῷ κατὰ τὴν δρῶσαν χεῖρα ὕψος γούνατι πρὸς βουβῶνα, ὡς ἐν ἕδρῃ· καὶ τὰ ἄλλα ὅρια τὰ αὐτά.

Τὸν περὶ τοῦ καθημένου συμπληρώσας λόγον ἐπὶ τὸν ἑνεστῶτα μετέβη, πάντως αὐτὸν κελεύων φυλάττειν, ὃ μικρὸν ἔμπροσθεν ἐπὶ τοῦ καθημένου ἐκέλευσεν, ὅτι τὸ τῆς βάσεως τῶν ποδῶν ἄνισον· ὑψηλότερον γὰρ εἶναι βούλεται (672) τὸν ἕτερον αὐτῷ, ὡς μὴ κατ' εὐθύ τι τοῦ ἐνεργοῦντος εἶναι τὴν τοιαύτην στάσιν, ἣν ὅτι καὶ αὐτὴν φυλάξει διὰ πάσης ἐνεργείας, ἐὰν μήτε ὑψηλὸν ἱκανῶς τὸ χειριζόμενον μόριον μήτεποῤῥώτερον κατὰ τὸ μῆκος ἢ πλάτος, εὔδηλον τῷ μεμνημένῳ τῶν προειρημένων. τὸ μὲν γὰρ οὕτως ὑψηλὸν, ὡς τὸν ἰατρὸν ἀναγκάζεσθαι μετεωροτέρας τῶν ἑαυτοῦ τιτθῶν ἔχειν τὰς χεῖρας, ἀποσαλεύσει τῆς ἕδρας

XVIII.

Stantem autem utrisque ex aequo pedibus univerſim inſiſtere oportet. Sed altero inſiſtentem agere; non eo qui ad operantem manum eſt, genu ad inguinis altitudinem tollere, ut in ſedentis ſtatu. Eosdem quoque ceteros terminos ſervare.

Abſoluta de ſedente chirurgo oratione ad ſtantem emigrat, idem jubens ſtantem obſervare, quod ſedenti paulo ante imperavit, quia impar eſt pedum inceſſus. Alterum enim eſſe vult ipſo ſublimiorem, ut e directo in ejusmodi ſtatione nullam edat operam, quam ipſiſſimam in omni operatione ſervaturus eſt, ſi quae pars manu curatur, neque ſublimior ſit, neque in longitudinem aut altitudinem remotior patet cuique praedictorum memori. Pars enim ſic elata ut ſuis ipſius mammis ſubliniores manus habere cogatur, medicum a ſede dimovebit, qui citra ſymmetriam protenditur. Si vero quam plurimum ſeceſſerit ac retror-

αὐτὸν ἀνατεινόμενον ἀμέτρως. τὸ δὲ ἐπὶ πλεῖστον ἀφεστηκὸς πάλιν αὖ καὶ τὸ προβαίνειν ἀναγκάζον, ἀπολείπειν βιάσεται τὴν ἐξ ἀρχῆς ἕδραν. ἐπεὶ δὲ ἐπί τινος ἐστηρίχθαι τὸν ἕτερον τῶν ποδῶν βούλεται, κἀνταῦθα τὸ ποσὸν τοῦ ὕψους ἐδήλωσεν, ἀξιώσας τὴν αὐτὴν σχέσιν τῷ γόνατι πρὸς βουβῶνας, ἣν κἀπὶ τῶν καθημένων εἶπεν. εἰρήκει δ' ἐπ' ἐκείνων, γούνατα δὲ ἀνώτερον βουβώνων μικρὸν, ὡς ἀσφαλεστάτης τε ἅμα καὶ εὐσχημονεστάτης πρὸς τὰς ἐνεργείας καὶ ἑτοιμοτάτης οὔσης τῆς τοιαύτης ἕδρας. ἀλλὰ νῦν γε τῷ ἑτέρῳ γόνατι τῷ ὑψηλῷ μόνῳ πρὸς τοὺς βουβῶνας εἶναι τὴν αὐτὴν σχέσιν ἀξιοῖ, πληθυντικῶς βουβῶνας ἀμφοτέρων τῶν σκελῶν ἴσον ἔχειν ὕψος.

ιθ'.

Ὁ δὲ χειριζόμενος τῷ χειρίζοντι τῷ ἄλλῳ τοῦ σώματος μέρει ὑπηρετείτω ἢ ἑστεὼς ἢ καθήμενος ἢ κείμενος ὅκως ἂν ῥήϊστα ὧδε ὡς σχῆμα ἔχων διατέλει, φυλάσσων ὑπόῤῥυσιν, ὑπόστασιν, ἔκτρεψιν, καντίαν, ὡς ὃ δεῖ σώζεται,

ſum rurſus procedere compulerit, ſedem ab initio coget relinquere. Quoniam vero alterum pedem voluit re quadam fulciri, hic quoque altitudinis modum declaravit, jubens genu eamdem ſortiri ad inguina figuram, quam in ſedentibus pronunciavit. In his autem protulit genua paulo ſupra inguina collocanda eſſe, quod hujusmodi ſedes et tutiſſima ſit et ad operationem aptiſſima et paratiſſima. Verum nunc alterum genu ſublime ſolum ad inguina eamdem ſortiri figuram cenſet, ac ſaepenumero inguina utrorumque crurium parem habere altitudinem.

XIX.

At qui tractatur, reliqua corporis parte manu operanti ſubſerviat aut ſtans aut ſedens, quo quam facillime ita in ea figura poſitus perſeveret, obſervans defluxionem, ſubſiſtentiam, in latus converſionem, declivitatem; ſic ea quam oportet ſervatur et figura et forma, operationem

καὶ σχῆμα καὶ εἶδος τοῦ χειριζομένου, ἐν παρέξει, ἐν χειρισμῷ, ἐν τῇ ἔπειτα ἕξει.

Διαφερούσας ἐξηγήσεις ἐποιήσαντο τῆς ῥήσεως οἱ ἐξηγησάμενοι τὸ βιβλίον εὐλόγως. ἥ τε γὰρ τῶν τεττάρων ὀνο- [28] μάτων ἀσάφεια, τοῦ τῆς ὑποῤῥύσεως λέγω καὶ τοῦ τῆς ὑποστάσεως καὶ τοῦ τῆς ἐκτρίψεως καὶ προσέτι τοῦ τῆς καταντίας, τό τε βουληθῆναι τὸν Ἱπποκράτην πολλὰ πράγματα δι' ὀλίγων λέξεων δηλῶσαι, τὴν αἰτίαν αὐτοῖς παρέσχεται τῶν λεγομένων αἰτίας. ὅτε οὖν ἀσαφοῦς οὔσης τοῦ γράψαντος αὐτὰ διανοίας, εἰκάζοντές τε καὶ στοχαζόμενοι μᾶλλον, οὐ σαφῶς ἰδόντες, εἰς ποικίλην διαφωνίαν ἐξέπεσον. ἐγὼ δὲ, ὅπερ ἐν ἅπασι τοῖς τοιούτοις εἴωθα ποιεῖν, οὕτω καὶ νῦν πειράσομαι. τὰ μὲν ἀπίθανα αὐτοῖς εἰρημένα παρήσας διώξω τὰ δόξαντά μοι πιθανῶς ἐπινενοῆσθαι, μετὰ τοῦ προστιθέναι τι καὶ τῆς ἐμῆς γνώμης. ἄρξομαι δὲ ἀπὸ τῆς τῶν ἀσαφῶν ὀνομάτων ἐξηγήσεως. ἐπειδὴ πρῶτόν ἐστι

ſubeuntis in ſui deditione, in manus operatione, in habitu ſubſequenti.

Qui hunc librum interpretati ſunt, diverſas non citra rationem textus explicationes tradiderunt. Etenim quatuor nominum obſcuritas, *ὑποῤῥύσεως defluxionis* dico, *ὑποστάσεως ſubſidentiae*, *ἐκτρίψεως in latus converſionis*; eſt praeterea *καταντίας declivitatis*, Hippocratem voluiſſe paucis verbis res multas prodere, diſſenſionis eorum quae pronunciata ſunt ipſis cauſam praebuit. Quandoquidem quum auctoris ipſa ſcribentis mens obſcura ſit et eam opinionibus, conjecturis magis ſcrutati, non perſpicue ſcientia intuiti in varias diſſenſiones exciderunt. Ego vero quod in hiſce omnibus facere conſuevi, id ita quoque adoriar. Praetermiſſis enim quae ab ipſis enarrata ſunt minus probabilibus, aperiam quae mihi probabiliter excogitata eſſe videbuntur, re quadam meae ſententiae ſimul addita. Exordiar autem ab obſcurorum nominum explicatione. Quandoquidem ſimplex compoſiti primum

τὸ ἁπλοῦν τοῦ συνθέτου καὶ πολλάκις τε τῶν ἁπλῶν οὐδενὸς ὄντος ἀσαφοῦς ἡ σύνθεσις αὐτῶν τὴν ἀσάφειαν ἐργάζεται, τοῦτο δὲ ἀμέλει καὶ κατὰ τὴν προκειμένην γέγονε ῥῆσιν. ἔνιοι μὲν γὰρ ὑπόῤῥυσιν ἤκουσαν ἐπὶ τῶν ὑγρῶν, καὶ τούτων αὐτῶν διττῶς οἱ μὲν ἐκ τοῦ σώματος κινουμένων, οἱ δὲ ἐπὶ τῶν ἐπιβρεχομένων ἔξωθεν· ἀλλὰ καὶ αὐτῶν τῶν κατὰ τὴν χειρουργίαν ἐκρεόντων ἔφασαν αὐτὸν μνημονεύειν, ἔνιοι δὲ τοῦ μετὰ τὴν χειρουργίαν. ἡ αὐτὴ δὲ καὶ περὶ τοῦ τῆς ὑποστάσεως ὀνόματος γέγονε διαφωνία, τῷ ἐκρεῖν τὰ ὑγρὰ, τὸ ὑφίστασθαι κατὰ τοὐναντίον λεγόμενον εἰκότως ἐν μέρει διαφωνίαν ἔσχεν. ἕτερος δέ τις χορὸς ἐξηγητῶν οὐκ ἐπὶ τῶν ὑγρῶν, ἀλλ᾽ ἐπὶ τῶν στερεῶν τοῦ ζώου μορίων ἤκουσε τοῦ τε τῆς ὑποστάσεως καὶ τῆς ὑποῤῥύσεως ὀνόματος, ὑπόστασιν μὲν τὸν μετεωρισμένον ἤτοι τῶν τεμνομένων μελῶν ἢ καὶ παντὸς τοῦ σώματος εἰρῆσθαι νομίζοντες, ὑπόῤῥυσιν δὲ τὴν εἰς τὰ κάτω ῥοπὴν, ὡς εἰ καὶ κατάῤῥυσιν εἰρήκει. τὸ οὖν καταῤῥεῖ ἐπὶ τοῦδε τοῦ σημαινομένου

est, ac faepenumero quum fimplicium nullum obfcurum eft, ipforum compofitio obfcuritatem efficit. Id autem profecto in propofita oratione advertitur. Enimvero nonnulli ὑπόῤῥυσιν *defluxionem* in humoribus intellexerunt, atque hi bipertiti funt. Illi quidem in iis qui e corpore moventur, hi vero in his qui extrinfecus infunduntur; imo et ex ipfis nonnulli ipfum Hippocratem eorum memoriam facere cenfuerunt, qui dum fit operatio effluunt; quidam vero eorum qui poft manus operationem. Idem vero eft et ὑποστάσεως *fubfidentiae* nominum diffidium. Quod humorum effluentiae fubfidentia contrarie dicitur, merito in parte diffidium excitavit. Alter quidam interpretum chorus non de humoribus, fed de folidis animalis partibus et ὑποστάσεως et ὑποῤῥύσεως vocabulum interpretatus eft, qui putat ὑπόστασιν *furfum* aut partium fecandarum aut totius corporis elationem fignificare; ὑπόῤῥυσιν vero ad imum impetum, ac fi κατάῤῥυσιν protuliffet. Καταῤῥεῖ namque hac notatione in prognoftico rela-

λέλεκται κατὰ τὸ προγνωστικὸν, ἔνθα φησίν· ἢν δὲ καὶ προπετὲς γίγνηται καὶ καταῤῥέει ἀπὸ τῆς κλίνης ἐπὶ πόδας, δεινότερόν ἐστι. τοῖς οὕτως ἐξηγησαμένοις μαρτυρεῖ καὶ τὸ τῆς ἐκτρέψεως καὶ τὸ καταντίας ὄνομα προειρημένων ἑξῆς γεγραμμένα. τὴν μὲν γὰρ εἰς τὸ πλάγιον ἐκτροπὴν ἔκτρεψιν εἴρηκεν, ἐάν τε ἐφ' ὅλου τοῦ σώματος ἐάν τε ἐπὶ τοῦ χειριζομένου μορίου γίγνεται. τὴν δὲ καταντίαν ἐπὶ τῶν κώλων ἰδίων λέγεσθαί φασιν, ὥσπερ ἐπὶ παντὸς σώματος τὴν ὑπόῤῥυσιν. ὅταν γὰρ ὅλον τὸ σῶμα φυλάττων τις ἐν ταὐτῷ χωρίῳ καὶ μὴ μετακινῶν ἤτοι τὸ σκέλος ἢ τὴν χεῖρα κάτω ῥέπον ἐργάσεται, κατάῤῥοπον ὀνομάζεσθαί φασι, τὴν τοιαύτην θέσιν ἀληθῆ λέγοντες αὐτὰ καθ' ἑαυτὰ, κᾂν μὴ διαρκῶς φυλάττωσι τὴν καθ' ὅλην τὴν ῥῆσιν ὁμολογίαν. ἑτέρα γάρ τις πάλιν αὐτῶν ἁπάντων ἐγένετο διττὴ στάσις, ἐνίων μὲν ἡγουμένων ἀξιοῦν τὸν Ἱπποκράτην διασώζειν τοὺς χειριζομένους κατὰ τέσσαρας προσηγορίας σημαινόμενα, τὴν ὑπόστασιν καὶ τὴν ὑπόῤῥυσιν καὶ τὴν ἔκτρεψιν καὶ τὴν καταντίαν, ἐνίων δὲ οὐ φυλάττειν. διαφέρει δὲ οὐδὲν εἰς τὴν

tum eſt, ubi inquit: *quod ſi aegri decubitus declivis ſit et a culcitra ad pedes delabatur aeger, deterius.* His ita expoſitis teſtimonium addunt ἐκτρέψεως et καταντίας vocabula in praedictis ordine ſubſcripta. Enimvero abductionem ἔκτρεψιν appellavit ſive totius corporis ſive partis manus curandae ſit. *Καταντίαν* vero in propriis partibus declivitatem dici proferunt, quemadmodum in toto corpore ὑπόῤῥυσιν *ſubſidentiam.* Quum quis enim corpus univerſum in eadem ſede tuetur neque dimovet, aut crus aut brachium deorſum propendens efficiet, ejusmodi ſitum κατάῤῥοπον ajunt appellari, vera ipſa per ſe dicentes; etſi in univerſa oratione conſenſum non ſervant. Nam altera quaedam etiamnum ipſorum omnium duplex orta eſt controverſia. Prior quidem fuit nonnullorum qui arbitrati ſunt, velle Hippocratem manu curandos tueri, quod quatuor vocabulis ſignificavit, defluxione, ſubſidentia, abductione, declivitate; poſterior vero non tueri. Nihil autem intereſt ad totius orationis intelligentiam tres eſſe no-

ὅλην τῆς ῥήσεως περίνοιαν τὸ τρεῖς γεγονέναι γραφὰς τοῦ τῆς ἐκτρίψεως ὀνόματος. ἔνιοι μὲν γὰρ ἔκτρεψιν γράφουσι διὰ τοῦ τ καὶ ρ καὶ ε κατὰ τὴν δευτέραν συλλαβὴν, τινὲς δὲ καὶ τὸ σ προστιθέασιν ἐν ἀρχῇ γράφοντες ἔκστρεψιν, ἔνιοι δὲ καὶ ἔκτριψιν διὰ τοῦ τ καὶ ρ καὶ ι. παρεσιήσαμεν γὰρ ἕνα τέως γράφειν. αἳ δ' οὖν εἰρημέναι προσηγορίαι σαφεῖς εἰσιν. ἀπὸ γὰρ τοῦ ἐκτρέπεσθαι ῥήματος ἔκτρεψις, ἀπὸ δὲ τοῦ ἐκτρίβεσθαι [29] ἔκτριψις γέγονεν. ἀξιούντων τῶν γραφῶν φυλάττεσθαι ταῦτα τὸν κάμνοντα. φαίνονται δὲ ὅμως πάντες οἱ ἐξηγησάμενοι τὴν ῥῆσιν ἐκ μέρους μὲν ἑωρακέναι τὴν γνώμην τἀνδρὸς, ὅλην δὲ ἀκριβῶς μὴ δεδυνῆσθαι περιλαβεῖν. ἐὰν γὰρ πρόσχῃ τις τῷ τέλει ταύτης καθ' ἃ φησιν, ἐν παρέξει, ἐν χειρισμῷ, ἐν τῇ ἔπειτα ἕξει φανοῦνται μὲν ἅπαντες λέγοντες ἀληθῶς, ἄλλως ἄλλων χρησίμων ὑπὸ τοῦ κάμνοντος ἐσομένων ἐν τοῖς τρισὶ καιροῖς παρέξει, χειρισμῷ, ἔπειτα ἕξει, πάντας δὲ αὐτοὺς συνθεῖναι μὴ δυνηθέντες, ἔσται δὲ φανερὸν τοῦτο τῶν διορισθέντων σαφῶς τῶν τριῶν καιρῶν. πρῶτος μὲν οὖν αὐτῶν

minis ἐκτρίψεως fcripturas. Nonnulli namque ἔκτρεψιν fecundam ejus per τρε fyllabam fcribunt; quidam vero σ quoque in principio adjiciunt ἔκστρεψιν fcribentes. Nonnulli denique ἔκτριψιν per τ et ρ et ι. Nam paulo ante unam fcribere prodidimus. Haec itaque narrata vocabula dilucide patent. A verbo fiquidem ἐκτρέπεσθαι ἔκτρεψις, ab ἐκτρίβεσθαι ἔκτριψις derivatur; quum fcripturae hortentur haec aegrotanti obfervanda effe. Videntur autem fimul omnes qui hunc textum explanarunt auctoris fententiam ex parte perfpexiffe, totam tamen omnino comprehendere non potuiffe. Si quis enim hujus orationis finem affequi velit, in qua pronunciavit: *in fui deditione, in manus operatione, in habitu fubfequenti.* Omnes profecto vere fequi videbuntur, quum alias alia tribus temporibus aegrotanti profutura fint, quibus tamen ipfa omnia conjungi non valuerit. Id autem perfpicue diftinctis tribus temporibus erit manifeftum. Primum quidem eo-

ἐστιν, ἡνίκα παρέχουσιν οἱ πεπονθότες ἑαυτοὺς τοῖς ἰατροῖς εἰς ἀκριβῆ διάγνωσιν τῶν παθῶν, ὃν ὠνόμασε πάρεξιν. ἐφεξῆς δὲ αὐτῶν δεύτερος, ὁπότε πράττει τι κατὰ τὸ πεπονθὸς μέρος ὁ ἰατρὸς, ὃν ἐκάλεσε χειρισμόν. εἶθ' ἑξῆς τρίτος, ὃν προσηγόρευσε τῆς ἔπειτα ἕξεως· ἐν ταὐτῷ γὰρ σχήματι πρόκειται τηνικαῦτα φυλάττειν τῷ κάμνοντι τὸ πεπονθὸς μόριον. ἀπὸ τοῦ τοίνυν ἔχειν ἐν αὐτῷ τὴν προσηγορίαν τῆς ἕξεως ἐποίησεν. ἐν ἅπασι δὲ τοῖς τρισὶ καιροῖς τὸ μέν τι κοινόν ἐστι, τὸ δὲ καθ' ἕκαστον ἴδιον. κοινὸν μὲν τὸ φυλάττειν ἀκίνητον τὸ πεπονθὸς μέρος ὃ ἐφεδήσετο, πλὴν μετὰ κινήσεως αὐτό πως ὁ ἰατρὸς ἐπιχειρήσει. ἴδιον δὲ καθ' ἕκαστον ἀγαθὸν ἐκ τούτου πρὸς τὴν τελείαν ἴασιν γίγνεται. κατὰ μὲν τὴν πάρεξιν ἀκριβῶς διαγνῶναι τὸν ἰατρὸν, ὃ μέλλει θεραπεύειν, κατὰ δὲ τὸν χειρισμὸν ἐπὶ μὲν τῶν καταγμάτων ἀντιτεῖναι καὶ διαπλάσαι προσηκόντως καὶ ἐπιδῆσαι. ἐπὶ δὲ τῶν ἐξαρθρημάτων ἀντι- (673) τεῖναι καὶ ἐμβαλεῖν καὶ περιλαβεῖν ἐπιδήσει προσηκούσῃ τὸν πεπονθότα τόπον. κατὰ δὲ τὰς τομὰς ἐκ-

rum eſt, quum morbis affecti ſe medicis dedunt ad accuratam morborum dignotionem, quod deditionem nominavit. Secundum vero eorum ſerie quum medicus circa afſectam partem aliquid agit, quod manus operationem vocitavit. Tertium ac ultimum quod ſubſequentem habitum appellavit: tunc enim in eadem prius poſita figura laboranti pars affecta ſervanda eſt. Quod ergo in eodem ſe habeat, inde habitus appellationem deduxit. In omnibus autem tribus temporibus quoddam eſt cunctis commune, quoddam ſingulis proprium. Commune quidem eſt omnibus partem affectam immobilem qua ſede nititur ſervare, niſi medicus ipſum utcumque movere tentatus ſit. Proprium vero ſingulis bonum, unde ad perfectam fit medelam. In deditione, ut medicus plane quid curaturus dignoſcat. In manus operatione ut oſſa fracta in oppoſitum extendat, decenter conſormet atque devinciat. In luxationibus oſſa in oppoſitum extendat, reponat et partem affectam idonea deligatione complectatur. In ſectionibus

κριθῆναι τὸ πῦον ἤ τινι χώρᾳ περικοπῆναί τε τὸ σεσηπὸς ἢ διὰ πυρὸς ἐκκαυσθῆναι. τούτοις οὖν καὶ ἡ τῶν ὑγρῶν ὑπόῤῥυσίς τε καὶ ὑπόστασις ὠφέλιμος ἡ μὲν ὅπως γίγνοιτο· ἐχρῆν γὰρ ἐκκρίνεσθαι τὸ παρὰ φύσιν ὑγρόν· ἡ δὲ ὅπως μὴ γίγνοιτο, μένειν γὰρ ἔνδον οὐ προσήκει τὸ μοχθηρόν. ἐνίοτε δὲ καὶ ὑπόστασις γίγνεται χρήσιμος, καθάπερ ἐφ' ὧν ἀθρόως ἐκκενωθῆναι πῦον ἐξ ὑποστάσεως μεγάλης ἢ τὸ τῶν ὑδρικῶν ὑγρὸν βουλόμεθα. πολὺ δὲ δεῖ μᾶλλον ἀπὸ τῶν ὑποκειμένων ἐν τῇ χειρουργίᾳ τῶν κώλων ὑπόστασίν τε καὶ ὑπόῤῥυσιν, ὡς εἴρηται, φυλάττεσθαι προσήκει. ὡσαύτως δὲ κἀπὶ τῶν στερεῶν τοῦ ζώου μορίων τὰ λελεγμένα ταῦτα φυλάττεσθαι χρὴ πρὸς τοῦ κάμνοντος, ὡς αὐτὰ γενέσθαι κατὰ τοὺς τρεῖς καιροὺς, πάρεξιν, χείρισιν, ἔπειτα ἕξιν. τὸ μὲν γὰρ ἐξαῖρον αὐτὸν ἁπάντων τῷ χειρουργοῦντι τὰς τομὰς ἐν οὐ προσήκοντι μέρει τὸν ἰατρὸν ἀναγκάσει πρίειν, οὐδὲ τρόπον αὐτὸν, ὁπότ' οὐδὲ τὸ φυλάττειν φυλάττοντα διὰ τὸ παρῆναι αὐτῇ τῇ σμίλῃ τὸν κάμνοντα, τὸ δὲ ἀποφεύγειν ἐλλειπῆ τὴν ἐνέργειαν ἐργάζεται, ποτὲ μὲν μέσον

ut pus excludat; aut etiam quod putre aliqua in regione degit, excidat aut igne adurat. His igitur utilis eſt et humorum defluxus et ſubſidentia. Ille, ubi excitetur; qui namque praeter naturam humor exſiſtit, excernendus eſt; haec vero ubi non excitetur; intus enim noxium humorem permanere non decet. Interdum autem et ſubſidentia fit utilis, ut, in quibus confertim pus ex magna ſubſidentia aut hydropicum humorem excerni volumus. At multo magis a ſubjectis in manus operatione membris quum ſubſidentiam tum defluxum, ut dictum eſt, obſervare decet. Eodem autem modo et in ſolidis animalis partibus haec pronunciata laboranti obſervanda ſunt, ut eadem fiant per tria tempora, deditionem, operationem et ſubſequentem habitum. Enimvero ſi quae pars dum eximitur a chirurgo provectior ſit, ſectionem in indecenti parte medicum coget efficere, nec modum eumdem aliquando, nec quae ſervanda ſunt tueri; propterea quod aeger ipſum ſcalpellum praevenit et effugit et operationem imperfectam reddit, quum

αὐτὸν μόνον τῆς χειρουργίας τοῦ ἰατροῦ ποιοῦντος, ποτὲ δὲ ἐξ ἡμίσεος ἐγκαταλείποντος τὸ ἔργον καὶ θᾶττον ἔτι τοῦδε. γίγνεται δὲ ταῦτα καταδεδεμένων, ἐνίοτε δὲ τῶν χειριζομένων, οἷον ὅταν μὲν ἐπὶ γαστρὶ χειρίζοντος καὶ κατὰ τὴν ῥάχιν ἑαυτοὺς ὑψουμένων πρὸς τὸ πλάγιον ἐκτρεπομένων, ὅπερ ἐδηλοῦτο παρὰ τῆς ἐκτρίψεως. ἐνίοτε δὲ τούτων μὲν οὐδὲν πραττόντων, τεινόντων δὲ σφοδρῶς τὰς [30] μύας ἤ τινα μεταβολὴν δοκεῖ μοι δηλῶσαι διὰ τῆς, ὡς ὃ δεῖ προσηγορίας ἐν τῷ φάναι, ὡς ὃ δεῖ σώζεται καὶ σχῆμα καὶ εἶδος τοῦ χειριζομένου. πηλίκον δὲ κακόν ἐστιν ὀφθαλμοῦ παρακεντουμένου τὸν κάμνοντα μὴ φυλάξαι τὸ σχῆμα καὶ εἶδος ἢ μετακινούμενον ἢ ἐντεινόμενον οὕτως σφοδρῶς, ὡς αἵματος πληροῦσθαι τὸ πρόσωπον εὔδηλον παντί. παραπλήσιον δὲ, κἀπειδὰν ἐκκόπτοντος ἰατροῦ τῆς κεφαλῆς ὀστοῦν ἢ ὑψώσας βραχύ τι ταύτης χειριζόμενος ἢ ταπεινώσας ἢ πρὸς τὸ πλάγιον ἐκτρέψας διαφθείρειν τὴν ἀκρίβειαν τῆς χειρουργίας· οὕτω δὲ καὶ ἐκτείνειν σφοδρῶς ἑαυτόν. ἐν μὲν γὰρ τῇ μεταβολῇ τῶν σχημάτων ἡ θέσις ἐπαλλάττεται

alias quidem ipſo ſolo medicus mediam manus operationem efficiat, alias vero opus e dimidio factum deſerat atque etiamnum concitatius obeat. Haec autem deligatis accidunt; interdum manus opem ſubeuntibus, qui nimirum, quum ſibi in ventre ſit operatio, tum in ſpinam ſe attollunt ad latus ſe convertentes, quod *in latus abductione* declaratur. Interdum autem nihil eorum moliuntur, ſed muſculos vehementer extendunt aut quamdam mutationem mihi videtur hac loquutione indicaſſe *ὃ δεῖ, quam oportet*, hoc textu, ſic *ea quam oportet* ſervatur et figura et forma operationem ferentis. Quantum autem malum ſit oculi paracenteſi curandi, ſi aeger figuram et formam non ſervet aut ita vehementer dimoveatur aut intendatur, ut faciem ſanguine ſuffundat, patet omnibus. Tantumdem autem et quum medico capitis os excidente, aut caput paululum attollat aut deprimat aut in latus convertat, chirurgiae ſollertiam interturbat. Sic vero etiam evenit, ſi ſe vehementer extendat. In figurarum ſiquidem muta-

τοῦ χειριζομένου μέρους. αἱ δὲ τάσεις ἐπὶ μὲν τῶν ἄλλων μορίων εἰς αἱμοῤῥαγίαν συντελοῦσιν· ἐπὶ δὲ τῶν μυῶν οὐ μόνον εἰς τοῦτο βλάπτουσιν, ἀλλὰ καὶ τὸ μόριον ἐνίοτε μὲν ὑψηλότερον, ἐνίοτε δὲ ταπεινότερον ἐργάζονται. ἔνθα μὲν ὀστοῦν ὑποτέταται μετεωριζομένου τοῦ μυὸς, ἔνθα καὶ ἕλκους χώρα, προστελλομένου τε καὶ διατεινομένου, καθάπερ ἐπὶ τῶν κατὰ μεσοπλεύριόν τε καὶ γαστέρα χωρίων.

κ'.

Ὄνυχας μήτε ὑπερέχειν μήτε ἐλλείπειν δακτύλων κορυφὰς ἐς χρῆσιν ἀσκέειν. δακτύλοισιν μὲν ἄκροις τὰ πλεῖστα λιχανῷ πρὸς μέγαν, ὅλῃ δὲ καταπρηνεῖ, ἀμφοτέρῃσι δὲ ἐναντίῃσι.

Ἐπειδὴ εἶπε τὸ περὶ τοῦ χειριζομένου κατὰ τὴν κοινωνίαν, εἶτα ἑξῆς πάλιν ἐπανῆλθεν ἐν τῇδε τῇ ῥήσει πρὸς τὸν περὶ τοῦ χειρίζοντος λόγον, πηλίκους μὲν εἶναι προσῆκε τοὺς ὄνυχας αὐτοῦ διηγούμενος, ὁποίους δὲ τοὺς δακτύλους,

tione partis manu curandae ſitus immutatur. Aliarum autem partium tenſiones ad ſanguinis profluvium conferunt; muſculorum vero tenſiones non ſolum hac ratione nocent, verum etiam partem interdum ſublimiorem, interdum humiliorem efficiunt. Quum enim attollitur muſculus, tum os ſubjicitur; quum vero contrahitur ac deprimitur, tum ulceris ſedes attollitur, quemadmodum et in intercoſtalis et alvi regionibus.

XX.

Ungues neque ſupereminere neque deficere oportet; digitorum vertices ad uſum exercere: digitis quidem ſummis, indice fere ad pollicem admoto; tota vero manus prona; ambabus autem adverſis.

Quum quod ad aegrotantem manu curandum ſpectat ſocietatis operandi ratione protulerit, iterum deinceps ad eam quae de operatoris eſt munere hocce textu orationem dilapſus eſt. Ungues igitur ad ſummorum digitorum fun-

ὅπως δὲ ἀνάγειν αὐτούς. ὡς μὲν οὖν εἰς τὰς τῶν δακτύλων ἄκρων ἐνεργείας, αἵπερ δὴ καὶ εἰσιν ἰδίαι τῶν δακτύλων, τὸ μὴ ὑπερέχειν αὐτῶν τοὺς ὄνυχας μήτε ἐλλείπειν ἄριστόν ἐν τῷ πρώτῳ περὶ χρείας μορίων ἐπὶ πλεῖστον ἐξειργασάμεθα, καθ' ὃ πᾶσαν ἄκρας τῆς χειρὸς ἐξηγησάμην τὴν φύσιν. ἐν δὲ τῷ παρόντι τὰς λέξεις μόνας ἀρκέσει σαφῶς ἐξηγήσασθαι. διττῆς οὖν οὔσης γραφῆς ἑκατέραν ἐξηγήσομαι· τὴν μὲν ἑτέραν αὐτῶν οὕτως ἔχουσαν. ὄνυχας μήτε ὑπερέχειν μήτε ἐλλείπειν δακτύλων κορυφάς. εὐληπτότατα γὰρ οὕτως ἔσται τὰ τοῖς δακτύλοις ἄκροις θηρώμενα μικρὰ σώματα, πρὸς ἃ καὶ χρώμεθα τῆς δι' ἄκρων αὐτῶν ἐνεργείας. εἶτ' ἀμφ' ἑτέρας ἄκρας ἐς χρῆσιν ἀσκέειν, δακτύλοισι μὲν ἄκροις τὰ πλεῖστα λιχανῷ πρὸς μέγαν· ἵνα κατὰ μὲν τὴν προτέραν λέξιν ἡ διδασκαλία περὶ τοῦ μεγέθους τῶν ὀνύχων δακτύλων γίγνεται, κατὰ δὲ τὴν δευτέραν περὶ τῆς χρήσεως τῶν δακτύλων. ἑτέρα δὲ γραφὴ τοιάδε ἐστίν· ὄνυχας μήτε ὑπερέχειν μήτε ἐλλείπειν. εἶτα ἐφ' ἑτέρας ἀρχῆς δακτύλων κορυφῇσι χρῆσις, κατὰ δοτικὴν γεγραμμένου τοῦ κορυφῇσιν ὀνόματος, ὡς εἶναι τὴν ὅλην [31] διά-

ctiones digitis sane proprias, neque ipsa supereminere, neque deficere optimum esse, primo de usu partium amplissime explicavimus, in quo totam summae manus naturam explanavimus In praesenti vero dictiones solas satis erit luculenter exponere. Quum autem scriptura sit duplex, utramque explicaturus sum, quarum altera ita se habet: *ungues neque supereminere, neque deficere oportet digitorum vertices.* Nam quae corpuscula venamur, eadem ratione summis digitis captu facilia sunt, ad quae colligenda summis digitis operam edimus. Deinde altera summa: *ad usum exercere digitis quidem summis indice fere ad pollicem admoto;* ut in priore textu de unguium digitorum magnitudine doctrina sit; in secunda vero de digitorum usu. Alter vero ejusmodi textus est: *ungues neque supereminere neque deficere oportet.* Postea in altero principio: digitorum summitatibus usus scripto in dandi casu nomine summitatibus **κορυφῇσι,** ut universa sententia

νοιαν τοιάνδε, τοὺς ὄνυχας οὔτε ὑπερέχειν οὔτε ἐλλείπειν χρὴ τὸ μῆκος τῶν δακτύλων, ἀλλ᾽ ἀκριβῶς ἐξισοῦσθαι. ταῖς γὰρ κορυφαῖς αὐτῶν χρῆσίς ἐστι. δόξει δὲ τοῦτο ψεῦδος, ἐὰν ὡς προσήκει αὐτὰς ἀκούῃ. τινὰ μὲν ἔργα ταῖς ὅλαις χερσὶ δρωμέναις περιτύχῃ περιλαβόντες ἀμφοτέραις αὐταῖς πῆχυν ἢ μηρὸν ἢ κνήμην ἤ τι τοιοῦτον ἕτερον ἀντιτείνομέν τε κατατείνομεν. ἐν οἷς ἔργοις ὡς μόρια τῆς χειρὸς ἐνεργοῦσιν οἱ δάκτυλοι, παραπλησίως τοῖς θέναρσι καὶ τοῖς ἄλλοις αὐτῆς μέρεσι. παρακεντοῦντες δὲ καὶ ἀναῤῥάπτοντες ἢ καταῤῥάπτοντες ἢ πτερύγιον ἐξ ὀφθαλμοῦ κομιζόμενοι τοῖς δακτύλοις, ὡς δακτύλοις, οὐχ ὡς μορίοις τῆς χειρὸς χρώμεθα. παραπλησίως δὲ κἀπειδὰν ἤτοι διὰ σμίλης ἤ τινος ἑτέρου τοιούτου τὴν ἐνέργειαν ποιούμεθα. κατὰ πάσας οὖν τὰς ἐνεργείας τῶν δακτύλων ἄκροις αὐτοῖς χρώμεθα καὶ διὰ τοῦτο ἔφην ὀρθῶς εἰρῆσθαι δακτύλων κορυφῇσι χρῆσις. εἶτ᾽ ἀφ᾽ ἑτέρας ἀρχῆς ἄρχειν, δακτύλοις μὲν ἄκροις, τὰ πλεῖστα λιχανῷ τε καὶ πρὸς μέγαν, μιᾷ

ſit hujusmodi, ungues neque excedant oportet digitorum longitudinem, neque ab hac exſuperentur, ſed prorſus ipſam adaequent: nam eorum ſummitatibus uſus eſt. Videbitur autem id falſum, niſi prout decet ipſa percipiat. Nonnullae quidem operationes totis manibus efficere contingit; utraque manu cubitum aut femur aut tibiam aut aliquam ejusmodi partem alteram comprehendentes in adverſa trahimus et intendimus, in quibus operationibus digiti tamquam manus partes agunt, peraeque ac palmae et ceterae manus partes. At quam paracenteſin facimus et ſurſum aut deorſum conſuimus aut unguem tollimus, digitis ut digitis, non ut digitis manus partibus utimur. Simili quoque ratione, quum ſcalpello aut altero quodam ejusmodi inſtrumento operationem facimus. In omnibus itaque digitorum actionibus ſummis ipſis utendum; et ideo dixi, recte dictum eſſe, digitorum extremitatibus uſus. Deinde ab altero capite ordiendum eſt: digitis quidem ſummis, indice ferè ad pollicem admoto; una oratione

Ed. Chart. XII. [31.] Ed. Baf. V. (673.)

λέξει δηλοῦται τὰς πλείστας τῶν μυῶν ἐνεργείας γίγνεσθαι πρὸς τὸν μέγαν, ὅνπερ ἀντίχειρα καλοῦσιν, ἀντιταττομένου τοῦ λιχανοῦ, ὥστε λαμβάνεσθαι τὸ λαμβανόμενον ἐπ' ἀμφοτέρων ἄκρων δηλαδή. τηνικαῦτα γάρ ἐστι χρεία μόνων τῶν εἰρημένων δακτύλων ἐνεργούντων, ἀλλὰ κἂν διὰ τῶν τριῶν λαμβάνηται δακτύλων, οἷον ὑπαλειφθέντων τῇ σμίλῃ καὶ παρακεντούντων, τὸ πλεῖστον μὲν τῆς ἐνεργείας, ὑπὸ τοῖν δυοῖν τῶν εἰρημένων γίγνεται. συνεπιβοηθεῖ δέ τι καὶ ὁ μέσος· ὅλῃ μέντοι πρηνεῖ χρώμεθα, κατὰ τὰς ἐν ἰατρικῇ χειρουργίας, τῷ κοίλῳ περιλαμβάνοντες αὐτῆς τὸ σῶμα, περὶ οὗ τὴν ἐνέργειαν ποιούμεθα. δακτύλους μὲν οὖν πεπονθότας κατατείνεσθαι καὶ διαπλάσαι καὶ ἡ μία χεὶρ ἱκανὴ, βραχίονα δὲ ἢ πῆχυν ἢ μηρὸν ἢ κνήμην οὐχ ἱκανὴ, ἀλλ' ἀμφοῖν εἰς τὰ τοιαῦτα μόρια χρήζομεν, ἀντιταττομένων ἀλλήλαις ὡς περιλαμβάνεσθαι τὸ κῶλον ἐν κύκλῳ, καὶ σικύαν δὲ προστιθέντες ὅλῃ τῇ χειρὶ πρηνεῖ χρώμεθα καὶ διὰ μικροῦ καυτῆρος ἐκθλίβοντες καὶ σπογγιὰν ἐπιβάλλοντες, ἄλλα τε πολλὰ τῶν κατὰ τὴν ἰατρικὴν ἔργα,

declarat plurimas mufculorum functiones ad magnum digitum fieri, quem pollicem vocitant; quum index e regione ita tendit, ut quod comprehendendum eft utrisque videlicet fummis capiatur. Tunc enim dumtaxat dictorum digitorum agentium ufus eft. Quin et fi quid tribus digitis comprehendatur, veluti quum fcalpello fublinimus aut acu pungimus, plurimum quidem operationis illis duobus perficitur; aliquid etiam et medius contulerit. Sed tota manus prona in chirurgicis operationibus utimur, ejus cavo corpus in quo operamur comprehendentes. Digitos quidem affectos extendere et componere poteft abunde manus unica; brachium aut cubitum aut femur aut tibiam non poteft. Sed utrisque manibus ad hafce partes tractandas fibi invicem occurrentibus utimur, ut membrum circulatim complectantur et cucurbitulam admoventes univerfa manu prona utimur, et quum parvo cauterio elidimus et fpongiam imponimus. Aliae quoque multae funt medicinae operationes, de quibus fortaffis etiam ob

περὶ ὧν ἴσως καὶ τὰ λελεγμένα περιττὰ διὰ σαφήνειαν. αὐτὸς γάρ τις ἕκαστος ἀναμιμνήσκεσθαι δύναται δακτύλων καὶ τῶν χειρῶν τὰς ἐνεργείας ἁπάσας, τὰς μὲν ὑπ' ἀμφοτέρων γιγνομένας, τὰς δὲ ὑπὸ τῶν δακτύλων μόνων ἢ μόνης τῆς χειρός.

κα'.

(674) *Δάκτυλον ἐκφῦναι μέγαν τὸν ἐν μέσῳ τῶν δακτύλων καὶ ἀπεναντίον τὸν μέγαν τῷ λιχανῷ.*

Οὐ γὰρ δυνατὸν ἄλλως ἀντιτετάχθαι κατὰ τὰς ἐνεργείας τῷ λιχανῷ τὸν μέγαν δάκτυλον, εἰ μὴ τὸ μέσον αὐτοῦ εἴη μέγα. τοῦτο δὲ κἀπὶ τῶν ἄλλων δακτύλων ἄριστον, ἵν' ὅταν ἐν κύκλῳ δέῃ περιλαβεῖν τι σῶμα μέγα, πανταχόθεν αὐτὸ περιλαμβάνωσιν ἐπὶ πλεῖστον διϊστάμενοι.

---

perſpicuitatem ſupervacanea narrata ſunt. Per ſe enim quisque poteſt omnes tum digitorum, tum manuum actiones memoria repetere, quarum aliae ab utrisque, aliae a digitis ſolis aut ſola manu obeuntur.

XXI.

Digitum magnum in medio digitorum exortum et pollicem indici oppoſitum eſſe.

Non enim aliter datur in actionibus indici magnum digitum oppoſitum eſſe, niſi ejus medium amplum fuerit. Id autem et in ceteris digitis optimum, ut quum in ambitu quoddam corpus magnum comprehendere oportuerit, id undique complectantur qui quam plurimum inter ſe diſtent.

κβ'.

[32] *Νοῦσος δὲ δι' ἣν καὶ βλάπτονται, οἷσιν ἐν γενετῇσι ἢ ἐν τροφαῖς εἴθισται ὁ μέγας ὑπὸ τῶν ἄλλων δακτύλων κατέχεσθαι δῆλον.*

Ἐπειδὴ αὕτη ἡ διάνοια μένει κατὰ ἀμφοτέρας τὰς γραφὰς, ἀπὸ τῆς σαφεστέρας ἄρξομαι. τισὶ μὲν οὖν ἤρεσιν εἰς ἔθος ἐπ' ἐνίων ἐπαινουμένων γραφῶν ἀγνοεῖν τὸν λόγον, εἰθισάντων αὐτῶν τοῖς ἄλλοις δακτύλοις κατέχειν τὸν μέγαν καὶ διὰ τοῦτο τοῦτον μὲν ἀργοῦντα, σμικρὸν καὶ ἀναυξημένον αὐτό τε πρὸς τὸν λιχανὸν αὐτοῦ διάστημα. καὶ ταῦτ' εἰς νόσον ἄκρας τῆς χειρὸς τελευτᾷ, ὡς εἰ καὶ εἰς βλάβην εἰρήκει. τινὲς ὑπὸ νόσου φασὶν αὐτὸν λέγειν γίγνεσθαι, τοῦτο καὶ τὴν νόσον αὐτὴν ἐξαρθρήσαντος τοῦ μεγάλου δακτύλου συμβαίνειν ἢ ἕλκους τινὸς ἐν τῇ μεταξὺ χώρᾳ γενομένου τοῦ τε λιχανοῦ δακτύλου καὶ τοῦ μεγάλου καὶ τοῦ ἕλκους ἐν τῇ θεραπείᾳ σκληρὰν οὐλὴν ποιήσαντος, καὶ σκιῤῥωθεὶς δὲ ὁ μεταξὺ μῦς ἢ ἐκτακεὶς κατά τινα διάθεσιν, ὡς

XXII.

Morbus autem eſſe per quem et hi laeduntur, quibus in procreatione aut educatione conſuevit pollex ſub aliis digitis contineri patet.

Quum eadem maneat utriusque textus ſententia, a dilucidiore exordimur. Quibusdam enim placuit ob conſuetudinem in nonnullis approbatis textibus rationem ignorare, quum ipſi conſueverint ceteris digitis pollicem ſubnectere; proindeque hunc quidem otiantem parvum evadere ipſumque ejus ad indicem intervallum non augeſcere, quae res ad extremae manus morbum terminatur peraeque ac ſi ad laeſionem pronunciarit. Quidam ipſum proferre arbitrantur rem a morbo procedere, eumque morbum luxato magno digito oboriri, et ulcere inter curandum duram circatricem inducente, ita ut qui muſculus interjacet, ſcirrho obſeſſus aut aliquo aſſectu tabeſcens et

ἄτροφός τε καὶ ἀναυξὴς γίνεσθαι. καὶ σηπεδὼν ἐνίοτε μεγάλη τὴν μεταξὺ τῶν δακτύλων σάρκα ἀφανίσασα, κἄπειτα σκληρὰν ἐργασαμένη τὴν οὐλὴν μικρὸν ἀποτελεῖ τοῦ λιχανοῦ δακτύλου πρὸς τὸν μέγαν διάστημα καὶ ὥσπερ συνδέσμους ἀλλήλους ἐργάζεται καὶ μάλισθ' ὅταν, ὡς ἔφην, ἡ οὐλὴ σκληρὰ γένηται· καὶ μὲν δὴ καὶ καταῤῥαθυμεῖσθαι τὰ τοιαῦτα πάντα παθήματα τοῖς παιδίοις εἰκός ἐστι· τοὺς γὰρ τελείους ὑπὸ τῶν ἰατρῶν διδασκομένους μαλάττειν τε καὶ κινεῖν τὸν μέγαν δάκτυλον, εὐτροφίαν παρασκευάζειν τῇ μεταξὺ χώρᾳ, πρὸς τῷ καὶ τοῖς μὲν τελείοις ἅπαν ηὐξῆσθαι τὸ σῶμα καὶ εἴπερ ἄρα βλάπτεται, μόνον εἰς ἀτροφίαν τὸ πάθος. ἐπὶ δὲ τῶν βρεφῶν ἐν αὔξῃ τῇ πρώτῃ καταλαμβανομένων ὑπό τε τοῦ πάθους αὐτοῦ καὶ πρὸς τῷ πάθει τῆς ἀκινησίας τῶν δακτύλων, μήτ' αὔξεσθαι τὰ πεπονθότα μόρια καὶ διὰ τὸ μεταξὺ τῶν δακτύλων πᾶν γίγνεσθαι μικρόν. ἐνίοις μὲν οὖν τοῦτο συμβαίνειν φασὶν, ἐνίοις δὲ καὶ οὐλὴν σκληρὰν καὶ κατά τινα διάθεσιν σκληρὰν τῶν μεταξὺ χωρίων. διὸ καθάπερ ὑποδέσμου τινὸς κατέχεται, τουτέστιν

alimento et incremento deſtituatur. Interdum etiam ingens putredo ſitam inter digitos carnem demolita eſt, et poſtea duram cicatricem adſtruxit, anguſtum indicis ad pollicis intervallum efficit, ac veluti mutuas reddit copulas, maxime vero quum, ut dixi, dura fiat cicatrix. Quin etiam hujusmodi affectus in pueris negligi veriſimile eſt. Adultos vero a medicis inſtitutos et magnum digitum emollire et movere et interjecto loco probum alimentum comparare. Ad hoc etiam adultis totum corpus increviſſe, et ſi quid laedatur, id ſolum in atrophiam morbum incidere; at infantibus in primo incremento quum ipſo quoque morbo prehenduntur, et ob morbum digitorum immobilitate partes affectas non augeſcere et ob interjectum inter digitos totum intervallum parvum evadere. Nonnullis quidem hoc inquiunt ſorte contingere; quibusdam vero ob duram cicatricem et ob durum quendam interjectorum locorum affectum. Quapropter veluti nonnulla ſubligatione ſuſtinetur, hoc eſt prohibetur magnus digitus

Ed. Chart. XII. [32. 33.] Ed. Baſ. V. (674.)

ἀφίστασθαι κωλύεται τον μέγαν ἀπὸ τῶν ἄλλων. ἀκούουσι γὰρ ἔνιοι οὕτως τοῦ κατέχεσθαι ῥήματος, εἰ καὶ ὅτι δοκεῖ μάλιστα μάχεσθαι. κατὰ γὰρ τὴν τούτων ἐξήγησιν οὐχ ὑπὸ τῶν ἄλλων ἐχρῆν, ἀλλ' ἀπὸ τῶν ἄλλων λελέχθαι. αἱ γὰρ ἐν τῷ μεταξὺ ἠγνοηκέναι διαθέσεις τὴν μεταξὺ χώραν σμικρὰν καὶ συνδεδεμένην ἐργάζονται. περὶ μὲν δὴ τούτων ὡς ἄν σοι δόξῃ κρίνας αἱροῦ τὸ πιθανώτατον. ἐν γὰρ ταῖς οὕτως ἀσαφέσι λέξεσι μαντείας μᾶλλον ἢ σοφίας εἰς τὴν ἐξήγησιν χρήζομεν. ἐγὼ δὲ ἐπὶ τὴν ἀρχαίαν γραφὴν ἀνάξω. τάχα μὲν ἡμαρτημένην καὶ Ἀσκληπιάδης ὑπενόησε καὶ τήν γε ἀνα- [33] μάρτητον γραφὴν ἐστοχάσατο τοιάνδε τινὰ εἶναι· νοῦσος δὲ, δι' ἣν καὶ βλάπτονται τοῖς ἐν γενετῇσιν ἢ ἐν τροφῇ εἴθισται καὶ τὰ ἑξῆς· τάχα δὲ καὶ πρὸς αὐτοῦ τοῦ Ἱπποκράτους οὕτω γραφεῖσαν. ὁ γοῦν Ταραντῖνος Ἡρακλείδης ἀξιοῖτο διακοῦσαι τὰς διαθέσεις, ὡς εἶναι τὸ πλῆρες ὅλης τῆς ῥήσεως τοιοῦτον· νοῦσος δὲ, δι' ἣν καὶ βλάπτουσα διάθεσις, οἷς ἐν γενετῇσι καὶ τροφῇ καὶ τὰ ἑξῆς.

---

ab aliis diduci. Nonnulli ſiquidem *κατέχεσθαι ſuſtinere* verbum ſic interpretantur, etiamſi his illud potiſſimum pugnare videatur. Horum enim explicatione non ſub aliis, ſed ab aliis dictum eſſe oportebat. Nam qui in medio interſeruntur aſſectus, regionem parvam et colligatam efficiunt. De his profecto lato, prout tibi videbitur, judicio probabiliſſimum elige. In dictionibus ſiquidem ſic obſcuris divinationem magis quam ſapientiam ad explicationem uſurpamus. Nos autem ad priſcum textum revertemur. Fortaſſis Aſclepiades depravatum quoque textum ſuſpicatus eſt, quem integrum textum talem eſſe conjecit (morbus autem quo et hi laeduntur, quibus in procreatione aut educatione conſuevit, et ſequentia) fortaſſe vero et ab Hippocrate ita ſcriptum. Cenſuit ergo Heraclides Tarentinus intelligendos eſſe aſſectus, ut totius orationis complementum ſit ejusmodi: *morbus autem per quem et laedit affectus quibus in procreatione vel educatione*, et quae ſequuntur.

κγ'.

Τὰ ἔργα πάντα ἀσκέειν ἑκατέρῃσι δρῶντα καὶ ἀμφοτέρῃσιν ἅμα· ὅμοια γάρ εἰσιν ἀμφοτέρῃσι στοχαζόμενον ἀγαθῶς, καλῶς, ταχέως, ἀπόνως, εὐρύθμως, εὐπόρως.

Πάντα κελεύει δι' ἀμφοτέρων ἀσκεῖσθαι τῶν χειρῶν· συμφορώτατον γὰρ τοῦτο πρὸς τοῦ ταχέως τε καὶ καλῶς ἐργάζεσθαι. οἷος γοῦν ἂν ᾖ ὁ ἰατρὸς τῇ δεξιᾷ χειρὶ τὸν δεξιὸν ὀφθαλμὸν τοῦ κάμνοντος ἐπιχειρῶν παρακεντεῖν ἢ πτερύγιον ἀποτέμνειν ἤ τι τῶν τοιούτων ἄλλο. διὸ καὶ προσέθηκε στοχαζόμενον ἀγαθῶς, καλῶς, ταχέως, ἀπόνως, εὐρύθμως, εὐπόρως, ὡς ἐξ ἧς προεῖπεν ἀσκήσεως, τούτων ἡμῖν περιγενομένων· ὅπως δὲ ἕκαστον αὐτῶν ἔσται μετ' ὀλίγον διδάσκει. κατὰ δὲ οὖν τὸ παρὸν ἀναμεμνῆσθαι τοσοῦτον, ὡς ἡ τούτων διδασκαλία κεφάλαιον ἔχει τὸ ὅκως, ὅπερ ἐστὶν ἕν τι τῶν ἐν τῇ πρώτῃ διαιρέσει περιεχομένων.

XXIII.

Qui operatur, eum operationes omnes exercere decet utrisque feorfim manibus et ambabus fimul; ambae namque funt fimiles, fcopum intuentem recte, decore, cito, jucunde, concinne, prompte.

Imperat omnes utrisque manibus operationes exercere. Id enim et ad *cito* et ad *decore* operandum maxime confert. Potuerit fane medicus experiri dextra manu dextrum aegrotantis oculum acu compungere vel unguem excidere aut quid aliud hujusmodi moliri; proindeque appofuit fcopum intuentem, recte, decore, cito, jucunde, concinne, prompte, ut haec ex ea quam pronunciavit exercitatione fuppetant. Quomodo vero ipforum unumquodque continget paulo poft planum facit. At in re praefenti tantum meminiffe decet horum doctrinam caput hoc fortiri, ut quid unum eorum fit quae prima divifione com-

ἀναμνησθῶμεν δὲ καὶ ὅτι τὰς χεῖρας ὁμοίας εἶπε, καίτοι ἀπαραλλάκιους οὔσας τῷ εἴδει.

κδ'.

Ὄργανα μὲν καὶ ὅτε καὶ οἵως εἰρήσεται, ὅκου δεῖ, μὴ ἐμποδὼν τὸ ἔργον μηδὲ ἐμποδὼν τῇ ἀναιρέσει, παρὰ τὸ ἐργαζόμενον δὲ τοῦ σώματος ἔστω, ἄλλος δὲ ἢν διδῷ ἑτοίμως ὀλίγῳ πρότερον ἔστω, ποιείτω δὲ ὅταν κελεύῃς.

Ὅτι μὴ μόνον ἄμβας καὶ βάθρα καὶ τὰ ἄλλα, ὅσα μηχανικωτέραν ἔχει κατασκευὴν, ἀλλὰ τὰ προσηγορικῶς ἄρμενα καλούμενα τῇ προσηγορίᾳ τῶν ὀργάνων περιλαμβάνει, σαφῶς ἐδήλωσεν ἐνταῦθα μετὰ τοῦ τῆς ἀναιρέσεως ὀνόματος καὶ τοῦ φάναι, ἄλλος δὲ ἢν διδῷ· καὶ γὰρ ἀναιροίμεθα κατὰ τὰς χειρουργίας τοιαῦτα καὶ παρ' ἑτέρων δεχόμεθα.

prehenduntur. Meminerimus quoque quod manus ſimiles appellaverit, etiamſi ſpecie non diſcrepent.

XXIV.

Inſtrumenta certe et quando et qualiter paranda ſint dicetur; ubi oportet, ne operationem remorentur, neque his adſumendis impedimento ſint, ſed juxta operaturam corporis partem proſtent; quod ſi alius ea praebeat, is paulo ante paratus; quum autem imperaveris, imperata faciat.

Quod non ſolum labia et ſcamna et quae cetera machinamenta ſollertiorem ſtructuram ſortiuntur, ſed et quae vulgari nomine ἄρμενα, *inſtrumenta*, vocantur, ea organorum appellatione comprehendat, hic dilucide cum nominis et ſignificationis perceptione declaravit, quod ſi alius ea praebeat; nam in chirurgicis operationibus talia tum adſumimus tum ab aliis accipimus.

κέ.

[34] *Οἱ δὲ περὶ τὸν ἀσθενέοντα, τὸ μὲν χειριζόμενον περιεχόντων, ὡς ἂν δοθῇ, τὸ δὲ ἄλλο σῶμα κατεχόντων, ὡς ἂν ἀτρεμέῃ σιγῶντες, ἀκούοντες τοῦ ἐφεστῶτος.*

Σαφὴς ἡ ῥῆσίς ἐστιν, ὡς μηδεμιᾶς ἐξηγήσεως δεῖσθαι.

XXV.

Adsidentes autem aegrotanti quod tractatur, prout datum fuerit, exhibeant; reliquum autem corpus ita contineant, ut totum quiescat immobile et silentes praefecto auscultentur.

Textus ita dilucidus est, ut nullam explicationem desideret.

ΤΟ ΙΠΠΟΚΡΑΤΟΥΣ ΚΑΤ' ΙΗΤΡΕΙΟΝ ΒΙΒΛΙΟΝ ΚΑΙ ΓΑΛΗΝΟΥ ΕΙΣ ΑΥΤΟ ΥΠΟΜΝΗΜΑ Β.

Ed. Chart. XII. [35.] Ed. Baſ. V. (675.)

α'.

[35] (675) Ἐπιδέσιος δύο εἴδεα, εἰργασμένον καὶ ἐργαζόμενον. ἐργαζόμενον μὲν ταχέως, ἀπόνως, εὐπόρως, εὐρύθμως, ταχέως μὲν ἀνύειν τὰ ἔργα, ἀπόνως δὲ ῥηϊδίως δρῆν. εὐπορίη δὲ ἐς πᾶν ἑτοίμη, εὐρυθμίη δὲ ὁρῆσθαι ἡδέως. ἀφ' ὧν δὲ ταῦτα ἀσκημάτων εἴρηται.

HIPPOCRATIS DE MEDICI OFFICINA LIBER ET GALENI IN EUM COMMENTARIUS II.

I.

Deligationis duae ſunt ſpecies, conſtructa et quae conſtruitur. Quae conſtruitur, celeriter, non laborioſe, prompte, concinne conſtruatur. Celeriter quo expediantur operationes; non laborioſe, quo facile elaborentur; promptitudo, ut ad omne praeſto ſit, eorum concinnitas, ut conſpectum oblectet. Quibus autem exercitationibus haec comparentur pronunciatum eſt.

Τὰ μέντοι κοινὰ ταῖς ἐπιδέσεσιν ἀμφοτέραις ἐστὶ, τὰ δὲ καθ' ἑτέραν αὐτῶν ἴδια, τὰ μὲν εὐπόρως καὶ τα- [36] χέως τῆς γενομένης ἐπιδέσεως ἴδια, τὰ δὲ ἀγαθῶς καὶ καλῶς τῆς ἤδη γεγονυίας. ὀνομάζει δ' αὐτὸς τὸ μὲν τῆς γινομένης ἐπιδέσεως ἐργαζόμενον εἶδος, τὸ δὲ τῆς ἤδη γεγονυίας εἰργασμένον. τὸ δὲ ἀπόνως καὶ εὐρύθμως ἄμφω ἐστὶ κοινά· τὸ μὲν ἀπόνως κατ' ἄμφω, τῷ τε ὀνόματι καὶ τῷ σημαινομένῳ, τὸ δὲ εὐρύθμως τῷ μὲν ὀνόματι κατ' ἄμφω, τῷ σημαινομένῳ δὲ οὐχ ὡσαύτως. ἐπὶ μὲν γὰρ τῆς ἔτι γιγνομένης ἐπιδέσεως ἡ εὐρυθμία κατὰ τὴν τῶν χειρῶν γίγνεται κίνησιν, ἐπὶ δὲ τῆς γεγονυίας ἤδη κατὰ τὴν οὖσαν περιβολὴν τῶν ὀθονίων. ἐγχωρεῖ δὲ τὴν γιγνομένην ἔτι περιβολὴν τῶν ἐπιδέσμων εὔρυθμον γίγνεσθαι φάναι κατὰ τὸ ἐργαζόμενον εἶδος τῆς ἐπιδέσεως. μή τι δὲ καὶ τὸ ἀπόνως ἐπὶ πλέον ἐστὶν ἐν τῇ γιγνομένῃ τῆς ἤδη γεγονυίας. ἡ μὲν γὰρ ἤδη γεγενημένη κατὰ τὴν τῶν ἐπιδέσμων μόνην θλίψιν ὀδύνην φέρει· ἡ δὲ γιγνομένη καὶ κατὰ τοῦτο μὲν, ἀλλὰ κατὰ καὶ τὸ κρατεῖσθαι τὸ κῶλον οὐ

Quaedam profecto communia deligationibus utrisque ſunt; quaedam vero ipſarum alteri propria. Illa quidem prompte ac celeriter conſtruendae deligationi ſunt propria; haec vero recte ac decore jam conſtructae. Conſtruendum deligationis genus *ἐργαζόμενον* ipſe nominat, jam conſtructum *εἰργασμένον*. Non laborioſe et concinne ſunt utrisque communia, non laborioſe quidem utrisque, tum nomine tum ſignificatione; concinne utrisque nomine, ſignificatione vero non peraeque. Nam in ea quae adhuc conſtruitur deligatione manuum motu fit concinnitas; in ea vero quae jam conſtructa eſt ducta faſciarum circumvolutione. At pronunciare par eſt eam quae conſtruitur etiamnum faſciarum circumvolutionem concinnam edi in eo quod conſtruitur deligationis genere. Numquid etiam non laborioſe frequentius datur in ea quae conſtruitur quam in ea quae jam conſtructa eſt? Nam quae jam conſtructa eſt ſolo faſciarum preſſu dolorem affert; quae vero conſtruitur ea quoque ratione, imo quod membrum

προσηκόντως, ἢ μή. θλίβεται γὰρ ἐνίοτε κατὰ τοῦτο μὲν αὐτῆς τῆς ἐπιβολῆς τῶν ἐπιδέσμων ἀναμαρτήτως ἐπιτελουμένης. ἐγχωρεῖ δὲ φάναι καὶ κατὰ τὴν τῶν ψαυόντων ὁμιλίαν ἤτοι ψαύουσαν ἢ μὴ, κοινὴν ἀμφοῖν εἶναι· κατὰ μὲν τὴν γιγνομένην ἐπίδεσιν ὑπὸ τῶν κρατούντων τὸ θεραπευόμενον μέρος ἤτοι θλιβόντων ἢ μή· κατὰ δὲ τὴν ἤδη γεγονυῖαν ἐκ τῆς ἀναλήψεως μὲν ὡς ἐπὶ χειρὸς τὴν ταινίαν, ἀποθέσεως δὲ ὡς ἐπὶ σκέλους τὰ ἐπιβεβλημένα, καθ' ἃ ἐστήρικται. οὐ μικρὸν δὲ τῇ τῆς γιγνομένης ἐπιδέσεως ἀπονίᾳ συντελεῖ τὸ τάχος τῆς ἐνεργείας, ὃ πάλιν αὐτὸ διὰ τῆς εὐπορίας μάλιστα συμπληροῦται. καὶ δὴ ταῦτά ἐστι τὰ κυριώτατα τῆς γιγνομένης ἐπιδέσεως ἀγαθὰ, τό τε τῆς κρατήσεως ἄθλιπτον καὶ τὸ τῆς εὐπορίας ἕτοιμον. ἡ γὰρ ἐν τῷ σχήματι πλημμέλεια κοινὴ καὶ τῶν ἐπιδεδεμένων μορίων ἐστί. καὶ νῦν ὁ λόγος ἐνέστηκεν αὐτῷ περὶ τῆς ἐν τῷ προσήκοντι σχήματι γιγνομένης ἐπιδέσεως. ἴδιαι ἀρεταὶ καὶ κακίαι τῶν σχημάτων εἰσὶν, ὥσπερ καὶ τῶν ἐπιδέσμων, ὑπὲρ ὧν νῦν μόνον ποιεῖται τὸν λόγον ἄνευ τοῦ σχήματος. ὅταν

indecenter contineatur, vel non: interdum enim idcirco comprimitur, quum ipfa fafciarum injectio citra laefionem perficiatur. At fas eft quoque in hac adferere fafciarum tangentium coitum, five tanget five non, utrisque communem effe; in ea autem quae conftruitur deligatione, fub eam quae manu curatur partem continentibus, five ipfae comprimant five non. In ea vero quae jam facta eft fufpenfione quidem ut in brachii mitella; repofitione vero, ut in cruris rebus ipfi fubjectis quibus fulciatur. Non parum autem quum deligatio conftruitur doloris vacuitati confert operandi celeritas quae promptitudine potiffimum expletur. Atque haec fane praecipua funt conftruendae deligationis bona et citra preffum amplexus et promptitudinis alacritas. Error enim in figura communis quoque eft partibus devinctis. Atque ipfi de decenti conftruendae deligationis figura nunc inftat oratio. Suae funt figurarum virtutes et vitia, quemadmodum et fafciarum, de quibus hic dumtaxat praetermiffa figura mentionem facit.

οὖν εὐπόρως ἡ ἐπίδεσις γένηται, ταχέως ἀνύει τὸ ἔργον. αὐτὸς γὰρ ἐδήλωσε τὴν εὐπορίαν ὅ τι ποτὲ δύναται σημαίνειν ἐν τῷ φάναι, εὐπορίη δὲ ἐς πᾶν ἑτοίμη. καὶ γίγνεται τοῦτο προεγνωσμένου τοῦ νῦν ἐπιδοῦντος, ὡς μηδεμίαν ἀμφιβολίαν αὐτῷ καὶ σκέψιν ὑποπίπτειν, ἐνεργοῦντος πρότερον ὡς δεῖ, πῶς ἢ ὡς μὴ δεῖ, πῶς ἄγειν τὸν ἐπίδεσμον. ἡ γοῦν ἐλευθερία ταυτὸν οὖσα τῷ ἑτοιμωτάτῃ ῥάστην ἀποτελεῖ τὴν ἐνέργειαν. αὐτὸς δὲ εἶπε τὴν ἀπονίαν ἐκ τοῦ ῥαδίως δρᾷν γίγνεσθαι. πρόδηλον δὲ ὅτι καὶ τάχος ἔζευκται ταῖς εὐπόροις τε καὶ ταχείαις ἐνεργείαις. ἡ μὲν οὖν ἀπονία τῶν λυσιτελεστάτων ἐστὶ τῷ χειριζομένῳ καὶ δι' αὐτὴν τὸ τάχος εὐπορία ῥᾷστον, εἰ καὶ ταῖς ἐνεργείαις εὐπορίζουσα. τὸ δὲ τῆς εὐρυθμίας ἡδονὴν τοῖς ὁρῶσιν ἐργαζόμενον, ὡς ἐφεξῆς αὐτὸς εἶπεν, ὡς ἐκ περιουσίας κεῖται τῷ χειρίζοντι, ἐπαῦξον αὐτῷ τὴν παρὰ τοῖς ἰδιώταις δόξαν. ἧς ὁ μὲν φιλόδοξος ἀνὴρ ἥττων ἐστὶν ὡς ἐραστὴς παιδικῶν, ὁ δὲ φιλάνθρωπος

Quum itaque prompte conſtruatur deligatio, celeriter opus peragitur: ipſe namque promptitudinem, quid nimirum valeat his verbis declaravit: *promptitudo vero ut ad omne parata ſit.* Idque contingit, quum qui nunc deligat, praenovit nullam ſibi ambiguitatem nullamque diſceptationem dum operatur ſuccidere, utrum hoc modo deceat, aut ulla ratione non deceat faſciam ducere. Libertas igitur idem exſiſtens, quod paratiſſima facillimam efficit operationem. Ipſe vero pronunciavit doloris vacuitatem ex facile operando oboriri. Conſtat autem celeritatem et promptis et celeribus operationibus junctam eſſe. Itaque doloris vacuitas eorum eſt quae manu curando aegrotanti conducunt, et ob ipſam celeritas promptitudine facillima, ſi operationibus quoque ſuppetat. Concinnitas autem ſpectantibus oculis oblectamentum parit, quemadmodum ſerie protulit Hippocrates, ut quae ex rerum manu medenti neceſſariarum amplitudine pendeat ipſique apud vulgus gloriam adaugeat, qua vir ambitioſus evadit ut deliciarum puerilium amator. Vir autem humanus non vilior quidem redditur, ſed laudari deſiderat, dans operam

οὐ ἧττων μὲν, ἀντιποιεῖται δὲ ἐπαινεῖσθαι, φροντίζων τοῦ μᾶλλον πιστεύεσθαι παρὰ τοῖς κάμνουσι· καὶ γὰρ καὶ πειθομένους αὐτῷ [37] μᾶλλον ἕξει, λυσιτελὲς δὲ μᾶλλον τοῦτ' ἔστιν αὐτοῖς. ἕνεκα τοίνυν ταύτης τῆς παρὰ τοῖς πολλοῖς εὐδοξίας οὐ μόνον ἰατρὸς, ἀλλὰ καὶ φιλόσοφος ἀντιποιεῖται. μᾶλλον γὰρ ὠφελεῖ τοὺς ἀνθρώπους τιμώμενός τε καὶ θαυμαζόμενος ὑπ' αὐτῶν, ὡς ἂν καὶ μᾶλλον μιμουμένων ἃ πράττει καὶ πειθομένων οἷς κελεύει, καθάπερ τινὸς θεοῦ προσιάγμασιν. ἀφ' ὧν δὲ ταῦτα ἀσκημάτων εἴρηται· τὸ ταχέως καὶ ἀπόνως καὶ ῥᾳδίως καὶ εὐπόρως, ἀφ' ὧν ἀσκημάτων περιγίγνεται τοῖς ἰατροῖς, εἰρῆσθαί φησι. καὶ γὰρ εἴρηται μάλιστα μὲν ἐν τῷ τοῖς ἔργοις ἀσκεῖν, ἑκατέρῃσι δρῶντα καὶ ἀμφοτέρῃσιν ἅμα. ὅμοιαι γάρ εἰσιν ἀμφότεραι, ἤδη δὲ κἂν τῷ ἀσκεῖν δακτύλοις μὲν ἄκροις, τὰ πλεῖστα λιχανῷ πρὸς μέγαν, ὅλῃ δὲ καταπρηνεῖ, ἀμφοτέρῃσι δὲ ἐναντίῃσι.

---

ut apud aegrotos magis fide et auctoritate valeat, quos ea re fibi obfequentiores conciliabit, quod ipfis perutilius exfiftit. Hujus ergo auctoritatis apud vulgus captandae gratia, non folum medicus, verum etiam philofophus gloriam aucupari contendit. Magis enim homines juvat, quum apud eos et honoratur et admirationi eft, ut qui quae facit magis imitentur ac ejus imperiis tamquam dei cujusdam mandatis obtemperent. Quibus vero exercitationibus haec comparentur pronunciatum eft. Celeriter, non laboriofe, facile ac prompte, a quibus exercitationibus operandi facultas medicis fuppetat dictum effe pronunciavit. Etenim pronunciatum eft potiffimum quidem tum ubi fcripfit, agentem in operibus edendis utraque manu exercendum effe et ambabus fimul: ambae fiquidem funt fimiles; tum ubi docuit in fummis digitis exercendis pleraque indice quidem ad pollicem admoto, tota vero manu prona et ambabus adverfis agenda effe.

β'.

Εἰργασμένον δὲ ἀγαθῶς, καλῶς· καὶ καλῶς μὲν ἁπλῶς, εὐκρινέως ἢ ὅμοια ἢ ἴσα, καὶ δὲ ἴσως καὶ ὁμοίως ἢ ἄνισα καὶ ἀνόμοια, ἀνίσως καὶ ἀνομοίως. τὰ δὲ εἴδεα, ἁπλοῦν, ἔγκυκλον, σκέπτρον, σιμὸν, ὀφθαλμὸς, ῥόμβος καὶ ἡμίτομον. ἁρμόζον τὸ εἶδος τῷ εἴδει καὶ τῷ πάθει τοῦ ἐπιδεομένου.

Δύο τῆς ἐπιδέσεως εἰπὼν εἴδη καὶ καλέσας αὐτῶν τὸ μὲν ἔτι γιγνόμενον ἐργαζόμενον, τὸ δὲ ἤδη γεγενημένον εἰργασμένον, ἐν τῇ πρὸ ταύτης ῥήσει τὸ ἐργαζόμενον ὅπως ἂν ἄριστα γίγνοιτο διῆλθεν, ἐν δὲ ταύτῃ τῇ νῦν προκειμένῃ τὸ εἰργασμένον, ἐν ᾧ τὸ μὲν καλῶς φησιν αὐτὸς γίγνεσθαι, καὶ διά τε τοῦ ἁπλῶς καὶ εὐκρινέως, τοῦ μὲν ἁπλῶς, μήτε πεπαγμένον αὐτῷ τι τῶν ὀθονίων μήτ' ἐνδεδιπλωμένον μήτε ῥυσίδας ἔχον, ἀλλ' ὁμαλῶς ἅπαντα μέρη τεταγμένον· τοῦ δ' εὐκρινέως, ὅταν αἱ δεύτεραι καὶ τρίται κατὰ

II.

Quae conſtructa eſt, recte, decore. Decore quidem ſimpliciter, diſtincte; aut ſimilibus aut aequalibus; aequaliter et ſimiliter aut inaequaliter et diſſimilibus, inaequaliter et diſſimiliter. Species autem hae ſunt, ſimplex, circularis, aſcia, ſima, oculus, rhombus et dimidiatus. Species ſpeciei et partis deligandae affectioni congruat.

Duabus deligationis ſpeciebus conſtitutis et ipſis vocatis: una quidem quae adhuc fit conſtituenda; altera vero quae jam facta eſt, conſtructa, nunc in eo quae hunc praecedit textu conſtruendam deligationem quo optime conſtruatur percenſuit. In hoc vero praeſenti conſtructam perluſtrat, in quo hanc decore factam eſſe pronunciat, ſi tum ſimpliciter tum diſtincte proceſſerit; ſimpliciter quidem quum ipſi linteum neque impactum eſt neque duplicatum inſeritur neque rugas habet, ſed aequabiliter partibus omnibus impoſitum; diſtincte vero, quum ſecundae et tertiae lintei diſtributiones involvuntur. At-

τὸν αὐτὸν νομαὶ προσηκόντως γίγνονται. καί μοι δοκεῖ κἀνταῦθα τῶν εἰρημένων ὑπ' αὐτοῦ δυοῖν, ἐξ ὧν συμπληροῦνται τὸ καλῶς ἐπιδεδέσθαι, τὸ μὲν ἕτερον τὸ ἁπλῶς ἀνεξήγητον ὡς σαφὲς εἰρηκέναι, τὸ δ' εὐκρινῶς ἐξηγούμενος εἰρηκέναι τὰ ἐφεξῆς πάντα. καὶ τοίνυν ἤδη πρόσεχε τὸν νοῦν αὐτοῖς, μεμνημένος ὡς ἀρτίως ἐγὼ τὸ εὐκρινῶς ἔφην εἶναι προσηκόντως. πρόσκειται μὲν δευτέραν οὖν βολὴν τοῦ ἐπιδέσμου ποτὲ μὲν ἀκριβῶς ἴσην καὶ τῇ πρώτῃ μηδαμόθεν παραλλάττουσαν, ἐνίοτε δὲ οὐκ ἴσην. γένοιτο δ' ἂν ἴσα τι τῶν κατὰ τὸ πλάτος αὐτοῦ μερῶν περάτων ἐς ταῦτα τελευτώντων, ὡς μήτε ὑπερβάλλειν μήτ' ἐνδεῖν τὸ ἕτερον, ἀλλ' ἀμφοῖν γενέσθαι τὸ πέρας, ὡς εἰ καὶ μία τις ᾖ ἑνὸς ἐπιδέσμου διπτύχου θέσις. ὡσαύτως δὲ ἤδη αὐτῇ καὶ τὴν τρίτην γίγνεσθαι [38] καὶ εἰ τετάρτης δέοι, καὶ ταύτην. ἐπὶ οὖν τοῦ καλουμένου ῥόμβου τε καὶ ἡμιρομβίου τὴν ἀκρίβειαν ταύτην φυλάττεσθαι χρή.

que hic mihi etiam videtur ex duobus ab eo pronunciatis quibus deligatio decore conſtructa expletur, alterum quidem ſimpliciter, non prorſus explicatum tamquam dilucidum enunciaſſe, ut alterum vero diſtincte quum explicat ſequentia omnia intellexiſſe. Jam vero his mentem adhibe, memorans me paulo ante explicaſſe *diſtincte* decenter eſſe. Appoſitum eſt ſecundum ſaſciae circuitum interdum plane aequalem, ac primo nulla ex parte diverſum eſſe, interdum inaequalem. Fit autem aequalis extremis partium ſaſciae partibus pro latitudine hucusque deſinentibus, ut alterum neque exſuperet neque deſit, ſed ex utrisque fit extremum, ac ſi quoque una quaedam eſſet unius ſaſciae duplicatae poſitura. Jam vero ipſi ſimiliter tertius fiat circuitus et quartus, ſi hoc quoque ſit opus. Itaque et in eo qui rhombus, et in eo qui ſemirhombus vocatur, hanc accurationem ſervari oportet.

A.	*B.*
rhombus.	semirhombus.

Τὴν μέντοι καταγματικὴν ἐπίδεσιν, ὅταν ἐπὶ πήχεος ἢ βραχίονος ἢ μηροῦ γίγνηται τὸν εὐκρινέστερον τόπον ἴσχειν συμβαίνει. νέμεσθαι γὰρ ἐπ' αὐτῆς κελεύει τὸν μὲν πρῶτον ἐπίδεσμον ἄνω, τὸν δὲ δεύτερον· πρότερον μὲν κάτω, μετὰ ταῦτα δὲ αὖθις ἄνω μέχρις ἐς ταὐτὸν ἀφίκηται πέρας τῷ δευτέρῳ. τοῦτο δὲ οὐ δύναται (676) γενέσθαι χωρὶς τοῦ παραλλάττειν ἄλληλα τὰ πέρατα τοῦ πλάτους τῶν ὀθονίων. ἐν τούτῳ δὴ πάλιν αὐτὸ γενήσεται, φυλαττομένης διὰ πάσης τῆς ἐπιδέσεως ἴσης τῆς ἐγκλίσεως, ἣν ἀπὸ τῆς εὐκύκλου περιβολῆς ἐποιησάμεθα. καλεῖται δὲ εὔκυκλος ἡ πάντα κύκλον ἀπαρεγκλίτως περιλαμβάνουσα τὸ πεπονθὸς μέρος. ἐπὶ ταύτης μὲν οὖν τὰ τῆς δευτέρας καὶ τρίτης τῶν ὀθονίων τοῦ πλάτους πέρατα, κατ' ἀλλήλων ἐπικεῖσθαι μήτε ὑπερέχοντός τινος μήτ' ἐνδέοντος.

Τῆς δὲ ἐγκεκλιμένης ἀναγκαῖον μὲν δήπου τὴν νομὴν ἢ πρὸς τὰ κάτω μέρη τοῦ πεπονθότος μέρους ἢ ἄνω γίγνεσθαι· φυλάττοις δὲ κἂν τούτῳ τῆς ἐγκλίσεως ὁμοίας διὰ

Enimvero catagmaticam, *fracturis idoneam*, deligationem, quum cubito aut brachio aut femori adftruitur, faciliorem locum occupare contingit. In ipfa namque imperat primam fafciam furfum diftribui, fecundam prius deorfum, deinde adverfo furfum donec in idem extremum ad fecundam accedat. Id autem fieri nequit, nifi lateralia linteorum extrema fibi mutuo immutentur. In hac certe idem iterabitur fervata per totam deligationem aequali inclinatione, quam ab orbiculari fpira orfam formavimus. Vocatur autem orbicularis quae partem affectam toto orbe citra inclinationem amplectitur. In hac igitur lateralia fecundae et tertiae circumvolutionis fafciarum extrema fibi mutuo fubjacent, nullo excedente nulloque fublabente.

C.	*D.*
Orbicularis fincera et aequalis deligatio.	Afcia fincera et aequalis.

At in declinante deligatione fafciae diftributionem aut ad inferiores affecti loci partes devolvi aut ad fuperiores evehi neceffe eft. Ut autem in hac perpetuo fimilem effe

Ed. Chart. XII. [38.] Ed. Baf. V. (676.)

παντὸς εὐκρινὴς οὕτως ἡ ἐπίδεσις ἔσται. εἴπερ ἤδη προσέχεις τὸν νοῦν τοῖς εἰρημένοις, ἤδη σοι δῆλόν ἐστιν ἕνα μὲν τρόπον εἶναι τῆς ἐγκύκλου περιβολῆς τῶν ὀθονίων, οὐκ ἔχοντα τὸ μᾶλλον καὶ ἧττον, οὐχ ἕνα δὲ τῆς ἐγκεκλιμένης. ἧττόν τε γὰρ καὶ μᾶλλον ἑτέραν ἑτέρας ἐγκεκλίσθαι δυνατόν· ὅμως δ' οὖν ἐνταῦθα τὴν μὲν ὀλίγον ἐγκεκλιμένην σκέπαρνον ὀνομάζει, τὴν δὲ πολὺ σιμὴν ἐκ μεταφορᾶς, τοῖς ὀνόμασι χρώμενος, σκέπαρνον μὲν οἱ τέκτονες ὀνομάζουσιν ὄργανόν τι κατὰ τὸ πέρας αὐτοῦ, καθ' ὃ τέμνει τὰ ξύλα, βραχεῖαν ἐπιστροφὴν ἔχον ὀφρυώδη, καθάπερ ἡ ἄμβη.

Σιμὰ δὲ καλοῦσιν οἱ Ἕλληνες χωρία καθ' ἃ συνάπτει λόφῳ πεδίον, ἐν αὐτῇ συμβολῇ γεννᾶται τὸ σιμὸν, ἑκατέρου καθ' ἑαυτὸ τῶν συμβαινόντων οὐκ ὄντος σιμοῦ. τὸ μὲν γὰρ πεδίον εὐθὺς ὁμαλές ἐστιν, ὁ δὲ λόφος ἀνάντης καὶ ὑψηλὸς, καὶ ἔνθα ἀλλήλοις συμβάλλουσι τὸ σιμὸν γίγνεται σχῆμα. ὡσαύτως τὸ κἂν ὁδὸς κατάντης ἀντισυνάπτει, κατὰ τὴν

declinationem obfervaveris, ita diftincta ac facilis ubique erit deligatio. Quodfi jam rebus proditis mentem intendas, jam tibi innotefcet orbicularis fpirae fafciarum unicum effe modum, cui neque plus, neque minus eft, non autem unicum declinantis. Etenim plus et minus alteram altera declinare contingit. Hic tamen illam quae paululum declinaverit, afciam, quae multum, fimam per translationem ufurpatis nominibus vocatam. Afciam namque fabri lignarii quoddam inftrumentum appellant, quod in fummitate qua ligna incidit, modice incurvum fupercilium habet, veluti labrum.

E.

Lima diftincta aequalif- fima diftincta inaequalis.

Sima vero loca Graeci vocant in quibus planities collem copulat; in ipfa copula fimum nafcitur, quum neutrum continentium fimum exiftat. Planities fiquidem recta aequalis eft, collis vero acclivis et altus, atque ubi fefe mutuo copulant, fima figura proditur. Eadem figura fit, qua declivis via acclivi in ipfarum copula committitur.

συμβολὴν αὐτῶν γίγνεται. οὕτω καὶ τῆς ῥινὸς τὸ σιμὸν, ἐν ᾧ καὶ μέσον τῶν ἑκατέρωθεν ὑψουμένων τὴν γένεσιν ἔχει, καὶ ἤδη σύμπασα ἡ ῥὶς ἀπὸ τούτου τοῦ μέρους ὀνομάζεται σιμή. πολλὰς γὰρ ἴσμεν ὅλοις τοῖς σώμασι προσηγορίας ἀπὸ τῶν μορίων τινὶ συμβεβηκότων γιγνομένας, ὥσπερ καὶ αὐτὸν τὸν σιμὸν ἄνθρωπον. οὐ γὰρ οὕτω σιμὸς, ὡς παχὺς ἢ ἰσχνὸς ἢ λευκὸς ἢ μέλας, ἀλλ' ὡς ἢ γλαυκὸς ἢ χαροπὸς ἢ κυρτὸς λέγεται. ἐπὶ μὲν οὖν τῆς ῥινὸς καὶ τῶν ὀδόντων ἡ σιμότης κυρίως ὀνομάζεται· ἐπὶ δὲ τῆς ἐπιδέσεως ὑφ' Ἱπποκράτους, ὥσπερ καὶ ἡ ἄμβη καὶ τὸ σκέπαρνον εἶδος τῆς περιβολῆς τῶν ὀθονίων. ὅταν γὰρ κελεύῃ τοὺς σπλῆνας σκεπαρνηδὸν περιβαλεῖν τῷ κώλῳ, διορίζει τῆς ἐγκύκλου περιβολῆς τὸ ἐγκεκλιμένον οὕτως, ὡς τὸ τεκτονικὸν σκέπαρνον. οὐ γὰρ βούλεται λοξὴν ἱκανῶς γίγνεσθαι τὴν περιβολὴν τῶν σπληνῶν ἀφεστηκυῖαν πολὺ τῆς ἐγκύκλου [39] καλουμένης, ἀλλ' ἐγκεκλίσθαι μικρὸν, ὅσον ἱκανὸν ἀσφαλεστάτην ἐργάσασθαι τὴν κράτησιν τῶν συντετριμμένων.

Eodem modo fima nafi pars, in qua et medium partium quae utrimque in fublime feruntur ortum habet, atque tum univerfus nafus ab ea parte fimus nominatur. Multas enim fcimus totis corporibus appellationes a quibusdam partium accidentibus oboriri, quomodo et ipfum hominem fimum appellari. Non enim fimus ficut craffus aut tenuis aut albus vel niger, fed velut glaucus vel ravus vel gibbus dicitur. Ergo in nafo quidem et via fimitas proprie nominatur, in deligatione vero ab Hippocrate per translationem, quemadmodum et labrum et afcia, circuitus fafciarum fpecies. Quum enim jubeat fplenia membro afciatim involvi, definit orbiculari circuitu eum qui ficut fabrilis afcia declinat. Non enim vult magnopere obliquum effe fpleniorum circuitum ab orbiculari multum remotum, fed paululum declinantem, quoad fat tutiffimum contufarum partium amplexum efficiant.

Εὔδηλον δὲ ὅτι καθ' ἑκατέραν τῶν εἰρημένων ἐπιβολὴν τὸ μᾶλλόν τε καὶ ἧττόν ἐστιν, οὐδετέρας αὐτῶν ἁπλῆς οὔσης οὐδὲ μονοειδοῦς, ὥσπερ ἡ ἔγκυκλος. ἐπ' ἐκείνης μὲν οὖν ὑπεναντίαν ἀνάγει τῇ ἁπλῇ ἔγκυκλον· ἐφεξῆς δὲ τό τε σκέπαρνον καὶ τὸ σιμὸν ἑκάτερον ἰδίᾳ καὶ καταμόνας, ὡς διώρισται. τὸ τοίνυν εὐκρινέως σημαίνει μὲν τὸ οἷον διακεκριμένως τε καὶ διωρισμένως γίγνεσθαι, ὡς ἔφην, ἤτοι πασῶν τῶν περιβολῶν τοῦ ἐπιδέσμου τὰ αὐτὰ πέρατα κατὰ τὸ πλάτος ἐχουσῶν ἢ τὴν ἔγκλισιν τεταγμένην. ὀνομάζω δὲ τεταγμένην ἔγκλισιν, εἰ τὰ φαινόμενα μετὰ τοῦ πλάτους τῶν ὀθονίων ἴσον ἀλλήλων ἀφέστηκεν. ἔσται δὲ καὶ τοῦτο τὴν ἴσην ἔγκλισιν ἀεὶ φυλάττοντος τοῦ ἐπιδοῦντος, ἣν ἐξ ἀρχῆς ἐνεστήσατο.

Καινοτομοῦντες δὲ, ὥσπερ ἐν ἄλλοις καὶ μετατιθέντες τὰς παλαιὰς γραφὰς, ὅ τε Ἀρτεμίδωρος καὶ ὁ Διοσκουρίδης οὕτως κἀνταῦθα μεταβάλλοντες τὴν κλίσιν, ἤγουν τὴν λέξιν, ἁπλοῦν ἐγκύκλως ἔγραψαν, νοήσαντες μὲν ὀρθῶς, μεταγράψαντες δὲ τολμηρῶς. ἐπὶ μέντοι τῶν πλείστων οὐδὲ

At perfpicuum eft in utroque dictorum circuituum et plus et minus inclinationis effe, quum neuter ipforum fimplex fit et uniformis, cujusmodi eft orbicularis. In illo fiquidem orbicularem fimplici oppofitum adducit, fed poftea et afciam et fimum utcumque per fe et feorfum ut definitum eft. Diftincte autem fignificat, quod difcrete et feorfim fieri diximus aut quum omnes fafciae circuitus eosdem habent latitudinis fines aut inclinationem ordinatam. Voco autem ordinatam inclinationem, fi quae cum linteorum latitudine confpiciuntur, aeque inter fe diftant. Atque id continget, quum qui deligat, quam ab initio inftituit aequalem ubique inclinationem fervet.

Quemadmodum autem Artemidorus et Diofcorides alibi prifcos textus innovant ac transponunt, ita hic quoque cafum transmutant videlicet dictionem, fimplex orbicularis, fimplex in orbem fcribentes. Rem quidem recte intellexerunt, fed audacter fcripturas immutarunt. Quae

καλῶς νοήσαντες ἐτόλμησαν μεταγράψαι, διὰ τοῦτο νῦν αὐτῶν ἐμνημόνευσα, καίτοι μυρία τῶν ἔμπροσθεν ἄχρι τοῦ δεῦρο μεταγεγραφότων οὐ μνημονεύσας· ἐπεὶ καὶ τοῦτ᾽ ἔδοξάν μοι, καλῶς μὲν νενοηκότες, ἐπὶ τὸ σαφέστερον δὲ μεταγράψαι σφαλέντες ἐν τοῖς μικροῖς καὶ μὴ νοήσαντες, ὡς ὁ γραφεὺς βούλεται. περὶ μὲν δὴ τούτων ἅπαξ ἀρκέσει λελέχθαι. προειπὼν δὲ ὁ Ἱπποκράτης καλῶς μὲν, ἁπλῶς, εὐκρινέως, ἐφεξῆς δὲ προσθεὶς, ὅμοια καὶ ἴσα καὶ ἴσως καὶ ὁμοίως καὶ ἄνισα καὶ ἀνόμοια καὶ ἀνίσως καὶ ἀνομοίως, ὡς τὸν κοινὸν σκοπὸν ἐδίδαξε τῶν εὐκρινῶν ἐπιδέσεων. τὰ μὲν γὰρ ἴσα καὶ ὅμοια μέλη τοῦ σώματος ἴσως καὶ ὁμοίως κατὰ πάνθ᾽ ἑαυτῶν τὰ μόρια τὸν ἐπίδεσμον ἐπιδεῖσθαι δεῖται, τὰ δὲ ἄνισα καὶ ἀνόμοια ἀνίσως καὶ ἀνομοίως, καὶ τά γε παλαιὰ τῶν ἀντιγράφων καὶ οἱ ἐξηγησάμενοι τὸ βιβλίον ἐλλιπῶς ἴσασι γεγραμμένην τὴν λέξιν, οὐ προκειμένου τοῦ ἀνίσως καὶ ἀνομοίως, ἀλλὰ μόνου γεγραμμένου τούτου, ἄνισα καὶ ἀνόμοια, προσυπακούειν κελεύουσι τὸ ἀνίσως

tamen plurima non probe intellexerunt, auſi ſunt ea immutare, quorum nunc propterea mentionem facio, quamvis textus quorum ab initio ad hunc uſque diem decem millia mutarunt, non memoraverim, quum hos recte intellexiſſe et clarius transſcripſiſſe mihi videantur. Aberant tamen in parvis, neque mentem auctoris aſſequuntur; verum de his ſemel dixiſſe ſatis ſit. Praeſatus autem Hippocrates decore quidem, ſimpliciter, diſtincte; deinde vero his additis, ſimilibus et diſſimilibus, aequaliter et ſimiliter; inaequalibus et diſſimilibus, inaequaliter et diſſimiliter, quaſi communem diſtinctarum deligationum ſcopum docuit. Aequalia namque et ſimilia corporis membra aequaliter ſimiliter ſuas partes faſciam univerſam devinci poſtulant; inaequalia et diſſimilia inaequaliter et diſſimiliter. Priſca certe exemplaria hujusque libri interpretes non integre ſcriptas ſententias norunt, non additis inaequaliter et diſſimiliter, verum his ſcriptis inaequalibus et diſſimilibus ſubaudire quoque volunt inaequaliter et diſſi-

καὶ ἀνομοίως περιλελειμμένον ὑπ' αὐτοῦ διὰ τὸ φαίνεσθαι σαφῶς ἐξ ἀκολουθίας τῆς πρὸς τὰ εἰρημένα. τὸ δὲ τῆς ἑρμηνείας εἶδος οὐ βραχυλογίας ἴδιόν ἐστιν, ἀλλ' ἡμαρτημένον πρόδηλον. ἄμεινον, εἴπερ οὕτως εὑρεθῇ γεγραμμένον, ἡγεῖσθαι, καθάπερ καὶ ἄλλα πολλὰ τῶν πρώτων ἀντιγράφων ἡμαρτήθη, καὶ τοῦτο συμβῆναι, τοῦ μὲν βιβλιογράφου παραλιπόντος αὐτὰ, φυλαχθείσης δὲ ἄχρι δεῦρο τῆς ἁμαρτίας. περὶ μὲν οὖν βραχίονος ἴσως καὶ ὁμοίως ἐγχωρεῖ ποιεῖσθαι τὰς περιβολὰς, ἐπὶ δὲ μηροῦ καὶ πήχεος ἀπολειπομένας, βραχὺ δὲ πλεῖον ἐπὶ κνήμης. ἐπ' ὤμου μέντοι καὶ ἰσχίου ἀντικειμένων μερῶν δεόμεθα, καθάπερ κἀπὶ τῶν πλαγίων τῆς κεφαλῆς. τὰ μὲν γὰρ κατὰ μέτωπον καὶ ἡ ῥὶς ἐγκύκλου δεῖται τῆς περιβολῆς, ἴσως καὶ ὁμοίως γιγνομένης, καθάπερ καὶ τὰ κατὰ τὴν κορυφὴν, εἰ καὶ μὴ ἐγκύκλως, ἀλλ' ἴσως τε καὶ ὁμοίως, κἀνταῦθα τῆς ἐπιδέσεως γιγνομένης χρήζει. περὶ μὲν οὖν τούτων ἐν τοῖς ἐφεξῆς ἐπιμελέστερον εἰρήσεται. νυνὶ δὲ ἐπὶ τὸ λοιπὸν τῆς ῥήσεως ἴωμεν.

militer, ab Hippocrate praetermiſſa, quod ex pronuntiatorum ſerie manifeſta innoteſcerent. Haec autem interpretationis facies brevitatis propria non eſt, ſed erratum manifeſtum. Praeſtiterit ergo, ſi hoc modo ſcripta comperta ſint, cenſere haec veluti alia multa primorum exemplarium erroribus ſcatere, idque contigiſſe, quod librarius ea praeterierit erroresque hucusque ſuperſuerint. In brachio itaque aequaliter et ſimiliter conſtrui poſſunt circuitus, qui in femore et cubito digrediuntur, paulo vero magis in tibias dilabuntur. At in humeri capite et in iſchio contrariis partibus indigemus, quemadmodum et in capitis lateribus. Frons quidem et naſus orbicularem faſciae circulum deſiderant aequaliter et ſimiliter ductum; ut et verticis partes, qui etſi non in orbem hic deligationem ſtrui poſtulat, aequaliter et ſimiliter procedentem requirit. De his autem in ſequentibus diligentius tractabitur. Nunc vero ad textus reſiduum accedamus.

F.	*G.*	*H.*
Oculus.	**Rhombus.**	**Semirhombus.**

[40] Διελθὼν γὰρ ὁ Ἱπποκράτης τὰς ἁπλᾶς περιβολὰς τῶν ἐπιδέσμων, τρεῖς οὔσας, ἔγκυκλον, σκέπαρνον, σιμὸν, ἐφεξῆς μέμνηταί τινων συνθέτων, ὀφθαλμοῦ, ῥόμβου καὶ ἡμιτόμου. καλοῦσι δὲ τὸ ἡμίτομον τοῦτο καὶ ἡμιρόμβιον. εἶτ᾽ ἐφεξῆς πάλιν φησὶν, ἁρμόττον τὸ εἶδος τῷ εἴδει καὶ τῷ πάθει τοῦ ἐπιδεσμένου τὸ εἶδος τοῦ ἐπιδέσμου κελεύων ἁρμόττον εἶναι τῷ τε τοῦ πεπονθότος μέρους εἴδει καὶ τῷ κατ᾽ αὐτὸ πάθει. τὸ μὲν γὰρ τῆς ἐπιδέσεως εἶδος, ὃ καλοῦμεν ὀφθαλμὸν, ἐπ᾽ ὀφθαλμοῦ παραλαμβάνομεν, ἤτοι πρόπτωσιν κινδυνεύοντος ἢ κρατήματος, ἕνεκα τῶν ἐπικειμένων αὐτῷ· τὸν δὲ ῥόμβον ἐπὶ κεφαλῆς ἤτοι ῥαφὰς κεχαλασμένας βουλόμενοι συναγαγεῖν ἢ ἕλκους ἐκπεπταμένα χείλη, καί ποτε καὶ προστεῖλαι καὶ κολλῆσαι τὸ δέρμα μέχρι πλείονος ἀποσεσυρμένον. ἀνάλογον δὲ τοῖσδε καὶ ἡ τοῦ ἡμιρομβίου γίγνεται χρεία.

Ταῦτα μὲν οὖν ὡς παραδείγματα γέγραφεν Ἱπποκράτης. ἀναλόγως δὲ αὐτοῖς ἡμᾶς ἐξευρίσκειν δεῖ καθ᾽ ἕκαστον μέρος καὶ πάθος ἐπίδεσιν ἁρμόττουσαν ἢ παρὰ τῶν

Enimvero Hippocrates explicatis fimplicibus quae tres funt fafciarum circuitibus, orbiculari, afcia, fima; deinceps quorundam compofitorum trium meminit, oculi, rhombi et dimidiati. Hunc dimidiatum, femirhombum etiam vocitant. Poftea vero fubtexit: fpecies autem fpeciei et partis devinciendae affectioni congruat; fpeciem fafciae imperans, tum affectae partis fpeciei tum per fe affectioni congruere. Deligationis enim fpeciem, quam oculum appellamus, oculo adhibemus aut procidentiam periclitanti vel detentionis topicorum ipfi impofitorum gratia; rhombum vero capiti, quum vel laxatas futuras conciliare vel dejecta ulceris labra cogere vel cutim amplius detractam in unum adducere et agglutinare volumus. His autem effectu refpondet femirhombi ufus.

At enim haec tanquam exempla fcriptis prodidit Hippocrates. Simili vero modo ipfis nos in unaquaque parte et affectione congruentem deligationem comperire vel ab

ὑρηκότων μανθάνειν. ἄμεινον δὲ καὶ διδάσκοντα, μὴ ἁπλῶς κελεύειν, ἀλλὰ μετὰ τοῦ τὴν ὁδὸν ὑφηγεῖσθαι, καθ' ὃν αὐτὸς εὗρε τὸν ἐπίδεσμον. ἥ τε γὰρ ἀνάμνησις τοῖς μανθάνουσι, κᾂν ἐπιλανθάνωνταί ποτε, γίγνοιτ' ἂν οὕτως ἤτοι καὶ τὸ προσεπινοεῖν, ὃ (677) μεμαθήκασιν ὑπάρξει. διὰ τούτων ἴσως ἄμεινόν ἐστι καὶ ἡμᾶς ἰδίαν ποιήσασθαι καθ' ἓν ὑπόμνημα διδασκαλίαν, περὶ τῆς πρεπούσης ἐπιδέσεως καὶ τῷ μέρει τοῦ σώματος καὶ τῷ πάθει.

γ'.

Ἀγαθῶς δὲ δύο εἴδεα τοῦ ἐπιδεομένου, ἰσχύος μὲν ἢ πιέξει ἢ πλήθει ὀθονίων.

Ὅτι μὲν εἴδη λέγειν εἴωθε τὰς διαφορὰς ἔμπροσθεν εἴρηται. ζήτημα δὲ μέγιστον εἰργάσατο, διαφωνίας αἴτιον τοῖς ἐξηγουμένοις τὸ βιβλίον, οὐκ εἰπὼν ὀνομαστὶ δύο εἴδη, καθάπερ ἔμπροσθεν ἐπ' ἄλλων ἐποίησε. τὸ μὲν οὖν τῶν εἰδῶν ἐστιν ἐν τῷ ποσῷ τῆς ποιήσεως, ὅπερ αὐτὸς ἰσχὺν

inventoribus diſcere oportet. Praeſtat autem doctorem non ſimpliciter imperare, ſed et ſimul viam praecipere qua ipſe deligationem invenerit. Memoria namque diſcipulis, ſi quando obliviſcerentur, eo modo ſuppeteret et certe quod non didicerint, id excogitare praeſto forem. Quas ob res ſatius fortaſſis fuerit, etiam nos propriam in unico libro de faſciis tum parti cuique corporis tum affectioni conſentaneis doctrinam conſtruere.

III.

At recte quae fit deligationis duae ſpecies, una roboris quae vel compreſſu vel linteorum multitudine conſtat.

Quod ſpecies differentias appellare conſueverit Hippocrates ſuperius divulgatum eſt. At maximam quaeſtionem diſſenſionis cauſam inter libri interpretes excitavit, quum duas ſpecies nominatim non protulerit, quemadmodum in aliis ante fecit. Ex his igitur ſpeciebus una qui-

ωνόμασε, δηλῶν ἐκ τοῦ λέγειν ἰσχύος μὲν ἢ πιέξει ἢ πλήθει ὀθονίων. ἔστι γάρ τις συμμετρία τῆς κατὰ τὴν ἐπίδεσιν ἰσχύος, ἧς ὑπερβαλλούσης μὲν οἱ κάμνοντες ὀδυνῶνται θλιβομένων τῶν μορίων, ἐλλειπούσης δὲ χαλαρὸν τὸ σχῆμα ὁ ἐπίδεσμος γίνεται· τὸ δὲ ἕτερον εἶδος τῆς ἀγαθῆς ἐπιδέσεως οὐκ εἶπεν, ἐφεξῆς δὲ οἷς περὶ τῆς ἰσχύος ἔγραψεν, ὧδέ πως φησί.

δ'.

[41] *Τὸ μὲν οὖν αὕτη ἡ ἐπίδεσις ἰῆται, τὸ δὲ τοῖς ἰωμένοισιν ὑπηρετέει.*

Τοῦτο δὲ οὐκ ἔστιν ἕτερον εἶδος ἀγαθῆς ἐπιδέσεως, ἀλλ' ἐν τῷ καθόλου χρεῖαι κοιναὶ πασῶν ἐπιδέσεων καὶ μέντοι καὶ μετὰ ταῦτα πῶς ἡ συμμετρία τῆς ἐπιδέσεως φυλαχθῇ ἡ γραφὴ καὶ μετὰ τοῦτο περὶ ἅμματος· εἶθ' οὕτως ἄρχεται τῆς ἐφεξῆς διδασκαλίας λέγων. εὖ γε μέν ἐστι

dem in conſtructionis modo ſita eſt, quam ipſe robur nominavit, quod his verbis declarat: roboris quidem aut compreſſu aut linteorum multitudine. Eſt enim quaedam in deligatione roboris commoderatio, qua excedente quidem laborantes partium compreſſu, doloribus cruciantur; deficiente vero laxatam ſtructuram faſcia ſuſcipit. Alteram vero rectae deligationis ſpeciem non commemorat. Poſtea vero quae de robore ſcriptis mandavit ſic utique pronunciavit.

IV.

Partim quidem ipſa deligatio medetur, partim vero medentibus ſubſervit.

Hoc autem altera rectae deligationis non eſt ſpecies, ſed univerſe communes ſunt omnium deligationum uſus. Quandoquidem poſt haec qua ratione deligationis commoderatio ſervetur, ſcriptum eſt; deinde etiam de nodo; poſtea ſequentem doctrinam auſpicatur dicens: probe ta-

γνῶναι, ὅτι ἐς τὰ κατάντη καὶ ἀπόξη φεύγει πᾶς ἐπίδεσμος, οἷον κεφαλῆς μὲν τὸ ἄνω, κνήμης δὲ τὸ κάτω καὶ τὰ τούτων ἐφεξῆς λεγόμενα. μετὰ ταῦτα λοιπὸς ὁ λόγος αὐτοῦ περὶ τοῦ ποίου τῆς ἐπιδέσεως γίγνεται. τεμνομένου δὲ καὶ τοῦδε πάλιν εἴς τε τὸ γνῶναι πόθεν ἄρχεσθαι προσήκει καθ' ἕκαστον μέρος καὶ πάθος, εἰς ὅτι γε πάντων ὕστατον ἄγειν τὴν τελευτὴν τῆς ἐπιδέσεως· ἔτι τε τὴν ἐν τῷ μεταξὺ νομὴν τῶν ἐπιδέσεων, ὁποῖόν τινα χρὴ ποιεῖσθαι τάς τε καθ' ἕκαστον μέρος ἐπιβολὰς, καὶ ταῦτ' ἐδίδαξεν, ἐν οἷς γάρ φησι· τὰ δὲ κινούμενα οἷον ἄρθρα, ὅπη μὲν συγκάμπτεται τὸν τρόπον τῆς ἐπιβολῆς τῶν ἐπιδέσμων διέρχεται, καὶ μέντοι καὶ ὅπως χρὴ τὰ πέρατα τῶν ἐπιδέσμων ἀσφαλῶς τούτοις φυλάττεσθαι ἐφεξῆς ἔγραψεν. ἐντεῦθέν τε μεταβὰς τίνα τῶν ἐπιδέσμων ἐστὶν ἔργα διῆλθεν, ὥστε τῆς ἀγαθῆς γενομένην ἐπιδέσεως τὸ ἕτερον εἶδος, ὃ τῷ τῆς ἰσχύος ἀντιδιαιρεῖται, τὴν ὅλην ποιότητα τῆς ὅλης ἐπιδέσεως εἶναι. χαλεπὸν δ' οὖν ἑνὶ περιλαβεῖν κοινῷ ὀνόματι τὰς ἐν τούτῳ τῷ εἴδει μερικὰς διαφορὰς, διὰ τοῦτ' ἴσως

men noſſe convenit ad partes declives et acuminatas omnem faſciam labi ac ſugere, velut in capite ſurſum, in tibia deorſum, et quae deinceps pronunciantur. Poſtea reſidua ipſius oratio de deligationis qualitate fit, ubi haecce via rurſum aperitur, qua noſcimus unde ſingulis in partibus et morbis deligationem ordiri deceat et quam in partem omnium poſtremam deligationis finem ducere; praeterea etiam quam et qualem in deligationis medio faſciarum diſtributionem moliri oporteat et quos in quaque parte circuitus, haec quoque docuit. In quibus enim inquit: *partes quae moventur, ut articuli, qua inflectuntur,* injectionis faſciarum modum locumque percenſuit; ſimulque etiam quo pacto faſciarum extrema tuto his continenda ſint ſerie ſcripſit; indeque digreſſus qui ſint faſciarum uſus percurrit, ut altera recte conſtructae deligationis ſpecies quae praecedenti robori per diviſionem opponitur, tota ſit totius deligationis qualitas. At perarduum eſt uno communi vocabulo particulares hujus ſpeciei com-

οὐδ' ἐπεχείρησεν ἔτι τοῦ ἀντιδιῃρημένου τῇ ἰσχύϊ διαμεῖναι παρηγορίας δηλῶσαι. ὅτι δὲ τοῦτο οὕτως ἔχει δι' αὐτῶν τῶν ῥήσεων ἔσται φανερὸν, δι' ὧν σημαίνει τὰς γενομένας αὐτὰς μεταβολὰς εἰς ἐφ' ἕκαστον τῶν εἰρημένων κατὰ μέρος κεφαλαίων. ὠνομάσθω δὲ ἅπαν αὐτὸ τὸ γένος, ἕνεκα σαφοῦς διδασκαλίας καὶ συντόμου, ποιότης ἐπιδέσεως, ἰσχύος μὲν καὶ πιέξει ἢ πλήθει ὀθονίων, ὥσπερ τὸ τῆς δυνάμεως ὄνομα, ποτὲ μὲν ἀντίον τάττοντες τῷ τῆς ἀσθενείας λέγουσι, ποτὲ δὲ ἐπὶ τοῦ κοινοῦ ῥώμης τε καὶ ἀῤῥωστίας ἐπιφέρουσιν. οὕτως δὲ καὶ τὸ μέγεθος λέγουσι καὶ ἄλλα πολλὰ τῶν κατὰ μέρος ὁμωνύμως τῷ κοινῷ καὶ νῦν ὡσαύτως κέχρηται τῷ τῆς ἰσχύος ὀνόματι. προσήκει γὰρ οὔτε ἰσχυρῶς πιέζειν οὔτε ἀσθενῶς περιλαμβάνειν τὰ πεπονθότα μόρια τοῖς ἐπιδέσμοις, ὡς μὴ αἰσθάνεσθαι περικειμένων αὐτῶν τὸν ἀσθενοῦντα· καὶ μέντοι καὶ τὸ πλήθει τῶν ὀθονίων ἀντὶ τοῦ ποσότητι δεκτέον, ὡς μηδὲ ἐνταῦθα τὸ ἀντιδιαιρούμενον τῇ ὀλιγότητι πλῆθος ἀκούειν ἡμᾶς. ἡ γὰρ

plecti diſſerentias. Propterea fortaſſis minime tentavit etiamnum pergere, neque ſpeciei robori per diviſionem oppoſitae vocabula pronunciare. Rem autem ita habere ipſa verba teſtantur, quibus oſtendit ipſas varietates quae ſingulis partibus a me ſigillatim commemoratis oboriuntur. Verum appelletur totum id genus, dilucidae et conciſae doctrinae gratia, deligationis qualitas: roboris quidem compreſſu et linteorum multitudine, quemadmodum fortitudinis nomen interdum imbecillitatis nomini contrarium ſtatui dicunt; interdum quod tum roboris tum imbecillitatis commune ſit, uſurpant, ſic magnitudinem et alia multa aequivoca nominis communione. Atque nunc eodem modo roboris vocabulum uſurpatum eſt. Decet enim aſſectas partes faſciis neque vehementer comprimere neque ita leviter amplecti, ut aegrotus ipſas injectas non ſentiat. Atque etiam linteorum multitudo pro quantitate accipienda eſt, ita ut neque multitudo e regione paucitati oppoſita nobis intelligenda ſit. Commoderatio namque deligationem

συμμετρία τὸ τῆς ἐπιδέσεως ἀγαθὸν ἐργάζεται, καλῶς δὲ ἀγαθῶς δηλονότι τὸ συμφέρον τε καὶ ὠφέλιμον αὐτῆς. ἐν μέντοι τῶν πρός τι παραλαμβανομένων ἀλλήλαις δυοῖν ἐπιδέ- [42] σεων ἰσχυροτέραν μὲν πεπιέχθαι, τὴν ἀσθενεστέραν δὲ τὴν ἑτέραν ἐροῦμεν. οὐδὲν γὰρ ἄτοπον ὡς πρὸς μὲν τὴν ὑποκειμένην διάθεσιν ἀεὶ συμμέτρως ἔχειν τὴν ἐπίδεσιν, πρός τε ἑτέραν καὶ παραλαμβανομένην ἰσχυρὰν ἢ ἀσθενῆ λέγεσθαι. ὁπηνίκα δὲ λύειν ἢ ἐπιτείνειν χρὴ τὴν ἐπίδεσιν ἢ τὸ τῶν ὀθονίων πλῆθος αὐξάνειν ἢ μειοῦν ἐν τῷ περὶ ἀγμῶν αὐτὸς ἐδίδαξε σαφέστατα.

ε'.

Ἐς μὲν οὖν ταῦτα νόμος.

Οἱ κατὰ πόλεις νόμοι λόγοι τινές εἰσι προστακτικοὶ μὲν ὧν χρὴ ποιεῖν, ἀπαγορευτικοὶ δὲ ὧν οὐ χρή. τούτοις οὖν τοῖς νόμοις ἐοικέναι φησὶ τὰ νῦν εἰρημένα μηδὲν ἔχοντα στοχαστικὸν ἢ ἀμφιβολίαν ἢ ὡς ἄλλα τινὰ τῶν κατὰ

rectam efficit. At recta eft ipfa deligatio quae proba eft, nimirum quae confert juvatque. Equidem quum duae deligationes mutua relatione inter fe accipiuntur: alteram quidem quae validius comprimit, validiorem; alteram vero quae imbecillius, imbecilliorem vocabimus, nihil enim abfurdum eft. Quum autem deligationem folvere aut vehementius intendere oportet vel fafciarum multitudinem augere aut minuere, in opere de fracturis ipfe planiffime docuit.

V.

In his itaque lex fervanda.

Leges in civitatibus quaedam funt rationes, quae ea imperant quae facienda funt prohibentque contraria. His legibus fimilia effe pronunciat quae nunc commemorantur, quum nihil conjecturale aut ambiguum contineant aut ut

τὴν ἰατρικὴν τέχνην. τὸ δ' αὐτὸ κἀν τῷ περὶ καταγμάτων εἴρηκεν ἐπὶ τὸ μετριώτερον ὑφεὶς τὸ τῆς ἀποφάσεως σφοδρόν. οὐ γὰρ ἁπλῶς εἶπεν, ἐς μὲν οὖν ταῦτα νόμος ὡς νῦν, ἀλλ' οὗτος ὁ λόγος ὥσπερ νόμος δίκαιος κεῖται περὶ καταγμάτων ἰήσιος.

στ'.

Ἐν δὲ τουτέοισι μέγιστα ἐπιδέσιος πίεξις μὲν ὥστε τὰ ἐπικείμενα μὴ ἀφεστάναι, μηδὲ ἐρηρεῖσθαι, ἀλλὰ ἡρμόσθαι μὲν, προσηναγκάσθαι δὲ μὴ, ἧσσον μὲν τὰ ἔσχατα, ἥκιστα δὲ τὰ μέσα.

Ἐν τούτοις φησὶ τοῖς κατὰ τὸ τῆς ἰσχύος εἶδος διδασκομένοις μέγιστα παραγγέλματα τῆς ἐπιδέσεως εἶναι τὰ ἐπικείμενα τοῦ πεπονθότος μορίου, λέγεται δὲ δηλονότι τὰ ὀθόνια μήτε ἀφεστάναι τοῦ χρώματος μήτε θλίβειν, ἀλλ' ἡρμόσθαι μὲν, τουτέστιν ἀσφαλῶς ἐρηρεῖσθαι, προσηναγκά-

alia quaedam ad artem medendi fpectantia. Idem quoque protulit in opere de fracturis, decretum remiffa vehementia commoderatius efficiens. Non enim abfolute loquutus eft, ad haec itaque lex fervanda veluti nunc. Verum haec oratio quemadmodum lex jufta de fracturarum curatione lata eft.

VI.

In his autem maxime deligationis eft compreffus, qui ita fiat, ut admota neque decedant neque vehementius innitantur, fed concinnentur, non cogantur, minus extrema, minimum media.

Quae de roboris fpecie docentur in his maxima deligationis effe praecepta pronunciat, ut admota parti affectae topica lintea nimirum intelliguntur, neque a cute fecedant neque ipfam premant, fed concinnentur, hoc eft firmiter incumbant, non tamen cogant. Declarat autem

σθαι δὲ μή. σημαίνει δὲ αὐτὸ δηλονότι τὸ προσηναγκάσθαι τὸ ὀθόνιον οὕτως καὶ σφοδρῶς περιβεβλῆσθαι τοῖς πεπονθόσι μορίοις, ὡς ὀδύνην παρέχειν. αὐτὰ δὲ ταῦτα τὰ παραγγέλματα περὶ τοῦ ποσοῦ τῆς πιέσεως ἔνθεν τὸ πάθος ἐστὶν, ἥκιστα παραλαμβάνειν προσήκει. κατὰ δὲ τὰ πέρατα φροντίζειν μὲν κἀνταῦθα πάντως, ἀλλ' ἧττον ἢ κατὰ μέσα. κάλλιστον γὰρ ἀναμάρτητον εἶναι τέχνην. εἰ δέ πού τι μικρὸν ἁμαρτάνει, κατ' ἐκεῖνα γίγνεσθαι τὰ μόριά τε καὶ πάθη, καθ' ἃ καὶ ἡ βλάβη μικροτέρα, ἥκιστα δὲ ἁμαρτάνειν ἐν οἷς ἀξιόλογος ἡ βλάβη.

ζ'.

[43] Ἄμμα καὶ ῥάμμα νεμόμενον μὴ κάτω, ἀλλ' ἄνω ἐν παρέξει καὶ σχέσει καὶ ἐπιδέσει καὶ πιέξει.

Διὰ τί μὲν ἀτάκτως παρήνεγκε καὶ τῷ περὶ τῆς ἐπιδέσεως λόγῳ τὸν περὶ τούτων ὀλίγον ὕστερον ὀψόμεθα. νυνὶ δὲ πρότερον, ὃ λέγει νοῆσαι πειραθῶμεν· ἐν διαφωνίᾳ

hoc verbum cogere, fasciam affectas partes tam vehementer amplecti, ut dolorem excitet. Haec eadem praecepta de compressus modo, qua morbus est, nullatenus praeterire consentaneum est. Quod in extremitatibus quoque hic prorsus prospiciendum est, verum minus quam in mediis. Optimum siquidem est, artem erroris expertem esse; si quid leve peccet, id tum illis oboriri partibus tum morbis, quibus et levior laesio oborta est; minime vero errare in quibus laesio ingens est.

VII.

Nodus et filum non ferantur deorsum, sed sursum in exhibitione et praeparatione et deligatione et compressione.

Cur citra ordinem orationi de fasciis haec de his attulerit paulo post explorabimus. Nunc autem quod pronunciat prius intelligere tentemus. Interpretibus obortum

γέγονε τοῖς ἐξηγηταῖς· ἔνιοι μὲν γὰρ ἁπλῶς ἤκουσαν περί τε τῆς κατὰ τὸ μῆκος διατάσεως εἰρῆσθαι τό γε ἄνω καὶ τὸ κάτω, τινὲς δὲ ἐπὶ τῆς κατὰ τὸ πάθος· οὐδέτεροι ἐξηγήσαντο νεμόμενον οὔτε ἐπὶ τοῦ ῥάμματος οὔτε ἐπὶ τοῦ ἅμματος.

Ὅτι μὲν οὖν ἅμμα καλεῖται τὸ ἐκ τῶν ἐπιδέσμων γινόμενον ἀλλήλοις ἐπιπλεκομένων καὶ δεσμουμένων ἢ τῶν δύο περάτων ἢ θατέρου σχισθέντος σκέλους καὶ τρίτου γε ἐπ' αὐτοῖς τοῦ καλουμένου καταλείμματος ἔξωθεν ἐπιβαλλομένου, παντὶ δῆλον. ὡσαύτως δὲ καὶ ὅτι ῥάμμα τοῦ διατρή- (678) ματος τῆς βελόνης διῃρημένον ἕνεκα τοῦ συνάγειν ἀλλήλοις ἤτοι τὰ μόρια τοῦ διατετμημένου σώματος ἢ τὸ πέρας τοῦ ἐπιδέσμου τοῖς προυποβεβλημένοις αὐτοῦ μέρεσι· καὶ ὁ νῦν ἐνεστὼς λόγος ἐστὶ περὶ τοῦ πρὸς ταύτην τὴν χρείαν παρεσκευασμένου ῥάμματος. ἀξιοῖ δὲ τούτου

eſt diſſidium quod nonnulli ſimpliciter ſenſerint et ſurſum et deorſum de dimenſione, ratione longitudinis enunciari, quidam vero affectus ratione, ſed neutri dictionem ferantur, neque de nodo neque de filo explicarunt.

I.	*K.*	*L.*
Nodus ex uno capite in duo crura ſciſſo.	Nodus ex duobus capitibus faſciae.	Retinaculum foris injectum.

M.	*N.*
Nodus aſciae in faſciis.	Nodus in cutis ſuturis.

Omnibus igitur innoteſcit nodum vocari quod ex faſciis conſtruitur, quum vel duo ipſarum extrema ſibi mutuo connectuntur ac devinciuntur aut crus alterum ſciſſum eſt aut tertium ipſis foris adjicitur quod retinaculum appellatur. Simili quoque ratione conſtat, filum vocari quod per acus foramen diductum eſt, ut aut diſſecti corporis partes inter ſe conjungat aut extremum faſciae praeſubjacentibus ipſis partibus conſuat. Atque nunc praeſens oratio eſt de filo ad hunc uſum parato, quo jubet νομὴν

τὴν νομὴν ἄνω γενέσθαι. τί δὲ καλεῖ νομὴν ἐχρῆν παρ' αὐτῷ μεμαθηκέναι, πολλάκις κεχρημένῳ τῷ ὀνόματι κατὰ τῆς τῶν ἐπιδέσμων ἀπὸ τοῦ πέρατος ἄχρι τῆς ἀρχῆς φορᾶς. ἐπὶ γοῦν τῶν καταγμάτων ἐκέλευσε τὴν μὲν ἀρχὴν τῶν ἐπιδέσμων ἀμφοτέρων ἐπ' αὐτοῦ τοῦ κατάγματος τιθέναι. τοὐντεῦθεν δὲ τοῦ μὲν προτέρου τὴν νομὴν ἄνω ποιεῖσθαι, τοῦ δὲ δευτέρου κάτω μὲν πρότερον, εἶτ' αὖθις ἄνω, νομὴν ὀνομάζων τὴν οἷον ὁδοιπορίαν τῶν ἐπιδέσμων, ἣν ἀπ' ἀρχῆς μέχρι τέλους ποιοῦνται, περιελιττόμενοι τῷ σώματι τοῦ κάμνοντος. ἀνάλογον μὲν οὖν κἀπὶ τοῦ ῥάμματος ἡ νομὴ σημαίνει. δυναμένης γὰρ τῆς βελόνης κἀκ τῶν ἄνω μερῶν εἰς τὰ κάτω διεκβάλλεσθαι καὶ κατὰ τοὐναντίον ἐκ τῶν κάτω πρὸς τὸ μετέωρον ἀναφέρεσθαι· δυναμένης δὲ καὶ μηδετέρως ἕρπειν, ἀλλὰ παρεγκλίτως ἤτοι πρὸς τὸ δεξιὸν μέρος ἀπὸ τῶν ἀριστερῶν ἢ ἀπὸ τῶν δεξιῶν ἐπὶ τὰ λαιὰ διεκβάλλεσθαι, κελεύει διὰ παντὸς αὐτὴν ἄνω τὴν φορὰν ἴσχειν. ἐὰν μὲν οὖν τὸ πέρας αὐτὸ μόνον τοῦ ἐπιδέσμου συῤῥάπτηται τοῖς ὑποκειμένοις αὐτοῦ μέρεσιν, ἐφ'

ſpiram ſurſum ferri. Quid vero *νομὴν* vocet, ex ipſo didiciſſe oportet, qui ſaepe eo nomine uſus eſt ad faſciarum ab initio ad finem uſque deductionem. In fracturis enim imperavit utrarumque faſciarum principium ſupra ipſam fracturam imponi, exinde vero priori quidem diſtributionem ſurſum fieri, at ſecundae primum quidem deorſum, deinde rurſus ſurſum *νομὴν* appellans, i. e. diſtributionem, quandam velut faſciarum progreſſionem, quum ipſae ab initio ad finem uſque aegrotantis corpori obvolvuntur. Simile ergo quiddam et in filo *νομὴ ſpira* ſignificat. Quum enim acus et ex partibus ſuperioribus ad inferiores valeat trajici et contra ex partibus inferioribus ad ſuperiores ſurſum ferri; quumque etiam neutram in partem queat propendere, ſed citra propenſionem ab ſiniſtris ad dextras partes aut a dextris ad ſiniſtras valeat trajici, praecipit omnino ipſam ſurſum lationem habere. Quod ſi ipſum faſciae extremum ſuppoſitis dumtaxat ipſius

ὧν μὲν ἐπιδέσεων οὐ δεόμεθα τῶν ἀντικειμένων μορίων, ὡς ἐπὶ πήχεος καὶ βραχίονος καὶ μηροῦ καὶ κνήμης καὶ ἐπὶ τούτων ἀναγκαῖόν ἐστιν ἤτοι ἐπὶ τῶν ἀριστερῶν μερῶν ἐπὶ δεξιὰ διείρειν τὴν βελόνην ἀνάπαλιν, ἑκατέρως [44] δὲ πειρᾶσθαι τὴν φορὰν αὐτῆς ἐκκλίνοντα πρὸς τὸ ἄνω, συνάπτειν οὕτως τὸ πέρας τῆς ὀθόνης, ταῖς ὑποβεβλημέναις ἐπιβολαῖς. ἐφ᾽ ὧν δέ ἐστι χρεία τῶν ἀντικειμένων μορίων, ὡς ἐπ᾽ ὤμου καὶ ἰσχίου, πειρᾶσθαι τὴν τελευτὴν τοῦ ἐπιδέσμου ποιεῖσθαι κατὰ τὴν ἄνω φορὰν, εἶτ᾽ ἐνταῦθα τὴν βελόνην διείροντα κάτωθεν, ἄνωθεν τὴν συῤῥαφὴν οὕτω ποιεῖσθαι, μὴ κατασπῶντα τὸ ὑψηλὸν μέρος τῆς ἐπιδέσεως, ἀνασπῶντα δὲ τὸ ταπεινόν. ἐγχωρεῖ μὲν γὰρ ἑκάτερον ποιεῖν ἐν τῇ συῤῥαφῇ τῶν ὀθονίων· ἀλλὰ διεκβαλεῖν τὸ ῥάμμα μετὰ τῆς βελόνης, ἀνατείνειν χρὴ τὸ κάτωθεν αὐτοῦ μέρος πρὸς τὸ ἄνω καὶ μὴ κατατείνειν τὸ ἄνωθεν, εἰς τὸ κάτωθεν σκοπὸν ἔχοντα, διὰ τῶν ἄνωθεν μερῶν τῆς ἐπιδέσεως ἀνέλκεσθαι τὸ κάτω καὶ τοῦτο ποιεῖν ἡμᾶς κελεύει. ἐν ᾧ τε παρέχει τὸ πεπονθὸς ὁ κάμνων τοῖς ἰατροῖς εἰς μείωσιν,

partibus assuatur, in ea quidem deligatione, ubi oppositis partibus non indigemus, ut in cubito, brachio, femore, tibia, in quibus etiam necessarium est vel a sinistris partibus in dextras acum et contra trajicere. Utrobique vero enitendum est latione ipsius procumbente ita lintei extremum superjectis circuitibus consuere. At ubi oppositis partibus opus est, ut in humero et coxa, opera danda est, ut fasciae finis in superiorem lationem ducatur ibique acu inferne sursum trajecta sutura hoc modo struatur, ut sublimis pars deligationis deorsum non trahatur, sed submissa sursum feratur; nam in fasciarum sutura utrumque fieri potest. Ergo trajecto cum acu filo pars ejus inferior sursum tollenda, neque superior deorsum deducenda, scopo dirigente per superiores deligationis partes inferiores attrahi, idque nos facere jubet et quo tempore qui laborat partem affectam medicis ad levationem exhibet, et quo circiter ipsam ad manns operationem apparant, et quo de-

ἐν ᾧ τε παρασκευάζουσιν ὡς πρὸς τὴν χειρουργίαν αὐτὸ καὶ τρίτον τὸ τῆς χειρουργίας αὐτῆς μέρος ἐστὶν ἡ ἐπίδεσις. ὠνόμασε τὸ μὲν πρῶτον ἐν παρέξει, τὸ δὲ δεύτερον ἐν σχέσει, τὸ δὲ τρίτον ἐν ἐπιδέσει, τὸ δὲ τέταρτον ἐν πιέξει. γράφουσι δὲ ἀντὶ τοῦ ἐν πιέξει τινὲς, ἐν τῇ ἔπειτα ἕξει, ὃ καί μοι μᾶλλον ἀρέσκει· καὶ πρόσθεν γὰρ ἤδη τὸν τοιοῦτον καιρὸν κέκληκεν ἐν ἕξει. καὶ δῆλόν ἐστιν ὥσπερ ἓν σχῆμα τοῦτο ἐν πᾶσι τοῖς καιροῖς βούλεται φυλάττεσθαι τῶν ἐπιδέσμων μορίων, οὕτω καὶ τὴν νομὴν τοῦ ἅμματός τε καὶ ῥάμματος ἀεὶ τὴν ἀνάτασιν ἴσχειν ἄνω. πρῶτον μὲν τοῦ πέρατος τῆς ἐπιδέσεως ἀσφαλῶς ἀνατεινομένου τε καὶ κρατουμένου δι' ἐκείνης τε καὶ ὅλης αὐτῆς· ἀλλ' ἐκεῖνό τε σκέψεως δεῖται, παραλελειμμένον ἄσκεπτον τοῖς ἐξηγηταῖς αὐτοῦ κατὰ νομὴν τοῦ τε ἅμματός τε καὶ τοῦ ῥάμματος, ὥσπερ ἐν τοῖς ἄλλοις καιροῖς, οὕτως καὶ κατ' ἐκεῖνον ἐν ᾧ παρέχουσιν οἱ κάμνοντες τοῖς ἰατροῖς ἑαυτοὺς, ἐπὶ τὴν ἄνω χώραν γίνεσθαι τοῦ πεπονθότος μορίου. παραγίνονται γὰρ ἐπὶ τὸν ἰατρὸν οἱ μὲν βαδίζοντες, οἱ δὲ βασταζόμενοι, κα-

ligatio fit, quae tertia chirurgicae operationis pars eſt. Primum tempus in exhibitione nominavit; alterum in apparatu; tertium in deligatione et quartum in compreſſione. Quidam autem pro in compreſſione in poſteriore habitu ſcribunt, quod et mihi magis probatur. Etenim prius jam ejusmodi tempus in habitu vocavit. Atque perſpicuum eſt, quemadmodum hanc unam partium vinciendarum figuram omnibus temporibus ſervari vult, ſic et fili et nodi diſtributionem ſurſum perpetuo ſuam extenſionem habere. Primum quidem quum faſciae extremum ſecure ſurſum extenditur et continetur, per illam quoque ipſa tota. At illud quoque animadverſionem deſiderat, quod ab Hippocratis interpretibus inobſervatum praetermiſſum eſt, diſtributionem et fili et nodi, quemadmodum aliis in temporibus, ita et in illo, quo ſeſe laborantes medicis committunt ad ſuperiorem partis affectae regionem fieri. Ad medicum enim accedunt alii quidem pe-

θότι ἂν αὐτοῖς δόξῃ, ποτὲ μὲν ἀνειλημμένοι τὰ πεπονθότα μόρια ἢ ἐπιδεδεμένοι, ποτὲ δὲ ἄμφω πεποιηκότες. ἐν ἐκείνοις οὖν ἐστιν ἡ ἐξουσία τῶν ἁμμάτων καὶ τῶν ῥαμμάτων οὐκ ἐπὶ τοῖς μέλλουσι καταμανθάνειν αὐτοὺς ἢ θεραπεύειν ἰατροῖς. ἴσως οὖν ἡγεῖται καὶ κατ' ἐκεῖνον τὸν καιρὸν ἐνίοτε ἰατροῖς γίνεσθαι χρείαν τοῖς πάσχουσι. καὶ γὰρ ἐν ὁδοιπορίᾳ καὶ κατ' ἀγρὸν ἐνίοτε πληγαὶ συμπίπτουσι τοῖς ἰδιώταις ἢ ἐξαρθρήματα καὶ τραύματα, δεομένων μὲν ἰατρῶν πλειόνων συνόδου σκέψεως ἀκριβοῦς, ὀργάνων τέ τινων ἢ ἀρμένων ἢ ὀθονίων, ἔτι βρόχων εἰς τὴν θεραπείαν, ὧν οὐδενὸς ἦν εὐπορία κατὰ τὸν ἀγρὸν ἢ τὴν ὁδοιπορίαν, ὥστε ἐν ἐκείνῳ τῷ καιρῷ παραφανεὶς ὁ ἰατρὸς ἐπιδέσει τε καὶ ἀναλήψει καὶ δήσει τὰ πάσχοντα μόρια τοῖς εὐπορευθεῖσιν ὀθονίοις καὶ δηλονότι κἂν ἄμματι καταλαβεῖν δεήσῃ τὴν ἐπίδεσιν ἢ ῥαφαῖς, καὶ τοῦτο πράξει προσηκόντως, εἶτ' ἐν τῇ πόλει πάλιν ἑαυτὸν παρέξει ὁ κάμνων τοῖς συνήθεσιν ἰατροῖς, πρῶτον μὲν εἰς ἀκριβεστέραν διάγνωσιν ὧν ἔπαθεν, εἶτ' ἐφεξῆς εἰς ἐμβολὴν τῶν ἐκπεπτωκότων ἄρθρων ἢ

dites ducti, alii geftati, quatenus ipfis licuerit, modo fufpenfis partibus affectis aut devinctis, modo factis utrisque. Illis igitur tum fili tum nodi ineft poteftas, non medicis ipfos infpecturis aut curaturis. Quare fortaffis cenfet etiam illo tempore medicorum penuriam interdum effe laborantibus. Etenim in itinere et ruri nonnunquam idiotis ictus aut vulnera et luxationes accidunt, ac tum fane ad curationem plurium medicorum confilio opus eft, accurata confultatione, quibusdam inftrumentis aut machinamentis aut linteis aut etiamnum laqueis, quorum nullius copia et ruri et in itinere fuppetit. Quare fi eo tempore fe offerat medicus, partes affectas deligabit, fufpendet et fuppeditatis linteis obvolvet et omnino five nodo five futuris opus fuerit deligationem contineri, id decenter efficiet; poftea in civitate rurfus aeger fe confuetis medicis exhibebit: primum ad eorum quibus afficitur dignotionem; deinde ad prolapforum articulorum repofitio-

διάπλασιν τῶν κατεαγότων ὀστῶν ἢ ῥαφὴν τῶν τραυμάτων ἢ τῶν τεθλασμένων προσήκουσαν ἐπιμέλειαν, οἷς ἐφεξῆς δηλονότι τὴν δέουσαν ἐπίδεσιν οἱ ἰατροὶ ποιήσονται καὶ μετὰ τὴν δέσιν ἐν τῷ αὐτῷ σχήματι προνοήσονται τῆς ἀποθέσεως.

η'.

[45] Ἀρχὰς βάλλεσθαι μὴ ἐπὶ τὸ ἕλκος, ἀλλ' ἔνθεν ἢ ἔνθεν τὸ ἅμμα.

Βάλλεσθαι τί καλεῖ νῦν ἅμμα τῶν ἐξηγημένων ἐστί. κατὰ μὲν γὰρ τὴν ἔμπροσθεν ῥῆσιν ἀντιδιῄρηται τὸ ἅμμα, νυνὶ δὲ θατέρου μόνον ἐμνημόνευσεν, ὡς δυναμένου καὶ ῥάμματος εἰς ἅμμα τελευτᾷν. καὶ γὰρ τελευτάτω εἰς τοῦτο πάντως ἐν ἅπασι τοῖς ῥαπτομένοις· οὐ γὰρ ἁπλῶς διεκβάλλεται τῶν ῥαπτομένων ἡ βελόνη, ἀλλὰ μετὰ τοῦ ῥάμματος ἀλλήλοις ἅμματι σφιγγομένων· πολλάκις μὲν οὖν ἐγγὺς ἀλλήλων αἵ τε ἀρχαὶ τοῦ ῥάμματος γίνονται καὶ τὸ

nem aut offium fractorum conformationem aut vulnerum futuram aut convenientem colliforum curationem, quorum ferie decentem deligationem medici conftruent et poft deligationem in eadem depofitionis figura ut contineatur profpicient.

VIII.

Principia non fuper ulcus injicienda, fed hinc aut illinc nodus faciendus.

Quid vocet nodum injicere, id nuper explicatum eft. Nam in fuperiori textu filum definitum eft; nunc alterum dumtaxat memoravit, ut fi fieri queat, filum in nodum definat. Etenim in omnibus quae confuuntur partibus prorfus in hanc finitur. Non enim acu fola, fed cum filo partes confuendae trajiciuntur et mutuis nodis inter fe funt proxima, ut quum cutem tranffuimus; nonnunquam vero remota, prout in vinculis multoties accidit ex

ἅμμα, καθάπερ ὅταν τὸ δέρμα διαῤῥάπτωμεν. ἐνίοτε δὲ ἀφεστήκασιν, ὡς ἐπὶ τῶν δεσμῶν συμβαίνει πολλάκις, ἐκ πολλῆς συναγωγῆς τῶν μερῶν τοῦ ῥάμματος εἰς τὸ κοινὸν ἅμμα γιγνομένης. εἰκὸς οὖν ἐστι νῦν αὐτὸν λέγειν μὴ κατ᾽ ἐκεῖνο τὸ μέρος βάλλεσθαι τὰς ἀρχὰς τοῦ ῥάμματος, ἐν ᾧ τὸ ἕλκος ἐστίν. ᾧ προστάγματι συνεπινοεῖται μηδὲ τὸ ἅμμα κατὰ τὸ ἕλκος τείνεσθαι. θλίβεται γὰρ οὐ μόνον ὑπ᾽ αὐτοῦ τοῦ ἅμματος τὸ ἕλκος, ἀλλὰ καὶ τοῦ ἐπίδεσμου πιλουμένου σφοδρότερον ὑπ᾽ αὐτοῦ τοῦ δεομένου τοῦ ἅμματος ἐσφίγχθαι βιαίτερον, εἰ μέλλει κρατήσειν τὸν ἐπιδέσμον. οὕτως δὲ κἂν χωρὶς ῥάμματος ἅμμα γένηται τῶν τοῦ ἐπιδέσμου περάτων, τῶν ἐπιπλεκομένων ἀλλήλοις ἤ τινος ἔξωθεν, οὐ χρὴ βάλλεσθαι κατὰ τὸ ἕλκος αὐτό. συμβήσεται γὰρ οὕτως καὶ τὸ ἅμμα κατὰ τοῦ ἕλκους ἐπιβεβλημένον θλίβειν αὐτὸ καὶ μάλιστα ὅταν ἢ λεπτὸς ᾖ ὁ ἐπικείμενος προεπίδεσμος ἢ χωρὶς ἐρίου περιβεβλημένος. ἐμοὶ μὲν οὖν δοκεῖ τῆς ἐπιπλοκῆς εἰς ἅμμα τελευτώντων εἴτε ῥαμμάτων εἴτε ταινιῶν ὁ Ἱπποκράτης νῦν μνημονεύειν. ἔνιοι δὲ ἡγοῦν-

multa partium fili collectione, quae in communem nodum ſtruitur. Itaque conſentaneum eſt, nunc ipſum edicere non in illam cui ulcus inſidet partem, fili capita injicienda eſſe, quo edito ſimul intelligitur, neque nodum ſuper ulcus extendendum. Comprimeretur ſiquidem non ſolum ulcus ab ipſo nodo, verum etiam a faſcia ab ipſo vehementius preſſa, quum nodus, ſi faſciam contenturus ſit, violentius adſtringi deſideret. Ita vero etſi citra filum nodus ſtruitur, faſciae extremis inter ſe implicitis aut quodam externo, ipſum tamen nodum ſuper ulcus injici non oportet. Sic enim continget etiam nodum ſuper ulcus impoſitum ipſum ulcus comprimere, maxime vero ubi aut tenuis fuerit admota prior faſcia aut citra lanam circumvoluta. Nunc ſane mihi videtur Hippocrates nexus ſive filorum ſive habenularum aut faſciarum, quae in nodum deſinant, memoriam facere. Nonnulli autem augurantur ipſum imperare faſciarum principia ſuper ulcus

ται τὰς ἀρχὰς τῶν ἐπιδέσμων αὐτὸν ἀξιοῦν μὴ τίθεσθαι κατὰ τὸ ἕλκος. ἐξ αὐτῶν δέ τινες τὴν γραφὴν ἐποιήσαντο, ἀληθῶς μὲν, οὐ μὴν τῇ προκειμένῃ λέξει προσήκουσαν· οὐ γὰρ περὶ τῶν ἐπιδέσμων, ἀλλὰ περὶ ῥάμματος ὁ ἐνεστηκὼς λόγος αὐτῷ περαίνεται. τὴν οὖν γραφὴν τοῦ ἀληθές τι καὶ τεχνικὸν ἔχειν φημὶ, ἣν ποιοῦνται τῶν τε τὰς ἀρχὰς βάλλεσθαι μὴ κατὰ τὸ ἕλκος, ἀλλ' ἔνθεν ἢ ἔνθεν, τουτέστιν ἑκατέρωθεν αὐτοῦ κατὰ δεξιὸν ἢ λαιὸν μέρος. οὕτω νῦν συμβήσεται καὶ τὸ γεγραμμένον αὐ- (679) τῷ κατὰ τὸ περὶ ἀγμῶν ὀ θῶς εἰρῆσθαι καὶ μὴ μάχεσθαι τῷ νῦν λόγῳ. κελεύει γὰρ ἐν ἐκείνῳ ἃς ἀρχὰς τῶν ἐπιδέσμων βάλλεσθαι κατὰ τὸ πεπονθὸς μέρος ἤτοι κάταγμα τὸ πάθος ἢ ἕλκος εἴη καὶ μήτε ἀνωτέρω ἢ κατωτέρω. πρὸς γὰρ τὴν κατὰ μῆκος διάστασιν ὁ ἐν ἐκείνῳ τῷ βιβλίῳ λόγος ἐκφέρεται· νυνὶ δὲ οὐ πρὸς ταύτην, ἀλλὰ πρὸς τὴν κατὰ πλάτος ἀποβλέπων ἔφη τὰς ἀρχὰς βάλλεσθαι μὴ κατὰ τὸ ἕλκος, ἀλλ' ἔνθεν ἢ ἔνθεν, τουτέστιν ἐφ' ἑκάτερον τοῦ ἕλκους. ὁμολογεῖ γὰρ τούτῳ τῷ μήτε ἀνωτέρω μήτε κατωτέρω· οὐ μὴν

non imponi. Ex ipfis vero quidam exiftimarunt fcripturam vere quidem, non tamen propofitae orationi congruere. Non enim de fafciis ipfi inftituta concluditur oratio. Hunc enim textum quiddam verum et artificiofum continere profiteor, quem ita legunt et fafciarum principia injicienda funt non fuper ulcus, fed hinc aut illinc, hoc eft ab utraque ejus parte, dextra et finiftra. Sic hic etiam continget, ab ipfo fcriptum in opere de fracturis recte pronunciatum effe, neque in praefentem orationem pugnare. Imperat enim ibi fafciarum capita fuper affectam partem injici five fractura morbus five ulcus fuerit, neque etiam fuperius neque inferius. Eo namque in libro ad dimenfionem in longitudinem effertur oratio Nunc autem quum non ad hanc longitudinem, fed ad latitudinem refpiciat, dixit principia non fupra ulcus, fed hinc aut illinc, hoc eft ab utraque ulceris parte. Huic namque concedit neque magis furfum neque magis deorfum injicienda effe.

ἴσασι τὴν γραφὴν ταύτην [46] οἱ ἐξηγησάμενοι τὸ βιβλίον. εἰκότως οὖν ἀποροῦσι, λέγοντος τοῦ Ἱπποκράτους ἀρχὰς βάλλεσθαι μὴ κατὰ τὸ ἕλκος, ἀλλ᾽ ἔνθεν καὶ ἔνθεν τὸ ἅμμα. καί τισιν ἔδοξεν ἀρχὰς ἐπιδέσμων ἀκούειν ἀντὶ τοῦ πέρατα, καίτοι γενικώτερον ὄνομα τὸ πέρας ἐστὶ τῆς ἀρχῆς, ὡς καὶ Πλάτων ἡμᾶς ἐδίδαξε πέρατα λέγων εἶναι καὶ τὴν ἀρχὴν καὶ τὴν τελευτήν. εἴπερ οὖν ἐγχωρεῖ τὴν γενικωτέραν προσηγορίαν ἀντὶ τῆς εἰδικωτέρας ἐπιφέρειν τῷ πράγματι, τὴν μὴν ἀρχὴν ἐξέσται λέγειν ἡμῖν πέρας, ὥσπερ γε τελευτὴν, οὐ μὴν τελευτὴν ἀρχήν. καὶ μὴν εἰ μηδενὸς μὲν ἄλλου δυνατὸν ἀρχὴν ἀκούειν παρὰ τὴν τῶν ἐπιδέσμων, τῶν ῥαμμάτων, τῶν ταινιῶν, ἀδύνατον δὲ τὴν τῶν ἐπιδέσμων ἀκούειν ἀναγκαῖόν ἐστι, τὴν αὐτὴν ἀκούειν ἀρχὴν ῥαμμάτων τε καὶ ταινιῶν, εἰ δὲ βούλει, καὶ παραῤῥυμάτων· καὶ γὰρ καὶ τούτων αὐτὸς δύναται καταλαμβάνειν δηλονότι τὴν ἐπίδεσιν, ὥσπερ καὶ οἱ στενοὶ τελαμῶνες, ὅσοι κατὰ τὸ πέρας ἀντιπλεκόμενοι δεσμὸν ἐργάζονται.

Non tamen hanc ſcripturam ſapiunt hujus libri interpretes. Jure igitur dubitant, pronunciante Hippocrate: principia non ſuper ulcus injicienda, ſed hinc aut illinc nodus faciendus. Quibusdam etiam placuit faſciarum principia pro extremis intelligere, etſi extremi nomen principio generalius eſt, quod et Plato nos docuit qui eloquitur *πέρατα* extrema, tum principium tum finem eſſe. Ergo ſi liceat generalius vocabulum pro ſpecialiore rei imponere, nobis ſane licebit principium, ut et finem *πέρας* *extremum* nominare, non tamen finem *principium* vocare. Quodſi principia quidem ad nullum aliud referri poſſint quam ad faſcias, fila et habenulas; ſique fieri nequeat ut hic de faſciarum principiis loquatur, neceſſe eſt ipſa et filorum et habenularum principia intelligere, ac ſi velis etiam panniculorum: hi enim deligationem quoque plane comprehendere valent, quemadmodum et anguſtae faſciolae, quae per extrema inter ſe complicatae vinculum efficiunt.

θ'

Τὸ δὲ ἅμμα μήτε ἐν τρίβῳ μήτε ἐν ἔργῳ μήτε ἐκεῖσε, ὅκου ἐνεὸν, ὡς μὴ ἔσω ἐνεὸν κείσεται.

Κατὰ τὴν πρὸ ταύτης ῥῆσιν ἀξιώσας ἀρχὰς, ἐργαζόμενον τὸ ἅμμα, μὴ κατὰ τὸ ἕλκος, ἀλλ' ἐν ἑτέρῳ τίθεσθαι χωρίῳ, καθ' ὃ καὶ τὸ ἅμμα προσήκει τεθῆναι, νῦν ἡμᾶς διδάσκει τοὺς τόπους αὐτοὺς, ἐν οἷς χρὴ τίθεσθαι τὸ ἅμμα. γίνεται δὲ ἐνίοτε διδασκαλία πραγμάτων οὐκ ἐκ τῶν συμβεβηκότων αὐτοῖς, οὕτω δὲ ὀνομάζουσι τὰ δυνάμενα μὲν συμβῆναι, οὐ μὴν συμβεβηκότα γε καὶ εἴη ἂν ὁ λόγος αὐτοῦ δυνάμει τοιοῦτος. τὸ ἅμμα τίθεσθαι μὴ κατὰ τὸ ἕλκος, ἀλλ' ἔνθα δυνήσει τὴν νομὴν αὐτοῦ πρὸς τὴν ἄνω χώραν γενέσθαι, φυλαττόμενος τρίβον καὶ ἔργον καὶ τρίτον τὸ ἐνεόν. τρίβον μὲν οὖν καλεῖ, καθ' ὃ τὴν ἐνέργειαν ἔχει, καμπτόμενον ἢ ἐκτεινόμενον ἢ ἐς τὰ πλάγια παρατριβόμενον. ἔσται δὲ τρίβος τῷ μὲν βαδίζοντι τὸ ἴχνος τοῦ ποδὸς, τῷ δὲ κατακειμένῳ τὸ νῶτον ἅπαν καὶ μάλιστα αὐτοῦ τὰ ἐξέ-

IX.

Nodus autem neque in calle nectatur, neque in opere, neque illic ubi inane, ne in vanum desidat.

Quum in superiori qui hunc praecedit textu nodum construenti imperaverit principia non super ulcus, sed alteri regioni admovere, in qua quoque nodum collocari convenit. Nunc autem docet ipsos locos in quibus struere nodum oportet. Accedit autem interdum rerum doctrina non ex ipsis accidentibus, sic autem nominant quae possunt accidere nec tamen acciderunt. Obtigerit autem ipsius oratio viribus hujusmodi. Nodum ponere decet, non qua ulcus est, sed qua ipsius distributio versus superiorem regionem fieri voluerit servatis calle, opere et tertio quod inane est. Callem quidem vocat partem qua actionem sortitur, quum flectitur aut extenditur aut ad latera atteritur. Erit vero callis incidenti pedis planta, decumbenti deorsum universum ac potissimum eminentes

χοντα καὶ τὰ τῆς κεφαλῆς ὀπίσω· τῷ δὲ καθημένῳ τῆς πυγῆς τὸ κάτω. εἰ δὲ διὰ τῶν χειρῶν τις ἐνεργεῖν ἐπιδεδεμένος μέλλοι, σκέψῃ τίνα τε τὴν ἐνέργειαν ἐνεργήσει καὶ περὶ τίνων ἔξωθεν. οὕτω γὰρ δυνήσῃ καὶ τὴν ἐν αὐτῇ τρίβον ἐξευρεῖν· αἱ δὲ ἐνέργειαι δηλονότι κατὰ τὰς διαρθρώσεις γίνονται. φυλάξει τοίνυν αὐτὰς ἀεὶ καὶ μάλιστα τὰς μελλούσας ἐνεργεῖν, ἐπιδεδεμένου τοῦ κάμνοντος. ὅτι δὲ καλῶς ὑπ᾽ αὐτοῦ παρῄνηται τὸ συνέχον ὅλην τὴν ἐπίδεσιν ἅμμα, μὴ τίθεσθαι κατὰ τῶν σχηματιζομένων μορίων ἐν ταῖς κινήσεσιν εὔδηλον. ἀναγκαῖον γὰρ ἔσται ποτὲ μὲν χαλαρὰ περαιτέρω τοῦ προσήκοντος, αὖθις δὲ θλίβοντα γίγνεσθαι τὰ ἅμματα, καθ᾽ ἡντιναοῦν ἐπιβολὴν διάρθρωσιν. ὃ δὲ ἐπὶ τῆς τελευτῆς ῥήσεως εἶπεν, ἐνεὸν ἅπαντες ἀκούουσι μάταιον, ὡς εἰ καὶ ἄπρακτον εἰρήκει. καλοῦσι δὲ οἱ Ἕλληνες ἐνεοὺς ἐκ γενετῆς ἅμα τε [47] κωφοὺς καὶ ἀδιάρθρωτον φθεγγομένους. ὡς οὖν οὗτοι πρὸς τὰς κατὰ τὸν βίον ἐνεργείας τελέως εἰσὶν ἄχρηστοι, οὕτω φασὶν αὐτὸν ὠνομακέναι τὸ μηδὲν ὠφελοῦν τὴν ἐπίδεσιν ἐνεόν. ἐνδέχε-

ejus partes; praeterea pofticae capitis partes, fedenti ima pars natium. Si quis autem devinctis manibus acturus fit; animadverte qua actione et circa quae externa functurus fit. Sic enim ipfa actione callem invenire poteris. Hae vero actiones articulationibus fiunt, proinde ipfas perpetuo vitabis easque maxime quae debent agere aegrotante devincto. Conftat autem probe ipfum confuluiffe, nodum qui totam deligationem continet minime poni fuper partes quae in motibus figuram immutant. Neceffarium enim erit nodos articulationi fuperpofitos nonnunquam fupra modum laxos fieri, praeterea quacunque injectione premere. Quod in orationis fine pronunciavit *ἐνεὸν inane* vacuum omnes explicant, ac fi irritum protuliffet. Vocant enim Graeci *ἐνεοὺς*, qui ab ortu et fimul furdi funt et inarticulate loquuntur. Quemadmodum igitur hi ad vitae actiones prorfus inutiles funt, fic ajunt ipfum *ἐνεὸν* inane nominaffe, quod nihil ad deligationem

ται οὖν τὸν μὲν Ἱπποκράτην μετὰ τοῦ κ γεγραφέναι κενεὸν, ἁμαρτηθεῖσαν δὲ τὴν λέξιν εὐθὺς ἐξ ἀρχῆς διαφυλαχθῆναι τοιαύτην, ἥ γε μὴν διάνοια καὶ κατ' αὐτὴν τὴν γραφὴν τὸ αὐτὸ δηλοῖ. κενεὸν γάρ ἐστι τὸ λεγόμενον ὑφ' ἡμῶν κενὸν καὶ μάταιον, ὅπερ ἀνωφελὲς ὀνομάζουσιν. ἐπεὶ τοίνυν πολλοὺς ἴσμεν ἢ δι' ἄγνοιαν ἢ βουλομένους ἐπιμελεῖς εἶναι δοκεῖν, ἄχρηστα πολλάκις ἐπιβάλλειν ἄμματα τοῖς ἐπιδέσμοις· διὰ τοῦτο ἔφη νῦν ὁ Ἱπποκράτης, μὴ εἰς τὸ ἐνεὸν κείσεται, τουτέστιν εἰς τὸ κενὸν, ὅπερ δηλονότι καὶ ἄχρηστόν ἐστι καὶ μάταιον. ἔδοξε δέ τινι τῶν ἐξηγουμένων τὸ βιβλίον κενεὸν ἡγεῖσθαι τὸ κενὸν χωρίον, ὡς ἢ καὶ μασχάλην ἢ ἰγνύην ἢ καὶ βουβῶνα προσαγορεύσειέν τις, οὕτως ἀντιδιαιρούμενος ὤμοις, γόνατι καὶ ἰσχίῳ. προστετυπῶσθαι γὰρ ἔφη χρῆναι τὸ ἅμμα τῷ σώματι καὶ μὴ κεκραμένῳ ὅμοιον εἶναι· τοιοῦτον δὲ ἔσεσθαι κατὰ μασχάλην τε καὶ ἰγνύην. εἰ δή πω καὶ τοῦτο μετρίως δόξειεν εἰρῆσθαι, χρῆσθαι πάρεστιν· ἐν γὰρ τοῖς ἀσφαλέσι καὶ τὸ μετρίως πιθανὸν ἀρκέσει.

---

conferat. At probabile quidem eft Hippocratem cum κ κενεὸν fcripfiffe, corruptam vero dictionem quam primum ab initio talem fervari, fenfus hujus textus id declarat. Inane namque eft quod a nobis vacuum et vanum appellatur, quod inutile nominant. At quia plerosque fcimus vel ob ignorantiam aut quod velint feduli videri, nodos fafciis inutiles admovere, propterea nunc Hippocrates imperat, ne in vacuum collocetur nodus, hoc eft in vacuum imponatur, quod plane inutile ac irritum eft. Placuit autem cuidam interpretum libri Hippocratem per inane, locum inanem intellexiffe, ut alam, poplitem vel etiam inguen quis vocaverit. Ita ex adverfo humerum, genu et coxam dirimens. Apprimendum enim effe dixit nodum corpori, neque fufpenfo fimilem effe, ac talem fore in ala et poplite. Si cui profecto id mediocriter pronunciatum effe videatur, ipfum ufurpare conceditur. In folidis enim quod aliquatenus probabile eft fufficiet.

ι'.

Ἄμμα δὲ καὶ ῥάμμα μαλθακὸν, οὐ μέγα.

Πάλιν κἀνταῦθα, καθάπερ ἐν ἀρχῇ τοῖν δυοῖν ὀνομάτοιν ἐμνημόνευσεν, ἐφεξῆς ἀντιδιαιρῶν ἀλλήλοις τὰ πράγματα καθ' ἣν ἐπιφέρεσθαι δοκεῖ· ῥάμμα μὲν ὀνομάζων τὸ διεκβαλλόμενον ἅμα τῇ βελόνῃ τὴν ὕλην ἔχον ἤτοι λινὸν ἢ ἔριον ἤ τι τοιοῦτον. τὸ δὲ ἐξ ἐπιπλοκῆς τελαμώνων ἢ τῶν σκελῶν τοῦ ἐπιδέσμου γενόμενον ἅμμα. πρόδηλον μὲν οὖν ὡς ἑκάτερον αὐτῶν μαλθακὸν εἶναι προσῆκεν, εἴ γε μὴ μέλλοι θλίβεσθαι· ὅτι δὲ καὶ μὴ μέγα τὸ κατὰ τὰς ἐνεργείας ἐπαινούμενον ὑπ' αὐτοῦ, τάχος ἐνδεικνύμενον ἐν μακροῖς ῥάμμασι γενέσθαι. ἐπὶ μέρους δὲ ἐπὶ τῶν τελαμώνων τε καὶ σκελῶν καὶ καταλημμάτων, ὀνόματα γὰρ αὐτοῖς τίθενται ταῦτα, κρεμασθήσεται οὖν μετὰ τὰ ἅμματα περιττὰ πρὸς τῷ ματαίως ἐξηρτῆσθαι καὶ δυσχέρειαν παρέχοντα κατὰ τὰς περιπλοκὰς, ἐνίοτε τῶν ψαυόντων τραυμάτων. ἀκριβῶς δὲ εἶπεν, οὐ μέγα, δυνάμενος εἰρηκέναι μι-

X.

Nodus et filum mollia fint, non magna.

Hic rurfus, quemadmodum in principio duo nomina memoriae prodidit; deinde res mutuo fibi oppofitas dirimit, quibus illa inducta effe videntur. Filum quidem vocat quod cum acu trajicitur, cui materia linum eft aut lana aut quid ejusmodi. Nodum vero qui ex habenularum aut crurum fafciae implicatione efficitur; proindeque conftat utrumque ipforum quod molle fit convenire, nifi compreffurus fit. Quod vero etiam non magnum effe deceat quae in operationibus ab ipfo laudatur, celeritas id in longis filis effe indicat; particulatim vero in habenulis, cruribus et remoris, haec enim ipfis impofita funt nomina, pendebunt igitur poft nodos fupervacanea fic dicta, quod fruftra pendula fint et moleftiam per implicationes contingentibus nonnunquam vulneribus exhibeant. Abfolute autem protulit non magnum, quum potuerit et

κρὸν, ἀλλ' ὥσπερ τὸ μέγα φευκτέον ἐστὶ δι' ἃς εἶπον ἀτοπίας, οὕτω καὶ τὸ μικρὸν τῆς ἐνεργείας ἐν τῷ καιρῷ διαδιδράσκον, ἐνίοτε τὰς λαβὰς τῶν ἐπιβαλλομένων αὐτῷ δακτύλων καὶ διὰ τοῦτο τριβὴν καὶ χρόνου μῆκος ἐργαζόμενον, ἔν τε τῇ δέσει πολλάκις ἐξολισθάνον ἀπὸ τοῦ συνδεομένου διὰ βραχύτητα καὶ διὰ τοῦτο δεύτερον ἡμᾶς ἀναγκάζον ἐνεργεῖν ἀμφ' αὐτὸν καὶ δοκιμάζειν καὶ δεδέσθαι ποτὲ δοξὰν τὸ μικρὸν ἅμμα λύεται μετὰ ταῦτα κατὰ τὸν τῆς ἐπιδέσεως καιρόν. εὔλογον οὖν ἐστι καὶ τὸ πάμμικρον, ὥσπερ καὶ τὸ μέγα φεύγειν, [48] αἱρεῖσθαι δὲ ὥσπερ ἐν ἅπασιν, οὕτω κἀν τῷδε τὸ σύμμετρον, ὥσπερ ἐνίοτε μετὰ τὴν τοῦ θατέρου τῶν ἄκρων ἀπόφασιν ὀνομάζουσιν, ὥσπερ καὶ νῦν ὁ Ἱπποκράτης μὴ μέγα, κἂν μὴ μικρὸν εἴρηκε, ταὐτὸν ἂν ἐδήλωσεν.

ια'.

Εὖ γε μὴν γνῶναι ὅτι ἐς τὰ κατάντη καὶ ἀπόξη φεύγει

parvum renunciare. Verum quemadmodum magnum vitandum eſt, ob ea quae retuli incommoda, ſic et parvum operationis tempore e digitorum ipſi admotorum apprehenſionibus interdum elabitur; ob idque moram temporisque longitudinem efficit atque in deligatione ob brevitatem, ſaepenumero ab eo cum quo devincitur excidit et idcirco nos cogit alterum cum ipſo efficere et explorare et quum aliquando deligationis factae opinio eſt, exilis nodus poſtea ſolvitur deligationis tempore. Rationi igitur conſentaneum eſt, quod perpuſillum eſt, quemadmodum quod permagnum vitandum eſſe; eligendum vero ut in omnibus, ſic et in hoc quod commoderatum, ut interdum in alterius extremorum negatione nominant, quemadmodum et hic Hippocrates non magnum, etſi non parvum dixit, idem tamen declaravit.

XI.

Probe tamen noſſe decet, omnem faſciam ad declivia

πᾶς ἐπίδεσμος, οἷον κεφαλῆς μὲν τὸ ἄνω, κνήμης δὲ τὸ κάτω.

Εἰ εὖ γε μὴν γνῶναι κατὰ τὴν ῥῆσιν ἐγέγραπτο, εὖ γε μὴν γνόντα, τέλειος ἂν ἦν ὁ λόγος, καὶ νυνὶ δὲ κρέμασθαι δοκεῖ, καίτοι πρὸς ἐπίζευξιν. διὸ καί τινες αὐτῷ τὰ ἐφεξῆς εἰρημένα συνάπτουσιν, ὡς εἶναι τὴν ὅλην ῥῆσιν τοιαύτην. (680) εὖ γε μὴν γνῶναι ὅτι ἐς τὰ κατάντη καὶ ἀπόξη φεύγει πᾶς ἐπίδεσμος, οἷον κεφαλῆς μὲν τὸ ἄνω, κνήμης δὲ τὸ κάτω, ἐπιδεῖν δεξιὰ ἐπ' ἀριστερὰ καὶ ἀριστερὰ ἐπὶ δεξιὰ πλὴν κεφαλῆς. ἀλλὰ τοῦτό γε φαίνεται μηδεμίαν ἀκολουθίαν ἔχον. οὐ γὰρ διὰ τοῦτο χρὴ τὰς εἰρημένας ἐπιδέσεις ποιεῖσθαι, διὰ τὸ ἅμμα φεύγειν εἴωθεν εἰς τὰ κατάντη καὶ ἀπόξη. δι' ἕτερον γάρ τι, ὡς ἐφεξῆς ἐροῦμεν, δεξιὰ μὲν ἐπ' ἀριστερὰ, ἀριστερὰ δὲ ἐπὶ δεξιὰ προσέταξεν ἐπιδεῖν. ἀκόλουθα δέ ἐστι τὰ τοῦ εὖ γε μὴν γνόντα, ὅτι ἐς τὰ κατάντη καὶ ἀπόξη φεύγει. τὰ οὕτως εἰρημένα περιβαλεῖν καταλήψεως τοῦ ξύμπαντος ἐπιδέσμου ἐν τοῖς ἡσυχά-

et acuminata diffugere, ut capitis ſurſum, tibiae deorſum.

Si pro belle tamen noſſe in textu ſcriptum eſſet, probe tamen ſcientem, perfecta foret oratio. At ſuſpendere etiam nunc videtur, etiamſi ad conjunctionem ſpectet. Ideo quidam quoque ipſi deinceps enarrata connectunt, ut ſit totus textus ejusmodi: *probe tamen noſſe decet ad declivia et acuminata faſciam omnem labi, ut in capite quidem ſurſum, in tibia vero deorſum;* deligare dextras partes ad ſiniſtras et ſiniſtras ad dextras, excepto capite; verum id nullum tenorem habere videtur. Non enim propterea conſtruere commemoratas deligationes oportet, quod nodus partes declives et acuminatas fugere conſueverit. Nam alia re, ut fere docebimus, dextras partes ad ſiniſtras et ſiniſtras ad dextras devincire juſſit. Quae ſequuntur ſunt ejusmodi. Probe tamen ſcientem non latet faſciam omnem ad declivia et acuminata loca fugere. Haec

ζουσι καὶ λαμπροτέροις. καὶ τὰ τούτοις ἐφεξῆς, ἃ μετ' ὀλίγον ἐξηγοῦμαι, αὐτὸ τοῦτο δείξει σαφέστερον. ἐν δὲ τῷ παρόντι μεταξὺ παρεγκείμενα παρὰ τάξιν ἐπισκεπτέον αὐτὰ καθ' ἑαυτά.

ιβ'.

Ἐπιδεῖν δεξιὰ ἐπ' ἀριστερὰ καὶ ἀριστερὰ ἐπὶ δεξιὰ, πλὴν κεφαλῆς, ταύτην δὲ κατ' ἴξιν.

Περὶ τῶν καταγμάτων μάλιστα τοῦ παραγγέλματος οὗ νῦν παραγγέλλει μεγίστη γίνεται χρεία. περιτρέπειν γὰρ ἀεὶ χρὴ πρὸς τοὐναντίον, ὅταν ἐκ θατέρου ἕλκους ᾖ, τοῦ μὲν δεξιοῦ πεπονθότος ἐπὶ τὸ λαιὸν, εἰ δ' ἐκεῖνο πάθοι, πρὸς τοὐναντίον, ὡς ὅταν γεγονὸς ὀστοῦν ὅλον ἐγκάρσιον ἢ καιεαγὸς ᾖ ἰσόῤῥοπον τὴν ἐπίδεσιν ποιούμεθα, περιβάλλοντες αὐτῷ σπλῆνας ἐν σχήματι τῷ καλουμένῳ ἐν κύκλῳ. τὸ τοίνυν λεγόμενόν ἐστι τοιοῦτον· ἐπιδεῖν τὰ μὲν δεξιὰ

ita pronunciata universae fasciationis retentionem in quiescentibus et demissioribus complecti par est et quae his succedunt a me paulo post explicanda, ea ipsa manifestius demonstrabit. In praesenti vero quae praeter ordinem interjecta sunt, ipsa per se considerabimus.

XII.

Deligare dextras partes ad sinistras oportet et sinistras ad dextras, excepto capite. Et hoc secundum rectitudinem.

In fracturis potissimum praecepti nunc promulgati maximus est usus. Semper enim in contrariam partem circumvolutio ducenda est, quum ulcus ex altera parte fuerit, dextra nimirum affecta in sinistram. Si vero haec afficiatur, in contrariam, ut quum os totum transversum factum est, aequilibrem deligationem construimus, spleniis ipsi figura in orbem vocata impositis. Quod igitur proponitur est hujusmodi. Quum dextras partes affectas de-

μέρη πεπονθότα περιτρέποντας ἐπ' ἀριστερὰ, τὰ δ' ἀριστερὰ τοὐναντίον ἐπὶ τὰ δεξιά. [49] γίνεται δὲ τοῦτο τὴν μὲν ἀρχὴν τοῦ ἐπιδέσμου βαλλομένων ἡμῶν κατὰ τὸ πεπονθὸς μέρος, οὔτε ἀκριβῶς κατ' αὐτοῦ τοῦ κατάγματος ἢ τοῦ ἕλκους, ἀλλ' ἔνθεν καὶ ἔνθεν τούτων, τῇ δ' ἑτέρᾳ περιτρεπόντων ἐπὶ τἀναντία τὸ πεπονθὸς ἅμα τῷ πιλεῖν. ἐπειδὰν δὲ ἐπὶ τὸ ἀντικείμενον μέρος ἐπίδεσμος ἑλιττόμενος γένηται, μηκέτι ἐκεῖ σφιγγόντων ὁμοίως ἔτι δὲ μᾶλλον οὐδὲ περιτρεπόντων ἄχρις ἂν ἐν κύκλῳ περιελιττόμενος ὁ ἐπίδεσμος ἐπὶ τὴν ἰδίαν ἀρχὴν ἀφίκηται· τηνικαῦτα γὰρ κατείχομεν ἔμπροσθεν χειρὶ τὴν ἀρχήν. ταύτῃ πάλιν ἐκεῖνο τὸ μέρος τοῦ ἐπιδέσμου τὸ ψαῦσαν αὐτῆς ἐπιτιθέντες, κατ αὐτῆς ἀσφαλῶς κρατοῦμεν, ὥστε δευτέρας ἄρξασθαι αὖθις κατὰ τὴν τῶν αὐτῶν ἐπιβολὴν ὁμοίως τῇ πρώτῃ πιλούσης τε καὶ περιτρεπούσης ἐπὶ τὰ ἐναντία· καὶ ταύτην πάλιν ὡσαύτως τῇ πρώτῃ περιελίξαντες, ὅταν αὖθις ἐπὶ τὴν ἀρχὴν ἀφικώμεθα, κρατήσαντες ὁμοίως τῇ ἑτέρᾳ χειρὶ τὸν ἐπίδεσμον ἀνατείνομεν, τῇ ἑτέρᾳ πιλοῦντές τε καὶ περιτρέ-

ligamus, in finiftras fpiram vertimus et contra in dextras circumvolvitur, fi finiftrae affectae fint. Id autem efficitur, ubi non caput fafciae fuper affectam partem injicimus, non plane quidem fuper ipfam fracturam aut ulcus, fed ex his hinc atque illinc. Altera vero fafcia quum circumagimus in contraria, partem affectam attrahimus fimulque adftringimus. Poftquam vero in oppofitam partem fafcia circumvoluta eft, hic non amplius peraeque adftringimus multoque magis non circumvolvimus, donec in orbem circumvolvatur fafcia et in proprium principium pervenerit, tunc enim prius manu principium tenebamus. Huic iterum illam fafciae partem quae ipfum contingit fuperpofitam tuto ita. continemus, ut rurfum fecundum incipiat circuitum fuper ipfas partes involutas priori fimilem et in contrarias partes circumvolvat et coarctet, hancque denuo peraeque primae circumvolutam, quum iterum ad principium redierit, aeque fafciam altera manu remoratam protendimus, altera coarctamus et in oppofitam

ποντες ἐπὶ τὸ ἀντικείμενον μέρος πεπονθός. οὐ μόνον δὲ τὰ κῶλα κατὰ τοῦτον ἐπιδοῦμεν τὸν τρόπον, ἀλλὰ καὶ τὰς πλευράς. εἰ μὲν ἐπὶ τοῖς δεξιοῖς μέρεσιν ἡ πεπονθυῖα τύχῃ, τὴν ἀρχὴν ἐνταῦθα βαλλόμενοι τὴν νομὴν ἐπ' ἀριστερὰ ποιούμεθα, καθ' ὃν εἴρηται τρόπον. εἰ δ' ἐν τοῖς ἀριστεροῖς εἴη τὸ πάθος, ἀπὸ τούτου ἀρξάμενοι τὴν οἷον ὁδοιπορίαν τῆς ἐπιδέσεως ἐπὶ τὸ δεξιὸν μέρος ἐργαζόμεθα, κεφαλὴν δ' οὐκ ἔστι περιλαβεῖν οὕτως ἐν κύκλῳ· κωλύει γὰρ ὁ τράχηλος συμφυὴς ὢν αὐτῇ. διὰ τοῦτο οὖν ἐπ' αὐτῆς, ἐάν τε κατὰ τὸ δεξιὸν μέρος, ἐάν τε κατὰ τὸ ἀριστερὸν ᾖ τὸ τῆς ἐπιδέσεως δεόμενον πάθος τὴν κατ' ἴξιν, ὅπερ ἐστὶ κατ' εὐθυωρίαν, αἱρούμεθα, διὰ μὲν τῆς κορυφῆς ἀγομένου τοῦ ἐπιδέσμου, καταγομένου δ' ἐντεῦθεν ἐπ' ἄκραν τὴν κάτω γένυν, εἶτ' ἀναγομένου πάλιν ἐπὶ τὸ πεπονθὸς, εἶτ' αὖθις πάλιν ὁμοίως, εἴτε δὶς εἴτε τρὶς αὔταρκες εἶναι νομίζομεν ἑλιττομένου μέχρι τῆς τελευτῆς· αὕτη δὲ πάντως κατὰ τῆς κορυφῆς γιγνέσθω. μονιμώταιον γὰρ οὕτως ἐργάζεται χωρίον τοῦτο.

---

partem laefam circumvolvimus. Non folum autem membra hoc modo devincimus, verum etiam latera, fi dextris quidem partibus affectus evenerit, his principium injicientes ad finiftras diftributionem faciamus, quomodo pronunciatum eft; fi vero in finiftras inciderit affectus, ab his exordio ducto quafi deligationis iter ad dextram partem efficimus, fed caput non ita licet in orbem comprehendere, prohibet enim cervix ipfi infita. Quamobrem five dextrae, five finiftrae parti infideat morbus qui deligationem poftulat fafciam e regione, quod eft fecundum rectitudinem injicimus. Per verticem quidem fertur fafcia; inde vero deorfum ad extremam maxillam inferiorem volvitur; poftea furfum ad partem affectam reducitur; mox iterum fimiliter bis tenere, prout idoneum effe auguramur, adufque finem evolvitur. Is finis in verticem plane cadat; quandoquidem firmiffimus ad remoram fic is efficitur locus.

ιγ'.

Τα δ' ὑπεναντία ἀπὸ δύο ἀρχέων· ἢν δὲ ἀπὸ μιῆς, ἐφ' ὅπερ ὅμοιον ἐς τὸ μόνιμον, οἷον τὸ μέσον τῆς κεφαλῆς καὶ εἴ τι ἄλλο τοιοῦτον.

Δύο διανοίας λέξις ἥδε δύναται λαβεῖν, ὥστε ἤτοι περὶ πάντων τῶν μερῶν τοῦ σώματος ἢ περὶ μόνον τῶν τῆς κεφαλῆς ἀκούειν. εἰρηκὼς γὰρ πλὴν κεφαλῆς, δεξιὰ ἐπὶ ἀριστερὰ, ταύτην δὲ κατ' ἴξιν ἐπιδεῖσθαι. λοιπὸν οὖν, τῶν αὐτῆς ὄντων μερῶν ἐναντίον ἀλλήλοις, ὧν τὸ μὲν ὀπίσω τε καὶ κατὰ ἰνίον ἐστὶ, τὸ δὲ πρόσω τε καὶ κατὰ μέτωπον, ἀπὸ δυοῖν ἀρχῶν ἐπιδεῖν ἀξιοῖ. αὗται δὲ αἱ ἀπὸ δύο ἀρχέων ἐπιδέσεις, ὅταν τὸ μέσον ὂν ὅλου τοῦ ἐπιδέσμου κατὰ τοῦ πεπονθότος ἐρείσαντες ἰσόῤῥοπον ἑκάτερον αὐτῶν τῶν μερῶν ἐπὶ τὸν ἀντικείμενον ἄγωμεν τόπον. ὅσαι δ' οὖν τελευταὶ τῶν [50] οὕτως ἐπιτελουμένων ἐπὶ μέτωπον ἄγονται, μονιμώτερον ἰνίου τοῦτο τὸ χωρίον. ἐὰν δὲ ὁ λόγος αὐτῷ περὶ πάντων ᾖ τῶν μορίων, ἐροῦμεν εἰρῆσθαι τὰ ἐναν-

XIII.

Verum contrariae partes ex duobus principiis deligendae. Si vero ab uno incipiat, ad quod ſimile in remoram, quale medium capitis et ſi quid aliud hujusmodi.

Duas ſententias hic textus complecti poteſt, ut aut de omnibus corporis partibus aut de ſolis capitis dicatur. Effectus enim excepto capite dextras partes ad ſiniſtras, hoc autem e directo devinciendum eſſe. Ceteras ejus partes quae inter ſe contrariae ſunt, quarum haec et poſterior et in occipitio eſt, illa et anterior et in fronte ex duobus principiis deligare jubet. Ipſae vero ſunt ex duobus principiis deligationes, quum medium totius faſciae ſuper affectam partem admoventes, utramque ipſarum partium aequalem in oppoſitum locum ducimus. Itaque faſciarum quae ita peraguntur, extrema ad frontem eum locum ad remoram occipitio ſirmiorem ducuntur. Si vero ipſius oratio de omnibus ſit partibus, dicemus contrarias

τία, τὰ καθ' ἑκάτερον μέρος ὁμοίως διακείμενα, τουτέστιν ἤτοι δεξιόν τε καὶ ἀριστερὸν ἢ τοὐπίσω τε καὶ πρόσω. πεπονθότων δὲ ὁμοίως αὐτῶν, ὡς ἐπειδὰν τὰ καλούμενα καυληδὸν γένηται κατάγματα, τὴν ἐπίδεσιν ἀπὸ δυοῖν ἀρχῶν ποιήσεις, καθάπερ ἔφαμεν ἐπὶ τῶν σχιδακιδὸν περιβαλλομένων γίγνεσθαι σπληνῶν. ἐὰν δὲ ἀπὸ μιᾶς ἀρχῆς, φησὶν, ἐπιδέῃς τὰ τοιαῦτα κατὰ τὴν ὁμοιότητα τῆς ἀπὸ δυοῖν ἀρχῶν ἐπιδέσεως, ἑλίττων τὸν ἐπίδεσμον οὕτως ἄξεις ἐπὶ τὸ μόνιμον χωρίον, ὡς ἐνταῦθα τελευτήσῃ. παράδειγμα δὲ μονίμου χωρίου τὸ μέσον τῆς κεφαλῆς ἐποιήσατο ἀρκεσθεὶς τούτῳ, ἐπειδὰν κατὰ τὸ παρὸν μέλλει μετ' ὀλίγον ἀκριβῶς ἅπαντα τὸν λόγον διέρχεσθαι. διδάσκων ὅπως δεῖ τὴν τελευτὴν τοῦ ἐπιδέσμου γίγνεσθαι πρὸς τὴν ὅλην ἐπίδεσιν ἀμετακίνητον φυλάττεσθαι. τὸ οὖν ἐφ' ὅπερ ὅμοιον ἐπ' ἀμφοῖν ἀκουστέον τῆς ὅλης νομῆς τοῦ ἐπιδέσμου καὶ τῆς τελευτῆς.

---

ab eo vocari partes quae in utraque parte eodem modo conſtituuntur, hoc eſt quum dextra tum ſiniſtra aut anterior et poſterior. Ipſis autem ſimiliter affectis partibus, ut quum quae vocantur caulides accidunt fracturae, ex duabus principiis deligationem conſtrues, quemadmodum in plagulis aſciatim involutis fieri diximus. Quodſi, inquit, ab uno principio devinxeris ejusmodi parteſ, ad eam quae ex duobus principiis deligationis ſimilitudinem faſcia circumvolvenda eſt, ſicque ad ſtabilem loci remoram adducenda, ut hic finiatur. Pro exemplo autem remorantis loci medium capitis adſtrinxit, hocce contentus quum paulo poſt accurate univerſam orationem habiturus ſit, docens qua parte faſciae finem fieri oporteat, quo totam deligationem immutabilem tueatur. Ceterum verba, ad quod ſimile, de utroque tum de tota faſciae ſpira tum de fine intelligenda ſunt.

ιδ'.

Τὰ δὲ κινούμενα οἷον ἄρθρα, ὅπη μὲν συγκάμπτεται, ὡς ἥκιστα καὶ εὐσταλέστατα περιβάλλειν, οἷον ἰγνύην, ὅπη δὲ περιτείνεται, ἁπλᾶ τε καὶ πλατέα, οἷον ἡ μύλη.

Ἐλάχιστα περιβαλεῖν ὀθόνια κατά τε τὴν ἰγνύαν καὶ τὰ ταύτης παραπλήσια κελεύει καὶ μάλιστα εὐσταλῆ. τὸ δὲ σημαίνει τὸ συνηγμένον εἰς ὀλίγον, τὸ δὲ ἀντικείμενον τῇ ἰγνύῃ μόριον, τὴν μύλην ἐναντίως ἐπιδεῖσθαι κελεύει. τὸ δὲ ἐναντίως ἐστὶν ἅπασι τοῖς ἐναντίοις καὶ μηδαμόθεν συνεσταλμένοις ὁπόσον ἐγχωρεῖ. παραπλησίως δὲ τῇ μὲν ἰγνύῃ ἅπαντα μόρια καθάπτεσθαι συμβαίνει τοῖς ἄρθροις· τῇ δὲ μύλῃ κατὰ τὴν ἔκτασιν αὐτῷ γενέσθαι. καλοῦσί τινες ἐπιγουνίδα τὴν μύλην ταύτην, ὥσπερ ἕτεροί τινες ἐπιγουνατίδα. κατὰ ταύτην μὲν οὖν, ἔφη, πλατὺν χρὴ περιτάττεσθαι τὸν ἐπίδεσμον, ὡς ὅλην αὐτὴν περιλαμβάνειν. ὃ γὰρ μὴ περικείμενος οὕτως ἢ πρὸς τὴν ἄνω χώραν ἀναχθή-

XIV.

Quae moventur velut articuli, qua quidem parte inflectuntur quam minimis et leviſſimis linteis obvolvenda ſunt, veluti poples; qua vero parte circumtenduntur, ſimplicibus et latis, veluti rotula.

Minime lintea et circa poplitem et huic vicinas partes obvolvenda eſſe jubet maximeque contracta. Contractum autem in pauculum collectum ſignificat. Oppoſitam vero partem popliti molam contrario modo devineiri vult. Contrario modo eſt, omnibus contrariis et nulla ex parte, quantum conceditur contractis. Vicinas autem popliti partes omnes illigari accidit articulis; rotulae vero per extenſionem ipſi obtingere. Quidam vocant genu operculum, ipſam molam, quemadmodum alii nonnulli potellam et rotulam. Super hanc igitur, inquit, latam faſciam ita extendendam eſſe, ut ipſam univerſam complectatur. Nam quae ita non circumjacet aut ad ſuperiorem regionem aut

σεται ῥᾳδίως ἢ πρὸς τὴν κάτω περισφαλλόμενος ἐφ' ἑκάτερα διὰ τὴν κυρτότητα τῆς μύλης. τῇ δὲ ἰγνύῃ συνεσταλμένον τὸν ἐπίδεσμον ἀξιοῖ περιβαλεῖν· οὔτε γὰρ ὑποδέξασθαι δύναται τὸ εἰς πλάτος ἐκτεταμένον οὔτε φυλάξαι.

ιε'.

[51] *Προσεπιβάλλειν δὲ καταλήψιος μὲν τῶν περὶ ταῦτα εἵνεκα, ἀναλήψιος δὲ τοῦ σύμπαντος (681) ἐπιδέσμου ἐν τοῖσιν ἀτρεμέουσι καὶ λαπαρωτέροισι τοῦ σώματος, οἷον τὸ ἄνω καὶ τὸ κάτω τοῦ γούνατος.*

Τὴν τοιαύτην βραχυλογίαν ἐπαινεῖν προσῆκεν, εἰ δι' ἑνὸς ὀνόματος δηλοῦται σαφῶς ὁ λόγος, ὥσπερ καὶ νῦν. ὑπὸ μὲν τοῦ τῆς καταλήψεως ὀνόματος ὁ λόγος οὗτος δηλοῦται, καθ' ὃν εἴπομεν ἂν τῶν ἐν τοῖς ἄρθροις ἐπιδέσεων τὸ τέλος ἀσφαλῶς φυλάττεσθαι χρὴ, διά τινος ἐκ περιττοῦ γενομένης ἐπιδέσεως, ἔξω τῆς διαρθρώσεως. ὑπὸ δὲ τῆς ἀναλήψεως, ἵνα πολλὴν ἔχωμεν πρόνοιαν τοῦ μήτε καταῤ-

ad inferiorem facile feretur: ad utrumque enim partem undique labetur ob rotulae gibbum. Popliti vero contractam faſciam cenſet injici, nam neque eam ſuſcipere neque ſervare poteſt quae in latitudinem extenditur.

XV.

Injicere praeterea oportet faſciam, comprehenſionis quidem circa haec jacentium gratia; ſuſpenſionis vero totius faſciae in quieſcentibus ac demiſſioribus corporis partibus, ut ſupra vel infra genu.

Ejusmodi breviloquentiam laudare decet, ſi uno vocabulo, quemadmodum et praeſens dilucide ſe prodit oratio. Sub comprehenſionis quidem nomine haec declaratur oratio, qua diximus in articulorum deligationibus, earum finem tuto extra articulationem vinculo quodam inſuper addito tuendam eſſe. Per ſuſpenſionis vero vocabulum, ut multa ſit nobis providentia, ne ad declivia loca deor-

ῥεῖν εἰς τὰ κατάντη χωρία τὸν περίδεσμον, μήτε ἀνατρέχειν εἴς τε τῶν κυρτῶν, ἅπερ ἀπόξη κέκληκεν αὐτὸς ἔμπροσθεν, ἡνίκα ἔλεγεν εὖ γε μὴν γνῶναι, ὅτι ἐς τὰ κατάντη καὶ ἀπόξη φεύγει· καὶ δῆλον δὴ γέγονεν ἐξ αὐτῶν τῶν ῥήσεων αὐτοῦ, καλῶς ὑφ' ἡμῶν εἰρῆσθαι συνεχῆ τὰ νῦν λεγόμενα τοῖς κατ' ἐκείνην τὴν ῥῆσιν λεγομένοις εἶναι, καθ' ἣν ἔλεγεν, εὖ γε μὴν γνῶναι ὅτι ἐς τὰ κατάντη καὶ ἀπόξη φεύγει. καὶ μέντοι καὶ συντομώτατον τῶν ἐπιτηδείων χωρίων ἐμνημόνευσεν, ἐν οἷς χρὴ τὰ τέλη τῶν ἐπιδέσμων τίθεσθαι, δύο προσηγορίαις περιλαβὼν, τῇ τῶν ἀτρεμούντων καὶ τῇ τῶν λαπαρῶν. ἡσυχάζει γὰρ ὅσα τῆς διαρθρώσεως ἐκτός ἐστι, κατὰ τὸ ἕτερον τῶν συναπτόντων ἀλλήλοις ὀστῶν, ὡς ἐπὶ τοῦ γόνατος ἤτοι κατὰ τὸν μηρὸν ἢ τὴν κνήμην. λαπαρώτερα γὰρ ταῦτά ἐστι τὰ χωρία. κέκληκε γὰρ οὕτως τὰ τοῖς ἐξέχουσι μορίοις ἐναντίως διακείμενα, τουτέστι τὰ κατεσταλμένα καὶ ταπεινά. καὶ γὰρ τὸ λαπαρὸν ἅπαν προσέσταλται· κυρίως μὲν οὖν ἡ λαπαρὸν φωνὴ σημαίνει τὸ κενὸν, ὥσπερ καὶ ἡ λαπάξαι τὸ κενῶσαι. καὶ γὰρ

ſum fluat faſcia neve ſurſum refluat ad gibba aut acclivia quae prius ipſe acuminata vocavit, quum inquit: probe tamen noſſe decet ad declivia et acuminata diffugere. Atque ſane dilucidum patuit iisdem ipſius verbis praeclare a nobis propoſitum eſſe, quae nunc pronunciantur iis eſſe continua quae in illo textu traduntur, quo edicebat: probe tamen noſſe decet omnem faſciam ad declivia et acuminata diffugere. Quin et perquam conciſe idonea loca commemoravit, quibus faſciarum extrema admovenda ſunt duobus ea complexus vocabulis, quieſcentibus ac demiſſis. Quieſcunt enim quaecunque extra articulationem ſunt in oſſium quae inter ſe committuntur altero, ut ad genu vel in femore vel in tibia. Haec enim loca demiſſiora ſunt. Itaque namque vocant quae eminentibus contrario modo conſtituuntur, hoc eſt depreſſa et demiſſa. Omne enim λαπαρὸν depreſſum eſt; λαπαρὸν igitur proprie vacuum ſignificat, ut et λαπάξαι inanire. Nam

καὶ τὸ "Ιλιον ἐξαλαπάξαι εὐναιόμενον πτολίεθρον, ἐκκενῶσαι τὴν πόλιν δηλοῖ, καὶ λαπαρὰ τοῦ σώματος ἐκεῖνα τὰ μόρια καλοῦσιν, ὅσα μεταξὺ τῶν τε κατὰ τοὺς λαγόνας ὀστῶν ἐστι καὶ τῶν νόθων πλευρῶν· ἤδη μέντοι καὶ τὸ προσεσταλμένον ἅπαν ὀνομάζουσι λαπαρὸν, ἐπειδὴ τὸ κενὸν ἐξ ἀνάγκης προσέσταλται, τὴν μεταφορὰν ἀπὸ κοινοῦ συμβεβηκότος ποιούμενοι.

ιστ'.

[52] Ὁμολογέει δὲ ὤμου μὲν ἡ περὶ τὴν ἑτέραν μασχάλην περιβολὴ, βουβῶνος δὲ ἡ περὶ τὸν ἕτερον κενεῶνα καὶ κνήμης ἡ ὑπὲρ γαστροκνημίης. ὁκόσοισι μὲν ἄνω ἡ φυγὴ, κάτωθεν ἡ ἀντίληψις, οἷσι δὲ κάτω, τοὐναντίον.

Σκοποὶ πάσης ἐπιδέσεώς εἰσι πρῶτοι καὶ μέγιστοι τῆς δι' ἑαυτὴν παραλαμβανομένης, οὐχ ὑπηρεσίας ἕνεκα τῶν ὑποκειμένων τῷ πάσχοντι μορίῳ τὸ κατέχειν ἀκίνητον ὡς

quod Homero ſcribitur "Ιλιον ἐξαλαπάξαι εὐναιόμενον πτολίεθρον, quod eſt devaſtare altae bene conditae moenia Trojae, urbem diripere et evacuare ſignificat. Et λαπαρὰ vocant eas corporis partes quae inter ilium, oſſa et nothas coſtas mediae ſunt. Jam vero etiam quod omne depreſſum eſt ant ſubſidit λαπαρὸν vocant, quia quod vacuum eſt neceſſario depreſſum eſt, ſumpta ex eo translatione quod communiter accidit.

XVI.

At idonea eſt, humeri quidem ad alteram axillam circumvolutio, inguinis vero circum alterum ilium. Et tibiae ſupra ſuram. Quibuscunque ſurſum fuga faſciae, deorſum ſuſpenſio, quibus deorſum, contrarium fit.

Scopi totius deligationis quae per ſe, non adminiſtrationis gratia rerum affectae parti ſubjectarum circumvolvitur primi et maximi ſunt, partem affectam quemadmodum

διεπλάσθη τὸ πεπονθὸς, ἀφλέγμαντόν τε φυλάττειν ἅπερ ἱκανῶς ἐν τῷ περὶ ἀγμῶν ἐδίδαξεν. ἐπεὶ δὲ οὐ δύναται ταῦτα ποιεῖν ἡ ἐπίδεσις ἄνευ τοῦ διαμένειν αὐτὴν καὶ μὴ μετακινεῖσθαι πρὸς τὸ κάτω τοῦ σώματος ἢ ἄνω, διὰ τοῦτο τοῖς ἀπαθέσι μορίοις ἀναγκαζόμεθα περιβάλλειν τοὺς ἐπιδέσμους, ὅπως ἔνθεν μὲν ἄνω ἀγαγεῖν ἐστιν εἰκὸς ὅλην τὴν ἐπίδεσιν ἡ ἀντίληψις αὐτῆς ἕλκῃ ἐπὶ τὸ ταπεινότερον. ἐπ᾽ ἐνίων δὲ μορίων ἡ διὰ τῶν ἀντικειμένων ἀντίληψις ὠφελιμωτέρα, καθάπερ ἐπ᾽ ὤμου καὶ βουβῶνος. ἀκριβῶς εἰπεῖν ἐπ᾽ ὤμου μὲν, οὐ περὶ τὸν ἕτερον ὦμον, ἀλλὰ τὴν μασχάλην· ἐπὶ βουβῶνος δὲ περὶ τὸν κενεῶνα περιβάλλεσθαι δεῖ τὸν ἐπίδεσμον· οὔτε γὰρ ὁ ὦμος οὔτε ὁ γλουτὸς ἀσφαλῶς φυλάττειν δύναται τὰς περιβολὰς, ἀλλ᾽ ἡ μασχάλη καὶ ὁ κενεών. ὀνομάζεται δὲ, ὡς ἔφην ἄρτι, κενεὼν ὁ μεταξὺ τοῦ θώρακός τε καὶ τοῦ ἰσχίου ὀστοῦ τόπος ἀπὸ τοῦ κενεὸς εἶναι, τουτέστι προσεσταλμένος, οὕτως κληθείς. εὔδηλον δὲ ὅτι τὸ συμφωνεῖν καὶ ἁρμόττειν ὁμολογεῖν ἔφη· οἵ τε γὰρ ὁμολογοῦντες ἐν ἔργοις καλοῖς οὐ μόνον οὐδὲν ἐναντίον

conformata fuit immobilem continere et ab inflammatione tutam fervare, quae in opere de fracturis abunde docuimus Quia vero nequit haec efficere deligatio, nifi ipfa commoretur nec ad inferiores aut fuperiores partes dimoveatur, propterea illaefis partibus fafcias injicere cogimur, prout quum ex altera parte tota deligatio furfum dicenda eft, ipfius fufpenfio in demiffiorem partem trahat. In nonnullis autem partibus ab oppofitis utilior eft fufpenfio, quemadmodum in humero et inguine. Abfolute vero imperat in humero quidem, non ad alterum humerum, fed axillam; in inguine vero ad alterum ilium circumvolvendam effe fafciam. Nam neque humerus neque nates circuitum tuto fervare queunt, ficut axillae atque ile. *Κενεὼν* autem, ut paulo ante diximus, appellatur locus inter os thoracis et ifchii medius, quod *κενεὸς* fit, inanis et offibus vacuus, hoc eft depreffus, ita vocatus. Conftat autem quod confentire et congruere *ὁμολογεῖν* *convenire* dixerit. Qui namque probis in operibus confentiunt, non

πράττουσιν ἢ λέγουσιν, ἀλλὰ καὶ συντελοῦσιν. ἀλλὰ τούτοις τά τε εἰρημένα χωρία συμπράττει τῷ νόμῳ τῆς ἐπιδέσεως. ὡσαύτως δὲ καὶ τῆς κνήμης εὐαπόῤῥυτον ἐχούσης τὴν ἐπίδεσιν τῆς γαστροκνημίας ἡ ἄνω περιβολὴ χρήσιμος, κατ' ἐκείνας δηλονότι τὰς ἐπιδέσεις, αἷς ἀναγκαῖόν ἐστι τὸ κυρτὸν τῆς γαστροκνημίας περιλαμβάνειν, ἐπ' αὐτῷ παρὰ τὰ σφυρὰ χωρίῳ τὸ μόνιμον τῆς ἐπιδέσεως· ἐξ αὐτῶν ἔχει μεταξὺ δυοῖν ἐξοχῶν κείμενα, κατὰ μὲν τῶν κυρτῶν περάτων περόνης τε καὶ κνήμης, ἃ κακῶς ἔνιοι καλοῦσιν ἀστραγάλους· ἄνω δὲ τῆς γαστροκνημίας αὐτῆς.

ιζ'.

[53] *Οἷσι δὲ μή ἐστι οἷον ἡ κεφαλὴ, τουτέων ἐν τῷ ὁμαλωτάτῳ τὰς καταλήψιας ποιέεσθαι καὶ ἥκιστα λοξῷ τῷ ἐπιδέσμῳ χρέεσθαι, ὡς τὸ μονιμώταιον ὕστατον περιβληθέντα, πλανωδέστατα κατέχει.*

modo nihil contrarium efficiunt aut loquuntur, verum etiam ſuas conferunt operas. His etiam commemorata loca in faſciae diſtributione adſtipulantur. Simili quoque ratione quum tibia facile labentem ſurae deligationem ſortiatur, huic qui ſurſum fertur circuitus conducit, in illa nimirum deligatione qua ſurae devexum comprehendi neceſſe eſt. In conſimili ſecundum malleolos loco deligationis jacet remora quae per ea continet quae inter duas eminentias nimirum devexas tum fibulae tum tibiae extremitates poſita ſunt, quas male nonnulli talos vocitant. Superior vero locus per ſuram ipſam idem praeſtat.

XVII.

At quibus non datur, quemadmodum in capite, his in maxime aequabili loco comprehenſiones facere et minime obliqua deligatione uti oportet, quo poſtrema firmiſſime circumvoluta faſcia quae maxime errabunda ſunt contineat.

Οἷς μορίοις οὐκ ἔστιν οὔτε παρακείμενόν τι τοιοῦτον μόριον, οἷον ἐπὶ κνήμης εἶπεν, οὔτε ἀντικείμενον τοιοῦτον ἕτερον μόριον, ὡς ἐπ' ὤμου καὶ βουβῶνος, ἐπὶ τούτων ὁποίαν χρὴ ποιεῖσθαι τὴν ἐπίδεσιν διδάσκει, μνημονεύων ὀνομαστὶ τῆς κεφαλῆς καὶ κελεύων ἐπ' αὐτῶν ἐν τῷ ὁμαλωτάτῳ τὰς καταλήψεις ποιεῖσθαι τῆς ὅλης ἐπιδέσεως, ὅ ἐστι τὴν τελευτὴν αὐτῆς ἀπαρέγκλιτον φυλάττειν, εὐθύτατα περατουμένην, ἤτοι γε ἐπὶ τὸ μέτωπον ἢ τὸ μέσον ὅλον τῆς κεφαλῆς, ἔνθα τὸ καλούμενον βρέγμα· τῆς μὲν γὰρ ἐπ' ἀνθερεῶνα καταγομένης ἐπιδέσεως ἡ τελευτὴ προσηκόντως ἂν ἐπὶ τὸ μέσον ἀνάγοιτο τῆς κεφαλῆς, ἀπαρεγκλίτως ἀνατεινομένη. τῆς δὲ κυκλοτερῶς περιβαλλομένης ἐπὶ τὸ μέτωπον ὁμοίως καὶ αὕτη μηδὲν ἐγκεκλιμένη. περιαγομένης γὰρ οὕτως ἑλχθήσεται καὶ τοῖς ὀπίσω μέρεσιν ἐπὶ τὸ καλούμενον ἰνίον, ὃ μεταξὺ τοῦ τε τραχήλου καὶ τῆς ὀπίσω κυρτότητος τῆς ἐπὶ τοῦ κρανίου. διὰ τοῦτό τε εἶπε τὴν ἐσχάτην περιβολὴν τῶν ἐπιδέσεων ἥκιστα λοξὴν εἶναι προσήκειν, ὅτι τὰς πρὸ αὐτῆς ἤδη πολλάκις ἐξ ἀνάγκης γιγνομένας λο-

Quibus partibus non datur remorae locus, neque appoſita quaedam pars ejusmodi, qualem in tibia eſſe protulit neque oppoſita pars hujus ſortis altera, ut in humero et inguine, in his qualem oporteat deligationem ſtruere docet, nominatimque capitis mentionem faciens jubet ſuper ipſas in maxime aequabili loco totius deligationis comprehenſionem facere, quod eſt ipſius finem neutram in partem inclinantem tueri, per quam directe finiendam vel ad frontem vel ad medium totum capitis, ubi pars inſidet quae bregma vocatur. Nam ubi ad mentum deducitur faſcia, ejus finis decenter ad medium caput reducitur citra inclinationem ſurſum porrigenda. Quum vero in orbem circumvolvitur ad frontem, ipſa quoque ſimiliter nullam in partem inclinatur. Nam quae ita circumagitur, ad poſteriores partes feretur, occiput vocatum inium quod collum et poſticam calvariae devexitatem interjacet. Proptereaque protulit poſtremam deligationum circumvolutionem minime obliquam eſſe convenire, quia

ξὰς, ἕνεκα τοῦ περιλαμβάνειν τὸ πεπονθὸς, ἄλλοτε κατ' ἄλλο μέρος αὐτοῦ ὑπάρχον· ἀλλὰ τάς τε διὰ τὸ πάθος λοξὰς γεγονυίας περιβολὰς, ἡ ὑστάτη κατέχῃ μηδαμόθεν λοξουμένη. δῆλον οὖν ὅτι τοιαύτῃ ἀσφαλείᾳ κἀκεῖνα συνδιαμένουσιν ἀμετακίνητα. ὡς οὖν ἐπὶ τῆς κεφαλῆς κἀπὶ τῆς ἄνω τοῦ γόνατος ἡ κάτω γιγνομένη ἐσχάτη περιβολὴ, ἀκριβῶς φυλάττεσθαι χρὴ τὸ ἀπαρέγκλιτον, ἐπὶ μέντοι τῶν κατὰ βουβῶνα καὶ ὦμον ἐπιδέσεων, ἐν οἷς ἀναγκαζόμεθα καὶ τῶν ἀντικειμένων μορίων συγκαταλαμβάνειν, ἐσχάται περιβολαὶ κυκλοτερεῖς ἀπαρεγκλίτως γίνεσθαι δέονται. κατὰ τοὺς κενεῶνας μὲν ἀμφοτέρους, ἔνθεν τὸν βουβῶνα δεσμεῖν προαιρούμεθα, κατὰ δὲ τὸν ἕτερον ἐφ' ᾧ τὸν ὦμον· ἀνάλογον δὲ τούτοις ἐπὶ τῆς κατὰ τὸν ἀγκῶνα διαρθρώσεως.

ιη'.

[54] Ὁκόσοισι δὲ μὴ εὐκαταλήπτως τοῖς ὀθονίοισι μηδὲ

ante ipſam jam ſaepe neceſſario fiunt obliquae, ut affectam diverſis in locis partem ipſius comprehendant. Verum obliquas propter affectum factas circumvolutiones, quo poſtrema contineat nulla ex parte obliquanda. Patet igitur et ſimul iſtas involutiones ejusmodi ſecuritate immutabiles permanere. Quemadmodum ergo in capite, in ſuperiori parte genu quae poſtrema deorſum fit circumvolutio accurate citra inclinationem tuenda eſt: ſic certe et inguinis et humeri deligationes, in quibus etiam oppoſitas partes ſimul devincire cogimur, poſtremae circumvolutiones orbiculares citra inclinationem ſtruendae ſunt; in ilibus quidem utrisque, ubi inguen ligare conſtituimus, in utraque vero ala, ubi humerum. His denique conſentanea eſt quae in cubiti dearticulatione ſeu luxati cubiti inſtauratione datur deligatio.

XVIII.

Quibus autem neque comprehenſio neque ſuſpenſio linteo-

εὐαναλήπτως ἔχει, ῥάμμασι τὰς ἀναλήψιας ποιέεσθαι ἐκ καταβολῆς ἢ ξυῤῥαφῆς.

---

(682) Ὃ μὲν λέγει τοιόνδε ἐστίν. ἐν οἷς μέρεσιν ἢ πάθεσιν δύσκολόν ἐστιν αὐτοῖς τοῖς ὀθονίοις, τήν τε κατάληψιν τοῦ πέρατος τῆς ἐπιδέσεως καὶ τὴν ἀνάληψιν ποιήσασθαι, ἐν τούτοις χρὴ ῥάμμασιν ἤτοι περιβαλλομένοις τῇ κατὰ κύκλον ἢ συῤῥάπτουσι τὸ τῆς ἐπιδέσεως πέρας τὰς καταλήψιας ποιεῖσθαι. τὸ δὲ ἄτοπον εἴη, μέρος τοῦ σώματος ὀθονίοις μὲν δυσχερῆ τὴν κατάληψιν καὶ ἀνάληψιν ἔχειν, ἑτοιμοτέραν δὲ τὴν διὰ τῶν ῥαμμάτων, οὔτε ἐγὼ λέγειν ἔχω τοῖς ἐξηγηταῖς, εἰ μέντοι τινὰ μὴ φέροντα τὴν τοιαύτην ἐπίδεσιν. οἶδα δέ τινα ἐφ᾽ ὧν, εἰ καὶ βραχὺ κινηθῇ τὸ πεπονθὸς μόριον, ὀδύνη μεγίστη γίνεται, καθάπερ εἰ πρὸ πολλοῦ τις ἐκ καταπτώσεως οὕτως ἔπαθε τὰ κατὰ τὴν ῥάχιν, ὡς μηδὲ βραχὺ τὸν αὐτὸν ἐκείνης δύνασθαι φέρειν τὸ μέγεθος τῆς ὀδύνης. ἠναγκάσθησαν μὲν οὖν αὐτὸν τὸν μὲν χιτωνίσκον ἀφελεῖν οὐκ ἀποδύσαντες, ἀλλὰ διαῤ-

rum commode ſe habent, ſuſpenſiones filis per involutionem aut ſuturam facere oportet.

Quod enumerat eſt ejusmodi. Quibus in partibus aut affectibus arduum eſt ipſis linteis extremae deligationis et comprehenſionem et ſuſpenſionem adſtrui; in his filis quae orbiculari deligationi circumvolvantur vel quae deligationis extremum conſuant comprehenſiones efficiendae ſunt. Quod autem abſurdum eſſet partem corporis eam quae linteis quidem fit comprehenſionem et ſuſpenſionem difficilem habere, faciliorem vero quae filis, nihil ego cum interpretibus habeo dicendum, praeterquam aliquas eſſe partes quae talem minime ferant deligationem. Verum novi quosdam, quibus etiamſi paululum affecta pars mota eſſet, dolor vehementiſſimus oboriebatur, quemadmodum ſi cui pridem ex lapſu ſpinae partes ita aegrotent, ut ipſe ne momento doloris illius vehementiam ferre queat. Coacti ſunt itaque medici tunicam illi detrahere, non exutis, ſed

ῥήξαντες μὲν πρῶτον ἁπάσας τὰς ῥαφάς. μετὰ δὲ ταῦτα παμπόλλους τοῖς διακρατοῦσιν ὅλον τὸ σῶμα χρησάμενοι προσμετεωρίσαι τὸν ἄνθρωπον, ἰσοῤῥόπως ἐπὶ καθέδρας πλατείας ἐκτεταμένον ῥάκος ἐπιβεβλημένον ἔχον ἐρίου πλάκα· ταῦτα μὲν οὖν ἐκελεύσαμεν, ἐπειδὰν ὁ κάμνων ὑπὸ τῶν διακρατούντων ὑπὸ τῆς στρωμνῆς ὑψώθη διὰ ταχέων ἐπιβαλεῖν μὲν ἐκείνῃ κατὰ τὸ πλάτος, ὑποβαλεῖν δὲ τῇ ῥάχει τοῦ μετεωρισθέντος. αὐτοὶ δὲ ἑτέραν ἐρίου πλάκα διαβεβρεγμένην ἔχοντες ἐλαίῳ θερμῷ μετὰ τὴν ἀφαίρεσιν τοῦ χιτωνίσκου, ταχέως περιβαλόντες τῇ ῥάχει, κατεκλίναμεν ἐπὶ τῆς ὑποκειμένης πλακὸς ἅμα τῷ ῥάκει, καὶ οὕτως πέρατα μὲν ἀνηγάγομεν ἐπὶ τὰ πρῶτα τοῦ σώματος τὰ πέρατα τῆς διαβρόχου πλακὸς ἓν ἑκατέρωθεν, εἶτα ἐπ' αὐτὰ τὰ τῆς ξηρᾶς καὶ μετ' ἐκεῖνα τὰ τοῦ ῥάκους καὶ πρὸς ἄλληλα διὰ ῥαφῶν ἡνώσαμεν· εἰ μὴ διὰ ῥαφῶν ἢ διὰ ῥαμμάτων μόνον βουληθείς τι ἐργάσασθαι τὴν ἀσφάλειαν τῆς ἐπιδέσεως, ἐπέτεινεν αὐτὰ πρῶτα μὲν πάντων κάτωθεν τῷ μὲν ῥάκει οὕτως· οὐ γὰρ ἂν μετὰ τὴν ἐπίδεσιν. ὡσαύτως δὲ καὶ τῇ

diruptis primum futuris omnibus. Poftea vero permultis qui totum corpus continerent quaefitis, hominem fufpendere fuper cathedra lata aequabiliter porrectum, paniculo fuper injecto, quod lanae tantulum habeat. Haec igitur imperavimus, pofteaquam aegrotus a continentibus miniftris e ftrato erectus eft, celeriter fuper id in longitudinem imponere erectique laborantis fpinae fubjicere. Nos autem alterum lanae hapfum oleo calido inebriatum confequi poft tunicae ablationem, fpinae quam primum admovimus et fuper ftratum hapfum cum panniculo hominem collocavimus. Sicque prima quidem inebriati hapfi extrema, utrumque unum ad priorem corporis partem adduximus; deinde ad ipfa fucci hapfi et poft ea lintei extrema inter fe futuris conjunximus. Quodfi quis non futuris, fed filis dumtaxat deligationis tutelam efficere voluerit, eatenus ipfa omnium prima fubter panniculum extendat. Non enim poft deligationem id efficiendum eft.

τῶν κατ' ἰσχίον μερῶν εὐπραξία μὲν, ὁπότε καὶ τὸ κατὰ τὸν μηρὸν ἐπ' ἄλλου καὶ κατὰ βραχίονά γέ ποτε καὶ τοῦ τραχήλου τὴν ὀπίσω χώραν.

ιθ'.

[55] Ἐπιδέσματα καθαρὰ, κοῦφα, μαλθακὰ, λεπτά.

Περὶ τῆς ὕλης τῶν ἐπιδέσμων ἐνταῦθα διδάσκει, καθαροῖς καὶ κούφοις καὶ μαλθακοῖς καὶ λεπτοῖς χρῆσθαι κελεύων· καθαροῖς μὲν, ὅπως μήτε δήξεις ἐκ τοῦ ῥύπου γίγνοιντο μήτε διικνεῖσθαι πρὸς τὸν χρῶτα τῶν ἐπιβρεχομένων ὑγρῶν δύναμιν εἴργοιτο· κούφοις δὲ, ὡς μὴ βαρύνοιτο ὁ πεπονθὼς τόπος· λεπτοῖς δὲ διά τό τε καὶ κουφότερα καὶ μαλακώτερα ταῦτα, διά τό τε καὶ τὰς ἐπιβροχὰς ἑτοίμως διαπέμπειν· μαλθακοῖς δὲ, ὅπως μὴ θλίβοιντο. πρόδηλον δὲ ὅτι τούτων ἕκαστον εἰς τὸ μὴ φλεγμῆναι τὸ πεπονθὸς μόριον συντελεῖ.

Huic quoque ſimilis operatio in iſchii partibus, interdum quoque in ſemore, alias et in brachio, interdum etiam in poſteriori cervicis regione ſuccedet.

XIX.

Faſciae mundae ſint, leves, molles, tenues.

Materiam faſciarum hic docet, mundis, levibus, mollibus ac tenuibus faſciis uti jubens. Mundis quidem, ne morſus ex ſorde naſcatur, neve ſordes humorum corpus irrorantium ad cutim uſque permeare vim prohibeat; levibus, ne locus affectus gravetur. Tenuibus, quod hae leviores et molliores ſint, quodque facile perfuſiones etiam transmittant. Mollibus, ne premant. At conſtat has ſingulas dotes conducere, ne pars affecta in phlegmonem incidat.

κ'.

Ἑλίσσειν ἀμφοτέροισιν ἅμα καὶ ἑκατέροισιν χωρὶς ἀσκέειν.

Ὅπερ ἔμπροσθεν εἰρήκει καθόλου περὶ τῶν εἰς χειρουργίαν πάντων ἔργων, ἀσκεῖν ἀξιῶν αὐτὰ δρᾷν ἑκατέροις τε καὶ ἀμφοτέροισιν ἅμα, τοῦτο νῦν ἐπὶ μόνου τοῦ ἑλίσσειν ἔγραψε. πρὸς γὰρ τὸ τάχος τῆς ἐνεργείας, ὅπερ ἐστὶ μέγιστον ἐπὶ τῶν ὀδυνωμένων ἡ τοιαύτη τῶν χειρῶν ἄσκησις ὠφελιμωτέρα. τῶν δύο μὲν οὖν χειρῶν ἑλισσουσῶν ἅμα τὸν ἐπίδεσμον ἐν ταῖς ἀπὸ δυοῖν ἀρχῶν ἐπιδέσεσι, τῆς δ' ἑτέρας μόνης ἐν ταῖς ἄλλαις, ἀλλὰ καὶ ἐν ταύταις ἑκατέρας ἐν μέρει διαδεχομένης τὴν ἑτέραν. ἐν μὲν γὰρ ταῖς ἀπὸ δυοῖν ἀρχῶν ἐπιδέσεσιν ἀμφότεραι καθ' ἕνα καιρὸν ἐνεργοῦσιν ὁμοίως. διαδεχόμεναι γὰρ ἀλλήλας ἡ μὲν ἑτέρα τὸ κυριώτατον μέρος τῆς ἐπιδέσεως ἐκτελεῖ περιελίσσουσα τὸν ἐπίδεσμον, ἡ δ' ἑτέρα χρήσιμος εἰς τὴν ταύτης ὑπηρεσίαν γίγνεται.

XX.

Circumvolvere ambabus ſimul manibus oportet et utrisque ſeorſim exercere.

Quod ſuperius de omnibus chirurgiae operibus univerſe pronunciavit ipſa volens exercere et utrisque ſeorſim et ambabus ſimul manibus efficere, id nunc de ſola circumvolutione ſcripſit. Nam ad operationis celeritatem in doloribus maximi eſt momenti, hujusmodi manuum exercitatio magis conducit. Quum duae quidem manus ſimul faſciam bicipitem in deligationibus circumvolvant, altera vero ſola in ceteris; imo et in his quum utraque in parte alteram excipiat. Nam in faſciis quidem bicipitibus ambae manus uno tempore peraeque operantur. Sibi namque mutuo ſuccedunt: altera quidem praecipuam deligationis partem faſciam circumvolvens perficit; altera vero ad hujus miniſterium utiliter uſurpatur.

κα'.

Τῇ πρεπούσῃ δὲ ἐς τὰ πλάτη καὶ τὰ πάχη τῶν ὀθονίων τεκμαιρόμενον χρέεσθαι.

Εἰς τὰ πλάτη καὶ τὰ πάχη τῶν ἐπιδουμένων μορίων ἀποβλέποντα τὴν προσήκουσαν αὐτοῖς ἐπίδεσιν ἐξευρίσκειν κελεύει. γιγνομένης δὲ τῆς ἐπιδέσεως ὀρθῶς κατὰ τὰ προειρημένα διὰ τῶν ὅθεν ἄρχεσθαι προσήκει καὶ καθ' ὅντινα τρόπον ἑλίττειν τὰ ὀθόνια κατὰ τὸ πεπονθὸς, ὅσα τε συγκαταλαμβάνει αὐτὸ μόρια καὶ τὴν τελευτὴν, ἐν ᾧ τίθε- [56] σθαι καὶ πῶς ἐπ' αὐτοῖς χρῆσθαι τοῖς ἅμμασί τε καὶ ῥάμμασιν ἐδίδαξεν, ἰστέον αὐτὸν οὐδὲν τούτων δηλοῦν. οὔτε γὰρ ἐκ τοῦ πλάτους οὔτ' ἐκ τοῦ πάχους τῶν ἐπιδουμένων μερῶν ἐλήφθη τι τῶν εἰρημένων, ἀλλ' ἐκ τοῦ πάθους αὐτοῦ καὶ τοῦ σχήματος τοῦ μορίου, καθ' ὃ τὸ πάθος ἐγίνετο. νῦν οὖν εὔλογόν ἐστι διδάσκειν αὐτὸν ὁπόσα κατὰ τὴν ἐπίδεσιν ἀγαθὰ γίγνεται, τὴν ἐπίδειξιν ἡμῶν λαμβανόντων ἐκ τοῦ πλάτους καὶ τοῦ πάχους τῶν ἐπιδουμένων μο-

XXI.

Decenti vero uti fafcia ad partium latitudinem et craffitudinem facta conjectura.

Ad partium devinciendarum latitudinem et craffitudinem ratione habita decentem ipfas deligationes fafciam comperire jubet. Quum autem deligatio recte conftruatur, per ea quae prius pronunciata funt, quibus docuit unde ipfa exordiri deceat, qua ratione fafcias parti affectae circumvolvere, quasque cum ipfa partes comprehendere, quaque finem conftituere et quomodo in his nodos et fila adhibere, fciendum eft ipfum ex his nihil prodere. Nam neque ex earum quae devinciuntur partium latitudine, neque ex craffitudine quidquam rerum productarum deprehenditur, fed ex ipfo morbo et partis figura cui morbus infidet. Nunc igitur rationi confonum eft ipfum docere quae bona per deligationem oboriantur, ubi nos ex partium devinciendarum latitudine et craffitudine do-

ρίων. ἐκ τούτων γὰρ λαμβάνεται καὶ τὸ τῶν ὀθονίων αὐτῶν πλάτος τε καὶ μῆκος. οἷον ἐπὶ μὲν μικροῦ παιδίου καὶ τῷ μήκει βραχέσι καὶ τῷ πλάτει στενοῖς, εὔλογόν ἐστι χρέεσθαι τοῖς ἐπιδέσμοις, ἐπὶ δὲ μεγάλου νεανίσκου καὶ μακροῖς καὶ πλατέσιν, ἀνάλογον δὲ κἀπὶ τῶν ἄλλων ὅσα μεταξὺ τοῦ μεγάλου τε καὶ τοῦ μικροῦ σώματός ἐστιν· εἰ μὲν γὰρ ἀκριβῶς ἀμφοτέρων ἐστὶ μέσον καὶ πλάτει καὶ πάχει τὸ ἐπιδούμενον μέρος καὶ τὰς ὀθόνας μέσας τῷ τε πάχει καὶ τῷ πλάτει ποιήσομεν ἐκείνων τῶν ὀθονίων, οἷς ἐπὶ τοῦ μεγάλου καὶ τοῦ σμικροῦ σώματος ἐχρώμεθα· εἰ δὲ ἐγγυτέρω θατέρῳ τῶν ἄκρων εἴη κατ' ἐκεῖνο, καὶ τὸ ποσὸν αὐτῶν ὑπαλλάξομεν αὔξάνοντες ἢ μειοῦντες.

κβ'.

Ἑλίξιος κεφαλαὶ σκληραὶ, ὁμαλαὶ, εὐκρινέες.

Ἐφεξῆς ἀμφοτέροις ὑπάρχει τοῖς ἐπιδέσμοις πρὶν περιβαλέσθαι τῷ τοῦ κάμνοντος σώματι τῆς ἐξ αὐτῶν ἐπιδέ-

cumentum deprehendimus. Ex his enim linteorum tum longitudo tum latitudo percipitur. In parvulo quidem puero, exempli gratia, confentaneum eft fafcias ufurpandas effe longitudine breves et latitudine anguftas; in magno vero juvene et longas et latas. In ceteris denique pro eorum ratione quae magnum et parvum corpus interjacent. Si namque pars devincienda inter utrumque tum latitudine tum craffitudine medium plane fortiatur, fafcias quoque medias et craffitudine et latitudine inter ea lintea parabimus, quibus in magno et parvo corpore ufi fumus. Verum fi extremorum alteri propius fuerit, in eo ipfarum modum augentes et imminuentes variabimus.

XXII.

Circumvolutionis capita, dura, aequalia, diftincta fint.

Spira priusquam laboranti corpori circumvoluta fit, duabus fubftat fafciis, quum ex ipfis circum locum affe-

Ed. Chart. XII. [56.] Ed. Baf. V. (682. 683.)

σεως γιγνομένης περὶ τὸν πεπονθότα τόπον, ἀλλὰ αἱ κεφαλαὶ τῶν ἐπιδέσμων, αἵτινες ἂν ὦσιν, ἀμφοτέρων εἰσὶ κοιναί. ἐάν τε γὰρ ἀρχαὶ τῶν ἐπιδέσμων, ἐάν τε πέρατα κεφαλῆς νοηθῶσιν εἰρῆσθαι νῦν, ἐάν τε ἀμφότερα, καὶ πρὸς τούτοις ἔτι κατὰ τὸ πλάτος αὐτῶν πέρατα, ταῦτα πάντα κοινὰ ταῖς ἑλίξεσι τῶν ἐπιδέσμων ἀμφοτέραις ἐστὶν, ἅς τε αὐτοὶ ἀμφοτέρας καταμίγας ἴσχουσιν, ἅς τε τῷ ἐπιβάλλεσθαι τῷ σώματι λαμβάνουσιν, ὥστε τοῦτο μὲν, εἰ καὶ διαπεφώνηται τοῖς ἐξηγησαμένοις τὸ βιβλίον, οὐ χαλεπὸν εἰπεῖν. καὶ γὰρ ἐπὶ τῶν ἐληλιγμένων ἀληθῶς ὁ λόγος ἐστὶ καὶ τῶν περιβεβλημένων τῷ σώματι· καὶ μέντοι καὶ πάντα τῶν περάτων ἀκούομεν, οὐχ οἷς ἔνιοι μὲν ᾠήθησαν τῶν κατὰ μῆκος, ἔνιοι δὲ τῶν κατὰ πλάτος, ἀλλὰ τὸ περὶ μόνων μὲν ἐξηγησάμενοι τῶν ἐκτὸς ἐπιδέσμων εἰρῆσθαι, τὸ δὲ σφιγγόμενον τῆς ἑλίξεως ὑπ' αὐτοῦ δηλοῦσθαι νομίσαντες. ὅτι μὲν οὖν ἐσφίγχθαι χρὴ τὸν ἐπίδεσμον ἔξω πρὶν ἐπιβαλέσθαι τῷ σώματι πρόδηλον. εὐληπτότερον γὰρ οὕτως ἔσται, διότι καὶ λεπτότερος λεπτοτέρας τε τὰς περιβολὰς ἔχων διὰ (683)

ctum ſtruitur deligatio. Verum faſciarum capita quaecunque ſint utrisque ſunt communia Sive etiam faſciarum principia ſive extrema capita nunc dici intelligantur ſive utraque, his praeterea etiamnum adde porrectas in ipſarum latitudinem oras, haec omnia utrisque faſciarum ſpiris communia ſunt et quas utrasque glomeratas ipſae continent, quasque corpori injectas ſuſcipiunt. Quocirca id quidem, etiamſi libri interpretes in controverſiam adduxerint, explicare non arduum eſt. Etenim de glomeratis ac de corpori circumvolutis vera eſt oratio. Quin etiam omnia extrema faſciarum intelligimus, non ut nonnulli quidem cenſuerunt, ea quae in longitudinem, nonnulli vero ea quae in latitudinem porriguntur. Verum illa de ſolis externis faſciis dicta eſſe expoſuerunt, haec quae coarctantur, de ſpira ab ipſo Hippocrate praedicari putarunt. Conſtat igitur faſciam, priusquam corpori injecta ſit, coarctandam eſſe, ſic enim facilius comprehendetur, quia tenuior et tenuiores habet circumvolutiones, pro-

τὸ τεταμένον ἐρηρίχθαι, σφιγχθῆναι γὰρ ἄλλως οὐ δύναται. τὸ δὲ τὰς κεφαλὰς αὐτοῦ μόνας δεῖν ἐσφίγχθαι περιφανῶς ψευδὲς, οὐ γὰρ ἐκείνας μόνον, ἀλλ' ὅλον ἐσφίγχθαι τὸν ἐπίδεσμον. ὡς οὖν ἐν ἀπόροις ἅ γέ μοι δοκεῖ ἤδη φράσω· κεφαλὰς μὲν ἀκουστέον ἅπαντα τὰ πέρατα τοῦ ἐπι-
[57] δέσμου τά τε κατὰ μῆκος ὄντα αὐτῷ καὶ τὰ κατὰ πλάτος. εἰρῆσθαι δ' οὐ κυρίως αὐτὰ νομιστέον σκληρὰ καὶ διὰ τοῦτο ἀσάφειαν ἐσχηκέναι τὸν λόγον· ἔμπροσθεν γὰρ εἰπὼν ἐπιδέσματα καθαρὰ, κοῦφα, μαλθακὰ, πῶς ἂν νῦν αὖθις ἔλεγεν αὐτὰ σκληρά; κεχρῆσθαι δὲ νομίζω τῇ τοῦ σκληροῦ προσηγορίᾳ πρεπόντως τῷ δηλουμένῳ πράγματι. πολλάκις γὰρ ἐπὶ τοῖς πέρασι τῶν ὀθονίων τέτταρσιν οὖσιν δύο μὲν κατὰ τὸ μῆκος, ἑτέροις δὲ δύο κατὰ τὸ πλάτος, ἤτοι μόνος ὁ στήμων εὑρίσκεται, μὴ ξυνακολουθούσης αὐτῷ πρὸς τὸ πέρας τῆς κρόκης ἢ κρόκη μόνη χωρὶς τοῦ στήμονος. ἔτι δὲ ἤτοι χαλαρὸν ἔγκειται τῷ πέρατι τῶν εἰρημένων τὸ ἕτερον, ἢ κατὰ μέν τι μέρος ἔγκειται, κατ' ἄλλο

pterea extenſione diſtenditur, conſtringi namque aliter non poteſt. Quod autem ſola ipſius capita conſtringenda ſint, plane falſum eſt. Non enim haec ſolum, ſed tota faſcia coarctanda eſt. Quare in rebus ambiguis quae mea ſit ſententia jam proferam. Capita quidem omnia faſciae extrema intelligenda ſunt, tum quae in longitudinem ipſi ſunt. Ea vero non proprie dicta eſſe dura exiſtimandum eſt; proindeque obſcuritatem pronunciatum habuiſſe. Supra namque faſcias mundas, leves et molles praeſatus, qua ratione nunc eas duras pronunciat? Arbitror autem hoc durae vocabulo uſum fuiſſe congruenter rei quae declaratur. Nam plerumque in linteorum extremis quae quatuor ſunt duo quidem in longitudinem, duo vero in latitudinem reliqua vel ſolum ſtamen comperitur, quum ipſum trama ſimul ad extremum uſque non ſequitur vel trama ſola ſine ſtamine. Praeterea vero aut alterum eorum quae commemorata ſunt extremo molle incumbit aut cuidam parti incumbit, alteram vero tranſcendit. Hujusmodi

δ' ὑπερεκπίπτει. τῶν οὖν τοιούτων ὀθονίων αἱ κεφαλαὶ τῆς ἑλίξεως μαλακώτεραι τῶν ἑτέρων εἰσὶ κεφαλῶν, ἐν αἷς ἐξισοῦται μέχρι τοῦ πέρατος ὁ στήμων τῇ κρόκῃ καὶ τῇ τούτων μαλακότητι, τοὐναντίον οἶμαι κατὰ τῶν προσηκόντων, εἰληλιγμέναι μὲν, ὡς ἔφη, σκληραί. βέλτιον δ' ἦν εἰρηκέναι, μὴ μαλακαὶ, καθάπερ ἔμπροσθεν περὶ τοῦ ἅμματος ἔφη, μὴ μέγα. τὰ γὰρ ἐν τῷ μέσῳ τῶν ἀμετριῶν, ὡς ἔφην, εἰώθασι δηλοῦν ἀποφάσκοντες ὁποτέραν οὖν ἀμετρίαν. τὸ μὲν οὖν εἶδος σκληρῶν τῶν κεφαλῶν εἰρημέναιν οὕτως ἂν τις ἀκούσειεν πιθανώτατον τῷ γε μηδὲν ἔχων ἄλλο, μηδὲ μετρίως πιθανὸν εἰπεῖν καὶ τῷ τὴν εἰρημένην ἁμαρτίαν ἐν τοῖς ὀθονίοις ἐν ἄλλῳ λόγῳ μηδενὶ δεδηλῶσθαι πρὸς αὐτοῦ. τὸ δὲ ὁμαλὲς δηλοῦσθαι μὲν τὸ κατὰ πᾶν ἀπαραλλάκτως ὅμοιον. γίγνεται δὲ τοῦτο μήτε σκληρᾶς ἢ πλατυτέρας ἐν αὐταῖς τινος οὔσης μήτε μαλακωτέρας ἢ στενωτέρας ἢ λεῖπόν τι καὶ διαβεβρωμένον ἐχούσης. ἔδοξε δὲ καὶ πάνυ καθάπερ ἐπὶ τῶν παρυφασμάτων. γίγνεται δὲ τὸ εὐκρινὲς ἐπὶ τῶν τεταμένων ὁμοίως ἐν ἅπασι τοῖς μέρεσι· καὶ κατὰ

linteorum ſpirae capita aliis capitibus molliora ſunt, in quibus ad extremum uſque ſtamen tramae adaequatur et horum mollitiei contrariam eſſe arbitror decenter glomeratarum, ut protuli, duritiem. Satius autem erat pronunciaſſe *non molles*, quemadmodum ſuperius de nodo pronunciavit, *non magnum*. Nam quae inter incommoderata ſunt media, prout retuli, utramcumque incommoderationem negatione declarare conſueverunt. Speciem igitur capitum quae dura pronunciata ſunt quisque probabiliſſimam acceperit, tum quod nihil aliud ne mediocriter probabile dicendum habeat, tum quod pronunciatus error circum lintea in alio nullo opere ab ipſo explicatus fuerit. Aequale vero ſignificari vult quod in toto citra diſcrimen ſimile eſt. Id ſit quum linteorum pars nulla durior aut mollior eſt aut nulla latior aut anguſtior et tibi nulla pars quidquam quod deſit aut corroſum ſit ſortiatur. Atque id maxime velut in texturis viſum eſt. Diſtincta vero ſiunt, quum peraeque in omnibus partibus extenſa

τὶ μὲν οὐ πεπυσμένων ἢ πεπαγμένων, κατὰ τὶ δὲ ἐνδεδιπλωμένων ἢ ἐπειλιγμένων ἀκουσόμεθα.

κγ'.

Τὰ δὲ δὴ μέλλοντα ἀποπίπτειν, κακίω ταχέως ἀποπεσόντων, τὰ δὲ ὡς μήτε πιέζειν μήτε ἀποπίπτειν.

Σολοικὸς μὲν ἡ ἑρμηνεία πάντως ἐστὶν, ὅπως ἄν τις ἀκούσῃ τῆς λέξεως. τὸ γὰρ ἀποπεσόντων, ἐάν τε κατὰ τὴν τῶν Ἀττικῶν συνήθειαν εἰρῆσθαι νομίσωμεν, τῶν πτώσει γενικῇ τῆς μετοχῆς πληθυντικῆς χρωμένων ἀντὶ τοῦ προστακτικοῦ πληθυντικοῦ προσώπου τρίτου, ὁμοίως τῷ, Ἵπποι δ' ἐς δόλιχον παριόντων, ἐάν τε κατὰ τὴν γενικὴν πτῶσιν, ἀπ' εὐθείας τῆς ἀποπεσόντες, σολοικιοῦμεν. γενήσεται γὰρ ἡ λέξις κατὰ μὲν τὸ πρότερον σημαινόμενον ἀκουόντων ἡμῶν τοιάδε, τὰ μέλλοντα ἀποπίπτειν, κακίω ταχέως ἀποπεσέτωσαν· εἰ μὴ βού- [58] λοιο ἀποπεσέτω, πάντως ἐστὶν, ὡς ἐπ' οὐδετέρῳ τῷ τὰ μέλλοντα. ἐν τῷ δὲ τοῦ πλήθους

ſunt lintea, neque aliqua parte porrecta aut implicata, altera vero duplicata aut involuta accipiemus.

XXIII.

Prolapſura ſane, quum cito procidunt, deteriora ſunt, ſed haec ita, ut neque premant neque procidant.

Incondita quidem oratio omnino eſt, quomodocunque quis dictionem *ἀποπεσόντων quum procidunt* acceperit. Nam ſive pro Atticorum conſuetudine pronunciatam eſſe auguremur, qui caſum genitivim participii pluralem pro tertia pluralis imperativi perſona uſurpant, huic modo ſimili equi ad Dolichum acceſſerunt; ſive in genitivo caſu a recto *prolapſi*, ſoloeciſmum audierimus. Si namque nos in priori ſignificato edoceamur, talis futura eſt oratio: *prolapſura quum cito procidunt, deteriora*; niſi maluerís decidant, quod *prolapſura* dictio neutro in genere plane ſit. Hoc autem in numero multitudinis acceptum

ἀριθμῷ ληπτὸν ἑλληνιστὶ τῷ ῥήματι ζεύγνυσιν ἐν τῷ ἑνικῷ καὶ πληθυντικῷ. κατὰ δὲ τὸ δεύτερον σημαινόμενον ἡ λέξις ἔσται τοιάδε· τὰ μέλλοντα ἀποπίπτειν κακίω ταχέως ἀποπεσόντων αὐτῶν. ἄμεινον δ' οὖν ἦν γεγράφθαι τὴν ῥῆσιν οὕτω· τὰ δὲ μέλλοντα ἀποπίπτειν κακίω ταχέως ἀποπεσόντα καὶ δῆλόν ἐστιν, ὥσπερ ἐξ ἄλλων τινῶν, οὕτω κἀκ ταύτης τῆς λέξεως, ἔν τε τοῖς κατ' ἀληθείας μὲν οἷς τὸ βιβλίον τοῦτο πρὶν ἐκδοθῆναι, καὶ διὰ τοῦτο τὰ μὲν αὐτοῦ τοῦ γράψαντος αὐτὸ παρὰ γράμματος ἑνὸς ἢ δυοῖν ἀφαίρεσιν ἢ πρόθεσιν ἢ ὑπάλλαξιν ἁμαρτόντος, οἷα πολλὰ συγγράφουσι· τὰ δὲ ὑπὸ τοῦ πρώτου βιβλιογράφου διὰ τὸ τινὰ μὲν ἀσαφέσι γράμμασι γεγραφότος αὐτοῦ τοῦ συνθέτου, οὐ χεῖρον τἀσαφῶς, ἀλλὰ στοχασάμενον ὀρθῶς οὐδαμῶς ἁμαρτάνειν, τινὰ δὲ τοῦ χάρτου κοπέντος ἢ κατά τινα ἄλλην περίστασιν ἀπολυμένου τοῦ γράμματος ἢ συγχυθέντος· ἴσως δέ τινων καὶ κατὰ τὸν ὀνομασθέντα μεταγραμματισμὸν ἁμαρτηθέντων ἔκ τινων μεταβαλλόντων ἐκ τῆς παλαιᾶς γραφῆς εἰς τὴν ὑστέραν γεγραμμένην πρὸς τοῦ παλαιοῦ, πλῆθος

Graece verbo jungitur in ſingulari et plurali. In altero vero ſignificato hujusmodi erit oratio: prolapſura deteriora ſunt ipſis cito prolabentibus. At ſatius ſane fuit ſic textum ſcripſiſſe: prolapſura deteriora ſunt, quum cito procidunt. Et quemadmodum ex aliis quibusdam, ita ex hac oratione conſpicuum eſt hunc librum, priusquam fuiſſet editus, rebus a veritate alienis ſcatuiſſe, propterea partim quidem qui hunc librum ſcripſit prae literae unius vel duarum detractione aut additione aut immutatione errores admiſit quales multos conſcribunt. Partim vero ſecundus bibliographus, quod quaedam obſcuris literis auctor ipſe ſcriptis mandaverit, non minus obſcure, imo nullatenus recte conjiciens aberravit. Partim charta obtruncata aut litera labeſactata aut alio quodam ſiniſtro caſu obliterata; fortaſſis autem quod nonnulli in appellata literarum transpoſitione peccaverint, aliique quod ex priſca ſcriptura in poſteram ſcripturam a veteri diverſam commutationem fecerint; ex his omnibus ſit ut errorum multitudo multis

Ed. Chart. XII. [58.] Ed. Baſ. V. (683.)

ἁμαρτημάτων ἐκ τούτων ἁπάντων ἐν πολλοῖς τῶν ἀντιγράφων ἠθροίσθη. περὶ μὲν δὴ τούτων καὶ ἅπαξ ἀκούσαντα μεμνῆσθαι προσήκει, μακρὸν γὰρ ἂν εἴη καθ' ἕκαστον τῶν ἁμαρτημάτων λέγειν τὰ αὐτά. συγχωρήσαντες δὲ τὴν ἀναμάρτητον λέξιν εἶναι τοιάνδε, τὰ μέλλοντα ἀποπίπτειν κακίω ταχέως ἀποπεσόντα ζητήσομεν ἐπὶ τίνων εἴρηται, πότερον ἐπὶ μελῶν τινων τοῦ σώματος ἀποπίπτειν μελλόντων ἢ τῶν ἐπιδέσμων ἢ τῶν ἐπιτιθεμένων τοῖς πεπονθόσι μέρεσιν ἕνεκα τῆς ἰάσεως, ἅπερ ἐστὶ καταπλάσματα καὶ φάρμακα, μοτοὶ καὶ βρόχοι. παρὰ γὰρ τὰ τρία γένη ταῦτα τοιοῦτον οὐδὲν φαίνεται δυνάμενον ἀποπίπτειν τῶν πασχόντων σωμάτων· καὶ μέντοι καὶ λέλεκται τοῖς ἐξηγησαμένοις τὸ βιβλίον ἕκαστον αὐτῶν, οὐ μόνον τὰ τρία. καίτοι γε εἴπερ ἕκαστον ἔδοξεν εἶναί τινι πιθανὸν, ἐνεδέχετο καὶ πάντα δόξαι· ἐμοὶ δὲ μοτοὶ μὲν ἢ μόνοι πολλάκις ἐντεθέντες, ὡς ἐπὶ τῶν αἱμοῤῥαγιῶν ἢ καὶ φαρμάκοις τισὶ περαθέντες ἢ ἔξωθεν αὐτοῖς ἀντὶ κρίματος ἐπιβληθέντες οὐκ ἀλόγως ἀκούεσθαι δοκοῦσιν ἐν τῇ προκειμένῃ ῥήσει. προσήκει γὰρ

in exemplaribus accumulata ſit. Qui profecto de his et ſemel diſſerere audiverit, eum meminiſſe decet, in ſingulis enim erroribus eadem repetere longum eſt. Concedentes autem incorruptum textum eſſe hujusmodi, prolapſura ſane quum cito procidunt, deteriora ſunt, inquiremus de quibus haec proſerantur, utrum de quibusdam corporis partibus, an de faſciis aut topicis quae partibus affectis ad curationem admoventur, cujus ſortis ſunt cataplaſmata, medicamenta, linamenta et laquei. Nam praeter haec tria genera hujusmodi nullum conſpicitur quod ab affectis corporibus excidere valeat. Atque etiam ab hujus libri interpretibus eorum unumquodque explicatum eſt, non ſola tria, quamquam ſi cui ſingula probabilia eſſe apparuerint, omnia quoque videri poterunt. At vero mihi linamenta quidem vel ſola ſaepe, ut ad ſanguinis proſluvium impoſita vel etiam medicamentis quibusdam imbuta vel extrinſecus ipſis ad remoram admota, non praeter rationem hoc in textu percipi videntur. Conducit enim

αὐτοὺς ἀποπεσεῖν μὲν πάντως, οὐ μὴν ἀποπεσεῖν ταχέως, ὥσπερ οὐδὲ τοὺς βρόχους, ἀλλ' ὅταν ἀκριβῶς ἐκπυήσαντος τοῦ μορίου σὰρξ ἐπιτραφῇ τε καὶ περιτραφῇ τοῖς αἱμοῤῥαγοῦσιν ἀγγείοις. ὡσαύτως δὲ καὶ τὰς ἀπὸ τῶν καυτηρίων ἢ φαρμάκων καυστικῶν γενομένας ἐσχάρας, οὐ χρὴ ταχέως ἀποπίπτειν, ἀλλὰ μετὰ πολλὰ φάρμακα τὰ μὲν ὑγρὰ σηπεδονώδεσιν ἐκχεόμενα, τὰ δὲ ἐπιπαττόμενα ξηρὰ, τὰ δὲ κατὰ σπληνικῶν ἢ ὑδερικῶν ἐπιτιθέμενα μεγάλως ὀνίνησιν, ὅταν μὴ ταχέως ἀποπέσῃ· καὶ κατὰ ἄλλων δὲ μορίων καὶ διαθέσεων ἐπιτιθέμενα φάρμακα τῶν ἐχεκόλλων ὀνομαζομένων ὀνίνησι μεγάλως χρονίζοντα· καὶ γὰρ ἐπὶ καταγμάτων καὶ μασχαλῶν ὀλισθημάτων συνεχῶς γιγνομένων, ἔτι δὲ ποδαγρικῶν, ἰσχιαδικῶν τε καὶ νεφριτικῶν καὶ πάντων ἀρθριτικῶν, κεφαλαίας τε καὶ ἄλλων οὐκ ὀλίγων ἐπειράθημεν ὠφελούντων φαρμάκων, εἰ μὴ ταχέως ἀποπέσοι. τούτων δὲ αὐτῶν ὅσα μὲν ἐχέκολλα καλεῖται, διὰ τὸ δυσαπολύτως κεκολλῆσθαι καὶ τοῦ χρώματος ἔχεσθαι, [59] οὐδεμιᾶς ἐπι-

ea prorfus decidere, non tamen cito prolabi, quemadmodum neque laqueos, fed quum partis fuppuratione peracta caro producta fuerit et circa venas fanguinem fundentes increverit. Atque eodem modo cruftas a cauteriis aut medicamentis inurentibus inductas cito cadere non oportet, fed multis poft admotis medicamentis, quae partim liquida putrefcentibus partibus effunduntur, partim arida quae lienofis aut hydropicis impofita magnopere profunt, quum cito non prolabuntur. Quae ceteris quoque partibus et affectibus imponuntur medicamenta ex eorum genere quae glutinofa echecolla nominantur, fi diu immorentur, admodum juvant. Etenim ad fracturas et armorum luxationes, quae multoties oboriuntur, praeterea podagricos, ifchiadicos, nephriticos et omnes arthriticos cruciatus, cephalaeas quoque et ceteros non paucos affectus medicamenta contuliffe experti fumus, nifi celerius deciderint. Ex his autem ipfis quaecunque glutinantia vocantur, quod folutu difficile agglutinata fint et corpori adhaerefcant, nullam

δέσεως χρήζει. τινὰ δὲ εἰ μὴ κρατοῖτο πρὸς τῶν ἐπιδέσμων ἀποπίπτει, περὶ ὧν νῦν ὁ λόγος ἐστὶν αὐτῷ. φησὶν οὖν· τὰ δὲ ὡς μήτε πιέζειν μήτε ἀποπίπτειν, ὡς εἰ καὶ οὕτως ἂν εἶπεν· ὅσα δὲ μὴ συμφέρει φάρμακα ταχέως ἀποπεσεῖν, ταῦτα ἐπιδεῖν οὕτως, ὡς πιέζεσθαι μὲν ὑπὸ τῆς ἐπιδέσεως τὸ πεπονθὸς μόριον, ἀσφαλῶς δὲ κρατεῖσθαι τὸ μὴ ἀποπίπτειν ἴσον δύναται. τὸ μὲν οὖν τῶν ἔξωθεν ἐπιτιθεμένων αὐτάρκως ὁ λόγος ἐξίσταται. περὶ δὲ τῶν μερῶν τοῦ σώματος ἐφεξῆς ἴδωμεν, εἰ κἂν τούτοις ἀληθές ἐστιν ὅσα μέλλει πάντως ἀποπεσεῖσθαι, ταῦτα χρὴ μήτε ταχέως ἀποπεσεῖν. ἔνιοι γὰρ οἴονται ψευδῆ τὸν λόγον τοῦτον ὑπὸ τῶν σεσηπότων ἐξαπατώμενοι μορίων, ἃ διὰ ταχέων ἐκκοπῆναι προσήκει. τοῦτο μὲν ἀληθές ἐστιν αὐτὸ καθ' ἑαυτὸ λεγόμενον, οὐ μὴν ἐκείνῳ γε μάχεται. διαφέρει γὰρ πάμπολυ τοῦ μέλλειν τῷ δεῖσθαι τῶν ἐκκοψάντων αὐτό. πολλάκις γὰρ ἀποσχίδες ὀστῶν καὶ λεπίδες ἀποπίπτου- (684) σιν ἐν τῷ χρόνῳ καὶ βέλτιον αὐταῖς ἐστιν ὑπὸ τῆς φύσεως ὠθουμένοις κατὰ βραχὺ τὴν ἔκπτωσιν ἔχειν ἐν χρόνῳ, οὐ

deligationem desiderant Quaedam vero nisi fasciis contineantur, decidunt, de quibus ipsi nunc est oratio. Dicit itaque: *sed haec ita ut neque premant neque procidant;* ac si quoque ita pronunciaverit. Quaecunque vero medicamenta cito procidere non confert, haec ita vincienda sunt, ut a deligatione pars affecta non oneretur, sed firme contineatur, quod peraeque valet ac non decidere. Quod igitur ad ea spectat medicamenta quae foris admoventur, id satis explanavit oratio. De partibus autem corporis deinceps perspiciamus, num etsi his verum est, quaecunque omnino prolapsura sunt celeriter prolabi non oporteat. Nonnulli siquidem hanc orationem falsam existimant putrescentibus partibus decepti, quas celeriter excidere convenit. Id autem sane quod pronunciatur per se verum est, non tamen illi repugnat. Differt enim multopere quod prolapsurum est ab eo quod excidere oportet. Saepe namque ossium schidia et squamulae tempore decidunt. Atque praestat ipsa a natura impulsa paulatim dato tempore

διὰ φαρμάκων ἐρεθισθεῖσιν ἢ δι᾽ ὀργάνων ἐκλυθεῖσιν. ὅσα γὰρ ὑπὸ βίας ἀθρόως ὑποσπᾶται, συριγγώδεις ἐργάζεται κοιλότητας, ὅσα δὲ ὑποφυούσης ἤτοι πωροειδοῦς τινος ἢ σαρκὸς ἐκπεσόντων, τῆς ἐκπτώσεως δεομένων εὐθέως φαίνεται πλήρη καὶ διὰ ταχέων ἐπουλοῦνται προσαχθέντος αὐτοῖς, μετρίως ξηραίνοντος καὶ στύφοντος φαρμάκου. καὶ νευρώδη δέ τινα καὶ ὑμενώδη σώματα πολλάκις ἐκπίπτει, διαπυΐσκοντα μὲν ἀκινδύνως ἐν χρόνῳ πλείονι κατὰ βραχὺ, βιασθέντα δὲ ὑπὸ φαρμάκων βιαίων, ἤγουν δριμέων ἢ δι᾽ ὀργάνου τινὸς ἢ διὰ τῶν ἡμετέρων δακτύλων ἀποσπασθέντα συμπαθείας ἐπάγεται τῶν ὑπολειπομένων μορίων καὶ φλεγμῆναι καὶ πυρέξαι καὶ παραφρονῆσαι καὶ σπασθῆναι. ἐπὶ τὸ λοιπὸν μὲν οὖν ἤδη καὶ τρίτον ἀφικόμεθα γένος τῶν λεγομένων ἀποπίπτειν, ὅπερ ἐστὶν ὡς ᾠήθησάν τινες, οἱ ἐπίδεσμοι. τούτους οὖν φασιν, ὅταν ὦσι χαλαροὶ καὶ μέλλωσι πάντως ἀποπίπτειν, ἄμεινον ἐν πλείονι χρόνῳ τὴν ἀπόπτωσιν ἔχειν, ἀλλ᾽ ἔστι τοῦτο ψευδές. ἄμεινον οὐ κατὰ χρόνον ἀποπεσεῖν κακῶς περιβεβλημένα τοῖς πεπονθόσι μο-

quam medicamentis excitata aut diſſoluta inſtrumentis excidere. Nam quaecunque violentia conſertim divelluntur, fiſtuloſas cavitates efficiunt. Quaecunque vero aut callo quodam aut carne ſubcreſcente prolapſura prolapſionem deſiderant, quam primum plena conſpiciuntur et cicatrice celeriter obducuntur, ipſis admoto exſiccante et adſtringente medicamento. At nervoſa quaedam et membranoſa corpora ſaepius excidunt; citra quidem periculum majori tempore ſuppurantia; vehementioribus vero medicamentis ſive acribus coacta aut inſtrumento aliquo aut noſtris digitis avulſa reliquarum partium condolentias et inflammationes, febres, deliria et convulſiones invehunt. Jam vero ad reliquum tertiumque devenimus genus eorum quae prolabi diximus, quae ſunt, ut nonnullis placuit, faſciae. Has igitur quum laxae et prolapſurae ſunt, omnino decidere proferunt, quas longiori tempore prolapſionem habere magis conducit. Verum hoc falſum eſt; praeſtat enim male involutas affectis partibus faſcias non tempore, ſed

ρίοις, ἀλλ' ὅτι τάχιστα· μᾶλλον δὲ οὐδὲ ἀναμένειν ἀποπεσεῖν αὐτὰ προσῆκεν, ἀλλ' αὐτὸν ἐν τάχει λύσαντα τὴν ἐπίδεσιν αὖθις ἐπιδῆσαι συμμέτρως, ὅθεν ἔνιοι τῶν οὕτως ἐξηγησαμένων ὁμολογοῦσι μὲν ἄμεινον ταχέως ἀποπεσεῖν τοὺς χαλαροὺς ἐπιδέσμους. ἐλλιπὲς δὲ καὶ οὕτως ἐστὶ τὸ λεγόμενον, εἰ μὴ πρὸς αὐτῷ καὶ ἄλλο τι συνυπακούσειεν, ὥστε γενέσθαι τὴν ὅλην ῥῆσιν τοιάνδε. τὰ μέλλοντα ἀποπίπτειν, κακίω τῶν ταχέως ἀποπεσόντων, τὰ χρόνῳ πλέονι συγκείμενα. συγχωρηθέντος δὲ καὶ τούτου τοῦ ἀποπίπτειν οὐ πιθανὸν ἐπὶ τῶν ἄλλων ἐπιδέσμων εἰρῆσθαι. τίς γὰρ ἀναμένει χρόνον τοσοῦτον ἐν μέλλουσιν ἀποπίπτειν αὐτομάτοις, δυνάμενος ἐν τάχει λῦσαι καὶ ἐπιδῆσαι καλῶς; ἕτεροι δὲ ἐπὶ τοὐναντίον ἐκτραπέντες ἀληθῆ μὲν εἶπον λόγον, ἐξηγήσαντο δὲ βιαίως τὴν λέξιν. πῶς γὰρ οὐδὲ βιαιόν ἐστιν οὕτως ἀκοῦσαι, τὰ δὲ μέλλοντα ἀποπίπτειν κακίω μέν ἐστι τῶν μὴ ἀποπιπτόντων. ἄμεινον δ' αὐτοῖς ταχέως ἀποπεσεῖν, ἵνα περιγράψαντες ἐν μιᾷ διανοίᾳ τὸ πρότερον μέρος τῆς ῥήσεως ἄχρι τοῦ τὰ μέλλοντα ἀποπίπτειν κακίω,

quam celeriter excidere. Neque vero ipſae quoad exciderint exſpectandae ſunt, ſed ipſi quam primum ſoluta deligatione rurſum alia deligatio conſtruenda eſt. Unde eorum qui ſic explicaverint nonnulli ſatius eſſe concedunt laxatas faſcias celeriter excidere. Quod autem ita pronunciatur mutilum eſt, niſi ad rem eandem referatur et quiddam aliud ſimul intelligatur, ut univerſa oratio ſit hujusmodi: prolapſura quum diutius ſubjacent, deteriora ſunt celeriter prolabentibus. Hoc autem conceſſo, excidere de aliis faſciis enunciari non creditur. Quis enim in ſponte prolapſuris tanto tempore exſpectat, quum celeriter ſolvere et concinne devincire queat? Alii vero in contrariam ſententiam abducti veram quidem orationem protulerunt, ſed violenter dictionem explicarunt. Quomodo namque violentum non eſt ſic accipere? At prolapſura deteriora quidem ſunt non prolabentibus. Praeſtiterit autem ipſis celeriter excidere, quo priore orationis parte in unam ſententiam coercita; prolapſura deteriora

πάλιν δ' ἀφ' ἑτέρας ἀρχῆς ἀναγνῶμεν τὸ διὰ ταχέως ἀποπεσόντων, ὅπερ ἐστὶ ταχέως ἀποπεσέτω. βιαίως δὲ, [60] ὡς ἔφην, ἡ ἐξήγησις αὕτη κατὰ τὸ καλούμενον σύναρθρον εἶδος τῆς ἑρμηνείας, μεμνημένοι μετὰ τοῦ καὶ ψεῦδος εἶναι τὸ λεγόμενον ἐν τῷ καθόλου, τὰ δὲ μέλλοντα ἀποπίπτειν κακίω. πολλὰ γὰρ ἐπ' ἀγαθῷ ἀπόπτωσιν ἔχει. βέλτιον οὖν ἐστιν, ὡς ἔφην, ἀκούειν ἐπί τε τῶν ἔξωθεν ἐπιτιθεμένων καὶ τῶν πάντων ἀποπεσουμένων μορίων εἰρῆσθαι τὸν λόγον, ἀποχωρίσαντα ἐπιδέσμου καὶ τῆς ὑστάτης ἄρτι λελεγμένης ἐξηγήσεως.

κδ'.

Ὧν δὲ ἔχεται ἐπίδεσις ἢ ὑπόδεσις ἢ ἀμφότερα.

Προσυπακοῦσαι δεῖ τὰ δέ ἐστιν, εἶτα ἑξῆς ἀναγινώσκειν, ὑπόδεσις μὲν αἰτίη ἀφεστεῶτα προστεῖλαι, καὶ τὰ ἄλλα τὰ τούτων ἐφεξῆς. κέχρηται δὲ τῷ ἔχεται ῥήματι σημαίνων δι' αὐτοῦ τὸ οἷον ἐφίεται καὶ ἀντιποιεῖται καὶ

ſunt. Rurſus autem ab altero principio orſi legamus: quum celeriter prolabuntur, quod eſt cito excidunt. Si vero violenter, ut diximus, explicatio ipſa exiſtit juxta figuram loquutionis quae articulata vocatur. Atque etiam hujus rei ſimus memores, falſum eſſe quod in univerſum dicitur prolapſura ſane deteriora: multa ſiquidem ad utilitatem prolapſionem habent. Melius eſt igitur, ut diximus, pro iis quae foris admoventur et omnibus prolapſuris partibus orationem accipi, quae faſcias et poſtremam nuper explicatam interpretationem abjicit.

XXIV.

Quae ſpectat deligatio aut ſubligatio aut utraque haec ſunt.

Haec ſunt ſubaudire decet, poſtea deinceps legere ſubligatio quidem cauſa eſt, qua quae abſceſſerunt adducantur et quae cetera ſequuntur. Uſus autem eſt verbo *ἔχεται ſpectat*, quo ſignificat quaſi appetit, occupat, inten-

στοχάζεται. ἅπερ αὖ ἅπαντα δυνάμει ταὐτὸν δηλοῖ τῷ τίνες αἱ δυνάμεις εἰσὶ τῆς ἐπιδέσεως καὶ τίνα τὰ ἔργα. λέγω δὲ ἔργα νῦν οὐ τὰς ἐνεργείας, ἀλλὰ τὰ ἀποτελέσματα. καθάπερ οἰκοδόμου μὲν ἔργον ἦ, οἰκία, τέκτονος δὲ σκιμπόδιον, ὑφάντου δὲ ἱμάτιον. ἐπὶ δὲ τῆς ἐπιδέσεως καὶ μάλιστα τῆς καταγματικῆς οἱ μὲν πρὸ τῶν σπληνῶν ἐπίδεσμοι παραλαμβανόμενοι δύο, ἕτεροι δὲ μετὰ τοὺς σπλῆνας. ἴδιον οὖν ὄνομα κατὰ τῶν πρώτων δυοῖν Ἱπποκράτης ἔθετο τὰς ὑποδεσμίδας, αὐτήν τε τὴν ὑπ' αὐτῶν γιγνομένην ἐπίδεσιν ὑπόδεσιν ἐκάλεσεν. ἐφεξῆς ἀκούσωμεν αὐτοῦ λέγοντος ὅσα δύναται ποιεῖν ἥ τε ἰδίως ὑπόδεσις ὀνομαζομένη καὶ κοινῶς ἐπίδεσις. ἔδει μὲν δὴ κατὰ τὴν προτέραν ῥῆσιν εἰρῆσθαι, τίνων ἕνεκεν ἡ ἐπίδεσις ὑπὸ τῶν ἰατρῶν γίγνεται, καθάπερ ἐν ἀρχῇ διαιρεῖται, τὰ μὲν αὐτῆς ἰᾶσθαι λέγων, τὰ δὲ τοῖς ἰωμένοις ὑπηρετεῖν. καὶ ταῦτα πῶς γιγνομένη τῶν εἰρημένων ἕκαστον ἰάσεται· πρὸς γὰρ τὸν σκοπὸν τῆς ἰάσεως ἀποβλέποντες ἐξευρήσομεν τὴν προσήκουσαν ἐπίδεσιν, αὐτὸν δὲ τὸν σκοπὸν ἐνδείξεται τὸ θεραπευόμενον πάθος.

dit. Quae rurfus omnia idem facultate declarant, quae nimirum fint deligationis vires et quae opera. Voco autem nunc opera non operas, fed affectus, quemadmodum domus aedificatoris opus, fabri lectus, textoris veftimentum. Itaque in deligatione ac praefertim catagmatica (ad fracturas) ante fplenia fafciae duae obvolvuntur, aliae vero poft injecta fplenia. Proprium quidem nomen primis duabus impofuit Hippocrates, quas hypodefmidas *fubfafciolas*, ipfam vero quae fub ipfis ftruitur deligationem vocitavit. Audiamus deinceps ipfum dicentem quae praeftare queat five proprie fubligatio five communiter deligatio nominata. Decebat profecto priore textu explicare quas ob res a medicis deligatio ftruatur, quomodo per initia partitus eft, quum alias quidem mederi afferat, alias vero medentibus infervire. Tum has ob caufas qua via conftruenda deligatio praedictorum unicuique medebitur. Ad fanationis fiquidem fcopum refpicientes decentem deligationem inveniemus. Ipfum autem fcopum curandus affectus indi-

θος· οὐ μὴν ὁ Ἱπποκράτης οὕτως ἔγραψεν, ἀλλὰ περὶ τῆς ἐπιδέσεως, ὁποίαν χρὴ γίνεσθαι διελθὼν ἄχρι νῦν, ἐπί τε τὰ ἔργα καὶ τὴν δύναμιν αὐτῆς ἧκεν.

κέ.

[61] Ὑπόδεσις μὲν αἰτίη, ὥστε ἢ ἀφεστεῶτα προστεῖλαι ἢ ἐκπεπταμένα συστεῖλαι ἢ ξυνεσταλμένα διαστεῖλαι ἢ διεστρομμένα διορθῶσαι ἢ τἀναντία.

Ἀφεστεῶτα πάντα καλεῖ νῦν ὅσα κατὰ φύσιν μὲν ἔχοντος σώματος ἥνωτό τισι μορίοις ἑτέροις ἢ ἐπέψαυσεν αὐτῶν. ἐν δὲ τῷ παρὰ φύσιν ἔχειν οὐκέτι φυλάττει τὴν ἕνωσιν καὶ τὴν ψαῦσιν· ἕνωσις μὲν γὰρ ἅπασι καὶ κατάγμασιν, ἕλκεσί τε καὶ ῥήγμασι καὶ θλάσμασι διαφέρει. ψαῦσις δὲ ἐν ἀποστήμασι καὶ κόλποις, ἐμφυσήμασί τε καὶ οἰδήμασιν. ἐκπεπταμένα δὲ καλεῖ τὰ πλείστην διάθεσιν ἀπ' ἀλλήλων ἔχοντα, γίνεται δὲ αὐτὸ κατὰ διττὸν τρόπον, ἤτοι δι' ὅλων αὐτῶν ἢ κατὰ χείλη μόνα. οἵ γε μὴν σκοποὶ τῆς

cabit, non tamen ita ſcripſit Hippocrates, verum quum de deligatione qualem conſtruere oporteat huc uſque diſſeruit, ad ipſius opera et facultates acceſſit.

XXV.

Subligatio quidem cauſa eſt, ut aut quae abſceſſerunt adducantur aut expaſſa coarctentur aut contracta diducantur aut perverſa dirigantur aut contraria.

Quae abſceſſerunt omnia hic vocat, quae corpore ſecundum naturam ſe habente quibusdam aliis partibus uniebantur aut ipſas contingebant. Eo vero qui praeter naturam eſt habitu, non amplius unitatem et contractum tuetur. Unitas quidem omnibus fracturis, ulceribus, fiſſuris et contuſionibus contraria opitulatur; contactus vero abſceſſibus, ſinibus, inflationibus et tumoribus. Expaſſa vero appellitat quae plurimam inter ſe diſtantiam ſortiuntur. Id autem duobus modis contingit aut ipſis totis aut

ἰάσεως τῶν μὲν ἀφεστώτων προστεῖλαι, τῶν δὲ ἐκπεπταμένων συστεῖλαι, τῶν δὲ διεστραμμένων διορθῶσαι, κοινὸν ἁπάντων ἐστὶ τῶν εἰρημένων ἐπανορθοῦσθαι καὶ διορθοῦσθαι τῶν Ἑλλήνων λεγόντων, ὅσα περ ἂν ἐκβεβλημένα καθ' ὀντιναοῦν τρόπον εἰς ἔμμετρον ἐπανάγομεν κατάστασιν. οἱ μὲν δὴ σκοποὶ τῆς ἐπιδέσεως οἵδε εἰσίν· ἡ δύναμις δὲ αὐτῶν οὐ τούτων μόνων ἐστὶ ποιητικὴ τῶν σκοπῶν, ἀλλὰ καὶ τῶν ἐναντίων ἐνίοτε, κατορθουμένης μὲν τούτων, ἁμαρτανούσης δὲ τῶν ἐναντίων. εἰκότως οὖν ἐπὶ τελευτῇ τῆς ῥήσεως εἶπεν ἢ τἀναντία. προὔκειτο γὰρ αὐτῷ τί δύναται ποιεῖν ὑπόδεσις εἰπεῖν, οὐ περὶ μόνης τῆς ἀγαθῆς διελθεῖν. ἐν ἀρχῇ γέ τοι τῆς ῥήσεως, ἐφ' ὧν δὲ ἔχεται ἢ ἐπίδεσις ἢ ὑπόδεσις ἢ ἀμφότερα περὶ πάσης ἐπιδέσεως, οὐ περὶ τῆς ἀρίστης μόνον τὸν λόγον ποιούμενος. εἰ δὲ καὶ περὶ τῆς ἀγαθῆς μόνης ἐπιδέσεως ἐνταῦθά τις αὐτῷ βούλοιτο εἶναι τὸν λόγον, ἡ κατὰ τὴν τελευτὴν προσθήκη τόνδε τὸν νοῦν ἕξει. ὡς ἐν τῷ παρὰ φύσιν ἔχειν τὰ μὲν ἐστιν ἀφεστῶτα, τὰ δὲ ἐκπεπταμένα, τὰ δὲ διεστραμμένα. κατὰ τὸν αὐτὸν

labris folis diductis. Porro curationis fcopi funt abfceffa adducere, expaffa coarctare, perverfa dirigere, quod pronunciatis omnibus commune eft, quum inftaurare ac dirigere Graeci dicant quascunque partes quocunque modo ejectas ad moderatum ftatum reducimus. Hi fane funt deligationis fcopi. Ipforum autem fcoporum vis non haec fola, verum etiam interdum contraria efficit. Illa quidem quum inftaurat; contraria vero, quum delinquit. Jure igitur in orationis extremo protulit aut contraria. Propofitum erat enim ipfi quid efficere valeat fubligatio pronunciare, non de fola optima differere. In principio fane hujus orationis, quae fpectat deligatio aut fubligatio aut utraque, de omni deligatione, non de optima folum orationem habuit. Si quis tamen de optima fola deligatione hic orationem effe velit, in ejus extremo additio hanc fententiam confequetur. Quemadmodum in habitu praeter naturam alia abfceffa alia expaffa alia perverfa funt. Eodem modo alii affectus contrarii oboriuntur.

τρόπον ἕτερα πάθη τούτοις ἐστὶν ἐναντία· τοῦ γὰρ ὑγιαίνοντος σώματος ἔχοντος συμμέτρως ἅπαν πάθος ἐν τῷ διαφθείρεσθαι τὴν συμμετρίαν γεννᾶται. εἴπερ οὖν ὅσα τὴν κατὰ φύσιν ἔχοντα κατασκευὴν ἥνωτό τισιν ἢ ἔψαυσεν, ὅταν ἤτοι τὴν ἕνωσιν ἢ τὴν ψαῦσιν ἀπολέσῃ, πεπονθέναι τε καὶ παρὰ φύσιν ἔχειν αὐτὰ φαμὲν ὡσαύτως. ὅσα δὲ μήθ᾽ ἥνωτο μήτ᾽ ἔψαυσεν, ἵνα ἂν ἑνωθῇ τε καὶ ψαύσῃ, νοσεῖν αὐτὸ (685) ποιήσειεν. ἐναντία οὖν ταῦτα τῆς ἐπανορθώσεως· ἐπεναντίον δὲ ἥσεται τοῖς σκοποῖς, ἀλλ᾽ ὡς δόξῃ τινὰ μάχεσθαι τῷ λόγῳ τὰ τοῖς διεστραμμένοις ἀντικείμενα, καλούμενα δὲ εὐθέα. δεήσει τοιγαροῦν, ὅσον ἐπὶ τῷ προειρημένῳ λόγῳ, καὶ ταῦτα διαστρέφειν, ὅπερ οὐκέτι τῆς ἀγαθῆς ἐπιδέσεως ἔργον, ἀλλὰ τῆς ἡμαρ- [62] τημένης ὑπάρχει. ἀναμνησθεὶς οὖν τις ὧν εἶπεν Ἱπποκράτης ἐπὶ μηροῦ καὶ βραχίονος γνώσεται τὴν ἐν αὐτοῖς εὐθύτητα παρὰ φύσιν οὖσαν, ἧς τὸ ἔξω καὶ πρόσω κεκύρτωται φύσει· καί τις ἐπιλαθόμενος τὸν καταγέντα καυληδὸν ἢ μηρὸν ἢ βραχίονα διέπλασε μὲν πρῶτον εὐθὺν, ὕστερον δὲ καὶ

Nam ſano exiſtente corpore commoderate ſe habente omnis pravus affectus in commoderationis jactura procreatur. Ergo ſi quaecunque naturalem ſtructuram ſortita cum quibusdam coierint aut quaedam contigerint, quum vel unitatem vel contactum perdiderint, ipſa aegrotare et contra naturam ſe habere ſimiliter dixerimus. Quae vero neque coaleſcebant neque ſe contingebant, quo etiam in unum coeant et ſeſe contingant, eadem aegrotare concitaverint. Quare haec directionis contraria ſunt. Contrarium vero ſcopis indicabitur. Verum quaedam cum ratione pugnare videbuntur ceu perverſis oppoſita, quae directa vacantur. Quapropter oportebit, quantum praedicta oratione colligitur, et haec pervertere quod non amplius idoneae deligationis, ſed alienae opus exiſtit. Si quis meminerit eorum quae de femore et brachio tradidit Hippocrates, his directionem praeter naturam eſſe noverit, cujus pars exterior et anterior natura gibba ſit. At aliquem latuit aut femur aut brachium caulice *transverſimve* fractum eſſe.

περιῤῥούμενον ἐν τούτῳ τῷ σχήματι περιεῖλον· ἀλλ' ὅ τε προσεσχηκὼς τὸν νοῦν τῷ φυσικῷ σχήματι τῶν ὀστῶν καὶ φυλάττειν αὐτὸ μεμνημένος, ἐὰν μηδέπω πεπωρωμένῳ καὶ ἐντυχὼν, ὕδατα μετὰ ἐλαίου πολλοῦ καταντλήσας, εἶτα διατείνας ἰσχυρῶς, πρῶτον μὲν κατέαξεν, ὡς ἐξ ἀρχῆς ἦν κατεαγὸς, ἐφεξῆς δὲ ἐν τῷ κατὰ φύσιν σχήματι διέπλασε καὶ μετὰ ταῦτα ἐπέτρεψε τῇ φύσει πωρῶσαι τὸ κατεαγὸς ἐν τούτῳ τῷ σχήματι. ὥστε ἀληθές ἐστι τὸ μὴ μόνον ἄκοντας τοὺς ἰατροὺς διὰ τῶν μοχθηρῶν ἐπιδέσεων τἀναντία τῶν εἰρημένων ἀγαθῶν ἐργάζεσθαι περὶ τοὺς κάμνοντας, ἀλλὰ καὶ τοὺς ἀρίστους, ἐξεπίτηδες ὅσα μὲν παρὰ φύσιν ἐνδεδίπλωται πρὸς τοὐναντίον ἀπάγοντας ἐκτρέπειν, ὅσα δὲ συμπέφυκε, διαλύειν τούτων τὴν σύμφυσιν. εἴδομεν οὖν ἐνίων τὴν ἐφέλκωσιν καὶ δακτύλους συμφύντας καὶ χείλη καὶ βλέφαρα. σκοποὶ μὲν οὗτοι τῆς τῶν εἰρημένων παθῶν ἰάσεως· ἑκάστου δ' αὐτῶν τὴν οἰκείαν ἐπίδεσιν ἑξῆς διδάσκει, πρότερον εἰπὼν περὶ τῶν ὀθονίων ὁποῖα χρὴ παρεσκευάσθαι διὰ τῆς ἐχομένης λέξεως.

Primo quidem directum conformavit; deinde vero callo glutinandum hac in figura obvolvit; verum quum naturali oſſium habitui mentem adhibuit ipſumque ſervare meminit. Si nondum callo inducto coierit, aquam cum oleo copioſo perſudit. Deinde vehementer extenſum primo quidem perfregit, ut ab initio fractum erat; poſtea vero in naturali figura conformavit; tum demum fractum os hac in figura callefcere naturae commiſit. Quare verum eſt non ſolum imprudentes medicos per vitioſas deligationes probis enarratis contraria aegrotantibus efficere, verum etiam ſapientiſſimos conſulto, quae praeter naturam duplicatas in contrarium adducentes ipſi advertunt; quae vero coaluerunt, eorum coalitum diſſolvunt. Vidimus enim nonnullorum exulceratione etiam digitos coaleſcere et labra et palpebras. Hi ſane ſunt dictorum affectuum curationis ſcopi. Propriam autem horum ſingulorum deligationem ſerie docet, atque in primis de faſciis quales parari oporteat praeſenti oratione pronunciat.

κστ΄.

Παρασκευάζειν δὲ ὀθόνια κοῦφα, λεπτὰ, μαλθακὰ, καθαρὰ, πλατέα, μὴ ἔχοντα συῤῥαφὰς, μηδ᾽ ἐξεστίας καὶ ὑγιέα, ὥστε τανύειν φέρειν καὶ ὀλίγῳ κρέσσω, μὴ ξηρὰ, ἀλλ᾽ εὔχυμα χυμῷ ᾧ ἕκαστα σύντροφα.

Εἴρηκεν οὖν πρόσθεν ἤδη περὶ τῶν ὀθονίων ἐλλιπέστερον, ᾧ καὶ δῆλον ὡς οὐδὲν ἠκρίβωται τότε πρὸς ἔκδοσιν, ἀλλ᾽ οὔτ᾽ ὑπὸ υἱέων, ὅτι μετὰ τὸν Ἱπποκράτους θάνατον ἐδοξάσθη οὐδεὶς, οὐδὲ κἂν βραχυλόγῳ κατὰ σύγγραμμά τι περὶ τῶν αὐτῶν εἰπεῖν· ἀλλ᾽ ἤτοι τὰ νῦν εἰρημένα περιεῖλεν ἂν ἢ τὰ πρόσθεν. ἔμπροσθεν μὲν γὰρ οὕτως ἔγραψεν, ἐπιδέσματα καθαρὰ, κοῦφα, λεπτὰ, μαλθακά. ἔθηκε δὲ νῦν τότε πλατέα δεῖν ὑπάρχειν αὐτὰ καὶ μὴ ἔχοντα συῤῥαφὰς μηδὲ ἐξεστίας, ὑγιέα τε μὴ μόνον ἄχρι τοῦ ῥαγῆναι ταθέντα βιαιότερον, ἀλλὰ καὶ περαιτέρω, τουτέστιν εὔτονα ἔχειν καὶ ἰσχυρὰ χάριν τῆς ἀσφαλεστέρας κρατή-

XXVI.

Jam vero faſciae parandae ſunt, leves, tenues, molles, mundae, latae, nullas ſuturas, nullas exſtantias habentes, atque ita validae ut extenſionem ferant pauloque fortiores, non aridae, ſed liquore madentes, quo quaeque inebriari conſueverunt.

Jam vero de faſciis minime integra pronunciavit, quo etiam patet tum hunc librum nequaquam ab Hippocrate, imo neque ab ejus filiis ad editionem accurate digeſtum fuiſſe, quod poſt Hippocratis obitum nemo, ne etiam brevi oratione aliquo in opere de iis diſſerere viſus ſit. Verum aut qua nunc aut qua ante pronunciata ſunt amputavit. Etenim antea ita ſcripſit: faſciae mundae, leves, tenues, molles. Nunc et eodem tempore conſtituit ipſas latas eſſe oportere, nullas ſuturas, nullas exſtantias habentes neque ſolum hucusque validas, ut violentius extenſae rumpantur, verum etiam amplius, hoc eſt ſolidae et robuſtae

σεως. ἀλλὰ καὶ τὸ μήτε συῤῥαφὰς ἔχειν ἀνωμάλως προσπίπτοντα μήτε τὰς καλουμένας ἐξεστίας, αἵτινες ἐν τοῖς ὑφαινομένοις συμβαίνουσιν, ἐνίοτε μὲν ἐξεπίτηδες, ἐνίοτε δὲ ἀκουσίως γίγνονται προμήκεις ἐξοχαὶ, ποτὲ μὲν αὐτῆς τῆς κρόκης, ἔστι δὲ ὅτε καὶ τῆς πορφύρας, ἀλλὰ καὶ κατὰ τὰς καλουμένας παρυφὰς ἑκοῦσαι, τοῦτο πράττουσι διὰ παντὸς αἱ [63] γυναῖκες. ἅπαντα οὖν ταῦτα φυλάττειν κελεύει. τὸ δὲ πλατέα δεῖν εἶναι τὰ ὀθόνια τῶν ἀμελῶς ἑρμηνευομένων ἐστίν· εἰ μὲν γὰρ ὡς πρὸς τὰ στενὰ προβάλλοιτο, μνήσεταί τις αὐτὰ πρὸς τὰ περαιτέρω τοῦ προσήκοντος πεπλατυμένα παραβαλὼν ἐγκαλεῖν. εἰ δὲ πρὸς τὰ σύμμετρα, μοχθηρὸν ἅπαν ἐστὶ τὸ τοῦ συμμέτρου παραλλάττον ἐφ' ἑκάτερα, κατά τε πρόσθεσιν καὶ ἀφαίρεσιν. περὶ δὲ τῶν λεπτῶν καὶ κούφων καὶ μαλθακῶν καὶ καθαρῶν τῆς χρείας ἔμπροσθεν εἴρηται. τὸ δὲ μὴ ξηρὰ, ἀλλ' εὔχυμα χυμῷ ᾧ ἕκαστα σύντροφα, λέλεκται μέντοι καὶ αὐτὸ περὶ τῶν ὀθονίων. ὁ λογισμὸς δὲ τῆς συμβουλῆς οὐκ ἄδηλος. ἀξιοῖ δὲ αὐτὰ μηδέποτε παραλαμβάνεσθαι σκληρὰ κατὰ μηδεμίαν

ſint ſecurioris comprehenſionis gratia. At vero imperat neque ſuturas inaequaliter procumbentes ſortiri neque vocatas exſtantias iis quae ordiuntur texturis accidunt, interdum de induſtria, interdum inconſulto oblongae exſtant eminentiae, modo ex ipſa trama, modo etiam ex purpura. Sed et in attextis veſtibus quas παρυφὰς vocitant, conſultae id ſemper elaborant mulieres. Haec autem omnia cavere jubet. At quod latas eſſe faſcias oporteat, ad ea id ſpectat quae oſcitanter explicantur. Si quis enim prout ad anguſtias appulerit, meminerit improbare cum iis conſerens quae ulterius quam deceat latiores ſunt. Si vero ad commoderatas, quod a commoderato ad utrasque tum additione tum detractione aberrat, id omne vitioſum eſt. At de tenuium, levium, mollium et mundarum uſu ſuperius dictum eſt. Quod pronunciat non aridae, ſed liquore madentes, quo quaeque inebriari conſueverunt, id quoque de faſciis pronunciatur. Nec ratio ſententiae abdita eſt. Cenſet enim nunquam ipſas aridas ac duras ulla in de-

ἐπίδεσιν, ἀλλ' εὔχυμα, δεδευμένα χυμῷ ᾧ ἂν ἕκαστα τῶν θεραπευομένων παθῶν ᾖ σύντροφα, τουτέστιν οἰκεῖα· καὶ γὰρ κηρωτῇ ὑγρᾷ τῇ ἁπλῇ καὶ τῇ πισσηρᾷ καὶ οἴνῳ μέλανι αὐστηρῷ, κατά τε τὸ περὶ ἀγμῶν καὶ τὸ περὶ ἄρθρων αὐτὸς ἐκέλευσε διαβρέχειν. ξηρὰ δὲ πρὸς τὸ τὴν ἀπὸ τῆς ὑποβροχῆς ὠφέλειαν οὐκ ἔχειν, ἔτι καὶ πυροῦντες τὰ μόρια, καθ' ἃ ἐπιβέβληνται τὴν θερμασίαν ἐν αὐτοῖς αὐξάνουσι. διὰ τοῦτο καὶ τὴν ἐκ τῶν πλησιαζόντων χωρίων ὑγρότητα πρὸς τὸ πεπονθὸς ἐπισπῶνται. τοῦτο δὲ ὅτι μέγιστον κακόν ἐστιν εἰς τὴν τῶν ὄγκων γένεσιν, εὔδηλον παντί.

κζ'.

Ἀφεστεῶτα μὲν ὥστε τὰ μετέωρα τῆς ἕδρης ψαύειν μὲν, πιέζειν δὲ μή. ἦρχθαι δὲ ἐκ τοῦ ὑγιέος, τελευτᾷν δὲ πρὸς τὸ ἕλκος, ὡς τὸ μὲν ὑπεὸν ἐξαθέλγηται, ἕτερον δὲ μὴ ἐπισυλλέγηται.

---

ligatione promoveri, ſed madentes, humore inebriatas, quo ſinguli qui curantur affectus connutriantur, hoc eſt amice foveantur. Etenim cerato liquido ſimplici et picato et vino nigro auſtero perfundi tum in opere de fracturis tum de articulis ipſe imperavit. Aridae vero faſciae, praeterquam quod eam quae a perfuſione manat utilitatem non ſortiantur, partes etiamnum quibus injectae ſunt, incendentes earum calorem augent; proindeque ex proximis locis ad partem affectam humores attrahunt. Quod autem ad tumorum procreationem malum ſit maximum, id patet omnibus.

XXVII.

Quae certe ita abſceſſerunt, ut ſublimia ſedem attingant, non tamen comprimant. Ex ſana vero parte exordiendum et ad ulcus finiendum, ut quod ſubeſt effundatur, aliud autem non colligatur.

Ἐάν τε ὀστοῦ κατεαγότος τὰ μόρια διέστηκε παρὰ φύσιν ἀπ' ἀλλήλων, ἐάν τε συμφύσεως ἀποῤῥαγείσης ἢ τραύματος μεγάλου γινομένου συνάγειν αὐτὰ δέῃ μέχρι τοῦ ψαῦσαι μὲν, οὐ μὴν καὶ θλίβειν ἄλληλα· καὶ γὰρ ὀδυνήσεται καὶ φλεγμανεῖ τὰ οὕτως ἐπιτεθέντα μόρια. μάλιστα δὲ ἐπὶ τῶν καλουμένων κοιλιῶν ὁ λόγος αὐτῷ γίγνεται νῦν ὡς ἐπὶ παραδείγματος. ἐδήλωσε γὰρ τοῦτο σαφῶς αὐτὸς ἐν τοῖς ἐφεξῆς γεγραμμένοις· μέχρι μὲν οὖν τούτου, ὥστε τὰ μετέωρα τῆς ἕδρας ψαύειν μὲν, πιέζειν δὲ μὴ, κοινὸς ὁ λόγος αὐτῶν καὶ πρὸς τἄλλα πάντα ἐστὶν, ὅσα τῆς φυσικῆς ψαύσεως ἢ συμφύσεως ἐλύθη. τὰ δὲ ἐφεξῆς τοῦδε κατὰ φύσιν ἦρχθαι ἐκ τοῦ ὑγιέος, τελευτᾷν πρὸς τὸ ἕλκος, ἐπὶ τῶν ὄγκων εἴρηται προδηλότατα· τούτοις γὰρ χρὴ τοὺς μὲν ἰχῶρας ἐκκενοῦσθαι, μηδένα δὲ ἐπιῤῥεῖν τῷ μορίῳ χυμὸν ἐν τῷ τῆς κολλήσεως χρόνῳ. γενήσεται δὲ τοῦτο πιεσάντων μὲν ἡμῶν τὸν πυθμένα τοῦ κόλπου μέχρι τοῦ θλίβειν, ἐκλυόντων δὲ κατὰ βραχὺ τὴν ἐπίδεσιν ἄχρι τοῦ στόματος αὐτοῦ, τοῦτο δὲ ἀνεῳγμένον φυλαττόντων ἐν τῷ σχήματι

Sive fracti offis partes praeter naturam five unitate dirupta aut ingenti illato vulnere, ab invicem fecefferint, ipfae quoad fefe contingant, in unum ducendae funt neque tamen fe invicem premant. Etenim partes ita conftitutae tum dolore tum inflammatione obfidebuntur. Ipfi vero nunc de iis qui ventriculi vocantur potiffimum eft oratio, tanquam exempli gratia. Id enim in fcriptis fequentibus dilucide declaravit. At hucusque ut fublimia fedem attingant, non autem premant, communis oratio eft eorum et ad cetera omnia refertur, quorum contactus aut unitas foluta fit. Quae vero hunc textum fubfequuntur natura, ex fana vero parte exordiendum et ad ulcus finiendum; haec de tumoribus apertiffime pronunciata funt. Ab his enim faniem evacuari oportet, nullum vero ad partem humorem conglutinationis tempore affluere. Hoc autem continget nobis faciendum finu ad expreffionem ufque comprimentibus. Et paulatim deligationem adufque finus os folventibus, ipfumque apertum in declivi figura

καταῤῥόπῳ. κόλπους μὲν οὖν ὅταν καθαροὺς ποιήσωμεν καὶ [64] θελήσαντες κολλῆσαι, τὸν εἰρημένον τρόπον ἐπιδήσομεν. ἀπόσπασμα δὲ ἀκρωμίου βιαίως θλίβοντές τε καὶ καταναγκάζοντες τὸ ὑψούμενον αὐτοῦ μέρος, οὐδὲν γὰρ ἐκ τῆς τοιαύτης θλίψεως ἄτοπον ἔσται· καθάπερ οὐδὲ ἐπὶ κλειδὸς κατεαγυίας, ὅταν ἐπὶ πολὺ τὸ ἕτερον αὐτῆς μᾶλλον, ἧττόν τε μὴν ταύτης ἢ ἐπ' ἀκρωμίου πιέσομεν. ἐπὶ δὲ τῶν ἄλλων καταγμάτων ἥκιστα θλίψομεν εὐλαβούμενοι φλεγμονάς. ἐγὼ μὲν οὖν ἐπὶ πάντων τῶν ἐφεστώτων πεποίημαι τὸν λόγον. ὁ δ' Ἱπποκράτης ἐπὶ μόνων τῶν κόλπων, ὡς ἐπὶ παραδείγματος ἐφ' ὧν τῶν ἐπιδέσεων τὴν συμμετρίαν ἐδήλωσε σαφῶς εἰπὼν τὰ μετέωρα, τουτέστι τὰ ἀφεστῶτα ψαύειν μὲν τῆς ἕδρας, μὴ πιέζειν δὲ, καλέσας ἕδρην δηλονότι τὸ ὑποβεβλημένον τῷ ἀφεστεῶτι σώματι. καθόλου δὲ στηριχθῆναί τε καὶ ἑδρασθῆναι τὸ προσαγόμενον αὐτῷ. πρὶν μὲν γὰρ τοῦ ψαῦσαι τὴν ἀρχὴν οὐδ' ἂν ἑνωθείη τὸ μέρος ἕτερον ἑτέρῳ, ψαυσάντων δὲ ἀθλίπτως ἡ ἕνωσις γίνεται. πρόδηλον δὲ ὅτι τοὺς (686) δεομένους κολλήσεως

ſervantibus. Quum itaque mundos ſinus fecerimus, eos conglutinare volentes enarrata ratione deligabimus. At avulſum acromium et ſublatam ipſius partem vi comprimimus cogimusque. Nullum ſiquidem ex ejusmodi compreſſione futurum eſt incommodum, quemadmodum neque de clavicula fracta, quum alterum multo magis quam ipſam minusque hanc quam acromium comprimemus, ceteras vero fracturas minime comprimemus inflammationes veriti. Ego quidem de omnibus abſceſſibus verba feci, Hippocrates vero exempli gratia de ſolis ſinibus in quibus deligationum commoderationem perſpicue demonſtravit, quum effatur: ſublimia, hoc eſt abſceſſa ſedem quidem attingere, non tamen comprimere oportet; ſedem videlicet id profeſſus quod abſceſſo corpori ſubjectum eſt. Denique quod ipſi admovetur, id tum adhaerere tum inſidere debet. Enimvero niſi prius per initia partem pars altera contigerit, nequaquam unitatem inierit. Quae ſi quidem non preſſe ſeſe contigerint, eorum redditur unitas. Conſtat

Ed. Chart. XII. [64.] Ed. Baf. V. (686.)

κόλπους, οὐχ ἁπλῶς ἄν τις ἐπιδεῖν οὕτως συμβουλεύει. χρὴ γὰρ ἀφλεγμάντους πρότερον αὐτοὺς ποιῆσαι καὶ μετὰ ταῦτα καθαροὺς ἢ ξηρούς. εἰ δὲ καὶ σάρκες ἐκτετηκυῖαι τύχοιεν, ἀνατρέψαι πρότερον ἐκείνας. οὕτως οὖν οὐδὲ τὰ ῥήγματα καὶ θλάσματα τοῦ γένους τῶν ἑλκῶν τε ἅμα καὶ κόλπων ὄντα διὰ τῆς εἰρημένης ἐπιδέσεως εὐθὺς ἅμα τῷ γενέσθαι θεραπευόμενα, ἀλλ' ὅταν ἀφλέγμαντα καὶ ξηρὰ γένηται πρότερον, ἀμφοτέρων αὐτῶν ἔχειν ἔφην συνεχείας λύσις ἐν σαρκοίδει μορίῳ γιγνομένη μετὰ τοῦ προσχεῖσθαί τι τοῦ αἵματος εἰς τὴν μεταξὺ χώραν, ὅπερ ἐστὶ κοινὸν ἀποστήματός τε καὶ κόλπου. ἄχρι μὲν οὖν ἀνασιόμωτον ᾖ πρὸς τὴν ἐκτὸς ἐπιφάνειαν τὸ οὕτω διακείμενον μόριον, ἀφεστάναι μὲν γὰρ αὐτὸ λέγεται, τὸ δὲ κατ' αὐτὸ πάθος ἀπόστημα καλεῖται. στομωθέντος δὲ αὐτοῦ κατά τι μέρος, ὡς ἐκκριθῆναι τὸ περιεχόμενον ὑγρὸν, οὐκέτι ἀπόστημα τὸ πάθος, ἀλλ' ἤδη κόλπος ὀνομάζεται. τὰ τοιαῦτα οὖν ἅπαντα πάθη δεῖται μὲν ἀεὶ τῆς ἐπιδέσεως, οὐ μὴν ὁμοίας γε ἀεὶ, τῆς μὲν γὰρ φλεγμονῆς ἐν αὐτοῖς ὑπαρχούσης οὐδὲ ἐπιδέσεώς

autem neminem fimpliciter confulere finus conglutinationem poftulantes ita devinciri. Eos enim prius oportet ab inflammatione immunes, deinde mundos aut ficcos reddere; tum demum fi quas carnes tabuiffe contigerit, illas prius reficere. Ita fane neque fiffa neque contufa quae generis funt ulcerum fimulque finuum, prodita deligatione ftatim ab ortu curantur, fed cum inflammatione vacant et ficca prius exiftunt. Utrisque ipfis ineffe dico continui folutionem quae carnofae parti oboritur, cum quadam fanguinis in ejus mediam regionem affufione, quod abfceffui, tum finui eft commune. At enim quae pars ita afficitur, quo ufque in externa fuperficie aperta fit, abfcedere ipfa dicitur, tumque per fe affectus abfceffus vocatur. Verum ipfo parte aliqua fic aperto, ut contentus humor excernatur, affectus non amplius abfceffus, fed jam finus nominatur. Itaque hujusmodi omnes affectus perpetuo quidem deligationes petunt, non tamen perpetuo fimiles. Quandoquidem ipfis fuperveniente inflammatione

ἐστι χρεία κατὰ πρῶτον λόγον, ὥσπερ οὐδὲ τῶν ἐμπυημάτων. κόλπου δὲ ἤδη γε γεγενημένου μὲν αὐτοῦ καὶ σεσαρκωμένου μετριωτάτης ἐπιδέσεώς ἐστι χρεία, οὐ ψαυούσης τῆς ἕδρας τὰ ἀφεστῶτα. χρὴ γὰρ ἐνίεσθαι διὰ τοῦ στομίου φάρμακα καθαίροντα καὶ ἀναστομοῦντα. κολλήσεως δὲ χρῄζοντος ὃ νῦν εἴρηκεν Ἱπποκράτης, ἐπίδεσις οἰκεία. ταῦτα ἀναγκαίως ἔγραψα, μή τις παρακούσας οἰηθῇ πάντας κόλπους οὕτως ἐπιδεῖν ἀξιοῦν τὸν Ἱπποκράτην. δέδεικται γὰρ ὡς οὐ πάντας, ἀλλ᾽ ὅσοι μηδὲν ἔχουσιν ἅμα αὐτοῖς πάθημα μήτ᾽ οὖν φλεγμονὴν μήτε σαρκὸς ἔκσηψιν μήτε ῥύπον μήτε χυμὸν ἐν αὐτοῖς συνεστῶτα μονοειδῆ αὐτοὶ καθ᾽ ἑαυτοὺς ἐπιδείξεται μόνην τὴν ἑαυτῶν θεραπείαν. εἴρηται δέ μοι περὶ τῶν τοιούτων διορισμῶν ἱκανῶς ἐν τοῖς τῆς θεραπευτικῆς μεθόδου γράμμασιν.

---

neque deligatione opus eſt ex prima ratione, quemadmodum neque quum adſunt ſuppurationes. Quum autem ſinus ipſe jam factus eſt increvitque caro, commoderata admodum deligatione opus eſt, ſede abſceſſa non contingente. Nam per oſculum medicamenta purgantia et aperientia immittenda ſunt. Quum denique conglutinatione opus eſt, quod nunc Hippocrates denunciat, propria ſtruitur deligatio. Haec autem neceſſario ſcripſit, ne quis ſubauſcultans arbitraretur velle Hippocratem ſinus omnes ita deligare. Demonſtratum enim eſt non omnes, ſed qui nullum una cum ipſis affectum neque inflammationem neque carnis putreſactionem, neque ſordem neque humorem in ipſis concretum ſortiuntur, quoniam uniformes ipſi per ſe ſolam ſui ipſorum curationem admittant. De hujusmodi rebus definitis abunde in libris methodi medendi dictum eſt.

κη'.

[65] Ἐπιδεῖν τὰ μὲν ὀρθὰ ἐς ὀρθὸν, τὰ δὲ λοξὰ λοξῶς ἐν σχήματι ἀπόνῳ, ἐν ᾧ μήτε ἀπόσφιγξις μήτε ἀπόστασις ἔσται. ἐξ οὗ ὅταν μεταλλάσσῃ ἐς ἀνάληψιν ἢ θέσιν, οὐ μεταλλάξουσι, ἀλλ' ὅμοια ταῦτα ἕξουσι, μύας, φλέβας, νεῦρα, ὀστέα, εὔθετα, εὔσχετα.

Οὐ τὰ πεπονθότα μόρια τοῦ σώματος ὀρθὰ καὶ λοξὰ λέγει νῦν, ἀλλὰ τὰ ἀποστήματα, περὶ ὧν ποιεῖται τὴν διδασκαλίαν ἐπὶ παραδείγματος ἐξ αὐτῶν ἑνὸς τοῦ κόλπου. πάντως γὰρ οὗτος ἤτοι γε ὀρθός ἐστιν ἢ λοξὸς πρὸς τὸ μῆκος ἐν ᾧ γέγονεν. ὀρθὸν μὲν οὖν ἄκουέ μου τὸν κατάντη, λοξὸν δὲ τὸν μὴ τοιοῦτον. ὠνόμασε δὲ ὀρθὸν κόλπον οὗ τὸ μὲν στόμιον ἐν τοῖς κάτω μέρεσίν ἐστιν, ὁ δὲ πυθμὴν ἐν τοῖς ἄνω, λοξὸν δὲ οὗ πρὸς τὸ πλάγιον ἐκκλίνεται. γίγνονται δὲ δηλονότι καὶ τούτοις ἐναντίως διακείμενοι κόλποι· κάτωθεν μὲν ἔχοντες πυθμένα, τὸ στόμιον δὲ ἄνωθεν. ἀλλ' ἡμεῖς αὐτοὶ τούτους ἄρτι διαιροῦμεν κατὰ τὸν πυθμένα τῆς

XXVIII.

Recta quidem in rectum deliganda ſunt, obliqua vero oblique in figura doloris experte, in qua neque conſtrictio neque deceſſio futura ſit. Ex qua quum ad ſuſpenſionem aut poſituram ſit transitus, non transmutent, ſed ſimilia haec ſortiantur muſculos, venas, nervos, oſſa, belle compoſita, belle contenta belleque ſuſpenſa.

Non affectas corporis partes per recta et obliqua nunc pronunciat, ſed abſceſſus de quibus adducto ex ipſis unius ſitus exemplo doctrinam efficit. Is enim aut omnino rectus eſt aut obliquus, ad latitudinem partis in qua procreatur relatus. At ex me percipe rectum declivem, obliquum vero qui talis non exſtat. Rectum autem ſinum appellavit cujus oſculum inferioribus partibus, fundum vero ſuperioribus ineſt. Obliquum vocitat cujus os ad latera deflectitur. Oboriuntur etiam omnino ſinus contrario ſitu poſiti qui fundum inferne, oſculum ſuperne

ἐκροῆς τῶν ἰχώρων ἕνεκεν. εἰ δὲ φθάνοι τὸ στόμιον οὐκ ἀκριβῶς ἐν τοῖς κάτω μέρεσι τοῦ σώματος, ἀλλ' ἐν τοῖς πλαγίοις ὑπάρχον, ἐξευρίσκειν, ἐπιτήδειον δὲ σχῆμα τοῦ μορίου χρὴ καὶ τρόπον ἐπιδέσεως ἐκκρίνεσθαι τοὺς ἰχῶρας αὐτοῦ. τοσαύτη γὰρ ἐν τοῖς τοιούτοις ἐστὶν ἡ δύναμις τοῦ σχήματος, ὥσθ' ἡμεῖς πολλάκις τὸ δοκοῦν ἄνωθεν εἶναι στόμιον, ἐποιήσαμεν κάτωθεν ὑπαλλάξαντες τὸ σχῆμα. μηρὸν οὖν ἐν αὐτῷ κόλπον ἔχοντα, τὸ στόμιον μὲν ἔχοντα πλησίον βουβῶνος, τὸν πυθμένα δὲ ἐγγὺς τοῦ γόνατος ἰασάμεθα μετὰ σχήματος οὕτως, ὡς ὑψηλότερον εἶναι τὸ γόνυ τοῦ βουβῶνος. ἐγένετο δὲ τοῦτο ῥᾳδίως τε καὶ ἀνωδύνως ὑπαυχενίου μαλακοῦ κατὰ τὴν ἰγνύαν ὑποτεθέντος. οὕτω δὲ καὶ κατὰ γαστροκνημίαν κόλπους ἰασάμεθα, τὸ στόμιον ἔχοντας τῆς ἰγνύας πλησίον, ὑψηλότερον ἄκρον τὸν πόδα τῆς ἰγνύας καταθέμενοι. καὶ πῆχυν δ' ἀναβάντες ταινίᾳ κατὰ τὸν ὅμοιον τρόπον, ὡς ὑψηλοτέραν εἶναι καὶ ἄκραν τὴν χεῖρα ἀγκῶνος ἰασάμεθα πολλάκις ἔχοντα κόλπον. ἀγκῶνος δὲ πεπονθότος οὕτως, ὡς ἐπειλῆφθαι τὸν ἀμφ'

ſortiuntur. Nos vero ipſi ipſos jam dividimus ſecundum fundum effluvii ſaniei cauſa. Quodſi oſculum in inferioribus corporis partibus non plane praevenerit, ſed in obliquis exſtiterit, idonea partis figura invenienda eſt, commodusque deligationis modus quo ejus ſanies excernatur. Tanta enim eſt in talibus figurae facultas, ut nos multoties, quod oſculum ſuperne eſſe videbatur, figura ſubmutata, inferne *procedere* fecerimus. Itaque femur cui ſinus inerat oſculum quidem inguini vicinum, fundum vero prope genu habens ſanavimus, cum tali figura ut genu inguine ſublimius eſſet, idque facile ac citra dolorem ceſſit, molli pulvino popliti ſuppoſito. Ita vero et ſurae ſinus, quibus orificium popliti propinquum erat, ſanavimus, extremum pedem poplite ſublimiorem collocantes. Praeterea cubitum ſinu affectum mitella ſuſpendentes, ſimili modo ſaepenumero curavimus, ſumma manu cubito altiore poſita. Ita quoque cubiti flexu affecto, ut ipſum ſinus a

αὐτὸν κόλπον ἐκ μὲν τῶν ἄνω μερῶν τοῦ βραχίονος, ἐκ δὲ τῶν κάτω τοῦ πήχεος. ἐπιτηδειότατον σχῆμα τὸ νῦν εἰρημένον ἐστὶν, ἐν ᾧ ταπεινότερον ἑκατέρου τῶν ὀστῶν ἀγκὼν γίγνεται. λέγω δὲ ἑκατέρου πήχεος καὶ βραχίονος· καὶ δύο γε ἐπιδέσμοις ἐνταῦθα χρώμεθα, τελευτῶσι μὲν ἀμφοτέροις ἐπὶ τὸ κατ' ἀγκῶνα στόμιον, ἀρχομένοις δὲ ἀπὸ τῶν παθῶν, ἐὰν μὲν ἀκριβῶς ὀρθὸς ὁ κόλπος ᾖ τὴν ἐπίδεσιν ἀπαρέγκλιτον ποιήσεις. καθάπερ εἰ καὶ κατεαγὸς ἐπιδεῖς τὸ κῶλον, ἀποδεῖς τε ὁμοίως ἔχον. ἐὰν δὲ ἐγκεκλιμένον ἐστὶ πρὸς τὸ πλάγιον, ἡ ἐπίδεσίς σου τὴν ἔγκλισιν τοῦ κόλπου μιμείσθω καὶ τὸ σχῆμα μιμείσθω τοιοῦ- [66] τος, ὡς ἐκρεῖν τοὺς ἰχῶρας· ἐν ᾧ δὲ ἂν μέλλῃς ἀποτίθεσθαι σχήματι τὸ πεπονθὸς μόριον, ἐν τούτῳ καὶ τὴν ἐπίδεσιν ποιοῦ, γιγνώσκων μεγίστην ἑπομένην βλάβην τοῖς μετεσχηματισμένοις. ἀναγκαῖον γὰρ ἐν αὐτοῖς ἔνια μὲν τῶν κεκυρτωμένων προσταλῆναι, ἔνια δὲ ὑψωθῆναι προσεσταλμένα. συμβήσεται οὖν ἐξ ἀνάγκης τὰ μὲν ὑψωθέντα θλίβεσθαι πρὸς τῶν ἐπιδέσμων, τὰ δὲ ταπεινωθέντα μὴ κρατεῖσθαι χαλασθέν-

partibus quidem fuperioribus brachium, ab inferioribus vero cubitum obfideat, maxime idonea eft quae nunc figura pronunciata eft, in qua cubiti flexus utraque effe humilior collocatur, cubiti inquam et brachii. Atque hic duabus utimur fafciis quae ambae ad flexus cubiti ofculum finiuntur; exordiuntur vero ab affectionibus, fi finus plane rectus fit, deligationem efficies non propendentem, peraeque ac fi fractum membrum devincias, quod rectum debeat contineri. Si vero ad latus propendeat, tua deligatio finus propenfionem fectetur talemque figuram imitetur, qua fanies excernatur. Quo vero in ftatu partem affectam depofiturus es, in eo quoque deligationem conftrue adfequutus quae partes figuram immutaverint, ipfis maximam laefionem fuccedere. In iis enim nonnulla quae attollebantur fubfidere; nonnulla vero quae deprimebantur adfurgere neceffe eft. Continget igitur neceffario fublatas quidem partes a fafciis comprimi, depreffas vero

των αὐτῶν. ἐπὶ μὲν οὖν τῶν θλιβομένων τὴν ἀπόσφιγξιν εἶπεν ὁ Ἱπποκράτης, ἐπὶ δὲ τῶν κεχαλασμένων τὴν ἀπόστασιν ἐν σχήματι τοιούτῳ τὴν οἰκείαν τῷ κόλπῳ κελεύων ἐπίδεσιν ποιεῖν ἡμᾶς, ἐν ᾧ μήτε ἀπόστασις μήτε ἀπόσφιγξίς ἐστι, κατὰ τὴν ἀπόστασιν ἀναγκαζομένων πασχόντων μεταβάλλειν. ἐὰν γὰρ ἁπλῶς ἐν τῷ τῆς ἐπιδέσεως χρόνῳ μόνῳ φροντίσωμεν τῶν λοξῶν κόλπων, ἐπιδέσει λοξῇ καταβαλλέσθω ἐν σχήματι μὴ δυναμένῳ φυλαχθῆναι κατὰ τὴν ἀπόθεσιν ἢ κατὰ τὴν ἀνάληψιν ἐν τῇ καταλλαγῇ. τὰ μέν τινα τῶν ἐπιδεδεμένων μορίων ἀποσφιγχθήσεται, τὰ δὲ χαλαχθήσεται, ὀνομαστὶ δὲ αὐτὸς ἐδήλωσε τὰ τὴν θέσιν ἐν αὐτοῖς σχηματισμοῖς ὑπαλλάττοντα μόρια μύας εἰπὼν καὶ φλέβας καὶ νεῦρα καὶ ὀστᾶ. ταῦτα γάρ ἐστι τὰ τὸν ὄγκον τοῦ σώματος ἐργαζόμενα, φλέβας ἀκουόντων ἡμῶν κατὰ τὸ παλαιὸν ἔθος οὐ μόνον ταύτας τὰς νῦν ὀνομαζομένας, ἀλλὰ καὶ τὰς ἀρτηρίας. οὗτος μὲν οὖν ὁ νοῦς ὅλης τῆς ῥήσεώς ἐστιν. αἱ δὲ κατὰ μέρος ἐν αὐτῇ λέξεις οὐ πάνυ μὲν ἀσα-

quum laxatae ſint non contineri. Enimvero in iis quae premunt faſciis conſtrictionem pronunciavit Hippocrates ἀπόσφιγξιν, in iis quae laxantur deceſſionem ἀπόστασιν, ac in tali figura propriam ſinui deligationem nos conſtruere imperat, in qua neque deceſſio neque conſtrictio ſit, quum deceſſione partes affectae ſitum figuratum immutare cogantur. Si namque ſimpliciter ſolo deligationis tempore obliquorum ſinuum curam habituri ſumus, obliqua deligatio admoveatur, quam repoſitio aut ſuſpenſio commutatione tueri non poteſt. Quae partes devinciuntur, earum quaedam conſtringendae ſunt, quaedam laxandae. Quae partes ſitum in ipſis figuris permutant, eas ipſe nominatim prodidit muſculos vocans, venas, nervos et oſſa. Hae namque ſunt quae corporis molem efficiunt. Nos autem quum venas dicimus, pro vetere conſuetudine non eas dumtaxat quas nunc nominamus, verum etiam arterias intelligimus. Mens igitur orationis haec eſt, cujus ſingula verba non admodum obſcura ſunt. Fortaſſis tamen

φεῖς εἰσιν, ἄμεινον δὲ αὐτὰς ἴσως ἐξηγήσασθαι διὰ βραχέων. ἀνάληψιν μὲν ἐπὶ χειρὸς ὀνομάζει τὴν μετὰ τὴν ἐπίδεσιν ἀπόθεσιν αὐτῆς ἐν πλατείᾳ ταινίᾳ παραλαμβανούσῃ πάντα τὸν πῆχυν, θέσιν δὲ τὴν ἐπὶ τοῦ σκέλους. εὔδηλον δὲ ὅτι καὶ ἡ ἀνάληψις ὑποπέπτωκε τῷ γένει τῷ τῆς θέσεως σημαινομένῳ καὶ τῷ νῦν ἐπὶ τῷ τέλει τῆς ῥήσεως. εὔθετα μὲν ὠνόμασε τὰ καλῶς ἀποτιθέμενα, εὔσχετα δὲ τὰ καλῶς ἀναλαμβανόμενα, τὸ μὲν πρῶτον ὄνομα κατὰ τῶν σκελῶν, τὸ δὲ δεύτερον κατὰ τῶν χειρῶν ἐπιφέρων.

κθ'.

Ἀναλελῆφθαι δὲ ἢ κέεσθαι ἐν σχήματι ἀπόνῳ τῷ κατὰ φύσιν. ὧν δὲ ἂν ἀποστῇ τἀναντία.

---

(687) Οὐκ ἄλλο μέντοι τὸ ἄπονόν ἐστιν, ἄλλο δὲ τὸ κατὰ φύσιν, ἀλλ' ἓν καὶ τὸ αὐτὸ συμβέβηκεν ἀμφοτέρῳ κατά φύσιν τε εἶναι καὶ ἀπόνῳ. τί ἔστι τοῦτο λέλεκται

opportunius fuiffet ea paucis explicare. Sufpenfionem brachii nominat ipfius a deligatione repofitionem in lata mitella quae totum cubitum excipit, pofituram vero cruris. Liquido quoque conftat fufpenfionem fub eo comprehendi genere quod pofituram fignificat quodque nunc in orationis fine confcribit. Belle quidem pofita nuncupavit quae concinne reponuntur; belle vero contenta quae concinne fufpenduntur, primum vocabulum ad crura, alterum ad brachia referens.

XXIX.

Sufpenfa vero aut pofita effe decet in figura non laedente, quae fecundum naturam fint. In quibus autem abfcefferint, contraria.

Non aliud fane doloris expers et aliud quod fecundum naturam eft, fed unum et idem utrique et fecundum naturam exiftenti et doloris experti contigit. Ea de re

μὲν καὶ ἐν τῷ περὶ ἀγμῶν ἱκανῶς ὑπ' αὐτοῦ, δηλώσεται δὲ καὶ νῦν ἐπὶ προήκοντι τῷ βιβλίῳ. ὧν δὲ ἂν ἀποστῇ τἀναντία. τινὲς [67] μὲν ἔγραψαν, ὧν δ' ἂν μὴ ἀποστῇ, προσθέντες ἀπόφασιν τὴν μὴ, καί φασιν ὧν μὴ ἀποστῇ τι τῶν προειρημένων κατὰ λόγον τῆς ἐπιδέσεως, ὧν δ' ἂν ἀποστῇ τὸ ἐναντίον. τοίνυν ὁ προειρημένος ἦν ἄρχεσθαι μὲν ἀπὸ τοῦ ὑγιοῦς, τελευτᾷν δὲ ἐπὶ τὸ ἐκλύοντα τὴν πίεσιν. ὁ ἐναντίος ἄρξεται μὲν ἀπὸ τῶν ἡλκωμένων καὶ κατεαγότων, ἀναβήσεται δὲ πρὸς τὴν κάτω χώραν ἐκλύων τὴν ἐπίδεσιν. ὅσοι δὲ ἄνευ τῆς ἀποφάσεως γεγραμμένην τὴν λέξιν ἐξηγοῦνται, φασὶ κελεύειν αὐτὸν ὧν δ' ἂν ἀποστήσεται προσεσταλμένα, βουλόμεθα παρὰ φύσιν ἢ καὶ συμβεβηκότα τὸν εἰρημένον τρόπον τῆς ἐπιδέσεως ὑπαλλάττειν. καὶ ὅτι μὲν οὖν τὰ καλῶς συμφύντα διαστῆσαι βουλόμενοι, καθ' ὀντιναοῦν τρόπον ἀλλήλοις συνεληλυθότα μὴ προσήκοντος, ἐναντίου τρόπου δεόμεθα, πρόδηλόν ἐστι. καὶ μέντοι μὲν ὅτι πολλὰ τῶν μεγάλων τραυμάτων, ἐφ' ὧν τὸ βάθος ἀκόλλητον

quidem in opere de fracturis abunde dictum eft. Nunc vero hoc in decenti libro explicabitur: in quibus autem decefferint, contraria. Quidam fcripferunt: in quibus non decefferint, addita negatione, afferuntque in quibus non decefferit eorum quae enunciata funt aliquid deligationis effatu dignum, in quibus decefferit contrarium. At deligationis ratio praedicta fuit, a fana quidem parte ipfum exordiri, fuper ulcus vero definere qui coarctationem diffolvat. Contrarius incipiet ab ulceratis ac fractis partibus, fuperne ad inferiorem regionem deligationem remittens. Qui vero abfque negatione confcriptum textum explicant, Hippocratem hortari cenfent, ut quem quae praeter naturam fuccincta funt aut etiam commiffa decedere volumus, fuperiorem deligationis rationem immutemus. Imo fane ubi concinne juncta diducere defideramus, quocunque modo non decenter concurrerint, contraria vinciendi ratione nobis opus effe perfpicuum eft. Quin etiam in permultis magnis vulneribus, in quibus

ἔμεινε τοῦ δέρματος κολληθέντος ἢ συνῆλθεν ἀλλήλοις ἐνδιπλούμενα τὰ χείλη. κατάγματα δ' ὅτι τοῦτ' ἀφ' ὧν ἐκλίθη πρὸς τὸ βάθος τὰ πέρατα τοῦ κατεαγότος, ἀνάλογον τοῖς ἐπὶ τοῦ δέρματος χείλεσιν ἀποστῆναι δεῖται τὰ συνεληλυθότα καὶ τοῦτο πρόδηλον παντί. καὶ μέντοι καὶ ὅτι κατ' ἐκεῖνα τῶν ὀστῶν συμβαίνει τὸ εἰρημένον, ὅσα καὶ ἐν τοῖτοις κοιλότητας ἐντὸς ἑαυτῶν ἢ σήραγγας ἀξιολόγους ἔχει καὶ γιγνώσκομεν αὐτὰ καθ' ἑαυτὰ χρήσιμα ταῦτα, ὡς δὲ κακῶς εἰρημένα νῦν μέμψαιτ' ἄν τις. τῇ γὰρ προκειμένῃ λέξει συμφωνίαν οὐδεμίαν ἔχει. γέγραπται γὰρ ἐν αὐτῇ, ὧν δὲ ἂν ἀποστῇ τὰ ἐναντία. οὐ ταὐτὸν δὲ σημαίνεται πρὸς τῆς, ὧν δ' ἂν ἀποστῇ καὶ πρὸς τῆς ὧν δὲ ἀποστῆσαι θέλει λέξεως. ἐχρῆν οὖν αὐτοὺς, ὥσπερ οἱ πρότεροι τὴν ἀπόφασιν προτιθέντες τοῦ ἀποστῆσαι τὴν λέξιν ὁμολογοῦσαν. εἰργάσατο τῇ σφετέρᾳ δόξῃ οὕτως αὐτοὺς μεταγράψαντες αὐτὴν ἐξηγήσασθαι καθὼς βούλονται. γεγραμμένης δ' ὡς νῦν γέγραπται, τὴν ἐξήγησιν ἀλλοτρίαν ἐποιήσαντο.

cute conglutinata fundum minime conglutinatum manſerit aut labra in ſe invicem intus duplicata in unum coierint. In fracturis quoque, quod hae a quibus fracti oſſis extrema ad fundum diducta ſunt, cutis labris ſint conſimiles, ubi quae adjuncta ſunt, quo decedant oportere, id et patet omnibus; nec non etiam quia, quod enarratum eſt illis accidit oſſibus quae et interiores in ſe cavitates aut inſignes cavernas obtinent, ipſaque per ſe cognoſcimus et eadem ita utilia, ut quae vitioſe producta nunc aliquis arguerit, quod quum propoſita oratione nullum concentum habeant. Nam in ea ſcriptum eſt: in quibus autem deceſſerint contraria. At non idem hac oratione: in quibus autem deceſſerint; atque illa: a quibus vero ut decedant, dat operam. Oportebat igitur ipſos, quemadmodum priores negationem praepoſuiſſe verbo deceſſerint, ſicque orationem propriae ſententiae conſentaneam reddidiſſent; eosdemque ipſam ſcriptam pro arbitrio expoſuiſſe: ſcripta enim, ut nunc ſcripta eſt, alienam explanationem

μὴ τοίνυν ἐν τῇ προκειμένῃ λέξει σε περὶ ὧν ἀποστῆσαι βουλόμεθα διδάσκει. ἐρεῖ γὰρ περὶ τούτων ἐφεξῆς. ἀλλὰ περὶ τῶν ἀφισταμένων, οὐδέπω ἀφεστώτων τελέως ἢ καὶ τελέως μὲν ἀφεστώτων, οὐ μὴν εἰς κόλπον γε μεθεστώτων ἤδη. δεῖται γὰρ ταῦτα πρώτης μὲν τῆς ἀνωδύνου καὶ πεπτούσης τὸ διαπυΐσκον ἀγωγῆς. ἐπεὶ δ' ἂν ἐκπυήσῃ στομώσεως εἰς ἔκκρισιν, εἶτ' ἐφεξῆς εἴ τι φλεγμονῆς ἐν τοῖς περιέχουσι τὸ ἐκκριθὲν ὑγρὸν ὑπολείπεται, αὐτὸ ἐξιάσασθαι καὶ μετὰ ταῦθ', ὡς ἔφην, ἀντιξηρανθῆναί τε καὶ σαρκωθῆναι, κἄπειθ' οὕτως κολλᾶσθαι καταλειφθέντος αὐτοῦ μόνου τοῦ κόλπου μηδενὸς ἐζευγμένου παθήματος αὐτῷ. μήτ' οὖν φλεγμονῆς μήτε ῥύπου μήτε ὑγρότητος περιττῆς μήτ' ἐνδείας σαρκῶν. οὐδὲν οὖν θαυμαστὸν, εἰ τἀναντία συμβουλεύει πράττειν ἐπὶ τῶν ἀφισταμένων. ὅστις γὰρ ὡμίληκε μὴ κατὰ τὸ πάρεργον τοῖς ἔργοις τῆς τέχνης, οἶδεν ἐπὶ τῶν πεφθῆναι δυναμένων ἀποστάσεων οὔτ' ἐκκρίνεσθαί τι τοῦ διαπυΐσκοντος χυμοῦ ἀσύμφορον. ἄμεινόν τε

conſecerunt. Non igitur in propoſita oratione te ea docet quae abſcedere volumus. De his enim deinceps dicturus eſt. Verum de iis quae abſcedunt nondum perfecte abſceſſerunt vel etiam de iis quae perfecte abſceſſerunt nondum tamen in ſinum jam mutata ſunt. Haec namque primum curationem poſtulant, quae dolorem ſedet et quod in pus commutatur maturet. Deinde vero quum ſuppuraverint apertionem qua excludantur. Tum deinceps ſi quid inflammationis partibus excretum humorem continentibus ſuperſit, id eximatur et poſtea, ut protuli, et ſiccare et carnem procreare decet, moxque ita conglutinare, ipſo ſinu ſolo relicto nulloque pravo affectu ipſi juncto. Neque enim phlegmone neque ſordes neque humor ſuperfluus adeſt neque carnium penuria. Ergo nihil mirum eſt, ſi conſules in iis quae abſceſſerint contraria moliri. Nam quicunque non oſcitanter in artis operibus verſatus eſt, novit in iis qui maturuiſſe queunt abſceſſibus damnoſum eſſe, nihil quidquam humoris purulenti noxium

γὰρ θᾶττον ἔνδον αὐτῷ μένοντι συμβάλλειν τὸ λοιπὸν, οὐδ' ὅλως ἐπιδέσεως χρῆζον τὸ πεπονθὸς, ὅσον ἐπὶ τῷ πάθει. παραλαμβάνεται γὰρ ἐπ' αὐτὸ ἐπίδεσις, οὐχ ὡς αὐτὴ δυναμένη θεραπεύειν, ἀλλ' ὡς τοῖς θεραπευομένοις ὑπηρετοῦσα. διαφέρει τοίνυν ἡ τῶν ἀφεστώτων θεραπεία τῆς τῶν κόλπων ὅλων· τῶν γειτνιώντων μὲν γὰρ [68] οὐδὲν ὑγρὸν ἐκρεῖν ἄχρι περ ἂν πέττηται συμφέρει, τῶν κόλπων δὲ ἐκκρῖναι πάντως, μηδὲν ἔνδον ὑπολείπεσθαι καὶ τούτων μὲν μηδὲν ὅλως εἶναι στόμιον, ἐπὶ δὲ τῶν κόλπων εἶναί τε καὶ ἀνεῷχθαι καὶ ταῦτα μὲν ἀφιστάμενα διὰ καταπλασμάτων ὑγραινόντων τε καὶ θερμαινόντων πέττεσθαι. τοὺς κόλπους δὲ διὰ ἰσχυρῶς ξηραινόντων καὶ καθαιρόντων, καθαροὺς καὶ ξηροὺς γίνεσθαι· ἔτι δὲ τοὺς μὲν κόλπους τὴν μὲν εἰρημένην ἐπίδεσιν ἰᾶσθαι, τὰ δὲ ἀφιστάμενα μηδὲ ἄλλως τοῖς ἰωμένοις ὑπηρετοῦσαι, ὑπ' αὐτῶν τὴν ἐπίδεσιν παραλαμβάνομεν. Ἀσκληπιάδης δὲ ἐπὶ τῆς ἐπιδέσεως ἀκούων τούτων, ὧν δὲ ἂν ἀποστῇ τὰ ἐναντία τὴν ὅλην διάνοιαν εἶναι βούλεται. ἂν δὲ ἐπιδεῖν ἐν σχήματι, ἐν ᾧ μήτε ἀπό-

excerni. Etenim ſatius et expeditius eſt intus ipſi manenti prodeſſe reliquum, neque omnino deligationem morbi ratione pars aſſecta poſtulat. Ad id enim adhibetur deligatio, non quod ipſa curare queat, ſed ut curantibus inſerviat. Differt ergo abſceſſuum curatio a cunctis ſinuum curationibus. Nam in illis quidem abſceſſibus confert, quoad maturaverint nihil humoris excerni; in his vero ſinibus excretis omnibus nihil intus relinqui. Praeterea his in abſceſſibus nullo prorſus oſculo opus eſſe; in ſinibus vero oſculum idque apertum exiſtere et quae abſcedunt, haec cataplaſmatis tum humectantibus tum caleſacientibus maturari; ſinus vero vehementer ſiccantibus et purgantibus puros et ſiccos reddi. Ad haec ſinus praedicti deligatione curandi ſunt; at abſceſſus non alias curantibus inſervientem ſub iis deligationem promovemus. Aſclepiades autem quum haec verba in quibus contraria abſceſſerint explicat, de deligatione univerſam intelligentiam eſſe vult. Quod ſi in ſigura devincias, in qua neque coarcta-

σφιγξις μήτε ἀπόστασις ἔσται, τοῦτο δ' ἐστὶν ἅπαν κατὰ φύσιν. ἐφ' ὧν δὲ ἂν ἡ ἐπίδεσις ἀποστῇ, ἐπὶ τούτων τἀναντία πρᾶττε, τουτέστιν ἐν τῷ ἐναντίῳ σχήματι τὴν ἐπίδεσιν ποιοῦ. καὶ γράφει κατὰ λέξιν οὕτως· ἐν ᾧ σχήματι τοῦ μέρους ἐπιτιθέντος σχήματος ἐπίδεσμος ἀποστῇ, τῷ ἐναντίῳ τούτῳ σχήματι τὴν ἐπίδεσιν ποιοῦ. οἷον ἐκτεταμένου τοῦ ἀγκῶνος, ἐπειδὰν ὁ βραχίων καταδεθῇ, ὁ ἐπίδεσμος οὐ μένει, ἀλλ' ἀφίσταται, τοὐναντίον σχῆμα τῇ ἐκτάσει κατασκευάσας· ἐπεὶ δὲ τουτέστι κάμψας τὸν ἀγκῶνα ἐπίδει πάλιν. ἐπεὶ κατὰ φύσιν μὲν σχῆμα τοῖς σκέλεσίν ἐστι τὸ ἐκτεταμένον, ἐὰν καὶ κεκαμμένων τῶν σκελῶν ἐπιδήσας ἐκτεῖναι κελεύσῃς, μεταβάντων τῶν μυῶν εἰς ἄλλους τόπους ὁ ἐπίδεσμος ἀποστήσεται ἀπ' ἐκείνων, ἀφ' ὧν μύες ἀπεχώρησαν, τὸ ἐναντίον σχῆμα τοῦ κατακεκαμμένου ποιήσας, ἐπειδὴ τουτέστιν ὁ ἐκτείνας τὰ σκέλη ἀποδεῖν, ὅπερ καὶ κεῖσθαι μέλλει σχήματι. καὶ ταῦτα μέν σοι κατὰ τοῦ Ἀσκληπιάδους· ἐμοὶ δὲ καιρὸς ἤδη μεταβαίνειν ἐφ' ἑτέραν ῥῆσιν.

---

tio neque deceſſio fuerit, hoc totum ſecundum naturam eſt. In quibus vero deligatio deceſſerit, in his contraria effice, hoc eſt in contraria figura deligationem conſtrue. Atque ſic ad verbum ſcribit: quaecunque in figura, faſcia figurae partis impoſitae deceſſerit, contraria huic figurae deligationem adſtrue. Exemplo, quum exporrecto cubito brachium devinctum ſit, faſcia non commoretur, ſed abſcedat, contrariam porrectioni figuram exſtrue. Alioqui, hoc eſt inflexo cubito ipſum rurſus devincto. Quoniam vero ſecundum naturam porrecta figura cruribus eſt, etiamſi inflexis cruribus devinctis ipſa porrigere juſſerit, quum muſculi alios in locos emigrent, faſcia tamen ab illis abſcedet, a quibus muſculi receſſerunt, quum contrariam inflexo cruri figuram feceris, quandoquidem, hoc eſt quum crura porrexeris, devincienda ſunt. Quod opus et in figura collocandum ac immemorandum eſt. Atque haec ex textu Aſclepiadis prodita ſunt. Jam vero mihi ad alterum textum emigrandi datur oratio.

λ'.

Ὧν δ' ἂν ἐκπεπταμένα συστεῖλαι, τὰ μὲν ἄλλα τὰ αὐτὰ ἐκ πολλοῦ δέ τινος δεῖ τὴν συναγωγὴν καὶ ἐκ προσαγωγῆς τὴν πίεξιν τὸ πρῶτον ἥκιστα, ἔπειτα ἐπὶ μᾶλλον, ὅριον τοῦ μάλιστα τὸ συμψαύειν.

Ἀναμνησθῶμεν εἰπεῖν κεφαλαίων ἐξεπίτηδες ὡς γίγνεσθαι κατὰ τὴν λέξιν ἧς ἀρχή· ἐπίδεσις μὲν αἰτίη, ὥστε τὰ ἀφεστεῶτα προστεῖλαι. ἄχρι δεῦρο λελεγμένων αὐτῷ μνημονεύσωμεν· οὕτως γὰρ ὑπακουσόμεθα καὶ τοῦ λείπειν ἐν τῇ προκειμένῃ ῥήσει δοκοῦντος, ὥστε καὶ προστεθέντος αὐτοῦ τὴν λέξιν τοιάνδε· ὧν δὲ ἂν ἐκπεπταμένα συστεῖλαι δέῃ, τὰ μὲν ἄλλα ἃ πράξομεν· ἐκ πολλοῦ δὲ τὴν προσαγωγὴν ποιησόμεθα καὶ τἄλλα ὅσα τούτων ἐφεξῆς [69] εἶπεν. ἐκπεπταμένα δὲ ἀκουστέον ὑπ' αὐτοῦ λέγεσθαι τὰ μετὰ τοῦ διεστάναι πλέον ἢ προσῆκεν ἀλλήλων ἐκπεπταμένα κατὰ

XXX.

At in quibus expaſſa contrahere oportet, in ceteris quidem eodem modo. Ex longo vero quodam intervallo contractio et ex acceſſu ducto compreſſio facienda, primo minimum, poſtea magis. Terminus operationis mutuus potiſſimum contactus.

Quae pronunciavit Hippocrates tum eorum ſummaria conſulto recordemur, quod orationi occurrant, cujus eſt exordium: deligatio quidem cauſa eſt, ut quae abſceſſerunt adducantur, tum eorum quae hactenus ab ipſo prolata eſſe ſumus memores. Sic enim ſubaudiemus tum quod propoſitae orationi deeſſe videtur tum ut eo addito haecce ſententia eliciatur: at in quibus expaſſa contrahere oporteat, in ceteris eadem agemus. Ex longo intervallo acceſſum promovebimus, et quae cetera hujusmodi protulit. At expaſſa ab ipſo pronunciari intelligendum eſt, quae quum ulterius quam deceat ab invicem diſcedant, utroque

τῆς σαρκὸς ἑκάτερον χεῖλος, ὡς ἐπὶ τραυμάτων ὁρᾶται γιγνόμενον, ἐνίοτε φλεγμῆναν ἰσχυρῶς. ὅταν γὰρ ἡ διαίρεσις τῆς σαρκὸς ἄχρι πολλοῦ γένηται βάθους, ἐγκαρσίου τοῦ μυὸς τμηθέντος, εἶθ᾽ ἡ μὲν κόλλησις καὶ σύμφυσις μὴ τεχθῇ, φλεγμονὴ δὲ ἐπιγένηται μεγάλη, δι᾽ ἣν τὸ δέρμα τεινόμενον ἑκατέρως τὸ συνεχὲς αὐτῷ χεῖλος ἐπισπάσηται κατὰ ἀμφότερα μέρη τὸ ἐκπεπταμένον γένηται. τοιαύτην δὲ ἰδίαν ἴσχει καὶ χείλη φλεγμήναντα καὶ βλέφαρα καὶ πόσθη, καὶ μέντοι (688) καὶ πιεσάντων τινῶν τὸ τῆς κεφαλῆς δέρμα πρὸς ἀνάτρησιν ἐπιτηδείως γιγνομένη φλεγμονὴ τὴν τῶν ἐκπεπταμένων ἰδίαν εἰργάσατο. καὶ μάλιστά γε τοῦτο συμβαίνει πολλάκις, εἰ πιέσαντες τὸ δέρμα τὴν ἐν τῷ μέσῳ τῶν χειλῶν χεῖραν μοτοῖς πληροῦμεν. οὕτε δὲ κἀπὶ τῆς ἐγκαρσίας τομῆς τῶν μυῶν ἄχρι βάθους γιγνομένης ἐνίοτε πράττομεν ἢ δι᾽ αἱμοῤῥαγίαν ἐνθέντες ὀθόνας τιλτὰς, ἃς ὀνομάζουσι μοτοὺς καὶ τῷ δεδιέναι συμφῦναι μὲν τὸ δέρμα· τὰ δὲ ἐσπασμένα μόρια τοῦ μυὸς ἑκατέρως μὴ κολληθῆναι. τὰ τοιαῦτα οὖν πάθη πάντα δεῖται μὲν

labro etiam feparata funt, quod in vulneribus fieri confpicitur, vehementer interdum oborta inflammatione. Quum enim carnis divifio magnam fubeat altitudinem incifo transverfo mufculo; deinde neque conglutinatio neque unio producta fit, fed ingens fuccedat phlegmone, qua tenfa cutis utrimque continuum id labrum attrahat, ab utraque parte expaffa dabitur. Talem vero ideam fortiuntur labra inflammata et palpebrae et praeputium atque etiam capitis cutis, quum a quibusdam laefa ad terebrationem opportune accedit phlegmone expafforum formam repraefentant. Idque plerumque accidit potiffimum, fi cute laefa fpatium quod in medio eft linamentis impleamus. Ita vero et in transverfa mufculorum fectione, quum ad profundum ufque procedit, interdum rem agimus aut ob fanguinis eruptionem linteis concerptis inditis quae linamenta nominamus aut quod cutim coalefcere quidem metuamus aut contractas mufculi partes utrimque non conglutinari. Hujusmodi fane affectus omnes aliam curationem poftu-

καὶ τῆς ἄλλης θεραπείας τῆς ἰωμένης τὴν φλεγμονὴν, ἀλλ' οὐ πρόκειται νῦν ἁπάντων αὐτῷ παθῶν ἁπάσας γράφειν θεραπείας, ἀλλὰ τὰς χειρουργίας ἰδίως ὀνομαζομένας. ἡ τοίνυν ἡ τῶν ἐκπεπταμένων ἐπίδεσις τὰ μὲν ἄλλα ἔχει τὰ αὐτὰ τῶν ἀφεστώτων. ἄρχεται γὰρ ἐκ τῶν ὑγιῶν καὶ κατ' ὀλίγον ἥκει πρὸς τὴν φανερὰν ἕλκωσιν ἔχον δέρμα. διαφέρει δὲ ἐν τῷ πόῤῥωθεν ἄρχεσθαι μᾶλλον τῆς τῶν ἀφεστώτων, ἀποτείνειν τε τὴν πίεσιν ἄχρι τῶν ἐκπεπταμένων μορίων. ἐπὶ γοῦν τῶν κόλπων ἐπίδεσιν ἐκ τοῦ πυθμένος αὐτῶν ἤρθη. τὴν δὲ τῶν ἐκπεπταμένων ἐκ τῆς οἷον ῥίζης αὐτῶν ἄρχεσθαι προσῆκον, ἀλλὰ πόῤῥωθεν ἐκ τῶν ὑγρῶν ἐπάγειν τὸ δέρμα κατὰ βραχὺ πρὸς τὴν ἕλκωσιν, οὐ κελεύοντα τὴν ἐπίδεσιν τῶν ἑλκῶν, ἀλλ' ἐπιτείνοντα κατὰ βραχὺ τὴν πρώτην ἑαυτῶν περιέλιξιν ἐκ περιτροπῆς τοῦ δέρματος πιέσεως ποιεῖσθαι. μετὰ ταῦτα δὲ ἐπὶ μᾶλλον. ἔνιοι μὲν ἐπὶ μιᾶς ἐνεργείας ἤκουσαν, ἔνιοι δὲ ἐπὶ πλειόνων· ἐπὶ μιᾶς μὲν οὖν εἰ ἀκούοιμεν τοῦ πρώτου ὀνόματος, ἡ τῆς ἐπιδέ-

lant quae phlegmonae medeatur. Verum nunc ipſi propoſitum non eſt univerſas morborum curationes ſcriptis prodere, ſed eam quae proprie chirurgia vocatur. Expaſſorum igitur deligatio non alia, ſed eadem quae abſcedentium eſt. Nam a ſanis partibus exorditur et paulatim ad cutem venit manifeſto laborantem ulcere. Sed in eo diſſident, quod in expaſſis longiori principio quam in abſcedentibus exordiatur, quodque compreſſionem ad expaſſas uſque partes intendat. Ergo in ſinibus deligationem ab eorum fundo incepiſſe et quae in expaſſis ſtruitur, ipſam ab iis tanquam radice principium ſumere conſentaneum eſt. Verum procul ab humidis partibus cutim ad ulcus paulatim adducere nec in ulceribus deligationem contrahere, ſed ſenſim intendere primam circumvolutionem et cutis circuitione compreſſionem efficere. Poſtea vero *magis* vocabulum nonnulli de una operatione explicant, nonnulli vero de pluribus. De una quidem operatione, ſi primum vocabulum accipiamus, deligationis principium

σεως ἀρχὴ δηλωθήσεται. ἐὰν δὲ ἐπὶ πλειόνων, τὴν πρώτην ἐπίδεσιν ὅλην δηλώσει τὸ πρῶτον ὄνομα. ἀληθὲς δέ ἐστιν ἑκάτερον, ἄλλοτε ἐπ' ἄλλης διαθέσεως οὐκ εἴδει διαφερουσῶν, ἀλλὰ μεγέθει. τὴν μὲν γὰρ ἐπιεικεστέραν ἐκτροπὴν καὶ διὰ μιᾶς ἐπιδέσεως, εἰ τὸ κατὰ φύσιν ἄγειν πειρώμεθα, τὴν μείζονα δὲ οὐ βιαζόμεθα κατὰ τὴν πρώτην ἐπίδεσιν. ἐπικρατεῖν γὰρ ἐν τῷ τότε καιρῷ χρῆσις τῆς φλεγμονῆς θεραπείαν, οὐ τὴν ἐκ τῶν ἐκπεπταμένων ἐπανόρθωσιν. ἐπὶ δὲ τῷ τέλει τοῦ λόγου διὰ τοῦτο προσέθηκεν, ὅριον τοῦ μάλιστα τὸ ξυμψαύειν. ἐπεὶ δὲ δύναταί τις ἐπὶ πλέον ἀλλήλοις τὰ συνεστῶτα συνάγειν ἢ ὥστε ψαῦσαι μόνον, ἀλλὰ τὰ οὕτως συναχθέντα θλᾶται ἀνάλληλα καὶ ὀδύνην ἐργάζεται καὶ τὰς φλεγμονὰς αὐτῶν αὐξηθήσεται. χρὴ τοίνυν ἄχρι τοῦ ψαῦσαι συνάγειν ἀλλήλοις τὰ ἐκπεπταμένα, οὐ προσωτέρω δὲ τοῦδε. γέγραπται δὲ διχῶς ἡ λέξις ἥδε, κατὰ τινὰ μὲν τῶν γραφῶν ὅριον τοῦ μάλιστα καὶ ταύτην γε [70] ὁ Ἀσκληπιάδης οἶδε τὴν γραφὴν, ἐν ἄλλοις δὲ οὔτε ὅριον τοῦ μᾶλλον

ſignificabitur, ſi vero de pluribus, primam deligationem univerſam primum vocabulum declarabit. Sed utrumque verum eſt, alias in aliis affectibus non genere ſed magnitudine diſcrepantibus. Leniorem ſiquidem labrorum everſionem etiam unica deligatione ad eum qui ſecundum naturam eſt ſtatum ducere contendimus; vehementiorem vero non prima deligatione coercemus. Tunc enim temporis inflammationis curationem praecedere oportet, non expaſſarum partium inſtaurationem. In orationis autem ſine eam ob rem addidit, terminus potiſſimum contractus. Quandoquidem medicus quae inter ſe compacta ſunt ea magis in unum cogere poteſt quam ut ſe ſolum contingant. Sed ita mutuo coacta colliduntur, dolorem concitant et inflammationem augent. Ergo expaſſa inter ſe, quoad ſe contingant, adducenda ſunt, ſed non ultra id. At haec oratio duobus modis ſcribitur. In quibusdam codicibus terminus maxime, hancque ſcripturam agnovit Aſclepiades; in aliis vero ter-

τὸ συμψαύειν, καὶ ἔστιν ὥσπερ ἀμείνων, οὕτω καὶ παλαιοτέρα ἡ διὰ τοῦ μάλιστα γραφή.

λα'.

Ὧν δὲ συνεσταλμένα διαστεῖλαι σὺν μὲν φλεγμονῇ τἀναντία, ἄνευ δὲ ταύτης παρασκευὴ μὲν τοιαύτη, ἐπιδέσει δὲ ἐναντίη.

Τὰ συνεσταλμένα τοῖς ἐκπεπταμένοις ἐναντίως διάκειται· τῶν μὲν γὰρ ἐκπεπταμένων τὰ χείλη πλεῖστον ἀλλήλαις κεχώρισται πρὸς τοὺς ἐναντίους τόπους, ὥστε τὸ ἕτερον ἐπὶ τὸ δεξιὸν ἀποκεχωρηκὸς εἴη, τὸ λεῖπον ἐπὶ τὴν ἐν ἀριστεροῖς χώραν μεθίσταται. τούτοις δ' ἔμπαλιν τὰ συνεσταλμένα προσελήλυθεν ἀλλήλοις οὕτως, ὡς ἤτοι τὸ ἕτερον ἐπικεῖσθαι θατέρῳ ἢ οἷον διδηλῶσθαί πως ἑκάτερον ἢ πεπρᾶχθαι, καθάπερ τὰ ἑλισσόμενα. καὶ συμβαίνει ἐνίοτε διὰ τὴν φλεγμονὴν καὶ τοῦτο γίγνεσθαι παραπλησίως τῷ ἐναντίῳ παθήματι, καθ' ὃ πλεῖστον ἀλλήλων ἀπῆχθαι πρὸς τὰ ἐναντία

minus maxime contactus et per maxime fcriptura quemadmodum potior eft, ita et vetuftior.

XXXI.

Quorum contracta diducenda funt cum inflammatione contraria ratione, citra hanc eodem apparatu et contraria deligatione utendum eft.

Contracta expaffis contraria ratione ftatuuntur. Expafforum fiquidem labra plurimum inter fe in contrarias fedes recedunt, ita ut alterum in dextram decedat, reliquum in finiftram regionem demigret. His autem verfa vice contracta inter fe congrediuntur, ut vel alterum alteri incumbat vel folum alterutrum quodammodo duplicetur vel ut quae involuta funt implicentur. Et accidit interdum ob inflammationem etiam id fieri contrario affectui confimile, in quo partes expafforum ab invicem di-

τὰ τῶν ἐκπεπταμένων σωμάτων μόρια. θαυμαστὸν δὲ οὐδὲν ἐν πάθει τὴν φλεγμονὴν ἐναντίῳ τούτων εἶναι συμπτωμάτων γεννητικήν. οὐ γὰρ ἐν τοῖς μέρεσι μεγάλως φλεγμαίνουσι τῶν ἐκπεπταμένων τε καὶ συνεσταλμένων μορίων ἀμφότερα γίγνεσθαι πέφυκεν. ἐπὶ γοῦν ὀφθαλμῶν ἐναργῶς ὁρᾶται, τοῦ μὲν περὶ τοῖς βλεφάροις ἔξωθεν δέρματος μεγάλως φλεγμήναντος καὶ μέχρι πλείονος, ὡς ἐπιλαμβάνειν τι καὶ τοῦ πλησιάζοντος χωρίου, γιγνόμενον ἐπὶ τῆς φλεγμονῆς ἐκτρέπεσθαι τὸ βλέφαρον. ὅταν δὲ μετρίως μὲν ἔχει τὸ δέρμα φλεγμονήν· εἰ δὲ μεγάλως ὁ ἔνδον ὑμὴν ὁ μέχρι τῆς ἴρεως ἐκτεταμένος ἐκλείπεται, τότε συμβαίνει τὸ βλέφαρον εἴσω. κἀπειδὰν ἀμφοτέροις αὐτοῖς τοῦτο συμβεβήκει, φίμωσις ὀνομάζεται τὸ πάθος, οὐ δυναμένου διοῖξαι τοῦ κάμνοντος οὕτω τὸν ὀφθαλμόν. ὁ δ' αὐτὸς τρόπος τοῦ παθήματος ἐνίοτε καὶ περὶ τὰ χείλη γίγνεται καὶ πόσθην καὶ ἕδραν, καὶ ἥ γε αἰτία καὶ τούτων ἡ αὐτή. τὰ μὲν γὰρ ἔξωθεν αὐτῶν μέρη φλεγμήναντα σφοδρῶς ἐκτρέπεται, συμβαίνει δὲ τὰ αὐτὰ παθήματα καὶ περὶ τὰ τῶν γυναικῶν

ductae plurimum in contrarias ſedes recedunt. Nihil mirum eſt inflammationem ut contrarium affectum horum aut ſimilium accidentium procreationem eſſe. Non enim in partibus vehementer inflammatis ambo evenire conſueverunt et expaſſa et contracta eſſe corpora. In oculis enim externarum palpebrarum cutis vehementi obſidetur inflammatione, eoque exceſſu, ut proximum ſpatium occupare queat, palpebrae everſionem ob inflammationem edi manifeſte conſpicitur. Quum autem mediocriter inflammatione quidem afficitur cutis, ſi vehementer interior tunica ad iridem uſque porrecta relinquitur, tunc concidit introrſum palpebra. Quumque ambabus palpebris hic affectus accidit, praecluſio ſeu phimoſis appellatur morbus, quum ita laborans oculum aperire nequiret. Hoc ipſum genus morbi nonnunquam labra, praeputium et ſedem obſidet, eorumque eadem cauſa eſt. Quum enim externae eorum partes vehementi inflammatione laborant, evertuntur. Eaedem quoque affectiones pudendis muliebribus

αἰδοῖα. ἀνάλογον δὲ τούτοις συμβαίνει γίγνεσθαι καὶ περὶ τὰ τραύματα καὶ περὶ πάντα ὁπωσοῦν ἡλκωμένα. τῶν μὲν γὰρ ἔξωθεν μερῶν φλεγμαινόντων ἐκτρέπεται τὰ χείλη τῶν ἑλκῶν καταπίπτοντα πρὸς τὴν ἔσω χώραν. ἄτροφα δὲ εἶναι καὶ λεπτὰ τηνικαῦτα ἀναγκαῖόν ἐστι τὰ αὐτὰ χείλη καὶ πλαδαρά. πρὸς οὓς ἄρα γε. πῶς γὰρ ἂν ἄλλως, εἰ μή τις ὑπάρχῃ, πρὸς τὴν ἔσω χώραν ἑτοίμως καταφέροιτο; αὐτῶν δὲ ἔνδον μερῶν ἔνδεια καὶ δι' ἀτροφίαν φθινώδη καὶ διὰ χειρουργίαν ἀμέτρως ἐκκόψασαν τὴν ὑποκειμένην σάρκα καὶ διὰ σηπεδόνα διαφείρασαν αὐτὰ συμβαίνει. τὰς μὲν οὖν τοιαύτας διαθέσεις ἐπίδεσις ὠφελεῖ προσηκόντως γιγνομένη· τὰς δὲ διὰ φλεγμονὴν κατὰ μὲν [71] τὸν ἑαυτῆς λόγον οὐ μόνον οὐδὲν ὀνίνησιν, ἀλλὰ καὶ βλάπτει βαρύνουσα. διότι δὲ τοῖς ἰωμένοις τὴν φλεγμονὴν φαρμάκοις ὑπηρετεῖ, διὰ τοῦτο ἀναγκαία γίνεται. κατὰ τοῦτο οὖν ὁ Ἱπποκράτης εἶπε τὰ συνεσταλμένα μόρια σὺν μὲν φλεγμονῇ τἀναντία πραττόντων ἡμῶν ὀνίνησιν, ὅπερ ἐστὶ φεύγοντας ἐπίδεσιν. ὅτι μὴ διὰ μεγάλην ἀνάγκην ἕνεκα τοῦ κατασχεῖν τινα τῶν

accidunt. His par et vulneribus et omnibus quomodocunque ulceratis oboriri contingit. Externis ſiquidem partibus inflammatis ulcerum labra evertuntur, in interiorem regionem recidentia, atque tunc ipſa labra tabeſcere, extenuari ac flacceſcere neceſſum eſt. Ad quos haec oratio? Nonne vera eſt? Quomodo namque aliter fieret, niſi quis ſupponat labra in interiorem regionem prompte deferri? At ipſarum partium interiorum inopia ob atrophiam tabidam per chirurgiam ſubjectas carnes plus ſatis excidendas et putredinem eas partes corrumpentem accidit. Ergo hujusmodi affectibus deligatio decenter conſtructa prodeſt, quos tamen ob inflammationem per ſe non ſolum non juvat, verum etiam onerando laedit. Sed quia medicamentis inflammationi medentibus ſubſervit, propterea neceſſaria proditur. Quamobrem pronunciavit Hippocrates contractas partes cum inflammatione diducere juvat, nobis contraria facientibus, quod eſt deligationem vitantibus. Quoniam non niſi propter magnam neceſſitatem ad topica

ἐπικειμένων τοῖς φλεγμαίνουσι μορίοις, ὡς ἀφ᾽ ὧν γε ἐλπίζομεν ἐπιμεῖναι ταῦτα δύνασθαι χωρὶς ἐπιδέσεως, οὐδ᾽ ὅλως ἐπίδεσμον τοῦ κρατῆσαί τι τῶν ἐπικειμένων προσφέρομεν αὐτὸν ἐκλεπτοτάτων τε καὶ κουφοτάτων ὀθονίων ποιούμεθα, καθόσον οἷόν τε περιβολαῖς ἐλαχίσταις ἢ καὶ μόνῃ μιᾷ· τοῦτο δὲ αὐτὸ τοὺς πολλοὺς ἰατροὺς ἔλαθεν ἐπιθέντας ἔξωθεν ἐπ᾽ οἶδος τοῖς φλεγμαίνουσι καταπλάσματά τε παχέα καὶ ῥάκη σκληρὰ καὶ βαρέα καὶ ἔρια πολλὰ καὶ πλῆθος ἐπιδέσμων, ἅτινα πάντα κατὰ τὸν αὐτὸν ἐναντιώτα ταῖς φλεγμοναῖς ἐστι μεγάλως ὑπὸ τῶν φλεγμαινόντων βλαπτομέναις. ἐὰν μέντοι χωρὶς φλεγμονῆς τὰ συνεσταλμένα γένηται, τὴν μὲν τῶν ὀθονίων παρασκευὴν τὴν αὐτὴν τῇ ἔμπροσθεν εἶναι κελεύει, τὴν δὲ ἐπίδεσιν ἐναντίαν τῇ τῶν ἐκπεπταμένων. εἴπερ οὖν ἐκείνην ἐποιησάμεθα τὴν ἀρχὴν τῶν ἐπιδέσμων, ἀναγόμενοι πόῤῥωθεν ὑπὸ τῶν ὑγρῶν, ἐπανάγοντες δὲ ἐκ περιτροπῆς τοὺς ἐκπεπταμένους αὐτοῖς καὶ κατὰ βραχὺ τὴν πίεσιν αὐξάνοντες, τὴν τῶν συνεσταλμένων ἀπὸ τοῦ πεπονθότος ἀρχόμενοι περιτρέπομέν τε καὶ ἀπάξομεν ἐπὶ τὴν πέ-

quaedam inflammatis partibus ſuperinjecta, ut a quibus ſperamus haec citra deligationem immorari poſſe, nullo modo faſciam ut aliquod ſuper propoſitum topicum contingat, injicimus, ipſam ex tenuiſſimis et leviſſimis linteis conſtruimus et circuitibus quantum fieri poteſt pauciſſimis vel etiam unico ſolo utimur. Id ipſum autem multos medicos latuit, qui externis partibus inflammatis, qua tumor eſſet, ſuper cataplaſmata craſſa impoſuerunt, duros et graves panniculos, multas lanas et faſciarum multitudinem, quae per ſe omnia maxime ſunt adverſa in inflammationibus quae ab onerantibus oblaeduntur. Jam vero contracta ſi citra inflammationem ſint, in iis faſciarum praeparationem eandem ac priorem eſſe imperat; deligationem vero expaſſorum deligationi contrariam. Hanc ſiquidem ducto faſciarum procul ab ſanis partibus principio reducta vero circuitu ad expaſſas partes faſcia et adaucta paulatim compreſſione conſtruximus. Illam contractarum partium deligationem ab affecto loco incipientes et cir-

ριξ χώραν τὸ δέρ- (689) μα. προσθεῖναι χρὴ ἐνταῦθα τὸ παραλελειμμένον ὑφ' Ἱπποκράτους. οὐ γὰρ προὔκειτο πᾶσαν αὐτῶν τῶν παθῶν ὧν μνημονεύει θεραπείαν γράφειν, ἀλλὰ μόνην τὴν χειρουργίαν. ἐγὼ δὲ, ἵνα τέλειος ὁ λόγος ᾖ, προσθήσω τὸ εἰπών· ὅταν τι τῶν, ὡς εἴρηται, συνεσταλμένων ἐκτρέπωμεν, ἀναπληρῶσαι χρὴ τὴν ὑποκειμένην χώραν, εἰς ἣν καταπέπτωκε τὰ χείλη, μοτοῖς ἢ φαρμάκῳ τῷ προσήκοντι, μέχρις ἂν ἰσόπεδα γένηται τῷ πέριξ δέρματι τὰ συνεσταλμένα σώματα, κἄπειτα οὕτω τὴν εἰρημένην ἐπίδεσιν ποιεῖσθαι.

cumagimus et ad eam quae juxta locum eſt cutim reducimus. Addendum hic quod ab Hippocrate praetermiſſum eſt. Non enim univerſam eorum quos memorat affectuum curationem ſcribere conſtituit, ſed ſola manu operantem. Ego vero ut integra ſit oratio reſiduum addam. Quum quid horum quae contracta ſunt diduxerimus, ſubjectum locum in quem labra deciderunt implere linamentis oportet vel decenti medicamento, quouſque circumſtanti cuti aequata ſint contracta corpora, moxque dictam deligationem conſtruere.

ΤΟ ΙΠΠΟΚΡΑΤΟΥΣ ΚΑΤ' ΙΗΤΡΕΙΟΝ ΒΙΒΛΙΟΝ ΚΑΙ ΓΑΛΗΝΟΥ ΕΙΣ ΑΥΤΟ ΥΠΟΜΝΗΜΑ Γ.

Ed. Chart. XII. [72. 73.] Ed. Baſ. V. (689.)

α'.

[72. 73.] *Διεστραμμένα δὲ διορθῶσαι· τὰ μὲν ἄλλα κατὰ τὰ αὐτὰ, δεῖ τὰ μὲν ἐπεληλυθότα ἐπαγαγεῖν ὑποδέσει, παρακολλήσει, ἀναλήψει, τὰ δὲ ἐναντία ἐναντίως.*

Αἱ διαστροφαὶ γίνονται ποτὲ μὲν ἀποχωροῦντός τινος ἐκ τῆς ἰδίας ἕδρας ἐπὶ τὰ ἐκτὸς τοῦ [73] σώματος, ποτὲ

HIPPOCRATIS DE MEDICI OFFICINA LIBER ET GALENI IN EUM COMMENTARIUS III.

I.

Perverſa dirigenda ſunt, cetera iisdem modis. Quae deceſſerunt, ea ſubligatione, agglutinatione, ſuſpenſione adducenda. Contraria contrario modo.

Perverſiones oboriuntur, quum quid interdum e propria ſede in externas corporis partes ſecedit; interdum

δὲ ἐπελθόντος εὐρυχωρίᾳ τινὶ τῶν ἔνδον τοῦ σώματος, οἷον ἐπὶ τῆς ῥινός. ἐὰν μὲν εἰς τὴν ἐκτὸς χώραν ἤτοι τῶν ὀστῶν αὐτῆς ἢ καὶ τῶν πτερυγίων ἀποχωρῇ τι, διαστροφὴ γίνεται πρὸς τοὐκτὸς, ἐὰν δὲ εἰς τὸν ἔνδον πόρον ἀφίκηται, διαστρέφεται πρὸς τοῦτον ἡ ῥίς. ἀνάλογον δὲ κἀπὶ τῶν ἄλλων μορίων διαστροφαὶ γίνονται. δηλονότι κἀπὶ τούτων ὁ κοινὸς ἅπασι σκοπὸς τῆς θεραπείας ἐνδείξεται τὰ βοηθήματα. κοινὸς δὲ πᾶσιν ἦν σκοπὸς τἀναντία τῶν ἐναντίων ἰάματα, ὥστε καὶ νῦν τὰ μὲν ἀπεληλυθότα προσακτέον ἐστὶ καὶ δι' ἄλλων μὲν τῶν βοηθημάτων, ὑπὲρ ὧν οὐ πρόκειται λέγειν, ἀτὰρ οὖν καὶ δι' ἐπιδέσμων. αὐτὸς δὲ εἶπον τοὺς ἐξ ἐπιδέσμων τόπους εἰς ταῦτα χρησίμους. ἐπίδεσιν μὲν, ὡς καὶ πρόσθεν αὐτὸς ἔγραψεν, ἐπί τε τῶν ἀφεστώτων καὶ ἐκπεπτωμένων καὶ συνεληλυθότων, ἀνακόλλησιν δὲ, ὡς ἐν τῷ περὶ ἄρθρων, ἐπὶ ῥινὸς καὶ γένυος, ἀνάληψιν δὲ ὡς ἐν τῷ περὶ καταγμάτων, ἔνθα φησίν· ἢν γὰρ τὰ μὲν ὀστέα ἄμφω καταγῇ ἢ τὸ κάτω μοῦνον, ὁ δὲ ἐπιδεδεμένος ἐν ταινίῃ τινὶ τὴν χεῖρα ἔχει ἀναλελαμμένην. τυγχάνει δὲ ἡ ταινίη κατὰ

vero quum in aliquod corporis ſpatium interius illabitur, quemadmodum in naſo. Siquidem in exteriorem regionem aut oſſium ipſius aut alarum pars ſecedat, ab exteriori parte fit perverſio; ſi vero in interiorem meatum procedat, in hunc naſus diſtorquetur. Palam eſt his in omnibus communem curationis ſcopum auxilia indicaturum. At communis fuit ſcopus omnibus contraria contrariorum eſſe remedia. Quapropter nunc etiam quae decesserunt, tum per alia praeſidia, de quibus diſſerere propoſitum non eſt, tum praecipue per faſcias adducenda ſunt. Ipſe vero docuit faſciarum injiciendarum locos ad haec utiles. Deligationem quidem, ut etiam antea ſcripſit, et ad ea quae abſceſſerunt et quae expaſſa et quae contracta ſunt, utilem; agglutinationem vero, ut in libro de articulis, ad naſum et maxillam; ſuſpenſionem autem, ut in libro de fracturis, ubi protulit: nam ſi os utrumque aut inferius ſolum fractum ſit, devinctus vero mitella quadam manum exceptam ac appenſam habeat et ampliſ-

τὸ κάτηγμα πλείστη ἐοῦσα, ἔνθεν δὲ καὶ ἔνθεν ἡ χεὶρ ἀπαιωρέηται, τοῦτον ἀνάγκη τὸ ἕτερον ὀστέον εὑρεθῆναι διεστραμμένον ἔχοντα πρὸς τὸ ἄνω μέρος. ἢν δὲ κατεαγότων τῶν ὀστέων οὕτως ἄκρην την χεῖρα ἐν τῇ ταινίῃ ἔχει καὶ περὶ τὸν ἀγκῶνα, ὁ δ' ἄλλος πῆχυς μὴ μετέωρος εἴη, οὗτος εὑρεθήσεται τὸ ὀστέον εἰς τὸ κάτω μέρος διεστραμμένον ἔχον. χρὴ οὖν ἐν τῇ ταινίῃ πλάτος ἐχούσῃ μαλθακῇ τὸ πλεῖστον τοῦ πήχεος καὶ τὸν καρπὸν τῆς χειρὸς ὁμαλῶς αἰωρέεσθαι. ἡ ῥῆσις οὖν αὕτη μοχθηρὰν ἀνάληψιν, ἥτις διαστροφὴν ἐργάζεται διδάσκουσα καὶ τὴν τῶν διεστραμμένων ἴασιν ἐνδείκνυται. φέρε γάρ τινι διεστράφθαι πρὸς τὸ κάτω τὸν πῆχυν, ἀναληψόμεθα τοῦτο ὑποθέντες αὐτῷ πρὸς τὸ κάτω ταινίαν στενήν. εἰ δὲ πρὸς τὰ ἄνω διεστραμμένος εἴη, τὴν πρὸς τὰ κάτω διαστρέφουσαν ἀνάληψιν παραληψόμεθα, καθ' ἣν τὰ μὲν πρὸς τῷ καρπῷ καὶ τῷ ἀγκῶνι μόρια ταινία ἔχει, τὸ δὲ μεταξὺ ἀστήρικτόν ἐστιν, ὥσπερ γε καὶ εἰ ἐν τῷ καρπῷ διαστροφὴ γένοιτο πρὸς τὰ ἄνω, τὴν ἐπὶ τὰ κάτω διαστρέφουσαν ἐπίδεσιν προσάξομεν,

ſima ſaſciae pars fracturam contineat; huic vero et inde manus ſuſpenſa ſit; huic neceſſe eſt comperiri os alterum ad partem ſuperiorem perverſum ſortienti. Si vero ita fractis oſſibus ſummam manum in mitella etiam ad cubiti flexum uſque contineat, reliqua vero pars cubiti ſuſpenſa non ſit, ipſe ad inferiorem partem os perverſum habere comperietur. Oportet igitur in mitella molli latitudinem ſortita maximam cubiti partem et manus juncturam aequaliter ſuſpendi. Haec igitur oratio vitioſam docet ſuſpenſionem quae perverſionem efficit et perverſorum curationem indicat. Agedum, alicui deorſum cubitus pervertatur, hunc ipſi ſuppoſita deorſum anguſta faſcia ſuſpendemus; ſi vero in ſuperiora perverſus fuerit, revocantem in inferiora ſuſpenſionem promovebimus, qua partes juncturae et flexurae vicinas mitella complectitur. Quod autem interjectum eſt inſtabile, quemadmodum etiam ſi carpo in ſuperiora perverſio contigerit, ad inferiora revocantem deligationem adducemus, quae cubiti partes com-

Ed. Chart. XII. [73.] Ed. Baſ. V. (689.)

ἥτις συνέχουσα τὰ πρὸς ἀγκῶνα τὸ πρὸς τῷ καρπῷ πέρας ἀστήρικτον ἀπολείποι. κατὰ ταῦτα δὲ καὶ περὶ τῆς πρὸς ἀγκῶνα διαστροφῆς πρὸς τὴν ἄνω τὴν ἀνέδραστον μόνον τοῦτον καταλιποῦσαν ἀνάληψιν προσάξομεν, ἥτις τόπῳ διεστραμμένῳ αὐτὴ διέστρεφεν εἰς τὰ κάτω. συνελόντι δὲ εἰπεῖν, εἴ τινα μήπω διεστραμμένα διαστρέφουσιν, αὐτὰ τὰ πρὸς τὸν ἐναντίον τρόπον διεστραμμένα κατευθύνουσι. ἀνάλογον δὲ τούτοις ἁμαρτάνεται καὶ κατορθοῦται κατὰ κνήμην καὶ μηρὸν ἐν ταῖς ὅλου τοῦ σκέλους θέσεσιν. ὅπερ γὰρ ἐπὶ χειρὸς ἀνάληψις, τοῦτο θέσις ἐπὶ σκέλους καὶ χρὴ προσυπακοῦσαι τῷ τῆς ἀναλήψεως ὀνόματι καὶ τὴν θέσιν. τὸ δὲ ἐπὶ τῷ τέλει τῆς ῥήσεως εἰρημένον, τὰ δὲ ἐναντία ἐναντίως, ἐγχωρεῖ καὶ περὶ τῶν εἰρημένων ἐπιδέσεων λέγεσθαι. τὰ γὰρ ἐναντία γενήσεται τοῖς εἰρημένοις πάθεσι λέγειν αὐτὸν ἐναντίως ἐπιδούμενα κατορθοῦσθαι, τουτέστι τοῖς μὲν ἀφεστῶσι τὰ παρὰ φύσιν ἐξευθυσμένα, λέλεκται δέ μοι τὰ περὶ τούτων ἔμπροσθεν ἐν τῷ κατ' ἰητρεῖον βιβλίῳ. πρῶτον μὲν ἁπάντων γέγραπται λόγος ὁ περὶ τῶν φυσικῶν κριτηρίων,

plectatur et quod carpo vicinum eſt extremum inſtabile relinquimus. Ad haec autem et in ea quae ad cubiti flexum in ſuperiora fit perverſione eam quae ſolum hunc inſtabilem relinquat, ſuſpenſionem adducemus quae eadem e loco perverſo deorſum revocet. Verum in paucis multa contraham, ſi quaedam nondum perverſa pervertant, eadem contrario modo perverſa dirigunt. His vero conſimile per tibiam et femur in univerſi cruris poſituris pervertitur ac dirigitur. Quod enim in manu ſuſpenſio, id in crure poſitura efficit; atque ſuſpenſionis nomine etiam poſitura ſubaudienda eſt. Quod autem in textus fine pronunciatum eſt, contraria contrario modo, id de praedictis deligationibus explicari poteſt: praedictis ſiquidem affectibus affore contraria pronunciare ipſum interpretamur, quae contrario modo devinciuntur ea inſtaurari, hoc eſt iis quae praeter naturam directa ſunt abſcedentibus. Sed prius prodita mihi de his dicta ſunt in libro de medicatrina. Prima omnium ſcripta eſt oratio de naturalibus

οἷς χρώμεθα πάντες ἄνθρωποι, τά τε κατὰ τὰς τέχνας ἁπάσας διοικοῦσι καὶ σύμπαντα τὸν βίον. ἔχρῃζε γὰρ [74] οὐ πρὸς τὰ προκείμενα νῦν μόνον, ὅσα κατὰ χειρουργίαν, ἀλλὰ καὶ πάσας τὰς ἐν ἰατρικῇ διαγνώσεις τῶν παθῶν, ἃς δὴ καὶ σημειώσεις ὀνομάζουσιν ὡρισμένοι τῶν διαγνωστικῶν κριτηρίων. δεύτερος ἐπὶ τῷδε λόγος ἐν τῷ προκειμένῳ βιβλίῳ γέγραπται, περὶ τῶν κατὰ τὴν ἐν ἰατρικῇ χειρουργίαν διδάσκων, ἐκ τίνων συμπληροῦται. ἐφ᾽ ᾧ τρίτος ὁ περὶ ἐπιδέσεως, ὁποίαν χρὴ γίνεσθαι τὴν ἐπίδεσιν, τὴν ἔνδειξιν ἡμῶν λαμβανόντων ἀπό τε τῆς τοῦ πεπονθότος μορίου, φύσεως καὶ αὐτοῦ τοῦ πάθους, ἐν τῷ νῦν ἡμῖν εἰρημένῳ λόγῳ περὶ καταγμάτων ποιεῖ τὴν διδασκαλίαν, ὑποπεπτωκότων πάθει γενικῷ τῇ λύσει τῆς συνεχείας. οὕτως γὰρ ἐγὼ προσαγορεύειν εἴωθα τοῦτο τὸ γένος τοῦ πάθους. ὁ δὲ Ἱπποκράτης ἀφεστῶτα καλεῖ τὰ σώματα τὰ οὕτω πεπονθότα, ὥστε καὶ τὸ πάθος αὐτῶν ἀπόστασις εἰκότως ὀνομασθήσεται καὶ γενήσεται ἕν τι εἶδος τοῦ γένους τῶν παθῶν, ὃ

judiciis quibus univerſi homines et ad artium omnium tractationem et ad totius vitae adminiſtrationem utuntur; neceſſaria ſiquidem erant non ſolum ad ea quae nunc proponuntur chirurgiam ſpectantia, verum etiam ad omnes in medicina morborum dignotiones, quas certe notas et ſigna nominant, qui dignoſcendi judicia definierunt. Secundus deinde commentarius in praecedenti libro ſcriptus eſt docens ex quibus expleatur medicinae pars quae manu nudetur. Tertia demum quae de deligatione agit docet, qualem eſſe deligationem oporteat, nobis indicationem tum a partis affectae natura tum ab ipſius affectu ſumentibus. In praeſenti oratione quae nobis de fracturis enunciata eſt, doctrinam eorum adſtruit, quae generali affectui continuitatis ſolutioni ſubjacent. Sic enim ego ſolitus ſum hoc morbi genus appellare. Quaę vero corpora ſic affecta ſunt, abſcedentia vocat Hippocrates. Quare et eorum affectus abſceſſus merito nominabitur, fietque una quaedam generis morborum ſpecies, quam proprie abſceſſum

καλοῦσιν ἰδίως ἀπόστασίν τε καὶ ἀπόστημα. ταῦτα μὲν οὖν αὐτὰ τὰ νῦν εἰρημένα χάριν ἀναμνήσεως ὧν ἔμπροσθεν ἐξηγησάμην εἴρηταί μοι. καιρὸς δὲ ἤδη τῶν ἐφεξῆς ἄρξασθαι.

β'.

Σπληνῶν μήκεα, πλάτεα, πάχεα, πλήθεα. μῆκος ὅσον ἡ ἐπίδεσις, πλάτος τριῶν ἢ τεσσάρων δακτύλων, πάχος τριπτύχους ἢ τετραπτύχους, πλῆθος κυκλεῦντας μὴ ὑπερβάλλειν μηδὲ ἐλλείπειν.

Ἐν τῷ περὶ τῶν καταγμάτων λόγῳ τῷ νῦν αὐτῷ προκειμένῳ πρῶτον μέμνηται τῶν προκειμένων σπληνῶν καλουμένων, κελεύων αὐτοὺς εἶναι τῷ μήκει μὲν ἴσους τῇ ἐπιδέσει καὶ παραλαμβάνηται δι' ἐκείνην ἕνεκα τοῦ στηρίζειν καὶ κατέχειν αὐτὴν ἀκίνητον. τῷ δὲ πλάτει τριῶν ἢ τεττάρων δακτύλων, τῶν τοῦ αὐτοῦ τοῦ ἐπιδουμένου δηλονότι, τῷ

et apoſtema vocitant. Haec igitur ipſa nunc commemorationis eorum gratia quae ſuperius explicaveram a me ſcriptis prodita ſunt. Jam vero deinceps datur exordiendi tempus.

II.

Spleniorum longitudinem, latitudinem, craſſitudinem, multitudinem. Longitudo, quanta eſt deligatio. Latitudo trium aut quatuor digitorum. Craſſitudo triplica aut quadruplica. Multitudo dum circumdant neque exſuperet neque deficiat.

In libro de fracturis qui nunc idem proſtat primum eorum meminit, quae appoſita ſplenia vocantur, ipſa quidem jubens eſſe deligationi aequalia longitudine ac per illam excipi, ut ipſam fulciant et immobilem retineant. Latitudine vero ſint trium aut quatuor digitorum hominis ejus nimirum qui deligatur. Craſſitudine autem aut tri-

πάχει δὲ ἢ τριπτύχους ἢ τετραπτύχους· ἔνθεν μὲν ἀσφαλεστέρας φρουρᾶς ἡ ἐπίδεσις δεῖται τετραπτύχους, ἔνθα (690) δὲ οὐ τοιαύτης, ἀρκοῦν ἡγούμενος καὶ τοὺς τριπτύχους. εὔδηλον δ' ὅτι τὰ συντετριμμένα μᾶλλον ὀστᾶ, πλέονος ἀσφαλείας δεῖται. τὸ δὲ πλῆθος τῶν σπληνῶν τοσοῦτον, φησὶν, εἶναι χρὴ, ὡς ἐν κύκλῳ περιληφθῆναι τὸ ἐπιδούμενον κῶλον. οὐ γὰρ δὴ τοῖς τῆς κλειδὸς ἢ πλευρᾶς κατάγμασι περιλαμβάνειν ἐν κύκλῳ δυνατὸν, ἀλλ' ἐπ' ἐνίων τὸ μέγεθος τοῦ κατάγματος ἐνδείξεταί σοι τὸν ἀριθμὸν τῶν σπληνῶν ἐπὶ τῆς κλειδὸς εἰώθαμεν ὡς τὸ πολὺ χρῆσθαι τρισὶ τετραπτύχοις σπλήνισι τοὺς δύο μὲν τοὺς πρώτους εἰς ὁμοιότητα τοῦ γράμματος ἐπιβάλλοντες, ὡς κατ' αὐτοῦ τοῦ συντετριμμένου τὸ μέσον ἑκατέρου καθ' ὃ συμβάλλουσιν ἐνίοις ἐπικεῖσθαι. τρίτον δὲ αὐτοῖς καὶ ἔξωθεν ἐπιθέντες κατὰ τὸ τοῦ σώματος μῆκος ἐντεταμένον, αὐτούς γε τοὺς ὑποκειμένους σφίγγοντα καὶ τὸ κατεαγὸς μέρος τῆς κλειδὸς πιλοῦντα.

---

plicia aut quadruplicia. Ubi quidem firmiori fulcimento deligatio indiget, quadruplicia, ubi vero tali non opus eſt, triplicia ſatis eſſe augurantur. Liquido conſtat, oſſa magis comminuta ampliorem ſtabilitatem deſiderare. Spleniorum, inquit, multitudinem tantam eſſe oportet, ut quod deligatur membrum in orbem amplectatur. Non enim ſane claviculae aut coſtae fracturas in orbem amplecti datur. Verum in nonnullis fracturae magnitudo ſpleniorum numerum indicabit. In clavicula tribus ſpleniis quadruplicatis uti plerumque conſuevimus, duo quidem prima ad χ literae ſimilitudinem injicientes, ut ſuper oſſe comminuto amborum medium qua inter ſe copulantur quibusdam incumbat. Tertio denique ipſis et extrinſecus impoſito, id in corporis longitudinem porrectum ipſa ſubjecta adſtringit et fractam claviculae partem coarctat.

γ'.

[75] Οἷσι δὲ ἐς διόρθωσιν μῆκος κυκλεῦντας πλάτος καὶ πάχος τῇ ἐνδείῃ τεκμαίρεσθαι, μὴ ἀθρόα πληρεῦντας.

Θαυμάζω πῶς οὐκ εἶπε πρῶτον μὲν τὰς χρείας τῶν σπληνῶν, εἶθ' ὅπως ἄν τις αὐτῶν τύχοι. χρεία μὲν γὰρ αὕτη διττὴ κράτησίς τε τῶν ὑποδεσμίδων ἀναπλήρωσίς τε κατὰ τοιαῦτα τῶν μορίων, ἃ καλεῖν αὐτὸς εἴωθεν ἀπόξη τε καὶ ἀπόξηρα, καθάπερ ἐστὶ, πήχεος μὲν πρὸς καρπῷ, κνήμης δὲ πρὸς ποδί. περιβάλλειν γὰρ ἐν τούτοις ἀξιοῖ κυκλοτερῶς τοὺς σπλῆνας, ὡς μετὰ τὴν ἐπιβολὴν τῶν ἔξωθεν ἐπιδέσμων ἴσην εἶναι τῷ πάχει τὴν ἐπίδεσιν. οὐσῶν οὖν δυοῖν χρειῶν τῆς ἐπιδέσεως τῶν σπληνῶν κρατήσεώς τε καὶ ἀναπληρώσεως, ἣν αὐτὸς ὠνόμασε διόρθωσιν, ἀξιῶν αὐτοὺς εἶναι τῷ μὲν μήκει τηλικούτους, ὡς ἐν κύκλῳ περιλαμβάνειν τὸ ἐπιδούμενον σῶμα, τῷ πάχει δὲ καὶ τῷ πλάτει κατὰ τὴν ἔνδειαν τῶν μορίων δηλονότι. τῷ μήκει μὲν ἐὰν

III.

At quibus ad directionem adhibentur, longitudinem, in orbem convolutione, latitudinem et crassitudinem defectu conjectare sic oportet, ut non confertim compleamus.

Miror primum quidem quomodo spleniorum usum non docuerit; deinde viam qua quis ipsum consequatur. Enimvero is usus duplex existit, tum fasciarum prius injectarum retentio, his ipsis expletio, quas et acuminatas et extenuatas ipse vocare consuevit, quales sunt cubiti prope carpum et tibiae prope pedem partes. In his enim imperat in orbem splenia complecti, ut post exteriorum fasciarum injectionem par esset crassitudini deligatio. Quum ergo duo sint admotionis spleniorum usus, tum retentio tum expletio, quam ipse directionem appellat, hortatur ipse tanta esse longitudine, ut quod deligatur corpus complecti in orbem possint; crassitudine vero et latitudine

μικροὶ γενηθῶσι, κυκλοτερῶς περιβαλεῖν τὸ μόριον, ἀναγκαῖόν ἐστι τὸ ἕτερον αὐτῶν πέρας ἐπὶ θατέρου τεθὲν ὑψηλότερον ἀποφῆναι τὸ μέρος ἐκείνου τοῦ κώλου τῶν ἑκατέρωθεν, ὥστε ἀνώμαλον εἶναι τὴν ἐπίδεσιν καὶ διὰ τοῦτο χαλαράν. ἐὰν δὲ βραχύτεροι γενηθέντες ἢ ὥστε ψαύειν ἀλλήλων τὰ πέρατα αὐτῶν, μεταξύ τινα χώραν ἀπολείπουσι κενὴν, ἀνωμάλως πάλιν αὖ ἔσται κατὰ τὸν ἐναντίον τρόπον ἡ ἐπίδεσις· ὡς γὰρ ἐπὶ τῶν μακροτέρων κυρτότητά τινα καὶ ἐξοχὴν, οὕτως ἐπὶ τούτων ἔνδειάν τέ τινα καὶ κοιλότητα λαβεῖν ἀναγκαῖον ἔσται τὸ χωρίον. τὴν περιβολὴν δὲ τούτων τῶν σπληνῶν οὐκ εἰς ἅπαξ ἀθρόαν, ἀλλὰ κατὰ βραχὺ κελεύει ποιεῖσθαι, λεπτομερεῖς μὲν γὰρ τῷ πάχει τοὺς ἀνωτέρους τιθεμένους εἶναι δεήσει, παχυτέρους δὲ τοὺς κατωτέρους. ἐὰν ἀθρόως ἕνα περιβάλῃς, ἔσται σοι σχῆμα τῆς κατ᾽ αὐτὸ τὸ χωρίον ἐπιδέσεως, οἷον ἐξ ἀρχῆς ὑπῆρχε τῷ κώλῳ.

---

partium nimirum indigentia. Longitudine quidem si altiora fuerint, quam ut partem in orbem amplectantur, alterum ipsorum extremum alteri superpositum illius membri partem aliis utrimque partibus eminentiorem objicere necesse est, ita ut inaequalis exstet deligatio, proptereaque laxior. Sin breviora fuerint quam eorum extrema se mutuo tangant, interpositum quoddam inane spatium relinquunt, ac proinde inaequaliter iterum contrario modo deligatio reddetur. Ut enim in longioribus gibbum aliquem et eminentiam, sic et in his brevioribus et defectum quendam et cavitatem cepisse spatium necessarium erit. At horum spleniorum applicationem non semel universam, sed sensim construi imperat. Tenuiora siquidem crassitudine, superiora injici oportebit; crassiora vero inferiora. Si affatim unum injeceris, tibi erit eo in spatio deligatio, qualis membro ab exordio exstitit.

δ'.

Τῶν δὲ ὀθονίων ὑποδεσμίδες εἰσὶ δύο τῇ πρώτῃ ἐκ τοῦ σίνεος εἰς τὰ ἄνω, τῇ δὲ δευτέρῃ ἐκ τοῦ σίνεος εἰς τὰ κάτω τελευτώσῃ.

Λέλεκταί μοι καὶ πρόσθεν ὑποδεσμίδας ὀνομάζειν αὐτὸν τοὺς πρὸ τῶν σπληνῶν ἐπιδέσμους, ἁπάντων πρώτους ἐπιβαλλομένους τῷ πεπονθότι σώματι. γέγραπται δὲ ἐν τῷ περὶ ἀγμῶν τῆς ἑκατέρου περιθέσεως ἡ χρεία. ὁ μὲν γὰρ πρότερος [76] αὐτῶν οὐ μόνον ἀνείργει τὴν ἐπιῤῥοὴν, ἀλλὰ καὶ τοῦ περιεχομένου κατὰ τὸ πεπονθὸς ἀπωθεῖταί τι πρὸς τὴν ἄνω χώραν. ὁ δὲ δεύτερος ἐκθλίβει τὸ περιττὸν αἵματος πεπονθότος μορίου πρὸς τὸ τοῦ κώλου πέρας. κοινὴ δὲ ἀμφοτέρου ἡ χρεία, κατέχειν τὸ διαπεπλασμένον ὀστοῦν ἀδιάστροφον.

IV.

Ex linteis praevinctae fasciae duae sunt: prima a parte laesa in superiores, secunda a parte laesa in inferiores desinit.

Supra quoque a me proditum est, subligationes ipsum nominare quae ante spleniorum fascias omnium primae affecto corpori injiciuntur. In primo de fracturis libro scriptus est utriusque impositionis usus. Prior quidem ipsorum est non solum influxum prohibere, sed et contenti in affecta parte humoris quiddam in superiorem locum repellere. Alter vero excedentem partis affectae sanguinem ad membri extremum protrahere. Communis denique utriusque usus est formae restitutum os, minime perversum continere.

έ.

Κατὰ τὸ σῖνος πιέζειν μάλιστα ἥκιστα τὰ ἄκρα, τὰ δὲ ἄλλα κατὰ λόγον.

Καὶ τούτων ὁ λογισμὸς ἐν τῷ περὶ ἀγμῶν εἴρηται. καθόλου γὰρ ἐπὶ πάσης ἐπιδέσεως, ἔνθα μὲν ἔσφιγκται μᾶλλον ἡ ὑποκειμένη σὰρξ, ἐκθλίβεται τὸ περιεχόμενον ὑγρὸν ἐν αὐτῇ πρὸς τὰ πέριξ, ἔνθα δὲ ἧττον, ἐνταῦθα δέχεται τὸ μεταῤῥέον ἐκ τῶν μᾶλλον θλιφθέντων.

στ΄.

Ἡ δὲ ἐπίδεσις πουλὺ τῆς ὑγιέος προσλαμβανέτω.

Καὶ ταύτης τῆς συμβουλῆς ὁ λογισμὸς δῆλος· ἐν γὰρ τῷ πολὺ τοῦ ὑγιοῦς ἐπιλαμβάνειν τὴν ἐπίδεσιν, ἥ τε κράτησις ἀσφαλεστέρα τοῦ διαπεπλασμένου γίνεται καὶ μᾶλλον ἐκθλίβονται τοῦ πεπονθότος ἰχῶρες εἰς τὰ πλησιάζοντα καὶ ἐκ τῶν ἄνωθεν ἐπιῤῥοὴ κωλύεται μᾶλλον.

V.

Ad laefas partes comprimere maxime, extremas minime, ceteras pro ratione oportet.

Horum etiam ratio in commentariis de fracturis explicata eft. In univerfum enim in omni deligatione, ubi fubjecta caro magis adftringitur, humor in ea contentus ad proximas partes propellitur, ubi minus hic excipitur, quod ab iis procedit quae vehementius comprimuntur.

VI.

Deligatio vero multum integrae partis obvolvat.

Ratio quoque hujus confilii manifefta. Nam quod integrae partis multum amplectatur deligatio et conformati offis retentio fecurior fit et affectae partis fanies in proximas partes valentius exprimitur et a fuperioribus defluxus magis prohibetur.

ζ'.

Ἐπιδέσμων δὲ πλῆθος, μῆκος, πλάτος· πλῆθος μὲν μὴ ἡσσᾶσθαι τοῦ σίνεος μηδὲ νάρθηξιν ἐνέρεισιν εἶναι μηδὲ ἄχθος μηδὲ περίῤῥεψιν μηδὲ ἐκθήλυνσιν ἐπιδέσμου.

Οἱ δὲ ἄλλοι σχεδὸν ἅπαντες οὐ διωρίσαντο ἐπιδέσμους ὑποδεσμίδων. ὁ δὲ Ἱπποκράτης τοὺς μὲν αὐτῷ τῷ σώματι περιβεβλημένους ἐπιδέσμους ὑποδεσμίδας ὀνομάζει, τοὺς δὲ τοῖς σπλήνεσιν ἔξωθεν ἐπιδουμένους ἐπιδέσμους. τούτων οὖν ἡλίκον εἶναι χρὴ τὸ πλῆθος καὶ τὸ μῆκος καὶ τὸ πλάτος ἐν τῇδε τῇ ῥήσει διέρχεται, πλῆθος [77] μὲν ἀξιῶν εἶναι τοσοῦτον, ὡς κρατεῖν ἀσφαλῶς αὐτὸ τὸ διαπεπλασμένον ὀστοῦν. τὸ γὰρ μὴ ἡττᾶσθαι τοῦ σίνεος, τουτέστιν ὡς ἂν τε μὴ κρατῶσιν οἱ ἐπίδεσμοι τοὐναντίον αὐτοῖς συμβήσεται, νικᾶσθαί τε καὶ ἡττᾶσθαι τοῦ σίνεος, τουτέστι τοῦ βεβλαμμένου μέρους. εἰ γὰρ τὸ νικᾶν ᾖ αὐτοῖς ἐν τῷ φυλάττειν ἀκίνητον τὴν διάπλασιν, ἐὰν αὐτὴ κινηθῇ κατά τι,

VII.

Fasciarum autem multitudinem, longitudinem, latitudinem metiri decet. Multitudinem a laesione non superari neque ferulis compressionem esse neque onus neque propensionem neque effeminationem fasciae.

Alii fere omnes fascias a subfasciis non distinxerunt. Hippocrates vero injectas prius ipsi corpori fascias subfascias ὑποδεσμίδας nominat, fascias vero ἐπιδέσμους, quae spleniis foris superinjiciuntur. Harum igitur quanta esse debeat multitudo et longitudo et latitudo, hoc in textu emetitur. Multitudinem quidem imperat tantam esse, ut ipsum os conformatum tuto contineat. Illud enim pronunciatum a laesione non evinci, hoc est quod si non evincant fasciae, contrarium ipsis accidat et evinci et superari a laesione, hoc est a laesa parte. Nam si ipsis accidat evincere, quod immobilem conformationem tueatur, si ipsa conformatio aliquantulum mota fuerit, fascias quis-

προσηκόντως ἄν τις αὐτοὺς ἡττᾶσθαι φαίη. τὸ μηδὲ νάρθηξιν ἐνέρεισιν εἶναι, τοιόνδε ἔσται, ἐὰν ὀλιγώτεροι τοῦ δέοντος οἱ ἐπίδεσμοι τύχοιεν ὄντες, ἐνέρεισις τῶν ἄρθρων, ὅπερ ἐστὶ βία καὶ θλίψις ἔσται σῖνος διήκουσα. καὶ μέντοι καὶ τοσούτους αὐτοὺς ποιήσεις ὡς βαρύνειν τὸν ἀσθενοῦντα καὶ οὕτως ἁμαρτήσεις τοῦ συμμέτρου. φυλαιτόμενος οὖν ἑκάτερον τῶν σκοπῶν τοῦ πλήθους στόχασον. τῶν ἐπιδέσμων οἱ σκοποὶ δύο εἰσὶ, τὸ μήτε θλίβειν μήτε βαρύνειν. ἀλλὰ μηδὲ περίῤῥειψιν εἶναί φησι περὶ τῷ πλήθει τῶν ἐπιδέσμων. ἡ δὲ περίῤῥεψις ἀπὸ τοῦ περιῤῥέπειν ἐπὶ θάτερον μέρος, ἤτοι τὸ δεξιὸν ἢ τὸ ἀριστερὸν, ὅλην τὴν ἐπίδεσιν ὀνομάζεται. τοῦτο δὲ αὐτὸ περιῤῥέπον, ἀμετρία τοῦ πλήθους αὐτῶν γίνεται. τὴν δὲ ἐκθήλυνσιν, εἴρηται γὰρ αὐτῷ, οἱ μὲν τινὲς ἀπὸ τῶν μορίων ἤκουσαν, ἐν οἷς τὸ σῖνος, ὡς ἀσθενῶν καὶ μαλακῶν ἐσομένων διὰ τὸ πλῆθος (691) ἐπιβεβλημένων ἔξωθεν ὀθονίων, ἔνιοι δὲ ἐπὶ τῆς ἐπιδέσεως αὐτῆς, ὡς ἀτόνου γινομένης· ἐκλύεται γὰρ καὶ ἡ τῶν ἐπιθεμένων

piam ſuperari jure protulerit. Hic textus neque ferulis compreſſionem eſſe talis erit, ſi pauciores quam deceat faſcias eſſe contigerit, articulorum compreſſio quae violentia eſt et appreſſus exſtabit laeſionem protenſurus. Quod ſi tot faſcias conſtruas, ut aegrotantem oneres, ita quoque in commoderatione peccaveris. Obſervato igitur utroque faſciarum ſcopo multitudinem conjice. Faſciarum ſcopi duo ſunt, ut ipſae neque premant neque onerent, imo neque propenſionem ipſis eſſe faſciarum multitudine pronunciavit. Propenſio vero a propendente in alterutram partem vel dextram vel ſiniſtram tota deligatione nominatur. Id ipſum quod propendet multitudinis faſciarum incommoderatione contingit. Effeminationem autem, vocabulum ab ipſo pronunciatum, nonnulli quidem de partibus interpretati ſunt, in quibus affectus tanquam partium quae imbecilles et molles ob injectarum extrinſecus faſciarum multitudinem evaſurae ſunt. Nonnulli vero de ipſa deligatione quae tanquam invalida redditur. Concidit

ναρθήκων κράτησις ὑπὸ τοῦ πλήθους τῶν ὑποβεβλημένων ὀθονίων.

η'.

Μῆκος δὲ καὶ πλάτος τριῶν ἢ τεττάρων ἢ πέντε ἢ ἕξ, πήχεων μὲν μῆκος, δακτύλων δὲ πλάτος.

Τῶν ἰδίων τοῦ ἐπιδουμένου δακτύλων καὶ πήχεων δηλονότι τοσούτων ἀξιοῖ τὴν ἐπίδεσιν εἶναι. τὸν δὲ ὅρον αὐτοῦ τοῦ μήκους καὶ τοῦ πλάτους οὐχ ἕνα μόνον ἐποίησε, διὰ τὸ μηδὲν τῆς ἐπιδέσεως ἴσον ἐν ἅπασι γενέσθαι τὸ μῆκος, ἀλλὰ κατὰ τοῦ κατάγματος μέγεθος ὑπαλλάττεσθαι, διορίζει πλήθη καὶ μήκη καὶ πλάτη τῶν ὀθονίων. ἐν ἅπαντι τούτῳ τῷ λόγῳ ἡ τελευτὴ ἐπιδέσεώς ἐστιν, ἣν μὲν ἐν τῷ περὶ ἀγμῶν βιβλίῳ κατ' ἐκεῖνον ἀξιοῖ τὸν χρόνον γίγνεσθαι, καθ' ὃν ἀφλεγμαντότατον τὸ πεπονθὸς ἐς νάρθηκας ἐμβάλλεται.

---

enim impofitarum ferularum retentio ob fubinjectorum linteorum multitudinem.

VIII.

Longitudo autem et latitudo trium aut quatuor aut quinque aut fex; cubitorum quidem longitudo, digitorum vero latitudo fit.

Tot digitorum et cubitorum laborantis videlicet devinciendi propriorum deligationem imperat; neque vero terminum ipfius longitudinis et latitudinis unum folum ftatuit, propterea quod nulla deligationis longitudo in omnibus eft aequalis, fed pro fracturae magnitudine fafciarum immutari multitudinem, longitudinem et latitudinem decernit. Hac in univerfa oratione deligationis poftremum eft, quam in libro de fracturis conftrui eo tempore confulit, quo pars affecta prorfus inflammatione foluta ad ferulas porrigitur.

θ'.

[78] *Αἱ παρέρματος περιβολαὶ τοσαῦται, ὥστε μὴ πιέζειν.*

Τοσαυτάκις ἀξιοῖ τὸ πάρερμα περιβάλλειν τοῖς ἐπιδέσμοις, ὁποσάκις ἂν αὐτῶν ἐκείνων ἕκαστός ἐστι περιβεβλημένος. τὸ δὲ ὡς μὴ πιέζειν περὶ τοῦ μέτρου τῆς σφίγξεως αὐτῶν διδάσκει. μέχρι γὰρ τοσούτου ἐσφίγχθαι χρὴ κατὰ τὸ τῶν ἐπιδέσμων πάρερμα, μέχρις ἂν ἐπιμένῃ μὲν ἀσφαλῶς, μηδέπω δὲ πιέζῃ. τί οὖν ἄμεινον ἢ συνάπτειν ἀλλήλοις τὰ μέρη τῆς ῥήσεως, ὡς εἶναι τὸν λόγον τοιοῦτον· παρέρματος περιβολὰς τοσαύτας ποιητέον ἐστὶν, ὡς μὴ πιέζειν, ὡς τῶν πάνυ πολλῶν πιεζουσῶν. ἄμεινον δέ ἐστιν ἴσως ἀντὶ τοῦ τοσαῦτα τοιαῦτα τὸ τρίτον γράμμα ἀπὸ τῆς ἀρχῆς σ ποιήσαντας ι· τῇ γὰρ ποιότητι μᾶλλον αἱ περιβολαὶ τοῦ παρέρματος ἴσχουσι τὸ σύμμετρον τῆς ἐπιδέσεως, οὐ τῇ ποσότητι.

IX.

Tot ſint quoque ſtabilimenti circumvolutiones, ut ne premant.

Stabilimenti faſcias circumvolvere toties imperat, quoties earum unaquaeque circumierit. Illud autem ut ne premant de adſtrictionis ipſarum modo planum facit. Eatenus enim ſtabilimentum ſuper faſcias coarctari oportet, quatenus tuto immorentur, ſed non premant. Quid igitur praeſtantius quam textus partes inter ſe conjungere, ut talis prodeat oratio: ſtabilimenti circumvolutiones faciendae ſunt, ut ne premant; quod premant quam plurimae. Praeſtat fortaſſis pro *τοσαῦτα tot* legere *τοιαῦτα talia*, tertia litera σ a principio in ι commutata. Nam qualitate magis quam quantitate ſtabilimenti circumvolutiones deligationis commoderationem continent.

ι'.

Μαλθακὰ δὲ, μὴ παχέα.

Πάντα ταῦτα δηλονότι κελεύει μαλθακὰ, μὴ παχέα παραλαμβάνεσθαι φυλαττόμενον, ὥσπερ ἐπὶ τῶν ὀθονίων ἔμπροσθεν εἴπομεν, οὕτω κἀνταῦθα τὴν θλίψιν τῶν ὑποκειμένων σωμάτων.

ια'.

Ταῦτα πάντα ὡς ἐπὶ μήκει καὶ πλάτει καὶ πάχει τοῦ παθόντος.

Εἴρηται πρόσθεν ἤδη τοῦτο ἐπ' ἄλλης ὕλης πραγμάτων ὁμοίας τῇ νῦν. καὶ μεμνῆσθαι χρὴ παρὰ πάντα τὸν λόγον ὡς ὅτι ἂν ἤτοι περὶ μήκους ἢ πλάτους ἢ πάχους ἢ ἀριθμοῦ τῶν ὀθονίων λέγεται, ἀναφορὰν ἔχειν πρὸς τοῦ πεπονθότος μορίου μῆκος καὶ πλάτος καὶ πάχος.

X.

Mollia, non craſſa.

Haec omnia videlicet praecipit mollia non craſſa adhiberi, cavens quemadmodum ſupra de linteis diximus, ita et hinc ſubjectorum corporum compreſſionem.

XI.

Haec omnia pro longitudine et latitudine et craſſitudine partis affectae.

Id antea jam dictum eſt in alia rerum materia praeſenti conſimili. Meminiſſe etiam oportet quidquid longitudine vel latitudine vel craſſitudine vel numero linteorum dicatur, ad affectae partis longitudinem, latitudinem et craſſitudinem relationem habere.

ιβ'.

[79] *Νάρθηκες δὲ λεῖοι, ὁμαλοὶ, σιμοὶ, κατ' ἄκρα σμικρῷ μείους ἔνθεν καὶ ἔνθεν τῆς ἐπιδέσεως. παχύτατοι δὲ ᾗ ἐξέῤῥιπτε τὸ κάτηγμα.*

Οἱ νάρθηκες, ὡς οἱ σπλῆνες, ἐρείσματα καὶ στηρίγματα τῆς ἐπιδέσεώς εἰσιν, ἀλλ' οἱ μὲν σπλῆνες τῶν ὑποδεσμίδων, οἱ δὲ νάρθηκες ἁπάντων τῶν ἔνδον, ὡς εἶναι τέτταρα μὲν τὰ σύμπαντα, χρείαν ἰδίαν ἕκαστον παρέχον. ἔνδον μὲν γὰρ ὑποδεσμίδας πρῶτον, τό τε διαπεπλασμένον ὀστοῦν κρατούσας καὶ κωλυούσας φλεγμῆναι τὸ πεπονθός. ἐπ' αὐταῖς δὲ τοὺς σπλῆνας, ὡς μὴ περιῤῥέοιεν, εἶτα τοὺς νάρθηκας στηρίζοντας, οὕστινας Ἱπποκράτης ἀξιοῖ λείους τε εἶναι καὶ ὁμαλούς. ἀντίκειται δὲ τῷ μὲν λείῳ τὸ τραχὺ, τῷ δὲ ὁμαλῷ τὸ ἀνώμαλον. καὶ τὸ μὲν τραχὺ πάντως ἐστὶν ἀνώμαλον, οὐ μὴν τό γε ἀνώμαλον ἐξ ἀνάγκης τραχύ· καθάπερ οὐδὲ ὁδὸς ἀνώμαλος εὐθέως ἐστὶ καὶ τραχεῖα. δύναται γὰρ ἀναβάσεις τε καὶ καταβάσεις ἔχουσα μὴ τραχείας ἀνώ-

XII.

Ferulae autem ſint leves, aequales, in extremis ſimae, hinc et illinc paulo minores deligatione, craſſiſſimae qua exſtat fractura.

Quemadmodum ſplenia, ſic ferulae deligationis ſtabilimenta et fulcimenta ſunt. Verum ſplenia quidem hypodeſmidum, ferulae vero internarum omnium, ita ut quatuor ſint univerſa, quorum ſingula proprium uſum praeſtant. Inprimis enim interiores hypodeſmides conformatum os continent et affectam partem inflammari prohibent; deinde ſplenia ipſa ne dilabantur; poſtea ferulas ſtabiliunt quas Hippocrates et leves et aequales eſſe praecipit. At levi aſperum et aequali inaequale contrarium eſt. Atque quod aſperum eſt omnino inaequale exiſtit, non tamen quod inaequale neceſſario eſt aſperum, quemadmodum nec via inaequalis propalam et aſpera eſt. Nam inaequalis tum eſſe tum appellari poteſt, aſperos adſcenſus

μαλος εἶναί τε καὶ λέγεσθαι. καὶ τοίνυν καὶ τοὺς νάρθηκας ἐγχωρεῖ λείους μὲν εἶναι, μὴ μέντοι καὶ ὁμαλούς. ἐὰν γὰρ οὗτοι εἴς τι τῶν πλαγίων μερῶν διεστραμμένοι τύχωσιν ὄντες ἢ πρὸς τὸν ἄνω τόπον ἢ τὸν κάτω, τὸ μὲν ὁμαλὸν οὐχ ἕξουσι, τὸ λεῖον δὲ ἔχειν ἴσως οἷόν τε. συντελεῖ δὲ τῷ κατάγματι μήτε τραχεῖς εἶναι μήτε διεστραμμένους τοὺς νάρθηκας, ἑκατέρως μὲν γὰρ θλίψουσιν. ἐκ περιττοῦ δὲ οἱ διεστραμμένοι συνδιαστρέφουσιν ἐν αὐτοῖς τὴν ἐπίδεσιν. ταύτης δὲ διαστρεφομένης καὶ τὸ κατεαγὸς μέρος συνδιαστρέφεται. σιμοὺς δὲ κατ' ἄκρα τοὺς νάρθηκας εἶναι συμβουλεύει. δύναται δὲ αὐτὸ τὸ σιμὸν ὄνομα νῦν σημαίνειν τοὺς ἀπεξεσμένους ἀτρέμα κατὰ τὴν κάτω χώραν. οἱ γὰρ ἰσοπαχεῖς ἄχρι τοῦ πέρατος, ἴσην ἐνταῦθα τὴν ἐπίδεσιν ἐργάζονται παντὶ τῷ ἄλλῳ μέρει τῆς ἐπιδέσεως, ὅπερ οὐ χρὴ γίγνεσθαι. βούλεται γὰρ ἐν μὲν τῷ μέσῳ τῇ ἐπιδέσει ἐσφίγχθαι μᾶλλον, ἐκλύεσθαι δὲ ἐντεῦθεν ἄχρι τῶν περάτων. ἐκεῖνα δὲ ἁπάντων ἐκλύεσθαι μᾶλλον, ἀλλὰ καὶ μικροτέρους αὐτοὺς κατὰ τὸ μῆκος εἶναι κελεύει τῆς ἐπιδέσεως, ὅπως

et deſcenſus ſortita; proindeque ſerulas leves quidem eſſe oportet, non tamen etiam aequales. Hae ſiquidem ſi quadam tenus in transverſas partes perverſae ſint aut in ſuperiorem vel inferiorem locum aequales utique non erunt, iis non erit aequalitas, ſed levitas fortaſſis eſſe poterit. At fracturae conducit neque aſperas neque perverſas eſſe ferulas, nam utroque modo comprimunt. Supra modum vero perverſae deligationes ſimul per ſe quoque pervertunt. Hac autem perverſa, fracta quoque pars ſimul pervertitur; ſimas autem in extremis ferulas eſſe conſulit. Poteſt id ſimum nomen ſignificare ferulas paulatim in inferiori parte deraſas. Nam quae ad finem uſque aequali ſunt craſſitudine, aequalem ibi deligationem ceteris omnibus partibus efficiunt, quod effici non oportet. Conſulit enim in medio arctius deligatione adſtringi, indeque verſus extrema laxari, illa vero omnibus laxiora eſſe. Verum et ipſas longitudine minores eſſe deligatione jubet,

μὴ ψαύσῃ ἄν ποτε τοῦ μετὰ τὴν ἐπίδεσιν δέρματος, ὑψουμένου πολλάκις ἐκ τοῦ δέχεσθαι τοὺς ἐπὶ τῶν ἐπιδέσμων ἐκθλιβομένους χυμούς. ἀλλὰ κατ᾽ αὐτὸ τὸ κάταγμα παχυτέρους εἶναι συμβουλεύει τοὺς νάρθηκας, ἐπειδὴ τὸ χωρίον τοῦτο μάλιστα τῆς ὑπ᾽ αὐτῶν ἐπιδέσεως δεῖται.

ιγ'.

[80] *Ὁκόσα δὲ κυρτὰ καὶ ἄσαρκα φύσει φυλασσομένων τῶν ὑπερεχόντων, οἷον κατὰ δακτύλους ἢ σφυρὰ τῇ θέσει ἢ τῇ βραχύτητι.*

Φυλάττεσθαι κελεύει κατὰ τὰς ἐξοχὰς τῶν ὀστῶν τίθεσθαι τοὺς νάρθηκας. ἔστι δὲ τοῦτο κατὰ δύο τρόπους, ἢ μηδ᾽ ὅλως ἡμῶν τιθέντων αὐτοὺς κατ᾽ ἐκεῖνα τὰ μέρη τῆς ἐπιδέσεως ἢ βραχυτέρους ἐπιτιθέντων, ὡς μὴ παραγίνεσθαι πρὸς τὸ κυρτὸν, ἀλλὰ πρὸς τὸ καταπαύεσθαι, πρὶν ἐκείνου ψαῦσαι καὶ βέλτιόν τι πράττειν οὕτως. ὠνόμασε δὲ τὸ μὲν μηδ᾽ ὅλως θέντα νάρθηκας, φυλάξασθαι τὴν βλάβην

ut poft deligationem cutim minime tangant, quae quod humores fafciis expreffos excipiat, faepius tumet. Sed craffiores ipfas fracturae ferulas ineffe confulit, quandoquidem hic locus fub ipfis potiffimum deligationem defiderat.

XIII.

Quaecunque partes incurvae et excarnes natura funt, in his quae prominent cavendae funt ferulae, ut in digitis et malleolis aut pofitura aut brevitate.

Cavere jubet offium eminentiis apponi ferulas. Id autem duplici fit ratione, vel nobis nullo modo ferulas fecundum dictas deligationis partes admoventibus vel breviores imponentibus, quam ad eminentiam accedant, imo quae definunt, priusquam illam attingant. Atque praeftantius eft quiddam fic agere. Recenfuit autem imponenti ferulas cavendum effe, ne ulla prorfus laefio pofitura ob-

τῇ θέσει γίγνεσθαι, τὸ δὲ ἀφελεῖν τοῦ μήκους τῇ βραχύτητι, δυνάμει τοῦτο λέγων, ἢ τὸ μὴ θεῖναι νάρθηκα, φυλάξασθαι ψαῦσαι τοῦ προσχόντος μέρους ἢ τὸ μικροτέρους θεῖναι.

ιδ'.

Παρέρμασι δὲ ἑρμάζειν, μὴ πιέζειν τὸ πρῶτον.

Ἐμνημόνευσε παρερμάτων καὶ κατ' ἄλλον λόγον ὀλίγον ἔμπροσθεν, ἐφεξῆς τῶν ἐπιδέσμων, οὐ μὴν προσέθηκέ γε ῥητοῖς ἐκείνοις αὐτὰ περιβαλεῖν, ἀλλ' ἡ τῆς τάξεως ἀκολουθία τοῦτο ἡμῖν ἐνεδείκνυτο. νυνὶ μέντοι φησὶν ἑρμάζειν (692) δεῖ, ὅπερ ἐστὶν ἑδράζειν τε καὶ στηρίζειν ἄνευ τοῦ πιέζειν καὶ τοῦτο ποιεῖν κατὰ τὴν πρώτην ἐπίδεσιν, ὡς ταῖς ἐφεξῆς ἡμέραις ἀνερωτώμενος ὁ πάσχων ἢ μηδ' ὅλως αἰσθάνεσθαι θλίψεως, δυναμένων ἡμῶν ἐπισφίγξαι τοὺς νάρθηκας τοῖς παρέρμασιν. ἔνιοι δὲ οὐκ ἐπὶ τῇ τελευτῇ τῆς προκειμένης ῥήσεως ἔγραψαν τὸ πρῶτον, ἀλλ' ἐν ἀρχῇ τῆς

oriatur et brevitate longitudini pars detrahatur. Hac potentia pronunciat aut caveat ferulas pofitura partem eminentem tangere aut illud, breviores imponere.

XIV.

Stabilimentis deligationem fulcire, non comprimere primum oportet.

Stabilimentorum fafcias fubfequentium memoriam etiam alia oratione paulo ante prodidit, non tamen dictis illis addidit, ea injicienda effe, fed ordinis feries nobis hoc demonftravit. Nunc autem pronunciat, fulcire oportet, quod et firmare ac ftabilire, non comprimere, hocque in prima deligatione moliri, ita ut aeger fequentibus diebus rogatus refpondeat fere nullam prorfus compreffionem fentire, quum poffimus nos ferulas ftabilimentis coarctare. Nonnulli vero in propofiti textus fine non fcripfere primum, fed in fequentis initio, ut fit hujusmodi: primo

ἐφεξῆς, ἵνα ᾖ τοιάδε, τὸ πρῶτον κηρωτῇ μαλθακῇ, λείῃ, καθαρῇ ἑλίσσετο, τὴν καλουμένην ὑπὸ τῶν γραμματικῶν δοτικὴν πτῶσιν ἄμεινόν ἐστιν ἀκούειν τοῦ τε κηρωτῇ καὶ τοῦ μαλθακῇ καὶ τοῦ λείῃ τὸν λόγον ποιεῖσθαι τοιοῦτον, ἑλίσσοντα τὸν ἐπίδεσμον οἴφι τὸ κατεαγὸς σὺν αὐτῷ προσήκει.

ιε'.

[81] *Κηρωτῇ μαλθακῇ καὶ λείῃ καὶ καθαρῇ.*

Οὐ γὰρ ἤδη μόνον τὸ δέρμα τοῦ πάσχοντος ἐπαλείφεσθαι βούλεται τῇ κηρωτῇ, ξηρῶν αὐτῶν ἐπιβαλλομένων τῶν ἐπιδέσμων, ἀλλὰ καθ' ἑκάστην ἐπιδέσμου περιέλιξιν ἀκολουθεῖν ἐπιχριόμενον αὐτῷ τὴν κηρωτήν. εἰ γὰρ μόνην περιειλήσεις, ἐγχρῆσθαι δ' οἴει κατὰ τοῦ δέρματος ἐπιβάλλειν ξηρὰς, ἀποστερήσεις τὸ πεπονθὸς μόριον ἐν τάχει τῆς γιγνομένης αὐτῷ βοηθείας ἐκ τῆς κηρωτῆς, ἀνατεινόντων μὲν ὀθονίων αὐτὴν ὑγραίνουσαν, αὐχμηρὸν δὲ ἐργαζομένων ἐκ τούτου τὸ δέρμα τὴν κηρωτὴν, διὰ τί μὲν εἶναι μαλθακὴν

ceratum molle, laeve et purum involve. Satius autem fuit ablativum cafum a grammaticis vocatum accipere, cerato molli, levi et puro, talemque orationem conftruere. Primo circa partem fractam cum ipfo fafciam involvere oportet.

XV.

Cerato molli et laevi et puro utendum.

Non enim folum fafciis ipfis aridis injectis affectae partis cutim cerato perungendam effe vult, fed etiam in fingulis fafciae circumvolutionibus adeffe, qui fafciam cerato illinat. Nam fi folam cutim cerato illinas et circuitus aridos admoveas, eo praefidio partem affectam privabis, quod brevi per ceratum erat confequutura; quum linteum ipfum quod humectat ceratum effe velit, nam perfufionis vice eo utitur; quum perfufio idem implere

Ed. Chart. XII. [81.] Ed. Baſ. V. (692.)

ἠξίουν πρόδηλον. ἀντὶ γὰρ ἐπιβροχῆς αὐτῇ χρῆται, δυναμένης μὲν ἐπιβροχῆς αὐτὸ ἀνύειν, ἀλλὰ διὰ τῆς κηρωτῆς ἀσφαλέστερον ἐσόμενον τοῦτο καὶ μάλιστα ἐφ' ὧν οὐ πάντοτε τὸν ἰατρὸν παραμένειν τῷ κάμνοντι δυνατὸν, οὔτε τὸν ὑπηρέτην ἴσμεν ἐπιμεμεληκέναι φιλόπονον, εἶναι δὲ τὴν κηρωτὴν οὐ μαλθακὴν μόνον, ἀλλὰ καὶ καθαρὰν ἀξιοῖ, τουτέστι μηδὲν ἐμφερόμενον ἔχειν ἐν ἑαυτῇ μήτε προπόλεως μήτε ῥύπου, μήτε γεώδους ἢ ψαμμώδους οὐσίας ἢ ἄλλης τινὸς παρὰ τὸν κηρόν. εἴη δὲ ἂν εὐθέως ἡ τοιαύτη καὶ λεία, πλὴν εἰ διὰ τὰς ὀνομαζομένας ἐγκηρίδας ἐπὶ πλέον ἢ τῆς καθαρᾶς νοοῖτο. γέγραπται δὲ οὐ λείη μόνον, ἀλλὰ καὶ λεΐη τῆς δευτέρας συλλαβῆς, ἥν τις γράμμα παρὰ τοῦ η συλλαβῆς, καὶ μᾶλλον οὕτως ἀξιοῦσι γράφειν ὅσοι περιέχεσθαι νομίζουσιν ἐν τῇ τῆς καθάρσεως ἐννοίᾳ τὴν λείαν, αὐτὴν δὲ τὴν λείαν ἀντιδιορίσαι φασὶ τῇ τῆς ξηρᾶς, τὴν γὰρ ἐκείνην οὐκ εἶναι.

---

queat. Verum per ceratum id tutius praeſtabitur, ac potiſſimum ubi medicus aegrotanti ſemper aſſidere non poteſt neque miniſtrum laborioſum ſedule curam gerere. At ceratum non molle dumtaxat, verum etiam purum eſſe conſulit, hoc eſt nihil quidquam in ſe continere inferreque tripolis et ſordium nihilque terrenae, arenoſaeque aut alterius praeter ceram ſubſtantiae. Id autem quam primum etiam laeve erit, niſi propter eas quae vocitant incerationes, laeve latius quam purum pateat. Scriptum autem eſt non ſolum laeve *λεία*, ſed etiam *λεΐη* per alteram ſyllabam, ſi quis literam prope ſyllabam *η* proferat; atque ſic ſcribere volunt quicunque puritatis ſignificatione laeve contineri arbitrantur. Ipſum autem laeve arido contrarium definire aſſerunt, non tamen illud eſſe.

ιϛ΄.

Ὕδατος θερμότης, πλῆθος· θερμότης μὲν κατὰ τῆς ἑαυτοῦ χειρὸς καταχεῖν, πλῆθος δὲ χαλάσαι μὲν καὶ ἰσχνᾶναι τὸ πλεῖστον ἄριστον, σαρκῶσαι δὲ καὶ ἁπαλῦναι τὸ μέτριον.

Καὶ ὁ περὶ τοῦ ὕδατος λόγος ἀναγκαῖός ἐστιν εἰς τὴν τῶν καταγμάτων ἴασιν. ἐν γοῦν ταῖς ἐπιλύσεσιν ὕδατος θερμοῦ καταντλοῦσιν ἅπαντες ἰατροὶ τὰ κατάγματα, δηλονότι τῆς ἐξ αὐτοῦ βοηθείας ἐναργῶς πεπειραμένοι. διαμαρτία δέ ἐστι κἀν τῇ τούτου χρήσει· μία μὲν κατὰ τὸ ποιὸν, ἑτέρα δὲ κατὰ τὸ ποσὸν αὐτοῦ· κατὰ μὲν τὸ ποιὸν ἤτοι θερμοτέρῳ τοῦ προσήκοντος ἢ ψυχροτέρῳ [82] χρωμένου τοῦ ἰατροῦ. κατὰ δὲ τὸ ποσὸν ἤτοι πλέονι χρόνῳ καταντλοῦντος ἢ ἐλάττονι. τῆς μὲν οὖν κατὰ τὴν ποιότητα συμμετρίας γνώρισμα, τὴν αὐτοῦ τοῦ ἰατροῦ τίθεται χεῖρα. καταχέων γὰρ αὐτῇ ᾧ μέλλει τῷ ἐναιονᾷν, ἐστοχάσθαι δύναται τοῦ καταχύματος συμμέτρου. λέγω δὲ κατὰ πλάτος

XVI.

Aquae calor et copia ſpectanda ſunt. Calor quidem ſupra manum medici ferri poſſit, copia vero ubi laxandum et attenuandum, maxima; ubi vero carne implendum et emolliendum moderata optima eſt.

Ad fracturarum curationem etiam de aqua neceſſaria eſt oratio. In fracturarum igitur ſolutionibus omnes medici fracturas aqua calida perfundunt, nimirum ex ea ſubſidium palam experti. Verum et in hujus uſu error eſt duplex, unus quidem in qualitate, alter vero in quantitate, quum vel calidiore vel frigidiore quam deceat aqua utitur medicus. In quantitate, quum aut longiori aut minori tempore fracturas perfundit. Symmetriae igitur in qualitate judicatricem ipſius medici manum conſtituit. Suam namque manum aqua perfundens, quam fracturae infuſurus eſt, commoderatam aquae perfuſionem poteſt conjecturis aſſequi. Dico vero pro amplitudine commoderationem

σύμμετρον, ὃ πρὸς τὴν κοινὴν τῶν ἀνθρώπων ἀναφέρεται, οὐ πρὸς τὴν τοῦ κάμνοντος ἰδέαν. ἐνίοτε μὲν γὰρ τούτῳ καὶ αὐτῷ τῷ πάσχοντι φαίνεται σύμμετρον. ἐπιχέας οὖν ἐξ αὐτοῦ τὴν πρώτην ἐπίκλυσιν τοῦ θεραπευομένου δυνήσῃ πυθέσθαι, πότερον ψυχρότερον ἢ θερμότερον αὐτῷ φαίνεται τῷ συμμέτρῳ· καὶ οὕτως θερμὸν ἢ ψυχρὸν ὀλίγον ἐπιχέας εὔκρατον ὡς πρὸς τὸν πάσχοντα ποιήσεις. κριτήριον οὖν ἐστι τῆς εὐκρασίας τοῦ ὕδατος ἡμετέρα χεὶρ, ἣ πρῶτον μὲν μεθέξει· ἡ δὲ αὐτοῦ τοῦ κάμνοντος αἴσθησις τὸ κυριώτατόν τε καὶ τελειότατόν ἐστι καὶ πρῶτον δυνάμει κριτήριον εὐκρασίας. τὸ δὲ ποσὸν τῆς χρήσεως αὐτοῦ διορισμοὺς ἔχει κοινοὺς πρὸς ἀνάτριψίν τε καὶ πάνθ᾽ ὅσα θερμαίνει βοηθήματα. ταῦτα γὰρ ἐγκείμενα οὐ μόνον πέφυκεν ἐπισπᾶσθαι ἐπὶ τὸ θερμαινόμενον μόριον ἐκ τῶν πέριξ τόπων, ἀλλὰ καὶ διαφορεῖν· ἀλλὰ καὶ διὰ τοῦτο τἀναντία φαίνεται ποιοῦν τὸ θερμὸν ὕδωρ, παρά τε τὸ θερμὸν ἔχειν τὸ σῶμα καὶ τὴν ἐπὶ πλέον καὶ ἔλαττον χρῆσιν. ἐὰν μὲν γὰρ κενὸν εἴη τὸ σύμπαν σῶμα, διαφορεῖ πλέον ἢ ἐπι-

quae ad communem hominum, non ad laborantis ideam refertur. Interdum enim huic et ipſi aegrotanti commoderatio apparebat. Ergo perfuſa curando laboranti prima irrigatione ſciſcitari poteris ex eo, utrum frigidior aut calidior videatur quam commoderatio poſtulet; ſicque affuſae calidae aut frigidae modico temperatam aquam prout aegrotanti congruat efficies. Itaque judex temperamenti aquae noſtra manus eſt, quae primum quidem illud conſequetur; deinde vero ipſius laborantis ſenſus, quod et praecipiuum et perfectiſſimum primumque probi temperamenti ſignum decretorium eſt. Quantus autem ſit aquae uſus, diſtinctiones habet communes et ad frictionem et omnia quaecunque caleſaciunt auxilia. Haec enim admota non ſolum ad partem calefactam e proximis locis evocare conſueverunt, verum etiam diſcutere. Proptereaque aqua qualitate calida percipitur, quia tum corporis modum tum diuturniorem et breviorem uſum ſortitur. Si namque vacuum univerſum corpus exſtiterit, plus diſcutit quam

σπᾶται· ἐὰν δὲ πληθωρικὸν, ἔμπαλιν ἐπισπᾶται πολὺ μᾶλλον ἢ διαφορεῖ. καὶ τοίνυν ὀλίγῳ μὲν χρόνῳ προσαχθὲν ἐπλήρωσε μᾶλλον ἢ ἐκένωσεν. εἰ δὲ πλέονι καταθείη χρόνῳ, διαφορεῖ μᾶλλον ἢ πληροῖ· κατὰ λόγον οὖν ἔφη χαλᾷν μὲν καὶ ἰσχναίνειν τὸ πλεῖστον, ἁπαλύνειν δὲ καὶ σαρκοῦν τὸ μέτριον. τὸ μὲν οὖν ἰσχναίνεσθαι τοῖς κενουμένοις ἄντικρυς ἕπεται, τὸ δὲ χαλᾶσθαι τοῖς τεταμένοις οὐκ ἄντικρυς, ἀλλὰ διὰ μέσων ἑτέρων. ὅσα μὲν γὰρ τῷ πεπληρῶσθαι τέταται, καθάπερ τὰ φλεγμαίνοντα πάντα τῷ κενοῦσθαι χαλᾶται. ὅσα δὲ τῷ πεπῆχθαι διὰ ψύξιν τῷ θερμαίνεσθαι. τὰ δὲ διὰ ξηρότητα τεταμένα δι' ὑγρότητα χαλᾶται· ἐπὶ τοίνυν τὰ εἰρημένα ε' δύναται ποιεῖν τὸ θερμὸν ὕδωρ, ὅταν ἐπὶ πλέον ὀλισθῇ τῷ σώματι, καλῶς εἶπε χαλᾷν αὐτά. μὴ θαύμαζε δὲ εἰ κενοῦν τε ἅμα τὰς περιττὰς ὑγρότητας ἔφαμεν δύνασθαι τὸ θερμὸν ὕδωρ καὶ ὑγραίνειν τὰ στερεὰ σώματα. δέδεικται γὰρ ἐν ἑτέροις τῶν λόγων ἑκάτερον ἀληθές. τὸ μὲν οὖν θερμὸν ὕδωρ ταῦτα δύναται, τὸ δὲ ὀλί-

evocet. Rurſum vero contra ſi repletum, magis attrahit, quam diſcutiat. Proindeque pauco tempore admota magis implet, quam evacuet. Si vero longiori tempore injecta fuerit, diſcutit magis quam impleat. Ratione igitur pronunciavit: copia, ubi laxandum fuerit et attenuandum, maxima; ubi vero molliendum et carne implendum, moderata optima. Quae vacuantur, ea plane attenuari ſequitur, non tamen ea plane laxari quae extenſa ſunt, ſed per altera media. Quaecunque enim plenitudine tenduntur, cujusmodi ſunt omnia quae inflammatione obſidentur, evacuatione laxantur; quae vero concretione ex frigore, calefactione, quae denique ſiccitate tenſa ſunt, humiditate. Ad haec pronunciata quintum poteſt calidam aquam efficere, quum uberius corpori infunditur, proindeque ea laxare probe docuit. Ne vero mireris, ſi dixerimus, aquam calidam ſupervacaneas humiditates evacuare ſimulque ſolida corpora humectare. Nam aliis in libris utrumque verum eſſe demonſtratum eſt. His igitur aqua calida

γον οὐχ ἁπλῶς εἰπεῖν ἐγχωρεῖ, τί δύναται ποιεῖν. ἐὰν μὲν ἤτοι δὶς ἢ τρὶς καταχέας τις ἢ πυριάσας διὰ σπόγγων ἀρκεσθῇ, παντάπασιν ἡ τοιαύτη χρῆσις ἄπρακτός ἐστιν. ἐὰν δὲ, ὡς αὐτὸς ἔφη, μετρίως τις αὐτῷ χρήσεται, σαρκώσει τε καὶ μαλακὰ ποιήσει τὰ δεόμενα τούτου. ἄκουε δέ μου προσθέντος τῷ λόγῳ τὰ δεόμενα· ἔνια γὰρ σώματα τοιαύτη χρῆσις ὕδατος οὔτε ἁπαλύνειν οὔτε σαρκοῦν δύναται. τῷ γοῦν ἀσάρκῳ τε ἅμα καὶ πληθωρικῷ σώματι μετρία κατάχυσις ὕδατος θερμοῦ, πληρώσει περιττῆς ὑγρότητος τὸ θερμανθὲν μόριον. ἐὰν δὲ ἄτροφόν τε καὶ μὴ πληθωρικὸν ᾖ, σαρκώσει τε ἅμα καὶ μαλακὸν ἐργάσεται. σάρκωσις γὰρ γίνεται τῶν μὲν μορίων αὐτῶν, οἷς μέλλει προσφύεσθαί τε καὶ περιφύεσθαι σὰρξ, εὐκράτως ἐχόντων κατὰ θερμότητά τε καὶ ψυχρότητα. τοῦ δὲ ἐπιῤῥέοντος αἵματος ὑγιεινοῦ μὲν ὄντος κατὰ τὴν ποιότητα, συμμέτρου δὲ κατὰ τὴν ποσότητα. ταῦτα δὲ ἀμφότερα διὰ τῆς μετρίας [83] καταχύσεως ὕδατος θερμοῦ γίγνεται συμμέτρου. τὸ γὰρ αἷμα πρὸς

pollet facultatibus. Pauca quid praeſtare poſſit proferre ſimpliciter non licet. Si quis enim aut bis aut ter cum ſpongiis perfuſiones aut fotus admoviſſe contentus ſit, hujusmodi uſus omnino eſt irritus. Sed ſi, ut ipſe loquitur, moderata quis aquae perfuſione utatur, carnem procreabit, molliaque reddet quae hoc praeſidium poſtulant. Quorſum vero hanc orationem adjecerim, quae hoc praeſidium poſtulant, ex me percipe. Nonnulla ſiquidem corpora talis aquae uſus neque emollire neque carne implere poteſt. Nam et macilento et ſimul repleto corpori moderata aquae calidae perfuſio ſupervacaneo humore partem calefactam implebit. Si vero et emaciatum et minime plenum ſit, carnem procreabit et ſimul molle conficiet. Nam carnis procreatio fit iis in partibus, quibus caro adnaſci et increſcere futura eſt, quum inter calorem et frigus temperamentum ſortiuntur et ſanguis qualitate integer et quantitate commoderatus ad eas confluit. Haec ambo moderata aquae commoderate calidae perfuſione oboriun-

τὸ καταντλούμενον ἕλκει μόριον, εὔκρατόν τε ἐργάζεται τὴν ἐν αὐτῷ προϋπάρχουσαν σάρκα, θερμαῖνον μὲν ἢ κατεψυγμένον εἰ πρόσθεν εἴη θερμὸν ἢ κατάψυχον. διαφορεῖ γὰρ καὶ ταῦτα πρὸς τοὐκτὸς τὴν θερμότητα, προσέτι τῷ τέγγειν ὑγρότητα χρηστὴν καὶ κατὰ τοῦτον ἐμψύχει, καθ' ὅνπερ τρόπον καὶ τὰ διὰ τῶν ποτίμων ὕδατα καὶ λουτρά. καὶ γὰρ ταῦτα τοὺς νεκροὺς ἥκοντας ἐκθερμαίνει, κἂν σφόδρα κατεψυγμένοι τύχωσιν ὄντες, τοὺς ἐκκεκαυμένους οὐ βλάπτει. φαίνονται γοῦν ἡδόμενοι ταῖς εὐκρά- (693) τοις δεξαμεναῖς ἀδιψότεροι γιγνόμενοι μετὰ λουτρόν. οὕτως οὖν καὶ ἡ τοῦ θερμοῦ κατάχυσις ὕδατος, εἰ μετρίως παραληφθείη, σαρκοῖ, διὰ τοῦτο καὶ μαλακώτερον ἐργάζεται τὸ μόριον. ἁπαλὴ γάρ ἐστιν ἡ νεοπαγὴς σὰρξ αἵματος ἄρτι πεπηγότος, ὁμοίως τοῖς νεοπαγέσι τυροῖς γέννησιν ἐσχηκυίας.

ιζ'.

Μέτρον δὲ ἐν τῇ καταχύσει ἔτι μετεωριζομένου, δεῖ πρὶν

tur. Quandoquidem fanguinem ad eam quae perfunditur partem attrahit et temperatam in ea praecedentem carnem efficit, fi frigida prius erat, calefaciendo, fi calida, refrigerando. Haec namque calorem ad exteriora evocat, praeterea utili humore madefacit ob idque refrigerat, quemadmodum aquae fluviales et balnea. Haec etenim eas calefaciunt qui itinere incedentes intereunt, etiamfi vehementer refrigeratos effe contigerit, exuftos vero non laedunt. Videntur enim temperatis aquis acceptis delectari minus a balneo fitientes. Ita igitur et aquae calidae affufio, fi moderate affumatur, carne explet, quapropter et molliorem efficit partem. Mollis enim eft caro recens compacta fanguine nuper concreto, generationem fortita nuper coactis cafeis confimilem.

XVII.

Moderatio vero in perfufione fit, dum pars adhuc attol-

συμπίπτειν παύεσθαι. τὸ μὲν γὰρ πρῶτον αἴρεται, ἔπειτα δὲ ἰσχναίνεται.

Καταχύσεως ὕδατος θερμοῦ τὸ μέτριόν ἐστι παύεσθαι, πρὶν ἄρξασθαι συμπίπτειν τὸ καταντλούμενον μέρος. ἐξαίρεται γὰρ πρῶτον, ὅπερ ἐστὶν εἰς ὄγκον μείζονα τοῦ κατὰ φύσιν αὐξάνεται, διά τε τὸ χεῖσθαι τὸ περιεχόμενον αἷμα κατ' αὐτὸ καὶ διὰ τὸ τὴν ἐκ τῶν ὑποκειμένων ἐπιῤῥοὴν, μετὰ ταῦτα δὲ ἰσχναίνεται, διαφορηθέντος μέρους πολλοῦ, τοῦ τε ἐπιῤῥυέντος ἄνωθεν καὶ τοῦ περιχυθέντος.

ιη'.

Θέσις δὲ μαλθακὴ, ὁμαλὴ, ἀνάῤῥοπος τοῖσιν ἐξέχουσι τοῦ σώματος, οἷον πτέρνῃ καὶ ἰσχίῳ, ὡς μήτε ἀνακλᾶται μήτε ἐκτρέπεται.

Ταύτην τὴν ῥῆσιν ἔνιοι μὲν ὡς μίαν ὅλην ἀναγινώσκουσιν, ἔνιοι δὲ δίχα τέμνοντες, ἑκάτερον αὐτῆς τὸ μέρος

litur, priusquam concidat, finire oportet. Primum enim attollitur, postea attenuatur.

Modus perfusionis aquae calidae carnem procreantis et emollientis omnino est, ut cesset, priusquam perfusa pars concidere incipiat. Inprimis enim attollitur, hoc est in tumorem naturali majorem assurgit, tum quia contentus in eo sanguis funditur tum quia a superjacentibus partibus eo influit, post haec extenuatur, magna portione sanguinis tum superne delapsi, quam circumfusi discussa.

XVIII.

Positura sit mollis, aequabilis, sursum tendens, eminentibus corporis partibus, velut calcaneo et coxa, ut neque retorqueantur neque pervertantur.

Hanc orationem nonnulli quidem unicam universam legunt, nonnulli vero bipartito dividentes, utramque ipsius

ἐξηγοῦνται καθ' ἑαυτό. τὸ μὲν οὖν πρότερον μέρος οὕτως περιγέγραπται, μίαν ἔχειν δυνάμενον αὐτοτελῆ διάνοιαν. ἡ γάρ τοι θέσις τῶν μορίων ἐάν τε γενικῶς ἀκούεται, περιλαμβανομένης καὶ τῆς ἀναλήψεως, ὡς ἐπὶ τῆς χειρὸς, ἐάν τε εἰδικῶς ὡς ἐπὶ μόνου τοῦ σκέλους ἀρίστη ἀεὶ ἡ μαλθακή τε γιγνομένη καὶ ὁμαλὴ καὶ ἀνάῤῥοπος· μαλθακὴ μὲν, ὅπως μὴ [84] θλίβηται κατ' ἐκεῖνο τὸ μόριον ὁ κάμνων οὕτως ἅμα τε φλεγμονῇ κινδυνεύῃ, διὰ τὴν τῆς θλίψεως ὀδύνην ἅμα τε μεταβάλλειν ὁ κάμνων ἀναγκαζόμενος τὸ σχῆμα, διαστρέφῃ τὸ κατεαγὸς, ὅπερ ἀκίνητον ἐν ἡσυχίᾳ πολλῇ φυλάττεσθαι δεῖται. ἡ δὲ ἀνώμαλος θέσις ὀδυνηρά ἐστιν ἅμα καὶ διαστρέφει τὸ κῶλον, ἐν τισὶ μὲν αὐτοῦ μέρεσιν ἀστήρικτον γιγνόμενον, ἐν τισὶ δὲ θλιβόμενον εἰκότως τὴν ὁμαλὴν ἐπαινεῖ. ἡ δὲ ἀνάῤῥοπος ἀρευμάτιστον φυλάττει, ὅπερ ἡ κατάῤῥοπος ῥευματίζουσα, φλεγμονῆς αἰτία γίγνεται. τὸ μὲν δὴ πρότερον μέρος τῆς προκειμένης ῥήσεως, ὅτι τε μίαν ἔχειν διάνοιαν δύναται ὅτι τε καλῶς εἴρηται κατὰ τήνδε εὔδηλον ἤδη γέγονε. τὸ δὲ δεύτερον, εἰ δὴ

partem feorfum explicant. Prior itaque pars ita circumfcripta eft, ut unam perfectam habere queat fententiam. Nam partium pofitura, fi et generatim intelligatur et fufpenfio comprehendatur, ut manus fi etiam fpeciatim, ut folius cruris, optima femper mollis eft et aequabilis et furfum tendens. Mollis quidem, ne laborans ex illa parte ita prematur fimulque inflammatione periclitetur, ob ortum ex compreffione dolorem, neve fimul coactus aeger figuram immutare, fractum membrum pervertat, quod immobile multa in quiete fervari debuit. Inaequalis vero pofitura dolorem concitat fimulque membrum pervertit, quibus in partibus inftabile redditur; in quibus vero comprimitur, aequabilem merito pofituram approbat; quae fi furfum tendat, membrum fluxionibus minime obnoxium tuetur; fi deorfum propendeat, fluxionem excitans inflammationis caufa fit. Itaque prior pars propofitae orationis eft, quod unam fententiam habere poffe probeque fecundum ipfam pronunciatum effe jam declaratum fit. Altera

αὐτό τις καθ' ἑαυτὸ ἀναγινώσκει, τοιαύτην ἕξει διάνοιαν. τοῖς ἐξέχουσι τοῦ σώματος οἷον πτέρνῃ καὶ ἰσχίῳ, θέσις ἀρίστη ἐστὶν, ὡς μήτε ἀνακλᾶται μήτε ἐκτρέπεται. διότι δὲ οὐ πρόσκειται τὸ θέσις ἀρίστη, διὰ τοῦτο δοκεῖ τισιν ἐλλιπῆ τὴν διάνοιαν ἔχειν, ἀναγκάζονταί τε συνάπτειν αὐτὸ τῷ προτέρῳ μέρει. πάλιν δὲ αὖ συναφθέντος τοῦδε τῷ προτέρῳ, φαίνεται μηκέτι καθόλου γιγνόμενος ὁ λόγος, ἀλλὰ περὶ μόνων τῶν ἐξεχόντων τῆς θέσεως. οἱ μὲν οὖν ἐμπειρικοὶ τούτων ἀκούσαντες, ὡς νῦν ἐπινοουμένων αὐτοῖς τῶν ἄλλων λόγων ἔφασαν γίγνεσθαι καθόλου. καὶ τοίνυν καὶ δεικνυσιν οὐκ ἐν τούτῳ τῷ βιβλίῳ μόνον, ἀλλὰ καὶ κατὰ ἄλλα πολλὰ τὸν Ἱπποκράτην δι' ἑνὸς ἢ δυοῖν πραγμάτοιν διδάσκοντα λόγους καθολικοὺς, ὅταν πραγμάτων ὁμογενῶν διαφέρει τὸ διδασκόμενον, ἐναργῶς ἐπ' αὐτῶν φαίνεσθαι, καθάπερ καὶ νῦν διὰ πτέρνης καὶ ἰσχίου. πάντων γὰρ τῶν τοιούτων τι μορίων, ἐπειδὰν πάθῃ, δεομένων ἐπὶ μαλθακοῦ τε κεῖσθαι καὶ ὁμαλοῦ ἐν ἀναῤῥόπῳ τε σχήματι κεῖσθαι φαίνεται, μάλιστα τούτων δεόμενα ὑπερεξέχοντα τοῦ σώμα-

vero si quis sane ipsam per se legat, hujusmodi sensum habitura est: eminentibus corporis partibus velut calcaneo et coxae positura optima est, ut neque reflectantur neque pervertantur. Quia vero non est additum positura optima est, propterea mutilam esse sententiam quidam existimant coguntur que priori parti ipsam connectere. Rursus autem si priori haec connexa sit, apparet non amplius universalis esse oratio, sed de solis prominentibus positurae partibus. At sane qui his auscultarunt empirici, ut qui nunc ipsa aliis rationibus animadvertentes universalem fieri protulerunt. Quin etiam non solum hoc in libro, sed et aliis multis demonstrant Hippocratem una vel duabus rebus rationes universales docere, quum quod docetur id evidenter praestat iis rebus conspici quae ejusdem sunt generis, quemadmodum et nunc ex calcaneo et coxa. Quum enim omnium ejusmodi partium quaedam affecta sit, earum, inquam, quae molliter et aequabiliter jacere postulant in figura sursum porrectae posituram habere debent, potissi-

τος, ὁποῖόν τέ ἐστι τό τε ἰσχίον καὶ ἡ πτέρνα. πολλάκις εἴρηταί μοι τὴν τοιαύτην ἑρμηνείαν ἀφορμὴν παρέχειν ἐξηγήσεως ἄλλην ἄλλῳ καὶ τὸ τινί γε δόξαν πιθανὸν ἑτέρῳ φαίνεσθαι. διὰ τοῦτο οὖν οὐδ' ἀποφαίνεσθαι δεῖ ὑπὲρ τοῦ δοξάζοντος ἀληθῶς εἶναι προσήκειν. τούτου τοίνυν ἡμᾶς μεμνημένους δεῖ καὶ μέντοι καὶ γιγνώσκοντας, ὡς ἐν ταῖς διαφωνουμέναις ἐξηγήσεσιν, ὅταν ἡ θεωρία φυλάττηται κατ' αὐτὰς, τρίβεσθαι μακρὸν οὐ χρὴ, μεταβαίνοντας ἐπὶ τὸ χρήσιμον τῆς τέχνης, ἐν ἐκείνῳ χρονίζειν ἐστὶ βέλτιον, ὥσπερ καὶ νῦν ἄμεινον πρᾶξαι. συμφωνουμένων μὲν γὰρ τοῦ δεῖν ἐπὶ πάντων τὴν θέσιν εἶναι μαλθακὴν καὶ ὁμαλὴν καὶ ἀνάῤῥοπον, ἐξαιρέτως δὲ ἐπὶ τῶν ἐξεχόντων μορίων, ὁποῖον τὸ ἰσχίον καὶ πτέρνα, τῶν ἐφεξῆς ἐχόμεθα, καθ' ἃ φησιν ὡς μήτε ἀνακλᾶται μήτε ἐκτρέπεται. πάλιν οὖν κἀνταῦθα τὸ μὲν ὠφέλιμον εἰς τὴν τέχνην ἐστὶν ἐπίστασθαι περὶ τῆς θέσεως τῶν ἐξεχόντων μορίων, ὥς γε ἂν μὲν ὑψηλοτέρα τοῦ προσήκοντος γένηται, συμβήσεται τὸ κῶλον ἀνα-

mum ſupereminentes corporis partes quae his indigent, qualis eſt calcaneus et coxa. Saepius a me dictum eſt, hujusmodi interpretationem explicationis anſam praebere, alteram alteri et quod alicui viſum eſt alteri probabile apparere. Quamobrem de opinione quam quis habet, quod veram eſſe deceat, ſententiam pronunciare non oportet. Hoc igitur meminiſſe nos oportet, quod etiam profecto agnoſcimus in diſſidentibus explanationibus, quum in ipſis ſpeculatio ſervetur, eos diu exercendos non eſſe, qui ad artis utilitatem emigrant, in qua morari melius eſt, quemadmodum etiam nunc facere praeſtantius. Conſentientibus enim omnibus oportere partium poſituram mollem eſſe et aequabilem et ſurſum porrectam, potiſſimum vero quae prominent, qualis coxa et calcaneum; ea deinceps ſequimur quibus pronunciat: ut neque reflectantur neque pervertantur. Rurſus hic quoque quae ad artem ſpectat utilitas de partium prominentium poſitura eſt, peritiam conſequi, ſi ſublimiores quam deceat exſtiterint, quod acci-

κλᾶσθαι. ταπε δὲ οὔσης ἐκτρέπεσθαι καὶ μάλιστα ὅταν ἡ πρώτη ινοτέρας ,ηλή. τὰ δὲ ἔξω τῆς τέχνης περὶ τὴν λέξιν ἔτι πλείονα σχόλια. λέλεκται δὲ τελέως ἐν τῷ περὶ ἀγμῶν, ὥσπερ ἐπὶ τῶν ἄλλων ἁπάντων, ὧν διεξέρχεται θεωρημάτων, οὕτως καὶ θέσεως πτέρνης, ἐν οἷς φησι, πτέρνας δ' ἄκρως χρὴ κάρτα ἐπιμελέεσθαι, ὡς εὐθέως ἕξει. καὶ οἵ γε πάντα ἐπὶ πᾶσι γράφοντες [85] εἰώθασιν, ἄλλας τὰς ἐν ταῖς ἄλλαις βίβλοις εἰρημένας ῥήσεις, τὸ αὐτὸ θεώρημα ἐχούσας παραγράφειν, ὅπερ οὐδὲ ἐν ταῖς δύο ἡμέραις συνούσαις ἀθρόως ἂν γίγνοιτο. καὶ διὰ τοῦτο παρὰ τοῖς οὕτως ἐξηγουμένοις οὐδεὶς ἀνέγνω βιβλίον ἢ ἐνιαυτοῦ θᾶττον ἢ δυοῖν. καὶ ἤδη γεγονότων εἰς τὸ περὶ ἀγμῶν καὶ τὸ περὶ ἄρθρων ὑπομνημάτων ὑπομνήσεως μόνης ἐνταῦθα δεῖ. εἰ δέ τις οὕτως ἐπ' ἐκείνων τῶν βιβλίων ἀνέγνω, διαδραμὼν ὅτι τάχιστα τοῦτο τὸ νῦν ἡμῖν προκείμενον, ἐπ' ἐκεῖνα προβῇ τοῦ παρ' ἐμοῦ τοῦ πεπειραμένου μαθὼν ὡς διεξοδικαὶ διδασκαλίαι τεχνίτας ἐργάζονται τελείως, οὐχ αἱ κατ'

det membrum reflecti; fi vero humiliores, perverti; ac maxime fi prima alta fit. At quae extra artem in oratione funt, etiamnum plura fcholia defiderant. In libro de fracturis perfecte tractatum eft, quemadmodum et in aliis omnibus quae recenfuit praeceptis, fic et de calcanei pofitura, ubi ait: calcanei autem fumma cura admodum fufcipienda eft, ut commodam pofituram fortiatur. Atque nonnulli omnia in omnibus fcribere confueverunt et alias aliis in libris pronunciatas fententias id praeceptum complexas adfcribere, quod per duos dies continuos confertim non conficeretur. Atque ea re apud eos qui fic explicant nemo librum quam anno legit celerius aut duobus annis. Atque jam quum in libros de fracturis et de articulis commentarios ftruxerimus, hic fola commemoratio neceffaria eft. Si quis vero illis in libris legerit quam celerrime percurrens quod nunc a nobis proponitur ad ulteriora proceflerit a nobis expertis doctus fufas difciplinas perfectos artifices efficere, non quae per compendia

ἐπιτομὴν γινόμεναι. οὐ μὴν ἀχρήστους δὲ καὶ τὰς τοιαύτας εἶναί φημι, σύλληψίν τινα διὰ βραχέων τῆς ὅλης θεωρίας περιεχομένας.

ιθ'.

Σπλῆνα παντὶ τῷ σκέλει ἢ ἡμίσει, ἐς τὸ πάθος δὲ βλέπειν καὶ τἄλλα ὅσα βλάπτει δῆλα.

Ὡς ἀνεγνωκόσι τὸ περὶ ἀγμῶν καὶ ἄρθρων διαλέγεται, κατὰ τοὺς τοιούτους λόγους, ἐν οἷς τὸ δῆλον ἰδιώτῃ δῆλον εἶναι λέγει. τινὰ μέν ἐστιν οὕτω δῆλα παντὶ τῷ γένει ἔχοντα καθάπερ καὶ τὰ πρὸ ταύτης ῥήσεως εἰρημένα. καὶ γὰρ μαλθακῶς καὶ ὁμαλῶς δεῖν κεῖσθαι τὸ κατεαγὸς ἅπαντες νοοῦσιν, οὐ μὴν ἅτε βλάπτεσθαι σωλῆνας τίθεσθαι μὴ προακηκοότες περὶ αὐτοῦ κατ' ἐκείνην ἔγραψε τὴν ῥῆσιν, ἧς ἡ ἀρχὴ ἐν τῷ περὶ ἀγμῶν. περὶ γὰρ τῶν σωλήνων τῶν ὑποτιθεμένων εἰς τὰ σκέλεα τὰ κατεαγότα ἀπορέω ὅ τι συμ-

traduntur. Nos tamen ejusmodi doctrinae etiam inutiles eſſe profitemur, quae nonnullam univerſae ſpeculationis collectionem paucis complectuntur.

XIX.

Canalis toti cruri potius quam dimidio admovendus eſt. Ad affectionem autem ſpectandum et ad cetera quaecunque manifeſte laedunt.

Hiſce verbis eloquitur, ut qui libros de fracturis et articulis legerint, in quibus illud manifeſtum cuilibet conſpicuum eſſe pronunciat. Quaedam enim hoc modo toti hominum generi manifeſta ſunt, quo etiam ante hunc textum pronunciata. Etenim omnes fractum membrum molliter et aequabiliter eſſe collocandum intelligunt. Non tamen praeſcivere canalem, prout collocatur, laedere. De ipſo in illo textu ſcripſit, cujus initium in libro de fracturis ita legitur: nam de canalibus qui fractis cruribus

βουλεύσω. καὶ διότι γε εὐλόγοις ἀπορεῖ διεξέρχεται καὶ πάλιν ἐν ταὐτῷ βιβλίῳ καθ' ἑτέραν ῥῆσιν, ἧς ἡ ἀρχή· σωλῆνα δὲ ἣν μέν τις ὑπ' αὐτὸν τὸν μηρὸν ὑποθείη καὶ διελ- (694) θὼν πολλὰ, κατὰ τὴν τελευτὴν τῆς ῥήσεως ἔφη. εἰ οὖν διαμπερὲς εἴη, ποιητέος ὁ σωλὴν ἢ οὐ ποιητέος. ὁ δὲ λόγος οὕτως βούλεται, μήτε ἀναγκαίαν χρείαν εἶναι τοῦ σωλῆνος· εἰ μέντοι τις βούλοιτο χρῆσθαι, μέχρι τοῦ βουβῶνος ὑποτιθέναι ἅπαντι τῷ σκέλει, μὴ μέχρι τοῦ γόνατος. ἐξ ἐκείνων οὖν ἐγένετο δῆλον ἡμῖν καὶ τὸ νῦν εἰρημένον, οὐκοῦν αὐτὸ καθ' ἑαυτὸ δῆλον. ὅσον γὰρ ἐπὶ τῇ λέξει ἢ δυνατὸν καὶ ἀκοῦσαι τὴν φωνὴν, ὡς διαζευκτικὸν εἰρῆσθαι σύνδεσμον. ἀλλ' ἐκεῖνον ἐνοήσαμεν ἀντ' ἀποφάσεως αὐτὴν τετάχθαι. βούλεται γὰρ ἅπαντι τῷ σκέλει οὕτως ἡμᾶς τὸν σωλῆνα χωρὶς βλάβης ὑποβάλλεσθαι, καθάπερ Ὅμηρος ἔφη·

Βούλομ' ἐγὼ λαὸν σόον ἔμμεναι ἢ ἀπολέσθαι.

ὁ Θουκυδίδης δέ·

κρύσταλλός τε γὰρ ἐπερρέου.

ſubjiciuntur, quid conſulam animi pendeo. Quamobrem autem jure ſit dubius recenſet. Ac rurſus eodem libro in altero textu cujus exordium eſt: ſi quis profecto ipſi femori canalem ſubjecerit. Atque multis interjectis circa orationis finem pronunciat: aut igitur canalis totus adhibendus eſt aut non ſubjiciendus. Haec ſententia decrevit canalis uſum neceſſarium non eſſe. Si quis tamen eo uti voluerit, inguine tenus non aduſque genu univerſo cruri ſubjiciendum eſſe. Ex illis igitur manifeſtum eſt nobis et quod nunc proponitur, jure ipſum per ſe patet. Quantum enim in dictione ἢ valoris eſt et vocem accipere tanquam disjunctivam enuntiari conjunctionem oportet, ſed illam pro negatione poſitam eſſe novimus. Vult enim univerſo cruri ita nos canalem citra laeſionem ſubjicere, quomodo Homerus cecinit:

Tutari populum nobis, non perdere mens eſt,

et Thucydides:

Glacies vero affluebat.

σκοπεῖσθαι δέ φησι, χρῆναι καὶ τὸ πάθος, οὗ χάριν ὁ σωλὴν περιλαμβάνεται καὶ ὅσα βλάπτειν πέφυκε. τὸ μὲν [86] οὖν πάθος ἐστὶν ἰσχυρὸν σύντριμμα τῶν κατὰ τὸ σκέλος ὀστῶν ἀκριβῶς ἀκινήτου δεομένου τοῦ σκέλους τὴν ἴασιν. ὁ γὰρ σωλὴν ἐπαινεῖται πρός τινων, ὡς ἐν ἐκείνοις τοῖς καιροῖς χρήσιμος ἐσόμενος, ἐν οἷς ἀπὸ τῆς στρωμνῆς ὁ πεπονθὼς ἐπανίσταται. καὶ ὅτι γε αὖ εἰσιν οὗτοι, καθ' οὓς ἤτοι γε ἀποπατῆσαι δεόμενος ἤτοι σκληρὸν τῆς στρωμνῆς μὴ φέρων, ἀπολείπει τὴν προτέραν, ἐφ' ἑτέραν στρωμνὴν ἄρτι μετακομιζόμενος, αὐτὸς ἐδήλωσεν ἐν τῷ περὶ ἀγμῶν. ἐδήλωσε καὶ ὅτι μέχρι τοῦ γόνατος ὁ σωλὴν γινόμενος οὔτε κωλύει κινεῖσθαι τὸ σκέλος, ἀσηρής τέ ἐστι καὶ θλίβει πολλάκις. ἀποβλέποντα δέ σε πρός γε τὸ πάθος, οὗ χάριν ὁ σωλὴν παραλαμβάνεται καὶ πρὸς τὰς βλάβας ἃς ἐργάζεται, ποτὲ μὲν αἱρεῖσθαι τὸν σωλῆνα κελεύει, ποτὲ δὲ οὔ. ἐὰν μὲν γὰρ αἱ ἐξ αὐτοῦ βλάβαι μείζους ὦσι τῆς ὠφελείας, φευκτέος ὁ σωλὴν, ἐὰν δὲ ὑπερβάλλῃ ἡ ὠφέλεια παντὶ τῷ σκέλει, μὴ μέντοι τοῦ γόνατος.

Ubi pro οὐκ ἢ pofuit. Spectandum autem eſſe docet etiam morbum, cujus gratia canalis admoveatur et quaecunque laedere ſolent. Morbus quidem eſt gravis oſſium cruris fractura, ad cujus curationem crure plane immobili opus eſt. Canalis ſiquidem a quibusdam commendatur, ut illis temporibus utilis futurus, in quibus aeger e lecto aſſurgit, quod etiam haec rurſus adſunt, quibus vel aeger ſeceſſum deſiderat vel ſtrati duritiem non ferens deſerit priorem et ad alterum ſtratum jam transvehitur, quod ipſe in libro de fracturis declaravit. Declaravit quoque quod canalis aduſque genu admotus minime crus moveri prohibeat, moleſtus eſt et ſaepius comprimit. Qui vero tum ad morbum intueris, cujus gratia canalis admovetur, tum ad eas quas excitat laeſiones, te interdum canalem uſurpare hortatur, interdum minime. Nam ſi ex eo obortae laeſiones ipſa utilitate majores ſuerint canalis vitandus eſt; ſi vero noxam exſuperet utilitas, toti cruri non aduſque genu dumtaxat adhibendus eſt.

κ'.

Πάρεξις δὲ καὶ διάτασις καὶ ἀνάπλασις καὶ τὰ ἄλλα κατὰ φύσιν.

Ὅτι πάρεξις, ὅταν ὁ κάμνων ἑαυτὸν παρέχῃ τῷ ἰατρῷ θεραπευθησόμενον εἴρηται πρόσθεν. ἐν τούτῳ δὴ τῷ καιρῷ πρῶτον, ἡνίκα μὲν σημειοῦται τὸ γεγονὸς αὐτὸ πάθος ὁ ἰατρὸς, εἶτα παρασκευάζεται πρὸς τὴν θεραπείαν. ἐν σχήματι πάντως εἶναι τοίνυν χρὴ τὸ πεπονθὸς μέρος καὶ τοῦτο σχῆμα κατὰ φύσιν εἶναι τοῦ μέρους εὔλογον. ὑπὸ γὰρ τοῦ παρὰ φύσιν οὐκ ἂν γένοιτο βλάβη μικρά. μετὰ τὴν πάρεξιν ἤτοι διατείνειν μόνον, ὅταν οὕτως ᾖ μικρὸν ὡς κρατήσεως μόνης χρήζειν ἐν τοῖς ὑπερκειμένοις. εὔδηλον οὖν ὅτι καὶ κατὰ τοῦτον τὸν καιρὸν ἄμεινόν ἐστι τῷ κάμνοντι καὶ τὸ κατὰ φύσιν σχῆμα φυλάττειν· εἶθ᾽ ἑξῆς ἐστιν ὁ τῆς διαπλάσεως καιρὸς, ἐν ᾧ καὶ αὐτὸν φυλάττεσθαι προσήκει ταὐτὸ σχῆμα· καὶ μετὰ τοῦτον τῆς ἀποθέσεως ἢ

XX.

Deditio ac diſtentio et conformatio et quae cetera ſecundum naturam ſunt.

Deditionem eſſe, quum aeger ſe ipſum medico curandum exhibet, antea dictum eſt. Primum ſane hocce tempore medicus obortum ipſum affectum agnoſcit, deinde ad curationem accingitur. At forma quadam partem affectam figurari oportet, hancque formam ſecundum naturam partis eſſe rationi conſentaneam. Nam ab ea quae praeter naturam eſt forma, nequaquam parva laeſio contingeret. A deditione quidem partem ſolam intendere oportet, quum ita ſit demiſſa, ut ſolam ſui retentionem in ſuperioribus partibus deſideret. Conſtat igitur et hoc tempore ſatius eſſe laboranti eam quae ſecundum naturam eſt formam tueri. Huic ſuccedit conformationis tempus, in quo etiam hanc ipſam formam ſervari conducit. Denique ſubſequitur depoſitionis et ſuſpenſionis tempus, quas ambas nomi-

ἀναλήψεως, οὓς ἀμφοτέρους ὀνομαστὶ μὲν οὐκ εἶπεν, ἐδήλωσε δὲ διὰ τοῦ φάναι καὶ τὰ ἄλλα.

κα'.

[87] Φύσις δὲ ἐν μὲν ἔργοις τοῦ ἔργου τῇ πρήξει ὃ βούλεται τεκμαρτέον. ἐς δὲ ταῦτα ἐκ τοῦ ἐλινύοντος ἐκ τοῦ κοινοῦ, ἐκ τοῦ ἔθεος. ἐκ μὲν τοῦ ἐλινύοντος καὶ ἀφειμένου τὰς ἰθυωρίας σκέπτεσθαι, οἷον τὸ τῆς χειρὸς, ἐκ δὲ τοῦ κοινοῦ ἔκτασιν, σύγκαμψιν, οἷον τὸ ἐγγὺς τοῦ ἐγγωνίου πήχεος πρὸς βραχίονα, ἐκ δὲ τοῦ ἔθεος, ὅτι οὐκ ἄλλα σχήματα φέρειν δυνατώτερον, οἷον σκέλεα ἔκτασιν. ἀπὸ τούτου γὰρ ῥήϊστα πλεῖστον χρόνον ἔχοι ἂν μὴ μεταλλάσσοντα.

Ἐπεὶ διὰ τῆς προτέρας ῥήσεως τοῦ κατὰ φύσιν ἐμνημόνευσεν, εἰκότως οὖν ἐξηγεῖται, τίς ἡ φύσις ἐστὶν αὕτη καὶ τίνα τὰ γνωρίσματα ταύτης, καί φησιν· φύσις δὲ ἐν μὲν ἔργοις τοῦ ἔργου τῇ πρήξει ὃ βούλεται τεκμαρτέον, ὡς εἰ

natim non commemoravit, fed his verbis, et quae cetera, fignificavit.

XXI.

Natura vero ineft operibus; operis actione quid velit conjectandum eft. Ad haec autem ex quiefcente, ex communi, ex confuetudine. Ex quiefcente quidem ac remiffo rectitudines fpectandae funt, velut in manus figura. Ex communi extenfio et inflexio, veluti figura cubiti cum brachio angularis proxima. Ex confuetudine, quod non alias figuras facilius ferre queant, veluti crura extenfionem. Ab ea namque figura plurimum tempus facillime confequerentur quae ipfam non immutant.

Quandoquidem fuperiori textu loquutionis *fecundum naturam* mentionem fecit, merito nunc quae fit ipfa natura et quae certa hujus indicia explanat atque pronunciat: natura vero ineft operibus; operis actione quid ve-

Ed. Chart. XII. [87.] Ed. Baſ. V. (694.)

καὶ οὕτως εἶπε, κατὰ φύσιν μὲν σχῆμα κατὰ μὲν τὰς ἐνεργείας ὁ σκοπὸς αὐτῶν καὶ ἡ χρεία δι' ἣν ἐνεργοῦνται. ἐς δὲ ταῦτα, τουτέστι τὰ νῦν εἰρημένα, τὴν πάρεξιν καὶ διάτασιν ἀνάπλασίν τε καὶ θέσιν, ὡς ἂν οὐδεμίαν ἐνέργειαν ἐνεργοῦντος διὰ τοῦ πεπονθότος μορίου τοῦ κάμνοντος. ἑτέρους σκοποὺς τῆς τοῦ κατὰ φύσιν σχήματος εὑρέσεως, οὓς ἐφεξῆς αὐτὸς διέρχεται γράψας, ἐκ τοῦ ἐλινύοντος, ἐκ τοῦ κοινοῦ, ἐκ τοῦ ἔθεος· ἐλινύοντος μὲν λέγων τοῦ μηδὲν ὅλως ἐνεργοῦντος, ἀλλ' ἡσυχάζοντος. ἐξ οὗ φησι τὰς ἰθυωρίας λαμβάνεσθαι, καθάπερ ἐπὶ τῆς χειρὸς ἐδίδαξεν, ὑποκεῖσθαι μὲν ἀξιῶν τὸ τοῦ πήχεος ὀστοῦν, ἐπικεῖσθαι δὲ τὸ τῆς κερκίδος. ἐκ δὲ τοῦ κοινοῦ τὸ μεταξὺ σχῆμα κάμψεώς τε καὶ ἐκτάσεως ἄκρας. ὅπερ ἐγγὺς εἶναί φησι τοῦ ἐγγωνίου σχήματος πήχεος πρὸς βραχίονα· καὶ καλεῖσθαί φασιν ἐγγώνιον σχῆμα τὸ κατ' ὀρθὴν γωνίαν, τουτέστιν ἵνα τὸ τοῦ πήχεος ὀστοῦν πρὸς τὸ τοῦ βραχίονος ὀρθὴν ἐργάζηται γωνίαν. πάντων δὲ τῶν παλαιῶν ἀντιγράφων προκείμενον ἐχόντων τὸ ἐγγὺς, εἰδότων δὲ καὶ τῶν ἐξηγησαμένων

lit conjectandum eſt. Ac ſi ita dixerit: quae ſecundum naturam eſt figura, in actionibus ſcopus ipſarum eſt et uſus, ob quem agunt. Ad haec autem, hoc eſt ad ea quae nunc ſunt propoſita, deditionem, diſtenſionem, conformationem et poſituram laborantis tanquam nullam actionem affecta parte obeuntis. Alios ſcribit inventionis figurae ſecundum naturam ſcopos, quos ipſe deinceps percurrit: ex quieſcente, ex communi, ex conſuetudine. Ex quieſcente quidem dicit, quum nihil prorſus agit, ſed otiatur, unde rectitudines colligi denunciat, ſicut in manu docuit, os cubiti volens ſubjici, os radii ſuperjacere. Ex communi interjectam inflexionis et extenſionis ſummae figuram quam prope angularem figuram cubiti cum brachio eſſe profert vocarique angularem ſiguram, quae ad rectum ſit angulum, hoc eſt ut quae cubiti os cum brachii oſſe rectum efformet angulum. Quum autem omnia vetuſta exemplaria *prope* additum contineant et qui librum ex-

τὸ σύγγραμμα ταύτην τὴν γραφὴν, κατὰ δύο τρόπους μοχθηρὸν γίνεται τὸ λεγόμενον, ἐάν τις ἐγγώνιον ἀκούῃ σχῆμα κατ᾽ ὀξεῖαν γωνίαν, ὀξείας δηλονότι γωνίας ὀνομαζομένης, ἥτις ἂν ἐλάττων ᾖ τῆς ὀρθῆς. ὅταν μὲν εὐθεῖα ἐπ᾽ εὐθείας σταθεῖσα, τὰς ἐφεξῆς γωνίας ἴσας ἀλλήλαις ποιεῖ, ὀρθὴ ἑκατέρα τῶν ἴσων γωνιῶν ἐστιν. ἡ δὲ τῆς ὀρθῆς ἐλάττων ὀξεῖα καλεῖται, καθάπερ ἡ μείζων ἀμβλεῖα. καὶ τοίνυν ἡ μὲν ὀρθὴ γωνία κατὰ μέγεθός ἐστιν οὐκ ἔχουσα τὸ μᾶλλόν τε καὶ ἧττον. ἀπερίληπτον δὲ ἀριθμῷ τὸ πλῆθός ἐστι τῶν ὀξειῶν τε καὶ ἀμ- [88] βλειῶν ὑπαρχουσῶν. ἀπαρέγκλιτος μὲν γὰρ ἡ ὀρθὴ γωνία, διότι καὶ ἡ ἐφισταμένη κατ᾽ εὐθείας, εὐθεῖαν τηνικαῦτα τὴν γένεσιν ἐργάζεται δυοῖν θατέρων ὀρθῶν γωνιῶν, ὅταν ἀπαρέγκλιτος ἐφίσταται. κέκληκε δὲ αὐτὴν ὀρθὴν ἐργαζομένην γωνίαν, πρὸς τὸ ἕτερον μέρος τῆς ὑπερβεβλημένης εὐθείας. καὶ ἡ κλίσις αὐτῆς τὸ μᾶλλόν τε καὶ ἧττον ἀναρίθμητον ἔχει πλήθει.

planarunt hanc fcripturam agnofcant, duobus modis quod dicitur vitiofum eft, fi quis angularem figuram ad acutum angulum acceperit, quum nimirum acutus angulus nominetur qui recto minor fit. Nam ubi recta linea fupra rectam lineam erecta angulos deinceps inter fe aequales efficit, uterque aequalium angulorum rectus eft. Sed qui recto minor eft, acutus vocatur, quemadmodum qui major, obtufus. Ac proinde rectus angulus fecundum magnitudinem eft, qui magis et minus non fortitur. Ampliffima fane eft numero multitudo angulorum tum acutorum tum obtuforum. Rectus enim angulus indeclinabilis exiftit. Quandoquidem recta linea fupra rectam lineam incumbens, rectum tunc duorum aliorum angulorum ortum efficit, quum neutro propendens inftet. Rectam autem lineam vocavit, quae rectum efficit angulum ad alteram fuperjectae rectae lineae partem. Atque ipfius propenfiones majores aut minores habentur multitudine innumerabiles.

O.	P.	Q.	R.
Angulus obtufus.	Acutus.	Angulus rectus.	Acuti plures.

Οἷον οὖν ἐστι τὴν ὀρθὴν γωνίαν ἑρμηνεῦσαι βουληθέντα λέγειν ἐγγὺς εἶναι τῆς ὀξείας. ἡγεῖται μὲν γὰρ ἡ τῆς ὀρθῆς νόησις, ἕπεται δὲ ἡ τῆς ὀξείας, ὅτι ἡ μὲν ὀρθὴ μία, καθάπερ εἶπον, ἄπειροι δὲ κατὰ πλῆθος αἱ ὀξεῖαι. τὸ μὲν οὖν ἐγγὺς εἶναι τῆς ὀρθῆς ὀξεῖάν τινα γωνίαν εἰκότως ἄν τις εἴποι. παμπόλλων γὰρ οὐσῶν αὐτῶν ταύτην νοήσομεν ἐγγὺς εἶναι τῆς ὀρθῆς, ἣ τῆς ὀρθῆς ἂν ἀπολείπεται βραχὺ καὶ μὴ πάνυ τὴν συμβολὴν τῶν ἐργαζομένων αὐτὴν εὐθειῶν ὑποξυνομένην ἔχει. κατὰ δὲ τὸν αὐτὸν τρόπον καὶ τῶν ἀμβλειῶν παμπόλλων οὐσῶν ἐκείνας νοήσομεν ἐγγὺς εἶναι τῆς ὀρθῆς, ὅσαι τὴν συμβολὴν τῶν ἐργαζομένων αὐτὰς εὐθειῶν ἔχουσι μετρίως ἀμβλεῖαν, ἐγγὺς δὲ τῆς ὀξείας εἶναί τινα γωνίαν, ἀδιανόητον μὲν οὐκ οὔσης μιᾶς τῆς ὀξείας γωνίας ἢ ἐγγώνιον ἔχει σχῆμα καὶ προσέτι διὰ τὸ μὴ ἐγγώνια διὰ τοῖν δυοῖν γγ μήτε εὐγώνια διὰ τῆς εὖ συλλαβῆς κεκλῆσθαι σχήματα πρὸς μηδενὸς τῶν Ἑλλήνων, ἕνα γωνίαν ὀξεῖαν ἔχει, τὰ μέντοι τὴν (695) ὀρθὴν ἔχοντα γωνίαν

Quicunque ergo rectum angulum explicare voluerit, prope acutum esse dicere non potest. Praecedit enim recti intelligentia, sequitur vero acuti, quod, ut enuntiavi, rectus sit unus, acuti vero numero infiniti. Acutum ergo aliquem angulum prope rectum esse quisquam merito dixerit. Quum enim plurimi sint anguli, illum prope esse rectum intelligemus, qui a recto paululum discedit neque admodum concursum rectarum linearum angulum ipsum construentium subacuantem habet. Eodem vero modo ex quam plurimis quoque qui dantur angulis eos intelligemus prope rectum esse, quicunque linearum rectarum rectos angulos construentium concursum modice obtusum continent. At prope acutum esse aliquem angulum incomprehensibile quidem est, tum quod angulus non sit unus qui angulatam figuram sortitur, tum praeterea quod angulatas *ἐγγώνια* per duplex *γγ* aut directas *εὐγώνια* per *εὖ* syllabam figuras Graecorum nemo vocaverit, angulum acutum non habet. Sed quae rectum angulum sortiuntur

εὐγώνια διὰ τῆς ευ διφθόγγου καὶ ἐγγώνια διὰ τοῖν δυοῖν γραμμάτοιν καλοῦσι· μήτε οὖν ἀναγκαῖόν ἐστιν ἀκούειν ἐγγώνιον τοῦ κατ' ὀρθὴν γωνίαν συγκειμένου σχήματος, ὅπερ γίγνεσθαι πέφυκεν, ὅταν ὀρθὴν γωνίαν ὁ πῆχυς ἐργάζηται πρὸς βραχίονα. ζητεῖν δὲ διὰ τί προσέθηκεν Ἱπποκράτης τὸ ἐγγύς. ὥσπερ οὖν εἰώθαμεν λέγειν πολλάκις, ἐρῶ καὶ νῦν· ἀσαφεῖς λέξεις ἐπιστημονικὴν μὲν οὐκ ἔχουσιν ἐξήγησιν· ἐὰν δὲ τὸ πιθανὸν μετὰ τοῦ καὶ προλεγόμενον ἀληθὲς εἶναι καὶ μὴ μάχεσθαι τῇ γνώμῃ τοῦ συγγράμματος τοῦ συγγραφέως ἀποδέχεσθαι χρή. τούτου τοίνυν ἐχόμενος τοῦ σκοποῦ πειράσομαι τὴν ἐγγὺς φωνὴν ἐξηγήσασθαι. λέγω δὲ τὸ μὲν ἐγγώνιον σχῆμα τὸ μᾶλλόν τε καὶ ἧττον οὐκ ἔχειν, ἓν γάρ ἐστιν. ἡμᾶς δὲ μάλιστα μὲν οὐ δύνασθαι τοιοῦτον σχῆμα τῆς χειρὸς ἐργάζεσθαι, καθ' ὃ διαβεβαιώσαιτο ἄν τις ἀπαρεγκλίτως ὀρθὴν εἶναι γωνίαν τῆς τῶν ὀστῶν συμβολῆς ἀρκεῖν ἡμῖν, εἰ μὴ πόῤῥω τούτου σχηματίσαιμεν. ἔπειτα δὲ οὐδὲ βούλεται τοιοῦτον σχῆμα τῆς ὅλης χειρὸς

figurae, eas *εὐγωνίας* per *ευ* diphthongum et *ἐγγωνίας* per *γγ* duas literas vocitant. An igitur necesse est *ἐγγώνιον* angulatam accipere figuram quae ad rectum angulum constituitur, quaeque fieri consuevit, quum rectum angulum cubitus cum humero efficit? Quarere vero cur Hippocrates *prope* addidit. Quemadmodum igitur saepius loqui consuevimus, etiam nunc respondebimus. Obscurae quidem orationes effectricem scientiae explanationem non habent. Sed si quid probabile sit simulque verum sit quod praedicatur neque auctoris libri sententiae repugnet, accipiendum est. Huic igitur scopo incumbens experiar hanc vocem prope explicare. Dico vero angulatam, quum una sit, figuram et magis et minus non suscipere. Nos autem potissimum quidem non posse hujusmodi manus figuram construere, qua quis affirmaverit citra propensionem ullam, rectum ossium commissurae dari angulum, sed satis nobis esse, si non procul ab eo figuram formaverimus. Quandoquidem non decernit talem esse universae manus figuram.

εἶναι· ἐπιδείξω γὰρ αὐτῆς τὸ κατὰ φύσιν σχῆμα, πλησίον μὲν τῆς ὀρθῆς γωνίας, ἀποκεχωρηκὸς δὲ βραχὺ πρὸς τὴν ἀμβλεῖαν, ὅπερ ἐστὶ πρὸς τὴν ἔκτασιν ῥέπον. ἡ δὲ ἀπόδειξίς μοι τοῦ λόγου γενήσεται, δι' ὧν καὶ αὐτὸς ὁ Ἱπποκράτης ἔγραψεν· ἐκ γὰρ τοῦ ἐλινύοντος ἔφη καὶ τοῦ ἔθεος εὑρίσκειν ἡμᾶς τὰ κατὰ φύσιν σχήματα. ταῦτα δὲ ἄμφω συντεθέντα σκοπὸν ἕνα ποιεῖ σύνθετον, ὡς εἰ καὶ οὕτως τις εἴπειν, ἐν οἷς ἀργοῦντες εἰθίσμεθα σχήμασιν ἕκαστον τοῦ σώματος [89] μόριον ἔχειν, αἱρετέα ταῦτά ἐστι καὶ κατὰ τὰς θεραπείας. εὔδηλον γὰρ ὡς ὁ πρῶτος σκοπὸς τῶν ἐπιτηδείων σχημάτων ἐστὶν ἡ ἀνωδυνία. ταύτην οὖν εὔδηλον ὡς οὐδεὶς τῶν ἀλγούντων ὑπερβὰς ἐν ἄλλῳ ἂν σχήματι τὸ πλεῖστον μέρος τοῦ χρόνου σχηματίσαι τὸ μόριον. ἐὰν οὖν ἐπισκέψῃ τοὺς ἀλγοῦντας ἀνθρώπους, εὑρήσεις ὡς ἐπὶ τὸ πολὺ τὰς χεῖρας κατατιθεμένας, οὐκ ἀκριβῶς μέσας ἐκτάσεως ἄκρας καὶ κάμψεως ἐσχάτης, ἀλλ' ἐπὶ τὴν ἔκτασιν ἐρπούσας. τὸ δὲ αὐτὸ συμβέβηκε καὶ κατὰ τὴν ἑτέραν ἀντίθεσιν τῶν σχημάτων. ἐν γὰρ τῷ κεκμηκότι ἀναπέ-

Demonſtrabo ſiquidem ipſius quae ſecundum naturam eſt figuram, recto angulo proximam eſſe, ſed paululum ad obtuſum decedere, quod eſt ad extenſionem propendere. Demonſtratio vero propoſiti mihi ab iis praeceptis orietur, quae ipſe etiam ſcriptis tradidit Hippocrates. Nam ex quieſcente, dixit, et conſuetudine profitetur nos eas quae ſecundum naturam ſunt figuras invenire. Haec ambo conjuncta ſcopum unum compoſitum efficiunt, ac ſi quis ita dixerit: quibus in figuris quum otiamur, ſingulas corporis partes habere conſuevimus, hae in curationibus eligendae ſunt. Conſtat enim primum idonearum figurarum ſcopum indolentiam eſſe. Hac ſane praetermiſſa doloribus laborantium neminem alia in figura plurima temporis viciſſitudine partem affectam collocaſſe manifeſtum eſt. Itaque ſi homines otiari conſideraveris, plerumque manus inter ſummam extenſionem et extremam flexionem non plane medias comperies, ſed quae ad extenſionem propendeant. Illud autem accidit in altera figurarum oppo-

πτασθαι μάλιστα ἐροῦμεν οἱ πάντες ἄνθρωποι τὸ ἀνωδυνώτατον σχῆμα, πρὸς μὲν τὸ μέσον ἔρχονται τοῦ τε ἀκριβῶς ὑπτίου καὶ πρηνοῦς ἐσχάτως, ἐκκλίνουσι δὲ βίᾳ βραχὺ πρὸς τὸ πρηνές. ὁ μὲν οὖν Ἱπποκράτης ταῦτα διελθεῖν βουλόμενος προσέθηκε τὸ ἐγγὺς οὐκ ἔχων διατείνεσθαι. τὸ μέντοι τῶν σχημάτων τῆς χειρὸς ἁπάντων ἀνωδυνώτατον εἶναι τὸ νῦν ὑπ' ἐμοῦ λεγόμενον ἀκριβῶς οἴδασι καὶ ὅσοι τρίβωνές εἰσι τῶν τοιούτων ἔργων τῆς τέχνης ἀκούσαντες τὸν λόγον τοῦτον, οἱ δὲ ὅτε γνωρίζουσι τὴν κατ' αὐτὸν ἀλήθειαν. ἐνέχεσθαι δὲ δεῖ τὸν ἐξηγούμενον ὁτιοῦν σύγγραμμα τῆς τε τοῦ συγγραφέως γνώμης καὶ τῆς τοῦ λεγομένου πράγματος ἀληθείας· ἐν οἷς οὖν ἄδηλόν ἐστι διὰ τὴν ἀσάφειαν ἡ τοῦ συγγραφέως γνώμη, τὸ δὲ ἀληθὲς χρὴ φυλάττειν· οὕτως γὰρ καὶ τοὺς μανθάνοντας ὠφελεῖσθαι συμβήσεται. τοῦτον οὖν τὸν σκοπὸν ἐν ἁπάσαις ταῖς ἐξηγήσεσι πειρῶμαι φυλάττειν. ἔνιοι δὲ τῶν ἐξηγητῶν οὐδ' ἂν ἐθελήσωσι τυχεῖν αὐτοῦ δύνανται, τῶν μὲν ἔργων τῆς τέχνης ἀπείρως ἔχοντες, ἐπὶ δὲ τὸ σοφιστικὸν εἶδος ἐκτρε-

ſitione. Quum enim omnes homines deſeſſi ſunt, ſeſe expandunt et habitum doloris maxime vacuum eligunt, ad quem medium inter plane ſupinum et ſumme pronum accedunt, ad pronum tamen paululum declinare coguntur. Quum igitur vellet Hippocrates haec explicare nec haberet quo ſermonem extenderet, *prope* addidit. Ceterum figurarum manus omnium quae doloris maxime vacua eſſe nunc a me pronunciatur, ipſam accurate norunt etiam quicunque hujusmodi artis operum periti ſunt, ſi hanc orationem perceperint, iique potiſſimum quod per ſe veritatem agnoſcant. Obſtringi vero eum oportet, qui quemcunque librum explicat et auctoris ſententiam et rei propoſitae veritatem tueri, in quibus dubia eſt propter obſcuritatem auctoris ſententia. Quod verum eſt, id tueri oportet: ſic enim et diſcentibus oborietur utilitas. Hunc igitur ſcopum in omnibus explicationibus ſervare nitimur. Nonnulli explanatores etiamſi velint ipſum aſſequi, nequeunt, ut qui operum artis ſint expertes et ad ſophiſti-

πόμενοι καὶ γενηθέντες οἱ καλούμενοι λογικοὶ ἰατροὶ, δι' οὓς καὶ οἱ καλῶς χρώμενοι τῷ λόγῳ παρὰ τοῖς ἰδιώταις ὑποπτεύονται. τούτων μὲν δὴ χρὴ μεμνῆσθαι, κἂν ὀλιγάκις λέγονται, μεταβαίνειν δὲ ἤδη καιρὸς ἐπὶ τὰ συνεχῆ τῆς προκειμένης ῥήσεως. ὥσπερ τοῦ τε ὑπτίου καὶ πρηνοῦς ἀνωδυνώτατόν ἐστι, καθ' ὃ πλείστῳ χρόνῳ τοῦ βίου συνειθισμένοι σχεδὸν ἅπαντές εἰσι· προσχωρεῖ δὲ καὶ τοῦτο τῷ τῆς ἐκτάσεως· ἐν τούτῳ γὰρ τῷ σχήματι πλεῖστον χρόνον ἔχειν δυνάμεθα τὰ σκέλη μὴ μεταβάλλοντες. ὅτι δὲ καὶ ἀναγκαῖόν ἐστι μὴ μεταλλάττειν εἰς ἕτερον ἧττον ἀνώδυνον ἐν τοῖς περὶ μυῶν ὑπομνήμασι δέδεικται, μετὰ τῆς οἰκείας αἰτίας μεταβαλεῖν, οὐκ ἀποδείξεως, ἀλλ' ἀναμνήσεως χρήζει, καθάπερ γε καὶ ὅτι διὰ ταχέων ἐπανερχόμεθα πάλιν ἐπ' αὐτοῦ. τὴν δ' αἰτίαν οὐκ ἀναγκαῖον λύεσθαι μακροτέρου λόγου δεομένην· ἄμεινον γὰρ ἀντὶ τοῦ τὴν αἰτίαν εἰπεῖν, ἕτερόν τι χρησιμώτερον τοὺς νέους ὠφελῆσαι, μετὰ τοῦ φυλάττειν ἀκριβῶς τὴν Ἱπποκράτους γνώμην καταλελεγμέ-

cam peritiam deflectant, quique verbo tenus medici vocantur, evaſerint, ob quos etiam qui ratione probe utuntur, eos vulgus habet ſuſpectos. Haec profecto meminiſſe neceſſe eſt, etiamſi paucies in orationem cadant. Jam vero emigrandi tempus eſt nobis ad propoſitae orationis tenorem acceſſuris. Quemadmodum inter ſupinum et pronum habitus minime dolorem excitat, cui plurimo vitae tempore paene omnes conſueti ſunt, ita etiam hic ad extenſionis crurum figuram accedit. In hac enim plurimum tempus crura immutabilia continere poſſumus. Quod autem etiam neceſſarium non ſit in alterum habitum minus doloris vacuum membrum immutare, cum propria demonſtrationis cauſa in commentariis de muſculis demonſtravimus, id non demonſtrationem, ſed commemorationem deſiderat, quemadmodum et illud quod celeriter ad eundem habitum rurſum revertamur. At cauſam aperire neceſſe non eſt, quum longiorem orationem poſtulet. Satius enim eſt ſervata Hippocratis ad unguem ſententia pro cauſae

νην πρὸς ἡμῶν ἐν ταῖς περὶ μυῶν κινήσεσιν. ἐν γὰρ τῇ τοῦ βραχίονος πρὸς τὸν πῆχυν διαρθρώσει τὸ κατὰ φύσιν ἐστὶ σχῆμα μέσον τῶν ὑπερβολικῶν ἑκατέρου, καθ' ὃ μήτε ἐκτεῖναι μήτε κάμψαι μᾶλλον ἔτι δυνάμεθα, καὶ φαίνεταί γε τυγχάνον τῆς σαρκὸς τῶν ὀστῶν γυμνουμένων ἢ τοῦ πήχεος βαθμοῦ, ἣν ὁρίζουσιν αἱ δύο κορῶναι. πεπληρωμένη δὲ καὶ ὡς ὑπὸ τῆς γιγγλυμοειδοῦς τοῦ βραχίονος περιφερείας, ἣν οἱ μέσοι περιλαμβάνουσι κόνδυλοι. κατὰ δὲ τὰς ἐσχάτας ἐκτάσεις ἡ ὄπισθεν κορώνη τοῦ πήχεος εἰς τὴν ὀπίσω βαθμίδα τοῦ βραχίονος [90] ἐμβαίνουσα, καθάπερ ἡ πρόσθεν ἐν ταῖς ἐσχάταις καμπαῖς· καὶ ὅσοι φύσει θατέραν ἔχουσι τὴν ὀπίσω κοιλότητα πλέον τῆς ἄκρας ἐκτάσεως εἰς τὴν ἐκτὸς χώραν ἀπάγουσι τὸν πῆχυν, ὥσπερ αὖ πάλιν οἱ τοῦ προσήκοντος ἐνδεέστεροι οὐκ ἀκριβῶς ἐκτείνουσιν. ὡς δὲ αἱ κατασκευαὶ τῆς διαρθρώσεως οὐχ ὅμοιαι πᾶσίν εἰσιν, οὐδὲ ἀκριβεῖς ὅροι τῆς ἐκτάσεως ἐπὶ πάντων, οὕτως οὐδὲ

explicatione aliud quidquam utilius proferre, quod juvenibus conferat, quae cauſa a nobis libro de motu muſculorum conſcripta eſt. Nam in humeri cum cubito articulatione ſecundum naturam eſt habitus inter excedentium extremorum utrumque medius, ultra quem neque manum extendere neque magis etiamnum flectere poſſumus. Atque apparet contingitque oſſibus carne nudatis aut cubiti cavitate, quam duae cornices circumſcribunt. Completa vero eſt etiam modo quodam cardinato humeri ambitu, quem medii condyli complectuntur. In extremis extenſionibus poſterior cubiti cornix poſteriorem humeri cavitatem ſubit, quemadmodum anterior per extremas flexiones anteriorem. Quicunque vero alteram habent a natura poſteriorem cavitatem ſumma extenſione ulterius ad exteriorem regionem cubitum reducunt; quemadmodum contra qui parcius quam deceat cavitatem ſortiuntur, non plane cubitum extendunt. Ut autem articulationis ſtructurae non omnibus ſunt ſimiles neque certae in omnibus extenſionis circumſcriptiones, ſic neque medium idem erit

Ed. Chart. XII. [90.] Ed. Baf. V. (695.)

ἡ μεσίτης ἡ αὐτὴ πᾶσιν ἔσται. ὅταν οὖν τὸ μῆκος τῆς ἄκρας ἐκτάσεως καὶ κάμψεως σχῆμα κατὰ φύσιν εἶναι λέγομεν, οὐ κατακριβωμένως, ἀλλ' ἐν πλατεῖ νοεῖσθαί σε χρὴ τὸ μέσον τοῦτο, καλεῖ δὲ ὁ Ἱπποκράτης αὐτὸ κοινόν· ἀλλ' ὥσπερ ἀδύνατόν ἐστι κατὰ τὸ ἀκριβέστατον ἐν μέσῳ σχήματι καθιστάναι τὴν χεῖρα, καθ' ὃ μηδὲ βελόνης πάχος ἑλεῖν ἢ προσθεῖναι δυνατόν ἐστιν, οὕτως οὐ χρὴ μέσου τοῦδε πόῤῥω σχηματίζειν τὴν χεῖρα. κατὰ τοῦτο γὰρ ὁ τεχνικὸς στοχασμὸς τοῦ μὴ τεχνικοῦ διαφέρει, τοῦ μὲν τεχνικοῦ πλησίον ἀφικνουμένου τῆς ἀκριβοῦς συμμετρίας, τοῦ δὲ ἰδιώτου πλεῖστον ὅσον ἐνίοτε σφαλλομένου. δύναιτο ἂν οὖν καὶ κατὰ τοῦτο ὁ Ἱπποκράτης συμβουλεύειν τὸ ἐγγὺς τοῦ ἐγγωνίου σχήματος φυλάττειν, ἐγγώνιον μὲν καλῶν τὸ κατ' ὀρθὴν γωνίαν, ἀξιῶν δὲ στοχαζομένους ἡμᾶς αὐτῆς μὴ πόῤῥω τῆς ἀκριβοῦς ἀφικνεῖσθαι συμμετρίας. ὃ δὲ ἔφην ἐγὼ διδάξειν τοὺς νέους χρησιμώτατον ἐς τὰ παρόντα καὶ δὴ φράσω, μεγίστην ἐν πᾶσι τοῖς κατ' ἰατρικὴν δύναμιν ἔχειν

in omnibus. Quare quum fummae extenfionis et flexionis habitum fecundum naturam effe dicimus, non plane ad unguem fed in latitudine medium hoc tibi intelligendum eft, quod commune vocat Hippocrates. Verum quemadmodum impoffibile eft in medio habitu manum exquifitiffime collocare, cui aciculae craffitudinem demere aut addere nequeas, fic manus ab hoc medio non procul figuranda eft. Quamobrem artificiofa conjectura ab artis experte differt, quod artificiofa ad exquifitam commoderationem prope accedat, idiotae vero quam plurimum nonnunquam oberret. Poffet itaque Hippocrates hujus rei gratia decernere figuram prope angularem fervandam effe, angularem vocans quae ad rectum eft angulum, ut qui nos ipfam conjecturis non procul ab exquifita commoderatione confequuturos effe cenfeat. Ego vero quod protuli me juvenes docturum maximae utilitatis profecto expofiturus fum, confuetudinem nimirum ad omnia in medicina ita maximam facultatem habere, ut ipfa a prae-

τὸ ἔθος, ὡς ἐπίκτητον αὐτὸ φύσιν ὑπὸ τῶν μεγίστων ἰατρῶν ὠνομάσθαι. φαίνεται δὲ καὶ Ἱπποκράτης ἐν τοῖς ἀναγκαιοτάτοις σκοποῖς ἀεὶ τιθέμενος αὐτὸ καὶ δύναμιν ἐνδείξεως ἀπονέμων δευτέραν, ἐπὶ προτέρας δηλονότι τοῦ κατὰ φύσιν ὑπελάσσω εἶναι τὴν κατ' αὐτὴν ἀκριβῶς ἰδέαν σχήματος, ὡς ἐπὶ πάντων τῶν καμνόντων ποιεῖσθαι, ἀλλ' ὑπαλλάττειν ἐφ' ἑκάστου τοῖς ἔθεσιν, ὃ μὲν οἰκείως ἐνίους μὲν ἑώρων δι' ὅλης ἡμέρας καθημένους, ὅσοι τέχνας ἑδραίας ἔχουσιν, ἐνίους δὲ ἑστῶτας ἢ βαδίζοντας. εὔλογον οὖν ἔδοξέ μοι μᾶλλον ἐκτεταμένον σχηματίζειν τὸ σκέλος, ἐφ' ὧν εἴθισται πλείστῳ χρόνῳ τοῦτο ἔχειν τὸ σχῆμα, καθάπερ καὶ ἧττον ἐκτεταμένον, ἐφ' ὧν δι' ὅλης ἡμέρας κέκλιται, καὶ τῇ πείρᾳ μεταβασανίσας, αὐτὸ τοιοῦτον εὗρον ὑπάρχειν, ὁποῖον καὶ ἤλπισα. καὶ περὶ τῶν χειρῶν κατὰ τὸν αὐτὸν λόγον δεῖ (696) μὲν ἐγγὺς τοῦ ἐγγωνίου σχήματος χρῆναι σχηματίζειν αὐτὰς, ἀλλὰ εἰς τὸ μᾶλλόν τε καὶ ἧττον ἐκ τῶν ἐθῶν λαμβάνει τὴν ἔνδειξιν. ἐπεὶ δὲ καὶ διὰ τῆς πείρας ἁπάσας τὰς λογικὰς οἱ ἄνθρωποι ἐπινοίας κρίνουσιν, ἐμαρτυρήθη

ſtantiſſimis medicis natura adſcititia nominata ſit. Atque videtur Hippocrates ſemper ipſam inter ſcopos maxime neceſſarios ſtatuere et ipſi ſecundum indicationis imperium tribuere, idque priori videlicet indicationis a natura petitae imperio inſerius eſſe et per ſe habitus formam, nempe in omnibus aegrotis introducere, imo pro cujusque conſuetudinibus penitus variare. Nonnullos quidam amice viſi totum diem ſedentes, qui artes ſedentarias profitentur, quosdam vero ſtantes aut ambulantes; quare merito cenſui ego magis iis extenſum crus figurandam eſſe, qui plurimo tempore hanc tenere figuram conſueverunt, quemadmodum contra minus extenſum quibus univerſum diem crus diſcubuit. Atque experimento re comprobata hanc ipſam comperi qualem ſperavi. De manibus quoque eadem ratione dicendum eſt, prope angularem figuram ipſas formandas eſſe, ſed ad angulum obtuſiorem vel acutiorem ex conſuetudinibus ſumendam indicationem. Quia vero omnia rationis inventa homines experimento dijudicant,

τὸ πρᾶγμα, βεβαίαν ἤδη τὴν πρόγνωσιν ἔχον οὐδε τοῦτο ἐφθόνησαν τῆς εὑρέσεως. ὑπὸ πάντων οὖν τῶν φίλων βασανισθὲν τὸ θεώρημα βέβαιον ἤδη γέγονε χρησιμώτατον εἰς τὰ τοιαῦτα, καὶ τὸν Ἱπποκράτην τοίνυν εἴπομεν ὑπαλλάττειν μὲν ἀξιοῦν τὸ ἀκριβὲς ἐγγώνιον σχῆμα τῇ διαφορᾷ τῶν ἐθῶν, τὴν ἀλλαγὴν δὲ βραχεῖαν ποιεῖσθαι, τουτέστιν ἐγγὺς τοῦ ἐγγωνίου σχήματος.

κβ'.

[91] *Ἐν δὲ τῇ μεταλλαγῇ ἐκ διατάσιος ὅμοια ταῦτα ἔχουσιν, εἰς ἕξιν ἢ θέσιν μύες, φλέβες, νεῦρα, ὀστέα ἢ μάλιστα εὔθετα καὶ εὔσχετα.*

Ταῦτα καὶ πρόσθεν εἴρηται, κἂν παντελῶς αὐτὰ περιέλοι τις, οὐδὲν ἡ διδασκαλία βλαβήσεται. συμβαίνει δὲ ἐν τοῖς τοιούτοις βιβλίοις, ὅσα πολλῶν πραγμάτων ἑρμηνείαν ἔχει διὰ βραχείας λέξεως, ἄλλως καὶ ἄλλως ἐνίοτε τὸν γρα-

propterea quae res teftimonio comprobata eft, jam certam praenotionem habet, haec inventa minime negantem. Itaque hoc praeceptum ab amicis omnibus exploratum jam conftans ad haec in ufum jam receptum eft. Ergo Hippocratem diximus voluiffe quoque habitum angulatum pro confuetudinem differentiis immutare, mutationem vero exiguam, hoc eft prope angulatam formam conftituere.

XXII.

At in mutatione ex diftenfione ad habitum aut pofituram, haec fe habent fimilia, mufculi, venae, nervi, offa aut maxime bene pofita et bene figurata.

Haec fuperius etiam pronunciata funt; fi quis autem ea prorfus detraxerit, doctrina non laedetur. Accidit enim in hujusmodi libris, qui rerum multarum interpretationem brevi oratione continent, aliter atque aliter interdum au-

φέα τὰ αὐτὰ πράγματα γράφειν, ἑαυτὸν σκοπούμενον ᾗ τινι λέξει χρήσεται μᾶλλον, εἶθ᾽ εὑρόντα τὸν βιβλιογράφον ἐνίας μὲν αὐτῶν ἐν τοῖς μετώποις γεγραμμένας, ἐνίας καὶ κατὰ τοῦ μετώπου, πάσας ἔγραψε τῷ ἐδάφει τοῦ συγγράμματος ἐν ᾗ κάλλιστα τάξει δόξουσιν εὐλόγως ἐγκεῖσθαι. τὸ γοῦν κατὰ τὴν προκειμένην λέξιν δηλούμενόν ἐστι τοιοῦτον. πλείονας ἔφην εἶναι καιροὺς τῷ θεραπευομένῳ. πρῶτον ἐν ᾧ πραγίνεται πρὸς τὸν ἰατρὸν ἔν τινι σχήματι πάντως ἔχων τὸ πεπονθὸς μέρος· εἶθ᾽ ἑξῆς ἄλλον, ἐν ᾧ κατεσκευάσθαι τοῖς ἰατροῖς ἑαυτὸν παρέχει γνωσομένοις τί τό τε συμβεβηκὸς αὐτῷ πάθημά ἐστι, καὶ τίνος δεῖται παρασκευῆς εἰς θεραπείαν· εἶθ᾽ ἑξῆς ὁ τῆς τούτων παρασκευῆς χρόνος καὶ μετ᾽ αὐτὸν ὁ τῆς διατάσεως, εἶτα μετὰ τοῦτον ἐπὶ μὲν τῶν καταγμάτων ὁ τῆς διαπλάσεως, ἐπὶ δὲ τῶν ἐξαρθημάτων ὁ τῆς ἐμβολῆς, εἶθ᾽ ὁ τῆς ἐπιδέσεως μετὰ τοῦτον, ὕστατος δὲ πάντων ὁ τῆς ἀναλήψεως μὲν ἐπὶ χειρὸς, ἀποθέσεως δὲ ἐπὶ σκέλους καὶ τῶν κατὰ νῶτα καὶ κεφαλὴν χωρίων. ἕξιν οὖν εἴρηκεν ἐν τῇ προκειμένῃ λέξει παρὰ τὸ ἔχειν τὴν

ctorem res ipſas ſcribere, ſe ſpectantem quibus dictionibus ipſe magis ſit uſurus; poſtea librarium earum nonnullas in marginibus, nonnullas etiam in fronte ſcriptas comperiſſe et univerſas in libri fundo conſcripſiſſe, quo potiſſimum ordine merito impoſitas eſſe ipſe cenſuerit. Quod igitur in propoſita oratione declaratur, id ejusmodi eſt. Plura diximus eſſe curando aegro tempora. Primum acceſſionis quo ad medicum accedit qui aliqua in figura partem affectam prorſus habet. Alterum deinde deditionis quo ſeſe medicis exhibet, quis ipſi affectus acciderit et qua praeparatione ad curationem opus fuerit cognituris. Tertium deinceps praeparationis eorum eſt tempus. Huic ſuccedit porrectionis, a quo mox in fracturis quidem conformationis tempus; in luxationibus vero repoſitionis, poſt hoc illud deligationis. Poſtremum denique omnium ſuſpenſionis quidem in manu, depoſitionis vero remorantis in crure et in dorſi et capitis regionibus tempus exiſtit. *Ἕξιν habitum* itaque pronunciavit in propoſito παρὰ τὸ

ἐν τῷ μετὰ τὴν ἐπίδεσιν καιρῷ κατάστασιν τῶν ἐπιδεδεμένων. ἀντιδιήρηκε δὲ αὐτῇ τὴν θέσιν ἀποτιθεμένων ἢ τριῶν γιγνομένων, ἅπερ ἐστὶ τὰ σκέλη καὶ ἡ κεφαλὴ καὶ ἡ σύμπασα ῥάχις, ὡς τὴν ἕξιν ἡμῶν ἀκούσωμεν ὡς ἐπὶ τῶν ἄλλων, οἷον ἐπί τε κλειδῶν καὶ χειρῶν καὶ πλευρῶν, ἀκρωμίου τε καὶ ὠμοπλάτης καὶ γένυος ἑκατέρας καὶ εἴ τι ἄλλο τοιοῦτον. βούλεται γὰρ ἐν τῇ μεταβολῇ τῶν εἰρημένων χρῆναι τὰ πεπονθότα μόρια, τὰ μὲν κεῖσθαι καλῶς καὶ ὅσα δύναταί γε θεῖναι, τὰ δὲ δέχεσθαι καλῶς, ἃ μὴ δύναται τιθέναι. εὔθετα μὲν ὠνόμασε τιθέμενα, εὔσχετα δὲ τὰ ἄλλα. τὰ μὲν γὰρ ἄλλα κατὰ τοὺς εἰρημένους αὐτῶν ἐστιν ἕτερα. κοινὸν δὲ ἐν πᾶσιν ἓν ταὐτόν ἐστι τὸ κατὰ φύσιν σχῆμα τοῦ μέρους. ἀποβλέπειν οὖν εἰς τοῦτό γε κελεύει στοχαζόμενον τοῦ τε τελευταίου καιροῦ τὴν γεγονυῖαν ἐπίδεσιν φυλάττοντα ἐν χρόνῳ πλείονι. ἐὰν οὖν ἐν ἄλλῳ σχήματι τὴν ἐπίδεσιν ποιησάμενοι μεταβάλλωμεν εἰς ἄλλο, κατὰ τὸν ὕστατον καιρὸν ἡ θέσις ὑπαλλαχθήσεται τῶν μυῶν καὶ τῶν νεύρων καὶ τῶν φλεβῶν, καὶ οὔτε εὔθετα οὔτε εὔσχετα

ἔχειν a verbo habere, quod eo poſt deligationem tempore periliam devinciendarum ſtatum contineat. Huic e regione poſituram oppoſuit partium depoſitarum quae tres numerantur, crura, caput et tota ſpina. Quare hic habitum noſtrum mente percipiemus, quemadmodum in ceteris, qualis in claviculis, manibus, lateribus et ſcapulis, utrisque malis et ſi qua pars ſit hujusmodi. Decernit enim in enarratarum partium mutatione nonnullas recte jacere, quae nimirum poſituras ſubire queunt, eas perbelle continendas eſſe. Quae partes collocatae ſunt, eas belle poſitas nominavit, bene vero ſiguratas, alias. Ceterae namque pro dictorum temporum ratione diverſae ſunt. Ceterum communis in omnibus unus et idem eſt naturalis partium ſtatus, ad quem eum inſpicere jubet, qui integro tempore ſactam deligationem diutius ſervandam conjicit. Si namque aliam ſigura deligationem ſtruxerimus, in aliam quoque poſtremo tempore muſculorum, nervorum et ve-

ἔσται, τουτέστιν οὔτε καλῶς ἀποκείμενα οὔτε καλῶς ἀνειλημμένα.

κγ'.

[92] *Διάτασις μάλιστα τὰ μέγιστα καὶ πάχιστα καὶ ὁμαλὰ καὶ ὅκου ἀμφότερα. δεύτερα ὧν τὸ ὑποτεταγμένον, ἥκιστα ὧν τὸ ἄνω.*

Ἡ διάτασις, φησὶ, μάλιστα γίνεται κατ' ἐκεῖνα τὰ μόρια, καθ' ἃ μέγιστα καὶ πάχιστά εἰσι τὰ ὀστᾶ καὶ τὰ περὶ αὐτὰ σώματα, τουτέστιν οἱ μύες. οὗτοι γάρ εἰσιν οἱ μάλιστα κατατείνεσθαι δεόμενοι, διότι καὶ μάλιστα ἀνασπᾶσθαι πεφύκασιν ἐπὶ τὰς ἑαυτῶν κεφαλάς. ἔστι δὲ τοιοῦτον μόριον ὁ μηρὸς, εἶθ' ἑξῆς βραχίων καὶ κνήμη καὶ μετ' αὐτὸν ὁ πῆχυς, εἶτα τὰ κατ' ἄκραν χεῖρα καὶ πόδα, ἐξαιρομένων ἐν τῷ παρόντι τῶν κατὰ ῥάχιν. ἀλλὰ καὶ ὅκου, φησὶν, ἀμφότερα τὰ ὀστᾶ πέπονθεν, ἀλλὰ μᾶλλον χρὴ διατείνειν ὡς ἐπὶ πήχεος καὶ κερκίδος. ἥκιστα δὲ, τουτέστιν

narum positura mutabitur neque etiam erunt bene disposita neque bene conformata.

XXIII.

Distensio maxime decet maxima, crassissima, aequalia et ubi ambo fracta sint; deinde minus, ubi subjectum; minime ubi superius.

Distensio, inquit, maxime fit illis in partibus, quibus maxima et crassissima ossa sunt et quae ipsa ambiunt corpora, hoc est musculi. Hi namque sunt, qui maxime distendi desiderant, quod et maxime ad sua capita contrahi natura consueverint. Hujusmodi vero pars femur est, deinde brachium et tibia, postea cubitus, postremo quae partes summae manui et pedi connectuntur, exceptis hic in spina positis. Quin etiam quum pronunciat, ubi ossa affecta sunt, ea sane magis distendere oportet, qualis est cubitus et radius. Quum vero minime, id est levissime

ἐλάχιστα καὶ μετριώτατα ὄντα ἄνω, καθάπερ ἐπὶ χειρὸς ἡ κερκίς. ἅπαντα δὲ ταῦτα ὡς ἔφην ἐν τῷ περὶ ἀγμῶν ἐξείργασται.

κδ'.

Μᾶλλον δὲ τοῦ μετρίου βλάβη, πλὴν παιδίων, ἔχειν ἀνάντη σμικρόν.

Παιδίων μὲν ἧττον τοῦ συμμέτρου γιγνομένη διάτασις, ἐάν τε ἐπὶ καταγμάτων ἐάν τε ἐπὶ ἐξαρθρημάτων μόνη ἀποτυχίαν φέρῃ· διαπλάσεως μὲν ἐπὶ τῶν καταγμάτων, ἐμβολῆς δὲ ἐπὶ τῶν ἐξαρθρημάτων. οὐ μὴν ἀλλ' ἥ γ' ἔτι βλάβην ἰδίαν ἔχει, καθ' ἃ ἡ μᾶλλον αὕτη ὀδυνηρὰ μὲν ἐνεργουμένη, φλεγμονὰς δὲ ἐξ ὑστέρου καὶ πυρετοὺς καὶ σπασμοὺς, ἐνίοτε καὶ παραλύσεις ἐπιφέρει, καθάπερ Ἐρασίστρατος ἑωρακέναι φησὶν ἐπὶ τοῦ κατ' ὦμον ἄρθρου διαταθέντος ἐπὶ πλέον. ἧττον δὲ οἱ παῖδες τῶν ἄλλων ἐπὶ τῇ πλεονασθείσῃ τάσει βλάπτονται, διὰ τὴν ὑγρότητα καὶ μαλακό-

et moderatiffime; ubi fuperius, quemadmodum in manu radius. At haec omnia in opere de fracturis luculenter explicavimus.

XXIV.

Diftentio moderato magis facta, noxia, pueris exceptis. Partes paulum acclives habere.

In pueris quidem minus commoderato diftentio fit, five in fracturis five in luxationibus fola repulfam ferat, conformationis quidem in fracturis, repofitionis vero in luxationibus. Verum haec etiamfi laefionem propriam non habeant, in quibus tamen vehementiores ipfa dolores excitat, inflammationes deinceps et febres et convulfiones nonnunquam et paralyfes affert, quemadmodum Erafiftratus in humeri articulo vehementius extenfo fe vidiffe narrat; fed minus pueri quam ceteri vehementiori extenfione, tum ob corporum humiditatem tum mollitiem oblaeduntur

τητα τῶν σωμάτων. ὡς γὰρ ἵμαντες οἱ μὲν ὑγροὶ καὶ μαλακοὶ τῶν σωμάτων ἀλύπως ἐπὶ πλέον ἐκτείνονται, ῥήγνυνται δὲ οἱ σκληροὶ καὶ ξηροὶ, κατὰ τὸν αὐτὸν τρόπον καὶ οἱ μύες καὶ τὰ νεῦρα τὰ μὲν ὑγρὰ καὶ μαλακὰ ῥᾳδίως ὑπακούοντα ταῖς τάσεσιν οὔτε ὀδυνᾶται σφοδρῶς οὔτε ἀποῤῥήγνυται, τὰ δὲ σκληρὰ καὶ ξηρὰ διὰ τὸ μὴ δύνασθαι χωρὶς μεγάλης βίας ἐκταθῆναι, σφοδρὰς ὀδύνας ἐπιφέρει, οὐ μόνον κατὰ τὰς ὑπερβαλλούσας τάσεις, ἀλλὰ κατὰ συμμέτρους. ἐν αὐτῷ δὲ τούτῳ καὶ σπῶνται καὶ ἀποῤῥήγνυνται μυῶν καὶ νεύρων ἶνες. οὐκοῦν τούτων τι [93] γίγνεται τοῖς παιδίοις, οὔτε αὐτοῖς ἀκολουθοῦσιν αἱ φλεγμοναὶ καὶ δι' αὐτὰς πυρετοὶ καὶ παραφροσύναι καὶ σπασμοὶ καὶ παραλύσεις. αὐτὸς μὲν οὖν ἐπὶ παιδίων ἐποιήσατο τὸν λόγον, ἡμᾶς δὲ δεῖ μεταφέρειν αὐτὸν οὖν ἐπὶ εὐνούχους τε καὶ γυναῖκας καὶ τοὺς ἐκ φύσεως ἢ ἔθους, ὑγροὺς καὶ μαλακοσάρκους· αἱ τοιαῦται γὰρ κράσεις τῶν σωμάτων καὶ ὑπακούουσί τε τῇ τάσει ῥᾳδίως οὐδεμία τε βλάβη μεγάλη δι' αὐτὸ τοῦτο, κἂν πλεονασθῶσιν,

Ut enim lora humentia quidem et mollia corporibus citra molestiam amplius extendantur, dura vero et arida perrumpantur, eodem modo et musculi et nervi quum madent et molles sunt, facile tensionibus obsequuntur neque vehementer dolent neque obrumpuntur. Duri vero et aridi, quod citra magnam violentiam extendi nequeant, magnos dolores perferunt, non solum in iis quae modum excedunt tensionibus, sed etiam in commoderatis. At in hoc ipso casu musculorum et nervorum fibrae convelluntur abrumpunturque. Non horum quidquam pueris oboritur neque ipsis succedunt inflammationes et per eas febres et deliria et convulsiones et paralyses. Ipse igitur de pueris verba fecit, sed haec ad eunuchos et feminas et ad eos qui natura aut consuetudine madent et molli carne sunt. Nam hujusmodi corporum temperamenta et facile tensioni obsequuntur et nulla hinc et inde noxa immoderatius extensos subsequi consuevit. At quibuscun-

ἀκολουθεῖν αὐτοῖς εἴωθεν. ὅσοι δὲ δι' ἔθος ἢ φύσιν ἐσκλήρυναν τὸ σῶμα, μόγις μὲν ὑπακούουσι τῇ τάσει, καὶ διὰ τοῦτο καὶ ἧττον αὐτοὺς κατατείνεσθαι πρὸς τῶν ἰατρῶν αὐτὸς ἔφη, μεγάλας δὲ καὶ τὰς βλάβας ἴσχουσιν ἐπὶ ταῖς ἀμετροτέραις τάσεσιν. ἔχειν ἀνάντη σμικρὸν καὶ τοῦτο ὁμοίως τοῖς πρὸ τούτου διὰ διττῶν αἰτιῶν εἴρηται, πρῶτον δι' ἀσφάλειαν καὶ ἕνεκα δὲ τοῦ μὴ πονεῖν τὰ πικρά· τὰ γὰρ ἐναντία διὰ τὴν ὀδύνην βλαβερά.

κε'.

(697) *Διαρθρώσιος παράδειγμα τὸ ὁμώνυμον, τὸ ὁμόζυγον, τὸ ὅμοιον, τὸ ὑγιές.*

Οὐχ ὁμώνυμον, ἀλλὰ συνώνυμον εἰρῆσθαι βέλτιον ἦν, εἴ γε τοὺς ὄντας ὁμωνύμους, ὃ μὴ προσείρηκεν, ἄνθρωπος δ' ἀνθρώπῳ συνώνυμός ἐστι καὶ Ἱπποκράτης Ἱπποκράτει καὶ κύων χερσαῖος τῷ χερσαίῳ, καθάπερ ὁ θαλάττιος τῷ

que natura vel confuetudine corpus induruit, vix tenfioni cedunt, atque propterea etiam eos minus a medicis extendi ipfe pronunciat, magnas fiquidem laefiones ab immoderatioribus tenfionibus fubeunt. Partes paulum acclives habere decet. Atque haec oratio praecedentibus duplici de caufa fimiliter pronunciatur. Prima ob fecuritatem, fecunda et ne paululum doleant. Contraria namque ob dolorem laedunt.

XXV.

Articulationis exemplum aequivocum, conjugatum, fimile, fanum.

Non aequivocum, fed univocum dixiffe melius fuit. Qui namque funt ejusdem nominis, eos non aequivocos appellavit. Homo fiquidem homini univocus exiftit, Hippocrates Hippocrati et canis terreftris terreftri, quemadmodum marinus marino. Quaecunque igitur nomina fpe-

θαλαττίῳ. ὅσα μὲν οὖν τῶν ὀνομάτων ἓν εἶδος, ἐν πολλοῖς τῶν κατὰ μέρος σημαίνει, συνωνύμως ἐπ᾽ αὐτῶν λέγεται. ὅσα δὲ ἐπὶ διαφερόντων κατηγορεῖται, ταῦτα ἔθος ἡμῖν ἐστι λέγειν ὁμωνύμως κατηγορεῖσθαι. τὰ δὲ ὑποκείμενα καὶ δηλούμενα πρὸς αὐτῶν ὁμώνυμα ὑπάρχῃ. καὶ ἡ χεὶρ οὖν τῇ χειρὶ ταὐτὸν εἶδος ἔχουσα ὡς ὁμώνυμον εἶναι λέγοιτο. τοῦτο μὲν τὸ ὀνοματίζειν τισὶν οὐ μεγάλης ἄξιον σπουδῆς, τὰ δ᾽ ἐφεξῆς εἰς αὐτὴν τὴν τέχνην διαφέρει. κελεύει γάρ σε διαρθροῦν τὰ πεπονθότα σώματα παραδείγματι χρῆσθαι τῷ ὡμωνύμῳ καὶ ὁμοζύγῳ καὶ ὁμοίῳ καὶ ὑγιεῖ, ὁμωνύμῳ ἐν τῷ παραβάλλειν βραχίονι βραχίονα καὶ πῆχυν πήχει καὶ μηρὸν μηρῷ καὶ κνήμην κνήμῃ, ὁμοζύγῳ δὲ καθ᾽ ἕνα τὸν αὐτὸν ἄνθρωπον οὐκ ἄλλον ὅπερ κἀν τῷ περὶ ἄρθρων ἐδήλωσεν εἰπὼν, μὴ τὰ ἀλλότρια ἄρθρα καθορῶντα. προστίθησι δὲ τῷ ὁμοζύγῳ τὸ ὅμοιον. ἐνδέχεται γὰρ ὁμόζυγον μὲν εἶναι τὸ παραβαλλόμενον, οὐ μὴν ὅμοιόν γε. πολλάκις γὰρ ὁ ἕτερος βραχίων ἠτρόφησε κατά τινα διάθεσιν ἢ ἀπό-

ciem unam in multis ſingularibus ſignificant, de iis univoce ſpecies praedicatur; quaecunque vero de ſpecie differentibus praedicantur, mos nobis eſt dicendi aequivoce praedicari. Quae ſpeciei ſubjiciuntur et quae a ſubjectis ſignificantur aequivoca nominari. Num igitur manus manui comparata eandem ſpeciem habens tanquam aequivoca eſſe diceretur? Haec autem de vocabulis controverſia quibusdam non magna aeſtimatione digna videtur. Quae ſequuntur magni in arte medica momenti ſunt; te namque hortantur, quum affecta corpora ſuam in ſedem reſtitueris, exemplo uti aequivoco, conjugato, ſimili et ſano: aequivoco quidem, ubi brachium cum brachio conſertur, cum cubito cubitus, ſemur cum ſemore, tibia cum tibia. Conjugatio vero in uno eodemque homine, non in aliis hominibus; quod praeceptum etiam in libro de articulis declaravit his verbis; non alienos articulos conſpicere. Conjugato autem adjecit ſimile, poteſt enim conjugatum quidem eſſe quod confertur, non tamen ſimile. Alterum ſiquidem brachium multoties aliquo affectu tabuit aut crus

στασιν ἔσχεν ἢ βλαισσὸν τὸ σκέλος ἢ ῥαιβὸν ἐγένετο, διὸ καὶ πάλιν ἐπήνεγκε τὸ ὑγιὲς, οὐ ὀκνήσας πάντως τῇ δυνάμει εἰπεῖν αὐτὸ, οὕνεκα τοῦ μηδὲν ἡμᾶς παρακοῦσαι. τὸ γὰρ ὁμόζυγον ὑγιὲς πάντως ἐστὶν, ἂν ὅμοιον ἢ πλησίον ἢ ἀμφότερα φθάνοι κατ' αὐτὸν τρόπον πεπονθέναι. τοῦτο δ' ἐπ' ἄλλων, ἀλλὰ τοῦτο δεησόμεθα τὸ ὁμοίως προσθεῖναι τῷ ὑγιές. [94] ἀρκέσει μόνον ὑγιὲς εἰπεῖν, ἐν ἑαυτῷ καὶ τὸ ὅμοιον. ἴσως οὖν ἀμφότερα γεγραφότος αὐτοῦ τοῦ Ἱπποκράτους, ὡς ἐν ἄλλοις συνέβη τὸ ἐγγραφόμενον, οὐ τὸ ἕτερον αὐτῶν, ἀλλὰ μὴ τὰ δύο γράψαι.

κστ'.

Ἀνάτριψις δύναται λῦσαι, δῆσαι, σαρκῶσαι, μινυθῆσαι. ἡ σκληρὴ δῆσαι, ἡ μαλακὴ λῦσαι, ἡ πολλὴ μινυθῆσαι, ἡ μετρίη παχῦναι.

---

valgum varumve accidit, ideoque rurfus fanum attulit, ne vi verbi quinto praetermiffa omnino nihil quidquam nos perfecte perciperemus. Conjugatum enim fanum prorfus eft, fi fimile aut fimili proximum aut utcunque membrum eodem modo affectum effe contigerit. Hoc autem in aliis hominibus, fed illud defiderabimus fimiliter verbo fanum adjunctum effe. Satis erat dumtaxat fanum in fe ipfo dicere et quod complectetur fimile. Ergo fortaffis quum utrumque ipfe fcripferit Hippocrates, ut in aliis operibus eum fcripfiffe contigit, non eorum alterum, imo non utrumque fcripfiffe.

XXVI.

Frictio poteft folvere, ligare, carne implere, minuere. Dura ligare, mollia folvere, multa minuere, moderata carne implere.

Δῆσαι μὲν λέγει τὸ πυκνῶσαι, λῦσαι δὲ τὸ ἀραιῶσαι καὶ μαλακῦναι, μινυθῆσαι δὲ τὸ ἰσχνᾶναι. τὴν μὲν οὖν σκληρὰν τρῖψιν εἰκὸς δήπου καὶ τὴν τριβομένην σάρκα παραπλησίαν ἑαυτῇ ποιεῖν ἐν τῷ πιλεῖν τε καὶ θλίβειν αὐτήν. οὕτως δὲ καὶ τὴν μαλακὴν τρῖψιν ὁμοίαν ἑαυτῇ καὶ τὴν σάρκα κατασκευάζειν, ὡς ἂν τῇ σκληρᾷ τἀναντία δρῶσαν. τὴν δὲ πολὺ διαφέρουσαν ὑπὸ πλέον ἰσχναίνειν εὔλογον. ἀνατρέφειν δὲ καὶ σαρκοῦν οὐχ ἁπλῶς τὴν ἀντικειμένην τῇ πολλῇ τὴν ὀλίγην, ἀλλὰ τὴν μετρίην, ὅπερ εἶπε καὶ πρόσθεν ἐπὶ τῆς τοῦ θερμοῦ ὕδατος χρήσεως. ἡ γὰρ παντελῶς ὀλίγη τρῖψις ὁμοίως τῇ βραχείᾳ καταχύσει τοῦ ὕδατος οὐδὲν αἰσθητὸν ἐργάζεται. μέχρι τοσοῦτο τοίνυν χρὴ τρίβειν, ἕνεκα σαρκώσεως, ἄχρι περ ἂν ἐκφάνῃ τὰ αὐτὰ γνωρίσματα τοῖς ἐπὶ τῆς μετρίας καταχύσεως εἰρημένοις ἐν τῇ λέξει, καθ' ἥν φησιν· ἔτι μετεωριζομένου δεῖ, πρὶν συμπίπτειν παύσασθαι. τὸ μὲν γὰρ πρῶτον αἴρεται, ἔπειτα δὲ ἰσχναίνεται. ὅτι δ' οὐδὲν λείπει περὶ τῶν ἔργων τῆς ἀνατρίψεως ἐν τῷ

Ligare quidem exponit denfare, folvere vero rarefacere et mollire, minuere denique extenuare. Duram fiquidem frictionem profecto confentaneum eft frictam carnem fibi ipfi fimilem efficere, dum ipfam denfat et atterit; ita vero et mollem frictionem fibi ipfi fimilem carnem conftituere, ac fi durae contraria praeftet. Multam autem quod ulterius difcutiat extenuare rationi confonum eft. Paucam autem multae oppofitam non plane corpus reficere, neque carne implere, fed moderatam, quod fuperius quoque docuit in textu de aquae calentis ufu. Nam omnino pauca frictio peraeque ac brevis aquae perfufio, quod fenfum feriat, nihil efficit. Tamdiu igitur carnis procreandae gratia fricandum eft, quoad certa ipfa indicia portenderint, quae de moderata perfufione prodita fuerunt in textu, ubi pronunciat: dum pars etiamnum attollitur, priusquam concidat, finire oportet. Primum enim attollitur, poftea extenuatur; quod autem eorum quae ad frictionis effectus fpectant nihil ab Hippocrate negligentia praetermiffum fit, a me libro fecundo de fa-

δευτέρῳ τῶν ὑγιεινῶν ἐπιδέδεικταί μοι. γιγνώσκειν μέντοι χρὴ καὶ τοῦτο τοῖς πολλοῖς ἀγνοούμενον, ὡς οὐ τὴν ἐκ τῶν κάτω μερῶν ἄνω γιγνομένην τρῖψιν ὀνομάζουσιν οἱ Ἕλληνες, ἀλλ' ἅπασαν ἁπλῶς αὖ ἐπιτελουμένην καὶ σπάνιόν γέ ἐστι τὸ τῆς τρίψεως ὄνομα παρ' αὐτοῖς εὑρεῖν. ἀνάτριψιν γὰρ ἔθος ἐστὶν αὐτοῖς ὀνομάζειν, ὃ νῦν ἡμίτριψιν καλοῦμεν.

κζ'.

[95] Εἰδεῖν δὲ τὸ πρῶτον ὁ μὲν ἐπιδεδεμένος μάλιστα φάτω πεπιέχθαι κατὰ τὸ σίνος, ἥκιστα τὰ ἄκρα. ἠρηρῶσθαι δὲ, μὴ πεπιέχθαι τῷ πλήθει μὴ ἰσχύει. τὴν δὲ ἡμέρην ταύτην καὶ νύκτα ὀλίγῳ μᾶλλον, τὴν δ' ὑστέρην ἧσσον, τρίτη χαλαρά. εὑρεθήτω δὲ τῇ μὲν ὑστεραίῃ ἐν ἄκροις οἴδημα μαλθακὸν, τῇ τρίτῃ δὲ τὸ ἐπιδεθὲν, ἰσχνότερον παρὰ πάσας τὰς ἐπιδέσιας τοῦτο. τῇ δ' ὑστεραίῃ ἐπιδέσει, ἣν δικαίως ἐπιδεδεμένον φανῇ, μαθεῖν δεῖ. ἐντεῦθεν δὲ μᾶλλον καὶ ἐπὶ πλείοσιν πιεχθήτω. τῇ δὲ τρίτῃ ἐπὶ μᾶλλον δὲ ἐπὶ

nitate tuenda demonſtratum eſt. Quod vero multos latet, illud ſane noſſe oportet, quod ſcilicet Graeci non eam quae ex inferioribus partibus ad ſuperiores ducitur frictionem ἀνάτριψιν appellant, ſed omnem quae ſimpliciter etiamnum peragitur; atque perrarum eſt τρῖψιν vocabulum apud eos invenire. Quandoquidem ipſis eſt conſnetudo ἀνάτριψιν appellare, quod nos hic ἡμίτριψιν frictionem vocamus.

XXVII.

Deligare vero oportet inprimis quidem ut deligatus dicat, ſe maxime comprimi qua parte laeſio eſt, extremis vero partibus minime. Et ſe firmatum eſſe, non compreſſum linteorum copia, non vi, hoc vero die ac nocte paulo magis, poſtridie minus, tertia laxa. Reperiatur autem poſtero die in extremis tumor mollis. Tertio die devinctum ſolutum gracilius ſit, idque per omnes deligationes; poſtera deligatione an decenter deligatum apparuerit, diſcendum eſt. Hinc autem magis ac pluribus

πλείοσιν. τῇ δὲ ἑβδόμῃ ἀπὸ τῆς πρώτης ἐπιδέσεως λυθέντα, εὑρεθήτω ἰσχνὰ, χαλαρὰ τὰ ὀστέα. ἐς δὲ νάρθηκας δεθέντα, ἢν ἰσχνὰ καὶ ἄκνησμα καὶ ἀνέλκεα ᾖ, ἐὰν μέχρις εἴκοσιν ἡμερέων ἀπὸ τοῦ σίνεος. ἢν δέ τι ὑποπτένηται, λῦσαι ἐν μέσῳ νάρθηκας διὰ τρίτης ἐρείδειν, ἡ ἀνάληψις, ἡ ἀπόθεσις, ἡ ἐπίδεσις, ὡς ἐν τῷ αὐτῷ σχήματι ᾖ διαφυλάσσειν.

Ἑρμάσματα μὲν ὅτι ἕρματα λέγουσιν οἱ Ἕλληνες εὔδηλόν ἐστι κἀκ τοῦ παρὰ τοῦ ποιητοῦ λεχθέντος οὕτω·

ὑπὸ δ' ᾕρεον ἕρματα νηῶν.

ἀνάλογον δὲ αὐτῷ τὸ ἡρμόσθαι, τὸ οἷον ἐρηρεῖσθαι καὶ ἐστηρίχθαι δηλοῖ. τοῦτ' οὖν διὰ τὸ πλῆθος τῶν ὀθονίων μᾶλλον ἢ τῆς ἰσχύος γίγνεται. κελεύει δὲ ἰδίως τὴν ἐκ τῆς ἐπιδέσεως θλίψιν. εἴρηται δὲ καὶ περὶ τοῦδε καὶ περὶ τῶν ἄλλων ἁπάντων, ὅσα κατὰ τὴν προκειμένην ῥῆσιν καὶ τὰ

comprimatur, tertio adhuc magis, itemque pluribus. Septimo a prima deligatione foluta offa gracilia et laxa deprehendantur. At ferulis alligata fi gracilia citra pruritum et ulcus exftiterint, ad viginti a laefione dies fincere oportet. Si quid vero fufpectum fit in medio tempore et ferulas tertia quoque confirmare convenit. Sufpenfio, depofitio, deligatio, quo eodem in ftatu fint, obfervanda funt.

Fulcimenta Graecos ἕρματα et ἑρμάσματα ftabilimenta et fulturas appellare et eo conftat, quod ita poëta concinit:

Navis fulcimenta fubegit.

Ipfi quadrat ἡρμόσθαι fulcire, quod idem ac formare et ftabilire fignificat. Hoc igitur non linteorum copia magis quam vi oboritur. Jubet autem proprie preffum ex deligatione caveri. Verum de his differuimus et fequentibus continentur, in commentariis operum tum de fracturis

ἐφεξῆς γέγραπται τελειώτατα διά τε τοῦ περὶ ἀγμῶν καὶ τοῦ περὶ ἄρθρων, λανθανόντων ἐξηγεῖσθαι καὶ μεταφέρειν εἰς τόδε τὸ βιβλίον, ὅσα τελέως ἐν ἐκείνοις εἴρηται καὶ τοῦτο καὶ σαφῶς οὐχ ἡγοῦμαι προσήκειν. αἰσχρὸν γάρ μοί ἐστιν αὖθις τὰ ἀριζήλως εἰρημένα μυθολογεῖν, ὃ πάντων δεινότατον ἑρμηνεύειν τὸ νοηθὲν οὐκ ἐμοῦ μόνον φησίν. ὑπερβὰς κατὰ αὐτὰ, καὶ γὰρ σαφῶς εἴρηται τοῖς ἀνεγνωκόσι τὸ περὶ ἀγμῶν καὶ περὶ ἄρθρων, ἐπὶ τὰ συνεχῆ τρέψομαι.

κη'.

[96] *Κεφάλαια, σχημάτων ἔθη, φύσεις ἑκάστου τῶν μελέων. τὰ εἴδεα ἐκ τοῦ τρέχειν, ὁδοιπορέειν, ἱστάναι, κατακεῖσθαι ἐκ τοῦ ἔργου, ἐκ τοῦ ἀφεῖσθαι.*

Εὔδηλον κατ' αὐτῆς τῆς ῥήσεως ὅτι τὸ βιβλίον τοῦτο γεγραμμένον ἐν τύποις ἐξεδόθη μετὰ τὸν τοῦ γράψαντος αὐτοῦ θάνατον. εἰώθασι γὰρ οἱ τὰ τοιαῦτα ἐκγράφοντες

tum de articulis perfectiffime fcripta funt. Quare rurfum abdita et obfcura interpretari et hunc in commentarium transferre quae abunde, proindeque manifefte in illis explicata funt, decere non arbitror. Turpe namque mihi eft manifefte explanata rurfum ceu fabulas enarrare. Qui omnium maxime potuit mentis conceptum non meum dumtaxat verbis explicare, infert. Iis itaque praetermiffis, etenim qui commentarios operum de fracturis et articulis legerunt ipfis dilucide patent, continua perfequor.

XXVIII.

Figurarum fumma, confuetudines, naturae cujusque membrorum, fpecies et currendi, incedendi, ftandi et decumbendi ratione, ex actione et remiffione.

Liquido conftat, ipfa oratione fcriptum hunc librum poft ejus auctoris obitum typis mandatum fuiffe. Qui namque hujusmodi libros exfcribunt, fi qua duobus modis

διττῶς ὑπὸ τοῦ συγγραφέως γραφέντα ἢ ἔξωθεν, ἕνεκα τοῦ (698) διασκέψασθαι ποτέροις ἀμείνοσι αὐτοῖς ἑρμηνεῦσαι, ταῦτα ἐπιγράφειν αὐτῷ τῷ συγγράμματι. τί γὰρ πιστεῦσαι δύναται δὶς τὰ αὐτὰ γράψαι βουληθῆναι ἐν τούτῳ τῷ βιβλίῳ, μηδεμιᾶς ἀνάγκης εὐλόγου γενομένης, ἔτι τε μᾶλλον ἐν ᾧ βραχυλογίαν ἐσχάτην ἐπετήδευσεν, ἀλλ᾽ ἐπειδὴ τοῖς πρὸ ἡμῶν ἔδοξε καὶ τὰ τοιαῦτα ἐξηγῆσαι καὶ ἡμεῖς αὐτοῖς ἀκολουθήσαμεν. ὅταν μὲν οὖν τὰ κεφάλαια τῶν σχημάτων ἐν ἴσῳ τῶν σκοπῶν εἴρηκεν, εἰς οὓς ἀποβλέποντες εὑρήσομεν ἐφ᾽ ἑκάστῳ μέρει αὐτοῦ οἰκεῖον σχῆμα, πρόδηλόν ἐστι. καὶ μὲν δὴ καὶ ὅτι τὰ ἔθη τῶν σκοπῶν τοιούτων εἷς ἐστιν, εἴρηται καὶ πρόσθεν ἐν τῇδε τῇ ῥήσει· πάρεξις δὲ καὶ διάτασις καὶ κατάτασις καὶ τἄλλα κατὰ φύσιν. φύσις δὲ ἐν μὲν ἔργοις τοῦ ἔργου τῇ πρήξει, ὃ βούλεται τεκμαρτέον. ἐς δὲ ταῦτα ἐκ τοῦ ἐλινύοντος, ἐκ τοῦ κοινοῦ, ἐκ τοῦ ἔθεος· ἐκ μὲν ἐλινύοντος καὶ ἀφειμένου τὰς ἰθυωρίας σκέπτεσθαι οἷον τὸ τῆς χειρός. ἐκ δὲ τοῦ κοινοῦ ἔκτασιν, σύγκαμψιν,

auctore conſcripta ſint aut in margine aut fronte poſita perpendendi gratia quis utrorum melius mentem ſuam explicet, omnia in ipſo opere deſcribere conſueverunt. Quis enim credere poteſt eum voluiſſe hoc in libro bis eadem ſcribere, nulla neceſſitate rationi conſentanea cogente; praeterea vero magis ubi ſummam breviloquentiam ſectatus eſt. Sed quum majoribus noſtris placuerit ejusmodi textus explanare, nos quoque ipſis obſequemur. Quum igitur ſumma figurarum aeque ac ſcopos pronunciaverit, ad quos reſpicientes nos in unaquaque parte proprium ipſi habitum comperturos eſſe perſpicuum eſt. Ceterum conſuetudines hujusmodi ſcoporum unum eſſe ſuperius quoque hoc in textu docuit: Deditio, diſtenſio, conformatio et quae cetera ſecundum naturam ſint. Natura vero ineſt operibus; operis actione quid velit conjectandum eſt. Ad haec autem ex quieſcente, ex communi, ex conſuetudine. Ex quieſcente quidem ac remiſſo rectitudines ſpectandae ſunt, velut in manus figura. Ex communi

οἷον τὸ ἐγγὺς τοῦ ἐγγωνίου πήχεος πρὸς βραχίονα· ἐκ δὲ τοῦ ἔθεος, ὅτι οὐκ ἄλλα σχήματα φέρειν δυνατώτερα, οἷον σκέλεα ἔκτασιν. ἀπὸ τουτέων γὰρ ῥήϊστα πλεῖστον χρόνον ἔχοι ἂν μὴ μεταλλάσσοντα. ταῦτα γεγραφὼς ἀνήρω πῶς οὐκ ἂν αὖθις ἔγραψεν αὐτῶν φαυλότερα κατὰ τὴν προκειμένην ῥῆσιν. προειπὼν γὰρ ἐν αὐτῇ ἔθεά τε καὶ φύσιας ἑκάστου μελέων, ἑξῆς τὰ εἴδεα, τουτέστι τὰς διαφορὰς αὐτῶν ἐξ ἐνεργειῶν γνωρίζεσθαι βούλεται. τινὲς δὲ καὶ προσεγράψαντο τὰ εἴδεα τῶν μελῶν, ἵνα ἡ λέξις οὕτως ἔχῃ· τὰ εἴδεα τῶν μελῶν. περὶ γοῦν σκελέων ὡς ἐπὶ παραδείγματος ἔφη· ἐκ τοῦ τρέχειν, ὁδοιπορέειν, ἑστάναι. καὶ κατὰ ταῦτα προσέθηκεν ἐκ τοῦ κατακεῖσθαι, ὅπερ ταὐτὸν ἔσται τῷ προγεγραμμένῳ ῥήματι τῷ ἐλινύειν. καὶ μέντοι καὶ μᾶλλον ἐφεξῆς τούτων εἰπὼν, ἐκ τοῦ ἔργου καὶ τοῦ ἀφεῖσθαι. τὸ μὲν ἔργον ἀντὶ τῶν κατὰ μέρος ἔργων ἔλαβε, τοῦ τρέχειν καὶ ὁδοιπορέειν καὶ ἑστάναι. τὸ δ' ἀφεῖσθαι ἀντὶ τοῦ ἐλινύειν, ὥστε οὐδὲν πλέον ἐν τῇδε τῇ ῥήσει διῆλθεν ἔργων καὶ ἡσυ-

extenſio et inflexio, veluti ſigura cubiti cum brachio angulari proxima. Ex conſuetudine, quod non alias figuras facilius ferre queant, veluti crura extenſionem. Ab ea namque figura plurimum tempus facillime conſequerentur quae ipſam non immutavit. His autem ſcriptis qua ratione laborioſa illis deteriora in propoſita oratione nequaquam iterum ſcripſit? Praepoſuit ſiquidem in ea et conſuetudines et naturas cujusque membri; deinde vero ſpecies hoc eſt ipſius differentias ex actionibus vult cognoſci. Quidam verbo ſpecies adſcripſerunt verbum membrorum, ut ita exſtet oratio, ſpecies membrorum. De cruribus certe exempli gratia dixit, currendi, incedendi et ſtandi ratione. Praeterea ſui addidit et decumbendi, quod idem erit ac verbum ſuperius ſcriptum, quieſcendi. Quin etiam his ſerie ſubjunxit, ex actione, ex remiſſione. Actionem pro ſingularibus currendi, incedendi et ſtandi actionibus accepit: remiſſionem vero pro quieſcendi ſtatu; quare nihil amplius hac in ſententia quam actionem et quietem

χίας· οὐδὲ γὰρ ὅτι φύσεις ὠνόμασε μελῶν ἐν ἀρχῇ τῆς [97] ῥήσεως ἡγητέον αὐτὸν, ἀλλὰ τοῦτο τρίτον σχῆμα τῶν κεφαλαίων εἰρηκέναι, μηδὲν τἄλλο τῆς φύσεως εἰρηκότα γνώρισμα παρὰ τὰ ἔργα, τὸ ὅλον ὧδι ἔχει, καθάπερ ἐν τῇ μικρὸν ἔμπροσθεν εἰρημένῃ ῥήσει γέγραπται. κατὰ πάντας τοὺς καιροὺς τῆς θεραπείας τῶν κατὰ χειρουργίαν παθῶν ἓν σχῆμα φυλάττεσθαι χρὴ τὸ κατὰ φύσιν τοῦ μέρους. εὑρεθήσεται δὲ τοῦτο, φησὶν, ἐκ τοῦ ἐλινύοντος καὶ ἀφειμένου, τουτέστιν ὅταν ἡσυχάζῃ τις, ἔκ τε τοῦ κοινοῦ, τουτέστι τοῦ μεταξὺ τῶν ὑπερβολικῶν, ἔκ τε τοῦ ἔθεος, ἐν ᾧ δῆλόν ἐστι τὰ ἔργα καὶ τὸ ἐλινύειν περιέχεσθαι καὶ τὰ δύο ταῦθ᾽ ἕξομεν γενικώτατα γνωρίσματα τοῦ κατὰ φύσιν ἑκάστῳ μορίῳ γενομένῳ σχήματος, τό τε μέγα εἶναι τὸ ὑπερβολῶν αὐτὸ καὶ ἔθος. ἐγὼ δὲ ἐν τοῖς περὶ μυῶν κινήσεως ὑπὲρ τούτων διελθὼν, καὶ τὴν κατασκευὴν τῶν μορίων, ἣν ἐξ ἀνατομῆς εὑρίσκομεν, ἐνδεικνύμενος τὰ κατὰ φύσιν σχήματα τῶν μορίων, ὡς κἀν τῷ περὶ ἀγμῶν αὐτὸς ὁ Ἱπ-

percenſuit. Neque vero quia textus initio artuum naturas nominavit, propterea easdem imo tertiam ſummarum figuram enunciaſſe exiſtimandum eſt, nullumque aliud certum naturae indicium praeter actiones tradidiſſe. Quod totum ſic habet, quemadmodum in textu paulo ante producto ſcriptum eſt. In omnibus curationis affectuum chirurgicorum temporibus ſervandus eſt ſecundum naturam partis habitus. Hic autem inquit, ex quieſcente et otiante, hoc eſt quum quis conquieſcit; ex communi, hoc eſt ex medio quod inter extrema ſtatuitur; atque ex conſuetudine, qua perſpicuum eſt actionem et quietem comprehendi. Haecque duo certa generaliſſima habitus ſecundum naturam cuique parti oborti indicia conſequemur, quae ſunt tum inter extrema medium tum ipſa conſuetudo. Ego vero in libris de motibus muſculorum de his amplius diſſeruimus et quam ex anatome partium invenimus tum eos, qui ſecundum naturam ſunt habitus demonſtravimus, ut etiam in libro de articulis ipſe docuit Hippocrates.

ποκράτης ἐδίδαξε· δύναται δὲ ἄλλος ἄλλοις ὀνόμασί τε καὶ ῥήμασι χρώμενος περὶ τῶν εἰρημένων πραγμάτων ἕτερα φαίνεσθαι λέγειν, οἷον καὶ ὅταν τις φαίη τὸ ἀνώδυνον· οὐ γὰρ ἄλλο σχῆμά τι εὑρήσει πλὴν τοῦ κατὰ τὸ ἐλινύειν εἰθισμένου. τὸ δὲ αὐτὸ τοῦτο καὶ μέσον ἐστὶ τῶν ὑπερβολικῶν. ἀλλὰ κἀκ τῆς κατασκευῆς τῶν μορίων ἐνδεικτικῶς αὐτὸ τοῦτ' ἔστι τὸ εὑρισκόμενον.

κθ'.

Οτι χρῆσις κρατύνει, ἀργίη δὲ τήκει.

Καὶ τοῦτο πρὸς ὑποτυπώσει φαίνεται γεγραφὼς ὁ συγγραφεὺς τοῦ βιβλίου, τυχὸν ἴσως ταὐτὸ μηκῦναι βουλόμενος ἐν τῷ πρὸς ἔκδοσιν ὑφ' ἑαυτοῖ γραφομένῳ. καὶ κατ' ἄλλα τῶν ἀντιγράφων εὑρίσκεται γεγραμμένον οὕτως τὸ, διότι χρῆσις κρατύνει, ἀργίη δὲ τήκει, προβάλλοντος αὐτὸ πρὸς ζήτησιν ἑαυτῷ τοῦ συγγραφέως χρησιμώτατον ὧν οὐκ ἐν τοῖς κατὰ χειρουργίαν μόνην, ἀλλὰ καὶ τοῖς κατὰ

Poteſt autem alius aliis utens nominibus de propoſitis rebus dicere diverſa conſpici, veluti etiam quum quis dixerit citra dolorem, non alium habitum inveniet praeterquam eum in quo quieſcere conſuetum eſt et is ipſe qui inter extrema ſit medius. Verum et indicatione ſumta a partium ſtructura hic idem invenitur.

XXIX.

Nam uſus roborat, otium colliquat.

Hoc etiam tanquam in exemplari conſpicitur quod auctor libri ſcriptis prodidit. Idem fortaſſis quum producere deſideraret in libro qui ad editionem ab eo ſcribebatur et in aliis transſcriptis ita ſcriptum invenitur, cur uſus roborat, otium vero colliquat? proponente ſibi per quaeſtionem ipſam ſententiam auctore non rebus ad chirurgiam ſolam, ſed etiam ad diaetam ſpectantibus utiliſſi-

δίαιταν. ἐκθηλύνεται γὰρ ἅπαν ἀργούντων σῶμα καὶ ἄῤῥωστον γίνεται, κρατύνεται δὲ καὶ ῥώννυται πραττόντων αὐτῶν, τουτέστιν ἐνεργούντων, διττὴ ἡ πίστις τοῦ λόγου, πεῖρα μὲν ἁπάντων τῶν προσεχόντων τὸν νοῦν τοῖς ἐναργῶς φαινομένοις. ἡ δὲ ἀπὸ τῆς φυσικῆς κατασκευῆς ἔνδειξις ἐν τοῖς ὑγιεινοῖς ὑπομνήμασι λέλεκται. ἐν οὖν τοῖς κατὰ χειρουργίαν οὐ χρὴ παμπόλλῳ χρόνῳ φυλάττειν ἀκίνητα πεπονθότα μόρια, καθάπερ ἔνιοι ποιοῦσιν ἀσφαλείας ἕνεκεν, ἀλλὰ δεῖ κινεῖν αὐτὰ μετρίως, ὅταν ἀφλέγμαντα γένηται καὶ τοῦτο ἄρχεσθαι μὲν πράττειν, ὅταν ὕδωρ θερμὸν καταχέηται τοῦ πεπονθότος. ἐφεξῆς δὲ κἀν τοῖς λουτροῖς, εἶτα καὶ χωρὶς τούτων.

λʹ.

[98] *Η πιέσει ἢ πλήθει.*

Καὶ τοῦτο αὐτὸ καθ' ἑαυτὸ γεγραμμένον ἐν τύποις ὑπὸ τοῦ συγγράψαντος τὸ βιβλίον εἰς τοῦδε σαφῶς ἐγγρα-

mam. Omne igitur corpus in otio degentium effeminatur et infirmum fit; firmatur autem et roboratur corpus eorum qui laboribus incumbunt, hoc eft qui agunt. Duplex vero eft orationis fides; experientia quidem omnium qui mentem adhibent evidenter apparentibus et indicatio rerum quae a naturali ftructura fumitur in commentariis de fanitate tuenda explicata. In his autem quae ad chirurgiam pertinent non univerfo tempore partes affectae fervari debent immobiles, quemadmodum nonnulli fecuritatis gratia faciunt, fed ipfae quum inflammationis fint expertes, moderate dimoveri, hocque in primis molliendum, quum affectae parti aqua calida perfunditur; deinceps in balneis, poftea etiam fine his.

XXX.

An compreffione an copia linteorum.

Hoc ipfum quoque per fe typis ab auctore libri fummatim fcriptum huc librarius transtulit. At fupra per-

φόμενος μετήνεγκεν. εἴρηται δὲ καὶ τελέως καὶ σαφῶς ἔμπροσθεν, ὡς νῦν οὐκ ἐλλειπτικῶς. χρὴ γὰρ προσυπακοῦσαι τὸ ὀθόνιον, ἵν' ἡ λέξις ὅλη γένηται τοιαύτη. ἡ πίεσις τῷ πλήθει τῶν ὀθονίων γιγνέσθω μᾶλλον ἢ τῇ θλίψει.

λα'.

Ὁκόσα δὲ ἐκχυμώματα ἢ φλάσματα ἢ σπάσματα ἢ οἰδήματα ἀφλέγμαντα ἐξεργᾶται, ἐκ τοῦ τραύματος ἐς μὲν τὸ ἄνω τοῦ σώματος τὸ πλεῖστον, βραχὺ δέ τι καὶ ἐς τὸ κάτω, μὴ κατάντη τὴν χεῖρα ἔχοντα ἢ τὸ σκέλος, τιθέμενον τὴν ἀρχὴν κατὰ τὸ τραῦμα καὶ μάλιστα τὰ ἐρείδοντα, ἥκιστα τὰ ἄκρα, μέσως τὰ διὰ μέσου. τὸ ἔσχατον πρὸς τὰ ἄνω τοῦ σώματος νεμόμενον ἐπιδέσει, πιέσει. ἀτὰρ καὶ ταῦτα πλήθει μᾶλλον ἢ ἰσχύϊ, μάλιστα δὲ τουτέοισιν ὀθόνια λεπτὰ, κοῦφα, μαλθακὰ, καθαρὰ, πλατέα, ὑγιέα, ὡς ἂν ἄνευ ναρθήκων καὶ καταχύσει χρῆσθαι πλέονι.

ſpicue perſecteque explicatum eſt, ut nunc praeciſe adſcribitur. Subaudire namque oportet lintea, ut univerſa oratio talis exiſtat. Compreſſio fiat magis linteorum multitudine quam preſſu.

XXXI.

Quaecunque vero ſuggillationes aut contuſiones aut vulſiones aut tumores inflammationis expertes ex vulnere oboriuntur, ad ſuperiorem partem plurimum, ad inferiorem parum deligare oportet, quae manum aut crus non propenſa ſortiantur. Principium faſciarum ſupra vulnus ponere maximeque firmare partes extremas minime, medias mediocriter. Extremam partem ad ſuperiores corporis partes diſtribuere deligatione, compreſſione. Sed et haec copia magis quam robore. His vero potiſſimum congruunt lintea tenuia, laevia, mollia, pura, lata, ſana, ut quae ſine ferulis et uberiore aquae perfuſione uſurpanda ſunt.

Φλάσματα διὰ τοῦ φ καλεῖν ἔθος Ἱπποκράτει κατὰ τὴν τῶν Ἰώνων διάλεκτον, ἃ πρὸς ἡμῶν ὀνομάζεται διὰ τοῦ θ θλάσματα. γίνεται δὲ βαρέος τινὸς ἐμπεσόντος τῷ σώματι, ὡς ἂν εἴποι τις, διασπάσαντος τὸ σαρκῶδες γένος. ἐνίστασθαι πέφυκεν, ὅταν ἡ διαθλασθεῖσα σὰρξ εἰς τὴν ὑπὸ τῷ δέρματι χώραν αἷμα προσχέῃ. τὸ τοιοῦτον πάθος ἐκχύμωμα καλεῖται καὶ γίνεται δηλονότι τοῦτο μὴ διαιρουμένου τοῦ δέρματος. εὔδηλον δὲ ὅτι καὶ φλέβες μικραὶ συνδιαιροῦνται τῇ σαρκὶ κατὰ τὴν τῶν ἐκχυμωμάτων γένεσιν. τὰ δὲ σπάσματα περὶ τὰς ἶνας γίνεται τῶν μυῶν ἐπὶ πλέον ταθείσας, ὡς ἐνίας ῥαγῆναι, καὶ καλοῦσιν ἰδίως οἱ νεώτεροι τῶν ἰατρῶν τὰ τοιαῦτα παθήματα ῥήγμα- (699) τα. τούτων οὖν πρῶτος ὁ Ἱπποκράτης μνημονεύσας ἐφεξῆς αὐτὸς ἔγραψεν οἰδήματα, πάντας οὕτως ὀνομάζειν εἴωθε τοὺς παρὰ [99] φύσιν ὄγκους· οἱ μετ' αὐτὸν εἰς φλεγμονὰς καὶ σκίῤῥους καὶ κληθέντα ὑπ' αὐτοῦ ἰδίως οἰδήματα διῃρήκασι. φλεγμονὰς δὲ ὁ Ἱπποκράτης ὀνομάζει τὰς φλογώσεις, ἀφ' ὧν τοὔνομα τίθεται τοῖς θερμοῖς ὄγκοις. ἔξωθεν δὲ τῶν εἰρη-

Hippocratis mos fuit ex Ionum lingua, φλάσματα per φ contufiones appellare, quae θλάσματα per θ a nobis nominantur. Hae vero oboriuntur, quum quid grave in corpus decidit, ac fi quis dixerit, carnofum genus perrupit. Sugillationes vero ineffe confueverunt, quum contufa caro in eam quae fub cute eft regionem fanguinem fuffundit, unde hic affectus fuffufio vocatur, quae nimirum non divifa cute generatur. Patet autem ex illa, venas una cum carne in fuffufionem generatione dividi. Vulfiones autem oriuntur in mufculorum fibris, ubi amplius extenfae funt, ut nonnullae rumpantur, quos affectus juniores medici rupturas proprie vocitant. Horum tamen primus Hippocrates memor ipfe ferie oedemata fcripfit, omnes ita nominare confuevit eos qui praeter naturam funt tumores. Recentiores eos in inflammationes, fcirrhos et eos quae proprie oedemata appellitant partiuntur. Inflammationes autem Hippocrates flagrantias, unde nomen calidis tumoribus inditum eft. Praeter pro-

μένοιν ἐστὶ τὸ καλούμενον ἐρυσίπελας, φλογῶδες μὲν ἀεὶ, σὺν ὄγκῳ δὲ οὐκ ἀεί. ταῦτα οὖν ἅπαντα τὰ κατειλημμένα παρ' Ἱπποκράτει ὀνομαστὶ πάθη τὴν μὲν κατὰ δίαιταν καὶ φαρμακείαν ἑτέραν ἔχει θεραπείαν, τὴν δὲ κατὰ χειρουργίαν ἐξ ἐπιδέσεως τρόπου γινομένην, ὅταν καὶ μάλιστα ἐκ τῆς προϋπαρχούσης ἐπιδέσεως τὴν γένεσιν ἐσχηκότα, περὶ ὧν νῦν ποιεῖται τὸν λόγον. τὸ γὰρ ἐξεργᾶται ἐκ τοῦ τρώματος, οἷον ἐκθλίβεται ἢ ἐξαιρεῖται δηλοῖ. τινὲς ἄντικρυς ἐξαίρεται γράφουσιν, ὡς μηδεμιᾶς ἐξηγήσεως δεῖσθαι. τὴν δ' ἐπίδεσιν αὐτῶν ἐν μὲν τῷ περὶ ἀγμῶν ἀπ' αὐτοῦ τὸ οἴδημα ἔχοντος μορίου ποιεῖται, νυνὶ δὲ ἀπὸ τοῦ τρώματος. δῆλον δ' ὅτι καλεῖ τρώματα τὴν βλάβην τοῦ μορίου καὶ τοιοῦτόν γε τῆς καταγματικῆς ἐπιδέσεως ὑπαλλάττει νῦν, ὅτι τὴν πλείστην νομὴν τῶν ἐπιδέσμων ἐπὶ τὸ ἄνω ποιεῖσθαι κελεύει, βραχὺ δέ τι τὸ κάτω. τὸ μηδὲ κατάντη τὴν χεῖρα ἔχοντα ἢ τὸ σκέλος, κοινὸν μέν ἐστι πρὸς τὴν κα-

pofitos tumores alter eft, quod eryfipelas vocatur et perpetuo quidem eft cum flagrantia, cum tumore vero non perpetuo. Hi igitur omnes morbi nominatim ab Hippocrate conftituti, quod ad diaetam ac pharmaciam fpectat, aliam curationem exigunt; quod vero ad chirurgiam aliam quae ex deligationis ratione fit, quum et potiffimum a praecedentibus deligationibus artium fortiantur, de quibus nunc orationem habet. Is textus, ex vulnere oboriuntur, idem ac exprimuntur vel expelluntur fignificat. Quidam ita plane fcribunt ἐξαίρεται, expelluntur, ut nulla fit opus explicatione. Ceterum ipforum deligationem in libro de fracturis ea parte tumore affecta, hic vero a vulnere exorditur. Conftat autem ipfum vulnus vocari partis laefionem. Atque nunc eatenus catagmaticam deligationem fubmutat, quatenus plurimam fafciarum diftributionem ad fuperiora ferri confulit, paucam vero ad inferiora. Ille quoque textus, quae manum aut crus non propenfa fortiantur, communis quidem eft deligationi catagmaticae feu

ταγματικὴν ἐπίδεσιν, ἀλλ' ὡς μεγίστην ἔχον αὐτὸ δύναμιν ἐπὶ τῶν νῦν προκειμένων οὕτως ἔγραψε, μή πως ἀμελέστερον σχόντες εἰώθαμεν, ἐνίοτε μεγάλην αἰρώμεθα βλάβην. ὅσα γὰρ ἀξιόλογον βλάβην ἢ ὠφέλειαν ἔχει καλῶς καὶ μὴ καλῶς γινόμενα, ταῦτα ἀναμιμνήσκειν οὐκ ὀκνήσει συνεχέστερον. ἐφ' ὧν δὲ μικρὰν ὠφέλειαν ἢ βλάβην οἶδε γιγνομένην, ἀρκεῖται περὶ τούτων ἅπαξ εἰπεῖν. ἐπὶ μὲν οὖν τῶν καταγμάτων, ὅταν εὐθέως ἐπιδέηται, πρὶν ἤτοι φλεγμῆναι τὸ πεπονθὸς ἤ τι τῶν νῦν εἰρημένων ἐπιγενέσθαι παθῶν, τοῦ μὲν μηδὲν ἐπιῤῥεῖν τῷ πεπονθότι παραπλησίως ἡ πρόνοια τῶν νῦν εἰρημένων ἐστὶν, οὐ μὴν τοῦ γε διαφορεῖσθαι τὸ περιεχόμενον ἐν τῷ πεπονθότι, καθάπερ κἀπί τι τοιοῦτον καὶ τοῖς κατὰ χύσιν προσέθηκεν, οὐχ ὡς οὐδ' ὅλως ἐπ' ἐκείνῳ χρώμενος, ἀλλ' ὡς νῦν μᾶλλον. ἐπὶ πλέον γὰρ δεῖ τοῖς τοιούτοις ὕδατος θερμοῦ καταχεῖν, ἵνα διαφορηθῇ τὸ περιεχόμενον ἐν τοῖς ὠγκωμένοις. οὕτως οὖν καὶ αὐτὸς ἐν τῷ περὶ πτέρνης λόγῳ καθ' ἣν ἀφ' ὑψηλοῦ πηδησάντων ἐκχύμωμά τι γίγνεται σὺν τοῖς ἄλλοις οἷς ἔγραψεν εἰς τὴν

ad fracturas utili, fed hunc tanquam vim maximam habentem in rebus nunc propofitis ita fcripfit, ne prout confuevimus negligentius agentes nonnunquam magnam laefionem concitemus. Quae namque ingentem noxam aut opem fortiuntur neque recte procedunt, haec frequentius commemorare non pigebat Hippocratem; in quibus vero nullam aut exiguam opem aut noxam oboriri novit, huic de his femel differuiffe fatis eft. In fracturis igitur ubi quam primum hae devinciantur, priusquam inflammatio vel alius ex praedictis affectibus affectae parti fupervenerit, cautio eft fimiliter ac in his, ne quid in affectam fedem affluat, non tamen ut humor in laefa parte contentus difcutiatur. Quocirca perfufionem in textu adjunxit, non quo illic omnino eam non ufurpet, fed quo hic magis. Haec enim aqua calida copiofius perfundenda funt, ut quod in tumentibus partibus collectum eft difcutiatur. Quamobrem ipfe in fermone de calce cui alto faltu fugillatio quaedam fucceſſerat, quum ab ceteris quae ad cu-

θεραπείαν αὐτῶν χρησίμοις καὶ τοῦτο προσέθηκεν, ὕδατι θερμῷ πλείστῳ, οὐ τῇ πιέσει τὴν ἀσφάλειαν ἔχει τὸ ἐπιδούμενον μόριον. εἴρηται μὲν οὖν αὐτῷ κἀπὶ τῶν καταγμάτων. χρεία δὲ μείζων ἐπὶ τῶν νῦν προκειμένων ἐστὶν, ὅπως μήτε θλίβοιτο καὶ διαφοροῖτο. διὰ τὴν αὐτὴν οὖν αἰτίαν καὶ χωρὶς ναρθήκων ποιεῖται τὴν ἐπίδεσιν, ὥστε κατὰ δύο τῆς καταγματικῆς αὐτὴν ἀποκεχωρηκέναι, καθόσον ἧττόν τε πιέζεσθαι δεῖται καὶ μάλιστα ἐπ' αὐτῶν ἀξιοῖ τὰ ὀθόνια κοῦφα εἶναι καὶ λεπτὰ καὶ μαλθακὰ καὶ καθαρά. τούτων γὰρ μάλιστα χρήζει τὰ πιέζεσθαι μὲν ἧττον δεόμενα, διαφορεῖσθαι δὲ μᾶλλον. προσέθηκε δὲ τὸ χωρὶς φλεγμονῆς εἶναι δεῖν ἕκαστον τῶν εἰρημένων παθῶν, εἰ μέλλοιτο διὰ τῆς εἰρημένης ἐπιδέσεως θεραπεύεσθαι, διότι τὰ φλεγμαίνοντα τὴν ἐξ ἐπιδέσεως πίεσιν οὐδὲ μετρίως γιγνομένην ἀνέχεται καὶ διὰ τοῦτο θεραπεύομεν αὐτὰ καταπλάσμασί τε καὶ συνεχέσιν ὕδατος θερμοῦ κατα- [100] χύσεσι καὶ φαρμάκοις ὑγροῖς, ὅσα δηλονότι φλεγμονὰς ὠφελεῖσθαι ἱκανά.

---

rationem praefcripfit auxiliis, hoc quoque addidit, aquam nimirum calidam copiofam, cujus perfufione, non compreffione pars devincienda fecuritatem habet. Quare in opere de fracturis id ab ipfo quoque praefcriptum eft. In propofitis vero affectibus ufus major eft, ut difcutiantur et non comprimantur. Eam igitur ob caufam et abfque ferulis deligationem molitur, ita ut duobus modis a catagmatica deligatione ipfam fecreverit, tum quia minus comprimi poftulat, tum quia maxime in ipfis imperat lintea, levia, tenuia, mollia et pura effe. His enim potiffimum indigent quae parcius quidem comprimenda funt, liberalius vero difcutienda. Addidit autem unumquemque ex propofitis affectibus citra inflammationem effe oportere, fi propofita deligatione curari debeat. Quia vero partes inflammatione laborantes eam quae deligatione fit compreffionem ne modicam quidem ferunt, propterea ipfas cataplafmatis et affiduis aquae calidae perfufionibus curamus, medicamentis quoque liquidis quae nimirum inflammationibus auxiliari queant.

λβ'.

Τὰ δὲ ἐκπτώματα ἢ στρέμματα ἢ διαστήματα ἢ ἀποσπάσματα ἢ ἀποκλάσματα ἢ διαστρέμματα, οἷα τὰ κυλλὰ, τὰ ἑτερόῤῥοπα, ἔνθεν μὲν ἐξίστη συνδιδόντα, ὅπη δὲ συντείνοντα, ὡς ἐς τἀναντία ῥέπῃ ἐπιδεθέντα ἢ πρὶν ἐπιδεθῆναι σμικρῷ μᾶλλον ἢ ὥστε ἐξ ἴσου εἶναι. καὶ τοῖσιν ἐπιδέσμοισι καὶ τοῖσι σπλήνεσι καὶ τοῖσιν ἀναλήμμασι καὶ τοῖσι σχήμασι, κατατάσει, ἀνατρίψει, διορθώσει, ταῦτα καὶ καταχύσει πλείονι.

Περὶ τούτων ἁπάντων παθῶν ἔν τε τῷ περὶ ἀγμῶν καὶ ἄρθρων αὐτὸς ἐδίδαξε τελεώτατα καὶ νῦν ὥσπερ ἄλλων πολλῶν, οὕτως καὶ τούτων, οἷον ἐπιτομήν τινα γράφει, καθ' ἑαυτὴν μὲν ἀσαφῆ διὰ συντομίαν, εὔδηλον δὲ τοῖς προσανεγνωκόσιν ἐκεῖνα τὰ βιβλία. καὶ ἡμεῖς δὲ ὅτι φθάνομεν αὐτὰ προεξηγήσασθαι, διὰ τοῦτο νῦν ὀλίγα ἀναμνήσεως ἕνεκεν ἐροῦμεν. ἐὰν δέ τις ἐκ τοῦ κατ' ἰητρεῖον ἄρχεται, τοῦτο

XXXII.

At vero prolapſa aut luxata aut diſparata aut avulſa aut abrupta aut perverſa, qualia vara, alio propendentia, ea faſciis deligare oportet: unde quidem exceſſerint remittendo, quo vero exceſſerint intendendo, ut ad contraria inclinent deligata, etiam priusquam deligata fuerint paulo magis quam ut ex aequo ſint et faſciis et ſpleniis et ſuſpenſionibus et figuris, diſtenſione, frictione, directione, ad haec etiam uberiore perſuſione.

De his omnibus affectibus tum in opere de fracturis tum de articulis ipſe docuit ampliſſime; nunc etiam quemadmodum in ceteris multis, ita et his veluti quoddam compendium ſcribit, quod per ſe quidem brevitatis cauſa obſcurum eſt; iis vero qui iſta opera praelegerint manifeſtum. Nos autem etiam quia ipſa prius explicare praevenimus, propterea nunc pauca recordationis gratia in

χρὴ τὸν διδάσκαλον σαφηνείας ἕνεκεν λέγειν ὅσα κατὰ τὸ περὶ ἀγμῶν καὶ ἄρθρων αὐτὸς ὁ Ἱπποκράτης ἔγραψεν, ἐν ὑπομνήματι δὲ μεταγράφειν αὐτὰ καὶ παρατίθεσθαι νῦν. κέκληκεν οὖν ἐν τῇ προκειμένῃ ῥήσει ὁ Ἱπποκράτης ἐκπτώματα μὲν ἐπὶ τῶν ἐξηρθρηκότων, στρέμματα δὲ φώνει μὲν, ὅταν διάρθρωσις ἀπαθής ἐστιν, ἐστράφη δὲ τὰ περὶ αὐτὴν νευρώδη σώματα καὶ γίνεται μάλιστα τοῦτο τοῖς κενεμβατεῖν λεγομένοις. διαστήματα δὲ ἐπὶ τῶν ψαυόντων μὲν ἀλλήλων ὀστῶν φύσει καὶ χωρὶς διαρθρώσεως, ἀποστάντων δὲ διά τι πάθημα. καὶ κατὰ τὸ περὶ ἀγμῶν καὶ ἄρθρων αὐτὸς μέμνηται διϊσταμένων ὀστῶν ἀπ' ἀλλήλων ὀνομαστί. κατὰ μὲν ἀγκῶνα πήχεος, κερκίδος, ἐν δὲ τῇ ἄκρᾳ τῷ γόνυϊ τῶν συντιθέντων αὐτὴν κατὰ τὸν πόδα τῶν πλησιαζόντων τῇ πτέρνῃ. τὰ δὲ ἀποσπάσματα τῶν ὀστῶν γίγνεται, καθάπερ αὐτὸς ἀπ' ἀκρωμίου διῆλθεν, ὅταν τῶν συνδούντων αὐτὰ διασπασθέντων ἀποχωρισθῇ πλεῖστον ἀπ' ἀλλή-

medium proferemus. Si quis autem ab opere de officina medici auſpicetur, hunc decet praeceptorem ad explanationem recenſere quaecunque in opere de fracturis et articulis ipſe ſcriptis mandavit Hippocrates, eam commentario deſcribere et huc conferre. Appellavit igitur in propoſito textu prolapſa uteri ubi articuli ſuis ſedibus exciderunt. Laxata vero vocat, quum articulatio illaeſa eſt, ſed quae eam ambiunt nervoſa corpora perverſa ſunt, idque iis accidit qui per vacua incedere dicuntur. Diſparata, quum oſſa quae mutuo ſe contingunt aut natura citra juncturam cohaerent prae affectu quodam diducuntur. In libris quoque de fracturis et articulis nominatim meminit oſſium quae inter ſe diducuntur, in flexura quidem cubiti et radii, in extrema manu et internodio eorum quae ipſam compoſuerunt oſſium, in crure eorum quae genu conſtruunt, in pede denique eorum quae calci ſunt proxima. Avulſa dixit in oſſibus quae prodeunt, quemadmodum ipſe avulſa ab acromio explicat, quum quae ipſa colligant divulſa plurimum a ſe mutuo ſeceſſerint, quae

λων συνεχόμενα πρότερον. τὰ δὲ ἀποκλάσματα καλεῖται μὲν ὑπὸ τῶν νεωτέρων ἀπάγματα. μέμνηται δὲ αὐτῶν ἐπὶ τέλει ἐν τῷ περὶ ἀγμῶν καὶ ταῖς περὶ ἀγκῶνος εἶναι ἴνεσι καὶ τὸ ἄπαγμα γέγραφεν αὐτὸς, ὅθεν ὁρμηθέντες οἱ μετ' αὐτὸν ἀπάγματα προσηγόρευσαν ὅσα πλησίον [101] τῆς διαρθρώσεως γίνεται κατάγματα, δι' ὅλου τοῦ πάχους τῶν ὀστῶν, ὡς ἀπ' ἀλλήλων διαστῆναι τὰ μεγάλα καὶ καλοῦσιν οἱ νεώτεροι αὐτὰ κατάγματα καυληδὸν γεγονέναι. τὰ δὲ διαστρέμματα τῶν στρεμμάτων διαφέρει, καθόσον ἅπτεταί πως τῆς διαρθρώσεως ἐπ' ὀλίγον αὐτὴν διαστρέφοντα καὶ συμμετακινοῦντα. γίνεται δὲ καὶ περὶ ἓν ὀστοῦν, μάλιστα δὲ κνήμην ἐπὶ τῶν παιδίων, ἣν καὶ μετὰ παραθέσεως τῶν ἐξευθυνόντων ἑκατέρωθεν ἐπιδοῦμεν ἐκ φιλύρας ἤ τινος οὕτως εὐτόνου τε καὶ μαλακοῦ ξύλου, ποιούμενοι δὲ λεπτὰ σανίδια. κάλλιστα δὲ ἐποίησε καὶ αὐτὸς προσθεὶς τὸν διὰ τῶν περιστρεμμάτων λόγον τὰ ἑτερόῤῥοπα. εἴτε γὰρ, ὥς τινες γράφουσι, τὰ οἷα τὰ κυλλὰ ταῦθ' ἑτερόῤῥοπα κατὰ πάσας τὰς γραφὰς τὰ ἑτερόῤῥοπα συμφωνεῖται πᾶσιν. καὶ γὰρ

prius conneetebantur. Abrupta vero vocantur a junioribus abducta et ipſorum meminit in fine libri de fracturis et in fibris circa cubiti flexuram et abductum fieri ſcripſit ipſe, ex quo adducti poſteri abrupta vocaverunt fracturas eas quae prope articulum per totam oſſium craſſitudinem fiunt, ita ut a ſe plurimum diſparentur. Atque haec recentiores braſſicatim factas fracturas vocitant, ſeu cauliformiter. At perverſa nominant quae a luxatis differunt, perverſa quidem, quatenus articulum quodammodo attingunt, leviter ipſum pervertunt et e ſua ſede commovent. Fiunt quoque unum os, ac praecipue circa tibiam in pueris quam deligamus poſt apparatum inſtrumentorum utrimque ipſam dirigentium quae ex tilia vel ex tali aliquo ligno ita firmo mollique tenuibus factis aſſerculis paramus. Praeclare ipſe quoque conſcripſit, quod inter perverſorum praeceptiones addiderit, alio propendentia: ſi namque, ut quidam ſcribunt, qualia vara, haec alio propendentia dicamus in omnibus ſcripturis, alio propendentia, cunctis

εἴσω καὶ ἔξω τὴν ῥοπὴν ἴσχει πολλάκις ἡ διάρθρωσις ὅλη καὶ μάλιστα ἐν σκέλεσι κατὰ γόνυ καὶ κατὰ σφυρὰ, καὶ καλεῖται τὰ (700) μὲν ἔξω ῥέποντα βλαισὰ, τὰ δὲ ἔσω ῥαιβὰ καὶ κυλλά. τούτοις ἅπασι τοῖς εἰρημένοις πάθεσιν ἐπίδεσις ἁρμόττει, δύο τούτους ἔχουσα σκοποὺς, ὅπου μὲν ἀπεχώρησε τὸ μόριον, ἐκεῖθεν αὐτὸ προσάγεσθαί τε καὶ ἐπικεῖσθαι διὰ τῶν ἐπιδέσμων· ἐὰν δὲ ἐξέσται χαλαρὸν εἶναι τὸ χωρίον, ὅπως δέχηται τὸ διὰ τῆς ἐπιδέσεως ωθούμενον εἰς αὐτό. συνδιδόναι δὲ, τουτέστιν ἀνιέναι καὶ μὴ τείνειν ἔνθα χρὴ, τὸν ἐπίδεσμον ὑπακουστέον ἐστί. τὸ δὲ ἐξέσιη κατ' ἐκεῖνο τὸ μέρος τῆς ῥήσεως ἐν ᾧ φησιν, ὅπη δὲ, ὡς γενέσθαι τὴν ὅλην λέξιν τοιαύτην· ὅθεν μὲν ἐξέστη συνδόντα, τουτέστι χαλῶντα τὸν ἐπίδεσμον, ὅπη δὲ ἐξέστη συντείνοντα ὡς εἰς τἀναντία ῥέπειν τῆς χώρας, εἰς ἣν ἐξέστη. τῆς δὲ εἰς τἀναντία ῥοπῆς τοῖς ἐξεστῶσιν ὅρος οὔτω κατὰ φύσιν ἔθετο. νικηθήσεται γὰρ οὕτω ἡ ἐπίδεσις ὑπὸ τοῦ παθήματος εἰθισμένου τοῦ μορίου πολυχρονίῳ διαστροφῇ, ἀλλ' ἐπέκεινα βραχὺ τοῦ κατὰ φύσιν ἄγειν ἀξιοῖ. τοῦτο γάρ ἐστι

adjicere convenit. Tota fiquidem articulatio plerumque intro et foras propenfionem habet, ac praefertim in cruribus prope genua et prope malleolos. Quae foras propendent valga vocantur, quae intro incurva et rara. His omnibus enarratis affectibus deligatio congruit, duos fortita fcopos, priorem ut quo pars fecessit inde ipfa fafciis adducatur et pofituram habeat; alterum ut fi liceat locus laxior fit, quo excipiat quod per deligationem compellitur. Condonare vero, hoc eft remittere, neque hic intendere oportet fafciam. Sequi decet excefferint in illa textus parte in qua effatur; quo vero ut tota oratio fit hujusmodi; unde quidem excefferint remittendo, hoc eft fafciam laxando, quo vero excefferint intendendo, ut in contraria loco in quem excefferint propendeant. Propenfionis autem in contraria iis quae excefferint terminum fecundum naturam non conftituit. Sic enim deligatio a morbo vinceretur, quum pars diuturnae perverfioni affueverit, imo ultra naturalem ftatum partem vult adducere;

τὸ λεγόμενον ὑπ᾽ αὐτοῦ σμικρῷ μᾶλλον, ὥστε ἐξ ἴσου εἶναι. τὸ γὰρ κατὰ φύσιν ἴσον ἐστὶ καὶ τὴν εἰς ἐναντίον τόπον ῥοπὴν ἐξ ἁπάντων κελεύειν, ποιεῖν ἡμᾶς ὅσα παραλαμβάνομεν εἰς τὴν ἐπίδεσιν, ἃ καὶ κατὰ λέξιν αὐτὸς ὀνομαστὶ καὶ τοῖσιν ἐπιδέσμοισιν. εἰπὼν, καὶ τοῖσι σπλήνεσι καὶ τοῖσι ἀναλήμμασι καὶ πρὸς τούτοις ἔτι κατατάσει, ἀνατρίψει, διορθώσει. κατὰ πάντα γὰρ ταῦτα δυνατόν ἐστι περιῤῥέπειν εἰς τἀναντία τὴν ἐπίδεσιν ἐπὶ πλέον τοῦ κατὰ φύσιν, ἀλλὰ καὶ καταχύσει πλέονι χρῆσθαι, καὶ λέγει προσθεὶς ἐνταῦθα τῷ πλέονι παραλελειμμένον μὲν ἐν τῇ προτέρᾳ ῥήσει, συνεπινοούμενον δὲ τοῖς εἰρημένοις. ἐπ᾽ ἐκείνων μὲν οὖν ἕνεκα τοῦ διαφορῆσαι, ἐπὶ τούτων δὲ τοῦ μαλακῦναι χάριν ὕδατος θερμοῦ καταχύσει χρῆται πλείονι.

λγ'.

[102] *Τὰ δὲ μινυθήματα πολὺ προσλαμβάνοντα τοῦ ὑγιέος, ἐπιδεῖν ὡς ἂν ἐξ ἐπιδρομῆς τὰ συντακέντα πλέονα ἢ αὐτόματα ἐμινύθη ἢ ἄλλῃ ἢ τῇ ἐξ ἐπιδέσεως παραλλά-*

hoc enim eſt quod ab ipſo dicitur paulo magis quam ut ex aequo ſint. Nam quod ſecundum naturam eſt, id aequum eſt. Ceterum imperat nos in contrarium locum propenſionem ex omnibus moliri, qui ad deligationem promovemus, quaeque nominatim ipſe ita pronunciavit et faſciis et ſpleniis et ſuſpenſionibus; ad haec praeterea diſtenſione, frictione, directione; in his enim omnibus deligatio ultra naturalem ſtatum in contrariam partem inclinare poteſt. Sed uberiore uti perfuſione actum ſcriptis addidit uberiore, quod in ſuperioribus omiſerat, quod tamen in propoſitis verbis intelligere potuit. In illis itaque diſcutiendi gratia, in his vero emolliendi uberiorem aquae calidae perfuſionem uſurpant.

XXXIII.

Extenuata vero multum ſane partis comprehendendo deligare oportet, ut ex affluxu contabefactae partes amplius quam ſuapte natura extenuatae diverſae, alia de-

ξαντα ἐκκλίει εἰς τὴν αὔξησιν καὶ ἀνάπλασιν τῶν σαρκῶν ποιήσεται.

Τὴν ῥῆσιν ταύτην ἔνιοι μὲν τῶν ἐξηγησαμένων τὸ βιβλίον, ὥσπερ καὶ ἄλλας πολλὰς, ἐπέδρασαν ὀλίγα περιλαλήσαντες, οἱ δὲ ἐπιχειρήσαντες σαφῶς ἐξηγήσασθαι ἥμαρτον τῆς ἀληθείας, ὡς θαυμάζειν μὲν τίνι τρόπῳ τὰ μινυόμενα μόρια, τουτέστιν ἰσχνὰ καὶ ἄτροφα γινόμενα, πρὸς τὴν κατὰ φύσιν εὐκρασίαν ἐπανῆγον. ἐγὼ δὲ καὶ ὅσα μὲν ἐν σημαινομένῳ λέξεως ἤ τινι σαφηνιστικῷ προβλήματι ζητεῖται, βλάβην οὐδεμίαν ἡγοῦμαι φέρειν εἰς τὰ τῆς τέχνης ἔργα τοῖς μανθάνουσιν, εἰ καὶ κακῶς τις ὑπολάβοι περὶ αὐτῶν. τὰ δ' ἀγγεῖα τῆς ὠφελούσης ἀγωγῆς γραφόμενα βλάπτειν ἀναγκαῖον ἤ τινι ἀσκουμένῳ κατὰ τὴν τέχνην. ὡς τοίνυν αὐτὸς ἐθεράπευσα διὰ παντὸς ἠτροφηκότα μόρια διδάξω. πρότερον πῶς ἤδη τῆς ἐξ αὐτῶν ὠφελείας ἀπολαύωσιν οἱ μανθάνοντες, εἶθ' ἑξῆς τὴν ῥῆσιν ἐφαρμόσαι πειράσομαι

ligatione permutatae ad incrementum tendant carniumque reſtaurationem reficiant.

Textum hunc nonnulli quidem ex libri interpretibus, quemadmodum et alios plures, percurrerunt paucis obloquuti. Quidam vero hunc dilucide explanare contendentes a veritate ita aberrarunt, ut mirer qua ratione extenuatas partes, hoc eſt graciles nec nutritas, ad naturale temperamentum adduxerint. Ego vero cenſeo quaecunque in verborum ſignificationibus aut aliquo quod explanet problemate quaeruntur nullam laeſionem ad artis opera diſcentibus afferre, etiamſi de iis aliquis male conjecerit, nam cucurbitulae opitulantis curationis praeſcriptae neceſſario laedunt, quod alicui medendi artem profitenti magis innotuerit. Quare prout ipſe emaciatas partes ſemper curaverim, docturus ſum in primis qua via qui diſcunt jam ex eorum quae proferam uſu fructum ac emolumentum percipiant; deinde textum veritati congruere

τοῖς ἀληθέσιν. ἐν γὰρ τοῖς σαφῶς γεγραμμένοις ἴσχεσθαι μὲν δὴ πάντως τῆς τῶν πραγμάτων ἀληθείας πειράσομαι καὶ τὴν τοῦ παλαιοῦ λέξιν, ἐὰν οἷόν τε ᾖ, τούτοις ὁμολογοῦσαν ἐπιδεικνύειν. εἰ δὲ ἀδύνατοί ποτε τοῦτο πρᾶξαι εἴημεν, τὸ οὖν ἀληθὲς ὁ νέος ἤδη γιγνωσκέτω. τῶν γοῦν γιγνομένων ἐν μέρεσί τισιν ἰσχνοτήτων αἱ πλεῖσται διὰ τὸ πολυχρόνιον ἡσυχίαν αὐτῶν ἢ καταγματικῆς αὐτῶν ἐπιδέσεως τρόπῳ εἰς τὰ παθήματα ταῦτα ἔρχονται. ἥ τε γὰρ ἡσυχία τὴν δύναμιν ἄῤῥωστον ἐπιδείκνυσι τῶν ἡσυχαζόντων μορίων, ἥ τ' ἐπίδεσις ἐκθλίβουσα τὸ αἷμα τῶν ἐπιδουμένων, τὸ μὲν εἰς τὴν ἄνω χώραν, τὸ δὲ εἰς τὴν κάτω τὴν τροφὴν αὐτῶν ἀφαιρεῖται, ὥστε καὶ τὴν ἴασιν ἐναντίαν χρὴ ποιεῖσθαι τῇ γενέσει τοῦ πάθους, ῥωννύντας αὐτὴν τὴν δύναμιν τοῦ πεπονθότος μορίου χορηγοῦντας αὐτῇ δαψιλὲς αἷμα. ἡ μὲν οὖν δύναμις ῥώννυται τρίψεσί τε καὶ μετρίαις καταχύσεσι καὶ κινήσεσι. κατ' ἀμφότερα τὰ γένη, τὸ ποιὸν καὶ τὸ ποσὸν, ἐπιτήδεια ταῖς κινήσεσιν. ἕνεκα δ' ἐπιῤῥεῖν

contendam: in iis enim quae brevi fcripta funt enitar profecto rerum veritatem omnino tueri et fenis fententiam, fi fieri poffit, hifce confentaneam demonftrave. Si vero tandem hoc agere non detur, juvenis fane jam veritatem agnofcat. Quum ergo partium macies quibusdam oboriatur, hi plerumque ex diuturna laborantium quiete aut catagmaticae ipforum deligationis modo in hos affectus veniunt. Sive enim quies partium in otio decumbentium imbecillas vires prodat, five deligatio earum quae devinciuntur partium fanguinem exprimat, illa quidem in fuperiorem regionem, haec vero in inferiorem alimentum ipfarum adimit. Quare et curatio hujus affectionis generationi contraria inftituenda eft, ipfas partis affectae vires roborantibus ipfique copiofum fanguinem fuppeditantibus: vires fiquidem roborantur et moderatis frictionibus et perfufionibus et motionibus. In utroque genere qualitate et copia moderatio neceffaria eft motionibus. Quo vero fanguis uberius affluat et frictione utendum eft, quae vires

πλέον οἷόν τε ἐπιδέσεώς τε τῆς κατὰ τὴν προκειμένην καὶ καταχύσεως μετρίας ὕδατος θερμοῦ καὶ κινήσεως καὶ τρίψεως, ἅπερ καὶ τὴν δύναμιν ἐπιῤῥωννύει. εἶναι δὲ χρὴ πάντα [103] μέτρια, κατά τε τὸ ποσὸν καὶ τὸ ποιόν. οὐ γὰρ ἀπόχρη μόνον τὴν τρίψιν ἢ τὴν κίνησιν ἢ τοῦ θερμοῦ κατάχυσιν ὕδατος μήτε πολλὴν μήτε παντάπασιν ὀλίγην ὑπάρχειν, ἀλλ' ἐν τούτοις χρὴ τὴν μὲν τρίψιν ἐν τῷ μέσῳ σκληρᾶς καὶ μαλακῆς, ὀλίγης τε καὶ πολλῆς εἶναι. τὸ δὲ εὔκρατον ἐν τῷ μεταξύ ἐστι τοῦ τε μηδέπω θερμαίνοντος, ὃ χλιαρὸν καλεῖται, καὶ τοῦ δάκνοντος ἤδη θερμοῦ καὶ λυποῦντος, ὃ δὴ ζέον ὀνομάζεται. καὶ τὸ πλήθει δὲ δηλονότι μέσον εἶναι προσῆκεν αὐτῷ πολλοῦ τε καὶ ὀλίγου. καὶ τόν γε τῆς ποσότητος λόγον αὐτὸς ἐδίδαξεν εἰπὼν ἔμπροσθεν, ἔτι μετεωριζομένου δεῖ πρὶν συμπίπτειν παύεσθαι. κατὰ τοῦτον δὲ τὸν χρόνον ἐρυθρότατον ὡσαύτως συμβαλλόμενον ὁρᾶται τὸ μόριον. ἅπαντα μὲν οὖν ὅσα λεπτὰ καὶ ἄτροφα γίνεται σαφῶς ἀναιμότερα φαίνεται τῶν κατὰ τὴν φύσιν ἐχόντων καὶ μόγις ἐρυθραίνεται καὶ τριβόντων καὶ κατα-

quoque roborant. Sed omnia moderata eſſe oportet et in quantitate et qualitate. Non enim ſatis eſt dumtaxat frictionem aut motum aut aquae calidae perſuſionem neque copioſam neque omnino paucam adeſſe, ſed in iis oportet frictionem quidem in durae et mollis, paucae et copioſae medio conſiſtere. Temperata vero aqua inter eam quae nondum caleſacit, tepida vocatur et eam quae jam mordet et dolores excitat, quae certe fervida nominatur, media ſit. In quantitate quoque eam nimirum inter copioſam et paucam mediam eſſe decet. Verum et de quantitate antea quoque orationem habuit, his verbis: dum pars adhuc attollitur, priusquam concidat, finire oportet. Hocce tempore ſi pars conſimili modo conferatur, rubra maxime conſpicitur. Quaecunque igitur gracilia et atropha fiunt, omnia magis exſanguia quam quae ſecundum naturam ſe habent, evidenter apparent, vixque fricanti-

χεόντων ὕδωρ θερμὸν ὁ σκοπὸς τῆς ποσότητός ἐστιν ἔρευθος κτήσασθαι τὸ μόριον, ὁ δὲ αὐτὸς οὗτος χρόνος ὀγκωδέστερον αὐτὸ δείκνυσιν. ἐὰν δὲ ἐπιμείνῃ ὁ τρίβων ἢ καταχεών, ὅ τε ὄγκος συμπίπτει καὶ παύεται τὸ ἔρευθος. καὶ μέντοι καὶ προγνώσει τό τε ἐνίατον ἢ καὶ δυσίατον ἐν τοῖς μινυθήμασιν ἐκ τοῦ ῥᾳδίως ἢ μόγις ἔρευθος κτᾶσθαι καὶ εἰς ὄγκον αἴρεσθαι. ποιῶ δὲ τοῦτο δυσχερῶς κτωμένοις καὶ διά τινος τῶν θερμαινόντων φαρμάκων ὑγρῶν τὴν ἀνάτριψιν ποιούμενος καὶ μάλιστα ὅσα βραχὺ θαψίας μὴ παλαιᾶς, ἀλλὰ καὶ καταχρίω τινὶ τῶν πιττόντων φαρμάκων τὰς τοιαύτας ἰσχνότητας. ὅσα δέ τινά ποτε εἰσι πιττωτὰ ἢ δρωπακιστὰ νοήσεις ἀκούσας καὶ πίτανα, ἀλλὰ δρώπακα, καί σοι λέγειν ἐξέστω καθόι περ ἂν βουληθῇς. οὐ γὰρ ἀττικίζειν διδάσκειν πρόκειταί μοι τοὺς νέους ἐν τοῖσδε τοῖς ὑπομνήμασιν, ἀλλὰ τὰ χρησιμώτατα τῶν ἔργων τῆς ἰατρικῆς τέχνης διεξέρχεσθαι καὶ ταῦτα πιττόντων φαρμάκων κατὰ τοὺς προειρημένους σκοπούς. ἐὰν μὲν γὰρ ἡ πρώτη

bus et aquam calidam perfundentibus rubefcunt. Scopus quantitatis eft quo parti rubor concilietur. Hoc idem tempus tumidiorem partem prodit. Sed fi perfeveret qui fricat aut perfundit, tumor confidit et rubor finitur. Quin etiam extenuatorum morbum curatu facilem aut difficilem fore portendet, tum rubor facile aut vix excitatus tum pare in tumorem fublata. Haec autem confequutis praefcribo frictionem ex quibusdam medicamentis humidis aegre calefacientibus a me paratam, maxime vero ex iis quae thapfiae non vetuftae modicum accipiant. Sed et ex medicamentorum picantium aliquo hujusmodi macilentas partes oblino, quae funt picea quaedam vel dropaftica fi audieris nominari, intelliges et picantia, imo et dropaces, ac tibi liceat quomodocunque volueris appellare. Non enim mihi propofitum juvenes his in commentariis Atticifmum docere, fed perutilis artis medendi opera perfequi, atque haec funt picantium medicamentorum quae ad praedictos fcopos pertinent. Si namque primus eorum

χρῆσις εὔλογόν τε καὶ εὔρυθρον ἀπεδείξατο μόριον, ἤδη παύεσθαι προσῆκεν· εἰ δὲ μὴ, καὶ δεύτερον ἐπιχρίειν καὶ τρίτον ἐπὶ τινῶν μὲν καθ' ἑκάστην ἡμέραν, ἐπὶ τινῶν δὲ διὰ τρίτην ἢ τετάρτην, ὡς ἂν μάλιστα δεόμενον ἴδῃς τὸν πεπονθότα τόπον. οὐ προστίθημι δὲ ἐνίοτε κατὰ τὸν λόγον τῶν σκόπων, τὸ θερμὸν γίγνεσθαι τὸ μόριον, ἀνατριβόμενον ἢ πιττούμενον, ἐπειδὴ συνεπινοεῖται τοῦτο τὸ ἐρυθρῷ. κατὰ γὰρ τὸν αὐτὸν χρόνον εἰς ἔρευθός τε καὶ θερμασίαν ἐπιδίδωσιν, οὕτως ἀεὶ θεραπεύων ἐγὼ τὰς παρὰ φύσιν ἰσχνότητας, ὀλιγάκις ἐδεήθην ἐπιδέσεως. εἰ δέ ποτε δεηθείην, ὡς Ἱπποκράτης ἔγραψεν, ἐπέδησα προσέχων αὐτοῦ τῇ λέξει, καθ' ἣν εἶπεν ἀλλοίῃ τῇ ἐπιδέσει. τὸ γὰρ ἀλλοίῃ πρὸς τὴν καταγματικὴν ἀντιθεὶς εἶπεν, ἡ τὴν θλίψιν σφοδροτέραν ἐπὶ τῶν πεπονθότων ποιουμένη. ἡ οὖν ἀλλοία ἐπίδεσις εὐθὺς (701) μὲν κἀν τῇ πρώτῃ τῶν ὀθονίων ἐπιβολῇ διαφέρει τῇ καταγματικῇ, οὐκ ἐπ' αὐτοῦ τοῦ θεραπευομένου μορίου τὴν ἀρχὴν τιθεμένων ἡμῶν, ὡς

usus partem prompte tumidam et rubram effecerit, jam decenter cessandum est. Alioqui et secundo die pars illinienda, etiam tertio, in quibusdam quotidie, in nonnullis tertio aut etiam quarto quoque die, prout locum affectum potissimum indigere conspexeris. At vero interdum pro scoporum ratione non praescribo calidam reddi partem quae fricatur aut picatur, quandoquidem istud sub rubore comprehenditur; eodem enim tempore et in ruborem et in calorem progreditur. Ego ea quidem ratione quum medeor iis quae praeter naturam sunt gracilitatibus, perraro deligatione usus sum. Quod si quandoque ea usus fuerim, prout Hippocrates dixit, deligavit, ipsius verbis addictus quibus dicit, diversa deligatione. Nam quod pronunciat diversa, huic catagmaticam deligationem opposuit, quae vehementiorem partibus affectis compressionem excitat. Diversa itaque deligatio prima protinus fasciarum injectione a catagmatica differt. Non enim nos ipsi parti curandae principium imponimus, quemadmodum ulceribus,

ἐφ' ἑλκῶν τε καὶ καταγμάτων ἐγχυμωμάτων τε καὶ θλασμάτων, ὅσα τ' ἄλλα μικρῷ ἔμπροσθεν εἴπομεν, εἰώθαμεν ποιεῖν. ἔπειτα δὲ μὴ πιέζειν κατὰ τὸ πεπονθὸς μόριον, ἀλλὰ ἀνίεσθαι μὲν κατὰ τοῦτο, πιέζειν δὲ μάλιστα μὲν ὅθεν ἦρξω κατὰ τὸ ὑγιὲς, ἑξῆς δέ [104] σε κελεύει μὲν τὴν τάσιν ἐν τῇ κατὰ ὑγιὲς νομῇ μέχρι τοῦ πεπονθότος. ὅταν δὲ ἐπὶ τὸ πεπονθὸς ἀφίκηται, μάλιστα ἐκλελυμένῃ χρῆσθαι τῇ περιβολῇ τῶν ὀθονίων. χειμῶνος μὲν οὖν καὶ αὐτῷ συμπεριβαλεῖν τὸν ἐπίδεσμον, ὅπως μὴ θερμαίνῃ τὸ χαλαρὸν δηλονότι καὶ πιέσεως οὐδὲ τοὐλάχιστον ἔχοντα. θέρους δὲ τὸ μὲν ὑγιὲς ἐπιδῷ, τὸ περιεχόμενον αἷμα κατ' αὐτὸ πρὸς τῆς ἀνατρίψεως δεόμενον ἐκθλίβων, αὐτὸ δὲ τὸ θεραπευόμενον οὐκ ἐπιτηδείως τῇ ἐπιδέσει ἐπιθερμαίνειν αὐτὸ καὶ διαφορεῖν. ὅταν δὲ ἱκανῶς ἄτροφον ὅλον τὸ σκέλος ἢ χεὶρ ὅλη γεγένηται, τὸ ἀντικείμενον κῶλον ἐπιδῶ, τὴν ἀρχὴν ἐκ τῶν κάτω μερῶν ποιησάμενος, εἶτ' ἀναλαμβάνων ἐπὶ μὲν σκέλους ἄχρι τοῦ βουβῶνος, ἐπὶ δὲ χειρὸς ἄχρι μασχάλης καὶ ὤμου. κατὰ γὰρ τὸν αὐτὸν τρόπον ἀποσχίζονται τῆς

fracturis, fugillationibus, contufionibus et quibuscunque ceteris paulo fuperius commemoratis facere confuevimus. Deinde vero partem affectam non comprimere, fed eam relaxare. Comprimere quidem potiffimum partem fanam, unde principium duximus; deinceps autem tibi imperat diftributionem fafciae a parte integra ad laefam ufque diftentionem fortiri. Quum autem ad affectam partem accefferit, foluta fafciarum fpira utendum. Hieme fiquidem ipfi fafcia convolvenda eft, quae non calefaciat, laxa nimirum nec minimum habeat compreffionis. Aeftate vero partem fanam devincio, quo contentus in ea fanguis ad eam quae refectionis indiget premendo emittatur. Quae vero pars curatur, ipfam deligatione calefacere ac difcutere alienum eft. Quum autem totum crus aut totum brachium atrophum valde marcuerit, oppofitum membrum deligo, ducto ab imis partibus principio, deinde revocata ad crus inguine tenus fafcia, in brachio ad alam ufque et humeri caput. Eo namque modo venae crurum nutri-

μεγάλης φλεβὸς, ἐν μὲν τοῖς κάτω μέρεσι τοῖς καθ᾽ ἱερὸν ὀστοῦν αἱ τὰ σκέλη τρέφουσαι φλέβες, ἐν δὲ τοῖς ἄνω τοῖς κατὰ κλεῖς αἱ τὰς χεῖρας. ὅταν οὖν ἡ τῆς ἑτέρας φλεβὸς ἐπιῤῥοὴ τοῦ αἵματος εἰς τὸ συζυγοῦν κῶλον ἀποκλεισθῇ, πρὸς τὸ ἕτερον ἥκει τὸ αἷμα καὶ διὰ τοῦτο τὴν μὲν κατὰ τὸ ὑγιὲς σκέλος ἐπίδεσιν ἐσφίγχθαι χρὴ μέχρι τοῦ μὴ θλίβειν οὕτως, ὡς ὀδύνην ποιεῖν. ἤτοι δὲ γυμνὸν εἶναι χρὴ τὸ πεπονθὸς μόριον ἢ ὀλίγον ἐρίοις ἐσκεπάσθαι μέχρι τοῦ μηροῦ, ὁπότε ψυχρὸν εἴη τὸ περιεχόμενον. οὐκ ὄντος δὲ ψυχροῦ γυμνόν τε εἶναι συμφέρει καὶ συνεχῶς ἀνατρίβεσθαι πρὸς ταῖς σινδόσιν, εἶτα φαρμάκοις θερμαίνουσιν, ὅταν ᾖ δυσεκθέρμαντα. ταχέως δὲ θερμαινομένων ἔλαιον μόνον ἀρκεῖ βραχύτατον ἔχον κηροῦ. προσμένει τε γὰρ μᾶλλον τοῦτο καὶ ἧττον διαφορεῖ. κατὰ τὴν αὐτὴν ἀναλογίαν κἀπὶ τῶν χειρῶν ἅπαντα γίγνεται. καὶ γὰρ ἐπιδετέον ἐστὶ τὴν ἀπαθῆ, καθάπερ τὸ σκέλος καὶ θερμαντέον ἰσχυρῶς τὴν πεπονθυῖαν ἀνατρίψει τε καὶ κινήσει. καὶ ὅταν μὴ παντάπασιν ὁ κάμνων ἠλίθιος, πυνθάνεσθαι βέλτιον αὐτὸν τὸ

ces a magna vena per inſeriores partes aduſque os ſacrum derivantur. Et brachiorum nutrices per ſuperiores partes aduſque claviculas. Quum igitur ex altera vena ſanguinis affluxus in compar membrum aditu prohibitus eſt, ad alterum procedit ſanguis. Quamobrem deligatio ſano cruri injecta conſtringenda eſt, quouſque non ita premat, ut dolorem excitet. Sed certe pars affecta nuda ſit oportet aut pauca lana ad inguen uſque obtegenda, quo tempore ſrigus ambientis fuerit. Abſente vero frigore et nudam eſſe conſert et aſſidue ſindonibus fricari, deinde medicamentis caleſacientibus ſoveri, ſi loci aegre incaleſcunt. At quam primum quod caleſaciat oleum ſolum cui inſit mixtum cerae pauciſſimum idoneum eſt; id enim diutius immoratur minusque diſcutit. Eadem ratione haec omnia in brachiis praeſcribuntur. Etenim pars illaeſa devincienda eſt, quemadmodum crus; laeſa vero et frictione et motu vehementer caleſacienda. Atque ubi aeger omnino ſtupidus non eſt, ipſum id rogare praeſtat, utrum in ea quae

πότερον τῆς ἐν τῷ θεραπευομένῳ μορίῳ θερμασίας αἰσθάνεται παραπεμφθείσης ἢ πεπαῦσθαι φαίνεται σαφῶς αὐτὸ, κἂν φησι πεπαῦσθαι, καιρὸς ἤδη τῆς δευτέρας χρήσεώς ἐστι τῶν θερμαινόντων τε καὶ ῥωννύντων αὐτό. τέτταρα δὲ αὐτά ἐστι κατὰ γένος, τὰ διὰ σινδόνων ἀνατρίψεως, ὕδατος θερμοῦ καταχύσεως, ἀνάτριψις ἤτοι διὰ τοῦ φαρμάκου θερμαίνοντος ἢ δι᾽ ἐλαίου κατάχρισις ἁπλοῦ δρώπακος. ἐὰν δέ ποτε φαίνηταί σοι λίαν κατεψῦχθαι τὸ θεραπευόμενον μέρος, ἔστω ποικίλος ὁ δρῶπαξ ἐπεμβεβλημένον ἔχων ἄσφαλτον καὶ θεῖον ἄπυρον ὀλίγον καὶ πύρεθρον. ὅτι μὲν οὖν οὕτω χρὴ θεραπεύειν τὰ λελεπτυσμένα σώματα, οἶδα, παμπόλλους ἰασάμενος. εἰ δὲ καὶ τὴν Ἱπποκράτους ῥῆσιν ἐξηγοῦμαι καλῶς, οὐκέτι διαγίνεσθαι δύναμαι πᾶσαν κατὰ εἶδος ἐξήγησιν ἀσαφοῦς λέξεως, ἄχρι μὲν τοῦ πιθανοῦ προερχομένην, τὸ δὲ ἐπιστημονικὸν καὶ βέβαιον οὐκ ἔχουσαν. ἐξηγοῦμαι δὲ τὴν ῥῆσιν οὐχ ὡς οἱ πλεῖστοι κατὰ τὴν τοιάνδε γραφήν· ὡς ἂν ἐξ ἐπιδρομῆς συντακέντα πλέον ἢ αὐτὰ ἐμινύθει· μοχθηρὸν γὰρ ἔχει τὸν νοῦν, ἀλλ᾽ ὡς ἔνιοι

curatur parte calorem concitatum sentiat, an ipsum cessasse aperte sibi videatur. Quod si desiisse respondeat, altero eorum uti quae ipsam partem calefaciant ac roborent. Ea vero quatuor existunt genere; frictio per lintea, aquae calidae perfusio, frictio per calidum medicamentum vel per oleum et simplicis dropacis inunctio. Si vero pars curanda tibi valde refrixisse videatur, dropax vicarius esto, qui adjectum bitumen habeat, sulphuris ignem non experti modicum et pyrethrum. Quod igitur emaciata corpora ita curanda sunt, novimus ex iis quos curavimus quam plurimis. Si vero Hippocratis textum probe explicem, nequaquam tolerare possum omnem obscurae orationis explanationem, quatenus veritatis fidem praetergreditur neque habet quod certam scientiam pariat. Textum autem explico, non ut plerique in tali scriptura: ut ex affluxu contabefactae partes amplius quam ex sua natura extenuatae sint. Vitiosam enim sententiam sortiuntur. Sed ut nonnulli scribunt cum articulo hisce verbis,

γράφουσι μετὰ τοῦ ἄρθρου κατὰ τήνδε τὴν λέξιν, ὡς ἂν ἐξ ἐπιδρομῆς τὰ συντακέντα. λέγει γὰρ συντακέντα τὰ λεπτυνθέντα χωρία διὰ τὴν ἀκινησίαν τε καὶ ἀτροφίαν. ταῦτα δ' οὖν αὐτά φησιν ἐξ ἐπιδρομῆς τοῦ αἵματος, ὡς εἰ καὶ ἐπιῤῥοῆς εἶπεν, ἰᾶσθαι δεῖν, αἵματος ἀφικομένου δηλονότι πρὸς τὰ πεπονθότα πλέονος ὅσου δεῖσθαι δόξειεν, ἂν ἢ κατὰ φύσιν εἶχε. συμβήσεται γὰρ οὕτως εἰς τὴν αὔξησιν ἐκκλῖναι τὰ μινυθήματα [105] τῆς πρόσθεν ἐπιδέσεως ἀλλοίας χρησάμενος. δέδεικται δὲ αὐτῆς ὀλίγον ἔμπροσθεν ἡ ἀλλοιότης ἢ καὶ τὴν δύναμιν ἀλλοίαν ἀναγκαίαν ἀκολουθεῖν. ἡ μὲν γὰρ πρόσθεν ἀπέλθη τοῦ πεπονθότος μορίου τὸ αἷμα, χορηγεῖ δὲ αὐτὴ δαψιλέστερον, εἰ κατὰ φύσιν εἶχεν. ὅτι μὲν γὰρ τὸ κατὰ φύσιν ἔχειν αὔταρκες ὂν τὸ περιεχόμενον ἐν αὐτῷ καὶ διὰ τοῦτο πλέον οὐκ ἐχρῆν ἐπιῤῥεῖν τοῦ μέλλοντος εἰς θρέψιν τε καὶ διαπνοὴν ἀναλίσκεσθαι. νυνὶ δὲ κενοῦ καὶ ἀναίμου μορίου τοῦ πεπονθότος γεγονότος πολλῷ πλέον εἶναι χρὴ τὸ ἐπιῤῥέον, ἵνα μὴ τρέφηται μόνον, ὡς

ut ex affluxu contabefactae partes. Vocat enim contabefactas extenuatas propter tum motus cessationem tum nutritionis penuriam. Has ipsas inquit ex sanguinis accursu, quod est ac si ex affluxu dixerit, sanandas esse, appellante nimirum ad partes affectas sanguine uberiore, quam si secundum naturam haberet, quanto egere videbatur. Sic enim accidet in incrementum partes extenuatas evocare superioris deligationis usu diversae, cujus diversitatem paulo ante demonstravimus, quin etiam facultatem diversam necessario sequi. Illa siquidem prius ab affecta parte sanguinem expellit, quem ipsa copiosiorem suggerit, si secundum naturam habuerit. Qui namque in ipsa parte sanguis continetur et secundum naturam habet, idoneum est, ideoque non opus erat liberalius affluere quam qui et ad nutritionem et ad discussionem vel difflationem consumpturus est. Nunc vero vacua et exsangui parte laborante multo copiosiorem esse oportet eum qui affluit, quo non solum ut alatur quemadmodum in secunda valetudine, ve-

ὅταν γένηται ὑγιὲς, ἀλλὰ καὶ ἀνατρέφηται. καὶ τὰς ἀπορίας δὲ νῦν πλέονας ἀναγκαῖόν ἐστι γενέσθαι διὰ τὸ συνεχῶς θερμαίνεσθαι τὸ μόριον. ἅπαντα γὰρ αὐτὸ θερμαίνει κατὰ τὴν θεραπείαν γιγνόμενα καὶ ἡ τρίψις καὶ ἡ κίνησις καὶ ἡ φαρμακεία καὶ ἡ πιττία καὶ τοῦ πιττωκοῦ τὸ κατεχόμενον καὶ ὕδωρ θερμόν. ὁ γὰρ Ἱπποκράτης καὶ τούτῳ φαίνεται χρώμενος, ἴσως διὰ τὴν ἀπορίαν τῶν βαλανείων ἐν τῷ τότε χρόνῳ. ἐμοὶ δὲ ἤρκεσται κατ' ἐνεστῶτα τὸ κατὰ τὰς ἐν τῷ βαλανείῳ πυέλας ὕδωρ εἴς τε τὸ θερμῆναι μετρίως θεραπευόμενα μόρια καὶ τὸν ἐκ τῶν τάσεων κόπον αἵρεσθαι· χρὴ δὲ κινεῖν αὐτὰ κατὰ τὰς συνήθεις ἐνεργείας καὶ τοῦτο πράττειν οὐχ ἅπαξ ἀθρόως ἑκάστης ἡμέρας, ἀλλὰ πολλάκις, ὥσπερ τὴν τρίψιν ἄχρι τοῦ διαθερμανθῆναι παραλαμβάνοντας, εἶτα παύοντας. ἐγὼ μὲν οὖν οὕτως ἐφαρμόζω τῇ ῥήσει τὴν ἀληθῆ θεραπείαν, ἧς ἐγὼ ἔργῳ τὴν δύναμιν ἔδειξα μυρίων ἐξ ἐπιδέσεως καὶ χρονίας ἡσυχίας καταλελεπτυσμένων ἀνατρέψας μόρια. καιρὸς δ' ἂν εἴη καὶ τῶν ἐξηγησαμένων τὸ βιβλίον ἐξηγήσασθαι τὴν γνώμην, ὧν

rum etiam reficiatur. Sed et alimenti penuriam hic majorem fuiſſe neceſſarium eſt, quod pars continuo caleſiat. Quaecunque enim ad curationem celebrantur remedia, ipſam calefaciunt, frictio, motus, medicamentum vix admotam dropax picem continens et aqua calida. Hac enim uſus eſt Hippocrates fortaſſis ob eam quae tunc temporis aderat balneorum penuriam. Mihi vero hocce ſeculo quae balnei labris imponitur aqua ſatis eſſe videtur idonea et ad partes curandas moderate calefaciendas et ad tenſivam laſſitudinem tollendam. Jam vero partes ipſae in conſuetis actionibus exercendae ſunt, hocque quotidie non ſemel univerſim, verum ſaepenumero, quemadmodum frictio adhibenda eſt, quouſque partes incaluerint, deinde ceſſanda. Equidem ita textui veram curationem accommodo, cujus vi et operationibus demonſtravi recreatas ſexcentorum deligatione ac diuturno otio extenuatorum partes. Verum per tempus licuerit interpretum libri mentem aperire,

οἱ πλεῖστοι μὲν, ὡς ἔφην, περιλαλήσαντες μόνον, ἀνεξήγητον εἴασαν τὴν ῥῆσιν, ὀλίγοι δ' ἐπεχείρησαν κατὰ τὴν αὐτὴν λέξιν ἐφαπλῶσαι τὴν ὅλην διάνοιαν ἐξ αὐτῆς ἐπιδέσεως τὴν τοιάνδε. κελεύειν φασὶ τὸν Ἱπποκράτην τὰ μινυθήματα δι' ἐπιδέσεως ἄρχεσθαι θεραπεύειν, ἵνα συντακέντα, τουτέστι καταλεπτυνθέντα πλέον αὐτὰ ἢ πρόσθεν ἐλελέπτυντο μεταβολὴν εἰς τοὐναντίον σχῆμα λαμβάνοιτο· πολλὰ γὰρ τῶν παθῶν οὕτω φασὶ θεραπεύεσθαι καὶ παραδείγματα φέρουσι, ναυτιώδεις δέ τινας ἐμετικῷ φαρμάκῳ θεραπευθέντας καὶ ἐκκρίνοντας συνεχῶς κάτω δριμέα διὰ καθαρτικοῦ ἰαθέντας. ἐνίους δὲ βήττοντας ὑπὸ τῶν βῆχα κινούντων σφοδρότερον. ἔνιοι δὲ αὐτῶν καὶ τοῦ κατὰ τοὺς ἀφορισμοὺς εἰρημένου μέμνηνται κατὰ λέξιν οὕτως ἔχοντος· ἔστι δὲ ὅκου ἐπὶ τετάνου ἄνευ ἕλκεος νέῳ εὐσάρκῳ, θέρεος μέσου, ψυχροῦ πολλοῦ κατάχυσις ἐπανάκλησιν θέρμης ποιέεται. εἴπερ οὖν φασιν οὐ μόνον διὰ τῶν ἐναντίων τοῖς πάθεσι βοηθημάτων, ἀλλὰ καὶ τῶν ὁμοίων αἱ θεραπεῖαι γίγνονται καὶ νῦν οὕτως

quorum plerique, ut retuli, circumitione dumtaxat usi inexplicatum textum reliquerunt. Pauci vero conati sunt in ipsa oratione universam sententiam de ipsa deligatione hoc modo explanare. Hippocratem imperare loquuntur extenuatorum curationem a deligatione incipiendam esse, quo partes contabesactae, hoc est extenuatae magis quam ante emaciatae suerant, in contrarium habitum mutationem sortiantur. Multos enim morbos ita curari augurantur afferuntque exempla tum eorum qui nauseosi vomitorio medicamento sanitatem recuperarunt, tum eorum qui assidue deorsum acria dejicientes medicamento purgante convaluerunt; nonnullorum etiam qui tussientes medicamentis vehementiorem tussim cientibus sanati sunt. At eorum nonnulli sententiae in aphorismis pronunciatae quae ad verbum sic habet: interdum vero ubi in tetano citra ulcus, juvene carnoso, aestate media, frigidae, copiosae persusio caloris revocationem efficit. Si igitur, inquiunt, non solum per auxilia morbis contraria, verum etiam per

Ἱπποκράτης ἐκέλευσεν ἡμᾶς τὰ μινυθήματα θεραπεύειν, ἀρχομένους ἐπὶ τῆς ἐπὶ μᾶλλον αὐτὰ λεπτῦναι δυναμένης ἐπιδέσεως, ὅπερ ἐξ ἐπιδρομῆς συμβαίνειν φασὶ ἐπὶ πλεῖον, καὶ βραχέως συντακέντων τῶν μερῶν ἐπὶ τὰ τῆς ἐπιδέσεως ἀνοθούντων γένοντο πάλιν ἀνατρέψεις αὐτοῖς καὶ τὴν εὐσαρκίαν ἐγκλείειν σχοίη τὸ μόριον. ὁρῶντες δὲ οἱ οὕτως ἐξηγούμενοι ἀλλοίῃ τῇ ἐπιδέσει μηδ᾽ ὅλως ὑπ᾽ αὐτῶν ἐξηγήσεως τυχεῖν δυνάμενον, ἀλλοίῃ τῇ ἕξει γράφουσιν, ὥστε γίγνεσθαι τρεῖς διαφερούσας ἀλλήλων γραφάς· μία μὲν, [106] ἀλλοίῃ δὲ ἕξει. καὶ γὰρ οὕτως ἐν ἐνίοις τῶν ἀντιγράφων εὑρίσκεται γεγραμμένον. οἱ δ᾽ οὖν ἄλλῃ τῇ ἕξει γράφοντες (702) οὐκ ἐπὶ τὴν ἐπίδεσιν ἀναφέρουσι τὴν λέξιν, ἀλλ᾽ ἐπὶ τὸ πεπονθὸς μόριον, ὅ φασιν, ἀλλοίῃ χρησάμενον ἕξει, ἣν εἶχεν ἔμπροσθεν, ἐκκλίνειν πρὸς εὐτροφίαν τὴν ἕξιν ταύτην αὐτῷ γίγνεσθαι δι᾽ ἐπιδέσεως ἐπὶ πολὺ συντηκούσης, ὥσπερ οὐκέτι αὐτῆς ἐπιδέσεως εἰς τὴν ἰσχνότητα τῶν ἀτροφησάντων μορίων ἀφικνουμένων, ἀλλὰ νῦν ἴσως

ſimilia curationes ſiant, nunc etiam eodem modo Hippocrates nos hortatus eſt, extenuata curare ab ea deligatione ducto exordio, quae magis ipſa corpora extenuare poteſt, quod ex humoris accurſione contingere proſerunt, quum partes plurimum paulatimqne ſub deligatione contabeſcentes recurrentibus iterum humoribus recreationes ſubeant et inſigni carne ipſis incluſa induantur, qnum videant qui ſic explanant, diverſa deligatione, nullo modo a ſe explicationem conſequi poſſe, diverſo habitu ſcribunt. Quare tres inter ſe differentes ſcripturae redduntur: una quidem diverſo habitu. Etenim in nonnullis exemplaribus ſic ſcriptum reperitur. Qui igitur ſcribunt diverſo habitu, non ad deligationem, ſed ad affectam partem orationem referunt, quam narrant alterum ſortitam habitum quo antea fruebatur; ad alimenti copiam deflectere eumque habitum ipſi comparari deligatione multum extenuante, quomodo partes quae emaciatae fuerant non amplius ipſa deligatione in extenuationem deveniant. Sed nunc ſor-

αὐτῆς τι μελλόντων πειρᾶσαι. τῆς γὰρ ὀνομαζομένης ὑπὸ τῆς ἐπιδέσεως καταγματικῆς κοινῆς δεούσης, ὡς ὀλίγον ἔμπροσθεν ἐδείκνυτο, καὶ ἄλλων παθῶν ἐν οἷς ἦν τὰ ἐκχυμώματά τε καὶ θλάσματα καὶ σπάσματα, λεπτυνούσης τὰ μόρια. τὴν οὖν ἕξει διὰ τῆς αὐτῆς ἐπιδέσεως ἀρχὴν ἀνατρέψεως πορίζεσθαι τοῖς ἠτροφηκόσιν; ὅθεν ἔνιοι τὴν λέξιν οὕτως ἔγραψαν, ὡς ἂν ἐξ ἐπιδρομῆς συντακέντων πλέον ἢ αὐτόματος ἐμινύθη, διαδράσασθαι τὴν ἀτοπίαν τοῦ λόγου νομίσαντες, αὐτομάτῳ φύσει λελεπτύνθαι τὰ μόρια. καὶ τὸ νῦν διδασκόμενον οὐχὶ πάντων εἶναι τῶν μινυθημάτων κοινὸν, ἀλλὰ μόνον τῶν αὐτομάτων τὸν κοινὸν καὶ καθόλου λόγον τῆς διδασκαλίας εἰς μικρὸν κόσμον συντείνονται· ὀλίγιστα γὰρ τὰ κατ' ἄλλην αἰτίαν ἀτροφοῦντα καὶ πάνυ σπάνια τὰ ἄλλα πάντα διὰ τὴν πολυχρονίαν ἐπίδεσίν τε ἅμα καὶ ἡσυχίαν τῶν πεπονθότων μορίων εἰς τὴν τοιαύτην ἀφικνεῖ διάθεσιν. καὶ τούτων γὰρ εὔλογόν ἐστι μᾶλλον ἢ ἄλλων τινῶν μεμνῆσθαι τὸν Ἱπποκράτην, τοῖς προειρημένοις ὑπαρ-

taſſis quid per ipſam futurum ſit explorare jubet. Quum enim deligatio catagmatica appellata communis, ut paulo ante demonſtratum eſt, etiam aliis affectibus, in quibus fuerunt ſuggillationes, contuſiones et rupturae partes extenuet. Quod igitur per ipſam deligationem partibus atrophia laborantibus refectionis conciliandae exordium futurum eſt? Quare nonnulli textum ita ſcripſerunt: ut ex affluxu partium contabefactarum amplius quam ſponte naturae extenuatae ſint; orationis abſurditatem effugiſſe interpretati ſunt, partes ſuapte natura extenuatas eſſe. Atque quod nunc praecipitur, id non omnibus extenuationibus eſſe commune patet, ſed ſolum ſpontaneis. Haec autem communis et univerſalis doctrinae oratio ad paucum ordinem tendit. Pauciſſima namque ſunt et rariſſima quae ob aliam cauſam in atrophiam incidunt, cetera omnia ob diuturnam deligationem, ſimulque partium affectarum otium hunc in affectum deveniunt. Etenim horum magis quam aliorum quorundam Hippocratem meminiſſe

χόντων. εἴρηται γὰρ αὐτῷ μέχρι δεῦρο περί τε καταγμάτων καὶ τινων ἄλλων παθῶν, ὅσα παραπλησίας ἐπιδέσεως δεῖται. τούτοις οὖν εἰδὼς ἑπομένην ἰσχνότητα τῶν μορίων εἰκότως ἐπεχείρησε διδάσκειν ὥσπερ αὐτήν ἐστι θεραπευτέον. ὃ δὲ δὴ μέγιστον ἄν τις ἐγκαλέσειε τοῖς ἐπιδέσει λεπτυνούσῃ χρῆσθαι τὸν Ἱπποκράτην νομίζουσι καὶ δὴ φράσω. πρόκειται μὲν ἀνατρέψαι τὰ λελεπτυσμένα, γενέσθαι δὲ τοῦτο ἀδύνατόν ἐστιν, ἄνευ τοῦ τὴν δύναμιν αὐτῶν ῥωσθῆναι καὶ χορηγίαν ὕλης τροφίμου σχεῖν ἄφθονον. ἣν δὲ οἴονται δεῖν αὐτὸν παραλαμβάνειν, ἀνείργει μὲν τὴν ἐπιῤῥοὴν τοῦ αἵματος, ἀσθενῆ δὲ ἐργάζεται τὴν δύναμιν, ἣν δὲ ἐγώ φημι λέγεσθαι πρὸς Ἱπποκράτους ἀλλοίην, ὡς πρὸς τὴν ἐργαζομένην δηλονότι τὰ μινυθήματα, τούτων δι' ἑτέρων ἐργάζεσθαι. χρὴ γὰρ ἄρχεσθαι μὲν ἀπὸ τῶν ὑγιῶν, οὐκ ἀπὸ τῶν πεπονθότων, τῶν ἐκ πολλῶν τὴν ἐπιβολὴν ποιουμένων αὐτοῖς εὐπηκτον, ὡς ἐκπιέσαντα κατὰ τὴν ὀδύνην ἄχρι τοῦ μηδεμίαν ὀδύνην γενέσθαι, φλεγμονὴν ἐργά-

conſentaneum eſt, quum in praedictis exiſtant. Nam hactenus ipſe docuit et de fracturis et quibusdam aliis affectionibus, quae conſimilem deligationem poſtulant. His igitur ſuccedere partium maciem intuitus merito docere contendit quemadmodum ipſa curanda ſit. Quod autem ſane maximi momenti eſt, ſi quis eos arguere velit qui deligatione extenuante uti Hippocratem exiſtimant, illud equidem explicabo. Propoſitum nobis eſt extenuatas partes reficere. Hoc antem fieri non poteſt, niſi earum vires roborentur et uberis materiae ſuppeditatio ſit. Quum vero deligationem Hippocratem promovere volunt, ea ſanguinis quidem affluxum prohibet et vires imbecillas efficit. Ego vero quam dixi ab Hippocrate diverſam appellari, ceu quae nimirum ad conſtruendam reducta eſt, eam extenuationes diverſis ab his modis efficere. A ſanis ſiquidem partibus, non ab affectis principium ducendum eſt deligationis quae ex multis injectionibus ipſam efficientibus ita compactam, ut prope dolorem comprimat, quo-

ζεσθαι δυναμένην, ἥκειν ἄχρι τοῦ πεπονθότος ἐκλύοντα κατὰ βραχὺ τὴν πίεσιν· ἀλλὰ καὶ τὸ συνεπιδεῖν τῷ πεπονθότι τὸ ὑγιὲς σκέλος οὐδένα λόγον ἔχει κατὰ τὴν ἐξήγησιν αὐτῶν. ἵνα μὴ ἐπὶ πολὺ συντακῇ τὰ λελεπτυσμένα τὴν ἐπίδεσίν φασιν αὐτὸν παραλαμβάνειν. εἰς τοῦτο δ' οὐ μόνον οὐδὲν ὠφελεῖ τὸ ἕτερον σκέλος ἐπιδούμενον, ἀλλὰ καὶ βλάπτει. τὸ γὰρ εἰς ταὐτὸ πρότερον ἀφικνούμενον αἷμα δὴ, ὡς νῦν ἅπαν ἐς τὸ πεπονθὸς ἀπωθεῖται. εἴ γε μὴν τῶν παραδειγμάτων, ὧν οἱ τὴν προειρημένην ἐξήγησιν εἰρηκότες παρατίθενται μοχθηρὸν πρόδηλόν ἐστι, μηδὲ ὅμοιον ἐχόντων παρ' Ἱπποκράτους διδασκομένων. ὑγιὴς γὰρ [107] ὁ λογισμός ἐκκρῖναι βουλόμενος πᾶν ἀθρόως τὸ τὴν αἰτίαν ἐργαζόμενον, ἐμπεπλασμένον δηλονότι δυσαπολύτως τοῖς χιτῶσι τῆς κοιλίας. οὕτως γὰρ καὶ τὰ συῤῥέοντα καὶ βραχὺ δριμέα καὶ τὴν κοιλίαν ἐρεθίζοντα, πρὸς ἀπόκρισιν ἀθρόως κενῶσαι λόγον ἔχει, καθάπερ γε καὶ ἐπὶ τὴν μετρίαν βῆχα κινοῦντα διὰ σφοδροτέρας ἀθρόως ἐκκαθαιρεῖται. τούτοις δὲ ὅμοιον οὐ-

usque dolor nullus excitetur, inflammationem procreaturus et adusque partem affectam paulatim compressione exsoluta provehatur. Praeterea vero quod sanum crus una cum aegro devincire conveniat, ad ipsorum explanationem nullam habet rationem, quo non multopere colliquescant extenuatae partes deligationem afferunt Hippocratem admittere. Ad hoc autem non solum nihil conferre alterum crus deligatum, imo etiam oblaedit. Qui namque sanguis ad illud prius ferebatur, nunc universus ad affectum depellitur. Quod si exempla proponant quorum superiorem explicationem tradiderunt, patet improbitas, quum nullam similitudinem sortiantur cum his quae ab Hippocrate docentur. Ut enim integra ratiocinatio excerni consulit quidquid plane causam molitur, quod nimirum ventriculi tunicis adeo infartum est, ut vix evelli queat. Ita vero et quae acria paulatim confluunt et ventrem proritant ad exclusionem derepente sui vacuationem ratione indicant; quemadmodum et quae moderatam tussim concitant, vehe-

δὲν ἔχει τὸ λεγόμενον ὑπ' αὐτῶν ἐπισυντήκειν ἀξιούντων τὸ λελεπτυσμένον χωρίον, ἵνα ἀρχὴν ἀνατρέψεως σχῇ. διὰ γὰρ τῆς ἐπιπολῆς ἡ δύναμις τῶν ἠτροφηκότων εὔρωστος γίγνοιτ' ἄν, οὔθ' ὕλης τροφίμου χορηγία. τὸ δὲ καὶ τῶν τετανικῶν μνημονεῦσαι αὐτοῖς ἀλογώτατον· ἐπιδεικνύουσι γὰρ ἑαυτοὺς τῆς Ἱπποκράτους τέχνης ἀμαθῶς ἔχοντας, εἴ γε τἀναντία τῶν ἐναντίων ἐκεῖνος εἶναί φησι τῆς θεραπευτικῆς μεθόδου. μὴ γινώσκοντες δὲ ἔνιοι τὴν δύναμιν τοῦ λόγου πρὸς ἀντιλογίαν ἐτρέποντο, κοινόν τι τοῦτο πεποιηκότες ἅπασι τοῖς προπετῶς ἀντιλέγουσι καὶ διαβάλλειν πειρωμένοις ἃ μηδ' ὅλως ἔμαθον. οὐχ ὅπως γὰρ ἀνατρέπεται τὸ τἀναντία τῶν ἐναντίων εἶναι βοηθήματα δι' ὧν εἶπεν Ἱπποκράτης ἐπὶ τῶν τεχνικῶν, ἀλλὰ κατασκευάζεται καὶ κατ' αὐτὸν τὸν ἀφορισμὸν, ὡς αὐτοῖς ψυχρὸν εἶναι ἔφη ὕδωρ θέρμης ἐπανάκλησιν ποιεῖσθαι, θέρμην δὲ ταῦτα λύεσθαι, τὴν αὐτῶν θέρμην ταύτην, ἥτις ἰᾶται ψυχρὰ πάθη, ποτὲ μὲν διὰ τρίψεως ἐργαζόμεθα, ποτὲ δὲ διὰ φαρμάκου θερμαί-

mentiore univerfim expurgantur. His autem fimile nihil habet quod ab ipfis profertur augurantibus, extenuatum locum magis colliquandum effe, quo recreationis ducat exordium. Nam neque fafciis tabefcentium partium vires roborari neque his materiae alimentariae fuppeditatio fieri poteft. Quod autem de tetano laborantibus ipfi commemorant, illud maxime brutum eft. Demonftrant enim fefe artis Hippocratis imperitos effe, quum ille pronunciat medendi methodi effe contraria contrariis tolli. At nonnulli verbi vim ignorantes ad controverfiam converfi funt, quod commune fecerunt omnibus qui inconfiderate contradicunt atque ea calumniari contendunt quae nullo prorfus modo didicerunt. Illud enim praeceptum, contraria contrariorum funt praefidia, per ea quae in artis operibus pronunciat Hippocrates nequaquam evertitur, imo adftruitur. In ipfo quoque aphorifmo, ut quibusdam perfufam aquam frigidam caloris revocationem efficere, fic iisdem haec calorem folvere docuit. Hunc vero calorem qui frigidis affectibus medetur, interdum frictionibus promovemus, interdum

νοντες ἢ γυμνασίων ἢ χύσεως ὑδάτων θερμῶν. καὶ μᾶλλον δ' εἰπεῖν καὶ ἀσφάλτῳ δὴ πολλάκις, ὡς ἔφην, διὰ τοῦ πιττῶσαι τὸ θερμανθῆναι δεόμενον, ἔστι δ' ὅτε καὶ διὰ ψυχροῦ καταχύσεως· ἀλλὰ τὰ μὲν ἄλλα πάντα κατὰ τὴν ἑαυτῶν δύναμιν ἔχοντα, τὸ θερμαίνειν ἀεὶ χρήσιμά εἰσι τοῖς θερμανθῆναι δεομένοις μορίοις τε καὶ πάθεσι. τὸ δὲ ψυχρὸν ὕδωρ, ἅτε ψυχρὸν ὅσον ἐφ' ἑαυτῷ, σπανίως χρήσιμον γίγνεται, ἐπὶ μόνου σώματος ἰσχυρὸν ἔχοντος τὸ ἔμφυτον θερμὸν, ὠφελίμως παραλαμβανόμενον. ἐπεὶ γοῦν εὔσαρκος, φησὶν αὐτὸς, ἔστιν ὅτε χρήσιμον γίγνεται τὸ ψυχρὸν, οὐδ' οὖν ἐπὶ τοῦ αὐτοῦ κατὰ πάντα καιρὸν, ἀλλὰ θέρεος. τίς γὰρ οὐκ οἶδεν ἢ τίς οὐκ εἴρηκε τῶν περὶ ψυχροποσίας γραψάντων ἐργαζομένην αὐτὴν δυοῖν, ἢ βλάβην ἐκ καταψύξεως ἢ θερμασίας πλείονος ἐκ τοῦ βάθους ἐπάνοδον. ἐὰν μὲν οὖν ἱκανῶς ᾖ θερμὸν τὸ σῶμα, τηνικαῦτα συμβαίνει μὴ νικᾶσθαι μὲν ὑπὸ τοῦ ψυχροῦ τὴν ἐν αὐτῷ θερμότητα πυκνωθέντος τοῦ δέρματος, ἐπισχεθείσης δὲ τῆς ἀναπνοῆς

calefacientibus medicamentis aut exercitationibus aut aquarum calidarum infuſionibus, atque ubi vehementiori calore opus eſt, etiam bitumine, ut ſaepius retuli, vel picatione ejus quod calefactione indigebat, interdum etiam et aquae frigidae perſuſione, imo ſane et quaecunque cetera calefaciendi facultate donata ſint tum partibus tum affectibus quibus calore promovendo opus eſt, perpetuo ſunt utilia. Sed aqua frigida, prout frigida, quantum in ſe eſt, raro utilis atque ſoli corpori calorem nativum robuſtum habenti utiliter adhibetur. Quandoquidem carnoſus eſt aeger, inquit, huic quandoque prodeſt frigida, non tamen huic omni tempore, ſed aeſtatis. Quis enim non novit aut quis non protulit ex iis qui de frigidae potione ſcripſerunt, ipſam duo efficere, aut laeſionem ex perfrigeratione aut uberioris caloris ab alto reverſionem. Itaque ſi abunde calidum fuerit corpus, tunc accidit ipſius calorem a calore non evinci denſata cute, ſed ſuppreſſa reſpiratione augeſcere. Si vero minus calidum ſit quam ut occur-

αὐξηθῆναι. ἐὰν δὲ ἧττον θερμὸν ᾖ, ὡς ἀντισχεῖν τῷ προσπίπτοντι ψυχρῷ μέχρι τοῦ βάθους ἀφικνουμένης αὐτῆς τῆς δυνάμεως, ἁλίσκονται ἐκ καταψύξεως πάθεσιν. ἴσως δὲ καὶ ταῦτά μοι περιττῶς νῦν εἰρήσεται, ἑτέρωθι, καθάπερ ἔφην, ἐπιδεδειχότι· τὰ πρῶτα θεραπεύοντα πρώτως εἶναι δεῖ ἐναντία. πρώτως δὲ δηλονότι λέγεται τὰ διὰ μέσου μηδενὸς, οἷς ἀντίκειται τὰ διὰ μέσου τινὸς, ἃ καὶ κατὰ συμβεβηκὸς, οὐ πρώτως, ὠφελεῖ. φλυαροῦσι δ' οἱ μνημονεύοντες καὶ γαστρὸς ὑπαγωγῆς καὶ βηχικῶν φαρμάκων καὶ ψυχροῦ καταχύσεως εὐλόγως μὲν ἐνίοτε γιγνομένων, οὐδὲν δ' ἐχόντων ὅμοιον τῷ νῦν ἡμῖν προκειμένῳ λόγῳ. δεῖξαι γὰρ ἐν αὐτῷ δεῖ πῶς ἡ λεπτύνουσα μετρίως ἐπίδεσις ἢ ῥώμην ἐργάζεται τοῖς λελεπτυσμένοις μορίοις ἢ πλείονος αἵματος [108] ἐπιῤῥοήν. ἕς τ' ἂν δὲ μὴ δύνανται δεῖξαι ταῦτα μάτην παραδείγματα γράφουσι, πρὸς τὸ μηδὲ ἀπόδειξιν ἐπιστημονικὴν γίγνεσθαι διὰ παραδείγματος. ἐδείχθη δὲ κατὰ τὸ περὶ παραδείγματος ὑπόμνημα πρὸ τούτων χρεία τῶν παραδει-

ſanti frigidae obſiſtat, vi caloris ad altum uſque redeuntis aegri ex perfrigeratione prehenduntur affectibus. Fortaſſis autem haec ſupervacanea nunc a me commemorata ſunt, quae aliis in locis, ut dixi, demonſtrata ſunt. Quae igitur prima medentur, primo contraria ſint oportet. Prima autem dicuntur quae videlicet nullo medio iis apponuntur, quae medio aliquo indigent, quaeque per accidens non primo auxiliantur. Nugantur autem qui alvi ſubductionem et medicamenta tuſſim moventia et frigidae perfuſionem commemorant. Optima quidem ratione interdum haec fiunt, nihil tamen rei hocce textu a nobis propoſitae ſimile ſortiuntur. Hac enim in oratione demonſtrandum eſt quomodo mediocriter attenuans deligatio aut robur attenuatis partibus efficiat aut uberioris ſanguinis affluxum conciliet. Dum autem haec demonſtrare nequeunt, fruſtra ad exempla ſcribenda confugiunt neque exemplo propterea demonſtrationem ſcientificam efficiunt. Nam in commentario de exemplis ante haec exemplorum uſum

γμάτων, ὅτι μὴ τοῖς νοσοῦσι νοήσεως ἕνεκα λέγομεν αὐτὰ, ὡς νομίζουσί γ᾽ ἔνιοι καὶ μάλισθ᾽ ὅσοι ὁμοίως τοῖς ῥήτορσιν εἰς ἐπίστασιν αὐτοῖς χρῆσθαι, τοῦ παντὸς ἁμαρτάνοντες, ὥσπερ κἂν σοι Πλάτωνά φασι δι᾽ ἐπαγωγῶν ὡς τὸ πολὺ τὰς ἀποδείξεις ποιεῖσθαι. δέδεικται γὰρ ὡς κἀκεῖνος ἕνεκα σαφηνείας ἐχρῆτο ταῖς ἐπαγωγαῖς. ὅτῳ μὲν οὖν φίλον ἀκριβῶς ἐπίστασθαι δύναμιν ἐπαγωγῆς τε καὶ παραδείγματος, ἐπὶ τὸν ἴδιον ἑκα- (703) τέρου λόγον ἀφικνείσθω γεγραμμένον ἡμῖν ἑτέρωθι. νυνὶ δὲ ἐπὶ τὸ προκείμενον ἐπανήξω καὶ παρασκευάσας ὅ μοι λέλεκται μέχρι δεῦρο, ἀναγνόντας ἐπιμελῶς τοὺς ὁμιλοῦντας τοῖσδε τοῖς γράμμασιν ἐπὶ τὴν τῆς εἰρημένης ῥήσεως ἐξήγησιν ἀφικνεῖσθαι, μαρτυροῦσαν τῇ λελεγμένῃ ὑφ᾽ ἡμῶν ἐπ᾽ αὐτὴν ἤδη μεταβήσομαι. ἵνα δὲ μᾶλλον ἅπασα γένηται σαφὴς, οὐχ ὅλην αὐτὴν ἀθρόως γράψων, ἀλλὰ κατὰ μέρος τὴν ἐξήγησιν οὕτω ποιήσομαι.

---

nullum esse demonstravimus, quod non aegrotantibus cognitionis gratia ipsa narremus, ut existimant nonnulli, ac potissimum quicunque rhetoribus similes ad explanationem ipsis utuntur tota via aberrantes, quemadmodum etiam tibi enunciant Platonem per inductiones plerumque demonstrationes construere. Demonstratum siquidem est, illum perspicuitatis gratia istas inductiones usurpare. Cuicunque igitur placuerit, tum inductionis tum exempli vim percipere, is propriam utriusque orationem adeat a nobis alibi descriptam. Nunc autem ad propositum revertamur hisce in libris versatos hortati, ut quum quae nos hucusque docuimus accurate legerint, ad sequentium explanationem accedant quae praecedentium a nobis enucleatorum fidem faciat. Jam ad ipsam progrediamur. Ut vero tota magis dilucide pateat non ipsam universam simul et semel descripturus, sed sigillatim explanationem ita facturus sum.

λδ'.

Βέλτιον δὲ καὶ τὸ ἄνωθεν, οἷον κνήμης καὶ τῶν μηρῶν καὶ τὸ ἕτερον σκέλος τῷ ὑγιεῖ συνεπιδεῖν, ὡς ὁμοιότερον ἦ καὶ ὁμοίως ἐλινύῃ καὶ ὁμοίως τῆς τροφῆς ἀποκλείηται καὶ δέχηται.

Τὴν τῶν μινυθημάτων ἐπίδεσιν ὀλίγον ἔμπροσθεν ἀλλοίαν ἔφη χρῆναι ποιεῖσθαι τῆς καταγματικῆς. ἐν ἐκείνῃ γὰρ πρόκειται, πρὸς τῷ τὴν ἐπιῤῥοὴν τοῦ αἵματος ἀνείργεσθαι, ἔτι καὶ τὸ περιεχόμενον ἐν τοῖς πεπονθόσι μορίοις ἄνω τε καὶ κάτω διωθεῖσθαι, πρὸς τῷ ἡσυχάζειν αὐτὰ μηδ' ὅλως κινούμενα. διὰ γὰρ τῆς τοιαύτης ἔν τισι τελέως ἀφλέγμαντα γενέσθαι τὰ πεπονθότα μόρια· νυνὶ δὲ οὔτ' ἀνείργειν τὴν ἐπιῤῥοὴν τοῦ αἵματος οὔτ' ἐκκρίνειν τὸ περιεχόμενον ἐν αὐτοῖς οὔτε ἀκίνητα φυλάττειν, ἀλλὰ τἀναντία τούτων ἅπαντα πρόκειται πράττειν. τὴν οὖν ἐπίδεσιν, ὡς ἔφην, καὶ πρόσθεν ἄρξασθαι ἀπὸ τῶν τινων ὑγιῶν χρή.

XXXIV.

Praeftat autem fuperiorem partem, ut tibiae et femorum fimulque alterum crus cum fano crure deligare, quo fimilius fit, ac peraeque conquiefcat puriterque alimento prohibeatur idque fufcipiat.

Paulo fuperius pronunciavit partium emaciatarum deligationem a catagmatica diverfam conftruendam effe. Haec enim praetenditur, ut fanguinis affluxum prohibeat, deinde ut qui in affectis partibus continetur, tum furfum tum deorfum deturbet; praeterea ut ipfae partes quiefcant neque plane moveantur. Hujusmodi fiquidem deligatione partes affectas quibusdam prorfus ab inflammatione tutas exftitiffe contingit. Illa vero conftruitur nunc non ut fanguinis affluxum prohibeat neque ut contentum ipfis in partibus evacuet neque ut eas immotas tueatur, imo ut his contraria omnia faciat. Itaque fafcia, quemadmodum fupra docuimus, a fanis quibusdam partibus ordienda eft.

πιέζουσαν δὲ ταῦτα τὸ μὲν ἐξ αὐτῶν αἷμα χρὴ ταῖς λελεπτυσμέναις ἐκθλίβειν, αὐτὰ δὲ ἐν τῷ τελείως ἀπολαύειν κωλύειν. ἐπὶ μὲν οὖν κνήμης ἢ πήχεος πεπονθότων ἱκανὸν ἂν εἴη τὴν ἀρχὴν τῆς ἐπιδέσεως ἀπὸ βουβῶνος ποιεῖσθαι. μηροῦ δὲ ἢ βραχίονος πεπονθότων, ἀναγκαῖόν ἐστιν ἀντικείμενον ἐπιδεῖν κῶλον, ἐκ τῶν κάτω μὲν ἀρχομένους, ἀνιόντας δὲ ἄχρι βουβῶνος ἢ μασχάλης. [109] εἰ δέ ποτε καὶ μεγάλως πῆχυς ἢ κνήμη πεπόνθοι, καθ' ἑκάτερον ἐπιδεῖν σκέλος ἢ βραχίονα ἄμεινόν ἐστιν, ὡς ὁμοίως τούτῳ τὸ μὴ πεπονθὸς σκέλος ὑπερκειμένου τοῦ πεπονθότος μέρους εἴργηται καὶ μὴ τρέφηται. διὰ τοῦτο οὖν εἶπεν, οἷον κνήμης καὶ τῶν μερῶν καὶ τὸ ἕτερον σκέλος τῷ ὑγιεῖ συνεπιδεῖν, ὡς ὁμοίως φησὶν ἐλινύειν, τουτέστι ἀργεῖν τὸ ἕτερον, σκέλος δηλονότι τῷ κατὰ τὸ πεπονθὸς μηρῷ καὶ ὁμοίως ἀποκλείηται. τὸ δὲ δέχηται διὰ τὸ μὴ βούλεσθαι τῆς τροφῆς, ἀποκλείειν αὐτὸ τὸ ἐπιδούμενον, ὡς μηδ' ὅλως διέρχεσθαί τι μέρος αὐτῆς. εἴ γέ τις σφίγγει γενναίως, ἀποκλείεται τελείως εὐθὺς μὲν καὶ τοῦ νεκρωθῆναι τὸ μόριόν ἐστι κίνδυνος.

Sed eam has partes comprimentem ex ipsis quidem sanguinem ad extenuatas partes exprimere oportet, eas tamen penitus exhaurire prohibendum est. Tibia igitur aut cubito affecto idoneum fuerit ab inguine aut ala deligationis principium ducere. Crure vero aut brachio affecto oppositum membrum devincire necessarium est, deligatione ab imis partibus incepta et ad inguen vel alam usque adscendente. Si quando tamen cubitus aut tibia vehementer afficiatur, praestat utcunque crus vel brachium deligare, quo huic similiter illaesum crus superposita parte laesa alimento prohibeatur neque nutriatur. Idcirco dixit Hippocrates: ut tibiae et femorum, simulque alterum crus cum sano crure deligare, ut pariter, inquit, conquiescat, id est otiosum sit alterum crus, atque illud quod affectum est et peraeque alimentum intercipiatur. Illud vero, idque alimentum suscipiat, posuit, quia quod membrum devincitur, noluit ita alimento prohiberi, ut nulla pars ipsius prorsus admittatur. Quod si quis vehementer ad-

εἰ δὲ καὶ μὴ γένοιτό ποτε τοῦτο, τὴν τροφήν γε πάντως, ὥσπερ καὶ τῶν κατὰ τὸν μηρὸν μορίων, οὕτω καὶ κατὰ τὴν κνήμην ἀφαιρήσεται. πρόκειται μὲν οὖν ἡμῖν οὐδὲ λεπτῦναι τὸν μηρὸν, ἀλλ' ἀναθρέψαι τὴν κνήμην. ἐπεὶ δὲ ὁ τῆς ἐπιδέσεως τρόπος ἀτροφώτερον τὸ μόριον ἐξ ἀναγκῆς ἐργάζεται προσιέμενοι τὴν τοιαύτην βλάβην ἄχρι τινὸς, εἶθ' ὕστερον, ὅταν ἤδη μετρίως ἔσχῃ σαρκώσεως ἡ κνήμη, κοινὴν ἀμφοτέρων ποιούμεθα πρόνοιαν. ἀποστῆναι τοιγαροῦν χρὴ κἀνταῦθα τῆς ἐξηγήσεως, οἰομένων αὐτῷ τῷ λελεπτυσμένῳ μορίῳ τὰ ὑπερκείμενα καὶ καθ' ἑκάτερον σκέλος ἐπιχειρεῖν συλλεπτύνειν, ἕνεκα τοῦ κρύπτεσθαι τὴν ἰσχνότητα τῶν ἠτροφηκότων καὶ μὴ κατάφωρον γίγνεσθαι, μηδὲ ἐξελέγχεσθαι τῇ παραθέσει τῶν εὐτροφούντων. οὐ μόνον γὰρ Ἱπποκράτης, ἀλλ' οὐδὲ τῶν ἐπιτυχόντων ἰατρός τις ἠξίωσεν ἂν ἡμᾶς καλῶς ἰᾶσθαι.

ſtringat, omnino ferri alimentum ita prohibebit, ut quam primum partem emori periculum ſit. Quodſi hoc tandem non oboriatur, alimentum quidem ut femoris, ſic et tibiae partibus omnino auferetur. Nobis igitur propoſitum eſt non ſemur extenuare, ſed tibiam reficere. Quoniam vero deligationis ratio partem minus nutritam neceſſario efficit, hujusmodi noxam aliquamdiu admittimus; deinde quum jam tibia mediocriter carnem habuerit, communem utriusque curam et providentiam movemus. Quare hic ab earum explanatione diſcedendum eſt, qui exiſtimant Hippocratem imperare cum extenuata parte ſuperpoſitam atque alterum crus extenuari, ut gracilium partium macies occultetur neque in aperto ſit neque probe nutritorum comparatione deprehendatur. Non enim ſolum Hippocrates, imo neque vulgarium medicorum quisque hac deligatione nos probe mederi cenſuerit.

λε'.

Οθονίων πλήθει, μὴ πιέσει.

Καὶ πρόσθεν ἤδη πολλάκις ἐκέλευσεν οὕτω πράττειν, ἐφ' ὧν ἀνώδυνον ἀκριβῶς βούλεται φυλάττεσθαι τὸ ἐπιδούμενον.

λστ'.

Ανιέντα πρῶτον τὸ μάλιστα δεόμενον καὶ ἀνατρίψει χρώμενον σαρκούσῃ καὶ καταχύσει ἄνευ ναρθήκων.

Πρῶτον εἴρηκεν ἤτοι κατὰ τὸν χρόνον ἢ κατὰ τὴν δύναμιν καὶ κατὰ τὸν χρόνον ἤτοι τῆς μιᾶς ἐπιδέσεως ἢ τῶν ἐφεξῆς ἀλλήλων παραβαλλομένων. ἐπεὶ δὲ ταῦτα πάντα εἰσὶν ἀληθῆ, διὰ τοῦτο δῆλόν ἐστι τὸ λεγόμενον, εἰ μὴ ἄρα ταῦτα [110] πάντα βουλόμενος ἡμᾶς ἀκούειν, οὕτως ἔγραψεν. εὐθὺς οὖν ἐπ' αὐτῆς τῆς πρώτης ἐπιδέσεως, ἐπειδὴ ταύτην ἐκ πολλοῦ ποιεῖσθαι χρὴ, τὴν μὲν πρώτην ἐπιβολὴν

XXXV.

Linteorum numero, non preſſu.

Atque jam antea ſaepius imperavit ita facere, in quibus plane vult partem deligatam citra dolorem tueri.

XXXVI.

Laxando primum quod maxime deceat tum frictione quae carne impleat, utendo, tum perfuſione citra ferulas.

Primum vel tempore vel viribus pronunciavit. Tempore quidem aut unius deligationis aut ſequentium inter ſe collatarum. Quia vero haec omnia vera ſunt, propterea quod pronunciatur dilucidum eſt, niſi fortaſſis haec omnia nos intelligere volens ita ſcripſerit. Quam primum igitur in prima deligatione, quoniam hanc diutius fieri oportet, primam quidem linteorum injectionem ſuffulcire, ſequentia

τῶν ὀθονίων ἐρείδοντα, τὰ δὲ ἐφεξῆς ἀεὶ καὶ μᾶλλον ἀνιέντα, μάλιστα δὲ κατὰ τὸ τῆς ἀναθρέψεως δεόμενον κῶλον, πιθανὸν ἂν εἴη. τὸ μὲν κατὰ δύναμιν πρῶτον ἐπὶ τοῦ θεραπευομένου μορίου λελέχθαι, τὸ δὲ κατὰ χρόνον τῆς ἐπὶ πρώτης ἐπιδέσεως. εἰ δ' ἐπὶ πασῶν τῶν ἐπιδέσεων ἀλλήλαις παραβαλλομένων ἀκούομεν τῆς ῥήσεως, ὁ νοῦς ἔσται τοιοῦτος. εἰ κατὰ τὰς πρώτας ἐπιδέσεις συνεπιδέοις τῷ ὑγιεῖ, πάντως παρέξει ποιὲ αὐτὸς γυμνοῦν αὐτό. τοῦτ' οὖν αὐτὸ πρῶτον ἐπὶ τῶν μάλιστα δεομένων ἀναθρέψεως πράττειν καὶ διὰ τοῦτο μὴ καλῶς τρεφόμενα, τοῦ δ' αἵματος ἐπὶ τὸ πεπονθὸς ἑλκομένου διά τε τῆς ἀνατρίψεως καὶ τῶν ἄλλων ὅσα σμικρὸν ἔμπροσθεν εἶπον, ἡ σάρκωσις ἐν αὐτῷ μᾶλλόν τε καὶ θᾶττον ἔσται. τῆς μὲν οὖν ἀνατρίψεως καὶ τῆς θερμῆς καταχύσεως ὕδατος αὐτὸς ἐμνημόνευσε, τοῦ φαρμάκου δὲ οὐκ ἐμνημόνευσεν, ἐπειδὴ τῆς χειρουργίας μόνης ὠφελείας ἐνταῦθα γινώσκει. οὐδὲ γὰρ τὸ διακινεῖν αὐτὰ μετρίως ἄχρι τοῦ μὴ κοπωθῆναι, παραλελεῖφθαι δὴ χρὴ δοκεῖν ὑπ' αὐτοῦ. ἐπεὶ δ' οὖν αὐτὸς ἐδίδαξε τὰ τοῖς

vero ea parte quae refectione indiget probabile fuerit. Viribus quidem de parte curanda pronunciatum esse, tempore vero de prima deligatione. Quod si de omnibus fasciis sibi invicem admotis textum percipiamus, mens erit hujusmodi. Si in primis deligationibus cum integra parte partem quoque affectam devinxeris, interdum aeger ipsam partem omnino nudandam praebebit. Hoc igitur ipsum primum agendum est in iis potissimum quae restauratione opus habent; quamobrem minus probe nutriuntur. At quum sanguis ad partem affectam tum frictione attrahitur, tum aliis quae paulo ante diximus caro in ipsa tum liberalius tum celerius creabitur. Porro Hippocrates et frictiones et perfusiones aquae calidae meminit, non tamen medicamenti meminit, quoniam hic chirurgiae solius agnoscit praesidia. Neque enim profecto existimandum est ab eo praetermissum fuisse, partes ipsas mediocriter non adusque lassitudinem promovendas esse Quandoquidem di-

διδασκομένοις ὁμογενῆ, τῇ δὲ ἀνατρίψει κίνησις ἅπασα τῶν ἀτροφούντων ὁμογενής ἐστιν. ὅπου δὲ καὶ θάτερον σκέλος ἐλινύειν ἐκέλευσεν, ὁμοίως τῷ κατὰ τὸ πεπονθὸς κῶλον ὑγιεῖ μορίῳ, δῆλός ἐστι τῷ ἀνατρίβειν ἀξιῶν κινεῖσθαι. δυνατὸν γάρ ἐστι πῆχυν ἄνευ βραχίονος κινεῖν καὶ κνήμην ἄνευ μηροῦ, θεραπεύων ἀτροφίαν, οὐ χρήζει ἀκινήτου πήχεος καὶ κνήμης. ἐπίσταται γὰρ οὕτως ἐκ τῶν ὑποκειμένων ἅμα τῇ κινήσει θεραπευόμενα. τῆς δὲ ὁδοιπορίας αὐτῶν διὰ τῶν πεπονθότων γινομένης ἐκεῖνα φθάνει προαπολοῦντα. καὶ γὰρ ταῖς ἀνατρίψεσι καὶ ταῖς πιττώσεσι καὶ ταῖς τῶν θερμαινόντων φαρμάκων προσφοραῖς πλεονεκτεῖ. μέγιστον δὲ τεκμήριον ἔσται σοι τοῦ θερμαινομένων τῶν ἀκρωτηρίων ἐπιῤῥεῖν αἵματος κώλοις πλέον ἡ γιγνομένη κατ᾽ αὐτὰ θερμότης καὶ ἐρυθρότης. τελέαν μὲν ἤδη τούτων ἔχεις τὴν ἴασιν, ἐμοῦ προστεθεικότος ἐκείνοις ἃ Ἱπποκράτης εἶπε καὶ τὴν τῶν θερμαινόντων φαρμάκων προσφορὰν, ἐν ᾧ γένει καὶ ἡ πίττωσίς ἐστιν. ὁ δὲ Ἱπποκράτης οὐκ ἐμνημόνευσεν ὅλως ἐν τούτῳ τῷ βιβλίῳ φαρμάκου, καίτοι

ſcipulos ea docuit quae ſunt ejusdem generis et motus omnis emaciatarum partium frictione concitatus ad id genus ſpectat. Quum vero etiam crus alterum peraeque ac integram affecti membri partem quieſcere juſſerit, manifeſta cenſuit frictione motum ciendum eſſe. Fieri namque poteſt humerum abſque brachio et tibiam abſque femore moveri. Qui maciei medetur neque humero neque tibia immobili opus habet; poſſunt enim haec ita ex ſuppoſitis cum motu curari. Quum autem eorum via per affectas partes procedat, illa quae ante peritura ſunt praeoccupant. Etenim frictionibus et picationibus et calefacientium medicamentorum appoſitionibus praevalet ars viribus. Plurimum vero ſanguinis ad membra confluere extremis partibus calefactis maximum tibi erit indicium concitatus ibi calor et rubor. Perfectam quidem horum curationem jam habes his a me adductis quae Hippocrates pronunciavit et calefacientium medicamentorum admotionem, cujus generis eſt picatio. Hippocrates autem hoc in libro medicamenti

μνημονεύσας ἐνίων παθῶν, δεομένων τῆς ἐκ φαρμάκων ἰάσεως, ἐν οἷς ἐστι τὰ ἐκχυμώματα καὶ τὰ στρέμματα καὶ τὰ σπάσματα. διότι μὲν τὴν κατὰ χειρουργίαν ὠφέλειαν ἐν αὐτῷ φυλάξαι προὔθετο καὶ ταύτην οὐ πᾶσαν, ὡς ἔφην, ἀλλ' ἀναγκαιοτάτην τε καὶ χρησιμωτάτην τοῖς ἀρχομένοις μανθάνειν τὴν τέχνην.

λζ'.

[111] (704) *Τὰ δὲ ἐρμάσματα καὶ ἀποστηρίγματα οἷον στήθεϊ, πλευρῇσι, κεφαλῇ καὶ τοῖσιν ἄλλοισιν ὅσα τοιαῦτα. τὰ μὲν σφυγμῶν ἕνεκεν, ὡς μὴ ἐνσείηται, τα δὲ καὶ τῶν διαστάσεων τῶν κατὰ τὰς ἁρμονίας. ἐν τοῖσι κατὰ τὴν κεφαλὴν ὀστέοισιν ἐρεισμάτων χάριν ἐπί τε βήχεων ἢ πταρμέων ἢ ἄλλης κινήσεως, οἷα τὰ κατὰ θώρακα καὶ κεφαλὴν ἀποστηρίγματα γίγνεται, τουτέων ἁπάντων αἱ αὐταὶ ξυμμετρίαι τῆς ἐπιδέσεως. ᾗ μὲν γὰρ τὰ σίνη μάλιστα πιέζειν, ὑποτιθέναι οὖν εἰρίον μαλθακὸν, ἁρμό-*

plane non meminit, etiamsi nonnullos affectus commemoraverit, qui medicamentorum ope medelam postulant, in quorum numero sunt sugillationes, luxationes, avulsiones. Quapropter in ipso utilem chirurgiae partem servare proposuit, hancque non universam, ut dixi, sed artem discere incipientibus maxime necessariam ac utilissimam.

XXXVII.

Fulcimenta porro ac stabilimenta velut pectori, costis, capiti et his quaecunque sunt hujusmodi, ceteris admovenda sunt. Partim quidem pulsuum gratia, ut ne concutiantur, partim vero et ob juncturarum distantias in capitis ossibus firmandas. Ad tussim autem et sternutamentum aut aliam motionem, qualia thoraci et capiti stabilimenta admoventur, in quibus omnibus eaedem deligationis commoderationes servandae sunt. Qua namque parte laesiones sunt, maxime comprimendum est. Subjicienda igitur lana mollis quae affectui congruat. Ea

ζον τῷ πάθει, ἐπιδεῖν δὲ μὴ μᾶλλον πιεζεῦντα ἢ ὥστε τοὺς σφυγμοὺς μὴ ἐνσείεσθαι, τάς τε διαστάσιας τῶν ἁρμονιῶν ψαύειν τὰ ἔσχατα ἀλλήλων, μήτε ἀμφὶ τοῖσι πταρμοῖσι καὶ βηξὶν, ἀλλ' ὥστε ἀποστήριγμα εἶναι καὶ μήτε ἀναγκάζηται μήτε ἐνσείηται.

Ἐκ μὲν τοῦ μὴ κελεύειν αὐτὸν ἠρεῖσθαι ἢ πιέχθαι τὴν ἐπίδεσιν ἐπί τε παρεῤῥαμένων καὶ περιβαλλομένων ἔξωθεν, ὁμοίως εἰρηκέναι καὶ περὶ τῆς ἐπιδέσεως αὐτῆς, ἣν διὰ τῶν ὀθονίων ποιούμεθα, δῆλον ἦν τῆς ἐρμάζειν φωνῆς τὸ σημαινόμενον ἀπὸ τῶν ἑρμάτων εἰληφὼς, ὡς καὶ ὁ ποιητὴς μνημονεύων εἶπεν.

ὑπὸ δ' ᾕρεον ἕρματα νηῶν.

ὡς οὐδὲν διαφέρων ἢ ἐρείσματα εἰπεῖν ἢ στηρίγματα. φαίνεται δὲ πολλάκις μὲν κεχρημένος τῷ ἑρμάζειν ἐπί τε τῶν ἐπιδέσμων καὶ σπληνῶν καὶ παρερμάτων, σημαίνων τό γε

vero deligatione utendum quae non amplius comprimat quam ut ne pulfus concutiantur aut juncturarum diftantiae ad extrema fe mutuo contingant neque circa fternutamenta et tuffes partes affectas agitari perhibeat, fed ita ftabilimento fit, ut neque cogantur neque concutiantur.

Quandoquidem Hippocrates neque laxari neque comprimi deligationem imperat, tum de affutis tum exterius obvolutis fafciis peraeque ac de ipfa quam ex linteis conftruimus deligatione loquutus eft. Hinc conftat ipfum a fulcire vocabulo fulcimentorum fignificatum fumpfiffe. Quemadmodum etiam poeta memoriae prodidit:

Subducunt fulcra carinis.

Quare aut fulcimenta aut firmamenta eum protuliffe nihil intereft. Videtur autem multoties quidem hac voce fulcire ufus effe et in fafciis et in fpleniis et ftabilimentis

στηρίζειν. ἤκουσαν δὲ κατὰ πάσας τὰς ῥήσεις τοῦ ἐρμάζειν οἱ ἐξηγηταὶ ταὐτὸ σημαινόμενον, ὅπερ κἀκ τοῦ στηρίζεσθαι· ἀλλὰ νῦν γε φαίνεται γράψας ἐφεξῆς ἀλλήλων τὰς δύο φωνὰς, τήν τε τῶν ἐρμασμάτων καὶ τὴν τῶν στηριγμάτων, ἐνδείκνυσθαι διάφορον ἐξ αὐτῶν τι σημαίνεσθαι. μή τις οὖν ἐρμάσματα μὲν ὠνόμασε τὰ κατὰ τὴν ἐπίδεσιν αὐτῶν ἕνεκα τοῦ φυλάττεσθαι τὸ πεπονθὸς ἀκίνητον, ὑποβαλλόμενά τε καὶ περιβαλλόμενα οὐ μόνον πρὸς τὰς μὲν πρώτας ὑποδεσμίδας ἔχοντα καὶ ἄλλας τινὰς χρείας. ἀλλὰ καὶ τὴν τῶν ἐρμασμάτων, εἶθ' ἑξῆς τοὺς σπλῆνας ἐρμάσματα καὶ αὐτοὺς ὄντας οὐ μόνον τοῦ κατάγματος, ἀλλὰ καὶ τῶν ἐπιδέσμων, εἶτα τοὺς ἔξωθεν αὐτοῖς περιβαλλομένους ἐπιδέσμους κατὰ τοὺς νάρθηκας καὶ τὰ παρέρματα. πάντα γὰρ ταῦτα τοῦ κρατεῖν ἕνεκα τὰ ὑποβεβλημένα περιτιθέμενα τὴν [112] τῶν ἐρμασμάτων ἔχει χρείαν οὐ πρὸς αὐτὰ μόνον, ἀλλὰ καὶ πρὸς τὰ κατάγματα. ἀποστηρίγματα δὲ δοκεῖ μοι λέγειν ὅσα χωρὶς ἐπιδέσεως ἔξωθεν ὅλῳ τῷ πεπονθότι μορίῳ παρατιθέμενα ἐκ δεξιῶν ἢ ἀριστερῶν ἢ κάτωθεν ἢ ἄνωθεν.

fulciendis quae firmare fignificat. In omnibus autem textibus interpretes fulcire et firmare ejusdem fignificationis effe docuerunt. Verum tamen hic agnofcitur mutua ferie fubfcripta duo haec vocabula tum fulcimenta tum firmamenta indicare quiddam ex iis diverfum fignificari. Num is igitur fulcimenta nominavit quae ad ipforum deligationem partis affectae, imo bilis tuendae gratia et fubfternuntur et obvolvuntur: primo quidem fafcias quae primae injiciuntur et alios quosdam ufus fortiuntur; deinde fplenia quae et ipfa funt, non modo fracturae, verum etiam fafciarum fulcimenta, poftea fafcias quae ipfis exterius ferulis fuperinjiciuntur et panniculos. Haec enim omnia, ut contineant quae ante involuta circumponuntur, fulcimentorum ufum obtinent, non eorum dumtaxat, fed et fracturarum ratione. Verum ftabilimenta mihi videtur appellare quaecunque citra deligationem affectae partis univerfae foris admoveantur ex finiftra aut dextra parte aut fuperiori vel inferiori. At nunc voco fuperiorem et

ὀνομάζω δὲ νῦν ἄνωθέν τε καὶ κάτωθεν, ὡς κατὰ μῆκος ὅλου τοῦ σώματος. ἐν γὰρ τῇ κατὰ τὸ πάχος αὐτοῦ διατάσει τὰ μὲν ὑποστηρίγματα κάτω εἰσὶ, τὰ δὲ ἐπεμβλήματα πάντ' ἄνωθεν ὁποῖ' ἄττα. στηρίζεται δὲ τὸ μὲν ἄκρως ἐνίοτε περιϊστάμενον κάτωθεν, ὀρθὸν ἄνωθεν. κεφαλὴ δὲ προσκεφαλαίοις τέ τισι καὶ ὑπαυχενίοις ἐρίοις τε καὶ ῥάκεσι μαλακοῖς. καὶ σωλῆνες δὲ καὶ παρατιθέμενοι τοῖς κατεαγόσι σκέλεσιν ἑκατέρωθεν στηρίγματα ἂν εἴη. τὸ δ' ἐντιθέμενον εἰς τὴν μασχάλην ἔριον στρογγύλον, ὅταν ἐκπεπτωκὸς τὸ κατ' ὦμον ἄρθρον ἐμβαλλόμενον ἐπιδῶμεν, ἐγχωρεῖ προσαγορεύειν ἑρμάσματά τε καὶ στηρίγματα. διὰ τί δὲ ἐπιδεῖται καὶ αὐτὸ καθ' ὅπερ τι μέρος γίγνεται τῆς ὅλης ἐπιδέσεως. ἕρματά γε μὴν ἔξωθεν ἐπιτιθέμενά τε καὶ παρατιθέμενα θώρακι καὶ κεφαλῇ στηρίγματα μᾶλλον, οὐχ ἑρμάσματα κλητέον. ἐπενοήθη δὲ ταῦτα τοῖς ἰατροῖς διὰ τὰς ἀναγκαίας κινήσεις τῶν μορίων, ἐνίας μὲν κατὰ φύσιν οὔσας, ὡς ἀναπνοὴν ἐπὶ τῶν κατὰ θώρακα σφυγμῶν καὶ μηνίγγων, ἐνίας δὲ παρὰ φύσιν, ὡς βῆχα καὶ πταρμὸν καὶ λυγμόν.

inferiorem pro ratione longitudinis corporis. In ea fiquidem dimenfione quae corpulentiae fit ratione fubftrata quidem ab inferiore parte funt, fuperinjecta vero qualiacunque fint a fuperiori. Interdum vero quod vehementer ab inferiori circumdatur, id rectum a fuperiori erigitur. Caput autem pulvinis, cervicalibus, lanis, pannis mollibus. Tubi etiam fractis offibus utrimque admoti firmamenta quaedam funt. Pilam vero ex lana globofa fub axillam impofitam, quum humeri articulus exciderit, ac impulfum eum deligamus, licet et fulcimentum et firmamentum appellare. Et ideo deligatur, ut hoc ipfo evadat pars deligationis univerfae. Quaecunque fulcimenta profecto foris tum impofita tum admota thoraci et capiti, firmamenta magis quam fulcimenta vocanda funt. Haec autem a medicis excogitata funt propter neceffarios partium motus, quorum nonnulli fecundum naturam funt, ut refpiratio in thoracis meningum pulfibus. Nonnulli vero contra naturam, ut tuffis, fternutamentum, fingultus et

ὅσοι δὲ ἐν τοῖς φλεγμαίνουσι μορίοις γίγνονται σφυγμοὶ καὶ προσέτι κατὰ τὰς κεφαλαλγίας τὰς σφοδρὰς ἐν ταῖς κατὰ τοὺς κροτάφους ἀρτηρίαις. καὶ παλμοὶ δὲ πολλάκις μὲν ἐφ᾽ ὑποχονδρίων γιγνόμενοι, ἔστι δ᾽ ὅτε δὴ καὶ κατ᾽ ἄλλα μόρια στηριγμάτων ἐδεήθη, καὶ τά γε στηρίγματα ταῦτα ποιητέον, ποτὲ μὲν αὐτὰ μόνα, ὡς ἐπὶ τῶν κατὰ τοὺς κροτάφους ἀρτηριῶν, ἐν κεφαλαλγίαις σφοδραῖς ἢ τῶν κατὰ ὑποχόνδρια παλμῶν ἢ τραυμάτων αἱμοῤῥαγίαν ἀπειλούντων, ἐνίοτε δὲ ἔριον ἐπιδέσμῳ περιλαμβάνοντες ἁπλῶς, καὶ χωρὶς δὲ ἐπιδέσμων ἐνίοτε στηρίζομεν. ἐρίῳ τε στηρίζομεν τὰ κατὰ θώρακά τε καὶ αὐχένα καὶ κεφαλὴν ὑπαυχενίοις τε μαλακοῖς καὶ σακκίοις κούφοις κέγχρον θερμὴν ἔχουσιν, ὅταν ἅμα πυριαθῆναί τε καὶ στηρίζεσθαι δέονται, μασχάλην δὲ καὶ νῦν ἐκπεσοῦσαν καὶ ἀνατεθεῖσαν τοῖς μαλακοῖς ἑρμάσμασιν ἐνίοτε στηρίζομεν. ἐπεμβληθεῖσι δ᾽ ἐνίοτε στηρίζομεν ἔξωθεν ἁπαλοῖς στηρίγμασι. κοινοῦ τοίνυν ὄντος σκοποῦ τοῖς ἰδίως ὀνομαζομένοις ἑρμάσμασι καὶ στηρίγμασιν

praeterea per vehementes capitis dolores in temporum arteriis, et quae palpitationes frequentius in hypochondriis oboriuntur. Accidit etiam interdum et alias partes ftabilimentis indigere, atque haec ftabilimenta conftruenda funt, interdum ipfa fola, ut in temporum arteriis per vehementes cephalalgias aut hypochondriorum palpitationibus aut vulneribus haemorrhagiam minantibus; interdum vero lanam fafcia comprehendimus; nonnunquam etiam citra fafcias fimpliciter firmamus. Firmamus quidem thoracem et cervicem lana et caput mollibus pulvinis aut levibus facculis calidum milium continentibus, ubi firmandum fimul et fovendum eft. Maxillam vero luxatam repofitam mollibus fulcimentis exterius admotis interdum firmamus. Quum ergo fulcimenta et firmamenta praecipue nominata communem fcopum fortiantur, jure libri hujus interpretes unum et idem ab utroque fignificari putant. Nos quoque ipfi multoties hifce nominibus citra difcrimen utimur. Is autem communis, quem paulo ante memoravi, fcopus

εἰκότως. οἵ τ᾽ ἐξηγησάμενοι τὸ βιβλίον ἓν ἐξ ἀμφοῖν οἴονται σημαίνεσθαι καὶ ἡμεῖς αὐτοὶ πολλάκις ἀδιαφόρως χρώμεθα τοῖς ὀνόμασιν. ὁ δὲ κοινὸς σκοπός ἐστιν, ὃν ὀλίγον ἔμπροσθεν εἶπον, ὅπως ἐν ταῖς κινήσεσι μὴ σείηται τὰ μόρια. διαφορᾶς μέντοι τινὸς οὔσης ἰδικῆς, ἣν ἄρτι διῆλθον, ὅταν ἀκριβολογούμεθα, στηρίγματα μὲν ἐροῦμεν ὅσα τῆς ἐπιδέσεως ἔξωθέν ἐστιν, ἑρμάσματα δὲ τὰ κατ᾽ αὐτὴν ἐκείνην καὶ οὕτως διοριούμεθα, τὰ μὲν τοῖς ἀναγκαίως κινουμένοις μορίοις, ὧν ταῖς κινήσεσι παύειν οὐκ ἔστιν ἐφ᾽ ἡμῖν, στηρίγματα καλεῖσθαι, τὰ δὲ ἐν τοῖς ἀκινήτοις ἑρμάσματα. σκέλος μὲν γὰρ καὶ χεῖρα κινεῖν ἐφ᾽ ἡμῖν ἐστι, θώρακα δὲ καὶ μήνιγγας οὐκ ἐφ᾽ ἡμῖν. καὶ παλμὸς ἔν τινι μορίῳ γιγνόμενος οὐκ ἐφ᾽ ἡμῖν ἐστιν, ὥσπερ οὐδὲ βὴξ ἢ πταρμὸς ἢ λυγμὸς καὶ ὅ τι μάλιστα δυνατὸν ἀντέχειν αὐτοῖς ἐπὶ χρόνον ἱκανὸν, ὡς μὴ γίγνοιτο. βιάζεται γὰρ ὕστερον ὅταν ἰσχυρὰς σχῇ τὰς γεννώσας αἰτίας αὐτῆς καὶ μόνοις τοῖς [113] καρτερικωτάτοις δυνατὸν ἀνδράσιν ἀντισχεῖν τε καὶ κωλύσαι τὴν γένεσιν αὐτῶν φαίνεται. καὶ αὐτὸς δὲ ὁ Ἱπ-

eſt, ut partes in motibus minime concutiantur. Sed quum proprium quoddam, quod proxime declaravi, diſcrimen inter haec conſiſtat, ubi accuratius loqui volumus, firmamenta quidem dicemus quae extra deligationem ſunt, fulcimenta vero quae in illa ipſa deligatione continentur. Sicque definiemus ea quae ſunt in partibus neceſſario moventibus, quarum motus ceſſare nobis non eſt, firmamenta aut ſtabilimenta vocari; quae vero in immotis, fulcimenta. Crus ſiquidem aut brachium movere noſtrae eſt poteſtatis, thoracem vero aut meningas, minime. Palpitatio etiam aliqua in parte oborta penes nos non eſt, quemadmodum neque tuſſis neque ſternutamentum neque ſingultus et quod maxime poſſibile eſt reſiſtere ipſis ſufficienti tempore. Poſtea namque vim inferunt, quum cauſas ſui procreatrices vehementer ſortiuntur, quibus ſoli robuſtiſſimi viri obſiſtere poſſunt, eorumque generationem prohibere videntur. Verum aliter ſcripſit Hippocrates in propoſita ſententia,

ποκράτης ἔγραψε κατὰ τὴν προκειμένην ῥῆσιν ἐπὶ μὲν τῶν σφυγμῶν εἰπὼν, ὡς μὴ ἐνσείηται. καὶ προσέτι ἐπὶ τῆς κατὰ τὴν κεφαλὴν ἁρμονιῶν διαστάσεως τῷ τῶν ἑρμασμάτων ἐφεξῆς ὀνόματι κεχρημένος, ἐπὶ δὲ βηχῶν καὶ πταρμῶν καὶ ὅλως τῶν κατὰ τὴν κεφαλὴν καὶ θώρακα κινήσεων τῷ τῶν στηριγμάτων. ἡ μὲν οὖν τῶν ἁρμονιῶν διάστασις ἐπὶ κεφαλῆς ἐν ταῖς καλουμέναις ῥαφαῖς γίγνεται κυρίως μὲν ἁρμονιῶν ὀνομαζομένων, καθ᾽ ἃ ψαύει τὰ τῆς κεφαλῆς ἀλλήλων ὀστᾶ, κατὰ μεταφορὰν δὲ ῥαφῶν· ἥρμοσται γὰρ ἀκριβῶς ἀλλήλοις τὰ κατὰ τὸ κρανίον ὀστᾶ καὶ διὰ τοῦτο καθ᾽ ἁρμονίαν ἡ σύνθεσις αὐτῶν εἰκότως ἂν λέγοιτο γεγονέναι, καθ᾽ ὁμοιότητα δὲ τὴν πρὸς τὰ ῥαπτόμενα ῥάκη. ῥᾷον αὐτὰ τοίνυν ἐνίοτε διίστανται, καί ποτε καὶ (705) ὀδύνην ἐπιφέρουσιν, ὅταν φλεγμαίνωσιν οἱ συνάπτοντες αὐτὸν τὸν περικράνιον ὑμένα τῇ σκληρᾷ μήνιγγι καὶ φλέβιά τινα μικρὰ συνεξερχόμενα κατὰ τὰς ῥαφὰς φλεγμαίνει πολλάκις, ἐφ᾽ ὧν διάθεσις ἡ κίνησις τῆς σκληρᾶς μήνιγγος ἐπιπιπτούσης τοῖς φλεγμαίνουσιν ὀδύνην ἐργάσεται. παραπλησίως δὲ

quum de pulſibus locutus eſt, ut ne concutiant. Atque praeterea in commiſſurarum quidem capitis diductione hoc fulcimentorum vocabulo deinceps uſus eſt. In tuſſibus vero et ſternutamentis, ac denique in capitis et thoracis motibus, firmamentorum nomine. Itaque commiſſurarum diductio in capitis fit ſuturis vocatis, quum proprie quidem capitis commiſſurae mutuo contactu ſe tangentes harmoniae nominentur, per metaphoram vero ſuturae. Oſſa namque cranii ad unguem inter ſe compacta ſunt, ob idque ipſorum compoſitio per harmoniam compages jure dicetur et ab eorum, quae ſuuntur, ſimilitudine ſuturae. Hae autem facilius interdum diducuntur, nonnunquam etiam dolorem inferunt, quum quae ipſum pericranium membranae durae meningi connectunt, inflammantur. Saepius etiam venulae quaedam exiles, quae per ſuturas transeunt, inflammationem patiuntur; hinc affectus, durae meningis ſuper inflammatas partes concidentis motus dolorem affert.

καὶ κατά τινας φλεγμονὰς ἡ κινήσεις τῶν ἀρτηριῶν ἀλγηδόνας ἀποτελεῖ. καὶ δεῖται τὰ τοιαῦτα παθήματα συμμετρίας ἀκριβοῦς τῶν στηριγμάτων, ὅπως μήτε χαλαρὰ τοῖς πεπονθόσι μέρεσι προσπίπτοντα κινουμένῳ διασείηται ῥαδίως αὐτὰ καὶ διὰ τοῦτο πόνον ἐπάγει. μήτε αὖ πάλιν αὐτὰ τὰ στηρίγματα περαιτέρω τοῦ προσήκοντος ἐρηρεισμένα θλίβην ἐργαζόμενα παροξύνει τὰς ὀδύνας. ἡ δ' αὐτὴ συμμετρία τῆς τῶν ἐπιδέσμων περιβολῆς εἴρηται πρόσθεν αὐτῷ καὶ κατ' ἄλλα τινὰ πάθη προσηκόντως γίγνεσθαι τῆς καταγματικῆς ἡλικίας καὶ ἐπιδέσεως χρήζοντα. καὶ διὰ τοῦτο ἔφη νῦν, τούτων δὲ αἱ αὐταὶ συμμετρίαι· τούτων δὲ λέγων τῶν νῦν εἰρημένων, αὐτὰς δὲ τοῖς προειρημένοις συμμετρίας εἶναι φάσκων, εἶτα καὶ τῶν συμμέτρων αὐτῶν ἀναμιμνήσκων ἐν οἷς φησιν· ᾗ μὲν γὰρ τὰ σίνη μάλιστα πιέζει, τουτέστιν ἔνθα εἰσί. τὸ γὰρ ᾗ νῦν ἀντ' ἐπιῤῥήματος τοπικοῦ, διὸ καὶ δασύνειν αὐτὸ καὶ περισπᾷν χρή. καὶ τοῦτο δὲ τούτῳ τῷ πάθει συμφέρον ἐπιτιθέναι κελεύων τὸ ἁρμό-

Conſimiliter quoque quibusdam in inflammationibus arteriarum motus dolorem efficit. Atque hujusmodi affectus accuratam firmamentorum commoderationem poſtulant, ut neque ita laxa partibus, quae moventur, affectis procumbentia ipſa facile concutiantur, proindeque dolorem inducant; neque rurſus eadem firmamenta ulterius quam deceat firmata comprimant et dolores exacerbent. Ipſa autem circumjectionis faſciarum commoderatio ab ipſo ſuperius enunciata eſt; et in aliis quibusdam affectibus fracturae aetatem et deligationem deſiderantibus decenter fieri. Quamobrem hic dixit: *horum autem eaedem deligationis commoderationes, horum autem* prolatione, quae nunc pronunciata ſunt, intelligit; easdem vero atque in praedictis commoderationes eſſe profitetur. Deinceps etiam ipſarum commoderationum memoriam refert hiſce prolatis: *qua namque parte laeſiones maxime ſunt,* comprimendum eſt; hoc eſt ubi inſidet affectus. Nam vox ᾗ, *ubi* vel *qua,* pro adverbio loci nunc uſurpatur. Quamobrem et aſpero ſpiritu et circumflexo accentu proferenda eſt. Itaque quod affectus fulciendo

ζον ἢ στηρίζον δηλονότι τῇ περιβολῇ τοῦ ἐπιδέσμου ποιεῖσθαί φησι χρῆναι μὴ μᾶλλον πιέζοντος ἢ ὥστε τοὺς σφυγμοὺς μὴ ἐνσείεσθαι, ὅπερ ἐστὶν ὑπὸ στενοχωρίας κωλύεσθαι τὴν κίνησιν τῶν σφυζόντων, ὀδυνηρὸν γὰρ τοῦτο. πρὸς αὐτῷ δὲ καὶ ἄλλον ὅρον ἔθειο κατὰ τὰς διαστάσεις τῶν ῥαφῶν ἰδίως ὑπάρχοντα, καθ᾽ ὧν φησι, τάς τε διαστάσιας τῶν ἁρμονιῶν συμψαύειν τὰ ἔσχατα ἀλλήλων, ἔσχατα λέγων καθ᾽ ἃ μηκέτι μᾶλλον ἐγχωρεῖ συμψαύειν. δηλοῦται δ᾽ ἐκ τούτου ἡ σφοδρὰ καὶ ἄμετρος θλίψις· ὥσπερ γὰρ οὐ χρὴ κεχαλάσθαι τὴν ἁρμονίαν τῶν ὀστῶν, οὕτως οὐδὲ εἰς ἄκρον ἐσφίγχθαι· καὶ γὰρ καὶ τοῦτο παρὰ φύσιν. οὗτοι μὲν οὖν εἰσι τῆς ἰσχυρᾶς πιέσεως οἱ ὅροι τῆς δ᾽ ἀμυδροῦς ἐφεξῆς ὅροι μήτε ἀμφὶ τοῖς πταρμοῖς τε καὶ βηξὶν, ὡς εἰ καὶ οὕτως εἶπε, μήτε ἐν τοῖς πταρμοῖσι καὶ [114] ταῖς βηξὶ σε σείεσθαι καὶ κλονεῖσθαι συμπεπονθότα μόρια, μηδενὸς αὐτὰ συνέχοντος, ἐν ᾧ σφοδραὶ κινήσεις τὰ χαλαρὰ καὶ ἀστήρικτα μόρια διασείουσαι βιαιότερον ἢ ὡς τοῖς πεπον-

aut firmando confert, admovere jubet, fafciae nimirum circumvolutionem faciendam effe pronunciat, quae non magis premat, quam ut pulfus partes non concutiant, quod eft prae anguftia arteriarum pulfantium motum prohibere: hoc enim eft doloris caufa. Alium praeterea pofuit terminum, proprie ad futurarum diductiones pertinentem, de quibus ita loquitur: *aut juncturarum diftantiae ad extrema fe mutuo contingant*; extrema vocans, quibus amplius commiffurae fe tangere nequeunt. Intelligitur autem ex hoc vehemens et immoderata compreffio. Quemadmodum enim offium commiffuram diduci non oportet, ita neque fumme comprimi. Etenim hoc quoque praeter naturam eft. Hi ergo funt vehementis preffus termini; imbecillis autem fequuntur fines: *neque circa fternutamenta et tuffes*, ac fi dixerit, neque in fternutamentis et tuffibus affectae fimul partes concutiantur, agitenturque, quod nihil eas contineat, in quo vehementes motus laxas nec ftabilitas partes vehementius quam ut

θόσι πρέπει μήτε παροξύνουσι τοὺς πόνους αὐτῶν. ἡ τοίνυν συμμετρία τῶν στηριγμάτων ἐστὶν, ἣν ἐπὶ τέλει τῆς ῥήσεως ἔγραψεν, εἰπὼν ὡς μήτε διαναγκάζηται μήτε ἐνσείηται, τουτέστιν, ἵνα μήτε βιαίως θλίβηται τὰ πεπονθότα μήτε ἐν ταῖς κινήσεσι σείηται, τουτέστιν ἵνα μήτε βιαίως μήτε χαλαρῶς ἐπιδεδεμένα ᾖ.

affectis partibrs congruat, earum dolores exacerbent. Caeterum commoderatio firmamentorum ea eſt, quam in textus ſine ſcripſit hiſce verbis: *ut neque cogantur neque concutiantur*, hoc eſt ut neque violenter premantur neque in motibus concutiantur, hoc eſt ut neque arctius neque laxius faſciatae ſint.

ΓΑΛΗΝΟΥ ΠΕΡΙ ΜΥΩΝ ΑΝΑΤΟΜΗΣ.

Μυῶν ἀνατομὴν ἀμέμπτως μὲν οὐδεὶς ἔγραψεν, ἀκριβέστερον δὲ μᾶλλον μὲν Μαρῖνος τῶν ἄλλων. ἀλλ' ἐπειδὴ μήτε δι' ἑνὸς βιβλίου μήθ' ἑξῆς ὑπὲρ ἁπάντων διῆλθεν, εὐδοκίμησεν εἰκότως ἡ τοῦ Πέλοπος καὶ τοῦ Λύκου καὶ Αἰλιανοῦ τῶν μυῶν ἀνατομή. ὁ μὲν οὖν Πέλοψ ἐν τῇ τρίτῃ τῶν Ἱπποκρατείων εἰσαγωγικῶν ἅμα τοῖς ἄλλοις ἅπασι μέρεσι καὶ τοὺς μῦς ἀνέτεμεν, ὁ δὲ Λύκος ἓν μέγιστον βιβλίον ἔγραψε περὶ αὐτῶν, ὁ δὲ Αἰλιανὸς κατὰ τὴν βίβλον ἣν ὥσπερ

GALENUS DE MUSCULORUM DISSECTIONE AD TIRONES.

Musculorum dissectionem sine reprehensione conscripsit nemo, multo tamen aliis accuratius Marinus. Verum cum nec uno tantum libro nec ordinatim de omnibus ipse exposuerit, Pelopis et Lyci et Aeliani musculorum dissectio in pretio habita est. Pelops igitur in tertio Hippocraticarum institutionum libro una cum omnibus aliis corporis partibus musculos quoque dissecuit. Lycus maximum de iisdem librum composuit. Aelianus in eo libro, quem

ἐπιτομὴν ἐποιήσατο τῶν τοῦ πατρὸς ἀνατομικῶν συγγραμμάτων, ἅμα τοῖς ἄλλοις ἅπασι μορίοις καὶ αὐτὸς ἔγραψε τὴν τῶν μυῶν ἀνατομήν. ἐμηκύνθη δὲ τὸ τοῦ Λύκου βιβλίον, ὅτι τε μακρότερον ἑρμηνεύει πάντα καὶ ὅτι λογικὰς ζητήσεις ἀνέμιξε τοῖς ἐξ ἀνατομῆς φαινομένοις· ἔτι τε πρὸς τούτοις ὅτι περὶ παθῶν ἐποιήσατο λόγους πολλοὺς, ὧν ἔνια κατ' οὐδὲν ᾠκείωται ταῖς τῶν μυῶν ἀνατομαῖς. Αἰλιανὸς δὲ καὶ Πέλοψ μόνα τὰ φαινόμενα διῆλθον, ἅπερ οὐχ ἥκιστα κἀγὼ νῦν ἔγνωκα πρᾶξαι. περὶ μὲν γὰρ τῆς κινήσεως τῶν μυῶν ἑτέρωθι διὰ δυοῖν ὑπομνημάτων εἴρηταί μοι, περὶ δὲ τῆς χρείας ἅμα τοῖς ἄλλοις ἅπασιν ἐν τῇ μεγάλῃ πραγματείᾳ τῇ περὶ χρείας μορίων, καὶ μέντοι καὶ ὡς ἄν τις κάλλιστα γυμνάσειεν οὐ τοὺς μῦς μόνον, ἀλλὰ καὶ τὰ ἄλλα πάντα τοῦ ζώου μόρια, διὰ τῶν ἀνατομικῶς ἐγχειρήσεων λέγεται. ὅθεν οὐδὲν προῃρούμην ἰδίᾳ τι γράψαι περὶ μυῶν ἀνατομῆς· ἀλλ' ἐπειδὰν εἰς ἓν ἀθροίζω πάντα τὰ κατὰ τὰς ἀνατομὰς ὑφ' ἡμῶν εἰρημένα, τηνικαῦτα καὶ τὰ παραλελειμ-

veluti compendium voluminum anatomicorum, a patre conſcriptorum, fecit, ſimul cum aliis cunctis particulis, muſculorum quoque et ipſe ſcripſit diſſectionem. Longior autem evaſit Lyci liber, quod et prolixius omnia interpretetur, quodque logicas quaeſtiones iis, quae ex diſſectione apparent, commiſcuerit, ac praeterea quod de affectibus multos ſermones habuerit, quorum quaedam nulla in re muſculorum diſſectionibus accommodantur. Aelianus ſane et Pelops ſola ea, quae apparent, perſecuti fuere, quod et ego nihilo ſecius nunc facere decrevi. Nam de muſculorum motu alibi duobus commentariis tractatum a me fuit. De utilitate vero ſimul cum reliquis omnibus in magna illa narratum eſt tractatione, quae de partium uſu inſcripta eſt. Ac praeterea quonam quis modo optime non in muſculis tantum, ſed in aliis etiam animalis partibus diſſecandis ſe exerceat, in anatomicis exercitationibus traditur. Quare nihil quidquam privatim ſcribere ſtatueram de muſculorum diſſectione, ſed ubi quaecunque omnia per diſſectionem a nobis inventa ſunt, in unum volumen con-

μένα τοῖς ἔμπροσθεν ἰατροῖς, εἰ μὴ καλῶς εἰρημένα περὶ μυῶν ἐγνώκειν δηλῶσαι. τῶν δ' ἑταίρων[1] ἔνιοι γυμνάζεσθαι βουλόμενοι καθ' ἑαυτοὺς ὑπομνήσεις τινὰς ἔχειν ἠξίωσαν ὧν ἐθεάσαντο δεικνυμένων παρ' ἐμοῦ, καὶ τοῦτο ἠνάγκασάν με γράψαι τὸ βιβλίον. ὧν τὰ μὲν φαινόμενα πάντα κατὰ τὴν ἀνατομὴν τῶν μυῶν ἐκδιδάσκω· ὑπὲρ δὲ τῆς ἐνεργείας ἀπόδειξιν μὲν οὐδεμίαν ἔχω, ἀναμιμνήσκω δὲ τὰ κεφάλαια τῶν ἐν ἑτέροις ἀποδεδειγμένων. ἐπιμνησθῆναι δέ με καὶ τῶν εἴ τι παρέλιπεν ἢ οὐκ ἀκριβῶς εἶπεν ὁ Λύκος ἠξίωσαν. ἐπειδὴ σαφέστατά τε καὶ κάλλιστα πάντων οὗτος ἀνατετμηκέναι μῦς πεπίστευται· ἃ μὲν οὖν ἐπαγγέλλεται τὸ γράμμα, ταῦτά εἰσιν. ἤδη δὲ ἐπὶ τῶν διεξόδων αὐτῶν βαδιοῦμεν. ὅστις ἐθέλει γυμνάζεσθαι περὶ τὴν τῶν μυῶν ἀνατομὴν ἐν ὕδατι πνίξας πίθηκον ἐκδειράτω πρότερον αὐτὸν, ὡς ἐν ταῖς ἀνατομικαῖς ἐγχειρήσεσι λέγεται· πολλοὶ γὰρ ἐν τούτοις διαμαρτάνουσι τοῖς ἐπιτυχοῦσιν ἐπιτρέποντες τὸ ἔρ-

1. In cod. ἑτέρων.

gererem: tunc quoque quae a ſuperioribus medicis in muſculis diſſecandis pratermiſſa vel non recte inventa ſuere, manifeſtare decreveram. Cum tamen nonnulli amici per ſe ipſos ſeſe vellent exercere, commentarios non a re quosdam habere eorum, quae me indicante inſpexere, voluerunt, meque ut hunc librum exponerem impulerunt. In quo quaecunque in muſculorum apparent diſſectione doceo. Nullam autem de actione demonſtrationem adhibeo, ſed capita dumtaxat eorum, quae in aliis libris demonſtrata ſunt, in memoriam revoco. Si quae vero Lycus praetermiſerit vel negligenter ſcripſerit, eorum me aliquam mentionem ſacere voluerunt, quandoquidem hic clariſſime omnium atque optime muſculos diſſecuiſſe creditur. Haec igitur ſunt, quae hic liber pollicetur. Sed jam ad eorum narrationem veniamus. Qui ſe in muſculorum diſſectione exercere cupit, ſuffocata in aqua ſimia, primum ipſam excoriet, quemadmodum in anatomicis adminiſtrationibus dicimus. Nam in hoc multi errarunt,

γον. οὗτοι δὲ καὶ ἄλλα μὲν διασπῶσι πολλὰ καὶ συγχέουσιν, ὥσπερ οὐχ ἥκιστα καὶ τὸν ὑπὸ τῷ δέρματι τοῦ τραχήλου[1] λεπτὸν καὶ πλατὺν μῦν, ὃν εἴ τις οὐκ ἐθέλει μῦν ὀνομάζειν, ἀλλὰ μυώδη γε φύσιν ἢ οὐσίαν ἢ ὅπως ἄν τις βούλοιτο καλεῖν, οὕτω προσαγορευέτω. ἄρχεται δὲ ὁ μῦς οὗτος ἔμπροσθεν μὲν ἐκ τῶν κατὰ τὰ χείλη καὶ τὰς γνάθους χωρίων, ὄπισθεν δὲ ἐκ τῶν κατὰ ῥάχιν ὑποτεταμένος ἐν κύκλῳ παντὶ τῷ περὶ τὸν τράχηλον δέρματι λεπτὸς καὶ ὑμενώδης ὑπάρχων, ὥστε καὶ διὰ τοῦτο λανθάνειν. καὶ ὑμὴν μᾶλλον ἢ μῦς εἶναι δοκεῖ, μέχρι περ ἂν ὁμοῦ τῷ δέρματι βλέπηται, χωρισθεὶς δὲ ἀπ᾽ αὐτοῦ κατάδηλος γίνεται. ἄρθρον δὲ οὐδὲν ὑπὸ τούτου κατακεῖται τοῦ μυός· ὅτι μηδὲν ἐκπέφυκεν εἰς ἄρθρον, ἀλλὰ τὰς γνάθους καὶ τὸ δέρμα κινεῖ μόνον ᾧ συμπέφυκεν. ἔστι δὲ καὶ πρὸ τῆς ἀνατομῆς ἡ κίνησις αὐτοῦ σαφὴς ἐφ᾽ ἡμῶν αὐτῶν. ἐπειδὰν ἀπάγειν ἀλλήλων εἰς τὰ πλάγια τὰς γνάθους βουληθῶμεν, ἄνευ τοῦ κινῆσαι τὴν κάτω γένυν καὶ διοῖξαι τὸ στόμα.

1. In margine cod. additum eſt: περὶ τραχήλου (119. b. μέχρι 122).

cuilibet hoc opus imponentes. Hi autem et alia dilaniant multa et conſundunt, veluti maxime et tenuem latumque muſculum, qui ſub cute colli ſitus eſt, quem ſi quis nolit muſculum appellare, ſed muſculo ſimilem naturam ſive ſubſtantiam ſive quomodocunque velit vocare, id faciat licet. Incipit hic muſculus in priore quidem parte ex labiorum et maxillarum, in poſteriori vero ex ſpinae regionibus, toti cuti, quae circa collum eſt, in orbem ſubtenſus, tenuis membranoſusque exiſtens, ita ut propterea lateat, ac membrana potius quam muſculus eſſe videatur, quo uſque una cum cute conſpiciatur: nam ſi ab hac ſeparatur, manifeſtus evadit. Nullus vero ab hoc muſculo detinetur articulus, quandoquidem nec in articulum etiam inſeritur, verum maxillas ac cutim, quibuscum coaluit, ſolas movet. Ejus autem motus etiam ante diſſectionem in nobis ipſis evidens eſt ac clarus, cum maxillas a ſe ipſis mutuo ad latera citra inferioris maxillae motionem

καὶ τοῖς σπασθῆναι δὲ μέλλουσιν οὗτος ὁ μῦς πρῶτος ἐντείνεται· καὶ οἱ κυνικοὶ καλούμενοι σπασμοὶ τούτου μάλιστα πάθος εἰσίν. ὀνομαζέσθω δὲ ὑφ' ἡμῶν ἕνεκεν σαφοῦς διδασκαλίας μυῶδες πλάτυσμα. περιβέβληται μὲν οὖν παντὶ τῷ τραχήλῳ, καταφέρεται δὲ πρόσω μὲν ἄχρι τῶν κλειδῶν, ἑκατέρωθεν δὲ κατὰ τὰς ὠμοπλάτων ῥάχεις ἄχρι τῆς ἀρχῆς τοῦ μεταφρένου, τὸ δὲ μεταξὺ ταύτης τε τῆς καταφύσεως καὶ τῆς κεφαλῆς ὑμενῶδες ὑπάρχον ὄρθιον διὰ μέσης τέταται τῆς κατὰ τὸν τράχηλον ἀκάνθης. τουτὶ μὲν οὖν τὸ σῶμα τοῖς ἀνατομικοῖς ἠγνόηται, κακῶς ἐκδερομένου τοῦ ζώου. ἐμοὶ δ' ἂν εἴη καιρὸς ὑπὲρ τῶν κατὰ τὸ πρόσωπον ἤδη μετέρχεσθαι μυῶν.

Περὶ τῶν κατὰ τὸ πρόσωπον μυῶν.

Οἱ μὲν δὴ τῶν χειλῶν μύες, οἵπερ δὴ καὶ ἀκριβῶς ἀναμίγνυνται τῷ τούτων δέρματι, τέσσαρές εἰσι τὸν ἀριθμὸν, ἐκ μὲν τῶν ἄνωθεν μερῶν εἷς ἑκατέρωθεν ἀπὸ τῶν μήλων

orisque motionem adducere volumus. Et in iis, quibus ſpaſmorum inſultus inſtat, hic muſculus primus omnium intenditur. Et qui cynici vocantur ſpaſmi, hujus praecipue muſculi affectio ſunt. A nobis autem clarae inſtructionis cauſa *myodes platyſma* (muſculiformis extenſio in latum) appelletur. Itaque toti collo circumjectus eſt: deſcendit autem in anteriore parte uſque ad claviculas. Ab utraque vero parte juxta ſcapularum ſpinas uſque ad initium dorſi (metaphreni). Quod inter hanc inſertionem et originem interjacet, membranoſum exiſtens rectum, per mediam, quae in collo eſt, ſpinam extenditur. Hoc igitur corpus anatomici, cum animal male excoriarent, ignorarunt. Sed jam tempus eſt ut ad faciei muſculos accedam.

De faciei muſculis.

Labiorum muſculi, qui et exacte labiorum cuti permiſcentur, quatuor numero ſunt, duo ex ſuperioribus partibus, utrimque nimirum unus a malis obliqui diſce-

καταφερόμενοι λοξοὶ, ἐκ δὲ τῶν κάτωθεν ἀπὸ τῆς γένυος ἄκρας, ἵνα πέρ ἐστι τὸ καλούμενον γένειον εἷς. κἀνταῦθα καθ' ἕτερον μέρος ὁ μὲν ἐκ τῶν δεξιῶν, ὁ δὲ ἐκ τῶν ἀριστερῶν. εἰ μὲν δὴ ἀμφότεροι ταθεῖεν οἱ ἄνω, ἀνασπᾶται τὸ ἄνω χεῖλος, εἰ δὲ ὁ ἕτερος μόνος, παρασπᾶται τὸ χεῖλος πρὸς ἐκεῖνον. οὕτω δὲ καὶ τῶν κάτωθεν ἀμφοῖν μὲν ταθέντων κατασπᾶται τὸ χεῖλος τὸ κάτω, θατέρου δὲ μόνον παρασπᾶται. περὶ δὲ τῆς εἰς τὰ πρόσω κινήσεως τῶν χειλῶν, ὑπὲρ ἧς οὐδὲ ἐπεμνήσθησαν ὅλως οἱ ἀνατομικοὶ, δι' ἑτέρου λεχθήσεται γράμματος, ἐν ᾧ καὶ περὶ τῶν ἄλλων ἁπασῶν κινήσεων ἀπόρων διέξειμι.

Περὶ τῶν κατὰ τὰ πτερύγια τῆς ῥινὸς μυῶν.

Δύο δὲ ἄλλοι μύες μικροὶ παντάπασιν ἄρχεται μὲν καὶ αὐτοὶ μετὰ[1] τὰ μῆλα, καταφύονται δὲ εἰς τὸ καθ' ἑαυτὸν ἑκάτερος τῆς ῥινὸς πτερύγιον ἀνοιγνύντες αὐτήν. συστέλλεται δὲ ὑπ' οὐδενὸς μυὸς ἡ ῥὶς, ἀλλ' ὅταν οἱ προειρημένοι

1. In margine: κατὰ.

dentes et duo ex inferioribus ab extrema maxilla, ubi eſt mentum; utraque etiam nimirum parte unus, alter a dextra, alter a ſiniſtra. Sane ſi ambo ſuperiores tenſi fuerint, ſuperius labium ſurſum trahitur; ſin alter ſolus, ad eum attrahitur labium. Ita quoque de inferioribus dicendum. Nam ſi ambo extenſi fuerint, deorſum trahitur labium; ſin alter dumtaxat, verſus illum attrahitur. De labiorum vero verſus anteriora motu, de quo nullam omnino mentionem fecerunt anatomici, in alio dicetur libro, in quo etiam de omnibus aliis obſcuris dubiisve motibus tractabo.

De muſculis qui ad naſi alas ſunt.

Duo ſunt alii uſquequaque exigui muſculi, qui a malis incipientes utrimque unus, in ſibi reſpondentem naſi alam inſeruntur, ipſam aperientes. A nullo autem muſculo naſus contrahitur, ſed cum praedicti muſculi ab

μύες ἐνεργοῦντες παύσωνται, τὴν μέσην τηνικαῦτα κατάστασιν λαμβάνει. ἐπέκεινα δὲ αὐτῆς ὑπ' οὐδενὸς ἀπάγεται μυὸς, ἀλλ' ἐν ταῖς σφοδροτέραις εἰσπνοαῖς, τῇ ῥύμῃ τοῦ πνεύματος ἕπεται τὰ πτερύγια. κάτω μέντοι κατασπᾶται τοῖς χείλεσιν ἀκολουθοῦσα κατὰ προάρτησιν.

Περὶ τῆς ὑπὸ τῷ δέρματι τοῦ μετώπου μυώδους φύσεως.

Καὶ μὲν δὴ καὶ τῷ τοῦ μετώπου δέρματι μυώδης φύσις ὑποτέταται λεπτὴ συμφυὴς[1] αὐτῷ καὶ τοῦτο σύμπαν τὸ περὶ τὸ μέτωπον δέρμα κινεῖται, κἂν ἀκίνητος ἡ γένυς φυλάττηται.

Περὶ τῶν κατὰ τοὺς ὀφθαλμοὺς μυῶν.

Οἱ μὲν περὶ τὴν βάσιν μύες[2], εἴτε ἕνα τις αὐτὸν φήσειεν εἶναι ἤτοι διπλοῦν ἢ τριπλοῦν εἴτε δύο ἢ καὶ τρεῖς συμφυεῖς, εἰς τὸ στηρίζειν τὸν ὀφθαλμόν εἰσι χρήσιμοι. ἐπειδὰν μάλιστα κατ' εὐθὺ βλέπειν ἀκριβῶς τι μικρὸν σῶμα

1. In margine: γρ. τὸ περὶ τὸ πρόσωπον. 2. In margine: ὁ μὲν περὶ τῇ βάσει μῦς.

actione ceſſant, mediam tunc ipſe acquirit conſtitutionem. Nullus vero eſt muſculus, qui naſum a praedicta apertione ad majorem abducat, ſed in vehementioribus inſpirationibus alae ſpiritus impetum inſequuntur. Deorſum porro trahitur naſus, labiis propter appenſionem cedens.

De muſculoſa frontis natura, quae ſub cute eſt.

Et ſane frontis cuti muſculoſa quaedam natura tenuis ſubtenditur, ipſique cuti coalita eſt, ideoque tota, quae in fronte eſt, cutis etiam maxilla quieſcente movetur.

De oculorum muſculis.

Muſculi, qui circa oculi baſim ſiti ſunt, ſive quis unum eſſe dicat ſive duplicem ſive etiam duos vel tres coalitos, ad firmandum certe oculum conferunt, cum praeſertim puſillum aliquod corpus recte obtutu accurate no-

δεηθῶμεν. οἱ δὲ ἄλλοι πάντες οἱ κινοῦντες αὐτὸν ἓξ τὸν ἀριθμὸν ὑπάρχουσιν. εὐθειῶν μὲν κινήσεων οἱ τέσσαρες ἐξηγούμενοι, δύο δὲ οἱ λοιποὶ περιστρέφοντες ὅλον τὸν ὀφθαλμόν. ἀλλ᾽ οὗτοι μὲν ἀπὸ τῶν κατὰ τὸν μέγαν κανθὸν ὁρμώμενοι χωρίων ἐπὶ τὸν μικρὸν ἀφικνοῦνται. τῶν δὲ ἄλλων τῶν τεσσάρων[1] μυῶν ὁ μὲν ἀνατείνειν αὐτὸν, ὁ δὲ καθέλκειν, ὁ δὲ τῇ ῥινὶ προσάγειν, ὁ δὲ ἐκτὸς ἐπισπᾶσθαι· πέφυκεν ὡς ἐπὶ τὸν μικρὸν κανθόν. ὅσοι δὲ ὥσπερ καὶ Λύκος οὐχ ἓξ, ἀλλὰ πέντε νομίζουσιν εἶναι τοὺς μῦς, τοὺς δὲ ἁμαρτάνουσιν οὐ περὶ τὸν ἀριθμὸν αὐτῶν μόνον, ἀλλὰ καὶ τὴν τῶν ἐνεργειῶν γνῶσιν.

Περὶ τῶν κάτω γένυν κινούντων μυῶν.

Τέσσαρες συζυγίαι μυῶν τὴν κάτω γένυν κινοῦσιν· ἀνατείνοντες μὲν οἵ τε κροταφῖται καλούμενοι καὶ οἱ ἔνδον τοῦ στόματος. εἰς δὲ τὰ πλάγια παράγοντες οἱ κατὰ τὰς γνάθους, οὓς μασσητῆρας ὀνομάζουσιν ἀπὸ τῆς χρείας τοὔνομα

1. Manus ſecunda τῶν τεσσάρων.

bis ſit inſpiciendum. Alii autem omnes oculum moventes ſex numero ſunt, quorum quatuor rectis motibus praeſunt, reliqui duo oculum circumvertunt. Sed hi a magni anguli regionibus prodeuntes in parvum pertingunt. Ex aliis quatuor unus oculum ſurſum, alter deorſum, tertius ad naſum, quartus extrorſum trahere ſolet velut ad parvum angulum. Quicunque vero non ſex, ſed quinque affirmant eſſe hos muſculos (id quod etiam Lycus opinabatur) ii non in numero ſolum eorum, ſed in actionibus quoque cognoſcendis errant.

De muſculis maxillam inferiorem moventibus.

Quatuor muſculorum paria maxillam inferiorem movent, ac ſurſum quidem trahunt, qui temporales vocantur et qui intra os ſiti ſunt. Ad latera vero adducunt, qui in buccis ſunt locati, quos maſſeteras ſ. manſorios,

θέμενοι, κατασπῶντες δὲ οἱ λοιποὶ δύο. ἀλλ' οὗτοι μὲν στενοί τέ εἰσι καὶ προμήκεις· ἀρχόμενοι μὲν ὄπισθέν τε καὶ κάτωθεν τῶν ὤτων, διὰ δὲ τοῦ τραχήλου πρόσω φερόμενοι, κἄπειτα εἰς ταυτὸν[1] ἀλλήλοις ἰόντες, ἵνα δὴ καταφύωνται τῇ γένυι διανοίγοντες αὐτὴν, ἐπειδὰν ταθῶσιν. οὗτοι μόνοι συμπάντων μυῶν σαρκώδη μὲν ἔχουσιν ἄμφω τὰ πέρατα, τὸν μέσον δὲ ἀκριβῆ τένοντα. τῶν δὲ ἄλλων τριῶν συζυγιῶν εὐρώστων τε ἅμα καὶ μεγάλων οὐσῶν οἱ μὲν κροταφῖται καθήκουσιν, εἴς τε τὰς κορώνας ἄκρας τῆς γένυος εἷς ἑκατέρωθεν, εἴς τε τὴν γένυν αὐτὴν περὶ[2] τὴν ἔκφυσιν τῆς κορώνης ἰσχυραῖς ἀπονευρώσεσιν ἐμφυόμενοι δι' ὧν τήν τε γένυν ἀνασπῶσι καὶ κλείουσι τὸ στόμα· καὶ διὰ τοῦτο καὶ τούτους τοὺς μῦς ἐνίοτε μασσητῆρας ὀνομάζουσιν οὐχ οἱ νεώτεροι μόνον, ἀλλὰ καὶ οἱ παλαιοὶ τῶν ἰατρῶν, ὥσπερ καὶ Ἱπποκράτης. ἵνα δὲ πρῶτον[3] ἀποβλαστάνουσιν οἱ αὐτῶν εἰρημένοι τένοντες ἐγκάρσιον ὀστοῦν

1. In margine ἐπ' αὐτὸν. 2. In margine παρὰ. 3. In codice πρῦστον.

nomine ab utilitate impoſito, appellant. Deorſum trahunt reliqui duo, ſed hi anguſti prolixique ſunt, qui poſt infraque aures incipientes et per collum in anteriora procedentes, atque deinde in idem mutuo, ut maxillae inſerantur, coëuntes, ipſam cum tenduntur aperiunt. Hi ſoli inter omnes muſculos ambas quidem extremitates carnoſas habent, mediam vero exquiſitum tendinem. Ex reliquis tribus paribus, quae robuſta ſimul et magna ſunt, temporales ab utroque latere unus, ad extremas maxillae κορώνας perveniunt et maxillae ipſi ad proceſſum coronoidem validis aponeuroſibus inſeruntur, per quas tum maxillam ſurſum trahunt tum os claudunt. Quapropter et hos muſculos interdum maſſeteras appellant non recentiores tantum, ſed et antiquiores medici, quemadmodum etiam Hippocrates. Prope vero eam partem, qua praedictorum muſculorum tendines expullulant, transverſum os

ἔξωθεν ἐπιβέβληταί τε καὶ περιβέβληται ζύγωμα προσαγορευόμενον.

Περὶ τῆς τρίτης συζυγίας τῆς κλειούσης.

Οἱ δ' ἐντὸς τοῦ στόματος μύες ἐπιβεβήκασι μὲν τοῖς πλατέσι καὶ κοίλοις τῆς κάτω γένυος, ἀνατείνονται δὲ ἐπὶ τὴν ὑπερώαν ἐμφυόμενοι τοῖς ἐνταῦθα κοίλοις ὀστοῖς ἃ περιλαμβάνουσιν αἱ πτερυγώδεις ἐκφύσεις. ἔστι δὲ αὐτοῖς ἐνταῦθα καὶ τένων τις εὔρωστος, ὅλον δὲ τὸ πλάγιον μέρος τῶνδε τῶν μυῶν συμπέφυκε τοῖς κροταφίταις. καὶ μέντοι καὶ τὴν αὐτὴν ἐνέργειαν ἔχουσιν αὐτοῖς ἀνασπῶντες ἐκ τῶν ἔνδον μερῶν τὴν κάτω γένυν. ἔνιοι μὲν αὐτοὺς μέρος τι τῶν κροταφιτῶν εἶναι νομίζουσιν, ὥσπερ Μαρῖνος, ἔνιοι δὲ ἀποχωρίζουσιν ἰδίως, καθάπερ Αἰλιανὸς καὶ Πέλοψ. ὁ Λύκος δὲ ὅλως ἀγνοήσας αὐτοὺς ἐπιτιμᾷ τοῖς τέτταρας εἶναι λέγουσι τοὺς κροταφίτας.

extrinſecus impoſitum circumpoſitumque eſt, quod *jugum* (os zygomaticum) appellatur.

De tertia ſyzygia claudente.

Qui vero intra os ſunt muſculi, latis cavisque maxillae inferioris partibus incumbunt: ad palatum vero adſcendunt, cavis quae inibi ſunt oſſibus, quae a proceſſibus, quos ad alarum ſimilitudinem circumdantur, inſerti. His muſculis validus quidam tendo hoc in loco ineſt. Tota vero horum muſculorum transverſa pars cum muſculis temporalibus coaleſcit. Et ſane eandem, quam temporales, actionem obeunt, inferiorem nempe maxillam in interiore parte ſurſum trahentes. Quidam eos partem quandam temporalium eſſe exiſtimant, ut Marinus, nonnulli autem peculiari modo eos ſeparant, uti Aelianus et Pelops. Lycus autem cum hos prorſus ignoraſſet, illos reprehendit, qui quatuor eſſe temporales muſculos dicunt.

Περὶ τῶν μασσητήρων τῶν τριγώνων.

Οἱ λοιποὶ δὲ δύο μύες ἔξωθεν μὲν ἐπιβέβληνται τῷ μήκει τῆς κάτω γέννος, παραφερόμενοι δὲ καὶ καταφερόμενοι ταῖς δύο κεφαλαῖς αὐτῶν πρός τε τὸ μῆλον ἀνατείνονται καὶ τὸ ζύγωμα, δύο κατ᾿ ἀλήθειαν ἑκατέρωθεν ὄντες καὶ οὐχ εἷς· ἀλλήλων γὰρ διαδέχονται τὴν ἐν ταῖς μασσήσεσιν ἐνέργειάν τε καὶ χρείαν· ὁ μὲν εἰς τὸ πρόσω τὴν γένυν κινῶν, ὁ δὲ εἰς τοὐπίσω. καὶ μὲν δὴ καὶ εἰς τοὺς κροταφίτας οἱ μύες οὗτοι συμφύονται κατὰ τοῦ ζυγώματος ἔνδον.

Περὶ τῶν εἰς τὰς ὠμοπλάτας τῆς κεφαλῆς ἐμφυομένων.

Πρώτως[1] πάντων ἀφαιρεθέντος τοῦ μυώδους πλατύσματος ἐκ τοῦ κατὰ τὸ ἰνίον αὐτοῦ τῆς κεφαλῆς ἐκφυόμενοι φαίνονται δύο μύες ἀλλήλων ψαύοντες εἷς ἑκατέρωθεν· ὁ μὲν ἐκ τῶν δεξιῶν μερῶν τοῦ ζώου, ὁ δὲ ἐκ τῶν ἀριστερῶν. ἔστι δ᾿ ἡ ἔκφυσις αὐτῶν ἰσχνὴ καὶ πλατεῖα κατὰ γραμμὴν ἐγκαρσίαν ἐπὶ τὰ ὦτα φερομένη· οὐ μὴν ἐξικνεῖταί γε πρὸς

1. In marg. (232.).

De masseteribus trigonis.

Reliqui autem duo musculi extrinsecus secundum inferioris maxillae longitudinem insident; praetervecti vero atque inserti duobus ipsorum capitibus ad malas et os jugale adscendunt, bini revera utrimque existentes, non unus. Mutuam enim in mandendo excipiunt tum actionem tum usum, alter in priorem, alter in posteriorem partem maxillam movens. Iidem etiam musculi in temporales intra os jugale coalescunt.

De musculis qui a capite in scapulas inseruntur.

Ablata prima omnium musculosa latitudine, quo duo musculi ex osse capitis, quod in occipite est, utrimque unus, se mutuo tangentes exoriri videntur, alter a dextris animalis partibus, a sinistris alter. Est autem eorum exortus gracilis latusque per transversam lineam ad aures procedens; ad utramque tamen aurem haud pervenit, sed

ἑκάτερον τῶν ὤτων, ἀλλ' ἔλαττόν ἐστι συχνῶς. ἐντεῦθεν ὁρμηθέντες οἱ δύο μύες ἀεὶ καὶ μᾶλλον πλατύνονται καὶ τελευτῶντες ἐμφύονται ταῖς ῥάχεσι τῶν ὠμοπλατῶν ἄχρι τοῦ καθ' ἑκάτερον ἀκρωμίου συνεπιλαμβάνοντές τι καὶ τῶν κλειδῶν. τούτους τοὺς μῦς ἰδεῖν ἔστι καὶ ἐπὶ τῶν γυμναστικῶν ἐναργῶς καὶ πρὸ τῆς ἀνατομῆς. εὐτραφέστατοι γὰρ γίνονται καὶ σύμπαντα καταλαμβάνουσι τὸν αὐχένα. τὸ δὲ ἔργον αὐτῶν [1] οὐχ ὥσπερ οἴεται Λύκος ἅμα πολλοῖς ἐξαπατώμενος· οὐ γὰρ κατασπῶσιν ἐπ' ὠμοπλάτας τὴν κεφαλὴν, ἀλλ' ἐκείνας ἐπὶ τὴν κεφαλὴν ἕλκουσιν. ἀποδείκνυται δὲ τοῦτο διὰ τῶν ἀνατομικῶν ἐγχειρήσεων. ἔνθα καὶ περὶ πολλῶν ἄλλων κινήσεων ἠγνοημένων τοῖς ἔμπροσθεν ἰατροῖς ἐπὶ πλέον διέξιμεν [2], ὡς ἂν καὶ τὴν μέθοδον ἥτις ἂν ἕκαστος εὑρίσκῃ διδάσκοντες. μετὰ δὲ τὴν τῶν προειρημένων μυῶν ἔκφυσιν ἀποτμηθεῖσαν ὑπόκειταί τις ἑτέρα συζυγία μυῶν ἰσχνῶν καὶ μακρῶν λεπτὴ [3] μὲν καὶ πλατεῖα κατὰ τὴν ἔκφυσιν, ἀεὶ δὲ ἐν τῷ προϊέναι στρογγυλωτέρα γινομένη καὶ

1. In margine (132. 30.). 2. (133.). 3. In cod. στρεπτή.

multo brevior eſt. Hinc duo muſculi inchoantes magis magisque perpetuo dilatantur: ac tandem ſcapularum ſpinis uſque ad acromion utrobique inſeruntur, aliquid etiam clavicularum comprehendentes. Hos muſculos ante diſſectionem in gymnaſticis evidenter videre poſſumus: pleniſſimi enim corpulentiſſimique ſunt, ac totam cervicem occupant. Horum officium non eſt, ut Lycus una cum plerisque aliis diſſectoribus deceptus affirmabat, neque enim caput ad ſcapulas detrahunt, ſed ipſas ad illud trahunt. Hoc autem in anatomicis adminiſtrationibus demonſtratur, in quibus etiam de plerisque aliis motibus, qui ſuperiores medicos latuerunt, abunde perſequimur; ac methodum etiam qua ſinguli motus inveniri debeant, docemus. Poſt muſculorum praedictorum exortum diſſectum allud quoddam ſubjacet muſculorum gracilium et longorum par gracile et latum in exortu, ſemper tamen dum progreditur,

τελευτῶσα εἰς τένοντα λεπτὸν, καταφύεται κατὰ τὴν ἀρχὴν τῆς βάσεως τῆς ὠμοπλάτης ἀκριβῶς στρογγύλον οἷόνπερ νεῦρον. ὅστις ἐκ τῶν ἔνδον μερῶν παραφερόμενος τῇ βάσει καὶ προελθὼν ἄχρι τοῦ ἡμίσεως αὐτῆς, οὕτως ἤδη τὴν ἔκφυσιν εἰς αὐτὸ τὸ τῆς βάσεως ὀστοῦν ποιεῖται. ἡ χρεία δὲ αὐτοῦ τῆς ὠμοπλάτης τὴν βάσιν κατ' εὐθὺ ἀνέλκειν τῆς κεφαλῆς, οὐδὲ τοῦτον οἱ περὶ τὸν Λύκον ἔγνωσαν τὸν τένοντα.

Περὶ τῶν ὠμοπλάτην κινούντων μυῶν.

Ἑπτὰ μύες εἰσὶν οἱ κινοῦντες ἑκατέραν τὴν ὠμοπλάτην· δύο μὲν ἀπ' ἰνίου καταφερόμενοι λοξοὶ, περὶ ὧν ἔμπροσθεν εἶπον· ἕτερος δὲ τρίτος ἀπὸ τῆς εἰς τὸ πλάγιον ἐξοχῆς τοῦ πρώτου σπονδύλου, τέταρτος δὲ ἀπὸ τοῦ τὸν λάρυγγα περιέχοντος ὀστοῦ· καὶ δύο ἄλλοι τὴν ἔκφυσιν ἐκ τῆς κατὰ τὸν νῶτον ἀκάνθης ἔχοντες. ἕβδομος δὲ ἀπὸ τῆς ὀσφύος ἀναφερόμενος ἐπὶ τὴν κατ' ὦμον διάρθρωσιν μέγιστος μῦς, οὗ τὴν φύσιν ἅπασαν ἐν τοῖς ἑξῆς διηγήσομαι κατ' ἐκεῖνο τοῦ λόγου τὸ μέρος, ἔνθα δίειμι περὶ τῶν κατ'

teretior evadit, ac in tenuem tendinem nervi inſtar exacte teretem ſiniens ad principium baſis ſcapularum inſeritur: qui tendo ab intrinſecis partibus propter baſin provectus atque ad ejus uſque dimidiam partem procedens ſic jam in ipſum baſis os inſeritur. Uſus autem ejus ſcapularum baſin recta ad caput attrahere. Hunc etiam tendinem Lycus ignoravit.

De muſculis ſcapulas moventibus.

Septem ſunt muſculi, qui utramque movent ſcapulam. Duo quidem ab occipite deorſum obliqui feruntur, de quibus ſuperius dixi. Tertius autem a transverſo proceſſu primae vertebrae exoritur: quartus ab oſſe guttur ambiente: et duo alii ex ſpina dorſi exortum habentes. Septimus a lumbo adſcendens ad humeri articulationem maximus muſculus, cujus naturam omnem in ſequentibus in ea libri parte declarabo, in qua de muſculis articulum humeri

ὦμον ἄρθρον κινούντων μυῶν. ἐκφύεται[1] δὲ ὁ μὲν ἐκ τοῦ πρώτου σπονδύλου τὴν ἔκφυσιν ἔχων εἰς τὸ τῆς ὠμοπλάτης ῥάχεως πέρας, ὅσον ὑψηλόν ἐστι πρὸς τὸ ἀκρώμιον σχεδὸν εἰς τὸ τρίτον που μέρος ὅλης αὐτῆς. ἔστι δὲ σαρκοειδής τε καὶ ἥκιστα πλατὺς ὁ μῦς οὗτος καὶ προσάγει τὴν ὠμοπλάτην τοῖς πλαγίοις μέρεσι τοῦ τραχήλου. τούτου τοῦ μυὸς οὐ τὴν ἐνέργειαν μόνην ὁ Λύκος ἠγνόησεν, ἀλλὰ καὶ τὴν ἔκφυσίν τε καὶ τὴν κατάφυσιν οἰόμενος ἄρχεσθαι μὲν αὐτὸν ἀπὸ τῶν στηλοειδῶν τοῦ κρανίου ἐκφύσεων, ἥκειν δὲ ἐπὶ τὸ ἀκρώμιον. ὁ δὲ ἐκ τοῦ περιέχοντος ὀστοῦ τὸν λάρυγγα τὴν ἔκφυσιν ἔχων εἰς ἐκεῖνο μάλιστα τῆς κατ᾽ ὠμοπλάτην ὑψηλῆς ἐμφύεται πλευρᾶς, ἔνθα ἡ ἀρχὴ τῆς ἀγκυροειδοῦς ἀποφύσεώς ἐστι, στενὸς δὲ καὶ μακρὸς ὁ μῦς οὗτος ὑπάρχει καὶ προσάγει τὴν ὠμοπλάτην εἰς τὸ πρόσω τοῦ τραχήλου πρὸς[2] τὴν ἰδίαν ἀρχὴν, ὅπερ ἁπάντων ἐστὶ κοινὸν τῶν μυῶν· ὁ[3] δὲ ἀπὸ τῶν πλευρῶν τε καὶ τῆς ὀσφύος

1. Haec lectio a Correctore; in cod. ἐμφύεται. 2. ἐπὶ manus prima. 3. In margine ὁ ζ. Forte ὁ ἕβδομος μῦς.

moventibus tractabo. Sane musculus, qui a prima vertebra exoritur, in extremitatem spinae scapularum, qua sublimior ipsa est, apud acromion in tertiam fere ipsius universae partem inseritur. Est autem carnosus minimeque latus musculus hic, scapulamque ad transversas colli partes adducit. Hujus musculi non actionem solum, sed exortum quoque et insertionem ignoravit Lycus, incipere eum ab iis calvariae processibus, qui a columnae similitudine stiloides vocantur, atque ad acromium pervenire putans. At qui ab osse guttur ambiente exortum habet, in eam praecipue altioris costae scapularum partem inseritur, ubi principium processus illius habetur, qui ancyroides (s. coracoides) nominatur. Angustus autem et longus est hic musculus, scapulamque in priorem regionem cervicis versus proprium principium adducit, id quod omnium musculorum est commune. Qui vero a lumbo in humeri dearticulationem adscendit musculus, ac toti basi cavisque

εἰς τὴν κατὰ τὸν ὦμον διάρθρωσιν ἀναφερόμενος μῦς τῇ τε βάσει τῆς ὠμοπλάτης ὁμιλῶν ὅλῃ καὶ τοῖς σιμοῖς τοῖς κατὰ τὴν ταπεινοτέραν πλευρὰν κάτωθέν τε καὶ πρόσθεν ἐφ᾽ ἑαυτὸν ἐκ τούτων τῶν λαβῶν ἐπισπᾶται τὴν ὅλην ὠμοπλάτην εἴς τε τὰ κάτω καὶ πρόσω. οἱ δ᾽ ὑπόλοιποι δύο μύες[1], οὓς μόνους οἴεται Λύκος τὴν ὠμοπλάτην κινεῖν, ὁ μὲν ἐπιπολῆς[2] ἐξ ἁπάντων ἐκφυόμενος τῶν τοῦ θώρακος σπονδύλων εἰς τὸ κάτω μέρος ἐμφύεται τῆς ῥάχεως αὐτῆς, ὁ δὲ ὑπ᾽ αὐτῷ κείμενος ἐκφύεται μὲν ἐκ τῶν ἑπτὰ τοῦ θώρακος σπονδύλων· καὶ προσέτι τῶν ἐν τῷ τραχήλῳ πέντε, καταφύεται δὲ εἰς ὅλον τὸ χονδρῶδες τῆς βάσεως. ἀπάγει μὲν οὖν ἑκάτερος αὐτῶν ὀπίσω τὴν ὠμοπλάτην, ἀλλ᾽ ὁ μὲν πρότερον ῥηθεὶς ἑαυτῷ κατασπᾷ, ὁ δὲ δεύτερος ὡς ἐπὶ τὸν τράχηλον ἀνέλκει[3]. εἰ δ᾽ ἄμφω ταθεῖεν, ὀπίσω πρὸς τὴν ῥάχιν, ἀπάγουσιν ὅλην τὴν ὠμοπλάτην, ὡς τοὺς ἑπτὰ τοῦ θώρακος σπονδύλους τοὺς πρώτους, οἷς καὶ παρατέτανται.

1. In margine manu ſecunda additum eſt: ὁ πέμπτος καὶ ἕκτος. 2. In marg. (142. 143.). 3. Supraſcriptum ἀνέλκων.

ſcapulae partibus ſecundum humiliorem coſtam adhaeret, ex inferiori et priori parte totam ſcapulam his apprehenſionibus deorſum ac in priora ad ſe ipſum trahit. Ex reliquis duobus muſculis, a quibus ſolis ſcapulam moveri arbitratur Lycus, alter quidem in ſuperficie ex omnibus thoracis vertebris exoriens in inferiorem ſpinae ſcapularum partem inſeritur, alter vero ſub hoc ipſo ſitus, exoritur quidem et ipſe ex ſeptem thoracis vertebris et ex quinque etiam ipſius cervicis: inſeritur autem in totam eam baſis partem, quae cartilaginea eſt. Uterque igitur ipſorum retro abducit ſcapulam, ſed prior una etiam deorſum trahit, ſecundus velut ad cervicem ſurſum trahit: ſi vero ambo ſimul tenſi fuerint, retro verſus ſpinam dorſi totam ſcapulam ad ſeptem ſuperiores thoracis vertebras, quibus etiam ipſi exporrecti ſunt, abducuntur.

Περὶ τῶν τὴν κεφαλὴν κινούντων μυῶν.

Η κεφαλὴ τὰς μὲν οἰκείας κινήσεις ἄνευ τοῦ τραχήλου κινεῖται βραχυτάτας τε ἅμα καὶ διττὰς ὑπαρχούσας κατὰ[1] διττὰς διαρθρώσεις· τὰς μὲν ἑτέρας ἐφ' ἑκάτερα περιστρεφομένη, τὰς δὲ ἑτέρας ἐπὶ νευόντων τε πρόσω καὶ ἀνανευόντων ὀπίσω. αἱ δὲ σὺν ὅλῳ τῷ τραχήλῳ κινήσεις αὐτῆς ἐπὶ πολύ τε γίνονται καὶ μετ' ὀλίγον ὑπὲρ αὐτῶν δίειμι. νυνὶ δὲ περὶ τῶν οἰκείων αὐτῆς μυῶν εἰρήσεται. τῇ προειρημένῃ συζυγίᾳ τῶν ἰσχνῶν μυῶν, οὓς καὶ αὐτοὺς ἔφην ἀνασπᾶν τὴν ὠμοπλάτην ἐκ τοῦ κατ' ἰνίον ὀστοῦ τῆς κεφαλῆς ἐκφυομένους ἐφεξῆς ἐστιν ἑτέρα τὴν ἔκφυσιν ἐγκαρσίαν τε ἅμα καὶ σαρκώδη καὶ πλατεῖαν ἄχρι τῶν ὤτων ἔχουσα. συνεκφύεται δὲ αὐτῇ τις ἑτέρα τὴν ἀρχὴν ἐκ τῆς ὑπ' αὐτὸ τὸ οὖς χώρας πεποιημένη. αὗται δι' ὅλου τοῦ τραχήλου πρὸς τὰ πρόσω φέρονται λοξαί· κατὰ μὲν τὴν πρώτην ἔκφυσιν μετρίως συμφυεῖς, ἐν δὲ τῷ μετὰ ταῦτα χωρίῳ ἀποχωροῦσι μᾶλλον καὶ διὰ τοῦτο καὶ δύο μύες δό-

1. Manus prima καὶ διττὰς διαρθρώσεις ἔχει.

De musculis caput moventibus.

Motiones propriae capitis, quae quiescente cervice fiunt, brevissimae ac duplices sunt, quemadmodum duplices etiam sunt ejus dearticulationes; altera qua ipsum ad latera circumvertitur, altera qua in priora annuit et in posteriora abnuit. Ejusdem vero capitis motiones, quae una cum totius cervicis motu fiunt, longiores sunt, de quibus diffusius paulo post narrabo. Nunc de sibi propriis musculis agam. Post praedictum par gracilium musculorum, quos et ipsos ex occipitis osse exorientes scapulam attollere diximus, alterum deinceps par est, exortum transversum simul et carnosum latumque usque ad aures obtinens. Huic alterum quoddam coalescit, principium a regione, quae sub auribus est, sumens. Haec paria per totam cervicem ad anteriores partes oblique feruntur, atque in primo quidem exortu mediocriter coalescunt, in subsequenti deinceps loco magis dehiscunt. Ob idque

ξειεν ἄν τις καὶ οὐχ εἷς ἑκατέρωθεν τοῦ τραχήλου. ἀμφοτέρων δὲ καὶ ἡ χρεία καὶ ἡ κίνησις καὶ ἡ τῶν ἰνῶν θέσις ὁμοία. διαφέρουσι δὲ ἑνὶ μόνῳ τῷ τὰς μὲν τοῦ προτέρου μυὸς ἶνας ἀπὸ τῆς πρώτης ἐκφύσεως, σαρκοειδεῖς ὑπαρχούσας ἄχρι παντὸς τοιαύτας μενούσας εἰς τὸ τῆς κλειδὸς ὀστοῦν καταφέρεσθαι. τὰ δὲ τοῦ δευτέρου καὶ οἷον σύνδεσμον ἔχειν τὴν ἀρχὴν καὶ οἷον τένοντα τὸ πέρας, ὃ πρὸς τὸ στέρνον περαίνεται. τέμνεσθαι δέ πως καὶ αὐτὸς οὗτος ὁ δεύτερος μῦς, εἰ δύο δύναται τῷ βουλομένῳ μέχρι τοσούτου λεπτουργεῖσθαι. σχίζεται γάρ πως περὶ τὸν τράχηλον, ὡς παρακεῖσθαι καὶ ψαύειν αὐτοῦ τὰ μέρη συνηρτημένα. τὸ μὲν οὖν ἕτερον τὸ πρόσθιον ἐμφύεται τῷ στέρνῳ διὰ νευρώδους πέρατος, τὸ δὲ ἕτερον εἰς τὴν ἀρχὴν τῆς κλειδὸς σαρκοειδῆ κατάφυσιν ποιεῖται· μέσον κείμενον αὐτοῦ τε τούτου πρὸς τὸ στέρνον περαίνοντος καὶ τοῦ πρόσθεν ῥηθέντος τοῦ τὴν ἔκφυσιν πεποιημένου ἐξ ἰνίου. τοῦτον ὅλον τὸν μῦν ἕνα χρὴ τίθεσθαι τῇ τε κινήσει καὶ τῇ χρείᾳ· καὶ γὰρ ἡ κίνησις αὐτοῦ λοξὴ καὶ ἡ χρεία τὴν κε-

aliquibus fortaſſe duo muſculi ab utroque cervicis latere, non unus eſſe videbuntur. Amborum ſane ſimilis eſt utilitas, motus et fibrarum poſitio. Uno tantummodo differunt, quod prioris muſculi fibrae a primo exortu carnoſae exiſtentes, ejuscemodique ad finem uſque perdurantes in claviculae os inſeruntur: ſecundi vero tum principium veluti ligamentum habent, tum finem veluti tendinem, qui ſane ad pectoris os terminatur. Dividi vero quoquomodo et hic ſecundus muſculus ab homine, qui ſubtiliter adeo rem partiri velit, in binos poteſt. Scinditur enim aliquo modo circa collum, ut et adhaereat, ejusque partes appenſas tangat. Altera ergo pars, quae prior eſt, oſſi pectoris nervoſo fine inſeritur: altera in claviculae principium carnoſam inſertionem facit; quae inter hunc ipſum ad pectorale os terminantem et ſupradictum ab occipite orientem, media poſita eſt. Hic totus muſculus unus quidem motu et utilitate eſt ſtatuendus: motus enim ipſius

φαλὴν τοῦ ζώου περιάγει εἰς τὰ πρόσω, οὐχ ἕνα δὲ διά τε τὸ μὴ πάντη μένειν συνεχῆ καὶ διὰ τὸ τὰς ἐκφύσεις τε καὶ καταφύσεις οὐχ ὁμοίας ἁπάσας εὐθείας ἔχειν. αἵ τε γὰρ ἐκφύσεις αὐτοῦ δύο εἰσὶ, σαρκώδης μὲν ἡ ἐξ ἰνίου, νευρωδεστέρα δέ πως ἡ ὑπὸ τὸ οὖς. αἵ τε καταφύσεις, ὡς νῦν ἤδη λέλεκται, σαρκώδης μὲν ἡ εἰς τὴν κλεῖν καθήκουσα, νευρώδης δὲ ἡ ἐν τῷ στέρνῳ συμφυομένη. ἀλλὰ περὶ μὲν τούτων οὐ μεγάλα τοῖς ἀνατομικοῖς ἡμάρτηται. τὸ δὲ οἴεσθαι τῷ μήκει τῆς κλειδὸς ἐμφύεσθαι παντὶ τὴν ἀπ᾽ ἰνίου μοῖραν αὐτῶν, οὐ μικρόν τι περὶ τὸ φαινόμενον ἐσφαλμένον ἐστίν. εἴρηται δὲ ὑπὸ τοῦ Λύκου τοῦτο· τὸ καὶ ἄλλων τινῶν ἐνδόξων ἀνδρῶν. καίτοι γε οὐ μόνον ὅλην οὐ κατείληφε τὴν κλεῖν ὁ μῦς οὗτος, ἀλλ᾽ οὐδὲ τὸ ἥμισυ μέρος αὐτῆς. αὕτη μὲν οὖν ἡ συζυγία μεγάλων ἱκανῶς ἐστι μυῶν, ὥστε καὶ πρὸ τῆς ἀνατομῆς ἐπὶ πάντων ἀνθρώπων διαγινώσκεσθαι σαφῶς καὶ μάλιστα ἐπὶ τῶν γυμναστικῶν, οἱ δ᾽ ὄπισθεν ἐξ ἰνίου πεφυκότες ἐλάττους τε πολὺ τούτων εἰσὶ

eſt obliquus, utilitasque eſt, ut caput in anteriorem partem circumagat. Non unus vero, quod non omnino admodum ſit continuus, quodque exortus et inſertiones haud ſimiles omnes rectasque habeat. Nam ejus ſunt duo exortus, carnoſus quidem, qui ex occipite eſt; nervoſior vero quodammodo, qui ſub aure. Inſertiones item ſunt, cujusmodi nunc jam diximus: altera quae ad claviculam pervenit, carnoſa, altera, quae in os pectorale inſeritur, nervoſa. Sed in his non magnopere errarunt anatomici. Quod vero arbitrati ipſi fuerint, muſculi illius ab occipite enaſcentis portionem toti ipſius claviculae longitudini inſeri, non parvum profecto circa apparentia conſpectuique ſubjecta peccatum commiſere. Id tamen non Lycus modo, ſed et alii quoque celebres viri affirmarunt, quamquam ſane nedum totam muſculus hic claviculam, ſed ne dimidiam quidem occupat. Hujusce igitur paris muſculi magni admodum ſunt, ut etiam ante diſſectionem in omnibus hominibus, ac praeſertim in gymnaſticis, facile dignoſci poſſint.

καὶ πάμπολλοι τὸν ἀριθμόν. ἔστι δὲ αὐτῶν, ὡς ἄν τις εἴποι, δύο γένη, τὸ μὲν ἕτερον κοινὸν τραχήλου καὶ κεφαλῆς, τὸ δὲ ἕτερον αὐτῆς μόνης τῆς κεφαλῆς. τὸ μὲν οὖν κοινὸν τραχήλου καὶ κεφαλῆς εἰς ὀκτώ που διαιρεῖται μῦς ἑκατέρωθεν τῆς ἀκάνθης τέσσαρας· ὧν ἡ μὲν πρώτη συζυγία πλατείας ἔχουσα τὰς κατ' ἰνίον ἐκφύσεις στενοῦται κατιοῦσα καὶ γίνεται τὸ σχῆμα τῶν μυῶν ἑκατέρου τριγώνῳ παραπλήσιον ὀρθογωνίῳ βάσιν μὲν ἔχοντι τὴν ἐκ τῆς κεφαλῆς ἔκφυσιν, τὴν δ' ἑτέραν μὲν τῶν ἐπὶ τὴν ὀρθὴν γωνίαν πλευρῶν αὐτῆς τῆς ῥάχεως τὴν ἄκανθαν, λοιπὴν δὲ τρίτην τὴν ταύτας ἐπιζευγνύουσαν, ὥστε ἐκ τῶν εἰρημένων εὔδηλον ὅτι λοξαὶ τούτων εἰσὶν ἶνες ἀπὸ τῶν πλαγίων τῆς κεφαλῆς ἐπιστρεφόμεναι πρὸς τοὐπίσω. οὗτοι μὲν οὖν οἱ μύες, ὥσπερ τινὲς πτύχες ἐπίκεινται τοῖς ἄλλοις πεπλατυσμένοι καθ'[1] ἕτερον μέρος εἷς, ἀρθέντων δὲ αὐτῶν ἐνίοτε μὲν ἐναργῶς φαίνονται τρεῖς συζυγίαι μυῶν, ὡς τὸ πολὺ δὲ δύο· παρατεταμένη μὲν ἑτέρα παρὰ τὴν ἄκανθαν ἀτρέμα

1. Manus prima καθ' ἕτερον.

Qui vero retro ex occipitio enafcuntur, multo his minores funt atque numero quam plures. Sunt autem duo, ut quispiam dicat, ipforum genera, alterum colli et capitis commune, alterum folius capitis. Quod ergo colli et capitis eft commune, in octo dividitur mufculos, ab utraque nimirum fpinae parte quatuor, quorum primum par latos in occipite exortus obtinens, anguftior in defcenfu redditur, fitque utriusque fingillatim mufculi figura ad fimilitudinem trianguli rectanguli, cujus quidem bafis fit ipfe ex capite exortus: altera autem cofta, quae ad rectum angulum accedit, fit fpinae apex, id eft acantha; reliqua vero tertia fit illa, quae has ambas conjungit. Ergo ex praedictis manifeftum eft, horum mufculorum fibras obliquas effe, a capitis lateribus ad pofteriora inverfas. Hi fane mufculi, ex utraque parte unus, tanquam plicae quaedam ac laminae ipfis fuperjacent expanfi. Quibus fublatis tria quidem aliquando mufculorum paria manifefte apparent, faepius tamen duo, quorum alterum, fecundum

πλατέων μυῶν λοξῶν ἀπ' ἰνίου πρὸς τὰ πλάγια τῆς ῥάχεως φερομένων, ἡ δ' ἑτέρα στρογγύλων ὑπεναντίως ἐκείνοις ἐχόντων τὰς ἶνας ἐκ τῶν πλαγίων μερῶν τῆς κεφαλῆς, ὅθεν περ καὶ τὴν ἔκφυσιν ἔχουσιν ἐπὶ τὴν ἄκανθαν φερομένην. ἐπειδὰν δὲ τρεῖς συζυγίαι φαίνωνται, μία μὲν αὐτῶν περὶ τὴν ῥάχιν ἐκτέταται, ἡ δὲ ἄλλη παρὰ τὰς πλαγίας ἀποφύσεις, ἡ δὲ λοιπὴ ἀμφοῖν περιτέτακται μέση. πολλάκις δὲ καὶ πάσας τὰς ἶνας ἁπασῶν τῶν ἐκφύσεων ἰδεῖν ἐστιν ἀπὸ τῶν ὀπίσω μερῶν εἰς τὰ πρόσω λοξῶς φερομένας, ὡς τελευτᾷν, ἁπάσας κατ' ἐκεῖνο τὸ μέρος τῶν σπονδύλων, ἵνα πέρ εἰσιν αὐτῶν αἱ ἀποφύσεις αἱ πλάγιαι, ἀφελόντι δὲ αὐτὰς ἀκριβῶς ἤδη καταφαίνονται[1] αἱ περὶ τὴν διάρθρωσιν τῆς κεφαλῆς. εἰσὶ δὲ ἐνταῦθα τέσσαρες μύες μικροὶ καθ' ἑκάτερον μέρος· δύο μὲν ἐκ τοῦ τῆς κεφαλῆς ὀστοῦ τὴν ἔκφυσιν ἔχοντες ἐκ κοινῆς ἀρχῆς κατὰ τὸ τοῦ ἰνίου πέρας ἁπτόμενοι τῆς διαρθρώσεως. καθήκει δὲ ὁ μὲν εὐρωστότερος[2] αὐτῶν εἰς τὴν

1. Manus prima: καταφαίνεται τὰ κατὰ τὴν διάρθρωσιν.
2. Hoc a Correct. nam manus prima νευρωδέστερος.

ſpinam extenſum, muſculos leniter latos habet, qui obliqui ab occipitis oſſe ad ſpinae latera feruntur; alterum teretes, cum muſculi illi e contrario fibras habeant, ex transverſis nimirum capitis partibus, unde etiam exortum obtinent, in ſpinam tendentes. Quando vero tria videntur paria, unum propter ſpinam extenditur, alterum propter transverſos proceſſus vertebrarum, tertium inter utramque medium collocatum eſt. Saepenumero tamen omnes horum omnium exortuum muſculorum fibras videre licet a poſterioribus in anteriora oblique tendentes, ut tandem omnes finiant in eam vertebrarum partem, ubi transverſi ſunt earum proceſſus. Sane ſi hos muſculos ſuſtuleris, in conſpectum tibi exquiſite venient paria illa muſculorum, quae in capitis dearticulatione habentur. Sunt autem hoc in loco utrimque quatuor exigui muſculi: duo quidem, qui a capitis oſſe ex communi principio ſecundum occipitis extremitatem exoriuntur, dearticulationem tangentes, quorum alter nervoſior in poſteriorem ſecundae vertebrae

ὀπισθίαν ἀπόφυσιν τοῦ δευτέρου σπονδύλου στενούμενος κατὰ τὴν ἔκφυσιν, ὁ δὲ ἕτερος λοξὸς εἰς τὴν πλαγίαν τοῦ πρώτου, τρίτος δὲ ἄλλος μῦς ἐπιζεύγνυσι ἀμφοτέρους ἀπὸ τῆς τοῦ πρώτου σπονδύλου πλαγίας ἀποφύσεως ἐπὶ τὴν ὄπισθεν ἀφικνούμενος τοῦ δευτέρου, καταφύεται δὲ οὗτος μὲν εἰς τὰ πλάγια τῆς ἐκφύσεως, ὁ δὲ ἕτερος ὁ πρῶτος λεχθεὶς εἰς αὐτὸ τὸ ὑψηλὸν, ὅπερ ἄκανθαν ὀνομάζουσιν, ὑπόκειται δὲ τούτῳ μῦς ἕτερος μικρὸς ἐκ τοῦ τῆς κεφαλῆς ἰνίου καταφυόμενος εἰς τὸν πρῶτον σπόνδυλον. ἡ δὲ ἐνέργεια τῶν μὲν ὑστάτων[1] εἰρημένων μυῶν τούτων τῶν μικρῶν ὀκτὼ τὸν ἀριθμὸν ὄντων ἡ περὶ τὴν διάρθρωσιν μόνην κίνησις[2] τῆς κεφαλῆς, τῶν δὲ ἐπικειμένων αὐτοῖς ἅμα τῷ τραχήλῳ παντὶ τὴν κεφαλήν. ἀνανεύουσι μὲν οὖν ἐπ' εὐθείας μόνην τὴν κεφαλὴν οἱ καθήκοντες ὄρθιοι μύες εἴς τε τὸν πρῶτον καὶ τὸν δεύτερον σπόνδυλον, μετὰ δὲ βραχείας ἐγκλίσεως, οἱ λοιποὶ τέσσαρες οἱ μὲν ἐκ τῆς κεφαλῆς ἐκπεφυκότες ἀτρέμα λοξὴν ἀπάγοντες εἰς τὸ πλάγιον. οἱ λοιποὶ δὲ δύο συνερ-

1. Hoc a Corr. in cod. ὑστάτως. 2. In marg. κινῆσαι.

processum porrigitur, apud insertionem angustior redditus; alter obliquus in transversum primae vertebrae processum inseritur. Tertius vero alius ambos hos conjungit a transverso primae vertebrae processu in posteriorem secundae pertingens, inseritur sane hic musculus in ipsius processus latera: quemadmodum qui prior dictus est, in ipsam processus summitatem, quam acantham s. spinam sive apicem appellant. Huic ipsi alter parvus subjacet musculus, ab occipitis osse in primam vertebram insertus. Horum novissime memoratorum musculorum exiguorum, numero octo existentium, actio atque munus est ipse capitis motus circa dearticulationem solam: sicuti eorum, qui his incumbunt, actio est, ut caput una cum cervice tota moveant. Caput igitur solum abnuendo, recta musculi illi agunt, qui in primam et secundam vertebram recti procedunt. Cum parva vero ad altera inclinatione movent ceteri quatuor, quorum duo a capite exorti leniterque obliqui descendentes, id ad latera abducunt. Reliqui vero

γοῦντές [1] τε κατὰ τὴν γινομένην ἐκ ταύτης τῆς κινήσεως τοῖς ἀντιτεταγμένοις μυσὶν ἀνάτασιν λοξὴν ἐπὶ τὴν κεφαλὴν ἅμα τοῖς συνέχουσι μορίοις τοῦ πρώτου σπονδύλου πρὸς τὸ κατὰ φύσιν ἐπανάγοντες. πρόδηλον δὲ ὅτι καθ' ἕνα μὲν ἕκαστον μῦν αἱ κινήσεις αὗται γίνονται αἱ λοξαὶ, συναμφοτέρου δὲ καθ' ἑκάστην συζυγίαν ἐνεργήσαντος εὐθεῖα κίνησις ἀποτελεῖται μία. οὕτω δὲ καὶ ἐπὶ τῶν ἐπικειμένων αὐτοῖς μυῶν τῶν ὅλον τὸν τράχηλον κατειληφότων οἱ μὲν λοξοὶ λοξὴν ἀνανεύουσιν, οἱ δὲ εὐθεῖς εὐθεῖαν ἐργάζονται. ἐσφαλμένοι δέ εἰσι καὶ περὶ τούτους ἀνατομικοὶ μήτε τὸν ἀριθμὸν αὐτῶν ἀκριβῶς μήτε τὴν θέσιν μήτε τὴν ἐνέργειαν μήτε τὴν χρείαν μήτε τὸ σχῆμα γράψαντες. ἄλλοι δὲ ἐκ τῶν πρόσω δύο μύες εἰσὶ τῶν κινούντων ἅμα τῷ τραχήλῳ τὴν κεφαλήν· εὔρωστοί τε καὶ μακροὶ προβαίνουσι δὲ ἄχρι τοῦ πέμπτου τῶν κατὰ τὸν θώρακα σπονδύλων, ἐπιτεταμένοι μὲν ἅπασι τοῖς κατὰ τὸν αὐχένα σπονδύλοις ἐκ τῶν ἔμπροσθεν μερῶν, ὑποβεβλημένοι δὲ τῷ στομάχῳ. ἡ

1. Manus prima: ἐνεργοῦντές τε κατὰ τὴν.

duo, dum agunt, eam obliquam extenſionem, quae ex oppoſitorum ſibi muſculorum nuper dictorum motu facta ſuerat, in caput cum continuis partibus primae vertebrae ad ſitum ſecundum naturam reducunt. Jamque compertum eſt, quod in unoquoque horum muſculorum pari, ſi unus tantum agat muſculus, motus capitis fit obliquus; ſin ambo ſimul, motus rectus unicus efficitur. Sic ſane in iis, qui his incumbunt muſculis, totam cervicem occupantibus, obliqui quidem obliquum ipſum abnuendo movent: recti vero rectum id faciunt. Jam in iis etiam muſculis errarunt diſſectores, qui nec numerum nec poſitionem nec actionem nec uſum nec denique figuram eorum ſcripſere. Duo praeterea ex prioribus partibus ſunt muſculi, caput una cum cervice moventes, validi ſane ac longi. Progrediuntur autem hi muſculi ad quintam uſque thoracis vertebram, omnibus cervicis vertebris anteriori in parte ſuperſtrati, ſtomachoque, id eſt gulae, ſubjecti.

δὲ ἔκφυσις τούτων ἐκ τῶν κάτω μερῶν ἐστι τῆς κεφαλῆς, σαρκώδης τε οὖσα καὶ κατειληφυῖα τὸ μεταξὺ τῆς τε διαρθρώσεως αὐτῆς καὶ τοῦ[1] κάτω πέρατος τῆς λαμβοειδοῦς ῥαφῆς. κάμπτουσι δὲ οἱ δύο μύες οὗτοι σὺν τῷ τραχήλῳ τὴν κεφαλὴν, ἐπειδὰν ἐνεργήσωσιν ὅλοι, τὸ δὲ ἄνω μέρος αὐτῶν ὅσον ἀπὸ τῆς κεφαλῆς εἰς τὸν πρῶτόν τε καὶ δεύτερον ἐμφύεται σπόνδυλον αὐτὴν μόνην ἐπινεύει τὴν κεφαλὴν ἰδίαν ἔσθ' ὅτε σαφῆ περιγραφὴν ἔχον ἀνάλογον τοῖς ὄπισθεν μυσὶ τοῖς μικροῖς. εἰσὶ δὲ κἀκ τῶν πλαγίων[2] μερῶν περὶ τὸ τῆς κεφαλῆς ἄρθρον ἄλλαι δύο συζυγίαι μυῶν μικρῶν· ἡ μὲν ἑτέρα συνάπτουσα τῇ κεφαλῇ τὸν πρῶτον σπόνδυλον, ἡ δ' ἑτέρα τούτῳ τὸν δεύτερον. οὐκ ἀεὶ σαφὴς ἡ ἐνέργεια δὲ τούτων ἐστὶν, εἰς τὸ πλάγιον δὲ ἐπινεύειν αὐτὰς μόνον τὰς κατὰ τοὺς πρώτους σπονδύλους διαρθρώσεις. τούτων ἁπάντων τῶν μυῶν ὅσοι τὴν διάρθρωσιν ἐστεφανώκασι τῆς κεφαλῆς, ὥσπερ ὁρᾷς ἐν κύκλῳ περικείμενος ἄλλος ἄλλην ἐνέργειαν πεπίστευται, δύο μόνους οἶδεν

1. In margine τῆς. 2. Manus prima: πλατείων.

Horum exortus ex inferioribus capitis partibus eſt, carnoſus exiſtens, eamque regionem occupans, quae inter capitis dearticulationem et inferiorem ſuturae lambdoidis finem continetur. Hi muſculi cum toti agunt, caput cum cervice flectunt. Cum vero ſuperior tantum eorum portio, quae a capite in primam et ſecundam inſeritur vertebram, actione fungitur, ipſum ſolum caput annuendo movet. Sane haec portio peculiarem aliquando claramque habet circumſcriptionem delineationemve, quae poſterioribus exiguis illis muſculis proportione reſpondet. Sunt praeterea ex transverſis partibus circa capitis articulum alia duo paria muſculorum parvorum, alterum primam vertebram capiti, alterum ſecundam primae connectens. Haud ſemper autem manifeſta horum muſculorum actio eſt, ut ipſas ſolas primae vertebrae articulationes ad latera annuendo moveant. Ex his omnibus muſculis, qui capitis dearticulationem in orbem circumdantes coronant, duos ſolos

ὁ Λύκος. ἀγνοῶν δὲ τοὺς ἄλλους ἅπαντας, ὥσπερ καὶ τοὺς ὄπισθεν ὀκτὼ τοῦ ἰνίου, οὓς κοινοὺς ἔφαμεν εἶναι τραχήλου καὶ κεφαλῆς· ἀλλὰ τούτους μὲν οὐκ ἠδυνήθη διαχωρίσαι τῶν ῥαχιτῶν, τοὺς λοιποὺς δὲ ὑπὸ τούτους κατακεκρυμμένους εἰκότως οὐκ ἔγνω.

Περὶ τῶν τῆς τραχείας ἀρτηρίας μυῶν.

Τῆς τραχείας ἀρτηρίας τέσσαρές εἰσιν ἴδιοι μύες, συστέλλοντές τε καὶ στενοῦντες αὐτὴν, ἐπειδὰν ταθῶσιν ἀντισπῶντες καὶ τὸ ἰοειδὲς [1] ὀστοῦν καὶ τὸν λάρυγγα. ἄρχονται δὲ αὐτῶν οἱ μὲν μείζους ἐκ τοῦ κάτω πέρατος τῆς εὐθείας γραμμῆς τοῦ ἰοειδοῦς, εἶτα κατὰ τὸ μῆκος ὅλης τῆς ἀρτηρίας ἐνεχθέντες ἐμφύονται τῷ στέρνῳ κατὰ τὰ ἔνδον μέρη. δόξειαν δ᾽ ἄν σοί ποτε καὶ διφυεῖς ὑπάρχειν οἱ δύο μύες οὗτοι· ἄλλοι δὲ δύο ἀπὸ τῶν πλαγίων περιλαμβάνονται καὶ κάτω μερῶν ἐκφυόμενοι τοῦ θυρεοειδοῦς χόνδρου τελευτῶσι καὶ οὗτοι πρὸς [2] τὸ στέρνον ἐκ τῶν πλαγίων περιλαμβάνον-

1. In margine θυιοειδὲς. 2. Hoc e marg. Nam cod. εἰς habet.

Lycus novit, caeteros vero omnes ignoravit, quemadmodum etiam posteriores octo occipitis, quos cervicis ac capitis communes esse asseruimus. Verum hos, quod a spinalibus musculis separare nequiret: reliquos sub his absconditos merito ignoravit.

De musculis asperae arteriae.

Asperae arteriae quatuor sunt peculiares musculi, ipsam contrahentes et coarctantes, cum extenti fuerint, os hyoides et ipsum guttur revellentes. Ex his musculis qui majores sunt, principium quidem ab inferiori rectae lineae ossis hyoidis termino sumunt secundum totius arteriae longitudinem protracti: insertionem vero in os pectorale secundum internas ejus partes moliuntur. Tibi quoque aliquando bifidi videbuntur esse musculi isti duo. Alii vero duo ex transversis inferioribusque thyreoidis cartilaginis partibus exorti, in pectoris os et ipsi terminant, arteriam

τες τὴν ἀρτηρίαν, μεμνημένων ἡμῶν ὡς ἐπὶ τῶν πιθήκων ἅπαντα λέγεται ταῦτα. περὶ δὲ τῆς τῶν ἄλλων ζώων πρὸς τούτους διαφορᾶς ἐν ταῖς ἀνατομικαῖς ἐγχειρήσεσι λέγεται.

Περὶ τῶν τοῦ λάρυγγος ἰδίων μυῶν.

Δύο μὲν ἐπὶ τοῖς προσθίοις μέρεσι τοῦ χόνδρου τοῦ θυρεοειδοῦς, ὁ μὲν ἐκ τῶν δεξιῶν, ὁ δὲ ἐκ τῶν ἀριστερῶν ὄρθιοι κατὰ τὸ μῆκος ἐπίκεινται πεφυκότες ἐκ τῶν ταπεινῶν μερῶν[1] τοῦ λαμβδοειδοῦς. ἀνασπῶσι δὲ οὗτοι πρός τε τὸ ἄνω καὶ πρόσω τὸν χόνδρον, ἕτεροι δὲ δύο μύες ἀπὸ τῶν ὀπίσω περάτων τοῦ θυρεοειδοῖς χόνδρου καθ' ἑκάτερον[2] εἷς ἐκφυόμενος καταφύονται τῷ στομάχῳ σφιγκτήρων τρόπον περιλαμβάνοντες αὐτὸν, συνάγειν οὗτοι καὶ προστέλλειν πεφύκασι τὸν χόνδρον. ἄλλοι δὲ δύο διφυεῖς τὰ πέρατα τοῦ πρώτου καὶ δευτέρου χόνδρου συνάπτουσί τε καὶ συνάγουσι καὶ μετὰ τούτους ἄλλοι τέσσαρες ἐκ τοῦ δευτέρου

1. Correct. in marg. πλευρῶν. 2. Hoc e marg. Cod. ἕτερον.

a lateribus complectentes. Meminiſſe autem oportet, de ſimiis omnia haec dici. Nam de diſcrimine, quod inter has et cetera animalia eſt, in anatomicis adminiſtrationibus dicitur.

De propriis gutturis ſ. laryngis muſculis.

Duo quidem muſculi in prioribus cartilaginis ſcutiſormis partibus, alter e dextris, e ſiniſtris alter, recti ſecundum ejus longitudinem incumbunt, ab humilioribus oſſis lambdoidis partibus exorti, hi ad ſuperiora et anteriora cartilaginem attrahunt. Duo vero alii muſculi a poſterioribus ſcutiſormis cartilaginis extremitatibus utrinque unus exorientes gulae inſeruntur, ipſam perinde ac ſphincteres comprehendentes: hi cartilaginem cogunt atque adſtringunt. Duo idem alii biſidi primae et ſecundae cartilaginis fines conjungunt coguntque; poſt quos quatuor alii ex ſecunda cartilagine in tertiam devenientes illi qui-

χόνδρου διήκοντες εἰς τὸν τρίτον· οἱ μὲν εἰς τοὐπίσω διαστέλλουσι τὴν διάρθρωσιν, οἱ δὲ εἰς τὰ πλάγια τὸ ἄνω πέρας ἀνοίγοντες τοῦ λάρυγγος· καὶ μετ' αὐτοὺς ἄλλοι δύο μὴ φαινόμενοι πρὶν διοιχθῆναι τὸν λάρυγγα συνάπτουσι τὸν θυρεοειδῆ χόνδρον, τῷ μὲν ἀρυταινοειδεῖ διὰ παντὸς, οὐ διὰ παντὸς δὲ τῷ λοιπῷ τῷ ἀνωνύμῳ ἀντικειμένην οἱ μύες οὗτοι τὴν ἐνέργειαν ἔχουσι τοῖς προειρημένοις τέσσαρσι στενοῦντες ἀκριβῶς ἅμα τοῖς εἰρημένοις δύο συμφύεσι τὸ κάτω πέρας τοῦ λάρυγγος. ἔστι δὲ καὶ περὶ τῇ βάσει τοῦ τρίτου χόνδρου μῦς διφυὴς ἢ δύο συμφυεῖς ἢ ὡς ἂν ἐθέλῃς ὀνομάζειν, οὐκ ἐν ἅπασι τοῖς ζώοις ὑπάρχοντες, ἀλλ' ἐνίοις τισὶ συνάγοντες τὸν χόνδρον καὶ κλείοντες τὸν λάρυγγα. πεπλάνηνται δ' οὐ σμικρὰ περὶ πολλοὺς τῶν εἰρημένων μυῶν οἱ ἀνατομικοί.

Περὶ τῶν ἐν ἄκρᾳ τῇ χειρὶ μυῶν[1].

Διττὰ μὲν γένη μυῶν ἐστιν ἐν ἄκρᾳ τῇ χειρὶ κατὰ τὰ ἔνδον αὐτῆς μέρη· μικροὶ μὲν πάντες ἐξ ἀνάγκης, ἀλλήλων

1. In editione latina, Venet. 1625. huic capiti praecedit: περὶ τῶν ταῖς κλεισὶ μυῶν.

dem retrorſum, hi vero in latera dearticulationem dilatant: poſt hos ipſos quoque duo alii ſunt, haud prius apparentes, quam guttur ſit apertum, qui ei quidem cartilagini, quae ſcutiſormem cartilaginem perpetuo cum arytaenoide conjungunt, reliqua vero, quae innominata dicitur, non perpetuo. Actionem hi muſculi habent praedictis quatuor oppoſitam. Eſt praeterea circa tertiae cartilaginis baſin muſculus unus bifidus vel duo connati vel quomodocunque nominare volueris, qui non in omnibus, ſed in aliquibus inſunt animalibus, cartilaginem cogentes, gutturque claudentes. Sane anatomici in plerisque praedictorum muſculorum errarunt.

De muſculis, qui ſunt in ſumma manu.

Duo ſunt muſculorum genera in internis ſummae manus partibus, parvi quidem neceſſario omnes, inter ſe

δὲ οὐκ ὀλίγον διαφέροντες, τά τε ἄλλα καὶ κατὰ τὸ μέγεθος. πέντε μὲν οὖν εἰσιν οἱ[1] τῶν λοξῶν κινήσεων ἐπὶ τὸ ἔσω τε καὶ ἄνω κινοῦντες τοὺς δακτύλους, εἷς καθ' ἕκαστον. ἕκτος δὲ ὁ τὸν ἀντίχειρα καλούμενον[2] τὸν μέγαν προσάγων τῷ λιχανῷ. ὁ δὲ ἕβδομος ἀπάγει μέχρι πλείστου τὸν μικρὸν δάκτυλον ἀπὸ τῶν ἄλλων. τῶν μὲν οὖν ἐπὶ τὰ ἄνω καὶ ἔσω ὅλους τοὺς δακτύλους ἐκκλινόντων οἱ τέσσαρες μὲν ἐκ τῶν περιεχόντων ἀμφιεσμάτων τοὺς τένοντας, οἱ τὸ πρῶτόν τε καὶ τρίτον ἄρθρον ἐλέχθησαν κάμπτειν ἀρχόμενοι, τελευτῶσιν εἰς λεπτὸν τένοντα μετρίως στρογγύλον ὅλῳ τῷ πλαγίῳ μέρει καθ' ἕκαστον δάκτυλον παραπεφυκότες, δι' οὗ δὴ κινοῦσιν αὐτοὺς τὴν εἰρημένην κίνησιν. ὁ δὲ πέμπτος ὁ τὸν μέγαν δάκτυλον ἀπάγων ἐπὶ πλεῖστον τοῦ λιχανοῦ τὴν κεφαλὴν ἀνηρτημένην ἔχων πρὸς τὸ πρῶτον ὀστοῦν τοῦ καρποῦ. τελευτήσας δὲ εἰς τένοντα ὁμοίως καὶ αὐτὸς τοῖς ἄλλοις λεπτὸν ὁμοίως καταφύεται τῷ μεγάλῳ δακτύλῳ καὶ τὴν αὐτὴν ἐργάζεται κίνησιν. ὁ δὲ προσάγων αὐτὸν τῷ

1. In marg. τὰ τῶν. 2. Hoc verbum e margine additum.

tamen non parum tum in aliis tum in magnitudine discrepantes. Quinque ergo sunt, qui oblique introrsum sursumque digitos movent, singuli singulis distributi. Sextus magnum digitum, quem etiam anticheira appellant, indici adducit. Septimus parvum digitum a reliquis longissime abducit. Horum igitur musculorum, qui sursum introrsumque totos digitos inclinant, quatuor quidem ab indumentis eos tendines ambientibus, qui primum tertiumque articulum flectere dicebantur, incipientes, in tenuem tendinem mediocriter teretem finiunt, toti transversae seu laterali parti secundum unumquemque digitum inserti, propter quod praedicto motu eos movent. Quintus vero, qui magnum digitum longissime ab indice abducit, caput habet primo carpi offi appensum: qui musculus postquam in tendinem aeque ac alios tenuem finierit, magno itidem digito inseritur, eandemque motionem molitur. Qui vero

λιχανῷ τὴν ἐναντίαν ἔχων κίνησιν, τῷ[1] δὲ λοξῷ ἴσως ἕλκει τὸν δάκτυλον ἐπὶ τὴν ἑαυτοῦ κεφαλὴν ἀνηρτημένην. εἰς τὸ πρὸ τοῦ μέσου δακτύλου μετακάρπιον. ὁμογενῆ δὲ τούτῳ κίνησιν ἔχει μῦς ἄλλος, ἐκφυόμενος μὲν ἐκ τοῦ πρώτου τῶν κατὰ τὸν καρπὸν ὀστῶν τοῦ ταπεινοῦ τὴν θέσιν, καταφυόμενος δὲ εἰς τὰ κάτω τοῦ μικροῦ δακτύλου κατὰ φύσιν ἐσχηματισμένης δηλονότι τῆς χειρὸς ἀπάγων αὐτὸν ἐπὶ πλεῖστον τοῦ παραμέσου· καὶ τοίνυν εἰκότως οὕτως καὶ τὸν μέγιστον ἀπάγων τοῦ λιχανοῦ μείζονές εἰσι πολὺ τῶν ἄλλων πέντε μυῶν ἀνηρτῆσθαι δεηθέντες εἰς τὸν καρπὸν ἕνεκεν τῆς ἐπὶ πολὺ κινήσεως. ἀρθέντων δ' αὐτῶν ἅμα τοῖς τένουσιν ἄλλοι μύες ἐν τῷ μετακαρπίῳ κείμενοι φανοῦνταί σοι τοῖς τε ἀνατομικοῖς ἀγνοηθέντες ἅπασι, κἀμοὶ δὲ μέχρι πολλοῦ, τὴν δ' ἔκφυσιν ἔχοντες ἐκ τοῦ περιλαμβάνοντος συνδέσμου τὰ κατὰ τὸν καρπὸν ὀστᾶ· κατ' ἐκεῖνο μάλιστα τὸ μέρος ἔνθα παύεται μὲν ὁ καρπὸς, ἄρχεται δὲ τὸ μετακάρπιον. ἐντεῦθεν δ' ὁρμώμενοι πρὸς τὴν πρώτην διάρθρωσιν ἥκουσιν

1. In marg. A. 53. 26,

hunc ipſum indici adducit, contrarium huic obliquo motum obtinens, ex aequo trahit digitum in ſuum ipſius caput, in metacarpum, qui ante medium digitum eſt, inſeritur. Similem autem huic motionem habet alius muſculus, qui a primo carpi oſſe, quod poſitura humile eſt, exoriens, in imas partes parvi digiti inſeritur, manu nimirum ſecundum naturam figurata ipſum abducens maximopere a parameſo ſ. digito annulari. Jure igitur muſculus iſte et qui maximum ab indice abducit, aliis quinque muſculis multo ſunt minores, quippe quibus in brachiale appendi, quo longior motus fiat, opus ſit. Quibus una cum tendinibus ablatis alii muſculi in poſtbrachiali poſiti in conſpectum venient, omnibus certe diſſectionis profeſſoribus mihique etiam diutius ignorati, qui a ligamento oſſa brachialis circumprehendente ſecundum eam praecipue partem, ubi et brachiale deſinit et poſtbrachiale incipit, exortum ſumentes, in primam cujuscunque digiti dearticu-

ἑκάστου δακτύλου δύο καθ᾽ ἕκαστον ὄντες, ἐμφυόμενοί τε τῆς μέσης χώρας ἑκατέρωθεν, ὡς ἐπιλαμβάνειν τι καὶ τοῦ πλαγίου· καὶ διὰ τοῦτό γε αὐτὸ μετὰ παρεγκλίσεως τῆς εἰς τὸ πλάγιον ἑκάστου τῶν δακτύλων κάμπτουσι τὸ πρῶτον ἄρθρον, ὃ καὶ διὰ τοῦ περιέχοντος συνδέσμου τοὺς μεγάλους τένοντας ἔφην κάμπτεσθαι. κατὰ δὲ τὸν μέγαν δάκτυλον[1] οὐκ ἴσος γ᾽ ἔστιν ὁ τῶν εἰρημένων μυῶν ἀριθμὸς τοῦ τὸν μέγαν δάκτυλον ἐπὶ πλεῖστον ἀπάγοντος τῶν ἄλλων· εἷς μὲν γάρ ἐστι μακρότερος[2] καὶ καταφύεται τῷ δακτύλῳ, πλησίον τῆς δευτέρας διαρθρώσεως, οὐ πάνυ μὲν ἐκείνην σαφῶς κινῶν, τὴν πρώτην δὲ μᾶλλον. οἱ δ᾽ ἐφεξῆς αὐτοῦ δύο τὴν δευτέραν κάμπτουσι διάρθρωσιν, ὁ μὲν τοῦ προειρημένου τοῦ μείζονος ψαύων[3] ἄνω ῥέπειν τὴν καμπτὴν ποιούμενος, ὁ δὲ μετ᾽ αὐτὸν ἐκκλίνων ἀτρέμα εἰς τὸ πλάγιον. ἁπάντων δὲ τῶν εἰρημένων ἕνδεκα μυῶν τῶνδε κοινόν ἐστιν ἔργον

1) Locus hic in cod. msto. sic legitur: κατὰ δὲ τὸν μέγαν δάκτυλον (οὔτ᾽ ὁμοία κατὰ πᾶν ἐστιν ἡ τῶν εἰρημένων μυῶν, τοῦ τὸν μέγαν δάκτυλον ἐπὶ πλεῖστον ἀπάγοντος τῶν ἄλλων). In margine autem additum est: οὐκ ἴσος γ᾽ ἔστιν ἀριθμὸς, εἷ μὲν γάρ. 2) In cod. μικρότερος. Intelligitur autem flexor pollicis longus. 3) Corr. in marg. ψαίων ἀῤῥεπῆ τὴν καμπτήν.

lationem accedunt, bini singulis dicati digitis atque utrobique in mediam regionem inserti, ut lateris etiam aliquid complectantur: ob idque ipsum cum quadam in latus inclinatione primum uniuscujusque digiti articulum flectunt, quem etiam articulum per ligamentum magnos tendines circumplectens flecti dicebamus. In magno vero digito non similis ex toto est ipse praedictorum musculorum numerus eo, qui magnum digitum longissime ab aliis abducunt: unus enim longior est, inseriturque digito prope secundam dearticulationem, non omnino manifeste illam movens, sed magis primam. Reliqui vero deinceps secundam dearticulationem flectunt: alter quidem praedictum majorem tangens, sursumque vergere flexionem faciens: alter post hunc leniter in latus inclinans. Omnium autem praedictorum undecim musculorum munus atque offi-

τὴν πρὸς τὸν καρπὸν συνάρθρωσιν[1] ἑκάστου τῶν κατὰ[2] τὸ μετακάρπιον ὀστῶν κάμπτειν τοσοῦτον, ὅσον ἑκάστη πέφυκε κάμπτεσθαι. βραχύτατον δὲ τοῦτό ἐστι· συνήρθρωται γὰρ ἀλλήλοις τὰ κατὰ τοῦτο τὸ μέρος ὀστᾶ, καὶ οὐ καθάπερ τὰ τῶν δακτύλων διήρθρωται· διὰ τοῦτο δὲ καὶ ἡ τοῦ μεγάλου δακτύλου διάρθρωσις πρώτη ἐναργῆ τὴν κίνησιν ἔχειν. λεληθυῖαν δὲ καὶ τελέως ἀμυδρὰν ἡ τῶν τοῦ μετακάρπου πρὸς τὸν καρπὸν, ἐνίοτε μέντοι κατὰ τὸν μέγαν δάκτυλον οἱ δύο μόνοι φαίνονται μύες, ὁμοίως ἔχοντες τοῖς ἐπὶ τῶν ἄλλων. κἀκεῖνοι δὲ πολλάκις ἀλλήλοις δὲ οὕτως εἰσὶ συμφυεῖς, ὡς ἕνα φαίνεσθαι καθ' ἕκαστον δάκτυλον.

Περὶ τῶν ὑπὸ ταῖς κλεισὶ μυῶν.

Ὑφ' ἑκατέρᾳ κλειδὶ μῦς ὑπόκειται μηδὲ φανῆναι σαφῶς δυνάμενος πρὶν ἀρθῆναι τὴν κλεῖν. ἔστι δὲ σαρκώδης ὅλος ἑκάτερος αὐτῶν, εἰς ὀστᾶ δύο τὴν κεφαλὴν κατὰ φύσιν ἔχων· τήν τε κλεῖν αὐτὴν καὶ τὴν πρώτην τοῦ θώρακος

1. In marg. ἐνάρθρωσιν. 2. Corr. μετὰ.

cium eſt, ut coarticulationem, quae ab unoquoque poſtbrachialis oſſe cum brachiali eſt, eo uſque flectant, quouſque ea flecti apta eſt. Breviſſimum autem hoc eſt. Nam quae in hoc loco ſita ſunt oſſa, mutuo ſibi ipſis ſunt coarticulata, non quemadmodum digitorum oſſa, dearticulata. Quapropter et prima magni digiti articulatio, evidentem certe habet motum, quae vero eſt ipſius poſtbrachialis cum brachiali, latentem penitusque obſcurum obtinet. Sane nonnunquam in magno digito duo ſoli muſculi apparent, qui ſimili modo, quo ceterorum muſculorum muſculi, ſe habent, illique etiam ſaepenumero ita inter ſe ſunt coaliti, ut unus in unoquoque digito eſſe videatur.

De muſculis qui ſub claviculis poſiti ſunt.

Sub unaquaque clavicula poſitus eſt muſculus, qui clare non conſpici poteſt prius quam clavicula ablata fuerit. Eſt autem latus carnoſus uterque ipſorum, in oſſa duo ſertionem ſecundum naturam moliens, in ipſam nimirum

πλευρὰν τὴν μικρὰν, ἣν ἔνιοι κατακλεῖδα προσαγορεύουσι. τῇ μὲν οὖν κλειδὶ συμπέφυκε κατὰ τὰ πρὸς ἀκρώμιον ἀναφερόμενα μέρη, τὸ δὲ τῆς πλευρᾶς, ἵνα καὶ ὅπου συναρθροῦται τῷ στέρνῳ. περὶ τούτων τῶν μυῶν τῆς ἐνεργείας ἔνιοι μὲν ἀποροῦσι τῶν ἀνατομικῶν, ἔνιοι δὲ τὴν ὠμοπλάτην οἴονται προσαγορεύεσθαι[1], καθάπερ ὁ Λύκος ἐπί τε τῶν ἄλλων ζώων ὅσα κλεῖς οὐκ ἔχει· καὶ γὰρ καὶ νομίζει συμφύεσθαι τοὺς μῦς τῇ ἀγκυροειδεῖ τῆς ὠμοπλάτης ἀποφύσει μέγιστα σφαλλόμενος. ἐπὶ δὲ τῶν ἀνθρώπων καὶ τῶν κλεῖς ἐχόντων ζώων οὐδὲ τοῦτο δυνάμενος εἰπεῖν, τὴν ὡς συνδέσμου χρείαν αὐτοῖς ἀνατίθησιν· οὐ μὴν οὕτω γε ἔχει τὸ ἀληθὲς, ἀλλὰ καὶ οὗτοι οἱ μύες ὁμοίαν τοῖς μεσοπλευρίοις ὀνομαζομένοις μυσὶ τὴν ἐνέργειαν ἔχουσιν. ὥσπερ γὰρ ἐκείνων ἕκαστος ταῖς ἔξωθεν ἰσὶ πρὸς τὴν ὑψηλοτέραν πλευρὰν ἀνασπᾷ τὴν ταπεινοτέραν, οὕτω καὶ οἵδε πρὸς τὴν κλεῖν ἀνέλκουσι τὴν πρώτην πλευράν.

1) Poſt *exiſtimant* in verſione ſtellulis duabus indicatur, deeſſe aliquid. Cod. autem hanc lacunam explevit verbo προσαγορεύεσθαι.

claviculam et primam thoracis coſtam parvam, quam nonnulli ſubclaviculam appellant. Claviculae igitur in illis connatus eſt partibus, quae ad acromium adſcendunt: ipſi vero primae coſtae coalitus eſt, qua ipſa cum pectoris oſſe coarticulatur. De horum igitur muſculorum actione dubitant quidam anatomicorum, nonnulli vero ſcapulam exiſtimant * * veluti Lycus in aliis etiam animalibus, quaecunque claviculas non habent. Nam hos muſculos cum eo ſcapularum proceſſu, qui anchoraeformis dicitur, coaleſcere cenſet, maxime proſecto aberrans. In hominibus vero caeterisque animalibus claviculas habentibus cum hoc dicere non poſſet, tanquam ligamenti uſum ipſis tribuit. Haud ita tamen ſe habet rei veritas, quin potius muſculi hi eandem, quam intercoſtales muſculi, habent utilitatem. Sicuti enim eorum quilibet ſuis ipſorum fibris extrinſecis humiliorem coſtam ad ſuperiorem attrahit, ita etiam hi primam coſtam ad claviculam attollunt.

Περὶ τῶν ἰδίων τοῦ λαμβδοειδοῦς ὀστοῦ μυῶν, ὅπερ καὶ υἱοειδὲς ὀνομάζεται.

Τὸ ἐπικείμενον ὀστοῦν τῇ κεφαλῇ τοῦ λάρυγγος ἔνιοι υἱοειδὲς, ἔνιοι δὲ λαμβδοειδὲς ὀνομάζουσιν. ἔστι δὲ ἡ μὲν εὐθεῖα τῶν γραμμῶν αὐτοῦ κατὰ τὸ μῆκος τεταγμένη τοῦ τραχήλου ὀστοῦν ἀτρέμα πλατύ. τέτταρες δὲ αἱ λοιπαὶ λοξαὶ κατὰ δύο συζυγίας ἀποφυόμεναι τοῦ προειμένους[1] ἐκ μὲν τῶν ἄνω μερῶν ἡ ἑτέρα συζυγία λεπτῶν τε καὶ ἰσχνῶν, ὡς γραφείου περάτων, ἡ λοιπὴ δὲ ἐκ τῶν κάτω μερῶν μετρίως πλατέων. ἄλλαι μὲν ἰσχναὶ δύο πλευραὶ διὰ συνδέσμων στρογγύλων καὶ λεπτῶν τοῖς πέρασι τῶν βελονοειδῶν ἐκφύσεων συνδοῦνται. τὰς δὲ λοιπὰς δύο τὰς κάτω συνάπτουσιν ἰσχυρῶς δεσμοὶ παρὰ τὸ ἀρυταινοειδῆ χόνδρον· καὶ μὴν καὶ δύο μύες πλατεῖς τῇ κάτω γένυι συνάπτουσι τὸ υἱοειδὲς ὀστοῦν. ἐκ μὲν τῶν πλαγίων μερῶν τῆς εὐθείας αὐτῶν[2] γραμμῆς ἐκφυόμενοι, καταφυόμενοι δὲ εἰς τὰ πλά-

1. Sic legitur in cod. ms. 2. Corr. in marg. αὐτοῦ.

De musculis propriis ossis lambdoidis, quod et hyoides (s. hypsiloides) vocatur.

Os capiti gutturis incumbens nonnulli quidem hyoides, nonnulli lamdoides nominant. Est autem recta hujus ossis linea secundum colli longitudinem extensa, os leniter latum, quatuor vero reliquae lineae obliquae sunt et a praedicto lato osse secundum duas conjugationes exoriuntur: a superioribus quidem partibus altera conjugatio, quae tenuium graciliumque est, veluti sunt scriptorii extrema: ab inferioribus vero altera, quae est mediocriter latorum. Verum graciles duae costae per ligamenta teretia ac tenuia extremitatibus eorum processuum, quos ab acus et scriptorii et styli imagine acuformes nominant, colliguntur. Reliquas vero duas inferiores duo vincula valide cum cartilagine arytaenoide copulant. Et sane duo etiam musculi lati os hyoides inferiori maxillae conjungunt, ex transversis rectae lineae ipsius ossis hyoidis partibus enati, atque in transversas et jam inferioris maxillae partes post

για μέρη τῆς γένυος μετὰ τὴν τῶν ἰδίων αὐτῆς μυῶν ἔκφυσιν, ἄλλοι δὲ δύο μύες ἐπ᾽ ἄκραν ἥκουσι τὴν γένυν ἀλλήλοις ἐπιζευγνύμενοι. ἀρχὴ δὲ αὐτῶν ἐστι τὸ ἄνω πέρας τῆς εὐθείας γραμμῆς τοῦ λαμβδοειδοῦς. ἕτεροι δὲ δύο μύες ἐκ μὲν τῆς ῥίζης ἄρχονται τοῦ γραφοειδοῦς, ἐμπεφύκασι δὲ ταῖς ὀρθαῖς γραμμαῖς τοῦ λαμβδοειδοῦς τῷ κάτω πέρατι καθ᾽ ἑκάτερον μέρος εἷς· αὗται μὲν αἱ τρεῖς συζυγίαι τῶν μυῶν αὐτοῦ μόνου τοῦ λαμβδοειδοῦς εἰσιν ἴδιαι, βραχείας τινὰς αὐτῷ διδοῦσαι κινήσεις· ἡ μὲν ἀπὸ τῆς βάσεως τῶν βελονοειδῶν ἀρχομένη πρὸς τὴν ὀπίσω χώραν ἀπάγουσα. αἱ λοιπαὶ δὲ ἐπὶ τὰ πλάγια τῆς γένυος διορίζουσαι καὶ πρὸς τὴν γένυν ἀνατείνουσαι, οἱ δὲ ἄλλοι μύες οἱ ἀπὸ τοῦ ὑοειδοῦς ὀστοῦ πεφυκότες ἑτέρων ἕνεκεν γεγόνασι μορίων μᾶλλον. οἱ μὲν εἰς ὠμοπλάτας ὑπὲρ τοῦ κινεῖν ἐκείνας, ὡς ἔμπροσθεν εἶπον, οἱ δὲ ἐπὶ τὴν γλῶσσαν, ὡς καὶ περὶ ταύτης εἰρήσεται. καὶ λοιπὸς ἐπ᾽ αὐτοῖς ὁ κατὰ τῆς φάρυγγος ἔξωθεν ἐπιβεβλημένος, εἴθ᾽ ἕνα τις αὐτὸν ἐθέλει προσαγορεύειν διφυῆ εἴτε δύο παραφυομένους ἀλλήλοις, ὅπερ ἄμει-

musculorum ipsi maxillae propriorum exortum inserti. Alii vero musculi in extremam maxillam mutuo inter se colligati veniunt. Horum principium est superior terminus rectae lineae ipsius lambdoidis ossis. Alii autem duo musculi a radice ossis styloidis incipiunt, atque in rectas lambdoidis ossis lineas inferno termino utrinque unus inseruntur. Haec quidem tria musculorum paria ipsius ossis lambdoidis propriae sunt, brevibus quidem motionibus ipsum moventes. Atque una quidem a basi processus styloidis incipit, in posteriorem regionem id abducens: reliquae duae in maxillae inferioris latera adscendunt atque ad ipsam maxillam sursum id attrahunt. Ceteri vero musculi ab osse hyoide exortum oblinentes, aliarum particularum causa facti fuerunt. Hi quidem in scapulas, ut eas moverent, quemadmodum superius diximus: alii in linguam, ut de ipsa quoque dicetur; et ultra hos reliquus faucibus extrinsecus insidet, sive quis ipsum unicum, sed bifidum appellare velit sive duos mutuo sibi adnatos,

νον εἶναί μοι δοκεῖ. προστέλλουσι δὲ οὗτοι τὴν τραχεῖαν ἀρτηρίαν καὶ τὸ λαμβδοειδὲς ἀντισπῶσι κάτω.

Περὶ τῶν τὴν γλῶσσαν κινούντων μυῶν.

Ὡς μὲν ὁ διδάσκαλος ἡμῶν Πέλοψ ἐν γλώττης ἀνατομῇ γράφει, μύες ἓξ καὶ δέκα βοείας εἰσὶ γλώττης, ἡμῖν δὲ νῦν, ὡς ἐν ἀρχῇ προείρηται, γυμνασθῆναι πρόκειται περὶ πιθήκων εἰς σῶμα διὰ τὴν πρὸς ἄνθρωπον ὁμοιότητα. τῶν τοίνυν κινούντων τὴν γλῶσσαν μυῶν οἱ δύο μὲν ἀπὸ τῶν βάσεων τῶν βελονοειδῶν ἐκφύσεων[1] ἀρξάμενοι, στενοὶ καὶ μακροὶ προήκοντες εἰς τὰ πλάγια μέρη τῆς γλώττης ἑκατέρωθεν εἷς ἐμφύονται, λοξῶν κινήσεων ἐξηγούμενοι, οἱ δὲ ὑπόλοιποι πάντες ἐκφυόνται μὲν ἐκ τοῦ περιέχοντος ὀστοῦ τὴν κεφαλὴν τοῦ λάρυγγος, ὃ καλοῦμεν ὑοειδές τε καὶ λαμβδοειδὲς, ἐμβάλλουσι δὲ εἰς τὴν γλῶσσαν οἱ τέσσαρες μὲν κατὰ δύο συζυγίας ἐναργῶς κινοῦντες αὐτὴν, ὁ πέμπτος δὲ ὁ διφυὴς ἐκ τοῦ ἄνωθεν πέρατος ἀρχόμενος τῆς εὐθείας

1. In cod. ἐμφύσεων.

quod et mihi satius esse videtur. Hi asperam arteriam adstringunt et os lambdoides retrahunt.

De musculis linguam moventibus.

Sicuti sane praeceptor noster Pelops in linguae dissectione scribit, musculi bubulae linguae sedecim sunt. Nobis vero, ut ab initio libri dictum est, in simiae corpore ob similitudinem, quam cum homine habet, exercitationem facere statutum est. Ex musculis igitur linguam moventibus duo quidem a basibus processuum styloidum incipientes, angusti longique progredientes in transversas linguae partes, utrimque unus, inseruntur, obliquorum motuum praesides. Reliqui vero omnes tum ex osse caput gutturis ambiente, hyoide et lambdoide appellato, exoriuntur: tum in linguam quatuor sane, secundum duo nimirum paria inseruntur, evidenter ipsam moventes. Quintus bifidus existens, atque ex superiori rectae lineae ossis

γραμμῆς τοῦ ὑιοειδοῦς ὑποπέφυκε τῇ γλώττῃ κατὰ τὸ μῆκος αὐτῆς ἀφικόμενος, ἕως ἄκρας τῆς κάτω γένυος ἐπὶ τὸ καλούμενον γένειον, ἔνθα συμπέφυκεν αὐτῆς τὰ ὀστᾶ. οὗτος ὁ μῦς ἀντισπᾷ μὲν ἄνω τῇ γενειάδι[1] ἀντιτεταγμένος τοῖς κατασπῶσιν ἐπὶ τὸ στέρνον αὐτό. σαφῆ δὲ οὐδεμίαν ἐπὶ τῆς γλώττης ἐργάζεται κίνησιν· ἀλλ᾽ οἵ γε ἐναργῶς αὐτὴν κινοῦντες οἱ λοιποὶ τέσσαρές εἰσιν. ἐκφύονται δὲ οἱ δύο μὲν ἐκ τῶν ἄνω μερῶν τοῦ εἰδοῦς, ὅθεν περ καὶ ὁ προειρημένος ὁ διφυὴς ἤδη πως ἐν τοῖς πλαγίοις αὐτοῦ μᾶλλον, οἱ δὲ ὑπόλοιποι δύο τούτων ἐφεξῆς ἔκ τε τῶν πλαγίων τῆς εὐθείας γραμμῆς καὶ τῶν ταπεινῶν αὐτοῦ πλευρῶν. ἐμφύονται δὲ οἱ μὲν μείζους εἰς τὴν μέσην χώραν τῆς γλώττης ἀλλήλων ψαύοντες ἄχρι παντὸς, ἐξήκουσι δὲ πρὸς τὸ δεδεμένον αὐτῆς τὸ πρόσω. οἱ δὲ ἐλάττους εἰς τὰ πλάγια μεταξὺ τούτων τε καὶ τῶν ἀφ᾽[2] ἑκατέρας βάσεως τῆς βελονοειδοῦς ἐκφύσεως ἡκόντων. αἱ κινήσεις δὲ ἑκάστου τοῦ-

1. Corr. τὸ ὑοειδὲς. 2. Corr. ἐφ᾽.

hyoidis termino incipiens, ſub linguam inſeritur, ſecundum illius longitudinem ad extremum uſque inferioris maxillae in ipſum mentum, quod vocant, qua maxillae oſſa inter ſe coaleſcunt, pertingens. Hic muſculus ſurſum ad maxillam (os hyoides) retrahit, illis oppoſitus, qui id ipſum ad pectoris os deorſum trahunt. Nullam vero manifeſtam in lingua motionem efficit. Sed qui evidenter ipſam movent, quatuor reliqui ſunt, quorum duo ex ſuperioribus oſſis hyoidis partibus, unde et praedictus (ille bifidus muſculus), verum in ipſius lateribus quodammodo magis exoriuntur. Reliqui vero duo deinceps ex transverſis humilibusque rectae lineae coſtis enaſcuntur. Inſeruntur autem majores quidem in mediam linguae regionem perpetuo ſe mutuo tangentes, uſque ad eam omnes anterius in locum linguae pervenerint, quem *vinctum* appellant (fraenulum linguae): minores vero in latera, inter hos et eos, qui ab utraque baſi proceſſuum acuformium ſ. ſtyloidum procedunt. Sane horum ſingulorum muſcu-

των ἀνάλογον τῇ θέσει· λοξαὶ μὲν τῶν λοξῶν, εὐθεῖαι δὲ τῶν εὐθειῶν, ὥσπερ γε καὶ τῶν πρώτων ῥηθέντων πλαγίων πλάγιαι· καὶ δὴ καὶ καλείσθωσαν ἕνεκεν σαφοῦς διδασκαλίας οἱ μὲν ἀπὸ τῶν βελονοειδῶν ἐκφύσεων ἀνιόντες μύες πλάγιοι. λοξοὶ δὲ οἱ τῶν λοξῶν μερῶν ἀποφυόμενοι τοῦ λαμβδοειδοῦς, εὐθεῖς δὲ οἱ τοῦ ἄνω πέρατος. ὑποβέβληνται δὲ τοῖς εἰρημένοις ἅπασι μυσὶν ἐκ τῶν κάτω μερῶν οἱ τὰς ἐγκαρσίας ἔχοντες ἶνας, ἀποπεφυκότες μὲν ὅλῃ τῇ γλώσσῃ, καταφυόμενοι δὲ εἰς τὸ τῆς γένυος ὀστοῦν σχεδὸν ὅλον πλὴν τοῦ γενείου. δύνανται δὲ οἱ μύες οὗτοι ἐπᾶραι τε καὶ κυρτῶσαι τὴν γλῶσσαν.

Περὶ τῶν τῆς φάρυγγος μυῶν.

Χώρα τις πρόκειται κοινὴ στομάχου τε καὶ φάρυγγος [1], εἰς ἣν ἑκατέρου τὸ στόμα ἀνήκει. καλοῦσι δὲ αὐτὴν μὲν τὴν χώραν ἰσθμὸν, ἐπειδὴ στενὴ καὶ προμήκης ἐστὶ, τὸ πε-

1. Hoc a correctore: nam cod. ms. λάρυγγος. Quod ſtatim ſequitur *στόμα*, primitus erat *στόμιον*, ab alio in *στόμα* mutatum.

lorum motiones ipſi poſitui reſpondent, obliquorum quidem obliquae, rectorum vero rectae, quemadmodum et transverſorum transverſae. Et ſane clarioris doctrinae gratia, qui a proceſſibus ſtyloidibus prodeunt muſculi, transverſi ſeu laterales vocentur: qui vero ab obliquis oſſis lambdoidis partibus, obliqui, ſicuti qui a ſuperiori ejusdem lambdoidis oſſis termino enaſcuntur, recti appellentur. Subjiciuntur vero praedictis omnibus muſculis ex imis partibus illi, qui fibras transverſas habent, a tota lingua exorti, atque in maxillae os fere totum praeter quam in mentum inſerti. Facultatem porro muſculi hi omnes attollendi curvandique linguam obtinent.

De muſculis faucium.

Locus quidam praejacet gulae gutturique communis, in quem utriusque oſculum adſcendit, qui quoniam anguſtus oblongusque eſt, iſthmus appellatur. Corpus vero

ρείχον δὲ αὐτὴν σῶμα φάρυγγα, καθ᾽ ἣν ἑκατέρωθεν εἷς ἐστι μῦς ἔν τε τῷ φωνεῖν καὶ καταπίνειν ἐνεργῶν, ἡ κεφαλὴ δὲ αὐτῶν πλησίον τέτακται τοῖς κάτωθεν ἀνιοῦσιν εἰς τὰ πλάγια τῆς γλώσσης μυσίν.

Περὶ τῶν τράχηλον κινούντων μυῶν.

Οἱ μὲν οὖν τραχήλου καὶ κεφαλῆς μύες κοινοὶ ἔμπροσθεν εἴρηται· τρεῖς μὲν αἱ πρῶται συζυγίαι τῶν ἐξ τῶν κατ᾽ ἰνίον, ἑτέρα δὲ μία τῶν ὑποβεβλημένων τῷ στομάχῳ. συνελόντι γὰρ εἰπεῖν, ὁπόσοι τῆς κεφαλῆς ἐκφυόμενοι τῷ τραχήλῳ παντὶ καταφύονται, κινοῦσιν ἄμφω τὰ μόρια. περὶ δὲ τῶν ἰδίων τοῦ τραχήλου μυῶν ἐν τῷδε ῥηθήσεται. δύο καθ᾽ ἑκάτερον μέρος αὐτοῦ εἰσιν, ὁ μὲν ὀπίσθιός πως μᾶλλον, ὁ δὲ ἐμπρόσθιος· ἐκφύεται δὲ ὁ μὲν ὀπίσθιος ἐκ τῆς πλαγίας ἐξοχῆς τοῦ πρώτου σπονδύλου κατ᾽ αὐτὸ μάλιστα τὸ κυρτότατον αὐτῆς. ἐκ γὰρ τῆς πρόσω μᾶλλον ὁ ἐπὶ τὴν ἀρχὴν[1] τῆς ὠμοπλάτης ἀνατεινόμενος, ὑπὲρ οὗ ἔμ-

1. Hoc a correctore pro ῥάχιν.

hunc locum ambiens, fauces f. pharynx nuncupatur, in quibus faucibus mufculus utrimque unus habetur, tunc munere fuo fungens, cum vox editur aut deglutitio fit. Horum duorum mufculorum caput prope eos mufculos pofitum eft, qui ab inferioribus partibus in linguae latera adfcendunt.

De mufculis cervicem moventibus.

Ergo cervicis capitisque communes mufculi fuperius enarrati fuere. Tres quidem primi paris eorum, qui ab occipite prodeunt: una vero aliud eorum, qui gulae fubjacent. Nam ut uno verbo dicam, quicunque mufculi a capite exorti, toti cervici inferuntur, ambabus partibus funt communes. De propriis vero cervicis mufculis in hoc capite agendum. Duo ab utraque ipfius parte funt mufculi, alter pofterior potius, alter prior dicendus. Sane pofterior ex transverfa primae vertebrae eminentia exoritur, eo praecipue loco, ubi ea convexiffima eft. Nam ex priori potius eminentia mufculus ille, de quo fuperius di-

πρόσθεν εἶπον, ἔχει τὴν ἔκφυσιν. ὁ δὲ ὀπίσθιος τοῦ τραχήλου μῦς οὗτος, ὑπὲρ οὗ νῦν πρόκειται λέγειν, ἄχρι τῆς ὠμοπλάτης καθήκει ἐμπεφυκὼς ἐξ ἁπάντων τῶν σπονδύλων διὰ συνδέσμων ἰσχυρῶν ὡς δοκεῖν πολλοὺς[1] εἶναι μῦς καὶ τὸ κάτω πέρας αὐτοῦ συνεχὲς ἀκριβῶς ἐστι τῷ κατὰ τὰ σιμὰ τῆς ὠμοπλάτης τοῦ θώρακος μυί. ὁ δὲ ἕτερος ὁ πρόσθιος τοῦ τραχήλου μῦς οὗτος ἄρχεται μὲν ἐκ τῆς διατετρημένης ἀποφύσεως τοῦ δευτέρου σπονδύλου, συνεκφύεται δὲ καὶ τοῖς ἄλλοις τοῖς[2] κατὰ τὸν τράχηλον· ἐντεῦθεν δὲ διὰ τῶν μασχαλῶν ἄχρι τῆς πέμπτης πλευρᾶς τῷ θώρακι ἀφικνεῖται ψαύων ἔστιν ὅτε καὶ τῆς ἕκτης. καταφύεται δέ τις μοῖρα[3] καὶ εἰς τὴν πρώτην αὐτοῦ πλευρὰν τὴν ἐφεξῆς τῇ κλειδί. στρογγύλος πως μᾶλλον οὗτος ὁ μῦς ἐστι καὶ μακρός. ἐνέργεια δὲ αὐτοῦ καθαρὰ μὲν ἐπιπέφυκε τῷ τραχήλῳ κάμπτειν τοῦτον[4], ὡς ἐπὶ τὰ πρόσω λοξόν· καθὰ δὲ εἰς τὰς πλευρὰς[5] τοῦ θώρακος ἀφικνεῖται, διαστέλλειν ἐκεῖνον. ὅθεν ἄμεινον ἤτοι δύο μύες ἀλλήλοις ἡνωμένους

1. Cod. πολύς. 2. Correct. τῶν ἄλλων τῶν. 3. Corr. τῇ μοίρᾳ. 4. Corr. αὐτὸν. 5. Corr. τοὺς σπονδύλους.

ctum eſt, exoritur, qui in ſcapulae ſpinam adſcendit. Poſterior autem hic cervicis muſculus, de quo nunc agere inſtitui, ad ſcapulam uſque devenit, ex omnibus vertebris per validae ligamenta enatus, ut plures muſculi eſſe videantur, inſeriorque ipſius terminus thoracis muſculo in ſcapulae ſimis collocato exacte continuus eſt. Alter vero cervicis prior muſculus principium a perſorato ſecundae vertebrae proceſſu ſumit, ſimulque cum aliis cervicis muſculis exoritur, poſtea vero illinc per axillam ad quintam uſque thoracis coſtam pervenit, ſextam quandoque etiam attingens, ejusque portio quaedam in primam coſtam claviculae ſuccedentem inſeritur. Teres autem quodammodo magis eſt hic muſculus et longus. Et ſane ejus actio, qua cervici inſeritur, eſt, ut ipſam in priora obliquam flectat: qua vero ad thoracis vertebras pervenit, ut illum dilatet. Quare praeſtiterit ut vel duos muſculos

ὁμοίως[1] τοῖς προειρημένοις ὑπολαμβάνειν αὐτοὺς ἢ εἴπερ ἕνα χρὴ τιθέναι, τοῦ θώρακος νομίζειν αὐτόν. ἐκεῖνος μὲν γὰρ ἐναργῶς φαίνεται διαστέλλων τὸν θώρακα, τὸν τράχηλον δὲ ἐπινεύων αὐτὸς οὐχ ὁμοίως ἐναργῶς φαίνεται. ἀντιτεταγμένην δὲ αὐτῷ κίνησιν ὁ προειρημένοις ἔχει κάμπτων καὶ αὐτὸς εἰς τὰ πλάγια καὶ πρὸς τοὐπίσω μᾶλλον ὅλον τὸν τράχηλον. εἰ δὲ ἀμφότεροι ταθεῖεν ἅμα τὴν μέσην καμπτὴν ἐπὶ τὰ πλάγια τοῦ σύμπαντος ἐργάζονται τραχήλου. εἰ δὲ οἱ πρόσθιοι μύες μόνοι ταθεῖεν οἱ ἑκατέρωθεν, ὅ τε ἐκ τῶν δεξιῶν καὶ ὁ ἐκ τῶν ἀριστερῶν ὅλον εἰς τὰ πρόσω τὸν τράχηλον ἐπινεύειν ἀναγκάζουσιν· ὁ δὲ ὄπισθεν ἀνανεύειν ὅλον ὀπίσω. εἰ δὲ καὶ πάντες ἅμα ταθεῖεν οἱ τέσσαρες ἰσόῤῥοπος[2] εἰς ἅπαντα τὰ μέρη γένοιτο ἂν οὕτως[3] ὁ τράχηλος, ὡς κἀν τῷ τετάνῳ συμβαίνει πάθει.

1. Hoc a correct. pro ἅμα codicis. 2. Corrector ἀῤῥεπής. 3. Hoc a correctore pro cod. mst. οὗτος.

inter se unitos una cum praedictis existimemus esse, vel si unus est statuendus, eum inter thoracis musculos censeamus. Ille enim thoracem dilatare evidenter conspicitur, non ita tamen evidenter cervicem annuendo movere. Oppositam vero ipsi motionem habet praedictus musculus, in latera et ipse ac ad posteriora magis totam cervicem flectens. Quodsi ambo una tendantur, media totius cervicis flexura in latera efficitur. Si vero anteriores tantum musculi, qui utrobique sunt, dexter nimirum et sinister, tendantur, totam profecto cervicem in priora annuere: sin posteriores, in posteria renuere compellunt. Quodsi omnes quatuor simul tendantur, cervix tunc in nullam vergens partem recta evadit, quemadmodum in ea etiam spasmi specie contingit, quae tetanus Graece dicitur.

Περὶ τοῦ κατὰ τὰ σιμὰ τῶν ὠμοπλατῶν τὸν θώρακα διαστέλλοντος μυός.

Τὸν διαστέλλοντα τὸν θώρακα μεγάλην διαστολὴν μῦν, ἕνα καθ᾽ ἑκάτερον ὑπάρχοντα μέρος εἴτε κοινὸν τῆς ὠμοπλάτης καὶ θώρακος ὀνομάζειν ἐθελήσειέ τις, εἴτε τοῦ θώρακος μόνου τὸν[1] κατ᾽ ὠμοπλάτην οὐ διοίσει. ἐκφύεται δὲ ἀπὸ τῆς βάσεως αὐτῆς ἐπιτεταμένος ἅπαντι τῷ θώρακι[2]. τουτὶ μὲν οὖν αὐτοῦ κατακέκρυπται τὸ μέρος, ὥστε οὐκ ἂν αὐτὸ θεάσαις πρὶν ἀφελεῖν τὴν ὠμοπλάτην. τὸ δὲ ἀπὸ τοῖδε σύμπαν ἐστὶ φανερὸν ἐπιπεφυκὸς τῷ θώρακι μέχρι τοῦ καθήκοντος ἐπὶ τὴν ἕκτην πλευρὰν μυὸς ἀπὸ τοῦ τραχήλου, ἀλλὰ καὶ τῶν νόθων πλευρῶν ἐπιβαίνει δυοῖν ὁ μῦς οὗτος ἐγγὺς ἤδη τῶν χονδρωδῶν ἀποφύσεων. ἔστι δὲ οὐ συνεχὴς αὐτοῦ ἡ κατάφυσις, ἀλλ᾽ οἷον εἰς μικρούς τινας ἐσχισμένη μῦς ἕνα καθ᾽ ἑκάστην πλευράν, ἐφεξῆς δὲ τοῖς τούτου πέρασιν ἅπασι τοῖς τὴν ἀρχὴν τῆς ἐκφύσεως ὁ μέ-

1. Cod. τῶν. 2. In margine: τῷ σιμῷ.

De musculo in simis scapularum sito thoracem dilatante.

Musculum qui magna dilatatione thoracem dilatat, in utraque parte unum sive scapulae et thoracis communem appellare ipsum quis velit sive thoracis solius ex iis, qui secundum scapulam sunt, nihil intererit. Enascitur hic a scapulae basi, toti thoraci extensus. Haec sane ipsius pars delitescit, ut ipsum intueri prius non possis, quam scapulam auferas. Totum vero deinceps quod sequitur, conspicuum est, quod nimirum thoraci ad eum usque musculum, qui a cervice in sextam costam descendit, inseritur. Sed et duas quoque nothas costas musculus hic jam prope cartilagineos processus conscendit. Ejus autem insertio haud continua est, sed veluti in exiguos quosdam musculos singulis costis singulos partita ac discissa. Deinceps vero post universas hujus musculi priores extremitates,

γιστος ἔχει τῶν κατ' ἐπιγάστριον[1] μυῶν ἐσχισμέναις ὁμοίως καὶ αὐτὸς ἐκφύσεσιν ἀνηρτημένος.

Περὶ τῶν τὸ κατ' ὦμον ἄρθρον κινούντων μυῶν.

Ἐπειδὰν ἀφέλῃς τούς τε κινοῦντας τὴν ὠμοπλάτην μύας καὶ μετ' αὐτοὺς τὸν ἐν τοῖς σιμοῖς αὐτῆς, ὃν ἄρτι διῆλθον ἀφορώτατον ἤδη τὸν ἀριθμὸν ἁπάντων τῶν κινούντων τὸν βραχίονα μυῶν ἕξεις· ὄντων γὰρ ἁπάντων ἕνδεκα, τρεῖς μὲν ἀπὸ τοῦ στήθους ἐπ' αὐτὸν ἀναφερομένους θεάσῃ, δύο δὲ ἐκ τῶν κατὰ τὰς λαγόνας χωρίων, πέντε δὲ ἐξ αὐτῆς τῆς ὠμοπλάτης ὁρμωμένους, ἑνδέκατον δὲ ἐπὶ τούτοις ἅπασι τὸν τὴν ἐπωμίδα κατειληφότα. καὶ γὰρ συμφυεῖς ἀλλήλοις εἰσὶν οὗτοι κατὰ τὴν τῆς ὠμιαίας φλεβὸς χώραν καὶ τὰς ἀπονευρώσεις ἐγγὺς ἀλλήλων εἰς τὸν βραχίονα καταφύουσι κατωτέρω τῆς κεφαλῆς εἰς τὸ πρόσθιον αὐτοῦ κατ' εὐθεῖαν μάλιστα γραμμὴν ἄνωθεν κάτω τεταγμένην· ἰσχνοτέραν μὲν

1. Sic Corrector pro ὑπογάστριον codicis.

exortus principium sumit maximus musculorum abdominis discissis et ipse exortibus appensus.

De musculis humeri articulum moventibus.

Postquam musculos scapulam moventes abstuleris, postque hos illum etiam, qui in simus scapulae partibus situs est, quem nuper sermone persecutus fui: facillime jam musculorum omnium brachium moventium numerum deprehendes. Nam cum undecim in universum omnes sint, tres a pectore in brachium adscendentes, duos ab ilium regionibus et quinque ex scapula ipsa prodeuntes conspicies, sicuti undecimum post hos omnes, qui superhumeralem occupat. Sibi enim mutuo musculi hi, qua humeraria vena est, connati sunt: aponeurosesque sibi mutuo vicinas in brachium infra ipsius caput in priorem partem inserunt, per rectam praecipue lineam, quae superne deorsum tendit. Atque graciliorem quidem aponeurosin producit musculus a pectoris osse prodiens: teretiorem

ὁ ἀπὸ τοῦ στέρνου, στρογγυλωτέραν δέ πως καὶ σαρκώδης κἀκ τῶν ἔξω τοῦδε μερῶν ὁ ἀπὸ τῆς ἐπωμίδος. ἡ δὲ ἀρχὴ τῆς ἐκφύσεως τούτων μὲν ἥ τε κλεὶς ἐστι καὶ ἡ ῥάχις τῆς ὠμοπλάτης καὶ τὰ ἐπιπολῆς χωρία τὰ μετὰ τὴν ὀλίγου δεῖν ἅπαντα τῆς ὠμοπλάτης, ὅσα πρὸς τὴν ταπεινὴν ἐν αὐτῇ ῥέπει πλευράν. τοῦ δὲ ἑτέρου τὸ τοῦ στέρνου ἅπαν ὀστοῦν, ἐντεῦθεν δὲ ὁρμηθέντες ὁ μὲν οἷον ἐσχισμένος ἀμφὶ τὸ ἀκρώμιον ἅπασαν κατείληφε τὴν κεφαλὴν τοῦ βραχίονος. ὁ δέ γε τῇ τε ὠμιαίᾳ φλεβὶ παρατέταται καὶ τὸ πρόσω τῆς μασχάλης τὸ μὴ ἐκφύειν αὐτὸς ἐργάζεται καὶ σχεδὸν ἅπαντα τὰ περὶ τὰ στήθη σαρκώδη ὁ μῦς οὗτός ἐστι· καὶ γὰρ καὶ ὅτι τῆς ὑπ' αὐτοῦ τέτακται, ἄμεινον δὲ δύο μύας αὐτὸν οὐχ ἕνα τίθεσθαι. ὁ γοῦν ἀπὸ τῶν ἐκ τοῦ στέρνου πεφυκὼς ὁ μικρότερος τῶν ἐν αὐτῷ μυῶν ἀντεστραμμένας πως ἔχει τῇ ὠμοπλάτῃ τὰς ἶνας· εἰς γὰρ τὸ ἄνω μέρος ἀναφέρονται πρὸς τὴν ἰδίαν ἀπονεύρωσιν ἀρχόμενοι κάτωθεν. αἱ δὲ λοιπαὶ πᾶσαι τὴν μὲν ἔκφυσιν ἀνωτέρω τούτων ἔχουσιν

vero quodammodo carnosioremque atque ab exterioribus hujusce partibus edit musculus ab epomide exoriens. Porro exortus seu originis principium istius quidem musculi tum clavicula tum scapulae spina est: tum etiam superficiariae ejusdem scapulae regiones fere omnes, quaecunque versus humiliorem ipsius costam vergunt. Alterius vero musculi principium est totum pectorale os. Nam inde prodeuntes, alter quidem veluti scissus circa summum humerum, totum brachii caput comprehendit; alter vero humerariae venae exporrectus est et priorem axillae partem carnosam ipse efficit, fereque in toto pectore carnosus musculus iste est atque ab ipso toto pectore exoritur. Satius vero fuerit, duos ipsum musculos, non unicum statuere. Qui igitur a pectoris osse exoritur, qui et aliis, qui in ipso pectoris osse existunt, musculis est minor, fibras omni superiori adversas quodammodo oppositasque habet. Nam in superiorem quidem partem adscendunt ad propriam aponeurosin, deorsum incipientes. Reliquae vero omnes exortum qui-

ἐξ αὐτοῦ τοῦ στέρνου, φέρονται δὲ ἐπὶ τὴν ἀπονεύρωσιν, ἐγκάρσιαι μὲν αἱ τῶν ὑψηλῶν τοῦ στέρνου μερῶν ἀποφυόμεναι, λοξαὶ δὲ ἀτρέμα αἱ τῶν ταπεινῶν, τῶν δὲ ἄλλων δυοῖν ὁ μὲν ἕτερος ἀπὸ τῆς ἔξω τε καὶ κάτω τούτου[1] τοῦ χώρας ὁρμώμενος κατὰ μὲν τὰ πλεῖστα μέρη συμφυής ἐστι τῷ προειρημένῳ τῷ διφυεῖ τε καὶ μεγάλῳ. τελευτῶν δὲ εἰς ὑμενώδη τένοντα καταφύεται τοῖς πρόσω τοῦ βραχίονος εἰς αὐτὴν μάλιστα τὴν προσθίαν ὀφρὺν τῆς κοιλότητος, ἣς κατείληφεν ἡ μείζων κεφαλὴ τοῦ κατὰ τὸν βραχίονα μυὸς τοῦ παρεκτεταμένου κατὰ τὴν ἔνδον χώραν τῇ προφανεῖ κατ' αὐτὸν φλεβί. ὁ δὲ ἕτερος μῦς ὃς οὐδὲ φαίνεται πρὶν ἀνατμηθῆναι τὸν μέγαν ἀπὸ τῶν ἄνω μερῶν γενόμενος, ἐμφύεται μὲν ἔκ τε τοῦ δευτέρου καὶ τρίτου καὶ τετάρτου καὶ πέμπτου καὶ ἕκτου τῶν ὀστῶν, ἀνέρχεται δὲ εἰς αὐτὸ τὸ ὑψηλότατον τῆς ἑτέρας κεφαλῆς τοῦ βραχίονος τὸ πρὸς τῇ κλειδὶ, κἀντεῦθεν ἐμφύεται τῷ περὶ τὸ ἄρθρον ὑμενώδει

1. Sic legendum esse conjiciebat Vir Doctus pro τοῦτι τοῦ.

dem his superiorem ex ipso pectoris osse habent. Feruntur autem in aponeurosin transversae quidem, quae a sublimibus ossis pectoris partibus enascuntur: leniter vero obliquae, quae ab humilibus ejusdem ossis partibus exoriuntur. Ex reliquis duobus alter quidem ab extrinseca insimaque hujus ossis regione prodiens, secundum plurimas quidem partes praedicto illi musculo bifido ac magno connatus est, demumque in membraneum tendinem finiens, prioribus brachii partibus inseritur, in ipsum praecipue anterius supercilium cavitatis, quod a majori capite musculi in brachio existentis occupatur, qui secundum internam regionem, venae quae in ipso conspicue apparet, exporrigitur. Alter vero musculus, qui antequam magnus sit dissectus non apparet, a superioribus partibus enascens, ex secundo quidem et tertio et quarto et quinto et sexto pectoris ossibus exoritur atque ad altissimam capitis brachii regionem, qua ad claviculam spectat, adscendit, illincque ligamento illi membranoso articulum ambienti inseri-

συνδέσμῳ πολὺ τοῦ προειρημένου μυὸς ἰσχυροτέραν ἔχων τὴν ἀπονεύρωσιν [1]. δύο δὲ οἱ κάτωθεν ἀναφερόμενοι μύες, ὧν ὁ μὲν ἁπάντων ἁδρότατός τε καὶ μήκιστός ἐστι τῶν τὸν βραχίονα κινούντων μυῶν, ὁ δὲ ἰσχνότατος μὲν οὐχ ἥττων τε ἐκείνου τὸ μῆκ ς· οὗτος μὲν οὖν εἰκότως ἠγνόηται τοῖς ἀνατομικοῖς ἐναφανιζόμενος τῷ δέρματι κακῶς ὑποδερομένῳ. περὶ δὲ τοῦ μεγάλου πάντες ἔγραψαν οἱ μὲν μᾶλλον ἀκριβώσαντες αὐτοῦ τῷ λόγῳ τὴν φύσιν, οἱ δὲ ἧττον. ὁ μὲν οὖν ἰσχνὸς ἔκ τε τοῦ κατὰ τὴν λαγόνα καὶ τὰς νόθας πλευρὰς τοῦ δέρματος ἀναφερόμενος ἐξ αὐτῶν μάλιστα τῶν ὑμένων τῶν ὑπὸ τῷ δέρματι τὴν ἔκφυσιν ἔχει. ἀεὶ δὲ ἐν τῷ περὶ τὴν μασχάλην ἀναφέρεσθαι πάχος τι προσκτώμενος, κἀνταῦθα ἤδη σαφῶς μῦς φαινόμενος εἰς ὑμενώδη τένοντα τελευτᾷ, κατὰ δυοῖν ἐποχούμενος ἑτέρων, οἷς καὶ συμφύεται. γεννᾶται δὲ αὐτῶν ὁ μὲν ἐκ τοῦ ταπεινοτάτου τῶν ἀπὸ τοῦ στήθους μυῶν, ὁ δὲ ἐκ τῆς ἑτέρας μοίρας τοῦ διφυοῦς, ὁ

1. Sic ſcribendum eſſe pro ἀπόδειξιν, in margine cod. juſſum eſt.

tur, validiorem ſane quam praedictus muſculus aponeuroſin obtinens. Duo vero ſunt, qui ab inferioribus partibus ſurſum feruntur, quorum alter craſſiſſimus longiſſimusque omnium muſculorum brachium moventium eſt, alter gracillimus quidem eſt, longitudine tamen ab altero haud ſuperatur. Hic igitur a diſſectoribus merito ignoratus fuit: nam dum male cutis excoriatur, muſculus hic obſcuratur corrumpiturque. De magno vero muſculo nullus eſt, qui non ſcripſerit; ſed alter magis, alter minus exacte ejus naturam explicavit. Gracilis igitur a cute, quae circa ilia nothasque coſtas eſt, adſcendens, ex ipſis praecipue membranis, ſub cutim exiſtentibus, exortum habet; perpetuo vero dum ad axillam adſcendit, craſſitudinem quandam acquirens, in membranoſum tendinem finit, duobus aliis, quibuscum etiam coaleſcit, inſidens, quorum duorum muſculorum alter ex humillimo pectoris muſculo, alter ex altera illius muſculi bifidi portione gignitur. Re-

δὲ ὑπόλοιπος τῶν κάτωθεν ἀναφερόμενος μυῶν ἐπὶ τὴν κατ' ὦμον διάρθρωσιν, ὅσπερ [1] καὶ μέγιστός ἐστιν· ἄρχεται μὲν ἀπὸ τῶν κατὰ τὰς νόθας πλευρὰς σπονδύλων, ἐπιπεφυκὼς δὲ τῷ τε ῥαχίτῃ μυὶ καὶ τῷ πέρατι τῆς κατ' ὠμοπλάτην, φέρεται πρόσω λοξὸς ἀτρέμα μέχρι τινὸς ἐπιπεφυκὼς τοῖς ἐπικειμένοις μυσὶ τῇ ταπεινῇ τῆς ὠμοπλάτης πλευρᾷ. κἀπειδὰν ἀφίκηται κατ' εὐθὺ τῆς μασχάλης ὄρθιος ἐπ' αὐτῆς ἀναφέρεται· κἀνταῦθα διὰ τένοντος οὐκ ἀγεννοῦς ἠρέμα πλατέος ἐμφυὼς τῷ βραχίονι κατὰ τὰ ἔνδον μέρη τῆς ἀπονευρώσεως τοῦ μεγίστου μυὸς τῶν ἀπὸ τοῦ στήθους τριῶν. οὗτος ὁ μῦς συμφύεται δύο μυσὶν, ἑνὶ μὲν ὑπερκειμένῳ κατὰ τὴν μασχάλην αὐτὴν, ἑτέρῳ δὲ ἐπὶ τὴν κατ' ἀγκῶνα διάρθρωσιν ἀφικνουμένῳ, περὶ ὧν ἐν τοῖς ἑξῆς εἰρήσεται. οἱ δὲ ἀπ' αὐτῆς τῆς ὠμοπλάτης ἐμφυόμενοι [2] πέντε μύες εἰς εὖρος τοὺς τένοντας πλατὺ πάντες τελευτῶντες ἐμφύονται καὶ αὐτοὶ τῷ τοῦ βραχίονος μέρει, ὡς συμφυὴς μὲν τῷ προειρημένῳ μυὶ πλησίον τῆς ἀπονευρώσεως ὁ ἐκ τῶν κάτω

1. Vel ὥσπερ. 2. Corrector ἐκφυόμενοι.

liquus vero mufculorum ab imis regionibus furfum ad humeri dearticulationem adfcendentium, qui et maximus eft, ab illis vertebris, quibus nothae coftae dearticulantur, incipit atque fpinali mufculo et inferiori humilioris fcapulae coftae termino infertus, in priora leniter obliquus fertur, aliquo ufque mufculis humiliori fcapularum coftae incumbentibus adnatus: et cum e directo maxillae pervenerit, rectus ad ipfam adfcendit, illicque per tendinem haud ignobilem leniter latum brachio fecundum internas aponeurofeos magni mufculi partes infertus mufculus hic duobus coalefcit mufculis, ei nimirum, qui fecundum axillam fuperfternitur et ei, qui in gibbi cubiti dearticulationem pertingit, de quibus in fequentibus agetur. Qui vero ab ipfa fcapula nafcuntur quinque mufculi, in latos tendines cum omnes finiant, in brachium et ipfi inferuntur * partem * ut connatus quidem praedicto mufculo prope aponeurofin, qui ex infima parte humilioris

τῆς ταπεινῆς πλευρᾶς ἀρχόμενος· εἶτα ἐκ τῶν ὀπίσω τε καὶ ἔνδον μερῶν ὑποδυόμενος τὸν βραχίονα, κἄπειτα καταφυόμενος εἰς αὐτὸν ὑψηλοτέρᾳ τε ἅμα καὶ μακροτέρᾳ καὶ ἰσχνοτέρᾳ καὶ συνεχεῖ καταφύσει τῇ τοῦ προειρημένου μυός· αὕτη μὲν οὖν ἐκ τῶν ἔνδον μερῶν ἐστι τοῦ βραχίονος ψαύουσα τῆς προειρημένης ἀπονευρώσεως, ἀνωτέρω δέ ἐστι ταύτης εἰς αὐτὴν ἤδη τὴν κεφαλὴν τοῦ βραχίονος ὁ ἐκ τῶν ἔνδον ἐμφύεται μερῶν τένων τοῦ κατειληφότος μυὸς τὸ σιμὸν τῆς ὠμοπλάτης εὔῤῥωστός τε καὶ πλατὺς ὑπάρχων. ἡ δὲ τοῦ τὴν μεταξὺ χώραν τῆς τε ῥάχεως καὶ τῆς ὠμοπλάτης καὶ τῆς ὑψηλοτέρας πλευρᾶς κατειληφότος ἀπονεύρωσις εἰς αὐτὸ τὸ ὑψηλότατον ἐμφύεται τῇ κεφαλῇ τοῦ βραχίονος οὐ κατὰ τὸ πρὸς τῇ κλειδὶ μόριον αὐτῆς, εἰς ὅπερ ὁ προειρημένος, ἀλλ' ὅσον ἐκτὸς ἀποτέτμηκεν ἡ μείζων κεφαλὴ τοῦ κατιόντος μυὸς εἰς τὴν κατ' ἀγκῶνα διάρθρωσιν. συνεχὴς δὲ τῇ προειρημένῃ καταφύσει καὶ ὁ ἐκ τῶν κάτω μερῶν τῆς ἐν ὠμοπλάτῃ ῥάχεως ὁ κατειληφὼς ἅπαν τὸ ἐν μέσῳ χωρίον.

coſtae incipiens, moxque ex poſterioribus et internis partibus brachium ſubiens, tandem in ipſum altiore ſimul et prolixiore gracilioreque inſertione praedictique muſculi inſertioni conjuncta ſeſe inſerit. Ipſa igitur ex internis brachii partibus exiſtit, praedictam aponeuroſin attingens. Enimvero elatior haec ipſa eſt in ipſum jam brachii caput ex internis partibus inſertus tendo muſculi ſimum ſcapularum occupantis, validus latusque exiſtens. Aponeuroſis vero ejus muſculi, a quo regio inter ſpinam ſcapulae et ejusdem coſtam ſublimiorem media interjacens, occupatur, in ipſum brachii capitis altiſſimum inſeritur, non in eam certe ipſius partem, quae verſus claviculam ſpectat, in quam alter praedictus inſerebatur: ſed in eam omnem, quae extrinſecus a grandiore capite illius muſculi, qui in gibbi cubiti dearticulationem devenit, diviſa eſt. Conjunctam vero huic praedictae aponeuroſin muſculus ille in inſertione efficiens (qui ex inſernis ſpinae ſcapulae partibus enaſcitur ac totam eam regionem, quae inter ejus-

αὐτῆς τε καὶ τῆς ταπεινῆς πλευρᾶς ἀπονεύρωσιν ποιούμενος ἐμβάλλει τὸν τένοντα τῇ κεφαλῇ τοῦ βραχίονος ἤδη πως μᾶλλον ἔξωθεν. ὁ δὲ τοιούτῳ συνεχὴς μῦς καὶ τάχα ἂν τὸ μόριον αὐτοῦ δόξας εἰς τὰ ἐκτὸς ἀκριβῶς μέρη τοῦ βραχίονος ἐμβάλλει τὸν τένοντα ἐμφυόμενος ἀπὸ τῶν ἄνω μερῶν τῆς ταπεινῆς ἐν ὠμοπλάτῃ πλευρᾶς σχεδὸν ἐκ τοῦ ἡμίσεως αὐτῆς μέρους, κατὰ τὸ κυριώτατον καὶ ὀξύτατον αὐτῆς. αἱ κινήσεις δὲ αὐτοῦ τοῦ μὲν τὴν ἐπωμίδα κατειληφότος ἀνατείνειν ἄνω τὸν βραχίονα κατ' εὐθεῖαν μάλιστα γραμμήν. τῶν δὲ ἑκατέρωθεν αὐτοῦ τῶν ἐξ αὐτῆς τῆς ὠμοπλάτης ἐκπεφυκότων ὁ μὲν κατὰ τὴν ὑψηλὴν πλευρὰν ἀνατείνει μὲν, ἀλλ' ἐκκλίνων[1] ἐπὶ τὰ ἔνδον, τῶν δὲ κατὰ τὴν ταπεινὴν ὁ μὲν μείζων ἀνατείνει μὲν καὶ αὐτὸν, ἀλλ' ἐπὶ τὰ ἐκτός. ὁ δὲ ὡς μόριον αὐτοῦ λοξὸν ἀπάγει πρὸς τὰ ἐκτὸς, διαδέχονται δὲ τὰς κινήσεις ταύτας, ἔνδοθεν μὲν οἱ ἀπὸ τοῦ στήθους ἀνιόντες, εἴτε τρεῖς ἐθέλοις λέγειν εἴτε

1. Ita legendum esse statuit Corrector pro ἀνατείνειν καὶ ἐκκλίνειν, quod scriptum codicis erat.

dem scapulae spinam et humiliorem costam media sita est, occupat) tendinem in brachii caput jam quoquo modo extrorsum magis injicit. Qui vero huic ipsi continuus est, musculus, qui et forsan particula ipsius esse censebitur, in externas exacte brachii partes tendinem mittit. Exoritur vero hic musculus a superioribus humilioris costae scapulae partibus a dimidia fere ipsius parte, ubi ea gibbosissima acutissimaque est. Horum omnium musculorum motiones hae sunt. Musculus epomida occupans brachium sursum per rectam praecipue lineam attollit. Ex iis vero, qui ab utraque hujus parte siti sunt, ab ipsa nimirum scapula enati, is qui prope altiorem costam existit, attollit quidem, sed ad interiora inclinans. Ex illis autem, qui prope humiliorem costam collocati sunt, major quidem et ipse attollit, verum ad exteriora; qui vero tanquam ejus particula est, oblique brachium ad exteriora abducit. Has autem motiones excipiunt intrinsecus quidem musculi a pectore adscendentes sive tres sive quatuor ipsos dicere

τέτταρας. ἔξωθεν δὲ ὁ ἀπὸ τοῦ κάτω πέρατος τῆς ταπεινῆς πλευρᾶς ἀναφερόμενος· τῶν μὲν οὖν ἀπὸ τοῦ στήθους μυῶν ἁπάντων προσαγόντων ἔσω τὸν βραχίονα, τὴν μὲν κεφαλὴν αὐτοῦ μᾶλλον ὑψηλότατος ἐπὶ τὰ νῶτα, τὸ δ' ὅλον κῶλον ὡς ἐπὶ τὸ στῆθος ὁ μέγιστος ὁ διφυὴς προσάγει. ταθέντων δ' ἀμφοτέρων ὁμοῦ τῶν κατ' αὐτὸν μυῶν ὁμοτόνως ἀνατείνεται, τῶν τε ἄνω καὶ τῶν κάτω ἡ μέση γίνεται κίνησις[1]. εἰ δὲ ὁ ἕτερος ἐνεργήσειε μόνος, ὑψηλοτέραν τὴν προσαγωγὴν ὁ ὑψηλότερος ἐργάζεται, ταπεινοτέραν δὲ ὁ ταπεινότερος. ὁ δὲ παρὰ τὸν τιτθὸν προσάγει τῷ στήθει τὸν βραχίονα καὶ κατασπᾷ κάτω. ἐπὶ τούτοις δὲ ὁ μὲν ἐπιπολῆς ὁ λεπτὸς ἐπὶ τὰς λαγόνας ἀτρέμα πλάγιον, ὁ δ' ὑπ' αὐτῷ μέγιστος εὐθὺ ἀποτείνει παρὰ τὰς πλευρὰς τὸν βραχίονα. τούτων δὲ ἐφεξῆς οἱ λοιποὶ δύο μύες ἀπ' αὐτῆς τῆς ὠμοπλάτης ἐκδέχονται περιάγοντες ἔξω τε καὶ εἰς τοὐπίσω τὸ κῶλον· ὁ μὲν ἀπὸ τῶν σιμῶν ἐκπεφυκὼς τὴν κεφαλὴν αὐτοῦ περιστρέφων εἰς τοὐπίσω, ὁ δὲ ἀπό τε

1. Verba τῶν τε ἄνω usque ad κίνησις expuncta in codice sunt a manu secunda.

velis; extrinsecus vero ille, qui ab inferiore humilioris costae termino adscendit. Ex musculis autem a pectore nascentibus et ad interiora brachium admoventibus, qui altissimus est, caput magis brachii attrahit, qui vero maximus bipartitusque est, totum brachium pectori adducit. Igitur si omnes a pectore enati musculi tam superiores quam inferiores ex aequo tendantur, medius efficitur motus, si alter dumtaxat agat, altior quidem altiorem, humilior vero humiliorem adductionem efficit. Qui vero secundum mammam situs est musculus, brachium pectori adducit deorsumque detrahit. Post hos autem qui in superficie est, tenuis musculus, versus ilia sensim ad latera detrahit, qui vero post hunc ipsum est maximus, brachium ad costas rectum extendit. Reliqui vero duo deinceps, ab ipsa scapula musculi excipiunt, ad exteriora posterioraque membrum circumagentes: alter quidem a simis scapulae enatus, brachii caput ad posteriora circumvertens,

τοῦ κάτω πέρατος τῆς ταπεινῆς πλευρᾶς ἐκεῖνο μάλιστα τὸ μέρος, εἰς ὅπερ ἐμφύεσθαι λέγεται, πρὸς τοὐκτὸς ἐπάγων[1]. ἀμφότεροι δὲ ἐνεργήσαντες ἅμα τὴν ἐν τῷ καλουμένῳ διπλασιασμῷ περιαγωγὴν ἐργάζονται τοῦ βραχίονος.

Περὶ τοῦ μικροῦ μυὸς τοῦ κατὰ τὴν ἐν ὤμῳ διάρθρωσιν.

Μικρὸς παντάπασι μῦς ἐγκατακέκρυπται τῇ διαρθρώσει, συνεκφυόμενος μὲν τῇ μικροτέρᾳ κεφαλῇ τοῦ κατὰ τὸν βραχίονα μυὸς τοῦ μεγάλου, καταφυόμενος δὲ εὐθέως ὑπὸ τὴν κεφαλὴν τοῦ βραχίονος ἐν τῇ μεταξὺ χώρᾳ τῶν ἀπονευρώσεων τοῦ τε ἀπὸ τοῦ σιμοῦ τῆς ὠμοπλάτης ἐκφυομένου μυὸς καὶ προσέτι τοῦ παραφυομένου πάσῃ τῇ ταπεινῇ πλευρᾷ. τοῦτον τὸν μῦν καὶ μέρος μὲν ἄν τις ἴσως θείη τοῦ κατὰ τὸν βραχίονα μεγάλου μυὸς, οὐ μὴν ἀλλὰ καὶ καθ' ἑαυτὸν, ἀνατάσει γὰρ λοξῇ βραχύ τι δύναται συντελεῖν.

1. Sic legit Corrector pro ἀπάγων.

alter vero ab inferiore humilis costae termino exortus, eam praecipue partem, in qua inseri dicitur, ad exteriora abducens. Ambo vero simul agentes brachii circumductionem, quae fit in duplicatione, efficiunt.

De parvo musculo qui in humeri dearticulatione situs est.

Parvus omnino musculus in humeri dearticulatione occultatur, qui una cum minore capite musculi illius magni, qui in brachio est, exoriens sub brachii caput in media regione inseritur, qua aponeurosis illius musculi, qui a sima scapularum parte enascitur, illiusque etiam, qui toti humiliori costae adnascitur, sitae sunt. Hunc musculum quispiam tum portionem illius magni, qui in brachio est, tum vero etiam ipsum per se privatim statuere posset: nonnihil enim obliquae extensioni conducit.

Περὶ τῶν κινούντων τὴν κατ' ἀγκῶνα διάρθρωσιν μυῶν.

Ἡ κατ' ἀγκῶνα διάρθρωσις ὑπὸ τεττάρων κινεῖται μυῶν ἅπαν ἐν κύκλῳ τὸ τοῦ βραχίονος ὀστοῦν κατειληφότων. οἱ μὲν οὖν πρόσθιοι δύο κάμπτουσι τὸ ἄρθρον οὐκ εὐθεῖαν ἀκριβῶς ἑκάτερος καμπτὴν, ἀλλ' ὁ μὲν ἔσω παρεγκλίνων, ὁ δ' ἔξω. καταφύεται γὰρ ὁ μὲν εἰς τὸ τῆς κερκίδος ὀστοῦν, ὁ δὲ εἰς τὸ τοῦ πήχεως συνεπιφυόμενος ἑκάτερος καὶ τῷ περιέχοντι τὴν διάρθρωσιν ὑμενώδει συνδέσμῳ. ταθέντων δὲ ἀμφοῖν ἡ μέση γίνεται κάμψις ἡ τὸν καρπὸν ἐπὶ τὸ ἀκρώμιον ἀνάγουσα. ὁ μὲν οὖν ἔσω μᾶλλον κάμπτων ὁ μείζων μῦς ἐναργῶς ὁρᾶται[1] καὶ πρὸ τῆς ἀνατομῆς ὅλον τοῦ βραχίονος κατειληφὼς τὸ πρόσθιον. ἄρχεται δὲ ἀπό τε τῆς ὑψηλῆς ὀφρύος τοῦ τῆς ὠμοπλάτης αὐχένος καὶ τῆς ἀγκυροειδοῦς ἀποφύσεως, τῇ μὲν ὀφρύϊ διὰ συνδέσμου τινὸς ἰσχυροῦ στρογγύλου συναπτόμενος, τῇ δὲ ἀγκυροειδεῖ δι' ἑτέρου συνδέσμου λεπτοτέρου τε ἅμα καὶ ἀκρι-

1. Cod. ἐνορᾶται.

De musculis dearticulationem, quae in gibbo cubiti est, moventibus.

Dearticulatio, quae in gibbo cubiti eſt, a quatuor muſculis, totum brachii os in orbem ambientibus movetur. Priores ſane duo articulum non recto exquiſite flexu utrique flectunt, ſed alter introrſum, alter extrorſum inclinando. Nam alter in radii, alter in ulnae ſeu cubiti os inſeritur, uterque ſimul membranoſo ligamento dearticulationem amplectente adnatus. Si vero ſimul tenduntur ambo: medius flexus fit, nimirum qui ad ſummum humerum adducit. Itaque major ille muſculus introrſum magis flectens evidenter etiam ante diſſectionem conſpicitur, totam priorem brachii partem complectens. Incipit ſane a ſublimiore cervicis ſcapulae ſupercilio et a proceſſu illo, qui ab anchorae ſimilitudine ancyroides appellatur: ſupercilio quidem per ligamentum validum ac teres, proceſſu vero ancyroidi per aliud ligamentum tenuius ſimul atque

βῶς στρογγύλου. συνεκφύεται δὲ αὐτῷ σαρκοειδής τις οὐσία προσεοικυῖα μικρῷ μυΐ. αὕτη μὲν οὖν ὑπερβᾶσα τὸ ἄρθρον ὑπὸ τὴν κεφαλὴν τοῦ βραχίονος ἐμφύεται. προελθὼν δὲ ἐντεῦθεν ὁ σύνδεσμος δι' ἄλλης ἀρχῆς ἐμφύεται τῷ βραχίονι τῆς μέσης αὐτῆς χώρας ἀνωτέρω, καθ' ἃ μέρη τὸ σῶμα αὐτοῦ τοῦ μυὸς ἄρχεται γεννᾶσθαι δεχόμενον εἰς ἑαυτὸ καὶ τὸν ἕτερον σύνδεσμον· ἐντεῦθεν δὲ κατιὼν ὁ μῦς διὰ τῶν ἐμπροσθίων μερῶν τοῦ βραχίονος ἄχρι μὲν ἡμίσεως αὐτοῦ ψαύει, τὸ δὲ ἀπὸ τοῦδε μετέωρος ἐπιβεβλημένος θατέρῳ τῶν ἐνταῦθα μυῶν εἰς τὴν κατ' ἀγκῶνα διάρθρωσιν ἐμβάλλει, ὁ δὲ ἕτερος ἐκφύεται μὲν τὴν ἀρχὴν ὄπισθεν ἔχων ἐγγὺς τῆς κεφαλῆς τοῦ βραχίονος· ἐνταῦθα δὲ διὰ τῶν ἔξωθεν μερῶν λοξὸς ἐπὶ τὰ πρόσω παραγενόμενος ἄχρι τῆς κατ' ἀγκῶνα διαρθρώσεως. ἐμφύεται δὲ ὁ μῦς οὗτος εἰς τὸ τοῦ πήχεως ὀστοῦν, ὥσπερ ὁ προειρημένος ὁ μείζων εἰς τὸ τῆς κερκίδος. τῶν δὲ ἐκτεινόντων τὴν κατ' ἀγκῶνα διάρθρωσιν μυῶν ἡ μὲν ἑτέρα τὴν ἀρχὴν ὑπὸ τῆς ταπεινῆς ἐστι πλευρᾶς τῆς ὠμοπλάτης τοῦ ἡμίσεως, ὅσον ὡς

exquiſite teres copulatus. Exoritur vero cum ipſo carniformis quaedam ſubſtantia parvo muſculo ſimilis. Ipſa autem articulum transgrediens ſub brachii caput inſeritur, hinc ligamentum progrediens, per aliud principium brachio inſeritur ſupra mediam ipſam regionem, qua hujusce muſculi caput ſieri incipit, quod in ſe ipſo etiam aliud ligamentum continet. Hinc autem deſcendens muſculus per priores partes brachii, ipſum uſque ad medium brachii tangit: abhinc ſublimis alteri muſculorum, qui inibi ſunt, incumbens, in dearticulationem gibbi cubiti inſeritur. Alter vero primum quidem prope brachii caput exoritur: deinceps vero per exteriores partes obliquus in priores uſque ad gibbi cubiti dearticulationem pertingit et demum in ulnae ſeu cubiti os inſeritur inſertionem moliebatur. Muſculorum autem gibbi cubiti dearticulationem extendentium alterum quidem principium ab humilis coſtae ſcapularum dimidio, quod ſcilicet verſus hume-

πρὸς τὸν ὦμον ἀναφέρεται, ἡ δὲ ἑτέρα μετὰ τὴν κεφαλὴν τοῦ βραχίονος ἐκ τῶν ὄπισθεν μερῶν αὐτοῦ ἐκπέφυκε [1]. συναμφυεῖσαι δὲ ἀλλήλαις αὗται μέγιστόν σοι δόξουσιν ἐργάσασθαι μῦν ἕνα καταφυόμενον εἰς τὸν ἀγκῶνα τένοντι πλατεῖ· ἀλλ' εἰ ταῖς ἄνωθεν ἐκφύσεσιν εἴ πως κατὰ τὴν τῶν ἰνῶν εὐθύτητα φανεῖταί σοι διφυὴς ὁ τένων οὗτος, τὸ μὲν ἔξωθεν μέρος ἀπὸ τοῦ προτέρου ῥηθέντος ἔχων μυὸς, τὸ δὲ ἕτερον ἀπὸ τοῦ δευτέρου. ἐκτείνουσι μὲν οἱ μύες ἀμφότεροι τὴν κατ' ἀγκῶνα διάρθρωσιν, ἀλλ' ὁ μὲν πρότερος ἅμα τῷ παρεγκλίνειν ἐκτὸς, ὁ δὲ ἕτερος ἔσω καὶ οὗτος ἐπὶ βραχὺ ποιεῖται τὴν ἔγκλισιν. ἡ δὲ περιπεφυκυῖα τὸ τοῦ βραχίονος ὀστοῦν μοῖρα τοῦ δευτέρου ῥηθέντος μυός· ἔστι γὰρ ὥσπερ τις διφυὴς σαρκώδης ὕλη διαμένουσα κατὰ τὸ ὄπισθεν ἐμβάλλει μέρος τοῦ ἀγκῶνος, εὐθεῖάν πως μᾶλλον ἔκτασιν ἐργαζομένη περὶ τὸν πῆχυν εἴσω βραχὺ ῥέπουσα. ἔστι δὲ καὶ ἄλλη τις ἔμφυσις εἰς τὴν κατ' ἀγκῶνα διάρθρωσιν ἐπὶ τῶν πιθήκων λοξὴν ἐπὶ τὰ ἔξω τὴν ἔγκλισιν

1. Cod. ἐμπέφυκε.

rum adſcendit, incipit: alterum vero poſt brachii caput ex poſterioribus ipſius partibus exoritur, quae cum mutuo coaluerint, maximum tibi muſculum, qui in gibbum cubiti lato tendine inſeritur, effeciſſe videbuntur. Sed ſi ſuperioribus exortibus * ſecundum fibrarum rectitudinem mentem adhibueris, bifidus tibi tendo hic apparebit, qui exteriorem quidem partem a primo memorato muſculo, alteram vero a ſecundo obtinet. Sane ambo hi muſculi gibbi cubiti dearticulationem extendunt. Verum primus una etiam extrorſum inclinat, alter vero introrſum et ipſe leniter inclinationem facit. Muſculi vero ſecundo nominati portio (bifidus enim muſculus iſte eſt) tota carnea permanens, brachii oſſi in orbem adnata, in poſteriorem gibbi cubiti partem inſeritur, rectam quodammodo magis extenſionem circa os cubiti introrſum leniter vergentem efficiens. In ſimiis porro alia etiam quaedam in gibbi cubiti dearticulationem reperitur inſertio, quae obliquam inclinationem verſus exteriora efficit. Nam in

ἐργαζομένη· καὶ γὰρ καταπέφυκεν εἰς τὰ ἐκτὸς ὁ τῆς διαρθρώσεως ἀπὸ διαφύσεως ἐγκαρσίας. ἀρχομένη τοῦ μεγίστου τῶν κατὰ τὸν ὦμον μυῶν, ὃν ἀπὸ τῆς ῥάχεως καὶ τῶν πλευρῶν ἔφην ἀνέρχεσθαι.

Περὶ τῶν κατὰ τὸν πῆχυν μυῶν, ὑφ᾽ ὧν ὅ τε κερκὶς καὶ καρπὸς καὶ οἱ δάκτυλοι κινοῦνται.

Κατὰ διαφέροντας τρόπους διδασκαλίας ἄλλοτε ἄλλως ὁ ἀριθμὸς δύναται λέγεσθαι τῶν περὶ τὸν πῆχυν μυῶν, ὡς ἐν ταῖς ἀνατομικαῖς ἐγχειρήσεσιν ἐδείκνυμεν. ἀκριβολόγου μὲν δεκαεπτὰ, διδάσκειν δὲ βουλομένῳ τοὺς πρώτους ἀρχομένους δεκαπέντε. τεταγμένοι δέ εἰσιν ἐκ μὲν τῶν ἔνδον τοῦ πήχεως ἑπτὰ μύες οὔτε πλείους οὔτε ἐλάττους ἀριθμεῖσθαι δυνάμενοι, κατὰ δὲ τὴν ἔξω χώραν ὁ μὲν ἐλάχιστος ἀριθμὸς ὀκτὼ, διαχωριζομένων δὲ τῶν συμφυῶν μυῶν ὁ πλεῖστος δέκα, μέσος δὲ ἀμφοῖν ὁ τῶν ἐννέα. δῆλον δὲ ὅτι τῆς χειρὸς ἐσχηματισμένης οὕτως ὡς ὑποκεῖσθαι μὲν τὸ τοῦ πήχεως ὀστοῦν, ἐπικεῖσθαι δὲ τὸ τῆς κερκίδος, καθὸ ἢ ἔνδον

exteriores dearticulationis partes inferitur, a transversa maximi musculorum in humero existentium divisione incipiens, quem a spina et costis adscendere diximus.

De musculis qui in cubito sunt, a quibus radius et brachiale digitique moventur.

Pro diversis doctrinae modis diversus nonnunquam statui potest musculorum circa cubitum numerus, veluti in anatomicis administrationibus ostendimus. Nam si exacte loqui velimus, decem et septem erunt; si vero tirones instituere, quindecim. Sunt autem ab internis cubiti partibus septem musculi collocati, qui nec plures nec pauciores numerari possunt. In exteriore autem regione minimus quidem numerus octo est, si vero connati musculi discindantur separenturque, maximus erit decem, medius novem. Jam vero perspicuum est, quod figurata ita manu, ut cubiti seu ulnae os subjiciatur, radii vero superponatur, quatenus aliquid intra vel extra cubitum esse dicunt

ἢ ἔξω τι λέγουσι τοῦ πήχεως οἱ ἀνατομικοὶ, κάτωθεν μὲν οὖν ὅλως οὐδεὶς ὑποτέτακται τῷ πήχει μῦς, ἄνωθεν δὲ ἐπιβέβληται τῇ κερκίδι. περὶ ὧν ἐσφάλησαν ἅπαντες, ἀλλ' ἡμεῖς γε σαφῶς αὐτὸν ἐξηγησόμεθα τοῖς ἔξω προσνέμοντες ἐννέα τὸν ἀριθμὸν οὖσι χωρὶς τούτων· τοὺς μὲν γὰρ τέσσαρας δακτύλους ἄνευ τοῦ μεγάλου μῦς εἷς μέγας ἐκτείνει κατὰ τὴν μέσην μάλιστα χώραν τεταγμένος ὅλου τοῦ κώλου τέσσαρας ἀποφύων τένοντας εἰς ἕκαστον δάκτυλον ἕνα. δύο δ' ἐφ' ἑκάτερα τοῦδε μύες· ὁ μὲν τοὺς μικροὺς δακτύλους ἀπάγει λοξοὺς ἀπὸ τῶν ἄλλων, ὁ δὲ τοὺς ὑπολοίπους τρεῖς τούτοις προσάγει. εἰ δ' ἀκριβολογεῖς, δύω μύας ἂν εἴποις εἶναι τούτους ἀλλήλοις συμφυεῖς· οὗτοι μὲν οὖν ἅπαντες ὑφ' ἑνὸς συνδέσμου καλύπτονται κατ' αὐτὰς μάλιστα τὰς κεφαλὰς τῶν τενόντων ἐκπεφυκότος τῷ πρὸς τῷ καρπῷ πέρατι, πήχεώς τε καὶ κερκίδος ἑκάστης κεφαλῆς ἰσαρίθμους ἀποφυούσης τένοντας τοῖς κινουμένοις δακτύλοις. ἄλλοι δ' ἐφ' ἑκάτερα τούτων ὁ μὲν τῷ πήχει παρατεταμένος ἔξωθεν εἰς

anatomici, inferius nullus omnino mufculus cubito fubfternitur, fuperius vero unus radio incumbit, in quo omnes errarunt. Verum nos aperte ipfum declarabimus, qui hunc exterioribus aliis novem connumeramus. Digitos enim quatuor pollice excepto mufculus unus magnus extendit fecundum mediam praecipue totius cubiti regionem fitus, quatuor tendines in unum quemque digitum fingulos producens. Duo vero mufculi ab utraque hujusce mufculi parte fiti funt, quorum alter parvos digitos oblique ab aliis abducit, alter tres reliquos his adducit. Si vero exacte loqui velis, duos mufculos hos effe fibi mutuo connatos affirmabis. Hi ergo omnes ab uno ligamento velantur apud ipfa praecipue tendinum capita exorto prope inferiorem cubiti et radii extremitatem. Unumquodque autem caput tendines producit, digitis, quos movent, numero aequales. Alii praeterea ab utraque horum parte funt mufculi, quorum alter cubito extrinfecus porrectus, in poftbrachiale feu palmam, qua verfus parvum digitum

τὸ πρὸς τῷ μικρῷ δακτύλῳ μετακάρπιον ἐμφύεται δι' ἑνὸς τένοντος, ὁ δὲ εἰς τὸ πρὸ τοῦ λιχανοῦ τε καὶ μέσου διὰ δυοῖν· καὶ τρίτος ἐπὶ τοῖσδε δι' ἑνὸς εἰς τὸ πρῶτον ὀστοῦν τοῦ καρποῦ τὸ κατὰ τὸν μέγαν δάκτυλον ὑπὸ τούτων τῶν τριῶν ὁ καρπὸς ἐκτείνεται κατὰ μὲν τὸν μικρὸν δάκτυλον ἐγκλινομένης ὡς ἐπὶ τὸ πρηνὲς σχῆμα τῆς ἄκρας χειρὸς, κατὰ δὲ τὸν μέγαν ἐπὶ τὸ ὕπτιον. ὁ μέσος δ' ἀμφοῖν οἷον μῦς μέσην ἀμφοτέρων ἐργάζεται τὴν ἔκτασιν τοῦ καρποῦ· μέσην ἀμφοῖν καὶ οἱ λοιποὶ δύο μύες, ἐὰν ἐνεργήσωσιν ἅμα τὴν κατάτασιν, ἡ χεὶρ ἄκρα λαμβάνει. τῷ μέντοι κατὰ τὸν μέγαν δάκτυλον κινοῦντι τὸν καρπὸν, ὡς εἴρηται, παραπέφυκεν ἕτερος μῦς, ὡς ἕνα ἰλθεσθαι ἀμφοτέρους καθήκων εἰς τὸ πρῶτον ὀστοῦν τοῦ μεγάλου δακτύλου καὶ κινεῖ γε αὐτὸν τὴν ἀνάλογον ἐπὶ θάτερα κίνησιν τῇ προειρημένῃ λοξῇ κατὰ τοὺς πέντε δακτύλους, ἣν ἀπὸ τριῶν ἔφην γίγνεσθαι μυῶν. σύνδεσμος δὲ καὶ ταύτας ἀμφοτέρας τὰς κεφαλὰς περιλαμβάνει κατὰ τὸ τῆς κερκίδος ὑψηλὸν καὶ τὰς ἑτέρας δύο τὰς

ſpectat, per unum tendinem inſeritur, alter in eam poſtbrachialis regionem, quae ante indicem mediumque digitum eſt, per duos inſeritur tendines: tertius autem praeter hos per unum tendinem in primum os carpi apud magnum digitum inſertionem molitur. Enimvero ab his tribus muſculis brachiale extenditur: ſecundum quidem parvum digitum, ubi extrema manus veluti in pronam figuram inclinatur, ſecundum vero magnum, ubi in ſupinam. Muſculus autem qui inter hos medius eſt, mediam inter hos ambos brachialis extenſionem efficit, quemadmodum etiam ſi reliqui duo muſculi una agant, mediam quoque manus conſtitutionem acquirit. Sane muſculo qui brachiale apud magnum digitum (ut dictum eſt) movet, alter adnatus eſt muſculus, ut ambo unus dici poſſint, qui in primum os magni digiti devenit, illudque in alteram partem ea movet motione, quae obliquae quinque digitorum motioni a tribus, ut diximus, muſculis factae, proportione reſpondet. Ligamentum porro et haec ambo capita in radii ſublimitate, aliaque etiam duo brachiale

τὸν καρπὸν κινούσας. εἰ δ' ἄμφω ταθεῖεν ἅμα ἀκλινῆ τὴν ἔκτασιν ὁ μέγας δάκτυλος λαμβάνει. λοιποὶ δὲ τῶν ἔξωθεν τοῦ πήχεως μυῶν εἰσιν ὅ τε ἐμφυόμενος τοῖς ἄνω τῆς κερκίδος μέρεσι λοξὸς ὅλος σαρκοειδής· ὅ τε ἐπικείμενος ἄνωθεν αὐτῇ μακρὸς οὐκ εἰς ἀκριβῆ τένοντα τελευτῶν οὐδ' αὐτός. διαμένει γὰρ τὸ πέρας αὐτοῦ σαρκοειδὲς ἠρέμα πλατεῖ τένοντι μιγνύμενον ὑμενώδει. καταφύεται δὲ εἰς τὸ κάτω πέρας τῆς κερκίδος τὸ πρὸς τῷ καρπῷ κατὰ τὸ ἔνδον αὐτοῦ μέρος, τὴν κεφαλὴν δὲ ἀνήκουσαν ἐπὶ τὸ τοῦ βραχίονος ὀστοῦν ἔχει. τῶν ἄλλων μυῶν τῶν προειρημένων αἱ ἄνωθεν ἀρχαὶ τόνδε τὸν τρόπον ἔχουσιν· ἐκ μὲν τῆς ἔξω κεφαλῆς τοῦ βραχίονος, ἣν δὴ καὶ κόνδυλον ὀνομάζουσι, τρεῖς ἐκπεφύκασι συμφυεῖς ἀλλήλοις, ὑψηλότατος μὲν ὁ τῶν τεσσάρων δακτύλων, ταπεινότατος δὲ ὁ κατὰ τὸν μικρὸν δάκτυλον τοῦ καρποῦ, μέσος δ' ἀμφοῖν ὁ τῶν δυοῖν δακτύλων τῶν μικρῶν, οἱ δὲ τῶν ὑπολοίπων τριῶν δακτύλων δύο μύες ἑνούμενοί τε καὶ συμφυόμενοι κατά τι μέρος ἑαυτῶν

moventia complectitur. Si vero ambo ſimul extendantur, extenſionem in neutram partem inclinantem magnus digitus ſuſcipit. Reliqui vero e muſculis cubiti extrinſecis adhuc ſuperſunt, tum qui ſuperioribus radii partibus obliquus inſeritur, totus carnoſus: tum etiam qui ſuperius ipſi prolixus incumbit, exacto nec ipſe finiens tendine. Ejus ſiquidem extremitas carnoſa permanet, lato leniter tendini membranoſo mixta atque in inferiorem radii extremitatem, qua ad brachiale ſpectat, in intrinſeca ipſius parte inſeritur, ſicuti caput habet, quod ad brachii os pertingit. Caeterorum porro praedictorum muſculorum ſuperiora capita hoc ſe habent modo. Ab extrinſeco capite brachii, quod et condylum nominant, tres mutuo connati exoriuntur muſculi. Atque altiſſimus quidem quatuor digitos extendit, humillimus brachiale apud parvum digitum, medius vero inter hos ambos, digitos duos exiguos extendit. Duo vero reliquorum trium digitorum muſculi in quadam ſui ipſorum parte uniti atque coaliti

ἐκπεφύκασι τοῦ πήχεως ὀλίγου δεῖν ὅλου. ὁ μὲν εἰς τοὺς δακτύλους ἐμβάλλων τόν τε μέσον καὶ τὸν λιχανὸν ἐκ τοῦ πρὸς τὸν καρπὸν μέρους, ὁ δὲ εἰς τὸν μέγαν δάκτυλον ἐκ τοῦ μετ' αὐτὸν τοῦ πρὸς τὴν κατ' ἀγκῶνα διάρθρωσιν ἀνήκοντος. ἡ δὲ ἀρχὴ τῆς ἐκφύσεως αὐτῷ τὸ ὑποκείμενον αὐτοῦ μέρος ἐστὶ τῆς κεφαλῆς τῆς κερκίδος. ταύτης τῆς ἀρχῆς σμικρὸν κατωτέρω καὶ ὁ τὸν μέγαν δάκτυλον κινῶν ἐκφύεται διὰ τῆς μεταξὺ χώρας πήχεώς τε καὶ κερκίδος ἐπὶ τὸ κάτω φερόμενος. ὑψηλότερος δὲ αὐτοῦ τήν τε ἔκφυσιν ἐκ τῆς κερκίδος ἔχων καὶ τὴν μετὰ ταῦτα χώραν ἅπασαν ὁ τοῦ καρποῦ μῦς ἐστιν ὁ κατὰ τὸν μέγαν δάκτυλον. ὁ δ' εἰς τὸ πρὸ τοῦ λιχανοῦ τε καὶ μέσου μετακάρπιον ἐκφυόμενος ἐπίκειται μὲν ἔξω ἐν ἅπαντι τῷ τῆς κερκίδος ὀστῷ, τὴν δ' ἔκφυσιν ἐκ τῶν ὑπεράνω μερῶν ἔχει τοῦ ἔξω κονδύλου τοῦ βραχίονος ὑποκειμένην τοῦ πρώτου πάντων ῥηθέντος μυὸς, ὃς ἐκτείνει τοὺς τέσσαρας δακτύλους. οὗτος ὁ μῦς ἅπτεται μὲν ἀεὶ καὶ τοῦ βραχίονος αὐτοῦ κατὰ τὴν πρώτην

a toto propemodum cubito exoriuntur, alter quidem in duos digitos, medium et indicem, e regione, quae apud brachiale est, sese injiciens, alter vero in magnum digitum ex ea, quae supra hanc ipsam est, ea, inquam, quae in gibbi cubiti dearticulationem adscendit. Huic exortus principium est illa sui ipsius portio, quae capiti subjecta est. Hoc ipso principio paulo inferius musculus ille exoritur, qui magnum digitum movet per eam regionem, quae inter cubitum et radium media est, deorsum tendens. Sublimior vero hoc ipso (tum exortum a radio obtinens, tum totam etiam regionem, quae post exortum est, occupans) est, qui brachiale apud magnum digitum extendit. Qui vero in eam postbrachialis partem, quae ante indicem mediumque digitum est, inseritur, extrinsecus quidem universo radii ossi incumbit, exortum originemve a superioribus partibus externi condyli brachii obtinens, primo omnium dicto musculo quatuor digitos extendenti subjectam. Hic musculus perpetuo quidem et ipsum brachium

ἔκφυσιν ὀλίγον τι προσαναβαίνων ἀπὸ τοῦ κονδύλου. φαίνεται δὲ ἐνίοτε καὶ μέχρι πλείονος ἀνατεινόμενος· οὐ γὰρ ἀκριβοῦσι τὰς εἰρημένας ἐκφύσεις διὰ παντὸς οἱ μύες, ἀλλ' ἐν τῷ σπανίῳ ποτὲ προσεπιλαμβάνουσιν ἤτοι τῶν ἄνω μορίων ἢ τῶν ἐφ' ἑκάτερα. τούτων δὲ ἀνωτέρω τὴν κεφαλὴν ὁ τῆς κερκίδος ἴδιος ἔχει μῦς, ὁ καθ' ὅλης αὐτῆς ἄνωθεν ἐκτεταμένος, ἐνέργειαν ἔχων ὑπτίαν ἐργάζεσθαι τὴν χεῖρα. λοιπὸς δὲ ἄλλος μῦς ἐστι τῆς κερκίδος ἐν τοῖς ἔξω χωρίοις λοξὸς, ἐμφυόμενος αὐτοῦ τοῖς ἄνω μέρεσιν οὐχ ὥσπερ ὁ προειρημένος τῷ κάτω· καὶ διὰ τούτων ἑκάτερος αὐτῶν ἐκεῖνο τὸ μέρος κινεῖ τῆς κερκίδος, εἰς ὃ καταπέφυκεν. ἀμφοτέρων δὲ ἐνεργησάντων ὁμοῦ τὴν ὑπτίαν κατάστασιν ἡ χεὶρ ὅλη λαμβάνει, ἐκπέφυκε δὲ ὁ μῦς οὗτος ἔκ τε τοῦ περὶ τὸ ἄρθρον ὑμενώδους συνδέσμου καὶ τῶν ψαυόντων αὐτῆς τοῦ πήχεως περάτων, οἷς καὶ ὁ ταπεινότατος ἁπάντων τῶν ἔξω μυῶν τῶν τὸν καρπὸν κινούντων ἐπιβαίνων μετὰ τὴν πρώτην ἔκφυσιν ὅλῳ τῷ πήχει παρεμπέφυκεν. οὕτω μὲν

in primo exortu attingit, parum a condylo ad fuperiora adfcendens: nonnunquam tamen etiam longius adfcendere videtur. Neque enim ad unguem femper praedictos exortus mufculi hi fervant, verum aliquando, rariffime tamen, aliquid etiam vel fuperiorum vel earum etiam partium, quae ad latera funt, fibi affumunt. Sane caput fupra hos habet mufculus illi, qui ipfius radii proprius eft, per totum eum defuper extenfus, cujus actio eft, ut fupinam manum reddat. Reliquus vero alius mufculus eft radii, in externa regione fitus, obliquus fane, ac fuperioribus ipfius partibus, non, quemadmodum nuper dictus, inferioribus infertus. Ideoque uterque ipforum eam radii partem, in quam inferitur, movet. Si vero ambo fimul agant, fupinam tunc conftitutionem manus fufcipit. Exoritur fane hic mufculus tum ex eo ligamento membranofo, quod circa articulum eft, tum ex cubiti extremitatibus hoc ipfum ligamentum tangentibus, quas et qui omnium exteriorum mufculorum brachiale moventium humillimus exiftit, poft primum exortum confcendens, toti

ἔχουσι θέσεώς τε και φύσεως καὶ κινήσεως οἱ ἔξωθεν μύες, τῶν δ' ἐντὸς τοῦ πήχεως μυῶν ἑπτὰ τὸν ἀριθμὸν ὄντων δύο μὲν τὸν καρπὸν κάμπτουσι, δύο δὲ τοὺς δακτύλους, δύο δὲ ἄλλοι τὴν κερκίδα περιάγουσιν ἐπὶ τὸ πρηνές. ὁ δὲ ὑπόλοιπος εἷς ὃς καὶ πάντων ἰσχνότατός ἐστιν, ἐπιπολῆς μὲν ὑπὸ τοῦ δέρματος τέτακται, κατὰ μέσον μάλιστα τὸ κῶλον ἄνωθεν κάτω φερόμενος, ἐς τένοντα δὲ τελευτήσας ἕνα στρογγύλον, ἵνα ὅπου πρῶτον ἀποφύεται τοῦ μυὸς, ἀνωτέρου πολὺ τοῦ καρποῦ καὶ διαμένων γέ τοι οὗτος ἄχρι τοῦ καρποῦ πλατύνεται τοὐντεῦθεν οὕτως, ὡς ἀποφύεσθαι παντὶ τῷ τῆς ἄκρας χειρὸς ἔσωθεν δέρματι τῷ ψιλῷ τῶν τριχῶν. οὐδὲν ἄρθρον ὁ μῦς οὗτος κινεῖ, καίτοι νομίζουσί γε οἱ ἀνατομικοὶ πάντες οἱ πρὸ ἡμῶν ἐπισπᾶσθαί τε καὶ κάμπτεσθαι πρὸς αὐτοὺς ἅπαντας τοὺς δακτύλους. τοῦτον μὲν οὖν πρῶτον ἀνατέμνειν χρὴ, διότι καὶ πρῶτος ἁπάντων ὑπὸ τῷ δέρματι τέτακται. μετὰ τοῦτον δὲ τρεῖς μύες ἐφεξῆς ἀλλήλων κεῖνται κατὰ τὸ μῆκος ἅπασαν κατειληφό-

cubito adnafcitur. Ejusmodi igitur pofitionem et naturam et motionem exteriores cubiti mufculi obtinent. Ex iis autem, qui intra cubitum funt, mufculis, feptem numero exiftentibus, duo quidem brachiale, duo vero digitos flectunt: totidem autem alii radium in pronum circumagunt; reliquus vero unus, qui omnium gracillimus eft, fumma fub cute porrigitur, per medium praecipue membrum a fuperiore ad inferiorem partem tendens atque in teretem tendinem, qua primum ipfe a mufculo enafcitur, longe fupra brachiale finiens, ejusmodique ufque ad brachiale perdurans, ufque adeo poftea dilatatur, ut toti interiori extremae manus cuti pilis nudatae fubnafcatur. Nihil vero fane, quod confideratione dignum fit, mufculus hic movet. Quamquam omnes diffectores, qui ante nos fuerunt, fingulos ab hoc mufculo digitos contrahi flectique arbitrati funt. Hic igitur mufculus primus omnium diffecandus eft, quippe qui primus omnium fub cute porrigatur. Poft hunc vero tres alii deinceps fibi mutuo fecundum longitudinem fiti funt, univerfam internam cubiti

τες τὴν ἐντὸς χώραν τοῦ πήχεως. ἔστι δὲ αὐτῶν ὁ μέσος μὲν τῇ θέσει καὶ ἀκριβῶς ὑποκείμενος τῷ προειρημένῳ μυὶ εὔῤῥωστος εἰς τοὺς τέσσαρας δακτύλους διανεμόμενος· εἷς δὲ ἑκατέρωθεν αὐτοῦ μῦς ἕτερος, ὁ μὲν εἰς τὸν καρπὸν ἐμφυόμενος, ὁ δὲ εἰς τὸ μετακάρπιον ἁπλῷ τένοντι. καὶ δὴ καὶ κάμπτουσιν οἱ δύο μύες οὗτοι τὸν καρπόν· ὁ μὲν εἰς τὴν πρὸ τοῦ μικροῦ δακτύλου χώραν ἐμβάλλων τοῦ καρποῦ μετὰ τὸ παρεγκλίνειν ἐπὶ τὸ ὕπτιον, ὁ δὲ εἰς τὴν πρὸ τοῦ λιχανοῦ τοῦ μετακαρπίου μετὰ τῆς εἰς τὸ πρηνὲς ἐγκλίσεως, ἀμφοῖν δὲ ἐνεργούντων ἡ μέση τε καὶ ἀπαρέγκλιτος καμπὴ γίνεται τῆς κατὰ τὸν καρπὸν διαρθρώσεως. ἀνατμηθέντων δὲ καὶ τούτων τῶν τριῶν μυῶν ἄλλος εὑρίσκεται μῦς μέγιστος ὑποκείμενος τῷ μέσῳ κάμπτων καὶ αὐτὸς τοὺς πέντε δακτύλους. τῶν μὲν τεσσάρων τὸ πρῶτον καὶ τρίτον ἄρθρον δι' ἑνὸς ἀμφότερα τένοντος, τοῦ δὲ μεγάλου τὸ δεύτερον καὶ τρίτον ὀστοῦν. τοῖς δὲ τούτου τοῦ μυὸς τένουσι μεγάλοις οὖσιν οἱ τοῦ προειρημένου μυὸς ἐποχοῦνται

regionem occupantes. Ex his, qui exacte poſitione medius eſt, praedicto muſculo ſubjacet, validus ſane atque in quatuor digitos diſtributus. Ab utraque vero hujus parte muſculus unus eſt, alter in brachiale, alter in poſtbrachiale ſimplici tendine inſertus, atque hi duo muſculi brachiale flectunt, alter quidem cum inclinatione ad ſupinum, nimirum qui in eam brachialis regionem, quae ante parvum digitum eſt, ſeſe injicit, alter vero cum declinatione in pronum, is ſcilicet, qui in eum poſtbrachialis locum, qui ante indicem eſt, inſeritur. Ambobus vero agentibus, medius in nullamque inclinans partem flexus fit illius, quae ad brachiale eſt, dearticulationis. Tribus vero his muſculis diſſectis, alter invenitur maximus muſculus medio ſubjectus, quinque et ipſe digitos flectens, nempe per unum tendinem tum primum tertiumque quatuor digitorum articulum, tum ſecundum tertiumque magni digiti os movet. Sane hujusce muſculi tendinibus magnis alterius praedicti muſculi tendines ſupervehuntur,

καθ' ἕκαστον δάκτυλον εἷς ἐφ' ἑνὶ πλὴν[1] τοῦ μεγάλου δακτύλου, καθάπερ εἴρηται. ἐπειδὰν δὲ πλησίον ἥκωσι τῶν μέσων ἀρθρώσεων ὁ μικρὸς τένων διδαχθεὶς ἐν ἑκατέρῳ μέρει περιλαβὼν τὸν ὑποκείμενον ἑαυτῷ τὸν μέγαν εἰς τὴν ἀρχὴν ἐμφύεται τοῦ μέσου τῶν κατὰ τὴν διάρθρωσιν ὀστῶν. τὸ δὲ πρῶτόν τε καὶ τρίτον ἄρθρον ὑπὸ τοῦ μείζονος κάμπτεται τένοντος, οὐ μήν γε κατὰ τὸν αὐτὸν τρόπον ἀμφότερα. τὸ μὲν γὰρ τρίτον ἄρθρον αὐτὸς ὁ τένων δι' ἑαυτοῦ κάμπτει, τὸ δὲ πρῶτον διὰ τοῦ συνδέσμου. ὅτι μὲν οὖν πάντες στρογγύλοι τέ εἰσιν οἱ τοὺς δακτύλους κινοῦντες τένοντες, ὥσπερ νεῦρα, καλῶς εἴρηται τοῖς ἀνατομικοῖς, οὐ μὴν οὔτε τὰς ἄνωθεν ἀρχὰς ἔγραψαν ἀκριβῶς οὔτε τὸν ἀριθμὸν τῶν μυῶν, ὥστε τινὲς αὐτῶν οὐδὲ τοὺς τὴν κερκίδα κινοῦντας μῦς ἐδήλωσαν, ὥσπερ οὐδὲ Αἰλιανός. περὶ μὲν οὖν τούτων ὀλίγον ὕστερον εἰρήσεται· τῶν δὲ προειρημένων πέντε μυῶν ὁ μὲν κατὰ τὸν μικρὸν δάκτυλον κάμπτων τὸν καρπὸν ἀπὸ τοῦ ἔσωθεν ἄρχεται κονδύλου τοῦ βραχίονος συνεφαπτόμενος

1. Cod. πλήσιον.

ſinguli ſingulis digitis praeterquam magno digito; veluti dictum eſt, inſerti. Poſtquam autem prope medias articulationes acceſſerint, parvus tendo utrinque ſibi ſubjectum magnum tendinem comprehendens, in principium oſſium, quae in dearticulatione ſunt, in medio inſeritur. Primus vero et tertius articulus a majore tendine flectuntur, non eodem tamen utrique modo, quippe tertium articulum tendo per ſe ipſum flectit, primum vero per ligamentum. Quod ergo univerſi tendines, qui digitos movent, teretes veluti nervi exiſtant, probe diſſectores tradiderunt, non tamen ſuperiora tendinum capita muſculorumque numerum exacte ſcripſerunt, ita, ut neque radii motores muſculos quidam ipſorum oſtenderint, inter quos etiam fuit Aelianus. De his igitur paulo poſt dicetur. Ex praedictis vero quinque muſculis, qui brachiale apud parvum digitum flectit, ab interiore condylo brachii incipit, cubitum etiam contingens; qui vero idem brachiale

καὶ τοῦ πήχεως. ὁ δὲ κατὰ τὸν μέγαν ἐκ τῶν ἄνω μερῶν ἄρχεται αὐτοῦ τοῦ κονδύλου, μεταξὺ δὲ ἀμφοτέρων τῶν ἀρχῶν ἡ τοῦ καθήκοντος εἰς αὐτὸ τὸ δέρμα τῆς χειρὸς μυὸς ἔκφυσις τέτακται, ὑπόκεινται δὲ οἱ δύο μύες οἱ μεγάλοι ταύτῃ τῇ ἐκφύσει, τὸ μεταξὺ τοῦ πήχεως καὶ κερκίδος ἀναπληροῦντες ἅπαν· ὁ μὲν οὖν μικρότερος αὐτῶν, ὥσπερ καὶ μέσος ἀκριβῶς τέτακται, τῆς ἐντὸς κεφαλῆς ἐκφύεται τοῦ βραχίονος ἐφαπτόμενός πως ἐνταῦθα καὶ τοῦ πήχεως. ὁ δὲ μέγιστος ὑποτέτακται τούτῳ τὴν μέσην χώραν πήχεώς τε καὶ κερκίδος ἅπασαν κατειληφὼς καὶ συμφυόμενος ἀμφοτέροις τοῖς ὀστοῖς, τῷ δὲ πήχει κατὰ τὰ πρὸς ἀγκῶνα μέρη περιφυόμενος ὡσαύτως· ἀλλὰ τοῦτο μὲν τὸ μέρος τοῦ μυὸς κατ' εὐθὺ τῆς εἰς τὸν μικρὸν δάκτυλόν ἐστιν ἐμφύσεως. ἄλλο δὲ μέρος ἐστὶν ὃ τὴν αὐτὴν ἀρχὴν ἔχει τῷ προειρημένῳ μυὶ τῷ τοὺς τέσσαρας δακτύλους κινοῦντι. κατ' εὐθὺ δέ ἐστι τοῦτο μάλιστα τὸ μέρος τοῦ μυὸς τοῦ λιχανοῦ δακτύλου. τὸ δὲ τρίτον αὐτοῦ τῶν μερῶν, ὅπερ δὴ καὶ μέγιστόν ἐστι, τὴν μεταξὺ χώραν κατείληφε κερκίδος

apud magnum digitum flectit, ex ſuperioribus partibus ipſius condyli incipit. Inter ambo vero haec principia origo exortusve illius muſculi, qui in manus cutem pervenit, collocant. Huic vero ipſi exortui duo magni muſculi ſubjacent, totam eam regionem, quae inter cubitum et radium media eſt, replentes. Horum ergo minor, qui et medius exacte ſitus eſt, ab interiore brachii capite exoritur, quoquo etiam modo et hic cubitum tangens. Maximus vero huic ſubſternitur, mediam cubiti radiique regionem univerſam occupans, ambobus oſſibus connatus: tum ipſi cubito apud partes, quae propter gibberum ſunt, tum brachiali circumnaſcens. Verum haec ipſius muſculi pars e directo illius inſertionis, quae in parvum digitum ſit, ſita eſt. Eſt vero et alia ipſius pars, quae idem principium cum praedicto muſculo quatuor digitos movente ſortitur; haec autem muſculi pars indici digito e directo praecipue eſt. Tertia vero pars, quae ſane maxima eſt, regionem, quae inter cubitum et radium media eſt, occu-

τε καὶ πήχεως. τῶν δε λοξῶν μυῶν τῶν τὴν κερκίδα κινούντων ὁ μὲν ἐκ τοῦ ἔσωθεν κονδύλου τοῦ βραχίονος ἐκφυόμενος συμφυὴς ὢν τῇ κεφαλῇ τοῦ κατὰ τὸν μέγαν δάκτυλον κάμπτοντος τὸν καρπὸν μυὸς ἐκ τῶν ὑψηλοτέρων μερῶν ἐκφύεται τοῦ κονδύλου. καθήκει δὲ εἰς τὸ τῆς κερκίδος ὀστοῦν σχεδόν τι μέσος ἐκτεινόμενος ὡς ἐπὶ τὰ ἄνω, περιάγει δὲ ταύτην ὡς ἐπὶ τὸ πρηνές, ὁ δὲ ἕτερός ἐστι μὲν ἐλάττων πολὺ τούτου καὶ τῷ μήκει βραχύτατος ὀλίγου δεῖν ἐγκαρσίαν τὴν θέσιν ἔχων, ἐν τοῖς πρὸς τὸν καρπὸν μέρεσι συνάπτων ἀμφοτέρων τῶν ὀστῶν τὰ πέρατα τοῦ τε τῆς κερκίδος καὶ τοῦ πήχεως, ἀτρέμα λοξὸς ἐγκεκλιμένος ἀπὸ τοῦ πήχεως ἐπὶ τὴν κερκίδα. ἡ δὲ ἐνέργεια καὶ τούτου τὴν κερκίδα [1] περιάγειν εἰς τὸ πρηνές.

Περὶ τῶν τοῦ θώρακος μυῶν.

Τῶν τοῦ θώρακος μυῶν οἱ μὲν ἐν τοῖς μεσοπλευρίοις δύο καὶ εἴκοσί εἰσι τῷ μήκει τὰς ἶνας ἔμπαλιν ἔχοντες. οὐ

1. Codicis ἐνεργείαν mutavit Corrector in κερκίδα.

pat. Ex obliquis vero mufculis radium moventibus alter tum ex interiore condylo brachii exoritur, capiti ejus mufculi connatus, qui ex fublimioribus condyli partibus exoriens, brachiale apud magnum flectit: tum in radii os devenit, ad mediam fere ejus regionem in fuperiore parte exporrectus. Sane mufculus hic ipfo longe minor eft, longitudineque breviffimus, transverfam fere (fibrarum) in partibus brachiali vicinis pofitionem obtinens, atque amborum offium, cubiti nimirum et radii extrema copulans, leniter obliquus, a cubito in radium inclinans. Hic mufculus manum in fupinum, quemadmodum ante dictus in pronum, circumagit.

De mufculis thoracis.

Ex thoracis mufculis qui intercoftales appellantur, duo et viginti funt fibras nacti longitudine contrarias;

γὰρ ὥσπερ οἱ μύες ἀπὸ τῆς ῥάχεως ἄχρι τοῦ στέρνου παραίνουσιν, οὕτω καὶ αἱ ἶνες αὐτῶν, ἀλλ' ἐκ πλευρᾶς εἰς πλευρὰν ἐμπεφύκασι[1] λοξαὶ τῷ χ γράμματι παραπλήσιαι ἐγκαρσίαν ἀλλήλαις αἵ τε ἔξω καὶ ἐντὸς ἔχουσαι τὴν θέσιν. αἱ μὲν οὖν ἐκτὸς ἶνες ἐν τοῖς ἄνωθεν κάτω φερομένοις μέρεσι τῶν πλευρῶν διαστέλλουσι τὸν θώρακα, συστέλλουσι δὲ αἱ διὰ βάθους, ἐναντίως δ' αὐταῖς αἱ κατὰ τὰ χονδρώδη τὰ πρὸς τῷ στέρνῳ. προστέλλουσι μὲν αἱ ἐπιπολῆς, διαστέλλουσι δὲ αἱ διὰ βάθους. ἐπὶ δὲ τῶν κατὰ τὰς νόθας πλευρὰς μυῶν ἄχρι τῆς πλευρῆς αὐτῶν ἡ αὐτὴ φύσις ἐστὶ τῶν ἰνῶν, οὐδὲ γὰρ ἔχουσιν αἵδε τινὰ καμπήν. ἑτέρα δὲ συζυγία μικρῶν μυῶν ἀνασπᾷ τὰς πρώτας πλευράς, ὥσπερ ἕτεραι δύο κατασπῶσι τὴν δεκάτην τε καὶ τὴν ἑνδεκάτην. ἡ γάρ τοι δωδεκάτη πλευρὰ τοῦ διαφράγματος ἔξωθέν ἐστι συμπεφυκυῖα τῷ λοξῷ κατ' ἐπιγάστριον μυὶ τῷ μικροτέρῳ. φαίνεται δὲ ἐνίοτε καὶ περιγραφὴν ἰδίου μυὸς ἔχουσα τοῦ

1. Correctori hanc lectionem debemus pro vulg. ἐκπεφύκασι.

neque enim, quemadmodum mufculi a fpina in pectoris os finiunt, ita etiam eorum fibrae; fed a cofta in coftam oblique contraria inter fe pofitione exteriores et interiores ad χ literae fimilitudinem inferuntur. Exteriores ergo fibrae a fuperioribus in inferiores coftarum partes procedentes, thoracem dilatant, quae vero in profundo fitae funt, ipfum contrahunt. His vero contrariae funt, quae fecundum cartilagineas coftarum partes, eas inquam, quae ad pectorale os vergunt, habentur, Nam quae in fuperficie funt, contrahunt; quae in profundo, dilatant. (At in notharum coftarum mufculis ad extremum ufque eadem eft fibrarum natura: hae fiquidem nufquam inflectuntur.) Altera vero exiguorum mufculorum conjugatio primas coftas furfum trahit, quemadmodum duae aliae decimam undecimamque detrahunt. Duodecima enim cofta extra feptum transverfum obliquo abdominis mufculo minori connata eft, nonnunquam tamen circumfcriptionem proprii ac peculiaris mufculi ipfam detrahentis habere con-

κατασπῶντος αὐτήν· ἄλλαι δὲ τρεῖς ἐκ τραχήλου καθήκουσαι συζυγίαι μυῶν διαστέλλουσι τὸν θώρακα, μεγίστη μὲν ἡ κατὰ τὰ σιμὰ τῶν ὠμοπλατῶν, ἐλάττων δὲ ἡ πρόσθεν αὐτῆς, ἐλαχίστη δ' ἡ ὄπισθεν. αἱ δὲ ἄνωθεν ἀρχαὶ τῆς μὲν πρώτης λεχθείσης ὁ πρῶτος τῶν ἐν τραχήλῳ σπονδύλων ἐστί· τῆς δευτέρας δ' ὁ δεύτερος, ἡ τρίτη δ' ἐκ τῆς ἀκάνθης ἐκπέφυκε δι' ὑμενώδους συνδεσμου. τοῦ τε ἡμίσεως μέρους τοῦ κάτω τῶν κατὰ τὸν τράχηλον σπονδύλων καὶ τῶν πρώτων δυοῖν τοῦ μεταφρένου. προήκει δὲ ἡ μὲν πρώτη συζυγία μέχρι καὶ τῶν νόθων πλευρῶν, ἡ δὲ δευτέρα μέχρι τῆς πέμπτης, ἡ τρίτη δὲ ἐπιπέφυκε μὲν καὶ τῇ τρίτῃ πλευρᾷ, καταπέφυκε δὲ ἰσχυρῶς ὅμως εἰς τὰς ἐφεξῆς τέσσαρας. οὗτοι πάντες οἱ μύες διαστέλλουσι τὸν θώρακα καὶ πρὸς αὐτοῖς αἱ φρένες. συστέλλουσι δὲ οἵ τε μεσοπλεύριοι ταῖς ἡμισείαις ἰσὶ καὶ οἱ τοῖς ῥαχίταις παρατεταγμένοι κατὰ τὰς ῥίζας τῶν πλευρῶν καὶ τῶν ὀρθίων κατ' ἐπιγάστριον ἡ ἄνω μοῖρα καὶ οἱ τὰς ἐσχάτας πλευρὰς κατασπῶντες. συντελοῦσι δέ τι πρὸς τὰς συστολὰς τοῦ θώ-

ſpicitur. Aliae vero tres muſculorum conjugationes, a cervice deſcendentes, thoracem dilatant: maxima, quae in ſinus ſcapularum eſt: minor, quae ante hanc conjugationem: minima, quae poſterius collocatur. Superiora porro principia primae quidem memoratae conjugationis eſt prima cervicis vertebra, ſicuti ſecundae ſecunda: tertia vero per ligamentum membranoſum ex apice tum dimidiae partis ultimae colli vertebrae tum duarum primarum dorſi vertebrarum enaſcitur. Sane prima conjugatio ad nothas uſque coſtas procedit; ſecunda ad quintam uſque, tertia vero licet tertiae coſtae adnaſcatur, valide tamen in quatuor etiam ſuccedentes inſeritur. Omnes hi muſculi atque ultra hos etiam ſeptum transverſum thoracem dilatant. Contrahunt autem tum intercoſtales muſculi dimidiis ipſarum fibris: tum qui ſpinalibus muſculis ſecundum coſtarum radices ſunt exporrecti: tum ſuperior rectorum muſculorum abdominis portio: tum denique qui coſtas ultimas detrahunt. Thoracis etiam contractioni conducunt non-

ρακος ἐνίοτε καὶ οἱ κατ᾽ ἐπιγάστριον. ἐπιδέδεικται δὲ περὶ τούτων ἁπάντων ἐν τοῖς περὶ τῶν τῆς ἀναπνοῆς αἰτίων, ἅπερ εἴ τις ἀνελέξατο, γνώσεται σαφῶς ὀλίγου δεῖν ἁπάντων τῶν εἰρημένων μυῶν ἠγνοημένην τὴν ἐνέργειαν τοῖς πρὸ ἡμῶν ἀνατομικοῖς.

Περὶ τῶν ῥαχιτῶν μυῶν.

Οἱ ῥαχῖται μύες ἄρχονται μὲν ἀπὸ τοῦ δευτέρου σπονδύλου τῶν κατὰ τράχηλον, ἤτοι δὲ τοσοῦτοι τὸν ἀριθμόν εἰσιν, ὅσοιπερ οἱ ἀπὸ τοῦδε σπονδύλου συμφυεῖς ἀλλήλοις ὄντες ἢ εἷς μέγιστος ἑκατέρωθεν τῆς ἀκάνθης ἐκ πολλῶν μυῶν σύνθετος. ἁπάντων δὲ αἱ ἶνες ἀτρέμα τε λοξαὶ τυγχάνουσιν οὖσαι καὶ ταθεῖσαι βραχὺ παρεγκλίνουσιν ἐφ᾽ ἑαυτὰς ἕκαστον τῶν συνεχόντων [1] σπονδύλων. ὅταν δ᾽ ἀμφότεροι ταθῶσιν ἔκ τε τῶν δεξιῶν καὶ ἀριστερῶν ἑκάστου σπονδύλων τηνικαῦτα ὀρθὸς καὶ ἀῤῥεπὴς μένων ἀνακλᾶται πρὸς τοὐπίσω. καὶ εἰ καθ᾽ ὅλην τὴν ῥάχιν οὕτω γίνοιτο,

1. Codex male συνεχῶν.

nunquam abdominis musculi. De his vero omnibus in commentariis de causis respirationis ostensum est, quae si quis perlegat, evidenter fere omnium memoratorum musculorum actionem cognoscet, quam superiores dissectores ignorarunt.

De musculis spinalibus.

Musculi spinales a secunda quidem cervicis vertebra incipiunt: verum aut tot numero sunt, quot et ipsae vertebrae a secunda incipiendo, sibi ipsis mutuo connati aut unus maximus ab utraque spinae parte e pluribus musculis conflatus. Omnium horum musculorum fibrae leniter obliquae sunt, quae si paululum tendantur, unamquamque ex continuis sibi vertebris ad se ipsas inclinant. Si vero ambae, tum quae a dextris tum quae a sinistris cujusque vertebrae sunt, tendantur, recta tunc permanens in nullam partem vergens spina in posteriora recurvatur et si per totam spinam ita fiat, cum moderata quidem tensione,

μετὰ μὲν μετρίας τῆς τάσεως ἐκτείνεται πᾶσα, βιαιότερον δὲ ταθέντων ἀνακλᾶται πρὸς τοὐπίσω τὴν ἐναντίαν τῇ κυφώσει καλουμένην λαμβάνουσα διάθεσιν.

Περὶ τῶν καμπτόντων τὴν ῥάχιν μυῶν.

Κατὰ μὲν τὴν ἄνω μοῖραν ἅπασαν μέχρι τετάρτου, ποτὲ δὲ καὶ τοῦ πέμπτου τῶν κατὰ θώρακα σπονδύλων οἱ δύο μύες, οὓς ὑποβεβλῆσθαι τῷ στομάχῳ πρόσθεν εἶπον, οἱ κάμπτοντες τὴν ῥάχιν εἰσί. κατὰ δὲ τὰ κάτω τὰ κατὰ τὴν ὀσφὺν ἡ ἔνδον πᾶσα χώρα μεγίστους ἔχει δύο μύας, οὓς ψύας ὀνομάζουσιν οἱ ἀνατομικοὶ πάντες. ἐκφύονται δὲ ἀνωτέρω τοῦ διαφράγματος οἵδε κατὰ τὸν ἑνδέκατον ἢ δέκατον ἐνίοτε τοῦ θώρακος σπόνδυλον κάμπτοντες τὸ καθ' ἑαυτοὺς μέρος τῆς ῥάχεως, τὸ δὲ ἐν τῷ μεταξὺ τούτων τε καὶ τῶν προειρημένων, ὅπερ ἐστὶ τοῦ θώρακος τὸ μέσον οὐδένα κέκτηται μῦν ἴδιον, ἀλλὰ τοῖς ἑκατέρωθεν μέρεσι συγκινεῖται.

tota extenditur: valentius autem ipfis tenfis, retrorfum recurvatur, affectionem gibbofitati, quae vocatur, contrariam acquirens.

De mufculis fpinam flectentibus.

In fuperiori quidem parte univerfa ad quartam ufque, nonnunquam ad quintam thoracis vertebram duo funt mufculi, quos ftomacho fubjici diximus, fpinam flectentes. In inferioribus vero, quae fecundum lumbos funt, tota interior lumborum regio duos maximos habet mufculos, quos omnes anatomici ipfas nominant. Sane fupra feptum transverfum ifti mufculi ad decimam, aliquando vero ad undecimam thoracis vertebrarum inferuntur, eam fpinae partem, quae fecundum ipfos eft, flectentes. Id vero, quod inter hos et praedictos interjacet, quod certe thoracis medium eft, nullum peculiarem mufculum obtinuit, fed fimul cum partibus utrinque exiftentibus movetur.

Περὶ τῶν κατ' ἐπιγάστριον μυῶν.

Ὀκτὼ μὲν μύες εἰσὶν οἱ κατ' ἐπιγάστριον, ἑκατέρωθεν τέσσαρες, ἔξωθεν μὲν ἁπάντων οἱ ἀπὸ τοῦ θώρακος καταφερόμενοι λοξοὶ μέχρι τῶν τῆς ἥβης ὀστῶν μέγιστοι τῶν ἐνταῦθα μυῶν. δεύτερον δὲ ὑπ' αὐτοὺς οἱ ἀπὸ τῶν λαγόνων ἀναφερόμενοι καὶ τρίτοι τούτοις συνάπτοντες οἱ εὐθεῖς· καὶ τέταρτοι οἱ τῷ περιτοναίῳ συμφυεῖς ἐγκάρσιοι τῇ θέσει. ἀλλ' οἱ μὲν εὐθεῖς ὅλοι σαρκώδεις εἰσὶν ἀπὸ τοῦ στήθους ἄχρι τῶν τῆς ἥβης ὀστῶν ἐκτεταμένοι· καὶ μέρει μὲν τοῦ ὀμφαλοῦ καὶ μικρὸν ἔτι προσωτέρω παράκεινταί τε καὶ ψαύουσιν ἀλλήλων, τὸ δὲ ἀπὸ τοῦδε συμφύονται καὶ τελευτῶντες εἰς τὰ τῆς ἥβης ὀστᾶ καταφύονται. ἡ κορυφὴ δ' αὐτῶν ὑμενώδης τένων ἐστὶν ἐπὶ τὴν ἀρχὴν τοῦ θώρακος ἀναφερόμενος· ἀλλ' ἐπικειμένων αὐτῇ τῶν κατὰ τὸ στῆθος μυῶν ἔλαθεν εἰκότως τοὺς ἀνατομικούς. ἀρθέντων δ' ἐκείνων ὁ ὑμενώδης τένων οὗτος ἐναργῶς φαίνεται συμπεφυκὼς ἄκρῳ τε τῷ στέρνῳ· καὶ προσέτι τοῖς πλαγίοις αὐτοῦ μέρεσιν ἅπασι, καθ' ἃ συναρθροῦται τοῖς χονδρώδεσι μέρεσι

De musculis abdominis.

Octo in abdomine sunt musculi, utrinque quatuor. Omnium quidem exteriores ac primi, qui a thorace obliqui descendunt, maximi omnium, qui inibi sunt, musculorum. Secundi sub his, qui ab ilibus adscendunt. Tertii istis contigui recti sunt. Quarti, qui peritonaeo connati transversi sunt. Verum recti toti carnosi existunt, a pectore ad pubis usque ossa exporrecti et circa quidem umbilicum, ac paulo etiam ulterius sibi mutuo adjacent, seseque tangunt; abhinc vero coalescunt ac tandem in pubis ossa inseruntur. Eorum vertex tendo est membranosus, ad thoracis principium adscendens. Id tamen dissectores ob id jure latuit, quod, qui in pectore sunt musculi, sibi ipsi incumbunt. Nam si auferantur, membranosus hic tendo evidenter tum cum summo pectorali osse, tum cum transversis etiam ejusdem ossis partibus universis, qua ipsum cartilagineis costarum partibus coarticula-

τῶν πλευρῶν ἄχρι τῆς πρώτης ἀναφερόμενος, ἐξ ἧς ἀνήρτηται. κατὰ δὲ τὴν αὐτὴν ταύτην πλευράν ἐστι καὶ ἄλλη τις σαρκώδης κεφαλὴ τοῦ προειρημένου μυὸς εἰς τὸν αὐτὸν τοῦτον ἐμβάλλουσα τένοντα. τὴν δ' ἔκφυσιν ἐζευγμένην ἔχει τῇ καταφύσει τοῦ κατὰ τὴν κλεῖν μυὸς τοῦ μικροῦ· καὶ μέντοι καὶ κάτω πρὸς ὑποχόνδριον διάφυσις ὁρᾶται κατ' αὐτὴν λευκανθίζουσα, μεθ' ἣν τὸ ἄνω πᾶν ἄχρι τῆς κλειδὸς ἕτερον μῦν ἐγχωρεῖ τίθεσθαι συστέλλοντα τὰς συναρθρώσεις τῶν πλευρῶν. οἱ δὲ ἀπὸ τοῦ θώρακος πρὸς ἐπιγάστριον καταφερόμενοι δύο μύες ἄρχονται μὲν ἀπὸ τῆς ἕκτης ὡς τὸ πολὺ πλευρᾶς. ἐκφύονται δὲ κἀκ τῶν μετ' αὐτὴν ἁπασῶν ἐκδιεστηκυιῶν ἀρχῶν μίαν καθ' ἑκάστην πλησίον τῶν χονδροειδῶν, ἔχοντες ἀποφύσεις ἐν τοῖς κάτω μέρεσι τοῦ τε ἔμπροσθεν μυὸς τοῦ θώρακος καὶ τοῦ κατὰ τὰ σιμὰ τῆς ὠμοπλάτης. λεπτυνόμενοι δὲ τοῖς τε κενεῶσι παραφέρονται καὶ τοῖς τῶν λαγόνων ὀστοῖς ἐπιβάλλουσιν εἰς ὑμενώδεις τένοντας τελευτήσαντες. ἐμφύονται δὲ δι' αὐτῶν

tur, coalescere conspicitur, ad primam usque costam, cui appensus est, adscendens. In hac eadem costa est et aliud praedicti musculi carnosum caput, quod tendinem in hunc ipsum injicit. Exortum autem cum parvi illius musculi in claviculis existentis insertione conjunctum habet. Et sane infra quoque ad hypochondrium intercurrens dividensve linea in ipso albicans inspicitur; postquam totum illud, quod superius est ad claviculam usque, alius musculus statui potest, costarum coarticulationes contrahens. Qui vero a thorace ad abdomen deferuntur musculi duo, incipiunt quidem plerumque a sexta costa, enascuntur vero et ex omnibus succedentibus costis, ex distantibus nimirum principiis singulas propagines secundum unamquamque costam prope eam regionem, qua os in cartilaginem degenerat, sortiti, in inferioribus partibus anterioris musculi thoracis et ejus, qui in scapularum simis collocatur. Dum autem ipsi attenuantur, tum per inania loca s. ilia deferuntur, tum ilium ossibus insiguntur, in

τοῖς τε τῆς ἥβης ὀστοῖς καὶ τοῖς βουβῶσι καὶ δὴ καὶ τέτρηνται κατὰ ταύτας καὶ διεξέρχεται διὰ τοῦ τρήματος ὅ τε καταφερόμενος εἰς ἑκάτερον ὄρον μῦς, ᾧ κρεμαστὴρ ὄνομα καὶ σὺν αὐτῷ τό τε σπερματικὸν ἀγγεῖον καὶ φλὲψ καὶ ἀρτηρία καὶ ἡ τοῦ περιτοναίου ἀπόφυσις. ὅσον δὲ πρὸς ἐπιγάστριον αὐτῶν ἀνήκει μέχρι μὲν τῶν προειρημένων μυῶν τῶν εὐθειῶν, ἀποπλύνεται κατὰ βραχύ· τοὐντεῦθεν δὲ εἰς ὑμενώδη τένοντα παυσάμενον ἐπιφύεται τοῖς μυσὶν αὐτοῖς ἔξωθεν, ὡς δοκεῖν ἐκείνων εἶναι ἴδιον σκέπασμα τοιοῦτον, οἷον τοῖς πλείστοις αὐτῶν ὑμένες εἰσίν. ἡ δὲ τρίτη συζυγία τῶν λοξῶν μυῶν ἔμπαλιν τοῖς εἰρημένοις ἔχει τὰς ἶνας ἐκ τῶν κάτω μερῶν ἀναφερομένας λοξάς. ἄρχονται μὲν οὖν ἀπὸ σαρκώδους ἐκφύσεως ἐκ τῶν κατὰ τὰς λαγόνας ὀστῶν, περιέχονται δὲ ἄχρι τῶν εὐθειῶν μυῶν, κἀνταῦθα παύονται τοῖς ἐγκαρσίοις μυσὶ κατὰ τὴν ἄνοδον ἐπιφυόμενοι καὶ τῶν νόθων πλευρῶν τοῖς τέσσαρσι, κατ᾽ αὐτὰς μάλιστα τὰς χονδρώδεις ἀποφύσεις. ἐπιβάλλει δέ τις

membranofos tendines terminati, per hos ipfos autem tendines pubis oflibus inguinibusque inferuntur. In hoc vero loco perforati funt, ac per id foramen tum mufculus ille, qui ad utrumque tefticulum defcendit, cui cremafteris nomen eft inditum, tum etiam una cum hoc mufculo feminale vas, vena inquam et arteria et peritonaei propago quaedam pertranseunt. Quidquid vero horum mufculorum ad abdomen ad praedictos mufculos rectos adfcendit, paulatim expanditur, hincque in membranofum tendinem ceffans exterioribus ipfis mufculis inferitur: ut peculiare operculum ipforum tale effe videatur, quale plurimis ipforum membranae effe confueverunt. Tertia vero conjugatio obliquorum mufculorum contrarias praedictis fibras obtinet, ex inferioribus nimirum partibus oblique adfcendentes, carnofo igitur exortu ex ilium oflibus incipiunt, ac ad rectos progrediuntur mufculos, illicque ceffant, transverfis mufculis in adfcenfu (fefe inferentes, coftisque quatuor nothis) apud ipfos praecipue cartilagi-

καὶ τούτων τῶν μυῶν ὑμενώδης ἀπόφυσις λεπτὴ τοῖς εὐθέσι μυσὶ τοῖς κατ᾽ ἐπιγάστριον ὑποβεβλημένη τῇ τῶν ἔξωθεν κατιόντων λοξῶν τῶν μεγίστων. ἡ κάτω δὲ αὐτῶν ἀπονεύρωσις ἑνουμένη τῷ τῶν ὑποκειμένων ἐγκαρσίων εἰς τὰ τῆς ἥβης ὀστᾶ καταφύεται, κατὰ τὰ ἔνδον ἤδη πως αὐτῶν μέρη μᾶλλον ὁμοίως τῷ τῶν προειρημένων διατετρημένη. ἔσωθεν δὲ τῶν εἰρημένων οἱ ἐγκάρσιοι μύες εἰσὶν, ἡ λοιπὴ δὲ καὶ τετάρτη συζυγία τῶν ἐπιγαστρίων μυῶν ἀπό τε τῶν κατὰ τὰς νόθους πλευρὰς περάτων ἐκφυόμενοι κατὰ τὰ ἔνδον αὐτῶν μέρη καὶ προσέτι τῆς πλαγίας ἀποφύσεως τῶν ἐν ὀσφύϊ σπονδύλων· εἶθ᾽ ἑξῆς ὑμενώδει συνδέσμῳ συναπτόμενοι πρὸς τὴν εὐθεῖαν ῥάχιν τοῦ τῆς λαγόνος ὀστοῦ τελευτῶσιν εἰς ἐγκαρσίαν ἀπονεύρωσιν ὑμενώδη τε καὶ λεπτὴν ἐπιπεφυκυῖαν τῷ περιτοναίῳ, καὶ λανθάνει γε τοὺς πλείστους τῶν ἰατρῶν τὸ σύνθετον ἐξ αὐτῶν καὶ τοῦ περιτοναίου περιτόναιον εἶναι νομίζοντας. ἀμέλει κἂν ταῖς καλουμέναις γαστροῤῥαφίαις, ὥσπερ ὑμένα διαῤῥάπτουσιν αὐτὸν καὶ γράφοντες ἐν

neos eorum processus. Sane et quaedam horum musculorum membranosa ac tenuis propago rectis abdominis musculis insigitur, obliquorum extrinsecorum descendentium, qui maximi sunt, processui subjecta. Inferior vero ipsorum aponeurosis subjectorum transversorum aponeurosi unita, in pubis ossa, in interioribus jam quodammodo eorum partibus inseritur: aeque ac praedictorum musculorum aponeurosis persorata. Intra memoratos obliquos musculos transversi musculi habentur (quae est quarta ac ultima musculorum abdominalium conjugatio), qui a notharum costarum finibus in internis partibus ipsarum atque a transverso processu vertebrarum lumborum enati, ac deinceps membranoso ligamento copulati apud rectam tandem spinam ossis ilium in transversam aponeurosin membranosam ac tenuem peritonaeo insertam finiunt. Atque id, quod ex hac aponeurosi et peritonaeo conflatur, multos medicos latet, peritonaeum id esse opinantes. Quin et in vocatis gastrorhaphiis tanquam membranam

τοῖς ὑπομνήμασιν ὅπως χρὴ ποιεῖσθαι γαστροῤῥαφίαν, ὡς περὶ ὑμένος διαλέγονται. καταλείπει μέντοι τὸ περιτόναιον ἐν τοῖς κάτω μέρεσιν ἡ ἀπονεύρωσις αὕτη· καὶ φαίνεται μὲν ἐκεῖνο μόνον γυμνόν. ἡ δ' ἀπονεύρωσις ἐκ τῶν ἔξω μερῶν περιβαίνουσα τοὺς εὐθεῖς καὶ σαρκώδεις μῦς ἑνωθεῖσα τῇ τῶν ὑπερκειμένων μυῶν τελευτῇ τοῖς τῆς ἥβης ὀστοῖς ἐμφύεται. τούτων δὲ τῶν ὀκτὼ μυῶν ἡ χρεία τε ἅμα καὶ ἡ κίνησις εἴρηται μὲν ἐπὶ πλέον ἐν τοῖς περὶ χρείας μορίων, εἰρήσεται δὲ καὶ νῦν. τό τε κεφάλαιον ἑκάστης αὐτῶν, εἴς τε τὰς ἐκφύσεις[1] καὶ τὰς καλουμένας καταλήψεις τοῦ πνεύματος καὶ τὰς μεγάλας τε καὶ ὀξείας φωνὰς ἐμέτους τε καὶ διαχωρήσεις γαστρός εἰσι χρήσιμοι. συντελεῖ δ' αὐτῶν ἡ κάτω μοῖρα[2] καὶ μάλιστα τῶν ἐπιβεβλημένων τῇ κύστει τῇ κατὰ τὴν οὔρησιν ἐνεργείᾳ προστέλλοντες εἴσω τὸ ὑπογάστριον.

Περὶ τῶν ἐπὶ τοὺς ὄρχεις καταφερομένων μυῶν.

Δύο πρὸς ἑκάτερον ὄρχιν ἀφικνοῦνται μύες ἰσχνοὶ, ἐκφύεται δὲ ὁ μὲν ἐκ τῆς ἥβης, ὁ δὲ ἐκ τοῦ τῆς λαγόνος

1. Legendum ἐκφυσήσεις. 1. Corrector χώρα.

ipſum conſuunt, modumque in ſuis commentariis ſcribentes, quo ſutura abdominis fieri debeat, tanquam de membrana diſſerunt. Itaque aponeuroſis ipſa in inſerioribus partibus peritonaeum relinquit, ipſumque ſolum nudum ibi apparet. Aponeuroſis vero ab extrinſecis partibus rectos carnoſosque muſculos circumambiens extremitati ſuperpoſitorum muſculorum unita, oſſibus tandem pubis inſeritur. Horum octo muſculorum uſus ſimul et motus in libris de utilitate partium abunde dicti ſunt. Dicetur tamen et nunc eorum ſumma. Itaque ad exſpirationes et ad vocatas ſpiritus cohibitiones atque ad acutas magnasque voces, tum ad vomitus ventrisque dejectiones conferunt. Eorum inſuper inferior portio, praecipueque illorum, qui veſicae incumbunt, mingendi actioni conducit.

De muſculis in teſtes deſcendentibus.

Duo graciles muſculi in utrumque teſtem perveniunt: quorum alter a pubis, alter ab ilium oſſe per membrano-

ὀστοῦ δι᾽ ὑμενώδους συνδέσμου λεπτοῦ. καταφέρονται δὲ ἐντεῦθεν[1] ὁ μὲν ἔνθεν, ὁ δ᾽ ἔνθεν διὰ τοῦ καθήκοντος ἐπὶ τὸν ὄρχιν πόρου, κἄπειτα πλατυνόμενοι περιλαμβάνουσι τὸν ἐρυθροειδῆ. τὸ δὲ ἔργον αὐτῶν ἀνατείνειν τὸν ὄρχιν. ὅθεν ἔνιοι κρεμαστῆρας αὐτοὺς ὀνομάζουσι.

Περὶ τοῦ κατὰ τὸν τράχηλον τῆς κύστεως μυός.

Σαρκώδης μῦς ἐν κύκλῳ περιβέβληται τῷ τραχήλῳ τῆς κύστεως. τὸ πλεῖστον δὲ αὐτοῦ μέρος ὑποβέβληται κάτωθεν. οὗτος ὁ μῦς κλείει τὸ στόμα τῆς κύστεως ὑπὲρ τοῦ μηδὲν ἐκρεῖν ἀκουσίως, συναπωθεῖ δὲ καὶ τὸ δι᾽ αὐτοῦ φερόμενον οὖρον.

Περὶ τῶν τοῦ αἰδοίου.

Δύο μὲν ἔχει πάνυ λοξοὺς καὶ μικροὺς μῦς τὸ αἰδοῖον εἰς τὴν ἔκφυσιν ἐμβάλλοντας αὐτοῦ, δύο δὲ ἄλλους συμφυεῖς ἢ ἕνα διφυῆ σαρκώδη, κατώθεν μὲν ὑποκειμένους αὐτῷ

1. Corrector in margine: ὁ μὲν ἔνθεν, ὁ δὲ ἔνθεν.

ſum ligamentum tenue exoritur. Illic vero per meatum, qui ad teſtem devenit, deferuntur, poſtea dilatati, erythroidem membranam complectuntur. Ipſorum officium munusque eſt, teſtem ſurſum attollere, unde nonnulli ipſos cremaſteres appellant.

De muſculo qui in collo veſicae eſt.

Carnoſus muſculus in orbem circumjectus eſt veſicae collo: maxima vero ipſius pars inferius ſubjecta eſt. Muſculus hic veſicae oſculum, quo nihil involuntarie effluat, claudit, ſimulque urinam, quae per ipſum fertur, propellit.

De muſculis pudendi.

Duos quidem valde obliquos exiguosque muſculos pudendum habet, in ejus originem inſertos, duos item alios connatos aut unum bifidum carnoſum, inferne qui-

μᾶλλον οὐ μὴν ἀλλὰ καὶ περιλαμβάνοντας ἐν κύκλῳ. τούτων μὲν οὖν εἰς οὐδὲν σαφῶς ὀστοῦν ἀνήκουσιν αἱ κεφαλαὶ, τῶν δ' ἄλλων δυοῖν εἰς τὰ τῆς ἥβης ὀστᾶ ὀνομαζόμενα, δύνανται δὲ ἅπαντες οἱ προειρημένοι τέσσαρες μύες, τό τ' ἀῤῥεπὲς ἐν ταῖς ἐκτάσεσι παρέχειν τῷ αἰδοίῳ καὶ τὰς ἐν τῷ διασείειν τε καὶ ἀνασείειν αὐτοῦ κινήσεις.

Περὶ τῶν κατὰ τὴν ἕδραν.

Αὐτὸ μὲν τὸ ἐξωτάτω πέρας τῆς κεφαλῆς συγκεκραμένον ἔχει τῷ δέρματι μῦν, ὡς ἤτοι γε δερματώδη μῦν εἰπεῖν[1] ἢ σαρκῶδες[2] δέρμα καὶ μάλιστα τοῦθ' εὑρεῖν ἐστιν ἐν τοῖς πρόσω μέρεσιν. ἄλλος δὲ μῦς ἀκριβῶς[3] στρογγύλος, ἐγκάρσιος περιβέβληται τῇ ἕδρᾳ κλείων αὐτὴν ἀκριβῶς καὶ ἰσχυρῶς εἰ ταθείη. κατὰ μὲν τὸ σῶμα μέσον ἑαυτοῦ ψαύων τοῦ καλουμένου κόκκυδος, ἑκατέρωθεν δὲ εἰς τὴν ἔκφυσιν τοῦ αἰδοίου τελευτῶν, λοιποὶ δὲ δύο μύες ὑμενώδεις ὄντες ἐκφύονται μὲν ἐκ τῶν ἔνδον μερῶν τῶν τε τῆς ἥβης ὀστῶν

1. Corrector in margine ὀνομάζειν. 2. Suprascriptum μυῶδες. 3. In margine ἀζυγής.

dem ipsi subjectos magis, nihilo secius tamen in orbem id ipsum complectentes. Horum igitur capita in nullum os manifesto perveniunt. Reliquorum vero duorum sic dicta in ossa pubis. Sane praedicti omnes quatuor musculi pudendo tum rigiditatem, dum ipsum tenditur, tum motiones, dum ad latera vel ad superiora quatitur, praebere possunt.

De musculis sedis.

Extrema sedis ora musculum cuti commixtum obtinet, ut vel cuticulosum musculum dicas vel carnosam cutim, hocque praecipue invenire licet in prioribus partibus. Alius vero musculus exacte teres, transversus, sedi circumjectus est, qui si tendatur, ipsam claudit, atque in medio quidem sui ipsius corpore os coccyga vocatum tangit, ab utraque vero parte in pudendi originem terminat. Reliqui duo musculi membranosi existentes, exoriuntur

καὶ τοῦ καλουμένου πλατέος ὀστοῦ. καταφύονται δ' ἑκατέρωθεν εἷς λοξοὶ τείνοντες ἄνω τὴν ἕδραν, εὐθὺς δὲ καὶ τὴν ἔκφυσιν τοῦ αἰδοίου συναναςπῶσιν οἱ αὐτοὶ μύες.

Περὶ τῶν τὴν κατὰ τὸ ἰσχίον διάρθρωσιν κινούντων μυῶν.

Δέκα μένουσι μύες οἱ τὴν κατ' ἰσχίον διάρθρωσιν κινοῦντες, ἐσφάλησαν δὲ οὐ μικρὰ περὶ αὐτοὺς οἵ τε ἄλλοι τῶν ἀνατομικῶν ἀνδρῶν καὶ ὁ τοῦ Κοΐντου μαθητὴς Λύκος πέντε νομίζων ὑπάρχειν αὐτούς· ἔσωθεν μὲν τρεῖς, ἔξωθεν δὲ δύο, τῶν δ' ἄλλων πέντε παρέλιπε μὲν τρεῖς, ὑπήλλαξε δὲ δύο, τήν τε ἐνέργειαν ἀγνοήσας αὐτῶν καὶ τῇ θέσει μόνῃ προσέχων· ἅμα γὰρ τοῖς ἄλλοις ἅπασι τοῖς κινοῦσι τὴν κατὰ γόνυ διάρθρωσιν ἐπίκεινται τῷ μηρῷ. ἔχει δ' οὐχ ὡς ὁ Λύκος οἴεται τἀληθὲς, ἀλλ' ὡς ἡμεῖς ἐροῦμεν. ὁ μὲν ἕτερος αὐτῶν, ὅσπερ καὶ μέγιστός ἐστιν ἁπάντων τῶν ἐντεῦθεν μυῶν, εἴσω τε καὶ ὀπίσω προσάγει τὸν μηρὸν, ὁ

quidem ex internis partibus tum ossium pubis, tum lati vocati ossis, inseruntur vero utrinque unus, obliqui sursum sedem attollentes, simulque etiam pudendi originem iidem musculi trahunt.

De musculis coxendicis dearticulationem moventibus.

Decem quidem sunt musculi, qui coxendicis dearticulationem movent, in quibus non parum oberrarunt tum alii dissectores viri, tum Lycus ipse, Quinti discipulus, qui ipsos quinque esse opinatus est, intrinsecus quidem tres, extrinsecus vero duos, ex quinque autem aliis tres quidem omisit, duos vero permutavit, quippe qui actionem ipsorum ignorabat, positionemque solum considerabat. Nam una cum aliis omnibus musculis dearticulationem genu moventibus femori incumbunt. Non ita tamen se habet rei veritas, ut Lycus arbitratur, sed ut nos dicemus. Alter quidem ipsorum, qui et omnium, qui illic sunt, musculorum maximus est, introrsum retrorsumque

δ' ἕτερος εἴσω μέν τι βραχὺ καὶ τὴν κνήμην κινεῖ. τὸ πλεῖστον δὲ σύμπαντα τὸν μηρὸν, ὥστε λοιποὺς εἶναι τοὺς μόνην κινοῦντας τὴν κνήμην ὀκτώ. εἰ δέ τις βούλεται σαφῶς θεάσασθαι τοὺς τὴν κατ' ἰσχίον διάρθρωσιν κινοῦντας μῦς, ἀφελεῖν χρὴ προτέρους τοὺς περὶ τὸν μηρὸν ἅπαντας, ὑφ' ὧν ἡ κνήμη κινεῖται. ἐπεὶ δὲ ἡ τάξις τῆς θέσεως ἐπὶ τοὺς κατ' ἰσχίον ἡμᾶς ἄγει προτέρους, ἐντεῦθεν ἄρξομαι τοῦ λόγου. τῆς ψόας οὐ μικροῦ τινος οὔσης μυὸς, ἀρχομένης δὲ ἀπὸ τῆς ἑνδεκάτης τοῦ θώρακος πλευρᾶς, ἡ μὲν ἔνδον μοῖρα δι' εὐρώστου συνδέσμου καταφύεται τῷ κατ' ἰσχίον ἔσωθεν μέρει, καθ' ὃν μάλιστα τόπον ἄρχεται μὲν τὸ καλούμενον ἥβης ὀστοῦν, παύεται δὲ τὸ τῆς λαγόνος, ἡ δ' ἔξωθεν εἰς τὴν ἀρχὴν καταφύεται τοῦ τῆς λαγόνος ὀστοῦ, τὸ δὲ ὑπόλοιπον ἅπαν τῆς ψόας τοῖς ἔνδον μέρεσι τοῦ τῆς λαγόνος ὀστοῦ παραφερόμενον ἄρχεταί τινα καὶ ἐξ ἐκείνου συχνὴν ἔμφυσιν σαρκώδη· κἄπειτα ἄμφω μία γενομένη δι' εὐρώστου τένοντος ἀτρέμα πλατέως ἐμφύεται τῷ μικρῷ τοῦ μηροῦ τροχαντῆρι τὸ περιφερὲς ἅπαν αὐτοῦ κατειληφώς.

femur adducit. Alter vero introrſum quidem nonnihil etiam tibiam, maximopere vero totum femur movet, ita ut reliqui tibiam ſolam moventes octo ſint. Si quis vero aperte intueri muſculos coxendicis dearticulationem moventes voluerit, illi opus erit ut qui circa femur ſunt, univerſos, a quibus tibia movetur, prius auferat. Sed qui poſitionis ordo ad eos prius, qui in coxendice ſunt, nos ducit, hinc etiam nos ſermonem inchoabimus. Ipſius pſoae, quae haud exiguus muſculus eſt, ab undecima thoracis coſta incipiens, interior quidem portio per validum ligamentum interiori coxendicis parti inſeritur, eo praecipue in loco, ubi os quidem pubis vocatum incipit, os vero ilium deſinit, exterior autem in principium oſſis ilium inſeritur. Reliquum vero ipſius pſoae univerſum juxta internas oſſis ilium partes progrediens, denſum quendam ex illo oſſe exortum carnoſum ſuſcipit, poſtea cum ambo unicus evadit, per validum tendinem leniter latum parvo femoris trochanteri inſeritur, totam ipſius

οὗτος ὁ μῦς κάμπτει τε ἅμα καὶ πρὸς τοὐκτὸς μᾶλλον ἐπιστρέφει τὸν ὅλον μηρὸν τῷ προειρημένῳ τροχαντηρίῳ τῷ μικρῷ καὶ ἕτερός τις ἐμφύεται μῦς μικρὸς ἀπὸ τῆς βάσεως ἀρχόμενος τοῦ κατ᾽ ἰσχίον ὀστοῦ παρὰ τὸ ψιλὸν καὶ ἄσαρκον τῆς πυγῆς τοῦ πιθήκου, πελιδνὸς τὴν χρόαν. ὁ τένων δ᾽ αὐτοῦ παραπλήσιος ὑπάρχων τοῖς προειρημένοις τὸ κάτω μέρος ἅπαν κατείληφε τοῦ μικροῦ τροχαντῆρος ἐπιλαμβάνων τι καὶ τῶν ἔνδον αὐτοῦ. ταπεινῆς προσαγωγῆς ὁ μῦς οὗτός ἐστιν αἴτιος οὐ δυνάμενος ὀφθῆναι πρὶν ἀφαιρεθῆναι τὸν μέγιστον τῶν κατὰ τὸν μηρὸν μυῶν, ὅστις ἐπίκειται μὲν ἅπαντι τῷ τῆς ἥβης ὀστῷ συνεπιλαμβάνων τι καὶ τῶν ἰσχίων ἐκ πλαγίων τε ἅμα καὶ κάτωθεν ἄχρι τοῦ ψιλοῦ καὶ ἀσάρκου. καταφύεται δὲ εἰς ὅλον κύκλῳ τὸν μηρὸν σαρκώδεσι λαβαῖς ἀντεχόμενος αὐτοῦ. ταῖς μὲν ἐκ τῶν κάτω μερῶν τῶν παρὰ τὸ ψιλὸν καὶ ἄσαρκον ἐκφυομέναις[1] ἰσὶν, αἷς ἐγγὺς τῆς κατὰ γόνυ διαρθρώσεως ἐξικνεῖται, πρὸς τοὐπίσω μᾶλλον ἀπάγων τὸν μηρὸν ἅμα τῷ

1. Corrector ἐμφυομέναις.

rotunditatem occupans. Mufculus hic flectit fimul et introrfum magis totum femur invertit. Huic etiam praedicto parvo trochanteri alter quidam exiguus mufculus colore lividus inferitur, ab offis coxendicis bafi incipiens, prope eam clunium fimiae regionem, quae nuda excarnisque confpicitur. Hujus mufculi tendo praedictis exiftens fimilis, totam inferiorem partem parvi trochanteris comprehendit, nonnihil etiam internae ejusdem occupans. Mufculus hic humilis adductionis eft auctor, qui confpici prius non poteft, quam maximus ille omnium mufculorum qui in femore funt auferatur, qui toti pubis offi infidens, ac nonnihil etiam coxendicis ex transverfis fimul imisque partibus ad nudam ufque excarnemque regionem comprehendens, in totum femur carnofis ipfum anfis amplectens inferitur. Atque eis quidem fibris, quae ex imis partibus apud nudam nimirum excarnemque regionem exoriuntur, proximeque ad genu dearticulationem perveniunt, retrorfum magis femur abducit, ad alterum femur fimul

προσάγειν ἀτρέμα πρὸς τὸν ἕτερον μηρόν· ταῖς δὲ ὑψηλοτέραις τούτων προσάγων μόνον, ταῖς δὲ ὑψηλοτάταις ἄνωθεν μὲν ἀρχομέναις, εἰς δὲ τὰ πρῶτα μέρη τοῦ μηροῦ καταφυομέναις προσάγων τε ἅμα καὶ ἀνατείνων αὐτόν. ἀνατεινομένου δὲ τούτου τοῦ μυὸς ὁ προειρημένος ὁ πελιδνὸς ἐναργῶς φαίνεται· καί τινες ἕτεραι περιγραφαὶ μυῶν οὐκ ἐναργεῖς, ἐνίοτε μὲν δυοῖν, ἐνίοτε δὲ τριῶν οὓς ἄν τις ἐν τοῖς μυσὶν ἀριθμῇ, πλείονας ἐρεῖ τῶν δέκα τοὺς κινοῦντας εἶναι τὴν κατ' ἰσχίον διάρθρωσιν. ἐκ δὲ τῶν ὀπίσω μερῶν τῶν κατὰ τὴν πυγὴν πρῶτος μέν ἐστιν ὁ ἐπιπολῆς μῦς ἀνάλογον ἔχων τῷ τὴν ἐπωμίδα κατειληφότι κατά τε τὴν θέσιν καὶ τὴν χρείαν. ἐκτείνει γὰρ ἀκριβῶς τὸν μηρὸν ἐπισπώμενος εἰς τοὐπίσω. τῶν δὲ ἄνωθεν ἐκφύσεων αὐτοῦ δύο μὲν εἰσι σαρκώδεις, ὑμενώδης δὲ μία. τῶν σαρκωδῶν δὲ ἡ μὲν μείζων ἄρχεται ἐκ τῆς ὀρθίας ῥάχεως τοῦ τῆς λαγόνος ὀστοῦ, ἡ δὲ ἐλάττων ἐκ δυοῖν ὀστοῖν ἰσχίου τε καὶ τοῦ καλουμένου κόκκυγος, τὸ μέσον δὲ τούτων ὑψηλὸν ὑμενώδεις ἅπαντες. οὗτος ὁ μῦς περιλαμβάνει τὸ ὀπί-

leniter adducens; iis vero, quae altiores ſunt, adducit ſolum, ſicuti illis, quae altiſſime ſunt, ſuperneque inchoantes, in primas ſemoris partes inſeruntur, adducit, ſimulque etiam ipſum ſurſum attollit. Hoc ergo muſculo diſſecto, tum praedictus muſculus lividus evidenter, tum aliae etiam muſculorum circumſcriptiones haud evidenter apparent, aliquando quidem duorum, nonnunquam vero trium, quos ſi quis inter muſculos numerare voluerit, plures quam decem eſſe muſculos coxendicis dearticulationem moventes aſſirmabit. Ex potioribus vero natium partibus primus quidem eſt, qui in ſuperſicie collocatus eſt muſculus, poſitione uſuque muſculo epomida occupanti proportione reſpondens. Exacte enim femur extendit, in poſteriora trahens. Ex ſuperioribus vero ipſius exortibus duo carnoſi et unus membranoſus exiſtunt. Ex carnoſis major a recta oſſis ilium ſpina incipit, minor a duobus oſſibus, iſchio et coccyge vocatis, medium vero horum quod altum eſt, membranoſum totum exiſtit. Hic muſcu-

σθιον τῆς κεφαλῆς τοῦ μηροῦ καὶ βραχύ τι προελθὼν ἀπ αὐτῆς εἰς τένοντα πλατὺν τελευτήσας κατάντη φύεται τοῖς ὀπισθίοις μέρεσι τοῦ μηροῦ. παρακείμενος ἀκριβῶς ἐνταῦθα καὶ συμφυόμενος τῇ ἐκφύσει τοῦ πλατεῖάν τε καὶ σαρκώδη τὴν ἀπονεύρωσιν ἔχοντος μυὸς, ὅς εἰς τὰ τῆς κνήμης ἔξω καταφυόμενος μέρη τὴν κατὰ γόνυ διάρθρωσιν ἐπιστρέφει πρὸς τοὐκτός. οὐδέ ἐστιν ἀκριβῶς θεάσασθαι τὴν προειρημένην τοῦ κατ᾽ ἰσχίον μυὸς ἔμφυσιν, εἰ μὴ τοῦτόν τις τὸν μῦν ἀνατέμῃ πρότερον. ἔστι δὲ αὐτοῦ καὶ ἑτέρα τις ἀπόφυσις σαρκώδης ἐπὶ τὸν μηρὸν καθήκουσα μεταξὺ τῶν δύο τῶν προσθίων μυῶν, ἐπιφυομένη τέ πως αὐτοῖς καὶ ὑμενώδους τένοντος ἐκπεφυκότος ἐξ ἁπάντων τῶν κάτω μερῶν αὐτοῦ περιλαμβάνουσα τοὺς προσθίους μῦς ἄχρι τοῦ γόνατος. δεύτερος δὲ ὑπὸ[1] τῷ προειρημένῳ μυὶ τῆς ἐπιπολῆς, ἕτερός ἐστι μῦς ἱκανῶς παχὺς καὶ σαρκώδης ἐξ ἁπάντων σχεδόν τι τῶν ἔξωθεν μερῶν ἐκφυόμενος τοῦ τῆς ἥβης καὶ λαγόνος ὀστοῦ. συνεπιφυόμενος δὲ καὶ τῷ τῶν κάτω τοῦ

1. Corrector ἐπὶ.

lus posteriorem capitis femoris partem comprehendit, parumque etiam ab ipsa progrediens, atque in latum tendinem declivem finiens posterioribus femoris partibus inseritur, exquisite hoc in loco inhaerescens coalescensque exortui illius musculi latam et carnosam aponeurosin habentis, qui in externas tibiae partes insertus, genu dearticulationem ad exteriora invertit. Sane nec praedictam musculi coxendicis insertionem intueri poteris, nisi hunc prius musculum dissecueris. Est autem et ejusdem altera quaedam carnosa apophysis, quae ad femur inter duos anteriores musculos descendens, ipsisque etiam aliquo modo sese inserens, per membranosum tendinem ex omnibus inferioribus illius partibus enatum anteriores musculos usque ad genu circumprehendit. Secundus vero sub praedicto musculo in superficie collocato alter musculus est admodum crassus carnosusque ex omnibus fere extrinsecis partibus ossis pubis et ilium enatus, simulque etiam musculo ex inferioribus ossis lati partibus exorto usque ad

πλατέος ὀστοῦ μερῶν μυὶ μέχρι τοῦ κόκκυγος. κατὰ μὲν τὸ τῆς λαγόνος ὀστοῦν ὑπόκειται τῷ προειρημένῳ μυὶ, τὸ δὲ ἄνω μέρος αὐτοῦ τὸ πρὸς τὴν ὀσφὺν ἀνατεινόμενον ὑπὸ τῷ δέρματι τέτακται, περιπεφυκυίας αὐτῷ τῆς λεχθείσης ὑμενώδους ἀρχῆς ἐκείνου τοῦ μυός. οὗτος ὁ μῦς εἰς τένοντα πλατὺν εὔρωστον τελευτῶν ἐμφύεται τῇ κορυφῇ πάσῃ τοῦ μεγάλου τροχαντῆρος, ἐκτείνων τε ἅμα τὸν ὅλον μηρὸν καὶ πρὸς τὴν ἐκτὸς[1] χώραν ἐπισπώμενος αὐτοῦ τὴν κεφαλήν. ὑποφύεται δὲ αὐτῷ μῦς ἕτερος πελιδνὸς τὴν χρόαν ἐκ μὲν τῶν ἔνδον μερῶν ἐκφυόμενος τοῦ πλατέος ὀστοῦ, τὴν δὲ ἀπονεύρωσιν συμφυῆ ποιούμενος τῇ προειρημένῃ τοῦ μεγάλου μυὸς ἀπονευρώσει. ἀλλ' ἐκείνη μὲν ἐπὶ τὰ πρόσω τῆς κεφαλῆς ὑπερβαίνει τοῦ τροχαντῆρος. αὕτη δὲ ἐκ τῶν ὄπισθεν ἐκείνης ἐστὶν ἄχρι τε τῆς κορυφῆς ἀνιοῦσα τοῦ τροχαντῆρος καὶ συνεπιλαμβάνουσά τι καὶ τῆς ἔνδον χώρας. οὗτος ὁ μῦς ἀνατείνει τε ἅμα καὶ πρὸς τοὐκτὸς ἐπισπᾶται τὴν κεφαλὴν τοῦ μηροῦ· καὶ ἄλλος δέ τις μῦς μικρὸς καὶ

1. Corr. ἐντός.

coccygem infertus, ac prope quidem ilium os praedicto mufculo fubjacet. Superior vero ipfius portio, quae ad lumbum furfum extenditur, fub cute fita eft, cui praedictum illud membranofum illius mufculi principium circumnatum eft. Hic mufculus in tendinem validum terminans toti vertici magni trochanteris inferitur, totum ipfum femur fimul extendens et ad exteriorem ejus regionem caput ipfius trahens. Huic mufculo alius colore lividus mufculus fubnafcitur, ex internis lati offis partibus exoriens, aponeurofinque praedictae magni mufculi aponeurofi connatam gignens, quamquam illa in priora capitis trochanteris adfcendit: haec poft ipfum caput eft, ad verticem ufque trochanteris adfcendens, ac nonnihil internae regionis fimul occupans. Hic mufculus furfum fimul et extrorfum femoris caput trahit. Alius praeterea mufculus parvus craffusque eft, qui ex externis infernis-

παχὺς ἐκ τῶν ἔξω τε καὶ κάτω μερῶν τοῦ τῆς λαγόνος ὀστοῦ καὶ τοῦ κατ᾽ ἰσχίον τὴν ἔκφυσιν ποιησάμενος ὑποφύεται τῷ προειρημένῳ μεγάλῳ μυὶ τελευτῶν καὶ αὐτὸς εἰς εὔρωστον τένοντα πλατὺν ἐμφυόμενος τοῖς ἐντὸς μέρεσι τῆς πρώτης ἐκφύσεως τοῦ μεγάλου τροχαντῆρος ἄχρι τοῦ γλουτοῦ. οὗτος ὁ μῦς ἀνατείνει τε ἅμα καὶ πρὸς τοὐκτὸς ἐπιστρέφει τοῦ μηροῦ τὴν κεφαλὴν, ὑπόλοιποι δὲ δύο μύες εἰσὶ τῶν κινούντων τὸν μηρὸν εἰς τὴν ὀπισθίαν ἐμφυόμενοι κοιλότητα τοῦ μεγάλου τροχαντῆρος ἰσχυροῖς τένουσιν ἀτρέμα πλατέσιν. ἐκφύονται δὲ ἐκ τῶν τῆς ἥβης ὀστῶν ὅλων ὁ μὲν ἔσωθεν, ὁ δὲ ἔξωθεν καὶ ἔστιν ἡ τοῦ ἔσωθεν τροχαντῆρος κατάφυσις ὑψηλοτέρα, συνεχὴς δ᾽ ἐστὶ καὶ ἡ ἔξωθεν. οὗτοι οἱ μύες καὶ τὸ φυσικὸν τρῆμα κατειλήφασι τοῦ τῆς ἥβης ὀστοῦ τὸ μέσον ἔχοντες ἑαυτῶν ὑμενώδη σύνδεσμον. ὀπίσω δὲ εἰς ταὐτὸν ἀλλήλοις ἥκουσι παραφυόμενοι τῷ κατ᾽ ἰσχίον ὀστῷ σαρκώδεσι λαβαῖς. ἔργον τούτων τῶν μυῶν ἐστι περιστρέφειν τὴν κεφαλὴν τοῦ μηροῦ ἔσω[1] μὲν ἅμα καὶ πρόσω

1. Corr. in margine: ἔσω μὲν ἅμα καὶ πρόσω τοῦ πρώτου μυός.

que ilium et coxendicis ossis partibus exoriens praedicto magno musculo subnascitur, in validum et ipse tendinem latum finiens, internis partibus primi processus magni trochanteris usque ad natem insertus. Hic musculus sursum simul et extrorsum femoris caput trahit. Duo adhuc ex iis, qui femur movent, supersunt musculi, in posteriorem magni trochanteris cavitatem, robustis ac leniter latis tendinibus inserti. Exoriuntur sane ex totis pubis ossibus alter intrinsecus, extrinsecus alter, atque ejus quidem, qui intrinsecus exoritur, insertio in trochanterem sublimior est; ejus autem, qui extrinsecus, continua existit. Hi musculi naturale etiam foramen ossis pubis occupant, in media ipsorum regione membranosum ligamentum existentes, ac in posterioribus quidem partibus in idem mutuo coeunt, coxendicis ossi carnosis ansis in orbem adnati. Musculi hi femoris caput circumagunt, ad interna quidem simul et priora primus musculus, ad externa vero et po-

τοῦ πρώτου μυὸς, ἔξω δὲ ἅμα καὶ ὀπίσω τοῦ λοιποῦ. δέκατος δὲ ἐπὶ τοῖς εἰρημένοις ἐστὶ μῦς ἐκ τῶν ἔνδον μερῶν τοῦ μηροῦ κείμενος, ὃν ἴσως μέν τις καὶ τὴν κνήμην φήσει κινεῖν, ἐναργέστατα μὲν ὅλον εἴσω προσάγει τὸν μηρόν. ὀλίγον δ' ὕστερον ὁποῖός τίς ἐστι διηγήσομαι, μετὰ τῶν κινούντων τὴν κατὰ γόνυ διάρθρωσιν, ἐπειδὴ σὺν αὐτοῖς τέτακται.

Περὶ τῶν κινούντων τὴν κατὰ γόνυ διάρθρωσιν.

Ἐννέα μύες εἰσὶν οἱ τὴν κατὰ γόνυ κινοῦντες διάρθρωσιν, οὐχ ὡς ὁ Λύκος οἴεται δέκα σὺν πολλοῖς καὶ ἄλλοις ἀνατομικοῖς ἀνδράσιν, ἀγνοῶν ἕνα μῦν ὅλον, ὑπὲρ οὗ τελευταῖον ποιήσομαι τὸν λόγον, ἐξαπατώμενος ὑπό τε τοῦ καθήκοντος εἰς τὸν ἐντὸς τοῦ γόνατος κόνδυλον τοῦ μηροῦ· καὶ προσέτι τοῦ μεγίστου τοῦ κατ' αὐτὸν μυὸς τοῦ τὴν ἔνδον ἅπασαν αὐτοῦ χώραν κατειληφότος, ἐπιλαμβάνοντος δὲ καὶ τῆς ὄπισθεν οὐκ ὀλίγον. ἀλλ' οὗτός γε οὐ μόνον οὐκ ἐμφύεται τῷ τῆς κνήμης ὀστῷ, δέον ἐμφύεσθαί γε πάντως

ſteriora alter. Decimus vero ultra memoratos muſculus ab internis femoris partibus locatus, quem quispiam fortaſſis et tibiam movere affirmabit, evidentiſſime certe totum femur introrſum adducit. Verum paulo mox qualisnam hic muſculus ſit, in muſculorum genu dearticulationem moventium enarratione, quandoquidem inter eorum numerum reponitur, declarabimus.

De muſculis genu dearticulationem moventibus.

Novem muſculi ſunt, qui dearticulationem, quae in genu eſt, movent, non decem, quemadmodum Lycus una cum plerisque aliis diſſectoribus exiſtimabat, unum muſculum ignorans totum, de quo poſtremo dicturus ſum: nimirum tum ab eo deceptus muſculo, qui ad internum femoris condylum ad genu deſcendit, a maximo etiam illo femoris muſculo, qui totam internam regionem ſimulque poſterioris non parum occupat. Verum hic non ſolum non inſeritur tibiae oſſi (cum tamen omnino inſeri

εἴπερ κινήσειν αὐτὴν ἔμελλεν, ἀλλ' οὐδὲ τοῖς κατὰ τὴν διάρθρωσιν συνδέσμοις, ὡς ἔνιοι τῶν ἀμυδράν τινα κίνησιν ἐργαζομένων μυῶν. αἱ μὲν γὰρ σφοδραὶ κινήσεις πᾶσαι ὑπερβαινόντων τε τὰς διαρθρώσεις ἐμφυομένων τε τοῖς ἐφεξῆς βόλοις ἀποτελοῦνται. μικρὸν δέ τι συνεπιλαμβάνουσιν αὐταῖς αἱ τῶν εἰς τοὺς συνδέσμους ἐμβαλλόντων, ἀλλ' ὅ γε μέγιστος τῶν κατὰ τὸν μηρὸν μυῶν οὐκ ἐμφύεται τῇ κατ' ἄρνυ[1] διαρθρώσει, καίτοι πλησίον ἀφικνούμενος αὐτῆς. εἰ δέ τις αὐτῶν ἐφάπτεσθαί πως λέγει τῶν συνδέσμων τῆς διαρθρώσεως, οὐδ' οὕτω δίκαιον ἦν ἐκείνης μόνης ἴδιον ὑπολαμβάνειν τὸν μῦν τοῦτον. ἀλλ' εἴπερ ἄρα κοινὸν ἀμφοτέρων τῆς θ' ὑπερκειμένης τῆς κατ' ἰσχίον καὶ τῆς νῦν ἡμῖν προκειμένης. τὴν μὲν γὰρ κατ' ἰσχίον ἐναργῶς καὶ σφοδρῶς κινεῖ, ὡς ἂν τὴν ἔκφυσιν ἐξ ὅλου τοῦ τῆς ἥβης ὀστοῦ πεποιημένος καὶ τὴν κατάφυσιν εἰς ὅλον τὸν μηρόν. ἡ δὲ κατὰ γόνυ κίνησις εἴπερ καὶ ἦν, ἀμυδρά τις ἂν ἦν παντάπασιν, ὡς ἂν ὑπ' ἐλαχίστων λαβῶν ἐπιτελουμένη. περὶ

1. Ita leg. Corr. pro κατάρνει.

deberet, si ipsam moturus esset), sed ne ipsis etiam, quae in dearticulatione sunt, ligamentis, quemadmodum nonnulli ex iis musculis facere solent, qui obscurum quendam motum efficiunt. Vehementes enim motiones universae, musculis dearticulationem praetergressis, succedentique membro insertis persiciuntur; parvae vero ubi musculi in ligamenta insiguntur. Sed qui inter omnes femoris musculos maximus est, nequaquam genu dearticulani inseritur, quamvis proxime ad ipsam accedat. Quodsi quis quoquo modo ab hoc musculo dearticulationis ligamenta attingi dicat nec ita profecto aequum sit suspicari illius dumtaxat dearticulationis ipsum esse proprium, sed certe ambarum communem, superioris inquam, quae in coxendice et praesentis istius, quae in genu est. Nam coxendicis dearticulationem evidenter, vehementerque movet, quippe qui exortum ex toto pubis osse et insertionem in totum femur molitus est. Motio vero, quae in genu est, si sane ulla est, obscura certe omnino est, quan-

μὲν δὴ τοῦ μεγίστου τῶν κατὰ τὸν μηρὸν μυῶν ἱκανὰ καὶ ταῦτα. τῶν δ' ἄλλων πρῶτος ἐπιπολῆς ἐστιν ὁ στενότατός τε καὶ μακρότατος τὴν μὲν ἄνωθεν ἔμφυσιν ἐκ μέσης τῆς ὀρθίας ῥάχεως τοῦ τῆς λαγόνος ὀστοῦ πεποιημένος. διὰ δὲ τῶν ἔνδον τοῦ μηροῦ φερόμενος ἐπὶ τὸ γόνυ, κἀνταῦθα καταφυόμενος εἰς τὸ καλούμενον ἀντικνήμιον οὐ μετὰ πολὺ τῆς διαρθρώσεως. οὗτος μὲν οὖν κάμπτει τε ἅμα πρὸς τοὐκτὸς [1] τὴν κνήμην καὶ ἀνατείνει πως ὑψηλὴν καὶ εἰς τοῦτ' ἄγει τὸ σχῆμα τὸ σκέλος σύμπαν, ἐν οἵῳ μάλιστα καθίσταται μαλαττόντων ἡμῶν αὐτὸ καθ' ἑτέρου. ὁ δ' ἐφεξῆς τούτῳ τὴν ἔμφυσιν ἔχων εἰς τὸ τῆς κνήμης ὀστοῦν οὐ διὰ σαρκώδους πέρατος ὡς τὸ πρότερον, ἀλλὰ διὰ τένοντος ἠρέμα πλατέος. ἄρχεται μὲν ἐκ τῶν τῆς ἥβης ὀστῶν, καταφύεται δὲ εἰς αὐτὸ μάλιστα τὸ ἀντικνήμιον, ἔσω καὶ αὐτὸς ἐπιστρέφων τὴν κνήμην μετὰ τῆς ἐπὶ τὸ ὄρθιον ἀνατάσεως. ὁ δ' ὡς τὸ πολὺ μὲν ἐκ τῶν ἔνδον μερῶν, ἐνίοτε δὲ βραχὺ τοῦ προειρημένου κατωτέρω, συνεχὴς αὐτῷ μῦς

1. Sic legit Corr. pro τοὐντὸς.

doquidem a minimis ansis peragitur. Verum haec de maximo musculo femoris sufficiant. Ex aliis autem musculis primus in superficie est angustissimus longissimusque, ex media ac recta ossis ilium spina enatus, atque per interiora femoris ad genu delatus, illincque in dictum anticnemion non multo post dearticulationem insertus. Hic igitur musculus ad interiora simul tibiam flectit et sursum ipsam altam quoquo modo attollit atque ad eam figuram totum crus agit, in qua praecipue constituitur, cum nos subigentes ipsum super alterius femur attollimus. Proximus vero huic insertionem in tibiae os non per extremitatem carnosam, quemadmodum prior, sed per tendinem leniter latum molitur atque incipit quidem ab ossibus pubis: inseritur vero in ipsum maxime anticnemion. Introrsum igitur et hic tibiam invertit, in rectum etiam ipsam attollendo. Qui vero plerumque quidem ab interioribus partibus, nonnunquam vero paulo infra praedictum musculum illi continuus existens, per tendinem similiter

ὁμοίως τένοντι καταφυόμενος εἰς τὸ ἀντικνήμιον κάμπτει τε ἅμα καὶ πρὸς τοὐκτὸς ἐπιστρέφει τὴν κνήμην λοξὴν, ὥσπερ καὶ αὐτὸς κεῖται λοξός· ἐκφυόμενος γὰρ ἐκ τῶν κάτω τε καὶ ἔξω μερῶν τοῦ κατ' ἰσχίον ὀστοῦ, κἄπειτα διὰ τῶν ὀπίσω μερῶν τοῦ μηροῦ παρενεχθεὶς λοξός· εἶθ' οὕτως εἰς τὴν διάρθρωσιν ὅλην ὑπερβὰς τὴν κατὰ γόνυ, μετὰ ταῦτα ἐπιστρέφεται πρὸς τοὐκτὸς ἐμφύεταί τε λοξὸς ἐπὶ τὸ τῆς κνήμης ἄσαρκον ὃ δὴ ἀντικνήμιον ὀνομάζεται. τούτῳ τῷ μυὶ συνεχῆ τὴν ἔκφυσιν ἔχοντες ἄλλοι τρεῖς εἰσι μύες· ὁ μὲν ἐκ τῶν ἔξω μερῶν σκέλους [1] εὔρωστος ἱκανῶς, ὅστις καὶ διὰ τῶν ἐκτὸς τοῦ μηροῦ ἔξωθεν καταφερόμενος ἐμφύεται μετὰ τὸ γόνυ τοῖς ἔξω μέρεσι τῆς κνήμης, ἰσχνῷ καὶ πλατεῖ πέρατι σαρκώδει πρὸς τοὐκτὸς ἐπιστρέφων αὐτὴν, οἱ δὲ λοιποὶ δύο τὴν μὲν ἄνωθεν ἀρχὴν ἐκ τῶν ἔνδον μερῶν ἔχουσι τῶν προειρημένων δυοῖν ἐφεξῆς, ὡς εἶναι τὰς τέσσαρας ἐκφύσεις ἀλλήλαις ὁμιλούσας ἐκ τῶν ἐμπροσθίων μερῶν τῆς βάσεως ἐμφυομένας τοῦ κατ' ἰσχίον ὀστοῦ. κα-

1. Haec vox e margine addita est.

in anticnemion inseritur, flectit simul atque ad exteriora invertit tibiam oblique, quemadmodum et ipse obliquus locatur. Nam ex infernis externisque ossis coxendicis partibus enatus ac deinde per posteriores femoris partes oblique exporrectus, moxque totam genu dearticulationem praetergressus, in interiora tandem invertitur, obliquusque in eam tibiae partem, quae excarnis visitur, quam sane anticnemion appellant, inseritur. Huic musculo continentem exortum obtinent tres alii musculi. Alter quidem ab exterioribus partibus validus admodum, qui sane et per externas femoris partes extrinsecus delatus, infra genu in externas tibiae partes extrinsecus delatus, infra genu in externas tibiae partes lato gracilique fine carnoso inseritur, extrorsum ipsam invertens; reliqui vero duo superiorem quidem originem ex internis regionibus, quae nuper dictis duabus proximae sunt, moliuntur, ita, ut quatuor exortus mutuo sibi congredientes ac proximi sint, qui ex prioribus partibus basis ossis coxendicis exoriuntur.

θήκουσι δὲ ὁ μὲν ἐφεξῆς τῶν προειρημένων δυοῖν, ὅσπερ καὶ τὴν χρόαν εὑρίσκεται τοὐπίπαν πελιδνὸς εἰς τὸ τῆς κνήμης ἔνδον οὐ πολὺ τῆς διαρθρώσεως κάμπτων τε ἅμα[1] καὶ πρὸς τοὐκτὸς ἐπιστρέφων αὐτὴν διὰ τένοντος ἠρέμα στρογγύλου, ὁ δ' οὖ πάλιν ἐφεξῆς τῶνδε τοῖς ἔνδον μέρεσι τοῦ μηροῦ τοῖς πρὸ τῆς κατὰ γόνυ διαρθρώσεως ἐμφύεται μέχρι τοῦ κονδύλου τοῦ ἐκτὸς, ὅθεν καὶ ὁ ἕτερος τῶν κατὰ τὴν γαστροκνημίαν ἐκπέφυκε μυῶν, ᾧ καὶ αὐτῷ συνεπιφυόμενος ὁ προκείμενος ἐν τῷ λόγῳ μῦς συνεπισπᾶται δι' ἐκείνου βραχύ τι τὴν κνήμην ἐπὶ τὰ ἔνδον μέρη καὶ μάλιστα ὅταν κατεσκληρυμένοι τυγχάνουσιν ὄντες. οὗτος ὁ μῦς ἔσω τε ἅμα καὶ ἐπ' ὀλίγον ὀπίσω τὸν μηρὸν ἄγει. δέκατον αὐτὸν ὠνόμασα τῶν κινούντων τὸ κατ' ἰσχίον ἄρθρον. ἀνεβαλλόμην δὲ τὴν διδασκαλίαν ποιήσασθαι τῆς ὅλης φύσεως αὐτοῦ μετὰ τῶν κινούντων τὴν κατὰ γόνυ διάρθρωσιν, ἐπειδὴ σὺν αὐτοῖς τέτακται, ὑπὲρ οὗ πρόσθεν αὐτάρκως διῆλθεν[2]. οἱ δὲ ὑπόλοιποι τρεῖς μύες τῶν κατὰ τὸν μηρὸν οἱ πρόσθιοι τὴν κατὰ γόνυ διαρθρωσιν ἐκτείνουσιν· οἱ μὲν ἐπιπολῆς

1. Correct. in marg. κάμπτων τε ἀλλὰ καί. 2. Verba ὑπὲρ οὗ — διῆλθον expuncta ſunt a ſecunda manu.

Deveniunt autem alter quidem praedictis duobus proximus, qui ſane maxima ex parte colore lividus invenitur, in internam tibiae regionem haud multo poſt dearticulationem inſeritur uſque ad externum condylum, unde et muſculorum in poſteriori carnoſa tibiae parte (gaſtrocnemia) collocatorum alter enaſcitur, quocum etiam muſculus, de quo nunc ediſſero, inſeritur, tibiamque per illum nonnihil ad internas partes ſimul trahit, praecipueque cum praedurati ipſi fuerint. Hic muſculus introrſum ſimul et parumper extrorſum agit femur. Hunc ipſum muſculum ſuperius inter coxendicis articulum moventes decimum nominavi, doctrinamque ac inſtitutionem de univerſa ejus natura tradere hucusque diſtuli inter muſculos genu dearticulationem moventes, * de quo ſuperius abunde pertractavi. Reliqui vero tres femoris muſculi anteriores genu dearticulationem extendunt. Duo quidem in ſuper-

εὔρωστοι δύο τελευτῶσιν εἰς ἰσχυρὸν τένοντα πλατὺν, ὃς ἐμφυόμενός τε καὶ περιφυόμενος ἅπαντι τῷ τῆς ἐπιγονατίδος ὀστῷ προέρχεται μέχρι τῆς κνήμης ἐμφυόμενος αὐτοῖς τοῖς προσθίοις. ὁ δ᾽ ὑπὸ τούτοις κατακεκρυμμένος εἴς τε τὴν ἀρχὴν ἐμφύεται τῆς ἐπιγονατίδος καὶ τοῖς περὶ τὴν διάρθρωσιν ἐπιφύεται συνδέσμοις. οὐ νευρώδης ὥσπερ οἱ προειρημένοι τὸ πέρας, ἀλλὰ κατὰ μὲν τὰ πρόσθια, σαρκώδης δὲ κατὰ τὰ ἔνδον ποιούμενος· καὶ γὰρ διπλοῦς σαφῶς ἐστι καὶ ἔγωγε αὐτὸν οὐχ ἕνα μῦν, ἀλλὰ δύο μᾶλλον ἐτιθέμην. εἰ μὴ τὸ διαφέρεσθαι ταῖς τῶν πρεσβυτέρων διδασκαλίαις ἐφυλαττόμην, ἔνθα μὴ μέγα τι τὸ ἀναγκάζον ἐστίν. αἱ δ᾽ ἀρχαὶ τῶν προσθίων μυῶν τούτων τέσσαρές εἰσι τὸν ἀριθμόν· ἡ μέν τις ἐκ τῆς ἀνάντου ῥάχεως τοῦ τῆς λαγόνος ὀστοῦ τὴν ἔκφυσιν ἔχουσα κατωτέρω τοῦ πρώτου πάντων λεχθέντος τοῦ στενοῦ, ἡ δέ τις ἀπὸ τῶν ἔξω μερῶν τοῦ μηροῦ κατ᾽ αὐτὸν μάλιστα τὸν γλουτόν. αὕτη μὲν οὖν ἡ κεφαλὴ τὸν μέγιστον τῶν προσθίων ἀπογεννᾷ μυῶν, ἅπασαν τὴν ἐκτὸς χώραν κατειληφότα τοῦ μηροῦ. ἡ

ficie ſiti, validi, in robuſtum ac latum finiunt tendinem, qui inſertus in orbemque adnatus univerſo patellae oſſi uſque ad tibiam progreditur, prioribus ejus partibus ſeſe inſerens. Qui vero ſubtus oblitеſcit, in patellae principium inſeritur, ligamentisque, quae circa dearticulationem ſunt, inhaereſcit atque in extremitate quidem non ſicut praedicti, nervoſus exiſtit, ſed in prioribus partibus, in interioribus vero carnoſus, duplex enim eſt. Atque ego hunc non unicum muſculum, ſed duos potius poſuiſſem, niſi mihi ab antiquorum doctrina diſcrepare, ubi magna me non cogeret neceſſitas, praecaviſſem. Anteriorum vero horum muſculorum principia quatuor numero ſunt, atque aliud ex acclivi adſcendenteque ſpina oſſis ilium infra eum muſculum anguſtum, qui primus omnium dictus eſt, exoritur; aliud ab externis ſemoris partibus ſecundum ipſam praecipue natem. Hoc igitur caput maximum ex anterioribus muſculum gignit, qui univerſam exteriorem

προειρημένη δὲ τὸν τῶν ἄλλων μὲν μείζονα, τούτου δὲ ἥττονά πως τὸ μέγεθος ἅπασαν καὶ τοῦτον κατειληφότα τὴν προσθίαν χώραν τοῦ μηροῦ καί τι καὶ τῆς ἔνδον. ἔρχονται δὲ εἰς ταὐτὸν ἀλλήλοις οἱ δύο μύες οὗτοι καὶ μίαν απονεύρωσιν ἐργάζονται. καθήκουσι δὲ, ὡς εἴρηται, πρόσθεν εἰς τὸ τῆς ἐπιγονατίδος ὀστοῦν, ὁ δ' ὑποκείμενος αὐτοῖς μῦς διπλοῦς ὁ περιφυόμενος τῷ μηρῷ τὴν μὲν ἑτέραν τῶν κεφαλῶν ἀπτομένην ἔχει τῆς τε πρώτης ἐκφύσεως τοῦ μεγάλου τροχαντῆρος καὶ τοῦ κατὰ τὴν κεφαλὴν αὐχένος τοῦ μηροῦ, τὴν δ' ἑτέραν ἐκ τῶν ταύτης κάτω μερῶν ἐκ τῆς προσθίου χώρας ἐκφυομένην τῶν μηρῶν, καθήκει δ' αὐτὴ μὲν ἀκριβῶς εὐθεῖα διὰ τῶν προσθίων τοῦ μηροῦ μέχρι τῆς ἐπιγονατίδος ὅλη σαρκώδης μὲν οὖσα· ἡ δὲ ἑτέρα ἡ ἄνωθεν ἀρχομένη τὸ πέρας ὑμενῶδες ἐργασαμένη κατὰ τὴν ἐντὸς κεφαλὴν τοῦ μηροῦ τελευτᾷ. διὸ καὶ πολὺ μᾶλλον ἂν οὗτοι δύο μύες ὀνομάζονται ἢ οἱ τὸν ἕνα τένοντα γεννῶντες. οὗτοι μὲν οὖν ἅπαντες οἱ εἰρημένοι μύες ἄνωθεν καταφερόμενοι διὰ τοῦ μηροῦ καὶ τὴν κατὰ γόνυ διάρθρωσιν

femoris regionem occupat. Quod vero nunc prius dictum est, musculum licet hoc ipso quoquomodo minorem, aliis tamen magnitudine grandiorem gignit, quippe qui totam priorem femoris regionem, nonnihilque etiam interioris occupat. In idem vero duo hi musculi coeunt, unamque aponeurosin efficiunt atque (ut ante dictum est) in patellae os deveniunt. Musculus vero ille bifidus duplexve ipsis subjectus, qui femori in orbem adnascitur, alterum quidem caput obtinet, quod primum magni trochanteris processum cervicemque capitis femoris regionem infra nuper dictum enascitur, atque hoc ipsum exacte rectum per priores femoris partes ad patellam usque devenit, totum carnosum permanens. Alterum vero, quod superne incipit, extremitatem membranosam efficiens in internum femoris caput desinit. Quamobrem hi multo magis duo musculi censentur quam illi, qui unum efficiunt. Praedicti ergo omnes musculi desuper per femur descendentes

κινοῦντες. ὡς μὲν ἐγώ φημι, δικαιότερον ἂν ἐννέα ῥηθεῖεν, ἵνα δὲ μὴ δοκῶμεν ἐπὶ μικροῖς διαφέρεσθαι πρὸς τοὺς πρεσβυτέρους ἡμῶν ἀνατομικοὺς, ὀκτώ. μικρὸς δέ τις ἄλλος μῦς ἐγκατακέκρυπται τῇ διαρθρώσει κατ' αὐτὴν τὴν ἰγνύαν σύνδεσμον ἔχων τὴν κεφαλὴν ἰσχυρὰν καὶ στρογγύλον ἐκπεφυκότα κατὰ τὸν ἔξω κόνδυλον τοῦ μηροῦ. καθήκει δὲ οὗτος εἰς τὸ τῆς κνήμης ὀστοῦν λοξός πως μᾶλλον διὰ τῶν ὀπίσω μερῶν ἐποχούμενος τῇ διαρθρώσει κάμπτειν αὐτὴν πεφυκώς.

Περὶ τῶν κατὰ τὴν κνήμην ἐφ' ὧν ὅ τε ποῦς ὅλος καὶ οἱ δάκτυλοι κινοῦνται.

Τεσσαρεσκαίδεκα μύες ἐν κύκλῳ περίκεινται τῇ κνήμῃ· ἑπτὰ μὲν ἐκ τῶν ὀπίσω μερῶν, ἑπτὰ δὲ ἐκ τῶν πρόσω. διὰ τί δὲ ὀκτὼ νομίζουσιν αὐτοὺς ὑπάρχειν οἱ μάλιστα ἀκριβῶς τὰ τοιαῦτα δοξάζοντες ἐν ταῖς ἀνατομικαῖς ἐγχειρήσεσι λέγεται. τῶν μὲν οὖν ὀπίσω τῆς κνήμης τεταγμένων μυῶν οἱ τρεῖς μὲν εἰς τὸ τῆς πτέρνης ὀστοῦν τελευτῶσιν, οἱ δὲ

genuque dearticulationem moventes, ut ego quidem existimo, rectius utique novem dicerentur. At ne in minimis rebus ab antiquis anatomicis discrepare videamur, octo dicantur. Parvus vero quidam alius musculus sub dearticulatione delitescit in ipso poplite, ligamentum habens capite validum ac teres, quod prope externum femoris condylum enascitur. Devenit hic musculus in tibiae os, obliquus quodammodo magis per posteriores partes dearticulationi supervectus, ad ipsam flectendam natus.

De musculis qui in tibia sunt, a quibus tum totus pes, tum digiti moventur.

Quatuordecim musculi tibiae in orbem circumjecti sunt, septem ex posterioribus partibus et septem alii ex prioribus. Cur autem qui talia magis accurate perpendunt, octo ipsos esse existimarint, in administrationibus anatomicis dicitur. Igitur ex iis, qui in posteriore parte siti sunt musculi, tres in calcanei os finiunt, tres alii tum

τρεῖς τοὺς δακτύλους κάμπτουσι καὶ τὴν διάρθρωσιν ὅλου τοῦ ποδὸς, ὁ δ' ἕβδομος εἰς τένοντα τελευτήσας ὑποφύεται τῷ ψιλῷ καὶ ἀσάρκῳ τοῦ ποδὸς ἅπαντι πλατυνόμενος. τῶν μὲν οὖν εἰς τὴν πτέρναν ἐμφυομένων οἱ δύο μὲν ἀπὸ τῶν ὀπίσω μερῶν ἐκπεφύκασι τῶν ἐνταῦθα τοῦ μηροῦ κεφαλῶν, ὁ τρίτος δὲ ὑποκείμενος αὐτοῖς ἐκ τοῦ τῆς περόνης[1] ὀστοῦ κατ' αὐτὴν τὴν κορυφήν· οὗτος μὲν δὴ σαρκώδης ἄχρι πέρατος μένει καθήκων ἐπὶ τὸ τῆς πτέρνης ὀστοῦν ὄπισθεν, οἱ δύο δὲ ὅταν εἰς ταυτὸν ἀλλήλοις ἀφίκωνται καὶ διεξέλθωσι τὴν καλουμένην γαστροκνημίαν τένοντα γεννήσαντες εὔρωστον ἐμφύονται δι' αὐτοῦ τῷ πέρατι τῆς πτέρνης ἐφεξῆς τῇ προειρημένῃ καταφύσει τῇ σαρκώδει τοῦ τῆς περόνης ἐκπεφυκότος μυός. ἄλλος δὲ τέταρτος μῦς τὴν αὐτὴν μὲν ἔχει κορυφὴν θατέρῳ τῶν προειρημένων μυῶν τῷ κατὰ τὸν ἔξω κόνδυλον ἐμφυομένῳ τοῦ μηροῦ, κατὰ δὲ τὴν γαστροκνημίαν ἀποχωρίζεται, σαφῶς αὐτοῦ καὶ τελευτήσας εἰς εὐρύτατον τένοντα· πρῶτον μὲν ὑποτείνεται τῷ τῆς πτέρνης

1. In cod. πτέρνης.

digitos tum totius pedis dearticulationem flectunt. Septimus in tendinem finiens, ſub nuda excarneque tota pedis parte in latitudinem expanſus inſeritur. Eorum igitur, qui in calcaneum inſeruntur, duo a poſterioribus partibus capitum ſemoris illic exiſtentium exoriuntur, tertius vero ipſis ſubjectus ex ſibulae oſſe in ipſo vertice exortum habet. Hic muſculus ad finem uſque carnoſus perdurat, in calcanei os in poſteriore parte deſcendens. Duo vero poſtquam in unum pervenerint ac vocatum gaſtrocnemion praetergreſſi fuerint, tendinem validum gignentes, calcanei fini inſeruntur, proxime praedictae inſertioni carnoſae muſculi illius, qui ex ſura exoritur. Alius vero quartus muſculus eundem verticem, quem alter praedictorum muſculorum, is nimirum, qui ab externo ſemoris condylo exoritur, obtinet, verum in tibiae ventre ab ipſo manifeſte ſeparatur et jam in latiſſimum tendinem finiens primum quidem oſſi calcanei deorſum dilatatus, poſtea (ut

ὀστῷ κάτωθεν πλατυνθεὶς, ἔπειτα δ', ὡς εἶπον, ὅλῳ τῷ ποδί. τούτου μὲν ἡ χρεία δυσπερίτρεπτόν τε καὶ τεταμένον καὶ σκληρὸν, ἔτι τε καὶ ψιλὸν τριχῶν εὐαίσθητόν τε κατασκευάσαι τὸ καλούμενον πέλμα [1]. τῶν δὲ εἰς τὴν πτέρναν ἐκβαλλόντων ἀπάγειν ὀπίσω μετ' αὐτῆς ὅλον τὸν πόδα. τούτων τῶν τεττάρων δύο μὲν ἴσοι πώς εἰσι κατὰ τὸ πάχος, ἐξ ὧν συνιόντων ὁ καταφυόμενος εἰς τὴν πτέρναν ἐλέχθη γεννᾶσθαι τένων. ὁ δ' ὑψηλοτέραν τε καὶ σαρκοειδῆ τὴν εἰς αὐτὴν κατάφυσιν λαχὼν ἥμισύ πως μέρος ἐστὶν ἑκατέρου τῶνδε, πελιδνὸς ὢν τὴν χρόαν· ὁ δὲ τὸν ὑποφυόμενον τῷ ποδὶ γεννῶν τένοντα τρίτον πως μέρος ἐστὶν αὐτῶν, τῶν δ' ὑπολοίπων τριῶν μυῶν τῶν ὄπισθεν· ὁ μὲν τῷ τῆς περόνης ὀστῷ παραφυόμενος ἐκ τῶν ταύτης μερῶν, ὅσπερ καὶ μείζων ἐστὶν εἰς εὔρωστόν πως τελευτήσας τένοντα μεταξὺ τοῦ τῆς πτέρνης ὀστοῦ καὶ τοῦ τῆς κνήμης πέρατος ἐπὶ τὰ κάτω τοῦ ποδὸς διεξέρχεται. παράκειται δ' αὐτῷ κατὰ τοῦτο καὶ συνδιεξέρχεται κάτω τοῦ ποδὸς ἕτερος τένων ἀπὸ μυὸς γε-

1. In cod. τέλμα.

dixi) toti pedi fubfternitur. Hujus utilitas eft, ut folidum et tenfum durumque, ac pilis etiam nudum facileque fentiens pedis plantam efficiat. Eorum vero, qui in calcaneum infiguntur, officium ac ufus eft, ut fimul cum offe totum pedem retrorfum abducant. Horum quatuor mufculorum duo quidem craffitie fere funt aequales, e quibus coeuntibus tendo in calcaneum infertus gigni dicebatur. Qui vero fublimiorem carnique fimilem infertionem in calcaneum fortitus eft, dimidia fere eft pars utriusque horum, colore lividus exiftens. Qui autem tendinem pedi fubinhaerentem gignit, tertia quodammodo eft ipforum pars. Reliquorum vero pofteriorum trium mufculorum alter quidem furae offi adnatus ex (fublimioribus) ipfius partibus, qui et major eft, in validum quodammodo tendinem terminans, inter calcanei os et tibiae finem ad inferna pedis praetergreditur. Huic autem hoc in loco alter tendo adjacet, fimulque ad inferna pedis praetergreditur, a mufculo ex tibia exorto genitus. Hi igitur

νόμενος ἐκ τῆς κνήμης ἐκπεφυκότος. οὗτοι μὲν οὖν οἱ δύο τένοντες εἰς τοὺς δακτύλους ἐμφύονται τοῦ ποδὸς ὁ μὲν πρότερος εἴς τε τὸν μέσον καὶ τὸν παράμεσον, ὁ δὲ δεύτερος εἴς τε τὸν μικρὸν καὶ τὸν οἷον λιχανόν. ὁ γὰρ μέγας δάκτυλος μόνος τῶν ἄλλων παρ' ἀμφοτέρων ἀπόφυσιν λαμβάνει οὐ δυοῖν τενόντων εἰς αὐτὸν ἐμβαλλόντων, ἀλλ' ἑνὸς ἐξ ἀμφοῖν γεννηθέντος. ἐνίοτε δὲ τοῦτο καὶ τῷ μέσῳ συμβαίνει δακτύλῳ. ἄλλος δέ τις τένων ἐξ ἑτέρου μυὸς μέσου τῶν εἰρημένων καταφερομένου τὴν ἔκφυσιν ἔχοιν μετὰ τὸ πλησίον ἀφικέσθαι τῆς πτέρνης ἀποχωρεῖ μόνος ἐπὶ τὰ πρόσω κατά τινος χώρας ἠρέμα κοῖλος ἐστηριγμένος ἐν τῇ τῆς κνήμης ἐπιφύσει κάτωθεν, εἶτα ἐντεῦθεν ἐπιστρεφόμενος αὖθις εἰς τὰ κάτω τοῦ ποδὸς κατ' αὐτὸν μάλιστα τὸν ταρσὸν ἐμφύεται πλατυνόμενος ὡς πρὸς τὰ τοῦ μεγάλου δακτύλου μέρη μᾶλλον, ὀπίσω τε ἅμα καὶ πρὸς τοὐκτὸς ἐπιστρέφων ἠρέμα τὸν πόδα, καθάπερ οἱ εἰς τὴν πτέρναν ἐμβάλλοντες ὀπίσω τε ἅμα καὶ πρὸς τοὐκτὸς ἀπῆγον τὸν πόδα. καὶ δόξειεν ἂν ὁ μῦς οὗτος μέρος εἶναι τοῦ προειρημένου μυὸς, ὃν εἴς τε τὸν μικρὸν δάκτυλον καὶ τὸν οἷον λιχανὸν ἔλεγον ἐμφύεσθαι

duo tendines in digitos pedis inferuntur; primus quidem in medium et annularem, fecundus in parvum et eum, qui veluti index eft. Magnus enim digitus folus omnium ab utrisque propaginem affumit, non quod duo tendines in ipfum infigantur, fed quia unus ex utrisque genitus fit. Nonnunquam vero medio etiam in digito hoc ufu venit. Alius vero quispiam tendo ex alio mufculo, per medium praedictorum defcendente, exortum habens, poftquam proxime ad calcaneum pervenerit, fecedit folus ad anteriora quodam in loco leniter cavo, deorfum in tibiae infertione innixus, poftea inde inverfus rurfus ad inferna pedis, in ipfo praecipue tarfo inferitur, dilatatus verfus magni digiti partes magis retrorfumque et extrorfum leniter pedem invertens. Quemadmodum qui in calcaneum infiguntur, retrorfum fimulque extrorfum pedem abducebant. Videreturque mufculus ifte praedicti illius mufculi portio effe, quem in parvum digitum et eum, qui veluti

μέρος μικρὸν τοῦ προειρημένου τένοντος εἰς τὴν προειρημένην ἐμφύεται τοῦ μεγάλου δακτύλου φάλαγγα λοξὴν ἔκτασιν ἀτρέμα πρὸς τοὐκτὸς ἐργαζόμενον αὐτοῦ, αἱ δὲ ἄνωθεν ἐκφύσεις ὧδε ἔχουσι. τοῦ μὲν εἰς τοὺς δύο μέσους ἀφικνουμένου δακτύλου ἡ ἔκφυσις ἐκ τοῦ τῆς πτέρνης ἐστὶν ὀστοῦ κατὰ μῆκος ὅλης ἐκ τῶν ἄνω μερῶν ἀπὸ τῆς ἄνωθεν κορυφῆς ἄχρι τοῦ κάτω πέρατος. καὶ ἔστιν ἡ τοῦ τρίτου τῶν εἰς τὴν πτέρναν ἐμφυομένων μυῶν ἀρχὴ παρακειμένη τε καὶ ὑπερκειμένη τούτου κατὰ τὸ ὄπισθέν τε καὶ ἔνδον μᾶλλον· οὗτος γὰρ τὴν ἔκφυσιν ἔχει κατὰ τὰ ἔξω μᾶλλον τοῦ σκέλους. ἡ δὲ θατέρου μυὸς ἀρχὴ τοῦ τὸν μικρόν τε καὶ οἷον λιχανὸν κάμπτοντος ἐκ τῶν ὀπίσω τῆς κνήμης μερῶν ἐστι κατὰ τὴν κεφαλήν. ἔστι δὲ τῷ πάχει σχεδὸν ἥμισυς ὁ μῦς οὗτος τοῦ τοὺς μέσους δακτύλους κάμπτοντος, ὁ δὲ τρίτος μῦς ὁ τούτου μέρος νομιζόμενος, ὁ εἰς τὸν ταρσὸν ἐμβάλλων τοῦ ποδὸς οὐ δυνάμενος ὀφθῆναι πρὶν τούτους ἀνατμηθῆναι, κατείληφε τὴν μεταξὺ χώραν κνήμης τε καὶ περόνης ἀμφοτέροις τοῖς ὀστοῖς παραφυόμενος ἄνωθεν κάτω

index eſt, inſeri dixi. Non parva praedicti tendinis portio in praedictam magni digiti phalangem inſeritur, oblique ipſum leniterque extendens. Superiores vero exortus hoc ſe habent modo. Ejus, qui ad duos medios digitos pervenit, exortus e ſurae oſſe eſt, ſecundum totam ipſius longitudinem ex ſuperioribus partibus a vertice ſummo uſque ad imum ſinem principiumque tertii muſculi ex iis, qui in calcaneum inſeruntur, huic in poſteriore ac interiore magis parte adjacet ſuperjacetque: hic enim in poſterioribus magis ipſius cruris regionibus exortum habet. Alter vero muſculus, qui parvum hunc digitum et eum, qui veluti index eſt, flectit, ex poſterioribus tibiae partibus infra caput principium ſumit. Muſculus hic craſſitudine fere dimidia illum, qui medios digitos flectit, ſuperat. Tertius vero muſculus, qui hujus ipſius pars eſſe exiſtimatur, quique in tarſum pedis infigitur, viderique non prius poteſt, quam hi diſſecentur, regionem, quae inter tibiam et ſuram media interjacet, occupat, ambobus

κατὰ τὸ μῆκος. ἔστι δὲ αὐτοῦ καὶ ἡ κορυφὴ κατὰ τὴν κεφαλὴν τῆς κνήμης εἰ συμβάλλει τῇ περόνῃ καὶ ὁ ἀποφυόμενος τένων σαφὴς ὑπάρχει καὶ πρὸ τῶν σφυρῶν ἐνταῦθα μὲν σφίγγονται δι' ἐγκαρσίου συνδέσμου ῥωμαλέου συνδέοντος τὴν πτέρναν τῇ κνήμῃ. οἱ μὲν οὖν ὄπισθεν μύες τῆς κνήμης οὕτως ἔχουσιν, οἱ δὲ ἔμπροσθεν ὅσον μὲν ἐπὶ ταῖς πρώταις ἐκφύσεσι συνίημεν ἂν εἰκότως τρεῖς ἐνομίσθησαν ἐνίοις τῶν ἀνατομικῶν. ἄμεινον δ' αὐτοὺς ἑπτὰ τίθεσθαι, καθάπερ ἀποδείκνυνται διὰ τῶν ἀνατομικῶν ἐγχειρήσεων. ὁ μὲν οὖν ἀνατείνων ὅλον τὸν πόδα καὶ καταφυόμενος εἰς τὸν ταρσὸν, ὥσπερ καὶ μέγιστός ἐστι τῶν προσθίων μυῶν ἄρχεται μὲν ἐκ τῶν ἔξω μερῶν τῆς κνήμης ἀπ' αὐτῆς τῆς κεφαλῆς, ὅλῃ δὲ αὐτῇ κατὰ μῆκος περιφύεται. ὁ δὲ παρακείμενος αὐτῷ καὶ μέρος αὐτοῦ νομιζόμενος εἶναι τὴν μὲν αὐτὴν ἔκφυσιν πεποίηται τὸ ἄνω, τῷ δ' ἄλλῳ παντὶ κατὰ τοῦ προειρημένου μυὸς ἔξωθεν ἐπιβέβληται, μὴ καθαπτόμενος μηδαμόθεν τῆς κνήμης. οὗτος ὁ μῦς εἰς

ossibus superne deorsum secundum longitudinem adactus. Hujus vertex in tibiae capite est, qua ipsa surae conjungitur et qui enascitur tendo, conspicuus ante talos evadit. Quo in loco (tendines hi) per ligamentum transversum validum, quod calcaneum tibiae ligat, constringuntur. Posteriores igitur musculi tibiae hoc modo se habent. Priores vero, quantum sane ex primis exortibus cognosci potest, jure tres esse a nonnullis anatomicis judicati fuerunt. Satius vero fuerit, ipsos septem constituere, quemadmodum in anatomicis administrationibus demonstratur. Qui igitur totum pedem extendit atque in torsum inseritur, qui et omnium anteriorum musculorum maximus est, ab exterioribus tibiae partibus ab ipso sane capite incipit ac toti ipsi tibiae per longitudinem circumnascitur. Qui autem ipsi adjacet, parsque ipsius esse judicatur, eundem exortum in superiore parte facit, reliqua vero universa parte super praedictum musculum extrinsecus incumbit, neutiquam tibiam ipsam attingens. Hic muscu-

τὸ πρῶτον ὀστοῦν ἐμφύεται τοῦ μεγάλου δακτύλου ἀνατείνων αὐτὸν ἀτρέμα λοξόν· ἐφεξῆς δὲ τούτων ἐστὶν ἀπονεύρωσις εἰς ὅλον τὸν μέγαν δάκτυλον ἐμβάλλουσα κατὰ μῆκος, ὑφ᾽ ἧς ἐκτείνεται. ποιεῖται δὲ τὴν ἔκφυσιν ὁ τῆς ἀπονευρώσεως ταύτης μῦς ἰσχνὸς ὢν ἱκανῶς ἐκ τῆς μεταξὺ χώρας κνήμης τε καὶ περόνης ἀμφοτέρων ἀντιλαμβανόμενος τῶν ὀστῶν. ὅταν δὲ ἐγγὺς ᾖ τῷ μεγάλῳ δακτύλῳ σύνδεσμόν τινα διεξέρχεται τοιαύτην ἔχοντα χρείαν, οἵαν ἐπὶ τῶν ἁρμάτων οἱ κυκλίσκοι, δι᾽ ὧν τὰς ἡνίας διεκβάλλουσι καὶ δύναιτ᾽ ἄν τις τοὺς τρεῖς μῦς τούτους ἕνα νομίζειν, ὁ δὲ μετ᾽ αὐτὸν ὁ τοὺς δακτύλους ἐκτείνων, ἄρχεταί τε ἀπὸ τῆς κεφαλῆς τῆς περόνης καθὰ συνάπτεται τῇ κνήμῃ καὶ συμπάσῃ παραπέφυκεν αὐτῇ μακρὸς πάντων, μέσος κείμενος τῶν ἔμπροσθεν μυῶν. ἡ δὲ ἄνωθεν ἔκφυσις ἡ πρώτη τοῦ μυὸς τούτου σύνδεσμός ἐστιν ἐκ τῶν δεξιῶν μερῶν τῆς κνήμης ἐκπεφυκὼς παρ᾽ αὐτὴν ἀκριβῶς τὴν κεφαλὴν τῆς περόνης, μετὰ δὲ τούτους τρεῖς ἄλλοι μύες εἰσὶν ἐκ τοῦ τῆς περόνης ὀστοῦ τὴν ἔκφυσιν ἔχοντες· εἷς μὲν τὸν μέγαν δάκτυλον κάμπτων

lus in primum os magni digiti inſeritur, ipſum oblique leniter ſurſum trahens. Poſt hos deinceps aponeuroſis eſt in totum magnum digitum, a qua extenditur, ſecundum longitudinem inſerta. Hujusce aponeuroſeos muſculus gracilis admodum exiſtens exortum ex media inter tibiam et ſuram regione molitur, ambo haec oſſa comprehendens. Cumque prope magnum digitum fuerit, ligamentum quoddam praetergreditur, quod eam utilitatem habet, quam in curribus circuli, per quos aurigae habenas trajiciunt. Poſſetque hos tres muſculos quispiam unum cenſere. Qui vero poſt ipſum eſt, qui digitos extendit, a ſurae capite, qua ipſa tibiae conjungitur, incipit, totique ipſi adnaſcitur, caeteris omnibus prolixior, ac in anteriorum muſculorum medio collocatus. Porro ſuperior primusque hujus muſculi exortus ligamentum eſt ex exterioribus tibiae partibus enatum apud ipſum exquiſite caput. Poſt hos vero alii tres muſculi ſunt, ex ſurae oſſe exortum habentes: unus magnum pedis digitum flectens, alter gracilis

τοῦ ποδὸς, ἕτερος δὲ ἰσχνὸς τὸν μικρὸν ἐκτὸς ἀπάγων, ὁ δὲ τρίτος ἀνατείνων ὅλον τὸν πόδα. τὴν δὲ ἔκφυσιν ὁ μὲν πρῶτος ῥηθεὶς ἐξ αὐτῆς τῆς κεφαλῆς ἔχει τῆς περόνης ἐπιπολῆς ἐπὶ τῷ δέρματι τεταμένος· ἀφικνεῖται δ' ἐντεῦθεν ὡς ἐπὶ τὴν πρὸ τοῦ μικροῦ δακτύλου χώραν τοῦ ποδὸς περιεχόμενος ἐκ τῶν ἔξω μερῶν τὸν ἀστράγαλον, ἵνα περ καὶ τελευτήσας εἰς τένοντα στρογγύλον διὰ τῶν κάτω μερῶν τοῦ ποδὸς ἐπὶ τὸ πρῶτον ἄρθρον ἀφικνεῖται τοῦ μεγάλου δακτύλου. ἔνθα δὴ τούτου τοῦ μυὸς ἔκφυσις παύεται τοῦ δευτέρου τῶν εἰρημένων μυῶν ἐστιν ἡ κεφαλὴ καὶ οὐ μετὰ πολύ γε τῆς ἀρχῆς ὁ μῦς οὗτος εἰς τένοντα τελευτᾷ στρογγύλον, ἰσχνὸς ὑπάρχων ὅλος. ἐφεξῆς δ' αὐτῶν σχεδὸν ἤδη πλησίον ἐστὶ τὸ μέσον τῆς περόνης. ὅθεν ὁ τρίτος ἐκφύεται μῦς ὁ σείων τὸν πόδα, καθήκει τε καὶ οὗτος ἐπὶ τὰ ἐκτὸς μέρη τὰ παρὰ τὸν σφυρὸν καὶ τὸν ἀστράγαλον εἰς τένοντα τελευτῶν ἕνα καταφυόμενον εἰς τὸ προτεταγμένον ὀστοῦν τοῦ μικροῦ δακτύλου. δισχιδὴς δ' οὗτος κατὰ τὴν ἔκφυσιν γίνεται τοὐπίπαν ἀνίσοις μέρεσι καὶ διεξέρχεταί τε αὐτὸν μέσος ὁ τὸν μικρὸν δάκτυλον ἐκτὸς ἀπάγων. οἱ τρεῖς

parvum extrorſum abducens: tertius totum pedem ſurſum tendens. Horum primus ex ipſo ſurae principio exortum habet, ſumma ſub cute tenſus; illinc vero ad eam pedis regionem, quae ante parvum digitum eſt, pervenit: ex exterioribus partibus aſtragalum amplexatus, quo etiam in loco in teretem tendinem ſiniens per inſerna pedis in primum magni digiti articulum pervenit. Ubi autem hujusce muſculi exortum ceſſat, ibi ſecundi ex memoratis muſculis caput eſt nec longe poſt principium muſculus iſte in tendinem teretem deſinit, totus gracilis exiſtens. Poſt hunc vero fere jam proximum eſt ipſius ſurae medium, unde tertius muſculus pedem reſimans exoritur. Devenit vero et hic ad externas partes, quae propter malleolum et talum ſunt, in unum ſiniens tendinem, qui poſtea in os parvo digito praepoſitum inſeritur. Biſidus autem ipſe in exortu evadit, inaequalibus fere portionibus, per mediumque ipſius tranſit ille, qui parvum digitum

οὗτοι μύες εἷς ἐνομίσθησαν ἐνίοις διὰ τὴν κοινωνίαν τῆς πρώτης ἐκφύσεως· τούτων τῶν ἑπτὰ μυῶν μέγιστος μέν ἐστι καὶ παχύτατος ὁ πρῶτος εἰρημένος. ἴσοι δέ πως ἀλλήλοις ὁ δεύτερος καὶ ὁ πέμπτος ἄμφω καθήκοντες εἰς τὴν ἀρχὴν τοῦ πρώτου κατὰ τὸν μέγαν δάκτυλον ὀστοῦ· ὁ μὲν δεύτερος ἐκ τῶν ἄνωθέν τε καὶ ἔσωθεν τοῦ ποδὸς, ὁ δὲ πέμπτος ἐκ τῶν ὑποκάτω μερῶν· μετὰ δὲ τοὺς εἰρημένους ὅ τε μέσος ἁπάντων ὁ τοὺς δακτύλους ἐκτείνων καὶ ὁ ὕστατος εἰρημένος ὁ τὴν διάρθρωσιν κινῶν ὅλην. ἴσοι μέν πώς εἰσι τὸ πάχος, οὐκ ἴσοι δὲ τὸ μῆκος, ἀλλ᾽ ὁ τοὺς δακτύλους ἐκτείνων μακρότερος. λοιποὶ δὲ δύο μύες ὁ μικρὸς, ὅ τε τρίτος εἰρημένον ἐπὶ τὸν μέγαν δάκτυλον ὅλον καθήκων ἄνωθεν καὶ ὁ ἕκτος ἐπὶ τὸν μικρὸν ἔξωθεν, οὐδ᾽ αὐτοὶ κατὰ τὸ πάχος αὐτοῖς ὑπάρχουσιν ἴσοι· ἀλλ᾽ ἔστιν ὁ ἐπὶ τὸν μέγαν καθήκων δάκτυλον τριπλάσιος καὶ τετραπλάσιος τὸ πάχος· πάνυ γὰρ ἰσχνός ἐστιν ὁ ἐπὶ τὸν μικρὸν καθήκων δάκτυλον, τῷ μήκει δὲ ἴσοι ἀλλήλοις πως τυγχάνουσιν ὄντες. ἐν τού-

extrorſum abducit. Tres hi muſculi unus eſſe ob primi exortus communitatem a nonnullis judicati fuerunt. Horum ſeptem muſculorum maximus idemque craſſiſſimus eſt, qui primus omnium memoratus fuit. Mutuo vero inter ſe ſunt aequales ſecundus et quintus, ambo in principium primi oſſis magni digiti deſcendentes; ſecundus quidem ex ſuperioribus interioribusque pedis regionibus; quintus autem ex infernis partibus. Poſt praedictos tum medius omnium, qui digitos extendit, tum poſtremus numeratus, qui totam dearticulationem movet, craſſitudine fere ſunt aequales, longitudine vero haud aequales, ſed qui digitos extendit, longior exiſtit. Reliqui vero duo muſculi, tum parvus tertiusque numeratus, qui in magnum totum digitum ſuperne, tum ſextus, qui in parvum extrinſecus deſcendit; craſſitudine nec ipſi inter ſe aequales ſunt, ſed qui in magnum digitum devenit, tripla vel quadrupla eſt craſſitudine. Gracilis enim admodum eſt, qui in parvum digitum devenit: longitudine autem mutuo inter ſe quodammodo aequales ſunt. Itaque in omnibus his muſculis

τοις μὲν οὖν πᾶσι τοῖς μυσὶν, εἰ καὶ παραλέλειπον τοῖς ἀνατομικοῖς ἀνδράσι καὶ ψεῦδος εἴρηται παρεωραμένον, ἀλλ' οὔ τί γε μῦς ὅλως ὑπ' αὐτῶν παρῶπται. τὸν δὲ κατὰ τὴν ἰγνύαν μῦν οὐκ οἶδ' ὅπως ἅπαντες παρέλιπεν ὄντα μὲν τῷ μήκει βραχὺν, οὐ μὴν ἄῤῥωστόν γε καὶ μάλιστα κατὰ τὴν κεφαλὴν, ἥτις ἐστὶ σύνδεσμος ἰσχυρότατος ἐκφυόμενος τοῦ ἔξω κονδύλου τοῦ μηροῦ[1]. κατακρύπτει δὲ αὐτὸν ἥ τε διάρθρωσις αὕτη καὶ ὁ σύνδεσμος ὁ παρατεταμένος ἔξωθεν ἐκ τοῦ μηροῦ εἰς τὴν κνήμην. ἔστι δὲ ἀτρέμα πως λοξὸς ὁ μῦς οὗτος· καὶ διὰ τοῦτο καὶ τὴν τῆς κνήμης καμπὴν οὐκ ἀκριβῶς εὐθεῖαν, ἀλλ' ἐκκλίνουσαν ἠρέμα πρὸς τοὐκτὸς ἐργάζεται. πεντεκαιδέκατος οὗτος ἡμῖν ἀριθμείσθω μῦς τῶν κατὰ τὴν κνήμην ἔσχατος εἰρημένος ἐν τοῖς κινοῦσι τὴν κατὰ γόνυ διάρθρωσιν.

Περὶ τῶν ἐν τῷ ποδί.

Οὐχ ὥσπερ ἐν ἄκρᾳ τῇ χειρὶ δύο γένη μυῶν ἐστι μόνον κατὰ τὸ ἔνδον αὐτῆς ἑκάτερον κείμενον, οὕτως ἔχει κἀπὶ

1. Ita legi voluit Corr.

quamvis aliquid diſſectores praetermiſerint, mentitique ac hallucinati ſuerint, ne unum tamen omnino ipſorum neglexerunt. Eum vero muſculum, qui in poplite eſt, haud ſcio, cur omnes praeterierint, longitudine quidem brevem, haud tamen imbecillum et praecipue circa ejus caput, quod eſt ligamentum quoddam robuſtiſſimum ab externo femoris condylo enatum, hunc vero occultat tum dearticulatio ipſa, tum ligamentum, quod extrinſecus ex ſemore in tibiam porrigitur. Eſt autem leniter quoddammodo obliquus muſculus hic, ideoque et tibiae flexionem non exacte rectam, ſed ſenſim ad exteriora inclinantem efficit. Quintus decimus ex iis, qui in tibia ſunt, muſculus hic a nobis numeretur, hic inquam, qui inter eos, qui dearticulationem genu movent, poſtremo dictus ſuit.

De muſculis qui in pede ſunt.

Non, quemadmodum in ſumma manu, duo tantum muſculorum genera, utrumque in intrinſeca ejus regione

τοῦ ποδός. ἀλλ' οἱ μὲν ὅλους τοὺς δακτύλους τὴν λοξὴν κίνησιν κινοῦντες ἑπτὰ τὸν ἀριθμὸν ὄντες ὁμοίαν ἔχουσι θέσιν, ἀνάλογον δὲ καὶ οἱ τὸ πρῶτον ἄρθρον ἑκάστου δακτύλου. δύο δὲ ἄλλα πρὸς τούτοις ἐστὶ γένη μυῶν ἐν ποσί· τὸ μὲν ἑτέρῳ ἄνωθεν ἐπικείμενον τῷ ταρσῷ, τὸ δ' ἕτερον ὑποβεβλημένον ὁμοίως κάτωθεν. οἱ μὲν οὖν ἄνωθεν τοὺς δακτύλους κινοῦσι λοξὴν κίνησιν, ὁποίαν τοὺς ἐν ταῖς χερσὶν ἐκείνων, οἱ ἐκ τοῦ πήχεως καθήκοντες, οἱ κάτωθεν δὲ τὸ δεύτερον ἄρθρον ἑκάστου τῶν δακτύλων κάμπτουσι.

Τὰ προεκδοθέντα περὶ τῶν κατὰ τὸν πόδα μυῶν.

Ἐπειδὴ τοῖς ἑτέροις ἔδοξε συντομώτερον ἢ κατὰ τὴν τῶν ἄλλων ἀναλογίαν ἑρμηνεῦσαι τὰ κατὰ τὸν πόδα, διὰ τοῦτο τὰ ἐν τῷ δευτέρῳ τῶν ἀνατομικῶν ἐγχειρήσεων εἰρημένα καταλέγειν ἐνταῦθα μετήνεγκα τόνδε τὸν τρόπον ἔχοντα· κατὰ τὸν πόδα τέσσαρα γένη μυῶν εἰσιν, οὐχ ὡς ἐν χειρὶ δύο· τρία μὲν ἐν τοῖς κάτω τοῦ ποδὸς, ἓν δὲ ἐν τοῖς ἄνω

collocatum, inerant, ita etiam in pede ſe habet. Sed certe, qui totos digitos obliquo motu movent, numero ſeptem exiſtentes, ſimilem poſitionem obtinent, ac hi praeterea, qui uniuscujusque digiti primum movent articulum, eandem proportionem habent. Duo autem alia ultra haec in pede ſunt muſculorum genera, alterum ſuperne tarſo incumbens, alterum ſimiliter inferne ſubjectum. Qui igitur ſuperne incumbunt, digitos obliquo motu agunt, cujusmodi ſane motu muſculi, qui a cubito deſcendebant, digitos manus movebant. Qui vero inferne ſubjiciuntur, ſecundum articulum cujusque digiti flectunt.

Quae prius de muſculis pedis in lucem edita fuerant.

Quoniam amici mei judicarunt de muſculis pedis compendioſius, quam pro aliorum proportione, hoc in libro a nobis declaratum fuiſſe, idcirco ea, quae in ſecundo anatomicarum adminiſtrationum libro dicta fuerunt, in hunc librum legenda transtuli. Quae ita ad verbum ſe habent. In pede quatuor ſunt muſculorum genera, non quemadmodum in manu duo; tria fere in interioribus pedis par-

κατὰ τοῦ παραλλήλου τεταγμένον. εἰσὶ δὲ καὶ οὗτοι μὲν οἱ μύες πέντε λοξῶν κινήσεων ἐξηγούμενοι τοῖς δακτύλοις ἀνάλογον τοῖς ἐπὶ τῆς χειρὸς ἔξωθεν, οἱ δὲ ὑποκάτω τοῦ ποδὸς ἑπτὰ μὲν κἀνταῦθα ταῖς ἀνάλογον τοῖς ἐπὶ τῆς χειρὸς ἑπτὰ μυσὶ κινήσεσιν ἕκαστον τῶν δακτύλων κινούντων, ὧν οἱ δύο μύες καθάπερ ἐν τῇ χειρὶ τῶν πρώτων κατὰ τὸν καρπὸν ὀστῶν ἀπεφύοντο καὶ οὗτοι κατὰ τὸν πόδα τῶν πρώτων κατὰ τὸν ταρσὸν ἐπὶ πλεῖστον ἀπάγοντες τῶν ἄλλων δακτύλων τοὺς ἔξωθεν, ἄλλοι δὲ ἐκ τῶν κάτω μερῶν εἰσι μύες μικροὶ ἐκπεφυκότες ἐκ τῶν τοὺς δακτύλους καμπτόντων τενόντων πρὶν ἀκριβῶς ἕκαστον αὐτῶν σχισθῆναι. τὸ δὲ ἔργον τῶν μυῶν τούτων κάμπτειν τὸ μέσον ἄρθρον ἑκάστου δακτύλου· τοῖς γὰρ ἐσχισμένοις ἤδη τένουσιν ἕτεροι μικρότεροι μύες ἐπιφύονται. τοῖς δ᾽ ἔνδον ἐν τῇ χειρὶ τῆς λοξῆς κινήσεως ἐξηγουμένοις ἑκάστῳ δακτύλῳ τὴν αὐτὴν ἀναλογίαν ἔχοντες. τέσσαρες δέ εἰσι καὶ οὗτοι τὸν ἀριθμὸν ὥσπερ κἀκεῖνοι. προσελθόντων δὲ αὐτοῖς δυοῖν μὲν τῶν τοὺς ἐσχά-

tibus, unum vero in ſuperioribus, tarſo exporrectum. Hi ſane muſculi quinque obliquis digitorum motibus praeſunt, proportione reſpondentes ſeptem illis muſculis, qui in externa manus regione habentur. Qui vero ſub pede ſiti ſunt ſeptem et hi cum ſeptenis, qui in manu ſunt, proportione ſimiles ſunt, ſingulos digitos obliquo motu moventes, quorum duo quemadmodum in manu a primis brachialis oſſibus exoriebantur, ita et ipſi in pede a primis tarſi oſſibus exorientes, extrinſecos digitos longiſſime ab aliis abducunt. (Reliqui autem quinque paulo poſt dicentur.) Alii autem ex inſernis regionibus ſunt muſculi exigui, qui ex tendinibus digitos flectentibus, priusquam illi (tendines) ſingulatim ſcindantur, exoriuntur. Horum muſculorum munus eſt, medium cujusque digiti articulum flectere. Sciſſis enim jam tendinibus alii quoque minores muſculi innaſcuntur muſculis iis, qui intus in manu obliquum unicuique digito motum ſuppeditant, proportione reſpondentes. Quatuor ſane et hi numero ſunt, quemadmodum etiam illi. Accedentibus vero tum duobus illis

τους δακτύλους ἐπὶ πλεῖστον ἀπαγόντων, ὥσπερ εἰρήκαμεν, ἑνὸς δὲ ἔτι τοῦ μεγάλου προσάγοντος τῷ λιχανῷ τὸ σύμπαν πλῆθος ἑπτὰ γίνονται. τρίτον δὲ ἄλλο γένος ἐστὶ μυῶν ἐν τοῖς ποσὶ κάτω τῶν αὐτοῖς τοῖς ὀστοῖς[1] ἐπιπεφυκότων ἀνάλογον τοῖς ἀγνοηθεῖσι τελέως ἐν μυσὶν[2] οὓς δηλονότι θεάσῃ, τοὺς τένοντας ἅπαντας ἐκτεμὼν, ὥσπερ κἀκεῖ. καὶ ἥ γε θέσις αὐτῶν πᾶσα καὶ ὁ ἀριθμὸς καὶ ἡ χρεία κατὰ τοὺς ἐν τῇ χειρὶ προειρημένους ἐστί· δύο γὰρ ἑκάστου δακτύλου τῆς πρώτης διαρθρώσεως προτεταγμένοι κάμπτουσι μετρίως αὐτὴν, ἅμα μὲν ἐνεργήσαντες ἰσόῤῥοπον, ἰδίᾳ δ' ἑκάτερος ἐγκλίνων ἀτρέμα[3] πρὸς τὸ πλάγιον, εὑρίσκονται δὲ ἐνίοτε ἀλλήλοις συνεχεῖς οὕτως, ὡς ἕνα δοκεῖν εἶναι καθ' ἕκαστον δάκτυλον.

1. Corr. ποσίν. 2. Haec lectio a Corr. pro χερσίν. 3. Sic legit Corr. pro ἠρέμα codicis.

praedictis, qui extremos digitos ab aliis longiſſime abducunt, tum uno etiam illo, qui magnum digitum ei, qui velut index eſt, adducit, totus eorum numerus ſeptenarius evadit. Tertium autem aliud eſt muſculorum genus, qui ſubter pedem ipſis oſſibus inſeruntur eis, qui in manu penitus ab anatomicis ignorati fuerunt, proportione reſpondentes, quos profecto contueri poteris, ſi tendines omnes, ſicut illic, excideris. Horum ſane poſitio omnis, numerus atque utilitas pro illorum ſunt ratione, quos in manu eſſe praediximus. Duo enim ante primam ſingulorum digitorum dearticulationem collocati mediocriter illos flectunt. Atque ſi ſimul ipſi agunt, cum nulla in latus inclinatione flectit; nonnunquam tamen ſibi invicem adeo continui reperiuntur, ut unus eſſe in unoquoque digito videatur.

Printed in the United States
By Bookmasters